サパイラ
身体診察の
アートとサイエンス

Fifth Edition
原書第5版

Sapira's Art & Science of Bedside Diagnosis

第2版

Jane M. Orient 著

監訳

須藤　博　大船中央病院 院長
藤田　芳郎　中部ろうさい病院腎臓・リウマチ・膠原病科 部長
徳田　安春　群星沖縄臨床研修センター センター長
岩田健太郎　神戸大学大学院医学研究科微生物感染症学講座感染治療学分野 教授

医学書院

原著者
Jane M. Orient, M.D.
Clinical Lecturer in Medicine
University of Arizona College of Medicine
Tucson, Arizona

本書では薬剤の正確な適応，副作用および投与スケジュールが提供されていますが，これらは変更される可能性があります．読者は記載の薬剤について医薬品添付文書を確認のうえ，注意を払われることを要望いたします．原著者，監訳者，訳者，出版社，または代理店は本書記載の情報の適用によって生じた過失や欠陥，およびいかなる結果に対しても責任を負うことはなく，本書の内容に関しては，明示あるいは暗示を問わず，一切の保証を致しません．原著者，監訳者，訳者，出版社，または代理店は本書に起因する対人または対物の障害および損害について，その責を負いかねます．

Original English edition published by Wolters Kluwer.
Wolters Kluwer Health did not participate in the translation of this title and therefore it does not take any responsibility for the inaccuracy or errors of this translation.
Authorized translation of the original 5th English edition,
Jane M. Orient, M.D. "Sapira's Art & Science of Bedside Diagnosis"
Copyright © 2019 Wolters Kluwer.
　　　　　　　© 2010, 2005, 1999, 1990 by Lippincott Williams & Wilkins
This edition is published by arrangement with Wolters Kluwer Health Inc., USA.
Copyright © Second Japanese edition 2019 by Igaku-Shoin Ltd., Tokyo

Printed and bound in Japan

サパイラ　身体診察のアートとサイエンス

発　行　2013年 2 月15日　第 1 版第 1 刷
　　　　2014年 2 月15日　第 1 版第 3 刷
　　　　2019年10月15日　第 2 版第 1 刷

原著者　ジェーン M. オリエント
監訳者　須藤　博・藤田芳郎・徳田安春・岩田健太郎
発行者　株式会社　医学書院
　　　　代表取締役　金原　俊
　　　　〒113-8719　東京都文京区本郷 1-28-23
　　　　電話　03-3817-5600(社内案内)
組　版　ビーコム
印刷・製本　リーブルテック

本書の複製権・翻訳権・上映権・譲渡権・貸与権・公衆送信権(送信可能化権を含む)は株式会社医学書院が保有します．

ISBN978-4-260-03934-5

本書を無断で複製する行為(複写，スキャン，デジタルデータ化など)は，「私的使用のための複製」など著作権法上の限られた例外を除き禁じられています．大学，病院，診療所，企業などにおいて，業務上使用する目的(診療，研究活動を含む)で上記の行為を行うことは，その使用範囲が内部的であっても，私的使用には該当せず，違法です．また私的使用に該当する場合であっても，代行業者等の第三者に依頼して上記の行為を行うことは違法となります．

JCOPY 〈出版者著作権管理機構　委託出版物〉
本書の無断複製は著作権法上での例外を除き禁じられています．複製される場合は，そのつど事前に，出版者著作権管理機構(電話 03-5244-5088，FAX 03-5244-5089，info@jcopy.or.jp)の許諾を得てください．

訳者一覧(五十音順)

東 光久	福島県立医科大学 白河総合診療アカデミー 准教授
渥美 宗久	トヨタ記念病院総合内科 科部長
池田裕美枝	京都大学大学院医学研究科社会健康医学系 健康情報学分野
石岡みさき	みさき眼科クリニック 院長
猪原 拓	Vancouver 総合病院循環器内科 クリニカルフェロー
井村 洋	飯塚病院総合診療科 部長
岩田健太郎	神戸大学大学院医学研究科微生物感染症学 講座感染治療学分野 教授
上野 勝則	前東京厚生年金病院内科 部長
宇都宮雅子	東京都立多摩総合医療センター リウマチ膠原病科
太田 光泰	横浜市立大学医学部医学教育学・総合診療 医学 教授
河合 真	Stanford 大学医学部精神科睡眠医学部門 アシスタントプロフェッサー
川島 篤志	市立福知山市民病院総合内科 医長
岸本 暢将	杏林大学医学部腎臓・リウマチ膠原病内科 准教授
木村万希子	東京都立大塚病院リウマチ膠原病科 医長
清田 雅智	飯塚病院総合診療科 診療部長
金城紀与史	沖縄県立中部病院内科 副部長
金城 光代	沖縄県立中部病院リウマチ膠原病科・ 総合内科
古結 英樹	長尾クリニック(尼崎市)
皿谷 健	杏林大学呼吸器内科 准教授
志水 太郎	獨協医科大学総合診療医学 主任教授
志水 英明	大同病院腎臓内科 部長
鈴木 富雄	大阪医科大学附属病院総合診療科 科長
須藤 博	大船中央病院 院長
陶山 恭博	JR 東京総合病院リウマチ・膠原病科 医長
土井 朝子	神戸市立医療センター中央市民病院 感染症科 医長

徳田 安春	群星沖縄臨床研修センター センター長
土肥 栄祐	Alabama 大学 Birmingham 校 精神・神経生物学部門
富野 竜人	富野内科 院長
中島 泰志	JCHO 北海道病院小児科 医長
野田 一成	Raffles Medical ハノイクリニック (ベトナム)総合診療科
土師陽一郎	大同病院膠原病・リウマチ内科 主任部長
早野 恵子	熊本託麻台リハビリテーション病院内科
廣瀬 知人	筑波メディカルセンター病院総合診療科 科長
藤田 芳郎	中部ろうさい病院腎臓・リウマチ・膠原病 科 部長
本田美和子	独立行政法人国立病院機構 東京医療センター総合内科 医長
前野 哲博	筑波大学医学医療系地域医療教育学 教授
松下 達彦	湘南厚木病院
松原 知康	広島大学大学院脳神経内科学
丸井 伸行	中部ろうさい病院 副院長
本村 和久	沖縄県立中部病院総合診療科 部長
柳 秀高	東海大学医学部内科学系総合内科 講師
山口 真	愛知医科大学病院 腎臓・リウマチ膠原病内科
山中 克郎	福島県立医科大学会津医療センター 総合内科学講座 教授
山野 泰彦	公立陶生病院呼吸器アレルギー疾患内科 部長
吉田多恵美	Rudolfstiftung 病院第 2 内科(循環器・内科 ICU)オーストリア,ウィーン
和田 幹生	市立福知山市民病院大江分院 分院長
和足 孝之	島根大学病院卒後臨床研修センター

監訳協力(10 章「眼」)

石岡みさき

第 2 版監訳の序

時が経つのは本当に早い．初めて原書第 4 版の翻訳を打診されてからはや 10 年が経つ．日本語版初版が刊行されてからもすでに 6 年が経過した．

日本語版初版の刊行後に，さまざまなご意見が私に届いた．多くの場合「身体診察の深みを知ることができた．難しいけれど少しずつ取り組んでみようと思う」といったポジティブな言葉が多かった．少なくとも翻訳することによって，これまで本書の存在を知らなかった先生方にも届いたことがわかり，報われた気持ちであった．

私の病院では米国内科学会の重鎮の 1 人である George Meyer 先生を，毎年教育回診に招いている．本書の初版が刊行された後にそのことを報告した時，先生の反応は「お前，あの本を訳したのか!?」という驚きの言葉であった．続くお褒めの言葉は，翻訳に携わった先生方を代表して頂いた最大の名誉に感じられたものである．

そして今回の改訂である．原書が改訂されたと知り，早速入手してチェックした．真っ先に調べたのは不謹慎だが，医学的な内容ではなく本書の大きな特徴である「独特の毒舌，ユーモア」の部分がどう変わったかだった．これは私の個人的な好みであり，医学的な意味合いからは離れる．この点に関して初版以降，Orient 先生の改訂が加えられて「毒の部分」はかなり薄まったように思う．時代の流れかもしれないが正直一抹の寂しさは感じる．一方で，Sapira 先生ばりに Orient 先生のこだわりが如実に表れた部分もある．序論の最後に「歴史的幕間 HISTORICAL INTERLUDE」というタイトルで「プロイセン王国における Geheim Rath」に関する詳しい記載（1 章 28 頁参照）があるが，これなどはまさに面目躍如である．EBM 至上（実はこれには異論もあるはずだが）の時代への強烈な警鐘を鳴らすために相当な分量が追加され

ている．Sapira 節は薄まったかもしれないが，まったく同じ方向性の「Orient 節」が炸裂している．細かな部分で多くの情報がアップデートされても根本となる精神は揺るがない．そして，何より Orient 先生の身体診察に対する想いが序文に新たに付け加えられた次の一文に表れている．

「筆者（訳注：Orient）は，一時期埃をかぶった本棚に追いやられたとしても，何千年も時間をかけて作り上げられた遺産は守っていくべきだと信じている」．

翻訳書の存在価値はどこにあるだろうか．内容を正確に伝えつつも原書の味わいをなくさず，しかもわかりやすい日本語にすること，これが理想的な翻訳書だと私は考える．本書の英語は，ときにネイティブにとってさえ難解なところがあり，加えて Sapira 先生は強烈な皮肉屋で，文章を額面通りにとれず前後の文脈から判断して反語的な意味を持たせている場合があった．米国の医療制度や文化的背景に関する知識がなければ，理解が難しい内容もあった．そんな時に役立つのが，多数挿入された訳注である．第 2 版でも大いに助けになるはずだ．さらに今回特筆すべきは 10 章「眼」である．これまで翻訳は内科医が中心だったこともあり，専門外である「眼」について不完全な部分があったのは否めない．この点に関して，10 章の一部の翻訳（および 10 章全体の監訳協力）を今回お願いした石岡みさき先生の尽力により，格段のレベルアップがなされた．膨大な数の訳注が，多くの読者の理解に役に立つだろう．石岡先生には謹んで深謝申し上げたい．

今回の改訂にあたっては医学書院の西村僚一氏をはじめとして編集制作の方々の多大な尽力があった．原書第 4 版と第 5 版の差分について単語 1 つに至るまで違いがわかるよう膨大な下準備を

してくれた．おかげで翻訳作業を大幅にスピードアップすることができた．この表には出ない多大な労力なくして，第2版の完成はなかった．深く感謝したい．最後に，日本語版初版を購入してくださった多くの皆さんにも感謝したい．皆さんの評価の結果，こうして第2版をまた届けることが可能となった．また多くの先生方に届くことを切に願う．そして今回も身体診察に対する意識が，わが国でさらに盛り上がる一助になれば監訳者一同望外の喜びである．

2019年9月
残暑厳しい日に監訳者を代表して
須藤　博

初版監訳の序

『Sapira's Art and Science of Bedside Diagnosis』は，1989年に初版がSapiraによって書かれ，第2版以降はOrientによって改訂されている．本書はその原書第4版の翻訳である．読者対象は広く学生からベテランの医師までと書かれてはいるが「サイエンスとアート」とタイトルにもあるように，身体診察を学び始める学生が使う入門書とは明らかに趣が違う．言わば対極の存在といってもよい．

私が初めて本書を手に取ったのは，第2版が出版された2000年の12月であった．写真がほとんどなく，小さい文字でぎっしり書かれた中身を見て，これは敷居が高いぞと感じたものである．序文から読み始めると英語が難解なのに閉口した．各章の冒頭に掲げられているのは，多くが古今東西の文学，歴史書からの引用で，これがまた難しい．本文では，およそ医学に関係がなさそうな項目が次々と登場する．アレキサンドリア図書館，古今の哲学者，シュメール文明……，身体診察の本のはずだが，出てくる写真はミケランジェロの彫刻やルネッサンス時代の絵画，楽譜まで出てくる．いったいこれは何の本だろうかと戸惑う．しかし，少し我慢して（あるいは飛ばしながらでも）読み進めると，そこには面白さに引き込まれずにはいられない広大な世界が広がっている．

本書の最大の特徴は，この大冊の教科書が単著であること．そして，それと直結するのだが，著者の考え方が非常に色濃く反映された本であることである．かといって独断的なわけではなく記載内容の出典は常に明示され，徴候の感度・特異度にも言及されている．出典が論文だけでなく「どこそこの誰から私は教わった」と個人的な伝聞が非常に多いことも特徴である．まるでSapira先生やOrient先生から直接回診で教わっているように感じられる．その理由の1つは，本書がしば

しば「一人称で」語られていることである．本文中において「私（I）」はSapiraのことを指し，「筆者（this author）」とはOrientを指す．常に「誰が」書いているのかを明確にしてある．これは初版から一貫して変わらない．内容については，とにかくご覧いただきたい．その驚くべき広さと深さは，類書の追随をまったく許さない．少し骨が折れるが，まず序文と1章には必ず目を通していただきたい．現代の米国の医療システムや医学教育に対する著者の嘆きと怒り，それでも過去から伝えられてきた先達の英知を次の世代へ伝えなければならないという著者（Sapira, Orient）の，本書に貫かれた渾身のメッセージが込められている．

そして極め付けとも言えるもう1つの特徴は，時に毒舌とでも言えるほどの批判的精神に満ちた独特の語り口である．まさに無数の「箴言」にあふれている．それらは本文だけでなく，時に小さな脚注のなかに隠されている．これらの毒に満ちたユーモア，いわば「お宝」を発見する楽しみもある．

以前から原書に触れている先生方には，日本語で読めることの喜びを感じていただきたい．原書の独特の語り口を何とか伝えるべく最大の努力を払ったつもりだが，成功したかどうかはご批判を仰ぎたい．またはじめてSapiraに触れる方も，可能ならぜひ原書を手に取って読んでみることをおすすめする．

"The art of medicine is in observation."とはWilliam Osler卿の有名な言葉である．私が最も好きなもう1つの言葉は，"The value of experience is not in seeing much, but in seeing wisely."である．Oslerがいう「観察というアート」を「賢く経験」するための英知が本書には，ぎっしり詰まっている．この希代の名著を，ようやくお届けできることを素直に喜びたい．皆さんも本書を手

引きにして，身体診察という知的興奮に満ちた広大な海への航海に出ていただきたい．苦労も伴うかもしれないが，それに見合うだけの，いやそれ以上の楽しさや見返りが得られること請け合いである．

本書を読み通すのは日本語であっても容易ではない．むしろ最初は辞書的に興味のあるところから読み始めるのがいいだろう．余裕があれば，その前後を拾い読みしてもよい．時にびっくりするようなパールを発見するかもしれない．そこから身体診察の奥深さを知ることになる．訳者の先生方の苦労の結晶である数々の訳注は，大きな助けになるだろう．クセのある原書の文章には，訳者一同かなり苦労した．翻訳に誤謬があったとすればわれわれ監訳者の責任である．ぜひ，忌憚ないご意見をいただければ幸いである．

本書の完成までには，本当に多くの方々にお世話になった．難解な本書に取り組まれた訳者の先生方（そしてそのために多くの時間を奪われたであろう先生方のご家族）に，また校正の段階でご協力いただいた山崎直仁，駒形浩史，野田一成，土肥栄祐の各先生に，そして貴重な経験を収載することをご許可いただいた沖　隆先生に深謝したい．医学書院の西村僚一氏には，企画の段階から二人三脚のように本当に支えていただいた．そして何より身体診察を学び続ける気持ちの原動力となった，これまで出会ったすべての患者さんに感謝します．最後に，この2年間以上にわたり多大なる時間を割くことに理解を示し協力してくれた家族に感謝します．ありがとう．

2012年12月

監訳者を代表して

須藤　博

原書第5版の序

評議会の最初のメンバーが，内なる権威よりも外部の権限を優先した日から，すなわち理性や道徳よりも評議会での決定こそが重要かつ神聖なものと認めた日からなのだ．まさにその時から，何百万もの人間が失われ，現在に至るまで彼らに不幸な労働を強い続ける偽りが始まったのだ．

レフ・トルストイ[訳注1]

訳注1) Lev Tolstoy(1828～1910年)，ロシアの小説家，思想家．英語では名は Leo と表記される．

初版が出版されてから，医療の世界では大変革が急激に進んだ．最近は病院の委員会や郡や州の医師会に出席すると，大変革前の医師がかつて教えてくれた医学と，コンプライアンス至上主義でMBA資格をもつ「メディカルディレクター」が取り仕切る現在の医学との断絶には驚くばかりだ．筆者にはその人物があたかもタイムマシンに乗って会議に来たのではないかと感じられる．

新しい「統合デリバリーシステム」と「医療制度改革」法では，組織図が(すべてを)支配している．医師は，その他の「医療提供者」というカテゴリーに分類されて，組織図の最下層にある患者(今では「保険でカバーされる命」と表される)のすぐ上の位置にある．そして医師は患者と一緒になって「医療損失率」を作り出しているのだ[訳注2]．

訳注2) 医療損失とは，米国の保険会社の経営用語で，加入者から集めた保険料100のうち，どれだけの割合を実際の患者の医療費に使うかという数字．医療損失が85を超えるとウォール・ストリートで「経営が下手」と評価され株価が下がってしまうので，保険会社にとって，医療損失を下げる(＝患者の医療に使う金をできるだけケチる)ことが経営の一大目標となる．日本の医療が米国の後を追っていると言われて久しい．こんな状況で仕事をするようになるのは，できればご勘弁願いたいものである．

まったくもって逆説の世界である．今や「倫理」について話すことは，一般には「資源をどう配分するか」ということであり，以前ならたいていは非倫理的と呼ばれていたことである．人は情報の海に溺れているが，鍵となる知恵は失われてしまった．施設や人員は過剰に存在しているが，それでも患者のニーズを満たすには不十分である．

情報技術の革命があっても，いやだからこそ，この世で最も足りないものは臨床医の時間だろう．忙しい臨床医は，患者よりもコンピュータの前でずっと多くの時間を使い，患者をほとんど診ないか，またはまったく患者に触れないかもしれない．文献検索に費やすわずか30秒でも長すぎるかもしれない．状況によっては，右耳をケガした患者の左耳を診る時間すらないかもしれない．ましてや患者の悲しみや絶望に耳を傾けることなど，どだい無理な話だ．今日のマネージドケアのプロバイダーは，いつ立ち止まって内省することができるというのか．

このような考え方は，例えば「シックス・シグマ品質」(エラーを正規分布の平均から6標準偏差以下にすることが目標)のように，産業分野から導入されたものである[訳注3]．これは100万人の患者のうち3.4人を除くすべての患者が，HbA1cや脂質レベルの測定や，または推奨ワクチンの投与など，ある「品質」指標を満たすべきであることを意味している．

訳注3) シックス・シグマの語源は，統計学で標準偏差を意味するσである．ある品質特性値が(平均値μ，標準偏差σ)の正規分布に従うと仮定する．6σの状態とは，「品質特性値が$\mu \pm 6\sigma$の範囲の外に出る確率は3.4/100万である」という状態である．すなわち，ある工程で100万個の製品を組み立てて3.4個の不良品(ばらつき)が生じる．「100万回の作業を実施しても不良品の発生率を3.4回に抑える」ことへのスローガンとしてシックス・シグマという言葉が使われ，定着していった．

産業分野における品質管理の専門家なら，資金調達なしに生産管理などできないことは，よくわかっているはずである(このことを医療政策の専門家はまず認めようとしない)．たとえ患者と医師の行動を管理できたとしても，人間は工場で鋳型から打ち出される製品のように画一的ではないという問題が残る．たとえ遺伝的に受け継がれた

特徴が似通っていても，個々の人間は世界とそれぞれ違った関わりを持ってきたのだ．

それにもかかわらず医師の生活は，電子カルテに「記載した」診療が，いかにもそれらしい「質」の基準を満たしているかどうかに左右される．その「質」を定義することは難しいのにもかかわらずである．個々のニーズに基づいてより長く働いたり，平均以上のものやサービスを提供する医師は，金銭的な罰則を受けたり職を失うことさえある．「システム」のニーズへ対応することが患者よりも優先されるかもしれない．事実，米国医師会は現在「医療システム科学」を「医学教育の第3の柱」と呼んでいる．

医学におけるアートが失われつつあるように，科学もまた危機に瀕している．「根拠に基づいた」医療は，専門家の委員会によるコンセンサスに基づくことを意味するようになりつつある．委員会の専門家たちは，頭数はたくさんあっても心を持たないプロイセン王国の Geheim Rath のようなものだ訳注4)．臨床推論は，細切れに規定された診療「ガイドライン」に従うことに置き換わり，診断とは，それに見合った処置コードに紐付けされた意味ありげな5桁の数字だ（最初の1桁目がいい加減でも誰も気にかけない）．真実を求めるための祭壇，すなわち解剖台は取り壊されようとしている．

訳注4) 1章「歴史的幕間 HISTORICAL INTERLUDE」を参照．

この本にあるような伝統的で実践的な方法をすすめないばかりか教えもしない医学教育者たちがいる．そんな今なぜ，新たな版なのか？

お役所が言うところの質の評価とは，ほとんど常に（コンプライアンスどおりの）プロセスを評価基準にしており，総死亡率とか，患者の身体機能の保持，といったアウトカムを評価基準にしていない．ダッシュボードに「継続的な質の向上」など

と掲げられていても，患者ケアの最前線にいるほとんど誰もが，米国の医学と健康は衰退の道をたどっていると考えている．伝えられているところによれば，全医師の半数が，「バーンアウト」に苦しんでいるとされる．

筆者は，一時期埃をかぶった本棚に追いやられたとしても，何千年も時間をかけて作り上げられた遺産は守っていくべきだと信じている．「古い」やり方を忘れずに使っている医師は，他の医師が見逃した診断をつけたり，官僚的な機械ではなく患者に仕える喜びという見返りが得られるだろう．医学は生きた存在である．それは「ヘルスケア・デリバリー」という恐竜を前にしても，非人間的なシステムが失敗した後も，長く生き残って繁栄していくものなのだ．そして，単なるプロバイダーや，ゲートキーパーやリソース管理者やチェックボックスに印を付けるだけの存在ではなく，真の医師になろうとする学生たちがまだいる．医学は産業などではなく，人間そのもの，あるいは人間的な営みであると考えている人たちがまだいる．そういった人々の身体診察という知的興奮に満ちた旅への船出に際して，本書は羅針盤や道しるべの地図を，そしておそらくは少しばかりの楽しみを提供するためにある．彼らにとって最も重要な教師，すなわち患者とともに．

身体診察を学び進めるにつれて，吸収すべき情報が膨大なことに，学生はしばしば打ちのめされるように感じる．そんな時に，最も役に立つ助言がある．1957年に神経内科医である Robert Wartenberg が残した次の言葉だ．「神経学的診断の誤りは，そのことに十分な知識がなかったからではなく，十分に診ようとしなかったから起こるのである」．

Jane M. Orient, M.D., 2017

原書初版の序

周王朝の腐敗が進むに従い書記官たちは勉強を怠り，ますます無知になっていった．彼らは正しい文字を思い出せない時，うっかりして間違った文字をでっち上げた．それらの間違った文字が，また別の無知な書き手によって再び書き写されていくに従い，ついにはそれが普通になってしまった．

L.Wieger, SJ,『漢字 Chinese Characters』

　本書は，身体診察という素晴らしいアートとサイエンスに基づいた見方を身につけて，読者に自分の力で正しく推論，認識できるようになってもらうことを目標としている．本書は医学の教科書ではない．フットボールに例えると，医学の教科書は戦略集であるのに対し，本書は，一生懸命に正確なプレイができるようにブロック，タックル，パント，パスなどの具体的なスキルを学ぶための本である．

　スタイルは意図的に普通の形にしておらず，実際の病棟回診におけるわくわくする楽しさや面白さが伝わるように試みた．これは学生や研修医の注意を引いておくには役に立つことだろう．今日，彼らはしばしば自己学習という生涯にわたる目的のために高い授業料を払った代償として，無意味な暗記や非生産的な使い走りをさせられている．

　本書は，米国のアカデミック医学に対して深い悲しみを抱いて，大変革前の見地から書かれている（アカデミック医学における大変革は，1968年頃に起った[注1]．そのころ，診断への知的なアプローチとそれに付随する身体診察の技術は軽視されるようになり，ドグマと現代的なテクノロジーの機器に不適切なほど過剰に依存するようになった）．もし現代社会が，かつてシュメール文明[訳注1]

[注1]　われわれとはまったく別の観察を行った Chargaff もまた 1968 年を大変革の年であるとした（Chargaff E. *Heraclitean Fire；Scketches from a Life Before Nature*. New York：Rockefeller University Press；1978）.

が行ったよりも，もっと仔細なことまで，その行動を記録に残すとすれば，現在の書物は未来の世代の歴史家の興味を引くかもしれない．本書をガレノス[訳注2]の著作を翻訳した 19 世紀の翻訳者が行った仕事になぞらえる人もいるかもしれない．その翻訳者は，当時の無知な医師たちがガレノスの仕事に接することができなければ，医学は大きく進歩できないだろうと信じていた．そして生涯を捧げてガレノスを現代語に翻訳したのだが，医学における科学の世紀の始まりによって彼の仕事はたちまち廃れてしまった．それでも，毎日患者を観察していれば，病歴と身体診察によって，現代のテクノロジーだけに依存するよりも数時間や数日，時には数週間も速く正しい診断にたどり着くことができるのだ．さらに，ある種の診断（例えば，血管性頭痛，うつ病，過敏性大腸）には，病歴と身体診察の代わりになるテクノロジーはない．

訳注1）　メソポタミア南部に興った世界最古とされる都市文明.

訳注2）　クラウディウス・ガレノス Claudius Galenus（129～201年）　ローマ帝国時代の医学者．人体生理の理論を確立.

　この大冊の本を苦労して読み進み，ここから学び，それ以外に学んだことも将来のために書きとめていけば，あなたはとても特別な選ばれた人たちのクラブに入会を許されることになるだろう．このクラブには会費もなければ，定例の集会もない（しかし 1 冊の本を手に取るだけで，いつでもあなたは集会に参加することができる）．それは，ある価値のヒエラルキーの上に作られており，テクノロジーの劇的な変化にも無関係で，ほとんど場所には関係なく，時間の次元で存在している．

　身体診察の歴史は，2,500 年さらにそれ以前にさかのぼる．今あなたの勉強を助けようとしている本書の著者は，Jack Myers 医師の教えを受けた．Myers 医師は，Soma Weiss 医師の教え子で

ある．同じように学問的にちゃんと調べれば，ど
んな読者でも自分が Laënnec や，あのヒポクラ
テスとさえも，血統の繋がりがあることがわかる
だろう．

　われわれを教えてくれた先達のおかげで，現在
のわれわれがある．その恩義に報いる唯一の方法
は，受け継いだ知恵をできる限り次の世代に伝え
てゆくことである．私が今まで訪れたどの病院に
も，どの医学校にも，大変革以前のタイプの若い
人たちがいた．本書は，そんな彼らのためにある．

Joseph D. Sapira, M.D., 1989

謝辞

臨床医学の学びに手を貸してくれたすべての人に感謝することは，私にはできない．今でもAlbert Grokoest 医師——彼はコロンビア医学校における私の診察診断の教師である——が私の肩越しからのぞきこみ，技術的な細々したことだけではなく，患者に注意を払うよう私を叱責しているように感じることがある．George Wales King 医師はツーソン市の家庭医であるが，私はある夏の間ずっと彼について回り，彼は医師かくあるべし，の概念のいくばくかを私に教えてくれた．Marianne Legato 医師はニューヨーク市のルーズベルト病院でベッドサイドの模範的教育を提供してくれた．Donald Seldin 医師はテキサス・サウスウエスタンにおける内科のチェアマンであるが，プロフェッサーすらベッドサイドに行って直接患者を診察せねばならないことを教えてくれた．Rubin Bressler 医師はアリゾナ大学内科学のチェアマンであるが，彼は私に最も大事なことはその場その場のプロトコルを遵守することではなく，「患者の状態がどうなのか」という疑問に答えることであると教えてくれた．

Sapira 医師が本書の第1版の執筆に私を誘ってくれたことには深い恩義を感じている．

多くの多忙な診療医が本書の一部を見直し，付記するために時間を割いてくれた．第2版の執筆に助力してくれたのは，Joseph Scherzer 医師，Don Printz 医師，Claud Boyd Jr. 医師(7章)，Michael Schlitt 医師と Miguel Faria 医師(9章，26章)，Robert Gervais 医師(10章)，Vernon L. Goltry 医師と John H. Boyles Jr. 医師(11章，14章)，Jerome Arnett 医師(16章)，Eddie Atwood 医師と Rachel Marcus 医師(17章)，W. Daniel Jordan 医師(18章，19章)，Sheldon Marks 医師(21章)，Devra Marcus 医師と Sara Imershein 医師(22章)，James Klein 医師(23章)，Thomas Dorman 医師と John Dwyer 医師(24章と25章)，そして Lawrence Huntoon 医師(26章)である．Joseph Scherzer 医師，Michael Schlitt 医師，Devra Marcus 医師には写真を提供してくれたことに，Huntoon 医師には図面を提供してくれたことに感謝したい．William Summers 医師は認知症についての議論で26章に付記してくれた．D. R. Royall 医師は26章で質の高いインタビューを提供してくれた．Raquel Pérez R.N. はスペイン語‐英語のデータベースを見直してくれた．Milne J. Ongley 医師と Thomas Dorman 医師は整形外科領域における診察について教えてくれた．Dorman 医師はまた，『Diagnosis and Injection Techniques in Orthopedic Medicine』(Thomas A. Dorman and Thomas H. Ravin, Williams and Wilkins, Baltimore, 1991)からの図面の転載を寛大にも許可してくれた．

第3版においては，さらに多くの人に負うこととなった．Ashish Goel 医師は全体を通して鋭い目を通してくれ，多くの有用なコメントを提供してくれた．Chester Danehower 医師は7章の批判的吟味と図面の追加をしてくれた．Michael A. J. Robb 医師と Laurence Marsteller 医師は耳鳴りと耳神経学的な問題について深い洞察を提供してくれた．Curtis Caine 医師は気道のマネジメントについてパールを提供してくれた．Del Meyer 医師は16章を見直してくれ，Brendan Phibbs 医師は17章に批判的吟味を加え，多くの臨床的パールを提供してくれた．Stuart Danovitch 医師は20章と23章を執筆してくれた．A. Lee Dellon 医師は末梢神経障害と感覚検査について議論してくれたし，Rene Allen 医師は22章を見直してくれた．Richard Neubauer 医師は高圧酸素について情報提供してくれた．Philip James 医師は多発性硬化症についての貴重な洞察を加えてくれた．Sam Paplanus 医師と Ron Spark 医師は28章その他多

くの章を見直してくれた．Gervais 医師と Huntoon 医師は再び多くの時間を割いて，10 章と 26 章を見直し，訂正してくれた．

第 4 版においては，Alan Rapoport 医師が尤度比や，「リンパ節」のように見えるものについて深い洞察を加え，本書の何点かの誤りを指摘してくれた．感謝したい．F. Edward Yazbak 医師は小児科領域の本書のテキストを見直してくれた．Timothy Fagan 医師は 6 章で意義深い訂正および提案をしてくれた．Tamzin Rosenwasser 医師は 7 章と皮膚に関する質問について助力してくれた．Angela Lanfranchi 医師は乳房診察について多くの議論に大いに貢献してくれた．Jerome Arnett 医師は 16 章の多くの追加，訂正を加えてくれた．Karen Smith 医師は関節リウマチにおける頸髄疾患の重要性を私に気づかせてくれた．Edward Harshman 医師は脊髄損傷におけるレベルの決定方法について，肋間筋機能をチェックする方法を教えてくれた．John Minarcik 医師は 28 章を見直してくれた．

本書のための文献検索は Marcia Arsenault（第 2 版），Michelle Bureau（第 3 版，および第 4 版），アリゾナ州ツーソン市のセントジョセフ病院の優秀な司書さんたちの助けを借りて可能になった．そして Carondelet St. Joseph が図書館を活用させてくれた．

Jeremy Snavely がコンピュータの面で助けてくれたことにも感謝したい．私の姉妹である Ruth Stensrud と母である Phyllis Orient には計りしれない寛容，助力，そして校正面での貢献に感謝したい．Emily Snavely には事務的な補佐と校正に感謝したい．Patti Wylie には多くの写真を頼んだ．

第 5 版では，Hermann W. Børg 医師が内分泌学（事実上すべてに関係する）とエビデンスに基づ

く医学に関するすべての項目について綿密に見直してくれたことに対して大いにお世話になった．彼は，医学の歴史や哲学への深い洞察だけでなく，医学研究の最先端から多くの訂正やアップデートについて貢献してくれた．Melinda Woofter 医師には，ご自身の皮膚科診療から多くの写真を提供してくれたことに感謝する．John Natale 医師は非常に多忙な血管外科医の観点から 18 章の改訂について，認知症の最新情報については William Summers 医師，一般的な整形外科の問題に関する救急医の見解については John Dale Dunn 医師，特に外傷性脳損傷に関連した神経学的診断についての洞察については Carol Henricks 医師が，Paul Lecat 医師は 16 章の訂正と 17 章についてのパール，および Guarino 法による頭蓋の聴性打診について報告をしてくれた．神経耳科医である Michael J. A. Robb 医師と Gerard Gianoli 医師は聴力と前庭神経系，頭蓋内高血圧について，Edward Harshman 医師は 5，25 章についての新しいパールを提供してくれた．Tamzin Rosenwasser 医師と John Kasch 医師は 7 章を見直して新しいパールを，Charles McDowel 医師は 10 章を見直して眼底鏡に関するパールを提供してくれた．John Littell 医師は 22 章を，George Trachtenberg 医師は足専門医の視点から 24 章と 25 章について見直してくれた．すべての誤りや欠落は私に責任がある．

ツーソンにある Carondelet St. Joseph 図書館の Michelle Bureau 女史は，第 5 版においても余人をもって代えがたい協力をしてくれた．Emily J. Snavely 看護師（M.S.N., R.N[訳注1]）は原稿全体を校正してくれた．

訳注 1）M.S.N., R.N.：Master of Science in Nursing, Registered Nurse

目次

- 第2版監訳の序 ……………… 須藤　博　v
- 初版監訳の序 ……………………………… vii
- 原書第5版の序 ………………… 訳：須藤　博　ix
- 原書初版の序 ……………………………… xi
- 謝辞 ………………………………………… xiii

1章　序論　　　　　　　　　訳：須藤　博　1

1. 本書の使い方 ……………………………… 1
2. 免責事項 …………………………………… 3
3. 購入すべき診察用器具 …………………… 4
4. 身体診察のサイエンス …………………… 7
5. 身体診察のアート ………………………… 8
6. 倫理的な基本 ……………………………… 8
7. 定義 ………………………………………… 10
8. 診断の決め手となる徴候の評価：
   さらなる定義 ……………………………… 14
9. EBM ………………………………………… 22
10. 歴史的幕間 HISTORICAL INTERLUDE …… 28

付録1-1　聴診器に関する問題の解答 ……… 30
付録1-2　発生率と有病率に関する問題の解答 … 31
付録1-3　検査する順番の分析（例をもとに）… 31
付録1-4　検査前および検査後確率に関する問題の解答 … 31
付録1-5　NNTに関する問題の解答 ………… 31
付録1-6　NNTに関する問題の解答 ………… 31

2章　医療面接　　　　　　　　　　　　35

1. 医師-患者関係における境界線
   （Therapeutic boundaries）……… 訳：和足孝之　35
2. 医療面接の原則 …………………………… 35
3. 医療面接のスタイル ……………………… 36
4. 面接の技術を評価して向上させる ……… 45
5. オートグノーシス ………………………… 49
6. 医療面接の締めくくりの質問 …………… 49
7. 身体診察の心理力学的な終了 …………… 50
8. 開業医のために：診療所セッティングでの
   診察に関する注意点 ……………………… 50
9. 健忘症や錯乱状態の患者に対する医療面接 … 51
10. 高齢患者に対するアプローチ … 訳：東　光久　60
11. 話がコロコロ変わる患者 ………………… 61
12. あいまいな患者 …………………………… 61

13. 薬物やある特定の行動に浸っているであろう
    患者 ……………………………………… 63
14. 違法活動に関わっている患者 …………… 65
15. 他の違法活動に関わっている患者 ……… 66
16. 偽装患者 ………………………………… 66
17. 詐病を持っているかもしれない患者 …… 67
18. 同性愛者か異性愛者か …………………… 68
19. 業界用語を使うサブカルチャーのメンバー … 68
20. 非英語圏の患者 ………………………… 69
21. よく聞こえない患者 …………………… 69
22. 上手に文章が読めない患者 …………… 70
23. 敵対的患者 ……………………………… 70
24. 自分のことをモルモットと呼ぶ患者 …… 70
25. 「本物の医師」にのみ診察を受けようとする
    患者 ……………………………………… 71
26. 個人的な質問をする患者 ……………… 71
27. 臓器の独演会（オルガン・リサイタル）
    （「ところで，先生……」）………………… 71
28. 失語患者 ………………………………… 72
29. ごまかそうとする患者 ………………… 72
30. 非協力的な（言うことを聞かない）患者 … 74
31. 空想と付き合うこと …………………… 76
32. 泣き始める患者 ………………………… 77
33. 診断不能の患者 ………………………… 77
34. 要求する患者 …………………………… 79
35. 心理学的要素の重要性を否定する患者 … 79
36. 「インターネット探求」患者 …………… 79
37. 深夜の救急室受診患者 ………………… 79
38. さらに深く勉強する場合 ……………… 80

付録2-1　認知症患者の同定理由 …………… 80
付録2-2　CAGEテストの自己テストの解答 …… 80

3章　病歴　　　　　　　訳：岩田健太郎　83

1. 病歴の重要性 …………………………… 83
2. 事実と情報の違い ……………………… 83
3. 現病歴とは ……………………………… 84
4. 主訴 ……………………………………… 84
5. 症状の次元 dimensions of symptom …… 85
6. 外傷患者に対する病歴聴取の短縮 …… 90
7. 特定の症状について …………………… 90
8. 哲学ノート：「疾患」と「症候群」………… 107
9. 過去の診断の使用 ……………………… 107
10. 既往歴 …………………………………… 108
11. 社会歴 …………………………………… 109

xvi　目次

12. セクシャル・ヒストリー ……………… 111
13. 虐待歴 ……………………………………… 113
14. 薬歴 ………………………………………… 114
15. 食事と栄養歴 …………………………… 116
16. 曝露歴 …………………………………… 118
17. 学生へのメモ …………………………… 118

4章　記録　訳：藤田芳郎　123

1. 概論 ………………………………………… 123
2. モデルとなる（記録の）アウトライン：
Gerry Rodnan 医師による ……………… 127
3. 病歴情報に関するコメント …………… 130
4. 医療記録を作成することの一般的考察 … 131
5. 主訴 ………………………………………… 132
6. 問題指向型の医療記録 ………………… 133
7. 現病歴 …………………………………… 134
8. 既往歴 …………………………………… 136
9. 社会歴 …………………………………… 137
10. システムレビュー …………………… 137
11. 身体診察 ………………………………… 137
12. 鑑別診断 ………………………………… 142
13. 検査データ ……………………………… 143
14. ベッドサイドの症例提示 …………… 143
付録 4-1　Forgacs 表記：病態生理学的説明 ……………… 145
付録 4-2　スペイン語記録の英語訳（日本語版では省略）… 145

5章　全身状態　訳：須藤　博　147

1. 診察方法 ………………………………… 148
2. 姿勢と体位 ……………………………… 149
3. 運動 ……………………………………… 151
4. 体型と身体のプロポーション ……… 151
5. 患者は痛がっていないか？ ………… 153
6. その患者は脱水になっていないか？ … 153
7. 患者は低栄養状態になっていないか？ …… 153
8. 清潔さと身繕い ………………………… 153
9. 自己学習：推論 ………………………… 154

6章　バイタルサイン　156

1. バイタルサインとは何か
……………………訳：和田幹生，川島篤志　156
2. 血圧 ……………………………………… 157
3. 脈拍 …………………………訳：柳　秀高　174
4. 呼吸 ……………………………………… 181
5. 体温 ……………………………………… 184

7章　皮膚，毛，爪　194

1. 皮膚 …………………………訳：古結英樹　194
2. 毛 ……………………………訳：山中克郎　224
3. 爪 ………………………………………… 228
付録 7-1　図 7-1 の自己テストに対する解答 …… 235
付録 7-2　図 7-4 の問題に対する解答 ………… 236
付録 7-3　神経線維腫症におけるカフェオレ斑の
自己テストに対する解答 ………… 236
付録 7-4　図 7-6 の解答と無視するという言葉の説明 …… 236
付録 7-5　大腸ポリープでスキンタグが見つかる確率 …… 237
付録 7-6　育児相談における匙状爪 …………… 238

8章　リンパ節　訳：陶山恭博，岸本暢将　243

1. 4 つの特徴 ……………………………… 243
2. リンパ節の分類 ………………………… 244
3. リンパ節の臨床的意義の評価 ……… 248
付録 8-1　Osler の記述で何が誤っているか ……… 249

9章　頭部　訳：松原知康，土肥栄祐　250

1. 頭部外傷 ………………………………… 250
2. 視診 ……………………………………… 251
3. 触診 ……………………………………… 257
4. 打診 ……………………………………… 260
5. 聴診 ……………………………………… 260
6. 打聴診法 ………………………………… 263
7. 結果 ……………………………………… 263
8. コメント ………………………………… 264
9. 特別な診察方法：透視法 …………… 264
10. 判定方法 ………………………………… 265
11. 頭痛および顔面痛に関するメモ …… 266

10章　眼　監訳協力：石岡みさき　269

1. 検査の手順 …………………訳：山野泰彦　269
2. 視力 ……………………………………… 269
3. 視野 ……………………………………… 271
4. 涙器 ……………………………………… 273
5. 眼瞼と他の眼窩周囲組織 …………… 274
6. 眼球突出 ………………………………… 277
7. 外眼運動 ………………………………… 278
8. 強膜 ……………………………………… 282
9. 結膜 ……………………………………… 283
10. 角膜 ……………………………………… 285
11. 赤い眼 Red eye ………………………… 288

12. 前房		290
13. 虹彩		293
14. 瞳孔	訳:石岡みさき	294
15. 直像鏡による検査		300
16. 検眼鏡所見	訳:猪原 拓	306

 1) 前眼部における所見 ············ 306
 2) 硝子体 ····························· 307
 3) 乳頭 ····························· 308
 4) 網膜線条,縞,欠損 ·········· 316
 5) 網膜動脈および細動脈の動脈硬化 ··· 317
 6) 他の網膜血管系の変化 ···· 訳:志水太郎 325
 7) 網膜上の白斑 ··················· 326
 8) 黒斑 ····························· 329
 9) 赤色斑 ··························· 332
 10) 黄斑 ····························· 336
 11) 4)~10)の記述をふまえて:網膜症 337
 12) 未熟児網膜症 ··················· 342

付録 10-1 瞳孔の対光反射に関する問題の解答 ···· 343
付録 10-2 図 10-36 に関する問題の解答 ········ 343
付録 10-3 1次診療医と医療コンサルタントのための,
  臨床検眼鏡検査に関する 6 つの金言 ··· 343
付録 10-4 病棟医が頸動脈閉塞症の所見を見落としたのは
  なぜか ····························· 344

11章 耳
訳:吉田多恵美 350

1. 外見の観察 ························· 350
2. 耳鏡による内部の視診 ············ 354
3. 非耳性耳痛 ························· 357
4. 聴診 ······························· 357
5. 特別な診察方法 ··················· 358
付録 11-1 Earlobe crease:感度,特異度と陽性適中率 ·· 365
付録 11-2 Eustachio 管閉塞診断を確認するための検査 ·· 366
付録 11-3 図 11-7 の説明文への解答 ············ 366

12章 鼻
訳:丸井伸行 368

1. 外観 ······························· 368
2. 内側面 ····························· 368
3. 特別な診察方法:嗅覚 ············ 373

13章 口腔(中咽頭)
訳:渥美宗久 376

1. 診察の順序 ························· 376
2. 口の開口部 ························· 377
3. 口唇 ······························· 377
4. 舌 ································· 378

5. 他の所見		380
6. 歯		380
7. 歯肉		383
8. 口蓋		385
9. 頬粘膜		385
10. 壊死性口内炎(ノーマ)		388
11. 咽頭		388
12. 閉塞性睡眠時無呼吸の患者の所見		390
13. 喉頭		391
14. におい(A bouquet of Odor)		391

14章 頸部
訳:前野哲博 397

1. 外形 ······························· 397
2. 深部感染症 ························· 398
3. 甲状腺 ····························· 398
4. 副甲状腺 ··························· 404
5. 気管 ······························· 404
6. 唾液腺 ····························· 406

15章 乳房
訳:本田美和子 409

1. 乳がん ····························· 409
2. 病歴:乳がんのリスクファクター ··· 409
3. 女性患者への配慮:ドレープをかける 412
4. 視診 ······························· 413
5. 触診 ······························· 414
6. 聴診 ······························· 417
7. 乳汁分泌 ··························· 417
8. 女性化乳房 ························· 418
付録 15-1 マンモグラフィーによるスクリーニングの適中率
   ································· 420

16章 胸部
424

1. 視診 ···················· 訳:清田雅智 424
2. 触診 ······························· 431
3. 打診 ······························· 435
4. 聴診 ···················· 訳:井村 洋 446
5. 特別な診察方法 ······· 訳:土井朝子,岩田健太郎 459
6. 1~5 の記述をふまえて ············ 469
7. 気圧外傷 ··························· 479
付録 16-1 胸水を見つけるための聴打診 ········ 480
付録 16-2 聴打診の特異度に関する自己テストの解答(465頁) 480
付録 16-3 診断所見の自己テストの解答 ········ 481
付録 16-4 中等度の COPD の検出のための減少した呼吸音の
  予測値 ····························· 481

xviii　目次

17章　心臓　485

1. 視診 ……………………… 訳：本村和久　485
2. 触診 …………………………………… 487
3. 打診 …………………………………… 489
4. 聴診 ……………………… 訳：金城紀与史　494
5. 特別な診察方法 ………… 訳：金城光代　519
6. 1〜5の記述をふまえて …………… 522
7. 大動脈弁閉鎖不全症 ……………… 522
8. 大動脈弁狭窄症 …………………… 528
9. 僧帽弁閉鎖不全症 ………………… 531
10. 僧帽弁狭窄症 ……………………… 536
11. 肺動脈弁閉鎖不全 ………………… 538
12. 肺動脈弁狭窄症 …………………… 539
13. 三尖弁閉鎖不全症 ………………… 539
14. 三尖弁狭窄症 ……………………… 542
15. 心嚢液 ……………………………… 542
16. うっ血性心不全が明らかにあるはずなのに，
    うっ血性心不全でないのは ……… 544
17. 別の疾患が合併している時 ……… 544
18. 前胸部以外の心雑音 ……………… 546
19. 身体診察と Doppler 心エコーの比較 … 546
20. 心肺蘇生メモ ……………………… 548
21. さらに高度な画像 ………………… 549
22. 動静脈瘻による中毒 ……………… 549
付録 17-1 大量の心嚢液と PMI ……… 549
付録 17-2 492 頁の自己学習の解答 … 549
付録 17-3 なぜ Laënnec は触診よりも聴診が優れているのか
    ……………………………………… 549
付録 17-4 図 17-11（530 頁）のヒント … 550
付録 17-5 心雑音の鑑別診断 ………… 550
付録 17-6 CPC での診断：僧帽弁狭窄症でないが，
    僧帽弁狭窄症に類似した心雑音の症例 ……… 550
付録 17-7 Auenbrugger 徴候 ………… 550
付録 17-8 うっ血性心不全がうっ血性心不全でないのは
    どのような時か ……………………… 550

18章　動脈　557

1. 線維筋形成異常症 ………… 訳：上野勝則　557
2. 頸動脈（および椎骨動脈） ………… 557
3. 側頭動脈 …………………………… 570
4. 鎖骨下動脈 ………………………… 571
5. 腋窩動脈と上腕動脈 ……………… 571
6. 手首の動脈 ………………………… 572
7. Raynaud 現象 ……………………… 573
8. 大動脈 ……………………… 訳：早野恵子　574
9. 陰茎動脈 …………………………… 578

10. 腎動脈およびその他の原因による腹部血管雑音
    ……………………………………… 579
11. 下肢の動脈 ………………………… 583
12. 教育学的な示唆 …………………… 587
13. 微小血管 Microvasculature ……… 587
14. 末梢循環とショック ……………… 587
15. その他の血管性疾患 ……………… 588
付録 18-1 大動脈および末梢の動脈瘤に関する問題の解答
    ……………………………………… 588
付録 18-2 症例の検討 ………………… 588
付録 18-3 腎血管性高血圧症に関する自己学習の解答 … 589

19章　静脈　594

1. 静脈圧 ……………………… 訳：皿谷　健　594
2. 頸静脈拍動 ………………… 訳：野田一成　604
3. 聴診 ………………………………… 608
4. 静脈症候群 ………………………… 609
付録 19-1 循環時間 …………………… 614
付録 19-2 Kussmaul 徴候の自己テストの解答 ……… 616
付録 19-3 腹部頸静脈逆流の診断の決め手 ……… 616

20章　腹部　訳：中島泰志　619

1. 視診 ………………………………… 619
2. 触診 ………………………………… 623
3. 打診 ………………………………… 629
4. 聴診 ………………………………… 629
5. 特別な診察方法 …………………… 631
6. 1〜5の記述をふまえて …………… 633
付録 20-1 図 20-5 の患者における鑑別診断 … 646
付録 20-2 腎周囲膿瘍はどちら側？ … 646
付録 20-3 鑑別診断の自己学習の解答 … 646

21章　男性器　訳：太田光泰　650

1. 陰茎 ………………………………… 650
2. 陰嚢 ………………………………… 655
3. 睾丸，副睾丸，精索 ……………… 657
4. ヘルニア …………………………… 661
5. 前立腺と精嚢 ……………………… 662

22章　女性器　訳：池田裕美枝　664

1. 概要 ………………………………… 664
2. 外性器 ……………………………… 667

3. 腔内の診察 ……………………… 675
4. 双手診 …………………………… 680
5. 1～4 の記述をふまえて ………… 684

23章 直腸 訳：鈴木富雄 689

1. 学生の準備 ……………………… 689
2. 診察に向けた患者の準備 ………… 689
3. 診察 ……………………………… 690
4. 所見 ……………………………… 691
5. 直腸診の合併症と思われているもの … 695
6. 特別な診察方法：肛門鏡 ………… 695
7. 結腸直腸がんのスクリーニング … 696
付録 23-1 自己学習の解答（性的虐待の徴候） 696
付録 23-2 自己学習の解答（前立腺結節） 696

24章 四肢 訳：松下達彦 698

1. 上肢 ……………………………… 698
2. 下肢 ……………………………… 709
付録 24-1 自己学習の解答（関節リウマチとリウマチ熱の結節）
………… 716
付録 24-2 図 24-2 の説明文の問題の解答 ………… 716
付録 24-3 図 24-8 の説明文の問題の解答 ………… 716
付録 24-4 図 24-9 の説明文の問題の解答 ………… 716
付録 24-5 図 24-13 の説明文の問題の解答 ………… 716

25章 筋骨格系 720

1. 筋疾患 訳：宇都宮雅子，岩田健太郎 720
2. 骨 ………………………………… 725
3. テンセグリティーモデル
The Tensegrity Model …………… 730
4. 筋膜の経路 ……………………… 730
5. 診察の基本原則 ………………… 731
6. 軸骨格 …………………………… 735
7. 体肢骨格：関節とその関連部分
訳：木村万希子 744
8. 末梢神経障害と絞扼性神経障害 … 760
付録 25-1 ミオパチー：問題の解答（学生への練習問題）… 768
付録 25-2 図 25-3 の説明文の問題の解答 ………… 768

26章 神経 773

1. 概説 ……………… 訳：河合 真 773

2. 脳神経系 ………………………… 775
3. 習得された行動 ………………… 798
4. 髄膜炎 …………………………… 802
5. 姿勢 ……………………………… 804
6. 運動障害 ………… 訳：志水英明 808
7. 協調運動 ………………………… 815
8. 運動検査 ………………………… 823
9. 反射 ……………………………… 830
10. 感覚系の検査 …… 訳：富野竜人 843
11. 自律神経系 ……………………… 854
12. 頭蓋内病変 ……………………… 855
13. 代表的な神経症状と診断 ………… 859
14. 意識，昏迷，昏睡 …訳：土師陽一郎，山口 真 865
15. 認知 ……………………………… 872
16. 脳炎での機能的・分子的イメージング …… 887
17. 慢性神経疾患患者のまとめ …………… 888
付録 26-1 レッドガラステストの自己学習問題に対する解答
889
付録 26-2 角膜反射の自己テスト ………… 889
付録 26-3 なぜ Parkinson は歯車様固縮を
見つけ出せなかったのか ………… 889
付録 26-4 妄想 ………………………… 889
付録 26-5 感情障害の評価 …………… 890
付録 26-6 ヒステリー ………………… 890

27章 臨床推論 訳：須藤 博 900

1. 臨床推論の原則 ………………… 900
2. 症例報告 ………………………… 906
3. 鑑別診断 ………………………… 910
付録 27-1 論理の誤謬セクションでの問題の解析 …… 922
付録 27-2 除外診断のセクションでの問題解決の方法 …… 922

28章 臨床検査のコツ 訳：廣瀬知人 924

1. 血液 ……………………………… 924
2. 尿 ………………………………… 933
3. その他の体液と分泌物 ………… 940
4. 診断的検査の今後 ……………… 944

29章 文献 訳：岩田健太郎 948

■ 索引 ……………………………………… 953

1章 序論

> もし私と意見を交わしたいのなら，まず最初に言葉の定義をしなければならない．
>
> ボルテール[訳注1]

訳注1） Voltaire（1694～1778年），フランスの哲学者，作家．

◇ 覚えておくべきポイント

- アレクサンドリア図書館[訳注2]が，蔵書を1冊ずつ増やしていったように，知識やスキルは一度に1つずつしか蓄えていけない．1つひとつを繰り返し練習して確実なものとせよ．

- コンピュータが使う情報はデジタルの2進法（はい／いいえ，オン／オフ）であるのに対して，臨床で得られる情報は非常に幅広くあいまいなことが特徴である．

- しばしば忘れられていることだが，ある検査の予測力（的中率）を考える時には，その集団における疾患の有病率こそ，最も重要な要素である．

- 検査の感度，特異度，陽性あるいは陰性的中率は，「正常」をどこで区切るか（カットオフ）に依存する．カットオフ値を変えると，ある種のエラーは減少するが，もう1つのエラーは増加する[訳注3]．

- 効果的な問題解決のためには，正しく問題を設定することが必須である．問題を適切に設定する能力は，熟練した臨床医 master clinician の証である．

- 「料理本医療」に注意せよ．「石に刻まれた[訳注4]」と言われる概念には，常に建設的な批判の目を向けること．自分自身のために，しかし何よりも患者のために考えること．

訳注2） 紀元前300年頃，プトレマイオス1世がエジプトのアレクサンドリアに建設．古代の図書館として最も多くの文書・書物を所蔵していた．

訳注3） αエラーとβエラーのことを指している．

訳注4） 「定説」のようなもの．

1 本書の使い方

本書は，身体診察の授業を初めて受ける医学生からベテランの指導医まで，あらゆるレベルの臨床家のために書かれた本である．多くの項目は，熟練した読者を想定している．かなり難しい項目が並んでいるのをみれば，勉強を始めたばかりの学生は，彼[注1]が最初の頃に理解することができるわずかなことよりも，身体診察ははるかに奥が深いことを思い知るだろう．身体診察や臨床診断は，1週間や1ヶ月そこらでは学べない．1年でも到底無理だ．いったいどれだけの時間がかかるだろうか．私[注2]は30年経った今も学び続けている．Tinsley Harrison によれば，彼が知りえた人物で最も診断力に優れていたのは，アラバマのFriedman だそうである．Friedman は，70歳を超えてもなお，パールを学び（そして教え）続けていた．私自身が知りえた最も優れた診断医は，ペンシルバニアの Jack Myers だったが，彼は還暦前から自らの思考過程をコンピュータで再現しようとする仕事にとりかかり，70歳を超えてもなおやり続けていた．その一方で「臨床家にとって不可欠な好奇心を失ってしまい，まるで年寄りのようだ」と言わざるをえない24歳かそこいらの医学生もいるのだ．

この教科書は，内科医 physicians のために書いたものであり，技術屋のような専門医 subspecialist technician のために書いたものではない．医療面接 interviewing の章では，内科の患者を対象としており，精神科的な患者は想定していない．この点は強調しておく必要がある．というのも専門診療科の進歩に伴い，最近は問診を簡略化して教える傾向があるためである．そして専門医がさらに細分化された超専門医がいる．彼はたった4つか5つの疾患を診断するだけでよいので，病歴を組み立てるためのデータベースをほとんど必要としない．さらに患者とたまにしか会わなかったり，1回きりしか会わないこともあるので，患者との関係を持つのに問診などは不要と考える

注1 本書において，男性代名詞は特別の誰かを指すのでなく，女性も含んでいる．これは単純化するためで，ことさらに女性を差別したり排除する意図はない．技術的文法上，「彼」「彼を」あるいは「彼の」という代名詞は，男性を指す場合も両方を指す場合もあるし，コンピュータ用語では，特に性別を指定していなければ，3人称単数を示すデフォルトの表現である．

注2 第2版とそれ以降の版では，一人称の「私 I」とは Sapira 医師を指し，「筆者 this author」は Orient 医師を示す．

かもしれない．そんな風潮が広がると患者はただのパーツの集まりになってしまう．

身体診察のはじめのほうの章では，臨床推論の概念について紹介してある．このことは教科書を通して強調してあるが，徹底的に記述する意図はない．バイタルサインの項目では，それとなく科学的な方法を概説した．そこでは，小グループでの自己学習についても記述してある．心臓の診察にたどりつくまでには，（読者は）生理学，病態生理学や推奨される方法についての長い説明をひと通り読まなければならない．

高度な手技の多くは，ルーチンの身体診察には含まれないと思う．しかし「どのようにやるのか」を学ぶためには，特定の手技について，学生はある程度の回数を正常人で練習する必要がある．何回くらいが妥当か，ある集団に対してルーチンの身体診察にどれだけの手技を含めるかという判断は賢明な指導者に委ねておく．

多くの項目で，自分がこれまで使ってきた，教わった，あるいはうまくいったと感じた「方法」について記述した．これらの方法は，百科事典並みに網羅しているとは限らない．一例を挙げる．かつて私は脾臓の診察についての論文を書いたことがある (Sapira, 1981a)．世界中の論文をレビューして，その中にはおよそ普通の人では思いつかないほどいろいろな方法を記載したつもりだった．論文は，あまり目立たない州雑誌に掲載されたのだが，2ヶ月もしないうちに，昼食時に3人の人たちが，それぞれ違う方法を教えてくれた．いずれも，その人たちが好む独特なやり方であったが，そのどれもが私の論文には記載されていなかったのである．

この教科書を通して，ある「パール」については，行頭に◓を示してある．その選択は筆者の数十年の臨床教育に基づいている．あるものは，あなたにとってパールではないかもしれない．人によっては別の内容がパールになるかもしれない．自分自身のパールに印をつけるのがよい．

最後に，実際の現場で緊急を要する状況のところには旗🚩のマークをつけてある．そのような状況になったら，患者のためには初学者はただちに経験者の助けを求めるべきである．

ちょっとした休憩のため，あるいは読者の好奇心を満たせるように，具体的な説明文の途中にいくつかの美術作品をはさんである．これらの図

（そのうちのいくつかには手を加えてある）は，臨床で出会ったが写真として私が記録に残せなかった現象を示したものである．さらにこれらは，どんな時でも（それがたとえ美術館にいる時でも）われわれが医師であること，そして医学が西洋文明という背景に存在するもので，教養が必要な専門職であるという点を示している．

勉強を始めたばかりの学生は，1回読んだくらいですべてマスターしようと思わないこと．この教科書は，入門的な部分を繰り返し読めるようにデザインしてある．基本を習得したら，さらに複雑な項目に進むのがよい．そうやって，本書と歩調を合わせて経験を積み重ねていくことができる．自分自身で実際の患者を経験するまでは，その項目を無理に理解しようと望まないことだ（例えば，あなたが数多くの呼吸器の患者を診ているが，整形外科的な患者がいないのであれば，まず胸部の診察に集中して骨や関節に関する項目はざっと読むだけにすればよい）．

特に暗記すべき数字や文章はないが，相互に関連しているような内容を勉強するために，ミズーリの Rene Wegria 医師が興味深い方法を提案している．まずパラグラフを読む．次に教科書を閉じて，その内容を著者の言葉ではなく，あなた自身の言葉を使って繰り返す．そして自分の理解が正しかったかを確認しながら，もう一度教科書を読み直す．もしその項目について正しく言い換えられなかったら，再び読んで同じことを繰り返す．最初のパラグラフをマスターするまでは，決して次のパラグラフには進まないこと．

受け身ではなく能動的に本書を読むことが大切である．そのために，本書の中にはいろいろなクイズやちょっとした問題を散りばめてある．問題のところでは，自分で考えて答えを書いてみなさい．あたかも学習が受動的な行動であるかのように振舞う学生や「教育者」が多すぎる．日焼けするのとは訳が違うのだ．ただそこにいて，何かが起こるのを待っているだけではダメなのだ！　稀にクイズの答えを書いていないことがあるが，それは問題を解こうとするだけで，おのずと答えが明らかになると筆者が考えているからである．

能動的に読むより一層よいのは，声に出してその項目を仮想の学生に教えることである．ある項目について，聞いたことを覚えているのは14％，見て聞いたことを覚えているのは22％であるの

に対して，他の人にそれを教えると91％が覚えていると言われている(Jones, 1990)．この技法は，家庭学習カリキュラムで広く推奨されており(Robinson, 1997)，大部分を自己学習で勉強している学生で素晴らしい成功を収めてきた．それが非常に難解な科学的教材にもかかわらずである．

医学部3年生^{訳注5)}へ：知識はゆっくりとしか増えていかない．一度に1つずつのスキルや事実を学んでいくこと．日々経験した患者について読み，その患者や疾患について少なくとも新しいことを1つ学ぶように心がけなさい．同じように，新しい診察手技を1日に1つ本書から覚えようとしてもよい．

訳注5) 米国の医学部1年生は，日本の専門課程1年生すなわち医学部3年生に相当する．同様に，米国の医学部2年生は日本の医学部4年生に相当する．以下同様．

古代において，おそらくあらゆる時代においても最も偉大な図書館はかつてアレクサンドリアにあった．それは，いかなる船も本1冊分の支払いをしなければ入港を許されないという方法で作られた．そうして，かの偉大な図書館は一度に1冊ずつの蔵書を積み重ねることによって作り上げられたのである．

残念なことに，アレクサンドリア図書館は騒乱によって焼失してしまった．コンスタンティノープルの図書館もまた焼失してしまったが，その写本は公衆浴場の湯を沸かすために使われた．図書館すべての蔵書を燃やすのには何週間も要したと言われている．

先達たちの蓄積された知恵を愚かにも焼き尽くしてしまうのは，退化した社会の印である．同じように，1人の臨床医がせっかく蓄積した知恵を，時間と老いのために失ってしまうのも愚かなことである．コンスタンティノープル図書館のように，かつての活力の唯一の証拠は，それが燃え尽きるまでの時間の長さかもしれない^{訳注6)}．

訳注6) 年老いた臨床医が，蓄積した知恵を年とともに徐々に失っていくということの例えか．

指導医へ：ベッドサイドで臨床医学を教えることのほうが，教室のような環境で基礎医学コースを教えるよりもずっと難しいがやりがいがある．これらの試みは，現代医学の制度上や経済的な制約が強まるにつれてますます困難になってきている．臨床教育者は，教育方法の質と有効性を維持するために，相当な適応性と創造性を示さなければ

ばならない．

カリキュラムの一例を挙げる．最初の週は，学生に患者から主訴を聴き取らせることからインタビューのコースを始める．身体診察のコースも同時に始め，そこでは同じ患者のバイタルサインをとるところから始める．最初の症例記録は，主訴とバイタルサイン，およびそこから学生が考えることができうる鑑別診断だけにする．以降は毎週，病歴と身体診察の部分をつけ加えていく．例えば，2週目は学生に，現病歴（主訴に加えて）を組み立てさせて，バイタルサインとともに患者の全体像を記載させる．次の週には，皮膚所見，さらに次の週にはリンパ節というように続ける．その頃には，学生は現病歴という考え方にも苦痛を感じなくなり，病歴のそれ以外の部分をつけ加え始められるだろう．

このやり方は，できのよい学生にはゆっくりすぎるし，クラスが心臓の診察にたどり着くのにコースの半分を要する．また指導者を必要とする時間という観点からは，非常にぜいたくなやり方である．利点は，平均的な学力を持った学生であれば誰もが，徹底した病歴，身体所見をとり，そこから鑑別診断を組み立てられるようになることである．今日の米国の医学部では，理想的なゆっくりとしたペースのカリキュラムを実行することは現実的には難しいが，それに近づけようと努力することは可能である．

2 免責事項

小児や産科の患者といった特殊な集団の診察に進む前に，学生は成人の患者で問診と身体診察の練習をしておくことが前提である．乳児から思春期への発育・発達，妊娠の進行などは特別な分野である．学生には，小児科と産科の教科書が必要で，それぞれの正常のバイタルサインを示した表や，頭周囲径，成長曲線，発達の目安などを記した小さな本をポケットや診察かばん，机の引き出しの中に持っているとよいだろう．本書には，小児科や妊婦にみられる病的所見も含めてある．しかし，乳幼児や周産期の診察については本書の範疇を超える．

3 購入すべき診察用器具

医師が使う診断器具の種類や質，量は，その医師の医学レベル，専門分野，業務環境の進歩に見合ったレベルで選択するべきである．この自明の原則が実臨床で反映されていないことは多い．医学の初心者が高価でオーバースペックの器具を持っているのを見かけることは本当によくあることだ．

医学生とレジデントへ：医学生やレジデントは，自分の医学部から「必要な診察器具」のリストが渡されるのが常である．しかし，そのリストは個々の器具で最も高価なものを揃えるべきだと誤解すべきではない．病院なら基本的な器具，例えば血圧計や眼底耳鏡はナースステーションに置いてあるものが使えたり，診察室の壁に据え付けてあるかもしれない．その器具の質やどれだけすぐに使えるかについて，その程度の差はいろいろあるが，良心的な医師が自分の個人持ちの器具に頼らざるを得ない状況がある．

ローテクの医療器具は，今でも多くの状況で非常に役に立つ．医学の分野で新しいテクノロジーは，これまで多くは期待外れであった．有用な技術革新を見逃さないことは重要だが，その価値を過大評価しないことも同様に大切である．Lynn Loriaux 医師の賢明な助言に常に耳を傾けること．新しいアイデア（または器具）があるからと言って，あなたの診療現場に最初に飛びついたり，逆に最後まで出遅れたりしないように（Loriaux, 2016）．

1) 血圧計

伝統的な水銀血圧計は，水銀による毒性の懸念からほとんどが廃止された（Pickering, 2003）．アネロイド血圧計もまた使われなくなっている（Myers, 2010; Myers et al., 2014）．その代わりに，オシロメトリック式血圧計が正確さに議論の余地があるにしても，主にその簡便さのために一般的に使用されている（Amoore, 2012）．血圧計を購入する時は，付属のカフに十分な長さがあることを確認すること．さもなくば，大きな腕の血圧を正確に測定するためには，結局特に幅広のカフが追加で必要になる（6 章参照）．アネロイド式血圧計

を購入するなら，ストップピン^{訳注7)}がないことを確認すること．6 章に記載してある方法に従って調整しなさい．最新のオシロメトリック式血圧計を購入する際は特に注意すること．血圧計の精度は購入前に検証しておくべきであり，定期的に調整されるのが望ましい（Buchanan et al., 2011）．

訳注7) アネロイド式血圧計に特徴的なもので，加圧や減圧時に針がマイナス側に振れるのを防止するためにつけられた．これがあると血圧計の 0 点がずれてマイナスになった時にわからないため，現在はドイツや米国ではピンなしタイプが主流になっている（山本正治，私信，2012）．

2) 眼底鏡

まともな眼底鏡が満たすべき最低の条件は以下のようなものである．

1. オン-オフスイッチ（加減抵抗器は不要である）
2. 円形の光源（他のアパーチャーは必要ない．もっともあれば楽しいし，時に役に立つこともあるが）
3. フォーカス用のリング

付け加えるなら，別の電源部分を買わなくて済むように耳鏡のヘッドも装着できるものを購入するのは，賢いやり方かもしれない．

もしあなたが乱視なら，眼鏡をかけたまま患者を診察したいかもしれない．その場合はゴム製のクッションのついた眼底鏡にすれば，眼鏡のレンズに傷をつけずに済む．

眼底鏡の光学的な内容は，10 章を参照のこと．

3) 音叉

Rinne 試験や Weber 試験（11 章参照）を行う時に私が好んで使うのは，1,024 または 512 Hz の音叉である．なぜなら高周波数の音がしばしば感覚神経障害では最初に失われるからである．振動覚の試験には，256 または 128 Hz の音叉が推奨される（26 章参照）．

音叉は骨の隆起にぴったりと密着できるように幅が十分でしっかりした基部が必要である．また音叉の腕は振動が十分な間持続するような重さが必要である．製薬会社からただでもらえる音叉の多くは，学生が使うには十分なものである．

4) 聴診器

R.T.H. Laënnec は，1821 年に次のように書いた（『間接聴診法』）．

　1816 年のこと，私は心臓病の症状があると思われる若い女性を診察するよう頼まれた．その女性は太っていたので手と打診による診察は難しそうにみえた．若い女性であることから胸を露出して行う通常の診察方法は適切でないと考えられた．その時に私はよく知られた音響現象のことを思い出した．それは，木の梁の一方の端に耳を当てると，反対側の端をピンで引っかいた時に非常にはっきりと聴こえるということである．私は数枚の紙を用意してできるだけきつく丸め，その一方の端を患者の前胸部に押し付けた．そして反対側の端に自分の耳を当ててみて驚いた．嬉しいことに心臓の鼓動が，非常にはっきりと聴こえたのだ．それは私が今まで耳を直接患者の胸部に当てて聴いたどれよりも明瞭に聴こえたのである．

　学生は，ヘッドが 2 つある聴診器を買う必要がある．すなわち高調の音を拾うのに適した膜側と，軽く押し当てた時に低調の音を聴くのに適しているベル側の 2 つのヘッドである．いくつかのベル型には，ゴムで縁取られて，検者が強く押し当てすぎて，その下の皮膚をピンと緊張させてしまってベルが膜になってしまわないようにしてあるものがある．またゴムの縁取りがあると，金属の縁取りではぴったりと覆い被せることができないような，痩せて骨張った患者の胸を聴診するのにも役に立つ．ベル側と膜側のヘッドはすばやく簡単に切り替えられる必要がある．

　聴診器のチューブの長さは通常，12 インチ（約 30.5 cm）以上である．科学的には，それよりも短かければ短いほどよいが（Rappaport and Sprague, 1941），使い心地が悪くなり（結果として集中して聴診できなくなる），短くするメリットは損なわれる．チューブが非常に長い聴診器は，結核を疑う患者となるべく距離をとっておきたいと内科医が望んでいた時代に始まったもので，今ではほとんど見かけなくなった．

　イヤーピースの最も重要な基準は，耳に心地よいということだ．どんな状況であっても，イヤーピースが合わない聴診器を買ってはいけない．ほとんどの医療機器メーカーで，交換可能なイヤーピースのセットを用意してあるので，快適に使えるセットを入手できる（よりよく聞こえるイヤーピースのセットを見つけることもできるかもしれない）．あなたの外耳道と同じ向きに，イヤーピースが前向きに傾いていることも忘れずにチェックすること．最初に入手した聴診器を約 20 年は持つことになるだろうから，注意して選びなさい．自分を「それに合わせよう」などと思って買わないこと．

　もしあなたが，2 つの聴診器の聴こえ具合を比べたいと思ったなら，特別の機器など用意しなくても次のようにすればおよその違いがわかる．

　まず一方の聴診器のイヤーピースを左耳にはめて，もう 1 つの聴診器のイヤーピースを右耳にはめる．机などの硬い表面に両方の聴診器のダイアフラム側を下にして，あなたの 2，3 フィート（約 60～90 cm）前で，ある一点から等距離の場所に置く．そうしてその点を叩く．ちょうどステレオスピーカーの調整をするように，どちらの耳で音が大きく聞こえるかを確かめる．どちらの耳でよく聞こえるかを調整できるようにイヤーピースを入れ替えて，同じ実験を繰り返す．次は反対側の方で音が大きく聞こえた方があなたにとってよい聴診器である．もし他の人の手を借りることができるなら，耳にはめていない方のイヤーピースを指で塞いで実験をやってみたいと思うだろう．

> **問題**：聴診器で最も大切なパーツはどこか（章末の**付録 1-1**）

　最近，さまざまな電子聴診器が入手可能になった（Leng et al., 2015）．当初，これらの機器は音声増幅，ノイズブロック，そして同時に聴診する人のためのより良いインターフェースを提供しているだけであった．近年，情報技術の進歩により，コンピュータ支援による聴診の概念が生まれた（Leng et al., 2015；Watrous et al., 2008）．ノートパソコンやスマートフォンと接続し，インターネットを介して音声のデジタル分析や遠隔送信を可能にする電子「スマート聴診器」が開発されている（Hu et al., 2014）．しかし本書執筆の時点では，電子聴診器の実用的な応用はまだかなり限られている．音の増幅に関しては，ある研究（Lukin et al., 1996）で，アンプとノイズフィルタリングシステムつきの電子聴診器を用いると低周波音の検出が著しく改善されたという．このことは，そのような聴診器がベッドサイドの診療において一定の役

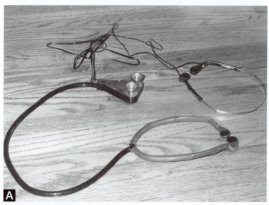 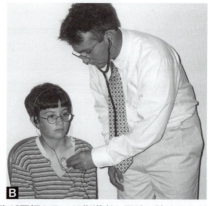

図 1-1　電子聴診器(A)の利点の1つは，患者あるいは学生が医師あるいは指導者と同時に聴くことができることである(B)．この初期のモデルはカリフォルニアの故 Howard Long 医師が作った．

割を担うことを示している．電子聴診器の使い方の一例は，図 1-1 の自作装置が示すように，患者や指導者が同時に聴診できるようにすることである．Thinklabs One のように，後で再生するために音声を録音したり，ベッドサイドで教えるためにスピーカーシステムに接続することができるモデルがある(Edelman and Weber, 2015)．音の周波数分布は，標準的な聴診器で聴こえる音とは異なる場合があることに注意せよ．

常に冒頭に挙げた問題の答えを心にとめておきなさい．そして十分に検証されていない新しいテクノロジーを最初に採用することの危険を常に念頭に置くこと．電子技術に重きをおいて聴診器が葬り去られるようなことは，十分納得できる理由が数多くありこれまでのところ起きていない(van der Wall, 2016)．

聴診器のイヤーピースは時々アルコールを染み込ませた綿棒できれいにしておきなさい．耳にフィットする部分を越えて入り込んでしまった耳垢を取り出すのには，パイプクリーナー[訳注8]が役立つかもしれない．大量に耳垢が出る人では，時にチェストピースのところで見えることがある．かつて心臓内科医は，聴診器をきれいにするのに定期的に圧縮空気を使っていた．

訳注8）タバコ用パイプの掃除に用いる針金に柔らかい素材を巻きつけたもの．

また，聴診器のダイアフラムはイソプロピルアルコールできれいにせよ．聴診器，特にベル部分や膜は，潜在的な病原体の隠れ場所となり(Brook, 1997)，院内感染の原因になりうる(O'Flaherty and Fenelon, 2015)．200個の聴診器を調べたところ，80％で汚染されていることが判明し，そのうち4個ではメチシリン耐性黄色ブドウ球菌が付着していた(Smith et al., 1996)．細菌数は，イソプロピルアルコールによって有意に減少するが，石鹸と水では減少しない(Breathnach et al., 1992；Marinella et al., 1997)．ある研究では聴診器の膜を使った後すぐにアルコールスワブ alcohol swab でぬぐうことによって細菌数は94％減少し，非イオン性洗剤では90％，消毒用石鹸では75％しか減少しなかった(Jones et al., 1995)．接触予防策を必要とする患者では，患者のベッドサイドに専用の聴診器を置くことが推奨されている(Wurtz and Weinstein, 1998)．

5）打腱器（腱反射用ハンマー）

打腱器（腱反射用ハンマー）は，どのようなものを購入してもよい．現在最も一般的なタイプは，ヘッドがゴム製で三角形の Taylor ハンマーである(図 26-24，28 参照)．これは初心者向きである．なぜなら，点の部分(初心者であっても，例えば上腕二頭筋反射をみる時のように，どの部分を正確に叩けばよいのかを知るのには適している)と幅広い面(これがあればアキレス腱反射を調べる時に自信を持ってできるようになる)の両方を持っているからだ．ヘッド部分は，普通は金属の柄にはめ込まれている．ヘッドの反対側の柄の端は細くしてあって，痛み刺激を与えるのに適している（例えば，Babinski 反射など）(26 章参照)．

クイーンズ・スクエア・ハンマー（図 26-27 参照）は英国で一般的である．これは叩く部分は丸

いゴムになっており，柄の反対側は尖っていて痛み刺激を与える（例えば，講義中に寝ている学生を起こす）のに使える．

私が学生時代から使っているハンマーは，直径が5セント硬貨大（約21 mm）のゴムボールが柄に付けられただけのシンプルなものである．これは，検者が腱を叩く時にどこを叩けばよいのかさえわかれば，どのようなハンマーでも十分であるという点を示している．私はSprague聴診器のヘッドの部分さえ（ハンマーがわりに）使ったことがある．以前いたヴァンダービルト大学出身の女性レジデントは，自分の拳を使っていた．自分の指先を使う医師もいる．これならいつでも使える．

6）その他の器具

inchとcm両方の目盛りのついたバネ式のテープのメジャーがあると便利である．医療機器店で購入するよりも，生地屋で探すほうが安く買える．

感覚検査のためにわざわざ針を買わなくてもよい．爪楊枝や鉛筆削り，新しい安全ピンなどがこの目的に使える（26章参照）．さもなくば，木のスワブを半分に折って，尖った先を使うこともできる．軽い触覚light touchの検査には，綿が先っぽについたスワブが必要だ．

リンパ節や，それ以外の腫脹したところを測定するキャリパーは8章で述べる．運動範囲の測定に使うゴニオメーター（角度計）は25章で述べるが，買ってもよいし自作してもよい．

7）宇宙時代の器具

現代のハイテク社会で，ローテクの器具は時代遅れだと考える人たちに説明しておくと，宇宙飛行士への微小重力が与える影響を測定するための器具は，次のようなものである．

ペンライト，血圧計，眼底鏡，耳鏡（使い捨てのイヤーピース付き），音叉，使い捨ての舌圧子，聴診器，神経検査用歯車，綿，打鍵器，適切な抑制帯など（Harris et al., 1997）

4　身体診察のサイエンス

身体診察は科学的な医学の実践に必要な基礎のうち，現在，最も無視されているものである．しかし臨床医がしばしば頼りとする2次的な情報とは違い，身体診察は患者から自分で直接得ることができる1次情報である．1次情報を取り扱うことによって，確からしさのレベル，正常におけるばらつき，験者間での信頼性，験者内での信頼性といった問題，診断能力に優れた医師が無意識に使っている彼ら特有の分析などを，知らず知らずに身につけることができる．そうして身体診察の経験は，情報全般を取り扱う技術に磨きをかけ，教員たちの科学者たる証となる批判的な分析力を育むのだ．

残念なことに，身体診察の教育はお偉い先生方が出典も言わないで述べる特定の御意見のせいでしばしば台なしにされる．議論の余地のある領域では，出典を明示してあることは本書のユニークな特徴の1つである．具体的な論文を必要なところで引用してあるか，そのセクションや章の最後にリストアップしてある．もし論文に言及されていない場合でも，その徴候を私が教わった個人の名前を挙げてあることがある．参考文献がない内容は，通常は筆者自身の臨床経験に基づいている〔臨床経験とは，「結構な年数の間，より自信をもって同じ過ちをおかすこと」と定義されてきた．これに対して，「根拠に基づく医療（EBM）」（後述参照）は，「あなた自身のではなくて，他人の過ちを長く記憶にとどめておくこと」と定義される（Lancet, 1997）〕．

全般的な参考図書は，最後の章に注釈付きの目録として批判的に論評してある．欠点がないわけではないが，これらの本は「黄金の古典」とでも呼べるもので，過去30年以上にわたって私の役に立ってきたものである．そこから引用した記述は，私自身が個人的に確かめてきたことである．

1960年代のピッツバーグ大学でのベッドサイド回診において，Eugene D. Robin医師は，そのデータの根拠を訊ねるのが常であった．彼に従っていた医学生やレジデントたちは，彼が繰り出す一連の質問には，密かに意味が隠されていることを感じていた．それは慢性閉塞性肺疾患（COPD）患者が自分の治療のためにしがみついている13

種類もの売薬の呪縛から抜け出すためには必要な試練のようなものであると．これらの治療（茶，過飽和硫黄化カリウム溶液，エフェドリンなど）にはそれぞれに理由があり，石に彫り込まれているように，患者は態度を変えないのは明らかなことに思われた．

これらの売薬のいずれも現在ではCOPDの治療には使われていない．そして，当時は禁じられていた抗コリン薬が現在では有効な治療法として広く受け入れられている．しかし「エビデンスは何だ」と問い続ける習慣は，今もなお重要である．

5 身体診察のアート

身体診察は，個人的な行為なので，昔使われていた，経験的なやり方が認められる余地がある．この教科書に書かれた多くの項目は，ベッドサイド回診で実際に行われたことに基づいている．時に一人称での表現を使ってあるが，現在のほとんどの教科書でみられる個人的な表現をとらない書き方に慣れた読者にとっては，違和感を感じるかもしれない．非人称的な書き方は，それが普遍的であることを意味している．つまり著者が，物理学者のように普遍的な真理の発見について述べているような印象を与える．ところが悲しいかな，医学の世界では普遍的な真理というのは，そう多くはない．もし何かが100％正しいと証明されると，そのような事柄は公衆衛生の領域に含まれ，準医師資格者 physician extender でも担うことができるようになる訳注9)．一方で，一人称で語っているのは，その記載内容には限界があり，普遍的ではなく，不確かで，条件制限があるということの表明である．これはうぬぼれではない．むしろ正反対である．すなわちヒポクラテスが嘆いたアートを学ぶことの難しさと，われわれのテクネ *techne*訳注10) の将来が決して安泰ではないことを示している．

訳注9) physician extender とは医師の監督下に診療・治療・処方などを行うことができる診療看護師 nurse practitioner や physician assistant のことで，彼らが行うことができるということは医師の判断が不要になるということを意味している．

訳注10) techne とはギリシャ語で，科学，アート，プロフェッション，キャリア，などをすべて1つにひっくるめたものを意味する言葉である．

一人称を使うことは，学生に対しての忠告でも

ある．注意深い観察を心がける学生は，他の誰もがそうしない領域で，身体の知識に貢献するだけでなく，彼が早い時期に誤りを素直に改める方策を学んだことも示している．そのような学生は，科学の知的立場の規範，科学的根拠の法則を学んだことになる．そうすることにより先輩たちの肩に立つことができる訳注11)．しかし彼の観察は，まだ完全に個人的なものである．それは所見がとられた環境や状況に限定される．別の時間と場所においては，他の誰かにとって異なった結果をもたらすかもしれない．このように，一人称で書いてあるのは，その限界を思い知らせるためであり，偉そうにして書いているわけではない．

訳注11) 巨人の肩に立つ stand on the shoulder of the giant という表現からきている．

加えて，一人称での記載は，その医師が負うべき個人的な責任を思い知らせることでもある．いくら委員会が広まってきたとしても訳注12)，責任はその性質上，個人に帰すべきものである．ある観察者が行った所見（常にある特定の個人の観察者による）は，体温のグラフとは違って署名されるべきである．それは医師の指示についても同じことである．

訳注12) 各種委員会によるガイドライン，指針などが増えていることを指す？

個人は誤りをおかすかもしれないし，時にはごまかすことだってある．しかし，もし彼が外部の権威へ個人の権威や責任を手放す日があるとすれば，それは自らの理性と良心を放棄して，世にはびこり，蔓延した誤りやごまかしへの扉を開き，専門職としての医学が破壊される時である（Read, 1949）．

6 倫理的な基本

医学は，現実世界の主観的で制御ができない状況において，客観的で制御できる科学的原則を癒しのプロセスに適用するアートであると定義できるだろう．しかし，アートと科学を慈悲深く組み合わせるためには，医学はしっかりした倫理的基盤に基づかなければならない．科学，アート，そして倫理は，医療行為の究極の三要素 trifecta訳注13) を構成するというのは異論がないところだろう．

訳注13) trifecta：もともとは競馬用語の3連勝単式

1) ヒポクラテスの誓い

しばしば言及されても引用されることは稀な，ヒポクラテスの誓いは，もととなる伝統的な医学的倫理の前提を示している．

誓いには，以下のように書かれている．

- 医神アポロン，アスクレピオス，ヒギエイア，パナケイア，およびすべての神々よ．私自身の能力と判断に従って，この誓約を守ることを誓う．
- この医術を教えてくれた師をわが親のように敬い，わが財産を分け与えて，必要ある時には助ける．
- 師の子孫を自身の兄弟のようにみて，彼らが学ばんとすれば報酬なしにこの術を教える．
- 著作や講義その他あらゆる方法で，医術の知識をわが息子，わが師の息子，また，医の規則に則って誓約で結ばれている弟子たちに分かち与え，それ以外の誰にも与えない．
- 自身の能力と判断に従って，患者に利すると思う治療法を選択し，害と知る治療法を決して選択しない．
- 頼まれても人を殺す薬を与えない．
- 同様に婦人を流産させる道具を与えない．
- 生涯を純粋と神聖を貫き，医術を行う．
- 膀胱結石に截石術を施行はせず，それを生業とする者に委せる．
- どんな家を訪れる時もそこの自由人と奴隷の相違を問わず，不正を犯すことなく，医術を行う．
- 医に関するか否かにかかわらず，他人の生活についての秘密を守る．
- この誓いを守り続ける限り，私は人生と医術とを享受し，すべての人から尊敬されるであろう！
- しかし，もし，この誓いを破るならば私はその反対の運命を賜るだろう．

2) 現代の倫理

現代においては，倫理的な考え方の大変革は，「時代遅れとなった」ヒポクラテスの誓いに取って代わって多くの施設が提案した種々の誓いと宣言を反映したものである．その起源は1948年のジュネーブ宣言にさかのぼる（Orient, 1994）．その基となる前提は，根本的に違ったものである．

ヒポクラテスの伝統では，倫理は，解明される，しかし変えることができない宇宙の法則に基づいていた．医師は，それぞれ個人の患者と立法者に対して責任を負っている．これに対して，新しい倫理は，人が自らの意思で作った実定法 positive law に基づいており，個人のニーズとゴールは社会のそれに従属する．集団の健康が，最優先となる．「誰が患者なのか」という疑問が投げかけられる（Jonsen, 1990）．

社会に対して，人類に対して，あるいは地球全体を患者とみなして，「最大公約数に対して最良のこと」を行うという功利主義的な考え方は，患者個人に対して献身するというヒポクラテス的な伝統とは，相容れない立場にある（Baker et al., 1999）．ヒポクラテスの誓いは，ユダヤ・キリスト教の倫理観とは相反しない．そこでは人間には生まれつき欠点があると信じられ，政治には構造的に限界があるという見方をしており（Orient, 1981），全体主義とは相容れない．実際，ソビエト連邦ではヒポクラテスの誓いは，医師の国家に対する忠誠に悪影響を及ぼす恐れがあるという理由で，法的に正当とはされていなかった（Field, 1957）．功利主義的な現代主義者の行動規範は拡大解釈され，全体主義国家とも矛盾しない人間は完全になりうるという夢想的な見方を反映しているのだ．

「有史以前」，すなわち1947年頃より前の**医療倫理**は，今や**生命倫理**に地位を奪われた（Irving, 2002）．絶対的な道徳は，規則と数学的なリスク対効果比に取って代わられた．ヒポクラテスの誓いでは直接禁じられた行為が，特にそれが人ではない，「感覚力のない」もしくは生命に値しないと見なされるもの[訳注14]にかかわる場合には，今や倫理的と定義されている．

自然の法則に由来する堅固な不変不朽の原則に取って代わったのは内的に相互に矛盾する要求の弁証法である（Arnett, 2002）．つまり患者の幸福の最優先，患者の自立，社会正義という要求だ．これらは医学のプロフェッショナリズムに関する憲章における3つの基本的原則である．新たな世紀の「前例のない課題」に対応し，「異なった文化と政治システムに適用できるように意図して」4つ目が考え出されたものなのである（Medical Professionalism Project, 2002）．

訳注14）実験動物，細胞，遺伝子などのことを指しているか．

米国の医学生が必ず直面せざるをえない激しい倫理上の対立に関して議論することは，本書の範囲を超えている．しかし読者は，筆者が言外に述べているヒポクラテス的な前提，すなわち医師の

使命は個々の患者に奉仕することであるということを忘れないでほしい．患者を襲う疾病は，それがたとえ稀で，政治的に不利なものであっても重要である．医師の目的は，患者を数字のコードで定義されたカテゴリーに分類することでも，生活の質で調整した生きる価値を計算することでも，「資源リソース」の公的な備蓄の配分を決定することでも，役所で決められた社会的な目標を達成することでもない．

7　定義

語義はわれわれの思考に大きな影響を及ぼす（Sapira, 1980a, 1981a, 1982）．逆に，私がある用語をどのように使うかは，この教科書の中で教えようとしている問診や診断のやり方に一貫する基本的な視点を反映している．用語は，今後の参照のために，アルファベット順に並べてあるが，全体を把握するためには，今ざっと目を通しておくべきである．診断的検査の解析に関連する数学的用語は，本章の後半で定義する．

Academic medicine アカデミック医学：新しい知識の発展が主な関心事である医師たちが実践している医学．

Basic science 基礎科学：偏狭な見方からは実用的ではないが，領域に限定した用語や科学的根拠の一般的規律に基づく，臨床的には役に立つ科学．

Compliance コンプライアンス：(a)圧の単位変化当たりの容量の変化(dV/dP)——（言い換えると）その構造物がどれくらい変形しやすいかの指標
(b)他人に従う傾向
(c)権力者の命令に服従すること
(d)（品のない医学業界用語）医師が望むように行うこと

「コンプライアンス」という問題が「発見」されたのは1960年代で，このテーマについて専門的な討議がなされたのは，1970年代にSackettとHayesらによってであった．当初は，何千という研究が，その原因を特定して，「矯正するための」介入方法を設計しようとした．その基となった前提は，「根拠に基づく医療」（下記参照）の時代には，患者は医師の指示に従うべきで，それに従わない者は「変人」であるということであった（Lerner, 1997）．多くの批判的な声に応えて，「患者中心のアプローチ」が提唱された（Gerteis et al., 1993）．治療に対する客観的反応よりも，患者（「消費者」）の主観的満足度の方がしばしば重要となった．EBM（根拠に基づいた医学）運動の指導者たちは，医学における共有意思決定(Shared medical decision-making)の概念を導入することによって，この「医学消費者主義」の欠点を改善しようとした（Hoffmann et al., 2014）．理論的には，この考え方は患者−医師関係にバランスを取り入れるはずであった．完全な意思決定権を医師あるいは患者だけに任せるのではなく，どちらもが重要なパートナー同士の話し合いというプロセスに重点が置かれた．しかし，この崇高な理論は実際の臨床現場では全然うまくいかなかった．最近，政府と第三者決定機関は，複雑でしばしば矛盾する大量の規則を医師が「遵守」することを要求しており，「ノンコンプライアンス」が懲罰的制裁の原因になることがある．この脅威は，患者と医師の間のいかなる話し合いをも凌駕している．

「コンプライアンス」という用語が使われる時には，その医師や医療施設が従属させられる立場にあることを意味し，自分たちがその中で「プロバイダー」という名で呼ばれている契約にいかにも合意して署名させられていそうなことを示す．

Conversion 転換：(a)一斉に方向を変えること．例えばこのように使われる

「心房細動と高度房室ブロックの患者が，直流電気的除細動で，洞性脈に転換された」
(b)心因性のある種の神経学的イベント，例えば麻痺とか心因性感覚障害など．Freud派の考え方では，もし意識ははっきりしていると，無意識の葛藤が耐えられなくなるため，象徴的に転換反応として現れるとしている（これは，私が極めて説得力があると思った膨大な量の研究のごく一部の上っ面をまとめただけの説だが）．

Delivery system デリバリー・システム：「プロバイダー」と「消費者」をつなぐもの（Orvell, 1995）．例を挙げると，自動販売機，FedEx（宅配便），そしてマネージドケア会社．「ヘルスケア・デリバリー」は，医師が行う実際の（本来の）医療とは区別されるべきものである．

Diagnosis 診断：(a)患者の疾病が何であるかを確認(同定)するプロセス(一連の行為)

(b) 詳細な理解

Disease 疾病：ある生物（生命体）に起こった，特定の原因や特徴的な徴候を伴う特定の有害なプロセスあるいは病的な変化[訳注15]（「Illness 病気」参照）．

訳注15) 疾病 disease は，専門家が判断する意味での病気，病気 illness は一般の人からみた自覚症状を伴う病気．

Ecological fallacy 生態学的誤謬：集団から得られた値が個人に適用されるという思い込み．

Education 教育：ある行為にまつわる文脈の選択を教えること（「Training トレーニング・研修」参照）．

Empiric 経験的：ある程度は信頼できるほどには十分に経験に基づいている．しかし，一般的な科学的理論の枠組みで理解しうる観察を許容するほどには，まだ十分な知識や概念の裏付けはない．「expectant 予期される」と対照的．

Evidence エビデンス：信念または仮説をもとにして提供される情報．法的に許容されるデータ．

Evidence-based medicine 根拠に基づく医療：
(a) 法的要件に基づいた医学の形式．統計医学（Hickey and Roberts, 2011）．
(b) 支持者による定義によれば「直感あるいは，体系的ではない臨床経験，病態生理的な原則などを臨床上の決断の根拠として重視しないで，臨床研究による根拠を調べることを強調する」運動．そこでは「臨床疫学」という新しい分野での研究に焦点が当てられており，そのなかには，医療サービスの診断や評価を含め，あらゆる臨床的なプロセスにおける研究が網羅されている（Swartz, 2002）．この概念については，後で十分紙面を割いて述べる．

Expectant 予期される：しばしば empiric と混同される．治療的な試みに適用されるこの形容詞は，「見込みのある，有望な hopeful（反語的に，成功の見込みのない）」や「予想の，予期しての anticipatory」と同義である．しかし，ここでは過去の経験に基づいた，信頼性を持って予測できるようなアウトカムはない．

Falsifiable hypothesis 反証可能な仮説：誤っていることが証明される余地のある仮説〔「最もよい」診断は反証可能である．科学的な仮説に関する Popper が提唱した原則（Sapira, 1980b）．このことは，ニーチェが著書『善悪の彼岸』の中で先駆けて述べていた．「反証が可能な理論には，少しの魅力

もないのは確かである．」[注3]．さらに詳しいことは，27 章参照．

Functional 機能的な：医師の無知を隠すために使われる言葉．「ストレス」（下記参照）と同様，こんな言葉は絶対に使うべきではない．

Historian 病歴を語る人：他の人に起こった出来事を病歴として再構成する人のこと．医学業界用語では，自分自身の病歴を語る患者自身のことを指すとしばしば誤って使われている（2 章参照）．

History 病歴：インタビューの経過で明らかになり，診断がわかりやすくなるように配列された事実関係を医師が要約したもの．

Illness 病気：疾病による効果，苦境，変形，患者に直接あるいは間接的に影響する環境などの全体を表すもの．

Internal Medicine 内科：(a)（**もはや時代遅れの定義**）臨床診断や科学的治療にかかわる非外科的な医学専門分野．以前は 2 次的に依頼を受ける専門科であったが，1960 年代の終わり頃に崩壊してしまい危機に瀕している．
(b)（**現代の定義**）細分化された 3 次的，非外科的，超専門科（サブスペシャリティ）の生物政治学的な共同体．矛盾するようだが，**プライマリ・ケア専門科**であると主張している．

Interview 問診：患者と会話するプロセス（過程）（「History 病歴」参照）．

Malingering 仮病：実際にはありもしない症状や徴候があるようにふるまうこと．この定義は，常に薄っぺらで，時には偏向した考え方である．この説明だと，自分の考えを伝えるつもりがない患者の考えを，医師は知ることができるという意味を含む．医師は心が読めるわけではないので，患者が意識的に何を考えているかを，医師は自分の医学的知識と認められた症状や徴候から推測しなければならない．

Management マネジメント：その患者の状態に適合した（強制させられた）施設のプロトコールに従って，病気に対する理解を患者に深めさせずに，患者を導くプロセス（**現代の定義**）．

Mutatis mutandis[訳注16]（**ラテン語**）：「変更すべきところは変更して」（例：他のものすべては相応に変更した）

注3 ニーチェは，こうして「他の誰もが本 1 冊で語ることを，10 のセンテンスで野望を語る」と彼自身の言葉で述べていたことを成し遂げたといってよいかもしれない．

訳注16) *mutatis mutandis* とはラテン語で「変えるべきところ
は変えて，必要なら変更を加えて」という意味．*mutandis* が
what should be changed で，*mutatis* が changed に相当し全体と
して倒置になっている．ただし，成句としてはこの語順で使う．

Neurologic 神経学的な：神経系および，感情，動
機，行動，精神現象などに関連する患者を省く神
経系の診察のすべてに関わる．

Objective 客観的な：(a)（**非デカルト主義者の定
義**）十分な再現性を高度の確信を持って可能な
(b)（**デカルト主義者の定義**）1 人以上の報告者に
よって観察されうる．

Organic 器質的な：患者について表現する言語の
1 つ(Graham, 1967)．もし心と身体という二元論
で考えると，「器質的な」とは身体のことを表す．
しかし，精神に起こった出来事が，生化学的な側
面を持つことが次第に明らかになっている．これ
まで「器質的な」という表現は，ほとんど正確に用
いられてこなかったので，われわれの語彙からは
省いてしまうべきである．残念なことに，「器質的
脳症候群」のように広く定着している出来損ない
の表現である．

Physician 医師（内科医）：自分の知識と技術を
使って患者の病気を診断し，癒し，よくすること
で患者に献身する専門職．医師は medeor（「癒
す」を意味するラテン語）に由来する医療 medi-
cine を実践する．彼らは専門委員会に規定され
た分配サービスの提供者ではない．

Practical 実際的な（実践的な）：彼の知的発達にお
けるその点において，その人が認識できる問題の
解決にただちに役に立つ能力があるような（**狭義
の意味**）．

Provider プロバイダー：第三者（機関）と契約し，
あるサービスや製品を提供することによって支払
いを受けるような人，あるいは団体．例を挙げる
と，耐久消費財を扱う医療機器会社，ナーシング
ホーム（老人ホーム），カイロプラクティック療法
者，セラピスト，その他，医療に関連する機能を
担うための免許資格者のこと．

Provisional diagnosis 暫定的診断：条件つきの診
断——これは，示唆されている，あるいは好まし
いが，まだ証明されいていない診断．暫定的診断
は，それを否定するのに単純な1つの検査がある
時に最も有用である（仮説の反証）が，「本態性高血
圧」のように，その疾患の診断を確定するのに完
全に特異的で，感度もよい検査が存在しないよく
ある状態と診断されることもしばしばである．暫

定的診断は，他の可能性が除外されて「診断」に格
上げされることがある．

Psychiatric disease 精神科的疾患：ある時間ない
し場所において，精神科医が研究したり，診断し
たり，治療するであろう疾患（この定義のなかは，
疾患の根本的な本質に関する特有のことについて
は何も述べていないことに気づいておくこと）．

Psychogenic 心因性の：厳密な意味では *In strictu
sensu*，精神が原因の．この言葉は，この機序が
明らかであると示された稀な状況でのみ使用され
るべきである．「想像上の」とか「機能的な」とか，
それ以外の医師の無知や確信がないことを隠すた
めに使われる同義語として使われるべきではな
い．

Psychosomatic 心身的な：(a) 精神的理解と身体
的な理解の相互関係について言及する．
(b) 特に"somatopsychotic"という言葉で用いら
れた時には，直線的あるいは因果関係を示唆する
ように次のような使い方をされた．「ヘモフィリア
の患者の性格や行動は，その起源や機序に関して
心身的 somatopsychotic と考えられるかもしれな
い．しかし，十二指腸潰瘍が活動化するエピソー
ドのある程度の説明は，より心身的 psychoso-
matic といえるかもしれない」（この文章は
Helicobacter pylori の役割が認識される以前にさ
かのぼったものである）．この用語は，無知な人
たちによってちょっと気取った「想像上の」と同義
語としてしばしば誤って使われる．実際のとこ
ろ，想像上の動物がかかる病気以外に想像上の疾
患なんかありはしない．特に推測した機序を支持
してくれるような証拠がない時に，「心因性の」と
軽蔑的な同義語として誤って使われることもあ
る．全人的に患者を治療しようとすれば，1 人の
患者が，身体，心，そして精神からなることを医
師は認識しなければならない．Osler の内科学書
の初版の冒頭の記述は腸チフスの解説であった．
50 年後，この同じ教科書は心身症についての解
説から始まっている(Spector, 1965)．

Risk factor 危険因子：必ずしも因果関係があるわ
けではないが，死亡または合併症の増加に統計学
的に関連がある特徴．この用語は疫学的関連性に
おいて意味をもつ．しかし危険因子は，治療対象
のように扱われるかもしれないが，実際には確立
した疾患単位ではなく，危険因子の治療があたか
も医療の質の代用のように扱われるという逆転が

起こっている（Accad and Fred, 2010）．この用語は，原因と結果を結びつけ（Accad, 2016），もし結果が原因であるかのように扱うなら極めて危険である．

Science 科学：実証的証拠を使用した体系的で厳密な研究方法．これはコンセンサスや現在の正統とされる慣習にただ従うこととは区別されるべきものである．

Scientific theory 科学的理論：物理科学で検証済みの理論は，これまで未経験であった状況における結果を予測するために普遍的に使うことができる．ある特異で変則的な結果はそのような推論を歪めてしまう．科学的方法による検証では，結果の厳密な規則性が要求され，原因と結果を検証している．この定義によれば，ランダム化比較試験（RCT）を含む大部分の現代医学は科学的ではない（Miller and Miller, 2014）．

Semeiophysiology 症候生理学：症候が起こる生理に関する研究（Sapira, 1981b）．ギリシャ語の症候，合図を意味する *semeion* に由来する．

Specialty 専門：何らかの方法で範囲を制限した業務のこと．

Stress ストレス：ストレスという概念は，Hans Selye によって提唱されたが，彼の定義ではすべての非特異的な反応の総和とされる．この定義はいくつかの見地から注目に値する．第1に，臨床医あるいは診断医は，非特異的な反応よりも特異的な反応に興味がある．第2にストレスは，もともとは刺激ではなく，ある反応と定義された．現在では，ストレスは口語的にはまるで刺激や，Selye が「ストレッサー stressor」と呼んだもののように呼ばれている（ストレッサーとは，ストレス反応を引き起こす刺激と定義されている）．刺激と反応を一括して考えることは，時に医学上の有益な構成概念である．例えば，抗原と抗体はかつて同語反復であった．現在では，抗原と抗体は同定され，化学構造を決定することが可能となった．しかし，ストレスのような概念の固有構造を決定することは不可能である．ストレスという用語が難しい3番目の理由は，生物学的非特異性反応が総和として，実際にはあまりにさまざまに異なるため，語義的には役に立たないことである．例えば，ブタの瀉血による実験では，瀉血が30分で行われた時にはコルチゾールとアドレナリンの分泌は増加する．しかし80分かけた場合には分泌の増加がみられない（Carey et al., 1976；Sapira, 1975）．死に至るまでの出血がゆっくりと起きたら，これはストレスや，ストレッサーや，ストレスフルではないと言えるのか．最後に，ストレスという用語を使えない最大の理由は，医療や医学論文における語義的な使い方の解析による．現在の使い方では，この用語は意味をぼやかせ，コミュニケーションの妨げになり，情報を混乱させ，概して診断という水を濁らせることになる．ストレスという用語は，不必要で，使われ方に一貫性がなく，よい価値を私には見出すことができないし，あったとしてもよい側面で補えないほど多くの欠点があるので，私はストレスという用語はなくしてしまうべきだと感じている．ストレス滅ぶべし[訳注17]（大カト[訳注18]に捧ぐ）．筆者は，「ストレス」は一般的に否定的なニュアンスを持っていると指摘しておきたい．だが実際には，低用量のストレッサーは，非特異的な適応反応を刺激することによって，後の高用量の同じストレッサーに対しても防御的に働きうる．身体の非特異的反応の価値を過小評価すべきではない．

訳注17）「カルタゴ滅ぶべし」（ポエニ戦争においてカルタゴに対してローマが用いた政治表現）をもじったもの．

訳注18）マルクス・ポルキス・ケンソリウス（紀元前234〜同149年），共和制ローマ期の政治家．大カト Cato major と称される．

Subjective 主観的な：(a)（**非デカルト主義者の定義**）十分な再現性を持って一貫して供給できない．(b)（**デカルト主義者の定義**）1人の観察者によってのみ観察できる．(c)（**最近の間違った使い方・誤用**）説得力がない，「客観的」よりも真実ではない．

Test 検査：診断に役に立つ病歴上の事実，身体所見，検査手技．

Training トレーニング（研修）：論理的な文脈を考慮せずにある行為を習得させること（「Education 教育」参照）．

1）心身医学に関するコメント A Comment on Psychosomatic Medicine

意欲のある学生へ：本セクションでは，米国の心身医学における Freud と彼の影響について言及してきた．この観点からすると，問題はまず，不可解にソーマ（身体）へと「飛び込んだ」プシュケー（精神）の内のせめぎ合いにある．この根源的な闘

争を解決することができれば，病気の原因となるソーマへの「飛び込み」を防ぐことができ，病気は快方に向かうだろう〔もちろん，この飛び込みは，1本の道上にある切れ目を越える跳躍というよりは，むしろ平行して走る2つの道の間の跳躍のようなものであることがわかる．あるいはもう少し具体的に言うならば，Graham が述べたように，同一患者における2つの異なる側面を言い表すために用いられる，2つの異なる言葉の間の跳躍なのである(Graham, 1967)．とはいえ，患者の内面的(精神的)生活について尋ねること，また何か判断を下す際に，人の行動がたいてい過去の経験によって決定づけられるという前提にできる限り則ることに，かつては重点が置かれていたという事実を把握するのに，こうした哲学的な論点は必須のものではない〕．かつての医師は，患者と一緒に時間を過ごしていくうちに，検査結果やコンサルタントのレポートが反対のことを示していても，患者がよくなっていることに実際に気づいたものだ．なかには，あるパターンを会得しうる医師すらいた．そのパターンとは診断的な意味からはどんな時でも役立つわけではないが，統計学的に疾患に関連がありそうにみえて，だからこそ経験則になりそうなパターンである．このアプローチを身につけるためには，はじめは長い時間を費やす必要があるが，そこで鍛えられた基本姿勢は，患者を理解するうえで，多かれ少なかれ普遍的な価値を持った．残念ながら，ここ数十年の医学界においては，準備段階の苦労をせずとも報酬が約束される活動にばかり重きが置かれてきた．その結果，われわれは患者の臓器を画像でみる素晴らしい方法を手にしているが，ある遺伝子マーカーを持った患者が，一体なぜ特定の時期に疾患にかかったり，かからなかったりするのかを理解するための方法を何ら持たないのである．

8 診断の決め手となる徴候の評価：さらなる定義

　物ごとを定量的に考える習慣は，科学者の印である．定量的に観察する訓練をすれば，より注意深く観察できるようになる．たくさんの図で示されているから，それは客観的(絶対的)なデータである，そう盲目的に信じ込まない限り，医師がデータを無批判に依存し騙されることはないだろう．さらに，ある定義について深く理解すれば，推論上のよくある誤りを避けることができる．

初学者へ：多くの医師が医学的訓練の期間には出会わないようなものまで，ここでは詳細に提示されている．一度に1つずつ段階を踏んでいくように．すべての医師が，より高度な概念を熟練して使えるようになるわけではない．ある公式 formula は，完全を期するために，あるいは将来いつか見直すことができるようにと提示してある．すべての学生にとって大切なことは，最終的には，診断ツールが持つ潜在力や限界を把握し，それを繰り返し再評価や修正し続ける必要があることを知っておくことだ．

1) 発生率と有病率

　多くの医師は，発生率という用語を，有病率を意図している時に使っている．**発生率 incidence** とは，ある一定期間に起こるイベントのことを指す．例えば，「ある島の中で，疾患 X の新しい症例が毎年10例あったとする」発生率は，また人口あたり(分母)ということを含むかもしれない(例：毎年人口1,000人あたり新しい症例が0.1人)．**有病率 prevalence** とは，ある時点においてその症例がどれだけ起こっているかを示す．例えば，「疾患 X の第1例がその島に到着してから丸2年が経った時点で，その疾患の有病率は，10万人あたり20人」という．

問題：もし上記の文章についてすべてが，同じソース(出典)からであり，疾患 X が致死的でもなく，治癒もしないものであったとすると，問題となっている島の人口はどれだけか(章末の**付録 1-2**)．

2) 感度と特異度

　ある検査の**感度**とは，疾患を持つ患者において検査が陽性になる割合である(**表 1-1**, **図 1-2**)．正式には，次のような比として定義される．真陽性／(真陽性＋偽陰性)．これはまた真陽性率とも呼ばれる．

　感度が高い検査が，役に立つ検査であるとは限らない．「10本指」徴候は，あらゆる疾患において著しく感度が高い．なぜなら疾患のある患者の大

表 1-1 定義

疾患あり	Yes(D+)	No(D−)
検査陽性 Yes(T+)	TP	FP
No (T−)	FN	TN
有病率	=(TP+FN)/(TP+FN+FP+TN)	
感度（真陽性率）	=TP/(TP+FN)	
特異度（真陰性率）	=TN/(TN+FP)	
陽性的中率	=TP/(TP+FP)	
陰性的中率	=TN/(TN+FN)	
偽陰性率	=1−感度=FN/(TP+FN)	
偽陽性率	=1−特異度=FP/(TN+FP)	
正確度	=(TP+TN)/total	
陽性尤度比	=感度/(1−特異度)	
陰性尤度比	=(1−感度)/特異度	

TP：真陽性，FP：偽陽性，TN：真陰性，FN：偽陰性．

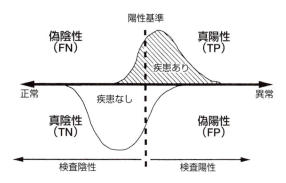

図 1-2 診断的検査を説明・比較する時に使用される用語の図示．
x軸の上方にある曲線内の斜線領域は，疾患を有する群の分布を示し，x軸より下方に示した曲線内の領域は疾患のない群の分布を示す．陽性基準は，どこで正常と異常を分けるかを決めるカットオフ値を示す．x軸，陽性基準および曲線に囲まれた領域がそれぞれ，真陽性(TP)，偽陽性(FP)，偽陰性(FN)，真陰性(TN)を示している．
(Brismar J, Jacobsson B. Definition of terms used to judge the efficacy of diagnostic tests: A graphical approach. AJR Am J Roentgenol. 1990 ; 155 : 621-623 より許可を得て引用)

部分の指は 10 本だろうから，指の数が異なるのは，ごくわずかであろう．このように，真陽性（指が 10 本で疾患を有する患者の数）と，真陽性と偽陰性（ここでは，偽陰性とは，疾患を有するが 10 本指ではない）の合計との比率は（Hansen 病のサナトリウムでもない限り）通常は 0.99 以上になるだろう．それでも，常識的に考えると論文の上で感度が高くとも，指が 10 本あるということが，診断に役に立つとは考えられない．なぜ役に立たないか．理由は，世の中の大部分の人々は，指が 10 本だが，疾患を持っていないからである．

一般的に，感度が低い検査は，それらが非常に高い特異度を持っている場合にのみ役に立つ．そのような検査は，決してスクリーニングには用いられない．しかし，感度がよい検査が予め行われた後で，偽陽性と真陽性を区別するのには，役に立つ．

特異度は，数学的には，真陰性率あるいは，真陰性/（真陰性＋偽陽性）と定義される．これは，疾患のない人たちと，検査陽性でない人たちの割合である．

▌自己学習の練習問題

ある疾患 X に対して，検査 A は 100%の感度があるが，特異度はわずか 20%である．とても高額である検査 B は，ほぼ 100%の特異度だが，感度は 50%しかない．疾患 X を見つけるために，あなたはどのようにすればよいだろうか．自分の解決方法を書いてみなさい．時間をかけて自分でやること．これはとても重要な問題である（章末の付録 1-3）．

▌アドバイス

多くの臨床医が，**特異度**という用語を使う時に，次のような比率を思い浮かべる．つまり，真陽性/（真陽性＋偽陽性）（すなわち，検査が陽性である人が疾患を有する確率，あるいは検査が陽性の時の予測値，あるいは，陽性的中率）（表 1-1）．実際には，特異度はかつて次のように理解されていた．「単一の原因に対して，あるいは一定の結果に対して固定した関連を持つ状態」（ステッドマン医学辞典第 21 版，1966）．もしその検査が非常に高い陽性適中率を有していたら（例：非常に偽陽性が少ない），同時に高い特異度も有していることに注意せよ．しかし，この文の逆は，必ずしも正しい訳ではない．言い換えると，（以下に）述べるように，特異度が高いということが，高い陽性適中率を保証する訳ではない．

検査結果が陽性の時に数字上の特異度を，それが有意であると臨床医が判断してしまう傾向があ

ることは，有害な落とし穴である．数字の上で特異度が90%であれば，とてもよさそうにみえる．臨床医には，その検査結果が陽性であることは，とても信頼できるように考えるかもしれない．しかし実際には，偽陽性である可能性が非常に高い．次に挙げた例をみればわかるが，検査の予測度はその疾患の有病率に極めて依存しているからである．

多くの他の教科書や論文では，「非常に特徴的な」徴候と表現してあるが，誤解を避けるために，この教科書では，非常に高い陽性適中率を持つ徴候については，疾患特異的な pathognomonic〔訳注 19〕という用語を用いている．この言葉は，病気をあらわすギリシャ語の *pathos* とギリシャ語の *gnomonikos*，判断を下すのに使えるという意味に由来する．diagnosticity 診断の決め手という用語は，この教科書では通常は，検査が陽性の時の予測値の意味で用いられる．

訳注 19）pathognomonic という用語の決まった訳語はないが，ここでは「疾患特異的な」と訳した．

▶ 例

表 1-1 の定義を理解するためには，自分自身で例を用いて，表 1-1 のような 2×2 の表を書いてみてみるべきだ．感度が100%で，特異度が90%である臨床徴候を考えてみよ（特異度が90%ということは，偽陽性がわずか10%しかないということで，これはよさそうにみえる．そう思わないだろうか）．感度と特異度は，検査を行った集団に対して 2×2 表を埋めることによって導き出される．これらの集団はおそらく一般の集団とはかなり異なった集団であり，その検査の対象となった疾患を持つ多くの患者を含むように選ばれている．ここで，その結果を実際の世界に適用したい．その集団では，例えば100人を対象として，ある所見があることがどれだけの診断的価値があるかを判断したいわけだ．

この時点では，表のマス目に埋めるべき数字を知ることはできない．わかっているのは，TP ＋ FN ＋ FP ＋ TN＝100 ということだけである．足りない情報は有病率である．この集団では，疾患の有病率は9%である．この場合（100人のうち）9人に疾患があり，91人には疾患がない．検査の感度は都合のよいことに100%であるから，すべての9人の患者では検査は陽性になる．した

がってあなたは，TP のマス目に「9」を，FN のマス目には「0」と記入することができる．検査の特異度は90%であるから，91人の患者の90%，すなわち81.9人には疾患がない，つまり検査は陰性になる．一方，9.1人では検査は陽性になる．このようにして，残りすべてのマス目を埋めることができる．そしてすべての数の総和が100になることを確認することができる．

さて，ここで，検査が陽性の患者をみてみよう．これらのうち9人では疾患がある，つまり検査が真陽性である．一方，9.1人では疾患がない，つまり偽陽性である．もともとの100人の集団の中で，検査が陽性である患者は合計で18.1人いる．しかしこれら18.1人のうち9人だけ（49.7%）が実際に真陽性である．これが陽性適中率だが，感度が高いにもかかわらず，極めて低い値である．

新人へ：熟練した臨床医は，これまで述べたようなことをすべて無意識のレベルで知っており，詳細には分析しない．学生の多くは，最初は上記の点について理解するのは難しいと感じるだろう．これらの極めて重要な定義は，実例のような観点から，この教科書を通じて繰り返し強調してある．本書を最後まで読み終える頃には，自信を持ってこの概念を使えるようになるはずだ．とりあえず今はあなたに注意を喚起しておきたい．なぜなら，本書に記載された所見のいくつかは，その所見を見つけた時には常に重要であるから（なぜならそれらは偽陽性が非常に少ない）．一方，あるものはそれらの所見がない時にだけ重要だから（なぜなら，それらは非常に感度が高いために，その所見がないことは，ほぼその疾患を否定することになる）である．当然ながら，このような強力な考え方を自信を持って応用できるようになるためには，あなたは所見を的確にとれるようになる必要がある．同時に，所見がない時には，「ない」と自信を持って言えなければならない．

上に挙げた例（有病率9%の集団に感度が100%，特異度が90%の検査を適応する）では，陽性適中率はとても低いので，患者の検査が陽性であっても疾患があるとは，あまり思い込まないほうがよさそうである．この結論は，常識的な感じ方とは逆にみえる．しかし一方で，陽性の検査結果は，疾患の可能性（**検査前確率**）を9%から，49.7%（**検査後確率**，すなわち，検査後の確率）に

上昇させる．残念なことに，この結果は懐疑的な笑いや，検査はコイントスと同じようなものであるという批判の的になりそうにみえる．しかし後の一文は正しくない．なぜなら，疾患がない患者のほとんどでは，検査が陰性になるからである．49.7％というのは**条件付きの確率**conditional probabilityである．すなわち検査結果が陽性であれば，疾患の確率は49.7％である．さらに，臨床上の問題を解決する時には推論は連続して行われる．49.7％という数字は，今度は次にオーダーされる検査における前提（**検査前確率**）になる．約50％の陽性適中率が，連続して陽性になった場合には，その後の一連の確率は，50％，75％，87.5％，93.75％と徐々に100％に近づいていく．質問を繰り返すのに大して時間はかからないし，身体診察も続けて手早く行うことができる．こうして多くの有能な臨床医はあっという間に診断に到達する．たとえ個々の操作がコインを投げるようなものであってもだ．

さらにもっと大切なことがある．上記の例では，検査が陰性の時の予測値あるいは陰性予測値は素晴らしい．信じられないことに100％だ（なぜなら感度が100％だから）．言い換えれば，その徴候がなければ，その疾患がないことが実質的に保証されるわけである（27章参照）．

臨床的な例を挙げれば，心疾患を診断または除外する際の心雑音を考えてみよ．心雑音があることよりも，むしろ心雑音がないことのほうがより重要である．というのも心雑音は感度が高く（偽陰性が少ない）より特異度が低い（多くの偽陽性がある）傾向にあるからである．一方で，拡張期雑音を聴取すれば，診断に非常に役立つ．なぜなら「無害性」（偽陽性）拡張期雑音は少ないからである．したがって，拡張期雑音の予測値（そして特異度も）は高い．

経験豊富な臨床医へ：特異度と陽性適中率が混同されやすいのは，次のような事実によるかもしれない．つまり，臨床医は症状や徴候が陽性であれば疾患が存在すると考える傾向にあるということである．このことは臨床検査の結果とは反対である．これに対して（検体）検査は，鑑別診断においては，ある疾患を除外するために伝統的には使われてきた．まさに，その目的のために特異度という概念は考えられた．現在では，（検体）検査が，陽性の糸口を探す目的でより一般的に使われて

（あるいは，臨床的に無能な連中によって誤用されて）いるのが事実である．そのような使用法は，「仮説探しのためのデータ」と呼ばれてきたものを作り出すかもしれない（Greenberger, 1990）．それがさらに，医療費や医原性の合併症を増加させる．そうして偽陽性のありもしない原因を探すために，さらに侵襲的な検査が行われる．しかし，確定的に除外するという検査本来の使い方を心に留めておくならば，（検査における）数学的な特異度と，（臨床診断・診察における）症状や徴候が陽性であることの予測値との概念的な関係は，おのずと明らかであるはずだ．

感度と特異度は，サンプルとなった集団から定義される明確な数値であるが，これらは，不変のものではない．これらは，ある意味で，トレードオフである．「陽性」あるいは「陰性」のためのカットオフ値を変えることによって，感度が高くなるかわりに特異度は低下する．逆もまた真である（10章の α と β エラーについての討論を参照．これらは逆の関係にあり，どの点をカットオフに選ぶかに依存する）．

診断的検査に関する研究は，非常に少ないようである．1982～1986年の間に医学論文に発表された診断検査は，診断的な確実性に至るのに必要と考えられる情報のわずか55％しか得られていない．原著論文による検査の評価にはしばしば不備がある．その理由は例えば，観察者間でのバリエーション，ランダムサンプリングエラー，疾患の重症度や併存する合併症などの幅が適切に選ばれていないなどである．どのような例であれ，診断検査が提供してくれる情報の量は，必然的に（いや応なく）その検査が行われる前にどれだけ患者の状態がわかっているかに依存する（Heckerling, 1990）．言い換えると，診断的画像検査や臨床検査がいくら進歩しても，優れた病歴聴取や身体診察の必要性を何ら減じることは決してないのだ．

達人 guru へ：疾患Yの専門家が彼らの患者で，検査CとDの感度について研究している．保険会社が，保険の申込者（おそらくは疾患がない健康なコントロール）について検査CとDの特異度について研究している．もし疾患の有病率が50％だとすると，疾患の有病率がわずか5％であった場合と比較して，その検査の陽性あるいは陰性適中率はどのような違いをもたらすだろうか．データが論文に発表されると，人々はしばし

ば，そのデータがまったく異なった集団に由来し，そのことが予測値に大きく影響を与えるという事実に気づかない．一般的に，診断的検査の研究は，疾患の有病率が高い集団で行われる傾向がある．そのような環境（条件下）では，検査の正確さは，著しく感度に依存する．つまり，陽性的中率は高くなり，陰性的中率は低くなる．しかし，大部分の臨床状況では，疾患の有病率は低く，同じ検査の正確さは，あまり感度に依存せず，むしろより特異度に依存する．つまり陽性的中率はより低くなり，陰性的中率はより高くなる（Eisenberg, 1995）．

過剰診断に関する注意：検査および画像診断の進歩に伴って，非常に感度の高い検査では，偽陽性ではないにしても，患者の残りの人生の間には臨床的に問題とはならないような陽性結果を生ずる可能性がある．いくつか例を挙げると，乳房の上皮内がん（管内がん），前立腺がん，および甲状腺がんなどである．2 mm の結節を検出できる高性能の超音波やその他の検査により，チェルノブイリと福島の近くの領域と同様に，原発事故がなかった世界の多くの領域で甲状腺がんの診断は100%以上増加した．しかし甲状腺がんによる死亡率の増加は認められない（Hiroshima Syndrome, 2015）．過剰なスクリーニングは，患者に無用の不安を与え，不要かつ潜在的に有害な治療を受けさせることになる．それだけでなく誤った疫学的結論が導かれるかもしれない．テクノロジーが臨床判断に優先することを許すべきではない．

ある視点

感度，特異度は常に不変のものではない．これらは特定の状況の中で決定される．そしてそれは，あなたの目の前の患者たちには適応できないかもしれない．交絡因子やさまざまの疾患の相互関係が起こる状況においては，せいぜいよくて大ざっぱな見積もりである．そして覚えておくべきは，「正常」をどこで定義するかというカットオフポイントにそれらが依存することである．

検査の効果は，一般に疾患の可能性が中等度（およそ20～80%）の時に最大となる．もし状況が，極めて稀か，頻度が非常に高い場合には，非常に決定的な検査だけが，疾患の可能性を十分に変えうる．しかし，中等度に正確な検査であっても，検査前確率が中等度の時には，検査後確率を

大きく変えうる．検査結果が陰性であれば疾患を除外するのに役に立つ．このことは検査が陽性の時に診断を確定するよりも，しばしば有用である．

3) 尤度比

いったん習得すれば，尤度比（LR）は診断に関する情報の正確さを表現したり，ある疾患の検査後確率を求めるのには，よりすばやく強力なアプローチである．尤度比は，その所見（陽性あるいは陰性）があって，目的とする疾患がある患者と，同じ所見で疾患がない患者とのオッズとして表現される．**陽性尤度比**は，その疾患を有する患者でその所見を有する患者の比率（感度）を同じ所見を持っていて疾患がない患者の比率（特異度の補数，あるいは［1－特異度］）で割ったものである．**陰性尤度比**は，その所見がなく疾患を有する患者の比率（1－感度）を，同じ所見がなく疾患を持っていない患者の比率（特異度）で割ったものである．

尤度比が1以上の徴候は，疾患の可能性を高くする．その値が高ければ高いほど，その疾患の診断に対して説得力のある証拠となる．尤度比が0から1.0の間の尤度比を持つ徴候は，疾患の可能性を下げる．それが0に近づくほど，その疾患を否定することに，より説得力のある証拠になる．すべての尤度比は，数学的にプラスの数字である．「陽性尤度比」は，その所見が存在した時に，どれだけ可能性が変化するかを示す．「陰性尤度比」は，その所見がなかった時に，どれだけその疾患の可能性が変化するかを示している．

図1-3 に示したノモグラムを使うと，表1-1 にある数式を使って検査前確率をオッズに変換したり，オッズから検査後確率に変換し直す必要がなくなる．尤度比は，検査結果を単に「正常」か「異常」に分けるだけでなく，さまざまなレベルに階層化できる（Sacket, 1992；Sacket et al., 1991）．

ノモグラムは，異なった病態生理の徴候の組み合わせに対して繰り返し使うことができる．すなわち，最初の徴候に基づいた疾患の検査後確率を求めると，それが次の検査前確率になる．

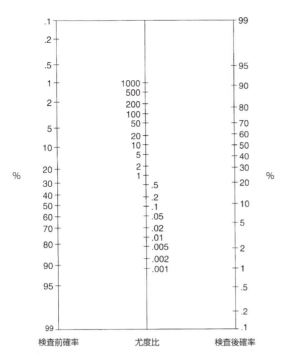

図 1-3　尤度比を求めるためのノモグラム．検査前確率の値と尤度比を結んだ直線を伸ばして交わった値が検査後確率である．もちろん，尤度比が1.0の時には常に，検査前確率と検査後確率は等しい．

(Sackett DL. A primer on the precision and accuracy of the clinical examination. JAMA. 1992；267：26382644 より許可を得て引用)

▎自己学習の練習問題

> ある患者が急性の発熱と咳嗽を訴えてきた場合，肺炎の検査前確率は0.2である．その患者では意識障害（陽性尤度比＝2.2）と呼吸音の減弱（陽性尤度比＝2.0）もみられた．これらの徴候があることを考慮すると，肺炎の検査後確率はどのようになるか（章末の付録1-4）．

▎臨床徴候の診断的有用性の迅速な推定方法

　ある所見が陽性の時に，疾患を有する確率に及ぼす効果をすばやく推測するには，2, 5, および10というLRと，15を等倍，2倍，3倍した数（すなわち15, 30, 45）を記憶しなさい．LRが2であれば疾患がある確率が約15％増加する．LRが5なら約30％，LR10では約45％増加する．1未満のLRについては，LRが0.5（すなわち1/2）では確率を約15％減少させる．LR 0.2（すなわち1/5）では約30％，LR 0.1（すなわち1/10）では約45％

の減少である．

　例えば，ある医師が自分の専門外来において患者が疾患を有する事前確率が60％であると見積もった場合，LRが5の徴候があれば疾患の確率を90％に増加させる．地域病院での診療において患者の疾患の確率が20％の時，その徴候は確率を50％に上昇させる．ここでの専門分野は肝臓病学で，患者の腹囲が増大した状況を想定した．その臨床徴候とは波動であり，診断は腹水である（20章参照）（McGee, 2016）．

▎別の定義

　陰性尤度比を，検査が陰性であった時に，疾患がない確率であると定義する人もいる（Weissler, 1999），あるいは特異度/(1－感度)．

　これは上記に挙げた定義と逆である．

▎疾患の「確定診断」あるいは「除外診断」

上級者へ：ある特定の疾患を「診断」あるいは「除外」するための診断的検査を選ぶ経験則は，SnOutあるいはSpInという記憶法にまとめられてきた．感度が非常に高い検査は，疾患を除外することができ，疾患を見逃すと重大な結果を生み，治療は比較的安全である時に使われるべきである．特異度が非常に高い検査は，疾患を診断を確定することができ，偽陽性の代償が高くつく時に用いるべきである．Boykoは，これが必ずしも疾患の確率を修正するやり方として最良の方法とは限らないということを，数学的に証明している．尤度比は，疾患の有病率に関係なく，その検査が疾患を診断したり除外する能力を反映しているという理由のために，望ましいのである．一般的に，もしある疾患を除外するために2つの検査を考えた時，もしそれらの特異度が，他方の検査と同じか優れているならば，より感度の高い検査のほうが，この目的に適している．一方，ある疾患の診断を確定するために2つの検査を考えた時には，もし感度が競合する検査に比較して同じか優れているなら，より特異度が高い検査のほうが，この目的を達することができる．もし臨床的な有用性を最大にすることを目標とするならば，偽陽性の患者を治療してしまったり，偽陰性の患者の治療する機会を失ってしまう代償についても考慮されるべきである（Boyko, 1994）．

4) ベイズ Bayes の定理

熱烈な愛好者へ：ベイズ Bayes の定理は，ある複数の所見を有するという条件での疾患の確率を，その疾患に罹患した患者の研究に基づいて，その疾患の罹患率とそれぞれの所見の確率に関連づけるものである．

これは，図 1-3 に示したノモグラムの裏付けとなる理論である．

一般化したフォームでは，この定理は，

$$P(H|D) = P(D|H) \times P(H)/P(D) \quad (1.1)$$

この式の意味は以下のようなものである．

あるデータが与えられたもとでの仮説の確率は，仮説が正しいというもとでデータの確率に，データを得る前の仮説の確率を掛けて，データに確率の平均値で割ったものに等しい (Malakoff, 1999)．

上記のことは，以下に述べることを単純化したものである．

$$\Pr(I_i|C_p) = \frac{P'_i \Pr(C_p|I_i)}{P'_i \Pr(C_p|I_i) + \sum_j P'_j \Pr(C_p|I_j)} \quad (1.2)$$

$\Pr(I_i|C_p)$ は，患者が C_p という臨床像があった時，疾患 I_i である確率であり，$\Pr(C_p|I_i)$ は疾患 I_i という診断のもとで，臨床像 C_p がみられる確率である．

パラメータ P'_i と P'_j (j = 1, 2, 3, ……) は，その臨床像の原因となりうるそれぞれの疾患の検査前確率であり，これは臨床像とは関係なく年齢や居住地といった「ホスト」の特徴のみと関連して定義される (Miettinen and Caro, 1994)．

この定理は，キリスト教長老派教会の総長であるトーマス・ベイズによっておよそ1763年頃に考案されたもので，もともとはビリヤードのボールの動きを予測することが主な目的であった．現在では，理論的に天文学からゲノミクス (ゲノムの構造や機能の解析) に，実際的には新薬の試験，社会政策の設定，消費財 (例: Microsoft 社の Office に出てくる気まぐれなペーパークリップ型アニメキャラのアルゴリズム[訳注20]．ユーザーがどのような情報を必要としているかを推測する) にベイズ理論が用いられた (Malakoff, 1999)．(悪名高い「Clippy」は2003年に引退，あるいは「殺された」が，アルゴリズムは増殖している)．

訳注20) クリッピー (右図) というキャラだが，ほとんどの場合は役に立たない場面で現れるだけだという悪評から，2001年4月に Office XP から消えた (同様に日本でもイルカがいたが今はいなくなっている)．「小さな親切，大きなお世話」を地でいくようなもの．

ベイズ理論を医学に適応する際には，多くのピットフォールがある．それぞれの可能性 (起こりそうな出来事) は互いに独立していなければならない．そしてその前提が完全に正しいことなどめったにない．考慮すべき疾患の組み合わせを確認することは難しい．臨床的に制限された組み合わせのなかでは，それらの事象の起こる可能性の合計は 1 になる．それぞれの疾患について，検査前確率を決めなければならない．

すなわち検査前確率とは，診断の時点で，臨床像以外のプロフィールが患者と同じで，所見の集まりを説明できる疾患のうちの1つでも持っているかもしれないすべての患者のなかで，その疾患を持っている人たちの比率である．実際には，必要とされるパラメータを決定することは，「一般には克服できない認識論的な挑戦」を意味している (Miettinen and Caro, 1994)．さらに，同じ証拠を解析しても，もし異なった意見と経験から始めると，まったく違った結果に導かれる (Malakoff, 1999)．

William Briggs が指摘しているが，すべての確率は条件付きである．彼は確率論的分析とベイズ分析の両方における落とし穴について警告している．彼は「定量化できるものだけを定量化し，自分たちの数学的な欲望を満たすために数を増やすことはしないようにして，第3の考え方を見つける」ことをすすめている (Briggs, 2016)．

アルゴリズムを作成する立場にあり，「EBM」を厳格に遵守する人たちは，ベイズ理論による分析を適応する一方で，実際にそれを使っている臨床医は，もしいたとしても，わずかである．アルゴリズムは，溶血性レンサ球菌による咽頭炎をウイルス性咽頭炎から確実に鑑別できるかもしれないが，しかし，もし臨床医がこれまでとまったく違った観点から考える必要があったり，あるいはもし，検査結果が正確でなかったり，症状が漠然として，複数あり，混乱させられるようであれば，2進法による論理の枠組み以外の何かが必要になる．ハーバード医学校の Jerome Groopman

医師は，教授の1人であるが，彼は「不確かで，不安定で，特異な，価値が相反するような」状況で，経験のある臨床医がどのようにそれらに対処するか――言い換えると，「血肉の通った臨床決断をするか」――について教えようと試みた（Groopman, 2007）．彼は，William James[訳注21]の次のような言葉を引用してから始めた．「われわれは，無秩序な部分を取り除くことによって，秩序を生み出すことができる.」

訳注21）William James 米国の心理学者・哲学者

5) 偽陽性

古い論文では，**偽陽性率**という用語は 検査が陽性となった患者のうち偽陽性の結果となった患者の比率[例：FP/(TP＋FP)]と定義されていた．しかし，特異度に似たものに変化していった．そして決断分析の論文の中（Hagen, 1995；Weinstein and Fineberg, 1980）では，疾患のない患者において検査が陽性になる頻度と定義されている[例：FP/(TN＋FP)または(1－特異度)]．

6) 正常

時に正常とは，徴候が存在するか，存在しないかというように2分する dichotomous ように定義される（dichotomous とは，「2つに切る」という意味である）．しかし，多くの測定項目は，連続的な数字を使ってある単位で表される．例えば，ポンド，インチ，mg/dL，などのように．もしこれらの測定項目を頻度の分布でプロットすると（例えば，体重，身長，血清尿酸値など），しばしばそれらは有名な釣鐘型のガウス分布曲線を示す．この曲線は，単峰型分布である．すなわち山が1つの形である（16章のヒトコブラクダを参照）．医師たちは，2峰性分布をより好むだろう．つまり1つの山は，「正常」でもう一方は「異常」である．2峰性分布では，われわれはしばしば「どれくらい離れていれば異常か」を決めなければならないという問題に直面する．どの点をもって，その患者が背が低すぎる，背が高すぎる，太りすぎている，やせ過ぎている，あるいは尿酸値が高いのか――2分するどの点を選択したとしても，疑問は投げかけられる．すなわち，なぜ20単位は異常で，19.5単位だと正常なのかと．

正しい人が何人いれば都市の罪の赦しを乞えるかと，人が神と交渉した時に（Rabbenu, 1200 BC），神は自由にその意志で，10人を選択した（そして，すぐに都市の万物はただちに2分された）[訳注22]．科学者は，時に正常を決めるカットオフ値を標準偏差の2倍分だけ平均値から上または下を選択する．しかし，この境界をあまりに厳密に決めることは，神と同じように独断的に振る舞うことになるだろう．

訳注22）旧約聖書の「創世記」に登場する，天からの硫黄と火によって滅ぼされたとされるソドムとゴモラという都市にまつわる話に基づいている．甚だしい性の乱れが最大の罪で滅ぼされたとされる．

最近の血液生化学検査で同時に多数項目を測定できる機器では，「正常」の定義を覚えておくことは特に重要である．「平均から1.96標準偏差大きい」という定義は，自動的に5%の正常の集団を「異常」としてしまう（2.5%は，「異常高値」そして2.5%は「異常低値」）．これが意味するところは，それぞれの検査では20人の健康人において正常とみなされるのは19人だけということだ．すべての20項目の検査で正常となる確率は，0.95の20乗（すなわち0.358）であり，少なくとも1つの項目が異常となる確率は(1－0.358)＝0.642である．

実際には，生化学スクリーニング検査は，それぞれが独立していない（肝酵素は互いに関連がある）．尿素窒素とクレアチニンも同様，これらはほんの2つの例にすぎない．さらに，ガウス分布あるいは「正規」分布という前提が正しいとは限らない．新生児1,000人の尿を分析した研究によると，ある物質は2峰性，あるいは3峰性の分布を示した．実際，単峰性の分布を示したものは40%に過ぎなかった（A.B.Robinson, 私信, 1995）．したがって，実際の状況は上に示したことよりもさらに複雑化する．

「正常」を決めるカットオフ値を決めた時には，医師は常にあるタイプのエラーを選択したのだということを心に留めておく必要がある．すなわちそれは，偽陽性と偽陰性（α あるいは β エラー，図10-27 に示したように）である．

7) 正確度[訳注23] Accuracy

診断的検査の計算上の正確度[(TP＋TN)/(TP＋FP＋TN＋FN)]は極めて誤解を招くかもしれ

ない．というのは，その検査が研究された集団と，実際にそれが適応される臨床的な集団には違いがあるからである．さらに言えば，検査の予測値の確からしさは，それの基となる観察の数に依存する．というのも，ある検査では，検査のための基準となった集団はとても小さいことがあるのだ．

予測値の95％信頼区間は次のように表される

$$p \pm 1.96 \sqrt{p(1-p)/N} \qquad (1.3)$$

ここで N は研究において対象となった数，p は疾患の有病率である（Hagen, 1995）．

訳注 23） 正確度はある値が正確に測定できる時，精度は測定のバラツキが少ない時に使う．弓矢が的の中心の周囲にまんべんなく当たれば正確度が高く，何度やってもまったく同じところに当たれば（中心でなくとも）精度が高いという．

■ 8）精度 Precision

正確度を達成するためには，データが正確な（あるいは再現可能な）必要がある．これは，2人の観察者がいた時に，ある症状や徴候の有無に関して一致する必要があるということだ．観察者間でどれくらい一致するかという評価基準はカッパ（κ）値と呼ばれ，相関係数のようなものである．κ 値は，（観察一致率－予測一致率）/（1－予測一致率）に等しい．数値は，－1.0（完全不一致）から 0（予測される一致率が完全に偶然による），そして1.0（完全一致）までの値を取りうる．κ 値が 0.0 から 0.2 では一致率は「わずかな」，0.2 から 0.4 では「若干の」，0.4 から 0.6 では「中等度の」，0.6〜0.8 では「大幅な」，0.8 から 1.0 では「ほぼ完全な」一致とされる（Sackett, 1992）．

9 EBM

しかし，私よりも有能な者が真実を推察し，その仕事の中で私の間違いを証明して，論破できるようにするために，私が学んだわずかばかりのものを世に出そうと思います．ここにおいて，自分がその真実の明らかにされるに至る手段になったということに，私は喜びを感じます．

アルブレヒト・デューラー訳注24），1513

訳注 24） Albrecht Dürer（1471〜1528 年），ドイツのルネサンス期の画家，版画家，数学者．

上記引用で説明された考え方は，根拠に基づい

た医療で使われている．それは，今や Evidence-based Medicine の頭文字から EBM として最新の流行になっており，米国の国立医学図書館の医学件名標目 subject heading にも取り上げられている．EBM の観点から臨床所見を解釈する学生のスキルを磨くために考えた問題を，この教科書を通してちりばめてある．各種の臨床所見に関してもっと網羅的に集めた書籍が現在では入手可能になっている（McGee, 2012）．

EBM は臨床疫学と呼ばれる社会科学分野から生まれた．その名称は 1991 年頃に提唱され，新しいパラダイムとして支持者によって歓迎された（Hickey and Roberts, 2011）．EBM に関して，100以上の教科書と，何千という論文が出版されてきた．（しかし）それは，大きな批判の対象となってきた．例えば，観察そのものは根拠に基づいていないだとか，EBM を使う医師のほうが使わない医師よりも，よりよい患者のケアを提供できているという確たる根拠がないといった批判である．おそらく最もバランスがとれた定義は，EBM は「疫学的なエビデンスを臨床の実践の場に取り入れる方法」であるというものである（Cohen et al., 2004）．

Michel Accad 医師は次のように警告している．すなわち，もしこれまで培われてきた基盤や原則に基づいて演繹することを許さず，観察された「事実」や「エビデンス」だけで推論すべきと考えるようになると，EBM は「エビデンス・ベースド・マニア」になり，考えることそのものへの攻撃になってしまう可能性がある（Accad, 2015）．EBM が患者に寄り添う医療を排除する危険性もある．これは臨床医を箱の中に押し込んで，問題解決への道筋を見えなくしてしまう可能性がある（図 1-4 参照）．

決断分析において鍵となる問題は，生態学的な誤謬をどのように避けるかである．これは，母集団を平均したデータを個人にあてはめて予測しないということである．ベイズ解析とパターン認識のスキルがあれば，このような EBM による弊害を防げる．

■ 1）入力情報—GIGO訳注25）現象

EBM は定量的方法に大きく依存しなければならない．所見を量的に分析することは重要である

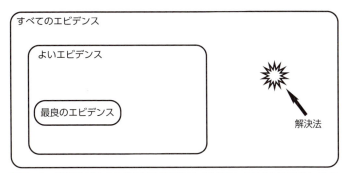

図1-4 疑問に対する答えは「最良のエビデンス」には見当たらないかもしれない．
(図はJeremy Snavelyのご厚意により，許可を得て引用)

が，いくつか注意点に言及しておきたい．

EBMの計算に使用される数値は必然的に極めて非常に不正確である．例えば，一般に感度と特異度は，疾患の重症度にかかわらず，変わらないと考えられている．しかし，これは誤りである．さらに言えば，さらに詳しい検査をするために患者を優先的に紹介することは，臨床的には理にかなっているが，観察される感度や特異度は歪められる．極端な例を次に挙げる（Diamond, 1999）．

例えば，感度80％，特異度80％の検査を考える．さらに考えてみよ．診断を確定するために検査が陽性となった患者すべてが，診断確定のための検査手技に紹介される．検査が陰性の患者は紹介されない．陽性反応を示した患者のみが検査によって診断確定されるために，手技によって診断確定された疾患患者すべてが検査結果は陽性である（感度＝100％）．しかし同じように確定検査のために紹介された疾患のない患者のすべても検査陽性なのである（特異度＝0％）．

訳注25) "garbage in, garbage out"の略．コンピュータサイエンスの分野において用いられる表現で，「ゴミを入れれば，ゴミが出てくる」，つまり意味のないデータからは意味のない結果しか出てこない，という意味の言葉．

2）質問の枠組みを作る

たとえすべての計算を正しく行い，信頼のおける数値を入れたとしても，答えは妥当性を欠き，適応できないことがある――例えば答えを出そうとした質問そのものが間違っていた場合である．問題の解決だけを強調すると，問題がどんな状況で起こっているのか，すなわちどのように決断するかの過程や，何を最終的な目標とするかなどから目をそらしてしまうかもしれない．

実地臨床では問題は臨床医の前に，自ずと目の前に姿を現すわけではない．問題点は，ややこしく面倒で，あやふやな，解決が難しい状況にある材料から，自ら作り出さねばならない．解決が難しそうな状況を，解決可能な問題点に置き換えるために，臨床医は，最初は意味をなさないような不確かな状況を解明しなければならない．すなわち問題の設定とは，インタラクティブに，自らが関与しようとするものの名前を決め，解決への道筋となる枠組みを作り出す過程である（Schön, 1995）．

3）臨床医はどのように考えるか

EBMの講義や教科書，論文は，たいていエキスパートの臨床医が実際にどのように考えているかをほとんど解説しない．EBMは診断における臨床推論の役割を強調しないが，その価値を完全に否定するわけではないので，これは予想外である（Davis et al., 1995；Evans, 2016）．臨床推論のプロセスや，どのようにデータを総合的に扱うのかは27章で取り上げる．それ以前の章で扱う内容を十分に使わずに，これらの概念を完全に活用することはできないが，とりあえず今の段階で，学生は27章にざっと目を通して，データをどのように組み立てていくか，大まかな考え方をつかんでおくべきである．計画を立てることと，材料から建物を建てていくという両方を並行して行う必要がある．この2つは相互に依存している．

自分自身の思考過程を訊かれた臨床医たちは，「経験，試行錯誤，それに直感，まあ何とかやっ

ているよ」と表現する(Paterson, 1997). 実際には, このプロセスは, パターン認識によるものであり, 現在使える最も先進的な人工知能であっても再現できないほど複雑である. それはまた「本には載っていない」80〜85%の臨床で何とかする能力も含んでいる. そこでは「行動しながら考える」というプロセスを用いており, しばしば自分でも完全に説明できない現象と考えられている (Schön, 1995).

■ 4)「エビデンス」とは何か

EBM は権威に基づいた医療に代わるものだと考えられているが(この章の最後の「歴史的幕間 HISTORICAL INTERLUDE」を参照), それは臨床教授から専門家による委員会に置き換わっただけかもしれない. その委員会は, 何がエビデンスを構成するか——そして, どのような種類のエビデンスを集めるのかを承認し, その資金援助までも裁定する権限を与えられている存在である. そしてそのようなエビデンスは臨床推奨の策定にどのように使われるか. EBM では, ヒエラルキーを用いたアプローチに基づきエビデンスの強さを格付けすることが提唱されている. 主観的バイアスがないとされるエビデンスは, このヒエラルキーの最上位に置かれている(Shekelle, 2017). 提唱されているさまざまなグレーディングの案の中から, GRADE：Grading of Recommendations, Assessment, Development, and Evaluation (Atkins et al., 2004) として知られているシステムが最も一般的に受け入れられている(Guyatt et al., 2011；Jaeschke et al., 2008). GRADE では, 高い, 中等度, 低い, および非常に低いといった3〜4つのエビデンスの質が設定されている. 質の低いおよび非常に低いエビデンスは1つにまとめられることがある. 質の高いエビデンスは, 適切に設計された RCT から導き出される必要がある. 中等度の質のエビデンスは, デザインにいくつか限界があるランダム化試験から得られる. 質の低いエビデンスは, 観察研究または相応の問題がある対照試験の結果である. 最後に, 体系的でない観察研究(「症例報告」), 理論をもとにした推論, 専門家の意見, または非常に限られた観察研究は, エビデンスとしては質が非常に低いと考えられる.「複数の症例報告はエビデンスではない」とい

うマントラに従って(Ratzan, 2002). 臨床診療における「症例報告」の有用性は EBM によって完全に否定されている. しかし, たとえ1人の賢明な教授が,「あらゆる病気の流行はいつでも, 1例報告から始まる」と意見を述べても,「逸話としての症例経験」は流行遅れであるとされてしまう(R.I. Kimber, 私信, 2000). 偶然に見つかるブレイクスルーは, 患者を間近で注意深く観察している個人によって成し遂げられる——これは, がんじがらめの実験プロトコールに縛られて, 統計学的に有意差を出すためには膨大な検体数が要求されているようなチームには, 稀にしか, あるいはほとんど達成できないことである. 日本の水俣における水銀汚染によって起こった悲劇的な問題を解く鍵となったのは, 神経病理学的変化が有機水銀中毒の報告例と同じだと病理学者が気づいたことだった(Poser, 1985). わずか1例の観察が極めて重要なことだってある. たとえ大規模臨床研究においては統計学的に有意でなかったとしてもだ. 例えば, ある稀な, 他に説明できないようなイベントが, 医学的介入に続いたとする. 例えば1人の患者が, ある薬剤を服用してなぜか失明した. それは偶然に起こったのかもしれないし, 薬剤の副作用かもしれない. われわれは, その因果関係を否定することはできない. もし, 稀なイベントを察知するだけのパワーがその臨床試験になく, 薬剤群とプラセボ群の間でそのイベントが起こった頻度に統計学的に有意差がなかったとしてもである. たった一例でもこのようなことがあれば, さらに検討することは不可欠である. たった一例の十分に記述された投与-中止-再投与を行った症例報告(有害事象が薬の中止で改善して, 再投与によって再現する)は強力な因果関係の証明となる(Miller and Miller, 2011). 症例報告は EBM が提唱するエビデンス階層では最下位に置かれるかもしれないが, 法廷での目撃証言のように, それでも症例報告は医学における最も重要なエビデンスである(Miller and Miller, 2005). 症例報告の集積は体系的に集められたデータほど強力なエビデンスではないかもしれないが, ある認められた理論を支持する症例が少ないこと(あるいはないこと)自体は, その理論の妥当性を見直すきっかけになるだろう. このことは, 限られた母集団のサンプルから集められたデータを基に, 還元主義の条件の下で考えられた理論ほど特に当てはまるだろ

う．多くの EBM の結論はそのような状況で導き出されている．この考え方からすると，EBM において症例報告によるエビデンスが何でも反射的に否定されることは，まったくもって皮肉なようにみえる(Børg, 2016)．

学生は，EBM と聞けば診断よりも治療に関連することを考えるだろう．しかし医療面接や身体診察からのデータは，治療を決める時の重要な情報となる．医師が問うべき鍵となる質問は，目の前にいる患者が，治療の根拠にした研究の対象となった患者群と十分に同等かどうかである．申し分ない内的妥当性を持った臨床研究も，一般化の可能性(外的妥当性)は乏しいかもしれない．なぜなら，研究の対象となった患者群は，厳しく条件が決められて，一般の患者の代表とはなりにくいからである(Kocher and Zurakowski, 2004)．

EBM では，RCT がゴールドスタンダードとみなされている．それにもかかわらず，RCT には重大な限界があり，ベッドサイドにおける多くの医学的決断の根拠とするにはしばしば不確かである(Caplan, 2001；Every-Palmer and Howick, 2014)．RCT は診療を変えるのに何十年もかかることがある．これに対し，たった一例の「有害事象の報告」が臨床医の診療を瞬時に変えることもある(Stuebe, 2011)．RCT が完了する頃には，技術革新によって時代遅れになっている可能性がある(Bothwell et al., 2016)．

RCT は，決まって複雑で莫大なお金がかかる．巨額の投資が行われているため，研究の資金を提供しているスポンサーからのバイアスを皆無にすることは難しい．英国医師会雑誌 British Medical Journal(Greenhalgh, 1997)，ランセット The Lancet (Collier and Iheanacho, 2002)，ニューイングランド医学雑誌 The New England Journal of Medicine (Stelfox et al., 1998)などの有力な医学雑誌には，利益相反が表明されている．それでも，臨床試験の質は必ずしも，よくなっているわけではない(Kauffman, 2004)．

3 つの心理学の雑誌に発表された 100 のある実験研究およびそれに関連する研究結果を再現しようとしたところ，元論文の結果が再現されたのは 39 ％に過ぎず，効果の平均は元論文に報告されたものの約半分であった(Open Science Collaboration, 2015)．心理学と生物医学文献の両方において，偽陽性ではなく真の陽性結果を示したのは 25 ％

と推定されている(Bohannon, 2015)．Nature 誌は，2010 年から 2015 年の間に発行されたこの問題に関する論文の概要を自由に閲覧できるようにした(Nature, 2015)．

資金提供の問題以外にも，RCT には，理論的に内在する，実際上のピットフォールがある．例えば，適合する患者の登録，適切なアウトカムの定義，測定項目の一貫性といったものである(Caplan, 2001)．単純に RCT では検証しようがない疑問もある．例えば，「パラシュートは，スカイダイビングに関連した墜落による外傷の予防に効果があるか」といった疑問である(Smith and Pell, 2003)．この著者らは次のようにコメントしている．

多くの研究者たちが，疾病を予防しようとしているように，パラシュートの有効性は，これまでRCT を使った積極的な評価の対象にはならなかった．EBM の擁護者(支持者)たちは観察データだけによる研究を採用することを批判してきた．われわれは，多くの急進的な EBM の主唱者たちが，パラシュートに関する無作為化二重盲検，プラセボコントロール，クロスオーバー試験を計画して実施できるか，皆で考えてみるとよいと思う．

米国神経学会のガイドラインは広く一般に普及している成果だが，その見解では，次のように述べられている．「エビデンスから得られた知識は，臨床的な決断の唯一の柱ではなく，支えとなる柱の 1 つに過ぎない」とみるべきである．残りの柱は，確立された神経学的な原則の知識と，患者に説明をしたうえでの臨床判断である(Gronseth and French, 2008)．

<u>学生へ</u>：簡単な授業を 1 回受けたくらいで，専門的な統計学者や研究者，臨床医になれるわけではない．覚えておくべきポイントは次のようなことだ．

科学に必須なこと *sine qua non* は，何百万ドルもかけた RCT ではない．むしろ誠実な，客観的で，再現可能な観察，批判的な態度，常に仮説を確かめること，誤りを探求し，正そうとする欲望である(McIntyre and Popper, 1983)．たった 1 つの実際のデータが，非常に精巧に組み立てられた理論やコンピュータモデルをひっくり返すことだってある．自分自身で観察すること，そしてそれを書きとめておくこと，それらを熟練した経験

のある先生の観察や，最新式の画像や検査結果と照らし合わせなさい．検査室や放射線科に足を運びなさい．スライドや画像を自分自身で見なさい．病理医や放射線診断医は，しばしば学生や臨床医と話をしたがっている．技師たちを軽くみるべきではない．彼らから学べることは山ほどある．現実に起こることを絶えず確かめながら，スキルを完成していくためのプロセスを通して，他人への思いやりと自信のバランスを身につけることを望むことができる．それこそが熟練した臨床医（master clinician）の特徴なのだ．

真実を明らかにするための祭壇は，今でも解剖台である．病理解剖に参加する機会を決して逃してはならない．1824年のLaënnecによる総説には次のようにある．ランセットにおいては解剖が，医師の診断のための基準であるとしている．すなわち「患者のベッドサイドで，その症例についての彼の意見を記録すること，患者が死亡した場合には，死後にその疾患の真実の姿を突き止めること」（Warren and Warren, 1997）．

現代において診断テクノロジーがいくら進歩しても，剖検による研究によれば，死亡原因となった診断が高い頻度で見逃されていることが示されている（Leape, 1994）．剖検で確定された死因と，剖検は行われず経験豊富な法医学病理学者によるカルテレビューに基づいて死亡診断書に書かれていた死因を比較すると，25%以上の症例で両者の間には大きな相違があった（Nashelsky and Lawrence, 2003）．ある3年間（1960，1970，および1980年）のそれぞれから無作為に選択された剖検100例の古典的な研究で示されたのは，核シンチ検査，超音波，CT検査の導入にもかかわらず，3つの期間すべての約22%の症例で重大な診断が見逃されていた．これらの検査に頼りすぎることが，ときに誤診の原因となっていた（Goldman et al., 1983）．重症のがん患者では，剖検により21%の症例で臨床診断と死後診断の間に大きな相違があることが明らかになっている（Khawaja et al., 2013）．集中治療室で死亡した患者の連続的な剖検では18.5%に有意な相違が示された．この中には7.5%において治療や転帰への影響があった診断の見逃しが含まれる（Tejerina et al., 2012）．最もよく見逃されている診断は，大動脈解離，肺塞栓症，および活動性結核である（Shojania and Burton, 2008）．

剖検によって新しい手術テクニックの有効性や合併症に関する情報を明らかにすることができる．また一部の病院では剖検の補足というより代用として使われているMRIまたはCTスキャンよりも，剖検のほうがはるかに，上記の事実を明らかにしている．剖検では40%に及ぶ症例で，何が患者の死因であったかの情報が明らかになった（Clark, 2014）．

剖検はまた，現代の高度先進的な診断法によるスクリーニングがもたらした過剰診断の弊害を示すことができる．フィンランドで行われた研究では，101の連続した剖検から得られた甲状腺の病理標本では，35%以上に潜在性乳頭がんを認めることがわかった（Harach et al., 1985）．法医病理学者は，レジオネラ症，西ナイルウイルス，シアン化合物が混入されたアセトアミノフェン[訳注26]，炭化水素吸入の影響，および反復性脳震盪性脳損傷の影響などの多くの状況を明らかにするのに役立った（Hanzlich, 2015）．剖検が診断に最も寄与するのがどの症例であるのかを医師は正確に選択することができないことがわかっている（Shojania and Burton, 2008）．残念ながら剖検率は過去40年間で25%から5%未満に低下した．医療過誤にかかわる弁護士以外の誰にも収益を生み出さず，今日行われたほとんどの剖検は医療訴訟絡みである（Minarcik, 2014）．

訳注26） 1982年にイリノイ州シカゴ周辺で，市販のアセトアミノフェン（商品名：タイレノール）のカプセルにシアン化合物が何者かによって混入されて7名の市民が犠牲となり死亡した事件．犯人の特定はできず未解決．販売元のジョンソン・エンド・ジョンソンは，全製品をただちに回収して，毒物混入を防ぐため「3重シールパッケージ」を開発して再発売した．

医学生の立ち位置が，Vesalius（1514〜1564年）以前の時代のそれと同じであってはならない．当時の解剖は直接には助手が行っており，教授は安全な距離に離れていた．教授は遺体を直接参照しないで，教科書を見て厳かに説明するだけだった．学生が普通に講義されることと，実際に観察することは別であった（Wood, 1998）．

常にエビデンスとGOBSAT〔good old boys（and girls）sat at table and decided〕[訳注27]との違いを意識していなさい（Terrell, 2009）．

訳注27） 人のよい高齢の専門家（good old boy）たちがテーブルの周りに座って何か意見を言えばそのとおりに物ごとが決まっていく，という意味である．

NNT

　NNT（治療必要数）──１つの良好なアウトカムを得るために必要な治療人数──は診断よりも，治療の決定に関連した，EBM における概念の１つである．それにもかかわらず，あなたの行うべきことの優先順位のなかでは，重要なものである．もし最新流行の危険因子を探している間に，容易に治療が可能な状態を見逃されたら，患者は被害を被る．特に，その患者が，非常に大きな NNT の治療介入の対象となっていた場合などはなおさらである（しかもしばしば，"number needed to harm"は小さい）．

　NNT は，リスク絶対減少率 ARR の逆数であり，ARR は予防的な介入においては，コントロールイベント率 CER から実験イベント率 EER を引いたものである．

$$NNT = \frac{1}{ARR}$$

　治療に関しては，ARR は，治療群における改善比率から，コントロール群における改善比率を引いたものである．NNT を用いるアプローチの１つの利点は，改善率の絶対値の重要性を強調することである．これは相対改善率[訳注28]ほどよくなさそうにみえる．後者は，実験薬や手技の利益を褒めちぎるプレゼンにおける目玉である．

訳注28）RRR 相対リスク減少のこと．

　類似しているが，有害必要数 number needed to harm とは，実験群において特定の有害なアウトカムを被った率と，コントロール群において同様のアウトカムを被った率の差をとったものの，逆数である．

> **自己学習問題 1**：West of Scotland Coronary Prevention Study Group（WOSCOP）RCT 研究では，45～64 歳の男性で，平均コレステロール値が 272 mg/dL（7.0 mmol/L）が毎日 40 mg のプラバスタチンを服用した群と，プラセボを服用した群とを比較すると，4.9 年のフォローアップで，総死亡率が 22％減少したと報告している（Shepherd et al., 1995）．男性で生存していた絶対％は，プラバスタチン群では 96.8％，プラセボ群では 95.9％であった．生存率の絶対数での差，これは論文の抄録やディスカッションに

は記載されていなかったアウトカムを表現したものだが，わずかに 0.9％である（Kauffman, 2004）．NNT はどれだけか（章末の**付録 1-5**）．

> **自己学習問題 2**：１年早期に終了された抗レトロウイルス治療の戦略的タイミング（START）研究に基づき，連邦保健当局は，ヒト免疫ウイルス（HIV）感染の診断直後に多剤併用療法（HAART）を開始することを推奨した（McNeil, 2015；国立アレルギー感染症研究所，2015）．発表時に解析されたデータによると，早期治療群のほうが延期治療群よりも，AIDS，その他の重症合併症，または死亡の割合が 53％減少した．早期治療群では，2,326 人の参加者のうち 41 人が，延期治療群の 2,359 人の参加者のうち 86 人が有害転帰を示した．NNT はいくらか（**付録 1-6**）．

5）患者こそが宇宙の中心である

　EBM を厳格に適用することは，過去の原始的で人工知能以前のプログラムと同じで，機械的でアルゴリズムに沿っただけのアプローチを意味する．そのようなやり方では，医師は患者を個人というよりはむしろ統計上の数字として見ている．この種の医学は管理側によって実践される可能性がある．しかし現実の世界において，臨床研究はどの治療が効果的なのかを教えてくれるかもしれないが，しかしその治療をどの患者が受けるべきかを教えてくれるとは限らない（Hampton, 2002）．

　現代のヒトゲノムとプロテオームの研究は，生化学的な個人の特性が，いかに重要で，広大なものであるかに関してわれわれの理解を深めた．あなたの患者は，治療介入に対して有意な反応を示すかもしれないが，無作為化試験における多数の患者のなかでは，埋もれてしまうかもしれない．例えば，わずか２つの遺伝子が，現在市場に出回っている薬剤のうち 25％もの薬剤の代謝に影響を与えることがわかっている（Marshall, 2003）．実際，薬理遺伝学の進歩によって，EBM モデルは時代遅れになって「ゲノム医学」に置き換えられるかもしれない（Kumar, 2007, 2011）．薬理ゲノミクスを使えば，大規模な疫学的研究からそのような結論を間接的に引き出さなくても，治療に対す

る個々の患者の反応を正確に予測できるかもしれないと有望視されている.

さらに付け加えると,あなたの患者は実験群の患者よりもおそらく高齢であろう.そしておそらく多数の治療を必要とする複数の疾患を抱えているだろう.そのような患者は通常,臨床試験からは除外されている.このように,臨床試験の結果は,ずっとリスクの高いあなたの患者にはまったく適応できないかもしれない.

研究対象となる患者は極めて特殊である.前向き試験に選ばれた患者の大多数は,研究に適応するように選択するために全般的にスクリーニングされている.さらにその多くが導入時期に,例えば予約を守れなかったといった理由で,おそらく除外されるだろう.

根拠に基づく医療は,診療ガイドラインに反映される.それらは,専門家の意見や雑誌の編集者というフィルターを通される.エビデンスそのものとは反対に,エビデンスに関する意見は,通常それが認識されているよりも,はるかに重大な意味を持っている.実際,「意見に基づいた医療 opinion-based medicine」のほうが,「根拠に基づいた医療」よりもずっと適切な用語かもしれない(Hampton, 2002).Frank Lloyd Wright の専門家の定義を覚えておきなさい.「専門家とは考えることをやめてしまった人——彼は知っているのだ!」(Oxman et al., 2004).

EBM モデルについての初期の熱狂は冷めてきており,以前は熱心に推進していた者でさえもこの動きが危機に瀕していることを進んで認めようとしている(Greenhalgh et al., 2014).重要な疑問はいつも,実験群において測定されるアウトカム(たいていの場合,それは代用エンドポイントである)なんかに関係なく,「この(目の前の)患者はどうだろうか」なのだ.1 人の患者について注意深く観察する臨床医もまた,1 人の科学者である.

印象的な統計結果に基づく予測を個々の患者にあてはめても間違うことが多く,医師は「医学占い師」のようなものになりつつある.検索可能な雑誌に掲載されたヒトを対象とした研究論文のタイトルに「予測」という用語が使われているのは,1980 年以前にはわずか 13 回しかないのに対して,2008 年には対象となる論文の 18%以上に及ぶ.例えば,心臓トロポニン I レベルの上昇は,統計学的に優位なオッズ比 6 で手術後死亡を予測

するとされている.その理由は,生存例では上昇がみられるのが 6%であるのに対して,術後死亡例では 21%において上昇がみられるからである.しかし,そのコホートの患者では,トロポニンレベルの上昇が死亡を予測するのは 1/3 に過ぎず,「陽性的中率」は 32%に過ぎない(Accad, 2009).真の科学は,その限界を認識する.すなわち,科学の進歩は,アートの実践から得られた洞察力に依存しているのである.

10 歴史的幕間　HISTORICAL INTERLUDE

EBM は過去にたどった道を彷彿とさせる.啓蒙時代[訳注 29]——または "Aufklärung 啓蒙"(elucidation 解明)(Kant, 1784)と今日のデジタル革命というポストモダンタイムの間には,多くの著しい類似点がある.

訳注 29) 啓蒙時代(Age of Enlightenment):ヨーロッパで啓蒙思想が主流となっていた 17 世紀後半から 18 世紀にかけての時代のこと.

いわゆる中世の後,社会と政治構造,そして哲学,科学,そして文化に同時に影響を与える急速な変化の時代があった.教会と君主の権威は弱まり,社会の封建組織は崩壊し,中流階級が台頭しはじめ,印刷物が安く広く利用できるようになった.

残りの貴族階級は権力と特権を失うことには興味がなかった.隆盛してきた潮流を弾圧して封じ込もうとする試みが失敗に終わり,寡頭政治は権力の維持という最終目標のために,その新しく広まってきた潮流に裏ではひどい扱いをしつつも表面上は擁護することにした.その結果として啓蒙専制君主が生まれた.

啓蒙専制君主は,スペインからロシアまで,事実上すべてのヨーロッパ諸国に影響を及ぼした.医学においては,プロイセンのモデルからは,能力主義的な枠組みを適用した結果について興味深い洞察が得られる.

プロイセン王国の祖先であるドイツ騎士団は,はるかに数が上回る敵に囲まれていたにもかかわらず,その敵は組織化されていなかったので繁栄することができた.その成功には,人生の実質的にあらゆる側面に浸透した効率的で統制のとれた軍隊組織が非常に重要な役割を果たした.プロイ

センの啓蒙専制君主を創ったフリードリヒ大王は，このモデルを改良した．フリードリヒ大王の偉大だったところは，現状を維持するためには，広く知れ渡ってきた考えを取り入れる必要があるということを深く理解したことであった(Van Horn Melton, 2008)．

このマキャベリ[訳注30]流の支配の典型的な例は，古き良き古代の名称を継承しながらも，新しい形態と現代的な「啓蒙された」目的を彼らに与えることによって，古いドイツの封建制度を流用することであった．いくつかの興味深いハイブリッドが作り出された．その見かけ上の目的は王国の市民の生活を向上させること(啓蒙主義哲学と調和するように)であったが，一方で彼らの密かな目的は支配エリートの優位性を維持することだった．その一例が，Geheim Rath(現代語綴りではGeheimrat)というプロイセンに独特な役職である．Geheim Rath は王や皇帝の秘密の顧問とでも翻訳することができる(Von Carrach, 1787)．これは英国の枢密院評議員と似ているが同一の地位ではなかった．歴史的には，Geheim Rath は皇帝にドイツ国民による神聖ローマ帝国を進言した．帝国の崩壊後，Geheim Rath は貴族階級に出生した者で忠実な公務員に与えられる名誉称号となった．啓蒙主義の哲学が，貴族としての血統よりもむしろ個人の価値に重きを置くようになって，Geheim Rath の称号は，法律，医学，商業などの専門分野で高いレベルの専門知識と熟達を達成した個人に与えられた(例えば「卓越性」)．これにあわせて，Geheim Rath は Exzellenz(閣下)として扱われなければならなかった．科学と芸術で有名な著名人の多くは，Geheim Rath の称号を授けられた．例えば，ゲーテ(Johann Wolfgang von Goethe)やゴットフリート・ライプニッツ(Gottfried Wilhelm von Leibniz)[訳注31]などがそうである．

訳注30) マキャベリ(Machiavelli)：イタリアの政治思想家(1469~1527年)．
マキャベリズム：目的のためには手段を選ばない政治手法．

訳注31) ゴットフリート・ビルヘルム・ライプニッツ：ドイツの哲学者，数学者．ルネ・デカルトやバールーフ・デ・スピノザなどとともに近世の大陸合理主義を代表する哲学者．

多くの専門職の分野では，Geheim Rath と任命されることは単に卓越性を象徴するシンボルであった．しかし，医学においては Geheim Medizinal Rath(Geh.Med.-Rath)の称号は，プロ

イセン医学の実践方法を変えた非常に強力な地位に発展した(Richter, 1860)．残念なことに，善かれと思った意図に反して，この変更はそれほど良いものではなかった．プロイセンの人々は，それが非常に洗練されていてもたった1つの公式では現実生活における複雑なことすべてを解決することができないという事実を見落としていた．

中世における社会の医師に対する相反する感情は，多くの風刺的な詩や戯曲に反映されており，そこでは大言壮語だが無能な医師が描かれている(Mandel, 1970)．初期の啓蒙主義の中で，医師への批判の声が高まっていることが，モリエール[訳注32]の例えば『病は気から』や『いやいやながら医者にされ』といった喜劇に描かれていた．医学をより科学的なものに改革する必要性は啓蒙主義の主要な教義の1つであった．工学や農業などの他の多くの職業では，科学的方法を取り入れることにより目覚ましい結果が得られた．しかしながら，医学の分野では遅れをとったため，啓蒙論者は失望することになった．おそらく患者を治療することは，機械を作ったり農業と比較することはできないという発想が，彼らには起こらなかった．

訳注32) モリエール(Molière)は，17世紀フランスの俳優，劇作家．コルネイユ，ラシーヌとともに古典主義の3大作家の1人．鋭い風刺を効かせた数多くの優れた喜劇を制作し，フランス古典喜劇を完成させた．

プロイセン王国は，啓蒙絶対主義の教えに従って医療専門職を改革するために，ヨーロッパでおそらく最も断固としたアプローチをとった(Neuburger, 1903)．堅固な学術制度や Geheim Rath という地位など，プロイセンにはそのような改革に役立つ多くのツールがあった．プロイセンの学術医学はすでに軍隊的な構造によって運営されていた(Büsch, 1992)．そのような厳密に階層化された組織のおかげで，大した反発もなく高い遵守率を保って，あらゆる種類の新しい教義を容易に実施することができた．しかし，学術センターは全国に均等に広がっていなかった．その上，いくつかの学者は(プロイセン人の学者でさえ)時に，君主が推進した考えに対して思ったほどには熱意を示さなかったかもしれない．こうした問題を解決するために，Medizinal Geheim Rath の地位が活用された．これは学術的な地位ではなく，厳然たる職務であった．それゆえ，それは学術界の内外で権力を持ち，学術機関に拠点を置く

必要がなかった．

　プロイセンの医療改革の実施方法は厳しかったが，その目標は非常に崇高で慈悲深いように見えた．すなわちそれは，王国を通じて医療サービスの質や有効性を改善して，手が届きやすくすることであった．これは熟練した医師の専門知識を活用して「非科学的」な治療方法を排除することによって行われたようである．目標は手段を正当化すると考えられた．

　実際には，改革はほとんど利他的ではなかった．啓蒙時代には，医学は大きな収入源であり競争は激しかった．正式に訓練された医師に加えて，医療分野は独学でやっている理髪師／外科医，助産師，および薬剤師であふれていた．これらの人物の多くは単なる偽医者だったが，患者の満足度から判断すれば驚くほどの職業上の成功を収め，公的な訓練を受けていても今日の標準からすればはるかに能力の低い医学を実践している医師にとっては手ごわいライバルとなった．自らの力で富を得た者は，理想的に忠実な人臣（家来）にならなかった．彼らは政治的，経済的な現状に疑問を投げかける傾向があった．実績に基づいたGeheim Rath システムは，これら脅威となる者たちの排除を確実なものとしたとされている．

　Geheim Rath システムの実際の結果は，全体としては惨憺たるものであった．医療を改善するのではなく，医療分野を管理し取り締まるこの方法は，彼ら自身がその称号の資格を得るまでGeheim Räthe の下僕となった若い医師の腐敗と搾取を助長した．Geheim Rath システムはすぐに化石と化し，あらゆる種類の改革，特に一般的な教義と矛盾する改革の妨げとなった．この制度の唯一恩恵を受けたのは，プロイセンでその地位に在位した者とその従順な下僕だけであった．予想どおり，20世紀初頭のドイツ第二帝国の崩壊と年老いたエリートたちの没落により，Geheim Rath の地位は廃止された．その後まもなく，ドイツ医学はルネサンスを経験し始めた．

　今日のEBM の支持者は，彼らの方法はGeheim Rath システムとは正反対であると主張するだろう．EBM は極めて主観的な専門家の意見ではなく「客観的な」証拠に依存している．それでも表面上は違っても，EBM と Geheim Rath システムはどちらも意思決定プロセスを外部委託している．それは個々の患者と医師の相互関係から切り離さ

れている．ほとんどのEBM 愛好家はプロイセンの軍国主義への賞賛を公言していないが，「1つの優雅な公式によってすべての問題を解決できる」という古いプロイセンの原則はEBM を導いている．

　さらに，EBM の客観性は疑わしい．「エビデンス」それ自体が臨床ガイドラインを魔法のように書くわけではない．専門家委員会がそれを行うのだ．すべての人間と同様，専門家は彼ら自身のバイアスを持っている．最終産物は，さまざまな偏りのある専門家のコンセンサスに基づいている――正確には，EBM はそうではないと主張しているがほとんどすべてのEBM の推進者は，おそらく「コンセンサス科学」についてのマイケル・クライトンによる次の声明を支持するだろう．

はっきりさせておきましょう：
科学の仕事は，コンセンサスとは何の関係もない．コンセンサスは政治がやることです．これに対して，科学が必要とするのは，たまたま正しいと思われるたった1人の研究者だけです．つまりそれは，彼または彼女が，現実の世界を参照すれば検証が可能な結果を出したことを意味します．科学ではコンセンサスは意味のないものです．重要なのは再現可能な結果です．歴史上で最も偉大な科学者たちは，彼らがコンセンサスを打ち破ったからこそ偉大なのです（Crichton, 2003）．

　EBM と同様，Geheim Rath システムは，新しい賢明な進歩的哲学の真髄として，一般の人々にも医療専門職にも提示された．客観的なメリットに基づく，慈悲深いそして合理的な品質保証システムであることになっていた．実際には，それは政治的，経済的，そして思想的統制のための密かな道具であった．有能で勤勉なプロイセンの医師たちがGeheim Rath に服従していなかったなら，どれだけの医学的進歩があったのか想像するほかない．

　未来の歴史学者たちは，Geheim Rath システムの別の変種としてEBM を見るかもしれない．

付録1-1　聴診器に関する問題の解答

　聴診器で最も重要なパーツは，耳と耳の間にある．

付録1-2　発生率と有病率に関する問題の解答

もし発生率が，10例/年で，その疾患が治癒もせず，致死的でもなければ，その疾患が発生してから2年目の終わりには，新しく発生した10例と，前年に発生した10例を合わせてその島には20例が存在する．出生率と死亡率が同じで，ことさらに大きく動揺することがないという前提で，もし発生率が10万人あたり20人であれば，その島の人口は（都合のよいことに）およそ10万人になるはずである．

付録1-3　検査する順番の分析（例をもとに）

検査Aは，疾患を持つすべての症例を見つけることができるだろう．しかし同時に，正しくは健康とされる患者1人につき4人の患者を誤って疾患を持っていると診断してしまう（特異度の定義をもう一度見よ．特に分母を）．したがって，検査Aだけではその信号を捕まえるのには「ノイズ」が多すぎる．

検査Bは，それほど多くの人を疾患があると誤ってラベルしないだろう．しかし，実際に疾患を有する患者の半数しか見つけられない．それ自身は，スクリーニングのための検査としてはよくない．

正しい答えは，検査Aを行った後に検査Bを行うである．すべての患者は，検査Aで陽性になる．そのような患者だけが，続いて検査Bを受けるべきである．このようにして，すべての疾患を持つ患者，そのような患者だけが同定される．

逆のやり方は誤りである．第一，最初にずっと高い検査をやりたいと思わないだろう．それ以外に理由はあるだろうか．

付録1-4　検査前および検査後確率に関する問題の解答

ノモグラムを用いると，意識障害があると肺炎の確率は，0.20つまり（20%）からおよそ0.36に増加する．0.36を検査前確率に置き換えると，呼吸音の異常があることによって，検査後確率は0.52に増加する．

付録1-5　NNTに関する問題の解答

コントロール（有害）イベント率CER（4.9年での死亡）は4.1%，EERは3.2%であった．

ARR絶対リスク減少は，0.9%，NNTは1/0.009または111である．

付録1-6　NNTに関する問題の解答

対照（有害）事象発生率CERは3.6%である．EERは1.8%，ARRは1.9%，NNTは1/0.019または53である．

文献

- Accad M. Statistics and the rise of medical fortunetellers. *Tex Heart Inst J.* 2009;36:508-509. Available at: www.ncbi.nlm.nih.gov/pmc/articles/PMC2801944/. Accessed Apr 7, 2016.
- Accad M. *Evidence-based mania: An intoxication of the intellect and an attack against reason.* AlertandOriented.com; Aug 10, 2015. Available at: http://alertandoriented.com/evidence-based-mania-an-intoxication-of-theintellect/#more-4210. Accessed Sep 22, 2015.
- Accad M. *Risk factors, causes, and the diet-lipid hypothesis: A conversation with a reader about medicine's Ptolemaic epicycles.* AlertandOriented.com; Jul 1, 2016. Available at: http://alertandoriented.com/risk-factors-causes-andthe-diet-lipid-hypothesis/. Accessed Jul 20, 2016.
- Accad M, Fred HL. Risk-factor medicine: An industry out of control? *Cardiology.* 2010;117:64-67.
- Amoore JN. Oscillometric sphygmomanometers: A critical appraisal of current technology. *Blood Press Monit.* 2012;17:80-88.
- Arnett JC. The medical professionalism project and its physician charter: New ethics for a political agenda. *Med Sentinel.* 2002;7:56-57.
- Atkins D, Best D, Briss PA, et al.; GRADE Working Group. Grading quality of evidence and strength of recommendations. *BMJ.* 2004;328(7454):1490.
- Baker RB, Caplan AL, Emanuel LL, et al., eds. *The American Medical Ethics Revolution: How the AMA's Code Of Ethics has Transformed Physicians' Relationships To Patients, Professionals, and Society.* Baltimore, MD: The Johns Hopkins University Press; 1999.
- Bohannon J. Many psychology papers fail replication test. *Science.* 2015;349:910-911.
- Børg H. The evidence-based transformation of American medicine. *J Am Physicians Surg.* 2016;21:70-73.
- Bothwell LE, Greene JA, Podolsky SH, Jones DS. Assessing the gold standard—Lessons from the history of RCTs. *N Engl J Med.* 2016;374:2175-2181.
- Boyko EJ. Ruling out or ruling in disease with the most sensitive or specific diagnostic test: Short cut or wrong turn? *Med Decis Making.* 1994;14:175-179.
- Breathnach AS, Jenkins DR, Pedler SJ. Stethoscopes as possible vectors of infection by staphylococci. *BMJ.* 1992;305:1573-1574.
- Briggs W. *Uncertainty: The Soul of Modeling, Probability & Statistics.* New York: Springer; 2016.
- Brismar J, Jacobsson B. Definition of terms used to judge the efficacy of diagnostic tests: A graphical approach. *AJR Am J Roentgenol.* 1990;155:621-623.
- Brook I. Bacterial flora of stethoscopes' earpieces and otitis

externa. *Ann Otol Rhinol Laryngol*. 1997;106:751-752.

- Buchanan S, Orris P, Karliner J. Alternatives to the mercury sphygmomanometer. *J Public Health Policy*. 2011;32:107-120.
- Büsch O. das 19. Jahrhundert und Grosse Themen der Geschichte Preussens. *Handbuch der Preussischen Geschichte*. Berlin, Germany: Walter de Gruyter; 1992.
- Caplan LR. Evidence based medicine: Concerns of a clinical neurologist. *J Neurol Neurosurg Psychiatry*. 2001;71:569-574.
- Carey LC, Curtin R, Sapira JD. Influence of hemorrhage on adrenal secretion, blood glucose, and serum insulin in the awake pig. *Ann Surg*. 1976;183:185-191.
- Clark C. *Return of the autopsy*. HealthLeaders Media; May 1, 2014. Available at: http://www.healthleadersmedia.com/quality/return-autopsy. Accessed Jul 20, 2016.
- Cohen AM, Stavri PZ, Hersh WR. A categorization and analysis of the criticisms of evidence-based medicine. *Int J Med Inform*. 2004;23:35-43.
- Collier J, Iheanacho I. The pharmaceutical industry as an informant. *Lancet*. 2002;360:1405-1409.
- Crichton M. *Speech at the California Institute of Technology*. Aliens cause global warming. Jan 17, 2003. Available at: http://www.crichton-official.com/speech-alienscauseglobalwarming.html. Accessed Sep 26, 2017.
- Davis DA, Thomson MA, Oxman AD, et al. Changing physician performance.A systematic review of the effect of continuing medical education strategies. *JAMA*. Pasadena, CA: 1995;274:700-705.
- Diamond GA. The Wizard of odds: Bayes' theorem and diagnostic testing. *Mayo Clin Proc*. 1999;74:1179-1182.
- Edelman ER, Weber BN. Tenuous tether. *N Engl J Med*. 2015;373:2199-2201.
- Eisenberg MJ. Accuracy and predictive values in clinical decision-making. *Cleve Clin J Med*. 1995;62:311-316.
- Evans A. Evidence based medicine. In: Aronson M, Armsby C, eds. *UpTo-Date*. Waltham, MA: UptoDate; 2016.
- Every-Palmer S, Howick J. How evidence-based medicine is failing due to biased trials and selective publication. *J Eval Clin Pract*. 2014;6:908-914.
- Field MG. *Doctor and Patient in Soviet Russia*. Cambridge, MA: Harvard University Press; 1957.
- Gerteis M, Edgman-Levitan S, Daley J, et al., eds. *Through the Patient's Eyes: Understanding and Promoting Patient-Centered Care*. San Francisco, CA: Jossey-Bass Publishers; 1993.
- Goldman L, Sayson R, Robbins S, et al. The value of the autopsy in three medical eras. *N Engl J Med*. 1983;308:1000-1005.
- Graham DT. Health, disease, and the mind-body problem; linguistic parallelism. *Psychosom Med*. 1967;29:52-70.
- Greenberger NJ. From the president: Whither the patient history and physical examination? *ACP Observer*. 1990;2.
- Greenhalgh T. How to read a paper. Papers that report drug trials. *BMJ*. 1997;315:480-483.
- Greenhalgh T, Howick J, Maskrey N; Evidence Based Medicine Renaissance Group. Evidence based medicine: A movement in crisis? *BMJ*. 2014;348:g3725.
- Gronseth G, French J. Invited article: Practice parameters and technology assessments. What they are, what they are not, and why you should care. *Neurology*. 2008;71:1639-1643.
- Groopman J. *How Doctors Think*. Boston, MA: Houghton Mifflin; 2007.
- Guyatt GH, Oxman AD, Schünemann HJ, et al. GRADE guidelines: New series of articles in the Journal of Clinical Epidemiology. *J Clin Epidemiol*. 2011;64:380-382.
- Hagen MD. Test characteristics: How good is that test? *Med Decis Making*. 1995;22:213-223.
- Hampton JR. Evidence-based medicine, opinion-based medicine, and realworld medicine. *Perspect Biol Med*. 2002;45:549-568.
- Hanzlich RL. The "value-added" forensic autopsy: Public health, other uses, and relevance to forensic pathology's future. *Acad Forensic Pathol*. 2015;5(2):177-185.
- Harach HR, Franssila KO, Wasenius V-M. Occult papillary carcinoma of the thyroid. A "normal" finding in Finland. A systematic autopsy study. *Cancer*. 1985;56:531-538.
- Harris BA Jr, Billica RD, Bishop SL, et al. Physical examination during space flight. *Mayo Clin Proc*. 1997;72:301-308.
- Heckerling PS. Information content of diagnostic tests in the medical literature. *Methods Inf Med*. 1990;29:61-66.
- Hickey S, Roberts H. *Tarnished Gold: The Sickness of Evidence-Based Medicine*. Erlangen, Bavaria: CreateSpace; 2011.
- Hiroshima Syndrome. *Are fukushima child thyroid cancers a matter of overdiagnosis?* Dec 17, 2015. Available at: http://www.hiroshimasyndrome.com/are-fukushima-child-thyroidcases-a-matter-of-over-diagnosis.html. Accessed Jan 3, 2016.
- Hoffmann TC, Montori VM, Del Mar C. The connection between evidencebased medicine and shared decision making. *JAMA*. 2014;312:1295-1296. doi:10.1001/jama.2014.10186
- Hu Y, Kim EG, Cao G, et al. Physiological acoustic sensing based on accelerometers: A survey for mobile healthcare. *Ann Biomed Eng*. 2014;42:2264-2277.
- Irving DN. What is "Bioethics"? (Quid est "Bioethics"?). In: Koterski JW, ed. *Life and Learning X: Proceedings of the Tenth University Faculty for Life Conference*. Washington, DC: University, Faculty for Life; 2002:1-84.
- Jaeschke R, Guyatt GH, Dellinger P, et al.; GRADE Working Group. Use of GRADE grid to reach decisions on clinical practice guidelines when consensus is elusive. *BMJ*. 2008; 337:a744.
- Jones ML. *The Overnight Student*. 2nd Ed. Oklahoma City, OK: Louis Publishing; 1990.
- Jones JJ, Hoerle D, Riekse R. Stethoscopes: A potential vector of infection? *Ann Emerg Med*. 1995;26:296-299.
- Jonsen AB. *The New Medicine and the Old Ethics*. Cambridge, MA: Harvard University Press; 1990.
- Kant I. Beantwortung der Frage: Was ist Aufklärung? *Berlinische Monatsschrift*. 1784.
- Kauffman JM. Bias in recent papers on diets and drugs in peer-reviewed medical journals. *J Am Physicians Surg*. 2004;9:11-14.
- Khawaja O, Khalil M, Zmeili O, Soubani AO. Major discrepancies between clinical and postmortem diagnoses in critically ill cancer patients: Is autopsy still useful? *Avicenna J Med*. 2013;3(3):63-67. Available at: https://www.ncbi.nlm.nih.gov/pmc/articles/PMC3818781/. Accessed Sep 28, 2016.
- Kocher MS, Zurakowski D. Clinical epidemiology and biostatistics: A primer for orthopaedic surgeons. *J Bone Joint Surg*

Br. 2004;86:607-620.

- Kumar D. From evidence-based medicine to genomic medicine. *Genomic Med*. 2007;1(3-4):95-104. doi:10.1007/s11568-007-9013-6
- Kumar D. The personalised medicine. A paradigm of evidence-based medicine. *Ann 1st Super Sanita*. 2011;47(1):31-40.
- Lancet. Which humour for doctors? *Lancet*. 1998;351:1 (quoting *A sceptic's medical dictionary*. London: BMJ Publishing Company; 1997).
- Leape LL. Error in medicine. *JAMA*. 1994;272:1851-1857.
- Leng S, Tan RS, Chai KTC, et al. The electronic stethoscope. *Biomed Eng Online*. 2015;14:66.
- Lerner BH. From careless consumptives to recalcitrant patients: The historical construction of noncompliance. *Soc Sci Med*. 1997;45:1423-1431.
- Loriaux L. Clinical endocrinology: A personal view. In: Melmed S, Polonsky K, Larsen R, Kronenber H, eds. *William's Textbook of Endocrinology*. Philadelphia, PA: Elsevier; 2016:12-17.
- Lukin A, Polic S, Rumboldt Z, et al. Comparison of auscultation findings using a classic stethoscope (Littmann 2120) and electronically amplified stethoscope (Medmax 2). *Lijec Vjesn*. 1996;118(506):127-128.
- Malakoff D. Bayes offers a 'new' way to make sense of numbers. *Science*. 1999;286:1460-1464.
- Mandel O. *Five Comedies of Medieval France Translated and Introduced by Oscar Mandel*. New York: Dutton; 1970.
- Marinella MA, Pierson C, Chenoweth C. The stethoscope: A potential source of nosocomial infection? *Arch Intern Med*. 1997;157:786-790.
- Marshall E. First check my genome, doctor. *Science*. 2003; 302:589.
- McGee S. *Evidence-based Physical Diagnosis*. Philadelphia, PA: WB Saunders; 2012.
- McGee S. Teaching evidence-based physical diagnosis: Six bedside lessons. *South Med J*. 2016;109:738-742.
- McIntyre N, Popper K. The critical attitude in medicine: The need for a new ethics. *BMJ*. 1983;287:1919-1923.
- McNeil DG Jr. H.I.V. treatment should start at diagnosis, U.S. health officials say. *NY Times*, May 27, 2015.
- Medical Professionalism Project. Medical professionalism in the new millennium: A physicians' charter. *Lancet*. 2002;359: 520-522.
- Miettinen OS, Caro JJ. Foundations of medical diagnosis: What actually are the parameters involved in Bayes' theorem? *Stat Med*. 1994;13:201-209.
- Miller CG, Miller DW Jr. On evidence, medical and legal. *J Am Physicians Surg*. 2005;10:70-75.
- Miller CG, Miller DW Jr. The real world failure of evidence-based medicine. *Int J Person Centered Med*. 2011; 1(2):295-300.
- Miller CG, Miller DW Jr. Medicine is not science. *Eur J Person Centered Healthcare*. 2014;2(2):144-153.
- Minarcik JR. Can the dead autopsy be exhumed? *J Am Physicians Surg* 2014;19:81.
- Myers MG. A proposed algorithm for diagnosing hypertension using automated office blood pressure measurement. *J Hypertens*. 2010;28:703-708.

- Myers MG, Kaczorowski J, Dawes M, Godwin M. Automated office blood pressure measurement in primary care. *Can Fam Physician*. 2014;60:127-132.
- Nashelsky MB, Lawrence CH. Accuracy of causes of death determination without forensic autopsy examination. *Am J Forensic Med Pathol*. 2003;24(4):313-319.
- National Institute of Allergy and Infectious Disease. National Institutes of Health. *Questions and Answers*. The START HIV Treatment Study; Jul 20, 2015.
- *Nature. Special: Challenges in irreproducible research*. Available at: http://www.nature. com/nature/focus/reproducibility/index.html. Accessed Sep 20, 2015.
- Neuburger M. *Handbuch der Geschichte der Medizin. Band 2: Die neuzeitliche Medizin*. Jena, Germany: Gustav Fischer Verlag; 1903.
- O'Flaherty N, Fenelon L. The stethoscope and healthcare-associated infection:A snake in the grass or innocent bystander? *J Hosp Infect*. 2015;91:1-7.
- Open Science Collaboration. Estimating the reproducibility of psychological science. *Science*. 2015;349:943.
- Orient JM. The Grand inquisitor and the role of the state in medical economics. *Perspect Biol Med*. 1981;25(1):20-38.
- Orient JM. Your Doctor Is Not In. New York: Crown; 1994.
- Orvell B. The next transformation in the delivery of health care. *N Engl J Med*. 1995;332:1099.
- Oxman AD, Chalmers I, Liberati A. A field guide to experts. *BMJ*. 2004;329:1460-1463.
- Paterson C. Problem setting and problem solving: The role of evidence-based medicine. *J R Soc Med*. 1997;90;304-306.
- Pickering TG. What will replace the mercury sphygmomanometer? *Blood Press Monit*. 2003;8:23-25.
- Poser CM. Swine influenza vaccination: Truth and consequences. *Arch Neurol*. 1985;42:1090-1092.
- Rabbenu M. The beginning. In: Rabbenu M, ed. *Five Books*. Mount Nebo: Sforim Books; 1200 bc. (Also known as Moses. Genesis 18:32.)
- Rappaport MB, Sprague HB. Physiologic and physical laws that govern auscultation, and their clinical application. *Am Heart J*. 1941;21:258-381.
- Ratzan SC. The plural of anecdote is not evidence. *J Health Commun*. 2002;7:169-170.
- Read L. *On That Day Began Lies*. Originally published by the Foundation for Economic Education, Irvington-on-Hudson, NY; 1949 (reprinted by Association of American Physicians and Surgeons, Tucson, AZ, 1994).
- Richter AL. *Geschichte des Medizinal-Wesens der Königlich-Preußischen Armee bis zur Gegenwart: ein Beitrag zur Armee und Kultur Geschichte Preußens*. Erlangen, Germany: Verlag von Ferdinand Enke; 1860.
- Robinson AB. *The Robinson Self-leaching Home School Curriculum. Version 2*. Cave Junction, OR: Oregon Institute of Science and Medicine; 1997.
- Sackett DL. A primer on the precision and accuracy of the clinical examination. *JAMA*. 1992;267:2638-2644.
- Sackett DL, Haynes RB, Guyatt GH, Tugwell P. *Clinical Epidemiology: A Basic Science for Clinical Medicine*. 2nd Ed. Boston, MA: Little, Brown; 1991.
- Sapira JD. Letter to the editor. *J Hum Stress*. 1975;1:28.
- Sapira JD. Semantics of general medicine. *South Med J*.

1980a;73:227-230.

- Sapira JD. Logical handling of clinical data. *South Med J.* 1980b;73:1437-1438.
- Sapira JD. And how big is the spleen? *South Med J.* 1981a; 74:53-59.
- Sapira JD. Quincke, de Musset, Durozicz and Hill: Some aortic regurgitations. *South Med J.* 1981b;74:459-467.
- Sapira JD. Words. *South Med J.* 1982;75:1108-1109.
- Schön DS. *The Reflective Practitioner: How Professionals Think in Action.* Arena, CA: Aldershot; 1995.
- Shekelle P. Overview of clinical practice guidelines. In: Aronson M, ed. *Upto-Date.* Berlin, Germany: Wolters Kluwer; 2017.
- Shepherd J, Cobbe SM, Ford I, et al. Prevention of coronary heart disease with pravastatin in men with hypercholesterolemia. *N Engl J Med.* 1995;333:1301-1307.
- Shojania KG, Burton EC. The vanishing nonforensic autopsy. *N Engl J Med.* 2008;358:873-875.
- Smith GCS, Pell JP. Parachute use to prevent death and major trauma related to gravitational challenge: Systematic review of randomised controlled trials. *BMJ.* 2003;327:1459-1461.
- Smith MA, Mathewson JJ, Ulert IA, et al. Contaminated stethoscopes revisited. *Arch Intern Med.* 1996;156:82-84.
- Spector B. A doctor's dilemma. *JAMA.* 1965;194:174-176. Reprinted in *JAMA* 2015;314:1524.
- Stelfox HT, Chua G, O'Rourke K, et al. Conflict of interest in the debate over calcium-channel antagonists. *N Engl J Med.* 1998;338:101-106.
- Stuebe AM. Level IV evidence—Adverse anecdote and clinical practice. *N Engl J Med.* 2011;365:8-9.
- Swartz MH. *Textbook of Physical Diagnosis: History and Examination.* Philadelphia, PA: WB Saunders; 2002.

- Tejerina E, Esteban A, Fernández-Segoviano P, et al. Clinical diagnoses and autopsy findings: Discrepancies in critically ill patients. *Crit Care Med.* 2012;40:843-846. doi:10.1097/CCM.0b013e318236f64f
- Terrell HP. Organization on high: Expanding use of physician examination scores. *J Am Physicians Surg.* 2009;14:13-16.
- Van der Wall EE. The stethoscope: Celebration or cremation after 200 years? *Neth Heart J.* 2016;24:303-305. Available at: https://www.ncbi.nlm.nih.gov/pmc/articles/PMC4840120/. Accessed Apr 11, 2017.
- Van Horn Melton J. Iron kingdom: The rise and downfall of Prussia, 1600-1947. *J Mod Hist.* 2008;80(3):704-706.
- Von Carrach JP. *Thesaurus Linguarum Latinae Ac Germanicae Scholastico-Literarius: Opera et cum Praefatione Isagogica.* Vol. 2. Trattnern; 1787:192.
- Warren P, Warren F. Window on the breast: 19th century English developments in pulmonary diagnosis. *Lancet.* 1997; 349:798-801.
- Watrous RL, Thompson WR, Ackerman SJ. The impact of computer-assisted auscultation on physician referrals of asymptomatic patients with heart murmurs. *Clin Cardiol.* 2008; 31:79-83.
- Weinstein MC, Fineberg HV. *Clinical Decision Analysis.* Philadelphia, PA:WB Saunders; 1980.
- Weissler AM. A perspective on standardizing the predictive power of noninvasive cardiovascular tests by likelihood ratio comparisons: 1. Mathematical principles. *Mayo Clin Proc.* 1999;74:1061-1071.
- Wood B. Bodies of evidence. *Nature.* 1998;395:234-235.
- Wurtz R, Weinstein R. Microbiologic contamination and cleaning personal medical equipment. *JAMA.* 1998;280:519-520.

2章 医療面接

人を癒すという技は，普通想像するようなものではなく，通常の精神さえ持っていれば，実はとてもシンプルで簡単に理解することができるということがわかってきた．私が思い浮かべるようなシンプルな方法で癒しの技をとらえるために，それを次のようなものだと言おう．自分自身のことを忘れた瞬間に，人は誰しも癒しを施す者となる．

ヘンリー・ミラー[訳注1]
『薔薇色の十字架 1　セクサス』第 14 章

訳注1) Henry Miller（1891〜1980 年），米国の小説家．

◇ 覚えておくべきポイント

- 患者は診察室のなかで最も重要な人物である．
- 医師-患者関係では境界線を設定しそれを維持すること．患者が意図せず，あるいは故意にその境界を越えようとする時には注意する．
- 他の聴き手が気づかなかったことを聞き出すためには，患者の信頼を勝ち取り，あなたが心から誠実に傾聴していることを患者に感じてもらえるようにして，開放型質問をすべきである．
- 理想的には，患者はあなたの質問を十分に理解し，完璧な記憶力をもち，いつも本当のことを話ししてくれ，話が脱線したり，引きずり込んだりはしないものだ．しかしこのような理想的な医療面接は現実社会ではありえない．だからこそ医療面接は，そのことを意識して，批評的に，先を見越しながら行わなければならない．
- 医療面接そのものは，意識状態の評価の一部でもある．患者に明らかな器質的脳疾患を認めたら（意識障害があれば），残りの診察をする前にフォーカスしてまずそこを評価すべきである．
- 薬物依存のスクリーニングするのを忘れないこと．特に患者が典型的なアルコール依存症にみえなかったとしても，アルコール依存がないかを注意する．

1　医師-患者関係における境界線（Therapeutic boundaries）

医師-患者関係の境界線とは，医師と患者の間で期待され，かつ適度に受け入れられる社会的な

らびに心理的な距離を意味する（Aravind et al., 2012）．この考え方は，医療倫理，医療の法律から派生したものであり，その目指すところは，適切な治療環境を提供し，患者と医師の双方を守ることにある（Gutheil and Gabbard, 1993）．この境界線の理論は，はじめは精神医学の文脈で議論されていた（Gutheil and Gabbard, 1993）．しかしこの原則は，どの医療の専門分野にも適応できるものである（Gabbard and Nadelson, 1995）．

この境界線は医師・患者のどちら側からもないがしろにされることがあり（Jain et al., 2012）．要するに重要なことは下記を考慮することである．それぞれの役割（医師はプロフェッショナルであり，「友達」ではない）；時間（緊急の場合を除いて，1 人の診療に割り当てられる時間は限られている），場所（診療所や病院），プロとしての礼節，医師が自分のことを明かすこと（必要最低限で），身体的接触（診断，治療に必要なことに限る），である（Gutheil and Gabbard, 1993）．

基本的に医療面接は，複雑な患者-医師[訳注2]間の相互関係においてはじめの一歩となる．その境界線を設定し，患者が意図せず，あるいは故意にその境界線を乗り越えようとするかどうかを観察するのは，医師にとって良い機会となる．医師はその境界線を決して越えてはならず，そして，患者がその境界を破ろうとするいかなる行為に対しても，即座に対処できるよう努力せねばならない（Jain et al., 2012）．

訳注2) 本項の見出しは「医師-患者関係」となっており表記にバラツキが生じるが，ここでは原書どおりに「患者-医師」と訳す．以下同様（原書どおり）．

2　医療面接の原則

1. 医療面接の部屋で最も重要な人物は，他ならぬ患者である．それは，誰であろうと，どのような部屋であろうと関係ない．
2. 患者が話してくれたいかなることも，秘密は厳守する．医療関係者は，公衆の場で患者のどんな情報も，この患者と関わりのない者に話してはならない（例えば，病院のエレベータの中で）．

以下のような標語は，かつてピッツバーグ大学 Falk クリニックの病歴管理部で掲げられたものであるが，これはすべての医療施設で掲示すべきである．

　　ここで見たこと，
　　ここで聞いたこと，
　　ここを去る時，
　　ここに置いていきなさい．

　現在，米国では第三者機関や公式的な監視機関は，患者の治療で得られた情報に強制的にアクセスし，監督することができる．これに関しては 4 章で述べる．本章では，医療面接者は第 3 者の法的機関の代理人としてではなく，あくまで患者の担当医として面接を行うことを前提とする．
3．一般的に，自分自身のことを語れといっても間違って伝えることが常であるし，病気の時ならなおさらだ．共感的な傾聴は極めて重要であるが，とはいえ鵜呑みにせず，語られた内容を懐疑的な姿勢で聴取することを否定しているわけではない．
4．医療面接は単なる情報収集のプロセスではない．治療における患者との関係性を構築し，患者教育を行うための手段にもなる．

　良質な医療面接には時間がかかる．レジデントが病院に残る時間を制限するという卒後臨床研修の改革は，必ずしも仕事量の減少を伴わず，業務上の負担は増加した可能性もある．もし医学生に時間的制約がないのであれば，病棟スタッフとしてでは得られない学習の機会を得ると同時に，患者から得た情報を医師に提供してくれるという医学生だからこその貢献ができるかもしれない．

3　医療面接のスタイル

1）患者の信頼を勝ち取ること

　フィラデルフィア総合病院の医学部 4 年生を相手に医学倫理などの非科学的分野について教鞭を執っていた私の父は，医師が信頼を得ることは，患者の幸福につながるだけでなく，成功するためにも極めて重要であると信じていた．信頼というものは，まさに患者との問診や身体診察などの行為を通して，初めて得られるものであると信じていたのだ．

　彼は，次のように考えていた．医師は患者を診察することに喜びを感じているように見えるべきである．患者の訴えには集中し，患者の気持ちに対しては共感と理解を示し，治癒できるという自信を持つべきである．仮にその治療がうまくいかなくても，励ましたり，生きていく希望を与えたり，自分の与えられた使命を自覚して，患者の治療に努めるべきである．そして，患者の訴えに進んで時間をかけて耳を傾けるべきである．

　父は，医療面接の時にどのように振る舞うべきかについて，他にも助言してくれた．彼によれば，話が無関係な問題に及んだ時には，会話を優しく上手に病気のほうに戻すべきであるとした．また，どんなに些細なこと，つまらないことであっても自分自身のことについては語るべきではないと戒めた（Schnabel, 1983）．

　時にある種の状況において，「無駄な世間話」のようにも見えることも，まったくもって関係のないものではなく，患者と「つながり」，「関わる」ための貴重な方法にもなることもある（Weinberg, 1995）．万年筆やパン作りについて共通した興味を持っているということが，患者の敵意を解除できたり，その人が本当に困っている問題につながったりするものだ，強固に護られた秘密を知るためのチャンネルを開くことができたりするかもしれない．慢性下痢症の患者が 25 分間すすり泣いたあとに「何も物を持つことができないんです！」と言うのと同じように，時間を気にして「有効利用」をしようとすることで，かえって重要なコミュニケーションの機会を逃してしまうこともある（Koven, 2016）．しかし，上手な世間話の仕方は，見た目よりずっと難しい．ある状況では，建設的に有用な境界線を越えることは，患者にその医師をより居心地のよいものと思わせることもあるが，患者のパーソナリティや文化的背景によっては，ある状況では有害なものになりうるのである．また医師–患者関係における境界線を侵害することにつながるのを許容するものでもない（上記参照）．

　医療面接の間には自分のことは一切忘れ，患者の病の物語だけ聴くことに没頭せよ．

2) 医療面接の過程

病歴とは，自分自身を含めた皆のために，患者の疾患 disease だけでなく病気 illness も[訳注3]理解できるように，医師が創り上げる「物語」である．医療面接は，個人と個人のやりとりであり，それを通して物語のもととなる素材が明らかにされる．この物語を紡ぎ出す過程は，言語的なものと非言語的な要素の両方を合わせ持っている．医師が患者を評価しているように，患者も医師のことを評価している．患者と医師は，何を話題にしたいか，何を話題にしないでおくかについて，互いに話し合う．時には，医師は患者が望むようなことを話し，求められた答えを正確に答える．時には，患者の側も何を聞く覚悟ができているかを医師に伝えてくれる．

訳注3）1章「定義」も参照．

これらすべての医療情報のやりとりは，患者が医師に数，色，日時，出来事などについて説明することであり，医師はその事実を記録することである．さらに両者は，多かれ少なかれ直感的に，両者の関係をずっと支配しつづけるお互いの印象を刻んでいるのである．

チェコの作家ミラン・クンデラによれば，男女の間に起きるほとんどのことは，お互いに知り合って最初の数週間にできた暗黙の了解で，すべて決まるのだという．同じように，患者と医師との関係も，医療面接の最初の10分間でほとんど決まってしまうと，私は言っておきたい．

医学部2年生の多くは，医療面接中に自分たちがあれこれと患者を詮索しているうちに，逆に自分がいろいろ調べられていることにすぐに気づく．時には，その結果生じる不安のため，何もできなくなってしまう．この新しく厳しい状況に置かれると，学生はすぐに，自分が無能でとても神経質になっていると思い込んだ言動に駆り立てられる．学生は，無能にみられることを恐れるあまりに，効果的な医療面接ができなくなってしまうのである．医療面接を普通にできるようになど，とてもなれないのではないかと，ひそかに心配する学生もいるかもしれない．しかし，これらの問題はすべて経験を積むことで解決できる．

ここで大事なのは，学生は無力感や力不足を感じた気持ちを忘れないでいることである．そうすることで，常に患者が感じている同じような気持ちを理解することができ，患者に対して共感的に接することができるだろう．

医学部2年生が最初に臨床現場に出る時に観察者として立ち会った経験から感じたことだが，彼らは上述したような不安を抱えているものの，実に医療面接をうまくやり遂げていたと私は思う．練習を積み重ねていれば，達成感を感じられるようになる．どんな不安でも，普通は学生が単にその状況に飛び込んで仕事を始めればおさまるものである．

電子カルテ（Electronic Health Record：EHR）について：電子カルテが使えることは急速にほぼ必須のものになってきた（Børg, 2017）．この本の読者の多くが，否応なしに，患者の医療面接をしながら電子カルテ端末への入力を同時に行わなければならない．可能な限り，患者に優しい面接環境を作るよう努力してほしい（Alkureishi et al., 2014；Kazmi, 2013）．

医学部4年生へ：今までに，たくさんの患者を見てきたわけだから，患者の前であがったりしないだろう．病院も慣れ親しんだ働く場となり，物ごとをうまくやっていく技術を身につけただろう．最初の2,3回の頃に患者に自己紹介した時はどのような気持ちであったか．あなたが振り返るのにおそらく今がよい時期かもしれない．新鮮で，不慣れな感じは，自信に置き換わっていっただろう．しかし，患者にとって病院は依然として不慣れで，おそらく恐ろしいところである．だから，あなたたちは，患者の不安や恐怖，不快な気持ちを，目下のところ聞き出したい情報と関係がなさそうだという理由で無視したりせずに，適切に対応しなければならない．あなたたちは自信を持つべきだが，あまりリラックスしすぎてもいけない．忘れてはいけないが，患者は自分に対するあなたの対応をじっと観察している．そうしながら，あなたを信頼できるのか，自分の家族や訪問者たちに，この病院やクリニックについてどのように話そうか，そして，あなたがすすめる手術に同意したり処方薬を服用するかどうかを，ある程度は心のなかで決めているのである．

医師は，清潔な服装と身だしなみを心がける必要がある．もし，手術着や白衣などの病院の制服を着ないのなら，衣服と靴は，専門職にふさわしい服装を選ぶべきで，決して海岸で日中過ごすような服を着てはいけない．稀には，ある種の感情

転移を起きやすくするためにカジュアルな服を着てもいい場面がある．しかし，高齢患者の多くは，カジュアルな服装に抵抗を覚える場合が多いので，その都度確認するとよいだろう（あくまで，それは聴き手が本当に最適な服装を確認したい時や，専門職風に装いたい時の話であるが）．

医師が患者のことを評価しているのと同じように，患者も医師のことを評価していることを決して忘れないこと．

3）医療面接を始める前に

まず，最初に自己紹介をして，患者と握手をする．握手することで，患者をリラックスさせることができるし，患者に対する友好と敬意を表すことになる．

握手をしただけで診断できる疾患については，24章で述べる（もし患者に関節リウマチやそれ以外の手に痛みをきたすような徴候がある時には，堅い握手で患者に痛みを与えないように！）．もし，他に誰かがいる時は，患者に「今日はどなたとご一緒ですか」と尋ねる．外来（あるいはクリニック）の場合は，患者の同行者の名前と連絡先を記録しておくことが大切である．病院の場合は，自己紹介した後にスマートフォン，ラジオ，テレビなど，気を散らすようなものの電源をすべて切ったほうが賢明だろう．

もし患者の友人や親族が一緒なら，彼らに席を外してほしいと丁重にお願いすることと，どれくらい部屋の外で待ってもらえばいいのか予想される時間を伝えておくべきである．もし近親者が同伴していたら，患者の目の前で彼らに対して，「実質的な患者のケアについて患者本人がいないところでは一切話し合わないこと，そして近親者が疑問に思ったことはどんなことでも患者に聞くべきである」と伝えておく．そして，近親者の皆が部屋を出ていったら，ドアとカーテンを閉める．

次に，患者にとって居心地がよいかどうかを確かめること．場合によって枕を高くしてあげたり，1杯の水を持ってきたりすることが必要になることもある．私は，かつてスープやシリアルを患者に食べさせることで知られていたが，このことはある指導スタッフにとても面白がられた．そんなことは看護師や，その他の教授より下の人がすることだろうと，彼は考えていたからである．

実は，このような行為を通してこそ，患者からの信頼を勝ち取ることができるし，あなたがどれだけ患者のことを考えているかということを患者にわかってもらうことができる．その結果，他の医師が知りえなかったことを，患者はあなただけに話してくれるであろう．

時に，患者の家族が診察室から出たがらないことがある．それはどうしてなのかを知ることが診療に役立つ．場合によっては，聴き手は彼らがそこにいることを認めるように考え直さないといけない．特に，患者本人が何らかの理由で自分のことについて説明できない場合は，少なくとも，診察の一部分だけでも同席を認めるべきである．外来患者の家族は，治療のことについてとても関心を持つ場合が多い．彼らは，もの忘れ傾向にある患者の助けとなり一緒に診察に協力してくれるだろう．このような場合は，最後に治療に関する説明をする時に，再び呼び戻すと説明してあげれば，患者の家族は快く出てくれるだろう（この旨を老眼の方でも見やすい大きな字で，わかりやすく書いたほうがいいかもしれない）．普通，患者は自分の家族の同席をあまり望まないものである．とはいっても，家族が実際に席を外すまで患者がそう望んでいるかどうかは判断できないかもしれない．**診察室で最も重要な人物は，患者であることを忘れてはいけない**．

患者への個人的な問診の時には，親族には席を外してもらうべきであるように，われわれは親族が患者の診断医になろうとする動きをやんわりと牽制すべきである．多くの患者は，頼りとする誰かに大きく依存していて，医師の思考に基づいた提案が親族による正反対の意見によって無視されてしまうのだ．したがって，診察の早い段階に親族の意見に従うべきではない．この態度は平等主義者の年代には，いささか権威主義のようにみえるかもしれないが，一方で責務を理解することを教わるべき学生は，同時に他方では権威をつかむ機会も与えられるべきである．

このアドバイスは，親族と対立させようとしているわけではない．熟練の医師は，権威をさりげなく，優しくそっと無意識のうちに行使する．親族たちに退室を求める時には，彼らににっこり微笑みながら頼めば，普通は抵抗しないだろう．

患者がいない時に，患者の家族がどうしても話したいと（しばしば電話で）連絡してくることがあ

る．その理由は，例えば患者の飲酒量など，患者があなたに話さないだろうと，その家族が考える情報をこっそり打ち明けるためである．これは極めて役に立つ情報となりうる．そしてそれは，他のどんな方法でも得られない情報かもしれない（同じ家族の人間でも，もし患者本人と同席ならば，飲酒について否定していたかもしれない）．ただ，これらの情報は，何も疑わずに鵜呑みにすべきではない．というのも，それが実はあなたから患者の情報を得るための策略かもしれないのだ．

外来患者の診療ではそれぞれの状況で異なり，場合によっては医師は患者の家族や周りの重要な人物に対して患者とはむしろ違った扱いをすることを好むかもしれない（下記参照）．そしてこの話は患者が成人である場合にのみ適用されて，多くの場合小児の患者は親と連れられて受診することが多いためである．もし思春期の患者であったり，性的な問題を含む場合，事態はよりいっそう複雑になりうる．詳細な取り扱いについては本書の範囲を超える．

患者以外の誰かが，薬物中毒の患者で病歴情報を得るのに手助けになりうるかを示す１つの方法に**空箱試験**がある（図2-1）．患者の親族や，あるいは患者を発見した誰でもよいから，空き箱を渡して，患者が発見されたところ，屑入れの中とか床の上とかベッドの枕脇に置くサイドテーブルの下などから，同じような空き箱や，一部中身が残っている容器をすべて集めるようにと頼む．ときに，患者家族がその患者の薬剤についての電子アカウントへのアクセスが認められていることがある．特に高齢者や社会的弱者の場合にはこれはごく一般的である．この場合，患者が直近でどのような薬を薬局からもらったかについて，情報提供が可能である．「空箱試験」や薬剤情報を入手することは，中毒のケースで役立つだけでなく，患者が複数の医療機関から薬をもらっている場合に，予期せぬ「ポリファーマシー」が明らかになる時にも役立つ．

4）医療面接の進め方

まずは，患者の顔と同じ高さで向き合えるようにベッドの枕側に座る．もしくは，患者が不快に感じない程度になるべく近い位置に座る．ベッド

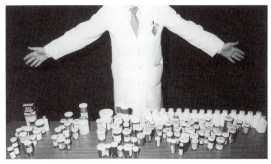

図 2-1　「空箱試験」．「普通ではない」意識障害を伴う患者が搬送されたため，「空箱試験」が指示された．当初，薬は何も発見されず検査結果は「陰性」と報告された．実際には，患者の家族の１人に空箱を持たせて家に帰したところ，今度はその家族が薬物中毒となって，タマネギを３つ持って戻ってきた！　このため翌日，家族でまともな人にもう一度同じ指示を出したところ，患者の個室から発見されたのは上の写真のような薬の数々であった．後に患者の血中から同定された向精神薬はベンゾジアゼピンで，これを入手するために複写された処方箋が６枚発見された．写真の前列に示してある．驚くにはあたらないが，薬のうちの多くは，胃腸薬だった．

の高さを上げるのもよい．そうすると，一連の身体診察をスムーズに行えるし，腰への負担も軽くできる．

患者のほうに体を傾けて視線を合わせる．開放型質問を投げかけて，あなたの注意を引く内容を患者が語り出すまでアイコンタクトを保つこと．ベッドサイドの他の誰をも忘れること．あなたと患者しか世界にいないと思うべきである．

中断させないこと．誰にも患者との会話の中に割り込ませてはならない．実践するのは非常に難しいが，破られた時にはじめてこのことのありがたみがわかる．

古い教科書では，面接の間は患者に触れているように勧められている．面接の間，脈拍をとることは確かに有用だと思う．しかし注意点もあって，大部分の患者が（特に疾患が重症な場合には）よく知っている女性医師から触れられることは心地よいと感じる一方（Osmun et al., 2000），必ずしも医師から触れられることが良いように受けとられるとは限らない．昨今では，プライマリケア医は，特に男性の場合，処置で必要な場合以外に患者に触れることに対しては消極的になっている（Cocksedge et al., 2013）．その時の患者との出会い方（Clinical encounter）や状況に気をつけて，いつも医師-患者関係の境界に注意すること（上記参

照).

実例となる話：昔，イブン・シンナ[訳注4]Ibn Sina（西洋では Avicenna と呼ばれる）という1人のアラビア人医師がいた．この物語は，彼が国王の一人息子を診察した時のことである．この王子は，重症のうつ病になり引きこもってしまったため，医師にさえも何も言おうとしなかった．そこで，この賢明な医師は，王子の脈をとりながら，「王子が今考えておられるのは，宮殿の中の出来事ですか，それとも町の中ですか」と問いかけた．王子は何も言わず黙っていたが，医師は，「それとも町の中ですか」という言葉の後に，王子の脈拍が速くなったことに気づいた．

さらに，医師は「あなたが考えておられるのは，町を流れる川のこちら側のことですか，それとも向こう側でのことですか」と続けて問いかけた．また，王子は何も言わなかったが，「川の向こう側」と言った後に脈拍が速くなった．このようにして，賢明な医師は診察を続けて，町で見かけた1人の若い女性に王子が一目惚れして，心を奪われてしまったことを知った．王子は最後まで一言も話さなかったが，医師は，この女性の家の場所まで特定できたと言い伝えられている．

医師からの報告を聞いて，国王はこの女性を呼び寄せるために護衛を使いとしてやった．女性は王子の寝室まで連れられてきた．これを見るやいなや王子は，劇的に回復をみせたという．そして医師は，たっぷりとご褒美をもらったという．

訳注4) イブン Ibn とはアラビア語で息子 son の意味．イブン・シンナとは「シンナの子」という意味になる．

問題1：この昔話は実際の診療についてわれわれに何を教えてくれるか？（解答を読む前に，自分でも考えてみよう）．

解答：この話は，まず非言語的なコミュニケーションも含め，すべての生体反応が重要であることを教えてくれる．次に，患者の秘密を保持することは難しいこと，特に強力な第三者支払い機関が関わっている場合にはそうだということも，われわれは学びとることができる．また，われわれは第三者支払い機関が，時に褒美としての報酬を医師に与えることも学んだ．そしてもちろん，医療面接の間はずっと患者の話に傾聴すべきことを教えてくれた……そのことは，きっとあなたも解答として書いたことだろう．

5）開放型質問をせよ

医療面接を始めるのに最もよい方法は，開放型質問で始めることである．そのような質問をするスキルこそ，他のどんな要素よりも医師として成功するかどうかを決めている．

ここで2つの必要条件がある．まず，**あなたが何者なのかを，患者は知らねばならない**．あなたの紹介は，患者の担当医の1人がやってくれるかもしれない．

1.「Smith さん，この2人は以前申し上げた医学生です．本日の午後，2時間ほど一緒に過ごしたいですが，ご都合はいかがでしょうか」もしくは，

2.「Smith さん，こちらは医師の Blue 先生です．彼はわれわれの指導医で，少し前にあなたに紹介しますと，お伝えしていた方です」あるいは，自分で自己紹介してもらってもいいだろう．

3.「Smith さん，医学生の John です．そして，こちらは同級生の Black 君です」

4.「Smith さん，内分泌専門医の White です．あなたの糖尿病のことや血糖値について担当医の Green 先生に頼まれて参りました」

このような自己紹介が終わった後，患者が質問できるように少し間を置く．もし，質問があれば，答えればいいし，なければ医療面接を開始する．

2番目に医療面接が成功するための必要条件として，**あなたがこれから何をしようとしているのかを，患者は知らなければならない**．まったく初対面の患者では，私ならこう説明するだろう．「これからあなたの生活についてのお話を伺います．すごくたくさんの質問をするかもしれません．あなたの答えを聞いて，あなたにとって何が問題なのか，全体として考えます．そして，質問があらかた終わったら，診察させていただきます．お体の診察が終わった頃には，何が問題なのかが，はっきりしてくるかもしれません．その時に，その問題点を解決するためには，どんな検査やX線検査が必要なのかがわかるだろうと思います．これから始めようとすることについて，今の段階で何か聞きたいことがありますか」

上記の4つの会話に続けて，次の段階は，以下のような文章で行われるだろう．

1.「医学部2年生の John と Black です．私たちは，明日以降はあなたの診療に関わらないのです

が，スチューデント・ドクター(学生医師)として，本日の午後だけあなたのドクターを務めさせていただきます．始める前に，まず何かしておいたほうがよいことはありますか」

2.「こんにちは，Smith さん．私たちは，今朝の検討会であなたの病状について，話し合いました．そして，あなたに直接にお会いし，これまでの詳しいお話を伺うことが重要であると思いました．また，いくつかもう一度確認したいことがあるので，心臓の診察をさせていただきたいと思います」

3.「あなたの病歴について，もう少し詳しくお話を聞かせてください．その後，他の医師がしたように，私にも診察させていただきたいのです」

4.「あなたの血糖値がどうしてこんなに激しく上下したのか，Green 先生が少し不思議に思っています．できることなら，彼とあなたのお力になりたいと思っています」

　それぞれのフレーズを言うたびに少し間を置いて，それまでに話したことが理解されたかどうかを確認する．

　ようやくここで，たくさんの開放型質問を始めるための準備が整ったわけだ．これまでの4つの会話に続いて，例えばこんなふうに．

1.「今回，何で病院に来たのですか．よかったら教えていただけますか」

「ああ，甥の車だ」(この患者はこれまでに，数多くの医学部2年生の診察を受けている)

「いえ，そういうことではなくて，あなたを困らせているのは何ですか．症状は，何ですか」(二重疑問文．本章の後半参照)

「何が私を困らせているかって，そりゃあ，義理の母だね」

「いえ，私が聞きたかったのは，なぜあなたは病院に来たのかということです」

「いいか．俺は朝鮮戦争の退役軍人だ．そして，ここは退役軍人病院だ．だからだ，違うか」

「いいえ，いったいどうして病院に来たのですか．どんなふうに具合が悪いのですか」(これも二重疑問文)

「俺が具合悪い時には，いつもこんな感じだ」

「わかりました．では，最後に気分がよかったのはいつ頃ですか」(これは，すばらしい開放型質問)

2.「とにかく，自分の心臓の異変に関連している

のではと思った症状に，最初に気づいたのはいつだったのか，まず話していただけますか」

3.「体調にまったく問題がなかったのはいつまででしたか」

4.「自分の血糖値がいつもと違うと，最初に気づいたのは，いつでしたか」

　2番目と4番目の質問は，最初の評価としては開放型質問ではないことに注意．しかし，すでに事前に患者の詳細な病歴を他の医師から聞いている場合には，実質上は開放型質問になる．もっとわかりやすく説明するために，下のような「閉鎖型」質問の悪い例を見てみよう．

1.「医師からどこかに異常があると言われたのはいつですか」

2.「1月以前に，起座呼吸を自覚しましたか」

3.「今と同じ病気で以前，入院したことがありますか」

4.「あなたの血糖が高すぎると，Green 先生が初めて言ったのはいつですか」

新人へ：本章の内容は，じっくり考える読者には，型にはまって堅苦しく感じられるのかもしれない．最初に強迫的なほど，厳格かつ徹底的に学んだ学生たちこそが，後にすばらしい医療面接のスキルを身につけられるのだ．いらない余計なものは，後で削ればよい．一方，最初に小手先の医療面接のテクニックを用いると，後で個々の患者への対応の幅が狭くなってしまう傾向がある．

　この原則の価値について説明するために，私はよく学生たちに次のエピソードを好んで話す．

　これは，ある超多忙な医師の話である．彼はたくさんの家庭の面倒をみている開業医で，患者も増える一方であった．ある日の夜，いつものように遅くまで仕事をしていた．クリニックの看護師が，就業時間を1時間も超えて手伝ってくれた後のこと，その医師は，待合室にまだ誰か残っていないか看護師に訊いた．

　「Smith 夫人だけです」と彼女は言った．

　「そうか．じゃあ，あなたは帰っていいよ．後は，私1人でも彼女に着替えてもらって，診察台に上がってもらえるから．お疲れさまでした」と看護師に言った．

　医師は，自分の仕事を終わらせて，前の患者のカルテをしまい，待合室に向かった．そこには1組の男女が一緒に座っていた．

　「はい，どうぞ」．医師は，ドアを開けたままに

して言った．2人は診療室に入って，医師のデスクの正面にある2つの椅子に座った．

医師は，椅子に座り，「どこが具合悪いのでしょうか」と尋ねた．

「先生，実を言うと，ちょっとばかり恥ずかしいんですが」と男性は言って，性行為をする時に困るらしい皮膚の病変について説明を始めた．その後，男性はその病変がどのようにしてできたのか，彼が行ってきた極めて異常な行為について克明に説明してくれた．

「まあ，いいでしょう．ちょっと診察室に入っていただけませんか．服を脱いで，診察台に横になってください．診察に伺いますので」と医師は言った．

この男性が診療室を出てしまってから，彼女をこのような異常な状況に立ち会わせることになるとは夢にも思わなかったSmith夫人に向き合って，医師は尋ねた．「今のことは，全部本当ですか？」と．

「いいえ知りませんわ，先生」と女性はいった．「だってあの男に，これまで会ったことなどありませんもの」．

このエピソードが示しているのは，本書に書いてあるたくさんの診察のルールをもし守らなかった場合は，遅かれ早かれあなたは面倒なことに巻き込まれるだろう，ということだ．また，医師には専門分野で大きな権限が与えられているが，同じように医師には，他人の社会的行動も拘束する力が与えられているのだ．

この医療面接のスタイルの根底にある，患者を中心に置くという基本原則は，一見したところあまり関連がなさそうな場合でも役に立つ．例えば，患者の生検結果が，全身に転移したがんであると判明した時に，学生がどのようにすべきかを決断せねばならなくなった次の話について考えてみよ．

▶ **自己学習**

ある女性が，診断確定の検査のために入院した．彼女と彼女の夫のどちらもが，おそらく末期がんだと宣言されるだろうという共通認識を持っている．シチリア出身で家長主義を重んじる夫は，医師を自分の傍らに呼び「もし生検の結果が陽性だったら，この結果は私だけから本人に伝えるようにしてほしい」と医師に頼んだ．一方，女性は夫とは別に，「もし生検の結果が悪性だったら自分にも教えてほしい」と医師に頼んだ．

生検の結果は陽性だった．学生医師は希望どおりに，妻にまずその結果を伝えた．結果が自分を「通され」なかったことを知った時，患者の夫はこの医学生に激怒した．患者および彼女の夫の文化的伝統を考慮しなかったことで，この学生はレジデントから激しく非難された．

あなたならどうしただろうか．

▶ **討論**

患者のマネジメントにおいて，レジデントが患者の文化的要素に考慮したことに対しては褒められる一方で（医学部3年生に，そのような責任を負わせたことに対しては褒められなかったとしても），われわれは患者の希望に立ち返るべきである．明らかに，この状況において患者自身は，夫に完全に依存した関係のままでいたいとは願っていなかった．すなわち，妻は，（おそらく）文化的に決められている情報を伝える順番に，医師が従う必要はないと考えていたと思われる．言い換えると，彼女は誰よりも自分の文化的慣習を理解していた．しかしその診断は誰に最初に知らせてほしいかを，彼女は明確に表明したのである……そう彼女本人に最初にして欲しいと．

6）医療面接か職業尋問か

医療面接のスタイルを教育する時に，私は"13 Rue Madeleine"の最後のシーンを使ってきた，それは，第二次世界大戦の映画で，テレビの深夜番組で人気を博したものである．この映画ではジェームス・キャグニー扮する米国のスパイが，リチャード・コンテ扮する秘密警察のボスに尋問されていた．そういう面接（インタビュー）が尋問になるには，あるスタイルやリズムがある．コンテの声や態度は，優位な立場にある者が，従属的な立場の者に対して話しかける場合に象徴的なものである．さらに，優位な立場は，キャグニーの苦痛に明らかに無関心であることに象徴されていた．彼は敵意に満ちて，無慈悲で残酷であった．内科のレジデントや，悲しむべきことに一部の医学生たちの様子をたまたま立ち聞きした人の話を信用すると，映画以外で私がそんなインタビューのスタイルを聞いたことがあるのは病院の中だけ

である．こんなやり方は医師にとって適切ではない．繊細な内容を患者から聞き出す方法では断じてない．学生は，より望ましい態度をとるようにして，知らず知らずに患者に対して無愛想にならないように，常に心がけるべきである．

7）誘導尋問を避けること

医療面接は双方向性のやりとりである．患者は医師が望むように答えるものである．まずい問診のやり方をする医師は，自分が聞きたいことを患者に話すように強いることがある．例えば，次の話が示すように．

ある患者が，脳卒中を発症したにもかかわらず，3次ケア病院の神経内科部門ではなく，一般内科部門に紹介されてきた．紹介元の病院では，誰も彼の麻痺に関心がなく，胸痛ばかり気にしていた．実際，この患者に胸痛などなかったが，繰り返し何度も熱心に質問された結果，患者が言うには「みんなが，私には胸痛があるように説得したんだ」．しかし，この3次ケア病院の医師たちは，彼の麻痺にも注目してくれたので，ようやく患者は改めて胸痛が「ない」ことが許された．あなたは**患者**に話を聞いているのであって，決して患者のカルテや，前医に聞いているわけではないことを忘れてはならない．

8）言語の選択

常に，患者が理解しやすい言葉を使うこと．問診では決して医学専門用語を使うべきでない．これは，一見当たり前のように思えるが，あなたは医学用語を学び始めたばかりなので，面接の時につい口を滑らせしまうことを意識しておかなければならない．そして，患者はあなたの言ったことが理解できなくても，おそらくあなたに「わからない」とは言わないことも心しておく必要がある．決してそんな失敗はしないという自信があるなら，自分の医療面接を録音して後で聞いてみることだ．遅かれ早かれ，あなたも患者が理解できない言葉を使っているはずだ．医学において大半がそうであるように，問題に気づくことが解決に向かう必須の第一歩である．

一方，反対の極端にも走ろうとしないこと．例えば，独特のスラングを持つ薬物中毒者や囚人など，教養が高いとはいえない患者を診察する時，彼らの隠語を無理に使おうとすべきではない（本章の後半参照）．まず第1に，言葉は重要な自己防衛の機能を持っている．第2に，不自然な体位で手術をしようとはしないのと同じように，不自然な言葉をわざわざ使ってまで問診すべきではない．

もちろん，用語に対する誤解の問題は，別の方向にも向かうことがある．ある曖昧なスラングや難解な婉曲表現を，特にその疾患が社会的に重要な意味を持つ場合に，患者が使うことがある．例えば，英語で「悪い血」という表現は，もともと梅毒を示すものであったが，だんだん広い意味になり性感染症一般を指すようになった（時に「散髪 a hair cut」も同じような意味を持つ）．しかし，英語での「悪い血」は，「少ない血 low blood」と区別しなければいけない．「少ない血」には，貧血（血圧が正常の患者）や精神衰弱という意味を持っている．やっかいなことに，同じ国内でも地域が異なれば，同じ事柄でも異なる表現を用いることがある．リンパ節は，よく「瘤 knot」，「肺 lung」，「仁 kernels」や「隆起 risings」（「隆起」は，膿瘍の時にも用いられる）などと，幅広く表現されている．たとえ，1つの地域に限っても，表現は時間とともに変化することがある．例えば，私が最初医師としてレキシントン（ケンタッキー州）の病院で働き始めた頃，その2,3年前に誰かがまとめたスラングの用語集を見たことがある．これは新人レジデント向けに配布されたらしい．しかし，それらの半分は難解で，すでに忘れられており，多くは新しい表現に変わってしまっていた．

9）あなたにとって一番気にかかることは何ですか

問題点を紙や別の方法でリストアップして来院する患者もいる．患者は，病気のことから，起こった出来事のことから，症候群から，入院のことから，現在の症状から……云々と，それぞれを十分に語らぬままに，次々に話が飛ぶかもしれない．医療面接の未熟者は，すべての症状の次元を聞き出そうと（3章参照），正確な時系列でイベントを把握し，真に患者が何を言いたいのかを理解しようとするが，これはなかなか面倒なことである．この項目のタイトル（あなたにとって一番気

にかかることは何ですか)は，それに対する非常に有効な回答である．この質問をすることによって，自分にとって何が本当に心配なのかを患者にはっきりと気づかせることができる．ある患者においては，問題そのものが「入院チケット」を必要としているわけでないことを，明らかにすることもある．すなわち，あなたは，患者の生活が不快になっている原因について興味がある．たとえ患者は実際には病気になっているのでなかったとしても，なぜ患者は，「入院チケット」を必要としているのだろうか．多くの患者は，個人的な問題を「医学的な問題」として杓子定規に考えるのではなく，悩みをきちんと共有してくれるような医師と話したがっている．しかし実際には，そのようにしっかり患者の悩みを聞こうとすると，医師の時間を取られるばかりか，一部の病院においては多くの部門(精神科，心理カウンセラー，ソーシャルワーカー，苦情処理係)が，患者の要求を満たすことに振り回されてしまう．一方で，医師はそんなことに気づかず，診断とは関係ない検査をもっとオーダーしてしまう．本当に気がきく医師であれば，これらの懸念について知りたいだろう．しかしながら，一部の患者は，受付係が予約をとる必要があると判断する状況か，大きな施設では患者が杓子定規のガイドラインのアルゴリズムに適合した時にだけ，医師に受診できる．いったん，患者はあなたの診療所や病院を受診できたら，彼らは本当に不快に感じていることについて，それを持ち出してもとがめられないとわかれば，ありのままに話してくれるだろう．この項のタイトルになっている質問は，患者に何が問題なのか言い出してもらうのには有効である．一部の教授は，時間をこのように使うことに反対するかもしれない．しかし，診察室から追い出されようとしている時に，もう一度何かを言いたげにしていた患者の数を，教授たちが思い出してみれば，彼らは考え直して医療面接の時間の冒頭か，最初の15分はこの質問をするかもしれない〔本章の「臓器の独演会(オルガン・リサイタル)(「ところで，先生……」)」の項，71頁参照〕．われわれが患者に，厳密に主訴を持つことを要求しているからこそ，患者はわれわれ医師を満足させたいと考えることは，驚くに値しない．

　私は長年の間，多くの誤用を目にしてきたので，この質問(あなたにとって一番気にかかること

とは何ですか)を教えるのをやめた．その質問を，患者が話すことを促すためではなく，医師の興味のない話になった時に患者の話を遮るための文言として使われることもあった．さらに悪いことに，この質問は重要な診断を見逃したことをとがめられた時に，レジデントが次のような言い訳に使うかもしれないのだ．「えーと，私は患者さんに何が一番気にかかりますかと訊ねたんですが，そうすると，彼女がこのように言いました」と．

　よくあることだが，医学においても，最良な教育さえ本来の目的と違った使われ方をされることがある．したがって，賢明な医師は自分より賢い同僚を仲間として選ぶ．タルムード(ユダヤ教の経典)にも同様の教えがある，「学者になりたければ，まずは学者の友人を作りなさい」．

10) もっと話して！

　医療面接の最初の開放型質問のところで，患者は，重要な出来事の詳細を全部話す前に，普通は話すのをやめるだろう(3章参照)．患者は，以前に医療面接ではなく，取り調べを受けていたのかもしれない．あるいは，あまりに多くの悪い医師にかかったので，自分の話を聞くために，そんなに時間を割いてくれる誰かがいることに戸惑っているのかもしれない．あるいは，単に無口なだけかもしれない，単に特定のことを詳細に述べる重要性に気づいていないだけかもしれない．あなたは，患者に話し続けてもらいたい．では，どうすればよいか．

　単に患者に「もっと話を続けて下さい」と言えばよいのだ．この短い言葉を医療面接に混ぜることは，パン生地の中に酵母を入れることと似ている．「何について？」と聞き返す患者もいるだろう．それに対する返答は，「あなたがたった今話していたことについて」である．「それについて何が知りたいのですか」と尋ねる患者もいるだろう．あなた自身が，話している内容で特に興味を引く面がなければ，その返答は「それについて，あなたはどう思いますか」となろう．

　患者は，いったん医師が本当に自分に関心があるということに気づくと，「もっと話して！」という医師の要求に前向きに応えてくれるだろう．

　もちろん，続く医療面接で，もっと詳細を知りたい出来事や症状があるだろう．ここでもまた，

「もっと話して！」の手法が有効である．もし，あなたが医療面接のはじめに，効果的にこの言葉をすでに使ったのならば，その言葉は条件反射のように機能し始める．

学生は，医学教育者によって作られた「脳みそを使わないようなチェック・リスト decorticated checklists」に進む前に，開放型質問による医療面接をマスターすべきである．

4 面接の技術を評価して向上させる

医学が，真に人間性を持って実践される科学ならば（Eichna, 1980），その科学は必然的に測定可能であることを知っておくべきである．何かを測定するためには，イベントやデータを記録する方法を持たなければならない．もし新人が，不整脈について「はじめに基線が小さく揺れて，そして大きく揺れた後に止まる」と言葉で説明するだけでは，心電図技師が新人にその読み方を教えることは期待できない．しかし，もし，新人が心電図記録を持参したら，心電図技師はそれを測定し，診断し，教えることができるだろう．つまり，新人は意味のある方法で学ぶことができる．同じことは，医療面接にも当てはまる．つまり，再生して分析できる記録を使うことで最大限に学習できるのである．

ビデオ録画については後に述べる．当面は，音声記録について考えよう．というのも，今やどこでも手に入るし，邪魔にならないからだ．

1）記録すること

（もしまだなら）患者に自己紹介をし，録音機器のスイッチを入れ，あなたと患者の目に入らないところに置く．録音する前にマイクが正しく装着されていることを確認しておくこと．患者が，診察室の中で一番重要な人物であることを忘れないこと．医療面接から得られる内容の大部分は，患者その人から得られるのであって，面接する側からではない．

患者に，「あなたの言うことをすべて録音させていただきます．おっしゃることをすべて正確に理解するようにするためです」もしくは，同じような意味の言葉で伝えるべきである．もし，あなた

が記録を内容の正確性のためでなく（下記参照），テクニック向上のためだけで録音するならば，前述の言葉は厳密には正しくない．間違っても患者に内緒で録音すべきでないので，単に次のように言えばよい．「あなたが話すことを記録したいのです」「私たちの会話を記録したいです」「後から見直すために会話を記録させて下さい」．

医療面接を記録することに対して，許可をもらうためにどのように説明するにせよ，秘密が守られることを患者に保証するのを忘れないこと．「私はこの記録を，誰にも聞かれないよう，イヤホンをして1人で聞き直します」「患者さんとどのように話すかを私に指導してくれる上級医と，私たちの会話を復習したいと思います」とか「私以外の誰も，この記録を聞く人はいません」などと患者に説明すればよい．記録は完全に消去され，患者が知っている人が聞く心配はないことを付け加えることも忘れないこと．

言うまでもなく，患者の秘密を漏らさないという約束は，必ず守らなければならない．患者に約束したように，自分1人もしくは，関係者だけで聞くべきだ．もし，部屋を医療関係者ではない人とシェアしている場合は，イヤホンを使うべきである．もちろん，録音を消去したり，デジタルファイルを削除すると患者に約束したのなら，そのとおりにする．機械に精通した人なら，デジタル記録されたファイルは，削除したとしても簡単には消えることはないと知っている．これが，古くなったアナログのカセットテープを安易に捨ててはいけない理由かもしれない．私は一度たりとも録音を断る患者に出会ったことがない．学生が，患者から医療面接の記録をとる許可をもらえなかった，といった状況では，常にそのこと自体も記録すべきでない．法的な責任について本当に心配するのなら，自己紹介の後に，「記録してもよいですか」「記録する許可をいただけませんか」と聞いてもよい．自分自身の医療面接を聞き直すことが，怖くてできないと感じているとしたら，ほとんどの患者が間違いなく申し出を断りそうな訊き方で，あなたは患者に尋ねていることだろう．

何年も小グループの前で，医療面接を行ってきた経験からわかったことだが，記録しようがしまいが，聴き手が本当に自分に関心を持っていると患者が感じれば，患者はオープンに話すことにほとんど躊躇せず，まったく恥ずかしがらずに話し

てくれる.

もちろん,患者は医療面接がとても限定された専門的な状況で,決して社交的な状況ではないことを認識している.もし,あなたが専門家として振る舞い,専門家らしい態度で患者に接したならば,患者はあなたを専門家として扱い,公にしにくいことまで自分の体験を驚くほど正確に(精密に)話してくれるだろう.

2) 録音を聞き直す

医療面接を録音した後,自分自身の部屋で静かに聞き直すべきだ.現病歴の内容を再検討することができるだろう.それが主な目的であるが,私は本章のこの項目を,医療面接の項ではなく,病歴の項に置きたいと思う.記録を取ることの最も重要な目的は,患者とのやりとりにおけるあなたのスキルを上達させることである.

医学生に患者と医療面接をさせた研究によれば,経験豊富な医師の医療面接に関して,全体としての質に密接に関係しているのは,客観的に計測可能で異なる4つの指標であることがわかった.それらは,1)中断,2)医師が話す時間の割合,3)意味を含んだ沈黙,4)二重疑問文である.

それらの4つの基準を用いて,記録した医療面接を自己採点することができる.しかし,1つの医療面接の中でも,異なる場面では基準の組み合わせは異なる.したがって,完璧に科学的に評価しようとすれば,ある医療面接全体から異なる場面のサンプルをランダムに選ぶべきである.医療面接の異なった場面で使われる各々の基準に関してこれから述べるが,その主なバリエーションについても述べる.

▶ 基準1：中断

一般的に,1分間当たり1.5回以上中断すべきではない.このことは,医療面接の冒頭の部分や,症例記録の現病歴で扱う内容を患者が話している時に,特に重要である.患者が話している時に中断するたびに,点数として記録しておくべきである.

一時中断の例

患者：「……あの先生,私はその息切れが,いつも時間と関係があるのかしらと思って……」

医師：「最初に足首がむくんだのはいつだとおっしゃいましたっけ?」

目に余るひどい中断と,経験豊富な医師が行う際立たせるためのコメント shaping comment はまったく違うものである.際立たせるためのコメントは,患者がすでに話したことについて詳細に語ってもらうために,患者に医師がそこまで戻ってもらうためのものである.

際立たせるためのコメント shaping comment の例

患者：「……翌年の春,時計の針のように正確に,また喘息発作が出ました.それは,前回の発作とまったく同じで,咳と痰で始まりました.最初に起きた2度の発作と同じように,そのために真夜中に目が覚めてしまいました.もうそれは,前の年とまったく同じで,毎晩真夜中に起きてしまうくらいでした.本当に時計のようにきっかり午前1時になると咳と痰が出始めるのです」

医師：「痰にはじめて血が混じっていたのに気づいたのは,その春でしたか」

もし医師が途中で止めなかったら

米国で医師を受診した平均的な患者は,最初に話し始めてから医師に中断されるまで,たったの22秒しか与えられていない.医師たちは,もし患者に好きなだけ話をさせると,予約のスケジュールに遅れが生じるのを恐れているようである.スイスの3次医療機関で,もし患者が無制限に話す機会が与えられたら,いつまで話し続けるかを調べる研究が行われた.そこでは,参加した医師は積極的傾聴や,会話を円滑にする方法(頷き,繰り返し,「ふむ,ふむ」など会話を促すこと)の訓練を受けていた.また,もし患者が5分以上話した場合には,中断するように指示されていた.

患者が自発的に話し続けたのは,平均92秒(標準偏差105秒,中央値59秒)であった.約78%の患者は,最初の話を2分以内で終わらせた.5分以上話し続けたのは331人中7人だけであったが,そのすべての症例において,患者は重要な情報を与えてくれて,途中で中断すべきではなかったと医師たちは感じた(Langewitz et al., 2002).

▶ 基準2：医師が話す時間の割合

平均的には,医療面接の中で医師が話す割合は,10%以上50%未満であるべきである.若くて

健康で，システムレビューでもまったく異常がない人では，医師が45〜50％話していることも珍しくない．しかし，現病歴を聞く時には，医師が話す割合は10％程度までにすべきである．

この下限を10％にした理由は，それ以下にすると一部の医療面接では，医師はおしゃべりな患者の話をコントロールできなくなるからだ．確かに，非言語的な動作で言葉を引き出して素晴らしい病歴聴取ができる人なら，現病歴の内容を含む医療面接の大切な部分で患者に90％以上語らせることができる．しかし平均的には，医療面接に熟練した人でも，話す時間が面接の10％以下になる人はいない．

▶ 基準3：意味を含んだ沈黙

これは，医療面接のなかで学ぶのが最も難しい部分である．この技術は，自分が承知のうえで慎重に使わなければならない．医療面接に卓越した人は，この意味を含んだ沈黙を1回あたり4〜5秒，医療面接の間に，数回とるに違いない．

意味を含んだ沈黙とは，次のように定義される．すなわち，患者が質問への返答を概ね終了してから，医師側からのコメントや次の質問によって遮られないで考え続けられる沈黙の時間である．意味を含んだ沈黙は，それまで話し合っていた内容について，患者自身がより詳細に語り始めることによって破られる．そこでは通常，ずっと重要な内容が含まれる．

4〜5秒の中断は，そんなに長くはなさそうにみえるが，経験の浅い者にとっては居心地が悪いと感じるには十分な時間である．それは初心者では，患者に微笑みかけたり，前屈みになったり，手を動かしたり，眼鏡を外して動かしたりするなど，言外に「どうぞ続けて下さい」と匂わせる動作をし始めるのでわかる．経験豊富な医師は，受刑歴，性的な内容や，その他その患者にとってタブーとなることを聞く時には，20秒まで沈黙を保つことができる．意味を含んだ沈黙は，通常，上記のような患者から微妙な内容を聴き出す時間に用いられる．医師は，「患者の心地よいペースで傾聴しなければならない……ときには，沈黙は多くを語り，言葉よりもっと重要なこともある（Nigro, 2015a）」．

▶ 基準4：二重疑問文

質問は常に，1回に1つずつ訊ねること．このルールは当たり前のように見えるが，あなたはほぼ間違いなくこのルールを破ることがあるだろう．もし録音した自分の医療面接を注意深く聞き直してみれば，自分が1つ目の質問に対する返事を待たずに，2つ目の質問をしていることに，すぐに気づくはずだ．

例

質問者：「その咳をして血が混じっていたこの時期に——確か，造船所で働いていたことがあると言いましたね．これまでに，アスベストに曝露した経験はありませんか」もしくは，

質問者：「手術の後で，排便の頻度が変わりませんでしたか．色はどうでしたか．色に変化はありましたか」

録音とカルテの記録を比較した研究によると，最初の質問に対する答えは，カルテにはまったく記録されていなかった．患者は常に，2つ目の質問に答えるが，決して1つ目の質問には答えていなかった．さらに悪いことに，医師は，答えてもらえなかった最初の質問には決して戻らず，同じ質問を繰り返すこともなかった．

医師に省略されたその情報について訊ねると，必ずといってよいほど皆，がく然とする．なぜなら，彼は質問したことは覚えているが，患者の答えを思い出すことができないからである．それはもちろん当然である．患者は答えていないのだから．

▶ 別の評価基準

長く臨床をやってきたよい医師であれば誰でも，無意識のうちにたくさんの医療面接の基準を持っている．チューターになってくれる開業医に頼んで，録音したあなたの医療面接を聞き直してもらってもいいだろう．経験豊富な医師ならば，医療面接を行うにあたって，単にこれが正しく，これが間違ったやり方といった特定の考え方はしないものの，それでも即座にあなたの医療面接での技術的な誤りを指摘できるだろう．

3) 非言語的コミュニケーション

非言語的コミュニケーションに関して考慮すべきは次の3つの要素である。1)声のトーン，2)体の位置，3)表情。最後の2つは，ビデオ録画を使った教育が適している。

声のトーン

この要素が重要なのは明らかだが，一方で自分の声を録音したことがない人は，しばしば自分の声のトーンが自分の思っているものとどれだけ違うのか気づいていない。自分の医療面接の録音を初めて聞かせると，多くの学生は患者の声は認識できても，質問しているのが誰かわからないことがある！ 繰り返すが，学生の知性と感性を信じれば，単純にテープに録音するだけで，この問題は解決できるだろう。

体の位置

患者に対する聴き手の立ち位置は，医療面接の中身にまで大きく影響する。ベッドの横になった患者に対して，いつも立ったままで接する医師は，無意識のうちに患者が従属的な立場で，医師が権威的な立場になるようにしている。このような力関係の違いを，患者のためにどのように使えばよいかを知っている医師もいるが，誤った使い方をする医師もいる。後年，私はいつもベッドサイドで，患者の目線と合わせて座る時間を少しでも作るように努めてきた。私以外のチーム全員が立っているのに，私だけが椅子をベッドサイドに引き寄せて話す状況は，時としてチームの若い医師がしばしば誤解することがあった。しかし，そうすることできちんと視線を交わすことができるようになり，私が座ってじっくり話を聴くつもりであることを患者に伝えることができる。患者のほうも，実際にかけた時間がどうであれ，ベッドサイドに座る医師のほうが，立ったままでいる医師よりもずっと時間をかけてくれたと感じている。

医師の体の位置は，医療面接のある側面をコントロールするために意識的に使われることがある。逆に，あなたが気づかずに行った仕草が，逆効果になることがある。例えば，視線を外す，患者から自分の体を遠ざける，自分の腕時計に目をやる，部屋の隅のほうに目を向けるなどの行為

は，コミュニケーションを質的にも量的にも低下させる。逆に，もし無口な患者に話してもらおうとして，身振りを使った励ましは，次のようなものがある。1)あなたの視線が患者の視線と重なるように身体の位置を保つ，2)不快感を与えない程度に患者のほうに前屈みになる，3)患者が話すのをやめた時に患者に話を促すような動作とサインを上手に送るようにする，などである。最後の3)は，それに限るわけではないが，a)「どうぞお入り下さい」という手の動き，例えば，眼鏡を外してこれを使って「魚のように患者を引っかけるような」動きをする，その時に一緒に頭を動かしたり動かさなかったりする，b)微笑みながら「どうぞ続けて」としぐさで伝える，c)頷くこと，これは承認も意味する，d)ペンや鉛筆を患者のほうから自分のほうに向かってすばやく動かして，ぐるぐるかき回すような動きをする，などがある。

推奨する医療面接の練習方法

医療面接をビデオ録画せよ。その時，カメラは患者ではなくインタビューする側に向けたほうがよい。最初は，画像なしで音声だけで聞いてみる。次に音声なしで，画像だけで見てみる。最後に，画像を音声と一緒に再生してみること。デジタル記録，YouTubeの時代であることを考えると，患者はかつての音声記録よりも，ビデオ録画の容認については消極的になるかもしれない。彼らは単純に，過失や悪意によって，自分の話が世界中の人に観られてしまうことを嫌がるだろう。

音声だけを聞いている時，よくわからない沈黙があれば記録しておく。動画だけを見ている時，どのような身振りによるサインがあったかを分析してみる。何か，望ましくないと思うことがあっただろうか。画像と音声と一緒に再生した時，患者の言葉と医師の仕草に，関連性や矛盾を見つけただろうか。音声と画像を一緒に見た時，それぞれ単独では気づかない，その他の明らかな問題点を見つけることができただろうか。

顔の表情

患者に向かって難しい顔をすると，患者とのラポールは損なわれるだろう。微笑みかけることで，患者は話しやすくなる。すべてのセールスマンは同様のテクニックを使っている。

5 オートグノーシス

　オートグノーシス[訳注5]Autognosis とは，auto（自己の意味）と diagnosis（診断）を合成した造語である．オートグノーシスとは，患者自身の中にある感覚を，医療者側が認識することによって至る診断を指す．オートグノーシスは，精神医学の分野で精神分析者が患者に向ける情動的反応（逆転移）として正式に教えることができる概念であるが，それを応用するのは必ずしも精神科医に限らない．これは胸部 X 線の読影が，必ずしも放射線科医に任されないのと同じことである．オートグノーシスは，一部の特定の疾患には有用である（26 章参照）．あるうつ病の患者は，医療面接の終わりになると医師を抑うつ的な気分にさせることがある．同様に，躁患者のなかにはとても陽気で，医師を微笑ませたり，大笑いさせる患者がいる．明確に定義できないような精神科疾患の患者（もしくは，まったく精神科疾患がない患者）は，医師にある感情を呼び起こさせる．これは患者が自身の雇用主，従業員，同僚，両親，子ども，きょうだい，配偶者に呼び起こす感情と似たものである．

> 訳注5）Autognosis を「自己診断」と訳すと特別の用語ではなくニュアンスが異なる一般的な言葉になってしまう．下記の本でオートグノーシスと訳されていたので，ここでもそれを採用した．
> E. メスナー，他（編），新谷昌宏，他（訳）．『治療者はいかに自分自身を分析するか？　オートグノーシス』．金剛出版，1996
> Edward Messner, et al., Ed. "AUTOGNOSIS : How Psychiatrists Analyze Themselves", Year Book Medical Publishers, 1989

　患者に対するあなた自身の感情の反応を理解することは，Groopman が唱える「感情的エラー」から自分を守るのにも役に立つ．「感情的エラー」とは，望むべき結果を支持するデータ集めをすることである（Groopman, 2007）．例えば，特に気にかける患者での良性疾患の診断や，面倒をかける患者から早く離れたい時に発生する．

　繰り返すが，私が強調したいのは，医療面接とは双方向のやり取りだということである．そして医師は，自発的で，無料で，非侵襲的な診断の助けとして，自分自身の感情的な反応を活用できるようになるのである．

6 医療面接の締めくくりの質問

　医療面接の冒頭の開放型質問から，より具体的な内容を聴く閉鎖型質問（次章で述べる）に移りながら，あなたは頭の中で鑑別診断を考えているだろう．そして続いて，身体診察に移る．身体診察を終えた時，どんな検査をオーダーすべきか考えるだろう．私はその一連の流れの途中で少し立ち止まって，身体診察に進む直前に，次のように患者に問いかけることをすすめたい．「他に何か話しておきたいことはありませんか」．

　英国で訓練を受けた医師なら，診断に関連するようなことが，他にもっとないかを患者に考えさせるために，「Smith さん，あなたはご自分の悪いところは，どこだと思いますか」と訊ねて，患者がまだ話していない心配ごとがないかを確かめようとするだろう．しかし，これは本当の意味で上記の質問と同じではない．「他に何かありますか」という質問は，診断のみならず，予後，治療，不安，心配，恐怖や，（医師の視点から見て）ほんの些細なことも含まれている．些細なこととは，例えば，トイレ，面会時間，病院の駐車場などかもしれない．その質問は，必ずしも診断の質を高めるとは言えないが，医師-患者関係をより円滑なものにするのは間違いない．

　この質問をもって，開放型質問を使った医療面接は終了する．それはまた患者が次回に開放型質問による医療面接を受ける準備にもなる．

　精神分析と医療面接の違いの 1 つは，医療面接には終わりがなく，医師-患者関係がある限り続くものである〔フロイト Freud の Essay on the subject of psychoanalysis, terminable or interminable, 1937（Freud, 1937）参照〕．

　総合診察で 40 年の経験を持つ精神科医の Samuel Nigro 医師はその書物で，彼はどの医療面接においてもこんなふうに言ってから終わるという．「これで終わりになりますが，私たちは今回やるべきことはすべてやり切ったでしょうか？他に，次回まで待てないようなことはありますか？　今すぐ私にできることはありますか？」（S. Nigro, 私信, 2015）．

7　身体診察の心理力学的な終了

　このセクションは，診察の一連の流れから外れるものではなく，患者と医師のやりとりの最後に起こる医療面接の一部，あるいは一部となりうる部分である．もちろん，身体診察を行いながらでも，われわれが患者に話し続けている（問診を続けている）ことを，誰もが認識している．しかし，多くの人は，身体診察の終了が医療面接の終了でもあり，心理的にも重要な意味を持つことを理解していない．

　部屋を出ようとしている時に，時に患者は一番重要なことを言うものである．補助ツールとして，部屋を出る時にレコーダーを録音状態のままにしておくとよい．なぜなら，終わりの挨拶をした後では，医師は患者の言葉に不注意になりがちだからだ．身体診察の間中，音を記録しておくのは無駄なのでしたくないと思うかもしれないが，その場合は部屋を出る直前にレコーダーのスイッチを入れ直せばよい．そして録音の最後の部分を丁寧に聞いてみるとよいだろう．

　心理力学的な観点からは，医療面接の最も重要な局面は，医師と患者が別れる時に訪れる．これは，外来診療のほうがずっと観察しやすい．

　部屋を出ようとする時に，なぜ患者が心理的に重要なことを話すかについては，いくつか理由がある．その頃には，あなたは別のことに気をとられており，無防備だったり，その患者によく注意を払わなくなっている．その患者のカルテをしまい，今度は注意を向けるべき次の患者のカルテを取り出そうとしているだろう．その時患者の側にすれば，比較的安全な状況にある．患者は，もう仰向けやうつ伏せでもなく，従属的な位置にはなく，あなたに見下ろされているわけでもない．患者は言葉を投げかけ，あなたの反応を観察できる．患者があなたの顔つき，身ぶりや声のトーンが嫌ならば，すでにドアノブに手をかけているので，すぐに安全に部屋の外へ出ることが可能だ．まさにその時，患者は新しい症状について話すことがある〔本章の「臓器の独演会（オルガン・リサイタル）（「ところで，先生……」）」の項，71頁参照〕．

　そのような状況において何ができるであろうか．第1に，これまで述べてきたことが正しいことを納得するため，外来でレコーダーを使用する

こと．第2に，医学の他の分野と同様に，その状況を認識することが役に立つ．そのような状況になった時の対処法の1つは，患者のほうを向いて「それはぜひ，次の診察の時に話し合いましょう」と言うことである．もちろん，次回の診察の予定があり，かつそれを次回の医療面接の最初の話題とすることが前提である．

　患者の最後に残した言葉の微妙なニュアンスを理解することは，心理力学のトレーニングが必要であるが，ほとんどの内科研修プログラムで，そのようなトレーニングが用意されていないのは深刻な問題である．

　<u>指導医へ（回診で使える裏技）</u>：回診に参加している皆がベッドサイドから離れようとしている時に，患者に背を向けて手を洗い始めなさい（感染防御にうるさい人なら，いかなる理由にせよ，この行動は正しいと考えるだろう）．こうすることで，残りの皆が患者のベッドサイドから立ち去ろうとする時に，聞き耳を立てることができる．皆に向かって患者が最後に何と言うか注意して聞くこと．自分も患者の病室を出たら，患者が最後に言った言葉を覚えている人がいないか，皆に訊ねてみる．もし誰もいなければ，それが何であったか皆に思い出させて，そしてどうして覚えていない人がいるのか検討するのもよいだろう．患者のコメントにとても重要な意味があるなら，それを理解するのは，おそらく難しくないだろう．経験を積んだ指導医は，人間の行動や医師-患者関係について，自分で思っているよりずっと深く理解している．これらの洞察力を，若い仲間たちに分け与えるべきである．なぜならば，文明の目的の1つは，若い世代に難しくないやり方であらゆることを学ばせるようにすることだからだ．

8　開業医のために：診療所セッティングでの診察に関する注意点

　患者中心の診療所で活動している医師は，上記に述べた一部のアドバイス，特に，患者の配偶者，親戚やその他の特別な人たちに対する扱いについては賛成しない．患者が希望すれば，同伴者を医療面接だけでなく，所見や治療方法などについて説明する場合にも同席させるほうがよいと考える医師もいる．同伴者が話し合いに参加することは許されるし，また奨励される．患者の家族や

友人が快適に過ごせるように面談室を用意することは，その考え方に基づいている．患者と同伴者のやり取りを観察することは，非常に重要な判断材料になる．さらに，患者が信頼している人たちから協力を得ることは，治療を成功させるためには必須であろう．患者が1人の時であっても，医師と信頼を分かち合う機会を持つことも重要である．それは例えば，身体診察や治療の間，その他の理由で同伴者が待合室で待っているように言われた時などである．

たとえ患者が診察室に1人で入ってきたとしても，「どなたと一緒に来られたのですか」という質問から始めるのは役に立つ．例えば，意図的に同伴者の電話番号をカルテに記載することも，同伴者が治療におけるパートナーであると患者に認識させるのに役に立つ．「自宅ではどなたと一緒ですか」や「一番親しい人はどなたですか」という質問は，差し出がましくもなく，詮索的にならずに患者の社会的状況を理解するのに役立つ．

医師の診察を受けるすべての患者，特に専門家を受診する場合には，本章で述べる広範囲の診断は必ずしも適切ではない．自費診療の患者は，診断にかかった金額を払いたがらないかもしれない．患者は，単にデリケートなことを伝えることに億劫なのかもしれない．ある開業医は，医療面接の最初のほうで「あなたは，具体的にどんなことを私にしてほしいですか」と問いかけることがある．医師の技量の1つは，患者と医師双方の目的を達成するためにどのような情報を患者から聞き出せばよいか知っていることである．患者との関係を築こうとしている医師は，一度の診察ですべてのことが達成できるとも考えていない．このことは，「1つの診断，1つの治療」というパラダイムには無理があるという信条からくるものである．患者はしばしば，相互に絡み合った数多くの問題を抱えており，それらは試行錯誤やその都度推測を重ねていかなければ解決することができない．医師は，単に診断をプロブレムリスト（4章参照）に記載し，薬を処方したり，単に薬がなくなった時や用法用量の調節を目的とした次回の診察を予約するだけでは済まないのである．

また医師は，患者や家族がこっそり医師との会話を，スマートフォンを使って記録しているかもしれないということに注意すべきである（Rodriguez et al., 2015）．米国連邦法18USC§2511では，最低でも一方の同意なしに，プライベートの会話を記録することを禁止している——その一方というのがまさに記録している側なのかもしれないが．法規は州によって異なり，いくつかの州では双方の同意が必要になる（Association of American Physicians and Surgeons, 2017）．その患者が「ニセモノの患者」であるかもしれないということを忘れないこと（下記参照）．残念なことに，昨今では医師への不信感が広がっており，それが患者−医師間の良好な関係構築をより難しくしている．

9 健忘症や錯乱状態の患者に対する医療面接

1）認知機能障害[訳注6]（かつて器質性脳症候群[訳注7]と呼ばれたもの）を意識する

健忘症の最も多い原因は，脳機能不全症[訳注8]（認識不全症）であり，これは**器質性精神障害** organic mental disorder や**器質性脳症候群** organic brain syndrome とも呼ばれている．これらは，あまり適切な名称ではない（1章「Organic 器質的な」の定義参照）．しかしながら，その概念は特に救急の現場や，医師が患者の病状をまだ正確に描写できない状態で，今なお有用である．その病態は変性疾患，代謝性脳症，そして検査や治療を要する構造的，生理的な原因に伴うものである．また，精神科の診療，行動療法，精神科治療薬にはなじまない．そのため，私の見解では，脳機能不全症という用語以外，その病態について完全に満足させる用語はない．

訳注6） Neurocognitive Disorder.

訳注7） Organic Brain Syndrome.

訳注8） ここで cerebral insufficiency と書かれている内容は，脳血管障害を意味する cerebrovascular insufficiency（脳循環不全症）とは別と考えられる．したがって，以後はすべて脳機能不全症と訳した．

▶ 専門用語の歴史メモ

器質性精神障害または**器質性脳症候群**という用語は，精神科と神経内科どちらにも当てはまらないあいまいな領域を網羅的に表す用語として，米国精神医学会の「精神障害の分類と診断の手引 第3版」（DSM-Ⅲ）に含まれている．20世紀の半ばに精神科と神経内科が分裂したことで，精神的背

景や社会的圧力というよりは神経生理的変化に関連した行動変化を伴う患者グループが，孤立して無視されることになった(Strub and Black, 1981)．

器質性精神障害または器質性脳症候群という用語は，統合失調症などの重大な精神疾患が，生物学的基盤がないことを暗示しそうだからという理由で，第4版(DSM-Ⅳ)から削除された．以前のカテゴリー分類は，Alzheimer病などの認知機能障害や「一般身体疾患による精神障害」を含むその他の寄せ集めの区分に再分類された．

DSM-5では，認知の障害についての基準や用語が大きく変更された(Eramudugolla et al., 2017；Sachdev et al., 2014；Simpson, 2014)．DSM-Ⅳ-TR7ではせん妄，認知症，健忘症，その他の認知の障害，と名付けられていたものが，"神経認知障害群neurocognitive disorders"，あるいはNCDsと変更された．このグループ分類にはせん妄(下記参照)は含まれていない．NCDsとは，先天性あるいは早期の発達障害によらない認知機能の障害が，現時点で存在する状態である．DSM-5では，外傷性脳損傷(Traumatic Brain Injury；TBI)を，神経認知障害群に加えて，行動のあるいは情動的な症状が合併するNCDの一般的な原因として認めている(Wortzel and Arciniegas, 2014)．認知症の診断基準を満たさない認知障害のことを"mild NCDs(軽度認知障害)"と呼び，それに対して，診断確定した認知症は"major NCDs"としている．

こうした用語の変化は，これらの疾患に対する認識が広まったことや，政治的な思惑を反映している可能性がある．それは進歩といってよいかもしれないが，その一方で重要なことは，古い定義で索引付けられた過去の文献から疎遠にならないことである．「器質性脳症候群Organic Brain Syndrome」という言葉は，神経科医・精神科医以外の非専門医の間ではこれからも共通語として使用され続けるであろう．

▶ 器質性脳症候群の徴候

器質性脳症候群は，医療面接中に発言が矛盾する，詳細を思い出すのが困難になる，質問をはぐらかす，といった行動として現れる．患者は，開放型質問にうまく答えているように見えても，より具体的な質問に対してはうまく答えられなくなる．

歴史historyという言葉は，ギリシャ語のhistoria(質問の意)に由来しており，ヘロドトスによって書かれた現存する最古の歴史書のタイトルにもなっている．現実的な問題として，歴史家historianは，歴史を生きるのではなく，歴史を記録するのである(ヘロドトスが行ったように．10章と20章の引用参照)．もしわれわれが，「病歴が下手な人poor historian」の症例記録，と読んだ時には，これは病歴を記録した人のことを「聴診が下手な人」あるいは「眼底鏡を使うのが下手な人」と呼ぶのと同じようなことである．仮に「病歴が下手な人poor historian」が患者のことを指すのなら，それは患者が過去について，すなわち社会歴に属するような情報をうまく語れず，発言については信頼性がないという意味になってしまう．言い換えると，「医師こそが病歴を語る人」なのである．

The historian(病歴を聞く人，ここでは医師の意)が，彼の言葉によれば「病歴が下手な人poor historian」という意味で表現しようとしたのは，患者が何かを思い出せないということである．このような記憶障害は，生物学的出来事であり，発熱，頻脈と同じように，説明できるはずの出来事である．自分の病歴を患者が繰り返して同じように話すことができない，たいていの患者なら思い出せるだろうと(われわれが)考えるものの性状をその患者が思い出すことができない，といったことに気づくことは，評価の始まりであり，終わりではない．このようなことが観察されたら，患者は器質性脳症候群である可能性が示唆される．もし行動に一貫性がなく変動したり，混乱して集中力に欠き，作話をしたり，医師をイライラさせたりするならば，器質性脳症候群を疑うべきである．医師は健忘症が，実際に器質性脳症候群に起因するものかどうか判断しなければならない．そして，可逆的な問題で治療できるものがないか，その原因を突き止めなければならない．

したがって，これまで述べたような患者から話を聴いた時，あるいはわずかでも器質性脳症候群を疑った場合には，医療面接そのものを中断して，この問題について評価しなければならない．

注目すべきは，今述べようとしていた簡易認知機能検査は，実際には神経学的診察(26章参照)の一部だということである．しかし，神経学的診察の解説は，本書の終わりのほうまで記載されない(多くの他の教科書や教育コースでもそうであ

る）．内科や外科の入院患者のうち 10〜40％の患者は入院中のいずれかの時期に器質性脳症候群を発症するとされる．そのような患者は，とても混乱した受け答えをするので，患者が作話した無駄なデータを集めて時間を浪費しないようにするために，できるだけ早く意識状態のうち認知機能を評価することが重要である．したがってこれは，多くの症例において，医療面接のはじめのほうで行うべき身体診察の一部分である．

認知機能の低下はこちらからしっかりと探しに行かないと，見逃してしまう．患者の認知機能が低下しているのがわかっているケースの 42％でしか，医師が患者の臨床的な意思決定能力が欠如していることを認識できていなかった（Sessums et al., 2011）．こうした判断決定能力の欠如は認知機能障害に相関はしているが，はっきりと一致はしていない．このことについては 26 章で議論する．

2）せん妄：以前の急性器質性脳症候群

古典的な論文では，**脳機能不全症** cerebral insufficiency という用語は，**せん妄** delirium の同義語としてとらえられていた（Engel and Romano, 1959）．それにもかかわらず，せん妄という用語はいまだに誤って，興奮した患者や幻覚を起こしている患者や，なんと昏迷や昏睡状態にある患者について表す時にも使われている．誤解を避けるために，専門家以外は，「**せん妄** delirium」という用語の使用を避けるのが最もよいだろう．人によっては急性錯乱状態 acute confusional state を好むかもしれない．しかし，DSM-5 では，せん妄を特徴付ける 5 つの鍵となる症状を掲げた（American Psychiatric Association, 2013）：**(a)**注意障害がある（特定の方向に注意を向け，集中し，維持し，そしてまた注意の方向を変える，という能力の低下）．**(b)**注意障害が短期間に進行しており（数時間〜数日単位のことが多い），ベースラインの意識水準からの変化を示しており，日内変動がある．**(c)**その他にも認知の障害がある（記憶欠損，失見当識，言語，空間認識，知覚）．**(d)**障害が，その他の既存の，進行中，あるいは診断確定した（神経）認知障害で説明できず，昏睡のような著しい覚醒度低下の状況によっても生じないものである．**(e)**病的状態，薬物中毒（substantial intoxication），離脱症状，医薬品の副作用などが誘

因となった病歴，身体診察，臨床検査所見からの証拠があること．

中毒性精神病 toxic psychosis や**代謝性脳症** metabolic encephalopathy という用語は，実際，器質性脳症候群の一部分を表している．これらは同意語ではない．髄膜炎のような発熱疾患や毒物（今となっては稀だが臭化物など）による重症の脳機能不全症の患者は，中毒性と精神性の両方の側面を持ち合わせているので，中毒精神病と呼ばれる．「非中毒性」の患者（例えば外因性毒素によらない）では，低酸素や低血糖などのような大脳皮質の正常な機能を損うような環境に脳が曝されている．このため，これらは代謝性脳障害と呼ばれる．このような患者の脳波では，基礎波に特徴的なびまん性徐波化が見られ，代謝性脳症あるいは代謝性脳波障害として診断できるだろう．

もし急性期（例えば，低酸素状態）で気づかれず，治療が行われなければ，慢性化する可能性がある．といっても，慢性期の患者の多くは，急性症状をまったく示さなかったり（後述），不可逆なもの（例えば，Alzheimer 病など）だと誤認されたりしているが．

せん妄は深刻な病態であるが，急性期医療機関にやってきた高齢患者においては，非常に見逃されやすい．ベッドサイドで使われるいくつものツールが評価されている（Wong et al., 2010）．最も一般的である意識障害の評価法方法 Confusion Assessment Method（CAM）は，5 分以内で実施でき，陽性尤度比 19，陰性尤度比 0.19 とされている．DSM-Ⅲ に基づいており，主な特徴として，急性の発症と変動性の経過，注意散漫，支離滅裂な思考，意識状態の変化が含まれている．限られた研究結果ではあるが，MMSE はせん妄を発見するのにあまり役に立たないとされている（陽性尤度比 1.6，陰性尤度比 0.12）．CAM には著作権があるが，オンラインで利用可能であり，練習用マニュアルとともに公開されている（http://www.hospitalelderlifeprogram.org/delirium-instruments/confusion-assessment-method-long-cam/）．

3）認知症（以前の慢性器質性脳症候群 Chronic Organic Brain Syndrome）

慢性型の脳機能不全症は，慢性脳症候群，慢性器質性脳症候群，慢性器質性精神症候群や認知症

などさまざまな名前で呼ばれる．私は，最後の用語，**認知症** dementia を好む．しかしこの語は，認知症は不可逆性であるという考え方に毒されてきたと主張する人たちもいる．実際には，認知症のかなりの割合の症例が可逆的である．そのことは26章で詳しく述べる．DSM-5によると，認知症とは，1つ以上の認知領域（学習，記憶，言語，遂行機能，複雑性注意，知覚−運動機能，社会的認知など）において，それまでの水準からの有意な機能低下があり，自立した生活を営むのに支障が出ている状態と定義される（American Psychiatric Association, 2013）．

急性型，慢性型どちらのタイプも，以前にはあった機能が失われることを意味するのを忘れないこと．もし患者がそれまでに知的障害があれば，その患者の診察結果は認知症の患者と同じになるかもしれないが，この場合は認知症という用語は使わない．反対に可逆性急性脳症候群の患者を，もともと発達障害があると診断しないように慎重になるべきである．これまでの版で用いられていた「精神遅滞」という「古い」用語は，好まれなくなってしまった．繰り返しになるが，用語の変化は，過去の知識や智恵を今日の医師にとって手の届かないものにしているかもしれないということを，学生は知っておくべきである．

4) 器質性脳症候群の検査

繰り返すが，この検査は，意識状態の診察のうち認知機能検査の部分に相当し，一連の診察とは関係なく行われる．また，カルテの最初のページに「信頼性に要注意」と書かれた患者では，記録も順序どおりに記載されていないことがある．

失見当識の検査

失見当識の種類

見当識には時間，場所，人という3種類の項目がある．4つ目の項目として，周りに置かれている状況，を提唱する専門家もいる．これについて，私は役に立つとは思わない．ある状況では，医師が患者の自己防衛に関して，やや高度な判断を下す必要があることを伝えるのは難しいからだ．例えば，自分が入院していてどんな状況にあるのかを，患者が医師に説明できないと，患者が状況に対して失見当識であると判断されてしまう

かもしれない．一方で，それはただ単に前任の医師が患者に状況を説明していなかっただけだったり，病状がとても重篤で患者が自己防衛のため否定しているのかもしれない．もしくは患者が質問を理解していないためかもしれない．

失見当識は，一定の決まった経過で進行する．まず時間に対する失見当識で始まり，次に場所に対して，最後に人に対して見当識を失う．正しく診断され，適切に治療されれば，見当識は逆の順番で回復していく．まず患者は自分が誰なのか，次に自分がどこにいるかを思い出し（あるいは教えてもらい），そして，最後に時間に対する見当識が回復する．

患者が人に対して失見当識がある時，つまり自分が誰なのかわからないとか，自分の名前さえ医師に言えない時，昏睡状態とよく似ている．この症状を起こしうる疾患（例えば重症びまん性ループス脳炎や多発性ブドウ球菌性膿瘍など）は，たいてい他の所見も多く伴っており，診断が問題になることはない．アルバカーキ市のWilliam Summers医師は，人に対する失見当識とは，患者の近しい人に対するものを意味すべきであると教わったという．例えば，配偶者を，両親や見知らぬ人と間違える．これは，Alzheimer病においては，時間や場所に対する見当識を失ったずっと後になってから起こる．

もしある患者が道端で意識を失っている状態で発見され，病院で意識を取り戻したとすると，誰かが患者に教えてあげなければ，自分がどこにいて何日経っているのかを，彼に理解しろと期待するのは無理だと考える．すべての失見当識のある患者には，正確な場所と時間の情報をいったんは教えなければいけない．そして，そのことをカルテに記入しておくべきである．脳機能不全症からゆっくり回復しつつある患者は，断続的に失見当識を経験するかもしれない．

時間における見当識の調べ方

単に，今日は何日，次に何月か，最後に何年かと患者に訊ねて答えてもらうとよい．これは言うのは簡単だが，時に行うのは難しいことがある．しかし，これは身体診察の一部であるということを忘れないこと．患者から話を聴いている「だけ」なので，あるとても限定した部分だけを調べていることになる．したがって，重要な拡張期雑音を探す時のように緻密に調べなければならない．単

に，開放型の医療面接や，システムレビューの問診項目を聞いたり，世間話をしているのではない．非常に重要な身体診察の一部なのである．

学生は時に，その点について苦手に感じることがある．しかしその後，直腸検査でも同じように苦手に感じるのだ．学生は，おそらく治療で回復可能な脳症候群を見逃したら，その後どんなことが起こるか考えるべきである．患者の気分は損なわれなかったとしても，診断されずに治療も受けないままでいたら，結果として患者を「植物」状態として残りの人生を送らせてしまうかもしれない．そんなことは起こらないと思う人は，26章を熟読すべきである．

ある人たちは，この項目についてカルテに記載している時に，患者の顔をパッと見上げ，まるで彼らが，すなわち病歴をとっている側が正確な日時を知らないかのように，患者に日時を訊ねることがある．これはうまくいくこともあるが，要領のよい患者では，別のベッドにいる患者のほうを向いて，その人に聴くことがある．認知機能検査には，他にもいろいろな方法があるが，ここでは，私のやり方を披露しよう．「今からたくさんの質問をします．あなたが答えを知っているものもあれば，知らないものもあるかもしれません．わかるものにだけ答えてください」とこのように聞くのだ．認知症を持っているとはいえ，患者は口実を見抜くことができるかもしれないので，単刀直入に質問したほうがよい．

患者に誕生日しか聞かず，実際の生年月日と照合する人もいる．このやり方だと，少しの偽陽性と多くの偽陰性を生む．多少の偽陽性があっても，偽陰性のないスクリーニング検査こそ望ましいものなので，この方法は推奨できない．私は，熟練した指導医がずばりと，「もしかしたら，最近ちょっと記憶力に自信がなくなったんじゃないですか」と，患者にニコニコと笑顔を見せて，その問題について患者が話しやすくなるような声の調子で，訊ねるのを聞いたことがある．この方法は自信がない初心者には，実行するのが難しい．

私は，患者に見当識があると判断するためには，年，月，そして，正確な日付を言えることが必要だと考えている．最近は，私を含め多くの人が何月何日であるかについて注意を払っておらず，形の上では時間についても失見当識である．これは必ずしも，器質性脳障害を意味しないが，

スクリーニングはうまく行われていないため，さらなる検査を行わなければならない（下記参照）．強調すべき点は，スクリーニング検査は偽陽性があっても，偽陰性になってはいけないということである．したがって，患者は正確な年（たとえ年が入れ替わった元日でも），月（「クリスマスの月」ではなく．なぜなら，患者は玄関の飾り付けに気づいたかもしれないから），そして，日（曜日ではなく）を，1日たりとも間違えずに言えなければならない．

時間における失見当識の偽陽性

ただ単に日時に注意を払わない一般人と同様，正確な日時を気にしない患者もいる．まず，非常に重症な統合失調症の患者がこれにあたる．統合失調症の患者は時間に対してしばしば見当識が保たれている人が多いが，なかには失見当識になった患者や検査に協力できないほど精神的に不安定な患者もいる．非常に重症のうつ病の患者にも同様に，日時を答えることができない人がいるが，彼らが本当に失見当識であるのか，ただ単に協力できないだけなのかは，いつもはっきりさせることができるとは限らない．激しく興奮している躁病の患者は，脱線思考 tangentiality[注1]と，「話さなければ」という重圧のせいで質問に答えられないだろう．また，フロイト Freud が定義している解離性障害の患者も，質問に答えられないだろう．解離性障害というカテゴリーの中に，Ganser 症候群という疾患がある．これは，囚人やその他の施設に監禁された人によく見られるものである．原因は何であれ，Ganser 症候群の患者は常に間違ったことを答え，それゆえ失見当識であるかのように見える．一方で，彼らは「三本脚の腰かけには足が何本付いていますか」という質問に対しても「四本」と答える（それゆえ，彼らは未治療なら診断しやすい）．私は，直接的な質問に対して，失見当識のようにみえる仮病や，ヒステリーの転換性障害の患者を診察したこともある．最後に，知覚を喪失した患者も，時間に対して失見当識になるだろう．たとえその喪失の原因が，実験的であれ，政治的 political であれ，医原性（網膜

注1 脱線思考 tangentiality とは，話の主題から徐々に脱線して，2度ともとの主題に戻らないことを指す．迂遠 circumstantiality と区別すべきである．迂遠には，(1)ある主題を極めて詳細に論述する意味と，(2)ある主題に回りくどく論述し，最終的に紆余曲折しながらももとの主題に戻るという2つの意味合いを持っている．

手術後，失明して動けなくなっている患者や，明かりや時間やカレンダーの手がかりがない ICU に置かれている患者など）であってもである．これらすべての偽陽性は，有能な臨床医であれば容易に積極的に診断できるだろう．

時間における失見当識の偽陰性

自分が日時を思い出せるかどうかについて，担当医が非常に興味を持っていることに認知症の患者が気づくと，その患者は医師の望みに応えようとして，何かをしようとするかもしれない．例えば，時間見当識について何度も尋ねられた失見当識の患者は，医師の時計から日付を盗み見ることを学習したり，尋ねられた時に日付をちらっと見ることができるように，枕元に新聞や病院の献立表を置く患者もいる．

完全に見当識のあるとされていた患者が，私が検査した時に 3 日先の日付を言っていたことがある（多くの失見当識の患者は，過去の日付を言うものである）．以前この患者を検査した人たちに確認すると，彼らが言うには，患者はいつも正確に 3 日先の日付を答えていたため，患者は見当識があると（誤って）結論づけられ，日付を患者に教える必要はないとされていた．さらに調べてみると，患者は医師たちが日付に興味があることに気づいていたことがわかった．そのため患者は，毎日朝食のトレーから牛乳容器を抜き去り，自分のサイドテーブルに置いていた．時間の見当識について検査されるたびに，彼は牛乳パックに印字されている賞味期限の日付を読み上げていた．医学の世界ではしばしばそうだが，問題点を認識することが解決につながるのだ．

▍要約

もし患者が時間の見当識があるのなら，稀な偽陰性を疑うような理由がない限り，医療面接のその時点で，それ以上意識状態の認知機能を調べる検査はしない．しかし，検査がもし陽性だったら，見当識の有無を確信できるまで，私は残りの認知機能検査を行うだろう．

場所の見当識の検査

以下に述べる検査は，明らかに失見当識であり，自分が自宅や飛行機の中にいると考えている患者に有効である．しかし，スクリーニング検査としてはあまりよいものではない．医師が病院の名前を完璧に答えさせようとした場合には，多く

の偽陽性が起きてしまう．何人かの患者は，退役軍人病院ということを知っていても，その正式な名前を言えない．あるいは，病院がある都市の名前はわかるかもしれない．ある病院では，部分的には正しいといえるかもしれないが，退役軍人病院の場合には，それでは不十分な回答である．もし病院の名前が変わってしまっていたら，患者は以前の名前しか知らないかもしれない．さらに悪いことに，それらは偽陰性になる．ある脳機能不全症の患者は，それでも，病院の名前を知っている．したがって，私はこの質問をあまり使わないで，通常は計算力検査を行うことが多い．

▍計算力の検査

連続 7 引き計算を行う

伝統的な標準検査で，ある数から連続的に次々と 7 を引く計算を患者にさせる検査である．連続 7 引き計算（"serial 7's"）とも呼ばれている．1960 年頃以降に公立の小学校で教育を受けた人には，多少問題があるかもしれない（後述の「偽陽性」を参照）．伝統的には，100 から始められるもので，次のように行う．

医師：100 から 7 を引いてください．
患者：わかりました．
医師：始めてください．
患者：100 から 7 を引くということですか？
医師：はい．
患者：93 です．
医師：それから 7 を引くと？
患者：86 です．
医師：7 を引くと？
患者：79 です．
医師：7 を引くと？
患者：ええっと，……72 です．
医師：続けてください．それから 7 を引くと？
（最後の数を思い出すように患者の手助けをしてはならないことに注意．数を思い出す能力も検査の一部である）
患者：えっと，65……う～ん，58……，51……．

という具合である．

このようにできれば，患者は連続 7 引き計算ができたといえる．

第 2 次世界大戦中にカリフォルニアで，この検

査の妥当性を確認する研究が行われた．その結果，小学6年生は，間違いを訂正してやれば，2分間以内に100から最後まで引き算を続けることができた(Hayman, 1941)．このことから，毎日，連続7引き計算をさせ，かかった時間を測ることで，患者の経過をみるのに利用できることが示唆された．しかし，行う時は，毎回異なった数字で始めるのを忘れないこと．なぜなら，視力障害の人が，視力検査で文字を覚えてしまうと同じように，認知障害の患者も練習効果で正しい答えを覚えてしまうからである．例えば，2日目は102から始め，3日目は105から始める，というようにする．

教える際のコツ

もし患者が連続7引き計算を覚えているのではないかと疑ったら，次のように1日に2回，患者を検査せよ．1回目は異なった数字で始め，もう1回は前日までと同じ数字(たいていは100)で始める検査を行う．同じ方法で始め，間違った回数，検査を終えるまでにかかった時間を測る．もしあなたが一定の基準(間違いを修正しないこととか，「続けて，やってみて」と励ましたりしないこと)で行ったなら，患者が急速に回復しているのでない限り1日に2回の検査でも，違う結果が得られるだろう．

最近のやり方では，間違いは訂正しない．認知症の患者の一部にみられる保続(例えば93，90，83，80，73，70など)を観察するためである．しかし，多くの認知症の患者は保続を示さない．

大部分の正常な人は，連続7引き検査では最初の6回の引き算で間違いは起こさないか，起こしてもせいぜい1回くらいである．最初の6回で2つ間違う人は，はっきりとは断定できないが，ほとんど常に軽度の脳機能障害を意味する．しかし最初の6回のうち3回以上間違ったり，検査が継続できない場合には，器質性脳症候群を示す信頼できる徴候である．

間違いがひどくて，連続7引き計算を最後までできない患者もいる．初心者では，その患者に対して気まずい思いをするかもしれないが，そんな時には，患者がこの検査をうまくできなくても，にっこり笑顔を見せることでやり過ごすことができるだろう．例えばこのように，「たった今やった検査はうまくできなかったかもしれませんが，やろうとしたことを見せていただいたので，よくわ

かったことがあります．これで，もっとあなたのお力になれると思います．私はあなたの味方ですからね」と，話しかけるべきである．実際に，患者を安心させるようなことを患者に言ってもよい．例えば「この検査を最後まで完璧にこなせる人がいるなんて誰も思っていませんからね．あなたが，どれくらいまでできるのかを，見せてもらいたかったのです」といったふうに．

あなたがこの手の検査のどんなものも，人間としての患者の価値を量ることに何の重要性もないことを理解していれば，その説明によって，あなたが患者を受け入れていることが患者に伝わるだろう．それによって，またあなたの気も楽になるだろうし，その検査が最も有用な状況(すなわち，患者が失敗しそうな時)でも，その検査を行うことに心の重荷を感じないだろう．

偽陽性

例えば認知あるいは知的に不自由のある(これまで「精神遅滞」と呼ばれた)人や綿花畑の雑草刈り[訳注9]のために小学校2年で学校を退学しなければならなかった(十分な教育を受けることができなかった)人は，もともと連続7引き計算ができるようにはならなかっただろう．その検査は，できていた能力を失ったかどうかを調べるためのものであり，もともとなかったものは失いようがないので，そのような人たちにはこの検査は無効であり，社会歴からそのような人たちを見分けるべきである．検査をよりやさしいものにして，このような人たちに補おうとしてはいけない．例えば，連続3引き計算にするとか……というのは駄目である．というのも，その方法に対する正常の反応がわかっていないからである．連続5引き計算は，使えないというよりもっと最悪である．なぜなら，正しい回答と，保続による答え(95，90，85，80など)が同じに聞こえるからである．

訳注9) 原文 chop cotton 綿花畑に生えた雑草を刈り取ること．子どもが小遣い稼ぎのために行うことが多い．ここから貧しくて仕事をしなければならなかったことへの比喩か．

多くの米国の学校では，計算はすべて計算機を使って行う．そして，大部分の学生は決して「実際の計算」を学ばない．高校生の運動選手が脳振盪を起こした時のスクリーニング検査として連続7引き計算を行うのはすすめられない．なぜなら，怪我をしていない611人の運動選手のうち，この検査でちゃんと正解できたのが，たったの

52％に過ぎないからだ(Young et al., 1997). 用いられた基準(1分以内に7つ連続して正解, または11回のうち1回しか間違わないで終了する)は, 検証試験よりもずっと厳しいものであった(上記参照).「成績が普通よりよいとされる生徒」を対象に連続7引き計算をさせた, ある非公式の予備的な研究によると, 2分以内に3回までしか間違わずに計算を完了できたのは, 40歳以上の被験者では100％だったが, 25歳以下の被験者ではわずか70％しかなかったという(J. Orient and J. Stensrud, 個人的な観察, 1998).

偽陰性

適切に行われたら, この検査は偽陰性にならないはずだ.

▶ 記憶障害の検査

記憶を調べる検査は, いくつもある. 患者に6桁の数字を前から順に復唱させる方法や, 6桁の数字の最後の4つを逆向きに復唱させるやり方もある. 1つひとつの数字はゆっくりと, 1つにつき1秒くらいの速さで聴かせて, それらが1組の数字と思い違いさせないようにすべきである.

代わりの方法としては, 3つの単語を患者に予め話して覚えておくように言い, 診察の最後のほうで, それらを思い出せるかどうかをみるものである. また, 3つの数字を覚えさせて, 患者が大きな声でゆっくりと1から10まで数えた後に, これらの数字を思い出させるやり方がある.

1回も学校に行ったことがない患者は, 特別な問題を抱えているため, 彼ら専用の特殊な精神機能検査が用いられる. よい検査の1つに, 患者に1週間の曜日や, 1年の月の名称を逆向きに訊ねて言わせるという方法がある. 学校の教育レベルにかかわらず, 私の経験では, 器質性脳症候群でなければ, 患者はいつでもこれができる(上記で述べた高校の運動選手を対象とした研究では, 90％の被験者は1分以内に1年の月の名称を逆向きに答えることができた).

この時点で, 時間の失見当識がある患者が, 器質性脳症候群であるかどうか見分けられるはずである. もしこれでもまだ難しいようだったら, 急性もしくは慢性どちらでも, 以下に述べるような脳機能不全症の所見を考えたくなるだろう.

▶ 判断力や抽象的な能力の検査

判断力を調べるための質問の例としては,「宛先の住所は書いてあるが, 消印が押していない封筒を歩道で見つけたら, あなたはどうしますか」あるいは,「もしあなたが映画館にいた時に, 火事に気づいたらどうしますか」といったものがある.

概念化する能力の検査には, 例えば,「今日の1針, 明日の10針(転ばぬ先の杖)」や「転石苔を生ぜず」といったことわざの意味を説明させる方法がある. あるいは, 交互にリンゴとナシや, 1セント硬貨と10セント硬貨がどのように似ているかについて説明させる方法もある. または, グループのなかでどの項目が当てはまらないかを聞くことがある. 例えば, オレンジ, 5セント硬貨, バナナのなかから, 仲間外れのものはどれかと聞く.

これらの質問は, 検査者を調べるのにも向いている. 具体的な[訳注10]答え方の例として, 最後の質問で, 他の2つは丸いからという理由で「バナナ」が仲間外れとする人もいる. またこれと同様に, ことわざ「転石苔を生ぜず」を「転がっている石は決して緑にならないだろう」という通常と異なる具体的な(抽象的ではない)解釈をした患者について, その患者の認識力は正常と判断した検査者がいる.

訳注10) 概念から答えたのではなく.

▶ その他の検査

精神機能検査のうち, 認知面の評価法には, 構造化, 数値化されたものがたくさんある. これらのなかで, 私がすすめるのは, 内科的疾患の患者に用いるために開発されたJacobs検査(Jacobs et al., 1977)もしくは, これまで幅広く有効性が確認されてきたMini-Mental State Examination(MMSE)(Folstein et al., 1975)である. この検査に関しては, 年齢や教育レベルによって分類された点数分布が, 用意されている(Crum et al., 1993). それとともに, スコアと検査前確率に対する器質性脳症候群の検査後確率の表も示されている(Meiran et al., 1996). 他には, Montreal Cognitive Assessment(MoCA)という集団ベースの基準がある(Rossetti et al., 2011).

MMSEの30項目は, 教科書やポケットガイ

ド，インターネットサイトなどで広がって，今では多くのレジデントが暗記しており，この30年の間，事実上のスタンダードであった．MMSEは，時間や場所の見当識，記憶と計算能力，言語使用の項目を含んでいる．記憶の項目には，登録registration（3つの物の名前を復唱する），数分後にそれを思い出す能力，100から繰り返し7ずつ引いていく計算，一般的な5文字の言葉の逆唱，が含まれている．言語の項目には，検者が指し示すいくつかの物の名前を呼んでもらう："No ifs, ands, or buts（つべこべいうな）"のような慣用表現を復唱してもらう：簡単な3ステップの命令に従うように指示する，といったことが含まれている．これらを用いることで，患者がどのように言葉を発するかを知っていること，流暢に慣用表現を話せること，が推定できる．

MMSEは2000年に著者らが著作権の対策を施してから，徐々に姿を消しつつある．いくつもの言語に翻訳されたものを含むライセンス版は，Psychological Assessment Resources（www4.parinc.com）から購入できる（Newman and Feldman, 2011）．

後で比較する場合は実際のテストやスコアリング結果を見ることができないかもしれないので，単回のテストの点数を記録するよりも，患者の状態を口述して記載したほうがわかりやすいかもしれない．一方で，確立されたスクリーニングツールが，特定の状況においては不十分であるということがすでにわかっている（Nelson et al., 1986）．特にMMSEについては，患者のもつ文化や受けてきた教育に強く影響される点，そして前頭葉型認知症や，大うつ病あるいは統合失調症による認知機能障害のある患者では感度を欠くという点から，批判されてきた．こうした状況での診断のためには，Executive interview（EXIT），Qualitative evaluation of dementia（QED）といった他の測定法がより優れている可能性がある（Royall et al., 1993, 1995）．EXITについては26章で詳述する．

脳波は，実際には臨床検査ではあるが，有用なことがある．急性脳機能障害では，脳波は，発病前の記録と比べると，基礎波のびまん性徐波化が見られる．残念ながら，発病前の記録がなければ，ほとんど役に立たない．さらに，慢性認知症の患者のなかには，徐波を引き起こす異常細胞が死滅していくため，この診断的な所見もいずれ見られなくなる．

そして，検査者が利用できる心理テストも数多く存在する．Bender-Gestalt検査は，スコア化して評価できるため，優れた検査法である．以前は，私はかばんの中にBender-Gestalt検査の最後の1枚のカードを入れて持ち歩いていた．なぜなら，このカードに描かれた2つ重なった多面体を見せた患者が，後でそれを模写できないことは，認知症の診断に対して有効（つまり診断を裏付ける）だからだ（この検査は，感度も高い．見せられた図形を記憶に基づいて正確に複写できれば，認知症を否定するよい証拠になる）．認定心理学者certified psychologistsのなかにはこの検査に異議を唱える人もいるので，私はちゃんとした壁掛け訳注11)を持っていないこともあり，私の弁護士の助言に従ってこの検査をしないことにした．

訳注11) 心理学者の認定証を指す．

それ以外の検査としては，少なくとも1辺が1インチ（約2.5 cm）ある，交わった2つの5角形の図形を描いてみせて，それを患者に模写させるという方法がある．10個の角はすべて存在しなくてはならないし，少なくとも2つの図形の交わり方は同じでなければならない．しかし，図形の回転や直線の振れは無視するものとする（Folstein et al., 1975）．描いた図形は，将来比較するためにカルテにしっかり保存しておくべきである．それ以外に，数字や言語記憶に沿って行う視覚構成能力に関する検査で，経時的な比較に適した検査には，時計描画テスト（Clock Drawing Test, CDT）がある（26章参照）．

自己テスト

なぜできるだけ早く認知症の患者を診断することが望ましいのか，その理由を3つ挙げよ（章末の付録2-1）．

指導医へ：上記に示した検査のアプローチを教えるにあたって，大きな問題点の1つは，（すべての年齢層の）未熟な医師たちが，自分には診断能力があるという傲慢な考えを持っていることである．彼らはみんな，自分たちの患者に認知障害が現れたら特別な見当識検査をしなくても，自分は確実に見つけることができると思い込んでいる．残念なことに，彼らに忠告できる唯一確実な方法

は，「自分が見たところでは大丈夫そう」と彼らが判断した認知症の患者と直接医療面接をしてみせることしかない．こうやったとしても，最初はいつもうまくいくとは限らない．というのも，非論理的に頭が凝り固まっている人たちは，決まって「この患者がこんな状態になったのは，この24時間以内に違いない」と反論するだろう．私は，そのようなおそらく「見当識がある」ことにされていた患者との医療面接を録音した生の（演出なしの）テープを再生して聞かせようとしたことすらあった．その患者は，直接質問法では20年間にわたって失見当識だと診断された方である（26章参照）．しかし結果として後に知ったのは，その録音を聴いて笑った聴衆たちが，1〜2年後にも同じ間違いを犯していたということであった．米国人俳優のジョン・バリモア[訳注12]の「最後の演技」に対するベン・ヘクト[訳注13]の描写は，一般的に知られているような重症の認知症患者が，鋭敏だが無知な観察者をどのようにして欺くことができるかを示す，おそらく最もドラマチックな例である（Hecht, 1985）．

訳注12）John Barrymore（1882〜1942年），米国の俳優．
訳注13）Ben Hecht（1894〜1964年），米国の脚本家．

10 高齢患者に対するアプローチ

　高齢者について心にとどめておくべき最も重要な点は，79歳を超えた患者は自分の年齢をいまだに39歳相当だと考えているということである．認知症患者について述べているのではない．正常高齢者について述べているのである．経験上，これはおそらく控えめな表現とさえいえる．79歳男性が医療面接中に自分の年齢を59歳，39歳，19歳相当，あるいはそれら3つの年齢すべてに相当するとみなしていることもあるかもしれない．問題は医師が79歳患者のことを19歳相当であるとみなすのが難しい点である．そして，医師は多くの79歳患者と接した経験があるが，その患者にすれば最近79歳になったばかりであり，まさに初めて79歳になったわけである．したがって，患者にとっては新しい経験であり，うまくやっていくためには過去の経験に遡らなければならなくなる．それはあなたが医療上危機に直面した時，自分が若い時の重要な教育的経験を思い出さねば

ならないのと同じである．

指導医へ：医学生や若いレジデントに，年配の患者にしてもらうユニークな質問は次のようなものである．「Smithさん，あなたが今の私と同じくらい若い時，今のあなたの年齢時にはどんな人生になっていると思っていましたか」．若い医師には，患者への質問を明確にするのに必要な会話の後はどんな場合も30秒は沈黙を守るよう指導したほうがよい．

　この練習の主な目的は，共感を促進し，若い医師の教育を深めることである．例えば，実際の社会経済的立場がレジデントとは異なる患者をみて，レジデントは患者自身のあこがれや希望はレジデントが今大事にしているそれと同じであることを知り驚く．また，若者のなかには彼らが一家の大黒柱として面倒をみなければならない年老いた貧しい人たちから切り離された者もいる．つまり，年配の人たちが，基本的な道徳的過ちを犯したり，計画が不十分であったり，若い頃に野心がなかったために，現在の年老いた状態に至ったと若い人たちは考えるかもしれない．物ごとには違った側面もあることを学ぶことで，若い人たちは経験を共有し患者をより深く理解する礎を築くことができるであろう．

　50歳以上の患者は多くの場合，自分ががんにかかっていないかどうか，ひそかに心配しているものだ．最初の病歴聴取や身体診察中に，そのことを頭の片隅にでもとどめていたら，患者が何を恐れているかについて受容的な態度で耳を傾けることができるであろう．こういった信仰にも似た考えは，患者は何を恐れているのか直接的な（しかし誘導的ではない）質問をし，見つけだすことができる．そして患者を必要に応じて元気づけ，その後何が起こるか観察できるのだ（Sapira, 1972）．時折，とらえどころのない心配のように思えるといって患者を元気づければ，患者の真の恐怖について尋ねることができるであろう．すなわち，その心配というのははじめに思っていたほどにはとらえどころのないものではなくなっているのである．未熟な人間（君たち若い医師）が彼らの奥に秘めた考えを受け止めてくれたといって感動するであろう．また，このような簡単なテクニックを用いることで，患者は自身の知的能力と感性があなたに備わっていると考えるであろう．

　がんに関する，口には出さないけれども，この

ような理解可能などこにでもある心配は，**がん恐怖症**とは区別される．がん恐怖症は稀な精神疾患で，精神科医よりも内科医の外来でよくみられる．がん恐怖症は，自分はたちの悪いがんを持っている，または近い将来それを発症すると患者が強く思い込んでいる点が特徴である．さらに，この場合のがんは症状を出さず（そのため，大きくなる前に一所懸命探さなければならない），あるいは症状を出していたとしても，患者が考える事態の重大さを自分の担当医が認めてくれない点も特徴である．担当医は症状を患者が考えるほどには真剣には取り合わず，またがんがあるのに見つけられていないということから，ある意味，担当医のがんを探し出すテクニックに問題があることにもなる．自分たちのがんは出ては消え，消えては出てくると考えているような患者もいて，それゆえがんを探す努力は数年にも及ぶことがある．

11　話がコロコロ変わる患者

話がコロコロ変わる患者の場合，それには理由がいくつか考えられる．

1．病歴の医療面接者（医師）がよくない場合．医療面接者は患者を混乱させ，迷わせ，誤解しているかもしれない．

2．平凡な医療面接者（医師）が複数いる場合，患者と会話をするというよりも，面接者同士お互いに会話をすることに時間がかかるため．

3．患者が，いくら協力的であろうとしても，発達段階で障害がある（古い用語で「精神発達遅滞」）か，認知機能低下があるか，単純に記憶できない場合．

4．患者が必要以上に協力的な場合．病歴は治療を特定する情報を得るためにとっていることを患者は理解していないからである．患者は（特に国立，市立またはその他の行政機関病院では）こういった医療面接が自分が医療そのものを受けるかどうかを決定する目的で行われると考えているかもしれない．

5．患者は誰も理解できないような動機で自身の病歴を変えてしまう場合．こういったことはめったに起こらないことではあるが，除外診断である．

6．患者は単に注意散漫で，精一杯振り返ったり繰り返したりすることもなく，自分がどのように説明したかを思い出すことができない場合．

7．患者の知りえないことや話したくないことを思い出し話すよう医師が促している場合．

8．患者が影響を受けやすい場合（またはある種の圧力に屈しやすい場合）や，患者が医療面接者が聞きたがっていると思うことを話すような場合．

9．患者が言語を上手に話せない場合．

相反する回答の場合は信用できない．敵意ある弁護士は何度も何度も同じ質問をして，嘘をつき，そして自分がどんな嘘をついたか思い出すのが難しい証人を罠に陥れようとする．しかし，思い出してほしい．あなたたちは医療面接を行っているのであって，決して取り調べをしているのではない．つまり，真実を追求し患者を助けるのが目的であって，患者を罠にかけるのを目的としているのではないのである．

米国のテレビの医療ドラマである"House"において，悪名高い Dr. House がしばしば用いるセリフが「患者の嘘」という言葉である．より正直な見方をすれば，完璧な真実というものは最初の病歴では明らかにならないということだ．患者は，自分の医療記録が，自分たちに害を与えうる個人や団体によるデータを掘り起こしの対象となると自覚しているため，この事態はもっと深刻になる可能性がある．

法医学的記録：歴史的に，アングロアメリカンの法律では，特定の医師・患者の特権をクライアント・弁護士のそれと同様には認めていなかった．現在の法律でもこの歴史的考え方を踏襲している．弁護士とは対照的に，医師は法廷で裁かれうるし，医療記録は他のビジネス記録と同様に，法律的問題の発見対象となる．医療保険の積算と責任に関する法律（HIPPA）の個人の規則により，それが広範囲に及ぶ規則であるにもかかわらず，「権限を付与された」団体は「守られた健康情報」に実際にはアクセスできるようになっている．

12　あいまいな患者

1）一括化やその他の強制選択

患者のあいまいな症状の持続時間や頻度を決定

しようと試みる場合には，患者に両極端なものの
どちらかを選択してもらうことで正しい回答をひ
とまとめにし，そのひとくくりのサイズを小さく
することが役に立つであろう．例えば，患者が自
分の症状の持続期間をうまく言えない場合は，次
のような質問で始めてみるとよい．

医師：それは1日ぐらいですか，それとも1年ぐ
　　　らいですか．
患者：うーん，1年も続いてはいないですね……．
医師：それでは1日ぐらいですか，それとも1ヶ
　　　月ぐらいですか．
患者：うーん，1ヶ月以上は続いていますね……．
医師：それでは，クリスマスの頃は症状があった
　　　かどうか覚えていますか．
患者：先生がそう言ってくれたので，思い出しま
　　　した．クリスマスの時には確かに症状があり
　　　ました．

　このようにして，推定期間を1つまたは2つ程
度の時間単位(例えば，月単位や日単位)というあ
る一定の範囲に最終的に狭めることができる．こ
のような限られた情報でさえ，時として役に立つ
ことがある．
　患者はしばしば頻度を改めて計算するのが難し
いことがある．頻度が時間経過のなかである一定
様式で変わっていく症状の場合は特に難しい．そ
れゆえ，次のような質問がよいであろう．

医師：症状は1日に1回ぐらいですか，それとも
　　　1ヶ月に1回ぐらいですか．
患者：うーん，まったく何ともない時もあります
　　　が，いったん起こると1日に1回以上起こりま
　　　すね．
医師：いったん起こると，1日に2回ですか，そ
　　　れとも20回ですか(1日あたりの頻度に焦点を
　　　当てる)．
患者：いや，1日に20回ということはないですね．
医師：それでは1日に10回というのはどうです
　　　か．
患者：いや，1日に2〜3回ですし，大半の日は
　　　まったく症状はないですね．
医師：1週間平均で，何日くらい症状のない日が
　　　ありますか(ある一定の時間あたりで症状のな
　　　い期間に焦点を当てる)．

患者：うーん，この前の3月は何週間も症状なし
　　　で過ごせましたね．でも，最近になって少なく
　　　とも週に1回は症状が起こることに気づきまし
　　　た．

　ここで，医師は次のことを達成したことにな
る．
1. 有症状の時に1日あたりどれくらいの頻度か
を決定した．
2. 有症状の日がどれくらいの頻度かおおよそ概
算した．
3. 有症状の日が増えてきているということを明
らかにした．
　有症状頻度の最近の変化がいつから起こってい
るかを正確に決定するために，医師は次のような
質問を進めていくことになる．

医師：あなたは症状のある日が増えてきていると
　　　おっしゃいましたよね．いつから増えてきまし
　　　たか．
患者：正確にはわかりません．
医師：それでは，それは1週間前ですか1年前で
　　　すか．
患者：うーん，1年はたっていないですね．でも
　　　1週間以上は経過していますね．

　医療面接は同じような形式で続いていく．

▌2) 粘り強いこと

　なかにはこのような一括化やその他の強制選択
式の質問に対して敏感でなくはっきりしない患者
もいる．以下に例を示す．

医師：あなたの母親が亡くなった時，あなたがど
　　　う感じたか覚えていますか．
患者：……覚えていると思いますが……．
医師：それではその時どう感じたのですか．
患者：……わかりません．わからないと思います．

　このようながっかりするような回答に直面した
ら，質問のパターンを変えてみたくなる．このや
り方は専門家の間でも推奨されているが，私は賛
同しない．特定の情報やあらゆる情報を得ようと
して，医師はすぐさま7色の尺度のうちの1つか

ら別のもう1つへ移ろうとするが，それでは決して完璧なデータベースを得ることはできない．辛抱強く患者に質問に対する回答のチャンスを少なくとも3回は与えたほうがよい．それでも無理なら，患者が答えにくいと感じている質問から別の話題に変えればよい．

医師：……その時どう感じたかについて話すのが難しいことはわかりました．それではどうして難しいと感じるのでしょうか．
患者：えーと，うーん……．実際どれだけ母のことを好きだったか最近になってようやくわかるようになり始めたのです．

　このような意味のある回答を得ることはそれほどよくあることではないけれども，別の尺度や別の質問に移るだけで，患者に回答する十分な機会を提供しなければ，決して意味のある回答を得ることはないであろう．

13 薬物やある特定の行動に浸っているであろう患者

　乱用があるかどうかは診断や治療をどう考えるかについて大きく影響を与える．特に救急診察室では，強く疑うことが重要である．アルコールや薬物救急に来る外傷患者の多くに関与している．医療面接のなかで乱用について早く知る必要があり，見当識の評価のように，この情報も離脱症状の潜在的なリスクと同様，患者の信憑性をはかるうえで関係あるからである．

1）アルコール依存症のスクリーニング

　スクリーニング用のテストがたくさん開発されてきたが，そのなかでもアルコール依存症で最も簡便なのはCAGEテストである（NIAAA, 2002）．次のような質問を患者にするとよい．(a)酒量を減らしたほうがよいと感じたことはあるか（Cut），(b)他の人に自分の飲酒を非難され悩んだことはあるか（Annoy），(c)自分の飲酒に罪の意識はあるか（Guilty），(d)精神状態を維持する，または二日酔いを除くために朝一番に飲酒するか（Eye-opener）．
　もし患者が3つまたは4つあてはまると答えた

ら，このテストは陽性ということになる（Sackett, 1992）．
　CAGEテストはアルコール依存症患者の10人中9人は同定できるとされている．一方，γGTPは最もよい検査とされているが，1日に16杯かそれ以上飲酒する人や別の方法でアルコール依存症と同定された人の1/3しか検出できない（Ewing, 1984）．CAGEテストは簡便でよく検証されているにもかかわらず，十分に活用されていない．アルコール依存症はかなり過少診断されており，特に「典型的なアルコール依存症患者」のように見えない患者の場合は特にそうである．患者が否定するのはよくあることであり，それはおそらく質問がいらつかせているものと(b)によるのだろうことは知っておいてよい．米国で一般病院に入院する25～40%の患者は何らかの乱用に関係しており，強く疑う必要があることがわかる（O'Brien, 2008）．
　CAGEテストは，アルコール乱用や依存の有効なスクリーニング道具であるが，重度の飲酒を見つけるのには感度が低く，現在の問題なのか過去の問題なのかを区別することはできない．AUDITという10項目からなる質問票が開発されているが，より使いづらい面がある．簡略化したAUDIT-C質問票の3番目の質問は全体の医療面接において重度の飲酒を見つけるのに役立つかもしれない．その質問はこうである．「昨年1年間で一度に6杯かそれ以上のアルコールを飲酒したことがありますか」．どんな場合でもそういうことがあればその可能性が出てくる．性別での補正が提示されている．それは男性の場合はいかなる場合においても5杯かそれ以上飲酒した場合はアルコール関連症状と結びつけるが，女性の場合はその数字が4杯かそれ以上となるためである（Bush et al., 1998）（26章のMASTも参照）．全AUDITテストはAUDIT-Cテストよりも優れているというエビデンスが示唆されているが，確定的ではない（Kriston et al., 2008）．

▶ 自己テスト

　CAGEテストの感度と特異度はそれぞれ51%，99.8%である．アルコール依存症の有病率が23%の人口のなかで，陽性適中率と陰性適中率はそれぞれいくつになるか．アルコール

依存症の有病率が50％の人口の場合はどうなるか，それぞれ答えよ（解答は章末の**付録2-2**にある）．

2）オピオイド依存か乱用か

医師は薬物乱用と慢性疼痛による薬物依存を区別しなければならない．つまり，「薬を追い求める行動」と「症状緩和を求める行動」とでも呼ぶべきものを区別しなければならない．この区別は必ずしも容易なものではなく，間違いがどちらの側にも起こりうる．2000～2010年の「痛みの10年」の間に，「痛みのスケール」がバイタルサインに加えられ，オピオイドは慢性疼痛には不適切だとする，長く続いた信仰にも異議が唱えられた．薬物乱用の流行が報告されるようになり，振り子は違う方向に揺れたのである（Nigro, 2015b）．

こういった厄介な薬物関連行動は，疼痛緩和の専門家からすれば十分に治療されていない疼痛であることを意味している可能性が高いが（Fisher, 2004），免許交付や法律執行で，「赤旗」とみなされそうなことであり，次のようなことが含まれる．すなわち，(a)別の患者の薬物を借りる，(b)医療機関以外から薬物を入手する，(c)認可されていない量まで増量する，(d)高用量が必要だと攻撃的なまでに要求する，(e)症状が軽減している間は薬物を貯蔵する，(f)特定の薬物を要求する，(g)複数の医療機関から同じような薬物を入手する，ことである．

より深刻な問題行動もやはり，まだ十分治療されていない疼痛であるかもしれないものの，他の問題が存在することも暗示している．問題自体のこともあれば，治療不足を伴っていることもある．それらは(a)処方の偽造，(b)他の患者の薬を盗む，(c)何度も薬をなくす，である．

もし薬物乱用の問題が存在するのであれば，乱用されている薬物がオピオイドなのかそれ以外のものなのかをはっきりさせておくことが重要である．医師が自動的に薬物関連行動をオピオイド乱用と結びつける傾向があるため，そういうことはめったにない．それ以外の薬物乱用問題もまた広がってきている．薬物乱用を正しく診断することは重要で，それは実際には他の薬物が問題なのに誤ってオピオイド依存と診断されると，真の薬物乱用問題だけでなく，疼痛治療も否定されてしまうことになりかねないからである（Fisher, 2004）．

オピオイド乱用が間違いなく起こっていることを示唆する行動は，(a)経口用の薬を注射したり，(b)法律違反の薬物を一緒に使用したり，(c)処方された薬を売ったりすることである．3つ目については薬物依存の徴候であったり，単純に不法な転用で利益を得ようとする努力を反映しているのかもしれないし，必要だが非常に高価な薬物に支払うためにおそらくは努力しているのかもしれない．真に切実な疼痛問題は薬物乱用や薬物転用の問題と一緒に存在するかもしれない（Fisher, 2004）．

疼痛が十分に治療されない傾向がある．それは慢性疼痛患者はしばしば薬物依存者であるというレッテルを貼られたり，当局や警察は制御すべき薬物を大量処方しているとみなしたら，その医師を厳しく処罰するかもしれないからである（Orient, 1985, 1994）．心を開いて患者の話を聞こう，そして（言わずもがなではあるが）敬意を持ってすべての患者を治療しよう．しかしその一方で，危険な徴候には目を光らそう．

3）薬物依存を治療する際に注意すること

あなたの患者が本当に薬物依存であると仮定しよう．薬物乱用，アルコール使用，ギャンブル，女遊びや他の問題が自己同調的 ego-syntonic か，自己とは乖離している（ego-alien または ego-dystonic）かをできるだけ早くはっきりさせるのはよい考えである．もし，その行為が自我に同調している（つまり，患者はその行動を受容し，間違ったことや有害なことだとは考えない）のであれば，二度と過ちを起こさないというように改心することを誰も期待しないであろう．その習慣的な行為そのもの（その2次産物ではなく）が自我と一致しないのであれば，改心することに，より大きな希望が持てるであろう．

この決定をするには，患者に単純に次のような質問をすればよい．「どうしてこれをやめたいのですか」．たいていの医療面接はこうではなく，目の前に現れたら，患者は症状を「訴える complain」するものだと仮定している（この単語の議論については1章の「定義」参照）．

行動が自我と一致している患者は特定の時間，場所，状況，有害な結果，そして一過性の要素次

第であるような理由を述べるであろう．例えば，

「娘の結婚式の時にあんなふうにはなりたくない」

「もしあの州で捕まえられたら，あなたにとてもつらく当たるだろう」

「彼女がやるならオレもやるよと言ったんだ」

「……までやめなければならないので」

これはどれも行動を変容するのに十分な根拠となるが，限られた時間にしかあてはまらない．行動が自我と一致しているかどうかを調べるために，こういった根拠のいずれにも適切な反証をもって反対することになるであろう．

「しかし，結婚式の後はどうするつもりですか」

「そこを出た後はどんなことをする予定ですか」

「彼女がしなければあなたもする必要がないと私は思いますが」

「その期限を過ぎれば，またすべて始めかねないんじゃないでしょうか」

こういった取り調べは患者に残酷ではない．なぜなら，自分の真の動機を理解してもらうことこそが最大の利益になるからである．患者とケアを提供するものが隠れたゲームをすることは，スタッフをシニカルにする一方で患者の変わろうとする機会を台なしにしている．結局，自分の動機を患者が知ることとスタッフもそれを知っていることが最も重要である．患者が真に変わろうとしているのであれば，彼を助けるための施設が応じてくれる可能性は高い．

ある麻薬常習者は操作的で，スタッフみんなが知りたがっていることをしゃべることを学習する．ある1人の薬物乱用者は面接官それぞれに，薬物をやめる理由として信憑性の高い異なる理由を次のように述べた．すなわち，彼は，医学生に学校に戻りたいと言った後に，看護学生には洗練された素敵な女性と結婚したいと告げていた．また，ソーシャルワーカーは彼が年老いた両親の面倒をみたいと言っているのを聞いた．シニアレジデントは彼が自分の健康により気をつけたいと思っていると言われていた．経験を積んだ医師が医療面接をすると，薬物を乱用しているのは（自己同調的なのは）明らかであった．薬物乱用が自我と一致していないと考える医療面接者は皆，そうと信じたいと考えている．患者が非常に魅力的で好感の持てる人物だからである（Sapira and Cherubin, 1975）．

14 違法活動に関わっている患者

医師がなぜ病歴を聴取し，これほど多くの質問をするかについて初歩的な説明を省くこともできるが（どの患者にこの手法が適切かわかるようになれば），違法活動に関わっているかもしれないすべての患者に対しては，その理由をいつも説明しなければならない．

このような患者とは拘置所や，拘置所に行く前の病院や，拘置所に行くことになるような違法活動に従事した後に単に病院内で会うことになるかもしれない．このような人たちは，法律家といった法の番人や，裁判官や警察官といった権力を持った人々に対しては，疑い深くなってしまっている．医師はその両方のカテゴリーにあてはまっていると受けとられるかもしれない．そのような患者に対して，私は次のように話す．「私はあなたが話し合いたくないようなことについてあなたに尋ねるかもしれない．その場合，話し合いたくないと言えばよい．そうであれば他の話題に移るでしょう．誤った情報で，あなたを評価し損うくらいなら，不完全でもよい情報のほうがよい」．

このように紹介しても，医師は必ずしも真実全体を知るとは限らない．患者が後になって（拘置所で会った場合は特にそうであるが），私に近づいてきて最初は否定していたことを話してくれたこともある．

患者が，特に病院にいる患者が，聖なる場所を求めている，つまり出廷に向けて素直になっていると思えばいつでも，私はインタビューの中盤で「公判日はいつになりましたか」と尋ねるようにしている．私は，このように言って，出廷日が近づいてきている，ということを私がわかっていて，ただ実際の日程を知らないだけだ，というようにして患者に視線を向ける．患者は間違いなく当惑した表情を浮かべ，私の言っていることに関してもっと質問してくることであろう．私は3回まではもとの内容を繰り返すことにしている．

もし患者が公判日のことを私に教えなかったり，裁判の予定があることを否定すれば，主訴から考えると治療を受けたいというのは変であるから公判日も近いような気がすると言うかもしれない．こうすることで，時折，望ましい情報を生み出したり，単に私が間違っているということもあ

る．長いこと私の直感がしばしば正しかったので，驚いている．

もしこの質問を利用する場合は，インタビューの途中で不意に投げかけるとよい．回答が肯定的そうな患者に限るようにせよ．この判断は直感に基づくものであるから，どう教えていいかわからないものである．

15 他の違法活動に関わっている患者

患者の主たる受診理由が医学的アドバイスを得るためではなく，法律を通じて代償を得るために，例えば，身体障害に対する賠償金や個人の受傷に対する裁定金を集めるために，医師に受診するケースが急速に増えてきている．このことを知っておくことは医師にとっては有益である．なぜなら裁判予定は予後に大きく影響するからである．もし非常に改善しすぎるのであれば，患者は自分が利益を望めない．こう知っておけば，医師はイライラしないで済む．

もし，訪問記録が提出されそうだと思ったら，秘密にしておくことが望ましい情報を書き記すかどうかについては，特に慎重でなければならない．加えて，訴訟に結びつく出来事に関連した時間経過については特に正確を期したほうがよい．

もし，医師が鑑定人と呼ばれることを期待しているなら（例えば，めまい——事故や仕事関連の外傷を受傷した当事者の間で非常にありふれた訴え——に関して），広範囲にわたる質問票を訪問前に済ませておくことが望ましく，事務所で患者本人の直筆で記入・署名され，日時も記載され，そこにスタッフが立ち会っているのがよい（Gianoli and Soileau, 2011）．こうして，これは特定の専門家の意見が特に必要とされる1つの領域になる．

16 偽装患者

敵対した際に，すぐに法的に訴えられるような雰囲気のある現在，自分自身か他人の代理で医師を陥れて，非合法的なまたは訴訟を免れないような行動に関わるように仕向ける「患者」に，医師は出会うことになるかもしれない．その結果，医療過誤という負の遺産をかかえたり，独占禁止違反

の告発を受けたり，同僚からの批判や質の保証要求を受けたり，プライバシー侵害で処罰されたり，管理すべき薬物の不適切な処方や誤った申し立て（例えば，保険会社への虚偽の申し立て）のために犯罪の訴追を受けることになる可能性があるやもしれない．

以前，こうした「患者」はさまざまな会話を院外の受信機に伝える「電線」を身にまとっていた．この電線はたいていの場合，胸の周りを覆うか，体の一部を隠すようなコードで小さい送信機をつけたものであった．この手の器具は，単にレコーダーを身につけるだけよりは，もっと高品質な録音が可能になり，出所が本物であることを示す証拠を提供してくれる．この技術は個人調査者や探偵が，ある分野でいまだに用いているが，より密やかで本物そっくりの音声・画像の記録装置に大きく置き換わってきてきた．実際，多様な高品質の「スパイ」デジタルカメラは，ペンや時計，眼鏡などに組み込まれ，さまざまな商売人から一般大衆の手に渡っている．明らかなことであるが，カメラや音声記録アプリを備えたスマートフォンやタブレットは音声や画像を不正に記録するのに用いられる．音声・画像を「秘密」モード（記録されてはいるが，電話画面には現れていない）で記録できる特別な「スパイ」アプリがスマートフォン向けに存在する．

よく知られた例としては次のような患者がいる．つまり，医療過誤の主張に対する支持を求め，「医療行為として正当でない」処方をしたという証拠を追及する法の執行人を探す患者である（もし患者が症状について嘘をついていたら，その処方は不適切と判断されるかもしれない）．何年もの間，患者のふりをしている秘密工作員もいる．視覚アナログ尺度（VAS）上で自分の痛みの重症度を表す数字を示すのを恥ずかしそうに断り，医師やそのスタッフをだまして数字を記録させる秘密工作員もいる．

医師はこうした記録——罪を浄化するような項目を除く部分的な記録でさえ——をもとに，刑務所で服役することになる（Association of American Physicians and Surgeons, 2010）．

米国司法省の研究者向けマニュアルでは，「テープに録音された極秘受診で症例全体を理解し，厳密にそれぞれの極秘受診を監督し，責任の所在が明確になる会話を最大化している．そうしてこう

した不正を財政的に瓦解させる RICO 法による没収ができる」となっている (AAPS, 1994).

過去には医師たちのなかには，無線周波数検知器を購入し，自分を守るとともに会話を密かに録音されているかもしれない診療所の患者の秘密を守っていた人もいた．しかし，技術の進歩により，現代のデジタル記録機器が事実上検出不可能となったこともあり，そうした機器が大きく時代遅れとなった.

起訴されるかもしれないという恐怖は，医師に自身の会話において，プロとしての態度と思慮分別を働かせることを思い起こさせる．もちろん，その恐怖は必要とすべきではない.

17 詐病を持っているかもしれない患者

自作自演的な疾患(例えば，Munchausen 症候群)が複雑でややこしい病歴の患者の最終診断になることが時々ある．問診者は，知能評価が「見当識の評価 3 つ[訳注14]」の範囲を超えたり，「コーヒー，紅茶，ミルク」的なありがちな社会歴を超えるようなら，最初の面接でこの疾患を疑うであろう.

訳注14) 人，場所，時間のこと.

「残酷さと曖昧さ」で特徴づけられる相互作用の形式は Munchausen 症候群の患者ではじめて指摘された(Ireland et al., 1967)．患者の感情は，面接内容にすぐにふさわしいものとはならないであろう．病歴の内容に自己矛盾があるし，患者は過去の病歴のどの部分もその深層部分では話すのを避けようとする．家族の居場所を住所や電話番号から同定しようとどんなに努力してもうまくいかない場合は，それが診断の「肯定的」所見となる，そしてこれは Munchausen 症候群の虚言癖型にかなり感度のよい所見である(Sapira, 1981)．しかし，医療保険の運用と責任に関する法律(HIPAA)の連邦プライバシー法によれば，米国で患者の家族に権限のない形での接触は認められていない.

詐病の診断に至る特徴は，複数の医療機関の受診歴，矛盾するあるいは誤解を生じる病歴，非典型的でたいてい患者が監視下にないなかで生じる症状，嘘の身体所見，一般的でない医学的知識，

執拗に医学的処置を希望する，が挙げられる(Yates and Feldman, 2016).

いったん，自作自演的疾患であるとの診断がついたら，患者は精神科医の同席のもとに，冷静に内科医と対峙すべきである．精神科医は支持的で，私見を加えずに関係構築を始めるとよい．私の手法は，どんな問題であっても，最初から精神科医を同席させることだ．まずはじめに言えることは，すべての医師がやさしい態度で直接対峙できるわけではないということである．特にあてのない無駄な診断的探索をずっとやってきた後の場合は特にそうである．さらに，患者のすべての行動を生物学的なものとしてとらえるのであれば，この特定の病的行動は，さしあたり，辛い苦しみを伝えるその患者の唯一の手法であるという仮説(たいてい後にそう確定される)をすぐに構築することができる．もしそうであるならば，患者と対峙した時に真実を「告白する」ことは不可能かもしれないし，たいていそういった患者は「告白」しないものである．たとえ告白しても，行為が治まる保証にはならない．常に医師は他にいるのであり，病院も他にあるのである．それゆえ，患者は，現在の疾患とは別に，そして対立する前に，患者-精神科医の治療同盟を開始することを切望するであろう．精神治療的過程は，自作自演的疾患を生み出すことなく，患者の協力的反応のパターンを増やしてくれるだろう.

ほとんどすべての「内科的」患者は精神的な病を内在している．少なくとも，人生の毎日の不幸事や問題について，機会が与えられれば，彼らは喜んで自分の秘密を打ち明けるだろう．精神科的診察は患者の個人的問題を解決するのに役立つ精神科医の能力を評価する「機会」として位置づけられる．この診察は，内科医の診断のための評価とは独立して，しかし足並みをそろえて進んでいくことになる.

診断がつくと，内科医は患者と相対して，または患者に罪のない態度で，ワルファリンを大量に飲んでいる人の場合のように，単に患者に次のように言うだけかもしれない．「私たちは入院時あなたの血液中にワルファリンを検出しました．しかし，その効果は今はとっくになくなっています．こういったことは二度と起こらないでしょう」．腹立たしい，あるいは攻撃的な面談で，診断する医師の腹立たしさの問題とは独立させて，患者に

とってまだ十分に確立していない医師との患者関係を持つのとコンサルタントが一緒にいるのはよいことなのである(Sapira, 1981).

代理 Munchausen 症候群，すなわち他人を欺く虚偽性障害(FDIA)は DSM-5 では，肉体または精神的症状や徴候の偽造であり，疾患や外傷を誘導しさらなる虚偽につながっていくとされている．6歳以下の子供に最もよく起こりやすいとされていたが，年長者や他人の介護を必要とする障害者でもありうると報告されている．1つの虐待の形ともいわれている．診断と治療が非常に難しいとされる(Cleveland Clinic, 2014).神経学的特徴はよく調べられている(Doughty et al., 2016).鑑別診断は大切であり，FDIA をミトコンドリア疾患のような希少疾患と誤診することは，患者と家族を医療や法律の枠内で虐待することにつながる(Eichner, 2015；Weintraub, 2007).

18 同性愛者か異性愛者か

患者が同性愛者かどうか，そしてさまざまなタイプのパートナーとの性行為の指向をはっきりさせるのはしばしば重要である．私は次のように尋ねる．「あなたは誰とセックスしたいですか」．そして回答を待つ．この質問に困惑する患者もいる．この質問に対して患者は回答が明らかであると考え，そのため次のような質問を付け加えることもある．「あなたはセックスの相手として男性がよいですか，女性がよいですか，あるいはその両方ですか」．こういった質問の際の患者の眼を注意深く見るとよい．疑い深い患者のなかには，自信を持っていなければ，視線を合わせず，眼をそらし自分のペンに視線を落とし，そして再び視線を上げる者もいる．自分の性的指向について悩んでいるが，まだ実際に行動に移していない患者は，このようなやり方に反応するであろう〔もちろん，よく相手を見つめることと信頼感との関係を一般化するのは必ずしも完全ではないが，単純に以下のことを思い起こさせてくれる．(a) 非言語的行為を観察することの重要性，(b) 社会的圧力の病歴上の反応に対する潜在的な影響力，を思い起こさせてくれるのである〕．

次に，私は以下のように尋ねる．現時点でどの程度活発にセックスをしているか，また最後の

セックスはいつか，と．さらに，重要だと思えばセックスの特定の描写について尋ねることもある．

紙を用いた記録で，医師は繊細な情報を，秘密性を保持するような形で記録する．メディアにすべてを語り，性的嗜好についてよりオープンになってきているような昨今においてさえ，自分の考えや感情は内密にしてほしいと願う患者もいる．もし医師記録がすべて公開されていると彼らが感じたら，診断や適切な治療につながる大切な情報を教えてくれないかもしれない．

19 業界用語を使うサブカルチャーのメンバー

こういった言葉を使用する患者に対応する唯一の原則は，あなたにとってその言語が完全に自然なものでないのであれば，その言語を使用しないようにすることである．これは，犯罪や薬物乱用，若者のサブカルチャーの言語に特にあてはまる．こういった言語は彼らを守る働きをしていることを覚えておいたほうがよい．患者がこういった防御を維持するのを認めてあげたほうがよい，そうしないと患者はまた別の方法でそれを達成しなければならなくなるからである．

言語の防御的働きは多くの人が認めるところであるが，彼らが業界の専門家であると自認していたとして，あるいは，その言語にのめり込むことで自分たちの興味の度合いを示そうとすれば，患者の用心深さは消えていくと考えがちである．実際には，その逆なのである．

いったん，患者があなたを十分に評価し，医師として受け入れると決心してくれたら，隠語というマスクの裏に隠れる必要がなくなるのである．

この規則を破ることが自明な場合もある．例えば，救急室で刺傷患者を診察した医師は，どの内臓に傷が及んでいるかを評価するために，患者が「切り上げる」のか，「突き刺され」たのかどうかを知る必要が出てくる(加害者のナイフは「切り上げる」の場合は上を向いているし，「突き刺され」た場合は下向きになっている．こうした用語は現在ではあまり用いられないが，外傷機転は古いものではなく，医師もこれを確認する方法を学ぶ必要がある)．もし患者があまりなじみのない単語を用いる場合は，医師は患者がその意味を理解してい

るかどうか，その単語の意味を尋ねなければならない．

20 非英語圏の患者

　資格のある通訳の利用を必要とする連邦法以前の時代は，病院の社会サービス部門は手があいている時に利用できる通訳やこうした役割を果たせる家族のリストを持っていることが多かった．Sapira医師は次のようにアドバイスする．通訳を利用する場合は，特にそれが患者家族のメンバーの場合には，特別の注意を払わなければならず，通訳に秘密厳守を誓ってもらうことにより患者のプライバシーを守るようにする．通訳は自分が誰かに聞いたどんなことでも決して明かしてはならず，それを再び話してもならない．通訳は患者に通訳するのと同様に，(電話ではなく本人が自ら現れて)宣誓の際にも自分の手を挙げるように言われるかもしれない．通訳中に，患者，特に患者の眼を見ていれば，患者が完全に通訳を受け入れているかどうかがしばしばわかる．

　あなたは自分の言葉を，通訳を介してではなく，患者に直接に伝えたほうがよい．なぜなら，時々，患者はあなたの言っていることを部分的には理解しているだろうし，あなたが患者を直接見ることで，患者の非言語的なメッセージを読みとることがより上手にできるようになるからである．

　私の個人的な経験のなかで一番困った時は，少しは英語を話し，会話は成り立つが，十分な語彙がなく，全身の系統的なレビューができない患者であった．この例の場合，患者は医師を喜ばせるために，完全には理解していない言葉に同意するかもしれないのである．いつものように，誤った情報よりも不十分な情報を持っているほうがよい．面接時に別のポイントで別の様式で同じ質問をすることは(首尾一貫した回答を持っていると確信するために)よいことであろう(この技術は英語圏の患者にもよい．なぜなら，患者はしばしば質問を理解していないのにすぐに返答してしまうからである)．

　ある言語を話す患者がたくさんいる地域であなたが働いている場合は，その言語を少しでも話せるということは，良好な関係を構築するのに役立つであろう．なぜなら，それは患者にあなたが興味を持っているということを示すことになるからである．それがスペイン語であれば，数えきれないくらいの手助けが得られるであろう．

　スペイン語圏の患者のためのデータベースは，章末の付録4-2に示している(日本語版では省略)．Margarita Artschwager Kay(アリゾナ大学新聞，ツーソン，2001)による南西医学辞書(英西辞書，西英辞書)は特によい．なぜなら，慣用表現や方言(例えば多くのスペイン語圏の人にとって，las viruelas locas は smallpox ではなく，chickenpox である)が含まれているからである．Onyria Herrera McElroy と Lora L. Grabb による英西-西英辞書(Lippincott Williams & Wilkins, 2005)は以下のようなものを含んでいる．つまり，少しの文法，20,000以上の医療専門用語，スペイン語と英語での略語，重量と寸法，よくある症状の一覧表，患者教育，病歴に関する一般的な質問を含んでいる．

21 よく聞こえない患者

　患者の耳に聴診器のイヤーピースをつけて，ベル型を通じて話せば，患者は聞こえるだろう．この方法はLaënnecによって開発された．

　聴力障害に関連するどんな場面でも，声を大きくするにつれて，声のトーンを上げないようにするほうがよい．中～低周波数よりも，高周波数の聴力が障害されている人が多い．本能に従って高い声で叫んだとしても，患者の聴力がより障害されている周波数領域に変化することで，声が大きくなった分が相殺されてしまう．

　患者は相手の唇を見ていることに気をつけて，ゆっくりそしてはっきりと話すようにしよう．患者のなかには，少なくともある程度は読唇術ができる者がいる．

　患者がもし完全に聾であれば，コンピュータを使ったり(以前はタイプライターが使われていたが)，患者が希望すれば患者自身に回答を打ってもらったりして，病歴を聴取することができる．こうすると長引く可能性はあるが，患者が視力や認知能に障害がなければ，思ったほど長くはない．衆目の一致するところではあるが，患者面接のうちシステムレビューは極めて退屈なものにな

りうるので，私としては嬉々として所定の様式を使いたくなる数少ない場面の1つである．

障害を持つ米国人の法律（ADA）の下，聴覚障害のある患者のコミュニケーションに関する連邦法が存在する．医師やその医療施設では自分たちの出費で，資格を有する通訳を雇用する必要がある．米国法務省公民権局では次のように述べている．「家族や他の仲間に，まったく聞こえないまたは難聴の患者の通訳をするよう依頼するのは不適切である．家族は，医学的緊急事態においてしばしばみられる患者の感情を正確に通訳できないからである」（Disability Rights Section, 2003）．

22 上手に文章が読めない患者

患者向けに指導がどんどん出される一方，患者のほぼ半数は情報の大半を読むことも理解することもできないでいる．この問題は移民に限ったことではない．1992年の成人識字調査によると，米国人の21％は識字能力が低く，小学校5年生かそれ以下の読書力しかない．またさらに25％は，識字能力が境界レベルである．処方薬ボトルに書いてあることや約束のメモが読めるといった，ヘルスリテラシーはさらに悪い．米国教育省の2006年の報告によれば，成人米国人のわずか12％しか，「十分な」ヘルスリテラシーがない．「Teach-back法」と呼ばれる，患者に自分の言葉で情報をまとめさせる方法は患者が理解しているかどうかを確認するのに用いられる．「私が何も考えていないかどうか見て」患者が疑問を持つのは当然のことであると患者にわかってもらう必要がある（Koh and Rudd, 2015）．アリゾナの大手保険債務会社はその出版物のなかで，識字能力の低い（または視力障害のある）患者が非難されていると感じることなく援助を求められるような「恥のない」環境を創造することを推奨している．どんな指導についても非常に平易な言語で記載したほうがよい（MICA, 2003）．

このことから，病歴を得るために，先に印刷された書式を完全に信用しきることについてどんなことがわかるだろうか．

23 敵対的患者

非常によくあることだが，患者が非常に敵対的であるかどうかは会えばすぐにわかる．時々，患者は特に病歴聴取者に対して怒っているように見える．この状況をうまく切り抜ける1つの方策は，ただ患者に向かって次のように言えばよいのである．「おや，Smithさん，大変怒っていらっしゃるようですが，私に腹が立つなんてことはありえないですよね．だって，私たちは今まで会ったことがないのだから，いったいなぜ怒っているのですか」．

患者は自分の昼食が遅れたことに腹を立てていたと後でわかるかもしれない．患者は，入口でぞんざいに扱われたのかもしれない．患者はあなたが部屋に入る前に起きたことへの不満を表明しているのかもしれない．もちろん，もし患者がよい気分で患者面接を始めて，その途中で怒ったのであるなら，何らかの理由であなたが患者の敵意を呼び起こしてしまったのかもしれない．そういった場合は，面接をやめて上の質問をするとよい．どんな侮辱的なことをしたのか気づいたり，思いやりのある接し方で対応することで，面接のなかで関係を再構築できる．

24 自分のことをモルモットと呼ぶ患者

患者はしばしば自分たちのことを「モルモット」という．教育病院にいる時は特にそうである．こういった考えに対処する場合は，まず**モルモット**という単語が患者にどのようなことを意味するのかはっきりさせなければならない．そうするために最もよい方法は，おそらく患者に直接尋ねてみることである（この場合，「自我一貫性」の概念が適用される）．もし自分が実験対象であって，何の利益もない（例えば薬剤の試験のように）と感じたり，自分が学生や医療スタッフの教育に利用されているだけで自分個人には何の利益もないと患者が感じるのであれば，この単語を使用するのは好ましくない．そういった場合は患者の幻想を取り払わなければならない．また，もしその考えが正しいのであれば，患者をそのような状況から解放しなければならない．

一方，自分たちの町に住み，病院に入院してある一定の経験を積んでいる患者は，このことに誇りを持っている．この場合，モルモットという言葉は非難されるべきものではなく，賞賛すべきものであり，このことは他の場合ならよくないものでも，それを支配しているという感覚が得られれば，少なくとも心理学的状況を示唆している．

実際，たいていの場合，モルモットという単語は言外にこのような2つの意味を含んでいる．言い換えれば，患者は相反する感情を持っているのである．ここで，医師はできるだけ「自己を患者とつなげる」よう努力し，（既述のように）否定的に考えているのであれば，この単語が持つ肯定的な意味を支持したほうがよい．

25 「本物の医師」にのみ診察を受けようとする患者

レジデントにすれば，医療チームと団結していることを示し，患者が学生やインターンを拒絶することを否定したくもなる．しかし，何が患者の行動を決定しているのか，つまり，患者ケアが特殊なものであるかどうかと関係するのではなく，患者ケアをする人の年齢とむしろ関係している，このことを正確に評価するまでどのように対応するかは先送りしたほうがよい．時々，より悩ましい問題から医師の注意をそらそうとするのが患者のやり方の場合もある．これは患者の先行した感情，つまり，それが引き出された状況で自分が表出することのできなかった（あるいは，多分意識して体験することのできなかった）感情の反映でもある（例えば，怒り，憤り，妬み，といった，その患者の特定の性格では受け入れがたい感情だったかもしれない）．患者は自分が頼りにしていた専門医に時として腹を立てることもある．その専門医には怒りを表出することができないため，もっと受け入れ可能な対象（先に患者と強固な関係を築いておらず，それでいて専門医のような医療スタッフに対して）に置き換えることになる．

上記の例は転移関係の例であり，一般には心理学的面接のなかでのみ議論されるが，臨床医学ではよくあることである（MacKinnon and Michels, 1971）．この例では，主として感情面の傾向という観点からは転移はない．しばしば，医師は逆転移（それは医師から患者へ向けての関係性である）で対応しそうになる．例えば，もし，インターンに診察してもらうことを拒否する患者が上級医のレジデントに過去のレジデントの1人の関係性を思い起こさせたとしたら，またレジデントが患者に態度の悪い振る舞いを，しかもそれが以前と同じようなものであれば（患者はその関係性において赤の他人であるかのように），レジデントは患者に陰性の逆転移を持っていたといえるであろう．

肯定的な逆転移（ここでいう「肯定的」は感情面での傾向を指している）は否定的な逆転移と同様，繊細で破滅的なものになりうる．例えば，もし患者が医師に陽性転移を示し，誘惑しようとした場合に，もし医師が陽性逆転移していれば，医師は患者に誘惑されてしまうかもしれない．しかし，医師-患者関係の結果は，主たる気分と治療目標の達成という観点からは，究極的には「陽性」とはなりえないであろう．

26 個人的な質問をする患者

面接者の私生活について質問するということは，さまざまなタイプの転移をはらんでいるかもしれないし，また単に面接者の理解する能力や自分を助けてくれる能力を心配していることの表れなのかもしれない．熟練した面接者は一般にこの質問の意味を理解して，いつ直接その質問に回答するのがベストなのかを知っている．しかし，初心者は一般に患者に次のように質問するようアドバイスされている．すなわち，「心のなかではどう思っているのか」や「どうしてそういう質問をするのか」と質問するのである．時々，面接者は患者の質問の意味を理解したくなる．「あなたを助けるのに十分な能力が私にあるとあなたが思わないから，私の年齢を尋ねるのでしょう」と．

社交的になろうとする患者はこのようにいうとうまく断れるだろう．「社会的な関係を持ってしまったら，私は客観的に対処できなくなってしまうでしょう」．

27 臓器の独演会(オルガン・リサイタル 訳注15)) (「ところで，先生……」)

慢性疾患の外来診療においてよくあることだ

が，患者は担当してきた疾患よりも臓器について尋ねることがある．ちょうど，患者がドアに手をかけて立ち去ろうとし，医師は次の患者のカルテを開こうとしているまさにその時に尋ねるのである．

訳注15）オルガンと臓器のorgan（同じスペル）をかけている．

例えば：

医師：……それでは3ヶ月後に予約をとっておきますね．血圧はよくコントロールされていると思いますよ．
患者：**（立ち去ろうとしながら）**ありがとうございます，先生．
医師：**（サインして患者のカルテをファイルしながら）**いつでもどうぞ．
患者：**（医師に近づきながら）**……私の息切れについてはどうですか．
医師：**（見上げながら，驚いた表情で）**息切れってどういうことですか．
患者：息切れがするんです．
医師：**（あわてながら）**息切れですか．そんなこと私に言ってなかったじゃないですか．

患者は臓器から臓器へと話題がころころ変わるけれども〔このため「臓器の独演会（オルガン・リサイタル）」という名前をつけたのだが〕，単一臓器にとどまる患者もいれば，症状が変化する場合もある．この症候群を次のように言う医師もいる．すなわち，「何か1つ症状が固定すればすぐに，他の症状が悪くなる」と．

他の症候群と同様に，この症候群にもたくさんの病因がある．最もよくある病因の1つに，患者の個々の臓器に関心が強いために，医師が患者に向き合えないことが挙げられる．それゆえ，こういった治療可能な原因に取り組むために，立ち返って患者に関心を向けるようにしなければならない．

面接の終了近くにいったん話を止めて，「他に私に伝えておきたいことや聞いておきたいことがありますか」と尋ねてみるのも1つの手である．そして待って患者が話したいだけ話せるようにする．たとえ患者が心理社会的な関心事について話しているとしてもである．

もちろん，こういった方法がうまくいかない場合もある．医師に会うための免罪符は「訴え」であることをよく覚えておかなければならない．私たちは患者の「主訴」をはっきりさせるのに必要な医学技術のことを言っている．たいていの患者は医師に話すのがとても奇妙な感じになるであろう．「そんなに悪くはありません．しかし，（家庭や職場で）何か起こっているのではないかと心配になり，信頼する誰かにこれを話したくなるのです」．さらに，医師は効果的に，しかも気づかないうちに，患者を調教して自分たちにそんなことを言わせないようにしているので，そういった要求に驚いてしまう医師もいるであろう．そうなると，患者は話を止める以外によりどころがなくなるのである．そして，ドアに手をかけ（欲しい回答が得られなかった場合にすぐに逃げられるような場所となっている），自分が知っている医師の反応しそうな話題（臓器に関係する訴え）を医師に提供することで医師の心をくすぐって，注意を自分に戻そうとするのである．

28 失語患者

失語患者（言葉のない患者）の場合は，病歴は古いカルテや患者の家族や友人との面接から得られた情報をもとに構築する必要がある．患者が失語状態であることに気づかずに，諦めるべき時に面談を続けようとして，主たる問題が発生する．

失語については神経学的所見のなかでより完全に議論するが，2つの「パール」はこの時点で言及する価値がある．

- 他の神経学的所見がないのに性急に失語と診断することなかれ．

- 認知症や統合失調症，反応性うつ，構音障害（音を明瞭に発することができないこと）と失語を混同することなかれ（26章参照）．

29 ごまかそうとする患者

見当識があり，それ以外にも協力的な患者が，もし特定の領域の情報を提供しないのであれば，以下に述べるようにして面談を進めていったほう

がよい.

ステップ1

なぜ質問に答えないのか患者に尋ねてみなさい（性行為に関連すること，自殺を考えていること，今いる病院のことなど）. 単に質問に回答するだけでなく，新しい質問（文字どおり，なぜもともとの質問に答えようとしないのか）をするということを患者にはっきりさせる必要がある.

患者はたいてい，以下の3つのうちから1つを選択するであろう.

1. 怖がるだけの正当な理由があるのかもしれない. 恐れが特定のものに対してで，かつそれが不正確であれば，訂正することも可能だろう. その代わり，彼らの気が進まない理由が漠然としてはっきりしない場合もある. 例えば，自分たちの言ったことを紙に書いたり，電子媒体に記録しないよう希望することがある. そのような場合はレコーダーのスイッチを切ったり，ペンを置いたほうがよい.

2. 妄想に特有の仮説に基づいて，結論づけた患者もいる. 例えば，患者は性生活について情報を提供するのを拒絶する場合がある. なぜなら，ひょっとしたらその情報がFBIやCIAに報告されるかもしれないと患者が恐れているからである. 妄想的発言をやさしく切り離してあげたほうがよい. そして，自分たちはそのような機構のために働いているのではなく，患者のために働いているということ（もちろん，実際そうであるし）を患者に確約してあげたほうがよいかもしれない. それでも患者が不合理な信念に固執する場合は特に，その患者の考え方を追求したほうがよい.

3. なぜ回答しないのかを議論しようとしない患者もいる. この場合，直接次のステップに進むのがよい.

ステップ2

「どうしてここに来たのですか」. 患者にこう聞いてみるとよい. このことで面接がもとの患者–医師関係という主題に戻ることになる. なぜなら，患者はたいていの場合，評価，治療，症状の緩和を目的に受診したというであろうから. その患者が，もともとの主訴に不適当か，または一致しないという理由を挙げるごく限られた患者の1人である場合は，矛盾点をすぐに指摘し追及したほうがよい. しかし，たいていの患者はもともとの受診理由を述べるであろうし，「先生，あなたに

何かを用いて私を助けてほしい」という一般的な枠組みに当てはまることになる. こういう患者の場合は次のステップに進むことになる.

ステップ3

患者に「私はあなたを助けたい，しかし私が正しい決定をするために，私たちはそのよりどころとなる正しい情報を持たなければならない」ということを患者に話すべきだ. どんな言葉であれば，文章はまず「私はあなたを助けたい，しかし……」から始めて，文章の後半は1人称複数形を用いたほうがよい. これは文法的には不正確であるが，心理学的には心に響くのである. この文章のおかげで，診療が医師対患者の紛争の場になるのを防ぐことができる. そのことは，医師は助けたいと思っているが，医師の助けは相互の共同の努力から生まれるということを患者に思い出させてくれる.

（この時点でほとんどの患者は必要な情報を提供してくれるであろうし，最初は明かさなかった真の理由も教えてくれるであろう. こうした理由はステップ1の1や2で述べられているように扱ったほうがよい.）

ステップ4

依然として情報を明かさない患者はごくわずかながら存在するだろう. この特定の情報がこの時点で重要でないようなら，病歴聴取から始めたほうがよい. 拒否されていないということがわかれば，後になって必要な情報を明かしてくれる患者もいる. しかし，隠された情報が診断や治療に重要であるなら，この点に関する医師の意見を患者に伝える必要がある. そして，患者に指示して1週間以内にオフィスに再診して，診察を再開する必要がある. その場合，患者が医師のことをまだ信じられずにいたら，予約をキャンセルしても構わないという選択肢を提示しておくとよい. このステップは注意深くそして思慮深く実行に移さなければならない. そうすることで患者はこれが懲罰的だとか，拒絶されていると考えずに済むのである. 例えば，患者に次のように説明することがあるかもしれない. すなわち，「この情報なしには私は診療を進めることができません. 確かにあなたのプライバシーは尊重しますが，正しいことを私はしたいのです. そのためには，私にはこの情報が必要なのです. 1週間以内に帰ってきてもらえませんか. そうすればその時点で診察を続ける

ことができます．この時点で決断しようとしたなら，あなたの時間やお金を浪費したであろうし，さらに悪いことに，あなたの最大利益にならないような判断を誤ってしたかもしれない」．

このテクニックは「次週」が存在しないような状況（救急診療室のように）には向かないと主張する人もいた．その場合どうするか．医術のある部分はどの問題が解決可能でどの問題がそうでないかを決定することである．つまり，私は「次週のない」状況でこういった面接に関する問題の解決策を持ち合わせていないのである．しかし，あらゆる問題の解決法を主張する人や，必要な情報を得ることなしに正確な診断をつけることのできる人は奇跡の存在を信じるに違いない．つまり，彼らはニューオリンズのVoodoo Queen Marieの墓——それはベイズン通り共同墓地に存在するのであるが——を訪ねると私は思う．彼女の死後1世紀後の現在，この墓は彼女のありがたい支持者——伝えられるところによれば，彼女は彼らに奇跡を授けてきた——からの寄付で維持されている（図2-2）．

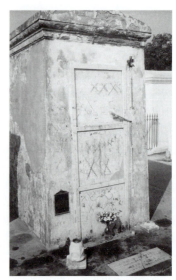

図2-2　ニューオリンズのVoodoo Queen Marieの墓
（写真はCharles Mitchellのご厚意により許可を得て引用）

30　非協力的な（言うことを聞かない）患者

1）患者は薬を飲んでいるのか

おびただしい数の研究が示してきたところによれば，外来患者が医師の処方薬をどれだけ「遵守（コンプライアンス）」（最近は「アドヒアランス」と名称が変わった）しているかは70%から低ければ25%という（Blackwell, 1972；DiMatteo, 1994）．もしそうでなければ，こういった（生物学的な）出来事は患者の医師との関わりについて有益な情報を提供してくれることになる．しかし，患者の持続する性格上の特性の証拠としては採用されてはいけない．

こうした時，たくさんのやり方がある．それを最も必要としない医師のために最もそれらが役に立つというのは不幸な矛盾である．質問を始める前に，もし患者が内服していないというのであればどのように対応するかということを真剣に正直に考えなければならない．何を行い，話し，感じるか．患者の行いを，患者の人生における過去の決定要因と関連する出来事と考えるか，自分の人生における過去の決定要因と関連する個人的な侮辱と考えるか．もしあなたが「前からの面会の約束に出席しなかったことは，道を踏み外す第1歩である」（Stephenson et al., 1993）とか，潜在的に「遵守できない」ことの徴候であるとするならば，患者は医師の態度をたぶん察するだろう．

あなたがこういったことについてどのように感じるか明らかにする1つの方法がある．前回，あなたは医師の処方どおりに内服していると主張する患者が，実際にはそうはしていないということを感じてはいたが確信はなかった．その時自分は何をしたか自分自身に問うことである．あなたは単に薬を注文したのか，それともコミュニケーションを開示するやり方で患者と考えを共有したのか．もし後者であれば，患者が自分は処方どおりに内服していると主張した時に患者を信じるようになったのか．それとも，警官と強盗の場合の手はじめとして（おそらく，患者の薬物代謝の問題の証拠としてよりは）薬物血中濃度を依頼したのか．もし，あなたが臨床医学の世界に入って探偵になるのであれば，患者はあなたの依頼人であり，容疑者ではないはずだ．また，あなたよりも経験があり，どの患者が「遵守できる」か言い当てることができると主張する患者にだまされてもいけない．この問題が科学的に研究され，結果が統計学的に有意かどうかを解析された場合に，医師

は「遵守できる」かどうかを予測できなかったし，その能力は経験とともに改善するわけでもないということが明らかになった．ある研究では，患者は薬を指示されたとおりには服用しないという医師の予測は75％は間違っていることが判明した（Mushlin and Appel, 1977）．別の研究によれば「ノンコンプライアンス」を見つけるための臨床的な判断の感度はわずかに10％であった（Stephenson et al., 1993）．

以下にその技術を示す．

▶ 承認

「薬を毎日忘れずに服用することがどれだけ恐ろしく難しいことか私は知っています．1週間のうちに何回，薬を服用するのに困難を感じることがありますか」

あるいは，「非常に調子がよい時に，血圧の薬を内服し続けることがどれだけ難しいことか私は知っています．どの薬を一番飲み忘れしやすいと思いますか」

あるいは，「先月私が西海岸にご家族を訪問した時に，あなたは薬を切らしていたのではないかと思います．戻ってからどれくらいで内服を再開し始めましたか」

あるいは，「どのようにして週末薬を忘れずに内服しているのですか」

あるいは，「あなたが私たち医師の1人にすべての薬を内服しているわけではないと前回話した時にどんなことがありましたか」

こういった質問の目的はコミュニケーションを促進することであり，ゲシュタポの取り調べのような声の調子を再現することではない，ということを忘れないでほしい（上記参照）．

よくあることだが，これらの質問文はその質問をした時に機能するようには思えない．最初は，患者は自分が内服薬をすべてきちんと服用しているとあなたに話すが，後になって，飲んでいなかったと話すのである．または，患者はあなたを「外そう」として，別の医師に自分が内服を全部は服用できていないが担当医には伝えられないと話すかもしれない．そのような場合は，他の医師が何をしてくれたかについての患者の想像を学ぼうと努力しなければならない．これは患者があなたに，あなたを含むすべての医師に対する自分の考えを伝えるいい機会である．ここで費やす時間が

後になって実りをもたらすことになる．

▶ 日記

診断目的で患者に日記をつけてもらっている利口な医師の多くは，その日記そのものが治療的意味合いで使われていることに気づかない．薬を飲み忘れた時間を毎日記録して次の受診の時にそれを持参するよう患者に頼んでみなさい．これによりいくつかの目的を達成することができる．1つ目は，自分が薬を服用していないことを患者が医師に伝えるというまっとうなことである．2つ目は，患者がこの問題により積極的に参加しなければならなくなり，その結果飲み忘れの回数が減ること，つまり，日記帳や鉛筆を探すよりも薬を飲むほうがしばしば簡単だということである．3つ目は，患者が自分の診療にもっと積極的になるということである．最後に，これは医師-患者間の信頼関係の表れである．

▶ 意思決定の共有

予防的テクニックを使いながら，患者を元気づけるためには，患者に処方すべき薬のなかから選択する権利を与えなさい．簡単に薬の違いを説明し可能な部分での選択を患者に委ねてみなさい．たいていの患者はあなたに選択権を戻すが，少なくとも患者は特定の薬を服用することにとらわれているような感じはしなくなる．この拘束感を取り除くことがある患者にとっては重要な場合がある．

わずかな心雑音を検出するのに用いる技術に比べて，上記の技術はどれも確立した方法ではない．どれも医師の声のトーンやその後の行動によって台なしになってしまうことがありうる．この技術は単に促進剤にすぎない．患者が内服を忘れたと告白した時に医師はどのように対応するのかが最も重要なことである．

これらの技術はどれも，患者の「問題リスト」に「内服を遵守できない」と書くためのものではないということを肝に銘じてほしい．そういったレッテルを貼るということは常に判断上の問題であるということを歴史は示唆している．状況を監視下に置くということが患者にとっては重要であるとこういったすべての技術が教えてくれる．

英国薬剤師学会の報告によれば，患者中心の考え方を反映して，「**遵守** compliance」という単語は

「**一致** concordance」に置き換えたほうがよい（Mullen, 1997）.

2004年に，Annals of Pharmacotherapyが，医師と患者の間のパートナーシップを反映させようと努力して，「アドヒアランス」という用語に変更した（Tilson, 2004）.

2）対抗恐怖 counter phobia を持つ患者

特定の興味を持っており，言うことを聞かない患者の1つのタイプは恐怖に対抗する行動に出るタイプである．こういった患者は疾患，病，医師の見立て，それが自身に及ぼす重要性を否定したがる．このため処方薬の服用を中止しようとする．悲惨なことがすぐに起こらなければ，こういった行動は患者が自身の病を否定するのに役立つことになる．しかし，心不全の患者の場合のように，薬をずっと止めていると，やがて，おそらく2週間後ぐらいには，結果的に入院して医師は前と同じ状態をみることになる．しかし，恐怖に対抗する患者は，自分のもとの病はどこかに消え去り，医師が間違っていたという信念を押し通して2週間過ごすことになる．それゆえ，彼らは新しい症状は新しい疾患を発症した証拠であり，その見通しについても医師は今一度間違うだろうと考える．明らかに，そういった患者は叱られることなく，悪い見通しに驚くこともない．なぜなら，医師のほうが間違っていると彼らは証明したのだから．

恐怖に対抗する患者の傾向は時々面接時に自然と顕著になる．つまり，患者は薬を服用しないことを誇りに感じているようである．しかし，たいていの場合，医師はこういった恐怖に対抗する患者の可能性を意識して積極的にその証拠を探さなければならない.

31 空想と付き合うこと

空想は個人的で，想像上のシナリオのことである．もしそれが意識下であるなら，空想している人は空想上のことだとわかっていることになる．空想はある信念を具現化したものである．空想は時間軸のなかで示される，つまり過去，または現在，または未来で示されるのである．未来で示された空想は医療に最も重要である．私たちにはみんな空想がある．白日夢は1つの形である．私たちが関心を寄せる患者の空想はいくつかの重要な点で白日夢とは異なる．白日夢はたいていの場合，好影響を与える響きを持っている（例：「ノーベル賞を受賞する日」）．患者の空想のなかにはしばしば否定的な響きを持っている場合がある（例：「もし医師に腰椎穿刺をされると，ウエストから下が麻痺してしまう」）．肯定的な響きを持った空想でさえ，非現実的な部分に持ち込むことによって，患者–医師関係を干渉することになる（例：医師がこの生検を行えば，医師は私のことを好きになり，彼だけが入手でき，私を生かし続ける唯一の特別の内服薬を処方する）．しばしば，私たちは特別に有能な面接者でもない限り，あるいは，したいと切望する事柄から私たちが遠ざけられたりしない限り，私たちは患者の空想についてあまり知らないものである.

心理学者や投影的なテストが好きな人は患者の空想を聞くのが得意である．Rorschachカードの場合のように，彼らは時々患者に空想を創造したり，3つの願いを作ったりするようお願いする．多くの医師はこういった手法についてあまり居心地のよいものではないが，彼らにとっては空想のことを学ぶ最も簡単な方法は，空想について尋ねることである.

例えば，「あなたが私たちに腰椎穿刺をしてもらいたくないことはわかっています．そして，そう強く感じていることも理解しています．それがどれだけ重要かということをあなたが理解していることも私はわかっています．腰椎穿刺をどう考えているのでしょうか，ただ私に教えてくれればと考えています」

または，「腰椎穿刺が何を意味するとあなたは考えていますか，私に教えてくれませんか」

または，「腰椎穿刺という単語を聞いた時にあなたがどのように思ったか，私に教えてくれませんか」

または，「腰椎穿刺についてこれまでどのようなことを聞いたことがあるのでしょうか」

生検を受けたくない患者の場合，こう言うかもしれない，「生検について聞いた時に，どのような考えが頭に浮かびますか」

または，「生検後にどのようなことが起こると考えていますか」

または,「昨日の生検をあなたは断固として拒否しました．何があなたの考えを変えさせたのでしょうか」

最も大事なことは挑発的な質問を投げかけ，患者に話し始めるようにしてもらうことである．やがて空想は生まれる．そして，患者の信念体系を理解し，患者がどのようにしてその結論に至ったかを理解できるようになる．また，時には，その信念体系を切り捨てたりして，その体系を自由に扱うことができるようになる．

例えば,「私はこれまで患者が腰椎穿刺後に下半身麻痺，あるいは他部位の麻痺になったことはありません．実際，もしそのようなことがあなたに起こりうるのであれば，腰椎穿刺をしようとは言わないでしょう」

または,「そこで合併症が起こりうる神経学的手技はあるが，腰椎穿刺はそのなかの1つではありません．確かに穿刺後に一過性の頭痛をきたすことはあるが，麻痺になることはないのです」

この例の場合，具現化された信念体系は次のようなものである．「医師はあなたを助けることもあるが傷つけることもある．腰椎穿刺はひょっとしたら私を傷つけるかもしれない」．この信念を克服したり，患者の行動を変容したりするのに成功せず，この空想を外に解き放つことなく，その境界領域で小競り合いをしているだけにすぎない．

医師も空想を持っている．もし患者に面接している時に，怒ってきていることに気づいたら，あなたは自らに，あなたの空想のうちどれを患者が邪魔しているのか，問いかけてみるとよい．患者は無限の空想と呼ばれてきたものに何度も挑戦してきた．医師は，人生や死を超えて，自分たちが実際に持っている力よりももっと大きな力を持っていると信じたいと考えている（確かに，こういった空想は強力な文化的強化を受けている）．亡くなる患者や治療に反応しない患者は全能という医師の空想を切り捨て，非常に否定的な影響力を生み，たいていの場合，空想の持つ肯定的な影響力に直接的に比例することになるだろう．しばしばあることだが，こういった空想は完全には意識されたものではなく，いまだに行動の大きな動機づけになっている．

32 泣き始める患者

もし患者が泣き始めたら，それは面接技術が成功して，患者にそれを表現させるようなやり方で，自分の苦しい感情を解き放つことを示唆する徴候である．患者にティッシュを渡して，泣きやむように持っていきなさい．直接的には患者を部屋に1人にしたり，間接的には医師が部屋にまだいるのに，泣いている患者をそのままにしておくことで患者を見捨てるようなことをしてはいけない．

33 診断不能の患者

ヒステリーや転換性障害に苦しんでいるわけではない患者が診断未定の客観的な主訴で医師のもとに来ることがある（客観的とは，はっきりと申告どおりの時間に起こる出来事を患者が報告するか，医師がそれを記録できるということを指している）．患者は空想上の症状を持っているわけではないということを私ははっきりとさせたい．

臨床経験があれば，こういった患者が診断がされていないだけなのか，診断が不能なのかははじめから区別できるものだ．前者の例は急性間欠性ポルフィリン症に罹患している患者の場合である．この診断はどの医師も想起せず，適切な検査で診断できる疾患である．しかし，診断不能の患者とは，その症状が，科学的医学文献に記載されているあらゆる疾患や症候群の部分症状ではない患者のことをいう．そういった患者の存在により，われわれは科学が完璧ではないことを思い出し，科学としての医学が実用的ではないことにがっかりするのである．時々，腹が立ち，患者を疾患名で呼ぶが，科学者がその単語の意味を知らないのであれば，集団としても個人としても診断にはならない．

診察方法

1. 病歴聴取と身体診察の終わりに，患者は診断不可能であると考えるなら，私は次のように言わねばならない．「私が診察した患者のうち，半数ぐらいにしか診断をつけることができないと．われわれ医師は悪い疾患（緊急的に手術をしたり，強力な薬剤が必要な疾患）の診断は得意である．し

かし，行ったり来たりするような症状を持ち，診断がまったくつけられない多くの患者が他にもいる」．

2. 時々，洗練され，寛大で，知性のある患者の場合は，次のようなことを付け加えるであろう．つまり，「診断医学は19世紀に解剖台から始まった．それゆえ，われわれが知っている疾患のほとんどは，非常に予後が悪く人々を死に追いやる疾患である．しかし，人々を死に追いやることはないがわれわれがよく知らない疾患もある．われわれが診療する患者の半分は後者のグループに属する」．

3. そして私は次のように述べる．「臨床検査とX線をオーダーしますが，これらの検査が陰性となる可能性が十分あります．しかし，われわれは手術や強力な内服薬を必要とする疾患にかかっていないと確信しています．人を死に追いやることのないような軽い疾患を1つでも持っていれば，われわれはその検査をしなかったですし，すべての検査が陰性になるでしょう」．

4. 私はさらに次のように問う．「すべての検査が陰性であった場合に，どのように感じますか」．この質問に対する患者の反応は非常に意義深いものであり，たいていは簡単に2つに分けられる．あるタイプの患者は次のように言う．「非常に安心する」，あるいは「悪いところがあるとは思わない．つまり大切な他人が私に中に入ってほしがっているので，私はやってきた」，あるいは「私は驚かない．私はただ年をとってきているのをわかっている」．

　しかし，他のタイプの患者は言葉でも視覚でも次のように言う．「具合の悪いところがあるのはわかっている．どうして気づかなかったのか」，または「あなたは疾患名を見つけなければならないのか」，あるいは「何か私にくれないのか」，または「患者に重要な臓器や疾患でないとどのようにして確信したのか」．

　この問題は臨床診断の枠を超えているように思えるが，精密検査の終わりに何を言おうとしているか知ることは重要である．そのような患者の臨床診察は散漫なものになりやすい．こういった患者もやがては病気にかかり，少なくとも最後は自分を死に追いやる疾患（誰も永遠に生きることはできない）にはかかるので，そのような患者の診断医学を十分勉強し続けたいものである．

問題2：保険書式に何を書き加えるのか．

Sapira医師の解答：私は心理生理学的神経体系のような受け入れ可能な未診断の1つと診断する．私は患者にそのような診断を下していると伝える．もし患者が自分がどんな病気にかかっているかを尋ねれば，私は次のように回答するであろう．「Smithさん，あなたはSmith病にかかっています．この病気にかかっているのはあなただけです」．これは軽々しく言うのではなく，この患者は特定の整理棚に収まらず，個別に考えるべきものだということを意味するような形で言うべきである．これは内面的治療を使い続ける患者に役立つ言葉でもある．

Orient医師の解答：この質問は非常に難しい．なぜなら，多くの保険会社は4〜5桁の重要な数字（それは正方形のペグが丸い穴にすっぽりはまるとは医師が言おうとはしないぐらいに不可能なレベルの特異的なもの）でコードされた回答を要求するからである．保険請求額に関する虚偽の申し立てをすると，1996年の医療保険の相互運用性と説明責任に関する法律のもとでは連邦犯罪となる．非特異的な症状コードなら見つけられるかもしれない．医師のなかにはメディケアを好み，保険請求を提出しない医師もいる．彼らは，保険加入者にもし自分たちの請求を提出してほしければ，専門的な請求サービスに援助を求めるように言うのである．多くの治療形態が大半の保険契約のもとでは合法的には取り扱われておらず，契約が十分には守秘義務を果たしていないので，医師は個人情報を伝えられないのである．保険会社はその請求を検証するために，医療記録のコピーを要求するかもしれない．患者は，保険のよくない側面についても知らされるべきである．それはちょうど，治療のリスクについて説明を受けるのと同じことである．特に情報がネットワーク上のコンピュータに入っている場合はそうであり，たとえ書面請求が（ネットワーク上ではなく）現場のものであってもたいてい起こることではある．例えば，保険会社から得た情報は，がん患者を同定し，自分たちの抵当に入るように呼び掛けるために用いられてきたのである．Health Insurance Portability and Accountability Act（HIPAA大規則）の下，新しい規則は2013年に施行され，患者の権利を大切にし，彼らがポケットから支払った

すべてのサービスについての開示を制限するよう要求している（HHS, 2013）．プライバシーを主張する人は患者に対して，自分たちが秘密を保持したいのなら，「新しい医療機関に受診し，自分の保険業者の名前を開示せず，現金で払うべきだ」と教える（Brase, 2013）．

34 要求する患者

患者のなかには医師に早く治療や検査をするよう強く求める患者がいる．診断技術に優れ，その方法に自信を持っている医師は，単に安心感が欲しいだけの患者にたいていこのことを伝える．患者-医師関係を支配したい患者は，診断方法における安全性について，有能な医師が説明しても満足せずにそれを攻撃してくるであろう．一連の診断手順（病歴，身体診察，検査）については粘り強く説明したほうがよい．介入に対する要求が何度もあると，医師はそれを症状として解釈することもできる．「Smith さん，あなたは私に薬を出すよう主張し続けています．しかし私はあなたの診断が何であるかわかっていません．あなたのどこが悪いのか私が見つけられるとあなたは考えていないのですか」．

35 心理学的要素の重要性を否定する患者

患者によっては，医師と同様，心理学的にダメな人もいる．こういった患者は，たとえ他の人たち（家族，医師，看護師）には明らかではあっても，心理的な要因を否定する，つまり，その重要性を単にみようとしないだけである．患者（または患者の所属する会社）は，医師のサービスに対してお金を支払っているので，あらゆるレベルでつけられた診断を受け入れるか拒否するかの権利がある．患者が拒否した診断（生活上の出来事と病いの間の関係）に医師が，論争好きのやり方で，漫然とハープを弾かないほうがよい．

36 「インターネット探求」患者

インターネット上の豊富な医療情報に一般市民が簡単にアクセスできることで，伝統的な患者-医師関係に大きな影響を及ぼしている（Tan and Goonawardene, 2017）．伝統的な患者-医師関係の2項モデルは，患者-インターネット-医師の三角関係に取って代わられ，もう後戻りできないところまできたと主張する人もいる（Wald et al., 2007）．この新しい勇敢なデジタル世界は医療の潜在的機会や欠点の両方を提供してくれる．

肯定的な面としては，患者が一般人にも理解可能で正確な情報にアクセスする能力は，医療を結果として進歩させることである．そうすることで患者は，予約までの限られた時間内に，医師から提供された基本的な情報を補足することができる．

否定的な面としては，ウェブ上の利用可能な情報は患者にとって時として害になる．インターネット投稿内容はわざと誤解させるようになっていたり，複雑過ぎて，一般人には適切に理解できない内容となっていることがある．

デジタル革命は，医師が尊敬されるべき「医療の権威」の代表であった伝統的医療モデルを変えてしまった．今日，医師は多くの人から，常に質問される信頼するに足りない不適切な相談役であると認識されている．このパラダイムシフトは医師の不満のもとになっている．しかし，ゆっくりだが体系的に，一般大衆はインターネットが誤った情報で満ちあふれていることを理解し始めている．さらに，医療テキストにすぐにアクセスできるからといって，特別に何年も医療トレーニングを受けることに取って代わられるものではないということも多くの人が理解し始めている（Tan and Goonawardene, 2017）．医師は教育者であることも忘れてはいけない．

37 深夜の救急室受診患者

深夜から午前8時の間に救急室を受診する患者のうち，彼らが内科的，外科的注意を要する問題を持っているかどうかもあるが，心理学的な注意を必要とする問題の割合が高い．さまざまな著者が，その割合を1%未満〜60%以上と見積もっている．郊外の救急室にパートタイムで一般診療に戻ってきた精神科医が45回の深夜シフトで診療した469人の患者の診察結果をまとめた．彼は，

過半数の患者が純粋に内科的, 外科的問題を抱えていて, 1/4以上が主として精神的問題を抱えていると考えた. 彼はその事実に気づくこと, そして開放型質問を用いることの重要性を強調した. 例えば, 極端に心配している親族に対し次のような質問を投げてみる.「心配されているようですね. 雨が降れば, 激しく降る. 他の何があなたの頭に浮かんでいるのですか」. これが家族の危機を繰り返し白日の下に晒すと彼は記している. 1970年代初頭, 救急室は多くの米国人にとって「家庭医」となったと彼は述べている. それは,「人間が抱える問題」のすべての型にとって, 支援の主たる源であった. 適切なケアには医療のアートや1対1の患者-医師関係が必要である(Nigro, 1970).

医療面接と診察そのものが, 治療過程の重要な一部分であることを忘れてはならない.

付録2-1 認知症患者の同定理由

1. 認知症が急速に進んでいるのであれば, もとに戻すために迅速な治療が必要である.

2. 内科系患者の10～40%は入院中に時々認知症を発症する. したがって, 医療のなかで最も過小評価されている病態の1つである. 最初に診察した医師がその診断に至らなければ, 専門外の医師では見つけにくいであろう.

3. この診断がつけられなければ, 患者は単に思い出せないだけなのに, おそらく不満がたまり, 恥をかかされた気分になるという病歴を詳しく聴取するのに無駄な時間を費やすことになるだろう.

付録2-2 CAGEテストの自己テストの解答

表2-1に示すように, 2×2表を作る. 例えば, 1,000人の人口のうち, 230人がアルコール依存症で, 51%(117人)がCAGEテスト陽性であり, 113人が陰性となるだろう. アルコール依存症のない770人のうち, 768人(99.8%)がCAGEテスト陰性となり, 2人が陽性となる.

このテストは問題のある飲酒者の約半数は「見逃してしまって」おり, この集団において, 陰性の患者のうち, 問題のある飲酒者である可能性は, 約1.0から0.87へ, つまり, わずか13%となる. 50%がアルコール依存症の1,000人の対象集団では, 255人のアルコール依存症患者が陽性

表2-1 2×2表(付録2-2) CAGEテストの診断性能

疾患の有無		陽性(D＋)	陰性(D－)
検査陽性	陽性(T＋)	TP = 117	FP = 2
	陰性(T－)	FN = 113	TN = 768

TP, 真陽性；FP, 偽陽性；FN, 偽陰性；TN, 真陰性

と判断され, 245人が陰性と判断される. アルコール依存症でない人のうち, 499人は検査陰性であり, 1人が陽性となるであろう(感度, 特異度は同じであると仮定すれば). それゆえ, 陽性的中率は99.67%となり, 陰性的中率はわずか67%となる. 詳しくは, Sackettを参照すること(1992).

---

38 さらに深く勉強する場合

Sapira医師は患者と働く場合, 内在する問題点を処理するの役立つ本をいくつか推薦している(Bird, 1973；Coulehan, 1987；Lipkin, 1987；Stevenson, 1971). 今なお印刷中の改訂版もある(Coulehan and Block, 2005).

文献

- AAPS. Physicians as a law enforcement target. *AAPS News*. 1994;50(7);3.
- Alkureishi M, Lee W, Farnan J, Arora V. Breaking away from the iPatient to care for the real patient: Implementing a patient-centered EMR use curriculum. *MedEdPORTAL Publ*. 2014;10:9953.
- American Psychiatric Association. *Diagnostic and Statistical Manual*. 5th Ed. Washington, DC: APA Press; 2013.
- Aravind VK, Krishnaram VD, Thasneem Z. Boundary crossings and violations in clinical settings. *Indian J Psychol Med*. 2012;34:21-24.
- Association of American Physicians and Surgeons. *Actions against Pain Management Physicians*; Sep 1, 2010. Available at: http://aapsonline.org/actionsagainst-pain-management-physicians/. Accessed Apr 15, 2017.
- Association of American Physicians and Surgeons. *Summary of Consent Requirements for Taping Telephone Conversations*; updated Sep 2017. Available at: http://www.aapsonline.org/judicial/telephone.htm
- Bird B. *Talking with Patients*. 2nd Ed. Philadelphia, PA: JB Lippincott Co.; 1973.
- Blackwell B. The drug defaulter. *Clin Pharmacol Ther*. 1972;13:841-848.
- Børg HW. Electronic health records: Agenda-based medicine. *J Am Physician Surg*. 2017;22:48-54.
- Brase T. *HIPAA's New Cash-for-Care Privacy. Citizens' Council for Health Freedom Health Freedom Minute*; Jan 29, 2013. Available at: http://www.cchfreedom.org/files/file/

HFM_1_29_13.pdf. Accessed Nov 14, 2015.

- Bush K, Kivlahan DR, McDonell MB, et al. For the ambulatory care quality improvement project (ACQUIP). *JAMA*. 1998;158:1789-1795.
- Cleveland Clinic. *Munchausen Syndrome by Proxy. Diseases & Conditions*; updated Nov 26, 2014. Available at: https://my. clevelandclinic.org/health/diseases_conditions/hic_An_Overview_of_Factitious_Disorders/hic_Munchausen_Syndrome/hic_Munchausen_Syndrome_by_Proxy. Accessed Dec 31, 2015.
- Cocksedge S, George B, Renwick S, Chew-Graham CA. Touch in primary care consultations: Qualitative investigation of doctors' and patients' perceptions. *Br J Gen Pract*. 2013;63: 283-290.
- Coulehan JL. *The Medical Interview: A Primer for Students of the Art*. Philadelphia, PA: FA Davis Co.; 1987.
- Coulehan JL, Block MR. *The Medical Interview: Mastering Skills for Clinical Practice (Medical Interview)*. 5th Ed. Philadelphia, PA: FA Davis Co.; 2005.
- Crum RM, Anthony JC, Bassett SS, et al. Population-based norms for the mini-mental state examination by age and educational level. *JAMA*. 1993;269:2386-2691.
- DiMatteo MR. Enhancing patient adherence to medical recommendations. *JAMA*. 1994;271:79-83.
- Disability Rights Section, Civil Rights Division, U.S. Department of Justice. *ADA Business Brief: Communicating with People Who Are Deaf or Hard of Hearing in Hospital Settings*. October 2003. Available at: http://www.ada. gov/hospcombr. htm. Accessed May 1, 2016.
- Doughty K, Rood C, Patel A, et al. Neurological manifestations of medical child abuse. *Pediatr Neurol*. 2016;54:22-28.
- Eichna LW. Medical-school education, 1975-1979. *N Engl J Med*. 1980; 303:727-734.
- Eichner M. *The New Child Abuse Panic. New York Times*. Jul 15, 2015. Available at: http://www.nytimes.com/2015/07/12/opinion/sunday/the-newchild-abuse-panic.html?_r=0. Accessed Dec 31, 2015.
- Engel GL, Romano J. Delirium, a syndrome of cerebral insufficiency. *J Chronic Dis*. 1959;9:260-277.
- Eramudugolla R, Mortby ME, Sachdev P, et al. Evaluation of a research diagnostic algorithm for DSM-5 neurocognitive disorders in a populationbased cohort of older adults. *Alzheimers Res Ther*. 2017;9:15. doi:10.1186/s13195-017-0246-x.
- Ewing JA. Detecting alcoholism: The CAGE questionnaire. *JAMA*. 1984; 252:1905-1907.
- Fisher FB. Interpretation of "aberrant" drug-related behaviors. *J Am Physician Surg*. 2004;9:52-54.
- Folstein MF, Folstein SE, McHugh PR. "Mini-Mental State": A practical method for grading the cognitive state of patients for the clinician. *J Psychiatr Res*. 1975;12:189-198.
- Freud S. *Analysis Terminable and Interminable*. Collected Papers. Vol. 5 (Standard edition, Vol. 23). London: Hogarth Press; 1937:316.
- Gabbard GO, Nadelson C. Professional boundaries in the physician-patient relationship. *JAMA*. 1995;273:1445-1449. Available at: https://professionalboundaries. com/downloads/rx21/Professional%20Boundaries.pdf. Accessed Apr 14, 2017.
- Gianoli GJ, Soileau JS. Evaluation of dizziness in the litigating patient. *Otolaryngol Clin North Am*. 2011;44:335-346.

doi:10.1016/j.otc.2011.02.001.

- Groopman J. *How Doctors Think*. Boston, MA: Houghton Mifflin; 2007.
- Gutheil TG, Gabbard GO. The concept of boundaries in clinical practice: Theoretical and risk-management dimensions. *Am J Psychiatry*. 1993;150:188-196. Available at: http://kspope. com/ethics/boundaries. php#contentarea. Accessed Apr 14, 2017.
- Hayman M. The use of serial sevens in psychiatric examination. *Am J Orthopsychiatry*. 1941;11:341-355.
- Hecht B. *A Child of the Century*. New York: Donald I. Fine; 1985.
- HHS. Modifications to the HIPAA privacy, security, enforcement, and breach notification rules under the Health Information Technology for Economic and Clinical Health Act and the Genetic Information Nondiscrimination Act; Other Modifications to the HIPAA Rules. *Fed Regist*. 2013;78: 5565-5702.
- Ireland P, Sapira JD, Templeton B. Munchausen's syndrome. Review and report of an additional case. *Am J Med*. 1967;43: 579-592.
- Jacobs JW, Bernhard MR, Delgado A, et al. Screening for organic mental syndromes in the medically ill. *Ann Intern Med*. 1977;86:40-46.
- Jain A, Malani PN, Fitzgerald JT, Vitale CA. Internal medicine house officers' attitudes and experience with patients who overstep patient-physician boundaries. *Med Teach*. 2012; 34:643-648.
- Kazmi Z. Effects of exam room EHR use on doctor-patient communication: A systematic literature review. *Inform Prim Care*. 2013;21:30-39.
- Koh HK, Rudd RE. The arc of health literacy. *JAMA*. 2015; 314:1225-1226.
- Koven S. The doctor's new dilemma. *N Engl J Med*. 2016;374: 608-609.
- Kriston L, Hötzel L, Weiser A-K, et al. Meta-analysis: Are 3 questions enough to detect unhealthy alcohol use? *Ann Intern Med*. 2008;149:879-887.
- Langewitz W, Denz M, Keller A, et al. Spontaneous talking time at start of consultation in outpatient clinic: Cohort study. *BMJ*. 2002;325: 682-683.
- Lipkin M, Jr. The medical interview and related skills. In: Branch WF, ed. *Office Practice of Medicine*. 1st Ed. Philadelphia, PA: WB Saunders; 1987.
- MacKinnon RA, Michels R. *The Psychiatric Interview in Clinical Practice*. Philadelphia, PA: WB Saunders; 1971.
- Meiran N, Stuss DT, Guzman A, et al. Diagnosis of dementia: Methods for interpretation of scores of 5 neuropsychological tests. *Arch Neurol*. 1996;53:1043-1054.
- MICA. *Risk Advisor*. Phoenix, AZ: Mutual Insurance Company of Arizona; 2003.
- Mullen PD. Compliance becomes concordance. *BMJ*. 1997; 314:691.
- Mushlin AI, Appel FA. Diagnosing potential noncompliance: Physicians' ability in a behavioral dimension of medical care. *Arch Intern Med*. 1977;137:318-321.
- Nelson A, Fogel BS, Faust D. Bedside cognitive screening instruments: A critical assessment. *J Nerv Ment Dis*. 1986;174: 73-83.
- Newman JC, Feldman R. Copyright and open access at the

bedside. *N Engl J Med.* 2011;365:2447-2449.

- NIAAA. *CAGE Questionnaire.* National Institute on Alcohol Abuse and Alcoholism; updated Feb 2002. Available at: http://pubs.niaaa.nih.gov/publications/inscage.htm. Accessed May 25, 2016.
- Nigro SA. A psychiatrist's experiences in general practice in a hospital emergency room. *JAMA.* 1970;214:1657-1660.
- Nigro SA. Make that interaction count! *J Psychol Clin Psychiatry.* 2015a; 2(3):00072. Available at: http://medcraveonline.com/JPCPY/JPCPY-02-00072.php. Accessed Nov 15, 2015.
- Nigro SA. Convicted for treating pain: Lessons to be learned. *J Am Physician Surg.* 2015b;20:123-125.
- O'Brien CP. The CAGE questionnaire for detection of alcoholism: A remarkably useful but simple tool. *JAMA.* 2008; 300:2054-2056.
- Orient JM. Pain relief: For cancer victims only. *South Med J.* 1985;78: 1114-1115.
- Orient JM. *Your Doctor Is Not In.* New York: Crown; 1994.
- Osmun WE, Brown JB, Stewart M, Graham S. Patients' attitudes to comforting touch in family practice. *Can Fam Physician.* 2000;46: 2411-2416.
- Rodriguez M, Morrow J, Seifi A. Ethical implications of patients and families secretly recording conversations with physicians. *JAMA.* 2015;313: 1615-1616.
- Rossetti HC, Lacritz LH, Cullum CM, Weiner MF. Normative data for the Montreal Cognitive Assessment (MoCA) in a population-based sample. *Neurology.* 2011;77:1272-1275.
- Royall DR, Mahurin RK, True JE, et al. Executive impairment among the functionally dependent: Comparisons between schizophrenic and elderly subjects. *Am J Psychiatry.* 1993; 150:1813-1819.
- Royall DR, Mahurin RK, Cornell J. Effect of depression on dementia presentation: Qualitative assessment with the qualitative evaluation of dementia (QED). *J Geriatr Psychiatry Neurol.* 1995;8(1):4-11.
- Sachdev PS, Blacker D, Blazer DG, et al. Classifying neurocognitive disorders:The DSM-5 approach. *Nat Rev Neurol.* 2014;10:634-642.
- Sackett DL. A primer on the precision and accuracy of the clinical examination. *JAMA.* 1992;267:2638-2644.
- Sapira JD. Reassurance therapy: What to say to symptomatic patients with benign disease. *Ann Intern Med.* 1972;77:603-604.
- Sapira JD. Munchausen's syndrome and the technologic imperative. *South Med J.* 1981;74:193-196.
- Sapira JD, Cherubin CE. *Drug Abuse.* New York: American Elsevier; 1975.

- Schnabel JD. Is medicine still an art? *N Engl J Med.* 1983; 309:1258-1261.
- Sessums LL, Zembrzuska H, Jackson JL. Does this patient have medical decision-making capacity? *JAMA.* 2011; 306:420-427.
- Simpson JR. DSM-5 and neurocognitive disorders. *J Am Acad Psychiatry Law.* 2014;42:159-164.
- Stephenson BJ, Rowe BH, Haynes RB, et al. Is this patient taking the treatment as prescribed? *JAMA.* 1993;269:2779-2781.
- Stevenson J. *The Diagnostic Interview.* 2nd Ed. New York: Harper & Row; 1971.
- Strub RL, Black FW. *Organic Brain Syndromes: An Introduction to Neurobehavioral Disorders.* Philadelphia, PA: FA Davis Co.; 1981.
- Tan SS-L, Goonawardene N. Internet health information seeking and the patient-physician relationship: A systematic review. *J Med Internet Res.* 2017;19:e9.
- Tilson HH. Adherence or compliance? Changes in terminology. *Ann Pharmacother.* 2004;38:161-162.
- Wald HS, Dube CE, Anthony DC. Untangling the Web—The impact of Internet use on health care and the physician-patient relationship. *Patient Educ Couns.* 2007;68:218-224.
- Weinberg RB. Communion. *Ann Intern Med.* 1995;123:804-805.
- Weintraub P. Munchausen: Unusual suspects. *Psychology Today*; Sep 1, 2007. Available at: https://www.psychologytoday.com/articles/200709/munchausen-unusual-suspects. Accessed Dec 31, 2015.
- Wong CL, Holroyd-Leduc J, Simel DL, Straus SE. Does this patient have delirium? Value of bedside instruments. *JAMA.* 2010;304:779-786.
- Wortzel H, Arciniegas D. *The DSM–5 Approach to Evaluating Traumatic Brain Injury. Mild TBI Diagnosis and Management Strategies (MIRECC Cyberseminar).* Sep 4, 2014. Available at: http://www.hsrd.research.va.gov/for_researchers/cyber_seminars/archives/video_archive.cfm?SessionID=882. Accessed Dec 13, 2015.
- Yates GP, Feldman MD. Factitious disorder: A systematic review of 455 cases in the professional literature. *Gen Hosp Psychiatry.* 2016;41:20-28. Available at: http://www.ghpjournal.com/article/S0163-8343(16)30072-X/fulltext. Accessed Apr 15, 2017.
- Young CC, Jacobs BA, Clavette K, et al. Serial sevens: Not the most effective test of mental status in high school athletes. *Clin J Sport Med.* 1997;7(3):196-198.

3章 病歴

質問の意味を考える際には，その質問の答えがどのようにみえるか考えよ.

ルートビヒ・ウィトゲンシュタイン[訳注1]

訳注1) Ludwig Wittgenstein（1889～1951年），オーストリア出身の哲学者.

◇ 覚えておくべきポイント

- 大多数の診断は病歴から得られ，身体診察，検査，画像によって確定される.
- 症状の次元 dimensions of symptom には，時間，量，場所，増悪因子，寛解因子，質，セッティング，関連症状，不定な因子（色，明瞭度，硬さなど）が含まれる．それぞれ十分に記載しなければならない.
- 臨床のプロは患者の話を聞き病歴を形作りながら，仮説を生成し，仮説を検証する．自問せよ，「最悪のケースだとしたら何だろう」と．とりあえずの診断名を見つけたら，自問せよ，「他の診断だとしたらいったい何だろう」.
- 発病や特徴がはっきりしない時は，患者に問え．「まったく元気だったのはいつだったか覚えていますか」.

1 病歴の重要性

何十年もの間，診断学のコースを始める医学生は次のように教えられた．すなわち診断の90％は病歴から想定されるか決定される．残りの90％（全体の9％）は身体診察からなされる．たったの1％だけが検査で診断するのだ，と（検査の目的はすでに病歴と身体診察から得られた仮想診断を確認するためにある）.

優秀な医師を対象にした注意深い研究（Hampton et al., 1975）によると，やはり82％の診断は病歴から得られ，9％が身体診察から得られ，9％が検査によって得られる．その後の研究の結論も基本的には同じである．76％が病歴により最終診断が得られ，12％が身体診察で，11％が検査所見であった（Peterson et al., 1992）.

病歴の重要性は Mayo クリニックの研究計画で一番よく示されている（Beart and O'Connell, 1983）.

168人の大腸がん患者が前向き研究にエントリーした．がんの再発発見について，病歴と身体診察と数々の検査を比較したのだ．患者は少なくとも15週間に1回は受診した．再発を見つけるのに最も感度が高かったのは病歴であった．再発した48人について，85％は咳，腹部あるいは骨盤部位の痛み，便通の変化，直腸からの出血，あるいは不快感を訴えていた．身体診察で異常徴候が見つかったり，繰り返す画像やCEAが異常を示す前のことであった.

ハイテク医療の時代においても病歴は診断に最重要なものだ．442人の患者が続けてアカデミックメディカル・センターに入院してきた（Paley et al., 2011）．4年間の経験を持つ1人の医師が救急センターで80％の割合で正しい診断をして，シニアホスピタリストでは84％であった．主に病歴聴取と身体診察，基本的な検査を使っており，モダンな画像検査などは使っていなかった．20％では，病歴だけが最も価値が高かったが，身体診察だけが一番価値があったのは1％未満であった．病歴，診察を組み合わせると，診断パワーは40％近くまで上がった（Cheitlin, 2011）.

病歴聴取や身体診察の衰退を予測する声（Jauhar, 2006）には根拠がない．そして，病歴聴取のアートは現在ルネッサンスの最中にあるようなのだ（Schattner, 2012）.

誰だって検査をオーダーできるが，医師だけが診断を下すことができる．1週間やそこらで必要な診断スキルが身につくわけではない．1ヶ月あっても足りないし，1年でも無理だ．10年以内でも微妙だろう．研究が示す結果を出すためには，病歴を引き出し，作り出す高い技術が必要になる．主要な症状はできるだけ多様な側面から描写されねばならない．時間的に整理してストーリーを形成せねばならない.

2 事実と情報の違い

事実は真実の言及である．情報は役に立つよう並べ替えられた事実からなる.

83

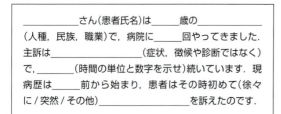

図 3-1 学生が現病歴を作るための記入用紙

病歴とは単に事実をかき集めたものではない．情報を含まねばならない．最もよい病歴はそこにとどまらないが，真実の言及を単に書きとめ，復唱するだけでは病歴を作ったことにはならない．事実は情報として編み直されねばならない．

多くの医学校は学生にたくさんの事実を記憶するよう「教える」．しかし，こんな医学校は，そもそも事実とは何かをどのように決定すればよいのかとか，役に立つ形でどのように事実を集めればよいのか，ということを教えはしない．来たばかりの街で新米のタクシードライバーに，電話帳にあるすべての名前と住所を暗記させるようなものだ．どのように地図を読むかを教えるべきなのだ．

3 現病歴とは

現病歴 history of present illness（HPI）を作るためには，学生は頭の中に構造を持っていなければならない．図 3-1 は学生が適切にベッドサイドで現病歴（HPI）のプレゼンをするのに 15 年以上使われてきたものである．

1) 例：だめなプレゼン

「John は現在無職の退役軍人で，高血圧のためにまた来院しました．彼の主治医は異なる薬が必要だと言っています．前にも同じようなことがあり，これは子どもの時だったかどうかよく覚えていないそうです」．

2) 例：よいプレゼン

「Smith さんは 42 歳の黒人男性で，"鼻血"が 6 時間続くという主訴で当院 2 回目の受診です．現病歴は 5 年前にさかのぼります．ルーチンの，入職前健診での測定で産業医が測った血圧が 180/120 だったのです」．

「その時は彼は病院に行かず，その後無症状でしたが，4 年前に徐々に発症する頭痛を訴えるようになりました．たいていは拍動性ですが，そうでない時もあります．平均すると週に 2 回起きました．増悪，寛解因子は特になく，アスピリンでよくなるくらいでした．関連症状はありませんでした．2 年前より，頭痛は増悪し，かすみ目を伴うようになりました．かすみ目のために，患者は救急外来を受診し，入院しました．その時はじめて，患者は血尿があると言われましたが，本人は尿の色に変化を認めていませんでした（など）」．

4 主訴

主訴は（正確に患者自身の言葉を引用する）主要な症状の一語一語の言及である．あなた自身が，インタビューの中身から主要である，重要であると選択する症状である．これは（編集しているとはいえ）直接の引用であるから，引用符で囲む．この言及の次には症状の持続時間が続く．数字に続いて，時間の単位を述べる（例えば，1 時間，2 日，3 週間，4 ヶ月，5 年というように）．主訴を患者の言葉で述べるのは，未経験者でも老練な医師にしても，データベースのなかで診断を決定してしまわないための工夫である．例えば，ある患者が「血を吐き出している」と実際に訴えていた時に，吐血の症例とプレゼンされていた．長くて不毛なワークアップの後で，コンサルタントはすばやく，患者は実際には喀血に苦しんでいたのだと発見したのだった（16 章参照）．

もし患者がはっきりした主訴を持たない時，その受診に至った状況の描写を文字どおり報告せよ．すなわち，「うちのカミさんがここに来て調べてもらえって言うんですよ」「かかりつけの医者が専門家に診てもらえって．何でなんでしょうね」のように．

時間の言及は読む者，聴く者が，患者の問題を解決するために自分の脳がどのコンピュータープログラムを走らせたらよいか，選択するためのツールである（例えば，慢性下痢，急性の息切れ，

急性胸痛などなど).

　精神科の公理 axiom では，主訴は「それ自身がすべてを語る」である．最初は真実（言及された主訴の深ーい意味）を理解するための患者情報を十分には持っていないものの，これこそが精神科医にとっての鍵となるデータなのである．

学生へ：**主訴**を患者の**主要な心配ごと**ととらえなさい．「心配」は生物医学的言語に翻訳されたりはしないだろうが，このような文字どおりの言葉が患者の言葉により注意を払うための前提となる．現病歴という部分だけではなく，治療の過程全体を通して，ということである（Donnelly, 1997）．

指導医へ：朝のカンファレンスで指導医にプレゼンテーションをした4人の研修医の研究によると（彼らは研究対象であることは知らされていなかったのだが），17％において主訴がまったく言及されていなかった．残りの83％については，主訴が言及されるまでに平均36秒（5秒〜3分22秒）かかっていた．「コンピュータープログラムを選択する」にはとにかく長すぎる．その間，集積しようのない事実がプレゼンテーションされる．順序立てるための枠組みも存在しない．

5　症状の次元　dimensions of symptom

　どんな症状でも，現病歴での主要な症状も含め，分析するためにはその症状がすべての次元において完全に描写されねばならない〔もしあなたが頭痛を描写する方法である PQRST 法[注1]（DeGowin and DeGowin, 1970；LeBlond, 2014）や Morgan と Engel が作った「7つの次元」（1969）のようなシステムを学んだのなら，ここは飛ばして，すでに学んだよき習慣を持って読み続けるがよい．もし次元についての体系を学んでいないのならば，ここで解説される．次元のリストは（どれを選ぼうが）たぶん，臨床診断におけるすべてのリストのなかで唯一，記憶するに値するものである．他のすべては反復練習で学び，インデックスカードとかノートに記してとりあえずしまっておけばよい〕．

　私が使う次元は次のようなものである．

1. 時間

注1　増悪寛解因子 provocative-pallliative factors，質 quality，部位 region，重篤度 severity，時間的特徴 temporal characteristics を意味する語呂合わせである．

2. 量
3. 場所
4. 増悪因子
5. 寛解因子
6. 質
7. セッティング
8. 関連症状
9. 不定な次元（色，明瞭度，硬さなど）

1）時間

　時間は実際にはいくつかの次元からなることもある．このことはすぐに述べる．一見すると，時間の次元は主訴ですでにプレゼンテーションされているように思える．主訴の持続時間はこの次元に属する言及だからだ．症状によっては，これは正しい（例えば，右左シャントを伴う先天性心疾患のケースでの「生まれてからずっとチアノーゼ」）．しかし，この問題はたいていもっと複雑である．

　例えば，不安定狭心症 crescendo angina の以下の説明を考えてみよう．

　最初はギュッとつかまれるような痛みが10〜20秒続きました．丘を登るのをやめたらすぐに痛みは消えました．でも，クリスマスが近くなって，痛みがしばしば起きるようになりました．つまり，その時には発作がほとんど毎日起きていて，歩くのを止めても痛みは治まらなかったのです．ニトロを舌下で使い，これが効き始めるのを待ち，そうですね，2, 3分というところでしょうか，でもその時はまあよかったのです．毎日仕事ができたし．でもって，日曜日の朝，誕生パーティーに行く準備をしていたのですが，突然……

　ここで患者は個々の発作の持続時間を，症状寛解の期間を，発作の頻度を，すべて時間という単位のなかで描写している．それぞれは時間という次元のなかに記録されねばならない．症状の持続時間だけだと，不安定狭心症の診断はつけられないだろう．

　さらに質問を続ける．そうすれば今度は別の時間的指標を加えることができるだろう．この患者は「締めつけられるように痛む」症状が起きるまで，丘を何分間登ることができるのだろうか．

　時間においてまだまだたくさんの症状があるこ

とが後につまびらかになることだろう．後にこれについては論ずる．もう1つ例を挙げようか．学生は意識消失発作を訴える患者を評価する際，「前兆 aura」，つまり警告サインがなかったかどうか問うよう教わる．しかし，より有用なのは前兆における時間の次元である．血管迷走神経性失神 vasovagal syncope では前兆は長い傾向にあり（約2.5分），心原性失神ではとても短い（3秒以内）かまったくないからだ（Martin et al., 1983）．

発症が漠然としていて描写がどちらかというとわずかな場合，患者に問う有効な質問は「体調が万全だったのはいつだったか覚えていますか」である．このまま使ってみるとよい．

この質問の目的は，患者に語らせることにある．原疾患がいつから始まったのかを決定することを意図したものではない．決定できることもあるけれど．要するに，自分で自由にできる事実を増やすことにある．すべての事実を得てしまえば，原疾患がいつスタートしたかを決定できるだろう．患者に振り返りと思い出しの機会を与えること．現病歴における初期の病歴を磨き上げることに加え，この質問をすれば患者は他の症状についても語り出すだろう．それは一時的には意識の外に置かれていたものかもしれないし，聴き手にとっても最初は注意を払わなかったようなものかもしれない．

この質問は「あなたが病気になったのはいつからですか」という質問と同義ではないことを理解しなければならない．「あなたが最後に○○の症状がなかったのはいつですか」という質問ですらない．これらは真の意味でオープンな質問ではない．「体調が万全だったのはいつだったか覚えていますか」はオープンに終わる質問である．患者の答えを中断したりしなければ，の話だが．

数々の特定の症状と関係ある時間とは，発病と，患者が服用しているかもしれない何らかの薬物との関係である．数々の副作用や薬物相互作用の確率は印刷物やデジタル版の Physicians' Desk Reference[訳注2]や，あるいは Epocrates のようなアプリを使うことで見つけることができる．しかし，筆者はしばしばパークランドメモリアル病院で教えられた箴言から何度も学ぶのである．それは「どんな薬も何だって起きる」である．副作用はしばしば奇妙なもので，治療されている状態と区別するのが難しい．例えば，ある種の抗うつ薬に

関連した自殺誘発性や暴力がそうである（Kauffman, 2009）．稀かもしれないが，医薬品の意図された機序からは予想されないような，あるいは単に報告されていないようなものがある．例えば，コレステロールを下げる薬を服用している患者の興奮性や攻撃的な行動を惹起する，といったような（Golomb et al., 2004；Tatley and Savage, 2007）．副作用はすぐに起きるとは限らない．ジアゼパムによる認知障害は半減期の長い医薬品が蓄積されることで起きる．アレルギーや特異的反応は以前にその薬品を許容できた患者に予想もない形で起きる．*post hoc ergo propter hoc*[訳注3]という誤謬は薬物に責任を帰する時，いつも陥りやすいリスクである（27章参照）．しかし，誤謬を恐れて薬物を使用し続けると，もしその薬物が本当に戦犯だとしたら，ずっと害を与えることになってしまう．

訳注2）米国で用いられる「薬の本」でPDRと略される．医薬品の添付文書をまとめた構成になっている．ハリソン内科学など大きな教科書並みの大きさで，日本における「薬の本」に比べて圧倒的に情報量が多い．詳しくは http://www.pdr.net（2019年9月14日アクセス）を参照．

訳注3）「後で起きたことが」「〜がために起きたこと」を意味するラテン語．前後関係と因果関係の陥りやすい錯誤を意味する．使った，治った，だから効いたを指すわが国の「三た論法」もこの一例だろう．27章訳注8)も参照．

2）量

量の例には，「早朝のテーブルスプーン3杯の喀痰」とか「枕2つを必要とする起座呼吸」「コップ1/3の血性嘔吐」「4, 5ブロック歩くと起きていた跛行が今や1ブロックで起きる」などがある．

症状には，例えば痛みなどがそうだが，国際単位などはなく，visual analogue scale（VAS）の0〜10で表現される．ここで0とは痛みのないこと，10とは極端な痛みで，「こんなに痛くちゃ死んでしまいたい」くらいの痛みである．

他の症状には基数で表現しえないものも，やはり目立った，具体的な描写が必要になる．「ひどい」のような形容詞は，「症状のためにあなたが今できないことで，過去にできたことにはどんなことがありますか」のような質問への答えよりはずっと役に立たない．患者は，息切れのために部屋を横切ってトイレに歩くこともできない，と答えるかもしれないのだ．

3) 場所

場所も主訴でカバーできるかもしれないが，主訴が現病における最大の症状であるのなら，患者自身の言葉はこの時点では正確な描写の妨げになるかもしれない．「おなかの」痛みは上腹部，季肋部，臍周囲，恥骨上，あるいは大腸や直腸なのかもしれない．医師が「おなか」の解釈を誤ると，まあよくて診断が遅れてしまう．同様に，「ヒップ」というのは臀部かもしれず，直腸かもしれず，股関節 hip joint かもしれず，腸骨稜かもしれず，臀部の外側表面にある皮膚かもしれず，鼠径や大腿のリンパ節かもしれない訳注4)．時には医師のほうが不正確なこともある．患者の「太もも」「膝」「ふくらはぎ」「かかと」「足の甲」を「左下腿」と呼び，用語の精度を上げるどころか雑駁にまとめてしまうかもしれないのだ．

訳注4) "hip"に正確に相当する日本語はない．ヒップや尻と聞いて股関節を想起する日本人は稀有だろう．ソシュールを例に挙げるまでもなく，各言語体系によって意味するもの（シニフィアン）と意味されるもの（シニフィエ）との関係性は異なる．日本でいうならば，「腰」がそうである．英語の waist や low back では，「胸騒ぎの腰つき」の意味はわからない．

筋力低下 weakness のような症状は場所が特定できるとは限らない．特定できるかどうかは確認し，記録にとどめておくべきだ．右手の筋力低下の鑑別診断は，フォーカスのない全身の筋力低下のそれとは全然異なる．

症状によっては，特に痛みなどがそうだが，場所の次元は放散痛 radiation を含む．関連痛は移動することもある（本章の「複数ある，あるいは移動する痛み」の項，98頁を参照）．

4) 増悪因子，5) 寛解因子

増悪因子についてはオープンに尋ねる．「どうやったらひどくなりますか」のように．増悪因子は寛解因子と一緒に分析されることが常だが，後者については別の質問をすべきだ．「よくなったり悪くなったりはどんなふうに起きますか」と聞けば，ほとんどの患者は後者についてのみ答え，寛解因子については言及しないだろう．このような質問をする医師には寛解因子を「データなし」と記憶されるであろう〔これはひどい2重質問の1つである（2章参照）．もし自分の録音テープを注意深く聞けば，どのくらい2重質問をしているか知って驚くだろう．これは避けるべきだ〕．

増悪寛解因子の有用性を例示するのに，左側の前胸部痛を訴える2人の患者を考えよう．1人目の患者の痛みは，運動や強い感情により増悪し，常に安静と舌下ニトログリセリンで寛解する．これは狭心症の特徴だ．もう1人の患者の胸痛はくしゃみ，咳，呼吸で増悪し，浅い呼吸と胸部のコルセットで寛解する．胸膜痛なのだ．患者がこのようなコテコテの症状を示すとは限らないが，適切な質問をしなければそこにある診断の手がかりを得ないのだ．

6) 質

症状の質は最も重要である．一見すると質的な描写に最も適していないようなその症状こそが，重要なのである．例えば，Samuel Levine は学生にこう言ったものである．もし患者が胸痛について明瞭にはっきりと説明できるようだったらそれは心原性ではないと．患者が胸痛を説明するのに困難を感じる，ということそのものが診断の手がかりとなるのだ．

患者が「発作」「倒れそう」「飛び出てきている」（あるいは「種ができている」），力が入らない，腰痛，倦怠感……，これらに対するよい開放型質問は，「どんなだったかもう少し教えてくれませんか」である．

質問に対して得られた情報のすべてが質という次元にあてはまるわけではない．実際には，患者のなかにはすべてにわたって説明するくせに質だけ抜かしていることもある．症状が起きた時にどこにいたのか，何時だったか，他の人々についての言及，他の医師の意見，家族による症状の解釈，というような．こんな患者には次のように問うとよい．「あなたはどのように感じたのかもう少し教えてくれませんか」と．患者が真に無感情症 alexithymia（情動，感情を表現できないこと）の症状を示しているのなら，次のように問うとよい．「あなたが感じてるように私が感じるためには，どうしたらいいんでしょうね」．

7) セッティング

症状が始まった時のセッティングは有用だが，その有用性は質問者の用いる単語「セッティング」

の意味の広さに直接比例して有用である.「狭い」質問者は単に時々問うだけである. 例えば患者の姿勢(失神の時に),例えば何時か(潰瘍痛の時に),例えば最近の飲酒(膵炎の病因を調べる時に). 狭いものの見方はたくさんの問題の種となる.

「セッティング」に対する狭い問いは開放型質問で情報を集めることにはならず,まあよくても選択問題的でしかない. より通常には,質問者にすでに想起されている診断を確認する手段でしかない. このようなやり方で得られた「セッティング」の質問への答えは研究目的では使えない. すべての患者には用いられていないからだ. 関連した目的(未知の特異度など)を学ぶ目的にも用いられない. 患者ケアにも役に立たない. それらは他の理由で考えられた診断名にとって事後的で単にショーウインドウの装飾程度の意味しかないからだ. 例えば…….

ある朝,28歳の黒人男性が入院した. 強烈な胸痛が前胸部に起き,Q波があり,巨大なST上昇があり,T波の陰転化があり,心原性酵素の上昇があったのだ. 心筋梗塞の診断名は誰の目にも明らかだった.

ほとんどの現病歴の聴取は以下の事実の朗読である.

1. 患者は座りっぱなしということはなく,バスケットボール選手である.
2. 肥満はない.
3. 喫煙歴はない.
4. 糖尿病はなく最近の入職時健診では血糖値は正常であった.
5. コレステロール値,中性脂肪は正常であった.
6. 心臓疾患の家族歴はない.
7. 高血圧はない.

私はなんでこういう情報を与えるのだと聞いた. すると,患者は心筋梗塞で苦しんでいると(正しく)診断されており,これらはアテローム動脈硬化性冠動脈疾患のリスクファクターであるのだと言うのだった. 患者はこれらのリスクファクターのいずれも有していなかったが,循環器コンサルタントはそれにもかかわらずアテローム性動脈硬化が疾患の原因であると考えたのである. 現代医学が注視する部分が狭いのである(部分的には,このような事後的なリストがそれを作るのである). だから,稀な疾患,例えば冠動脈動脈炎とか,冠動脈塞栓,冠動脈循環の先天異常などは考慮に入れられないのである. アテローム動脈硬化症といったんラベルされてしまうと,リスクファクターがないにもかかわらず,そこで精査は止まってしまう.

開放型質問によりしばしば正しい診断の重要な手がかりを得ることができる. プロクラスティアン訳注5)たちが見過ごすような診断である. すなわち,彼らは患者の病歴は自分たちの考えに合わないといけないと主張するのだ. 神話における宿屋のベッドに旅人の体がフィットしなければならないように. 患者は今まで話したこともなかったようなことを話し出すかもしれない. 例えば,最近繰り返し起きる落胆の発作のようなものを. このような話はさらなる質問を促し,不安障害やうつ病の診断に至るかもしれない. それは積極的にもたらされるもので,役にも立たないような除外に除外を重ねるような形では得られない診断である. それに,開放型質問は質問者が患者を人として理解するのに有用である.

訳注5) procrustean. 無理に基準に合わせようとすること. ベッドの長さに合うように犠牲者を引き延ばしたり切ったりするプロクルステスというギリシャ神話の巨人が語源.

プロクラスティアンの失敗には他にもある. それは患者が何をいおうとセッティングとは,事後的に期待されるものに違いない,と主張することにある. 患者があなたに自分の症状は強い感情的な衝動というセッティングでは起きていないといったとしよう. その時は「起きている」と主張してはならない. このような失敗は(誤診されていた)急性間欠性ポルフィリン症に苦しむ患者において一度ならずみている. 数人の医師によって「神経」にその症状の原因を帰せられていたのである.

セッティングを広く解釈することで,新しい疾患を発見することもできる. Soma Weissの路面電車の運転手の話のように(18章参照). セッティングに対する関心は医師の精神的健全のためにも重要だ. もし患者とその病に対する基本的な関心を持たなければ,単にリンゴ選び医療をするだけになるだろう. リンゴを大きさという次元だけでみて,その色とか味とかにおいとか,突出し

たところ，へこんだところ，興味深い旅とか，そういうものを無視して数年過ごせば，診療は一次元的になり，退屈になり，仕事で燃え尽きてしまうのだ．

最後に，発症のセッティングの広い理解は診断だけでなく，マネジメントにも有用になることもある．医師は特に失うことや分かれることに高い感受性を持つべきだ．もし疾病が配偶者を失ったというセッティングで起きるのであれば，似たような医師を失うという事象（そのことは患者にとっては重要なことかもしれない）が患者，そして医師-患者関係に動揺を引き起こす可能性があるだろう．損失は永久的なもの（死亡や診療拒否）かもしれないし，一時的なものかもしれない（休暇や医師の罹患）．（事実か，患者の想像によるものかは別として）予想されたものかもしれない．

医学部3年生へ：ここに書かれたように病歴を得ようと思うのなら，一緒に仕事をする研修医と衝突するかもしれない[訳注6]．「行って病歴とってこい」と彼らは言うかもしれない．「事実だけとってくればよいのだ」と言うかもしれない．短期的にはこのようなやり方には意味があるが，後々まで使えるスキルを学ぶ機会を失ってしまうだろう．それは後に学ぶことはできないのだ．困難ではあるが価値のある技術を担当する患者から学びたいのか，尊大な神もどきの太鼓持ちで終わるほうを選ぶのか，決めなければいけない．

訳注6）米国ではいわゆる屋根瓦があり，学生が研修医とともに病院実習を行う．その活動範囲は広く，かなり多くの診療行為に学生が参加できるのが特徴だ（これが米国の特徴，というより日本の学生が何もできないことが日本の特徴なのだ，というべきかもしれないが）．

すべての学年の学生へ：病歴聴取がうまくなりたいのであれば，直面しているプロブレムを読み上げなさい．読後，症状のある次元についてより多くの情報を欲するため，患者のもとに戻りたくなることがあるだろう．

指導医へ：患者の文化や言語は極めて重要なセッティングの一部である．問診のあり方にとっても重要だし，病歴の中身そのものにとっても重要だ．残念ながら，文化受容を自分でやろうという過程にある初心者たる学生にこれを教えるのはとても難しい．このような問題を十分に若い医師が認識する頃には，書いた言葉でそれを伝えてもらう必要などなくなっている．たった1つの方法は，生きた患者の側，ベッドサイドで教えること

だけだ．

8）関連症状

関連症状は目下分析している症状に規則的に関連して現れるものである．この次元は症状の診断における重要性を数倍にまで増す．例えば，多飲，多食，多尿はそれぞれ個々には非特異的だが，これらが組み合わされればこれは新規発症の糖尿病にとても特徴的であり，診断の3徴とすら呼ぶことができるだろう．体重減少，倦怠感，食欲不振は見つかっていないがんを示唆するが，体重減少，倦怠感，そして発汗は甲状腺機能亢進症か結核の症状かもしれない．急性発症の発汗と頭痛が動悸とともに起きれば，褐色細胞腫を考えるだろうが，もしそれらがベッドを揺らすような悪寒戦慄を伴っていれば感染症を考えるだろう．*dolor pectoris*（胸痛）の関連症状と心筋梗塞時の *angor animi*（急な不安感，下記参照）はたった一度しか訪れないかもしれない，同時に起きる症状の例である[訳注7]．慢性の訴えの関連症状は必ずしも同時に起きているとは限らないが，だいたい一致しているべきである．

訳注7）online medical dictionary によると，angor animi は冠動脈疾患時に感じられる「死ぬんじゃないかという感覚」のことである．dolor pectoris は胸痛を意味するラテン語．

感染症では，戦慄は体温のカーブの「寒い」時期に起きる．残念ながら，熱性疾患のこの時期に気がつかない患者もいる．患者のなかには熱とともに，場合によっては熱が生じる前から悪寒戦慄が起きた，という者すらいる．不正確に記憶された順番であっても症状の関連性は役に立つのだ．

他の次元同様，安易なチェックリスト化は関連症状にはそぐわない．聞く時には医学知識が要る．そうでなければ，黄疸を精査している時に瘙痒感について尋ねる者などいるだろうか．この症状は肝胆道系の閉塞（この時の瘙痒感は胆汁のうっ滞によって起きる．黄疸が発症する前にみられることだってある）と溶血性の黄疸を区別するのに有用かもしれない．胆汁性瘙痒感の出現を助長するのは熱いお風呂，加齢，乾燥肌である．たいして医学を勉強していない者が，熱い風呂についてなど尋ねるものだろうか．

9）不定な次元

不定な次元はどの症状にもあてはまらないが，それにもかかわらず，時にとても重要である．それは色，明瞭度などである．

▶ 色カード

色は，尿について，喀痰について，便について，皮膚病変について，関節痛のある部位の皮膚について描写されねばならない．時には正確に色を知ることがとても重要なこともある．患者と自分が同じ色のことを考えていることを確認するために，いろいろな色を含んだ色見本カードを用意しておくとよい．特に血の赤，スグリジャムの紫 currant jelly purple，コマドリの卵のような青色 robin's egg blue[訳注8]，タールのような黒，非常に濃い茶色（ほとんど黒だが，黒じゃない），コーラの茶色，中等度の茶色（アンバーあるいはシエナ色），明るい茶色，粘土質の白，ビリベルジンの緑，ビリルビンの橙色，レモンイエロー，そしていくつもの濃さの灰色．これらは油絵具で混ぜることも可能だし，塗料店のサンプルでもよい．もっと簡単な方法としては，雑誌のイラストから必要な色を切り出してもよい．これをカードに貼りつけて，長く保存したければラミネート加工すればよいのだ．

訳注8）robin's egg blue ってどんな色？と思った読者は Google で検索するとその色が出てくる．訳者的には浅葱色（新撰組の羽織の色）に近いと思うが，美的センスを疑われるだろうか．

▶ 明瞭度，硬さなど

体液は透明，やや透明，半透明，やや濁った，透かし見ることが可能な，濁った，「泥のような」みたいに分けることができる．このような形容詞は診断的価値がある．例えば，胸水を描写する時，幸運にも患者が最後に胸水穿刺をされた時，どんなふうに見えたかを覚えていた時などに．

ある物質の硬さの描写はとても役に立つことがある．例えば，下痢という用語はいろいろなものを意味しているかもしれない．頻度や量を語ることもできよう．しかし，硬さの言及（すなわち，検体容器の形を保っているかどうか，など）はとても理解を助ける．

同様に，痛み，これは色とか硬さの属性は持っていないのだが，「疝痛様 colicky」という属性を持っていたりする．特に腹痛の時は，そうだ（20章参照）．

正確な描写は重要だが，ある所見の意味について，あまりドグマチックにならないようにすることも重要だ．

例

緑膿菌 *Pseudomonas* は以前は *Bacillus pyocyaneus* と呼ばれていた．*Pyocyaneus* とは青みがかった膿のことである．もっとも，緑膿菌が作る膿はこの微生物が作るフルオレセインのために実に緑色だったりするのだが．しかし，緑色の膿が緑膿菌である，というのは正確ではない．どんな膿でも十分な白血球を含み，白血球のベルドペルオキシダーゼが十分にあれば緑色になるのだ．これは銅を含むミエロペルオキシダーゼである．

6 外傷患者に対する病歴聴取の短縮

外傷患者については，特に頭部外傷患者については，短縮された病歴（そして迅速にて完全な身体診察）がとられねばならない．患者は初期の清明期を過ぎて，意識を失ってしまうかもしれないからだ．手術が必要かもしれない緊急時の文脈においては，少なくとも，米国外科学会の Advanced Trauma Life Support Course（ATLS course）が推奨する「AMPLE」だけは得るように．これはアレルギー allergy，服薬 medications，既往歴 past illnesses，最後の食事 last meal，そして外傷に先立つイベント events preceding the injury である．

7 特定の症状について

本章で扱う症状はシステムレビューや現病歴のどちらにおいても議論されるかもしれない．その扱いは百科事典的に行うのではなく，病歴がいかに役に立ち，診断にたどり着くためにどのくらい詳細に病歴がとられねばならないか，を示すことにある．ここで扱うのは，医師が実際に行う質問リスト全部に比べれば些細なものである．

1）疼痛

疼痛は「何か悪いことが起きている」という体が出す信号である．痛みの知覚は，体性神経の入力と心理学的解釈からなっている．さまざまな病気の現れとしての痛みは下記に言及されている．しかし，しばしば傷が治り，神経学的な原因が解明されてもずっと残ることもある．よって，痛みは2つにはっきりと大別できる．適応できる生理的なものか，適応のよくない病理的なものか．適応できる痛みは生理学的な防御メカニズムとして機能している．怪我が起きたというシグナルを出し，防止のための方法をとるよう促す，生存を確約するものなのだ．適応の悪い痛みは病理反応であり，神経系の機能異常を反映する（Fitz-Henry and Riley, 1996）

慢性の治らない「病変のない痛み」は医学的な問題として，独立して認識されるようになった．西側社会においては約15%の人が慢性の日々の痛みに悩まされている．10%以上では，痛みは激しく，日常生活に支障をきたす（Mäntyselkä et al., 2003）．

高用量のオピオイドを用いた対症療法は受容されており，過去には推奨すらされてきたが，この薬物がもたらす依存症のリスクや，ブラックマーケットに流される可能性，医師に対する熱心な監督官や検察官などがもたらす障害（2章参照）といった問題がある．慢性期の患者のマネジメントを行う医師が規制のある薬物を用いる時は，次々に変化する規制や法的な風潮についていく必要がある．特に重要なのは痛みや治療の効果，患者の生活，就労できるか，日常生活を送れるか，といったことをきちんと観察し，記録することである．「最悪のオピオイド禍」の懸念の空気が醸造され，CDCは慢性疼痛へのオピオイド処方のガイドラインを改訂した（Dowell et al., 2016）．医療機関認証連合委員会（今やザ・ジョイント・コミッションとして知られているJCAHO）のような，オピオイド使用への過去の受容的態度へのリバウンド的懸念の強まりを反映している．

痛みは主観的な経験である．これは疑いようもない．これを定量化しようとするとvisual analogue scale（VAS）のような表を用いたり，痛みの重度を痛みがない状態を「0」，「想像できる最悪の痛み」や「死にたくなるくらいの痛み」を「10」と

して階層づけることが試みられる．痛み図clinical pain diagramを図25-9に示した．今日では，学生は鎮痛薬の会社によって作られた「笑った顔」のポスターを病院で見ることは避けられないことだろう．

JCAHO（現ジョイント・コミッション the Joint commission）による声明とは異なり，痛みは「第5のバイタルサイン」（Gordon, 2015）などではない[訳注9]．これは患者が訴える症状であり，生命維持に必要な生理学的なプロセスを客観的に測定したものではないからだ．

機能的MRIのようなテクノロジーで痛みが研究されてきた．急性と慢性の痛みには根本的な違いがあるようだ．このテクノロジーには深刻な科学的，法的，そして倫理的な懸念がある．例えば，客観的な痛み計を開発しようという動きだ．個々の違いのために，痛みが存在しないと確定することは不可能に思う（Makin, 2016）．

訳注9）the Joint commission on accreditation of health care organization, JCAHO は米国における医療機関評価機構. 2007年にJoint Commissionと名称を変えている．ジョイント・コミッションは痛みを「第5のバイタルサイン」と呼び，医師や看護師に痛みに対して注意を払うよう提唱した．訳者の個人的な経験からの推測だが，ジョイント・コミッションは医療に本質的な部分よりは官僚的な重箱の隅つつきをたくさんやって現場の医療者に煙たがられている印象がある．本書からは，痛みの本質を理解しない（医療の本質を理解しない）ジョイント・コミッションに対する痛烈な皮肉を感じるのだが，深読みしすぎだろうか．
参考：Lanser P, Gesell S. Pain management：the fifth vital sign. Healthcare Benchmarks 2001；8：6870.

痛みを量的に測定する古くからの臨床での試みについては下記に示す．

▎Sternbach の痛みの体温計

Sternbach は(a)患者の痛みの量的側面と(b)患者の痛みの訴えを質問者がよりよく理解する技術を開発し，これを「痛みの体温計」と呼んだ（Sternbach, 1974）．

診察方法

患者は最初に痛みの強さを（痛みの性質ではなく）0〜10までのスケールで量化するよう求められる．0だとまったく痛みがない状態，10だと死にたくなるくらい痛い，である．

血圧計が通常の位置に置かれ，収縮期血圧よりもずっと高くなるまでカフ圧を上げる．虚血で痛みが起きる．ストップウオッチが押される．病歴で記載されている痛みと同じ強さになったら教えるよう，患者に伝える．

患者がこのような経験を報告した後，それまでに要した時間が記録される．しかし，カフは膨らませたままである．これが分子となる．痛みの温度計の分母となるのは，患者がカフをむしり取ったり，あるいは取ってくれと言うようになる時である．これによって痛みの温度計比率 pain thermometer ratio が算出される．

判定方法

患者に起きる普通の痛みを 0〜10 までのスケールの，仮に 5 と報告したとしよう．カフを用いた痛みテストの結果には 3 つの可能性が考えられる．

1. 患者は 50 秒のカフ圧で同じ痛みを感じ，100 秒でカフをむしり取った．彼の主観である 5/10 とまったく同じ割合である．この患者はすばらしい痛みの「報告者」であるといえよう．彼は正確に報告し，かつ再現性がある．

2. もしカフ圧のテストで，そうだな，20 秒と 200 秒となったとしよう．この時は過剰報告となる．割合は，患者の主観的な報告に換算すると 1/10 だからだ．患者は自然に起きる痛みに感受性が高く，過剰に評価したり過剰に報告したりしているか，実験的な痛みに対する寛容性があるかのどちらかである．彼自身の見積りよりも優れた寛容性なのである！

3. 患者はカフ圧の痛みを自然に起きている痛みと同じだと 90 秒で報告し，カフを 100 秒でむしり取るかもしれない．割合としては 0.9 だ．期待されているのは 0.5 である．患者は自然に起きている痛みを過小に報告しているか，実験的な痛みに対して低い寛容性を示している．

痛みの温度計は，それ自身は痛みの原因について何も語ってくれないことに留意すべきだ．時にはより過激な診断努力を必要とすることをほのめかすには有用かもしれないけれど．詐病者は実験するたびに異なるカフ圧割合を示すかもしれないし，上記の 2 のようなことが起きるかもしれない．ある女性が主観的な報告で 5/10 だった時，詐病であると解釈された．彼女の上腹部痛の画像精査が正常だったのだからなおさらだ．9 分間の虚血でも彼女は分子にあたる痛みすら訴えなかった．彼女は内視鏡検査を受け，巨大な胃潰瘍が見つかった．造影検査は見逃していたのだ．

▍ 狭心痛やその他の胸部不快感

狭心症とは奇妙な疾患である．ある患者においてはそのタイミングは完全に予測可能であり，ある特定の時間に起きたり，決まった階段の段数を登ると起きる (Swartout, 1987)．

狭心症は *angor animi* に関連していることがある．これは，文字どおりには魂の苦痛を意味する．現代人は魂など捨ててしまっており，われわれはこれを差し迫った悲運の感覚，と呼ぶ．これが心筋梗塞，大動脈解離，あるいは巨大な肺塞栓に伴うのだ．カテコラミンの放出を伴う内臓感覚は悪心と混同することもある．

個人的な狭心症や他の胸痛の描写で (Swartout, 1987)，重症の喘息によって起こされた胸骨下の押された感じや急性胆嚢炎の痛みは狭心痛とまったく同じくらいきつい．しかし，*angor animi* には関連しない．心外膜炎の痛みは退屈で，持続的だ．しかし，それは体位の変換で変化する．

胸部不快感の原因を決めるのに患者のジェスチャーの有用性が研究されている．それによると，心筋梗塞に対して Levine 徴候（胸骨上で固めた握り拳）の感度はたったの 9% であった．特異度は 84% であった．陽性適中率が 50%，陰性適中率が 31% である．胸骨上で平手が置かれている場合は感度が高く 38%，特異度は 67%，陽性適中率 65%，陰性適中率 49% である．より大きな範囲での胸部の不快感は心筋虚血を示唆する (Marcus et al., 2007)．少し前の英国の研究では，入院後ではなく，救急室での問診を用いているが，握り拳や平手が胸骨上に載っている，あるいは両手が平手で胸部の中心に置かれて，外に向けて引っ張られている場合，感度は 80% で，特異度は 49%，陽性適中率が 77% で陰性適中率が 53% であった (Edmondstone, 1995)．

胸痛患者のいろいろな病歴と，その冠動脈疾患の可能性の計算は大いに研究されている．労作時に起きる痛み，痛みが起きると活動すべてを止めねばならない場合，ニトログリセリンを服薬して 3 分以内に改善する痛みは冠動脈疾患と強く関連している．胸骨下の痛み，左腕への放散，「押された感じ」は正の相関がある．対して，「鋭い」痛みや咳，深呼吸，腕や体感を動かした時に起きる痛みについては冠動脈疾患と負の相関がある．それぞれの症状について数的な重みづけもできようし，

ロジスティックな痛みスコアも計算できよう．学生は覚えておくがよい．そのような方法は可能性を与えるものの，診断を与えるものではないと．数的スコアリングにあまりに依存する前に，患者が去来する人口における疾患の有病率に，このようなスコアリングによる予測値やら個々の所見は依存するのだ，という落とし穴を学生は覚えておかねばならない(Sox et al., 1990)．

　胸痛ルールの研究の興味深い副産物があり，それは医師の問診によって得られたデータは問診票によって得られたデータよりも疾患を予測するのによりよいということである．研究者は，医師は病歴が重病を示唆する微妙な手がかりに対して，より高い感受性を持っているのでは，と結論づけている(Hickam et al., 1985)．高い技量を持つ人間たる医師による問診は山のようなチェックリストに勝るのである．

　胸痛がないからといって，今起きている心筋梗塞を除外するわけではないことに留意せよ．女性においては特にそうだ．男性の場合は特徴的な症状なのに，女性の30%だけが急性梗塞の前に胸部不快感を示す．発症1ヶ月前の最も頻度の高い前兆は疲労感(71%)，睡眠障害(48%)，呼吸困難(42%)である．梗塞時ですら，急性の胸痛は43%の女性で認められないのだ(McSweeney et al., 2003)．

▶ 例

　胸骨裏の痛みを持つ患者，それは悪心として訴えられたが，消化器内科に紹介された．

患者：……それで，痛みと一緒に何か胃に感じるものがあるんです……．

指導医：吐き気ですか(これは研修医が用いた言葉である)．

患者：そうです．たぶん，吐き気です．そう呼んでもいいでしょう．痛みはひどかった．

指導医：吐き出しそうになりましたか．痛みと吐き気が起きた時．

患者：いや全然．ただ，じっとしたかっただけですよ．

指導医：吐き気はあったのに，吐きたくはなかったのですね．

患者：そうです．このくらい調子悪いと，たいてい吐き出したくなるものですが．それでよくな

るので．でも，そうはならなかった．

指導医：(首を動かして，「もっとお話しください」といったニュアンスで促す)

患者：……ひどい気分でした．胃のてっぺんでした．痛みがきて，そこにずっとある．痛みはよくならない．世界の終わりがくるような気分でした……どうしようもない気分でした．

指導医：吐き気？　そのような感じ？　……そりゃ，本当に吐き気だったんでしょうか．

患者：いや，ひどい気分だったんです．吐き気と呼ぶにはあまりにひどかった．興奮した時に起きるような，ぐっとくる感じです．スポーツをした時，スポーツ大会に出た時，そこに参加しようとする時……グランドに出た時……フットボールの試合に出る前．フットボール選手だったんですよ．そんな時に胃に感じるような，そういう感じです．そうだ，思うにそんな感じです．怖かったですよ．何もしなければ，この感じは消えてなくなると思いましたね．そう思ったんです．こいつが胃にきた時，こいつを吐き気感覚(患者の言葉そのまま)と呼んだんですな．でも，吐きたくはなかった．何もしたくはなかったんです．ただ，生きたかっただけ．最悪の痛みでした．そうだな，俺を殺すんじゃないかってくらいの痛みでしたよ．

　この患者は後で，心筋梗塞があるとわかり，消化器内科から循環器科に転科したのだった．

2) 悪寒，盗汗

　悪寒を訴える患者には，ベッドが実際に揺れたり，動いたりしたかを尋ねるべきだ．本物の悪寒戦慄では特定の時間続くものだ．だいたい30分くらいである．悪寒戦慄は，ただの悪寒と異なり，診断的な意味があり，第1の鑑別診断で認められる所見リストのトップにある．悪寒戦慄はまた，高熱の存在をほのめかしている．患者が体温を測らなくたって，である．

　盗汗は量的に，また実際的な言葉で描写されねばならない．例えば，「汗がひどくてパジャマを替えるほどでしたか」とか，「枕カバーを替えなきゃいけなかったですか」とか，「奥さんがシーツを取り替えましたか」みたいに．暖かい時期にエアコンもつけずに眠っている患者は，高熱の患者みた

いにシーツがびしょびしょになったりしないもの
だ．単に湿ったシーツからどいて寝返りをうつだ
けだし，悪寒で目覚めることもないだろう．

　昔の教えでは，ウイルス感染ではひどい悪寒戦
慄は起きない，といわれたものだが，たぶん正し
くはない．例えば，デング熱ではベッドが揺れ
る．

■ 3）痒み

　痒みは通常皮膚疾患を示唆するが，全身疾患で
起きることもある（Bernhard, 1987）．薬歴は最も
重要だ．フェノチアジン，トルブタミド，エリス
ロマイシン，蛋白同化ホルモン，エストロゲン，
プロゲステロン，テストステロンは胆汁うっ滞を
起こし，痒みの原因となる．麻薬はヒスタミンを
遊離し，アスピリンはプロスタグランジン作用で
痒みを起こす．どんな薬剤でも特有の機序で瘙痒
感を起こす．何年飲んでいる薬でも，である．

　繊維，ほこり，化学物質への曝露についても尋
ねなければならない．加えて，説明のつかない瘙
痒感を持つ患者には，動物の検査でペットからの
寄生虫曝露が見つかるかもしれない．

　夜起きなければならないような痒みは疥癬や疱
疹状皮膚炎 dermatitis herpetiformis，内分泌疾
患（甲状腺異常，糖尿病，カルチノイド症候群），
血液疾患（例えばヘモクロマトーシス，真性多血
症），肝胆道系疾患，特に胆道閉塞（原発性胆汁性
肝硬変や肝外閉塞を起こすような腫瘍，胆汁うっ
滞による痒みは黄疸に先立つかもしれないことに
注意せよ）などがある．お風呂に入って痒い（水性
瘙痒）のは真性多血症，Hodgkin リンパ腫，肥満
細胞症，あるいは加齢によるのかもしれない
（Phillips, 1992）．Hodgkin リンパ腫患者の 30% で重
篤な焼けつくような瘙痒を起こす（Bernhard,
1987）．他の悪性疾患では内臓のがん，菌状息肉
腫，多発性骨髄腫，中枢神経の腫瘍がある．

■ 4）喀血か，吐血か

　喀血 hemoptysis は文字どおり「血をぺっと出
す to spit up blood」という意味で，吐血 hemate-
mesis は「血を吐き出す to vomit up blood」という
意味である．すでに示したように，喀血は血液を
咳によって喀出する体験を指し，これが拡大解釈

されて，口から出た呼吸器由来の血液すべてを指
す．

　喀血の主な原因 4 つは，気管支原性がん，気管
支拡張症，リウマチ性僧帽弁疾患（特に僧帽弁狭
窄症），そして結核であった．以前に無症状で
あった者の突然の喀血においてはこれはいまだに
役に立つ記憶法だが，現在ではあまり正確とはい
えない．気管支拡張症，結核，リウマチ性心疾患
の有病率は激減した．エルサレムで 1990〜1995
年に行われた研究では，喀血の主な原因は気管支
拡張症（20%），肺がん（19%），気管支炎（18%），
肺炎（16%）（Hirshberg et al., 1997）．ミズーリ州
のカンザスシティでの研究では，最も多い原因は
気管支炎であった（26%）（Reisz et al., 1997）．

　小児でも成人でも，重篤ではあるが，治療可
能，かつ見逃されがちな原因は異物の誤嚥であ
る．記憶障害，てんかん，アルコール依存症など
のリスク因子がなくても起きる可能性がある．野
菜を吸い込んだ時など，喀血は大量なこともあ
る．赤みがかった気管支拡張症と血管の変化をも
たらすかもしれない（Dore et al., 1997）．患者は慢
性咳嗽を伴っていることが多く，また喘鳴や呼吸
困難が突然の咳の後に起きる，という病歴がある
こともある（AlMajed et al., 1997）．このような状態
が教えてくれること．（生検でないとわからない，
なんてことがないようにするためには）思いつか
ない診断は下せない，ということを知らなければ
いけない．

　結核がいまだにコモンな世界では，喀血のより
特異的な病因を想定しなければならない．
Rasmussen 動脈瘤[訳注10] とか 2 次的なアスペルギ
ルス症などである．（ここでやられたように，鑑別
診断からあるもの——結核——を外し，より洗練
された鑑別診断—— Rasmussen 動脈瘤やアスペ
ルギローマ——に組み直すことを，次の複雑系レ
ベルへのアップグレードと呼ぶ）．

訳注 10） Rasmussen 動脈瘤は結核空洞付近にできる肺動脈の
動脈瘤である．また，結核などの空洞性病変があるとそこに 2
次性にアスペルギローマができ，これが肺動脈に浸潤すると大
喀血の原因となる．

　喀血の 20% では，精査（と長い長い稀な可能性
のリスト作り）の後にも原因不明である．再発の
リスクは少ない（Dore et al., 1997）．このような知
識により，恐怖の体験を経験した患者を励ますこ
とができるが，特に症状が再発する場合には，た

くさんの精査を行う言い訳にしてはいけない.

　もちろん,吐血は全然違う診断から生じる.通常,Treitz 靱帯よりも近位が出血源であることが示唆される.胃潰瘍,胃がん,Osler-Weber-Rendu 病,食道静脈瘤などを考える.もしかしたら,鼻出血を飲み込み,これを吐き出すことで起きているのかもしれない.

　医師は患者が「血を吐き出した」と言った時に,区別する必要がある.吐血とするためには,患者は実際に吐き気が催され,多量の血液を逆流させているはずだ.一方,喀血の場合は明快に咳をしたことを覚えているはずだ.しばしば,患者は胸のあたりを指さして,ここから血が来たと言う.残念ながら,優れた聴き手であっても両者の区別を 100% 行うことはできないかもしれない.しかし,たくさんの患者の話を聞いているうちに,出血源を解剖学的に決定するのに技量を上げることができるはずだ.

5) 慢性咳嗽

　慢性咳嗽は家庭医を来院する理由トップ 5 に入る.診断は何年も見逃されていることもある.特に胸のことばかり考えていると,なおさらだ.気管,気管支だけでなく,耳,食道,心外膜に咳反射を促す受容体がある(Bellanti et al., 2000).

　重要な次元は,増悪寛解因子である.喘息による咳は曝露や運動により引き起こされることがある.心理的咳嗽 psychogenic cough は重篤なこともあるが,睡眠や注意をそらすことでよくなる.過去の治療に対する反応は尋ねるべきだ.ステロイドでよくなるのなら炎症を示唆するし,抗菌薬なら感染症を示唆する.多くの場合は副鼻腔炎だ.プロトンポンプ阻害薬なら胃・食道逆流による咳をよくするかもしれない.これは微小誤嚥によるものかもしれないし,食道の受容体のせいかもしれない.

　薬歴を常にとること.ACE(アンジオテンシン転換酵素)阻害薬を服用する患者の 20% は咳をする.副鼻腔の閉塞と後鼻漏,不整脈(これが咳を起こし,不整脈を治すと止まる),酸の逆流による症状,といった場合の関連症状や徴候がある.膿性喀痰のあるなしは,通常はほとんど診断の役に立たない(Stulbarg, 2003).

♥ 咳の稀な原因(通常は頭痛,歯痛,発熱,上肢の虚血症状に関連しているが)には側頭動脈炎がある(Hellmann, 2002).50 歳以上では疑うこと.早期診断と失明などの重篤な合併症を防ぐことができる.

　感染症のリスク因子を考えること.発熱,盗汗,過去の皮膚テスト,全身症状(体重減少,食欲不振,倦怠感など)を尋ねること.最近のウイルス感染がウイルス感染後の過敏を起こし,何ヶ月も続く咳となることもある.患者が気づかずに曝露されていることもあるが,百日咳は驚くほどコモンである.予防接種を受けた成人でも起きるのである.3〜12 週間続く咳を理由に ER に行った患者の 20% は百日咳と診断される.免疫抑制がある可能性があれば,*Mycobacterium avium complex*(MAC)を考えよ.

　医師は咳を耳で聞くことで手がかりを得ることがあるかもしれないが,患者の描写は診断的には役に立たない(Stulbarg, 2003).

　胸部 X 線写真正常という病歴は役に立たない.標準的な写真の感度は低い.CT なら,正常 X 線であっても,気管支内腫瘍,結核,間質性疾患,気管支拡張症,MAC の結節浸潤を見つけることができるかもしれない.

　正常胸部 X 線写真で,非喫煙者かつ ACE 阻害薬を飲んでいない患者の咳の原因として最も多いものを 3 つ挙げると,胃・食道逆流,後鼻漏症候群,喘息であり,大多数は 2 つ以上の原因を持っている(Mello et al., 1996).

　小児においては,先天奇形,囊胞性線維症,異物の誤嚥を考えよ.青少年なら,繰り返す咳嗽は Tourette 症候群の症状かもしれない(Hogan and Wilson, 1999).

● ある 30 歳の咳は,患者の鼓膜に触れていた 1 本の髪の毛を取り除いただけで即座に治った(Stulbarg, 2003).

6) 嚥下困難

　嚥下の困難の診断は病歴に基づいて通常は診断できるものだ.ワシントン DC の Stuart Danovitch 医師は,短期間に進行していく嚥下障害,特に固形物,そして後に液体に至る,という場合はもの

すごくがんに特徴的だと書いている．体重減少が通常は伴われている．固形物の進行する嚥下障害が何年も続くのは胃狭窄の特徴である．胸焼けや胃薬を飲んでいる既往病歴があればこれを示唆するものである．進行性ではない，固形物に対する間欠的な嚥下障害が特に食事の最初のほうで起きている場合は，これは典型的には下部食道（Shatzki）リングである．ゆっくり進行する嚥下障害が何年も続いており，これが液体，固形物両方に起きている場合はアカラシアを示唆する．間欠的で，ほとんど進行しない嚥下障害，そして嚥下痛があれば，食道のスパスムに特徴的だ．胸痛があると特にそうである．過去のカルテを見直せば疾患の長期にわたる進行の構図を描くのに役に立つ（S. Danovitch, 私信, 2004）．

突然，飲み込むことができなくなった，というエピソードがダニ媒介疾患で記述がある（ライム病，エーリキア症，バベシア症）．通常，へんてこに思える消化管の訴えは適切な治療で治る病気リストのトップに入るものだ．ダニ曝露に気づいていない患者もいる（Sherr, 2000）．腸の動きに関連した症状はライム・ニューロパチーの徴候で，「腸の Bell 麻痺」と呼ばれている（Sherr, 2006）．

7）腹痛

腹部のさまざまな部位に起きる腹痛の鑑別診断は 20 章で議論されている．下腹部の疾患でも上腹部や中腹部に症状が起きることがよく観察されるが，上腹部疾患，例えば胆嚢炎や膵炎は下腹部の症状となって起きることは稀である（S. Danovitch, 私信, 2004）．

> 健康だった患者に起きたひどい腹痛で 6 時間は続くもののほとんどが外科的疾患となる．早期診断が最重要だ．注意深い病歴聴取と診察を，なるべく早く責任感ある医師が行うべきだ（Silen, 2010）．救急センターのトリアージ・スタッフは腹痛患者を自動的にプライオリティーが低いとラベリングしてしまうかもしれない（Flasar and Goldberg, 2006）．腹膜刺激徴候（例：ストレッチャーが軽くぶつかっただけで痛みが増す）があれば，あるいは生命を脅かすような所見を示唆するならば，迅速に評価するようごねなければならない（20 章を見よ）．

疝痛様の痛み colicky pain か？

腹痛が疝痛様であるかを決定するために，私は痛みの時間的な強弱について詳しく知りたい．一定の間隔で痛みがきたり止んだりする．陣痛のようだ．「差し込むような crampy」のような非特異的な描写をしてはいけない．患者のなかには，特に男性においてそうであるが，差し込むような痛みは持続する筋肉の痛みで，強さの強弱の波がない．

管腔臓器から起きる疝痛

疝痛様の痛みの場合は肝臓，脾臓，腎臓からはきておらず，腸管や尿管からきている可能性があることは知っているだろう（尿管痛は側腹部の位置から容易に認識できる．遠位尿管の関連痛は精巣に起きる）．しかし，持続痛が管腔臓器から起きることもある．胆嚢がその例である．膵炎による痛み（固形臓器の炎症）は疝痛様のこともある．近接する小腸である回腸や膵管の石のためである．もっとも，後者の痛みでは，総胆管閉塞のように持続することもあるが，胆石疝痛 biliary colic とは正しい呼称ではない．胆道閉塞は持続痛となり，突然発症するようなものではないからだ〔Cope のクラシックな業績を読むこと（Silen, 2010）．これは 20 章で触れている〕．

腹痛の周期性

もし疝痛様の痛みであれば，その周期性を確認する必要がある．女性患者で経産婦の場合はよい情報源となる．上部回腸の疝痛様の痛みの周期は 3〜5 分であり，下部回腸であれば 6〜10 分である（Silen, 1979）．

これは現代消化器生理学に反しているように思える．腸の下部にあるペースメーカーのほうが周期が短いからだ．Cope（Silen, 1979）は何のデータも示さないが，1 つの文献を引用していう．「この理論を支持するのは，腸の蠕動活動の波は回腸高位でより頻回に起き，下部では頻度が低いことである．実務上は，回腸高位での閉塞は疝痛様の痛みのピークとピークの間隔が 3〜5 分であり，回腸末端での閉塞では痛みの間隔が 2 倍と長くなる（Dennis, 1954）」．

疝痛の周期を描写する時，思ったよりも腹痛の周期はもっと長くなることもある．アレルギー性好酸球性消化管疾患による腹痛では日の単位で周期があり，鉛中毒による痛みは数日〜数週間の周

期を持つ．ポルフィリン症の痛みは数週間の周期を持つ．家族性地中海熱の痛みは週〜月の単位で周期を持つ．

胆道系の痛みは腎結石と異なり，日内周期を持ち，大部分の痛みが夜間に起き，夜中にピークを迎える．大多数の患者が，決まった時間に痛みの全部，あるいは半分以上が起きることを経験する．食事には関係しないことが多い（Rigas et al., 1990）．

増悪寛解因子

痛みの増減と胃消化管の活動に関連があれば，管腔臓器との関連が示唆され，特定の病因にたどり着くかもしれない．嘔吐後の寛解は，幽門部か近位の小腸に病変があることを示唆している．通常信じられているのとは異なり，食物の状態により痛みの増悪寛解に特に関係のある場合，その価値は微妙である（Pasricha, 2003）．

後腹膜部位の痛み，例えば膵炎の場合，その空間体積を増やすような操作で痛みが寛解する．座ったり前のめりになると改善する．

内臓が原因だと落ちつきがなくなり，あちこち動きたがる．しかし，壁側，体腔の構造が侵されると，運動，力み，咳などで悪くなるのが特徴である（Pasricha, 2003）．

マリファナの合法化に伴い注目を集めるようになった不思議なことは，熱い風呂やシャワーで，カンナビノイドの悪心嘔吐が起きた患者の腹痛と嘔吐が軽減したという報告である．このような症状は長期使用のヘビーな使用に関連があり，止めてしまえば数日でよくなるのが普通だ．マリファナには制吐作用があるのは昔から知られてきたが，これと周期的嘔吐の関連は驚きだ．これは，一部にはカンナビノイド受容体にアゴニスティックにもアンタゴニスティックにも作用する調節物質のカンナビディオールによる調節かもしれない．テトラヒドロカンナビノール（THC）は純粋なアゴニストだから関係は低そうなのだ．動物モデルでは，カンナビディオールは低用量で制吐作用があり，高用量で催吐作用がある（Kim et al., 2015）．苦しんでいる患者に無理に熱い風呂に入れると，92％で症状が改善した（Sorensen et al., 2016）．

関連症状

内臓痛は自律神経系の症状を起こしやすい．血圧や脈拍の変化，顔面蒼白，発汗，嘔吐，下痢などである．内臓の炎症の多くでは全身反応として食欲不振，不快感，発熱が起きる（Pasricha, 2003）．

常に，痛みに対する嘔吐のオンセットの正確な時間を尋ねること．突然，重度の腹膜や腸間膜の刺激だと，嘔吐は早期に起きる．腸閉塞だと，嘔吐までの時間は腸のどこに閉塞があるかの手がかりになる．虫垂炎では，ほぼ全例で痛みが嘔吐に先行する．通常は3, 4時間早いが，時にもっと長くなる．吐物の量と性質にも注意すること．胆汁様か？　便みたいか？　便みたいであれば腸閉塞だが，物理的な場合と麻痺性イレウスのことがある．部位は遠位小腸だ．大腸閉塞では稀だ（Silen, 2010）．

痛みが起きた時や，その直前何してましたか？

睡眠を起こすような痛みはほとんどいつでもとても大事だ．お腹の中の圧を高めるようなちょっとしたひねりが虫垂炎を増悪させることがある．胃潰瘍の薄い壁が破れてしまう．異所性妊娠のある卵管が破裂してしまう．見た目じゃ大したことのないお腹の外傷が深刻な問題を伴ったり，問題が後で起きたりする．ひどい咳のために肋軟骨に骨折が起きたりする（Silen, 2010）．

上腹部痛

50歳以上であれば，生涯最初の上腹部痛で体重減少があり，特に嘔吐と明確な関連がない場合に，胃がんを考えるべきだ．

それに対して，消化管潰瘍，特に十二指腸では夜間痛，制酸薬での改善，潰瘍性病変の家族歴があり，患者は上腹部を指すことが多い．潰瘍は難しい．便通の異常，時に下痢を起こすこともあるからだ．下痢は血液による瀉下作用なので，便は黒く，ツヤツヤ，ネチャネチャしていてタールのようである（本章の後半，下記参照）．

過敏性腸症候群

臨床医がよく遭遇するものの1つに，過敏性腸症候群がある．どの人種，性別，社会経済的な地位も関係なく世界中で11％くらいの人たちは罹患している．診断は症状ベースで行う．合致する

症状の存在を確認しつつ，似たようなプレゼンテーションをする別の疾患を除外することが頼りだ．慢性疾患でしばしば腹痛があり，排便パターンがさまざまとなる．下痢便は色は正常だが，ネチャネチャしていない．本疾患やその他の「機能性」消化管疾患の診断クライテリアが開発中でローマ団体がこれを合意形成を軸に（つまりは，Delphi 法だ）作っている（Rome Foundation, 2006）．Rome IV クライテリアは 2016 年に発表された．多くの複雑な問題があり，例えば食事の影響や腸内細菌と腸脳関係の関係などである（Grayson, 2016）．

多くの正常時はこの診断の基準を満たすが，医療の助けを借りようとはしていない．したがって，この症候群の一部には助けを求める行動が含まれるように思う．「痛みや頻回なお通じがある時，日常生活はどうなっていますか」と患者に尋ねなければならない．心理的な要素は診断をつけるわけではないが，症状体験とアウトカムに変容をもたらす．消化管が重要な内分泌器官であることを忘れぬように．

食後症状がきつい患者では，食物アレルギーや不耐容，胃酸過少による消化不良の可能性を考慮すること．詳細に食歴をとり，症状と関連した食事の日記を患者につけさせるのがよい．

過敏性腸症候群の患者は腸管拡張時に痛みを経験することが示されている．このような腸管拡張は健常人では正常な内的感覚としか体験されないのだが，1つの理論としては，患者が一過性の初期のイベントを体験した時，これにより過剰興奮性が残存してしまう，というものがある（Pasricha, 2003）．

皮膚描記症（7 章参照）は下痢型過敏性腸でみられることがある．皮膚だけでなく腸にも不安定な肥満細胞がみられることが想像できよう（S.H. Danovitch, 私信, 2004）．

失神を伴う腹痛

> 意識を失うような腹痛を起こしやすいといえば，消化管潰瘍の穿孔，急性膵炎，大動脈瘤破裂，異所性妊娠破裂である（Silen, 1979）．

嘔吐を伴う痛み

もし主症状が嘔吐と痛みなら，どっちが先に起きたのかをはっきりさせねばならない．もし痛みが嘔吐に先んじて起きているのなら，Treitz 靱帯より遠位の疾患を考える．例外としては穿孔のある胃潰瘍，十二指腸潰瘍で，この場合は痛みと嘔吐がほぼ同時に起きるかもしれない．Cope は，嘔吐が潰瘍の穿孔で起きるのは，腹膜表面を酸が刺激するからだ，と指摘している．ウイルス性胃腸炎では痛みが起きてから嘔吐が起きるということは稀であるが，嘔吐が起きてから痛みが続くことはある．

あちこち移動する，放散する，ずれていく，そして局在する痛み

腹痛の位置がずれていく場合は診断的にはとても重要だ．虫垂炎の痛みは一般的に心窩部に始まり，右下腹部に至る．

尿路結石の痛みは言及した．患者の「背中」（肋骨椎体角）に始まり，側腹部に移動し（それは「お尻」とか「腹」とか呼ばれているかもしれないが），そして下に下がって精巣へと向かう（「おれのあそこ」）．時には，痛みは鼠径部に終わることもある（「脚の間」）し，大腿内側のこともある（いろいろに呼ばれるだろう，お尻とか「脚」とか．脚だと医師によってはふくらはぎを考えるかもしれない）．正確な位置と経路を確認するのに時間をかけないと，言葉から疼痛症候群を明らかにしたい医師は容易に混乱してしまうだろう．

胆嚢の痛みは右季肋部から始まることもあるが，背中に直接放散せずに，むしろ，右側腹部に動き，そこから左季肋部に，そして右季肋部に戻ってくることがある．患者は痛みを表現するのに，おなかの表面で丸を描いてみせることもある．診察している時に痛みがなければ患者は穏やかな表情をしているので，医師によってはそのような病歴でいらいらしてしまうかもしれない．

季肋部痛は横隔膜を刺激し，首や肩に放散することがある．このようなパターンも軽率な医師には落とし穴になる．

時間的順番や痛みの正確な場所を説明する時は，とことん細かくやること．

8）複数ある，あるいは移動する痛み

Sapira 先生は「ドゥルガー症候群」と「偽ドゥルガー症候群」という用語を作った．この場合，患

者の痛みが解剖学的には奇妙な流れで動いたり，ある場所から別の場所にジャンプしたり，あるいは本当にずれていったり（上述），あるいは別の場所に同じような感じで現れたりする（例えば，リウマチ熱の多発関節炎で，「移動する」痛みの時だ）．ドゥルガーとはヒンズー教の女神で，時に6本腕があるとか，8本腕があるとか描かれている．患者によっては学生に女神ドゥルガーを思い出させる．いろんな痛みの経路を指差すのに2本の腕では足りなくなるからだ．「ドゥルガー症候群」の痛みの意味するところは，これが解剖学的，生理学的根拠を持っていない可能性がある，ということだ．

もう1つの，異なるパラダイム：患者が説明しているのに，それが期待されたパターンにフィットしない．にもかかわらず，解剖学的説明可能なことがある．ヒトの解剖で，概ね無視されているのは連続した筋膜の網で，これが人体，器官を包み込んでいる．ここから「すべては，他のすべてにつながっている」のだ．複雑な形で．「筋膜の経路」は複数の線で，力や動きを伝えている．概念的には異なっているが，一部は鍼灸の経脈とオーバーラップしている．「解剖の列車経路」というものが提唱されている（Myers, 2014）．

9）体重減少

　食欲に関する言及が必ず体重減少の病歴には含まれていなければならない．ほとんどの場合，体重減少は食欲不振を伴っている．うつ病とか，ほとんどのがん，結核などでそうである．

　しかし，代謝性疾患（例えば甲状腺機能亢進症，糖尿病，褐色細胞腫）やある種の結合組織血管疾患では食欲不振がまったくないことがある．神経性食思不振症の患者では，過食 bulimia を伴うこともある（患者はガツガツ食べるが，その後自ら嘔吐する）．吸収不良を持つ患者はやはり食欲不振なしで，場合によってはカロリー摂取が増加しているのに有意に体重が減少することがある．したがって，食欲不振を伴わない体重減少は下痢の有無についてさらなる言及を要することになる．食欲不振を伴わない体重減少の別の理由としては（むちゃ食いをしている場合もある），Parkinson 病が挙げられる．脳炎後の場合は特にである．このことは，Parkinson 自身によって最初に記載さ

れた（Sacks, 1973）．

　体重減少は3つの機序によって起こりうる．摂取低下（あるいは嘔吐），消化吸収の低下，そしてカロリー消費の増加，である．どの機序が関与しているのかをはっきりさせるようにせよ．膵がんの場合，3つすべてが寄与している可能性がある（S.H. Danovitch, 私信，2004）．

▶ アドバイス

　発症時に食欲について尋ねるようにせよ．低栄養になる過程において，最初は食欲不振がなかったのに，食事の味覚を失っていく患者は多い．銅欠損が合併していることが多い．

▶ ベルトサイン

　ベルトサインは患者の体重が変動していると思える時にはとても有用である．患者のベルトを調べよ．新しい孔を作っていないか，使っている孔に変更はないか，これで胴回りの増減が示唆される．一般に，最近まで使っていた孔の所にできる溝はより深くえぐれている．表面の剥離や溝の幅から1つひとつの孔が使用されていた期間を知ることもできる．

　この現象はいろいろな方法に応用できる．例えば，甲状腺腫では襟カラーのサイズが変わるかもしれない．先端巨大症 acromegaly では，手袋，帽子，靴のサイズが変わるかもしれない．Cushing 症候群，先端巨大症，甲状腺機能低下症，その他多くの疾患では，家族のアルバムに写る患者の過去の写真を見るだけで診断できる．

　このような方法は病歴と身体診察の狭間にあたるものであろう．

10）嘔吐

　嘔吐のオンセットと関連症状は鑑別診断上，非常に重要である．ピッツバーグの Lee Hershenson 医師は腸全体を1つのチューブと考え，頭から尾部までの勾配をかけていた．後方の勾配に障害を起こす疾患は下痢を起こす．そのうち便秘になる．そして悪心，嘔吐となる．勾配の上方を侵す場合は，悪心，嘔吐が先にくる．初期には便秘とならない（これは糞便の残留と定義される）が，食欲不振からついには便量が減ることはあろう．初期の下痢は通常起きないし，それは血液や Zollinger-

Ellison 症候群における大量の酸による瀉下作用であることを示唆している.

吐瀉物の外観は注意深く描写されねばならない.「コーヒー残渣様嘔吐」と考えるには,吐瀉物は以下の基準を満たさねばならない.焦げ茶色の外観,コーヒー残渣のような質感(これは酸に血液が注がれたために起きる),赤血球膜の脂質による,テカテカした外観(ローストしたコーヒー豆のような外観)である.これを見れば自信を持って,Treitz 靭帯より近位で起きた出血と診断できる.

ある朝,研修医がモーニング・レポートで,ある患者がコーヒー残渣様の排便があるという病歴で入院したと報告した.これは前例のない出来事であった.古くなった輸血用の血液が経鼻チューブで健康なボランティアの胃に注ぎ込まれると,茶色,黒色,タールのような便となり,(もし,注入速度がとても速ければ)場合によっては便に鮮血が混じることもある.しかし,コーヒー残渣様にはならない.考えられるとすれば,直接の通過,例えば胃腸の瘻孔によってコーヒー残渣が胃から便となって出ていったということがあろう.しかし,胃腸の瘻孔があれば,その流れは腸から胃であり,逆ではなかろうという指摘もなされた.後に,患者の妻と研修医のどちらもが「コーヒー残渣」と信じたものが単なる茶色便であることがわかった.正確な病歴の重要性を例示する話だ.

11) メレナ(下血)

どんな種類であれ,血を吐くのは悪いことだ.下血や黒色便もよい徴候とはいえない.
ヒポクラテス[訳注11]の箴言 4:25

訳注 11) Hippocrates(紀元前 460 頃〜同 370 年頃),古代ギリシャの医師.

メレナとはギリシャ語で黒を意味する言葉である.黒色便は Treitz 靭帯より遠位からの出血でも起きることがある(もっとも,この場合はえび茶色 maroon になることが多いが).これは血液が腸内の細菌とともに十分長い時間,腸にいた場合である.したがって,メレナが上部消化管からの出血だろうか,という考えは統計的な尤度であり,完全に信頼できる論理的に分岐できる基準ではない.黒色便は患者のチャコール,ビスマス,

ブラックチェリー(アメリカサクランボ),ブルーベリー,甘草の入ったアイスクリーム[訳注12]の摂取を示唆していることもある.

訳注 12) 甘草入りのキャンディとかアイスクリームとかは米国ではよくあるようである.訳者自身は食べたことがない.日本だと黒色便の原因として多いのは鉄剤の服用だろうか.

出血が Treitz 靭帯より近位から生じているかどうかを知るための 2 つのポイントがある.タールっぽく,ネチャネチャしているかと,タールや屋根用フェルト[訳注13]のようにテラテラしているか,である.大腸での出血の場合はこのような便の特徴は認められない.

訳注 13) 屋根用フェルトと訳した roofing pitch はポリエステル素材などのフェルト布にタールやアスファルトを染み込ませた防水布で,屋根に使う……らしい.

タール便となるためには,ほんの 50〜80 mL の血液があればよい(Daniel and Egan, 1939).より大量の血液(1,000〜2,000 mL を経鼻チューブから入れた場合),タール便は 5〜8 日間も認められる(Schiff et al., 1942),特にアトロピンやコデインを服用している場合は,腸の蠕動が遅くなって長くなる.

12) 便のその他の特徴

ペンシル便

鉛筆みたいな直径の便は直腸がんを示唆すると教えられたものである.実際には,ほとんどの患者でこのような便を有するのは直腸炎やその他,遠位の S 状結腸や直腸の刺激がある場合がほとんどである.直腸がんが刺激の原因となることもあるが,ほとんどの場合ではそうではない.憩室による管腔径狭小化が原因で直径が細くなるほうが多い.

吸収不良時の便

吸収不良がある場合の便は妙にグリースのようで,水に浮かび,臭い,と描写されるのが特徴だ.患者は「そう,11 月くらいに油っぽく見えるようになって,便器の横にひっつくようになった」などと言うかもしれない.あるいは患者は便が流れにくくなっていることに気がつくかもしれない.便が浮かびやすくなっているからである.小腸の疾患を有する患者では,膵機能が正常でほ

とんどのトリグリセリドをグリセロールと脂肪酸に加水分解できるので，そんなにテラテラとは見えないこともある．

残念ながら，患者のなかには便をよく観察しない者もいる．見た目がテラテラしている（消化されていないトリグリセリドのため）とか浮いている（ガスが多いので）などと言及できない場合がある．最初に尋ねるべきは，「便器の便を普通見ますか」である．「便がどのように見えますか」ではない．多くの患者はトイレットペーパーについた便を見ているかもしれず，便器のそれを見ていないからだ．浮いているかどうかは，わからない．水に脂肪の玉が浮いていたり，便器の横についていないかも尋ねなさい．Danovitch医師はこのような所見は膵疾患に特徴的で小腸病変の可能性が下がると観察している．

患者が便を観察しないのならば，においについて尋ねるのは特に重要だ．ただ単に「便はくさいですか」と尋ねれば，通常はそうだ，と答えるであろう．よりましな質問は，「便のにおいの変化に気がつきましたか」である．もし患者が「そうです．雪の日でも家からにおいを追い出すためにトイレの窓を開けっ放しにしなければならないほどです」と答えれば，そりゃとてもくさいわ，とかなりの正確さでもって推測できるのである．

13) 男性の性機能不全

男性の性機能不全には勃起障害（erectile dysfunction, ED．以前はインポテンツと呼ばれていた），リビドーの消退，異常射精などがある．性的能力とは勃起をし，それを維持し，挿入がきちんとできて，膣を十分に刺激できる能力をいう．インポテンツのある患者はまず最初に精査を求めているかを尋ねなければいけない．もし，希望しないのならば，「なぜ希望されないのですか」と尋ねるべきだ．もし答えがイエスなら，以下に提言されているような質問をするべきだ．

患者はたぶん，自分の問題を「ED」と呼ぶことを好むだろう．インターネットによるフォーカスグループ研究と，シルデナフィル（バイアグラ®）のテレビCM[訳注14]の結果だと思う．EDと呼べばなんとなく話しやすいし，これが通常よくある，治療可能な症状で，男性の男性らしさの危機ではない，ととらえやすいのだ．

訳注14）米国では処方薬のテレビCMが認められている．抗菌薬なども商品名つきで宣伝される．幸せそうなカップルがいちゃいちゃしているイメージとともにバイアグラ®などED治療薬は宣伝される．

最初に，性欲の減退（リビドーの減退）とインポテンツ（適度な性欲があるのに，できない．少なくともはじめのほうでもできない）とを区別しなくてはならない．

リビドーの減退の鑑別にはたくさんの慢性疾患があるし，心理的な状態，例えば情動障害（うつタイプ），適応障害，心気症などもあるだろう．内分泌系の疾患や薬物もリビドーに影響を与える．しかし，末梢性ニューロパチーや血管性疾患は初期にはリビドーは減らないものだ．インポテンツを繰り返し経験する患者は2次的に性交渉への意欲が減退する．これは1次的なリビドーの減退とは異なる．インポテンツによる当惑や恥辱がそうさせるのだ．性交を行う考えを持つだけで気分が悪くなってしまうほど感情的なファクターというのは大きいのだ．よく気がつく質問者によるほんの数個の質問で，これらの感情は区別できるものだ．

インポテンツは内分泌，神経，心理，あるいは血管，さらにはその混在が原因となりうる．動脈不全や「スティール」症候群に加えて，血管の原因としては，神経血管の混在する病因がある．例えば，自転車のサドルによりペニスへの血流や陰部神経が圧迫されて起きたりする（Solomon, 1987）．

この問題のアセスメントには関連症状が極めて重要である．甲状腺疾患診断の手がかりとして温度への耐容性を尋ねるべきだ．システムレビューでもうやっていたのでないのならば，神経学的な状態は他の神経学的な症状を伴っているものだ．Kallmann症候群（低ゴナドトロピン性性腺機能低下症）や銅欠乏症では嗅覚が失われていることがある．

25%弱のケースでは，薬物がEDの原因，あるいは寄与因子となっている（Thomas et al., 2003）．インポテンツは薬物を自己中断してしまうよくある理由であり，医師にも伝えないことも多い．降圧薬，抗うつ薬，あるいはその他の精神作動薬（Gitlin, 1994）や抗痙攣薬は特に性能力と関係がある．よく出るOTC薬，例えば抗ヒスタミン薬にもそういう作用がある．

EDはスタチン（ヒドロキシメチルグルタリル・コエンザイムA還元酵素阻害薬）における大規模

表 3-1　67 人の患者における心因性インポテンツにおける臨床特徴の感度・特異度

特徴	心因性疾患	
	感度(%)	特異度(%)
正常な早朝の勃起	52	100
質のよい性的な勃起が持続しない	27	100
突然発症	30	76
持病なし	90	76
服薬なし	94	41

〔O'Keefe M, Hunt DK. Assessment and treatment of impotence. Med Clin North Am. 1995；79(2)：415-433, 許可を得て使用〕

コントロール化試験において副作用としては報告されてはいなかったが, そうと特に尋ねてはいなかったのだ. 規制機関のオンライン調査の結果によると, スタチンは ED の原因となることが示唆されている. コレステロールからのステロイドホルモン合成阻害によるのではないだろうか(Rizvi et al., 2002). リビドーの減退も報告されている(de Graaf et al., 2004). ある小規模な研究によると, スタチン治療開始によって 22% の患者が新規発症の ED を起こしていた. 特に, すでに確立している心血管系のリスクファクターによる重篤な内皮機能障害を持っている患者ではそうであった(Solomon et al., 2006).

心因性のインポテンツの患者は正常な朝の勃起をするし, ある特定のパートナーとは満足のいく結果を出すことができる. 心因性インポテンツの臨床的特徴の感度・特異度は**表 3-1** にまとめた.

一緒に眠るパートナーがいる患者では, パートナーに夜間の勃起があるか尋ねるとよい. 電気的モニターデバイスがあるが, シンプルな, はじけるゲージ・デバイスでも十分かもしれない. 小規模な研究では, このデバイスは感度がおよそ90% で特異度は 40〜50% であった. 古い切手テストはオールド・ファッションドな, ミシン目のついた切手の帯を使う. だいたい 4 つの切手を**ぴったり**とペニスの周りに巻いて, 眠る. 端っこを湿らせて端と端をくっつけておくのだ. 夜の間にミシン目のところで切手のひと巻きが切れていたら, 夜間の勃起が起きていたのだろう. で, 心因性インポテンスの診断がもっとも「らしく」なる. このシンプルで安価な「家庭でのモニタリング」検査は臨床で使用するにはあまりに不正確と

批判されてきた(O'Keefe and Hunt, 1995). が, インドの臨床医によると, この検査は患者を安心させるのにはとても有用で, リラクセーションや行動療法での改善を予測するにも役に立つという(Das et al., 1993).

心因性インポテンツにおいて偽陽性はみられており, 下垂体腺腫や感覚性ニューロパチーであった. 後者においては性活動における勃起にかかる時間が増すことがあるが, 夜間の勃起には支障がないのである(O'Keefe and Hunt, 1995).

詳細は 18, 21, 26 章参照.

14) 女性の性機能不全

女性の性機能不全(female sexual dysfunction, FSD)は時に「不感症(frigidity)」と呼ばれるが, 過去には看過されてきた. 男性の性機能不全と比べれば疫学的臨床的重要性がないと考えられてきたのだ. この態度は変わってきている. たくさんのエビデンスが, この疾患の重大さがかなりあると示してきたからだ(Buster, 2013；Shifren et al., 2008；Stephenson and Meston, 2015).

女性の性機能不全はとても多い. 米国では, およそ 40% の女性が重大な性の懸念を持っており, 12% がひどいセックスの問題を抱えていると述べた(Shifren et al., 2008). 女性の性機能不全には, セックス願望の欠如, 性的興奮の問題, オルガスムに達することができない, 性交痛, あるいは性活動中の痛みなどである(米国精神科協会, 2013). 一過性の性欲の増減が女性にあってもそれが疾患だとは限らない. 明らかな性機能不全と確認できるのは, 訴えられている性問題が持続し, 再発性で, 個人的に, あるいは人間関係に問題を起こしているときである.

FSD の症状は, 症候生理学的に重要だ. 重篤な肉体的, そして精神的な病理がそこにあることが示されている. 器質的疾患が原因になるのみならず, 女性のセクシャリティーがいろいろな心理社会的な要因からネガティブに作用していることもある. よって, 重篤な FSD を見つけたらすぐに内分泌科, 婦人科, 泌尿器科, そして精神科に, 状況に応じたコンサルトを急いで行わねばならない.

女性のセクシュアリティの内分泌学は想像するよりもずっと複雑なことがわかっている. エスト

ロゲンとアンドロゲンが FSD に寄与していそうだ．が，その特定の意義についてはまだはっきりしていない．FSD ではアンドロゲンとエストロゲンが「置換する」という過度に単純化したパラダイムは否定されている（Wierman et al., 2014）．が，いろいろな他の内分泌異常，例えば甲状腺機能異常や糖尿病，あるいは下垂体や副腎異常までもが FSD を起こしたり，発症した FSD を増悪させたりすることがある．

内分泌の問題のみならず，FSD はいろいろな生殖器や全身の悪性疾患，尿，便失禁，腟疾患，末期腎不全，そして貧血により 2 次的に FSD が起きることもある．うつ病，不安障害，外傷後ストレス症候群，アルコールやその他の薬物乱用もよくある精神科領域の FSD の原因だ．

たくさんの医薬品の副作用も FSD を起こす．FSD に関連した一番多い原因薬物は抗うつ薬（特に選択的セロトニン再取り込み阻害薬；SSRI），β遮断薬，そして抗精神病薬である．

15）婦人科的症状

▶ 異常子宮出血

異常月経は異常子宮出血（abnormal uterine bleeding, AUB）と最近では呼ばれるが，とても多い主訴である（Kjerulff et al., 1996）．AUB は量，質，期間，そしてタイミングのいずれの異常にもなる．非妊婦かつ妊娠可能な年齢での AUB の呼称の改正が 2011 年に国際産婦人科連盟（International Federation of Gynecology and Obstetrics, FIGO）により提唱された（Munro et al., 2011；Sharma and Yadav, 2013；Töz et al., 2016）．その目的は伝統的な，混乱をまねく用語をなくすというものだ．例えば，月経過多（menorrhagia），機能性子宮出血（menometrorrhagia），希発月経（oligomenorrhea）のような．新しい分類方法は AUB のすべての原因をまとめることを目的としたもので，1 つの頭文字にまとめてしまおうというのである．これが「PALM-COEIN」で，ポリープ（polyp），腺筋腫（adenomyosis），平滑筋腫（leiomyoma），悪性疾患や過形成（malignancies and hyperplasia），凝固異常（coagulopathy），排卵機能不全（ovulatory dysfunction），子宮内膜疾患（endometrial），医原性（iatrogenic），その他分類不能（not yet classified）を指している．

臨床の婦人科医や内分泌医は FIGO の用語を毎日の診療には使いにくいと思った（Sharma and Yadav, 2013）．で，伝統的な用語は今も生きているというわけだ．

月経過多は過剰な，あるいは長すぎる月経のことだ．平均的な月経血量は 3，4 日で 25〜70 mL である．患者は通常，生理用ナプキンやタンポンの数でこれを表現する．ここから正確な出血量を推定するのはとても難しいが，同じ患者のいつものパターンと比較する意味はあるかもしれない．月経量の変化は全身疾患（例えば白血病）や婦人科疾患（子宮平滑筋肉腫や悪性疾患）が原因となることがある．

不正出血は **metrorrhagia** と呼ばれる．しばしば無排卵性周期の徴候である．Menometrorrhagia とは不正かつ過量な出血を意味する．

無月経 amenorrhea とは月経のないことを意味する．希発月経 oligomenorrhea とは月経量が少ないことをいう．無月経では 1 次性（初潮を経験していないのか），2 次性（月経はあったのだがなくなってしまったのか）かを分けなければならない．

月経間出血は頸部や体部のポリープや悪性疾患，感染症を考える．排卵時の子宮内膜の破綻から，下着が赤く染まることもある（Kistner, 1986；Whitaker and Critchley, 2016）．

▶ 痛み

月経に伴う痛みのことを **月経困難症** dysmenorrhea と呼ぶ．重度の月経困難症は，子宮内膜症のせいかもしれない．異所性子宮内膜組織が腹膜や線維組織で覆われた場所に出血するからである．一般的には，病歴では重篤度がどんどん増していく．腹痛や骨盤痛が 1 ヶ月中続き，月経前や性交時にそれが増強する．子宮内膜症が S 状結腸の後部 cul-de-sac に起きると，排便時の痛みや性交時痛を起こすかもしれない．

排卵時の痛み mittelschmerz は虫垂炎やその他の外科的緊急事態と区別するのが難しいことがある（20 章参照）．正確な月経期の把握がとても診断には役に立つ．

▶ 不妊

不妊とはカップルにおいて，女性が 35 歳未満

で，12ヶ月避妊をせず定期的に性交をして，女性が35歳以上の場合は6ヶ月避妊をせず定期的に性交をしてなお受胎できないことをいう（米国リプロダクティブ・メディシン協会の診療委員会，2008）．不妊はカップルのどちらか1人ではなく，両者に関係することだ．「男性側の因子」も不妊のよくある原因であり，除外されねばならない．

排卵異常は受精失敗の10〜15%を占める．一般には月経歴が異常である（上記参照）．

不妊の女性で月経が定期的にある場合は，過去の骨盤部位の炎症，堕胎，子宮内膜症を示唆する症状に特に注意を払って質問する．無症状の性感染症（STD）は不妊の原因になる．したがって，クラミジアのスクリーニングは非常に重要だ．

▶ 他の症状

腟分泌物や，腟刺激，性交痛について尋ねなさい．女性生殖器は膀胱と直腸の間に位置している．だから婦人科疾患は泌尿器系，消化管にも症状を起こす．

16）尿失禁

尿失禁は量と頻度を描写する．膀胱出口の閉塞では比較的少量の尿が頻回に出る．神経因性膀胱だとたまにではあるが大量の尿が出る．男性であれば，流れの勢いや出だしが困難ではないかを尋ねよ．女性であれば，緊張性尿失禁（すなわち，咳や他の腹圧を上げるような作用で尿が漏れてしまうこと）についても尋ねなさい．

17）耳鳴り

耳鳴りは単純に，耳の中で音を感じることである．「リングが鳴るような」音でなくてもよい．持続的なことも，間欠的なこともある．音の特徴や関連症状を記述する．

耳鳴りは通常客観的，外因性のもの──この場合は診察している人にも音は聞こえる．通常は聴診器などの増幅装置を用いて（11, 18章）──と主観的，内因性のものに分けられる．後者のほうがずっと多い．

内因性の耳鳴りは難聴を伴うことが多い．難聴は感覚神経タイプのものなのが普通だ．耳鳴りは脳神経Ⅷ番の聴神経や外耳道の刺激で起きること

もあるし，耳管閉塞が原因のこともあるし，中耳炎や耳の聴力を司る部分の血流異常が原因のこともある．Ménière病では，耳鳴りが突発性めまいや難聴を伴う．典型的なMénière病の耳鳴りは，低いピッチで海鳴りのようであるといわれる．

耳鳴りは薬物によっても起きる．特にサリチル酸，アミノグリコシド系抗菌薬である．耳鳴りに関係するが，難聴を起こさないものにはカルバマゼピン，テトラサイクリン，抗精神病薬，リチウム，三環系抗うつ薬，モノアミンオキシダーゼ阻害薬（MAOIs），抗ヒスタミン薬，β遮断薬，局所麻酔薬，ステロイドがある（Moller, 1994）．

前庭症状や全身症状を伴う耳鳴りはインフラサウンド（可聴下音）曝露の影響かもしれない．周波数が低い音で，聞く閾値以下なのだ（11章参照）．

内科的精査も完全でなければならない．代謝性疾患で主観的な耳鳴りに関連するものに高脂質血症，甲状腺異常，ビタミンA中毒や亜鉛欠乏症がある（Fortune et al., 1999）．

他には閉塞性睡眠時無呼吸，肥満，貧血，特発性頭蓋内圧亢進症，そして慢性呼吸不全などがある．

神経耳科医のGerard Gianoliは，良性頭蓋内圧亢進症〔別名，偽脳腫瘍（pseudotumor cerebri）とか特発性頭蓋内圧亢進症とも呼ばれる〕患者を診療すると報告している．内耳に影響を与えるからだ．未治療のままだと，浮動感（dizziness），難聴，めまい（vertigo）が何年も増悪寛解を繰り返す．脈拍とシンクロする耳鳴りが頭蓋内圧亢進症患者の60%近くで起きると報告されている．これはしばしば「シュッシュという音」と記載されており，姿勢を変えると増悪し，内頸静脈圧迫で改善する（Degnan and Levy, 2011）．

客観的耳鳴りの1つのタイプに，中耳のミオクローヌスを原因とするものがある．一番コモンなのは，拍動性の耳鳴りだ．血管性の病因を考えること．例えば，硬膜の動静脈瘻や，血管奇形，あるいは内頸動脈の雑音の伝達などである．

> 💙 耳鳴りは，蝸牛水腫が原因となることもある．聴外傷が原因だ．早期に察することが大事である．生涯続く耳鳴りや，場合によっては難聴の治療の機会が早期にはあるからだ（11章参照）．大きな音への曝露と関係したオンセットの時間を尋ねること．例えば，銃声，

ロックコンサート，耳防御なしの大きな音を出す道具の使用などだ．

18）睡眠障害

睡眠困難は医師受診の理由としては珍しくない．睡眠研究の重大な疑問の多くは未解決なままだ．それらは 2005 年の Nature Insight で論じられた（Spiro, 2005）．これを詳細に議論するのは本書の手に余る．病歴にて診断できるいくつかの症候群について議論しよう．睡眠時無呼吸は大変重要でしばしば見逃されている．これは 13 章で述べる．

診察室で初診をとる時，何時間眠っているか，何時間の睡眠が必要かを問うとよい．昼寝をするか，不適切な時間に居眠りしていないか，早期覚醒はないか，夜間に何回目が覚めて，それはなぜか．

睡眠の阻害，特に早期覚醒とその後また眠れなくなってしまうのは，うつ病に関連している．現在うつになっていない患者も，睡眠障害は将来のうつ病を最も予見するものである．したがって，不眠はうつの結果であって原因ではない，という知見は再考を要するものなのである（Reite, 1998）．

不眠はしばしば内科的疾患と関係しており，この基礎疾患を治療するとよくなる．内分泌疾患，すべての慢性で痛みを伴う疾患，呼吸困難，心不整脈は睡眠障害を起こしやすい．

環境要因も考慮する．例えば，風力タービンから起きる低周期の音やインフラサウンド（可聴下音）への曝露である（Orient, 2011）．

小児の睡眠障害は多い．小児，青少年の 25〜40％にみられるという．研究者は睡眠と，うつ病，注意欠陥過活動性障害（ADHD），自閉症といった精神科疾患との関連を見つけ始めている（Meltzer and Mindell, 2006）．不十分な睡眠はこれらの疾患に独立して寄与している可能性がある（Gaultney et al., 2005）．睡眠関連の四肢の動きや呼吸障害の治療で ADHD の症状がなくなることが示唆されている（Chervin et al., 1997）．過動は小児における睡眠不足に対する逆説的な反応である可能性がある（Cortese et al., 2005）．実際，睡眠時無呼吸を伴う認知障害（注意が散漫になったり，記憶障害が起きる）は間欠的な酸欠が起こす海馬におけるニューロン死によるのかもしれない．海馬は記憶の中枢なのである．睡眠時無呼吸は小児の 2％に起きていると見積もられている（Miller, 2004）．したがって，丁寧な睡眠歴は小児に問題行動や学習障害がある場合に非常に重要なのである．

むずむず脚

むずむず脚症候群 restless legs syndrome/Willis-Ekbom 病（RLS/WED）は脚を動かしたいという巨大な衝動が不快感とともに起きる疾患で，人口あたり 15％にみられる（Evidente and Adler, 1999）．65 歳以上になると，35％にみられる（Milligan and Chesson, 2002）．睡眠障害クリニックに不眠を訴えて紹介されてくる患者の 20％で診断される（O'Keeffe, 1996）．小児でもみられ，しばしば ADHD の症状とも関連する（Cortese et al., 2005）．むずむず脚は病歴だけで診断する疾患の 1 例である．古典的な描写は Thomas Willis[訳注15]の"The London Practice of Physick"（1685, p404）にある．

訳注 15）17 世紀の英国の医師．解剖学者．Willis 動脈輪で有名だ．London Practice of Physick は処方に関する 5 つの論文の概要だそうである．

なにゆえにか，ある者にとっては，ベッドに横たわり眠りにつこうとせん時に，腕が，脚が，跳ね上がり，腱が収縮し，むずむずはひどく，家人をつついては起こし，病はひどくて眠りにもつけず，まるで拷問所にいるかのようである．

主な訴えは，脚を動かしたくなって仕方なくなる衝動である．通常は不快感を伴う．不快感はさまざまに表現され，はい回るような，はってくるような，くすぐるような，焼けつくような，痛むような，などである．症状緩和に最も有効なのは歩くことである．家族性になることもあり，夜間ミオクロヌスと呼ばれる睡眠関連疾患に関係することも多い．カルバマゼピンやクロナゼパムが効くこともあれば（Ekbom, 1960；Montplaisir et al., 1985；Telstad et al., 1984），ドパミン受容体アゴニスト（Tan and Ondo, 2000），ガバペンチン（Milligan and Chesson, 2002），オピオイド（Silber, 2001）が効くこともある．過去の治療に対するいろいろな反応も病歴聴取上重要だ．

患者はピンでつついた時に持続する過敏反応を

示すかもしれない．しかし，軽く触る時は問題ない．つまり，感覚神経のうちの1つのコンポーネントだけの問題だ，ということを示唆しているのだ(Mahowald and Schenck, 2005)．

むずむず脚症候群は鉄欠乏の症状かもしれないし，他の基礎疾患がもたらす症状のこともある．例えば，糖尿病，関節リウマチ，多発性ニューロパチーなどは精査しなければならない．むずむず脚症候群は妊婦の27%程度までみられ，特に葉酸欠乏がある時は多い(O'Keeffe, 1996)．

むずむず脚症候群はアカシジアと区別されねばならない．アカシジアでは内的なむずむず感があって動きたくなるが，脚に原因が帰せられない．アカシジアは神経弛緩薬の使用により起きることが多い(Tan and Ondo, 2000)．

自己学習：他のどの症候群や疾患がむずむず脚症候群の例のように病歴だけで診断に結びつくだろうか．

REM睡眠行動障害

REM睡眠行動障害(RBD)は正常な随意筋弛緩がREM(rapid eye movement)睡眠中に起きない特徴がある．夢をみている間に過剰な運動が起きる．この疾患を認識するのは重要で，患者自身とベッドをともにするパートナーの安全を守る方策を採らねばならないからだ．

外傷後ストレス障害(下記参照)はRBDの発症に関連している(Reite, 1998)．加えて，RBD患者の多くが神経変性疾患，特にParkinson病，多系統萎縮症，認知症(特にLewy小体型認知症)を合併する(Silber, 2001)．

錯眠 parasomnias

錯眠は睡眠に関連して起きる異常行動をいう．夢遊病somnambulismや睡眠(あるいは「夜」に対する)恐怖sleep terror．このようなことが起こりやすい人は，睡眠不足や過剰な肉体活動で症状が増悪することもある．鑑別診断には精神運動てんかんがある(Reite, 1998)．

一番多いREM睡眠時異常行動は，REM睡眠行動障害(REM sleep behavior disorder, RBD)と呼ばれる．これは睡眠時弛緩がないために，夢をみながら行動できるのだ．暴力行為や外傷が生じることもある．法的問題になることも．急性RBDは薬物が原因かもしれない．一番多いのはセロト

ニン特異的再取り込み阻害薬(SSRI)である．慢性RBDは神経変性疾患，例えばParkinson病の前触れかもしれない(Mahowald and Schenck, 2005)．

ナルコレプシー

ナルコレプシーの4徴は過剰な日中の眠気，脱力発作，睡眠麻痺，入眠時幻覚であるが，ナルコレプシーで4徴すべてがみられるのは15〜20%に過ぎない．患者の1/3に家族歴が認められる．

カタプレキシーは急に起きる一過性の随意筋機能と緊張の喪失である．感情刺激が惹起する．痙攣と勘違いされることがあるが，急なオンセットと回復，反応性が持続しているために区別できる．転倒による怪我のリスクがある．

入眠時幻覚は非常にはっきりとした，聴覚的，視覚的，体感的な幻覚で，入眠時によく起きる．この症状はナルコレプシーでなくても認められる．

その他の症状としては，自動行動，例えば高速道路の出口を無視して通過してしまったりとか，冷蔵庫の中で着衣をしたり，などがある．覚醒と非REM睡眠の混在である(Mahowald and Scheck, 2005)．

以前は診断されていなかったナルコレプシーの治療で，統合失調症の治りにくい症状を改善させたりする(Reite, 1998)．

慢性疲労症候群

疲労は，医師が遭遇する最もコモンな主訴の1つだ．多くの疾患がこの要素を持つ．しかし，最大250万人の米国人が重篤で生活に支障をきたす疲労を何ヶ月も抱え，かつ診断がつかない．慢性疲労症候群(Chronic fatigue syndrome, CFS)はしばしば「心因性」と蔑まれがちだったり，うつ病と診断されたりするが，生理的基盤を持たない複数の疾患の複数の混在を意味している可能性が高い(Maxmen, 2017)．3つのコアとなる症状は，疲労を原因とする日々の機能阻害，(肉体を使う，頭を使う，そして感情的な)活動後の気分不良，そしてスッキリ目覚められない睡眠である．このような広い特徴に加え，認知機能の低下や起立不耐症，あるいはその両方を伴わねばならない．CFSは筋痛性脳脊髄炎(myalgic encephalomyelitis, ME)とも呼ばれるが，米国医学研究所〔IOM；2015年より全米医学アカデミー(NAM)〕により，全身性

活動不耐症疾患（systemic exertion intolerance disease, SEID）と 2015 年に改名された（Lancet, 2015）．CFS はマクロファージ性筋膜炎患者で特に多い（25 章参照）．

8 哲学ノート：「疾患」と「症候群」

疾患 disease は Dorland の『図解医学辞典』24 版において，特徴的な症状を持つはっきりした病的なプロセスであると定義されている．全身を侵すこともあれば，その一部を侵すこともある．病因，病理，予後は既知だったり未知だったりする．Disease という単語は，「ease のない状態」「不快」という意味からきている．

症候群 syndrome は同時に起きるいくつかの症状，病的状態の徴候，あるいは症状の複合体と定義されている．この言葉（syndrome）は「ともに走る」という意味からきている．

上記を繰り返すと，疾患は単一の病因による確定された概念である．症候群はイベントの同時発症である．症候群は多くの異なる疾患において起こりうる．例えば，悪性高血圧は症候群で，褐色細胞腫，腎不全に伴う高血圧，結節性多発動脈炎など多様な疾患において起きる．

経験ある読者ならすでにご想像かと思うが，このような定式化には多くの異論が生じよう．薬物乱用者は「未病」の状態と考えられるかもしれない．有症状な「疾患」の状態には，薬物を服用していない時だけなるのである．しかし，実際には薬物を服用していない時こそわれわれは健康と同義であるととらえるのだ．さらに，疾患はたった 1 つの病因を持つという考えも，マラリアには通用するが，虚血性心疾患には噛み合わないだろう．たくさんのメカニズムと病因があるからだ．

われわれは心筋梗塞を 1 つの症候群に格下げするか？　異なる梗塞症候群があるからといって，かなり複雑なまとめに終わってしまいはしないか．いろいろな症候群を起こしうる，1 つの疾患と考えたってよいのに．

さらにひどいことには，われわれがある疾患の特異的な病因を知っていたとしても，例えば B 型肝炎ウイルスとか，臨床アウトカムはさまざまであり，全然「はっきりして」いないし「特徴的」でもないことだ．ロサンゼルスの Herbert Weiner

医師がそう指摘している．無症状のキャリアのこともあれば，劇症の肝炎となることもある．自身の免疫反応が肝臓以外の臓器に疾患を及ぼすこともある（例：腎臓）．したがって，肝炎ウイルスはある疾患の病因であり，「肝炎」という症候群の原因となる一方，疾患そのものはさまざまな症候群からなる．

後天性免疫不全症候群（AIDS）は今や融合されて「HIV 疾患」である．もっとも，臨床症状はさまざまで，その症状には多くの HIV（ヒト免疫不全ウイルス）感染のない患者にもみられる．また，HIV 検査陽性患者でも健康であることはある．

要するに，知識が進歩していくに従い，定義された「疾患」とか「症候群」という用語の用法はだんだん役に立たなくなっている，ということに驚くべきではない，ということである．

9 過去の診断の使用

他の医師による，過去の診断を病歴に含めることもあろう．診断の根拠を確立しようと努力し，情報の確からしさを確認している，という条件下においてであるが．例えば，外科的に摘出された胃潰瘍は，内視鏡でみられたと報告されている胃潰瘍よりは確かな情報だし，それとて X 線写真で「疑われた」胃潰瘍よりは確かな情報だ．これらすべての情報はまあ納得いくものでもあるが．胃潰瘍の診断が別の医師によってなされている場合，それは確からしさという意味では十分ではなく，記載においては引用符つきでなされてもよいかもしれない．しかし，ある患者が例えば，「胃が痛いんだ」と言うような場合，これを診断名として受け入れ，カルテに記すのは明らかに間違いである．そのような時は「あなたが胃痛と呼ぶ痛みはどんなですか」と問うべきなのだ．別の医師の診断を受け入れるのには注意が必要な一方，彼らの所見は問わねばならない．特に，心雑音はそうである．もちろん，これは 2 次的な情報であるが，有能な医師のもとでケアされていた場合，心雑音（など他の所見）がいつ最初に記載されたか知りたいだろう．ここでわれわれはまたしても「括弧をつける」技術を用いる（2 章参照）．そこで医師が最初に雑音を聞いたのはいつかを知り，雑音を探して認められなかったのはいつかを知るので

ある.

このような情報がどんなに役に立つか示すために，雑音を起こすような心疾患のいろいろなオンセットの通常の時間を考えてみよう．5歳以前に認められる雑音は先天性心疾患によるものであることが多い（もっとも，僧帽弁逸脱やその他の先天性病変は後になるまでわからないこともある．下記参照）．5〜15歳までに現れる雑音は通常リウマチ性心疾患による．15〜30歳までであれば通常は僧帽弁逸脱である．30歳以降であれば，特発性肥大性大動脈下狭窄や，二尖弁大動脈弁狭窄（先天性病変のゆっくりした発症）である．このような手がかりを使いつつ，自分の健全な判断を優先させるのも大切だ．僧帽弁狭窄症と診断されていたのに実は心房中隔欠損だった，などの患者を引き継いだ循環器内科医は1人ではない．もちろん，これらのルールは定期的な受診を受けていない患者には適用できないし，細菌性心内膜炎の患者であれば，話は別だ.

10 既往歴

伝統的には，このセクションは患者の過去の内科的，外科的入院歴をリストしていた．政府やマネジドケア組織の支払い制度の変化で病院の役割が変化するとともに^{訳注16)}，既往歴を重要な疾患（症状ではなく）で外来で精査されたものも適宜入れる必要があるだろう.

訳注16) 米国医療はマネジドケアなどで医療費抑制策が進行し（成功はしなかったが），入院の基準は非常に厳しくなり，かつて入院して行っていた多くのケアが外来で行われている.

学生はよく既往歴とシステムレビュー，どっちに行くのか混乱する．原則的には，すべての入院と大きな医学的なイベントが起きれば既往歴に行く．日付，氏名，病院名，診断名あるいは手術が4章で示したように記録される．システムレビューは一方，各系統に関係した症状すべての総まとめである.

既往歴は身体診察と連結していなければならない．患者が，以前手術をやった，といえばそれに合致した術創を持っているはずだ．逆に，もし手術の痕を見つけたら，その病歴を見直す必要がある．時に，患者は手術のことを忘れている．術創を見てから思い出すのだ．器質的な脳障害を見つ

ける手がかりになることもある（2章参照）.

1) 予防接種

過去の病歴については，予防接種歴も含めなくてはならない．ここのところ，その数は増えてきている．小児期の予防接種のスケジュールは小児の診察同様，伝統的には小児科ローテーションの時に教えられたものだ．身体診察の初期講座でではない．だから本書では原則として成人に絞って議論する.

破傷風の予防接種は10年ごとに再接種が必要だ．もし汚染創があれば5年ごとだ．入院とか初診がブースター接種が必要かチェックするよい機会だ．過去に接種がなければ初期の予防接種のチャンスでもある．1988〜1991年の血清学的な調査によると，破傷風の免疫は6〜38歳における80%から，70歳以上の28%にまで落ち込んでしまう．米国の破傷風患者のほんの41%が感染に至る外傷において，医療機関を受診している．米国の1995〜1997年の急性外傷以外の理由での受診で，新生児以外の29人の破傷風患者が慢性の外傷や静脈注射の薬物乱用があった（Bardenheier et al., 1998）.

成人もまたますます多くの予防接種を受ける．例えば，帯状疱疹，百日咳，肺炎球菌疾患や，A・B型肝炎．Rh陰性ベビーを予定する母親はRhoGAM^{訳注17)}の投与を受ける．海外渡航者や軍人は黄熱病，腸チフス，コレラ，炭疽，天然痘の予防接種を受けているかもしれない．自然界から天然痘は撲滅されたので，天然痘ワクチンは必要ないといわれてきたが，生物兵器としての使用が懸念されているので，高リスクグループには接種が再開されている．ルーチンの接種が中止された1972年以前に予防接種を受けた人物は免疫が残っているかもしれない.

訳注17) Rh陰性の妊婦に投与される抗Rh抗体である．子どもの溶血性貧血予防のために用いられる．免疫グロブリンの投与はpassive immunization，受動免疫法の1つであるからここで例示されている．immunizationというこの用語は，日本語の「予防接種」とやや文脈を異にするように思う.

カルテに完全な予防接種の記録があることは重要である．予防接種はワクチンで予防できる疾患に罹患する可能性を減らすが，除外するわけではない．また発症すると症状は非典型的になることもある.

ワクチンによる重篤な副作用が起きたと患者が考えている場合，それが Vaccine Adverse Event Reporting System（VAERS）に報告されているか確認せよ．これは受動的なサーベイランスシステムで，米国疾病予防管理センター（CDC）と米国食品医薬品局（FDA）と共同で維持されている．患者自身で報告することも可能だ．解釈の難しさについてのピットフォールを読んだ後で，医師は，https://vaers.gov/data/data のデータにアクセスできる．

11 社会歴

社会歴に含まれるべき情報については4章のカルテ記載における概略において述べる．社会歴を引き出すための質問には以下のようなものがある．

「休みの日には何をしていますか」とか「ふだん日曜には何をしていますか」（オハイオ州のLawrence Weed 医師は平均的な日に患者が何をしているのか知りたがった．Weed のデータベースのこの部分は省略している）．

「最後に旅行に行ったのはいつですか」

「ご趣味は？」これは開放型質問である．これが質問された時，患者がある趣味を止めてしまったり，あるいは趣味など持ったことがないかどうかを知らないからである．

「余暇には何をしていますか」

「病気の時に食事を作ってくれるのは誰ですか」

初診時に，医師は，患者がどのような自我の防衛を用いるのかを知らなければならない．患者を取り巻く社会的支援システムがあるのかも知らねばならない．そのような情報が手元にあると，医師が悪いニュースを伝えなければならない時，最良の配慮を示した形で伝えることができるだろう．

自我防衛の分析に関する正式なトレーニングを受けていないのであれば，単に「今までで最悪の経験は何ですか」と聞いて，患者がどのようにそれと取っ組み合ったのか注意深く聴いているのがよい．社会支援システムについては，医師は「1人で解決できないようなひどい問題が起きた時，誰に相談に行きますか」と尋ねるべきだ．多くの人には明らかな支援システムがない．驚くこと

に，多くの人は，複数の世代にわたる家族や壊れていない結婚生活を持っているにもかかわらず，支援者を1人も持っていない．予断から独り合点しないのが大事である．

患者が特にひどい体験をしている場合（例えば，人質にとられた，戦争で捕虜になった，政治犯として拘留されていたなど），その時の経験を話すように求めるべきである．拷問については特に知っておくべきで，不用意に，その時の体験に関連したことをやってしまうのを避けることが可能になるだろう．

1）心的外傷後ストレス障害（PTSD）

紀元前490年のマラトンの戦いの時の記録で，ヘロドトスは，おそらくは最初の心的外傷後ストレス障害（PTSD）と現在は呼ばれる現象について記載している（Swartz, 2002）（10章の「眼性仮病と眼性ヒステリー」の項での警句を参照．そこでは Sapira 医師が転換性反応の診断を示唆している）．

以前は戦争体験者に主に限定された砲弾ショック shell shock とか戦闘倦怠 battle fatigue と呼ばれていたが，1987年に米国精神医学会（APA）がDSM-Ⅲ R 分類にて，よりその概念を広くした．

APA によって描写されるイベントの範囲は戦闘から拷問，暴力的な個人への攻撃，自然のあるいは人工の災害，自動車事故，生命の危険のある疾患と診断されることなどである．1980年には，フェミニストである医療者は定義を性的虐待や「セクハラ」の悪用，男性との仕事上の衝突が繰り返される体験にまで広げた（Showalter, 1997）．

DSM-5 では，PTSD は「不安障害」の系統から，外傷関連疾患，ストレス関連疾患の新しい章に移された．行動上の症状は，再体験，陰性認知や情動の回避，そして喚起（arousal）と説明されている．喚起はアグレッシブで容赦ない，自己破壊的行動，睡眠障害，過度な用心深さ，あるいは関連した問題が特徴だ（米国精神科協会，2013a）．

いろいろなスクリーニングツールが DSM-5 ベースの構造化されたインタビューと比較されてきた．後者については陽性的中率が15～62％，陰性適中率が93～98％であった．これは有病率を12％と仮定した場合である．都市部のプライマリ・ケアのクリニックでは，有病率は23％と見

積もられており，女性も受診できる復員軍人援護局の施設では35％であった（Spoont et al., 2015）．

アドバイス

認知，情動，身体，行動症状がたくさんあっても，それは1つのトラウマ・イベントが原因かもしれない．

学生や医師は政治的な側面を持つ「新しい」疾患について，大量のインターネットのサイトやセラピストについて，健全な懐疑と注意を払うべきである．DSM-Ⅳに書いてあるように，「詐病は，経済的な効果，利益を得る権利，法的な決定に関与している時に特に除外されねばならない」（2章の「他の違法活動に関わっている患者」の項参照）．DSM-5は詐病（malingering）を，誤った，あるいはひどく誇張された心身の問題を意図的に作り出すこととしている．詐病を作りたいというモチベーションは，通常は外的なものだ．例えば，兵役や仕事を回避したり，経済的補償を得たり，刑事訴訟を免れたり，あるいは薬物を獲得するためである（米国精神科協会，2013b）．

PTSDの診断は，トラウマを起こすような社会病理の増加とともに増えている．犯罪，小児のネグレクト，人間関係の破綻，ドメスティック・バイオレンス．教科書は学生に，すべての患者に「感情的，肉体的，性的に虐待を受けていないか」尋ねるよう強く要求している（Swartz, 2002）（医師は虐待を報告する法的義務があることを知らねばならない^{訳注18}．下記参照）．

DSM-5では，PTSDの診断基準（米国精神科協会，2013b）には，特定の規定を満たすトラウマのイベントとの遭遇があり，以下のうち4つの症状がある．邪魔だてする，回避，認知情動のネガティブな変調，覚醒や反応の変化である．6番目のクライテリアでは，症状の持続を扱う．7つ目は，機能しているかを扱う．8つ目は，諸症状が，薬物や他の基礎疾患が原因でないことを確認する．2つの注意が記されている．表現の遅れと，解離性のあるPTSDの2つのサブタイプについてである．後者はDSM-5に新しく載ったものである．両者ともに，PTSD診断基準は完全に満たす必要がある．

PTSD症状は，ワールド・トレード・センター攻撃やオクラホマ市爆破事件後3年間は追跡された．そして，特に曝露の強かった人々の最大31％で報告された．が，一番多い反応はレジリエンス（立ち直り）であった（Brackbill et al., 2009）．

訳注18）日本においては，「児童虐待の防止等に関する法律」「高齢者虐待の防止，高齢者の養護者に対する支援等に関する法律」が該当するだろう．

診断名をつけてしまうと，患者の自分自身に対する認識に影響することを知っておかねばならない．PTSDはDSM-Ⅳの一診断で，患者の外的なイベントが症状の起源であると同定することをいう（Swartz, 2002）．言い換えると，患者は無条件に被害者なのである．

患者が自分を運命に翻弄される人ととらえてしまい，ベーコンの格言「人間の運命は自分で切り開くものである」を否定してしまうと，生涯この犠牲者観の罠にはまってしまう．彼ら自身が他者を犠牲者にしてしまうこともある．

英国の精神科医であるAnthony DanielsはTheodore Dalrympleというペンネームで書いているが，かつて「下級階層」に帰せられてきた社会病理が今やすべての社会経済的層に広がっており，これは個人の責任を否定するような世界の風潮が原因となっている，と考えている（Dalrymple, 2001）．彼の洞察は，英国のスラムにある病院や近くの刑務所にいる何千という患者から集められたものだが，検討に値する．患者が，自分自身を受動的な犠牲者とみるか能動的な存在とみるかは，その予後に影響すると学ぶことができよう．

「砲弾ショック」は炸裂による脳への外傷か

第1次世界大戦期，医師は「砲弾ショック」を精神的弱さや「勇気の欠如」の徴候と考えていた．しかし次第に，多くの症状や所見は外傷性脳損傷traumatic brain injury（TBI）によるものであることが明らかになっていった．爆発に曝露されたことがある兵士は，明らかな頭部外傷がなくても認知，行動上の異常を起こしやすく，脳波（EEG）に異常もみられやすい．不眠，めまい，記憶障害，易興奮性，うつ，注意持続力の低下などがみられやすい．EEGの異常は爆発による外傷を受けた兵士の36％にみられ，銃弾などによる外傷のある者の12％にしかみられなかった．米国防総省退役軍人脳損傷センターでは，イラクやアフガニスタンに駐留した兵士の10～20％がある種のTBIを経験したと見積もっている（Bhattacharjee, 2008）．ある研究によると，医師が確認したTBI

の病歴は，イラクに派遣された米国陸軍旅団コンバットチームの 3,973 人のうちほぼ 23％に認められたという（Terrio et al., 2009）．

動物を爆発に曝露させた昔の実験では，冠動脈や頸動脈に空気塞栓が起きることが示されている．爆発は生物に加圧，続けて低圧に曝している．迅速な圧縮の後で拡張が起きる．したがって，爆発による損傷はダイバーが経験する拡張圧による病に比較できよう．爆発曝露後 30 分もすると，Doppler 検査でたくさんの空気塞栓を見つけることができる．死後，それは吸収され剖検では認められないこともある（Sharpnack et al., 1989）．このような理論に基づいて，高圧酸素療法が，爆発に巻き込まれて神経症状を持つ患者にはすすめられている（Phillips and Zajtchuk, 1989）．また，空路で早期に脱出すると症状が悪くなることがある（ダイバーは拡張圧に曝された後しばらくは飛行機に乗らないようにと指導される）．

この機序を支持するようなデータとして，アフガニスタンとイラクから帰ってきた兵士への調査が 2003 年にある．この論文では機序そのものは言及されていないが（Hoge et al., 2004）．厳密な定義による PTSD の頻度は銃撃戦の数（したがって，爆発への曝露）と線形に比例して増えたというのだ．イラクへ派遣された兵士では，頻度は銃撃戦なしで 4.5％，1 回か 2 回の銃撃戦で 9.3％，3〜5 回で 12.7％，5 回以上で 19.3％であった（線形トレンドとして $p < 0.001$）．アフガニスタンに派遣された兵士では，それぞれ 4.5％，8.2％，8.3％，18.9％であった（$p < 0.001$）．

筆者の意見では，PTSD と診断された患者の頭部打撲や爆裂の外傷の役割は，著しく過小評価されている．

2）宗教と文化

患者の宗教，基本的な哲学的前提は病気の認識と病気への反応に非常に重要である．食事，治療法，タブー（エホバの証人における血液製剤の拒否など）は患者の宗教・文化における不可欠な要素であることがある．

信仰や習慣は本当にたくさんある．それらを要約して理解しようとするのを拒もうとしているようにみえる．ある小さな地域の異なる先住民の部族ですら，それぞれかなり異なる信仰体系を持っ

ていることがある．もちろん，西洋のコンセプトとは大きく異なっている．人の交流のスタイル（アイコンタクト，社会的に許容される距離，許容できる触り方）がコミュニケーションを阻害し，非常に失礼にあたることもある．学生は人々の文化を，できればその文化の言葉をしゃべる人から学ぶ必要がある．患者とそこに通底する文化に定期的に触れるのがよい．

12 セクシャル・ヒストリー

セクシャル・ヒストリーは社会歴の一部だと多くは考えるが，その実尋ねる質問は他の臓器系統に関する質問と変わらない．通常の次元を用いると有用だ．量，質，時間，セッティング，増悪寛解因子．患者の好みや行動を対象，頻度，方法，自分の性行動についてよいと思っているか否か，それはどのような時か．

他の領域では，形容詞的ラベリングが誤解を生むことはここほどない．例えば，それを例示するのに以下のケースをみてみよう．

68 歳男性，退役軍人が，25 年前の両側副腎摘出の既往があり，今回トルコ鞍の膨大化と両耳側半盲 bitemporal hemianopsia にて入院した．患者は 1 日おきに髭を剃り，女性のような陰毛の形をしており，腋毛を欠いていた．研修医は性腺機能低下症の診断を認めるのをためらっていたが，これは患者が「性的に活発である」と言っていたからである．さらに尋ねると，性行動は妻と月に 1 回のクンニリングスとのことであった．テストステロンとゴナドトロピン値が正常以下であることが後に判明した．

性感染症（STD）の既往はもちろんとても重要だ．広く使われる「性感染症になったことがありますか」は多くの偽陰性の原因となる．なにしろハイリスクの青少年の 25％以下しか，STD の治療を受けたかどうかを知らないのだから（Fleisher et al., 1991）．特に *Chlamydia Trichomonas* や陰部疣贅である（McHugh and Palusci, 1992）．ヘルペスについて，「カビ感染」「いぼ」「疥癬」について尋ねなさい．病歴がないことは感染を否定するものではなく，不顕性感染や一過性の症状で他の原因だと思っていることも多い．すべてのパートナーについて質問し，彼らもまた治療されねばならない．

法的には，ある種の STD は届け出なくてはならない．HIV については異なる規則がある[訳注19]．医師は患者に法的な権限を知らせなくてはならない．

訳注19）日本においても HIV 感染は感染症法における届け出対象である．

大学の保健管理センター勤務の精神科医らは若者の，特に女性の相談を受けることが多い．うつ，摂食障害，不眠，不安など．STD や堕胎がこのような症状のきっかけになっていることがある．これらについて明確に尋ねなくてはならない．医師はまた，気軽に「やる」ような文化が広がっていることに対する反感情やスピリチュアルな結果があることに広い心で接しなくてはならない（Grossman, 2006）．

1）女性のセクシャル・ヒストリー

■ 患者は妊娠しているか

妊孕性のある女性を見た瞬間から，妊娠の可能性は常に心にとどめておかねばならない．これ次第で，診断，治療の決定すべてが大きく影響されるのだ．だから，閉経前の女性は最後の月経の日について受診のたびに尋ねられねばならない．医師はまた，出血が定期的で正常かどうか，最近月経が異常だったり来なかったことはないか確認しなくてはならない．

時に，月経の出血は妊娠初期の数ヶ月起きていることがある．周期的な出血が確実に妊娠を除外するものではない．さらに，最近の出血は産科的合併症によるものかもしれない．例えば，卵管妊娠による出血とかである．腹痛のある女性では特に重要である．

妊娠の症状としては悪心，異常な倦怠感，乳房の痛みがある．妊娠を示唆する症状があれば，以前に妊娠したことがあるか，同じ症状を今持っているかと尋ねるとよい．

■ 出産歴

もちろん，セクシャル・ヒストリー（上記参照）は得られねばならない．（もししているなら）避妊の方法も含めてだ．妊娠可能性のある場合，過去の骨盤炎症性疾患の既往はとても重要で，異所性

妊娠，時に悲惨な結果になる可能性が増すからである．

卵子のドナーになったことはないか尋ねなさい．患者は「既知の」長期合併症などはない，といわれていて，またそのことを伝えることすら考えていないかもしれない．卵巣の過刺激は多くのがんの可能性を増し，それは大腸がんやエストロゲン感受性と一般にいわれる複数のがんがそうである（CalderonMargalit et al., 2009；Schneider, 2008）．

妊娠数 parity，出産の数 gravidity，自然流産の数（spontaneous abortion，あるいは miscarriage），堕胎の数 induced abortion を記載せよ．妊娠 1 回，双生児出産の場合は，P1Gr2 とする．5 回の妊娠，3 人の子どもの出産，2 回の堕胎の場合は，P5Gr3Ab2 である．死産 stillbirth の数（これは将来の問題のレッドフラッグサインであるが）は SB と記載する．

未熟児の出産や妊娠の合併症についても記載する．妊娠糖尿病や子癇前症がそうである．

流産，堕胎の週数も尋ねなさい．その時の患者の年齢も大事で，乳がんのリスクに関連する（15章参照）．堕胎が特に複数あれば，これは将来の未熟児出産のリスクを増し，周産期のケアを強化する必要がある（Rooney and Calhoun, 2003）．胎児の組織を調べ，染色体異常をチェックしたかどうか尋ねなさい．自然流産が何度も起きていれば，特に大事である．病理学的精査の理由としては，胞状奇胎や部分胞状奇胎があれば，特別なフォローアップが必要になるからである（C. Hyland, 私信，2004）

完全な妊娠歴をとる理由として，最近わかってきたのは，正常でもそうでなくても，女性は妊娠後にキメラになる，というものがある．ルーチンの外科的堕胎で 50 万個ほどの胎児細胞が女性の循環に入り込む．妊娠経験のある女性から得られた幹細胞や組織は彼女自身の細胞と胎児のそれが混じっているのだ．胎児から得られた細胞は自己免疫疾患の病因と関係があるかもしれない．逆に母の疾患や外傷の治癒に効果があるのかもしれない．移植においてはとても重要であると想像される（Bianchi and Fisk, 2007）．

流産や堕胎についてはデリケートな問題なので，偏見を捨ててアプローチしなくてはならない．ほとんどすべての女性にとって，それはつらい体験である．多くの女性にとっては人生を変えるほど

の体験である．APA は DSM-Ⅳ 出版に際し，流産・堕胎を PTSD の原因となる心理・社会的なストレスから外した（上記参照）(Burke and Reardon, 2002)．にもかかわらず，女性のサポートグループは流産・堕胎後の感情面における症状が PTSD とそっくりになることがあると報告している．ある時はそれはずっと後になって起きる．流産・堕胎後のストレス症候群など存在しない，という意見の持ち主もいるが，www.afterabortion.com の掲示板には 200 万近い投稿がある．このサイトは流産・堕胎について政治的，宗教的に特別な立場をとっていないのだ．

米国では毎年 100 万件程度の堕胎が行われており，何千万人という女性がこれを体験し，数的にはそのもたらす影響は甚大である．政治的な考慮のため，法的に認められた堕胎の研究や報告は阻害されている．欧州とオセアニアの雑誌と，北米の雑誌では合併症の報告に大きな違いがあり，北米における過少報告の可能性が懸念されよう(RingCassidy and Gentles, 2002)．合併症は，堕胎についての同意を得るうえで重要だし，堕胎後の治療にも重要だ．うつ病，悲嘆，喪失反応，自殺，摂食障害，薬物乱用，喫煙の増加，人間関係の問題，子どもの虐待などである(Burke and Reardon, 2002；Strahan, 2001)．ある主だった総説を書いた英国の著者は結論として，「強い，重篤で持続する」心理学的，精神医学的な障害が，堕胎を経験した女性の 10% に起きるとしている(Zolese and Blacker, 1992)．フィンランドの研究では，堕胎を経験した女性の自殺率は出産した女性の 6 倍になると報じている(Gissler et al., 1996, 2005)．

このような関係は偶然か．堕胎を選択する女性がもともと持っていた性向なのか．学生はこの議論については認識しておくべきだ．堕胎はリスクのマーカーかもしれないが，その原因とは限らない．最良の助言としては，いつもそうだが，**患者の言うことを聴くこと**，である．

このトピックは，特に情報の秘匿性を確約することが大事である．率直なコミュニケーションをとるのには欠かせない．堕胎は両親，夫，子どもに隠している可能性があるからだ．

13 虐待歴

妻，性的パートナー，子ども，高齢者の虐待は「はびこった」状態にあるといわれる(Swartz, 2002)．このため，医師にはこれを報告する義務がある．すべての医師が，特に救急室で働く医師はなおさらだが，法的要請について慣れ親しんでおく必要がある．同様に大切なのは，間違った容疑者を報告してしまった場合に起きる問題についても気を配っておくことである．本書でも適宜述べていくが，虐待に帰せられる所見にも鑑別診断があるのである．注意深い病歴と身体診察が正しい診断と適切な治療をもたらす．望むらくは，それが法の力や社会保障のサービスなどが家族を阻害し，人命を救うかもしれない治療を邪魔する前に，それが行われんことを．

普通ではない状態や民間療法が，小児虐待に間違えられるような徴候を作ることがある．スラム街の住人を対象にしたある症例報告では，このような間違いは「普通」に起きていた．最終的な診断には髄膜炎，乳幼児突然死症候群(SIDS)も含まれていた．著者らは，病院のスタッフが死後起きる徴候に慣れていなかった，と報告している．病歴を丁寧にとらず，両親の話を信じず，外傷以外の病因を考えなかったのである．両親にも敵意のある態度を示していた．

「子どもを失うストレスが，小児虐待の間違った追及で深められ，言葉による脅迫や警察への拘留を伴えば，これは 1 つの医学的虐待になる」(Kirschner and Stein, 1985)．医師はプロとして客観性を保ち，専門家のコンサルテーションを迅速に得て，敗血症や髄膜炎といった状態に最初に注意を払わねばならない．これらは人命を救うような介入で治療できるかもしれないのだから．

子どもが死亡した時や，初期治療が一段落ついた段階で，両親や保護者に注意深く，憶測を交えずに問いなさい（尋問するのではなく──2 章参照）．誘導的な質問，例えば「赤ん坊を振り回したりしていませんか」などと聴いてはいけない．予防接種歴，食歴，軽症と認識される疾患の症状，処方薬，薬局で購入した薬の情報をはしょってはいけない．聴く時は，時間をかけること．

虐待を受けているかもしれない成人については，患者に直接，優しく，完全にプライバシーを

保つセッティングで質問をする．暴力を受けた女性のシェルターやその他の社会サービス，支援サービスに紹介する．患者が拒否したのなら，なぜかと尋ねなさい．暴力を受けている女性のなかには自ら望んでそのような運命を受け入れた者もいる．Daniels によると，「暴力を受ける女性症候群のコンセプトは，個人の責任の拒絶を頑迷に行っている」と述べている（Dalrymple, 2001）．患者が人生において変化を起こそうと思わない限り，介入をかけようという努力は無駄に終わるかもしれない．医師はいずれにしても，診療終了時に，（たとえ使わないにしても）ホットラインの電話番号を提供しなくてはならない．

ポピュレーション・ベースの研究によると，米国女性の 11〜17%，男性の 2〜3% が生涯のうちで強姦の経験を持つ．ヘテロセクシャル，ホモセクシャル，バイセクシャルの直接の比較はないが，性暴力の既往が，自分でゲイ，レズビアン，あるいはバイセクシャルとみなしている人に，より多いようだ．75 の研究をまとめると，生涯の強姦の確率の見積もりはポピュレーション・ベースの研究だけで考慮すると，ゲイ，バイセクシャルの男性では 20〜30%，レズビアン，バイセクシャルな女性では 16〜55% だとわかった（Rothman et al., 2011）．

つき合っているパートナーによる暴力のスクリーニングを開発するためのアンケート，これは自分で書く女性虐待スクリーニングツール（Women Abuse Screening Tool, WAST）だが，これが評価された．患者の 7% だけが研究に組み入れられた．そこでの暴力の確率はおよそ 11% であった．参加者は，暴力による報復や家族への邪魔だて，母親から子どもを引き離させられる，などの可能性のあるリスクについて警告を受けていた．こうしたリスクは起きなかったようだが，一般社会の人々をスクリーニングする利益も見つからなかった（MacMillan et al., 2009）．学生が知っておくべきは，つき合っているパートナーによる暴力はコモンだが，注意深く，思慮深くアプローチしなければならない，ということだ．

パートナーの暴力被害者は，人工妊娠中絶のために受診する女性に圧倒的に多い．性奴隷目的に輸送された女性はたくさんの中絶に曝されやすい．輸送業者は典型的にはこうした女性に医療受診をさせない．中絶だけは例外なのだ．輸送され

ている間にケアを受けた女性のうち，たった半分だけが，医師が彼らを売春婦だと気づいただろうと信じていた．たとえ彼女たちが信じていても，実は医師のほうは女性が輸送されていたとはわからなかったのだ（Coyle et al., 2015）．

身体診察では，内出血など虐待から起きうる所見すべてについて尋ねること．

14 薬歴

患者の服用するすべての薬について知らなければならない．医師に処方されたもの，薬局で購入したもの，快楽のために使用しているもの．女性のなかには経口避妊薬は薬と認識していないこともあり，特にそうと訊かないといけない．

1）処方薬

記載において重要なのは，投与経路，投与量，頻度である．期間も加えてよいかもしれない．実際に飲んでいるかどうか尋ねるのはもちろん重要だ（薬の瓶の処方要領を説明していてはダメだ）．「コンプライアンス」は誤解を招く表現だ．「コンプライアンス」は運輸局に，自家用車が CO_2 排出基準を満たしていますよ，みたいな文脈で使うのである．権威の命令するところに従う，という文脈でしばしば使われるのである．医療における文脈では，少し意味を曲げねばならない．医師は患者にはアドバイスをするだけで，いうことを聞くよう命令してはいけないのだ．

2）OTC（薬局購入の）薬

患者は OTC 薬を薬と考えていないことがあることは留意すべきだ．そのような副作用が病の原因だったりする．特に抗ヒスタミン薬の抗コリン効果，アスピリンや非ステロイド性抗炎症薬（NSAIDs）による消化管障害などである．そのような薬については疑ったら特に名前を挙げて尋ねなければならない．

▶ ケース

ある医師が口の中に酸味があることに気がついた．両足は痙攣したが，両者は関係ないものと彼

は考えた．彼のかかりつけの腫瘍内科医は制酸薬と頭部挙上を指示した．胃・食道逆流を考えたのだ．症状に変化は生じなかった．

インターネットで検索し，この医師は自分で診断をつけた．次サリチル酸ビスマスの副作用だったのだ（米国での商品名は Pepto-Bismol[訳注20]）．腫瘍内科医が処方したプロトンポンプ阻害薬が原因の軟便をコントロールするために倍量用いていたのだ．もし液体製剤を飲んでいたら，酸味に気がついていただろう．痙攣は治り，酸味も3ヶ月後には消失した．慢性的に OTC 薬使用に関連して，筋力低下，振戦，スパズム，痙攣，Creutzfeldt-Jakob 病のようにみえる症状，そして死すら起こりうるのだ．

訳注20）Pepto-Bismol は米国でも有名な胃薬かつ下痢止めで，OTC．日本でいうと大正漢方胃腸薬みたいに，誰でも知っている薬．

■ 3）薬草，サプリメント

ビタミン，薬草，民間療法，「栄養サプリメント」について教えたいとは考えないかもしれない．中毒量まで飲んでいたり，処方薬との相互作用があったりするかもしれない．

「代替医療の治療者」を訪れる米国人は1990年の33.8％から，1997年の42.1％にまで上昇した．両方の年で，かかりつけ医に代替治療について伝えたのは40％に満たなかった（Eisenberg et al., 1998）．Mayo クリニックによると，2014年には米国人のおよそ40％が何らかの補完医療，代替医療を用いていた．ここには，いろんな「エナジー・メディシン」や整体，ホメオパシーなども含まれていた（Mayo Clinic Staff, 2014）．

非正規の治療法の問題はうまく扱わねばならない．「コンプライアンス」の問題と同じだ．多くの患者は，自分が健康食品店や「自然治療の治療者」からの療法を得ていることを医師に認めた時の，医師の怒りや見下す態度を経験している．そのような療法に対する医師自身の態度をまず吟味する必要がある．「インチキっぽい」治療にすがりたくなるのは，人の常である．これは医師を拒絶している徴候ではない．患者にはとにかく希望が必要なのだ．「何かをしている」ことの治療価値を低くみてはいけないのだ．

「正当な」治療を訓練された医師も，2013年の1年間で代替医療に自費で340億ドルも費やされて

いるということに留意すべきだ．これは米国の医師受診の自己負担分に相当する．プラセボ以上のものをそこに買っているのだ．ランダム化比較試験をやると，実は効くものだってあるかもしれない．このような例としては，妊婦に対する葉酸サプリがある．これは神経管欠損予防に必須と今では考えられているが，1970年代には禁止薬剤であり，医療とは関係のないリソースからでないとこのビタミンは入手不可能だったのである（A.B. Robinson, 私信，2004）．

正当でない療法の管理は患者と医師の治療における協力の必要を例示している．権威主義的ではダメなのだ．医師は患者がどのように医師の助言を評価するかを示す必要があるし，患者から学ぶ準備も必要だろう．適切な警告を提要しようとするならば，そうせねばならない．

薬歴を聞くのに，皮膚に用いる物質はよく吸収されることを知っておくべきだ．スキンクリームは医薬品と考えられないこともある．メキシコ国境近くのアリゾナにおける，ある謎の水銀中毒の原因は，秘密の「ビューティー」クリームでその名をマニングス・クレマ・デ・ベリーザといった[訳注21]．主要成分は甘汞（塩化第一水銀）であった．ラテンアメリカでは何百万もの瓶が販売されていて，ひと月に4本も消費する女性もいる（Boyer, 1996）．

訳注21）スペイン語で「マニングスのビューティー・クリーム」の意味である．

ジメチル・スルホキシドは有機溶媒で，「代替医療」の世界では人気がある．抗炎症薬として用いられるのだ．他の物質も皮膚を通じて吸収させる属性がある．

繰り返すが，このような質問をする時は，質問の目的が情報を集めることで患者を助けるためであり，訴訟のための証拠集めではない．

■ 4）違法薬物

われわれの文化が婉曲的に「楽しむための薬」と呼ぶものについての情報は，処方薬同様必要である．どの薬物が，どの経路から，どのくらいの量，間隔で使われているか具体的に知らなければならない．過去1週間の詳細について，摂取された薬物と認識された離脱症状について知らなければならない．特に，麻薬鎮痛薬や鎮静睡眠薬が中

止された正確な時間は必要で，離脱というのは，人がビルから飛び降りてから道で急に止まるようなものだからだ．離脱の前の毎日の摂取量はビルの高さに相当する．

経口薬を溶かして経静脈的に使っているのならば，あまりよく知られていない方法で質問する必要がある．法的に認められた，あるいは違法な薬物でも，加える不活性充填材にタルクやデンプンがある．これらが注射されると，微小塞栓が体中にできる．最初は肺にできる．これがたまると血管梗塞性肺高血圧となり，時に「ブルーベルベット肺」などと呼ばれる[訳注22]．このような微小塞栓は全身に至ることもある．患者では眼に認められるし，剖検では脊髄，腎臓，他の臓器でも見つかる．神経学的所見から脳の病変も推測される．

訳注22） ブルーベルベットは溶解したトリペレナミンの俗称らしい．Szwed JJ. Pulmonary Angiothrombosis Caused by "Blue Velvet" Addiction. Ann Intern Med. 1970；73：771-774

したがって，患者が経静脈薬物を用いているのなら，「薬をかき回して，スプーンやコップに溶かした時，完全に透明だった？」とか「シリンジを見た時，水みたいにきれいだったか，それとも濁っていたか」とか「そこから新聞を読むこともできたか．そのくらい透明だった？」と問わねばならない．

それが完全に透明でなければ，完全に溶けていないものがあるわけだ（より詳細な議論については Sapira and Cherubin, 1975 参照）．

15 食事と栄養歴

食事治療は古代にまで遡り，民間医療や「代替」医療においてもよく用いられている．適切な食事は健康には不可欠で，主流の医療においても無視されてはならない．

現代の糖尿病や心疾患の流行は重要な食事の側面を持っている．米国では肥満がまん延している．それはある人によれば，飽食の真っ只中での飢餓感によるのかもしれないし，必須栄養素を欠いたダイエットを代償するための過食によるのかもしれない．すべての症状は食物アレルギーや過敏症から生じているかもしれない．これが逆説的にある食物に対する渇望をもたらしているかもしれないからだ．正当でない治療者には過剰に強調

されている向きもあるが，多くの人は乳糖過敏症を持つ．明らかなセリアック病を持たない患者もグルテン抜きの食事でよくなってしまう．生命に危険を及ぼすアナフィラキシーはある食べ物の摂取で起きることがある．ピーナッツ，貝類が特に多い原因だ．

正当な医師は栄養に無知だと非難されることが多い．あなたにそれがあてはまらないことを祈ろう．

平均的に患者が食べるものを尋ねよう．食物に対する過敏症や渇望はないか，患者は特別なダイエットをしていないか，どのくらい注意深くか，どのくらいの期間か，中止したのなら，なぜか，その結果は，ダイエット本を読んでいるか，どの本か，生涯の体重のパターンは？　高齢の患者は20歳の時何 kg だった？　どのくらいの体重になりたいか，自炊の料理をどのくらい食べているか，人工甘味料はどのくらい使っているか，どの種類か，飲み物の種類は？　量は？　患者は（あるいは家族のために買い物する人は）スーパーでラベルを読むか．

ビタミン欠乏は今でも起こっている．米国でも起きている．それについても後に触れよう．

医師は肥満患者の「ホルモン・バランスの崩れ」の心配に同情しない傾向にある．しかし，「空腹ホルモン」のグレリンのような腸内ホルモンの重要性についてのエビデンスが蓄積されつつある．腸内細菌も副交感神経系刺激やグルコース刺激インスリン分泌のようなメカニズムを通じて関与しているのは明らかみたいだ（Børg, 2014；Trajkovski and Wollheim, 2016）．

何がヘルシーな食事かという点には議論があることに学生は気づいておくこと．FDA の食べ物ピラミッドは 20 年近く使われてきたが，2011 年に，USDA の ChooseMyPlate.gov に置き換えられた．心疾患のコレステロール仮説は，米国では確立した原則だが（Stamler and Neaton, 2008），バカ売れしているコレステロールを下げる薬を使う理論的根拠として世界中で受け入れられているわけではない（Colpo, 2005；Kauffman, 2004；Peskin et al., 2008；Ravnskov, 2003, 2008；Weinberg, 2004）．正当な「心臓によい」食事は米国連邦政府の助力でもって，40 年以上も宣伝されているが，効果がなかったどころの話ではない．人によっては炭水化物，特に果糖と植物油の脂肪酸のバランスの悪さが現

代の心疾患，肥満，タイプ2糖尿病の流行の原因であると信じている（Ottoboni and Ottoboni, 2002, 2007）．米国の食事は1909年以来激変した．1970年からだって変化している．1970年以来，食事の糖分は24%増え，脂質は32%も増えている．他方，飽和脂肪酸の消費は90年間，だいたい一定である（Cordain et al., 2003）．

歴史的間奏曲：動物性脂肪の消費のような，うわさでは20世紀の最初の63年で冠動脈疾患の「流行」に寄与したとされるリスク因子の分析によると，本疾患は劇的に増えた．しかし，いろいろなタイプの心疾患の定義は1939年と1949年に大幅に変更している．「冠動脈疾患などの動脈硬化性心疾患」という用語は1949年の国際疾病分類（ICD）に最初に現れた．冠動脈疾患の最重要な診断法，心電図は1950年以前にはほとんど使われていなかった（Smith, 1989）．

本書を学生が読んでいる時間，栄養の化学がどのような状態にあるのか予測するのは不可能だ．原則は今も生きている．病歴を得よ．患者を観察せよ．

詳細な食歴は，オメガ-3，オメガ-6脂肪酸の情報も含まれる．これらは必須脂肪酸に含まれる2つの脂肪酸種である．脳，神経組織の主要な構成要素であり，**エイコサノイド**と呼ばれるホルモン様の伝達化学物質の構成要素でもある．後者は血液の凝固，免疫，炎症，痛み，血圧制御に関与している．

脂肪酸の末端炭素はオメガ・カーボンと呼ばれ，オメガのあとの数字は二重結合が始まる炭素の番号を表している．したがって，オメガ・カーボンは数字の1で表す．アルファ・リノレン酸は必須オメガ-3脂肪酸であり，リノール酸は必須オメガ-6脂肪酸だ．オメガ-6とオメガ-3の適切な比は5:1かそれ以下とされる．典型的な米国の食事では20：1である．

オメガ-3脂肪酸に富んだ食物には魚があり，特に寒水魚（セグロイワシ，オヒョウ，サバ，サケ，イワシ）に多い．緑色葉物野菜や未精製のオリーブオイル，キャノーラ油，牛肉や豚の生肉にも少し含まれている．アマニ油にも豊富で，栄養サプリとして推奨されている．オメガ-6脂肪酸は一方，米国で売られている植物油に多く，ヒマワリ，コーン，綿実，大豆，キャノーラ，ピーナッツ油に多い．

トランス脂肪酸に関する懸念が高まっている．有効期限を延ばすための植物油の部分的水素化によって生じる．ラベルには「野菜のショートニング」などと書かれていることがある．新しい食物ラベルはトランス脂肪酸の量を記載するかもしれない．トランス脂肪酸は必須脂肪酸代謝に干渉し，血糖と血中「悪玉」コレステロール〔低密度リポ蛋白（LDL）〕を増加させる．母乳を介して伝達し，低体重児や視力の低下に寄与しているかもしれない（Ottoboni and Ottoboni, 2002）．

ネットオタクは，食物添加物の大きな懸念に気づいているだろう．グルタミン酸ナトリウム（MSG）やアスパルテームなどがそうである．

MSGは「中華料理症候群」の原因となるが，調味料として多くの加工食品に含まれ，「天然調味料」「加水分解された植物蛋白」「イースト抽出物」「線維蛋白」「ゼラチン」とかなんとか呼ばれていた．たくさんの複合物質で，必須内因神経伝達物質である「エキサイトトキシン」も含まれていた．これは過量に含まれると，ニューロンの破壊まで起こしうる．多くの科学文献がエキサイトトキシンが神経変性疾患に寄与している役割について懸念を表明していることが，ベストセラーになった本に紹介されている（Blaylock, 1997）．グルタミン酸は活性トランスポートでのみ脳に入り，血中濃度とは関係なく脳内濃度は低いままであるが，視床下部などある部分では血液脳関門を欠いており，この防御がない（Smith et al., 2001）．

グルタミン酸は神経伝達物質であり，腸内神経系では腸のグルタミン酸受容体の過活性によって食物内エキサイトトキシンによる腸の障害に寄与しているかもしれない（Kirchgessner et al., 1997）．胃腸障害は食事内のエキサイトトキシンのせいかもしれないのだ（Olney, 1994）．

アスパルテームもいろいろな症状の原因となりうる．量的な病歴が重要な1例がここにある．FDAに認可された物質とて例外ではないのだ．投与量によっては毒になる．ある女性が彼の酒にフロントガラス洗浄液を混ぜて夫をメタノールで殺したとの容疑で逮捕され，懲役50年の刑となった（Roberts, 2003）．彼の食歴によると大量のアスパルテームを毎日飲んでいた．そしてアスパルテームの分解産物にメタノールがあることを，被告側（被告自身とその弁護士）は知らなかったのだ．本件に関する議論は今も続いており，女性は

今も刑務所にいる.

詳細な食事の日記は症状と摂取の関係をあらわにしてくれる. 削除の効果もモニターできるが, 実行するのは難しい. MSGは例えば, 加工食品にはあまねく使われている. ラベルを読むだけでなく, 患者は製造元に問い合わせてある製品にMSGが含まれているか確認せねばならない. 努力は報われる. 線維筋痛症と診断され, 2〜17年苦しんでいた4人の患者の症状はMSGとアスパルテームを取り除くことで改善した. しかも, これらを再投与して症状は再発したのだった(Smith et al., 2001).

16 曝露歴

今日のスモール・ワールドにおいて, 旅行歴は曝露歴のなかでも, ものすごく重要だ. マラリア流行地を訪問したか？ デング熱やチクングニヤのアウトブレイクが起きた場所(ラテンアメリカ中を流行地は移動している)から戻ってきたか？ 米国南西部やカリフォルニアにはいなかったか？ *Coccidioides immitis*(コクシジオイデス症の原因真菌の1つ)が土の中にいるのだ. アリゾナの肺炎患者では鑑別診断リストの上の方に「バレー熱」が入るが, ニューヨークの医師には思いもつかない. ライム病流行地に住んでいたことは？米国で一番多いベクター由来の疾患はライム病だが, その症状は多彩だ(Shor, 2011).

エキゾチックな場所にいなかったか？ 多剤耐性結核を持ちかねない移民との接触はなかったか. 2014年には, ダラスの一救急室に現れた西アフリカからの患者でエボラの診断を見逃したために危機が起きた. シリアからの大量の移民. 戦争が感染症を広げる環境だ. リーシュマニア症がヨーロッパなど世界中での脅威となった(Sharara and Kanj, 2014). 興味があれば, Healthmap.orgのようなアプリですぐに疫学情報にアクセスできる.

動物曝露も考えること. 例えば, 結核は米国にいるアジアゾウの18%に感染しているそうで, 注目されつつある人獣共通感染症だ(Winders, 2016). 進行しないうちは無症状で, 動物園やサーカスの職員に感染するかもしれない. いや, 一般市民や他の動物もだ. キリン, サイ, バッファローなど(Lyashchenko et al., 2006). 感染動物を住まわせている建物と空間を共有する労働者もまたリスク下にある(Maslow and Mikota, 2015). 病歴聴取をドロップダウン・メニューだけに頼り, 患者の生活を知ろうとしなければ, 諸君もまたへんてこな曝露を見逃すことであろう.

17 学生へのメモ

ルーチンの病歴聴取に使うには本章は詳細に過ぎる. だから, 診ている患者に応じて, 本章の適切な部分を復習するとよい.

あなたが医学部4年生なら, 問診のプロセスについてもう一度読み直すとよいだろう. テープレコーダーを使いなさい. もうやっていたとしても, もう一度やるのだ. ほとんどの医師は身体診察のスキルの著明な向上を観察し, 満足する必要がある. その後で初めてそれを患者に応用し, その後リラックスすべきだ.

患者から話を聞いて構造化し, 鑑別診断を練り上げる時, よくある認知上の罠に気をつけなさい. アドホックな仮説に頼る失敗(アベイラビリティ・エラー availability error), 原因を何かに帰する時の失敗(アトリビューション・エラー attribution error), そして関連性を連結する時の失敗(アンカリング・エラー anchoring error), である. これらは Jerome Groopman によって洗練され, 彼の著書『How Doctors Think』にまとめられている. 訓練を受けた者も素人も, 一読の価値ありだ(患者がこれを読むと, 医師の仕事が楽になること請け合いだ).

Availability とは, あるイベントの起こる可能性を判断するのに, 思いついたものに安易に飛びつくことをいう. 最近, 似たようなケースをみた時に起きやすい. Attribution error は患者をステレオタイプ化することをいい, クレイマーだとか心気症だといってしまう. 持続する症状も良性の疾患に帰してしまう. Anchoring error は初期の症状から診断を即決してしまい, それに合致するデータだけサクランボ摘みしてしまうことをいう. 確認バイアス confirmation bias とも呼ぶ. 他の多数の可能性も考慮すべきなのだ(Groopman, 2007).

文献

- Al-Majed SA, Ashour M, AI-Mobeireek AF, et al. Overlooked inhaled foreign bodies: Late sequelae and the likelihood of recovery. *Respir Med.* 1997;91:293-296.
- American Psychiatric Association. *Posttraumatic Stress Disorder*; 2013a. Available at: http://www.dsm5.org/Documents/PTSD%20Fact%20Sheet.pdf. Accessed Jan 19, 2016.
- American Psychiatric Association. *Diagnostic and Statistical Manual*, 5th ed. Washington, DC: APA Press; 2013b.
- Bardenheier B, Prevots R, Khetsuriani N, et al. Tetanus surveillance—United States, 1995-1997. *MMWR Surveill Summ.* 1998;47(SS-2):1-13.
- Beart RW, O'Connell MJ. Postoperative follow-up of patients with carcinoma of the colon. *Mayo Clin Proc.* 1983;58:361-363.
- Bellanti JA, Tutuncuoglu SO, Azem M, et al. Persistent cough: Differential diagnosis. *Allergy Asthma Proc.* 2000;21:307-308.
- Bernhard JD. Itching as a manifestation of noncutaneous disease. *Hosp Pract.* 1987;22(1A):81-95.
- Bhattacharjee Y. Shell shock revisited: Solving the puzzle of blast trauma. *Science.* 2008;3198:406-408.
- Bianchi DW, Fisk NM. Fetomaternal cell trafficking and the stem cell debate: Gender matters. *JAMA.* 2007;297:1489-1491.
- Blaylock RL. Excitotoxins: *The Taste that Kills.* Santa Fe, NM: Health Press; 1997.
- Børg HW. The obesity quagmire: A brief neuroendocrinological commentary. *J Am Phys Surg.* 2014;19:38-41.
- Boyer L. Report to Public Health Committee of Pima County Medical Society, Tucson, AZ, Nov 25, 1996.
- Brackbill RM, Hadler JL, DiGrande L, et al. Asthma and post-traumatic stress syndromes 5 to 6 years following exposure to the World Trade Center terrorist attack. *JAMA.* 2009;302:502-516.
- Burke TK, Reardon DC. *Forbidden Grief*: The Unspoken Pain of Abortion. Springfield, IL: Acorn Books; 2002.
- Buster JE. Introduction: Sexual health matters! *Fertil Steril.* 2013;100:897.
- Calderon-Margalit R, Friedlander Y, Yanetz R, et al. Cancer risk after exposure to treatments for ovulation induction. *Am J Epidemiol.* 2009;169: 365-375.
- Cheitlin MD. Invited commentary—Medical technology—Still an adjunct to clinical skills in making a diagnosis. *Arch Intern Med.* 2011;171:1394.
- Chervin RD, Dillon JE, Basseti C, et al. Symptoms of sleep disorders, inattention, and hyperactivity in children. *Sleep.* 1997;20:1185-1192.
- Colpo A. LDL cholesterol: "Bad" cholesterol or bad science? *J Am Phys Surg.* 2005;10:83-89.
- Cordain L, Eades MR, Eades MD. Hyperinsulinemic diseases of civilization: More than just syndrome X. *Comp Biochem Physiol A Mol Integr Physiol.* 2003;136:95-112.
- Cortese S, Konofal E, Lecendreux M, et al. Restless legs syndrome and attention-deficit/hyperactivity disorder: A review of the literature. *Sleep.* 2005;28:1007-1013.
- Coyle CT, Shuping MW, Speckhard A, et al. The relation of abortion and violence against women: violence prevention strategies and research needs. *Issues Law Med.* 2015;30:111-127.

- Dalrymple T. *Life at the Bottom: The Worldview that Makes the Underclass.* Chicago, IL: Ivan R. Dee; 2001.
- Daniel WA Jr, Egan S. The quantity of blood required to produce a tarry stool. *JAMA.* 1939;113:2232.
- Das SK, Deshpande SN, Nagpal RS. Postage stamp test for sexual disorders. *Br J Psychiatry.* 1993;163:128.
- Degnan AJ, Levy MN. Pseudotumor cerebri: Brief review of clinical syndrome and imaging findings. *Am J Neuroradiol.* 2011;32:1986-1993.
- DeGowin EL, DeGowin RL. *Bedside Diagnostic Examination.* 2nd Ed. London: Macmillan; 1970.
- De Graaf L, Brouwers AHPM, Diemont WL. Is decreased libido associated with the use of HMG-CoA-reductase inhibitors? *Br J Clin Pharmacol.* 2004;58:326-328.
- Dennis C. Current procedure in management of obstruction of small intestine. *JAMA.* 1954;154:463-470.
- Donnelly WJ. The language of medical case histories. *Ann Intern Med.* 1997;127:1045-1048.
- Dore N, Landau L, Hallam L, et al. Hemoptysis in healthy children due to unsuspected foreign body. *J Paediatr Child Health.* 1997;33:448-450.
- Dowell D, Haegerich TM, Chou R, et al. CDC guideline for prescribing opioids for chronic pain—United States, 2016. *JAMA.* 2016;315:1624.
- Edmondstone WM. Cardiac chest pain: Does body language help the diagnosis? *BMJ.* 1995;311:1660-1661.
- Eisenberg DM, Davis RB, Ettner SL, et al. Trends in alternative medicine use in the United States, 1990-1997: Results of a follow-up national survey. *JAMA.* 1998;280:1569-1575.
- Ekbom KA. Restless legs syndrome. *Neurology.* 1960;10:868-873.
- Evidente VG, Adler CH. How to help patients with restless legs syndrome:Discerning the indescribable and relaxing the restless. *Postgrad Med.*1999;105(3):59-61, 65-66, 73-74.
- Fitz-Henry J, Riley B. Thyrotoxicosis in a patient with multiple trauma: Value of "AMPLE" history taking. *BMJ.* 1996; 313:997-998.
- Flasar MH, Goldberg E. Acute abdominal pain. *Med Clin North Am.* 2006;90:481-503.
- Fleisher JM, Minkoff HL, Senie RT, et al. Assessing prior history of sexually transmitted diseases. *JAMA.* 1991;266:1646.
- Fortune DS, Haynes DS, Hall JW III. Tinnitus: Current evaluation and management. *Med Clin North Am.* 1999;83:153-162.
- Gaultney JF, Terrell DF, Gingras JL. Parent-reported periodic limb movement, sleep disordered breathing, bedtime resistance behaviors, and ADHD. *Behav Sleep Med.* 2005;3:32-43.
- Gissler M, Berg C, Bouvier-Colle MH, et al. Injury deaths, suicides and homicides associated with pregnancy, Finland 1987-2000. *Eur J Public Health.* 2005;15:459-463.
- Gissler M, Hemminki E, Lonnqvist J. Suicides after pregnancy in Finland, 1987-94: Register linkage study. *Br Med J.* 1996; 313:1431-1434.
- Gitlin MJ. Psychotropic medications and their effects on sexual function: Diagnosis, biology, and treatment approaches. *J Clin Psychiatry.* 1994;55:406-413.
- Golomb BA, Kane T, Dimsdale JE. Severe irritability associated with statin cholesterol-lowering drugs. *Q J Med.* 2004;97: 229-235.
- Gordon DB. Acute pain assessment tools. *Curr Opin Anaes-*

120　3章　病歴

thesiol. 2015; 28,565-569.

- Grayson M, ed. Irritable bowel syndrome. Nature Outlook. *Nature*. 2016; 533;S101-S118.
- Groopman J. *How Doctors Think*. Boston, MA: Houghton Mifflin; 2007.
- Grossman M. *Unprotected: A Campus Psychiatrist Reveals How Political Correctness in Her Profession Endangers Every Student*. New York: Sentinel; 2006.
- Hampton JR, Harrison MJG, Mitchell JRA, et al. Relative contributions of history-taking, physical examination, and laboratory investigation to diagnosis and management of medical outpatients. *Br Med J*. 1975;2:486-489.
- Hellmann DB. Temporal arteritis: A cough, toothache, and tongue infarction. *JAMA*. 2002;287:2996-3000.
- Hickam DH, Sox HC, Sox CH. Systematic bias in recording the history in patients with chest pain. *J Chronic Dis*. 1985; 38:91-100.
- Hirshberg B, Biran I, Glazer M, et al. Hemoptysis: Etiology, evaluation, and outcome in a tertiary referral hospital. *Chest*. 1997;112:440-444.
- Hogan MB, Wilson NW. Tourette's syndrome mimicking asthma. *J Asthma*. 1999;36:253-256.
- Hoge CW, Castro CA, Messer SC, et al. Combat duty in Iraq and Afghanistan, mental health problems, and barriers to care. *N Engl J Med*. 2004;351:13-22.
- Jauhar S. The demise of the physical exam. *N Engl J Med*. 2006;354:548-551.
- Kauffman JM. Bias in recent papers on diets and drugs in peer-reviewed medical journals. *J Am Phys Surg*. 2004;9:11-14.
- Kauffman JM. Selective serotonin reuptake inhibitor (SSRI) drugs: More risks than benefits? *J Am Phys Surg*. 2009;14:7-12.
- Kim HS, Anderson JD, Saghafi O, et al. Cyclic vomiting presentations following marijuana legalization in Colorado. *Acad Emerg Med*. 2015;22:694-699. Available at: https://www.ncbi.nlm.nih.gov/pmc/articles/PMC4469074/pdf/nihms-698504.pdf. Accessed Jan 10, 2017.
- Kirchgessner AL, Liu M-T, Alcantara F. Excitotoxicity in the enteric nervous system. *J Neurosci*. 1997;22:8804-8816.
- Kirschner RH, Stein RJ. The mistaken diagnosis of child abuse: A form of medical abuse? *Am J Dis Child*. 1985;139:873-875.
- Kistner RW. *Gynecology: Principles and Practice*. 4th Ed. Chicago, IL: Year Book Medical Publishers; 1986.
- Kjerulff KH, Erickson BA, Langenberg PW. Chronic gynecological conditions reported by US women: Findings from the National Health Interview Survey, 1984 to 1992. *Am J Public Health*. 1996;86:195-199.
- Lancet [editorial]. What's in a name? Systemic exertion intolerance disease. *Lancet*. 2015;385:663. doi:http://dx.doi.org/10.1016/S0140-6736(15)60270-7.
- LeBlond R. *DeGowin's Diagnostic Examination*. 10th Ed. New York: McGraw- Hill Education; 2014.
- Lyashchenko KP, Greenwald R, Esfandiari J, et al. Tuberculosis in elephants: antibody responses to defined antigens of Mycobacterium tuberculosis, potential for early diagnosis, and monitoring of treatment. *Clin Vaccine Immunol*. 2006;13:722-732.

- MacMillan HL, Wathen CN, Jamieson E, et al. Screening for intimate partner violence in health care settings: A randomized trial. *JAMA*. 2009;302:493-501.
- Mahowald MW, Schenck CH. Insights from studying human sleep disorders. *Nature*. 2005;437:1279-1285.
- Makin S. Show me where it hurts. *Nature*. 2016;535:S8-S9. Available at: http://www.nature.com/nature/outlook/pain/index.html?WT.mc_id=TWT_NA_1607_PAIN. Accessed Sep 17, 2016.
- Mäntyselkä PT, Turunen JHO, Ahonen RS, et al. Chronic pain and poor selfrated health. *JAMA*. 2003;290:2435-2442.
- Marcus GM, Cohen J, Varosy PD, et al. The utility of gestures in patients with chest discomfort. *Am J Med*. 2007;120:83-89.
- Martin GJ, Adams SL, Martin HG. Evaluation of patients with syncope. *N Engl J Med*. 1983;309:1650.
- Maslow JN, Mikota SK. Tuberculosis in elephants—A re-emergent disease: diagnostic dilemmas, the natural history of infection, and new immunological tools. *Vet Pathol*. 2015;9 (3):208-211.
- Maxmen A. Biological underpinnings of chronic fatigue syndrome begin to emerge. *Nature*. 2017;543:642. Available at: http://www.nature.com/news/biological-underpinnings-of-chronic-fatigue-syndrome-begin-toemerge-1.21721. Accessed Mar 30, 2017.
- Mayo Clinic Staff. Complementary and alternative medicine. *Consumer Health*; Oct 18, 2014. Available at: http://www.mayoclinic.org/healthylifestyle/consumer-health/in-depth/alternative-medicine/art-20045267. Accessed Jan 23, 2016.
- McHugh MT, Palusci VJ. Assessing prior history of sexually transmitted disease. *JAMA*. 1992;267:1610-1611.
- McSweeney JC, O'Sullivan CM, Moser EK, et al. Women's early warning symptoms of acute myocardial infarction. *Circulation*. 2003;108:2619-2623.
- Mello CJ, Irwin RS, Curley FJ. Predictive values of the character, timing, and complications of chronic cough in diagnosing its cause. *Arch Intern Med*. 1996;156:997-1003.
- Meltzer LJ, Mindell JA. Sleep and sleep disorders in children and adolescents. *Psychiatr Clin North Am*. 2006;29:1059-1076.
- Miller G. Brain cells may pay the price for a bad night's sleep. *Science*. 2004;306:1126.
- Milligan SA, Chesson AL. Restless legs syndrome in the older adult: Diagnosis and management. *Drugs Aging*. 2002;19:741-751.
- Moller AR. Tinnitus. In: Juckler RK, Brackmann DE, eds. *Textbook of Neurology*. St Louis, MO: Mosby-Year Book; 1994:153-165.
- Montplasir J, Godbout R, Boghen D, et al. Familial restless legs with periodic movements in sleep: Electrophysiologic, biochemical, and pharmacologic study. *Neurology*. 1985;35:130-134.
- Morgan WL Jr, Engel GL. *The Clinical Approach to the Patient*. Philadelphia, PA: WB Saunders; 1969.
- Munro MG, Critchley HOD, Broder MS, et al. FIGO classification system (PALM-COEIN) for causes of abnormal uterine bleeding in nongravid women of reproductive age. *Int J Gynecol Obstet*. 2011;113:3-13.
- Myers TW. *Anatomy Trains: Myofascial Meridians for Manual and Movement Therapists*. 3rd Ed. Edinburgh: Churchill Liv-

ingstone Elsevier; 2014.

- O'Keefe M, Hunt DK. Assessment and treatment of impotence. *Med Clin North Am*. 1995;79(2):415-433.
- O'Keeffe ST. Restless legs syndrome: A review. *Arch Intern Med*. 1996;156:243-248.
- Olney JW. Excitotoxins in foods. *Neurotoxicology*. 1994;15: 535-544.
- Orient JM. Health hazards of wind turbines. *Doctors for Disaster Preparedness Newsletter* 2011;28(3). Available at: www.ddponline.org/category/ddpnewsletter/
- Ottoboni A, Ottoboni F. *The Modern Nutritional Diseases and How to Prevent Them*. Sparks, NV: Vincente Books; 2002.
- Ottoboni A, Ottoboni F. Low-fat diet and chronic disease prevention: The Women's Health Initiative and its reception. *J Am Phys Surg*. 2007;12:10-13.
- Paley L, Zornitzki T, Cohen J, et al. Utility of clinical examination in the diagnosis of emergency department patients admitted to the department of medicine of an academic hospital. *Arch Intern Med*. 2011;171: 1394-1396. doi:10.1001/archinternmed.2011.340.
- Pasricha PJ. Approach to the patient with abdominal pain. In: Yamada T, Alpers DH, Laine L, et al., eds. *Textbook of Gastroenterology*. 4th Ed. Philadelphia, PA: Lippincott Williams & Wilkins; 2003:181-801.
- Peskin BS, Sim D, Carter MJ. The failure of Vytorin and statins to improve cardiovascular health: Bad cholesterol or bad theory? *J Am Phys Surg*. 2008;13:82-87.
- Peterson MC, Holbrook JH, Hales DV, et al. Contributions of the history, physical examination, and laboratory investigation in making medical diagnoses. *West J Med*. 1992;156:163-165.
- Phillips WG. Pruritus: What to do when the itching won't stop. *Postgrad Med*. 1992;92:34-53.
- Phillips YY III, Zajtchuk JT. The management of primary blast injury. In: Zajtchuk R, cd. *Textbook of Military Medicine. Part 1. Conventional Warfare. Ballistic, Blast, and Burn Injuries*. Washington, DC: Office of the Surgeon General, Department of the Army, USA; 1989:295-335.
- Practice Committee of American Society for Reproductive Medicine. Definitions of infertility and recurrent pregnancy loss. *Fertil Steril*. 2008;90:S60.
- Ravnskov U. The retreat of the diet-heart hypothesis. *J Am Phys Surg*. 2003;8:94-95.
- Ravnskov U. The fallacies of the lipid hypothesis. *Scand Cardiovasc J*. 2008;42:236-239.
- Reisz G, Stevens D, Boutwell C, et al. The causes of hemoptysis revisited: A review of the etiologies of hemoptysis between 1986 and 1995. *Mo Med*. 1997;94:633-635.
- Reite M. Sleep disorders presenting as psychiatric disorders. *Psychiatr Clin North Am*. 1998;21:591-607.
- Rigas B, Torosis J, McDougall CJ, et al. The circadian rhythm of biliary colic. *J Clin Gastroenterol*. 1990;12:409-414.
- Ring-Cassidy E, Gentles I. *Women's Health after Abortion: The Medical and Psychological Evidence*. Toronto, ON: deVeber Institute for Bioethics and Social Research; 2002.
- Rizvi K, Hampson JP, Harvey JN. Do lipid-lowering drugs cause erectile dysfunction? A systematic review. *Fam Pract*. 2002;19:95-98.
- Roberts HJ. Affidavit re: Charles and Diane Fleming and death from aspartame, July 7, 2003. Available at: http://www.wnho.

net/hjroberts_affidavit. htm. Accessed Sep 9, 2017.

- Rome Foundation. *Appendix A. Rome III Diagnostic Criteria for Functional Gastrointestinal Disorders*; 2006. Available at: http://www.romecriteria.org/assets/pdf/19_RomeIII_apA_885-898.pdf. Accessed Jan 7, 2016.
- Rooney B, Calhoun BC. Induced abortion and risk of later premature births. *J Am Phys Surg*. 2003;8:41-49.
- Rothman EF, Exner D, Baughman AL. The prevalence of sexual assault against people who identify as gay, lesbian, or bisexual in the United States: A systematic review. *Trauma Violence Abuse*. 2011;12(2):55-66. Available at: http://www.ncbi.nlm.nih.gov/pmc/articles/PMC3118668/. Accessed Apr 8, 2016.
- Sacks O. *Awakenings*. New York: Vintage Books; 1973.
- Sapira JD, Cherubin CE. *Drug Abuse*. New York: American Elsevier; 1975.
- Schattner A. Revitalizing the history and clinical examination. *Am J Med*. 2012;125:e1-e3.
- Schiff L, Stevens RJ, Shapiro S, et al. Observations on the oral administration of citrated blood in man: II. The effect on the stools. *Am J Med Sci*. 1942;203:409-412.
- Schneider J. Fatal colon cancer in a young egg donor: A physician mother's call for follow-up and research on the long-term risks of ovarian stimulation. *Fertil Steril*. 2008;90:2016.e1-2016.e5.
- Sharara SL, Kanj SS. War and infectious diseases: challenges of the Syrian civil war. *PLOS Pathog*. 2014;10(11):e1004438.
- Sharma JB, Yadav M. New ground breaking International Federation of Gynecology and Obstetrics's classification of abnormal uterine bleeding: Optimizing management of patients. *J Midlife Health*. 2013;4:42-45.
- Sharpnack DD, Johnson AJ, Phillips YY III. The pathology of primary blast injury. In: Zajtchuk R, ed. *Textbook of Military Medicine. Part 1. Conventional Warfare. Ballistic, Blast, and Burn Injuries*. Washington, DC: Office of the Surgeon General, Department of the Army, USA; 1989:271-294.
- Sherr VT. The physician as patient: Lyme disease, ehrlichiosis, and babesiosis. *Pract Gastroenterol*. 2000;24(1):28-41.
- Sherr VT. "Bell's palsy" of the gut and other GI manifestations of Lyme and associated diseases. *Pract Gastroenterol*. 2006;30(4):74-91.
- Shifren JL, Monz BU, Russo PA, et al. Sexual problems and distress in United States women: prevalence and correlates. *Obstet Gynecol*. 2008;112: 970-978.
- Shor S. Retrospective analysis of a cohort of internationally case defined chronic fatigue syndrome patients in a Lyme endemic area. *Bull IACFS/ME*. 2011;18(4):109-123.
- Showalter E. *Hystories: Hysterical Epidemics and Modern Media*. New York: Columbia University Press; 1997.
- Silber MH. Sleep disorders. *Neurol Clin*. 2001;19:173-186.
- Silen W, ed. *Cope's Early Diagnosis of the Acute Abdomen*. 15th Ed. New York: Oxford University Press; 1979.
- Silen W. *Cope's Early Diagnosis of the Acute Abdomen*. 22nd Ed. New York:Oxford University Press; 2010.
- Smith JD, Terpening CM, Schmidt SO, et al. Relief of fibromyalgia symptoms following elimination of dietary excitotoxins. *Ann Pharmacother*. 2001;35:702-706.
- Smith RL. Dietary lipids and heart disease: The contriving of a relationship. *Am Clin Lab*. 1989;Nov:26-33.

- Solomon H, Samarasinghe YP, Feher MD, et al. Erectile dysfunction and statin treatment in high cardiovascular risk patients. *Int J Clin Pract*. 2006;60:141-145.
- Solomon S. Impotence and bicycling: A seldom-reported connection. *Postgrad Med*. 1987;81:99-100.
- Sorensen CJ, DeSanto K, Børget L, et al. Cannabinoid hyperemesis syndrome: Diagnosis, pathophysiology, and treatment—A systematic review. *J Med Toxicol*. 2016;13:71-87. doi:10.1007/s13181-016-0595-z.
- Sox HC, Hickam DH, Marlon KI, et al. Using the patient's history to estimate the probability of coronary artery disease: A comparison of primary care and referral practices. *Am J Med*. 1990;89:7-14.
- Spiro J, ed. Sleep. *Nature*. 2005;437:1253-1287.
- Spoont MR, Williams JW Jr, Kehle-Forbes S, et al. Does this patient have posttraumatic stress disorder? Rational clinical examination systemic review. *JAMA*. 2015;314:501-510.
- Stamler J, Neaton JD. The Multiple Risk Factor Intervention Trial (MRFIT)—Importance then and now. *JAMA*. 2008;300: 1343-1345.
- Stephenson KR, Meston CM. Why is impaired sexual function distressing to women? *J Sex Med*. 2015;12:728-737.
- Sternbach RA. *Pain Patients: Traits and Treatment*. New York: Academic Press, 1974.
- Strahan TW, ed. *Detrimental Effects of Abortion: An Annotated Bibliography with Commentary*. Springfield, IL: Acorn Books; 2001.
- Stulbarg MS. Diagnosis and treatment of chronic cough. *Audio–Dig Intern Med*. 2003;50(21).
- Swartout R. Some pains I have known. *Lancet*. 1987;1:1133-1134.
- Swartz MH. *Textbook of Physical Diagnosis: History and Examination*. 4th Ed. Philadelphia, PA: WB Saunders; 2002.
- Tan EK, Ondo W. Restless legs syndrome: Clinical features and treatment. *Am J Med Sci*. 2000;319:397-403.
- Tatley M, Savage R. Psychiatric adverse reactions with statins, fibrates, and ezetimibe: Implications for the use of lipid-lowering agents. *Drug Saf*. 2007;30:195-201.
- Telstad W, Sorenson O, Larsen S, et al. Treatment of the restless legs syndrome with carbamazepine. *Br Med J*. 1984;288: 444-446.
- Terrio H, Brenner LA, Ivins BJ, et al. Traumatic brain injury screening: preliminary findings in a US Army Brigade Combat Team. *J Head Trauma Rehabil*. 2009;24(1):14-23.
- Thomas A, Woodard C, Rovner ES, et al. Urologic complications of nonurologic medications. *Urol Clin North Am*. 2003; 30(1):123-131.
- Töz E, Sanci M, Özcan A, et al. Comparison of classic terminology with the FIGO PALM-COEIN system for classification of the underlying causes of abnormal uterine bleeding. *Int J Gynaecol Obstet*. 2016;133:325-328.
- Trajkovski M, Wollheim CB. Microbial signals to the brain control weight. *Nature*. 2016;534:185-187.
- Weinberg SL. The diet-heart hypothesis: A critique. *J Am Coll Cardiol*. 2004;43:731-733.
- Whitaker L, Critchley HOD. Abnormal uterine bleeding. *Best Pract Res Clin Obstet Gynaecol*. 2016;34:54-65.
- Wierman ME, Arlt W, Basson R, et al. Androgen therapy in women: A reappraisal: An Endocrine Society clinical practice guideline. *J Clin Endocrinol Metab*. 2014;99:3489-3510.
- Willis T. *The London Practice of Physick*. 1st Ed. London: Thomas Bassett and William Crooke; 1685.
- Winders DJ. *Wall Street J*; Apr 4, 2016. Available at: http://www.wsj.com/articles/who-knew-about-tb-risk-from-elephants-1459783103. Accessed Apr 8, 2016.
- Zolese G, Blacker CVR. The psychological complications of therapeutic abortion. *Br J Psychiatry*. 1992;160:742-749.

4章 記録

メフィストフェレス：では早速今日の新博士の祝賀会で，あなたの下僕としての勤めを果たすことに致しましょう．けれどもただ一つだけ，念のために，ちょっと一筆書いておいていただきたいのですが．

ファウスト：証文？　うるさいことをいう奴だな．君は男子というもの，男子の一言というものを知らないのか．己が一旦口にした言葉は，己の生涯を束縛する．それだけではいけないというのか．（中略）言葉は，筆で書かれた瞬間に生命を失って，その代わりにこんどは封印だの羊皮紙だのが威張り出す．

ゲーテ^{訳注1)}
『ファウスト』第Ⅰ部：書斎
（高橋義孝訳『ファウスト(1)，新潮文庫，2010年改版より引用』）

訳注1) Johann Wolfgang von Goethe（1749～1832年）．ドイツの詩人，劇作家，小説家．

◆ 覚えておくべきポイント

- 診療録は法的文書でもある．変更を加える時は必ず明確に署名と変更時の日付を記載しなければならない．
- 詳細な病歴聴取と身体所見に費やした時間は，結果が正常であった時にでさえ，正常所見の変動幅について経験を積み熟達するという意味で十分な見返りが得られる．記録を作成する過程で自分の所見を系統だててまとめることは訓練の鍵となる部分である．
- 診療録は，臨床データはもちろんであるが，患者の物語と医師の分析が入っていることが必要である．
- 中心は患者でなければならず，コンピューターであってはならない．

1　概論

1) 現代の「文書化」に関するメモ

　はじめに，学生は本章が伝統的な症例記録に関するものであるということを，認識する必要がある．そして，以下に述べるような内容は，今日では古いカルテを見直す時くらいにしか目にしない

かもしれない．診療録は，ますます患者のケア以外の多くの目的に用いられるようになってきており，その傾向は電子的な健康記録によって悪化の一途をたどっている．例えば，第三者機関が支払いを決定するために（請求を否定するための根拠を支持したり，あるいはその根拠として役立つため），「医療適性審査」「資源管理」あるいは「品質保証」を目的とした施設審査を実行するために，あるいは医療過誤や保険金詐欺を申し立てられた症例やその他の犯罪（例えば「合法的な医療行為としてではなく用いられた」規制薬物の処方といったものの証拠）などに利用されている．

　予想されたように，第三者機関の強い要求によって診療録は変えられてしまい，患者ケアにおける診療録の有用性がひどく損なわれてしまった（Huntoon, 2016 Orient, 1998）．ある医師は筆者に，彼が紹介医師に手紙を書く時は，いつも基本的には2通書くと言った．1つは第三者機関に応じるためのもの，そしてもう1つは他の医師にわかるようにその患者についての自分の診断を伝えるためのものである．専門医や紹介医師への古くからあった簡潔な医師の紹介状は6ページの電子媒体の「医療コードを割り振る担当者だけが喜びそうな無意味な情報の寄せ集め」に取って代わってしまい，その結果，外来患者の世界における医師間の伝達に対して，深刻でよりコストがかかるような問題を引き起こす羽目になってしまった．そんなことをフラストレーションを抱いたある医師が評判のよいインターネットジャーナルに書いている（Walton-Shirley, 2015）．今日，電子媒体の健康記録は多くの使用者に役立っており，その主な機能は財政的なものと法律に関連するものである（Børg, 2017）．

　誠実かつ正確で，明晰な診療録はよい医療を実践するために不可欠なものである．したがって，学生は，いかにそのような診療録を残せるようにするかを学ぶべきである．たとえ多くの場合に，彼が第三者機関の要求に応じなければならないことがあってもである．さらに，伝統的な記録には，1人の患者の病気の物語を作成するための思考に基づいた枠組みというものがあるが，電子健

123

康記録（HER）にも，たとえ支離滅裂な言葉にならない形式であっても，それを含むことにはなっている．数学や統計と同様に，数字をコンピュータープログラムに詰め込むことによってある問題の答えがひょっとして得られるかもしれない．しかし，その答えがなぜ得られたかの過程を理解できるようになるためには，電子媒体の助けがなくても多くの同様な問題を解けるようになることが必須である．そして，ブラックボックスから出てくる答えが合理的であるかどうかを判断する感覚も磨かなければならない．現実の医療の状況においては，そのような感覚を磨くことによって，70ポンドの小児の代わりに70kgの患者に対しての薬剤投与量をコンピューターが算定しても，過量投与をすることを中止させることができる．

完全で，変更されてない診療録は，医療過誤請求に対する1つの対抗手段である．しかし，証拠evidenceは，両刃の剣であるということを覚えておかなければならない．診療録に記録したどんなことであっても，それが根拠となってあなたに対して不利益となることも——あるいは，あなたの患者に対して不利益になることもありうる．例えば，保険の適用範囲を否定されたり，雇用の機会が奪われたり，あるいは犯罪を起訴する根拠となるといったようなことである．

カルテに記載されなかったことが，刑事告発の根拠となることもある（下記参照）．

もしあなたがすでに書かれている記録に，何か追加や訂正の必要が生じたら，誤りの部分を一本線で消し，いかなる変更に対しても頭文字で署名し日付をつけておくこと．監査や取り調べの訴訟や審査に提出された場合における最悪なことは，記録を「不正修復」しようとしたことである．

現在においても，そして過去から現在にいたるまでも，慎重で誠実な姿勢はよき医師や科学者である印である．この性質と思慮深さを，記録する時に合わせ持つことがますます重要になってきた．このことが，特に当てはまるのは，記録がコンピューターのデータに変換された時である．記録が，いったんネットワーク化されたコンピューターに入力されたら，広く流布しないようにしたり，訂正したりすることは実質的に不可能である．記録管理違反は，判読しがたい手書きのものも含めて，免許停止などの懲戒処分のための口実としてますます使用されてきている．

1996年の医療保険の相互運用性と責任に関する法律（HIPAA）とその他の法律

1996年の医療保険の相互運用性と責任に関する法律（HIPAA）は，診療録記載に甚大な影響を与えた．第1に，いかなる保険業者に対するいかなる虚偽の申し立てもが連邦犯罪となった．このなかには，外来診療の保険請求上のコードの記載ミスも含まれる．カルテは連邦政府関連機関によって差し押さえられ，医師と施設は不正請求書を送ったことで追及審査される．外来診療ごとに，外来診療請求コードが正当であることを証明する情報を記載するように義務づけられている．

第2に，HIPAAのプライバシー規則は，「適用対象」が従わなければならない多数の規則を作り出した．「適用対象」とは，電算化された保険請求を行う「業者」や，それ以外の電算化された作業を行う「業者」で，その多くは保険支払いに関係している．患者は今では，精神心理療法記録などのわずかな例外を除いて，ほとんどの記録のコピーを請求する権利を持ち，修正を要求できる．記録の変更に関しては，通常の当該規則が適応される．患者をケアする家族などの介護者が，診療録にアクセスすることが難しくなった一方で，非常に多くの私企業や政府の事業体が，診療記録へアクセスできる権限を広げた．学生や「適応対象の」医師は，彼らに適応される規則について知っておく必要があるだろう．法律制定前の医師は，法律適用対象外になる「地方医師の例外条項」について学びたくなるだろう（米国司法省，2001）．

第3に，取引法は標準化された形式で，保険請求の提出を要求するHIPAAの規則を定めた．これは伝統的な医療記録の一部には含まれていなかったデータの収集も要求している（例えば足療法士の診療録における患者の靴のサイズといったもの）．影響力のある機関と組織の究極的な目的は，完全にコンピューター化された医療記録であり，何を記録するべきか，何を記録できるか，あるいは何を記録できないかを必然的に拘束することである．診療録を数字のコードに翻訳し，またもとに戻すということをするのは，興味深い結果をまねく．それは，たぶん詩を英語から中国語へ翻訳し，またもとに戻すことと同じようなものである訳注2)．

訳注2) 米国では外来診療の請求が，複雑さ，かかった時間に

よって請求金額が異なることをふまえての話である．例えば，単純な再来で薬だけ処方の患者の外来請求コードと，再来でも新たな問題が生じて1時間かかってしまった患者では外来請求コードが違うということである．

保険請求を，外来コードや手技コードによって保険会社に行うことは，民間業者に委託することがある．また，電子カルテの保険請求部門などは他の業者が介入したり，未払いの回収は別の回収業者に回したりしている．医療費が高い分，いろいろな業者が介入してくるのである．

主治医以外でも，診療にかかわった医学生やコンサルトの医師なども含んでいると思われる．

おそらくひどいことが生じるに違いないという筆者の懸念．保険請求やHIPAAの要求に合わせて電子カルテも作られつつある．加算対象になる文言まで決められており，自由な病歴の記載がやりにくくなっていく．診療録を記載する本来の目的である患者の診療よりも，保険請求をスムーズに行い，監視機関による査察が簡単にできるようにすることに主眼が置かれつつある．

後に続く法律と規制により，「従順な」デジタル方式の記録を使用することに対する財政的刺激と，使用しないことに対する制裁を増加させることになった．2016年の21世紀治療法案は電子記録への移行の強硬路線を補強した．連邦健康情報技術諮問委員会に公的な権限を与え精力的に電子記録を促進させ，監察官に権限を授与し医療の「情報遮断」を罰するようにした（Butler, 2016）．

医師がいくつかの倫理的ジレンマに直面することになる例に，規制薬物，特にオピオイド類似体の処方に関わった医師を2004年に連邦地検が起訴した事例がある．少なくとも20の州が，その州固有の「ドクターショッピング」法を持っている．フロリダの法令[注1]が注目されたのは，著名なラジオトークショーの司会者ラッシュ・リンボー（Schlafly and Gregoire, 2004）に対する薬剤の疑惑のためであったが，その法令は，規制薬物が処方された場合に，患者が医師に過去30日間に他の医師を訪問したことを知らせないことを犯罪としている．こういった情報を得ようと適切に努力しない医師もまた有罪判決や免許停止に直面することになりうる．多くの州の法律が規制薬物の処方の電子記録による提示，あるいはそのような処方を書く前にデーターベースを参照することを義務づけている．

他の人の処方箋を使用したという患者が告白したとしたら，患者と医師の両方にとって責務が生

注1 フロリダ成文法893:13(7)（a）(8)が犯罪としているのは，「人が医師から規制薬物をもらおうとした場合あるいは規制薬物の処方をもらおうとした場合，その要求した人が過去30日以内に別の医師から治療のための使用といった目的の規制薬物あるいは規制薬物の処方を受けたという情報をその医師に知らせないこと」．

じることになり，さらに患者に対する守秘義務を破ることについての倫理的ジレンマを生じることになる．アリゾナの医師（U.S. v Jeri Hassman, M.D）は，不法な所有物を隠匿した患者の事後共犯者として4つの重罪の罪状を認めた．彼女の記録にはその事実が適切に詳細に書かれていたが，彼女はその患者たちが他人の処方薬を使用したことを当局に通告しなかった．筆者はそのような行動で起訴された患者のことを聞いたことはないが，訴追の恐れが患者への圧迫となり患者が医師に不利な証言をするようになる可能性がある．

法律上の影響があるかもしれない他の項目として，次のようなものがある．患者自身や患者の家族による不法な薬物の使用についての患者の議論，小火器の所持が違法であるまたはある時点で違法となるイベントにおける時にその所持についての情報，患者（あるいはその家族）がある州の執行命令に遵守することを拒否すること（例えば予防接種），患者の養育の実践や宗教的実践．いろいろな専門家団体の勧告があるかもしれないが，筆者は，患者の質問票の例に社会歴のなかにそのような項目を含まないように慎重に記述した．その情報の悪用が心配な患者は（それはハッカーによるかもしれないし，恐喝者によるかもしれないし，敵意のある元配偶者かもしれない），こういう質問に対して答えることを拒否し，医師を変更するかもしれない．もっとありそうなことは，単に正直に答えないことである．

▶ 耐久性，機密性，そして信頼性

紙から電子記録への変換は，機密性と耐久性とを意味している．書かれた歴史的記録は何千年も生き残っているが，しかし，紙の記録はシュレッダーにかけたり焼くことによって完全に破壊される．電子健康記録が保管される媒体は急速に廃れるかもしれない．筆者はかつてデータをIBMキーパンチを使ってカードに入れた．カードリーダー，あるいは磁気テープやフロッピーディスクのリーダーを見つけることができるだろうか？しかしいったん情報がネットワーク化されたコンピューターに置かれると，消し去ることは不可能となる．紙の記録は鍵のかかった書庫にあれば比較的近づきにくい．電子データは大規模に侵害されたことがあり，おそらく世界の反対側にいるハッカーたちによるものであろう．パスワードや

暗号化による防御は破られる可能性がある. さらにハッカーたちは「病院」のデータシステムを暗号化しそのキーを取り戻すための身代金を要求したことがある.

電子システムは信頼できる電力に完全に依存している. 多くの型の災害が電力供給をシャットダウンするし, またコンピューター自身が人間や自然が原因の電磁気の波動(EMP)で永久に破滅させられる可能性がある. 多くのマザーボードが電圧の急激な上昇によって破壊されてきた. 患者も医師も, 電力故障, 時代遅れとなった媒体, あるいは互換性のないシステムに対して究極のバックアップを保持することを, 考慮しなければならない. 必須の情報を紙に印刷すること.

2) 教授法

初めて患者を診る時, 病歴とシステムレビューの質問をすべて覚えておくことは難しい. したがって十分に検証された概略をここに示す(学生は自分の学校から与えられた別のものを代用としたいかもしれないが). この形式を使って約100人の患者を診察すれば, 暗記してしまうだろう. その時にはもっと短い形式に代えればよい.

教育的な原則からいうと, 最初はまず完璧に行うのが賢明(たとえそれが"OC"すなわち"obsessive-compulsive"「強迫神経症的」とレッテルを貼られることを意味したとしても)である. 簡略化した方法を使うのは後になってからである. この医学の一般的原理が当てはまるのは, 病歴だけにとどまらない. まず第1に言っておきたいことは, 例えば概略に沿って完璧な神経学的所見をとることができれば, 将来, 神経学的問題があって, 現在あまねく使われている表現である「ほぼ正常 grossly normal」には入らないような患者に直面した時にも, いつでもこの診察に戻ることができるということである. 第2には, この概略にしっかり沿っていけば, 正常所見に関して多くの経験を積むことができ, 正常所見の幅を理解できるようになり, かすかな異常でも見逃さないようになるのである. 第3には, 鑑別診断と連動してこの概略を使用すれば, 徹底した診察がいかに力を持っているかを, 新人もすぐに実感できるということである. 最後に, 繰り返し行うことによって診察がますます速くなるにつれて, 学生は経験

すべき健全な感覚を習得し, 文字どおり, 味わうようになる.

病歴を書き, そして書き直すということに費やす時間は十分に報われる. それによって, 症例呈示だけではなく, 情報を収集して診断的仮説を立てるというスキルを上達させることもできる.

3) 診察にどのくらい時間をかけるか

私が医学部3年生の時, 完璧な病歴 complete history をとるのに2時間かかった. 完全な身体所見 complete physical examination にはもう2時間かかった. この情報を記録し, 自分の鑑別診断を立て, そのうえに自分でやらねばならない検査(ルーチンであった顕微鏡の尿所見, ヘモグロビン, ヘマトクリット, 白血球数と分画, および心電図)を加えるのに, もう2時間かかり, 全部で6時間かかった. ほとんどの患者は, 主となる診断上の問題はたった1つしかなかったことをつけ加えておかなければならない. それにもかかわらず, これは挑戦しがいのある診断的な問題であったし, 学生にかなりの読書量を強いたのである.

内科ローテーションを3回終えた後では, 約2時間で外来部門において完璧な病歴と身体所見(検査はしないで)をとることができるようになった. その時に, 私は耳が聞こえず言葉が話せない女性を割り当てられた. 病歴と質問のやりとりをすべて手書きで行わなければならなかったので, 4時間かかった. それは十分に報われた4時間だった. というのは, これまで多くの医師を受診してもわからなかった患者の診断を, ついに明らかにすることができたからだ. 彼女は今でいう neurocirculatory asthenia 訳注3)にかかっていたのであった. 以前に彼女にあてがわれていた診断は, 予後が悪い誤った診断だった. 彼女の2次性の神経症は, 私が診た後に完全に回復した. それは私が初めて1人でやった転移療法の1つであった.

訳注3) 不安神経症の一種.

インターンになるころには, ゆうに2ページある病歴と身体所見を1時間でできるようになり, 時に眼振や筋の線維束収縮を見逃したりするだけの程度までになっていた. 内科での私の口頭試問の時には, 卒業後7年目であったが, 2人の患者

の完璧な病歴と身体所見を1時間半でできるようになっていた.

学生は,はじめは圧倒されそうになる課題にくじけてはいけない.最初に細部に至るまで注意を払うことは,とても時間のかかることだが必要なことであり,結局は十分に報われることなのである.教員が「われわれには十分な時間がないから,カリキュラムでこれを教えることができない」と言うのは,外科医が2時間以上かかるので人工弁を挿入するのは断るというのと同じである.

「短時間の身体診察」というのはぞんざいな身体診察を意味する.病院着や着衣を通して胸部を聴診する人は帯状疱疹の発疹を見逃すことになる.身体所見における最も普通の誤り,すべての誤りの63%は,最近の調査によれば適切な診察を施行しなかったことに由来するものであった.重要な所見が見逃されていたり間違って解釈されたりするものはたった25%であった.100人の入院患者を次々と診ていく研究では,急がずに身体所見をとることにより26症例において重要な所見を見出し診断と治療を変更することになった(Hirschtick, 2016).

2 モデルとなる(記録の)アウトライン:Gerry Rodnan 医師による

以下に示すものは,1958年の秋にGerry Rodnan 医師が,ピッツバーグ大学のわれわれのクラスに提供した(記録の)アウトラインの抜粋と改訂版である[注2].

Rodnan は,「教授の1ダース」という言葉の発明者でもあった.ある珍しい診断をどれだけみたかと正教授が聞かれた時はいつでも「ああ,1ダースぐらいかな」と答えたものだった.その1ダースは以下のようにして生まれることを Rodnan は説明した:医学部3年生の時にグラウンドラウンド(症例検討会)で1例みた(歴史的に患者はグラウンドラウンドで提示された:今日,その名前で通っている行事は,過去の時代の患者志向型の

セッションとは似ても似つかない).さらに4年生でその症例に注意を向けた.これで2例になる.インターンの時までに,その症例は3例に増加した.ジュニアレジデントの時にそのまさに同じ症例が4症例となり,それからいろいろあり,彼が出世街道を歩むと,教授になる頃までに,その症例は教授の1ダース目の症例ということになった.

私はよい手応えを感じながら10年間,このアウトラインを使った.専門医になってからは,臨機応変に使えるようになった.

A. 身元確認

名前,年齢,性別,結婚状態,肌の色(人種または民族性),職業,宗教,生誕地(州または国),紹介医師および/または機関,診察日(年も含む)

B. 情報源と信頼性

C. 主訴

D. 現病歴

現病歴は,完全だが整理されていない患者の言葉と事実を単に集めたものではない.病歴を構成するためには2つの原則に基づく.

1. 患者が苦しんでいる主たる問題は,他の関連のない情報から切り離さなければならない.

2. 主たる病気の始まりからの経過を明確にし,その病気が現在どのように患者の生活や生命に影響しているかを評価できなければならない.

E. 既往歴

1. **全般的健康状態**:全般的な患者の健康状態の評価を述べる.体重(現在,最高,最低,最近の変化).以前の身体検査からの有意な事実(軍隊検査,学校検査,保険入会時,雇用時など).

2. **重症疾患**:感染性疾患や長期間の疾患すべてについて記録すること.

3. **外傷**:骨折,裂傷,その他の外傷.

4. **手術**:日付,診断,術後経過,生検の報告.

5. **他の病院への入院**:年代順に記録し,病院と医師の名前とその情報源を記載する.入院日と退院日を列挙する.もしわかれば,出現した症状と,有意な身体所見や検査所見の短い要約,診断,および治療を記載する.

6. **自分の病院への過去の入院歴と外来での診療科**:患者が外来科で頻回に診られているのなら,それぞれの訪問の要約は不要であるが,通院間隔や症状の変化の適切なまとめは記録しなければならない.そのような入院と外来訪問は年代順に以

注2　Gerry P. Rodnan 医師はピッツバーグ大学の内科学とリウマチ学の教授であった.彼は Rodnan の法則(1959)で有名である.「コルチコステロイドは,十分量を投与するとどんなことでも起こすことができる」.Rodnan の尿の規則は1971年に述べられた.「現在の教育病院では24時間の蓄尿検体を集めるのに72時間かかる」.Rodnan の警句は「偉大な診断医は,大学病院には1人としていない.そして,悪い診断医は,市中病院には1人としていない」.

下の形式で要約する.

入院の回数(初回, 2回目など)

入院日:

退院日:

手術:

要約:この要約は, 十分に詳細に述べられなければならず, あらゆる関連する症状, 身体所見, 検査結果, 薬剤, および入院経過を含める.

7. 最近の薬剤

F. システムレビュー

それぞれの系統に関連づけることができる主な症状を概観した. 現病歴に属する情報は頻回に得られるので, 記録すべきである. 同じ情報を含む前項を参照することで, 繰り返しは避ける.

1. 皮膚:異常色素沈着, 発汗パターン, 出血, 打撲傷, 発疹, 痒み.

2. リンパ節:大きさ, 痛み, 瘻孔, 排膿.

3. 頭部:頭痛, 外傷, 失神, てんかん.

4. 眼:視力, 炎症, 痛み, 複視, 暗点, 眼球突出, 緑内障.

5. 耳:聴力, 痛み, 分泌物, 耳鳴り, めまい.

6. 鼻と咽喉:異臭, 分泌物, 出血, 閉塞, 痛み, 咽頭痛, 声の変化, 嗄声, 甲状腺腫.

7. 乳房:腫瘤, 痛み, 分泌物.

8. 心血管系, 呼吸器系:一般的運動耐容能, 呼吸困難, 咳, 痰(量, 種類), 喘鳴, 血痰, 胸痛, 発熱, 寝汗, 起座呼吸, 浮腫, チアノーゼ, 高血圧, 動悸, 心雑音の病歴, 心血管系薬剤の治療(ジゴキシン, 利尿薬, あるいはニトログリセリン), 間欠性跛行, 下肢の潰瘍.

9. 消化器系:食欲, 歯と歯肉の状態, 舌痛, 嚥下困難, 吐き気, 嘔吐, 吐血, 便秘, 下痢, 異常な便の色あるいは硬さ, 腹痛, 黄疸, 胃腸 X 線の結果, 食物不耐性, 直腸出血.

10. 内分泌系:成長, 体型, 代謝亢進あるいは低下の症状. 過食症, 多渇症, 多尿症, 尿糖. 性的発育, インポテンツ, 不妊状態, 月経歴〔初潮年齢, 周期, 期間, 無月経, 月経過多,(月経時以外の)子宮出血, 月経困難(疼痛), 月経最終日, 月経前浮腫および緊張症, 妊娠回数, 人工流産, 自然流産, 死産, 生児出生, 産科的合併症, 閉経年齢, のぼせ, 閉経後出血〕.

11. アレルギーと免疫:蕁麻疹. 血管運動神経性浮腫, 枯草熱. 喘息. 湿疹. 薬剤過敏, 食物過敏, 花粉症, 鱗屑過敏症. 予防接種と皮膚テスト.

12. 筋骨格系:痛み, 腫脹, こわばり, 関節の可動域制限. 骨折, 重症捻挫.

13. 神経精神系:頭痛, 痙攣, 意識障害, 麻痺, 脱力, 萎縮, 痙縮, 振戦, 不随意運動, 歩行, 協調運動不能, 痛み, 感覚の変化, 感覚異常, 失禁, 発汗パターン, 支配的気分. 不安. 恐怖症. 睡眠パターン. 記憶. 判断. 思考内容(妄想, 幻覚). 精神科医療の病歴, 性的適応, 友人, 仲間, 家族, 病気に対する態度.

G. 家族歴

両親, 兄弟姉妹, および子どもの年齢と健康を(あるいは死亡と死亡原因を必要に応じて)記録する. 肥満, 糖尿病, 心血管系および腎疾患, がん, 神経精神疾患, アレルギー, 血液疾患, 関節炎, 緑内障, および結核などの感染性疾患の家族内発生の有無を調べる. 多くの疾患は明らかに遺伝性で, その他の疾患も遺伝的「傾向」がある. 注意深く家族歴をとれば, よい診断仮説を立てることができ, 暫定診断を補強する情報となるかもしれない.

H. 社会歴

出生地, 職業, 結婚生活への適応, および特に生涯を通じての患者の両親との感情的関係を記録する. 患者の出生地, 居住地, および教育は重要である. 結婚歴には, 結婚関係のパートナーの年齢, 健康, 職業, 教育レベル, 子どもの数, および結婚生活の適応状態を含む.「親戚関係を含んだ家族集団」を記載する. さらに誰が家で患者と一緒に過ごしているか(必ずしも「親戚関係」と同一ではない). どの程度の精神的緊張や健康の危険を伴う職業に従事しているかを正確に知るのがよい. 障害保障に関してどんな規定があるか, またその他の最低限の利益はあるか. 回復に影響する借金や経済的問題はあるか. どの程度, 患者は経済的および社会的活動の市民的, 社会的, 宗教的, および政治的活動に参加しているか. そのグループの人々と彼の意見や実践していることが, どのように異なっているか(これにはそのグループについてすでに知っているかあるいは質問していることが必要である). そのグループの医療についての意見はどういうものか. どのように患者は1日を過ごしているか, 趣味は何か, どの程度くつろいでいるか, どのぐらい寝ているか, どの

程度の身体活動があるかを詳細に突き止める．患者の食習慣を知るべきで，そのためにはたいていそれぞれの食事に関する特定の質問が必要である．タバコ，アルコール，麻薬，あるいは他のドラッグを使用しているか．もしそうならどの程度まで？

I. 身体所見

1. バイタルサイン：体温，心拍数，呼吸数，血圧（両上腕と一下肢，体位を記録），身長，体重．

2. 全身の観察：発育，栄養，精神状態，見た目の年齢，人種，性，ベッド上の体位，安楽さ，診察への態度，病気の程度（急性か慢性か），明らかな異常．このような特徴を具体的に簡潔に記述することを身体所見に必ず入れる．

3. 外皮（皮膚・爪・毛）integument：<u>皮膚</u>：色（黄疸，蒼白，チアノーゼ，色素沈着，紅斑），温度，手触り，湿潤，発疹，紫斑，毛細管拡張，結節，瘢痕．<u>爪</u>：色，形，手触り，爪下出血，爪周囲炎．<u>毛</u>：分布，手触り，量，色．

4. リンパ節：大きさ，硬さ，圧痛，可動性，瘻孔．頸部，後頭部，鎖骨上，腋窩，内側上顆，鼠径，および大腿リンパ節の記載．

5. 頭蓋：大きさ，形，圧痛，雑音．

6. 眼：視力，突出．外眼筋の動き，眼振，斜視．眼瞼，強膜，結膜，角膜，眼圧，瞳孔の大きさ，左右差，辺縁，対光反射，調節反射．水晶体，硝子体，視神経乳頭，網膜（瘢痕，色素沈着，出血，滲出物，斑），血管．

7. 耳：聴力，空気伝導と骨伝導．耳介，外耳道．鼓膜，穿孔，分泌物．

8. 鼻：粘膜，閉塞，ポリープ，分泌物，中隔，副鼻腔圧痛と透光性．

9. 口：口唇の色と病変．口臭．舌の大きさ，位置，振戦，乳頭，色，表面の付着物．歯の数，状態，および並び．歯肉の色素沈着，潰瘍，出血，感染．頬粘膜の発疹，色素沈着．

10. 咽喉：口蓋垂の位置．後部咽頭の色，滲出物，リンパ組織．腫瘍や潰瘍．扁桃腺．声，声帯．

11. 頸部：形，動き．圧痛，腫瘍．甲状腺の大きさ，硬さ，雑音．気管の位置や牽引．唾液腺．

12. 乳房：大きさ，形，圧痛，腫瘍，分泌物，瘢痕，乳首．

13. 胸郭と肺：胸郭の形と呼吸の動きを診て，呼吸運動機構のびまん性の閉塞性あるいは拘束性障害を見逃さないように特別な注意を払うこと．触診して，圧痛，声音振盪，摩擦，喘鳴を診察．打診して，横隔膜の下降などを確認．聴診は，呼吸音，話し声とささやき声，副雑音（ラ音，摩擦音）を確認．

14. 心血管系：<u>心臓</u>：心尖部視診；その他の拍動．心尖部触診；スリル，強さ．打診；心臓の大きさと輪郭（鎖骨中線との関係を記述）．聴診；心音，リズム，質，強さ，Ⅲ音，Ⅳ音，あるいはギャロップの存在．雑音（部位，タイミング，強さ，性質，放散．体位と呼吸，あるいはリズムとの関係）．摩擦音．心尖部-橈骨動脈での脈拍欠損（6章参照）をチェック．<u>末梢血管系</u>：末梢血管壁の肥厚と蛇行．動脈拍動の異常と欠失．頸動脈，上腕動脈，橈骨動脈，大腿動脈，膝窩動脈，足背動脈および後脛骨動脈．動脈の血管雑音．静脈の拡張，拍動，圧痛，あるいは炎症．胸部や腹部の異常な静脈のパターン．

15. 腹部：<u>視診</u>：形状．異常な静脈構造，蠕動運動，瘢痕．<u>触診</u>：圧痛（局所あるいは反跳圧痛），スパスム，腫瘤，臓器（肝，胆囊，脾，腎，子宮，膀胱），側腹部の重さ，波動，ヘルニア．<u>打診</u>：臓器，腫瘤，濁音の移動．<u>聴診</u>：蠕動，雑音，振盪音 succussion splash．

16. 生殖器：<u>男性</u>：精巣上体と精巣の発育，瘢痕，分泌物，圧痛や腫瘤．<u>女性</u>：会陰，陰唇，腟，子宮頸部，子宮と子宮付属器官の大きさと位置．腫瘤，圧痛，分泌物，潰瘍の診察．

17. 直腸：痔，裂肛，瘻孔，肛門括約筋の緊張．前立腺（大きさ，形，硬さ），精囊．便の硬さと外観．

18. 筋骨格系：<u>脊椎</u>：形，動き，圧痛．<u>筋肉</u>：振戦，萎縮，線維束性収縮．<u>関節</u>：変形，関節摩擦音，可動域，腫脹，圧痛，熱感，発赤．<u>四肢</u>：ばち指，浮腫．

19. 精神状態：<u>行動</u>：外観，表情，活動性．<u>話し方</u>：速度，量，音質．<u>気分</u>：うつ，多幸，憤り，恐怖，不安，不安定．<u>思考内容</u>：強迫観念，妄想，被害感．<u>幻覚</u>：錯覚，幻覚．<u>認知機能</u>：見当識（時，場所，人），意識状態，記憶（近時と遠隔）．知的才能（教育と同意語ではない）．判断と洞察．

20. 神経系：完全な身体所見はすべて，脳神経，運動と感覚系，および反射の簡潔な概観を含める．病歴と身体所見から，患者に神経学的障害の何らかの徴候があるなら，あるいは罹患中の疾患

が神経学的合併症と関連していることが多いのなら，以下の概要に沿って詳細に神経学的診察を施行し記録する．

脳神経：

高次大脳機能：失語，失行，失認，空間失認．

利き手：右利きか左利きかを記録する．

髄膜刺激：項部硬直，Kernig 徴候，Brudzinski 徴候．

体位，歩行，異常運動：立位と横臥体位；分回し歩行，前方突進，運動失調；振戦，チック，アテトーゼ，舞踏病，局所的筋スパスム．

協調運動：指鼻試験，膝かかと試験，反復拮抗運動不能 adiadochokinesis，反跳現象，指示試験，Romberg 徴候．

運動系：筋力，筋緊張，筋量，拘縮．

反射：上腕二頭筋，三角筋，橈骨筋，膝（クローヌス），踵（クローヌス），異常反射，精巣挙筋反射，足底反射．

感覚：痛み（表在と深部），体温，触覚，体位，振動覚．

自律神経系：括約筋緊張，汗，血管運動性変化，栄養障害．

Ⅰ．においの認知

Ⅱ．視力と視野，視神経乳頭

Ⅲ，Ⅳ，Ⅵ．瞳孔の大きさと反射，眼瞼下垂，眼球運動，眼瞼陥凹

Ⅴ．顔面と舌の感覚，角膜反射，咬筋

Ⅶ．顔筋；舌前部 2/3 の味覚

Ⅷ．聴覚（骨伝導と空気伝導，Weber 試験）

Ⅸ．硬口蓋と軟口蓋の感覚，咽頭反射，舌後部 1/3 の味覚

Ⅹ．軟口蓋の脱力，口蓋垂の変位，発声困難，声帯麻痺，頻脈（両側病変）

Ⅺ．胸鎖乳突筋と僧帽筋

Ⅻ．舌筋，突出と偏移

J. 鑑別診断

3 病歴情報に関するコメント

1）信頼性

症例記録の最初に，診察者は，情報提供者の信頼性に関して言及しておく必要がある．2章で述べたように，どの患者にも「病歴を話すのが下手」とは記載しない．患者がイベントを思い出すのが難しそうだと，医療面接者が気づいたのなら，そして内科医が精神状態を診察するのに認知領域を2章に記載したように行ったのなら，そして実際に患者に認知障害があるのなら，その患者は精神遅滞かあるいは急性か慢性の認知症にかかっていると結論することは正しい（不幸にも，精神状態の診察における認知領域は質問するだけで，患者の体に触れたり診たりせずに行われる．したがって，初心者のなかには，それを医療面接の一部と信じて，身体所見から神経学的所見のこの項目を省いてしまう者もいる．理由は何であれ，身体所見のなかで極めて重要なこの部分が，記録から最も省略されているのである）．

▶ 例

「**信頼性**：患者は協力的で快活な男性であるが時間に関する見当識が失われている（日と月がわからないが，年はわかる）」

「**信頼性**：患者は，時間に対して失見当識があるが，人や場所にはない．現病歴のほとんどは患者の（下宿の）女家主から聞いた．以前の病歴は，われわれの入院記録からだが，外来記録は入院時には見ることができなかった」

2）情報提供者または情報源

昏睡状態にある患者の場合，情報提供者は患者以外の誰かであろう．情報提供者の名前と患者との関係，患者との接触の期間と頻度も，症例記録の最初のページの右手の上の隅に簡単に述べたい．

「情報提供者は患者の配偶者であり，2年間彼女と一緒に生活している」

「情報提供者は患者の息子であり，入院の日まで4年間患者と会っていない」

「情報提供者は警察官で，廊下で患者を発見した」

時に，以前の記録が唯一の病歴のもととなる資料のことがある．この場合，情報提供者がこのように書いてあるかもしれない．「警察官によって運び込まれた患者で，警察官は彼について何も知らない．唯一の利用できる病歴の材料はわれわれの以前の入院記録である」．

以前の記録の信頼性を，そのまま鵜呑みにしな

い. 「記録されていなければ, 行われていない(法律家と医師監視者 peer reviewer の観点では)」とよくいわれる. これは1つの仮定であり, 普遍的真理ではない. 実際, あるナース・プラクティショナーの行動を観察し, その行動すべてを研究助手によってコード化した研究において, 病歴所見(例えば薬剤, 痛みの部位, および増悪因子と寛解因子)を聞き出しても, 書きとめられたのは1/3に過ぎなかった(Orient et al., 1983). もちろん記録されていなければ行われたかどうかを知る由もない.

逆もまた, 必ずしも真ではない. 何かが記録されていたからといって, それが行われた(あるいは注意深く, かつ適切に行われた)という証明にはならない. 前述と同じ研究では, 脊椎が打診されていたと確認されていたのは, この診察の「結果」が患者のカルテに記録されている症例のうちでたった35%であった. チェックリストの信頼性と, 実際に書かれた記録の信頼性とを比較する研究は, 私の知る限りない.

自己反省をもとに考えてみると, もし診察者が「雑音やギャロップなし」とたとえ省略した形であっても書いてあれば彼が実際に心音を聴いたと信じることができるが, チェックリストのチェックマークはほとんど信頼できない. 後者は「それを注意深く探して見出せなかった」というよりは「それに気づかなかった」ということを意味するだけかもしれない. 言い換えれば, 偽陰性の割合は, チェックリストに記録された項目のほうがより高いと考えられる(チェックリストの「WNL」の意味は"within normal limits"(正常範囲内)よりもむしろ"we never looked"(われわれは見もしなかった)と告白している医師を筆者は, 少なくとも1人知っている).

電子健康記録における自動入力の信頼性はゼロであり, 均質化されたデータにおいてある患者と別の患者とを区別することは困難あるいは不可能である(Rosenbaum, 2015).

しかし記録はお墨付きを与えてしまう. そのお墨付きとは, ある学生が2本の正常な足を持った患者の隣に立っているのに, (記録にそう書いてあるからといって)両側の膝下の下肢切断の既往歴を提示したというようなことである. 転記する人の誤りで「DKA(糖尿病性ケトアシドーシス)で2回入院」が「BKA(膝下の下肢切断)で2回入院」に変えられていて, その誤りは過去3回でも入院でもコピーされたのであった(Ober and Applegate, 2015).

今日の電子医療記録は「一種のけばけばしく飾り立てた虚構」と呼ばれていて, それは患者のところには行かないでコンピューターのスクリーンの前で半日か1日の2/3の時間を費やした人々によって作成されたのかもしれない. カルテには腱反射は正常で左右対称と記録されているかもしれないが, その患者をプレゼンテーションした誰もハンマーなど持っていないのだ(Verghese, 2016).

4 医療記録を作成することの一般的考察

1) 医師の責任

診療録を作成する者は, 患者が残りの人生をともにする遺産を作り出すのだ. その記録は1つの文学作品であり, 患者の利益となるべき1つの道具である. よい記録を作り出すことは困難で時間のかかる作業である. プライマリ・ケア専門の医師は, 患者の記録を書くことに彼らの職業上の人生の10%を優に費やす. 病歴は作り出すものであって, とるものではない. 完全で, 正確で, 読みやすく, かつ簡潔であることが重要で, 理路整然と筋の通った話を作り出すことが大切である. 患者を敬うべき人として提示することもまた必要不可欠である.

▶ 患者を人間的に扱うか否か:一例

ある医学部2年生が, 不安を抱えて患者に近づいた. というのも, 次のローテーションに移った4年生が書いた次のような申し送りを読んだからである. 「この人は47歳のアルコール依存症患者で気難しく, 医療側の言うことをなかなか聞いてくれません. 身体的な訴えが多くあり, 繰り返しクリニックにやってきます」. 学生は, その人——Green さん(女性)——がどんな人であるのかを明らかにすることを自分自身の目標にした. 患者が遮られずに話すようにしてみたのである. いくつかの予防的な介入が必要なことを学生は発見し, 話し合ってある計画を取り決めた. Green さんは診察室を出ていく時, 今まで誰も自分の言うことに真剣に耳を傾けてくれたことがなかった, と学

生に語った.

その外来の後,学生は問題リストにいくつかの新しい項目をつけ加えた.読み書きができないこと,孤独,悲嘆,および貧困.彼女は,将来の学生と医師が記録に「毒されない」ようにするために,説話的記述をも付け加えた(以下)(Chop, 1997).

Margaret Green さんは快活な 47 歳の女性である.赤ちゃんの時に孤児になり,いろんな養護施設で育てられた.彼女は肉体的にも精神的にも多くの家で虐待され,ついに,13 歳の時に,1 人の女性に引き取られた.その女性は彼女を愛し,彼女の世話をし,彼女を養子にしてくれた.彼女は耳が聞こえにくかったので,学校ではうまく過ごせなかった.皆についていけずとても多くの子どもたちが彼女をからかったので,ついに 16 歳で退学した.それからの 20 年間,彼女はビル掃除に雇われたが,40 歳になった後,養母が突然死亡した.彼女の健康は悪化し,そして仕事を辞め……

▶ 患者の写真

多くの開業医は記録に患者の写真を載せている.患者をその人と確認するのに役立つだけでなく,記録に人間的側面が加わる.時折,それが後で診断に役立つこともある(5 章参照).

2)略語

厳格な女性教師[訳注4]のなかには,医療記録から略語をなくしてしまおうとする人がいるが,人間の性質は変わらない.医療機関のなかには,常任委員会を設け一部の略語を認めているところもあるが,それよりも前の女性教師の表明と同様に,委員会の表明についても注意を払わなければならない.もしあなたの指導医師が強い意見を持っていないのなら,私は以下のようにすすめる.文脈によって,省略が完全に不明瞭なところがない状態である時にのみ省略を使用せよ.

訳注4) schoolmarm(昔の)女性の教師という意味だが,厳格で古くさく,お高くとまっている典型としてとらえられる.ここではアタマが堅い人の例えで,別に女性差別ではない.

許容できる省略の例:「患者は,2 mg の IV MS を使って治療され,最初の 4 時間に総量で 12 mg が使用された」.ここでは,MS は明らかにモルヒネ硫酸塩を意味する.

許容できない省略の例:「1986 年に,彼は軽度の MS にかかっているといわれた」.この文脈では,省略があいまいで,僧帽弁狭窄 mitral stenosis なのか多発性硬化症 multiple sclerosis なのかわからない.

5 主訴

主訴(あるいは主たる心配ごと)は,医療面接(上記参照)の段階で発見されるものであり,必ずしも看護師が書いた救急の問診票にある訴えではない.そして患者が最初に述べる問題とも限らない.患者を本当に悩ませている問題を引き出すには,少しの間話してみる必要があるだろう.

主訴は単一のものである.非常に稀な場合に,2 つの別々の主訴を記載したいと思うことがあるかもしれない.そのような状況では,主訴のそれぞれに合うように,2 つの別々の現病歴を作らなければならない.この規則の例外は,2 つの症状がいつも一緒に起きる場合で,例えば多尿と口渇とか,吐き気と嘔吐といった場合である.

2 つの分離した主訴の例
1.「私の関節炎がまた出てきた」(1 ヶ月の期間)
2.「私はすごい量の水を飲んでいて,おしっこをするために一晩で 5 回も起きる」(7 ヶ月の期間)

システムレビューによって,診察者は 2 つ目の現病歴から糖尿病分類の 1 つを示唆する問題を発見した.それらは,患者の関節に関する訴えとは明らかな関連はなさそうであった.主訴を 2 つにしないで,新たにわかったもっと興味を引く内分泌的問題を主訴に据え,既往歴の項に記載したりリウマチの問題の傍らに星印をつけておいてもよいだろう(診療録に登録したものの傍らにつけた星印は,その問題を「印象」や要約の項で,経験豊かな医師の場合はオーダーシートで扱うことを意味する).

「除外」という言葉を決して主訴に使ってはいけない.例えば「患者は心筋梗塞を除外するために入院した」といったように.第 1 に,こういう表現は患者自身が自分の病気について語った言葉ではない.第 2 に,そういう表現は病歴聴取者(医師)を論理的ジレンマに置く.もし心筋梗塞と診断すれば,それを除外するという指定された課題に対して失敗することによって,診断に成功する

ことになる．他方，もしその課題を達成すれば診断しなかったことになる．それでもやはり依然として患者には胸痛あるいはその他の症状があるのだ．「あなたには心臓発作はなかった」とある症状を否定したに過ぎない言葉だけで患者を送り帰すことは，望ましくはない．

時に，医師によって入院させられ，なぜ入院したかわからない患者もいる．自分はわかっていると考えているのだが，実際には誤解している患者も時々いる．こういう時は，入院期間の後半で人間関係の問題が生じうる．そのような患者には，「なぜ Jones 先生はあなたを病院に送ったと思われますか」と尋ねるのがよい．よい追加質問は，「本当に彼はそうおっしゃったのですか」である．

医師の要求で入院している患者にさえ，主訴があると考えるべきである．そしてそれは，いかに入院が避けられないことであるかを示す明確な用語で述べる．例えば「待機的冠動脈造影のために循環器科の要請によって患者は入院した」．そのように高い確実性を持った記述は，循環器科医との話し合いや患者が持参した紹介状に基づくものだろう．専門性と確実性はこれより弱いが，依然として有用な記述はこうである．「彼女の『リンパ節』の問題を Smith 先生に評価してもらうために，現地の医師が紹介してきた」．

もしあなたが，紹介してきた医師の誰とも話していないのなら，うっ血性心不全の徴候がはっきりしているのを理由に「患者がここにいるのは，薬を調整してもらうためだ」と思い込んではならない．実際には，患者はマスクされた甲状腺機能亢進症による高心拍出量性心不全かもしれないし，予想と違って実際には根治治療のために内分泌科に紹介されてきたかもしれないのだ．

最悪の形式の主訴は，何が不確実であるか，あるいはどの程度不確実であるかをはっきりさせないで，内輪の医師同士だけに通じる医学用語を使って述べることである．例えば，あるレジデントが記録に書いていたのは「患者はチューンアップのために入院した」．こういういい方は人間よりも自動車に対するケアに適切であると言ったとしたら，顧客に何が問題なのかとちゃんと尋ねている自動車整備士に対して失礼というものである．

6 問題指向型の医療記録

Weed の問題指向型の診療録（POMR）では通常，多数の「問題点」を患者の訴えから抽出する．各々の訴えはそれぞれに SOAP（Subjective 主観的，Objective 客観的，Assessment 評価，Plan 計画）を記録することになっていて，固有の問題に対して表題をつけ，番号をつける．しかしこういう必要条件は多くは省略されてしまう．筆者は，役に立つのはたった1つの特徴しかないと考えている（それはプロブレムリストであるが，それがもし誤って第三者に送られると，患者にとって有害となる可能性がある）し，このシステムが，本書の初版より長持ちするとは予想していなかった．

ほとんどの一時的流行よりは長持ちしてきたが，POMR についてはここでは詳しくは述べない．Weed の用語は，伝統的な「病歴」「身体所見」「検査所見」「印象」「計画」よりも明確な利点はない．Weed による「主観的」と「客観的」という用語の使い方は，誤解を招きかねない（1章の「定義」参照）．実際，そのような用語の使い方は，患者の観察が医師のそれより当然価値が低いだとか，医師の観察のほうがいくらか，バイアス，偏見，不合理な考え（あるいは人間性）によって汚染されていないという印象を与える．Weed の記録は，真実の描写を捻じ曲げたり制限したりするかもしれないので，やめたほうがよいと主張する者もいる（Donnelly and Brauner, 1992）．プロブレムリストは文脈がなく，そして患者の物語に置き換えることはできない．

Weed システムの支持者でさえ，問題点は重なり合い相互に関連を持つので，いつも同じようなやり方で患者をバラバラにすることに困難を感じている．そうしようとすると，多元的に疾患を経験する実際の患者をケアすることが，いっそう困難になるだけである．診療録は良質な医療と同様に，**患者指向**であるべきだ．

Weed システムの支持者は，あるいはもっと最近では電子医療記録の支持者は，診療録を保存検索装置とみなしているように思われる．しかし革命前の医師にとっては，病気の過程は次々に明らかになる物語であり，そこにはさまざまな医師やその他の治療者が参加し，その観察，印象や介入

が記録されるのである．医療の実践はもともと人と人との交流にあるのだから，「物語形式の病歴と身体所見が，現行の残念な問題志向医療記録に最終的には取って代わることをみても驚かない」人もいる（Cassell, 1997）．

7 現病歴

1）時系列配列

現病歴を構成する時，起こった順に経歴を述べたい．読者や聞き手を混乱させないために，2つの役立つ時系列配列システムのうちの1つを選び，一貫して使用しなければならない．最初のシステムでは，すべての出来事が入院した時点に関連している．例えば……

「現病歴は入院の約10年前に始まった〔入院前 prior to admission（PTAと略）〕」

「しかし，入院4年前に……」

「入院前2ヶ月前に……」

「入院前3日前に……」

「発熱が入院10時間前に発現し，入院2時間前まで続き，そしてその時……」

「入院45分前に……」

「……入院15分前に，そしてその時彼の妻は彼を救急室に連れていくことを決めた」

第2のシステムは，カレンダーの日付を使用することである．この方法では現病歴は次のように進む．

「……が1959年に始まった」

「……が1968年の秋に再発し，そして次の夏になっても続いていた」

「1972年に，患者が初めて気がついたのは……」

「1980年2月に……」

「1981年3月に……」

「1981年6月6日に……」

「6月16日．患者は救急室に入院し，6時間おかれ，退院した．その時に……」

「1981年6月24日に……」

「午後4時頃に，患者が気づいたことは……」

「午後6時15分に，彼の妻は彼を救急室に連れていくと言い張った．彼が午後6時45分に到着した時，彼の下肢の脈拍は触れなかった，」

最初のシステムは，聞き手や読者が理解しやすいという利点がある．カレンダーのシステムは，もっと広い歴史的な文脈で患者の病歴を置くことができ，その時代にどんな診断と治療が利用できたかという観点からみることもできる．さらに，数年後にその記録を読み直す人が，時間経過を別の基準となる日付に合わせ直す必要がなくなる．

2）関連する陽性所見と関連する陰性所見

現病歴を経時的に記載した後で，現病歴に関係がある陰性や陽性の事実を含む別の短い文章をつけ加えることがある．「関連する pertinent」という言葉が強調して警告しているのは，この項目は，興味を引きそうだがおそらく関連がない事実で現病歴に組み込めなかったものを集めたものではないということである（そのような情報の集まりは，システムレビューの意味を損なって，まさに診断にたどりつこうとしている聞き手や読み手を混乱させるだけだろう）．実際，非常によくまとまった現病歴は，最後に関連する陽性所見と陰性所見をつけ加える必要がない．

疫学的な心臓専門医のなかに，彼らの好きな冠動脈危険因子を列挙することを好む人がいる．呼吸器科医のなかには，症例呈示者にこの時点で最終胸部X線写真の日付とその所見の要約を示してもらいたいと思う者もいる．感染症専門医のなかには，症例呈示者に委託病院がとった培養結果（あるいは培養結果がないことや結果が利用できないこと）を呈示してもらいたいと思う者もいる．たとえあなたが関連陽性所見を述べようとし，何も思いつかなかったとしても，気にすることはない．おそらくその症例には特に必要がないのだろう．近頃は，患者の服薬内容が，関連陽性所見に移動してきたようだが，それは関連陽性所見には属さない（以下の「既往歴」の項参照）．

関連陰性所見は，存在しない因子であり，それがもし存在していたら，別の診断を示唆するかもしれないものである．例えば，正常の胸部X線写真であっても，症例呈示者が結核の診断を疑っているかもしれない．「患者は決して煙草を吸ったことがない」ということは，症例呈示者は，患者がおそらく肺がんではないと信じていることを意味する．「体重減少がない」というのは，おそらく最も多用されている陰性所見である．

上記のタイプの関連陽性所見と陰性所見は，多くの地域で行われているものだが，ほとんど好みの問題でもある．しかし，もっと個別な関連陽性所見や関連陰性所見がごく普通に用いられている．例えば「結婚式に参列した他の4人が同様の病気にかかったといわれた．結婚披露宴で出された食事のブドウ球菌トキシンAの有無について州の研究室で現在検査中である」（もちろん，この情報は関連陽性所見として別にするのではなく，現病歴のなかに一緒に組み込まれていてもよい）．

ルール：**関連陽性所見と陰性所見は，あなたの鑑別診断の項目に関連のある時にのみ使用すること．**

3）カルテを参照して得る情報

最近の臨床診察の教育課程では，医学部2年生は，自分自身で症例記録を作成するまでは，その患者のカルテを読むことを禁じられている．しかし，これは教育的には価値があるが，利用できる病歴情報の質を明らかに低下させる．普通の臨床状況では，以前の症例記録を読まなければならず，人的に可能な限り，すぐに他の病院からのカルテのコピーを入手しなければならない．どんな場合でも3章で説明したように，そのようにして得られた情報を批判的に評価して，それがどの程度の確実性を持つのかを示さなければならない（10章「頬舌の教育的メモ：右眼の奇跡」も参照）．つまり，コンピュータに記録されているからといって，より正確だというわけではないということだ．

▶ 医学部2年生へのアドバイス

カルテを参照すること，それ自体が1つの技術である．カルテの参照を練習することは，いかによい記録をつけるかを学ぶ効果的な方法でもある．厚いカルテは，一般的にとても役立つ情報を含んでいる．その記載内容を注意深く読み，なぜその記載内容が特に役立つのかを判断し，それらを見習うようにせよ（Chop, 1997）．

▶ 病棟医へのアドバイス

患者を診る前に電子記録に目を通しておくことは近道というよりはむしろ路上の障害物となるかもしれない．ある若い医師が，電子データ（呼吸数＝18）によって気をそらされ，明らかな呼吸不全の徴候を即座にみることができなかった（Patel, 2015）．

4）症例報告 case report に診断を含む

3章で示された注意点に従って，症例報告に他の医師が以前つけた診断を含んでもよい．しかし，どんなに確信を持っていても，病歴や身体所見の報告の本文中に自分自身の診断結論を含んではいけない．あなたの結論を記載すべき場所は「印象」の項かまたは鑑別診断のリストのなかである．それを病歴に入れると循環論法になる．したがって，症例報告は伝統的に，臨床的な水準で論理学のルールをそれとなく援用しようとしている．

▶ 医学部2年生へのアドバイス

通常，患者が入院した日時に，医学部2年生が患者を診たという理想論を試みている．こうすることによって，学生が自分で書き上げた症例記事と，入院時に患者を診たもっと経験のある人のものとを，比較する機会を与えられる．しかし，学生が診察する患者は，ある期間入院しているのが一般的であり，よい医療面接の過程で，入院中に起きた重要で診断に関係ありそうな出来事を学生に話してしまうだろう．厳密なルールがあるわけではないが，知的に誠実であるための一般的原則からいえば，あなたが診断に至るのに，あるいは鑑別診断の順位を考えるのに使った入院後の情報は，たとえ患者がその情報を自発的に提供したにせよ，すべて言及すべきである．初心者では，要求していないのに与えられたそのような余分のデータは，要求していない関連情報（関連陽性所見や関連陰性所見）といった特別な項のもとで，現病歴に入れてもよい．

5）避けるべき表現

急速に広がっているものの，症例記事を書く時に決して使うべきではない表現が2つある．それは「患者は……と述べた」と「患者は……と否定した」である．前者は無駄に冗長である．もし他の情報提供者がいるのでなければ，病歴はすべて患

者が話すに決まっている．2番目の表現は，「……
はなかった」という代わりに使用されているが，
同じ意味ではない．患者がある発言を否定すると
いうことは，その内容は真実であるに違いなく，
そしてそれが嘘であるというのなら，何か重要な
暗黙の理由が患者にあるはずである．当然，「否
定」という語は，何が事実で何が事実でないかを
医師が知っているという意味を含んでおり，その
場合になぜ医師がすでに答えを知っている質問を
患者に尋ねたかの理由は不明である．さらに悪い
ことに，「否定」という語は面接というよりは尋問
とでも言ったほうがふさわしく，医師と患者の敵
対関係をほのめかしている（2章参照）．

　もし患者が，「痙攣発作は一度も起こしたことが
ない」と言ったのに，実際は起こしたことがあっ
たがそれを思い出すことができなかったというな
ら，彼の言葉は実際には否定とはいえない．ベッ
ドサイドであろうと症例記録（それはますます患
者に読まれるようになりつつある）であろうと，
患者が秘密に医師に打ち明けたものを，もし医師
が「否定」されたものとみなすなら，もし患者が記
録を読んだ時に，患者がそれについて何と考える
かを想像してみるがいい．それは，患者が嘘を
いっていたとほのめかしていることになる．

8　既往歴

　「既往歴に何が入るか」に関する一般的指針とし
て，既往歴は病気と疾患に関することであり，一
方システムレビューは症状に関することであると
いうことを思い出してほしい．

1) 予防接種

　予防接種（ワクチン）の記録は，患者が新たな予
防接種を受けた時に更新できるようなカルテの項
に置く．予防接種の日付，投与量，およびワクチ
ンの発行元を，投与されるたびごとに列挙する
（例：インフルエンザ：1979，カッター検査室の分
割されたウイルス，3ワクチン，ロットナンバー
＿＿，0.5 mL，右三角筋）．以前の予防接種に対し
ては，接種の有無だけが必要だが，特に破傷風ト
キソイドでは接種した日付があるのが望ましい．
小児では，ワクチン（例：不活化ワクチン対ウイル

ス生ワクチン，防腐剤またはアジュバンドの内
容）が変わったかもしれないので，正確な日付が
必要である．海外旅行に行く患者に対しては，黄
熱とコレラに対する予防接種の状態をも示さなけ
ればならない（例：「黄熱＋，コレラ＋，日付，平
和部隊派遣前に」）．特別の危険因子を持った患者
（例：Rh陰性の母親，脾臓摘出，職業曝露）に対
しては，それぞれのワクチン接種状況に対して格
別の注意を払う．

　新しい州法や連邦法は，特定のコンピューター
のフォーマットで政府機関に予防接種に関する情
報を提出することを要求しているが，これに関す
る記述は，本書の範囲を超える．特に小児を診て
いるのなら，予防接種の勧告，必要条件，利用で
きる所得控除額についての公式な情報の更新に注
意を払う必要がある．

2) 入院歴

　既往歴のなかに入院歴を記録する際には，日
付，場所，入院理由の情報を含むことが大切であ
る．ある賢明な医師は外来の看護師に，患者が最
初の受診から帰る前に署名しなければならない記
入用紙を作ってもらっている．市外の病院に対し
ては，住所と郵便番号を手に入れなければならな
い．以前のカルテを入手する方法としてこの「管
理上」の情報は価値があり，そしてしばしば獲得
することが困難である．したがって医療記録の目
立つような場所に記載しなければならない．アラ
バマのJohn Bass医師は，自分の呼吸器科が提供
する最も頻回で重要なサービスは，気管支鏡では
なくて，患者の以前のカルテの検索と再調査であ
ると述べている．

　以前のX線報告書は大変有益だが，フィルム
自体ほどには有益ではない．例えばもし以前の
フィルムが，肺の結節が何年間も前からあったこ
とを示しているなら，多大な費用と不安を避ける
ことができる．ほとんどの機関が，ある一定期間
の後にフィルムを破棄するという方針をとってい
る．患者は自分自身で重要なフィルムのコピーを
手元に置いておきたいと望むかもしれない．使用
したコンピューターのフォーマットが新世代のコ
ンピューターでも読み込めるのであれば，デジタ
ル画像はこの問題を改善するかもしれない．

3）薬歴

特に現病歴のなかで，特定の薬剤に言及する十分な理由（例：不整脈を持った患者のジゴキシン）がなければ，患者の薬剤は既往歴のなかで列記する（現病歴には，病歴に関連する薬剤のみを含める．もし患者が心臓の訴えで入院したのなら，痛風に対するアロプリノール，不眠に対するベンゾジアゼピン，閉経に対するエストロゲンはすべて既往歴に入る）．

4）専門用語に関する覚書

この本を順序どおり読んでいる優秀な学生は古い記録や教科書の旧版に残された診断が今では別の名前になっていることに気づいていたかもしれない．改訂されたコード体系における定義の変化が，ある状態の見かけの流行に激烈な変化を与える可能性がある．改訂は論争がないわけではなく，政治的影響や商業上の影響がないわけではない．例えば，DSMの最も最近の見直しにおける関係者の潜在的利益相反について2006年の分析が明らかにしたことは，56％のパネルメンバーが製薬業界と関連を持っていたことであった（Ledford, 2009）．ある診断が記録される日付は患者の状態はもちろんのことであるが，支配的なパラダイムに関連するかもしれない．

9　社会歴

学生は，完全な社会歴を含む情報を聴取できるように，3章と上記で述べた概略を参考にすべきである．心理社会的データは，ここかあるいは精神状態の診察の心理学的な部分かのどちらかに記載する．どちらかは自分の好みでよいが，首尾一貫すること．少なくとも，その患者にとって何が最も心の傷になった体験だったか，そしてどのようにそれに反応したかについて，何らかの記載をすることは必須であると私は考えている．

州の法律には，例えばHIV感染など，ある状況に対しては特別の要求があるかもしれない．重要な情報は，標準的なインフォームド・コンセントのみが受け入れられた時に，それを不注意に暴露してしまうことがないように，別の場所に記載しなければならない．薬物乱用や精神科治療に関する情報もまた特別に保護される．

10　システムレビュー

システムレビューをとることによって診断されることがある疾患の1つに，身体表現性障害と呼ばれるヒステリーの一形態，Briquet症候群というヒステリーの1型（26章の精神状態の診察の項を参照）がある．この疾患は，10の症状群のうちの9において25の異なる症状を認めること，そしてそれは，中年以前に発症し，医療的説明がなされないことに基づいて診断がなされる．これは，約1％の女性を悩ますかなり確固とした疾患概念であり，したがってその存在を認識することはかなり重要である．2016年現在ではそれはいまだにICD-10に含まれているが，DSM-5においては，*undifferentiated somatoform disorder*（鑑別不能型身体表現性障害）と結合されて，*somatic disorder*（身体表現性障害）となり，もはや特定の数の身体障害を必要としない診断名となった．

患者に多くの入院や病気の既往があれば，システムレビューの多くが「前もって記録」されていることになる．以前のカルテのなかで役立つ部分を参照することは理にかなっている．以前の記述には，当時「現病歴」であったが現在「既往歴」であるものが存在するからである．システムレビュー全部を繰り返さないと決めた場合は，暫定的なシステムレビューをすることによって，少なくとも最新のものを作成する．そうすることによって以前陰性所見であったが現在陽性所見となった可能性があるものは何かを明らかにできる．大切なことは，スペースを節約し冗長を避け，しかもあらゆる情報が記録のどこかにタイムリーに存在することである．

11　身体診察

本書を順番に読んでいる学生で，どの部分であれ身体診察をまったくやったことがないのなら，身体診察を記録することに関する本章のページはざっと読むだけでよい．

しかし身体診察をし始めた時に，必ず戻って読

み直すのを忘れないこと．自分の書いた症例記録を，指導医師に見せる前に1回は本章を読むべきである．そこから最大限のものを得るには，症例記録をする最初の年に診察のいろいろな部分に関する章の勉強の前後に，2回読み通すことがおそらく必要である．最初はちょっと圧倒されるかもしれないがくじけてはいけない．

本章では「1つの方法」を例示する．あなたの指導医師や組織が，ある点について強い思い入れがあるなら，野球と同じように，その地域の場の規則（ローカル・ルール）が非常に重要であることを心にとめておくように．

1) バイタルサイン

血圧

血圧の表記は，収縮期血圧，Korotkoff音が減弱する点，および消失する点を次のように記載するべきである．140/92/85．減弱する点は検出できないことも多く，その場合には次のように記録する：140/88．

血圧を測定した四肢とその部位を，例えばLUE（left upper extremity；左上肢），LA（left arm；左上腕），およびRL（right leg；右脚）のように明記する．下肢の血圧はいつも臥位の状態でとる．しかし上肢の血圧は「臥位」「座位」あるいは「立位」と書くか，棒線画を描くべきである．臥位に対して立位なら2つの矢印で十分だろう：LA → 140/80, ↑ 90/50．

不安定な患者では，聴診で血圧を測ることができないこともある．その場合には触診によって収縮期血圧を測る（触診によって拡張期血圧を測る方法があるが，不安定な患者には普通はうまくいかない．6章参照）．そのような血圧は，次のように記載する：BP LA 臥位 聴取不能，90/？ 触診による（「90/ 触診」と記載せず）．血圧をキロパスカル（kPa），ミリバール（mbar），ニュートン（N）/m²，などその他の変わった単位で表現する傾向になってきたから，mmHgの単位を付記することも賢明であろう．

奇脈

奇脈は，吸気で収縮期血圧が低下することを指す．6章で述べるが，ある程度の吸気での低下は正常である．症例記録における観察結果の望ましい記録方法は「＿＿mmHgの奇脈」である．これにより，奇脈の正常範囲が探求され，注意深い読者に自分の基準（10 mmHgあるいは呼気の収縮期血圧の10％）をその観察に対して当てはめる機会が与えられる．「ある」場合に限り奇脈を記載し，「ない」場合は一般的には記載しないが，それだと読者に二者択一の行動を要求することになる．

呼吸

呼吸の回数と性質の両方を記載すべきである．例えば，24回/分で唸り声．13回/分で規則的で安楽．および7〜10回/分で規則的不規則（Cheyne-Stokes呼吸）．

2) 皮膚

皮疹や発疹があるなら，それを読んだ皮膚科専門医が診断できるほどに詳細に記載する．含むべき重要点は以下．

1. 斑状か，丘疹状か，ヘルペス状か，あるいは水疱性か（平坦な斑点は，斑maculeと呼ぶ．盛り上がった病変は丘疹papuleと呼ぶ．鑑別診断は完全に異なる．多数の病変，斑状や丘疹状があれば，その発疹は斑丘疹maculopapularと記載する）．病変の型についての完全なリストは表7-1参照．
2. どこに位置するか．分布が不均等なら，主な場所はどこか．例えば手掌かあるいは求心性か．
3. 個々の病変を記述する．丘疹なら，頭部は白いか，黒いか．あるいはわかるほどの頭部はないのか．輪（ハロー）によって囲まれているか．もし輪やそれ以外の型の縁取り現象があるなら，その縁は急峻か．あるいはなだらかか．平滑か．それとも蛇行状か．
4. できれば，経過記録に入れるための写真を撮るか，図を描いておくこと．それらの病変が上記に列挙されていなければ，少なくとも病変の最も顕著な特徴を，具体的にはっきりわかるように記述しておくこと．例えば，押すと白くなる斑状の皮疹がいくつかある，といったように．たとえ他の皮膚病変の寸法を記述しなくても．Nikolsky徴候とKoebner現象は他の例である（7章参照）．
5. その後の経過記録のための基準となるように，十分に明確で詳細に記載する．はじめには記

載されなかった寸法の変化が後で時折観察される．最初に描いた図に，別の色のインクで追加所見を書き加えることは，日付を記載すれば容認される．皮膚病変をできるだけ正確に記載することのもう1つの理由は，入院中に別の発疹が出てくるかもしれないからである．相談を受けた専門家が，新しく出現した患者の発疹を，以前のものの再発だと考えて，誤った方向に導くことがある．教育病院はチームのメンバーが非常に頻回に入れ替わるので，ますますそういうことが重要になる．

6．患者はヘルペスのような播種性の感染の初期だとあなたが考えたのなら，ボールペンで病変を囲み，数を数え，そしてその後再びチェックしたくなるかもしれない．

3）リンパ節

ホムンクルス（小人）を診療録に捺印し，リンパ節の位置と大きさを記録したり（図4-1）痛みの場所と放散といった他の所見を記載する．

4）眼

▶ 眼振の記載

眼振を，眼振が出現する注視方向によって記録する専門家もいれば，すばやく動く急速相の向かう方向で眼振を記録する専門家もいる．前者では正中位の眼振を表現できず，後者の方法では振子様眼振が表現できないので，症例記録には特定できる表現（例：「右方視で水平性眼振，急速相は右側」とか「正面視で垂直性眼振，急速相は下方」など）にすべきである．

視運動性眼振の抑制は，反応が欠損している時に患者の側からみてドラム（あるいはテープ）が回転する方向を記載する．その方向は，眼振が始まる緩徐相と同側でもあり，ピクッとした急速相成分の後に向かっていく側でもある（より詳細な議論は10章参照）．

5）耳

正常なRinne試験とWeber試験（11章参照）は以下のように記述するのが望ましい：「両側AC

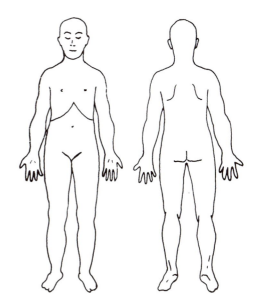

図4-1　リンパ節の連続的な所見を記録するために経過記録に刻印される図
（アラバマ州モービル市のDavid Clarkson医師のご厚意による）

＞BC．Weber正中」．この「正常」所見は両側の不完全な感音性難聴でもみられる．このことで，カルテの病歴と身体所見の部分に「正常」と記入してはならないことがわかる．「正常」はデータからの結論であって，実際のデータではない．

6）肺の聴診

胸部の前面と後面の図（16章参照）は，所見が聴取される部位を指し示すのに役立つ．呼吸音を記述するために，逆Vが伝統的に用いられてきた．吸気はいつも左に示され，呼気は右に示される．呼気相吸気相の長短は，Vの2翼の長さを変えることによって示される（図4-2）．

▶ 代替手段

副呼吸音[訳注5]のために，Forgacs（1969）は図4-3の表記を導入した．彼の表記を理解するためには，病態生理についての理解が必要である．胸部の章の聴診の項を読んだ後，そして章末の付録4-1にある正解を読む前に，この図に戻ってきてそれぞれの聴診パターンの意味を確認してみなさい．最後のパターンには少なくとも2つの答えがあることに注意すること．

訳注5） 副雑音．

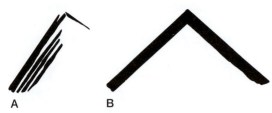

図 4-2 呼吸音の表記．逆Vの上り坂は吸気時を表し，下り坂は呼気時を表す．**A**：ソフト（肺胞性）呼吸音．**B**：大きな気管の呼吸音．

7) 心臓の聴診

心音

17章は，心音の強度と第2心音の分裂のパターンを観察し，いかに多くの情報が得られるかを学ぶ．この観察を記録することは重要である．心尖部で第1音が第2音より大きくなければ，あるいは第1音が一定の強度でなければ，その所見は大きな病態生理的意味を持つ．ほとんどの場合こういう異常はない．それを探しても観察されなかったという事実は，「S1 > S2で一定」というように書きとめておかなければならない．

第2音は，肺動脈弁成分と大動脈弁成分，それぞれP2とA2に分裂する（17章参照）．P2が肺動脈弁領域で聴取される第2心音の強度のすべてではなく，またA2も大動脈弁領域で聴取される第2心音の強度のすべてではないことに注意する（そういう記述をしたければ，そんな記載をするのにうまいやりかたとはいえないが，それぞれ「肺動脈弁領域のS2」および「大動脈弁領域のS2」と表示すればよいだろう）．

ほとんどの患者では第2心音の分裂の異常はなく，肺動脈弁成分は大動脈弁成分より大きくない．それなら，診察者は以下のように記載すべきである．「S2分裂正常：A2 > P2」．この記載によって，S2分裂は吸気に聴取され（聴取されないこともある），その成分は肺動脈弁領域において（あるいは分裂した成分が最もよく聴取できるところで）比較されてきた．大動脈弁成分と肺動脈弁成分が，同等である正常状況もあり，この場合は先ほどの記載の2番目の部分を「A2 = P2」と変えることになる．

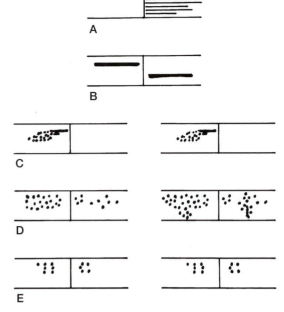

図 4-3 **Forgacs 表記**．吸気は垂直な線の左側に示し呼気は右側に示す．繰り返すかランダムに起きるかを示すために，引き続いて起きる呼吸を，同じパターンか異なるパターンかで示している．
A：呼気の多音調の喘鳴．**B**：吸気と呼気の単調性の喘鳴．**C**：吸気終末のクラックルと繰り返すパターンの喘鳴．**D**：吸気と呼気のランダムなパターンのクラックル．**E**：吸気と呼気の繰り返すパターンのクラックル．

心雑音

性質

心雑音はすべてその性質を的確に述べなければならない．
1. **タイミング**：雑音は，収縮期か，拡張期か，連続性か，または"to and fro"雑音か（次の「2つの拡張期の法則」参照）．
2. **形状**：クレッシェンド型か，デクレッシェンド-クレッシェンド型か，ダイアモンド型か，あるいは汎収縮期か．
3. **最強点**：雑音はどこで最強か．
4. **放散**：他のどこで聞かれるか．そしてどこで聞くことができないか（例：腋窩，右の鎖骨中線）．
5. **音質**：高音，低音，ランブル（ゴロゴロ音）か，その他か．
6. **音調**：粗いか，楽音様か，その他か．
7. **強度**：どのくらいの大きさを1〜6のスケールで（17章参照）．

8. **特別な診察方法**：立位，左側臥位，前傾姿勢，蹲踞，Valsalva 手技をした後（息んだ後）力を抜くこと，などによる雑音への影響はどうか．

音質や音調にさしたる問題ないと判断したなら，そのように記述せよ．「問題なし」と記述せずに全然記述しないほうを採用してはいけない．

▶ 2つの拡張期の法則

1つの収縮期に対して拡張期は2つ，すなわち早期拡張期と後期拡張期があるという仮定で考えるのがよい．心臓診察の項では，それらを1つずつ聞くことを強調したい．早期拡張期（拡張早期）は第2心音直後に聴取され，後期拡張期（前収縮期）は第1心音の直前で聴取される．診断的にタイミングが最も重要であり，すべての拡張期雑音，ギャロップ，スナップ，ノック音，クリック，および摩擦音は，早期拡張期に起きるのか後期拡張期に起きるのかを記述しなければならない．

■ 8）血管の診察

動脈拍動の程度に等級づけをするために，いくつか異なる方法がある．"2＋"が正常，"1＋"が異常だが触知できる，"0"が消失と等級づけをする学校もあれば，"3＋"が正常，"4＋"が躍動，"2＋"がやや減弱，"1＋"が注意して探した後にのみ触知と等級づけをする学校もある．結局，どのシステムを使ったかを記録のどこかに書いておくことが重要である．さらに，非対称を見出すことのほうが正確な等級づけをするより重要である．したがって，左右を示す記録システムでなければならない．もし勤務する施設に等級づけの標準がなければ，以下を用いるとよい．

0 ：脈拍触知せず．
± ：触知できないと感じる時もあれば，触知できると感じる時もある（同時に自分自身の脈を調べてみて，自分が感じる脈が自分自身の指の脈ではないかを確かめてみなさい）．
1＋ ：確かにほとんどの間脈拍を感じることができるが，患者が心房細動であれば一瞬それを数えることができない．
2＋ ：診察中ずっと触知できるが，検者自身の脈

よりは弱いと感じる．
3＋ ：正常な25歳の脈拍と同様に感じる．
4＋ ：脈拍は躍動し，脈圧が大きいと予測する．

ここにある男性の診察記録の例を示す．

	L（左）	R（右）
頸動脈	2/4	2＋
鎖骨下動脈	1＋	1＋
上腕動脈	3＋	3＋
尺骨動脈	1＋	1＋
橈骨動脈	3＋	3＋
大腿動脈	3＋	2＋
膝窩動脈	1＋	0
足背動脈（DP）	2＋	1＋
後脛骨動脈（PT）	2＋	1＋

「頸動脈」に対して"2/4"という記述は，臨床的系統づけの範囲が0～4ということが示される．この症例の場合，左PTが右の尺骨とまったく強さが同じかどうか，あるいは右DPが左頸動脈とまったく同じ強さかどうかは問題ではない．

一見してわかることは，この患者がいくつかの下肢の血圧測定が必要であり，DeWeese試験（18章参照），左大腿動脈の注意深い聴診，および詳細な性的能力と臀部の跛行についての問診をしなければならないということである．

■ 9）関節の診察

一連の関節診察を記録するにはホムンクルス（小人）の図が有用である（図4-4）．

■ 10）神経学的診察

脳神経は適切なローマ数字によって示される．深部腱反射とBabinski反射は棒人間（図4-5）によって示すのがよい．

「意識状態低下」という表現は決して診療記録にあってはならない．この表現を認知機能の障害や意識状態の変容を意味するために使う人がいるが，精神状態の診察には別の要素があることを忘れている．すべての要素を含む適切な記録を省き始めると，そのうちに，これらの要素を含む適切な診察を省くようになり，診察の際に浮き彫りになる異なった種類の病気に注意を向けることができなくなる．

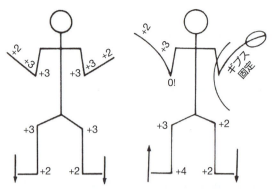

図 4-5　深部腱反射と Babinski 反射を記録する方法

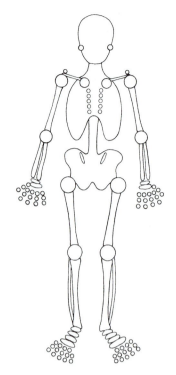

図 4-4　関節にかかわる一連の診察を記録する図
(Polley HF, Hunder GG. *Rheumatologic Interviewing and Physical Examination of the Joints*. 2nd Ed. Philadelphia, PA：W. B. Saunders；1978 より許可を得て復刻)

12　鑑別診断

　鑑別診断とは，ある既知の徴候，症状，あるいは検査所見に対する代わりの説明のリストであり，可能性の高い順に並べられている．言い換えると，検証可能な仮説のリストである．リストにある診断の1つが正解であると予想されており，いくつかの特定の検査によって，あるいはリスト上にある他の項目をすべて除外することによって，正しいと確定されることが期待されている．

　1つの徴候，症状，あるいは検査試験だけを説明するのではなく所見の多数の組み合わせを説明する鑑別診断を組み立てることが可能である．しかし，初心者の学生は，形式的にそれぞれの所見がどのリストによって説明できるかを述べるように指導される（27章参照）．当面は，診療録に鑑別診断を含むことには，いくつかの利点があることを指摘するだけにとどめる．

　鑑別診断は，現病歴を構築し，病歴と身体所見の両方が完全であるかどうかを確認するための道しるべを提供する．鑑別診断のそれぞれの項目を順位づけたり，除外するのに関連する情報の多くが，現病歴で述べられているとよい．その情報は経時的に記載された項にあってもよいし，関連陽性所見あるいは関連陰性所見の項の終わりにあってもよい（約10％の症例で，現病歴より身体所見から重要所見が引き出される）．

　最初は，学生は疾患や医学について十分な知識がなく，鑑別診断を最大限に活用することができない（ブックガイドを与えられたとしても）．私は医学部2年生に成績をつける時，主訴と現病歴から読み始める．混乱してきたら，すぐに鑑別診断のところへ飛ぶ．鑑別診断を見れば，その学生が病歴を作る時に何を考えているかがわかる．学生は指導者の助けを借りて，鑑別診断に合う現病歴を組み立てる技を磨くことに，かなりの時間をかけるように指導される．大学の作文授業で小論文を書き直すのとちょうど同じくらい，何回も自分の組み立てた現病歴を書き直さなければならない．他の技術，例えばピアノを弾くこと，スキーをすること，あるいは闘牛をすること（6章の警句参照）と同様に，はじめに基本的技術を根気強く練習すれば，後に大きな見返りを得ることができる．円熟した臨床家にとって，病歴聴取それ自体が，可能性のある診断を挙げて仮説を次々と試していく過程である．要約すると，作成された病歴は，鑑別診断が内在する論理を反映している．これらの異なる部分を結びつける能力は，学ぶことによって得られる技である．

　熟練した技の獲得は，繰り返しによってこそ学ぶことができる．

13 検査データ

かつては，診療録に最初に入れられた検査データは，医学生やレジデントが自分で行ったものだけであった．したがって自分の鑑別診断と印象を病歴と身体所見のすぐ後に述べ，どの診断的検査を施行するかを決定する指針として使用することはまったく問題がなかった．時は変わった．

最近，医学生が病歴と身体所見「だけ」を基に自分の印象を記録したことに対して，インターンが医学生をひどく叱っている場面に私は出くわした．このインターンによれば，「検査データだけが，『データ』として定義される．それが不適切であろうと臨床所見から予測できるものであろうと」というのだ！　この場面は，目上の者が下の者をつついている現象であって，科学ではない[訳注6]．

訳注6）pecking-order つつき順位．ニワトリで，互いにつつき合うことで強弱がわかると，強いほうが弱いほうをつつき，弱いほうはつつき返さない．群れのなかで強いほうから弱いほうにつつく順序が決まっている．これをつつき順位という．

14 ベッドサイドの症例提示

ベッドサイドで症例提示をさせる伝統がない施設にいる学生は，Morgan and Engel（29章参照）の適切な項目を読むことと，本章の最初のほうにある形式を使用することにより必須項目を集めることができる．ここで2,3の基本的なことを指摘しておく．

ベッドサイドで症例報告を読んではいけない．せいぜい2,3のメモで症例提示できるのは，その学生が十分な時間をとってその症例について自分の考えを筋が通った論理的なやり方でまとめてきたという印である．うまく考えをまとめていなければ覚えることは難しい．

ベッドサイドではある表現を避けその代わりに婉曲語法を用いるほうがよい場合がある．梅毒syphilis は lues あるいは treponema と呼ばれてきたし，がん cancer は分裂活動 mitotic activity と，淋菌 gonorrhea はナイセリア Neisser organism と，アルコールは C_2H_5OH あるいは二炭素分解物といったふうに．患者の前で議論することができない重要情報については，「現在のところⅧ番神経接合部について懸念があります」ということ

によってほのめかすことができる．思慮深い人は必要な時に魅力的な自分自身の婉曲語法を作り出すことができる．常に患者の感受性と知性に対して敬意を払いなさい．

さらに慎むべきものは「と彼が言った」と「私が彼に尋ねたところでは」などの語句で，これらは冗長である．患者が情報の源であることは，別の情報提供者の名前が挙げられなければ，とっくに当然のこととみなされているからである．

全身状態 general appearance の項は，はじめの診察と変化がなければ省略される．もし変化があれば，例えば，「彼はあえぎ呼吸をしながらベッドに背筋をまっすぐに座っていた以外は今と同様であった」といってもよいだろう．

"male" とか "female" という用語の使用を嫌う人もいる．"man" と "woman" を使用するのが最良である．政治的な思想警察を恐れるなら，その地方の用語規則便覧を参照するのが最良である．認められていた用語は変化するし，人間の本来の性質を十分には表現しないことが普通であるということを心にとめておく．

患者を1人の人間として紹介するべきで，特定の性と年齢と民族の被検物としてはいけない．「Jones さん」といった名前で紹介すべきで，「患者」として個性がないような紹介の仕方をしてはいけない．

1）人種と民族性について

「人種 race」という言葉を初めて使ったのはBlumenbach で 1775 年のことである．彼はドイツの人類学者および解剖学者で，人類を5つに分類した．コーカシアン，モンゴリアン，エチオピアン，アメリカン，マライ．その時以来，30から数百の民族が人類学上の分類に基いて定義された．1990 年の人口調査において 300 近くの民族が申し出た（Witzig, 1996）．

患者の人種に着目する医学的な根拠は，遺伝的な資質が，治療に対する反応と同様に，ある特定の診断の事前確率に影響することにある．最も明白な例である鎌状赤血球貧血であっても，人種分類法をあてにすることが危険である．Witzig は，表現型のうえではヨーロッパ人である8歳の少年で，鎌状赤血球発作が診断される前に腹痛に対してあやうく開腹術を受けそうになった症例と，24

歳の男性が鎌状赤血球症あるいは鎌状赤血球素因と確定診断されていないのに，黒人と分類されたことで鎌状赤血球発作の治療を受けていて，消化性潰瘍から出血した症例を呈示している(Witzig, 1996).

　筆者が医学生だった頃，かつて一般に認められていた形容詞 "Negro" は "black" に置き換わったが，今日ではたびたび "African American" に置き換えられている．本書ではそういう用語は使用しない．なぜなら，生物学的に重要なのは，遺伝子型であって国籍や地理的起源ではないためである．アフリカ大陸で生まれた多くの人は，Negroや黒色人種ではない．同様にインド亜大陸からの人を Asian American と呼ぶことも混乱のもととなる．

　AP 通信社の用語規則便覧によれば，"black" のほうが "African American" より好まれる．非公式な調査では 40% の校正記者が賛成した．20% のみが "African American" を好み，残りの人は「それ以外」を選ぶかまたは文脈によってその 2 つの用語のどちらかを選んだ(Henry, 2004).

　正しい形容詞は "Jewish" であって "Jew" ではないが，もしユダヤ人に起きる Tay-Sachs 病や別の疾患を考慮しているのでなければ，そんなことは重要ではない．そんな場合，さらに踏み出して，その患者をアシュケナジムとかセファルディムと記述しなければならないかもしれない．幅広い表現型を示すグループを一緒にしてはいけない．特に社会的抑圧を経験してきたのならなおさらだ．浅黒いユダヤ人は，ベッドサイドで彼らが「ユダヤ人にみえる」ということを聞いても気にかけないかもしれない．

　患者の民族と文化背景は，病気の経験においても，ある危険因子が存在した痕跡としても大変重要である．例えば「ヒスパニック」といったレッテルが，大変多くの異なる遺伝子を持った多種多様なグループや文化背景を，一緒くたにしてしまうことには注意しなければならない．

　コロンビアから移住してきた米国人は，メキシコ人と呼ばれると憤慨するかもしれない．自分自身をメキシコ人(出生国)と呼ぶ看護師が私に指摘したことだが，高齢のメキシコ人たちは「チカノ *chicanos*」と呼ばれると，特に女性なら(女性形はチカナ *chicana* である)，たとえ現代辞書がその言葉をメキシコ家系の米国人を意味すると定義し

ても，憤慨することが多い(Raventós and Gold, 1999)．もともとはその言葉はメキシコ人のなかのあるグループによる侮辱的言動として使用されていたが，一方そのグループはポウチョ *pochos* (色あせた，変色した)と侮蔑的に呼ばれていた．彼らが自分たちの言語と文化を失いかけていたからであった．スペイン語の「チカナ *chicana*」は「詭弁」を意味し(Raventós and Gold, 1999)，「チカネロ *chicanero*」は「油断のならない」や「ずる賢い」を意味する(Cuyás, 1940)．その看護師は「チカノ *chicano*」という言葉が彼女の看護師免許に記載されていることを嫌悪していたので，それを州都に送り返し変更してもらおうとした．若い人たちはそれが不快だとわからないかもしれない．

　患者の人種や民族を記載することが必要だと感じたなら患者に尋ねるのがよい．微妙な問題をうまく扱うための主な必要条件は，常識，礼儀正しさ，および**患者の言うことに喜んで耳を傾ける姿勢**である．

2) 指導医へのルール：レジデントと患者について話す時

1. 以下に挙げたフレーズで始まるどの表現も，診断と治療に役立つ情報を含んでいるようにはとても思えない．
　「彼らが言うには……」
　「あなたは……すべきだと私は聞いた」
　「へそ専門科(あるいはその他の専門科の名前)が言うには……」
　「Smith 先生が言うには……」
　「私たちに言われたことは……」
　「私たちが教わったことは……」
　「いつも……することになっていると彼らが言うので」
　そして今まで私が聞いたなかで最高のお気に入りは，「私のルームメイトは，聖ヌドニック(厄介者という俗語)病院で循環器のフェローとデートをしていて，彼女が彼に言うには……」．
2. 以下に挙げたフレーズで始まるどの表現も，診断や治療に役に立つ情報を含んでいる可能性が高いように思われる．
　「なぜなら……であるから」
　「あなたが進んで……，と思うのなら」
　「私が見たのは……」

「私が見つけたのは……」

「看護師が気づいたことは」

「私もそう思うが，われわれがそれを評価する時」

3）症例提示の準備に関して

症例提示にどんな情報を入れるかを決める最良の方法は「後ろ向きに考える」ことである．重要な問題や診断の各々に対し，どの病歴や臨床データがその診断を支持するのに，あるいはそれ以外の診断を除外するのに役立つかを判断すること．そうすれば最も重要な陽性所見といくつかの重要な陰性所見を述べることができる．目標は，選択しかつ分析したデータを明確に，手短に，正確なやり方で提示することである．

忙しいコンサルタントに提示する時は特に「新聞形式」が最良であることがあり，最も重要で劇的な事実で始めるとよい（Chop, 1997）.

付録 4-1　Forgacs 表記：病態生理学的説明

図 4-3 に図示した音は以下のように説明ができる．

1. 呼気の多音性の喘鳴は，びまん性の気道閉塞における呼気の葉気管支の虚脱から生じる．

2. 吸気と呼気両方の単調音の喘鳴は閉鎖点で狭められた単一の硬い気道から生じる．

3. 繰り返す呼気終末のクラックルと吸気終末の喘鳴は，そのどれか1つであっても両方一緒にあっても，肺のしぼんだ領域において小気道の開通が遅れることによって説明される．

4. 呼気と吸気のクラックルの不揃いなパターンは気道において液体が吸気と呼気でゴボゴボと音を立てることによって生じる．

5. 吸気のクラックルが繰り返すパターンは小気道の吸気の開通が遅れることによって起きる．呼気のクラックルが繰り返すパターンは肺のしぼんだ領域において呼気の空気とらえ込み現象が起きるためである．もし同時に起きるのなら，上記のことが組み合わさって起きていることを意味するか，あるいは Forgacs によると胸膜摩擦の徴候かもしれない．

付録 4-2　スペイン語記録の英語訳（日本語版では省略）

文献

- Børg H. Electronic health records: Agenda-based medicine. *J Am Phys Surg*. 2017;22:48-54; in press.
- Butler M. Congress passes 21st Century Cures Act, impacting health record privacy, documentation, and exchange. *J AHIMA*. 2016. Available at:http://journal.ahima.org/2016/12/07/congress-passes-21st-century-curesact-impacting-health-record-privacy-documentation-and-exchange/. Accessed Apr 18, 2017.
- Cassell EJ. Why should doctors read medical books? *Ann Intern Med*. 1997;127:576-578.
- Chop WM. Record keeping and presentation. In: Mengel MB, Fields SA, eds. *Introduction to Clinical Skills: A Patient-Centered Textbook*. New York:Plenum Publishing; 1997.
- Cuyás A. *Appleton's New English-Spanish, Spanish-English Dictionary*. New York: Appleton-Century-Crofts; 1940.
- Donnelly WJ, Brauner DJ. Why SOAP is bad for the medical record. *Arch Intern Med*. 1992;152:481-484.
- Forgacs P. Lung sounds. *Br J Dis Chest*. 1969;63:1-12.
- Henry L. Hot button: Race versus ethnicity, and looking askance at impact. *Copy Editor*. (February-March); 2004.
- Hirschtick RE. The quick physical exam. *JAMA*. 2016;13:1363-1364.
- Huntoon LR. The disaster of electronic health records, *J Am Phys Surg*. 2016;21:35-37. Available at: http://www.jpands.org/vol21no2/huntoon. pdf. Accessed Apr 18, 2017.
- Ledford H. Psychiatry manual revisions spark row. *Nature*. 2009;460:445.
- Ober KP, Applegate WB. The electronic health record: Are we the tools of our tools? *Pharos*. 2015;78(1):8-14.
- Orient J. Medical records: Out with the old, in with the new. *Physicians Pract Dig*. 1998;May/June:39.
- Orient JM, Kettel LJ, Sox HC Jr, et al. The effect of algorithms on the cost and quality of patient care. *Med Care*. 1983; 21:157-167.
- Patel JJ. Writing the wrong. *JAMA*. 2015;314:671-672.
- Polley HF, Hunder GG. *Rheumatologic Interviewing and Physical Examination of the Joints*. 2nd Ed. Philadelphia, PA: W. B. Saunders; 1978.
- Raventós MH, Gold DL. *Berlitz Spanish Reference Dictionary*. New York: Random House; 1999.
- Rosenbaum L. Transitional chaos or enduring harm? The EHR and the disruption of medicine. *N Engl J Med*. 2015;373:1585-1588.
- Schlafly A, Gregoire NW. Brief of amicus curiae the Association of American Physicians and Surgeons, Inc. Rush Limbaugh v. State of Florida. *District Court of Appeal for the State of Florida, Fourth District. Case No. 4D03-4973, 20 February*, 2004.
- U.S. Department of Justice. Memorandum of points and authorities in support of defendants' motion to dismiss. *Association of American Physicians and Surgeons, Inc., et al. v. United States Department of Health and Human Services et al. United States District Court for the Southern District of Texas, Houston Division. Civil Action No. H-01-2963, 30 November*,

2001.
- Verghese A. I carry your heart. *JAMA Cardiol*. 2016;1:213-215.
- Walton-Shirley M. The death of the physician letter. *Medscape*. 5, 2015. Available at: http://www.medscape.com/viewarticle/853569. Accessed Apr 10, 2015.
- Witzig R. The medicalization of race: Scientific legitimization of a flawed social construct. *Ann Intern Med*. 1996;125:675-679.

5章 全身状態

> じっと見ればちゃんと観察できる.
> ヨギ・ベラ[訳注1]
> （アラバマ州の Ben Friedman 医師による引用）

訳注1) Lawrence Peter "Yogi" Berra(1925～2015年). 米国メジャーリーグで活躍した往年の名捕手. 数々の迷言（奇妙な発言）を残したことで知られる.

◆ 覚えておくべきポイント

- 医学的知識を身につけていくに従って，よい身体診察ができるようになる.
- 優れた臨床医は，患者を一目見ただけで多くの診断的結論を導き出すことができる.
- 臨床でのファースト・インプレッションは暫定的な仮説であり，その後の評価によって確定するか否定されるべきものである.
- 何かを探していなければ，そこに何かがあったとしても見つけ出すことはできない.

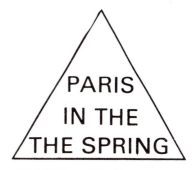

図 5-1　自己学習用の練習問題. この標識の示す季節を書きなさい. そして本頁の文章を読むこと.
（ニューヨークの Campbell Moses 医師のご厚意により許可を得て掲載）

　一連の身体診察を始める前に，まずしばらくの間，患者の全体像に目をやることが大切である. アーサー・コナン・ドイルの医学校での教師であった Bell 博士(26章参照)のような優れた脳を持っていない限り，患者の全体像を系統立てて観察し，その所見について記録しなければならない. 私は，シャーロック・ホームズ(Bell 博士がモデルになっている)の物語を読んで，「正確な観察から推理することがどれだけワクワクすることか学びなさい」と以前から医学生たちには説いてきた. しかし成功体験がなければ学生はそんな練習を続けようとはしない. 残念なことに，何を探すべきかを知らない限り，うまくいかないのである. ゲーテがかつて言ったように「知っているものにとってのみ，そのものは見える Was man weiss, man sieht」のである.

　図 5-1 を見て短文の中に1年のどの季節が示されているかメモ用紙に記述せよ. "Spring" という答えが書いてあれば正解だ. おそらくあなたは，"Paris in the spring" と書かれていると思っただろう. しかし，それは間違いだ. 図に戻ってもう一度読んでみよ. それでも同じだと思ったら，声に出して，1語1語指でたどって読んでみること.

　多くの学生は，これは単なるトリックだと感じるだろう. 彼らは患者を毎日診ているが，繰り返し注意深く診ていても，容易に見過ごされてしまうことがあるのが信じられないのだ. したがって，以下に示すような実験を自分自身で行ってみよ. 注意深く1つひとつの段階を踏んでやること.

1. 大きな紙とペンか鉛筆を用意する.
2. 今している腕時計を外して，ポケットかかばんの中にしまう.
3. 紙にあなたが今外した腕時計の文字盤の絵を描出せよ(もしデジタル時計を持っているのなら，ナイトテーブルや台所のような，いつも見ている時計の正面を思い出しなさい).
4. まず，時計の針，特にその形やマークがあればそれを描出せよ.
5. 針の色や，文字盤の色を示せ.
6. 時刻を示すマークを示せ. 色は？ ローマ数字かアラビア数字か. 数字で省略されているところはあったか. 省略されたところには，何かのマークがついていたか，あればどんな形だったか.
7. 時計の文字盤に何か特別の単語やマークがあったのなら正確に描出せよ.
8. 最後に，外した時計を取り出して今描いた文字盤の絵と比べてみよ. どれだけのないはずのものをあると思い違いをしていたか(実際には文字

盤にはないものを描いてしまっているか）．どれ
だけあるはずのものがないと思い違いをしていた
か（例えば，スケッチに描かれていない文字盤の
マークなど）．その時計を今まで何千回眺めてい
たと思う？

　この練習は，構造化されないでただ診察するだ
けではだめで，何度繰り返しても特に探すつもり
でなければ，どんなに明らかなデータであっても
大部分は得ることができないことを示している．
卓越した診断能力を持つ臨床医と平凡な医師との
大きな違いは，どれだけの量のデータを集めるか
ではなく，論理的な誤謬やバイアスを避けるため
に（27章参照）どのようにデータを扱うかなのだ．
観察の重要性はどれだけ強調してもしすぎること
はない．「優れた臨床医は，無駄に多くの情報を集
めたりはしない」．

1　診察方法

　この教科書を通して声を大にして強調したいこ
とは，積極的に意識して系統立った診察を行うと
いう大原則である．人は見ようとするものしか見
えない．皮肉なことに全身状態の観察そのもの
は，系統的なやり方にあまり適さない．初めて患
者を診察する時には，全身状態については次のよ
うな側面に注意して観察せよ（4章「モデルとなる
（記録の）アウトライン：Gerry Rodnan 医師によ
る」を参照）．すなわち，発達，栄養状態，意識の
状態，見かけの年齢（およその年齢），人種，性
別，姿勢とベッド上での体位，安楽そうにしてい
るか，診察に対する態度，病気の具合（急性か慢
性か），運動，体型と体格（プロポーション）など
である．

　Morgan と Engel はかつてこう言った．全身状
態の記載は，その患者のことを知らない人であっ
ても病棟で見かけた時には，その患者だとすぐに
わかるくらいに，簡潔かつ十分な情報を含むべき
であると．そのなかには，その患者の身体的に特
有な部分（例えば皮膚，顔貌，神経学的所見など）
が含まれるかもしれないが，系統的に観察すれ
ば，患者を一目見ただけでも明らかになることで
ある．ある種の症候群，特に先天性疾患では，外
観は独特なもの（例えば，「奇妙な見かけ」）になる．
その時観察者がすべきことは，その患者の外観の

どこが独特であるのかを表現することである．

　この教科書では，患者の全身状態の例示として
のうち主として3つの側面に焦点を当てる．すな
わちそれは，姿勢と体位，運動，体型と体のプロ
ポーションである．さらに追加すべき内容は，9
章を参照．多くの他の臨床診断の教科書では，類
縁疾患（このように呼ぶ理由は，これらの疾患の
患者はすべて同族として似ているから），例えば
甲状腺機能亢進症，甲状腺機能低下症，Addison
病，Cushing 病，先端巨大症，ガーゴイリズム，
などにつき，説明を列記するやり方がとられる．
しかしこの教科書では，よくあるそんな様式には
従わないつもりだ．その理由は以下のようなこと
である．第1に現在では早期に診断が可能になっ
てきており，教科書に載っているように非常に進
行した症例の写真は，もはやあまり役に立たな
い．第2に，もしあなたが十分な経験を積んでい
て，それらの教科書に載っている写真によって患
者を見分けられるなら，ここで繰り返し言葉で記
載する必要がない．

指導医へ：患者に装着された器具，患者に投与さ
れている薬剤に注目せよ．Ask-Upmark 教授はか
つて患者の枕元を注意深く見て，診断の手がかり
や，患者のパーソナリティ，宗教的信仰，社会支
援の状態などの情報を得ていた．ものがどのよう
に並べられているかを見よ．そこに読み物が置い
てあれば，それがどんな類いのものか見よ．バー
ジニアの Bill Domm 医師は，仮病を使っている
かもしれない患者の靴を観察して，患者が見せか
けようとしている歩行障害から推定されるパター
ンどおりに靴底が擦り切れているかどうかを確か
めた．そのような観察はカルテのどこに記載する
かの決まりごとはない．その情報がどういったも
のかによって，病歴や身体所見，患者の全体像な
どに含めばよい．こうした重要な観察をふまえて
確定バイアス（27章参照）に陥らないように注意
すること．そして，どうしても最初の印象に引き
ずられてしまうのが人の常なので，それに抗うこ
と．なぜなら，そんなアプローチはエラーにつな
がるからである．

2 姿勢と体位

1) 腹痛を訴える患者

腹痛患者においては，患者の体位は鑑別診断にとても役立つ．腎周囲膿瘍の患者では，病変がある側に体を曲げる傾向にある(20章参照)．胎児のような体位をとっている患者は，しばしば膵炎である．苦痛に顔を歪めてじっとしていられない患者には，何らかの閉塞機転(胆石発作や腎疝痛など)がある．これに対して腹膜炎の患者では，体を抱えてじっとしている(Silen, 1979)．

仰向けに寝た状態で，膝を曲げて股関節を外転させた状態のことを**腸腰筋徴候**という(図 5-2)．かつては腹膜刺激の徴候(例えば，限局性回腸炎または憩室炎に関連する膿瘍から生じる)と考えられ，時には盲腸の後方に位置する虫垂炎(Martin and Weiser, 2017)の徴候としていまだに提示されることがある．しかし現在では，膿瘍(Stefanich and Moskowitz, 1987)や抗凝固による医原性出血など(20章「逆腸腰筋試験」も参照)腸腰筋それ自体の内部に原因がある場合により多くみられる．

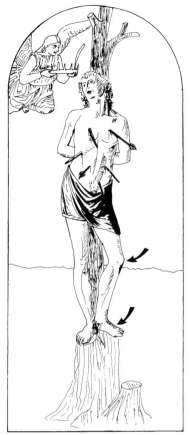

図 5-2　**腸腰筋徴候は仰臥位で見られる．** 起立時ではない．
(アンドレア・デル・カスターニョ作『聖セバスチャン』)

2) 呼吸困難を訴える患者

呼吸困難の原因となる病態の診断にも体位は役に立つかもしれない．それぞれに病的意義があることが知られている体位がいくつかある．

▶ 起座呼吸

心原性起座呼吸

起座呼吸(文字どおり「起き上がってする呼吸」)は，95%以上の場合で，左心不全を示している．起座呼吸の病態生理は，次のような解剖学的事実に基づいている．すなわち，起き上がった姿勢では，左心系は肺静脈系の中央に位置する．これに対して右心系は血液を供給する体静脈系よりも高いところに位置している(臥位の状態では，左心系も右心系のどちらもが，それぞれの対応する静脈系の中央に位置する)．言い換えると，起き上がった状態(立位または座位)では，右心室は左心室に比べて充満圧が低くなる．その結果(機能が低下した)左室であっても肺うっ血を解消できる程度にまで，右心拍出量が低下する．このメカニズムはまた，なぜ純粋の右心不全の患者では起座呼吸がないか，また左心不全の患者では右心不全を合併してきた時になぜ呼吸困難がいくぶんやわらぐかの説明になっている．

肺動脈狭窄症の患者では，真横になって寝る時よりも，枕をいくつか重ねて頭を上げたほうが呼吸しやすいというかもしれない．腹部の内容物の増加[訳注2]のために，患者は座位になったほうが呼吸が楽だという状況もあるかもしれない．形式上は起座呼吸の例となるが，この場合は左心不全を意味しないし，前に述べた病態生理の機序の結果でもない．

訳注2) おそらく，腹水や臓器腫大のことを指している．

肺性起座呼吸

もし両側の肺尖部にひどい病変があるが肺底部は比較的保たれている場合には，患者は起座呼吸となるかもしれない．なぜなら，臥位では換気さ

れない部分への肺血流が増加して，酸素化が低下するからである．座位になると，そんな患者でも換気がより良好な肺底部に血流が再び回復して酸素化が増加するため呼吸困難感が軽減する．こうしてあたかも心不全の起座呼吸と似た状態になる．

重症の閉塞性肺疾患の患者では，座って自分自身を肘で支える姿勢をとる．こうして胸郭をあまり動かないようにして吸気時の副呼吸筋の効率をよくするためである（図7-1A参照）．前かがみになると腹部を圧迫することになって患者はより楽に感じる．腹腔内の圧が増加することにより，肺気腫の患者で平坦になった横隔膜をよりドーム状に押し戻す．そうして呼吸のピストン運動をより有効にするわけである（Sharp, 1986）．長い経過で，肘を立てて体を支える姿勢をとるために太ももの上に色素沈着をきたすことがある（図7-1B参照）．

起座呼吸は，気管支喘息でも起こりうる．実際，汗をかいて起座位になっている喘息患者は，そうでない喘息患者よりも肺機能は悪い（Brenner et al., 1983）．

夜間発作性呼吸困難

心臓による夜間発作性呼吸困難が楽になるように，患者はしばしば「もっとよい空気」が入るように窓のところに行くと訴えることがある．実際には，窓にもたれかかることによって，疲れた体を立位の状態に支えているだけである．重要なことは，立ち上がっているということであって，それ以外は楽になるかどうか，いわば気分の問題である．肺疾患の患者でも，窓枠にもたれかかる．心臓由来でも肺由来でも呼吸困難を訴える患者は，起き上がって，窓のところに行き，冷たい空気が顔に当たるようにする．というのは，高炭酸ガス血症で負荷をかけられた呼吸の状態において健常人で行われた研究でも，こうすることによって息苦しさが軽減するからである（Schwartzstein et al., 1987）．メディケアの年1回のスクリーニングには，パルスオキシメーターの測定1回，起立時と臥位での血圧と脈拍測定が含まれているが，Edward Harshman医師はパルスオキシメーターを使って心拍数を測定している．彼によると「不要な」2回目のパルスオキシメーターの測定値が，時に仰臥位で10％以上低い測定値を示すという

（E. Harshman, 私信, 2015）．彼は心臓の薬を午後の遅い時間に投与すると浮腫が軽減されて，患者がよく眠れることに気づいた．インターネット検索で，彼は仰臥位と立位による動脈酸素飽和度が肝肺症候群の非侵襲的なスクリーニングに役立ち，肺内シャント量とよく相関することを見出した（Deibert et al., 2006）．

<u>学生への注意</u>：手元にあるデータをすべて注意深く読み，それが何を意味するか問うこと．

扁平呼吸

扁平呼吸platypnea（文字どおり「平坦な呼吸flat breathing」）とは，起き上がった状態では呼吸困難を感じて，臥位になると楽になる状態のことである．通常，臥位よりも起座位のほうが酸素飽和度が減少する体位性脱酸素現象orthodeoxiaを伴っている（下記参照）．扁平呼吸は，重症の肺気腫のある炭坑夫で認められたことをRobinらが最初に記載した（Altman and Robin, 1969）．

原則として肺の底部を侵すような肺疾患では，立ち上がったり座位をとると換気血流比不均等により動脈血の酸素飽和度は減少する．扁平呼吸は，多発再発性肺塞栓（Seward et al., 1984），気瘤pneumatoceleを伴った壊死性肺炎（Khan and Parekh, 1979），両側性のブドウ球菌性肺炎，胸水，結核（Limthongkul et al., 1983），動脈管開存（Horton and Bunch, 2004）やその他の病態でも起こることが報告されている．もちろん肺底部で動脈と静脈が交通するようなどんな病態であっても，換気血流比不均等が起こって，その場合には立位では病態は悪化する（Robin et al., 1976）．したがって，体位性脱酸素現象を伴う扁平呼吸は，明らかな肺疾患がない状態であってもみられる．例えば肝硬変など（Santiago and Dalton, 1977）で，その報告例では後天性の動静脈奇形の存在が推測されていた．この肝肺症候群は，たとえ他の合併症や非代償の徴候がなくともその患者がそろそろ肝移植が必要になっているということを示しているかもしれない（S. Danovitch, 私信, 2004）．肺病変を伴わない肝疾患患者よりも，肝肺症候群の患者のほうが，扁平呼吸はより多く報告された（Younis et al., 2015）（これは動脈血ガス分析および心エコーで生理食塩水を使ったバブルテストで確認されている）．

▶ 片側臥呼吸

　片側臥呼吸は，患者が右または左側臥位の体位で起こる呼吸困難である(Mukerji, 1990)．用語「トレポプニア」(文字どおり「ねじれた呼吸」)は，Richard A. Kern 医師が考え出したものである．これは肺が原因となることも(Tsunezuka et al., 2000)，心臓が原因のことも(Fujita et al., 2002)ある．一般に，片側の肺疾患では，健側肺を下にしたほうが肺のガス交換は最大になる．例外もある(下記参照)．最近では肺疾患の徴候として一般的になってきたが，昔は，片側臥位呼吸は，うっ血性心不全の多くの患者において観察されてきた(Wood and Wolferth, 1937)．これらの患者では，通常は右側臥呼吸(右側を下にした呼吸)であった．心不全患者では，右側に胸水が貯留することが多いのが，患者がその体位を好む理由かもしれない．

　「健側が下」という原則に対する第1の例外は，胸膜炎を伴った胸膜疾患である．この場合，患者は胸の痛む側の支えにベッドを使うため患側を下にする．第2の例外は，肺切除後に残存した左上葉に再発した気管支がんの患者で，患側の肺を下側にしていたことが報告されている．この患者では右側を下にして側臥位になると腫瘍が残存する左上葉を閉塞するため，正常の右肺を上にして左側臥位をとっていたという(Mahler et al., 1983)．第3の例外は乳児である(Davies et al., 1985)．さらに例外になる可能性があるのは，慢性閉塞性肺疾患(COPD)の患者であろう．この場合は，上になった側の肺の換気が増加すると，下になったほうの，つまりはより十分に灌流されていると考えられる肺への換気が減少してしまうからである．わずか4人の患者と2人の対照群があるだけのこの研究の内容が証明されれば，それは軽度から中等度のCOPDの患者は，決して側臥位をとらないということを示唆するだろう(Shim et al., 1986)．

　片側臥呼吸の稀な原因は，心房粘液腫(Gul et al., 2014)，肝細胞がん，腎細胞がんが右房の中で発育した場合である(Yasuhiro et al., 1983)．後者は左片側臥呼吸の原因になる．

3 運動

　歩行については，神経学的診察の章で後ほど述べる予定だが，メリーランド州の Albert I. Mendeloff 医師によれば，歩行を観察すると神経学的な病態だけでなく，非神経学的疾患を診断する際にも有用であるという．彼は患者の体重を自分で測定することをすすめている．体重計まで患者と一緒に歩いて患者が歩くところを観察し，さらに患者が体重計に乗り，その後降りる様子にも注目せよ．患者が補助なしに診察台に上がる様子を観察するのも役に立つ．このような観察方法は，偉大なフランスの神経学者，Charcot 以来の伝統である．彼は，自分の診察室を長い廊下の端に置いて，ドアを開けておけば患者が廊下を歩いてくる様子が見えるような場所に自分の机を置いていた．多くの症例で，彼は患者が診察室に入ってくる前に診断をつけていたという．

4 体型と身体のプロポーション

1) 恥骨結合と床の距離の測定

　ヘロドトスの時代から，人の両手を広げた指から指の距離は，身長(頭頂から踵まで)におよそ等しいことは知られていた．恥骨結合から床までの長さは，恥骨結合から頭頂までの長さ(つまり，身長の半分)にだいたい等しい．もっと正確に述べると，恥骨結合から頭頂までの長さ / 恥骨結合から床までの長さの比率の正常値は，白人では0.92〔標準偏差(SD) = 0.04〕，黒人では0.85(SD = 0.03)である(McKusick, 1970)(このことと，多くの陸上競技で世界記録が黒人に多いこととは関係があるはずである)．

　この比率の異常は，ある種の臨床状況に特徴的である．軟骨無形成性小人症では，この比率は1.0を超える(恥骨結合と床の距離は身長の半分よりもずっと短い)．Marfan 症候群の患者や「Marfan 様体型」(黒人によくみられる)ではこの比率は正常よりも小さい(恥骨結合と床の距離が身長の半分よりも長い)が，同じように身長の高い先端巨大症の患者では，この比率はそうではない．Marfan 症候群では，腕から腕の長さは，身長よ

りも長い（McKusick, 1970）．この症候群のそれ以外の特徴については10，13，16，24章を参照．

軟骨無形成性小人症では，上腕骨と大腿骨は前腕や下腿に比べると短い．これらの診断的特徴は他の根拠によって容易につけることができるので，私は個人的にはこれらの尺度はあまり使っていない．

> 小児においては，骨格の変化はMarfan症候群の徴候として最初に現れる．これらの徴候を認識することが，動脈を保護する治療につながる．われわれが言及した比率ではなくて，座った高さと立位身長の正常値の表はすぐに利用できる．Marfan症候群の患児は，座位での身長は正常範囲だが，立位身長は年齢に比較して最も高いパーセンタイルに相当する．

類宦官症（eunuchoid）の体型を持つ人は，脚が長く，上半身の比率が下半身より小さく，立位の身長と比較して座高も小さくなる．この体格は，性腺機能低下症，すなわち男性ではテストステロン，女性ではエストロゲンの永久欠乏症の徴候で，Klinefelter症候群によくみられる（Visootsak and Graham, 2006）．

小児の成長曲線は，年齢における95％信頼区間が示されている．これらの基準は，小児科の教科書で容易に入手可能である．

2）体重：分布と変化

患者の体重とその分布は体格の重要な側面である．検者は，体重の変化の証拠がないかを探すべきである．新しいベルトの孔の位置や，孔の位置の変化は，患者の体重減少あるいはその逆に腹水で腹囲の増加したことを示しているかもしれない（「ベルトサイン」）．一般的には，ベルトのバックルの最も鋭い溝が，一番最近の孔の位置を示している．最も擦り切れたバックルの溝が，患者の普段の孔の位置を示す（3章参照）．

腹部にかたよった（「リンゴ型」）肥満の人は，2型糖尿病や動脈硬化性血管病のリスクがある．同じように，大腿部にかたよった（「洋ナシ型」）肥満の人は，2型糖尿病にはなりにくい．後者は女性に多く，しばしば妊娠中にみられる．この女性の2つのタイプを区別するための公式は，

ウエスト周囲径／ヒップ周囲径＝0.7（正常）

この比が0.7未満であれば「洋ナシ」型肥満，0.85以上であれば「リンゴ型」肥満を示す（Malcolm et al., 1988）．

3）BMI

身長と体重の関係に関して最も広く使われている式はBMI（Body Mass Index）である．

BMI ＝体重（kg）／身長（m）^{2}

BMIが20〜25 kg/m^{2}の間が，大部分の人において適正な体重と考えられている．BMIが27以上では体重過多と考えられ，30以上が肥満と定義されている．正常値は，年齢と性別によって変化する．インターネットを検索すれば，患者は自分がどのパーセンタイルに入るのかを調べる計算機を見つけることができるだろう．この計算は体液バランスに異常がある患者では信頼性に欠ける．またものすごくがっちりした体型の人は，脂肪よりも筋肉のほうが密度が高いため間違って肥満として分類されてしまうかもしれない．さらに，この計算式では，身長の高い人ほど太り過ぎになり，平均的な身長の人よりも，身長の低い人ほど太りすぎにならないことを示している．物体の重さはその体積に比例する．2つの固体が同じ形状のとき，一方が他方の2倍の高さであれば，その体積は8倍（高さ^3）になり，式のように4倍（高さ^2）にはならない（R.S. Bauman, 私信, 2012）．

フィットネスおたくの患者なら，体脂肪率を測定する方法として生体電気インピーダンスを測定する家庭用機器を購入したり，通っているフィットネスクラブで測定するかもしれない．

4）HIV関連リポジストロフィー

ヒト免疫不全ウイルス（HIV）感染患者で，特にHAARTを行っている患者では，中心性リポジストロフィー，末梢性リポジストロフィー，高脂血症，脂肪腫，インスリン抵抗性などを特徴とする進行性の症候群を発症してくることがある（Carr et al., 2003）．この症候群の奇妙な特徴は，末梢での脂肪減少を伴う体幹への脂肪蓄積である（Carr et al., 2003）．頬，腕，大腿，臀部の皮下組

織を喪失して表在静脈が目立つようになって患者
は消耗した外観になる．同時に，後頸部の脂肪組
織が大きくなる「野牛様脂肪沈着」や，顎の脂肪が
増えて頸部の周囲径が5〜10 cmも増加する「馬
の首」，乳房肥大，中心性体幹肥満などを呈する．
すべての患者がプロテアーゼ阻害薬で治療されて
いるわけではないが，患者は「棒みたいにやせっ
ぽちのくせにプロテアーゼで太鼓腹」と品のない
表現をされてきた．外観が痛ましいほど損なわれ
ることに加えて，動脈硬化が著しく進行したり，
高血糖によるそれ以外のリスクが高い（Carr et al.,
1998）．この症候群が「抗レトロウイルス療法関連
リポジストロフィー」と呼ばれているのは，客観
的な症例定義を決めた研究（Carr et al., 2003）に組
み込まれたすべての患者がこの治療を受けていた
からであろう．おそらくは，抗レトロウイルス治
療を受けたHIV患者の50％以上が，最終的にこ
の疾患に罹患したと推測される（Carr et al., 2003）．
約40％の症例では非常に重症であった（Verolet et
al., 2015）．約12〜24ヶ月の抗レトロウイルス療
法後に患者の20〜35％において，四肢および体
幹の脂肪量の変化が臨床的に明らかになった
（Grinspoon and Carr, 2005）．時間が経つにつれて，
最初の印象とは異なり，HIV関連リポジストロ
フィー単一の症候群ではないことがわかってき
た．ある患者では純粋な脂肪萎縮症を示すが，脂
肪肥大を示す患者もいる．そしてごく一部の患者
のみが「古典的な」両者の混合した臨床像を持つ
（Guaraldi et al., 2013；Khara and Conway, 2005）．最
近わかってきたことだが，体脂肪の変化は3つの
収束する現象，すなわちそれ自体が疾患に続発す
るリポジストロフィー／脂肪肥大，抗レトロウイ
ルス薬による治療，そして加齢による生理的脂肪
組織の変化という現象が組み合わさった結果のよ
うである（Guaraldi et al., 2013）．
　「るいそう病」あるいはAIDS消耗症候群は，
ウガンダで蔓延の早期から認識されており，原則
として体の脂肪の分布が変化しないで非脂肪組織
が失われていく（Fuller, 2008）．

5　患者は痛がっていないか？

　患者が歩いたり動いている様子を，特に患者に
気づかれないようにして観察せよ．痛みを訴える

患者のなかには鎮痛薬をもらおうとして，痛いふ
りをしている者がいる．そんな患者を多く診察す
る医師には，駐車場にいる患者を観察できるよう
な窓をオフィスにこしらえている者もいる．ひど
い腰痛があると主張して麻酔科医を訴えていたあ
る女性が，背の低い水飲み器から水を飲むため苦
もなく前かがみになっているのを陪審員に目撃さ
れて裁判に負けた例がある．

6　その患者は脱水になっていないか？

　脱水は世界中で疾病や死亡の最も多い原因
の1つであり，急性に具合が悪い患者，
特に小児では，体液の状態を評価することは重
要である．全身状態をみる時には，落ちくぼん
だ眼球や泉門，涙が出ないこと，粘膜の乾燥な
どに注意せよ．それぞれの所見は6，7，18章
で取り上げる．多くの介護施設の患者で，十分
に水分を摂取しないことが慢性的な問題になっ
ている．

7　患者は低栄養状態になっていない
か？

　今日の米国では栄養不良は，スタッフ不足の介
護施設に入所中で，他の人のケアに依存している
寝たきり患者において，おそらく最もありふれた
問題である．衣服がダブダブになっていないか，
入れ歯が合わなくなっていないか，口の痛みがな
いか，歯が抜け落ちていないか，髪の毛が薄く
なっていないか，皮膚の損傷や創傷治癒の遅延の
有無などをチェックする．精神錯乱や意識障害の
原因として，低栄養状態を見過ごしてはならな
い．

8　清潔さと身繕い

　髪がボサボサで風呂に入っていない患者は，と
ても重症で，感情的に乱れていたり経済的に困窮
しているかもしれない．また自分自身を大切にす
る気持ちや他人に対する敬意を失っているかもし
れない．もし誰かの介護に依存している患者で，

みすぼらしく見えるのは介護者によるネグレクトがあることを示しているかもしれない．口腔内の衛生や足の状態には，特に注意を払うこと．患者によっては，自分自身の足を見ることができなかったり，手が届かなかったりする．医師が地元のサブカルチャーをよく知っておくことは役に立つ．特にいろいろな非公式なグループが集まっているコミュニティ（「芸術的コミュニティ」など）ではそうである．時に，服装や身繕いが変に見えても，それが単に患者が彼のコミュニティの一般的なドレスコードに従っているだけのこともある．こうしたことを理解しておけば，医師は確認バイアスに陥らないで済む（27章参照）．

ピアス，刺青，髪形，服の着方など，その人特有の文化や嗜好などを示すものがないか探すべきだ．

女性のヘアスタイル，化粧法，マニキュアなどは，その人の自己像や社会経済的な状態がどんなものかを示しているか．

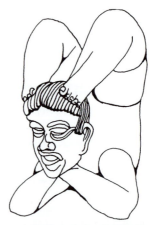

図 5-3 この2000年以上も前に作られた粘土の小さな像は，中米で最初に報告された破傷風の患者を示している可能性がある．これは，意識のある患者にみられたひどい後弓反張と大げさに強調された冷笑（risus sardonicus，痙笑）を示している．しかし，腕は変な位置に置かれている．破傷風に侵されている患者は決して両手を顎の下に持ってくるまで上肢を屈曲することができないからだ．この像は，埋葬品として作られた彫像の1つなのだが，曲芸師なのではないかと考える観察者もいる．このことは，何を見ようとするかによって，われわれに見えるものが違うということを教えてくれる．
（この絵はメキシコシティの国立人類学博物館所蔵の彫像から描かれた）

9　自己学習：推論

説明文を読まないで，図5-3について何を示しているか考えよ．

文献

- Altman M, Robin ED. Platypnea (diffuse zone I phenomenon?). *N Engl J Med*. 1969;281:1347-1348.
- Bell R, Mieth L, Buchner A. Appearance-based first impressions and person memory. *J Exp Psychol Learn Mem Cogn*. 2015;41:456-472.
- Brenner BE, Abraham E, Simon RR. Position and diaphoresis in acute asthma. *Am J Med*. 1983;74:1005-1009.
- Carr A, Emery S, Law M, et al.; HIV Lipodystrophy Case Definition Study Group. An objective case definition of lipodystrophy in HIV-infected adults: A case-control study. *Lancet*. 2003;361:726-735.
- Carr A, Samaras K, Burton S, et al. A syndrome of peripheral lipodystrophy, hyperlipidaemia and insulin resistance in patients receiving HIV protease inhibitors. *AIDS*. 1998;12:F51-F58.
- Davies H, Kitchman R, Gordon I, et al. Regional ventilation in infancy: Reversal of adult pattern. *N Engl J Med*. 1985;313:1626-1628.
- Deibert P, Allgaier H-P, Loesch S, et al. Hepatopulmonary syndrome in patients with chronic liver disease: Role of pulse oximetry. *BMC Gastroenterol*. 2006;6:15. Available at: http://bmcgastroenterol.biomedcentral.com/articles/10.1186/1471-230X-6-15. Accessed Apr 23, 2016.
- Fujita M, Miyamoto S, Tambara K, Budgell B. Trepopnea in patients with chronic heart failure. *Int J Cardiol*. 2002;84:115-118.
- Fuller J. A 39-year-old man with HIV-associated lipodystrophy. *JAMA*. 2008;300:1056-1066.
- Grinspoon S, Carr A. Cardiovascular risk and body-fat abnormalities in HIVinfected adults. *N Engl J Med*. 2005;352:48-62.
- Guaraldi G, Stentarelli C, Zona S, Santoro A. HIV-associated lipodystrophy:Impact of antiretroviral therapy. *Drugs*. 2013;73:1431-1450.
- Gul M, Sahan E, Sen F, et al. Trepopnea in a patient with right ventricular myxoma. *Herz*. 2014;39:880-881.
- Horton SC, Bunch TJ. Patent foramen ovale and stroke. *Mayo Clin Proc*. 2004;79:79-88.
- Khan F, Parekh A. Reversible platypnea and orthodeoxia following recovery from adult respiratory distress syndrome. *Chest*. 1979;75:526-528.
- Khara M, Conway B. Morphologic changes in HIV-infected men: Sorting fact from fiction. *J Acquir Immune Defic Syndr*. 2005;40:119-120.
- Limthongkul S, Charoenlap P, Nuchprayoon C, et al. Platypnea and orthodeoxia: A report of three cases and hypothesis of pathogenesis. *J Med Assoc Thai*. 1983;66:417-424.
- Mahler DA, Snyder PE, Virgulto JA, et al. Positional dyspnea and oxygen desaturation related to carcinoma of the lung. *Chest*. 1983;83:826-828.
- Malcolm R, Von JM, O'Neil PM, et al. Update on the management of obesity. *South Med J*. 1988;81:632-638.
- Martin R, Weiser M. Acute appendicitis in adults: Clinical

manifestations and differential diagnosis. *UpToDate*; 2017.

- McKusick VA. The Marfan syndrome. In: Wintrobe MM, Thorn GW, Adams RD, et al., eds. *Harrison's Principles of Internal Medicine*. 6th Ed. New York:McGraw-Hill; 1970: 1975-1977.
- Milinkovic A, Martinez E. Current perspectives on HIV-associated lipodystrophy syndrome. *J Antimicrob Chemother*. 2005;56:6-9.
- Mukerji V. Dyspnea, orthopnea, and paroxysmal nocturnal dyspnea. In:Walker HK, Hall WD, Hurst JW, eds. *Clinical Methods: The History, Physical, and Laboratory Examinations*. 3rd Ed. Boston, MA: Butterworths;1990.
- Robin ED, Laman D, Horn BR, et al. Platypnea related to orthodeoxia caused by true vascular lung shunts. *N Engl J Med*. 1976;294:941-943.
- Santiago SM Jr, Dalton JW Jr. Platypnea and hypoxemia in Laennec's cirrhosis of the liver. *South Med J*. 1977;70:510-512.
- Schwartzstein RM, Lahive K, Pope A, et al. Cold facial stimulation reduces breathlessness induced in normal subjects. *Am Rev Respir Dis*. 1987;136:58-61.
- Seward JB, Hayes DT, Smith HC, et al. Platypnea-orthodeoxia: Clinical profile, diagnostic workup, management, and report of seven cases. *Mayo Clin Proc*. 1984;59:221-231.
- Sharp JT. The respiratory muscles in chronic obstructive pulmonary disease. *Am Rev Respir Dis*. 1986;134:1089-1091.
- Shim C, Chun KJ, Williams MH, et al. Positional effects on distribution of ventilation in chronic obstructive pulmonary disease. *Ann Intern Med*. 1986;105:346-350.
- Silen W, ed. *Cope's Early Diagnosis of the Acute Abdomen*. 15th Ed. New York:Oxford University Press; 1979.
- Stefanich RJ, Moskowitz A. Hip flexion deformity secondary to acute pyogenic psoas abscess. *Orthop Rev*. 1987;16:67-77.
- Tsunezuka Y, Sato H, Tsukioka T, Shimizu, H. Trepopnea due to recurrent lung cancer. *Respiration*. 2000;67:98-100.
- Verolet CM, Delhumeau-Cartier C, Sartori M, et al. Lipodystrophy among HIV-infected patients: A cross-sectional study on impact on quality of life and mental health disorders. *AIDS Res Ther*. 2015;12(20):21.
- Visootsak J, Graham JM. Klinefelter syndrome and other sex chromosomal aneuploidies. *Orphanet J Rare Dis*. 2006;1:42.
- Wood FC, Wolferth CC. The tolerance of certain cardiac patients for various recumbent positions (trepopnea). *Am J Med Sci*. 1937;191:354-378.
- Yasuhiro K, Nobuyoshi T, Kobayashi K, et al. Growth of hepatocellular carcinoma in the right atrium. *Ann Intern Med*. 1983;99:472-474.
- Younis I, Sarwar S, Butt Z, et al. Clinical characteristics, predictors, and survival among patients with hepatopulmonary syndrome. *Ann Hepatol*. 2015;14:354-360.

6章 バイタルサイン

ここで，あなたは闘牛を見る必要がある．闘牛士と雄牛はそれぞれすべて違うので，私が１例を示そうとしても，それはあなたが目にするものではない．私が１つの章をかけてあらゆるバリエーションを記そうとすると，だらだらと長いものになってしまうであろう．手引書には２種類ある．先に読むものと後から読むものである．物ごとの後に読む形の手引書は，その事柄自体が十分に重要なものであれば，実施前に読んでも限度があって理解しがたいものになる．したがって，山スキーに関する本，性行為に関するもの，鳥ハンティング，もしくは他にも紙の上では実現することが不可能なもの，あるいは，少なくとも紙面上では一度にバリエーション１つ以上は記載できないもの，それは常に個人的な体験であるもの，そこにこそ手引書の価値がある．この手引書はあなたがスキーをしたり，性行為をしたり，ウズラやライチョウを撃ったりする，もしくは闘牛に行くまでは開いてはいけない．後で，われわれが何を議論しているかを知るのだ．というわけで，以降は闘牛には行ったのだろうとみなしたい．

アーネスト・ヘミングウェイ[訳注1]，『午後の死』

訳注1）Ernest Hemingway（1899～1961年），米国の小説家，詩人．1954年にノーベル文学賞を受賞．

◆ 覚えておくべきポイント

- バイタルサインは，バイタルすなわち生命維持や生理機能にかかわる最も基本的な測定量のセットである．
- バイタルサインは，疾患の経過を追う手助けとなるだけでなく，病理生態学や診断に関連する多くの情報を与えてくれる．
- 医師は，診察機器が調整され適切に動作すること，さらに，測定が正確にかつ注意深く行われていることを確認する必要がある．しばしば，医師は自ら測定を行い，いくつかの特別な診察方法を用いなければならない．
- 脈は単に数えるのではなく，触診すべきである．
- ベースラインの脈と血圧に左右差がないことを確認することは基本であり，これによって，心血管系の緊急事態となる状況，解離や動脈瘤の破裂を見逃さないようにできる．
- 「低い」または「正常な」血圧や体温は，必ずしも安心できるものではなく，重大な病状を示していることがある．

1 バイタルサインとは何か

1）古典的なバイタルサイン

古典的な「バイタル」とは，血圧，脈拍（心拍数[HR]），呼吸数，体温である．この必要不可欠な情報は，救急の場面では初期の対応計画を策定するのに必要であるし，慢性期医療の場では患者の長期的な健康状態を理解する手助けとして必要である．バイタルサインの正常値は，年齢や時には性別によって異なる．これらの値は以下に示した表から参照することができる（http://emedicine.medscape.com/article/2172054-overview）．

2）追加のバイタルサイン

バイタルに他に何を含めるべきかについては，長い間，議論となっている．何が「基本的な」生理的パラメーターを構成するかについて，技術の進歩，政治的な目標，そして専門分化した領域に関連する視点により，バイタルのリストを拡張するようになってきた．パルスオキシメーター（Mower et al., 1997, 1998）や呼気終末の二酸化炭素濃度（Vardi et al., 2000）は，５番目や６番目のバイタルサインとして，集中治療のセッティングで使用されてきた．これらの測定値の異常は，他のバイタルサインが変化する前に，患者の状態が重度に悪化する前兆となる．

主観的な疼痛知覚を客観的なバイタルサインのセットに組み込む試みについては，この本の他の場所で議論している．内分泌学者のなかには，（急性期治療における）血糖値，（慢性期に治療における）BMIやHbA1cについても，糖尿病患者でも非糖尿病患者でも代謝恒常性を反映するバイタルサインのようなものとして扱うべきだと主張する者もいる．腎臓専門医なら，水分出納や体重，BUN/Crレベルさえもバイタルサインのセットに入れたいだろう．同じように，老年病専門医は，体の機能の状態を入れたいと考えるだろう．

2 血圧

1）間接的血圧測定の歴史

　血圧計を導入したのは Potain であり，彼はおそらく循環器科医の間では心臓のギャロップ音を発見した人として最もよく記憶されているであろうし，文学の領域ではマルセル・プルーストの『失われた時を求めて』のなかに出てくる偉大なパリの診断医として記憶されているであろう．Potain の弟子だった Riva Rocci は水銀圧力計を発明し，これは収縮期血圧の間接的測定の普及につながった．Korotkoff が彼の名前によって知られている音を発見するや，これにより拡張期血圧も普及するに至った．これから述べる話は医学上の寓話として伝える価値がある．

　Korotkoff は旧ロシア軍の外科医であって内科医ではなかった．彼は，手術用のイヌを使って，外傷後の動静脈瘻の実験研究を行っていた．彼を指導した Pirogoff（ドストエフスキーの『白痴』参照）は，常々，切開する前に当該部分を聴診するように教えていた．ある時，止血帯をとる時に動脈の聴診をしていると，ドキドキという音を聴取したのだ！　Korotkoff は，もともとの科学的な問題に関する研究を中断し，これらの聴診音が出現したり消失したりするのに必要な圧力を測定しようとした．そしてその音が，イヌの末梢血管の血流から直接測定した収縮期圧と拡張期圧に関連していることに気がついた．

　Korotkoff が最初に人間でもこれらの音があることに気づき，研究を報告したことは明記するに値するが，彼のことをかなり気が狂っていると考えた者もいた．少なくとも彼の主張を検証した者たちは，その音が動脈内での圧変化に起因するという Korotkoff の主張については，受け入れがたいものであると判断した．なぜなら，それらの音はすべて心臓から発するものであると彼らがすでに「知っていた」からである．血管を完全に閉塞するとそれらの音は聞こえなくなる（Geddes et al., 1966）ので，心臓由来であるはずがないとする Korotkoff の反論には，誰も納得しなかった．批判的な教授陣たちは，おそらく誰も彼の研究の再現実験を行わず，理解しようともしなかった．再び専門家委員会に図った際に Korotkoff は，その

音が心臓ではなく血管由来だとする考えを支持するさらなる根拠を示した．それでも委員会は納得しなかった（Segall, 1980）．この話は，私が知的興味をかき立てられた言い伝えの一部であり，後に記録文書で確かめられている（Multanovsky, 1970）．

　この物語の最終章はよくわかっていない．ラボアジエ[訳注2]がフランス革命のさなかに断頭台で処刑されたように[注1]，Korotkoff はロシア革命の後に逮捕されたと伝えられている．スターリンによる大粛清の間に死亡したとする説や，1920 年に死んだとする説もある．その頃，スターリンは 1920 年代終わりに完全に権力を掌握した．つまりこの話は，歴史自体が繰り返されること，歴史家たちは繰り返し伝え合ってきたことを物語っている[訳注3]．

訳注2） Antoine Lavoisier（1743～1794 年），フランスの化学者．質量保存の法則を発見し，ルイ 16 世の時代に徴税吏も務めていた．フランス革命後に投獄され，1794 年に断頭台で処刑された．

訳注3） これはおそらく，Korotkoff もラボアジエも同じように歴史という大きな波のなかで犠牲になったということを指しているのだろう．

2）血圧計のカフ

　血圧計のカフが普及して間もなく，測定している人たちは，カフのなかには長さや幅が十分ではないものがあり，測定部位の組織を介して空気袋の圧力を上腕の血管に十分に伝えることができないことに気がついていた（Geddes et al., 1966）．開発者たちは，次々とこのカフの空気袋の長さや幅を大きくしていった（長さは空気袋の寸法，すなわち，腕を巻く分の長さであった）．そして，高血圧の正確な測定を保証する十分な長さと幅になる前に，突然発展の歩みは止まってしまった．それは腕の外周で 27 cm 以上であった．

　上述のことは，血圧計のカフの袋はできるだけ長く幅の広いものを用いるべきであるという信念に対する歴史的な土台である．Sapira 医師は大腿カフを推奨しており，これについての科学的根拠は後に説明する．大腿カフは，多くの患者にとって心地よくないか痛みを伴い，つけたり膨らませたりするのが面倒であると筆者は感じている．し

注1 断頭台（ギロチン）はジョセフ・ギヨタン博士の名前が冠されているが，彼が考案したのでも，はじめて使用したのでもない．実際に断頭台を完成したのは，外科学会の終身秘書官のアントワーヌ・ルイである（Weiner, 1972）．

たがって，大部分の患者には，大きな腕のカフを使用することにしている．

英国高血圧学会のガイドラインによると，空気袋は腕の外周の少なくとも80%を取り巻くべきであるとされている（Markandu et al., 2000）．カフの幅は，腋窩と肘の距離のおよそ2/3に相当する長さにする．多くの成人に対しては幅12cmのカフが適当である．幅が広すぎる空気袋では，血圧が誤って低めに測定されてしまうことがある（Kaplan, 2002）．

3) 新人へのアドバイス

適切な大きさの空気袋について議論する際，多くの著者たちは血圧計の「カフ」について言及しているが，本来の意図としては空気袋そのものを指しており，それはカフの内側についている．慣習的に，空気袋は布のカバー（カフ）とまったく同じ幅ということになっているが，通常，空気袋はカフ全体からするとずっと短い．したがって，血圧計のカフを「購入する前に」，あるいは，設定する際には，空気袋を膨らませて本当の大きさを確認すべきである（本章後半の「太い腕」の項参照）．

4) 機器の管理

重大な治療上の決定が血圧の測定値に基づいて行われるにもかかわらず，ロンドンの大きな教育病院において，半数以上の水銀式血圧計と付随するカフに重大な問題があり，測定値が正確ではないことが判明したことは衝撃的であった（Markandu et al., 2000）．

カフが膨らんでいない時に血圧計の値がゼロになっていることを確かめよ．水銀式血圧計を使用しているのなら，水銀柱が垂直になっていることを確認すること．水銀柱は，カフを膨らます時にはスムーズに上昇し，膨らますのをやめた時にはすぐに止まるものである．

水銀はきれいな銀色である．水銀は時間とともに酸化され黒色粉になっていく．多くの量の黒色粉が堆積してきた場合には，水銀を抜いてカラムとリザーバーをきれいにする必要がある．やり方はすでに記載されているが（Yeats, 1992），そのような機器は使用されなくなってきていることから，最近では，ガラス管の中の水銀が，乳児への

ワクチン接種や歯科修復物でのアマルガムの使用以上に大きな問題となっている．

水銀柱が不適切に減衰する，もしくは「弾む」場合は，水銀柱上部のギザギザのナットを締める（Reeves, 1995）．

5) 血圧計の調整

診察かばんの中には，おそらく，アネロイド型圧力計のついた血圧計があるだろう．ストップピン[訳注4]のない種類のものであり，そのため，カフの空気が抜けている際には測定器の読みがゼロ以下になっていることを確かめる．ストップピンがあると，測定器が調整されていないことがわからなくなってしまう．

訳注4）1章の訳注7）（4頁）を参照.

アネロイド計測器は，約6ヶ月ごとに定期的に検査し，正確を期すために，望ましくは水銀血圧計を対照にして行うべきである．Yコネクターとチューブを使って，カフの空気袋を水銀圧力計とアネロイド計測器に同時に接続する．もしくは，2つの血圧計のカフを同時に（一緒に）巻いて，双方をある程度膨らまし，そして圧迫し，それぞれの血圧計の値を比較して確認する（一方を水銀圧力計にするか，両方ともアネロイド型とする）．ある調査によると，アネロイド機器のうち30%に10mmHg以上のズレがあり，常にとても低い値を示していた（Reeves, 1995）．別の調査では，アネロイド圧力計の50%以上が正確性に欠けており，7%では13mmHg以上の誤差があった（Mion and Pierin, 1998）．

アネロイド計測器は，機械的圧力変換器である．カフの圧力が上昇すると，波形金属ベローズが伸展し，歯車でつながった指針が動く．ベローズの伸展が繰り返されると，弾力性が低下して，高い値での誤差がより大きくなる．機器に衝撃を加えると歯車体系にズレが生じて，すべての圧力レベルで誤差が生じるようになる．2～3ヶ所の値で確認しても，他の圧力レベルで誤差が出ないとはいえない（Bailey et al., 1991）．

6) 自動測定器

家庭用血圧計が利用される機会が増えて，そして医師のいい加減な技術による測定では不正確な

測定値になることから，デジタル表示の自動血圧計の利用がすすめられるようになってきた．自動血圧計が不正確なのはよく知られており，全世界で入手可能な数々の装置のなかで，独自に検証されているのは，ほんのわずかな機器のみである．血圧計を評価するにあたっては，2つの標準規格がある．米国医療器具開発協会(AAMI)規格と英国高血圧協会(BHS)規格である．最近では，自動測定が使用できる機器においては，一般に振動測定法を利用しているが，そのアルゴリズム手法は製造会社から公開されていない．そのような技術では，あらゆる状況で正確に血圧を測定できるわけではなく，特に不整脈がある場合は正確に測定することが困難である．ある患者では理由が明らかではないが，血圧計が働かないこともある．

30の血圧計を評価したところ，28の血圧計において，収縮期血圧について動脈内部から直接測定した値との相違が平均で5 mmHg以下であるというAAMI規格に合致しておらず，30のうち9個は拡張期血圧の規格を満たさなかった．さらに，30のうち27個において，収縮期血圧における標準偏差が8 mmHg以下というAAMIの要件を満たさず，7個は拡張期血圧に関する要件を満たさなかった(Van Egmond et al., 1993)．ドイツ高血圧連盟は1999年から2014年の間に105の血圧計を評価し，上腕式血圧計の55.7%(71台中の39台)と手首式血圧計の32.4%(34台中11台)が全ての基準を満たしていることを示した(Tholl et al., 2016)．

AAMIとBHSの検証基準に合格した血圧計を用いた場合でも，測定実験をした半分以上の患者の血圧において，平均値で5 mmHg以上の誤差を生じていたようである(Schwartz et al., 2003)．動脈硬化(Jones et al., 2003)や徐脈(Bendjelid, 2003)がさらに誤差の原因となる．

指で測定する血圧計はすすめられない．というのも，測定値が末梢血管の収縮により変化するかもしれないからである．手首での血圧測定も問題がある．上腕で測定するものが最もよい．カフについては通常の注意事項が適応される．

患者による自己血圧測定を信頼しようとするのであれば，患者に血圧計を診察室に持参してもらって，実際に患者に測定させてみるべきだろう．より高い血圧の読みとなるように，患者が，カフを心臓と同じ高さで腕に巻いて測定している

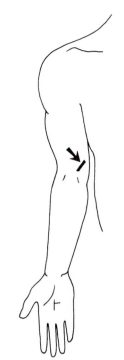

図 6-1　上腕動脈の位置

かを確認する(下記参照)．家庭での測定値に対する診断的な基準値は異なるであろうが，長期的な研究に基づくデータは不足している(O'Brien et al., 2001)．そして，測定値が正確だといわれている血圧計での測定値を対照として，患者の測定値を確認すること．

7) 間接的血圧測定：診察方法

ここでは2つのステップがある．1つ目は，触診法での収縮期血圧測定であり，2つ目は，ごく普通に行われている聴診法で，こちらは収縮期血圧と拡張期血圧の間接的測定法とも呼ばれている．

1. 血圧計の適切なサイズのカフを上腕二頭筋の周りにぴったりと巻く．カフは十分に上のほうで巻かれており，聴診器のベル部分が上腕動脈をきっちりととらえていることを確認する(図6-1)(多くの自動血圧計と同じように，聴診器をカフの下に入れることで，誤った値になるという証拠はない)．これを正確に行うために，上腕動脈の拍動を確認して，チョークか水で落ちるインクで印をつけておくのもよいであろう(患者に

対して，腕に印をつけてもよいかを忘れずに確認すること）．初学者にとっては，はじめの頃にこれを何度も行うことはよい練習であり，二頭筋の低すぎる位置にカフを巻かなくなるであろう．カフの位置が低すぎる場合は，収縮期圧の触診での測定と聴診での測定の間に，カフを外して再度巻き直す．

2. さて，腕の印を見てみよう．患者の心臓と同じ高さにあるだろうか．患者が横になっていれば，腕をベッドの端から突き出させていない限り，同じ高さであろう．腕がベッドから垂れ下がっている場合，心臓と上腕動脈の間の血液の高さの分が血管内の実際の血圧に加わるため，測定値は誤った高い値になってしまう．

　患者が座って腕を机に置いている場合，印のついた上腕動脈の位置は心臓の高さよりも低いところではなく，高い位置にあるかもしれない．この場合，測定値は誤った低い値になるかもしれない．というのも，収縮期に作られた血圧の一部が，測定している上腕動脈の高さまでの垂直距離に相当する動脈樹を登る際に使われてしまうからである(Mitchell et al., 1964).

　カフの中心が心臓の高さよりも1cm高くなるごとに，血圧計の測定値は約0.8mmHg低くなる．カフが心臓の高さよりも低くなると，血圧計の値は同じ割合で高くなる．腕が適切な高さになるように，高さ調整のできる椅子，クッション，あるいは電話帳を使用せよ(Grim and Grim, 2008)．腕はゆっくりとして力が入っていない状態になるように支持すべきである．同時に，患者の両足が床にきちんとついていて，検査のテーブルからぶら下がった状態ではないことを確認しなさい．

　これらの簡単な垂直方向に関する規則を覚えておいてほしい．というのも，後に出てくるいくつかのアーチファクトや注意事項を理解する際の基礎になるからである．

3. 血圧計のカフが服の上から巻かれていないことを確認する．何らかの余計な層が加わると測定部分の腕の直径が太くなり，「ズレ」すなわちカフによって加えられた圧力が側方に逃げる可能性も高くなる．事実，衣服があると，血圧がみかけ上で上昇してしまう別の形態である「カフ高血圧」での研究に使用されたモデルと同じとなる．腕の位置と同様，薄い衣服の生地が加わることによる血圧への影響は一般には少ないが，簡単に排除でき

るのに，なぜ測定値に余計な影響を与えるものをわざわざ放置しておくのか．

4. 血圧計のゴム球にはねじ式の排気弁がついており，ゴム球を手のひらに置いた状態で，親指と他の指で操作できることを確認する．ねじを回して，両端となる2つの位置を試してみる．一方の端の位置では，ゴム球を握って送り込んだ空気はカフに入るが戻ってこない．もう一方の端の位置では，カフに送り込まれた空気は，ゴム球で空気を送り込むことをやめるとすぐに戻ってきてしまう．いずれの位置でもすべての空気がたまったままになってしまうようなら，接続が甘いかシステムのどこかでリークがあるに違いない．

　カフを膨らませるためには，ねじ式の排気弁を回してすべての空気がカフ内にたまる位置にする．カフはすみやかに膨らませるべきである．というのも，ゆっくりとカフを膨らませると，腕に静脈血がうっ滞して痛みを起こし，音が歪んだり小さくなったりするからである(Grim and Grim, 2008)．カフから空気を抜く際は，ねじ式バルブをごくわずか回して圧力が1秒当たり2〜4mmHgずつ低下するようにする．ゆっくりすぎると間違って高い値を読んでしまうことがあるかもしれないが，測定精度はカフの空気を抜く速さと同じくらいであることを覚えておくこと(Kaplan, 2002)．奇脈を測定する時のように，空気を抜く速さが1秒あたり1mmHg程度にゆっくりとすべき状況もある．

5. 右手を血圧計のゴム球の上に置き，左手はカフの末梢にあたる上腕動脈か橈骨動脈を感じる場所に当てる．これは，拍動によって収縮期血圧を測定するためである．拍動が消失するのに必要な圧力となるまでカフに空気を送り込む．そして，ゆっくりと圧力を下げていき，拍動を再び触知する地点を確認する．その地点(圧力計からmmHgで読みとられるところ)が「触診による」収縮期血圧である．通常，この値は，聴診で収縮期血圧が測定できないことがない限り記録されない．そのような状況では，陽性と陰性の所見を記録するだろう(例えば，「血圧は聴診では測定できず，触診で90」)．

6. 血圧計の圧力をゼロまで下げて，聴診器を取り出す．聴診器の使い方については，16章と17章に詳しく述べてある．ここでは以下のことを知っていればよい．(a)イヤーピースを耳に当て

て少し前向きの方向に向ける．そうしないと，耳管の解剖学的形状にもよるが，何も聞こえないだろう．(b)イヤーピースで耳が痛くないようにするべきである．痛みを感じる時には，すぐにイヤーピースを外して快適にフィットする形態のものに取り換えたほうがよい．そして，(c)血圧測定には，ベル部分を使用すべきである．ベル部とダイヤフラムを交互に叩くか息を吹きかけることで，どちら側が使用可能な状態にあるのかを確かめる．自分の聴診器の型式によるが，レバーを押すか聴診器のヘッドを回転させることで，聴取可能なほうを変更できる．通常はダイヤフラムを使用しても血圧を測定することは可能だが，低音のKorotkoff音を聞くにはベル部を使用するほうが好ましく，特に音がかすかな時はなおさらである．もちろん，ベル部を強く押し当てると（丸いくぼみが皮膚に残ってしまうことからわかる），ベル部もダイヤフラムとして作用してしまう．

7. 聴診器のベル部を上腕動脈の上に軽く置くが，その時ベル部の全周が皮膚と接触しているようにする．

8. もう一方の手で，触診で測定した収縮期血圧の10 mmHg程度高い圧力まで，前回と同じようにカフに空気をすばやく送り込む．前述のごとく，ゆっくりと圧力を低下させる．Korotkoff音が聴こえ始めたところが聴診での収縮期血圧である．

9. 音が消失するところまで空気を抜いて圧力を下げ続ける．その地点が拡張期血圧である．もしも圧力を下げるのが速すぎて拡張期血圧の正確な位置を測定できなかった場合，一度カフの空気を抜き，静脈が還流できるようにして（聴診間隙が生じないようにし），そして，再度，「大ざっぱに予想した」拡張期血圧よりも少し高くなるまでカフに空気を入れて正確に測定する．カフの空気は拡張期血圧よりも少なくとも10 mmHgは低いところまでゆっくりと抜いてきて，それ以上，何も音が聞こえないことを確認し，その後はすばやく抜く．

10. もし音が小さくなる位置に気がついたら，それも記録する．音が小さくなることに気がつかないほどであれば，おそらく再測定までする意味はないだろう．いずれ示すが，通常の状況では，それはおそらく実用的な値ではないだろう．さらに，一般には多くの人で音が小さくなるような点

はない．

時に血管拡張を伴う高拍出状態では，カフから完全に空気を抜いた状態まで音が消失しないことがある．この場合，血圧をK1/K4/0(K1あるいはKorotkoff音が最初に聴取されたところが収縮期血圧，音が小さくなった地点を聴取すればそれをK4に記載)もしくはK1/0と記録する(Grim and Grim, 2008)(音が一時的にソフトになる時点である第2相やそれが再びシャープになる第3相については，臨床的な重要性は知られていない)．

米国心臓協会では，患者を少なくとも30秒間休ませて2回目の測定を行い，その2回の平均の値を測定値とすることをすすめている(米国心臓協会，1980)．

Korotkoff音がとても小さく聴取される時は，カフを巻いた状態で，患者に腕を上げてもらい，何回か手を握ったり開いたりしてもらえばよい．そして，カフを膨らませ，腕を下げて必要ならさらに空気を入れて，再度聴取する(Reeves, 1995)．

触診で拡張期血圧と収縮期血圧を測定することは可能である．その方法は，1909年にEhretによって，1940年にSegallによって別々に発見された(Enselberg, 1961)．Segallの当初の研究(Segall, 1940)では，血管を軽く触れてKorotkoffの振動を感じることで，100人の被験者全員で，拡張期も収縮期も，聴診法で得られた値の10 mmHg以内となる測定値を得ることができた．測定例の半分以上で，触診法と聴診法の測定値には差がなかった．

親指をそっと上腕動脈の上に置くと，「鋭い」(第4相の)Korotkoff音を，拡張期血圧の値を読み取る少し手前で鋭いノック音として感じることができるだろう．鋭さがわずかに増強した後に，ノック音は突然消えて，その後は通常の上腕動脈の拍動を感じることができる．ノック音の消失は，50人の成人の入院患者について，聴診で測定された拡張期血圧と極めて良好な相関（相関係数は0.99）があることがわかっている(Vaidya and Vaidya, 1996)．

8) 血圧のばらつき

実際に「(唯一無二の)血圧」というようなものは存在しない．人の血圧は1日を通して常に変化する．自己学習としては，以下のようなものを考え

てみよう.

1. 図書館に行って，Kaplanの『臨床高血圧』(Clinical Hypertension)のような，よい教科書にあたることである.「変動」「ばらつき」または「日内変動」という項目の部分や要約された内容を読んでみよ. これまでに，(ある一定の)血圧という値を何度も測定して，血圧が何であるかを見つけた人が1人でもいるだろうか. あるいは，血圧を何度も測定した誰もがその規則性を見出しただろうか.

2. 誰かと2人でペアになり相手の血圧を測定し，相手にも自分の血圧を測定してもらう. 何度か互いに測定してみる. 血圧は変化するだろうか，もしくは同じ値のままだろうか.

3. 相手を絶対安静にさせて，血圧の値が，(収縮期か拡張期で，または両方で)その前に測定した値の5mmHg以内となるまで何度か血圧測定を行う. そして，静かに部屋を出て，すぐに戻ってきて，もう一度，測定を行う. もしくは，事前に予定した合図で，あなたが血圧を測定している最中に他の誰かに部屋に入ってきてもらう. 血圧はどうなるだろうか. あるいは，測定した値を告げずに，驚いたような表情で相手をみつめ，その後すぐに再度の測定を行う. 血圧はどうなるであろうか.

4. 自身の入院患者で，1日に2回以上，(看護師によって)測定された血圧をみてみよう. それらはいつも同じだろうか. どのくらいの頻度で同じだろうか.

5. 集中治療室に行くと，患者は絶対安静になっていて，常時，動脈血圧モニターで測定されている. 投薬を変更中ではない患者を選ぶ. 10秒ごとに表示された血圧を書きとめる. 同じ値が何回あっただろうか. 何回が異なっていただろうか. 何人の患者が同じような状態であっただろうか.

6. 上記の方法のうちで，どれが最も変化があり，どれが最も変化が小さかっただろうか. 標準偏差は計算したであろうか.

さまざまな物質の血圧への影響を確認してみよう. 喫煙は，4分以内に収縮期血圧を20mmHg上昇させるといわれている(Kaplan, 2001). アルコールやカフェインの影響はどうだろうか. 広く使用されている多くの薬に血圧上昇作用がある(Kauffman, 2006). 例えば，COX-2阻害薬，片頭痛薬，抗失禁薬，NSAIDs(Gurwitz et al., 1994)，経口避妊薬，感冒薬，シクロスポリン，三環系抗うつ薬(Joint National Committee, 1988)といったものである.

9）高血圧とは何か

1970年代，安静時血圧の上限は160/95mmHgであった.「許容できる」コレステロールの値と同じように，血圧の目標値は低下してきている. ある有名な心臓病学の教科書によると(Black et al., 2001)，許容される血圧の上限は2001年には140/90であって，これは自宅で測定した血圧では133/84程度に相当する. しかしながら，もっと低い血圧が望ましいと考えられていた.「至適」血圧である120/80以下の値は，成人男性では，実際には収縮期血圧については25%にしかみられず，拡張期血圧については36%にしかみられない(Kaplan, 2001).

コンピュータでのフィッティングカーブによる演算で求められた値ではなく，フラミンガム研究から得られた実際の死亡率を利用すると(Port et al., 2000a)，重大なリスクの上昇は，血圧を低めに見積もると収縮期血圧で165mmHgからで，そうでない場合には185mmHgからと推定される(Kauffman, 2006). 血圧は年齢とともに上昇し，高血圧の悪影響は女性のほうが少ない. Portらが，年齢ごとの治療を開始すべき血圧の値を示しているが，健康サービス諮問グループ(HSAG)のような公的機関によって2004年に推奨された値よりもかなり高い値となっている. 一方で，各年齢や性別で，血圧が高い上部20%の人たちについては，危険率が以前考えられていたよりも，血圧とともに急激に上昇すると警告しており，より積極的な治療の必要性を指摘している(Port et al., 2000a). これに対して，HSAGでは，年齢に関係なく，最近の血圧を測定している患者の75%についての目標血圧を130/80以下に設定している. 高血圧についての予防，発見，評価，治療における合同委員会の第7次報告では，収縮期血圧で120〜139mmHg，拡張期血圧で80〜89mmHgを「前高血圧」と呼んでおり(Chobanian et al., 2003)，これは，2016年のMayoクリニックの患者向けウェブサイトでも依然として定義として使用されている. 合同委員会の第8次報告では，一部の患者に対し，治療を開始すべき血圧として異なる値

を示している．とりわけ，提言のもととなっている大規模ランダム化比較試験では，糖尿病患者や脳卒中既往のある人，施設入所高齢者を除外しており，積極的治療によって失神や電解質異常や腎不全といった厄介な合併症を起こすことが示されていた(Chobanian, 2015)．

2005〜2006年のNHANES(米国国民健康栄養調査)のデータや他の研究によると，米国民における前高血圧の有病率は25%〜37%を示している．注意すべきは，「通常の」正規分布に従うと，一般人口の16%が平均値より1標準偏差以上高い値をとり，2.5%が平均値より2標準偏差以上の値をとり，後者は一般には「異常に高い」値として扱われる．

治療の基準は変わるだろうが，1つ普遍のものがある．それは，血圧を頻繁に正確に測定する必要性である．主要変数の測定についての標準化の欠如は，臨床的に定義された高血圧ではない人への降圧薬投与の結果についてのメタアナリシスの解釈における注意事項として言及されている(Thompson, 2011)．血圧のコントロールは，正確には，何回かの測定の平均値で分類されるというのは80%程度は正しい．そのようなアセスメントでは，収縮期血圧のみが利用されてきた(Powers, 2011)．

10) 拡張期血圧の決定

拡張期血圧を，Korotkoff音が減弱した圧とするか消失した圧にするかについては，長い間，議論になってきた．米国心臓協会の最初の委員会では，Korotkoff音の第4相(減弱)を拡張期血圧の正確な値として採用することをすすめていた．1959年の第2回委員会では，Korotkoff音の第5相(消失)を採用することをすすめた．1967年の第3回委員会では，Korotkoff音の減弱(第4相)をすすめるということに戻ったが，公開された提言書には，Korotkoffの消失(第5相)がなぜ優れているかを記した別表が含まれていたのである！ 事実，委員会のメンバーの1人は，有名な退役軍人局共同研究において，拡張期血圧の測定にKorotkoff音の消失部を使用していた．その次の委員会では，成人に対しては消失部を使用し，小児に対しては減弱部を使用することを推奨した．しかしながら，フィンランド人での研究で，6〜18歳の小児の3〜6%において第4相の音が欠落していることがわかった(Uhari et al., 1991)．オランダでの研究では，第4相の音が妊婦の23%でまったく検出されず，たとえあったとしても，正確には計測できないことが判明した(第4音に対して$\kappa = 0.42$，第5音に対して$\kappa = 0.96$)(Franx et al., 1998)．専門委員会が必ずしも正しくないことはよそ目にみても明らかであろう．

文献を詳細に見直すと，大部分の人において，音が消失する時点を拡張期血圧とすべきだということが明らかだと私は考える(下記参照)．降圧治療の価値を示しているさまざまな薬の文献ではすべて，音が消失する点での測定値を拡張期血圧として使用している．

確かに，1回拍出量が大きい状態では，消失点を拡張期血圧とすると誤って低すぎる血圧になり，時にはありえない0 mmHgになってしまう場合もある(おそらく，そのような場合には，拡張期を通じて動脈はベースラインまで戻り続けるのだろう)．そのような例には，重度の大動脈弁閉鎖不全症，動脈管開存症，さらに妊娠や発熱，貧血，甲状腺中毒性心不全や脚気といった高拍出性心不全が含まれる．これらのうちのどれかを疑った場合，米国心臓協会の最新の勧告に従って，3つすべての血圧を記録すればよい(収縮期血圧，Korotkoff音が減弱する点と消失する点で，例えば，140/80/0と記す)．しかし，どちらを「使用」すべきなのであろうか．

大動脈弁閉鎖不全症では，少なくとも間接測定での拡張期血圧がゼロとなってしまった場合，減弱点での測定値が動脈内圧を直接測定した値に最もよく近似することがわかっている(Goldstein and Killip, 1962)．減弱点での測定値は，直接測定した血圧と2 mmHgしか違わないので，他の場合で拡張期血圧がありえない値のゼロとなってしまった場合でも，減弱点を拡張期血圧として使用すべきであろう．

高度の徐脈で消失点での血圧がほとんどゼロに近くなってしまうような場合にも，減弱点を拡張期血圧として使用してもよいだろう．ただし，この場合，1回拍出量が多いのは，心拍出量が多いことによるものではない．

私は，もともとは拡張期血圧の間接測定の混乱について，章全体を使って書くつもりであった．このことを明らかにして納得してもらうだけでは

なく，この話題についての歴史が，血圧測定というありふれた行為であっても，あいまいな考えやいい加減な研究によって，いかに混乱を招きうるかという例として示すためでもあった．しかしながら，動脈ラインは現在ではどこでもみることができるので，学生たちは，モニターされている患者の血圧を自ら間接法で測ってみて，その事実を納得すればよい．それゆえ，私は，うまく行われた実験のいくつかを提示するだけにとどめる．それらの実験では，1回拍出量が増加している状況を除けば，消失点が減弱点よりも拡張期血圧に近いことが示されている（Karvonen et al., 1964；London and London, 1967；Raftery and Ward, 1968）．

11) 太い腕

標準の成人用血圧計カフには，上腕の外周が27 cm までの腕に合うような大きさの空気袋がついている．外周が27 cm よりも大きい場合，標準のカフを使用して間接血圧を測定すると，腕が大きければ大きいほど，収縮期血圧も拡張期血圧も，より高い測定値になってしまう（King, 1967）．「カフ高血圧症」となってしまった正常血圧の人に薬物治療を行うと，実際には死亡率を高めてしまうであろう（Kaplan, 1983）．

何人かの研究者たちは，疫学的手法を用いて腕の太い患者の収縮期血圧と拡張期血圧を補正しようとしてきた（Pickering et al., 1954）．その疫学的な補正は，実験データから得られたものであるが（Ragan and Bordley, 1941），原著によるといくつかの点において欠点があった．いずれにしても，補正項は特定の患者においては無効となる．なぜなら，脈波曲線の変動，上腕動脈の半径，上腕動脈と上腕二頭筋の比など，すべては患者にとって小さすぎるカフで測定することで高くなってしまった血圧の正確さの度合いに影響を与えるからである．

測定者のなかには（Devetski, 1963），前腕に腕用のカフを巻いて，腕を回外位にして橈骨動脈で血圧を測定することを提案している者もいる（橈骨動脈で測定された平均の動脈圧は上腕で測定されたものより3〜5 mmHg 低くなる）．私は個人的には，とても大きなカフを使用するほうを好む．大腿用カフのようにとても幅の広い（20 cm）カフ，あるいは，とても長い（42 cm）空気袋がつい

たカフを使用することもできる（King, 1967）．相反する記載にはなってしまうが，私は，成人に大きなカフを使用すると，血圧が見かけ上低くなるということについて，よいエビデンスがないことを知っている．事実，相反するエビデンスがある（Karvonen et al., 1964；King, 1967；Linfors et al., 1984；Montfrans et al., 1987；Nielsen and Janniche, 1974）．

指導医へ：教育課題として，上腕二頭筋の大きな医学生を選んで血圧を測定してみる．そして，気泡ゴムパッドを使って，約1インチ（約2.5 cm）の厚みを作って上肢の周囲に巻きつけて，脂肪の機械的効果を模倣してみる（代わりのものとしては，2〜3枚のトルコ製のタオルや白衣，もしくは何か軟らかいもので，圧縮することで通常の脂肪に似たようになるもの）．実際には，被験者の心血管系を変更させたわけではないことに注意する．血圧計のカフを気泡ゴムの「脂肪」の周りに巻きつけて，再度血圧を測定する．「脂肪」を取り除いて，さらにもう一度，血圧を測定する．間接血圧測定において，上腕の外周が増加したことによる影響は何だろうか．

確かに，肥満であると，腕の太さの影響がなかったとしても，血圧は高くなる傾向がある．しかしながら，ここでは，間接血圧測定における正確さの面から，腕の外周の効果についてのみ考えたのである．

多くの医師は，どの程度以上なら治療をして，それ以下なら治療をしないという，とてもはっきりした基準を持っている．この実験から，太い腕をした多数の人が，本当は持っていないはずの疾患である本態性高血圧症として治療されていることを推定することができるだろう．

12) 本態性高血圧症

不本意ながら，私は話をやりとりするうえで便利なので，「高血圧」という名詞を修飾するのに，「本態性」という単語を使っている．George Pickering 卿と同様に，私は高血圧が単独の疾患だとは思わない．しかしながら，もし**単独の**疾患であったとしても，「本質的な」ものであるとは考えてはいない．

20世紀への変わり目にさかのぼると，動脈閉塞性疾患は病理解剖でしか診断できなかった．こ

れらの患者の何人かでは，当時としては新しくて評判のよい血圧計で測定された血圧に上昇が認められていた．このため，何人かの高名な専門家たちは，高血圧が広範な動脈閉塞性疾患によって2次的に起こるもので，これは適応反応であり，狭窄した血管を血液が通り抜けるために，その先端に高い圧力を供給するためのものである点で「本態性」であるとの仮説を立てた．誤りであることが証明されたこの仮説は，悪性高血圧下で血圧を下げることが，重要臓器への血流を奪うことになってしまいかねないとおそれる人々のなかで，亡霊のように長く残っていた．

高血圧となるさまざまな特定の病因が発見されたため，「本態性」という形容詞は，病因不明の高血圧の状態を指すようになり，90％以上の症例を占めるようになった．未評価の病因による高血圧とは区別すべきである．

筆者が医学生の頃は，患者を「本態性」に分類してしまう前に，治療可能な高血圧を除外するために相当な注意を払うように強調されていた．最近では，治療を開始する前には最小限の検査がすすめられるが，「血圧コントロールがうまくいかない限り，特定可能な原因を検索するためのより詳細な検査は，一般にはすすめられてはいない」(Chobanian et al., 2003)．

奇妙なことに，「本態性」という新たな形容詞的な意味が，いろいろな他の状況にも用いられるようになっている．例えば，「本態性片頭痛」と呼ばれるもので，確かに，片頭痛の患者において，患者の苦痛について何が本質なのかを正確に表現するのは難しい(片頭痛 migraine という単語そのものは，それが「hemicrania」に由来するということを知っている場合に限り，便利な単語ではある．そして，その単語自身が，片側性の頭痛を持った患者を診断する際に，それ自身を暗示するような診断名になる)．

13) 医学部2年生へのメモ

本文の記載が変わってきていることに気づいただろうか．あなたが今まで出会ったこともないような単語や概念が次々と出てきている．書かれている内容はもはや素人向けではない．あなたが本書を順々に読んでいる医学部2年生なら，今後数年間は続くと思われる問題に，今直面しているのだ．すべての単語を理解しているかどうか，あなたがもはや自信を持てない時にどうすればよいのか．私からのアドバイスは，立ち止まって，見知らぬ語句を医学辞典か教科書で調べることである．本書は医学の教科書ではないことを覚えておいてほしい．本書は，ヨットの乗り方について記した本のようなものだ．自分の航路を決めるためには，さらに何らかの海図を買わなければならないのだ．

病棟でも，レジデントやスタッフ(指導医)があなたの知らない単語や語句を使っているのを耳にするだろう．小さなノートを常に持ち歩いておき，日中に出てきた知らない単語をすべて書きとめておくことで，見かけの知能指数を10点上昇させることができるだろう．夜には，昼の間に集めておいたすべての単語を調べなさい．

14) 高血圧患者に対する個別のアプローチ

高血圧と診断された患者は，本人が望むよりもはるかに強く医療制度と関わることが要求され，また面倒な副作用がある高価な薬を服用することを期待されるだろう．医師が**コンプライアンス**よりも**調和** concordance(2章参照)に努めれば，結果はもっとましなものになるであろう．

患者の血圧が高ければ高いほど，治療によって患者が受ける恩恵は大きくなる．中等度の高血圧症の場合，治療の効果は，長期的なもので，多くの人々を治療しなければおそらく検出できないようなものだろう．患者の治療のゴールを選択する時には，年齢や性差の影響に注意を払うべきであり，また集団に基づく目標血圧といった代用エンドポイントだけではなく，**総死亡率**に関する文献でのエビデンスにも注意しておく．

高血圧が心血管系疾患の危険因子である(言い換えると，関連している)のは明らかだが，高血圧は1つの症状であって疾患ではないことを忘れてはならない(前述参照)．2次性高血圧は一般的ではないが，病歴聴取や身体診察の際にその可能性を頭に置いておかなければ，見逃してしまうだろう．可能性がある疾患には，(褐色細胞腫や副腎皮質機能亢進症のような)内分泌異常や腎疾患(腎血管狭窄を含む，18章参照)などがある．壊血病の症状に関連して9歳の女の子に起こった重度の高血圧が報告されており(7章参照)，高血圧を含

むすべての徴候は、ビタミンCによる治療で改善した(Weinstein et al., 2001). 閉塞性睡眠時無呼吸(13, 14章参照)、ダイエットや肥満に伴う2次性の高インスリン血症のように、高血圧の一因となる可能性のある因子について気をつけること. それまで有効であった治療に患者が反応しなくなった場合、腎血管疾患のような併発してきた原因を探すこと.

「本態性」高血圧症であっても、薬物治療においては、個々の患者の病態を考えるべきである. 血圧は、心拍出と末梢血管抵抗の関数である. 貧血、発熱、脚気、大動脈弁不全、甲状腺機能亢進症や動脈硬化を代償するために心拍出量が増加すると、収縮期血圧は上昇する. 末梢血管抵抗は、血管の内径の4乗に反比例する(18章参照). そのため、動脈硬化性プラークで内腔が少し狭くなるだけで、血圧は大きな影響を受ける.

Laragh は、V-type(低レニン)高血圧とR-type(高レニン)高血圧を区別した. 前者では、ナトリウム貯留と血漿量の増加により心拍出量が増大する. 後者では、レニン-アンギオテンシン系で規定される総末梢血管抵抗が高くなる. V-type高血圧は、主に黒人患者にみられ、塩分制限や利尿薬によく反応する. R-type高血圧はβ遮断薬やアンギオテンシン変換酵素阻害薬に反応する(Laragh, 2001). さまざまな薬に対して以前どのように反応したかという病歴は、有効かつ安全な治療を選択するためには非常に重要である. 特に、患者が高血圧性クリーゼにある時はなおさら重要である(下記参照)(Blumenfeld and Laragh, 2001).

腎臓においてレニンを下方制御する強力なホルモンの1つは、1,25-ジヒドロキシビタミンDである. したがって、ビタミンDの充足に注意することは、高血圧症の診断と治療おいて重要かもしれない(Holick, 2005).

最近の流行である均一な(万人向けフリーサイズの)治療プロトコールでは、食事のナトリウム制限は皆に推奨されている. ただし、食塩感受性の血圧を示すのは高血圧患者の一部であり、11の長期間のランダム化比較試験において、塩分制限の開始から13〜60ヶ月の収縮期血圧の低下は、平均で1.1 mmHgに過ぎなかった(Hooper, 2002). 十分とはいえない結果は、不十分なコンプライアンスと、時間とともに上昇する傾向がある高血圧

の自然経過で説明されるかもしれない(T. Fagan, 私信, 2009). あなたの患者は、20〜30%にみられる塩分制限によく反応する低レニン高血圧かもしれないし、塩分制限で実際には血圧が上昇してしまうというあまりみられない高血圧かもしれないし、多くの人でみられるようにこの煩わしい介入ではほとんど変化しないタイプの高血圧かもしれない.

指導したうえで家庭血圧をモニタリングさせると、さまざまな生活習慣や服薬、医療介入の効果を綿密に追っていくことができ、患者を自分の協力者にするのに役立つ. あなたの患者は、血圧を記録したグラフではなく目の前にいるJones夫人であることを、常に忘れないこと.

15) 自由行動下24時間血圧測定

いくつかの施設では、高血圧症の診断において、電子式自由行動下24時間血圧測定が診察室での測定に取って代わりつつある(Head et al., 2010, 2012). これは、特に、「白衣高血圧症」疑いや一過性血圧上昇疑い、投薬増量への治療抵抗性の高血圧症、降圧薬服用時の低血圧症状、自律神経機能障害の診療の手助けとなる. 心血管系の合併症は、診察室での血圧よりも24時間または日中の自由行動下の血圧モニタリングにより強く関連している.「夜間血圧非下降」(睡眠中に少なくとも10%は低下するという事象が起こらないこと)は心血管リスクの増加に関連しているであろう(H.W.Børg, 私信, 2017).

16) どこで血圧を測るか

▶ 上肢

まず両側上肢の血圧測定から始める. 通常、左右の上腕動脈で行う. 両上肢での収縮期血圧に差があった時には、少なくとも片側に器質的異常が存在する可能性がある. それに加えて、片側を測定した後反対側に移る時に、ある程度の神経血管系の変化(興奮か、リラックスか)が生じたことによるものかもしれない. このような変化は収縮期血圧と拡張期血圧どちらにも影響する. 有意な内因性の血管閉塞があれば、少なくとも収縮期血圧で10〜15 mmHgの差が生じる. この有意な差が

存在することを確かめるには，2人で同時に両側の血圧を測定し，その後左右を交替してもう一度同時に測定する必要がある．ペンシルバニアのAlvin Shapiro 医師は次のように述べている．「自分自身はこの方法をベッドサイドで行うことで，レジデントや医学生が『あるといった』大動脈縮窄症や鎖骨下動脈盗血を何度も『除外した』ことがある」．

一度両側上腕を測定し左右の血圧が同じとわかっていれば，通常は片側だけ測ればよい．もし血圧に左右差があれば低いほうの腕に異常があり，その多くは動脈硬化病変による閉塞が原因である（例えば18章の「鎖骨動脈スチール症候群」を参照）．あるいは，もっと稀なものとして解離性動脈瘤がある．

▶ 下肢

患者を臥位にさせ，触診もしくは聴診で膝窩動脈（大腿用のカフ使用），または足背動脈で（下腿にカフを巻いて）下肢の収縮期血圧を測定する．上肢と下肢の収縮期血圧の差は，両者を測る間に生じる神経血管の緊張状態の変化や何らかの器質的異常によって発生する．**上下肢双方の血圧は絶対に臥位で測定すること．**下肢の血圧を座位や立位で測定してはならない．なぜなら，動脈と心臓の間にある血柱の高さによる圧が加わり，測定値が不正確になるからである．

▶ 上腕−膝窩動脈もしくは上腕−足背動脈での収縮期血圧差

間接的な測定では，器質的な異常がなければ，通常，上肢より下肢のほうが収縮期血圧で10 mmHg 程度高くなりうる．20 mmHg に及ぶという報告もある（Frank et al., 1965；Sapira, 1981）．しかし，観血的測定を用いて直接測定すると，収縮期血圧と拡張期血圧，平均血圧も含めて，上肢と下肢の圧は通常は同じであることがわかる（Pascarelli and Bertrand, 1964）．

血管樹のどこかに閉塞があれば，上肢より下肢の収縮期血圧は有意に低くなる（少なくとも6 mmHg）．西洋社会の高齢者において，血管閉塞の原因で最も頻度の高いのは動脈硬化である（18章参照）．また若年高血圧患者において，大動脈縮窄症である（18章参照）．

⚪ 足関節上腕血圧比が 0.9 以下であることは，末梢血管障害と相関し，冠動脈疾患や総死亡率上昇の高リスクである．それぞれの補正相対リスクはそれぞれ 3.7 と 3.1（Vogt et al., 1993）や 3.2 と 3.8（Newman et al., 1993）とする報告がある．他方，女性の高総コレステロール血症における冠動脈疾患の相対リスクはわずかに 1.1 である（Applegate, 1993）〔この比は**足関節上腕血圧比**（ABI）とも呼ばれる（18章参照）〕．携帯型 Doppler 血流計での ABI の測定は，プライマリ・ケアの現場でルーチンのスクリーニングとして行うことがすすめられている（Ankle Brachial Index Collaboration, 2008）．

上肢の血管系に閉塞がある患者では，下肢の収縮期血圧が上肢に比べて顕著に高くなる．例えば，高安病や Buerger 病，あるいはその他の特殊な上肢の疾患であり，一部の解離性動脈瘤や高心拍出状態（Hill 徴候）でもみられることがある．Hill 徴候，特に大動脈弁閉鎖不全によるものでは，間接的測定の下肢の血圧は上肢の血圧より 20〜60 mmHg も高くなることがある（Hill 徴候については 17章参照）．

💙 いったん，臥位で四肢の血圧を測定しておけば，解離性大動脈瘤を後日見つけるための完璧な基礎値を把握したことになる．場所にもよるが，解離があれば，1つもしくは複数の四肢で動脈波の減弱がみられる．実際，この致死的な疾患を疑うということは，臥位で四肢すべての血圧を必ず測らなければいけない状態の1つである．「明らかな」心筋梗塞像を示した患者において，片側の上肢で血圧が測れないという意味に気づかず，結果として解離性大動脈瘤の診断が遅れ，おそらくそれが死亡に関与したと思われる例もある（Jauhar, 2006）．

17）起立性低血圧

起立性低血圧は，臥位と比べて立位で低血圧になることである．主な原因は2つあり，1つは容量低下（消化管出血や副腎不全，利尿薬など）ともう1つは神経原性由来（例えば，ある種の降圧薬，何らかの自律神経障害，長期臥床や無重力状態でも起こり，初期の宇宙飛行士でみられた）である．

比較的頻度の低いものとしては，心不全（立位で心拍出を増やせない）や褐色細胞腫（稀な疾患で，ノルアドレナリン受容体のダウンレギュレーションによって起こる問題と低容量が組み合わさって起立性低血圧が起こる）である．

▶ 診察方法

臥位で上肢の収縮期血圧と拡張期血圧を測定する．その後，患者を立たせた直後に，もう一度測定する．その時腕は身体の横に置いた状態にする．正常では，拡張期血圧は同じかやや上昇，収縮期血圧は同じかわずかに低下する．計算上の平均動脈圧〔平均動脈圧＝拡張期血圧＋0.4×（収縮期血圧－拡張期血圧）〕は，立位になっても正常では，2〜3 mmHg 以上は下がらない．正常では，拡張期血圧は決して下がらないし，もし下がったとしてもその低下はわずかで，この時収縮期は上昇する．逆に，多くの正常人において立位になると収縮期血圧が下がるが，拡張期圧は上昇する．このため平均動脈圧は保たれる．

教育的な練習として，相手の血圧と脈を臥位で測り，その後，立位で測定する．起立性低血圧による変化があればそれをみるために，平均動脈圧を計算する．その後交代して，相手にあなたの血圧を同様に測らせる．

脈圧（収縮期血圧－拡張期血圧）を1/3あるいは1/2倍して計算する方法を推奨している専門家もいる．私は0.4をかけて補正しているが，それは観血的な平均動脈圧に最も強い相関があるからである．実際の臨床では，起立性低血圧を評価する際には，上記の計算式のいずれを用いてもよい．

> もし，患者に起立性低血圧があれば，同時に脈をチェックすることを忘れないこと．起立性に血圧が下がった時の反応としての脈拍の上昇がみられなければ，それは原因が体液量の減少ではなく神経原性であることを示唆する重要なポイントである．しかしα遮断薬が投与されている場合は，体液量の減少があっても，起立性の脈拍増加は起こらない．脈拍が増加することには特に何も意味しない．神経学的病変によっては，起立性変化に対しての脈拍の増加は正常だが，正常の起立性の血圧反応が障害されていることがある．またある患者（例えば，糖尿病やWernicke脳症，心移植を受けた患

者）では，有意に迷走神経の作用が不十分であり，脈拍は常に速くなっている．

自力で立てないくらい状態が悪い患者に対して，起立性低血圧を確認しようとすることがあるかもしれない．そのような場合は，患者を座位にして血圧を測定し，臥位での値と比べてもよい（もしくは可能なら足を下に垂らして，下肢に血液が貯留するように試みよ）．

もしあなたが慣れないせいで動作がすばやくできず，立位での血圧測定が難しければ，患者を立たせる直前に，臥位での収縮期血圧より少し高めのところまでカフを収縮させてみよ．拡張期血圧でも同じように行うことができる．しかし，それでもあなたはすばやく手技を行わなければならない．なぜなら，血圧計のカフを膨らませることによって起こる痛みが，血圧を上昇させる刺激になりうるからである．

上級者向け：起立性高血圧症は稀に起こることがある（18章も参照）．それは正しく評価されていないしほとんど理解されていない（Chhabra and Spodick, 2013）．

▶ ティルト台

もしティルト台が使えるなら，非常に状態が悪い患者においては，起立性低血圧の評価のためにティルト台を使ってもよい．方法は単純に，足台に足をつけた状態で寝かせて，水平位で血圧測定を行い，起こしていって次の血圧を測定する．健常人であっても，立位のために下肢の筋力を使えない状態にして受動的に立位にされると，最初は起立性低血圧を呈することや，病弱な人で，十分に脚の筋肉が収縮できないと起立性低血圧を呈することがある（これは筋の収縮が静脈還流を増やしているためである）のを思い出そう．このため，足がしっかり足台について下肢を使用しているかを確認するために，患者を観察すべきである．

ティルト台は原因不明の失神発作のある患者で迷走神経反応が亢進していないか評価するために用いることができる．この反応は意識消失の最も頻度が高い原因である．しかし，常に前駆徴候や症状があるわけではない．10分間の臥位の後，60°の傾斜まで上げて60分間，もしくは症状が再現されるまで続ける．血管抑制反応は収縮期血圧が60%以上下降することと定義されている．また迷

走神経反応のある患者では，心拍数が低下する（臥位での心拍の30%まで，もしくは45拍/分以下）．詳細な検査を行っても診断に至らなかった54人の患者を対象とした研究では，50%でティルト台での異常が認められた（Raviele et al., 1991）．

感度と特異度

瀉血を行って，1,000 mLの血液を失うと，起立性の脈拍増加（30回/分）または，めまい（頭部浮動感）がひどく患者が横になってしまったり失神発作を起こしたりする．その感度は98%であり，特異度も98%であった．しかし500 mLの血液喪失や立たせずに座らせるだけでは，同様の所見は起こらなかった（Knopp et al., 1980）．ティルト台を用いての検査では，症状にかかわらず脈拍の25回/分以上の上昇をカットオフとすると，100%の感度・特異度であった（Green and Metheny, 1948）．

アドバイス

すでに体液喪失がある，もしくはショック状態とわかっている患者では，起立性低血圧があるかチェックしようとは思わないだろう．その理由は2つである．

1つ目の理由は，医療における重要なルールの1つから来ている．"primum non nocere"は「何よりも害をなすなかれ」や「何をするにしても，ものごとを悪くするようなことはするな．たとえそれがまったく何もしないことを意味しても」などと訳される．臓器への灌流がギリギリになっている低血圧状態の時に，立位にさせると灌流がさらに低下して，一時的もしくは永続的な障害を起こすかもしれない．ショック状態にある患者がティルト台に上がったことによって脳卒中を起こすことは稀である．しかし，そうした場合にどんなことが起こるか予想することは不可能である．

2つ目の理由は，危険を引き起こすどんなリスクであっても，期待される利益によって正当化されるべきである．すでにショック状態にあるとわかっている患者で，さらにショックであることを示す証拠をさらに積み重ねても無駄なだけである．まずは，血圧，脈拍，尿量などが正常化するまで治療を行う．そうなってから安全に感度の高い方法で恒常性，起立性低血圧などを探るべきである．

時間をおいてから判定する起立性変化

体液量喪失や神経調節性の起立性低血圧による重度な状態に対する検査の特異度をさらに上げるために，患者を5，10，15分間立たせた状態で，続けて血圧を測ることを推奨している人たちもいる．彼らによれば10分や15分の最後まで検査に耐えられる人は多くの場合，神経原性であって，特に体液喪失による起立性低血圧ではないと主張しているが，はっきりとしたデータはなく（少なくとも私の知っている範囲で），また私自身の経験とは逆である．

正常範囲を定めていないことが混乱の一因となっている．またもう1つの問題は，ある若い医師が変法を作ったことによる．それは，患者の症状が最も強くなる立位での最初の測定を省略していることである．この方法では，偽陽性と偽陰性のどちらも私には経験がある．したがって，私はこの手法には断固反対である．いわゆる「唯一の血圧」などといったものはないので（平均動脈圧は1日を通じて変化する），たとえ起立性の低下がなかったとしても15分後に測った血圧が当初よりも下がっている確率というのは半々である（これが偽陽性）．中等度の容量減少のある患者に，「その場で足踏み」をさせて静脈還流を増加させると心拍出量が増加して，偽陰性が起こる．また，最初に起こる（しかし測定されていない）起立性低血圧によって患者が不快に感じた自覚症状が，自律神経系をさらに刺激することもある．こういった理由で多くの人は，10〜15分の立位による起立性低血圧に対しても，代償，あるいは過剰にも代償できるものである．

18）心房細動における血圧測定

血圧は心拍出量と末梢血管抵抗によって決まり，さらに心拍出量は1回拍出量と心拍によって決まる．間接的な血圧測定は1拍ごとの判断で決められるので，脈ごとによる1回拍出量の違いは血圧測定値に影響を与えるかもしれない．奇脈（下記参照）を測定する時にはこの現象をうまく利用しているのに，心房細動では軽率にもこの現象を無視してしまう傾向にある．

もし心房細動で心室の反応が不規則でRR間隔が極めて不規則な場合には，1回だけの間接的な

血圧測定値はまったくもって信頼できない．RR 間隔が短い時には心室の充満が最低限しか起こらないので，次の心室収縮における1回拍出量はとても小さくなり，それゆえ，間接的な血圧測定での値は（収縮期も拡張期も）低くなるであろう．一方，RR 間隔が極端に長くなると，心室の充満は増え，みかけの収縮期血圧（および拡張期血圧）は極めて上昇する．それゆえ，心房細動では血圧の通常の範囲をおおまかに推定することはできるが，診断や治療のために血圧が高いか低いかをずっと正確に測定するためには，より一定な RR 間隔になるのを待つ必要性がある．もちろんこのことは，RR 間隔が大きく変動する他のすべての不整脈であてはまる．

では臨床医はどうすべきであろうか．筆者は次の方法で血圧を3回測定してその平均をとることをすすめている．

1．連続して3拍聴取できるほど非常にゆっくりとカフ圧を下げていく（その3拍が比較的一定の RR 間隔であるように）．その最初の心拍が聴取される圧が収縮期血圧である．

2．以前に「推測した」拡張期血圧値があれば，その数値の 10 mmHg ぐらい上の値まではすばやくカフ圧を下げ，そこから極めてゆっくり下げていく．3拍連続して聴取できた最後の圧が，拡張期血圧である．

この手法は科学的に正当だとは証明されておらず，「2拍連続して」行う手法とは間違いなく違った結果になるだろう．測定者が変わると違った血圧値を得ることになるが，これは抽出した値の違いというだけでなく，カフを下げるスピードも人によって違うからである．この方法は，ある患者における測定値の変化に対して，間接的な血圧測定法で対処するには，かなりよい方法といえる．しかし，正確で絶対的な血圧値が極めて重要としている人，例えば拡張期血圧 90 mmHg は生涯にわたる治療が必要だが，89 mmHg では必要ない，といったことを信じている人には不十分な方法である．

Arthur Mirsky 氏がかつてこういったことがある．Brittle 型の糖尿病患者など存在しない．いるのは Brittle 型の医師だけであると．もしかしたら，心房細動というのは，一部の高血圧学者たちを Brittle 型の医師にはせず，より謙虚な医師にさせるための神のしわざなのかもしれない．

19）心室頻拍における血圧

房室解離を伴う心室頻拍では，心房充満が不規則になるため，1回拍出量も一定ではなくなる．これは，心房収縮が心室収縮と偶然にどのようなタイミングで起こるかに左右されるからである．それゆえ心拍ごとに聴取される Korotkoff 音より，最初の Korotkoff 音は高めの血圧で不規則に聞こえるかもしれない．この所見は上室性頻拍症によるリズムと心室頻拍を区別するのに役立つかもしれない（Wilson et al., 1964）．

20）高血圧性緊急症に関連する疾患

高血圧性緊急症は救急部門からの入院の多くを占めている．例を挙げると，高血圧性脳症，頭蓋内出血，不安定狭心症，急性心筋梗塞，肺水腫を伴う急性左心不全，解離性大動脈瘤，子癇前症／子癇がある．古典的な対応としては，単に急速に血圧を下げることにあったが，このやり方は有害になりうる．それゆえ，病態生理を考えて，治療計画を立てることが重要である（Blumenfeld and Laragh, 2001）．

急性脳梗塞を呈する患者の 80％以上は血圧が高く，それらは一般的に特に治療することなく4日以内に脳卒中を起こす前のレベルにまで低下する．重要なことは，脳灌流圧を維持するための脳血流の自動調節能の役割を覚えておくことである．

$$CBF = CPP/CVR$$
$$= （平均動脈圧－静脈圧）/CVR$$

ここで，CBF は脳血流，CPP は脳灌流圧，CVR は脳血管抵抗である．頭蓋内圧の上昇は静脈系に伝わる．

正常血圧の人では，脳血管抵抗の変化によって，圧が 60〜150 mmHg と大きく変動しても，脳血流は比較的一定に保たれている．高血圧の人では，この自動調節能の下限がより高くなってくる．健常人と合併症のない本態性高血圧症の人はともに，安静時の平均動脈圧の 25％以下ぐらいが，自動調整能の下限である．しかし，虚血病変ではこの自動調整能は破綻している．脳卒中の患者では，血圧を過度に下げることは梗塞巣の周囲のまだ生きている組織を危険にさらすことになる

のだ(Blumenfeld and Laragh, 2001).

治療しているのは患者であって，血圧の値ではないことを常に忘れるな.

21) 奇脈

血圧計が広く用いられるようになった頃，吸気時に正常でも起こる収縮期血圧の低下を観察者たちが数値として測り始めるようになった. 多くの病的状態において，この正常な現象が，脈拍が触知可能であっても強くみられることが発見された(例えば，現在でいう奇脈).

▶ 歴史メモ

吸気での血圧の低下を一般的に，なぜ"pulsus"と呼ぶのかを不思議に思うかもしれない. 実際，このことはコーンウォール人の生理学者であるRichard Lower(1631〜1691年)が指摘していた. しかもそれは血圧計が発明される前に，である. 彼は吸気時に患者の脈が弱くなることに気づいた. 彼は，この現象は癒着によって引き起こされるものだと判断していたが，それは剖検で肥厚した心外膜が横隔膜に癒着しているのを確認したからであった. Lower の観察は評価されず，この現象に名前をつけた Kussmaul による再発見を待つことになった(Kussmaul, 1873) ("Concerning Callous Mediastinopericarditis and the Paradoxical Pulse"というタイトルの著書は，おそらく収縮性心外膜炎が奇脈を作り出しているという誤った意見からきているようである. この論文に記載された患者では，実際に心外膜に滲出成分があることが剖検で認められており，今日ではこれがその症例報告のタイトルで強調されていたのだと考えられている). Kussmaul が診た患者では，脈圧の変化はとても劇的であり，吸気時には，脈そのものが触れなくなっていた. 奇異なことは，中枢の心拍は続いているのに，脈がなくなってしまうことであった.

▶ 病態生理学

吸気時に正常の収縮期圧が低下することは，多くの要因で説明されている(Guntheroth et al., 1967). まず，胸腔内の高い陰圧が，大静脈への血液の流入を増やす，それが右心房の充満，そして右心室の充満を増やすことになる. ある研究者たちは右

心室の容量が増えることによって，心室中隔が左室流出路に隆起して，1回拍出量を減らしているのではないかと示唆している. また，吸気時の高い胸腔内陰圧が肺内の血管容量を増やし，それゆえに一時的に左心房や左心室の充満が減り，心拍出量が減るのではないかと指摘した研究者らもいる. 多くの専門家たちは，異常な奇脈がこういった基本的なメカニズムが増強されて起こるのではないかと感じている. 横隔膜が下がることによる異常な心外膜嚢の歪み(Dock, 1961)や他のさまざまな副次的なメカニズム(Spodick, 1964)なども心外膜疾患では影響するのかもしれない.

▶ 基準

奇脈はある程度までは正常の現象なので，臨床的に意味があると考えられるのはどの時点だろうか. 最近ではほぼすべての専門家が，吸気での収縮期血圧の 10 mmHg 以上の下降を異常と定義している. 反対意見の少数派は，(呼気時)収縮期血圧の 10%以上の低下を異常と定義すべきであるとするデータを呈示している(Reddy et al., 1978).

▶ 診察方法

奇脈を測定するためには，血圧を繰り返し測定し，水銀柱がその前に測った収縮期血圧に近いところまできたら，さらにとてもゆっくりと落としていく. まず，呼気時でのみ Korotkoff 音が聴こえるだろう. これが，最初に記録する値になる. その後，カフ圧を下げ続けていき(1拍につき1 mmHg)，Korotkoff 音が吸気時を含むすべての脈拍で聴こえる最高点まで下げていく. これが2つめの数値となる. 両者の差異が奇脈で用いられる数値(mmHg で記載)になる.

▶ 自己学習

誰かの収縮期血圧を測る時に，その人が呼吸する際に抵抗となるものを作ってそれに逆らって呼吸させる. 例えば，反対側の端を押さえたトイレットペーパーの芯を通じて深呼吸をさせてみる. もしそれによって著明な吸気と呼気の胸腔内圧を作り出せたら，異常な奇脈も作り出すことができる(Sapira and Kirkpatrick, 1983). 美的観点から，握りこぶしで気道抵抗を作るほうがよいという人もいるだろう. 適切に行えば，このやり方では呼吸の位相がゆっくりにもなるため，初心者が

時間をかけて測定しやすくなる.

多くの健常者でも,とても大きな深呼吸をすることで橈骨動脈の収縮期の拍動が減弱することを認識できる.自身でやってみるとよい.橈骨動脈を触れながら,急激に大きな深呼吸をしてみる.次の2拍に注意を払う.脈拍の強さはどうなるだろうか.

多くの人は違いを把握できる.もし違いを感じとれないようであれば,前述したように気道抵抗を強くした状態で深呼吸をして実験を繰り返すべきだ.

指導医へ:おそらくこの方法は奇脈を指導するうえで最も重要な部分の1つである.なぜなら,これは生理学的なアプローチを用いていることと,標準的な教科書であっても奇脈についての議論は間違っていることがあるからである(Chamberlain and Ogilvie, 1974).

異常な奇脈の原因

心タンポナーデの患者の70～100%でこの所見が得られる(Kuhn 1976;Reddy et al., 1978).心外膜が伸びることができるほどの慢性的な心タンポナーデでは,この数字は低くなるだろう.一方,心外膜が伸展されない急性例では,ほぼ全例でみられるだろう.

異常な奇脈は気管支喘息の80%でみられる(Vaisrub, 1974);1秒量(FEV$_1$)が約0.5～0.7 Lに下がる場合に認められる(Rebuck and Pengelly, 1973).ショック症例の50%,特に末梢血管抵抗が増加し血液量が減少した例でよくみられる(Cohn et al., 1967).滲出性「収縮性」心外膜炎の30～45%にみられる(Braunwald, 1980;Wise and Conti, 1976)が,一方,真の乾性の収縮性心外膜炎ではみられない(Spodick, 1984).肺塞栓症の約30%(Cohen et al., 1973),時に右心不全(McGregor, 1979),重症のうっ血性心不全(Sale et al., 1973),右室梗塞(Greenberg and Gitler, 1983),肥満(Kuhn, 1976)そしておそらく動脈管開存症でもみられる(Gauchat and Katz, 1924).上述した原因疾患のいくつかは,実際には次に挙げるような特定の疾患を含んだ原疾患の一群ともいえる.心筋炎,縦隔腫瘍(Delp and Manning, 1975),肺気腫,傍縦隔胸水 paramediastinal effusion,心内膜線維症,線維弾性症,心アミロイドーシス,強皮症,右心不全を伴う僧帽弁狭窄症,三尖弁狭窄症(DeGowin, 1965).

偽陰性

奇脈を呈する可能性があるが,その必要条件に干渉する問題が存在する状態がある.心外膜が通常の硬さであっても,それに対抗して両心室が充満できない場合や,右心系と左心系に交互に呼吸性変化が作用しない場合である.この偽陰性を生じる交絡因子の例としては,非常に進行した左室肥大,重症の左心不全,心房中隔欠損症,重症の大動脈弁閉鎖不全症,極度の低血圧を伴う重症の心タンポナーデ,左心室のコンプライアンスが低いことによる「右心のタンポナーデ」,心臓手術後の局在性の心嚢液貯留(Maheshwari et al., 2014)(これによって心室の拡張圧の均衡性が阻害される),低圧のタンポナーデがある(Spodick, 1983).

逆奇脈

収縮期血圧が吸気時に上昇するものが,特発性肥大性大動脈弁下狭窄症,等調律性の心室リズム,左心不全の存在下での間歇的な吸気の陽圧呼吸である(Massumi et al., 1973).

22)脈圧の異常

極端に広い脈圧〔例えば(収縮期血圧－拡張期血圧)>収縮期血圧の50%〕は,1回拍出量が増加した状態でみられる(17章参照).大動脈弁閉鎖不全症が最も有名な例である.他の例としては,甲状腺機能亢進症,脚気,妊娠,発熱,貧血,動脈管開存症,骨病変による広範な動静脈シャントがある重症のPaget病,皮膚病変によるシャントが存在する重症の剥脱性皮膚炎がある.もし,四肢の一肢で極度の脈圧の開大があれば,その一肢に動静脈瘻がないか,探すべきである.Branham徴候(血圧計のカフによって動脈血の流入が阻害されることで引き起こされる急性の徐脈)を認めれば,血管造影を行わなくても診断は確実だろう.

しかしながら,西洋社会では,動脈壁の線維化や動脈硬化性の沈着によって,脈圧は年齢とともに増加することに注意しよう.高血圧症例では,収縮期と拡張期圧の差異は,異常なほど脈圧が開いていると考えられなくても,収縮期圧の50%

以上に大きくなることがしばしばある．しかしながら，基準値の 65 mmHg（50 mmHg ± 2SD）よりも大きいということは，心血管疾患や死亡の独立した予測因子である（Asmar et al., 2001）．平均動脈圧ではなく脈圧が上昇することは，心房細動の発生率の上昇に関連している（Mitchell, 2007）．

1 回拍出量が増加した患者で常に脈圧が開大しているとは限らないことは留意せよ．例えば，肝硬変の患者では脈圧が開大するほどの十分な動静脈シャントがみられることはほとんどない．

大動脈弁閉鎖不全症に関連する多くの徴候は，1 回拍出量増加による真の徴候であり，1 回拍出量を増加させる他の疾患が鑑別診断となる．

脈圧が狭いというのは，収縮期血圧の 25% 以下と定義されるだろう．これは 1 回拍出量の低下を示唆し，心タンポナーデ，収縮性心外膜炎，頻脈，大動脈弁狭窄症でみられることがある（17 章参照）（アーチファクトとしてみられる狭い脈圧は，心原性ショックなどで末梢血管抵抗の増加を伴う，重度に血管運動の緊張が亢進した状態で時々みられる．他の血圧のアーチファクトと同じように，動脈内圧の直接的測定によってはっきりさせることができる）．

23）アーチファクトに関する名句集

▶ 聴診間隙

聴診間隙は間接血圧測定でみられるが，幸い稀な現象である．収縮期圧より低い圧で，Korotkoff 音がいったん消失し，さらに低い圧で再び出現し，真の拡張期圧まで続き，最終的に消失する．図 6-2 は，聴診間隙が認められる血圧測定図である．最初に消失する点と次に再び出現する点が聴診間隙の境界である．

聴診間隙が問題なのは，そういったものがあると認識していないことにある．その場合，拡張期血圧を実際よりもかなり高いと結論づけてしまう．あるいは，もし最初に触診で真の収縮期血圧を把握していなければ，聴診間隙の内側に収縮期血圧を探しにいくかもしれない．そして，Korotkoff 音が再び聴こえた点を収縮期血圧としてしまい，極端に高い収縮期血圧を見逃してしまうかもしれない．どちらにしろ，重大な治療上の誤りを起こすかもしれない．

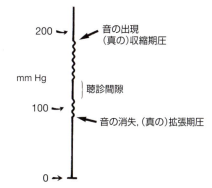

図 6-2　聴診間隙

聴診間隙は肥満患者の腕で最も起こりやすく，特に医師がカフ圧をゆっくり上げていくことによって，多くの血液が腕の静脈系にトラップされることによって起きやすくなる（Ragan and Bordley, 1941）．血液がトラップされる別の場面としては，一度血圧を測定した直後に，2 回目の測定として血圧計のカフ圧を上げることである．つまり，トラップされた血液が流出するための 1～2 分の余裕を置かないために起こる．この仕組みからその解決法がわかる．肥満の腕の患者では最初にカフを上げて行く時に，腕を空中に向けて上に上げてもらい，触知できる収縮期血圧の少し上まで急いでカフを膨らませることによって，静脈への貯留を防ぐことができるのである．

24）静脈壁の硬さによる影響

血管壁の硬さや軟らかさは，圧波形の伝わり方に影響を及ぼす．また間接血圧測定をする際に，状況によっては見かけ上の血圧の上昇や低下を起こす可能性がある．Hill 徴候（17 章参照）では，みかけの収縮期血圧は，実際の圧よりも高くなるが，それはとても軟らかい血管壁に沿って伝播もしくは反響して起こった追加の圧波による．予想どおり，硬い血管壁では逆の効果が起こる（Cohn, 1967；下記参照）．さらに，大動脈弁閉鎖不全症などの 1 回拍出量が増加した状態では，軟らかい壁によって見かけ上の拡張期血圧が低下するように，硬い壁では見かけ上，拡張期血圧は高くなる（Messerli et al., 1985）．

▶ 偽性低血圧

ショック状態の患者において直接的，および間

接的な血圧測定を同時に行っていると(Cohn, 1967)，末梢血管抵抗が高い患者では，動脈壁の音響が減衰し，Korotkoff音が非常に弱くなってしまうため，間接的血圧測定では収縮期も拡張期も著しく低く見積もってしまう(これを偽性低血圧という)．その低いカフ圧は単に低拍出状態では説明できない．というのも，ショック状態でかつ末梢血管抵抗が低い患者では，直接的でも間接的でも同じ血圧を示すからである．さらにCohn氏は健常なボランティアの腕に血管収縮薬を投与することによって，この偽性低血圧を再現することができた．

▶ 偽性高血圧

上記とは違って，硬い血管壁による見かけ上の変化は，音の発生に関連しているのではなく，血管壁が圧迫されにくいことによって起こる．カフ圧は動脈を虚脱させるのに必要な圧と血柱の圧(血管内の圧)の合計である．収縮期血圧と拡張期血圧のどちらでも見かけ上，高くなりうる(Messerli et al., 1985)．この現象はカフ高血圧に似ている．

脈を触れた後に，血圧計のカフ，あるいはあなたの指で動脈の近位側を閉塞させることによって，動脈の硬さを判断することができる．これはOslerが記載していた方法である(Mishriki, 1987)．もし近位側の脈が圧迫で消失した後でさえ，末梢の動脈がまだ変わらずに触れるようであれば，ある程度の偽性高血圧を起こすのに十分な動脈硬化を持っていることになる．

偽性低血圧と偽性高血圧への対処方法はどちらも，科学的な基準を用いることである．すなわち互いに独立した変数——この場合は，直接的な血管内圧測定である．

25) 血圧測定に関する他の変動因子

看護師の測定値は，医師のそれよりもしばしば低い(Moutsos et al., 1967)．心身医学領域の研究で，楽しい会話では血圧は下がるが，不快な，あるいは緊張を強いるような出来事，例えばいわゆるストレスのかかるインタビューなどにさらされると血圧は上昇することが明らかになっている．この現象は，前述した重要なポイントの一例，すなわち「唯一の」血圧などというものはないという

ことである．

最後に，医師が意識していないバイアスとして，偶然以上に最後の1桁にしばしば「8」と「0」を記録する傾向にあるという事実がある(Pemberton, 1963)．最後の1桁に奇数で記録されることはまずほとんどない(T. Fagan, 私信, 2009)．

26) 血圧計のカフを使用するその他の検査

動脈拍動の評価を含んでいるほとんどの検査は，血圧計カフを用いて定量的に行われる．多くは動脈の循環に関する章で取り扱うが，一部(交互脈など)については次の章で扱う．

Trousseauテストは血圧計のカフを用いるものだが，血圧を測定しているわけではない．これについては，26章の神経学的診察に記載した．Sternbachの痛みの体温計(3章参照)も血圧計のカフを用いるが，これも血栓性静脈炎のためのテストである(19章参照)．

3　脈拍

Pinch先生：あなたの手を貸して，脈をとらせてください．
　　ウィリアム・シェイクスピア[訳注5]，『間違いの喜劇』，第4幕，第4場

訳注5) William Shakespeare(1564〜1616年)，英国の劇作家，詩人．

本項では末梢で触診した際の心拍数と心拍リズムについて述べる．ここでは動脈波形は取り扱わない．動脈波形は頸動脈で最もよく触知できるので，末梢血管の診察の「動脈」の部に記載する(18章参照)．同様に動脈触診による動脈壁そのものの硬さ(これは年齢そのものではなく，生物学的年齢を推定するのに役立つ)も同じ項で扱う(18章参照)．

1) 心拍数

心拍数は通常1分あたりの脈拍の数として表現される．

▶ 診察方法

最低限，1分間は橈骨動脈で(もし橈骨動脈を両側とも触れることができなければ頸動脈で)脈拍

を数えること．慣れたら30秒あたりの脈拍数を数えて，もしそれが30〜50の間なら2倍してもよいが，測定する時間が短くなるとそれだけ異常を発見する機会も少なくなることに注意が必要である．心血管疾患を持つ患者にはもっと詳しい方法を示唆する著者もいる(Gersh, 2017)．この方法は頸動脈，橈骨動脈，腕頭動脈，大腿動脈，後脛骨動脈，足背動脈を両側ともすべて注意深く触診し，脈の大きさ，形，立ち上がり速度などのいかなる差異も検出しようとするものである．下肢動脈疾患が疑われる場合には膝窩動脈もまた診察するべきである．

現在ではさまざまな電子機器が心拍数を計測しているが，これは通常はパルスオキシメーターや自動血圧測定器が「偶然」測定しているようなものである．Apple Watch®を持っている人はボタンを1つ押してやれば心拍数を表示してくれる．これらの方法は非常に便利であるが，臨床医が手で脈をとる行為に取って代わるものではない．

▮ 正常

通常の定義では成人では100/分以上が頻脈であり，50/分以下が徐脈である．しかし，身体診察はスクリーニングとして行うので，偽陽性が多いのは許容できるが，偽陰性は許容できない．そのため今後は60/分以下を異常と考えることにする．そしてこれは結局正常範囲内であると後で判明する可能性があることを理解していれば，さらなる考慮に値することである．

認識論メモ：もし，さらに精査してもある所見と関連する異常が見つからなければ，その所見は重要ではなく，些末と考えるべきであろう．身体所見の最後にすべての所見を総合する時，臨床医は重要な所見から鑑別診断を考える．それよりも前の段階で1つの所見が重要かそうでないかを判断することはできないので，最初はすべての所見を重要なものとして認識し，決して取るに足りないものと考えないことである．例を挙げると，健康で若い短距離選手が保険加入の際に見つかった徐脈(これは些末)とクレチン症における徐脈(こちらは重要)などがある(クレチンについての語源学的考察については14章参照)．

▮ 2) リズム

脈拍は，すべての脈が予想されるタイミングで触れる場合に整 regular と記載する．不整脈には予測できる不整脈 regularly irregular と**予測できない不整脈 irregularly irregular** がある．

現代では不整脈を正確に調べるには心電図が必要とされるが，脈の診察によって得られる情報は依然として非常に多い．例えばどの患者に心電図が必要かということも脈の診察で判断できる．不整脈については，1音の聴診(17章参照)，頸動脈マッサージ(18章参照)，頸静脈波の視診(19章参照)などによってさらに追加の情報が得られることがあり，それぞれの章を参照されたい．

▮ 規則的な頻脈

心拍数と脈の規則性はほとんどのタイプの不整脈で手がかりになる．規則的な頻脈では，心拍数が100〜125であれば洞性頻脈が最も疑わしく，心拍数が125〜165であれば2：1ブロックの心房粗動が，また心拍数が175〜200であれば，発作性心房性頻拍(PAT)が最も疑わしい．

心拍数200/分以上では，基礎疾患のため，あるいは頻拍そのものの生理学的影響により予後は不良である．心室頻拍は250まで心拍数が上昇することがあり，この時，しばしば血圧は測れなくなる．

▮ 洞性頻脈についての覚え書き

洞性頻脈はさまざまな異常な状況で起こる．例えば，あらゆるタイプのうっ血性心不全あるいは発熱，貧血，甲状腺機能亢進症などの高心拍出量状態などである．徴候としての洞性頻脈は病的状態に関して感度は高いので，無視しないことが重要である〔例えば，90以上の頻脈は10〜29歳の患者の甲状腺機能亢進症においては感度84％であり，30〜39歳の患者では79％，60〜83歳の患者では75％である(Nordyke et al., 1988)〕．しかし，多くの偽陽性がある．

興奮による洞性頻脈は睡眠中に消失する．それ以外のほとんどの洞性頻脈も睡眠中には軽減するが，甲状腺機能亢進症によるものは時に改善しない．

以下はこの所見の重要性を示す例である．かつてある研究の対象となった患者で洞性頻脈が認め

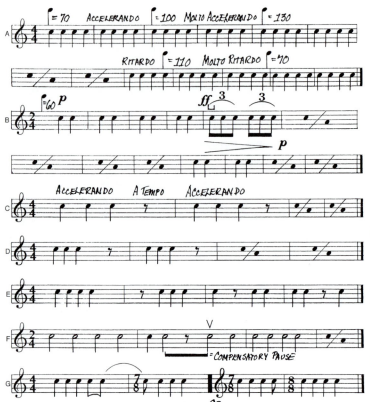

図 6-3 さまざまな不整脈のリズム．%という表記は前の分節を繰り返すことを示している．**A**：洞性頻脈．**B**：発作性上室性頻拍．**C**：MobitzⅠ型2度房室ブロック(4:3のWenckebach)．RR間隔が延長していき，ついには脈が落ち，RR間隔はまた短縮する．**D**：MobitzⅡ型2度房室ブロック(4:3)．**E**：MobitzⅡ型2度房室ブロック(5:4)．**F**：代償性休止期を伴う心室性期外収縮．**G**：心房性期外収縮(現実では最初から8番目の音符の長さは必ずしも正確に4分音符の半分とは限らない)．

られた．彼女の当初は「無害性」と考えられた収縮期雑音が後に再び注目され，さらに2音の幅広い固定性分裂も認められた．ここから彼女が心房中隔欠損症を患っているのではないかという誤った仮説が導かれた．しかし，これは確かめることができる仮説であり，カテーテル検査により実際には部分的肺静脈還流異常症と診断された．この病態は研究で用いられた試験薬の代謝に影響を与えた可能性もあり，非常に重要な意味があった．このケースでは頻脈は中心的な意味を持つ所見であった．

洞性頻脈を発作性心房性頻脈と鑑別するのに役立ちそうな特徴は前者ではゆっくり脈拍数が速くなり，ゆっくり脈拍数が遅くなる（図 6-3A）が，後者の発作性心房性頻脈では突然始まり，突然終わる（図 6-3B），ということである（しかし，不整脈による興奮のためにカテコラミンの循環量が増加する可能性がある．すると発作性心房性頻脈が洞性頻脈に移行し，カテコラミンの減少とともに脈拍数もゆっくり減少することもありうる）．

洞性頻脈には名前を冠されたものがある．慢性肺疾患やその他の右心系の高血圧を有する患者では右心房壁が引き伸ばされるために慢性の洞性頻脈にいたる反射が生じるが，**これは Bainbridge 反射と呼ばれる．**

規則性のある不整脈

2度ブロック

心房波のうちの一部がブロックされ，心室に到達しない場合(2度房室ブロックの定義)，規則的な不整脈が結果として起こる．2度のブロックの分類法としてブロックの比率を用いるものがある(例えば5:4，4:3，3:2，2:1など)．この比率の最初の数字は一連の繰り返しのなかにおける心房波の数で，2番目の数字は心房波が(それぞれの一群のなかで)心室を興奮させる回数である．心室が心房により興奮させられることがない3度のブロックと異なり，2度のブロックでは心室の補充収縮はほとんど起こらないため，単に心拍がスキップされるだけである．ブロックされる比率は通常，非常に規則的である．

触診でわかるのは，まず一連の規則的な脈であり，それから脈が飛び，次にまた同じ数の規則的な脈を触れ，また同じタイミングで脈が飛ぶ．

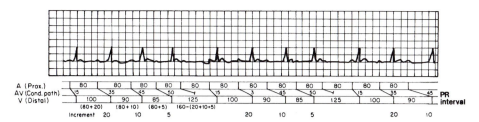

図 6-4　Mobitz Ⅰ型2度房室ブロック（Wenckebach型）．これは図6-3Cが次第にテンポが速くなるが，図6-3Dはそうではないことの理由を示している．Mobitz Ⅰ型はⅡ型と異なり，PR延長分は徐々に減少する．このために連続するRR間隔は短くなっていく．

5：4のブロックでは4拍の脈の後で脈が1回飛ぶ．4：3のブロックでは3拍の脈の後で脈が1回飛ぶ（図6-3C）．このような一連の脈を触知した場合，つまり規則的に脈が飛ぶという場合は2度のブロックを考えて，すぐに頸静脈を観察し（19章参照），心電図をなるべく早くとるべきである．

2：1のブロックでは頸静脈をみないと脈が飛んでいるのかどうかわからない．すなわち，このリズムに限っては，実は規則的な脈となる．

2度房室ブロックの名前のつけ方には，心房から心室への活動伝導の比率の他に心電図上のPR間隔がどのようになるかによって分類する方法もある．PR間隔が徐々に延長していき，心房波が心室に伝わらなくなる場合を，最初にこれを記載した医師の名をとってWenckebach型と呼ぶ（Wenckebach, 1906）か，あるいはMobitz Ⅰ型（図6-4）と呼ぶ．反対に脈が飛ぶ前にPR間隔が順に延長していかないものをMobitz Ⅱ型と呼ぶ（図6-3D, E）．Mobitz Ⅰ型では脈が徐々に速くなることがあり，これはⅡ型では認められない（図6-4の説明文参照）．

洞性不整脈

規則的な不整脈のなかで最も所見がとらえにくく，あまり重要ではないのは洞性不整脈である．これは単に正常な現象を臨床的に誇張してとらえてしまうだけのことである．すなわち，吸気時の心拍数増加と呼気時の心拍数低下のことである．**自分でできる実験**：自分の脈をとりながら深呼吸してみよう．何が起こるだろう？　次に息を吐いてみて脈に何が起こるかみてみよう．呼気時にいきんでみるともっと脈は低下するだろう．

洞性不整脈は若くて健康な人，特によく訓練された運動選手に最も頻繁に認められる．

異所性脈

2段脈は双子を意味するラテン語に由来する単語であるが，1つおきに脈が異所性に触れることを意味する．これは心房性のことも心室性のこともあるが，脈が2つ1組で触診されるように感じる．通常，2段脈は心室性の期外収縮により起こり，ジギタリス中毒の徴候である可能性がある（もっとも，感度も特異度も高くはないが）．**3段脈**は3つ目の脈が異所性であり，3つの脈が1組になっているようにみえる．**4段脈**は4つ目ごとの脈が異所性である．

交互脈

交互脈は心電図電位が規則的に不規則性になることであり，弱い脈と強い脈が交互に生じる．もし頻脈の時に交互脈がみられても，基礎疾患によるが，ほとんど問題にはならない．しかし，これが虚血性心疾患や高血圧性心疾患による左心不全の状況で，洞性脈でみられれば予後不良の徴候である．というのも，心臓は弱い脈の時におそらく十分な1回心拍出量を駆出できないからである．S3ギャロップ（17章参照）と交互脈の組み合わせは，「死にゆく心臓の断末魔の声」と言われてきた（A. Goel, 私信, 2004）．

交互脈のリズムは，弱い脈がわずかに速くなったり遅くなったりするので，規則的に不規則になり，エロール・ガーナー[注2]のような不規則なリズムとなることがある．しかし，通常は脈は触診上，規則的になることが多い．これは弱い脈がやや早期に始まっても（Friedman, 1956）末梢まで伝達されるのに時間がかかることで代償される

注2　Erroll Garner（1921～1977年）はまったく楽譜が読めず，完全に独学で演奏を習得したジャズピアニストである．彼の独特のスタイルは，後年の誰も到達できない名人芸の域と呼ばれた．

(Friedberg, 1956)ためである.

単純に脈を触診するよりも交互脈を見つけるのによい方法は，収縮期血圧よりも上の圧で血圧計のカフを加圧することである．そして圧をゆっくりと緩めつつ，脈が1つ飛びにしか触知できない（そして聴診できない）点を探す．この圧はすべての脈が触知でき，聴診できる点よりも上にある（この方法は奇脈を決める時の方法と似ているが，呼吸のサイクルと関係のないところが異なる）.

交互脈は，電気的な交互脈と関連していることもあればしていないこともある．電気的交互脈とは，ある心電図上の誘導において QRS の電位が交互に変化することをいう．頻脈の時に電気的交互脈がみられても，それは特に驚くべきことでも，予後不良の徴候でもない．しかし，心不全においては電位の変化が交互脈とともにみられるのは予後不良の徴候である.

▶ 不規則性が予測できない不整脈

不規則性が予測できない不整脈で，ベッドサイドで注意すべきものは基本的に4種類ある．それは，心房性期外収縮（PAC），心室性期外収縮（PVC），心房細動と多源性心房性頻拍である．このうち発作性に（下記参照）起こる場合，2つのタイプの期外収縮の区別は容易である．しかし，組み合わせあるいは連続して起こるような場合の脈は複雑であり，心電図をとらずに自信を持って断言することは不可能である．心房細動は元来がまったく不規則な脈である．この脈について確実なのは予測不可能ということだけなので，**心臓せん妄**と呼ばれてきた．その不規則性はベッドサイドで学ぶのが最もよい．もし，あなたがあらかじめ自分で教科書を読んで準備しておけば，この不整脈が実際に現れた時に機会を逃さずうまく学ぶことができる．後からゆっくり復習のためにこのあたりの頁を読み返してもよい.

指導医へ：不規則性が予測できない不整脈の5番目として洞停止と，6番目として房出口部ブロックがある．これらの状況では洞結節からの刺激は決して心房に到達しない．もし，脈拍と脈拍の間の間隔が正確に RR 間隔の2倍なら，これらの2つを区別することは心電図を用いても不可能である（というのも心電図は洞結節でのイベントについてはまったく反映せず，心房と心室の活動のみを表すものだからである）．もし，この間隔が

RR 間隔の2倍よりも短ければ脈をとっている人は洞停止と診断できる．しかし，この停止期間は RR 期間の2倍よりも長い可能性もある．またこれは RR 間隔の整数倍とも限らない．さらに状況を複雑にしているのは，洞停止が長くなればなるほど，より下位にあるペースメーカーからの補充収縮が出やすくなることである．そのため非常に混乱させる脈となる可能性がある．これらの脈は発作性に起こり，稀にしか起こらず，Holter 心電図モニターがどこでも利用可能なので，私はこれらの脈について教えようとするのは諦めた.

また，2：1の洞出口部ブロックと2：1の房室ブロックを区別することも不可能である．これら2つの区別は基礎疾患に関して重要であり，後者については房室伝導をさらに遅らせる可能性のある薬剤を使用する場合に問題となる．もし，頸動脈圧迫（18章参照）がブロックを増悪させる（脈を遅らせる）ならば，房室ブロックの診断は確かなように思われる．反対にまったく何の効果もなければ出口部ブロックであろう．ただし，この鑑別方法は絶対的なものではない.

心室性期外収縮

このタイプの期外収縮には完全に代償された休止期が続く．この休止期があることで，異所性期外収縮の後の心拍は予定どおりの時間に，つまり最後の正常な脈から RR 間隔の2倍経ったところで起こる．言い換えると，期外収縮の前の短くなった RR 間隔と，期外収縮の後の長くなった RR 間隔を足したものが，正常の間隔のちょうど2倍になる．この事実につき**図 6-5** を使って自分自身に示してみよ.

代償性休止期の1つの効果は充満時間が延長することで1回心拍出量が大きくなることである．このため期外収縮後の脈は普通，正常よりも大きい．実際，患者の注意を引くのは期外収縮そのものではなく，この期外収縮後の脈のほうである．患者はよく「心臓がひっくり返った」と表現する.

期外収縮後の脈が予想よりも小さくなる場合には2通りある．1つはうっ血性心不全などのように収縮力に問題がある時である．2つ目は特発性肥大性大動脈下狭窄である．もし，Frank-Starling 曲線が正常なら，拡張期の充満が増えるとすべての心筋の収縮力が増加するが，同時に狭窄輪も強く収縮する．結果として，予想されたほどには1回心拍出量は増加しなくなる.

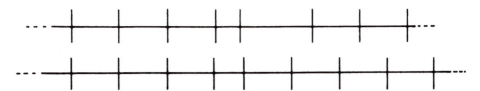

図 6-5 異所性脈をグラフ上に表した．垂直の線が脈を示す．それぞれの記録で異所性脈がどれか同定できるだろうか？ その異所性脈は心房性だろうか？ それとも心室性？(本文参照)

不幸なことにいずれのケースにおいてもわれわれは実際の脈と，「そうなるはずの」ものを比較しているだけである．正常よりも増加するはずのものが認められないというのは検出するのが難しい．というのは通常の比較対象は先行する期外収縮であり，これは弱まった脈だからである．しかし，期外収縮後の脈が確実に続く脈よりも小さいという稀な場合には鑑別診断は上記の2つに絞られる．たぶん，目くじらを立てて探すほどのことでもないかもしれないが，わかる人にはこの現象は無料の贈り物のようなものである．

意欲に満ちた学生へ：時に，心室性期外収縮を誘発させて，期外収縮後の脈の心雑音(17章参照)に対する影響を聴診で判断したり，あるいは患者に動悸の原因がこの期外収縮によるものであることを確認したりといった診察をしたいと考える人もいるかもしれない．医師のなかには患者の前胸部を強く叩いた人もいた(これは理論上，心室頻拍や心室細動を引き起こす可能性があるので推奨されない)．私はこのテクニックで成功したことはないが，計算が苦手な患者に無理やり暗算をさせ，心理的ストレスをかけることにより幸運にもうまくいったことはある(Lown et al., 1978)．

Mobitz I 型における，脈が飛んだ後の休止期よりも完全に代償された休止期のほうが長いことに留意されたい．Mobitz I 型においては，飛んだ脈を含む休止期の正確な長さは PP 間隔の2倍から飛んだ脈の前の PR 間隔の増加分の和を引いたもの(Cabeen et al., 1978)か，あるいは PP 間隔の2倍から飛んだ脈の後の最初の PR 間隔と飛んだ脈の前の最後の PR 間隔の差を引いたもの(図 6-4)である．

心房性期外収縮

心房性期外収縮では代償性休止期は起こらない．期外収縮の後の RR 間隔は通常の RR 間隔と同じである．図 6-6 に示すとおり心房性期外

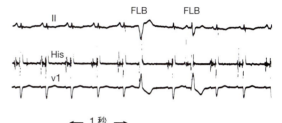

図 6-6 心電図(II，III誘導)と His 束心電図の同時記録．最初の妙な形の波形(FLB: funny-looking beat)は心室性期外収縮であり，2番目の FLB は心房性期外収縮である．2番目の FLB を考える際，(a) QRS に P 波が先行する，(b) His 束心電図(中央)が正常の脈と同じように興奮させられている，そして(c)代償性休止期がないことなどに注意されたい．最初の FLB には上記のいずれもがあてはまらない．
(M. Fisher 医師および R. Peters 医師のご厚意により許可を得て引用)

縮における心室の収縮には His 束スパイクを含めて正常の興奮プロセスが先行し，洞結節は「リセットされる」．

音楽家のために心室性期外収縮 PAC と心房性期外収縮 PAC の間の差異を図 6-3F に示す．PVC は単純にシンコペート(切分)された収縮である．第2音節の4番目の音符は正確に「ダウンビート」[訳注6]であり，ベッドサイドで足をタップすることで診断可能である．反対に PAC は新しい拍子記号を開始する．といっても指揮者のテンポは変わらないが．もし，あなたがこれをベッドサイドでタップしてみようと思うならば期外収縮後はタイミングが合わないことに気づくだろう．心臓は今度はアップビートとなるだろう(図 6-3G)．

訳注6) ダウンビートとは，リズムの頭に重心がくる強起のリズム(タン，タン，タン，タン)を指し，アップビートとは，リズムの裏に重心がくる弱起のリズム(ンチャ，ンチャ，ンチャ，ンチャ)を指す．一般的に，クラシックで用いられるのがダウンビートで，ジャズなどで使われるのがアップビートである．

実は心電図上の PAC では完全に代償され休止期も起こりうるが，これは稀な事態であり，原因不明である．

心房細動

心房細動を診断するための診察法の１つは**心尖部−橈骨動脈での脈拍欠損**を確認することである．心尖部での心室拍動数と橈骨動脈での脈を同時にとろうとする場合，心房細動の患者では 50 回/分以下の非常に遅い脈の人々を除いて，橈骨動脈の脈拍数が少ないことに気づくだろう．これは心室収縮のうちのいくつかは先行する拡張期が短すぎて心室の充満が不十分なために，圧波が橈骨動脈まで伝わるほどに十分な１回心拍出量を生み出せないことによる．頻繁に多源性の PAC や PVC の出ている患者でも時に多少の心尖部と橈骨動脈での脈拍欠損が起こることがある．

もともと慢性の心房細動があってジギタリス投与中の患者が完全に規則的な脈になっていたら，ジギタリス中毒で房室解離を伴う規則的な房室結節リズムになっていることを疑うべきである（このような心房細動で脈が規則的になっている場合は心尖部と橈骨動脈での脈の乖離も消失することに注意）．

心室レートが薬物や運動で速くなっている場合，心房細動は通常さらに不規則になり，異所性の活動性は規則的になる傾向がある．しかし，このテストは心拍数を 140 まで上げないと偽陰性が多いので，不評である．また，「低酸素による focus」が原因の期外収縮は運動によって悪化する可能性もあるので，偽陽性が増加する．

以下のような箴言が心房細動に適用される．
1. 心房細動プラス脳卒中は脳塞栓を示唆する．
2. 心房細動プラス急性腹痛は上腸間膜動脈塞栓症を示唆する．
3. 心房細動そのものが虚血性心疾患，長期にわたる僧帽弁疾患（特に僧帽弁狭窄症），長期にわたる高血圧，あるいは最近発症の甲状腺機能亢進症などを示唆する．もし，これらの原因が除外されれば，低酸素，WPW 症候群，慢性心筋症などを考える．心房細動は明らかな心臓病変がなくても起こることがある．

多源性心房性頻拍

このリズムと心房細動との間の重要な違いは，このリズムではほとんどのビートで心室充満が同じ程度なので，普通に血圧が測定できるほど「十分に規則的」であることである．同様に心尖部と橈骨動脈の間での脈拍欠損は，このリズムの時にはみられない可能性がある．

▶ 不整脈の病歴に関する覚書

患者に不整脈がある時，机をあるリズムで叩いて，患者がどのようなリズムを感じているのかを聞いてみると診断できることがある．少なくともある種の不整脈を除外することは可能である．しかし，例えば内因性カテコラミンなどにより強い陽性変時作用を受けている患者は後から振り返ると，自分の心拍数を過大評価する傾向がある．

3) Valsalva 法

Valsalva 法は 18 世紀に Valsalva により耳管を通気させるという賞賛すべき目的のために発明された（Nishimura and Tajik, 1986）．今でもダイバーにはこの目的で用いられている．しかし，医学においては声門（閉塞した鼻ではなく）を閉じて息を吐くようにさせて，プロトコールによって違うが 10〜25 秒の間いきむようにさせる．

研究プロトコールでは被験者は水銀柱につながっているマウスピースに息を吹き込み目標とする圧（例えば 40 mmHg）を発生させるということも行われる．ベッドサイドでは息を深く吸い込んでから，あたかも排便したり，とても重い物を持ったりするかのようにいきむよう指示される．あるいは腹部に置かれた検査者の手を押し返すように指示されることもある．Ashish Goel 医師が見つけた，患者に Valsalva 法をさせる最も簡単な方法は，患者に親指を口の中に入れて，風船を膨らますかのように，指に息を吹き込むよう指示することだという．

20 世紀においては生理学者がこの手技が心臓血管系にさまざまな効果をもたらすことを発見した．この反応は４つの位相がある（図 6-7，表 6-1）．

自律神経系の異常があると，この反応に異常を生じることがある．しかし，じきにわかるように血圧の変化はほんの数拍しか続かないので，ベッドサイドでの間接的な血圧測定では検出することができない．したがって，Valsalva 法は心音図研究者が，この手技の特定の位相に起こる心雑音の変化がその原因の同定に役立つ（17 章参照）こと

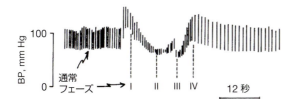

図 6-7 Valsalva 反応

表 6-1 Valsalva 反応のフェーズ

フェーズ	活動	血圧	脈	メカニズム
I	緊張開始	増加	安定	動脈の圧迫
II	緊張持続	減少	増加	静脈還流の減少，交感神経緊張増加
III	開放	減少	安定	肺血管にプールされた血液
IV	回復	増加	減少	増加した静脈還流による心拍出量増加，交感神経系亢進による血管収縮持続，反射性徐脈

(Schatz IJ. Orthostatic hypotension：II. Clinical diagnosis, testing, and treatment. *Arch Intern Med*. 1984；114：1037-1041 and Thomas JE, Schirger A, Fealey RD, et al. Orthostatic hypotension. *Mayo Clin Proc*. 1981；56：117-125, より許可を得て引用)

を発見して初めて臨床医学で盛んに行われるようになった．

多くの教科書では脈と血圧の反応を教えるようすすめているが，私はこれを諦めた．というのもこれらは黒い診察かばんの中にあるもので測定することができないからである．しかし，ポータブルの心電図があれば熱心な臨床家や，あるいは医学部2年生でさえも脈の変化をベッドサイドで見つけることができる．

指導医へ：以下に記載する3つの方法のどれを使っても，同じ病気により起こった同じ自律神経異常を検出できるはずである．

1. Gerhard Muehlheims 医師の診察方法：Valsalva 手技の後の反射性徐脈を探す（フェーズIV）．これは例えばうっ血性心不全やクロニジン，メチルドーパ，レセルピンなどをきちんと服用している患者では交感神経系への影響のために失われてしまう．

2. Ewing の診察方法：Valsalva 法後の徐脈は，糖尿病や末期腎不全による自律神経障害では失われる（Blake et al., 1989）．これを定量化する1つの方法は心電図を利用するものである．被験者はValsalva 法を15秒だけ行い，この間（フェーズII）の最も短い RR 間隔を「頻脈」とする．あるいは後で計算する比率の分母とする．Valsalva 法後（フェーズIVの「徐脈」）の最も長い RR 間隔を分子とする．この比率は1.21以上が恣意的に正常とされ，1.11〜1.20を境界型，1.10以下が異常とされる．比率は3回計測して平均を求める（Ewing et al., 1973）．

3. Thomas の診察方法：Mayo クリニックはこの方法（Thomas et al., 1981）を起立性低血圧（これは自律神経異常の要素があることが多い）の評価に用いる．血管内容量減少による起立性低血圧のある患者はこの方法では正常の Valsalva 反応を示す．RR 間隔は脈拍数に変換される．フェーズIIでみられる最大瞬間心拍数をフェーズIV（Valsalva 法終了後の時期）でみられる最小心拍数で割る．この比率が1.25以上は正常と考えられ，それ以下は異常と考えられる．

アドバイス：この検査はうっ血性心不全と閉塞性肺疾患では妥当性がないといわれている（Schatz, 1984）．これはうっ血性心不全においては交感神経系の異常が，閉塞性肺疾患においては Bainbridge 反射が起こるためだと私は思う．

4 呼吸

彼の呼吸は不規則で，15秒程度は完全に止まっている．それから小さいながら確認できるほどの呼吸が始まり，段々と大きく速くなり，それから再び徐々に止まる．彼の呼吸状態のこのような推移はほぼ1分周期で起こり，呼吸数は30回程度である．

ジョン・チェーン[訳注7]，1818

訳注7）John Cheyne（1777〜1836年），英国の内科医．

1）診察方法

脈拍数を測った後で，患者の手首を持ったままにしておく．時計のほうを見ながらもう1分間，患者の胸部を観察し，何も話しかけないで呼吸数を数える．もし1分間呼吸数を数えれば，Cheyne-Stokes や Biot 呼吸のような不規則呼吸を見逃すことはないだろう（下記参照）．あるいは，呼吸数は聴診や胸部触診によっても数えることができる．

2）呼吸数

臥位における健康な若い男性の正常の平均呼吸数は午前中で13回/分であり，午後では15回/分である．正常では呼吸数が19回/分以上になることはない．

緩徐呼吸は10回/分以下と定義できるだろう．重症の甲状腺機能低下症や中枢神経障害，特に麻薬や睡眠薬などの薬剤性の場合にみられる．緩徐呼吸は必ずしも肺胞低換気を意味するとは限らない．低換気とは現在では二酸化炭素分圧の上昇と定義される．

無呼吸呼吸とは昏睡患者でみられる，緩徐呼吸の一種で，停止寸前の呼吸のことである．この場合患者は吸気終末期に，新しい呼気を開始するHering-Breuer反射が起こる前に息止めをする．無呼吸呼吸はしばしば橋の異常の徴候である（出血，椎骨動脈閉塞などが多いが，低血糖，低酸素，重症の髄膜炎などに伴うこともある）（Plum and Posner, 1972）．

頻呼吸は呼吸数が20回/分以上と定義できるだろう．67歳以上の慢性期疾患患者での呼吸数の正常値は16〜25/分である（McFadden et al., 1982）が，この患者群以外では20回以上の頻呼吸は異常である．頻呼吸は多くの心臓，肺，代謝性，中枢神経系，そして感染性疾患でみられる．

1. 上記の頻呼吸の定義では，偽陰性が多くなるかもしれない．肺塞栓に対しては，より厳しい定義を使えば感度は向上する．呼吸数が16回/分以下であった肺塞栓患者は8％しかいなかった（Fulkerson et al., 1986）．

2. Cope（Silen, 1979）は，急性腹症が疑われる患者で呼吸数が正常の2倍あれば，原疾患は胸部にあり，腹部には2次的に症状が現れていると指摘した．

3. 頻呼吸は，循環血漿量減少性ショックと敗血症性ショックの鑑別に役立つ．もし，呼吸数が上昇していれば，より敗血症の可能性が高いと考える臨床家もいる．

4. うっ血性心不全で頻呼吸になっている患者は，肺が水浸しになっており，中等度の吸気位で，イヌのようにあえぐ．閉塞性肺疾患を持つ頻呼吸の患者は肺が拡張しきったところから呼吸するだけでなく，呼気時にエアートラッピングが起こると呼吸が止まってしまう．これらを見分けら

れるようになる最もよい方法は年配の臨床家と一緒に回診することである．

5. 過換気症候群は，頭のフラフラ感やしびれなどの症状を再現し，紙袋の中に呼吸することによりこれらの症状が改善することを示せば診断できるかもしれない．わざと頻回に大きな呼吸をしてみせて，それを患者に真似させる．あなた自身が，頭がフラフラし始めたら肩と腕は深呼吸をしているように見せかけるために大きく動かし続け，実際は1/3程度の小さい呼吸をするようにすればよい．

この診断的手技は実際治療的でもある．というのは，患者に起こっていることをあなたが完全に理解していて，かつ冷静であることを患者にわからせることができるからである．特に紙袋が有効であることがわかった場合には，そのような余裕が患者にも伝わることになる．

3）努力性呼吸

呼吸数だけでなく，呼吸のしやすさをも観察すべきである．重症の肺気腫患者は口すぼめ呼吸によって終末細気管支の閉鎖を予防しようとする．他のタイプの肺性あるいは心臓性頻呼吸にはさまざまな音が聴診できる．これには意識して出す声やうめき声，ストライダー，喘鳴，そして聴取できる呼吸音などが含まれる．患者のなかには痰，血液，腫瘍などが気道を塞いでいるためにうめく者もおり，また胸膜炎のために深呼吸するたびにうめく者もいる．呼吸とともにうめく患者のなかには胸部には病変がなく急性腹症を起こしている患者がいる．口すぼめ呼吸と同様にうめきは終末気道の閉鎖を予防する効果がある．またうめき声は乳児においては肺炎や胸水の重要な手がかりとなる．何も呼吸音がしなくても呼吸努力に集中している患者は努力性呼吸をしているとされる．

呼吸がしやすいように特定の体位を患者がとることがある（起座呼吸，扁平呼吸，片側臥呼吸などは5章で述べる）．

4）呼吸パターン

Cheyne-Stokes 呼吸

Cheyne-Stokes 呼吸（周期性呼吸）は換気量が

規則的に不規則な呼吸パターンであり，無呼吸から過呼吸まで変化して，これを繰り返す（図6-8A）．古典的な記述（Cheyne, 1818）を本章の冒頭で引用した．Cheyneが最初に記載した患者には心臓病と脳室の拡大があり，Cheyneの症例において心臓血管疾患が1次的な問題なのか，それとも神経疾患なのかという議論は現在にいたるまで続いている．

BrownとPlum（1961）は28人のCheyne-Stokes呼吸のある患者を研究し，さらに以下のような患者群からのコントロール群も設けた．すなわち，健常人，うっ血性心不全，片側性脳疾患，両側性脳疾患のある患者である．Cheyne-Stokes呼吸のある患者は誰でも二酸化炭素に対する呼吸感受性が亢進していたが，これは両側性の延髄より上位にある呼吸障害によるものであった．換気量のピークは最大二酸化炭素分圧と一致しており，無呼吸は低い二酸化炭素分圧と一致していた．著者ら（Brown and Plum, 1961）は周期性のある呼吸はどうやら神経原性の過換気後の無呼吸であり，脳の外の異常は1次的な問題ではないようである，と結論づけた．しかし，彼らはまた，動物実験では頸動脈を人工的に延長させることにより，脳機能はまったく変化させることなく，Cheyne-Stokes呼吸を再現することができることもまた示した．この実験結果は，神経疾患と心血管疾患のどちらもが原因になりうることを示唆している．

Karpら（1961）は以前に労働者の血液ガス検査を行い，無呼吸の時には脳内の循環に要する時間は比較的延長していることを示した．脳循環の変化は最も重要な因子と考えられているが，これが実は2次的に生じている可能性を否定できない．Cheyne-Stokes呼吸の神経系由来説を支持する神経内科専門医らは他の神経学的なイベントでも同様の変動を報告している．最も興味深い例は3例の周期的呼吸についての症例報告であり，過呼吸の際には瞳孔が散大し，無呼吸の際には瞳孔が収縮していることを示した（Sullivan et al., 1968）．一見矛盾するエビデンスが病態生理に関するそれぞれ相反する理論を指示しているが，将来的にはいずれもが，何らかの形で正しいと証明される日が来るであろう．

以前，Cheyne-Stokes呼吸は脳幹が正常である場合にのみ起こると信じられていたが，橋の部分

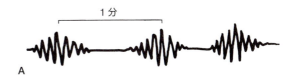

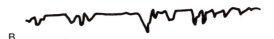

図6-8　A：古典的なCheyne-Stokes呼吸の呼吸図．規則性を持った不規則パターン．平坦な線は無呼吸の期間を表す．患者が呼吸している時，大きさは変化しているが，頻度は変化していないことに注意．B：結核性髄膜炎患者のBiot呼吸の一例．Biotの論文（章末の文献）の図4から写したもの．呼吸の頻度，深さ，周期性などが不規則に変化するという点で，呼吸活動に規則性を予測できない．

的な血腫の患者でも典型的なパターンが認められている（Kase et al., 1980）．これを背景に，われわれはCheyne-Stokes呼吸の臨床的な鑑別診断をよりよく理解することができる．

Cheyne-Stokes呼吸の原因には以下のようなものがある．うっ血性心不全，髄膜炎，肺炎，低酸素（DeGowin, 1965），脳腫瘍，慢性腎炎，中毒，高山病，両側性/片側性脳梗塞，橋被蓋中央への障害，下行性運動ニューロンへの障害，仮性球麻痺，軽度のうっ血性心不全が運動ニューロン疾患に伴う場合，神経系，循環器系の疾患のない患者における過換気症候群後（Brown and Plum, 1961），および肥満性心肺疾患（Karp et al., 1961）などである．

一見したところ正常な人が睡眠中にCheyne-Stokes呼吸をしていることがある．今日では，われわれはそのような人々は睡眠時無呼吸症候群があるのではないかと疑うが，睡眠時無呼吸でみられるように，突然完全な呼吸努力が現われることはCheyne-Stokes症候群ではない．ただし，もう1つの不規則呼吸であるBiot呼吸ではありうる．

Cheyne-Stokes呼吸を含む，ある種の睡眠呼吸障害が心不全患者の2/3程度で認められている（Dajani et al., 2016）．

Biot呼吸

Biot呼吸（図6-8B）は不規則性な不規則呼吸であるが，Cheyne-Stokes呼吸よりも突然始まって

突然終わるという点と周期性がみられないという点が特徴である. Biot 呼吸は非常に稀であり, よく研究されていない. 私はいずれも同じように予後不良であり, 中枢神経系, 髄膜, そしてそれらへの血流供給などへの注意を喚起する必要があると思う. 実は私は Cheyne-Stokes 呼吸を表していると思われていた呼吸図を見たことがあるが, これは Biot により出版されたもの(Karp et al., 1961 の中の図 4, 5)と似ているほど不規則であった. 反対に Biot の患者の呼吸図には Cheyne-Stokes 呼吸とよく似ているものがあり, 実は Biot の論文の名前は「Cheyne-Stokes 呼吸減少の研究への寄与」(Biot, 1876)であった. Cheyne-Stokes 呼吸は突然呼吸停止をきたし, 心肺停止となることが稀にあるが, Biot 呼吸ではしばしばそうなる(J. Bass, 私信, 1986).

Biot 呼吸は呼吸中枢へのダメージ, 例えば外傷, 脳卒中, 頭蓋内圧亢進症, オピオイド使用などによって起こる. 慢性疼痛に高用量のオピオイドを用いている患者の閉塞性睡眠時無呼吸に対して陽圧換気で治療すると Biot 呼吸になるかもしれない.

▌Kussmaul 呼吸

Kussmaul 呼吸は規則的で, 深く, 通常速い. 他の名前のついた呼吸と異なり, このパターンは基本的に正常パターンが誇張されただけである. これは中枢神経系由来の過換気であり, 何らかのタイプの急性代謝性アシドーシス(サリチル酸, 糖尿病性ケトアシドーシスなどを含む)に対する反応である. Henderson-Hasselbalch の式が示すように, 代謝性アシドーシスでは重炭酸イオンの喪失による pH の低下が同等量の二酸化炭素が除去されることによって代償される. これを達成することのできる唯一の方法は過換気である. 心肺疾患のある患者は二酸化炭素を除去するためでなく, 酸素化を改善するために過換気になることもある. 彼らはまた空気飢餓感があるようにみえて実は Kussmaul 呼吸であることがある. Kussmaul 呼吸のある患者の呼吸数が正常である場合, 1回換気量の増加がないかを知るには患者が会話しづらそうかどうか注意すればよい. 会話が呼吸を阻害することはできないので, 患者は呼吸の途中で息継ぎのために会話を止めねばならない.

脱水の可能性のある小児を診察する時には, 他に呼吸困難の徴候がない場合, 大呼吸(深く頻回の呼吸)はアシドーシスを示唆するので, これを特に見つけようとすべきである. 異常な呼吸パターンは 5% の脱水患者にみられる 3 大徴候の 1つで, 陽性尤度比は 2.0 である(Steiner et al., 2004).

▌Parkinson 病

脳炎後の Parkinson 病患者では妙な呼吸パターンをとることがある(Sacks, 1973). まったく予兆なく, そのような患者が突然吸気中に呼吸停止し, そのまま 10～15 秒間息が止まり, それから爆発的な呼気となり, 最後には 10～15 秒間の無呼吸となったという報告があった.

5 体温

彼は毎日高熱, 悪寒戦慄があり, 見ているのが辛かった.
ウィリアム・シェイクスピア[訳注8], 『ヘンリー 5 世』, 第 5 幕, 第 1 場

訳注 8) 本章の訳注 5)を参照.

1) 歴史メモ

熱の重要性はずっと以前から認識されており, ガリレオは気温を測定する道具を 1600 年に持っていたが, 1850 年頃になって初めて医学用の体温測定器への道を開いたのが, 梅毒学者の Felix von Barensprung と有名な臨床家の Ludwig Traube であった(17 章参照). ついにヒポクラテスの「危機」あるいは「危険な日々」が体温カーブと対応することが示されたのである. 急速な解熱は疾患の「融解」とともに起こる.

Carl August Wunderlich がその後体温計を臨床に応用した. 15 年以上にわたって彼の外来の患者と, 病院で彼が主治医を務めた患者は, 体温を規則的に測って記録されることとなった. 彼がやったことは, 面倒臭くて手間がかかるわりに, 「実りのないつまらないこと」だと笑いものにされた. 確かに当時の体温計は不便で, 長さが 25 cm もあり, 太かったので, 脇に挟むとライフルを運

ぶようであったという．Wunderlich は，粘り強く黙々と仕事を続け250年無視されてきた体温計に命を与え，臨床の現場における確固とした地位を確立させた．客観的な測定の結果，熱は何世紀にもわたる疾患としての地位から，その後単なる症状へと格下げとなった（Rath, 1952）．

2) 体温測定

体温の測定方法には2種類ある．末梢法は行うのが簡単で，鼓膜，腋窩，口腔などで測定する．末梢法は簡便ではあるが，肺動脈カテーテル，膀胱カテーテル，食道プローブ，直腸体温計などを用いる中枢法に比較すると正確性に欠ける．しかし，これは行うのが大変ではある．体温は伝統的に直腸（中枢法）か口腔（末梢法）で測定されてきた．後者は舌の下に体温計のバルブを置き，唇を閉めた状態で測定するべきである．よく振って水銀を下に落とした状態の水銀柱体温計では平衡に達するまでにほぼ3分かかるが，最大の精度を得るためには10分必要である（Blumenthal, 1992）．サーミスタを用いた，より新しい体温計では60秒以内で測れてしまう（**自己学習**：複数の体温計を同時に舌の裏側に入れてみよう．口を閉じるといずれも同じ体温を記録するだろうか）．

熱中症患者では中枢法による詳細な体温モニタリングが必須である．用いられる方法としては直腸にフレキシブルな体温計を留置したり，食道プローブや体温を検知する Foley カテーテルを用いたりする．

直腸温は通常ほぼ1°F（0.55℃）口腔温よりも高い．頻呼吸患者（呼吸数20/分以上）ではその差の平均は1.67°F（0.93℃）であり，呼吸数の増加とともに差も増加し，口呼吸かどうかは関係がなくなる（Tandberg and Sklar, 1983）．誤って口腔体温が低く出る他の原因は最近冷たいものを飲み込んだか，唇を閉じていられないなどがある．誤って高く出る原因は体温計をよく振っていなかった，熱い物を飲み込んだ，タバコを吸っていたことなどがある．口腔温を測定する最低でも15分前から患者には飲食や喫煙を控えさせるべきである（Mackowiak et al., 1992）．腋窩温は極めて不正確であるといわれている．きちんと測定すれば他の部位と同じくらいには正確であるとする人もいる．静かに横になり，腕をしっかり締め，正確に

10分待てばよい（H. Nehrlich, 私信, 2007）．

科学論文では℃で体温を表現することになったが，多くの臨床的な体温計は依然として°Fで調整されている．変換式は以下のようである．

$$°F = 9/5 × °C + 32 \quad あるいは \quad °C = 5/9(°F − 32)$$

体温計の正確性

水銀体温計は精度のゴールドスタンダードである．一度調整されたら常に大丈夫である．しかし，もし製造上の規格が不十分なら，新しい体温計は必ずしも正確に調整されているとは限らない．中国から輸入された24個の安価な体温計をまとめて，37℃の浴槽の湯の温度を測ったところ，36.7〜37.2℃までの幅があった（平均値36.96℃，標準偏差0.15）．浴槽の湯をそれぞれの体温計で3回測定した値が，0.1℃以内に一致したのは15個で，0.3℃以内に一致したのは5個であった．2つの体温計はお湯から抜いたらすぐに水銀柱が壊れ，残りの2つは2回使ったところ同じように壊れた（N. Robinson, 未発表データ, 2003）．

ガラス製の体温計はほとんどの病院やクリニックから姿を消した．平衡に達するまで待たなければならないのが不便なのと，たとえプラスチックのシースを使っても感染のリスクがあるうえに，壊れる可能性も高いためである．

赤外線吸収鼓膜体温計は，早くて便利なので広く使われているが，臨床現場で使うには不正確であることを示した人もいる．小児と成人のいずれでも熱を検出する感度は55〜70%程度しかない．病院の救急室で用いられた場合，母親の主観的な評価のほうが，赤外線吸収鼓膜体温計よりも発熱を検出する感度は高かった．続けて右耳と左耳で測っても1℃も違うことも稀ではなかった（Modell et al., 1998）．耳垢による耳道閉塞があっても，驚いたことに測定された体温に何ら影響を与えないことを示した研究（Modell et al., 1998）もあれば，鼓膜体温計がそのような場合にさらに不正確になることを示した研究もある（Abolnik et al., 1999）．

赤外線吸収鼓膜体温計はコア体温を測定可能と考えられているが，同時に測定した口腔内体温のほうがしばしば高く，その差は1°F以上であった（Abolnik et al., 1999）．

成人の ICU でない入院患者において口腔電子体温計と鼓膜体温計が95%一致する限界は

−2.11〜2.81°F（−18.95〜−16.22℃）の範囲であった（Manian and Griesenauer, 1998）.

もう少し勇気づけられる研究結果もある. 耳道の完全閉塞した患者を除外すると, Smitzらは高齢の入院患者での直腸温を予測する感度, 特異度が「許容範囲内」であることを示した. 直腸温と赤外線放射検出による鼓膜温の間の相関係数は0.78であった. 37.2℃（99°F）を赤外線放射検出体温計の熱の閾値として採用すると, 感度は86％, 特異度は89％, 陽性的中率は80％, 陰性的中率は93％であった. 熱の閾値を37.6℃まで上げると感度は50％まで低下する. 45人中の3人は鼓膜体温計と直腸体温の測定値が1℃以上異なっていた. 著者らは特に脱水患者において, ハイパーサーミアの最中に脳が選択的に冷却されている可能性を警告した（Smitz et al., 2000）. これらの研究者は調整された体温計を使い, 耳を診察し, そして6回測定したなかで最も高い温度を使っていたことを覚えておくべきである.

単一の調整された機器を用いた場合, 成人ICU患者の鼓膜温は肺動脈温度とよく相関した（r ＝ 0.909）（Klein et al., 1993）.

単回使用の化学的体温計は実験室および臨床上で水銀体温計よりも正確であることが示された（Blumenthal, 1992）.

医学生には, 常に持ち歩いている機器（つまり自分の手の甲）を, すでに正確性のわかっている温度と比べて調整することを筆者はすすめている.

▶ 詐熱

患者が熱い物をこっそり水銀柱体温計に押し当てて詐熱を起こす可能性がある. もし, 詐熱を疑った時には, 患者が熱を測っている間ずっと監視するべきである. 患者のなかにはガラス製の体温計をすでに温めておいたものにすり替えることがあるので, もともとの体温計のシリアルナンバーを控えておく（Murray, 1979）. 体温を測る前に熱い液体を口の中に入れておくという方法には直腸温測定で対抗できる. 排尿したばかりの尿の温度を電子体温計で測るという手もある. そのためのデータやノモグラムがあり利用できる（Murray et al., 1977）. もし, 口腔内温度が38℃であった場合は予想される尿の温度は37.3℃である（99％信頼区間の下限は36.15℃）. 口腔内温度が

39℃であった場合, 99％信頼区間は36.95〜38.15℃である. このようにして, もし口腔温度が40℃もあるのに, 尿温度が37.7℃しかなかったら詐熱を疑うべきである.

詐熱は, 詐病による感染症 factitious infection とは区別すべきである. 後者は2次性ではあるが, 実際に感染症を起こしているからである.

水銀体温計が現場から姿を消すに従い, この現象も同じ運命をたどるはずである.

▌3) 正常体温

体温の正常上限値としての37℃, 98.6°Fといった数字は25,000人の患者から100万回以上の腋窩温を測定し, 解析した19世紀の研究家であるCarl Wunderlichの功績である. 彼は平均体温が98.6°F（37℃）であり, 97.2°F（36.2℃）から99.5°F（37.5℃）の範囲の値になりうることを発見した. 体温が最低になるのは午前2〜8時の間であり, 最高になるのは午後4〜9時の間である. 彼は100.4°F（38℃）以上あれば「おそらく発熱が疑わしい」と考えた. 彼はまた女性は男性よりも熱が少し高く, 突然熱が変化することがあると考えた. また, 人種間の差や高齢者が若い人よりも0.9°F（0.5℃）低いと考えた. Wunderlichの機器を用いて行った最近の研究によると今日の体温計よりも1.4〜2.2℃（2.6〜4.0°F）も高く調整されていた可能性が示唆され（Mackowiak, 1998）, 特に平熱の上限を98.6°F（37℃）とする, これまで守られてきた格言に疑問が投げかけられている.

1930〜1940年代にはBarnesが, 基礎体温が基礎代謝率を反映するという仮説を検証する過程で, 正常の腋窩温は97.8〜98.2°Fであることを発見した（Barnes, 1942）.

現代の研究では148人の健常人ボランティアを用いて700回の体温測定を行ったところ, 口腔温の平均は98.2°F（37℃）であり, 口腔温の正常上限は午前中では98.9°F（37.2℃）で, 全体でも99.9°F（37.7℃）であることを示唆した. 研究者らは女性が男性よりもやや高い体温であるというWunderlichの意見を裏づけた（Mackowiak et al., 1992）.

Wunderlichは正常体温の日内変動は0.9°F（0.5℃）と記載している. これは最近ある研究者が, 自分の口腔温を5分ごとに1日測定することで裏づけた. 結果は, 口腔温が97.3〜97.9°F（36.27〜36.61℃）

の間で変動するということであった(N. Robinson, 未発表データ, 2003). Mackowiak は日内変動は 2.4°F(1.3℃)ということを発見した. 排卵期の女性ではまた周期性が認められ, 月経の始まりより少し前に早朝体温(目覚めてすぐのまだベッドにいる間に測定する)は少し落ちる. 排卵の直前にはさらに体温が下がり, 排卵とともに上昇する. それから体温は次の月経のすぐ前までこのレベルを維持する. 基礎体温のモニタリングは自然な家族計画のために使われてきたが, 現在利用可能なホルモン変化検出法に比べると信頼性に欠ける.

基礎代謝体温を測定することは, たとえ標準的な臨床検査が正常であったとしても, 外傷後の甲状腺機能低下症の感度の高いスクリーニング法であると示唆されてきた(Sehnert and Croft, 1996).

現在ある経済的にも使用可能な技術を用いれば, 疾患のごく初期を示すバイタルサインのパターンがないか調べるために頻繁にバイタルサインを測定し, 家のコンピューターに送信することが可能となるはずである. 感染症の早期発見以外に, 明らかにモニターできる適応と考えられるのは, 心筋梗塞の早期の徴候としての脈拍数や脈の規則性の変化, また新生児突然死症候群を起こしやすい新生児の呼吸や心拍数の変化などである. 注目すべきことに, 筆者らが知る限りでは, 健常人でのベースラインとすべき基礎的な生理変数の日内変動データを調べた研究は存在しない.

動物実験によれば老化の速度は熱に依存するということがよく知られている. 実質的にすべての化学反応は熱に依存している. 熱が変化させることで健康な生活を数年延長できる可能性がある(Robinson, 2016). 血圧と健康, 寿命との関連に関してこれまで多くの研究が行われてきたのと同様に, 熱と健康, 寿命の間の関係を探ることは, これからの研究課題であると思われる.

4) 発熱

体温の上昇は, 通常は感染症や炎症性疾患の徴候であるが, 甲状腺機能亢進症, 熱射病, 悪性疾患, 薬剤性障害など, 多くの他の原因でも起こることがある. これまで, いくつかの熱パターンが記述されてきた. 回帰熱とは, 発熱の日と無熱の日が交互にやってくることである. 回帰熱を特徴とする疾患は, 家族性地中海熱, ブルセラ症(活動すると発熱し, 静かにベッドで休んでいると消失する), Hodgkin リンパ腫, ボレリア感染症, 特に肺外結核, そしてマラリアなどがある.

Pel-Ebstein 回帰熱は, Hodgkin リンパ腫の約16%の症例でみられるが, その程度はさまざまである. これは数時間〜数日続き, その後数日〜数週間熱がない日が続く.

1885 年に Golgi が 4 日熱マラリアの生活環のうち血流中に無性段階で存在する期間の熱型パターンを関連づけた. マラリアにおける発熱のパターンは感染した原虫の種類を示すかもしれない, ということが教育されてきた. 3 日熱は 3 日ごとに熱が出るので, 48 時間周期といえる. この熱型は卵形マラリアか 3 日熱マラリアを意味することもありうる, といわれている. 4 日熱は第 4 番目の日ごとに発熱するので, 72 時間周期である. これは 4 日熱マラリアでみられる. 2 種類の 4 日熱パターンが存在すれば, 1 日おきに熱が再発するが, 高熱と微熱が交互にくる. 4 日熱パターンが 3 つあれば毎日発熱するが, これは 4 日熱マラリアの 3 つの異なった株からくる(もちろんそのような熱がすべてマラリアによるものではない). 神経梅毒の治療のために 4 日熱マラリアを感染させるという治療について 40 年以上(大体1951〜1994 年頃)も研究された. その結果, 熱型もマラリアの種類も, 教科書にあるような 4 日熱にぴったりフィットするようなことはなかった(McKenzie et al., 2001).

重複毎日熱 double quotidian fever とは 1 日に 2 回発熱することで, 淋菌性心内膜炎のほぼ半数で認められる.

Double-humped(背のくぼんだ, saddle-backed)な熱型とは 1 週間に 2 回高熱が出て, 谷の部分では微熱となるものであり, 西ナイル熱, デング熱などのウイルス性疾患や Bornholm 病などで認められる.

弛張熱は, 毎日解熱するが平熱までは下がらず, 99.2°F(37.3℃)よりも上にとどまるものをいう. 間欠熱は, 毎日正常の熱かそれ以下まで解熱するものをいう. 弛張熱も間欠熱も熱の振幅は0.3〜1.4℃である(0.5〜2.5°F). 消耗熱とは, 弛張熱あるいは間欠熱であり, かつ最高値と最低値の間の変動幅が 1.4℃(2.5°F)以上のものをいう. 稽留熱は 1 日での変動が 0.3℃(0.5°F)以下のものである.

上に示した4つの熱型は診断的にはほとんど価値がない．そのことは200人の発熱エピソードについての研究で示されている(Musher et al., 1979)．稽留熱は，グラム陰性桿菌による肺炎や中枢神経障害の患者でよくみられ，他の状況ではあまりみられないので，これら2つの疾患を確定するわけではないが示唆するには十分である．通常の日内変動（午後4時頃から深夜にかけて熱が最高となる）がみられないことは非感染性疾患を，特に中枢神経系の障害などを証明するわけではないが示唆する．中枢神経障害と関連する発熱のメカニズムは視床下部の体温調節異常と考えられた．

最もよくみられる視床下部性の発熱は睡眠薬−鎮静薬離脱症候群であり，突然服薬をやめた時のみに起こり，治療すると改善する．発作性の視床下部性発熱は中枢神経を介する他のイベント——例えば不眠，過眠，過食，不穏，そして脳波上の異常などの症候群で起こる．熱が下がるとその他の関連する所見も改善する．幸いなことにこの状況は非常に稀であり，通常は過剰に診断されたり，見逃されたりしている．視床下部の後方に病変があると低体温，変温 poikilothermia，などを伴うことがある．後者は部屋の温度を変えた直後に患者の体温を測らない限りはずっと気づかれない可能性がある．傾眠，低血圧などもそのような病変と関連があるかもしれない(Adams and Victor, 1981)．

> 極めて高い熱〔106°F（約41.1℃）以上〕は感染が原因でないことが多い．例外は細菌性髄膜炎やウイルス性脳炎などである．私の経験では熱射病が最もよくある原因である．通常の体温計で測定すると，体温を過小評価するおそれがあり危険である．そのような患者では，サーミスタを直腸深く入れてただちにモニターを始めて，積極的なクーリングを開始するべきである．

中枢神経病変には体温調節に障害をきたすものがある．第3脳室床領域を手術した後は熱が106°F（約41.1℃）以上まで上昇し，数時間〜数日後に死亡するまで高温が持続する可能性がある．四肢の著しい冷感，乾燥肌，頻脈，頻呼吸などがみられることもある(Adams and Victor, 1981)．

発熱では通常，1°F（約0.56℃）あたりほぼ10/分の脈拍の上昇を伴う．ある種の感染症では，予測される値よりも脈拍が遅いことがある．これは，チフスも含むサルモネラ症，野兎病，ブルセラ症，脳圧亢進を伴う細菌性髄膜炎，マイコプラズマ肺炎，リケッチア痘瘡，レジオネラ肺炎，流行性耳下腺炎，感染性肝炎，コロラドダニ熱，デング熱などでみられる．詐熱患者やジギタリス，β遮断薬などを服用中の患者でも発熱の程度に不釣合いなほど遅い脈となることがある．

平均値周辺を急速に変化する変数（血小板数や体温など）に対しては，累積合計をプロットすると本当の変化が起こったのかどうかを判断するのに役立つだろう．このようなグラフを描くためには，例えば熱であれば100°F（約37.8℃）などの標準値をまず適当に決める．1時間ごとの体温の一覧表と標準値からの偏差の表を作り，偏差の累積合計（表6-2）を計算せよ．グラフに偏差の累積合計をプロットする（図6-9）．変化するポイントは傾きが変化するポイントである．これはどの抗菌薬が解熱に有効であったかを決めるのに役立つ．

もう1つの方法は24時間ごとに最高発熱を記録する方法である．

発熱の生理学的役割

発熱には，異常高熱＝ハイパーサーミアよりも生理学的な役割がある．発熱においては，体温調節中枢の異常とは異なり，コアの体温の上昇はサ

表6-2 体温と累積和

時間ごとの体温°F（℃）	偏り	累積和
100(37.8)	0	0
102(38.9)	+2	+2
99(37.2)	−1	+1
104(40)	+4	+5
99(37.2)	−1	+4
103(39.4)	+3	+7
101(38.3)	+1	+8
98(36.7)	−2	+6
99(37.2)	−1	+5
101(38.3)	+1	+6
99(37.2)	−1	+5
101(38.3)	+1	+6
102(38.9)	+2	+7

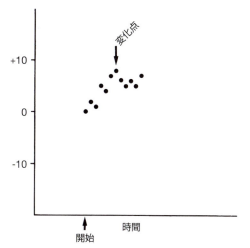

図 6-9　体温の累積和のグラフ

イトカインを介する反応であり，急性反応蛋白質の放出を伴い，また数々の免疫学的，内分泌的システムなどの活性化も伴う（Mackowiak, 1998）．発熱すべき時に発熱できないというのは予後不良の徴候かもしれない．

発熱の経過を調べたり，報告する際には，解熱薬が投与されたかどうかを確認すること．そのような薬剤の適正な使用については，近年かなり議論の的になってきた．

5) 低体温

低体温は口腔内体温で 95°F（35.0℃）以下と定義されている．通常の体温計はここまで低い温度を測定できないので，低体温を疑ってサーミスタで体温を測らなければ，見逃されてしまうかもしれない．

> 重症の低体温の原因は6つあり，それらは可逆性で緊急治療を要する．これには低血糖，甲状腺機能低下症，副腎機能障害，重症感染（Bryant et al., 1971），中毒，毒性物質への曝露などが含まれる．

体温が大幅に低下すると，代謝性プロセスは遅くなり，患者は粘液水腫に似た状態になり，一見死亡しているように見えることさえある．低体温は患者が低酸素状態に耐えて生存する時間を延長させる．

文献

- Abolnik IZ, Kithas PA, McDonnald JJ, et al. Comparison of oral and tympanic temperatures in a Veterans Administration outpatient clinic. *Am J Med Sci.* 1999;317:301-303.
- Adams V, Victor M. *Principles of Neurology.* 2nd Ed. New York: McGraw-Hill; 1981.
- Alraiyes AH, Thompson P, Thammasitboon S. Biot's respiration in a chronic opioid user: Improved with adaptive-servo ventilation [abstract]. *Am J Respir Crit Care Med.* 2011;183: A5279.
- American Heart Association, Report of the Subcommittee of the Postgraduate Education Committee. *Recommendation for Human Blood Pressure Determination by Sphygmomanometers.* Dallas, TX: American Heart Association; 1980.
- Ankle Brachial Index Collaboration. Ankle brachial index combined with Framingham risk score to predict cardiovascular events and mortality. *JAMA.* 2008;300:197-208.
- Applegate WB. Ankle/arm blood pressure index: A useful test for clinical practice? *JAMA.* 1993;270:497-498.
- Asmar R. Vol S, Brisac A-M, et al. Reference values for clinic pulse pressure in an unselected population. *Am J Hypertens.* 2001;14:415-418.
- Bailey RH, Knaus VL, Bauer JH. Aneroid sphygmomanometers: An assessment of accuracy at a university hospital and clinics. *Arch Intern Med.* 1991;151:1409-1412.
- Barnes B. Basal temperature versus basal metabolism. *JAMA.* 1942;119:1072-1074.
- Bendjelid K. Accurate measurement of blood pressure [letter]. *JAMA.* 2003;289:2793.
- Bierman AS. Functional status: The six vital sign. *J Gen Intern Med.* 2001;16:785-786.
- Biot MC. Contribution à l'étude du phenomène respiratoire de Cheyne-Stokes (A contribution to the study of Cheyne-Stokes respiration). *Lyon Med.* 1876;23:517-528, 561-567.
- Black HR, Backris GL, Elliott WJ. Hypertension: Epidemiology, pathophysiology, diagnosis, and treatment. In: Fuster V, Alexander RW, O'Rourke RA, et al., eds. *Hurst's: The Heart.* 10th Ed. New York: McGraw-Hill;2001:1553-1606.
- Blake JW, Solangi KB, Herman MV, et al. Left ventricular response to exercise and autonomic control mechanisms in end-stage renal disease. *Arch Intern Med.* 1989;149:433-436.
- Blumenfeld JD, Laragh JH. Management of hypertensive crises: The scientific basis for treatment decisions. *Am J Hypertens.* 2001;14:1154-1157.
- Blumenthal I. Should we ban the mercury thermometer? Discussion paper. *J R Soc Med.* 1992;85:553-555.
- Braunwald E. *Heart Disease.* Philadelphia, PA: WB Saunders; 1980:1543.
- Brown HW, Plum F. The neurologic basis of Cheyne-Stokes respiration. *Am J Med.* 1961;30:849-860.
- Bryant RE, Hood AF, Hood CE, et al. Factors affecting mortality of gram negative rod bacteremia. *Arch Intern Med.* 1971;127:120-128.
- Cabeen WR Jr, Roberts NK, Child JS. Recognition of the Wenckebach phenomenon. *West J Med.* 1978;129:521-526.
- Chamberlain EN, Ogilvie C. *Symptoms and Signs in Clinical Medicine.* 7th Ed. Chicago, IL: John Wright & Sons, Year Book Medical Publishers (US distributor); 1974. [See p. 243. Apparently, no student has challenged the authors.]

- Cheyne J. A case of apoplexy in which the fleshy part of the heart was converted into fat. *Dublin Hosp Rep*. 1818;2:216.
- Chhabra L, Spodick DH. Orthostatic hypertension: Recognizing an underappreciated clinical condition. *Indian Heart J*. 2013;65:454-456. doi:10.1016/j.ihj.2013.06.023. Available at: https://www.ncbi.nlm.nih.gov/pmc/articles/PMC3860797/. Accessed Nov 6, 2016.
- Chobanian AV. Time to reassess blood-pressure goals. *N Engl J Med*. 2015;373:2093-2095.
- Chobanian AV, Bakris GL, Black HR, et al.; National High Blood Pressure Education Program Coordinating Committee. The seventh report of the Joint National Committee on prevention detection, evaluation, and treatment of high blood pressure: The JNC 7 report. *JAMA*. 2003;289:2560-2572.
- Cohen SI, Kupersmith J, Aroesty J, et al. Pulsus paradoxus and Kussmaul's sign in acute pulmonary embolism. *Am J Cardiol*. 1973;32:271-275.
- Cohn JN. Blood pressure measurement in shock: Mechanism of inaccuracy in auscultatory and palpatory methods. *JAMA*. 1967;199:972-976. [This citation is sometimes given as pp. 118-122. The confusion results from the dual pagination used by some journals, especially those published by the American Medical Association. This article is on pp. 972-976 of the bound volume, and on pp. 118-122 of one of the twelve issues in that volume. There is no easy way to find out which issue this is, a particularly frustrating problem in progressive libraries that have replaced the bound journal with microfiche.]
- Cohn JN, Pinkerson AL, Tristani FE. Mechanism of pulsus paradoxus in clinical shock. *J Clin Invest*. 1967;46:1744-1755.
- Dajani HR, Hosokawa K, Ando S-I. Improved accuracy of automated estimation of cardiac output using circulation time in patients with heart failure. *J Card Fail*. 2016;22:925-927.
- DeGowin EL. *Bedside Diagnostic Examination*. New York: Macmillan; 1965.
- Delp MH, Manning RT. *Major's Physical Diagnosis*. Philadelphia, PA: WB Saunders; 1975.
- Devetski RL. A modified technique for the determination of systemic arterial pressure in patients with extremely obese arms. *N Engl J Med*. 1963;269:1137-1138.
- Dock W. Inspiratory traction on the pericardium: The cause of pulsus paradoxus in pericardial disease. *Arch Intern Med*. 1961;108:837-840.
- Enselberg CD. Measurement of diastolic blood pressure by palpation. *N Engl J Med*. 1961;265:272-274.
- Ewing DJ, Campbell IW, Burt AA, et al. Vascular reflexes in diabetic autonomic neuropathy. *Lancet*. 1973;2:1354-1356.
- Frank MJ, Casanegra P, Migliori AJ, et al. The clinical evaluation of aortic regurgitation: With special reference to a neglected sign: The popliteal brachial pressure gradient. *Arch Intern Med*. 1965;116:357-365.
- Franx A, Evers IM, van der Pant KA, et al. The fourth sound of Korotkoff in pregnancy: A myth. *Eur J Obstet Gynecol Reprod Biol*. 1998;76:53-59.
- Friedberg CK. *Diseases of the Heart*. 2nd Ed. Philadelphia, PA: WB Saunders; 1956.
- Friedman B. Alteration of cycle length in pulsus alternans. *Am Heart J*. 1956;51:701-712.
- Fulkerson WJ, Coleman RE, Ravin CE, et al. Diagnosis of pulmonary embolism. *Arch Intern Med*. 1986;146:961-967.
- Gauchat HW, Katz LN. Observations on pulsus paradoxus (with special reference to pericardial effusions): I clinical. *Arch Intern Med*. 1924;33:350-370.
- Geddes LA, Hoff HE, Badger AS. Introduction of the auscultatory method of measuring blood pressure—Including a translation of Korotkoff's original paper. *Cardiovasc Res Cent Bull*. 1966;5:57-74.
- Gersh B. Examination of the arterial pulse. *UptoDate*. Wolters Kluwer; 2017.
- Goldstein S, Killip T. Comparison of direct and indirect arterial pressures in aortic regurgitation. *N Engl J Med*. 1962;267:1121-1124.
- Green DM, Metheny D. Estimation of acute blood loss by the tilt test. *Surg Gynecol Obstet*. 1948;8:145-150.
- Greenberg MA, Gitler B. Left ventricular rupture in a patient with coexisting right ventricular infarction. *N Engl J Med*. 1983;309:539-542.
- Grim CM, Grim CE. Chapter C103. Blood pressure measurement. In: Izzo JL Jr, Sica DA, Black HR; American Heart Association, eds. *Hypertension Primer*. 4th Ed. Philadelphia, PA: Lippincott Williams & Wilkins; 2008.
- Guntheroth WG, Morgan BC, Mullins GL. Effect of respiration on venous return and stroke volume in cardiac tamponade. *Circ Res*. 1967;20:381-390.
- Gurwitz JHK, Avorn J, Bohn RL, et al. Mogan program for the analysis of clinical strategies, Brigham and Women's Hospital. *JAMA*. 1994;272:781-786.
- Head GA, McGrath BP, Mihailidou AS, et al. Ambulatory blood pressure monitoring in Australia: 2011 consensus position statement. *J Hypertens*. 2012;30:253-266. doi:10.1097/HJH.0b013e32834de621.
- Head GA, Mihailidou AS, Duggan KA, et al. Definition of ambulatory blood pressure targets for diagnosis and treatment of hypertension in relation to clinic blood pressure: Prospective cohort study. *BMJ*. 2010;340:c1104. doi:10.1136/bmj.c1104.
- Helman RS. Heatstroke treatment and management. *Medscape*; Jul 6, 2016. Available at: http://emedicine.medscape.com/article/166320-treatment. Accessed Apr 21, 2017.
- Holick MF. The vitamin D epidemic and its health consequences. *J Nutr*. 2005;135:2739S-2748S. Available at: http://jn.nutrition.org/content/135/11/2739S.full.pdf+html. Accessed Feb 11, 2017.
- Hooper L, Bartlett C, Smith GD, et al. Systematic review of long term effects of advice to reduce dietary salt in adults. *BMJ*. 2002;325:628-636.
- Jauhar S. The demise of the physical exam. *N Engl J Med*. 2006;354:548-551.
- Joint National Committee. The 1988 report of the Joint National Committee on detection, evaluation, and treatment of high blood pressure. *Arch Intern Med*. 1988;148:1023-1038.
- Jones DW, Appel LJ, Sheps SG, et al. Accurate measurement of blood pressure [letter]. *JAMA*. 2003;289:2793.
- Kaplan NM. Hypertension: Prevalence, risks and effective therapy. *Ann Intern Med*. 1983;98(Part II):705-709.
- Kaplan NM. Hypertensive and atherosclerotic cardiovascular disease. In: Braunwald E, et al., eds. *Heart Disease: A Textbook of Cardiovascular Medicine*. 6th Ed. Philadelphia, PA: WB Saunders; 2001.

- Kaplan NM. *Kaplan's Clinical Hypertension.* 8th Ed. Philadelphia, PA: Lippincott Williams & Wilkins; 2002.
- Karp HR, Seiker HO, Heyman A. Cerebral circulation in Cheyne-Stokes respiration. *Am J Med.* 1961;30:861-870.
- Karvonen MJ, Telivuo LJ, Jarvinen JK. Sphygmomanometer cuff size and the accuracy of indirect measurement of blood pressure. *Am J Cardiol.* 1964;13:688-693.
- Kase CS, Maulsby GO, Mohr JP. Partial pontine hematomas. *Neurology.* 1980;30:652-655.
- Kauffman JM. *Malignant Medical Myths.* West Conshohocken, PA: Infinity Publishing.com; 2006.
- King GE. Errors in clinical measurement of blood pressure in obesity. *Clin Sci.* 1967;32:223-237.
- Klein DG, Mitchell C, Petrinec A, et al. A comparison of pulmonary artery, rectal, and tympanic membrane temperature measurement in the ICU. *Heart Lung.* 1993;22:435-441.
- Knopp R, Claypool R, Leonardi D. Use of the tilt table in measuring acute blood loss. *Ann Emerg Med.* 1980;9:29-32.
- Kuhn LA. Acute and chronic cardiac tamponade. In: Spodick DM, ed. *Pericardial Diseases.* Philadelphia, PA: FA Davis Co.; 1976:177-195.
- Kussmaul A. Ueber schwielige Mediastino-Pericarditis and den paradoxen Puls (Concerning callous mediastinopericarditis and the paradoxical pulse.). *Berl Klin Wochenschr.* 1873; 10:433-435. [Other cases followed in other issues of this journal.]
- Laragh JH. Abstract, closing summary, and table of contents for Laragh's 25 lessons in pathophysiology and 12 clinical pearls for treating hypertension. *Am J Hypertens.* 2001;14: 1173-1177.
- Linfors EW, Feussner JR, Blessing CL, et al. Spurious hypertension in the obese patient. *Arch Intern Med.* 1984;144:1482-1481.
- London SB, London RE. Critique of indirect diastolic end point. *Arch Intern Med.* 1967;119:39-49.
- Lown B, DeSilva RA, Lenson R. Roles of psychologic stress and autonomic nervous system changes in provocation of ventricular premature complexes. *Am J Cardiol.* 1978;41:979-985.
- Mackowiak PA. Concepts of fever. *Arch Intern Med.* 1998; 158:1870-1881.
- Mackowiak PA, Wasserman SS, Levine MM. A critical appraisal of 98.6° F, the upper limit of the normal body temperature, and other legacies of Carl Reinhold August Wunderlich. *JAMA.* 1992;268:1578-1580.
- Maheshwari A, Raut MS, Shivnani G. Case report: Localized pericardial tamponade:Does it always need exploration? *Ann Card Anaesth.* 2014;17:67-69.
- Manian FA, Griesenauer S. Lack of agreement between tympanic and oral temperature measurements in adult hospitalized patients. *Am J Infect Control.* 1998;26:428-430.
- Markandu ND, Whitcher F, Arnold A, et al. The mercury manometer should be abandoned before it is proscribed. *J Hum Hypertens.* 2000;4:31-36.
- Massumi RA, Mason DT, Vera Z, et al. Reversed pulsus paradoxus. *N Engl J Med.* 1973;289:1272-1275.
- McFadden JP, Price RC, Eastwood HD, et al. Raised respiratory rate in elderly patients: A valuable physical sign. *BMJ.* 1982;284:626-627.
- McGregor M. Pulsus paradoxus. *N Engl J Med.* 1979;301:480-482.
- McKenzie FE, Jeffery GM, Collins WE. Plasmodium malariae blood stage dynamics. *J Parasitol.* 2001;87:626-637.
- Messerli FH, Ventura HO, Amodeo C. Osler's maneuver and pseudohypertension. *N Engl J Med.* 1985;312:1548-1551.
- Mion D, Pierin AM. How accurate are sphygmomanometers. *J Hum Hypertens.* 1998;12:245-248.
- Mishriki YY. Back to the future. *Arch Intern Med.* 1987;147: 2089-2090.
- Mitchell PL, Parlin RW, Blackburn H. Effect of vertical displacement of the arm on indirect blood pressure measurement. *N Engl J Med.* 1964;271:72-74.
- Mitchell GF, Vasan RS, Keyes MJ, et al. Pulse pressure and risk of new-onset atrial fibrillation. *JAMA.* 2007;297:209-215.
- Modell JG, Katholi CR, Kumaramangalam SM, et al. Unreliability of the infrared tympanic thermometer in clinical practice: A comparative study with oral mercury and oral electronic thermometers. *South Med J.* 1998;91:649-654.
- Montfrans GA, van der Hoeven GMA, Karemaker JM, et al. Accuracy of auscultatory blood pressure measurements with a long cuff. *BMJ.* 1987;295:354-357.
- Moutsos SE, Sapira JD, Scheib ET, et al. An analysis of the placebo effect in hospitalized hypertensive patients. *Clin Pharmacol Ther.* 1967;8:676-683.
- Mower WR, Myers G, Nicklin EL, et al. Pulse oximetry as a fifth vital sign in emergency geriatric assessment. *Acad Emerg Med.* 1998;5:858-865.
- Mower WR, Sachs C, Nicklin EL, Baraff LJ. Pulse oximetry as a fifth pediatric vital sign. *Pediatrics.* 1997;99:681-686.
- Multanovsky MP. The Korotkov's method: History of its discovery and clinical and experimental interpretation, and contemporary appraisal of its merits. *Cor Vasa.* 1970;12:1-7.
- Murray HW. Factitious fever updated. *Arch Intern Med.* 1979; 139:739-740.
- Murray HW, Tuazon CU, Guerrero IC, et al. Urinary temperature: A clue to early diagnosis of factitious fever. *N Engl J Med.* 1977;296:23-25.
- Musher DM, Fainstein V, Young EJ, et al. Fever patterns: Their lack of clinical significance. *Arch Intern Med.* 1979;139: 1225-1228.
- Newman AB, Sutton-Tyrell K, Vogt MT, et al. Morbidity and mortality in hypertensive adults with a low ankle/arm blood pressure index. *JAMA.* 1993;270:487-489.
- Nielsen PE, Janniche H. The accuracy of auscultatory measurement of arm blood pressure in very obese subjects. *Acta Med Scand.* 1974;195:403-409.
- Nishimura RA, Tajik AJ. The Valsalva maneuver and response revisited. *Mayo Clin Proc.* 1986;61:211-217.
- Nordyke RA, Gilbert FI Jr, Harada ASM. Graves' disease: Influence of age on clinical findings. *Arch Intern Med.* 1988; 148:626-631.
- O'Brien E, Beevers G, Lip GYH. ABC of hypertension: Blood pressure measurement part IV—Automated sphygmomanometry; self blood pressure measurement. *BMJ.* 2001;322:1167-1170.
- Pascarelli EF, Bertrand CA. Comparison of blood pressure in the arms and legs. *N Engl J Med.* 1964;270:693-698.
- Pemberton J. *Epidemiology.* Oxford: Oxford University Press;

1963:271-281.

- Pickering GW, Roberts JAF, Sowry GSC. Aetiology of essential hypertension: Effect of correcting for arm circumference on growth rate of arterial pressure with age. *Clin Sci.* 1954;13: 267-271.
- Plum F, Posner JB. *The Diagnosis of Stupor and Coma.* 2nd Ed. Philadelphia, PA: FA Davis Co.; 1972.
- Port S, Garfinkel A, Boyle N. There is a non-linear relationship between mortality and blood pressure. *Eur Heart J.* 2000a;21:1635-1638.
- Port S, Garfinkel A, Jennrich R, et al. Systolic blood pressure and mortality. *Lancet.* 2000b;355:175-180.
- Powers BJ, Olsen MK, Smith VA. Measuring blood pressure for decision making and quality reporting: Where and how many measures? *Ann Intern Med.* 2011;154:781-789.
- Raftery EB, Ward AP. The indirect method of recording blood pressure. *Cardiovasc Res.* 1968;2:210-218.
- Ragan C, Bordley J. The accuracy of clinical measurements of arterial blood pressure. With a note on the auscultatory gap. *Bull Johns Hopkins Hosp.* 1941;69:504-528.
- Rath G. Hundert Jahre klinische Thermometrie (A hundred years of clinical thermometry) [German]. *Dtsch med Wschr [Deutsche medizinische Wochenschrift].* 1952;24(June 13): 784-787.
- Raviele A, Gasparini G, DiPede F, et al. Head-up tilt test: A useful tool for evaluating unexplained syncope. *Cardiol Board Rev.* 1991;8:86-93.
- Rebuck AS, Pengelly LD. Development of pulsus paradoxus in the presence of airways obstruction. *N Engl J Med.* 1973; 288:66-69.
- Reddy PS, Curtiss EI, O'Toole JD, et al. Cardiac tamponade: Hemodynamic observations in man. *Circulation.* 1978;58:265-271.
- Reeves RA. Does this patient have hypertension? How to measure blood pressure. *JAMA.* 1995;273:1211-1218.
- Robinson AB. Elemental. *Energy.* 2016;43(7):2.
- Sacks O. *Awakenings.* New York: Vintage Books; 1973.
- Sale A, Amsterdam EA, Zelis R. Pseudopulsus paradoxus. *Chest.* 1973;64: 671-672.
- Sapira JD. Quincke, de Musset, Duroziez, and Hill: Some aortic regurgitations. *South Med J.* 1981;74:459-467.
- Sapira JD, Kirkpatrick MB. On pulsus paradoxus. *South Med J.* 1983;76:1163-1164.
- Schatz IJ. Orthostatic hypotension: II. Clinical diagnosis, testing, and treatment. *Arch Intern Med.* 1984;114:1037-1041.
- Schwartz AR, Haas DC, Gerin W, et al. Accurate measurement of blood pressure [letter]. *JAMA.* 2003;289:2792.
- Segall HN. A note on the measurement of diastolic and systolic blood pressure by the palpation of arterial vibrations (sounds) over the brachial artery. *Can Med Assoc J.* 1940;42: 311-313.
- Segall HN. *Experiments for Determining the Efficiency of Arterial Collaterals by N. S. Korotkoff.* Preface, biographical notes, and editing of translation from Russian. Privately Printed: ISBN 0-9690339-0-7, Montreal, 1980.
- Sehnert KW, Croft AC. Basal metabolic temperature vs. laboratory measurement in "posttraumatic hypothyroidism". *J Manipulative Physiol Ther.* 1996;19(1):425-427.
- Silen W, ed. *Cope's Early Diagnosis of the Acute Abdomen.*

15th Ed. New York:Oxford University Press; 1979.

- Smitz S, Giagoultsis T, Dewé W, et al. Comparison of rectal and infrared ear temperatures in older hospital inpatients. *J Am Geriatr Soc.* 2000;48:63-66.
- Spodick D. *Chronic and Constrictive Pericarditis.* New York: Grune & Stratton;1964:63-64.
- Spodick DH. The normal and diseased pericardium: Current concepts of pericardial physiology, diagnosis and treatment. *J Am Coll Cardiol.* 1983;1:240-251.
- Spodick DH. Pulsus paradoxus. *South Med J.* 1984;77:804.
- Steiner MJ, DeWalt DA, Byerley JS. Is this child dehydrated? *JAMA.*2004;291:2746-2754.
- Sullivan KN, Manfredi F, Behnke RH. Hippus in Cheyne-Stokes respiration:Observations in three patients with rhythmic respiratory pupillary changes. *Arch Intern Med.* 1968; 122:116-121.
- Tandberg D, Sklar D. Effect of tachypnea on the estimation of body temperature by an oral thermometer. *N Engl J Med.* 1983;308:945-946.
- Tholl U, Lüders S, Bramlage P, et al. The German Hypertension League (Deutsche Hochdruckliga) Quality Seal Protocol for blood pressure-measuring devices: 15-year experience and results from 105 devices for home blood pressure control. *Blood Press Monit.* 2016;21(4):197-205.
- Thomas JE, Schirger A, Fealey RD, et al. Orthostatic hypotension. *Mayo Clin Proc.* 1981;56:117-125.
- Thompson AM, Hu T, Eshelbrenner CL, et al. Antihypertensive treatment and secondary prevention of cardiovascular disease events in persons without hypertension: A meta-analysis. *JAMA.* 2011;305:913-922.
- Uhari M, Nuutinen M, Turtinen J, et al. Pulse sounds and measurement of diastolic blood pressure in children. *Lancet.* 1991; 338:158-161.
- Vaidya JS, Vaidya SJ. Diastolic blood pressure can be reliably recorded by palpation. *Arch Intern Med.* 1996;156:1586.
- Vaisrub S. Pulsus paradoxus pulmonale. *JAMA.* 1974;228: 1030-1031.
- Van Egmond J, Lenders JWM, Weernink E, et al. Accuracy and reproducibility of 30 devices for self-measurement of arterial blood pressure. *Am J Hypertens.* 1993;6:873-879.
- Vardi A, Levin I, Paret G, Barzilay Z. The sixth vital sign: End-tidal CO2 in pediatric trauma patients during transport. *Harefuah.* 2000;139:85-87, 168.
- Ventura HO, Lavie CJ. Antihypertensive therapy for prehypertension: Relationship with cardiovascular outcomes. *JAMA.* 2011;305:940-941.
- Vogt MT, Cauley JA, Newman AB, et al. Decreased ankle/arm blood pressure index and mortality in elderly women. *JAMA.* 1993;270:467-469.
- Weiner DB. The real Doctor Guillotin. *JAMA.* 1972;220:85-89.
- Weinstein M, Babyn P, Zlotkin S. An orange a day keeps the doctor away:Scurvy in the year 2000. *Pediatrics.* 2001;108: E55.
- Wenckebach KF. Beitrage zur Kenntnis der menschlichen Herzhaftigkeit. *Arch Anal Physiol Abteilung.* 1906;297-354.
- Wilson WS, Judge RD, Siegel JH. A simple diagnostic sign in ventricular tachycardia. *N Engl J Med.* 1964;270:446-448.
- Wise DE, Conti CR. Constrictive pericarditis. In: Spodick DH,

ed. *Pericardial Diseases*. Philadelphia, PA: FA Davis Co.; 1976:197-209.

- Yeats M. Maintenance of a mercury sphygmomanometer. *Updates in Anaesthesia*. 1992;Issue 2, Article 7. Available at: http://www.nda.ox.ac.uk/wfsa/html/u02/u02_009.htm

7章 皮膚，毛，爪

> 臆病者はあれやこれやでその皮膚の色を変える．
> ホメーロス^{訳注1)}，『イーリアス』13章，279行

訳注 1) Homer（紀元前8世紀末），古代ギリシャの吟遊詩人．

◆ 覚えておくべきポイント

- 病変をただ見るのではなく，診る．拡大鏡を使ったり，病変をオイルやアルコールで拭いたりしてから観察するとさらによくわかる．

- 病変を正確に表現することを学ぶ．分布，色調，大きさ，厚み，充実性か，液性成分を含有するか，鱗屑の有無や付着の部位，境界，規則性，対称性など．

- もしあざが他と違っているものがあれば，生検もしくは切除する．

- 数年来使い慣れた成分もアレルギーを起こしうる．製品を変えたつもりでも成分は変わっていないことがある．

- 全身疾患のある患者においては，内部で起こっていることを外に表現すべく皮膚の症状として現れる．

- 虹彩，結膜，眼瞼縁も診察する．全身疾患の手がかりを見つけたら，さらに他の所見がないかを観察する．例えばカフェオレ斑をみたら，虹彩小結節（Lisch 結節）を診るようにする．

- 爪の異常によっていつ過去の障害が起こったかがわかることがある．

1 皮膚

皮膚は診察の際最も扱いやすい臓器であり，診察につながるさまざまな手がかりがそこにはある．十分な明かりのもとで，できれば自然光で皮膚を順序立てて，念入りに観察する．4章に述べたように，質感がわかるように病変を触診する．

皮膚にみられる病変をすべて記載することは不可能である．皮膚科学を概観するのではなく，皮膚病変を診る方法を知りたいのである．内科疾患の皮膚症状として図示している．具体例は認識論的な原則に基づき選んだ．**診たままを正確に表現するように学んだ学生であれば，内科や皮膚科の**

教科書や www.dermnetnz.org. などのインターネットサイトでカラーの写真を上手に活用することができる．皮膚病変の原因についての糸口を見つけられなくても，正確な皮膚病変を伝えることで，パターン認識にたけた皮膚科医であれば電話でも正確な診断をつけることが可能である．

「知識がなければ目に入らない」ので用語や皮膚の徴候の名前の由来や，よく引き合いに出される特殊な手法を調べておくことは大変便利である（Madke and Nayak, 2012）．

208の身体所見における見落としやすい描写のなかで，47は皮膚や乳房を含めた付属器が含まれており，患者の服を脱がせることなく，皮膚を診察しないことで見逃してしまう（Verghese et al., 2015）．

基本原則は皮膚病変をただ見る look at のではなく，診る look for ことを忘れるな．

病変を診る場合，拡大鏡を使ったり，病変をオイルや，アルコールで拭いてから観察するとさらによくわかる．必ず照明は十分で適切にすること（後述参照）．

皮膚症状の基本的な形態学を確立することは極めて重要である．例えば学生は次のような問いに答えねばならない．病変の主座は充実性（丘疹）か，液性成分を含有する（水疱）か．病変に鱗屑があれば，それがどのような色をしていて，厚さはどの程度で，接着の具合はどの程度か（中央にあるか，端にあるか，びまん性にあるか）．病変は周囲の皮膚と境界がはっきりしているか，していないのか．その病変や発疹の区別は何なのか．対称性か非対称性か．どこか目立って病変の存在しない部分はないか．病変のパターンや病変の存在部位（あるいは存在しない部位）が診断に重要なことが多い．

皮膚所見は部位特異的なものもあり，「視診」して目につく箇所を各部位別に各章で述べている（例えば前脛骨部の粘液水腫，結節性紅斑，その他のいくつかの皮疹で前脛骨領域に特徴的なものを24章に述べた）．

形態学的に皮疹を表現した用語を表7-1に一覧にした．

194

表7-1　皮疹を表すための専門用語

原発疹	斑，丘疹，局面，結節，嚢腫，膨疹，小水疱，水疱，膿疱
続発疹	痂皮，びらん，表皮剥離，潰瘍，瘢痕
特殊な病変	面皰，脾粒腫，毛細血管拡張，標的病変
記載用語	脱色素性，色素沈着性，紅斑性，紫斑性，鱗屑性，肥厚性，萎縮性，苔癬化，浸潤性

(Moschella SL, Hurley HJ. *Dermatology*. 2nd Ed. Philadelphia, PA：W. B. Saunders, 1985, より掲載)

全身疾患における皮膚症状をみるのであれば，その他，虹彩，結膜，眼瞼を診るように．

1）色

びまん性色素沈着

白人を診る時は，日光の当たらない腹部に注意を払おう．非露光部の，過度の色素沈着は目立つが，逆に露出部では目立たない．圧迫のある部位，つまりベルトの跡がつく部は，慢性の経過で過度の色素沈着がみられる．粘膜も必ず診るようにすること．

びまん性内因性色素沈着の原因のうち最も一般的なのは黄疸である（10章参照）．びまん性の茶色の色素沈着は悪性黒色腫の患者にみられることがある．他にも後天性免疫不全症候群（AIDS）の進行例にもみられるが，抗レトロウイルス薬によっていっそう目立つこともある．強皮症もびまん性色素沈着を起こすともいわれているが皮膚病変が本当にびまん性の時だけであり，そうなれば診断的価値は低い．全身の色素沈着は，特に屈曲部で目立ち，手掌足底に連続性のない斑を伴うものが，ビタミン B_{12} 欠乏症に起こりうる（Greenfield and Gregory, 1998）．

びまん性色素沈着は，慢性の副腎皮質機能不全の特徴であり，ACTH（副腎皮質刺激ホルモン）の慢性的高値の特徴的な状態である．**異所性ACTH症候群**といわれるもので，腫瘍随伴性症候群で多量のACTH前駆物質を産生し，カルボキシペプチダーゼで分解していくのである．糖質コルチコイドを伴う原発性副腎皮質機能低下症の治療をすると，数年の後に色素沈着が軽快していく．正常化したものと置き換わることで，表皮の色素沈着した基底層が角化し，角層の脱落をする

ことによって，数ヶ月間の治療の後にすべての色素沈着が消失するのである（Kaiser and Ken, 2016）．

歴史メモ：Thomas Addison は皮膚科学に興味を持ち続けていた．皮膚色素沈着と気力の低下，神経過敏の原因がその当時は謎の臓器とされていた副腎の病気であるといった1855年の学説は，推論としては驚くべきものであった．彼独自の理論は6人の剖検患者をふまえて行われていた（Herman, 1997）．思いがけない発見と，賞賛よりも真実を見分け発表することに力を注いだ，忠実な若き同僚 Samuel Wilks が極めて重要な役割を果たした（Graner, 1987）．

青白く黄色がかった色調は単なる貧血ではなく，悪性貧血によるものがある（髄内溶血により間接ビリルビンが原因となる）．時に（カロチンが原因の）粘液水腫であったり，（ウロクロム[訳注2]やカロチンが原因の）ネフローゼ症候群が原因であることもある．この色は，貧血の青白い色をした，単なる慢性の尿毒症のものではない．ネフローゼ症候群では，カロチン結合グロブリンの増加を含む高γグロブリン血症が，低アルブミン血症の代償として随伴する（しかし，高カロチン血症は肝硬変では起こらない，おそらくこれは肝での代謝に問題が併せて起こっているからだろう）．

訳注2）尿の色素成分.

ヘモクロマトーシスでは，皮膚は灰色がかったり，青銅色であったり，くすんだりする．

ある一家族で子どもたちが，運動をして30分もすると，皮膚の色が緑色になることを悩んでいたのを見たことがある．私の推察では，運動によって溶血が起こると思われ，先天性にビリベルジン[訳注3]還元酵素の欠損によって引き起こされるに違いないと考えた．なぜならビリベルジンは皮膚に緑の色調をつけうる，内因性の唯一の物質であるからだ．私はその仮説を調べるのに適切な研究を進めるよう医学界に広めることはできなかった．その仮説を確認する検査を実現することもできなかったのである．そうした症例を経験したからこそ，稀な皮膚色調異常をひとくくりでまとめるわけにはいかないのである．

訳注3）ヘモグロビンの分解産物．ヒトではビリルビンに還元された後，胆汁中に排泄される．

多数の薬物や，毒物がびまん性の色素沈着を引き起こすことができる．例えば atabrine[訳注4]（黄

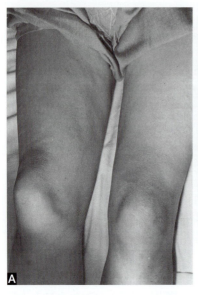
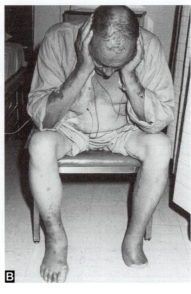

図7-1 A：慢性閉塞性肺疾患患者の膝上の色素斑（Dahl 徴候）．この患者の報告では父親も同疾患を患っており，同様の色素斑がみられた．B：典型的な患者の姿勢．自己テスト：これらの写真から他の疾患が鑑別できるだろうか（章末の付録7-1 参照）
（写真はカリフォルニアのGretchen Meyer 医師のご厚意により，許可を得て掲載．）

色くなる），フェノール，ブスルファン，重金属などがそうである．粘膜にびまん性の色素沈着を引き起こす副腎皮質の機能不全と異なり，重金属〔水銀，鉛，ヒ素，蒼鉛(Bi)〕は歯肉辺縁に沈着する（図13-6 参照）．抗マラリア薬は口蓋に色素沈着を引き起こすことがある．銀皮症の黒ずんだネズミ色や青色の変色は一度見たら忘れることのできないほど特徴的である．患者は時に「チアノーゼ」と表現されたりする．代替医療の関係者の間では「コロイダルシルバー」が人気で，この疾患の増加が見込まれる．「コロイダルシルバー」は炭疽菌予防に推奨されるかもしれない(Hori et al., 2002)．また AIDS，感冒，糖尿病，ヘルペス感染症，がんの治療にも取り入れられるだろう(Gulbranson et al., 2000；White et al., 2003)．過量のメラニン沈着がフェノチアジンの光線過敏やメラニン結合作用で，多量のクロルプロマジン治療の後に引き起こされる．アミオダロン服用中の患者でおよそ2〜5％の患者に色素沈着が増す．いずれにしても，色調は茶色というよりももっとくすんだ灰色をしている．薬剤でも例えばミノサイクリンやアミオダロンは，限局性の色素沈着を引き起こすこともある(T. Rosenwasser, 私信, 2009)．

訳注4) 抗マラリア薬．

黄色やオレンジ色の鮮やかな色は手掌や足底で目立ち，過量のカロチンを含む食物の多量摂取やイソレチノイン訳注5)やリファンピシンの過量服用で起こる．トマトをかなりの量食べる人では，赤い色素がつくリコピン血症が引き起こされる．いずれも，強膜よりも皮膚の色合いが強いのである．

訳注5) レチノイン酸誘導体，ビタミンA 誘導体．

限局性の色素沈着

色素線条や色素斑および斑点はびまん性の色素沈着とともに慢性の副腎不全の頬粘膜や舌に出現することがある．瘢痕もまた慢性の副腎不全では色素沈着になる．

黒色表皮腫については本章で後ほど取り上げることにしている．妊娠中の徴候は(表22-2)に述べた．

下肢の色素沈着で，浮腫や，皮膚炎，硬結を伴うものは，静脈うっ滞や静脈炎後症候群の特徴である(19章参照)．糖尿病の最もよくみられる皮膚症状は糖尿病性皮膚障害とされ，前脛骨で最初は境界不鮮明な赤い丘疹でそのうち小さな境界明瞭な萎縮性色素斑になっていく．

膝の上の色素沈着した角化局面が慢性閉塞性肺疾患(COPD)にみられることがある(Dahl 徴候，図7-1A) (Dahl, 1970)．これは患者の姿勢によってできあがるものである(図7-1B)．COPDの患者にとって，呼吸筋の効率を高めるその体位が，普段から続けられるために色素斑となってしまう(5章参照)．大腿にできるのが特徴であるが，Dahl 徴候は慢性的に硬い面に前かがみになって肘に認められる(Miller and Houston, 2014)．

色素沈着や色素脱失が慢性外傷で引き起こされ

ることがあるが62年以上にわたって打診を続けた80代の一般開業医の左中指（打診板指）に現われる（16章参照）（Adams and Gore, 1997）.

「組織褐変症 ochronosis」は最初に軟骨，特に耳がやられる．黄土 ocher という名前の由来からもわかるように他の色素異常と比べ茶色や黄色が目立つものである．それは普通耳介が青や青灰色になることから始まる．鼻の頭や，強膜，肋骨肋軟骨連結，手の伸側表面にもみられる（J. Scherzer, 私信，1998）．

「ポルフィリン症」も色素沈着を引き起こすとされているが，病型により日光過敏の程度が関連しており，晩発性皮膚ポルフィリン症では手や前胸部など露出部の色素沈着が目立つ．皮膚は擦れやすく，水疱ができやすくなり，手のような露出部の瘢痕が，治癒後の脱色素斑になる（図 24-2A 参照）．

ピンと張って厚ぼったい皮膚のびまん性の色素沈着は Crow-Fukase（POEMS）症候群において起きる（後述参照）．

紅斑

紅斑は赤みのあることであり，全身症状としては猩紅熱のように血管の拡がった状態であったり，限局したものであったりする（後述の「発疹」を参照）．ブドウ球菌性熱傷様皮膚症候群のように，紅斑の後に皮膚剝離が起きることがある．

蜂窩織炎とは皮膚や皮下組織によくみられる感染症であり，境界不鮮明であったり，さらなる広がりをみせる．皮膚には熱感があり，圧痛，腫脹，または浸潤をふれる．リンパ管炎あるいはリンパ節腫脹を伴うこともある．患者は発熱を伴う．最も多い原因は溶血性レンサ球菌や黄色ブドウ球菌である．鑑別診断として炎症性静脈うっ滞，深在性静脈血栓症，またはアレルギー性や刺激性の接触皮膚炎が挙げられる．丹毒は蜂窩織炎よりも表層に起こるが，両者は区別しにくいことがある．特に眼周囲では重篤である．経過をみるのにマーキングするとよい．

ブドウ球菌やレンサ球菌感染の毒素によって引き起こされる，トキシックショック症候群（13章または22章参照）は一見日焼けに見える．時には手掌や足底にみられる．トキシックショックは広くお店から購入された吸収のよいタンポンの使用によって引き起こされることが注意喚起されるよ

うになった．この疾患は月経中の女性だけでなく男性や小児も罹患する．皮膚の傷や最近受けた手術も危険因子である．

 トキシックショック症候群は急速に進行し，昏睡や多臓器不全を引き起こす．

ケースレポート：膝関節全置換術後経過のための受診の際に準医師[訳注6)]の診察を受けた，広範なやけど様の紅斑を伴った患者．さしあたっての病名は「ウイルス感染症疑い」で，「かかりつけ医の受診をするよう」にすすめられた．その後患者は集中治療室にショック状態で入院した．手術部に紅斑は認められたが人工関節は感染しておらず，幸いにも患者は一命をとりとめた（Innes, 2016）．

訳注6) 米国の新たな職種．PA（フィジシャンアシスタント）など．

生命に危機を及ぼすもう1つの全身状態は DRESS 症候群（Drug rash with eosinophilia and systemic symptoms syndrome）[訳注7)]である．これは紅皮症や落屑を含むこともある，顕著で変わりやすい皮膚所見である．原因薬剤使用後，2～8週間の潜伏期間がある．多臓器不全により死亡するので診断基準をもって，迅速に薬剤を中止せねばならない（Choudhary et al., 2013）．本疾患は多くの薬剤で報告されており，抗精神病薬であるオランザピンで2016年に23症例の報告がある（Cassels, 2016）．

訳注7) わが国では薬剤性過敏症症候群（DIHS；Drug induced hypersensitivity syndrome）と称することが多い．

日焼けに似た紅斑が，ペラグラの最初の皮膚症状である．皮膚所見は対称性で露光部に限局している．引き続いて陰嚢や，外陰，肛門周囲にもみられ，特に認知症状や下痢が併発する．皮膚はその後小水疱を生じ剝脱していき，色もこげ茶色になり，ざらざらした鱗屑を伴うようになる．

"red neck syndrome" は "red man syndrome" ともいわれ，バンコマイシンの急速静注によって引き起こされるが，その他の要因もある〔例えばSézary 症候群（後述の「転移性腫瘍」参照）やコデイン注射治療中のヒスタミン遊離など〕．

頰部の紅斑については9章（図 9-11 参照）で述べた．

ピンク色の指や足趾の変色，手掌および足底の落屑，麻疹様の皮疹は水銀中毒に特徴的である．桃色病 pink disease あるいは肢端疼痛症 acrodynia は以前，水銀が歯磨き粉やオムツのリンス，緩下剤から除去されるまでは，小児の病気として，一時期はよくみられ，時に致死になる疾患であった．その他の水銀曝露の原因には，繰り返すγグロブリンの注射や，塗料の防カビ剤や，水銀含有の抗菌軟膏，時計の電池の誤飲がある．随伴症状として，紅潮，易刺激性，腫れて痛みのある指と足先，脱力，頻脈，高血圧，羞明，多発神経炎がある．症状が遅れて出現するため，原因を認識するのが困難になる．水銀毒性の事実を認めることに専門医師が抵抗したことは，現代医学における教訓でもある（Dally, 1997）．

一酸化炭素ヘモグロビン血症（後述参照）のサクラ色は，でき始めは持続するが，診察をするころには消え失せている．したがって診察の際に所見がないからといって，一酸化炭素による中毒を除外してはならない．むしろ頭痛やめまいなどは暗にそれを裏づけるものであったり，寒い気候や停電が伴うとなるとその危険性も高くなるので注意する必要がある．

シアン化物中毒の患者の皮膚は，酸素が細胞に吸収されず血液中にとどまってしまうため桃色やサクランボ色を普通は呈しないようである．この様子はドイツの風刺映画『ヒトラー　～最期の12日間～』でゲッペルス夫人がその子供をシアン化合物で毒殺する場面で描かれている．

▌ チアノーゼ

チアノーゼは青い色をしている．全身のチアノーゼはデオキシヘモグロビン，メトヘモグロビン，スルヘモグロビンによって起こる．デオキシヘモグロビンは，通常シャント，低換気，換気-灌流比不十分のために酸素化がうまくいかない結果起こるのである．メトヘモグロビン血症やスルヘモグロビン血症は薬物曝露あるいはある種の先天性代謝異常によって引き起こされる．

デオキシヘモグロビン血症によるチアノーゼが起きるためには，少なくとも 5 g/dL のヘモグロビンが不飽和となっていると思われる（デオキシヘモグロビン）．したがって，貧血の患者でヘモグロビンが 5 g/dL だけではチアノーゼにはならないのである．7.5 g/dL のヘモグロビンでも 67% が不飽和であればチアノーゼになるのと同様に，正常ヘモグロビン（15 g/dL）でもそのうち 33% が不飽和となると同様にチアノーゼになってしまう

（これはメトヘモグロビン血症やスルヘモグロビン血症には当てはまらない．それぞれ 1.5 g/dL，0.5 g/dL でチアノーゼを起こす．そして当然，一酸化炭素の毒性によって引き起こされる一酸化炭素ヘモグロビン血症にもあてはまらず，細胞の無酸素状態に陥ってもチアノーゼになることはない）．

チアノーゼの有無は，身体所見をとる際に「皮膚」よりも「全身所見」の項に記載されている．四肢に限っていえば，その分類でよいかもしれない（後述の「肢端チアノーゼ」参照）．

身体部位により色が異なる「差異チアノーゼ differential cyanosis」は右手はピンク色をしていて，両下肢にチアノーゼが出現するものを指す（時に左手にも出現したら「ハレクィン harlequin」チアノーゼと呼ぶ）．これは動脈管開存の際にみられ，2次性肺高血圧が併発していることで起こる．肺動脈のチアノーゼ血はその後動脈管を通って，動脈には流れず下半身に流れていく．もし動脈管が左の鎖骨下動脈より下で大動脈に流入していたら，左の手はピンク色になる．もし動脈管が左の鎖骨下動脈より上に流入していれば左上腕は青色になる．

この病変は左第2肋間の連続性の「機械」雑音（Gibson 雑音，17 章参照）として重要な徴候を示し，差異チアノーゼと記載のある本がほとんどないほど独特である．しかし，最初に見落とされ，手術を受けられなかった患児の肺高血圧は進行し，シャントの流れが向きを変えるようになる．雑音は変化し差異チアノーゼが現れる．いうなれば，その所見は今となっては手術の適応のないことを意味する．

逆の差異チアノーゼでは，手のほうが足よりもチアノーゼになりやすい．これは大血管の転位によるもので，心房中隔欠損と動脈管開存が合併する（この状態では，肺動脈と大動脈が両方とも右心室から流れてくるのでチアノーゼを起こす）．酸素化した血液は左心室から心室中隔を通って右心室，肺動脈に流れる．ちょうどそこが中隔欠損部の上部に位置する．肺高血圧が併発すると，この酸素化した血液は，流れを変えて動脈管から下行大動脈に流れ，下肢が桃色になっていく（Perloff, 1982）．

解離性大動脈瘤などによる血管病変が原因の差異チアノーゼは，18 章で述べる．

網状皮斑はラテン語で「小さな網状の皮膚の色調の変化」を意味するものであるが，普通は四肢であるが，体幹部にみられることがある．まだらであったり，網の目状の，赤から青色の変化は，境界不明瞭で，寒冷刺激により，さらに顕著となる．

真の網状皮斑は結節性多発動脈炎，皮膚筋炎，関節リウマチ，SLE などの（それから「Raynaud 病」が定義として認められるならそれも含めて──18 章で論議あり）膠原病の特徴であろう．また膵炎，ショック，細菌性心内膜炎に関連してみられることもある（Bishop et al., 1981）．先天性の静脈拡張（Fitzpatrick et al., 1979）や，Sneddon 症候群（Levine et al., 1988）の 1 症状として，下腿潰瘍とともに生じることもある．さらに，再発性多発軟骨炎，塞栓症，Parkinson 病やレボドパを含むある種の薬剤で起こりうる（Moschella and Hurley, 1985）．女性では網状皮斑，認知症状（多発する脳卒中），習慣性流産の 3 徴候を認められるものは抗カルジオリピン症候群を疑わせる（D. Printz, 私信, 1998）．

医学部 2 年生へのメモ：このリストはすべてを網羅したものではなく記憶のためのものでもない．ここで伝えたいことは，ご多分に漏れず，その所見はいくつもの鑑別診断を必要としており，見逃せば鑑別診断を考えることができないということだ．

網状皮斑は大理石様皮膚（文字どおり，大理石紋理様の皮膚である）と混乱することがあり，青紫色の網目状中に明るいピンクの斑があったりなかったりする．網状皮斑と違って，大理石様皮膚は寒いと出現し，温まると消退するのが特徴で，重症疾患との強い関連はない．

網状皮斑はもう一方で**温熱性紅斑**とも区別しがたい，いわゆる火ダコのことである．同様に網状を呈するが，**温熱性紅斑**では紫青色ではなく，紅色であったり，慢性のものは単に色素沈着になる．これは四肢が，例えば暖炉（特に下腿をむき出しにして）または温熱器具などで，温熱に長い間接することで生じる（Bean, 1976）．

▶ 脱色素斑

メラニン欠乏とメラニン減少による脱色素斑分類を**表7-2**に示した．感染症で見逃してはならないのは Hansen 病である．これは流行地域から

表7-2　脱色素斑（メラニン欠乏とメラニン減少）の分類

分散，分離，独立型	白斑症，甲状腺機能亢進症，Addison 病，悪性貧血，副甲状腺機能低下および Addison 病（多腺自己免疫症候群Ⅰ型），Vogt-Koyanagi-Harada 症候群，結節硬化症，癩風，類結核型 Hansen 病，炎症後脱色素斑，乾癬，アトピー性皮膚炎，白色粃糠疹
皮膚分節型	白斑症，白斑性母斑，結節硬化症

（Fitzpatrick TB, Eisen AZ, Wolff K, et al., eds. *Dermatology in General Medicine*. 2nd Ed. New York：McGraw-Hill, 1979. より許可を得て引用）

の多数の移民のため米国において広がっている．脱色素斑を軽い触覚や温度覚，痛覚の減弱がないか調べてみるとよい（MedPage Today, 2014）．

白斑

白斑は皮膚の白い斑点や斑となっている状態をいう．半数以上の患者は 18 歳までに発症する．普通は，手，足，顔が最初に冒される．山火事のように色素細胞が死滅する過程が進み，消え去ってしまうのである．

典型的な白斑は主として，橋本病，Basedow 病，1 型糖尿病，円形脱毛症，関節リウマチ，悪性貧血，自己免疫性多内分泌腺症候群 1 型（APECED：自己免疫性多内分泌腺症-カンジダ症-外胚葉ジストロフィーとも呼ばれ時に皮膚粘膜のカンジダと間違われる），乾癬など自己免疫機序に関連している（Dawber, 1968；Njoo and Westerhof, 2001）．白斑の患者の約 20～30％に，これらの自己免疫疾患を認める．おそらくその他 25％の患者にもその疾患の発症はなくとも血清中の自己抗体値が上昇しているだろう（Njoo and Westerhof, 2001）．

白斑はまた，転移のある悪性黒色腫患者と同様に多発性骨髄腫，Hodgkin リンパ腫，菌状息肉症，低γグロブリン血症，および皮膚粘膜カンジダ症に関連してみられる（Nordlund and Lerner, 1982）．

白斑とともに，前部ぶどう膜炎（虹彩炎），白毛症（一部あるいはすべての頭髪が若白髪），脱毛，あるいは聴力異常（ある種の音を聞くと痛みを感じる）を生じると Vogt-Koyanagi-Harada 症候群である（Nordlund and Lerner, 1982）．そのような患者には後部ぶどう膜炎（脈絡網膜炎）を引き起こすこともある．

蛍光

Wood灯による紫外線の検査でいくつかの病変の蛍光がはっきりする(例えば癜風では金色を呈し,紅色陰癬ではさんご紅色,特に熱傷で明らかになる緑膿菌感染では緑色).

2) 毛細血管拡張症

毛細血管拡張症とはギリシャ語で「終末血管の拡張」を意味する.実は私は"tel"はラテン語で「クモの巣のように編みこんだもの」の意であると教え込まれ,気の触れたオウムのように繰り返し口にしていたのだがどうやら間違いのようである.実際のところ,強皮症の亜型であるCREST患者の毛細血管拡張や遺伝性出血性毛細血管拡張(Osler-Weber-Rendu病)の紅い斑点では全然クモの巣状ではない(24章参照).後者では指,舌,口にみられる.それらは老人性血管腫(本章後述)に類似してはいるものの,分布と血管腫では盛り上がっているということで区別される.

クモ状血管腫(Bean, 1958)は動脈性の毛細血管で,上大静脈へ流出する領域に現れる(胸部や上肢).それらは,ある胴体から足がクモのように放散しているようにみえる.その胴体は実際は病変の中心で,動脈を供給するところであり,そのことは,簡単なベッドサイドの診断的検査で示すことができる.クモの頭にスライドガラスを押し当て,拡張期のみにクモが見えなくなるように圧をゆっくり上げていくと,心拍とともに拍動するのがわかる.もし病変を完全に見えなくし,圧を徐々に下げていくと,中心部が最初に血液で満たされる.逆に鉛筆の先あるいはスライドガラスの端で動脈供給の中心部に圧を加えることでクモ全体を見えなくすることができる(少量の油浸オイルによりこの現象が見やすくなることもある.ベビーオイルやオリーブオイル,オスバン溶液,または水でも代わりになる).

普通,クモ状血管腫はエストロゲン亢進の徴候とみなされ,生理学的には妊娠中の女性と,肝硬変の男性のいずれにもあてはまる(Bean, 1958).

耳,首,肘,膝の屈曲部のしわ(眼球結膜も同様)にある毛細血管拡張は,毛細血管拡張性運動失調症の所見である.これは神経皮膚症候群の1つあるいは母斑症の1つである(表10-23参

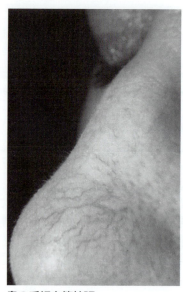

図7-2 鼻の毛細血管拡張
(アリゾナ州スコッツデールのJoseph Scherzer医師のご厚意により許可を得て掲載)

照).

鼻の毛細血管拡張を示す(図7-2).

3) 出血異常による病変

点状出血

点状出血は(図7-3)小さな赤い出血で,圧迫によって色が消えない.文献によってさまざまであるが,1 mm以下の針先のものから4 mm大までの大きさがある.点状出血は毛細血管や血小板機能の異常を意味することもあるが例えば心内膜炎や脂肪塞栓のように,毛細血管での事象は2次的なものであることもある.

さまざまな疾患に点状出血が発生することは,複数の要因が示唆されるものの,最終的には内皮の障害が結果として起こるのである.機序として外的障害,低酸素血症(ある程度の静脈閉塞も関係する),気圧性外傷,毒素などが含まれる(Jaffe, 1994).

法医学でよくあるわかりやすい所見として,点状出血は,病理医のAmbroise August Tardieuによって,1855年に最初に記載されたが,窒息状態を診断するうえで絶対に必要なものとされた(Jaffe, 1994).

外傷によって起こる脂肪塞栓にみられる,昏迷

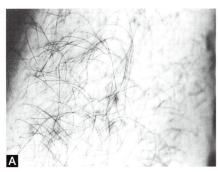 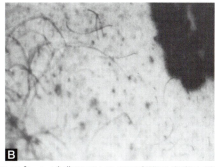

図 7-3　点状出血．A：毛の下の小さな斑点はピントがずれているので実際の患者を診て確認してほしい．B：毛が少ないので点状出血が観察しやすい．黒く大きい斑点は同時に存在する刺青である．患者は前立腺がんの骨髄浸潤で，血小板減少を引き起こしている．患者は他の原因による鼻出血，血尿があるが，点状出血は血小板減少に注意を向けるのに重要である．

と呼吸困難と点状出血の3徴が，最初に臨床的に記載されたのは，ドイツの論文で1800年後半である(Pollock, 1979)．皮膚の点状出血は診断の基準(すなわち臨床か剖検で異なる)にもよるが，実のところ脂肪塞栓例の半分のみにみられるとか，いくつかの集計では1/4以下であるとされる．同じ施設からの報告でもこのことは当てはまる(Dines et al., 1975；Thomas and Ayyar, 1972)．しかし同様のことが結膜点状出血，網膜症状，および脂質尿の罹患率についても起きる．点状出血の重要性は低いどころか，全身検索をするうえでの診断価値は非常に高い．適切な臨床状況では点状出血は，脂肪塞栓を診断することになる(Kaplan et al., 1986)．

DICで2次的に点状出血が引き起こされた状態は，羊水塞栓症やその他の産科救急で起こりうる．敗血症，特に髄膜炎菌血症，低体温，高体温，いろいろな原因で起こるショックなどである(Jaffe, 1994)．抗菌薬が使われる以前の時代は感染性心内膜炎において29〜88％の患者に点状出血がみられた．抗菌薬が使われるようになってその発症は19〜40％であるといわれる(Bishop et al., 1981)．

点状出血は多発性硬化症の診断確定(Swank, 1958)，あるいは疑い例(James, 1982)にみられるとされ，筆者も観察してきた．Swankは外傷歴のない皮下の出血，特に下肢にあるものを，62人中48人の女性患者で，5〜9年観察し，多発性硬化症の前触れであったり，病勢の悪化に一致することを述べた．Jamesは多発性硬化症の病因が亜急性の脂肪塞栓であると考察している．

壊血症による毛包周囲の出血(図7-38参照)は，しばしば点状出血と見違える(壊血症にもみられることはある)が，84％の症例にみられる(Vilter et al., 1946)．

診察方法

Rumpel-Leede試験は毛細血管異常や血小板の機能異常をベッドサイドで調べるための誘発試験である．

1. 前腕の屈側中央部で，肘窩から4cm遠位に，2.5cm直径(25セント硬貨大)の円をボールペンで描く．
2. 同じ腕の二頭筋に血圧計のマンシェットを巻いて，収縮期血圧と拡張期血圧の中間値まで圧を加えていく．そして5分間同じ圧を加え続ける．
3. 円内の点状出血の数を数える．

男性の正常値は5個以下で，女性や小児では10個以下である．

壊血病でRumpel-Leede試験の結果をよくするには，点状出血を30分遅らせてから読んだほうがよい(Vitamin C Subcommittee, 1953)．大変印象的な点状出血が骨形成不全患者にみられるが，それは出血時間は正常であるが，毛細血管のもろさが増すのを証明される(Evensen et al., 1984)．

〔血小板や血小板機能をベッドサイドで調べる他の検査は「血液凝固試験」「血小板」(28章)参照〕．

斑状出血

出血斑も血管外漏出であるが，大きさでは1mmより大きく，点状出血とは区別がつく．出血斑は一般的には外傷や凝固因子の不足による大き

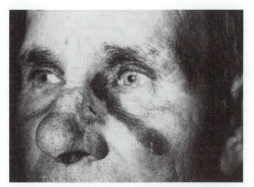

図 7-4　この眼窩下部の出血斑は特定の診断を下すことのできるいくつかの出血斑のうち第 1 のタイプである．ミズーリ州の David Dobmeyer 医師はこの患者は膝胸位のまま S 状結腸鏡検査のために体位をとっていて，検査の台が頭が垂れ下がったままかなりの長い間傾いたままであったと報告した．医学生は患者の基礎疾患を本で読んで知識を入れて，所見を説明することができるようにしているので，初めて出血斑に気づくことになる．この疾患に特有の出血斑の原因は，頭を下げた姿勢により静脈圧を高めることで起こる，眼窩周囲の毛細血管の脆弱性の増加である．あなたに診断できるか？（答えは章末の付録 7-2 参照）．出血斑は「ラクーン眼」と区別されなくてはならない（図 9-1B 参照）．

な血管の出血を意味するが，点状出血が集合した結果，紫になっているのかもしれない．

打ち身を蒙古斑と同じもので取り扱うべきではない．蒙古斑とは白人でない子どもに灰青色の病変が，腰背部や臀部にみられる色素斑のことである．それらは生来あるものであるが次第に薄れていく．この斑は幼児虐待と誤診される（Stewart and Rosenberg, 1996b）．

出血斑はその病態固有の特徴でいくつかに分かれる．**(a)** 医原性の出血斑で前腹壁のヘパリンやインスリン皮下注による，**(b)** 膝窩の囊腫が破れることでできた，くるぶし近くの出血斑（図 24-11 参照），**(c)**「Battle 徴候」「ラクーン眼」（図 9-1 参照），**(d)** 腹腔内または後腹膜の出血の徴候〔Grey Turner 徴候，Cullen 徴候（18, 20 章），そして Bryant 徴候（18, 23 章）〕，**(e)** 図 7-4 の所見（あなたに診断できるだろうか），**(f)** 壊血病の融合傾向のある出血斑（図 7-5 参照）．

副腎皮質ステロイドの治療は「ステロイド性紫斑 steroid bruising」を，特に前腕に引き起こす．患者があらかじめ注意を受けていなかったら，心配の種となりうる．

壊血病では，出血斑は毛包の過角化で始まり，大きくなり融合する．

外科レジデントにおけるある壊血病の実験では（Crandon et al., 1940），点状出血と斑状出血は下肢に出現し始めるが，他のボランティアによる実験では点状出血が躯幹と上肢に出現し始めた（Vitamin C Subcommittee, 1948）．「鞍にかかる部分」（下肢後面，臀部，および会陰部）にみられる，出血斑の一塊は特徴的である．まだ理解されていない経験的観察である（1 章「定義」参照）．壊血病患者の最大 90％に点状出血や出血斑がみられるが（図 7-5 参照），必ずしも鞍領域に限ったものではない（Vilter et al., 1946）．

現代の壊血病

壊血病は稀とされているが，実はそんなことはない．単に知られていないだけである．筆者は過去に 2 例診たことがあり，本章を準備している 10 ヶ月の間にさらに 2 例を診ることができた．

アフリカの難民キャンプでは 44％の発症であった．20 世紀後半にスイスでさえ，2 年間に 4 例の報告がなされた（Hürlimann and Salomon, 1994）．

食事歴を決して聞き洩らさないことである．食事がほとんどマーガリンといった精神科患者に壊血病がみられたりする．しかし，ビタミン C の需要が病気または異化亢進時には増加するので，普段の食事では不十分なのである．

ニューヨークの腎臓内科医である Richard Amerling 医師は，歯並びの悪い患者全員のビタミン C 血中濃度を測定し，半分以上が基準値の半分以下や測定不可能であったことを報告した（R. Amerling，私信，2016）．

乳児の壊血病すなわち Barlow 病は珍しいが，ニュージーランドでは 20 世紀初頭に人工栄養（ミルク）で育てられた乳児にはよくみられていた．流行は過ぎたが，いまだに起こっており，意図的な外傷や小児虐待と間違えられやすい（Clemetson, 2004）．臨床像は非典型であろう．壊血病は小児の出血症状の鑑別診断に挙げられるべきである．詳細な食事歴を聴取することは，小児科では必須の事項である．母乳には牛乳の 5 倍のビタミン C が含まれていることを忘れてはならない（Ahuja and Karande, 2002）．ビタミン C の治療は劇的な効果がある．

壊血病は神経性食欲不振症の稀な合併症である．しかし，神経性食欲不振症は栄養の摂取が不十分でありながら，ビタミン欠乏の発現には至らないことが多い（Christopher et al., 2002）．

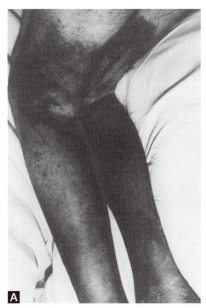
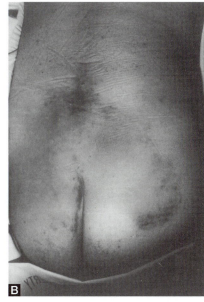

図7-5 壊血病患者. この患者には「鞍にかかる部」(AとB)には下肢に比べると出血は比較的少なく(B), 下肢には癒合した巨大な出血がある. 図7-39に他の壊血病患者の徴候を掲載.

壊血病は臨床的に診断をするものであり，検査データによるものではない．アスコルビン酸の血中濃度は症状が出現する何週間も前から0であるが(Crandon et al., 1940)，患者のなかには測定可能な血清濃度や白血球中アスコルビン酸濃度を示す者もいる(Thomas et al., 1984). さらに健常人の3％，入院中または施設入所中の患者の20〜50％が，壊血病患者と同じ白血球中アスコルビン酸濃度を示す(Cheraskin, 1985)（こうなると診断されてない壊血病は一般に思われるよりも，もっとよくあるのではないかとの疑いが生じる）．アスコルビン酸負荷試験において尿中濃度のみが役に立つ．しかし試験をする前に臨床的に診断をしておかねばならない．

融合した紫斑病変があり，鞍型の病変が顕著な患者がおよそ3週間マサチューセッツ総合病院で壊血病の診断がつかないでいた．しかし栄養士によってすでに検査されていたのであった(Meisel, 1996). 血中および白血球中のアスコルビン酸は，毎日のマルチビタミン錠(600 mgのアスコルビン酸含有)の20日間の服用で十分となる．その時までに皮膚病変は回復中であった．結局医師が突き止めたことには，その患者は焼き菓子と缶詰のミートボール入りスパゲティとビールを飲み食いし続けていたのであった(Scully et al., 1995).

オーストラリア人の研究では，成人病棟の新規入院患者の73％は血清中のビタミンC濃度が低く，30％が壊血病を示唆する範囲であった．その

ような人にはビタミンCの補充によって，記憶，態度，知的動作の改善が報告されている(Richardson et al., 2002).

高齢者の無症状の壊血病で，若者のレベルにまで白血球にアスコルビン酸を修復するには，長期間の補充が必要になるであろう．その他のビタミン，リボフラビン(ビタミンB_2)，ピリドキシン(ビタミンB_6)もおそらく組織にアスコルビン酸を蓄えるのに必要になるであろう(Clemetson, 1989). 老人病院の研究で，半数が12ヶ月間200 mgのアスコルビン酸を含めたマルチビタミンの補充を受けており，非投与群では29例のうち9例に褥瘡ができたのに対し，投与群では35例のうち2例だけに褥瘡ができた．$p < 0.01$であった(Brocklehurst et al., 1968). 褥瘡がビタミン不足の証拠とみなされるべきであろうか？

紫斑

紫斑は紫色をしており，皮膚や粘膜の色の変化で，皮内および皮下の出血により引き起こされる点状の出血や斑状出血としてみられる．大きな出血は独特な色の変化をみせる．赤血球は酸素を放すにつれて，デオキシヘモグロビンになり，紫色をしている．数日するとそれがビリベルジン(緑)や，ビリルビン(橙色)に分解されていく．

紫斑が主たる身体所見となる疾患に，特発性血小板減少性紫斑病(ITP)，血栓性血小板減少性紫斑病(TTP)，Henoch-Schönlein紫斑病，電撃性

紫斑病がある（「紫斑」とは状態を表す名称であり、病変を表すものではないことを理解すること．複数形の「紫斑」は、例えばITP，TTPなどの2つ以上の疾患を指す）．

ここで思い出してほしいが、「特発性」とは原因がわからないことを意味するものであって、原因がないというものではない．ITPとは「免疫性血小板減少性紫斑病」の意味でもあり、乳幼児で組み換え型のB型肝炎ワクチンや（Ronchi et al., 1998）、MMR（3種混合ワクチン）を受けたもの、あるいは麻疹、風疹、稀にはおたふくかぜに自然感染したもの（Miller et al., 2001）が数人いたとの報告がある．

紫斑病の病変は触知してみる．眼をつぶって、指先で触って、周りの正常の皮膚との区別ができれば、その患者には触知可能な紫斑 palpable purpura があるといえる．その病変は正常ではなく免疫複合体の存在を意味する（図7-6）．しかし、触知可能な紫斑で、生検で血管炎の所見がないものは、壊血病で、関節血症や血胸が関係しているものがあると報告されている．その患者は、統合失調症の既往があり、普段からインゲン豆と米以外何も食べていなかった（Mowad et al., 1995）．

紫斑、丘疹、または小水疱のある発熱患者には菌血症（髄膜炎菌血症、淋菌血症、緑膿菌感染症）やエンテロウイルス感染症（エコーウイルスやコクサッキーウイルス）やリケッチア症（Fitzpatrick et al., 1979）を考慮する．

点状出血や斑状出血は、病気を取り除くつもりで行った、吸角法 cupping、硬化法 coining、スプーニング spooning といった民間療法を行った結果であるかもしれない．そうした行為はアジア人、メキシコ人、東ヨーロッパ人、その他の間で行われてきた（Stewart and Rosenberg, 1996b）．

1990年後半には、斑状出血は小児虐待の徴候であると専門家の間で、誤った解釈をされていた．法律を尊び、さらにひどい仕打ちが子どもにされるのを避けようとするあまり、医師はさらに重い病気を見逃したり、罪のない原因を考慮できないかもしれない．あまり熱心にすると、両親は多額の罰金を払い、子どもの人格および家庭生活に甚大な被害をもたらすことになり、愛情のある両親を失うことになりかねない．不適切な判断は患者と医師の信頼関係を傷つけることになり訴訟問題に進展しかねない（Kaplan, 1986）．医師は、

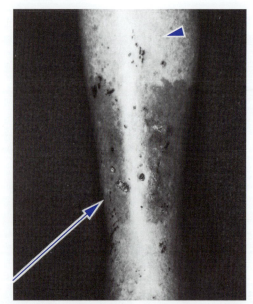

図7-6　矢頭は紫色の病変が皮膚に集まった部分である．験者は眼を閉じても場所がわかる．つまりこれは触知可能な紫斑である．さらに離れたうっ滞性の色素沈着部には矢印で血管炎による打ち抜きの潰瘍を示している．この患者は、原因がよくわかっていないクリオグロブリン血症による血管炎がある．別の言葉では「原因不明 agnogenic」「本態性 essential」「原因不明 cryptogenic」「特発性 idiopathic」あるいは「原因が複数ある mixed」クリオグロブリン血症と呼ばれる．この用語のいずれが過ちであろうか（答えは章末の付録7-4参照）．

正確な診断を下す責任を国家の代理人に委ねることはできない．

自己赤血球感作性紫斑と呼ばれる概念があるが、私に相談のあったケースはいずれも人工的な紫斑あるいは自身で好んで噛んだりつねったりしてできた積み重ねとの結論に至った（本章の「人為的病変と寄生虫妄想」の項で後述）．

4）発疹

▎特徴

発疹[注1]は全身疾患の1症状として一時的に皮膚に出現するものであり、感染症、毒素、免疫反応によって直接侵入した結果引き起こされるものである．皮膚をあらゆる側面（時間経過、形態、分布を含めて）から注意深く記述することが、直

注1　Gibbonnによれば、暗黒時代において発疹は金や銀の糸で花を紡いだとして、「花の咲き終わり」で絹で縫い上げているようなものとされていた．

接診断につながり，治療もタイミングよく始められる(Cherry, 1982)．

繰り返しの診察は遅れて出たり，一瞬出現する皮疹を見逃さないために必要である．Still病の皮疹は，発熱時にみられたり熱い風呂に入るとはっきりする．リウマチ熱やライム病といった他の熱性疾患の皮疹でも同じことがいえる．トキシックショック症候群の紅斑は小さな範囲から始まり，血圧や皮膚への血流とともに変化していく(Smith and Jacobson, 1986)．

慢性遊走性紅斑の特徴的な紅斑は，ライム関節炎の感染症としての診断へとつながる手掛かりの1つである．皮疹は紅斑や丘疹から始まり，中心は治癒しながら同心円状に拡がっていく(Mast and Burrows, 1976；Steere et al., 1977)．古典的な病変はBull's eye(図7-7)に似通っているが，皮疹の発現形式はさまざまである．臨床検査や疫学的事情の多くの要素を考慮に入れなければならず，臨床診断するための確実な検査基準がない(Tibbles and Edlow, 2007)．最初の2週間は血清学的に評価しがたいので，初期の疫学的で臨床的に診断するうえで適しているのは視診に頼るところが大きい(Tibbles and Edlow, 2007)．

ライム病はスピロヘータである*Borrelia burgdorferi*によって発症する．その他のスピロヘータ感染である梅毒のように，ライム病は「大いなるモノマネ師(The Great Imitator)」として知られている．それはシカダニあるいは黒脚ダニとも呼ばれる，マダニによって運ばれる．若虫ではケシの実ほどの大きさである．特に文献を慎重に参照するのが重要で，長期間治療を要するとするものや，慢性で治療を要さないなど意見が分かれるところである(Liegner, 2015)．潜在的なシカダニの曝露がその経過の基本である．

▶ **蕁麻疹**

最もありふれたタイプの発疹でおそらく人口の1/5が遭遇するのが蕁麻疹である(Warin and Champion, 1974)．蕁麻疹(膨疹あるいは丘疹)は痒みのある赤あるいは白色のミミズ脹れで，大きさや形はさまざまであり，普通は場所を変えたり，一過性であったりする．しばしば蕁麻疹は臨床所見より，経過を聞くほうが役に立つ．医師はペニシリンやその他の薬剤の服用後，あるいはハチに刺されることを繰り返した後にそのような皮疹が

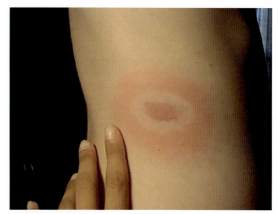

図7-7　ライム病のBull's eye病変
〔写真提供はHannah Garrison氏．クリエイティブ・コモンズより．https://commons.wikimedia.org/wiki/File:Bullseye_Lyme_Disease_Rash.jpg(2019年9月17日最終アクセス)〕

これまでになかったかを尋ねる必要がある(4章参照)．繰り返すあるいは慢性の蕁麻疹の訴えがあれば，医師も患者とともに，原因の究明のための病歴検索に乗り出す必要があるが，それは本書の範囲を越える．免疫に関連した蕁麻疹は，吸入物，注射，食事，感染性，接触物，薬剤および寒冷(寒冷蕁麻疹)などがある．物理的に蕁麻疹を起こす方法として皮膚描記症(デルモグラフィー)(後述参照)は1例である．

▶ **角化性丘疹**

鱗屑を伴った隆起のある，または触知できる皮疹を角化性丘疹という．それは乾癬，白癬，Gibertばら色粃糠疹，扁平苔癬，類乾癬といった最初に皮膚症状が出る疾患や，薬物反応として，あるいはSLE，皮膚型T細胞リンパ腫，梅毒2期疹やReiter病といった全身疾患の1症状として起こるものがある．

癜風や紅色粃糠疹は大変似通っているがKOH法で区別がつく(図7-8)．この現象(カンナ屑現象)は癜風に特徴的なものである(Han et al., 2009)．Gibertばら色粃糠疹は普通はヘラルドパッチから始まり，最初は皮膚割線方向(Langer割線)に沿って環状に広がる(Stulberg and Wolfrey, 2004)．

第2期梅毒はGibertばら色粃糠疹に類似した角化性丘疹を呈する．梅毒はシェイクスピア(『アテネのタイモン』第3幕第6場)で永遠の病気とも呼ばれ，「大いなるモノマネ師」である．皮疹は一

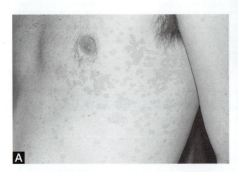
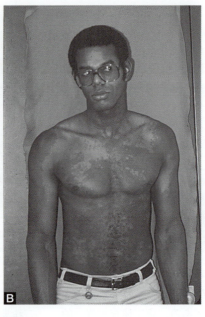

図7-8　A：皮疹をみるとGibertばら色粃糠疹が疑わしいが，KOH法で癜風と診断がついた．B：黒人の癜風．KOH法で陽性だった．
（写真提供はChester Danehower医師．許可を得て掲載）

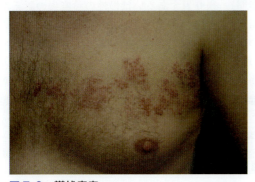

図7-9　帯状疱疹
（写真提供はMelinda Woofter医師．許可を得て掲載）

般的に左右対照的で，乾燥しており，痛みを伴わない．診断はスピロヘータが暗視野法[訳注8]で陽性であることによってなされる，感染症である．24章も参照のこと．

訳注8）パーカーインク法墨汁法に並ぶ検体検査法である．

小水疱性，水疱性，膿疱性の皮疹

小水疱は内に透明な液性成分を持っている．水疱は0.5 cm以上の直径をしている水ぶくれである．膿疱は化膿した内容物を持った疱疹である．

紅斑の上に集簇した小水疱はヘルペス感染の特徴で，帯状疱疹（図7-9参照）あるいは単純疱疹のいずれかである．帯状疱疹は皮膚分節に沿って広がり，普通は片側であるがいつもそうとは限らない（図9-1参照）．単純疱疹は粘膜や粘膜皮膚境界部にもみられる（13, 22章参照）．「ヘルペスherpes」とはギリシャ語で「さすらう」意である．

紅斑に囲まれた，大きい緊満した透明な水疱で，組織学的に汗腺の壊死であるとの証明がされているもので，バルビツールがきっかけで起こった昏睡と関連するものがある．水疱は圧がかかる部や傷つきやすい面にみられる．この病変はバルビツール中毒の患者で約6.5%の症例に起こる．グルテチミドの昏睡，一酸化炭素中毒，麻薬の大量摂取，メタンフェタミン乱用，三環系薬の過量摂取（Noble and Matthew, 1969）のうちの4%，そして脳卒中による片麻痺でも起こることがある．昏睡それ自体は一見，必須条件ではないが，ある種の神経系の損傷が一般的な要因であるようだ（Sapira and Cherubin, 1975）．

他にも水疱を生じる薬剤がある．図7-10では化学療法薬のイブルチニブ（イムブルビカ®）による水疱を示した．これらは治療の経過のうちであると結論づけると水疱内容を出して，きれいに治癒する．

紅斑に小水疱が散在し，黄金色の痂皮を伴うものは，皮膚の細菌感染（溶血性レンサ球菌やブドウ球菌）による膿痂疹によって引き起こされる．しかし小児の顔の赤みのある病変がすべて膿痂疹とは限らない（図7-11）．

その他の小水疱や水疱性の粘膜皮膚疾患には以下が挙げられる．(a)薬剤でしばしば引き起こさ

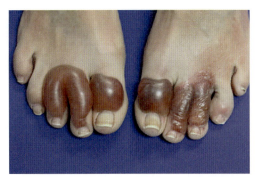

図 7-10 イブルチニブによって生じた水疱
（写真提供は Melinda Woofter 医師．許可を得て掲載）

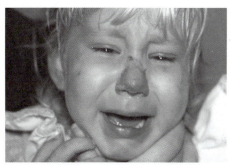

図 7-11 この女児は小児科医に鼻の膿痂疹といわれ続けて治療を受けていた．KOH 法で顔面白癬の診断が明らかになった．
（写真提供は Chester Danehower 医師．許可を得て掲載）

れる．多形紅斑の重篤化した Stevens-Johnson 症候群，(b) 天疱瘡（ギリシャ語で水疱の意）は本章と 13 章参照，(c) 水疱性類天疱瘡，(d) 疱疹状皮膚炎，(e) ウルシおよびウルシ科の植物によって引き起こされた皮膚炎，(f) エリテマトーデス，時に (g) 菌血症．最後に敗血症性塞栓は，四肢に紫斑の中心に孤立した膿疱が生じる．中心が白く，周りが赤い膿疱性丘疹はブドウ球菌性のものが多い．

淋菌血症や皮膚炎-関節炎症候群による皮膚症状は，点状出血，丘疹，小水疱，膿疱，または水疱がみられる．それらは 3～20 個で四肢遠位に出現する．大きくなれば中心は壊死を起こし，水疱は出血性となる．鑑別診断に髄膜炎菌，インフルエンザ菌，*Streptobacillus moniliformis* 感染症がある．

丘疹小水疱性皮膚炎は水銀中毒の皮膚症状でもある（Dantzig, 2003）．

天然痘（痘瘡）

天然痘は絶滅が明らかになった最初の感染症であるが，ウイルス株が研究目的で存在し，生物兵器として未知の施設に存在する可能性がある．天然痘の病変は最初は斑であったものが，丘疹，小水疱，膿疱を経て臍窩形成し最終的に痂皮となる．水痘（みずぼうそう）は病変は多型で，さまざまな変化を示すが，一方天然痘の病変は身体の同じ場所では，同じ段階の病変となる．典型的な天然痘の皮疹は，顔，手，足にはじまり，そして次に体幹部に拡がっていく．水痘と異なり，皮疹は顔と四肢に多く，手掌と足底を含み遠心性の分布をする．水痘は求心性で，体幹中心に四肢に拡がるにつれて目立たなくなる．

平坦型の天然痘では（2～5％），皮疹は小さくて平ら，強い全身性の毒素によりワクチン接種のない者の 95％ は死亡する（それに対して典型例は 30％ である）．出血性天然痘では患者は皮疹がでる前に死亡する（McClain, 1997）．

天然痘のにおいは非常に特徴的といわれている．万一生物兵器として使用されるとしたら，かなり非典型的な表現型となるかもしれない．

炭疽

炭疽は世界で特定の地域で流行し，95％ が皮膚病変である．最初小丘疹で 1～2 日で小水疱になる，小水疱は 1～2 cm 径で，漿液血液状の内容物を含む．小水疱が自潰し，潰瘍壊死が残る．周辺に病変もできる．さまざまな程度の浮腫が，時に広範囲に起こることもある（Friedlander, 1997）．

細菌戦においては，吸入型（肺炭疽）のほうがさらに致命的で，使用されうる．曝露の可能性があると，それを疑う指標となるのはインフルエンザ様症状である．患者には皮膚病変がおそらく出ないだろう．

日光過敏

皮疹の分布が日光過敏症を診るうえでの鍵となる．露光部が含まれているか，保護した部が含まれていないかが大切である（頸のうち顎で陰になった部分や，髪で覆われた部分，眼球の凹んだ部分，鼻のちょうど下の上口唇は普通は日光の影響を受けにくい）．一方で露出部（例えば顔と手）は接触皮膚炎の関与もある．

片方の手で顔に塗られた薬物による接触皮膚炎を区別するのに，耳たぶ徴候は役立つだろう．反

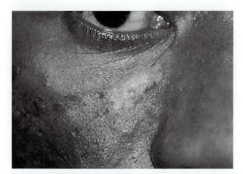

図 7-12　円板状紅斑性狼瘡(エリテマトーデス)の古典的な病変. この病変に関連した囊胞の角栓がしばしばみられる.
(写真提供は Chester Danehower 医師. 許可を得て掲載)

表 7-3　光線性皮膚炎の分類

A. 原因不明	慢性多形日光疹，光線痒疹，種痘様水疱症，慢性光線性皮膚炎，日光皮膚炎
B. 外的因子による2次性のもの	光毒性(全身性または接触皮膚炎)，光アレルギー性(全身性または接触皮膚炎)
C. 内的因子による2次性のもの(ポルフィリン症)	—
D. 光線により誘発悪化	自己免疫性疾患，(ループス)エリテマトーデス，皮膚筋炎，天疱瘡，水疱性類天疱瘡，遺伝性皮膚疾患(例：色素性乾皮症)，感染症(口唇ヘルペス)，栄養障害，ペラグラ，ピリドキシン欠乏症，原発性皮膚疾患(例：乾癬，扁平苔癬，酒さ性痤瘡)

表 7-4　光線過敏を疑う患者の病歴の次元

- 日光あるいは人工の光線(窓ガラス越しや UVB または広域波長遮光剤使用)による増悪
- 曝露後潜伏時間と曝露時間
- 皮疹出現までの光の総量
- 分布(露出部すべてか特定の部位か)
- 発症年齢
- 以前の日光過敏症状
- 他の状態(例えば膠原病)
- 職業
- 光感作物質の全身あるいは局所曝露(薬物，食物，石鹸，化粧品，植物，遮光剤など)
- 食事(栄養失調の徴候は？)
- 家族歴；人種・民族的背景

(Lim HW, Epstein J. Periodic synopsis: Photosensitivity diseases. *J Am Acad Dermatol.* 1997；36：84-90. より許可を得て掲載)

対側の耳たぶは示指でなでる際に触れるが，同側は拇指で下顎を引っかけるので触れることはない．男性であれば，両方の耳たぶがかぶれていればシェービングクリームが関連しており，片側のみであればひげそり後のローションが関係している(Rotstein and Rotstein, 1997).

SLE や円板状紅斑性狼瘡(エリテマトーデス)(図 7-12)がペラグラにとって代わって，おそらく日光過敏の最多の原因となった．色素性乾皮症やポルフィリン症(急性間欠性ポルフィリン症以外の)でもこの症状はみられる．銀皮症における色素沈着は日光の曝露によって誘発されるが，日光に敏感な部に分布してみられる．

テトラサイクリンは圧倒的に薬剤性の光線過敏を引き起こしやすく，その次にサイアザイド(利尿薬)やキノロン系の抗菌薬が多い．その他に光線感作物質として，ソラレン，レチノイド，スルフォンアミド，スルホニル尿素，アミオダロン，ナプロキセン，ナリジクス酸，フェノチアジンが重要である．光線過敏症型薬疹は光毒性と光アレルギーとがあり，後者は全身の紅斑を示す．

(慢性)多型日光疹(Lim and Epstein, 1997)は，特発性の光線過敏性皮膚炎では最も多く，米国やイングランド，アイルランド人口の 10〜20％以上が罹患する．これは日光に対する遅発性の再発する反応であり，紅色丘疹，水疱性丘疹，局面から始まり日光曝露部の多形紅斑様病変まで多様である．これは除外診断の末に結論されることが多い．光線過敏症の分類は(表 7-3)に，重要な病歴は(表 7-4)に挙げた．

皮膚の虚弱性や小水疱の皮疹が特徴的な稀な光線過敏性皮膚症は，晩発性皮膚ポルフィリン症に類似しているが，ポルフィリン代謝の異常はない．これは多くの薬剤が関係しており，ナプロキセンの処方を受けた若年性関節リウマチの小児に特に特徴的で，そのうちの 6％がかかる．皮膚のもろさは薬物が中止されても数ヶ月は持続する(Creemers et al., 1995；Girschick et al., 1995).

植物性光線皮膚炎は，極めて重症となる可能性があり，部分的に肥厚した熱傷と似ている．ある幼児の尻に赤みのある水疱があり，当初は故意の外傷＝児童虐待と疑われていた．彼女の母親が，子どもが服を脱いで遊んでいた，ビニールプールのあったところに茂っていたヘンルーダ(ミカン科の植物)の実物と，植物の毒性に関する雑誌の

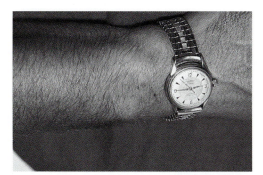

図7-13 ほとんどの学生は，患者の腕時計の下にあるこの落屑を伴う紅斑は，ニッケルに対するアレルギー性の接触性皮膚炎であると判断する．しかし，KOH検査をするだけで体部白癬の診断が明らかになる．さらに検査を進めると全身に体部白癬および癜風が見つかった．
（写真提供はChester Danehower医師．許可を得て掲載）

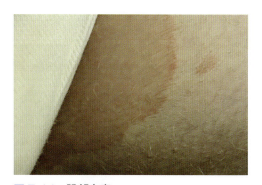

図7-14 股部白癬
（写真提供はMelinda Woofter医師．許可を得て掲載）

記事を持ち込んだ結果，植物性光線皮膚炎の診断へとつながった（Hill and Pickford, 1997）．

園芸家や農夫が触れると感作する可能性のある植物には，セロリ，アメリカボウフウ，パセリがある．

接触皮膚炎や光線皮膚炎の原因を調べる時には必ず，患者の周りで患者に接触した医薬品を尋ねるようにする．ある患者において紅斑性の小水疱が，大腿や尻，左肩に紫外線（UVA）で四角い日焼けが目立ってきた．その夫がケトプロフェン製剤を貼りつけたものであった（Mirande-Romero et al., 1997）．

数年来使用してきた薬物でもアレルギー性接触皮膚炎を起こしうる．商品が変わっていなくても患者の反応は変化する．

白癬感染症

> イリノイ州ピオリアのChester Danehower医師は，病変が赤色，桃色，鱗屑を伴っていたり，またはいずれかの組み合わせがあれば，その病変が腕時計の下に位置しているから（図7-13）接触性皮膚炎の診断が明白であるよう見えても，KOH検査をすることを提唱している．病変の原因は真菌であると判明することがよくある．

ある部位に真菌が見つかれば，その他の部位にも見つかることがある．例えば足白癬は股部白癬（図7-14），頭白癬，もしくは体部白癬にも関連する（図7-15）．オハイオ州のMelinda Woofter医師は患者に足の真菌が股に広がるのを避けるために靴下を履いてから下着を履くように指導する．

5）皮膚がん

悪性黒色腫

悪性黒色腫は赤色（異物に対する炎症反応の徴候），白色（腫瘍の退縮のための色素脱失を示す，無色素斑の部位），または青色（良性の青色母斑でもみられるがいくつかの特殊な悪性黒色腫にみられる）を診ることで区別できるとされている．色に対する病態生理学的な解釈がいかに正しいものであろうと，臨床的な有用性は高い．それらは悪性の可能性を示しているのである．この色は米国，英国，ニュージーランド，オーストラリアの国旗の色でもあるので覚えやすい．それに，悪性黒色腫は茶色い色合いに変わることもある．そこで，黒や暗雲のような灰色があれば悪性黒色腫を考えるべきである．

色素性の悪性腫瘍は非対称性で，切り込みが入っている傾向がある．

悪性黒色腫は最初に診断される時には，普通消しゴムより大きい．しかし少しでも早く見つけるべきである．

悪性黒色腫を診断するのに使用するABCDルールは，**A)** 非対称性 asymmetry，**B)** 境界不鮮明 irregular border，**C)** 多彩な色調 variation for color，**D)** 直径6 mm以上 diameter greater である．Danehower医師はDを待たないことを推奨

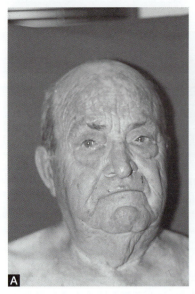
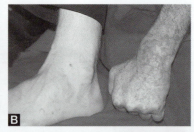
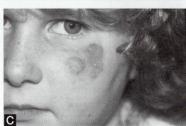

図7-15　A：患者は慢性閉塞性肺疾患があり，長期のステロイド治療を受けている．顔面の紅斑はKOH検査で陽性のため顔面白癬と診断された．彼にもまた全身に拡がる体部白癬があった．B：足白癬と手白癬で同じ患者である．C：古典的な顔白癬で紅斑と落屑を伴う．
（写真提供はChester Danehower医師，許可を得て掲載）

している．彼はいくつもの悪性黒色腫を6 mm以下で診断している．

2本の指の間の疑わしいホクロを拡げて，数滴の石鹸やオイル，水滴を滴下しておくと，紅斑や規則正しく並んだ色素沈着がはっきりわかる．十分な採光も重要である．直射日光，強い白熱灯，石灰ハロゲン電球などがよい．蛍光灯では，不連続性の周波数域にて異型母斑の色合いが桃色から深い灰色に変わってしまい，正確な診断の妨げになる（Crutcher and Cohen, 1990）．

悪性黒色腫の発生には日光曝露と複雑な関係があるが（後述参照），皮膚や粘膜のさまざまな部位に現れる．白人でなければ掌蹠が最も多い部位である（Rogers and Gibson, 1997）．

図7-16にある病変でどれが悪性か判定してほしい．解答を書くまで説明は読まないように．

茶色い色調の良性の異型母斑は，それ自体は悪性度の高いものではないが，いずれ悪性黒色腫となる指標となる．異型母斑があると，6％以上の確率で悪性黒色腫になる危険性がある（Crutcher and Cohen, 1990）．

稀ではあるがいたって良性の皮膚線維腫を悪性黒色腫と区別する方法はえくぼ徴候で区別する．皮膚線維腫は両側からつまむとへこむ（くぼむ）が，悪性黒色腫はそうはならない．残念ながらこの徴候は他の病変と悪性黒色腫の区別には使えないので，「赤-白-青-切れ込み（ABCD）ルール」を活用することになる．

● Tamzin Rosenwasser医師がすすめるのは，あざが他のものと違って見えたら生検または切除することである．

有棘細胞がんと基底細胞がん

有棘細胞がん（図7-17）もまた危険である．口角から耳介にかけての線から下方の領域が好発部位である．

それより上側で無色素性の皮膚がんは，転移しない点では悪性度は低いが，「蚕食性潰瘍」と呼ばれる局所浸潤傾向が強い，基底細胞がんが多い（図7-18および図10-1参照）．このがんは周辺に光沢がある――真珠の光沢のような色調が腫瘍の周辺にみられるのである．この所見は腫瘍内のあらゆる部位に血管および毛細血管拡張を伴うことと合わせて基底細胞がんを強く疑う．しかし真皮内母斑にも光沢と毛細血管拡張を伴うものがあり，若者の顔，特に赤毛の者に多くみられ，基底細胞がんと間違いやすい（J. Scherzer, 私信, 1998）．鼻の基底細胞がんはエレベーター診断をする可能性がある（図7-18B参照）．

皮膚がんと紫外線曝露

悪性黒色腫以外の皮膚がんは一般に色白の肌をした者で，60歳以降に，人生の大半を日光に曝し続けた皮膚に生じる．悪性黒色腫は，子どものころから成人になるまで，日焼けをするたびに重度

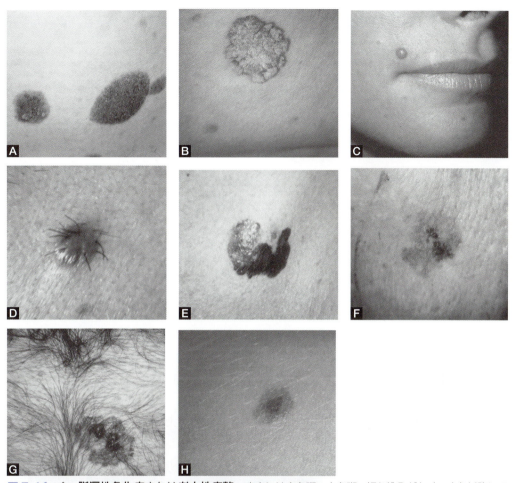

図 7-16 A：脂漏性角化症または老人性疣贅．病変には赤色斑，白色斑，切れ込みがなく，中年以降にできる．対称性である．**B**：別の脂漏性角化症であり，よりいぼ状の外見を示す．**C**：真皮内母斑，成人にみられるホクロで径 6 mm 以下である．**D**：発毛のある真皮内母斑で，統計学的にも良性の徴候である．**E**：3×2 cm 径の悪性黒色腫で，明らかに非対称性に拡がり，色調も単一でない．**F**：85 歳，悪性黒子（径 1.1 cm の Hutchinson そばかす）．境界が不鮮明で，非対称性，小麦色，茶色，黒色と色が多彩であることに注意．これは上皮内悪性黒色腫である．こうした病変は顔面に中年以降に褐色斑として広がる．**G**：悪性黒色腫で径 2.5 cm，切れ込みがあり，凹凸を認め，非対称性で色調からも特徴的である．**H：複合母斑，径が 7 mm．** 色調に変化はあるが，黒い色や脱色素斑はみられない．病変は対称的で境界もはっきりしている．**対策**：「赤-白-青またはくぼみ」「疑わしきはとる」「発毛があれば良性」といったルールを使うと A，B，C，D，H は問題にせず，E，F，G を切除するべきであろう．しかしながら，ジョージア州オーガスタの Claud Boyd 医師がいうように，今日の訴訟社会では「患者が気にするなら生検をすべき」といったルールを加えるのも賢明であろう．実際のところ，場合によって患者のほうが皮膚科医よりも正しいこともある．
（写真提供はアリゾナ州スコッツデールの Joseph Scherzer 医師，許可を得て掲載）

の水疱を作り続けてきた者に生じる．歳を重ねるごとに危険度は高くなるのだが，実際のところ，悪性黒色腫を発症する年齢は 50 歳以下である．

日焼けは UVB（波長が 290～320 nm）によって引き起こされるが，この波長の遮光剤の定期的な使用は悪性黒色腫とそれ以外の皮膚がんを予防するとされている．しかし多くの遮光剤は UVA（波長が 320～400 nm）に対しては限界がある．大気のオゾン層もまた UVA に対してはあまり防御効果はない．薄いガラスでも UVB は 100％遮断するのだが，UVA の遮断には効果がない．UVA は UVB の発がん促進に寄与していたり，それ自体が発がんに関与している可能性がある．長期にわたって乾癬などの皮膚疾患に対し UVB 治療を受けた患者が，皮膚がんの発症頻度が高いとはいわれておらず（Osmancevic et al., 2014），一方で過

量のUVA治療を受けている者には悪性黒色腫やそれ以外の皮膚がんの発症が高いとされている(D. Printz, 私信, 1998).

Kaposi肉腫

多くの病変は紫色の腫瘍であるが,時に痂皮を伴う.以前はほとんどが地中海沿岸の家系の高齢者男性の下肢にみられる,稀な,発育の遅い腫瘍とされていたが,1980年代AIDSの登場によりその発生は急激に増えた.AIDSに関連したKaposi肉腫は若年者に発症発育が速く,広範囲に拡がるようになった(図7-19).その際には口腔粘膜も侵される(10, 13章参照).その他の免疫抑制にある患者もKaposi肉腫関連のヘルペスウイルスによって引き起こされるとされている,この疾患に罹患しやすい.その発生はHAART療法(highly active antiretroviral therapy)の導入により1990年代において1/5程度に減った(National Cancer Institute, 2014).

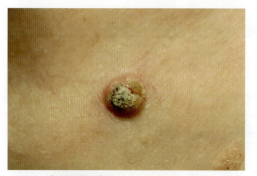

図7-17 有棘細胞がん
(写真はMelinda Woofter医師のご厚意により許可を得て掲載)

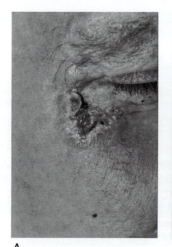 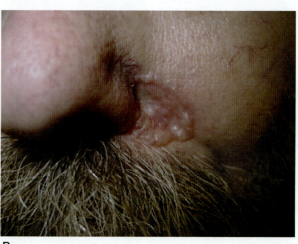

図7-18 A:古典的な外眼角部の基底細胞がん.境界部がめくれ上がり,潰瘍化していることに注目.(写真提供はChester Danehower医師,許可を得て掲載)B:鼻唇溝にある毛細血管拡張を伴う,光沢のある典型的な基底細胞がん.

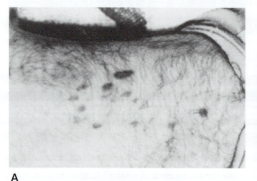 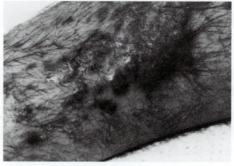

図7-19 A:若者のAIDS患者の腕にあるKaposi肉腫.B:同じ患者の昔からあった大腿の病変.最初はAのような病変であった.

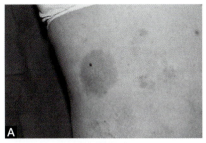
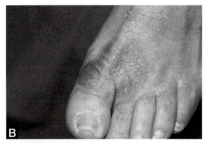

図 7-20　A：斑は菌状息肉症である．B：非特異的な病変が KOH 検査陽性で体部白癬がある．1 人の患者に複数の病変がみられることがある．
（写真は Chester Danehower 医師のご厚意により許可を得て掲載）

転移性腫瘍

がんは皮膚に転移する．特に多いのは大腸 colon，卵巣 ovary，肺がん oat cell，悪性黒色腫 melanoma，乳がん breast で順に頭文字をとって"COMB"と呼ぶ．comb（櫛）といえば頭を思いつくが，その鑑別で挙げられていない，頭の転移で最も多いのは腎がんである．

約 1/5 の B 細胞リンパ腫は経過のなかで皮膚に発現するが，T 細胞はさらによく知られている．後者のなかでも菌状息肉症（図 7-20）がよく知られており，最も多形性に富む．Sézary 症候群は特徴的な細胞で，Sézary 細胞は皮膚でみられると同様に末梢血でも確認できる．Sézary 症候群の炎症が，白人が大量のヒスタミンを受けたような"red man"を引き起こす．レッドマン症候群の他の原因については「紅斑」の項で先に述べた．

がんに類似した病変

ブラストミセス症の環状の病変は顔面にあると，あたかもがんのようである．その他のヒストプラズマ，コクシジオイデス症，*Mycobacterium marinum*（*M.balnei*）感染症などの微生物では，進行の遅い，上皮性の病変を引き起こす．

結節性皮膚限局性アミロイドーシス（図 7-21）は稀ではあるが炎症皮膚病変を引き起こす．紫色の局面は Kaposi 肉腫に類似している．皮膚白血病やリンパ腫，肉芽腫性変化あるいはがんの転移が鑑別診断として挙げられる．

贅生：角化症

角化症は過角化性丘疹で，黄色や新鮮な色調からかなり暗い色までさまざまで，脂漏性角化症のような黒い色さえある（図 7-16A）．脂漏性（老人

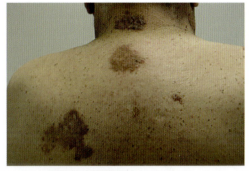

図 7-21　結節性皮膚限局性アミロイドーシス．患者は結合組織疾患や多発骨髄腫，単クローン性 γ グロブリン血症の発症がないかを検査されている．
（写真提供は Melinda Woofter 医師．許可を得て掲載）

性）角化症は高齢者に多いが，良性である．病変はさまざまな色調で，脂漏性で，外見は盛り上がっている．実際，鋭匙で簡単に除去できる．これは皮膚の表層でくっついているからである．

手掌の角化は 24 章に記した．

日光角化症は，皮膚の角化性病変が船乗りや，屋外での労働者，その他慢性的に日光に曝露する者の顔や手背にみられ，しわが目立つようにして，皮膚の角化性病変が隆起する．

屋外労働者の頸の背面は日光弾力線維症となり，項部菱形皮膚といわれる．ろう状外観，深いしわのため硬いのが特徴である．これが（間違って）redneck[注2] の語源とされていた．突然できて拡がり，脂漏性角化症に類似した病変は瘙痒が強く，非常に重要な徴候である Leser Trelat 徴候（図 7-22）を示す（多発した脂漏性角化症それ自体ではその徴候を示すわけではない）．19 世紀の

注2　redneck はミシシッピ州で最初に人民主義の政治家が現れるようになり，多くの貧しい田舎の白人が支持して，赤いバンダナを首に巻いていたという（Rogers, 1986）．

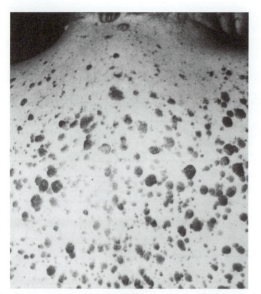

図7-22 Leser Trelat 徴候. 多発した脂漏性角化症は，どれ1つとっても同じ形をしていないことに注目．
（写真はカリフォルニア州の Cliff Dasco 医師のご厚意により許可を得て掲載）

2人の欧州の外科医により，書き記されたのが，オリジナルで，世界の論文は長い間10例の症例しか報告はなかった．しかし，その徴候は，何らかの理由で，過去10年間に，内臓がんの皮膚徴候としてますます認識されるようになった．最も多いのは腹腔内の悪性腫瘍であり，普通は胃の腺がんであるが，その他にも白血病やリンパ腫といった悪性腫瘍も含まれている (Greer et al., 1978；Kaplan and Jegasothy, 1984；Lynch et al., 1982；Safai et al., 1978；Schwartz, 1981). 潜在した悪性疾患に関しては，Leser Trelat 徴候と併せてみられる黒色表皮腫（本章で後述）を連想させる．

神経線維腫

盛り上がりのある，有茎性の腫瘍は（図10-1）は，神経線維腫（von Recklinghausen病）と診断される．腫瘍ができあがる前に，診断は1.5 cm 以上の径のカフェオレ斑が6個以上あることでなされる．健常成人 6,856人の群では10%がカフェオレ斑があったが，5個以上はなかった．一方で 223人の神経線維腫症患者のうち，1.5 cm 以上のカフェオレ斑が6個以上あったものが75%にみられた (Crowe, 1964). カフェオレ斑をみれば虹彩小結節すなわち Lisch 結節を調べよう（10章参照）．

自己テスト：神経線維腫症の径が 1.5 cm 以上のカフェオレ斑が6個以上ある患者の徴候について感度と特異度を計算しよう．罹患率が 3,500人に1人（一般的な人口）では予測値は陽性試験ではいくらか．また陰性試験ではいくらか．患者の父が NF-1 であれば陽性試験における予想値はいくらか．陰性試験ではどうか（遺伝特性は常染色体優性である）．解答は章末の**付録7-3**.

腋窩の色素斑が診断のうえで，決め手となるという意見もある．カフェオレ斑のような色素斑やびまん性の黒ずみはすべての症例にみられ，22%の神経線維腫症患者に腋窩の色素斑がみられる (Crowe, 1964). しかし，その他の所見なしで腋窩の症状だけみられた神経線維腫を私は診たことがある．「患者には症候群のすべての症状がまだみられてない」ということができるかもしれない．認識論では「まだ」というのが，広くとらえられ，限度はあるが，少なくとも医師や患者の生涯を越えて広げられる可能性がある（これは全身症状を記述するうえで偽るわけにはいかないからである．18章の Raynaud 現象と Raynaud 病の議論参照）．

結節性硬化症

一見ニキビ様の小さな充実性の腫瘤が，結節性硬化症患者の鼻のしわに沿ってみられることがあるかもしれないが，それは **epiloia** または **Bourneville 病**と呼ばれたりしている．鼻傍の腫瘍は**脂腺腫**と呼ばれ，過誤腫の一種である．過誤腫は心臓，腎臓，脳にもみられ，しばしばみられるように，てんかん発作を引き起こす．

その他の結節性硬化症の皮膚症状としては葉状の色素脱失（Wood 灯で目立って見える）や Sipple 症候群でみられるような爪囲線維腫や粒起革様皮膚 shark sign や，カリフォルニアの海岸のように境界が平滑なカフェオレ斑（神経線維腫症にみられる）は，Albright 長管骨線維性異形成にみられる鋸歯状のメイン州の海岸のようなカフェオレ斑とは区別される．当然葉状白斑は出現するとすれば早期にみられる (O'Brien, 1973).

スキンタグ（アクロコルドン）

アクロコルドンは単に乳頭腫状の病変で，普通は少なくとも 2 mm の高さで，しばしば有茎性で

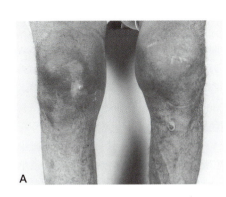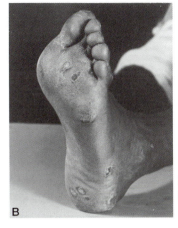

図7-23 膿漏性角症(Reiter症候群)
(A：左膝下；B：左足踵骨付近)

あり，体幹上部，腋窩，頸によくみられ，顔，頭，眼のしわ付近や躯幹下部にもみられることがある．

練習問題

大腸内視鏡を(何らかの理由で)施行した患者で，スキンタグのある患者が大腸ポリープの存在を予測すると感度75％，特異度は75％である(Chobanian et al., 1985；Leavitt et al., 1983)．それでは大腸がんの前がん病変である大腸ポリープは，アクロコルドンの有無で簡単に推測できるだろうか．

この答えを出すには50歳以上の無症状の者の大腸ポリープの発生率が5％であることを知っておく必要がある．

2×2の表(1章参照)を作って，この徴候の有用性について評価してほしい(章末の**付録7-5**参照)．

インスリン抵抗性

黒色表皮腫(後述参照)に加えて，スキンタグはインスリン抵抗性(Garcia Hidalgo, 2002)の徴候とみなされている．例えば2型糖尿病，多嚢胞性卵巣症候群(PCOS)，メタボリックシンドローム(またはインスリン抵抗性症候群，または**シンドロームX**と呼ばれている)(Cordain et al., 2003；Shah et al., 2014；Mantzoros, 2017)．メタボリックシンドロームは，高血圧，2型糖尿病，脂質異常症，肥満，高尿酸血症といった心血管疾患の数多い危険因子と関連がある．スキンタグは妊娠中期に新たに出現する傾向がある．典型的なものは産後消失する．この現象は妊娠における代謝とホルモンの恒常性の変化を反映しているようである(Winton and Lewis, 1982)．

膿漏性角皮症

図7-23の病変はReiter症候群に特徴的である．示された症例は十分進行した形態で，ニンジンの端の葉を切り取ったように見える．特に患者の左膝の1個(A)と踵骨付近の2個(B)に留意する．気の利く医師が踵を診るのを忘れると，この患者の尿道炎と関節炎では診断がつかないだろう．この病変は連環状亀頭炎とも関連する(21章参照)．

典型的でなければ専門家でも膿疱性乾癬と区別がつかない．

黄色腫

黄色腫は，脂質の局所の集合である．どの臓器にも生じるが皮膚にできたものが容易に目につく．それは表面に光沢あり，リウマチ結節や梅毒性ゴム腫のような硬さがある．それはガチガチな硬さというよりはゴム状の硬さで，時に伸側表面に出現し，その他肘，膝，踵，坐骨結節などに位置する(Fleischmajer and Schragger, 1970；Polano et al., 1969；Zak et al., 2014)．

眼瞼黄色腫(後述参照)以外には，高脂血症の型では区分できないものもあり，黄色腫は決して普通はみられるものではない．I型からV型に分類された脳血症(Fredrickson/WHO分類)は，リポ蛋白質の，電気泳動の反応を基本に行われていた．脳血症を遺伝的にさらによく理解したうえで遺伝を基本にした分類が行われた(Baynes and Dominiczak, 2014)．それにもかかわらず，内分泌科学分野以外では，従来の分類が臨床的に用いられてきた(Rosen et al., 2016)．この本では，伝統

的な Fredrickson/WHO 分類を使用していた．遺伝的にアプローチする査読者は，興味ある読者に活用できる(Semenkovich et al., 2016).

コレステロール値が高くなくても，(a)局部の異常，(b)特にリンパ増殖性疾患といった全身疾患に関連した異常，(c)リポ蛋白質の構造または機能の変化が患者にあるかもしれない(Parker, 1986).

いくつかの黄色腫の分類がある(表7-5)．眼瞼黄色腫は眼瞼周辺のしわから出来始める，脂質に富んだ，黄色い沈着物である(図7-24A)．それはⅢ型高脂血症の25％にみられるが，その他Ⅱ型およびⅣ型でもよくみられる．Ⅱ型およびⅣ型のほうがⅢ型高脂血症よりも頻度が高いので，多くの場合眼瞼黄色腫はⅡ型およびⅣ型にかかっていることの表れとなる．健常な人に黄板症がみられるが，その人には実はアポ蛋白質の異常があるだろう(Douste-Blazy et al., 1982).

結節型黄色腫は隆起して，ジャガイモのような形態をしている(図7-24B)．隆起は患者の血中脂質の状態に応じて，集塊を作ったり消長を週単位で繰り返したりする．こうした病変が高脂血症を示す．血清を一目見ると分類をするのに役立つことがある．血清が透明であれば中性脂肪の高値よりも高コレステロール血症があり，おそらくⅡ型の高脂血症である(Parker, 1986)．28章も参照．

発疹型黄色腫は小さな丘疹で炎症性の要素を持ち，結節型と比べると小さい．糖尿病に高脂血症が合併した発疹型黄色腫を**糖尿病性黄色腫**という．発疹型黄色腫を持つ患者は過剰の中性脂肪のため混濁した血清をしている．

黄色腫が結節性でかつ炎症性の発疹のように集合してできると，**丘疹結節型**と呼ばれる(図7-24C)．泡沫状の外見は，脂質とコレステロールで充満しているのが特徴である．

表7-5 黄色腫の分類

臨床像	高脂血症の分類
眼瞼黄色腫	Ⅱ，Ⅲ，Ⅳ型，正常
黄色腫	—
結節型	いずれか
発疹型	いずれか
手指型	Ⅱ，Ⅲ
手掌型	Ⅲ，稀にⅣ，パラプロテイン血症
腱型	Ⅱ，Ⅲ

(Fleischmajer R, Schragger AM. Familial hyperlipoproteinemias. *Modern Med*. 1971；April 15：97-104；Parker F. Normocholesterolemic xanthomatosis. *Arch Dermatol*. 1986；122：1253-1257；and Polano MK, Baes H, Hulsman AM, et al. Xanthomata in primary hyperlipoproteinemia. *Arch Dermatol*. 1969；100：387-400，より掲載)

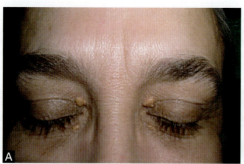
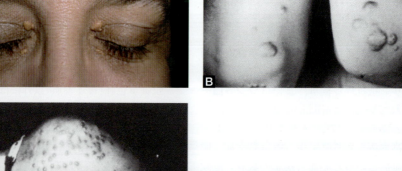
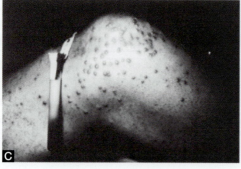

図7-24　A：眼瞼黄色腫(Klaus Peter による写真)．B：結節性黄色腫．C：糖尿病に高脂血症を伴った丘疹結節型黄色腫．
(Consultant Magazine, Cliggott Publishing Group of CMP Healthcare Media, Darien, CT，より許可を得て掲載)

手指や手掌，腱などにできると黄色腫が平坦(このため結節型でもなく)で，皮疹が目立たない(このため発疹型でもない)ので部位で呼ばれることになる．手指型黄色腫はⅢ型と稀にⅡ型高脂血症にみられる．**手掌型黄色腫**は掌紋部に小さな脂肪の塊が数珠状に連なっている．これはⅢ型の半分だけに稀にⅣ型やパラプロテイン性高脂血症にみられる(Parker, 1986)．その他に胆汁性肝硬変による高脂血症の小児にもみられる．**腱型黄色腫**はⅡ型高脂血症の特徴である．しかし稀にⅢ型にみられることがある．キリスト教の格言にもある(口語訳：蹄の音を聞いても，シマウマが見つかるわけではない)．腱型黄色腫をみたら，Ⅲ型よりⅡ型の診断をすること．

患者はこの状況での身体所見では診断には至らない．黄色腫患者は血液検査を受ける必要がある(28 章参照)．

その他の黄色の皮下の丘疹や斑の原因として**弾力線維性仮性黄色腫**(PXE または Gronblad-Strandberg 症候群)がある．これは常染色体劣性遺伝疾患であり(Ringpfeil et al., 2000)，弾性線維の異常と，石灰化を特徴とし，ABC 輸送体(ATP 結合カセット輸送体)を 16 染色体で符号化する ABCC6 遺伝子異常により発症する(Ringpfeil et al., 2000)．この遺伝性の線維組織の異常の患者はしばしば重篤な血管の未成熟な疾患を併発する．一般の 1%異常にあたる遺伝子のキャリアに心血管系疾患が合併する傾向がある(Schwartz, 1979)．当初皮膚症状はなく重篤な冠血管疾患や脳梗塞を起こした後 25 年後に皮膚生検で石灰化と弾力線維の断裂の所見を得る(Araki et al., 2001)．

指導医へ：キリスト教の教えは実際はこうである，「ありふれた病気の稀な徴候のほうが，稀な病気によくある徴候よりもよくみられるものだ」．これは直観的には言い得ているようだが実際には正しいとは限らない．厳密にいうとこうである，$(a \times c) > (b \times d)$ つまり

a はありふれた病気 A の有病率
b は稀な病気 B の有病率
c は病気 A に稀な徴候がみられる頻度
d は病気 B によくある徴候がみられる頻度

ということである．

これでは a，b，c，d の数値で正しくなくなってしまう．そしてまた，シマウマのほうがウマよりも多くいる地域だってあることを忘れないでほしい．

老人性血管腫

この(約 1 mm ほどの)小さな隆起性の紅色病変は **De Morgan 斑**ともいわれ，周りの皮膚と完全に孤立しているので丘疹とも区別される．これは普通胸部や上腹部にみられ，まったくの良性である．紅色の悪性黒色腫と違って対称性で盛り上がりもなだらかである．

一時期は老人性血管腫は内臓悪性腫瘍の一徴候と教えられていた時期があった．これは統計学的にでっち上げなのである．つまり老人性血管腫は中年以降つまり内臓がんの危険性の高くなる年代に出現するからである．

黒色表皮腫

黒色表皮腫は腋窩やその他間擦部にみられ，黒色や黒褐色で，過角化し，ざらざらした外観をしている．これは隠れた内臓悪性腫瘍の先行症状であることがあり，その場合進行と進展が速い．今日では黒色表皮症はインスリン抵抗性または 2 型糖尿病や，PCOS，メタボリックシンドロームなどの症候群を主とした良性症状に関連して発症することが知られている(Kutlubay et al., 2015)．任意の肥満患者の 74%もの割合で認められる．黒色表皮腫は人口の 5%に起こるとの報告もある(Stone et al., 1995)．稀に，家族性にもみられる．

この疾患の歴史には，身体診察の知識を深めるうえでも興味深い点がある．1959 年には Quarterly Index でごくわずかに黒色表皮腫が内臓悪性腫瘍の徴候であると言及しており，その内容のほとんどが Curth というニューヨークの皮膚科開業医の報告であった．私の患者において数十年来調べてみると，その事実が当てはまったためしがない．そして興味は代謝異常の徴候に広がるのである．1984～1986 年までの引用をコンピューターで 5 分も検索すると多数の結果が出てくる．3 個以上の異なったインスリン抵抗性(それ単独および甲状腺機能低下や肥満，SLE，多嚢胞腎，先端巨大症などとも合併)に関連したものに加えて，黒色表皮腫は汎発性脂肪萎縮症，皮膚のインスリンに対する反応，女性の非腫瘍性男性徴候や Crouzon 病(それ単独および根尖性セメント質異形成症とも関係していることがある)にもみられる．全身性副腎皮質ホルモン，ニコチン酸，経口避妊薬といったさまざまな薬剤でも誘発される．

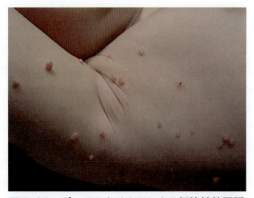

図 7-25　ポックスウイルスによる伝染性軟属腫
(写真は Wikimedia Commons のご厚意により掲載 https://en.wikipedia.org/wiki/File:Molluscalklein.jpg)

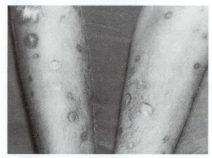

図 7-26　皮下注射．使い回しのヘロインの注射で皮下に注射をするためにできた，境界がはっきりした，打ち抜きの脱色素性の瘢痕．これはアレルギー反応ではない，というのはその後，純粋なモルヒネを皮下注射しても，後遺症なく済んだのである．
〔Sapira JD. The narcotic addict as a medical patient. *Am J Med.* 1968；45(4)：555-588，より許可を得て掲載〕

菌状息肉症，胃がん，胆囊がん，副腎がんなどの腺がんにおけるケースレポートは個々の報告のみであってあまり一般的ではなくなってしまい，はじめに報告されたがんとの関係は今では稀になってしまった．当初認められたものよりずっとありふれた状態であると考えると報告の多くはたまたま一致しただけである．

1996～2004年初旬までに，黒色表皮腫に関して 2004 年の MEDLINE 検索では 200 の文献がみつかるが，インスリン抵抗性に関してはうち 82 あり，その他の関連した原因が含まれている．高インスリン症を治療することで黒色表皮腫が治ったり(Garcia Hidalgo, 2002)，ある患者では，同時に存在する甲状腺機能低下を治す前にでも黒色表皮腫が治った症例もある(Kuroki et al., 1999)．この状況は，いまだ急激に増加している時期にあるということである．2004～2018 年までの文献検索を 2014 年に行ったら 909 件の文献が検索された．そのうち 262 件が黒色表皮腫に悪性腫瘍の関連していることを扱っており，残りの大半はインスリン抵抗性の関連を取り扱っていた．どうやらこの皮膚症状は悪性腫瘍との関連は稀で，インスリン抵抗性のよくある徴候のようである(Kutlubay et al., 2015)．いくつかのオリジナルな研究や症例報告に目を通して，その主題に批判的に分析することで導き出された結果がこれである．もちろん 2017 年には UpToDate, ClinicalKey, MedScape, QxMD およびスマートフォンに同様のアプリを入手できる．ヒトは原著にあたる根気のいる作業を省略して，誰かがまとめた簡単な論評を参照する誘惑にかられる．時間に限りがあればその方法が唯一の手段であろう．しかし，もし真実を求め，バイアスがかかったり，簡略化したものを避けるのであれば，自身で 1 つひとつ目を通して医学の謎を解いていく他ない．

▶ 過剰乳頭

過剰乳頭は時に母斑などの他の皮膚疾患と見間違えられることがある(15 章参照)．

▶ くぼみのある丘疹

最も多いくぼみのある丘疹といえば伝染性軟属腫[訳注9]であろう(図 7-25)．原因となるウイルスは性行為で感染したか，自家接種して拡がる．病変は顔面，体幹，肛門性器にできる．

訳注9) みずいぼ．

Degos 症候群や悪性萎縮性丘疹は進行性の血管閉塞性疾患で比較的若年者で特に小腸がやられやすい．この皮膚病変は主に腹部にみられ，集簇する．いずれも中央は磁器様白色の萎縮したくぼみがあり，周りは紅色に囲まれる(Strole et al., 1967).

6) 瘢痕

▶ 薬物乱用の徴候

瘢痕といくつかの入れ墨は図 7-26～29 まで示すように薬物乱用を診断するうえで大いに役立つ．専門的な治療法に関しては"Drug Abuse：A Guide for the Clinician"(Sapira and Cherubin, 1975)に詳しく掲載されている．肘前にできた膿

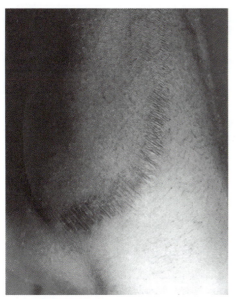

図 7-27　非常に幅の広い「線路状」の瘢痕が上肢の伸側表面にみられる．この患者にはこの部に静脈がないために肘前のくぼみにくっきりと跡が見える．この瘢痕の下には，あらゆる注射しやすい部位にある静脈が走行しているし，かつてはそこに静脈が存在していたのである．

〔Sapira JD. The narcotic addict as a medical patient. *Am J Med.* 1968；45(4)：555-588，より許可を得て掲載〕

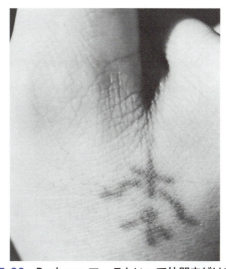

図 7-28　Pachuco マークといって仲間内だけで通じる印であり，犯罪組織内での ID カードとしての役割を果たす．すなわち，麻薬使用者が特殊な組織の会合に入るのにこの刺青を見せることで，その仲間であることを証明するもの．違法ドラッグを探し求める者にとって，この刺青は招聘教授のクレジットカードや履歴書と同じ役目を果たすのである．

〔Sapira JD. The narcotic addict as a medical patient. *Am J Med.* 1968；45(4)：555-588，より許可を得て掲載〕

瘍の跡は（単に「跡」というよりも）「線路状」に，色素沈着が静脈の上に認められる．静脈の上にできた色素沈着は，極度の栄養不良や，ペラグラ皮膚炎，うっ滞性皮膚炎，ナイトロジェンマスタード[訳注10]の静脈注射の跡でもみられる（Bean, 1976）．「ヘロインネックレス」はヘロインで眠り込んだ間に胸にできるタバコの火傷の跡である．「コカインの手」とはコカイン吸引パイプで黒ずんだ過角化を伴った手掌と，手背に引き継いでできた火傷の斑点である（Payette, 2016）．コカインには普通ラバミソールが混じっており，皮膚や，皮下組織，軟骨の壊死を引き起こす（11, 12 章参照）．その場合切断を余儀なくされる（Lawrence et al., 2014）．

訳注10）白血病などの抗がん剤としてかつて使用されていた．

その他の瘢痕

白人では術後の傷跡は 2 年間は炎症を伴う．正常な皮膚となじむのにおよそ 8 年はかかる．10 年かかってやっと色素沈着になり始めるのである．黒い皮膚は色素沈着や色素脱失として治る傾向が強い．

黒人によくみられる，豊富な膠原線維の増生は**ケロイド体質**と呼ばれる．

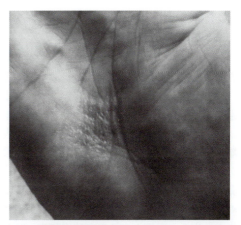

図 7-29　首飾りと同様にしてできた，ヘロイン使用者の手掌の瘢痕．この行儀のよい中毒者は床にタバコの灰を落とすのを好まず，灰皿の代わりに自分の手を使っているのである．傷跡の程度でわかるように，痛覚脱失の作用がよく出ている．

〔Sapira JD. The narcotic addict as a medical patient. *Am J Med.* 1968；45(4)：555-588，より許可を得て掲載〕

サルコイドーシスでは局所の異常で，小さなケロイドができる．

ポルフィリン症，Ehlers-Danlos 症候群，ホモシスチン尿症などでは羊皮紙様瘢痕がみられる（Carey et al., 1968）．

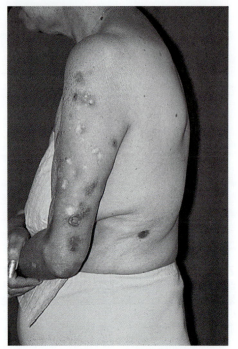

図 7-30　SLE と診断された患者の深在性エリテマトーデスまたは皮下脂肪織炎による潰瘍病変
(写真は Chester Danehower 医師のご厚意により許可を得て掲載)

7) 表皮剝離

　表皮剝離の徴候は痒みの病歴と相関することが多い(3章参照).表皮剝離をみたら注意深く皮膚疾患の徴候を探すようにしたい.苔癬化(肥厚して,ざらざらした目立つ皮膚の跡)は慢性の表皮剝離を起こしていたことがわかる.患者は常に痒みを訴え,診察の間中引っ搔いている.目につく皮膚病がなければ,内臓疾患を考慮する必要が出てくる.疫学的に尿毒症による2次性の副甲状腺機能亢進症や,真性1次性赤血球増加症,リンパ腫(特に Hodgkin リンパ腫),閉塞性肝疾患がよくある.最後になるが,胆汁酸塩のうっ滞による痒みは黄疸出現に先立って起こる.

8) 潰瘍と開放創

　外部からの障害(例えば搔破),小水疱や水疱症の天蓋部の欠失,虚血による壊死(24章のリウマチ性血管炎参照)によって潰瘍が生ずる.
　ちょっとした外傷から広がる,**壊疽性膿皮症**の早期の病変は,膿疱や小水疱,腫脹,炎症性の結

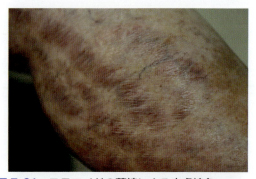

図 7-31　ステロイドの萎縮による皮膚線条
(写真は Melinda Woofter 医師のご厚意により許可を得て掲載)

節からなり,すぐさま潰瘍を形成することになる.さらに進行すると,不明瞭な境界が広がり,紫紅色で深掘れになっていく.腹部や体幹,四肢に広範囲にみられることになる.
　壊疽性膿皮症の1/3以上の症例では炎症性腸疾患(潰瘍性大腸炎や限局性腸炎)に発症し,残りの1/3は自己免疫性関節炎に発症するが,両者の合併もみられる.30%の症例では原疾患が見当たらない.残りの原因として多発性骨髄腫,胆汁性肝硬変,悪性腫瘍,甲状腺疾患,肺疾患,サルコイドーシス,糖尿病,クモ咬傷,ヨウ素摂取などの一見無関係な疾患で多様である(Walling and Sweet, 1987).
　病変は真菌感染(ヒストプラズマ症,ブラストミセス症,クリプトコッカス症,スポロトリコーシス,ムコール症,カンジダ症など),血管病変,腫瘍,急性好中球疾患(Sweet 病)などと鑑別する必要がある.
　深在性エリテマトーデスは SLE の2~3%に併発し皮下脂肪織炎を起こしている(Diaz-Johnson et al., 1975;Tuffanelli, 1971).最初は結節状を呈し,厚みのある潰瘍を形成し,奇妙な形でパンチ生検を行ったようになる(図7-30).上皮化は周辺から始まり後に色素沈着を残す.
　皮膚の萎縮が原因で潰瘍を形成することがある.オハイオ州の Melinda Woofter 医師はステロイド外用でできた腹部の厚みのある潰瘍をみたことがある.ステロイドの全身投与で皮膚の壊死が起こりうる.図7-31はステロイドの萎縮によってできたふくらはぎの皮膚線条である.この患者は同様の皮疹が大腿にも認められた.多くの医師はこの問題が将来引き起こすことの重要性に気づかずにいる.

> 萎縮の初期の徴候は光沢のある，ツルツルした皮膚を呈する．ステロイドを中止すれば軽快するかもしれない．ステロイドの全身投与は皮膚のコラーゲンによる支えを失うことになる（M. Woofter, 私信，2016）．

9）人為的病変と寄生虫妄想

人為的な病変は，欺く意図を持って患者自身で意識的に作られるものである．それは深い裂傷であったり，熱傷，水疱，潰瘍，紫斑，その他傷をつけることでできる病変である．普通は，この病変は解剖学的な要素に沿った分布をせずに拡がっており，手の届きやすい部位であったり形が均一であったりする（まん丸であったり，角ばったりしている）．

> もし原発疹なく続発疹のみがみられる場合（図7-1参照），人為的病変を鑑別にすべきである．原発疹がなければ，生検を行ってもいつも結論が出ない．また傷が期待どおりに治癒しない場合にも，人為的病変を疑う（J. Kasch, 私信，2016）．

「自己赤血球感作性紫斑」の疑いのある患者では注意が必要である，その前後の要因にかかわらず病変が引き起こされるからである（Levin et al., 1969；Stefanini and Baumgart, 1972）（当然24時間患者を監視することは不可能であり，特に両手が見える状況では無理であろう）．さらに，その場合患者の口や手が届かない皮膚，例えば肩甲骨間の領域は決して症状が出ない．さらに，その皮膚が手の届く領域に移動して病変を呈するようになり（Schwartz et al., 1962），そしてまた以前に病変のあった皮膚が肩甲骨間の領域に移動すると「疾患抵抗性」となる．包帯やギプス固定をすることは（Levin et al., 1969；Stefanini and Baumgart, 1972），「抵抗性」を与える別の効果的でかつより非侵襲的な方法である．そのような調査は他の自傷行為による病変に対しても同じような結果を生み効果的な方法であろう．カリフォルニア州のJohn Kasch医師は下肢の病変にはウンナブーツ訳注11)が効果的であることを見つけ出した．巻き上げを嫌がったり，数日間そのまま放置されていたりすると人為的に似通った病変が増えること

になる．

訳注11）包帯などで巻き上げる方法．

寄生虫妄想においては，目につくようで，患者は皮膚をつまんだり引っ掻いたりしたことを認め，外部の寄生生物をとるためであると言い張り，それが見えたと言って聞かないことが多い．時に患者が，顕微鏡で見るために剝離した皮膚の屑を持ち込むことも多いが，一般的に何も見えない（D. Printz, 私信，1998）．

メタンフェタミン，コカイン，その他覚醒剤の影響で寄生虫妄想を引き起こすことがある．皮膚に虫が這っているような感覚が，つまむことへの強迫観念により，膿瘍や蜂窩織炎を引き起こす（Payette, 2016）．

10）触診上の所見

肌触り

原発性甲状腺機能低下症の皮膚は粗糙で乾燥している．それに比べると，汎下垂体機能低下症から2次性に発症した甲状腺機能低下症はきめ細やかな皮膚をしており巻きタバコ用の薄紙のような表面をしている．50歳以下の甲状腺機能亢進症患者は温かくて，しっとりした，きめの細かいまるで赤子のような皮膚をしている．先端巨大症の患者には皮脂分泌が活発で，その結果皮膚は脂ぎったりろう状の手触りをしている（顔貌が先端巨大症を疑わせる患者で，皮膚が脂ぎっていないと成長ホルモン検査値は正常となる）．Parkinson病患者もまた脂ぎった皮膚をしている．強皮症の皮膚は24章にあるように皮膚硬化と表現される．

Buschkeの成年性浮腫性硬化症は硬い，指圧痕を残さない皮膚をしており験者の指ではつまむことができない．硬化が項頸部から始まり上大静脈分布領域に拡がる．感染症に続発する例では自然治癒するが，糖尿病に合併すると慢性に経過する（Cohn et al., 1970）．

医師が強皮症を疑う皮膚の硬化を持つものに，Crow-Fukase症候群がみられることがある．皮膚には張りがあるが，強皮症様ではなく，握ることはできないが皮膚を持ち上げることはできる．その他の皮膚症状としてびまん性の色素沈着や，多毛症，多汗，そして浮腫がある．皮膚の変化は形質細胞異形成の診断をするうえで大変重要であ

り多発神経障害になって車椅子生活になる前に治療しておくうえでも大切な時期となる．POEMSとは多発神経障害 polyneuropathy，臓器巨大（肝脾腫）organomegaly（hepatosplenomegaly），内分泌障害（甲状腺機能低下症）endocrinopathy（hypothyroidism），M-蛋白質増加 M-protein，皮膚症状 skin changes の頭文字をとったものである（Shelley and Shelley, 1987）．

強皮症様症状は慢性の移植片対宿主病（GVHD）のことがある．その際は厚い，緊密な，脆弱な皮膚をしており，関節の動きが悪いことも関連してくる（Bushan and Collins, 2003）．

張り（ツルゴール）

古くから行われてきた皮膚の張りの検査は，しわをつくるように皮膚をつまみ上げてそのまま（張りのない状態）であるか，もと（張りのある状態）に戻るかを観察することで調べられてきた．張りのない皮膚とは今でいう脱水にあてはまる．小児の脱水を評価するうえで，最もよい徴候となる．おすすめの方法は，臍の高さで側腹部皮膚を拇指と人差し指で皮膚をつまんで小さなしわをつくり，すばやく離し，もとに戻るまでの時間を測る．きっちりした基準はないもののその時間を臨床医は「即座に」「少し時間をかけて」「長引く」かで表現する．およその尤度比は 2.5 である（Steiner et al., 2004）．

これには重要なアドバイスがある．若年者の普通の弾性線維であればうまく調べられるのだが，高齢者では前額の皮膚のみ，いくつかの理由により弾力を保ち続けてきたためにうまくいくのである．額の張りは歯肉と口唇部のしわの湿り具合を比べるとよい（13 章参照）．

体温

この作業においては，学生は体のさまざまな部位を触診して指導を受けることになる．何らかの病的な経過が一方にはあり，もう一方にはなければ当然両側の比較をする必要がある．しかし患者が臥位で休んでいて一方が覆われていてもう一方が覆われていなければ，熱のこもりかたで偽陽性ができてしまう．それゆえに，しばらくの間観察したうえで皮膚温を測るべきであろう．

人差し指と中指の背面で触りながら皮膚温を調べるのが最もよい方法である（J. Scherzer, 私信, 1998）．

局所の灌流を評価するうえでの皮膚温の重要性については 18 章参照．

11）特別な診察方法

皮膚描記症（デルモグラフィー）

皮膚描記症とは皮膚の外的刺激に対する正常の反応（膨疹や紅斑）を誇張したものである．先端の鈍なもので皮膚を擦ると，中心が白く，周りが赤い盛り上がりを作る．これはアトピー性皮膚炎と関連しており単純に興味深いものである．"French's Index of Differential Diagnosis"（29 章参照）によれば爪先で適度な強さで擦ると 30 秒以内にできあがる赤い線である tache cérébrale lines とは区別する必要がある．tache cérébrale は結核性髄膜炎に特徴的であるがその他の熱性疾患や健常人にもみられる（Hart, 1979）．

Koebner 現象

健常皮膚に刺激を加えることにより，古い確立した皮膚病変と同一の病変が，新たに非連続的にそこに生じることを，Koebner 現象と称する．乾癬や扁平苔癬（13 章参照），それからいくつかの稀な皮膚疾患と以前から関連があるとされていた．しかし，診断価値は高くなく，高脂血症の発疹型黄色腫でも報告があった（Barker and Gould, 1979）．

小学生が退屈な幾何学の授業中にコンパスで好きな子の名前を腕の伸側に書いたらしい．のぼせている間は，名前は秘密に残したいものである．しかし後に白斑を生じ，劇的な現れ方で Koebner 現象を生じて彼女の名前もくっきりと浮かび上がったのである（Sweet, 1978）．

Nikolsky 現象

1894 年に Piotr Vasiliyevich Nikolsky によって報告された（Juneja, 2008）．Nikolsky 現象のある患者においては，一見水疱のない皮膚に横向きの摩擦を加えると深部と表皮の浅い層とずれを起こす．健常者においては，この現象は引き起こされない（自身で試してみるとよい）．これは中毒性表皮壊死症や尋常性天疱瘡において認められる．この方法は特異度が高いものではない．むしろ早期

の病変周囲の皮膚生検を，直接蛍光抗体法とともに行うことがこの現象を診断するには望ましい．

　この方法は，臨床上あるいは血清学的な改善が，正常な状態に戻ることに反映するように病気の活動性を反映している．

　1957 年に William Lutz が「Nikolsky 現象」と記述したが，「もし慎重に皮疹のない部を擦ると，表面の皮膚が移動し，その後しばらくして水疱ができる」とあるが，Nikolsky は決してこのように水疱形成について言及していなかった．1960 年に Gustav Asboe-Hansen が水疱の広がり，また指の圧で水疱が広がることを Asboe-Hansen 徴候と記述したのである（Juneja, 2008）．

　2 人のイスラエルの皮膚科医がたまたまクリップの丸い端でデルモグラフィーをしようと皮膚をなでていたところ偶然に発見したのである（Hacham-Zadeh and Even-Paz, 1980）．クリップは45°の角度でしっかりと皮膚をなでるように保持されている．小さな，痛みの少ない Nikolsky 現象はこうして引き起こされるのである．

　この現象は以前は皮膚科医によって Nikolsky 陽性の尋常性天疱瘡と陰性の水疱性類天疱瘡を区別するのに使われていた．その後，生検によって表皮の一部が他の部の上にずれてできたものではなく真皮の上で表皮がずれたものということがわかった（Grunwald et al., 1984）．当然，偽 Nikolsky 現象なるものも現れたのである．違いを見つけるにはいくつかの経験が必要である．

　その歴史のなかで，この現象に関して専門家の間での混乱が生じたことは，詳しくはここでは述べないが，トーマス"Fats"ウォーラー（ジャズピアニスト）がシンコペーション[訳注12]を説明してほしいと尋ねた女性に答えた時の引用のようで興味深い．いわく「お嬢さん，わからないなら深入りしないほうがよい」と．

訳注 12）アクセントの位置を故意にずらす演奏

透光法

　しこりの片側からペンライトを置いて，反対側からその光が見えたら，そのしこりは半透明であるといったり，透光性があるという（つまるところ，ペンライトに透過性があるということになるか）．嚢腫，脂肪腫，軟骨腫，黄色腫はこの点では透光性があるといえよう．

　感染した湿疹や化膿性汗腺炎，天疱瘡，口唇ヘ

ルペス，帯状疱疹，そして Darier 病などを伴った皮膚症状に関して，不快なにおいがある．下腿の潰瘍においても感染を伴うと不快なにおいを伴うようになる．緑膿菌の皮膚感染においても，いくつかのがんと同様に，おそらく汗がカビ臭いにおいを発する．

　壊血症の汗は腐敗臭がするといわれていたり，頸部結核性リンパ節炎患者は腐ったビールのようなにおいがするといわれている．メープルシロップ尿症では汗はメープルシロップのようなにおいがするし，高メチオニン血症の汗は魚やカビ臭いバター，あるいは茹でたキャベツのようなにおいがする（Hayden, 1980）．

　健常者にはみられないが統合失調症患者の汗には，生来代謝障害があるとされる学説があるように，トランス-3-メチル-2ヘキセン酸（MHA）が含まれた汗が出る者がいる．疑いのある患者のにおいを医師が調べるのに役立つように，1920 年代のオーストラリアの精神科病院では，使用後新たに壁を白く塗り直した診察室が用意されていたほどである．1960 年には統合失調症患者の汗と，そうでない者の汗をラットが区別するという証明がなされたこともある（Liddell, 1976）．興味深いことに統合失調症患者は健常者と比較して，嗅覚の馴化によって 2 次的に起こるように，MHA のにおいを嗅ぎ分ける能力が落ちていることが示された（Brewer et al., 2007）．

　その他の体臭に関しては 13 章を参照されたい．

発汗異常

　さまざまな発汗の検査は 26 章に述べた．局所の多汗症は神経障害によって引き起こされることがある．局所に持続する発汗がある場合（多くは手掌，足底，腋窩，陰部にみられる），脳炎後の Parkinson 症候群の症状であったりする．手掌，足底の多汗は不安神経症の特徴でもある．メタンフェタミンも多汗をきたす．しかし多くの場合，重大な病因はなく，患者の深刻な精神的な要因から生じる．患者はしばしば皮膚科医や，内分泌内科医，神経内科医に紹介されて，多大な検査をされるが，多くの場合異常が見つからない．そのような状況から，多汗症は正常な感情に対する異常なあるいは過剰な反応であることが明らかになる（Vary, 2015）．

　無汗症は多汗症と比べると稀ではあるが，発汗

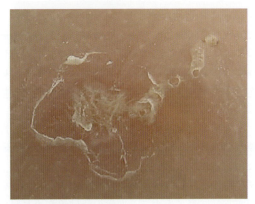

図 7-32　疥癬トンネル
(写真は Michael Geary による．https://commons.wikimedia.org/w/index.php？curid=1338177)

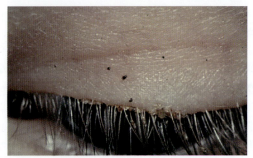

図 7-33　まつ毛にいるシラミとその卵
(写真はクリエイティブコモンズのご厚意による．https://en.wikipedia.org/wiki/File:Pubic_lice_on_eye-lashes.jpg)

が減少したり，抑制がかかって引き起こされる．皮膚全体に起こったり，局所的に汗が出なくなる．魚鱗癬にみられることがある．発汗の抑制は熱中症に特徴的であり，視床下部のある領域の破壊で生じる〔French's Index of Differential Diagnosis (Hart, 1979)〕．

> 局所の神経障害が，例えば手にあれば，小さな範囲の無汗症を引き起こすかもしれない．一般的に指紋を探すのに使われる，ニンヒドリンを使用して簡単に調べることができる．汗腺が働いていれば，すぐに発汗する．神経に浸潤した転移性腫瘍も，無汗症の原因になる（J. Kasch, 私信, 2016).

12) 外寄生虫

シラミ，ダニ，ノミなどの外寄生虫は皮膚表面または中に住みつく．疥癬は痒みを引き起こすヒトヒゼンダニによるもので，強い感染力で蔓延することがある．特徴的な症状は，極めて強い，やわらぐことのない瘙痒で夜間に特に激しい．皮膚の疥癬トンネルは特に指間部，肘，手首そして陰部に好発する．その皮疹は赤身のある小さな線状の隆起である．新たなトンネルからの擦過物にはダニの虫体，虫卵，糞が認められる（図 7-32).

シラミは容易にヒトからヒトへ感染する．アタマジラミによる頭のシラミは首の後ろや頭の毛に好んで住みつく．シラミの幼虫と卵は毛幹の根元に付着している．毛ジラミは陰毛および顔ひげ，まつ毛，眉毛，腋毛，稀に頭髪にみられる（図7-33).

2　毛

診察を行う際には毛の分布，質感や手触り，および外観に注意しなければならない．私は壊血病(本章の後半に解説)を疑っていなければ，毛を調べることはない．

1) 分布

性毛

内分泌疾患を疑うなら3ヶ所(顔，腋窩，陰部)の体毛を調べる必要がある．
顔
　毛の発育はアンドロゲンにより促進されるので，ある女性では体質(例えば，アンドロゲン受容体の感受性増加)またはアンドロゲン分泌過剰(下記参照)により顔の毛が目立つことがある．一方男性では，精巣への障害または何らかの理由で男性ホルモンの分泌が悪くなると，顔の毛がまばらで成長が遅くなる．
　正常では体質に個人差があるので，十分な病歴が身体所見を正しく解釈するために必要である．実際の毛の量よりも，その変化のほうがより重要である．地中海民族をバックグラウンドに持つ女性のなかには，正常でも顔にたくさん毛が生えていることがあるし，米国先住民や一部のアジアの男性では，顔の毛がとても薄いことがある．

腋窩

性機能不全の男性と女性両方で，腋毛は正常と比べて発育が遅くなりまばらになるだろう．

性腺刺激ホルモンの正確な測定ができなかった時代には，被験者は剃毛した後にアセトン脱脂した腋毛（男性の場合は顔の毛も）の量を毎週測定された．

恥骨

陰毛の分布の形は，先端が会陰を指した三角形を形成すれば「女性型」，菱形の上部の先端がへそを指した菱形を形成すれば「男性型」と呼ばれる．他の毛と同じように，陰毛の発育は男性ホルモンの過剰あるいは欠如に影響される（22章も参照）．

▶ 多毛（Hirsutism）と多毛（Hypertrichosis）

多毛（hirsutism）と多毛（hypertrichosis）という用語はしばしば混同される．Hirsutismとは女性において男性型に性毛が生えることである（Rosenfield, 2005）．Hypertrichosisは2つの文脈で用いられる．1つは，女性において過度ではあるが局所的に性毛以外の毛が生育することである（Rosenfield, 2005）．2番目は，地方によっては「オオカミ男症候群」として知られる，生まれつき全身に短い体毛が生えるケース（Ambras症候群）である（Chen et al., 2015；Pavone et al., 2015）．この疾患では，男性または女性患者の全身に過度の毛が生える．Hirsutismと異なりHypertrichosisはアンドロゲン過剰によっては起こらない．

Hirsutismは認識されている以上に病気と関連がある．民族的な毛の分布の変異または特発性のものかもしれないが，PCOS（多嚢胞性卵巣症候群），先天性副腎過形成，Cushing症候群，副腎腫瘍，末端肥大症といった内分泌異常とたいていは関係がある（Rosenfield, 2005）．Hirsutismはひどい精神的苦痛とうつ病を女性に引き起こす（Lipton et al., 2006）．それゆえ内分泌科へのコンサルテーションを考慮すべきである．

▶ 眉毛

眉毛の外側1/3が薄くなることは，甲状腺機能低下症を示唆する部分的な脱毛症の1つである．外側が薄く内側が普通である眉毛は**アン女王の眉毛**と呼ばれる．しかし，アン女王の肖像画には，眉毛の外側1/3を剃ることが流行っていた時期（1707〜1714年）を除いてこの特徴は現れていない．

眉毛の外側が薄くなる原因は，甲状腺機能低下症に加え，毛髪鼻指節症候群，トリコデンタル症候群（Fitzpatrick et al., 1979），Hansen病〔"Bailey's"（Clain, 1973）〕，加齢（De Groot et al., 1984），亜急性タリウム中毒（Grunfeld and Hinostroza, 1964）が含まれる．

全身性エリテマトーデスでは梅毒と同様，眉毛の外側1/3だけではなくすべての眉毛損失が起こることがある（Fitzgerald, 1982）．

念入りに見ないと，眉ペンシルはこれらの特徴を隠してしまうことがある．

以前私が診たサイロキシン（T4）低値の患者は，アン女王の眉が身体所見により見つけることができる甲状腺機能低下症の唯一の証拠だった．しかし悲しいかな，それは後天的ではなく生まれつきのもので，サイロキシン（T4）が下がっていたのは，甲状腺機能正常症候群 euthyroid sick syndrome のためであった．特に一般的な外見，顔，皮膚，体型，そして毛について，これは重要な原則を示している．可能であれば，患者あるいはその家族に古いスナップ写真や，もっとよいのは家族のアルバムを持ってきてもらおう．

開瞼失行では眉毛は正常な位置にあるのに対して，眼輪筋の慢性的な収縮では眉毛は眼窩縁の上端から下方に位置するようになる（Jones et al., 1985）．

▶ 足の毛

趾，足，足関節の毛の喪失は細動脈硬化症や糖尿病の証拠とされてきた．しかし，動脈閉塞性疾患と診断された40人の患者と40人の正常人を比較した結果，いかなる測定においても趾と脛の毛についての違いは見つけられなかった．

▶ 脱毛症

抜け毛の原因は多数ある．図書館で調べやすくするために，私は脱毛症を広範性なものと部分的なものに分けて述べよう．部分的な脱毛では，正常に見える頭皮に起こる場合と，瘢痕や皮疹がある頭皮に起こる場合がある．毛が途中でぷっつり切れるのか，毛根から抜け落ちるのかを確かめるべきである．常に薬歴を聞こう．一般的に使用される薬の多くにも特定の人の毛包を抑制するものがある．

びまん性脱毛症患者の多くはかつらを着用して

7章 皮膚, 毛, 爪

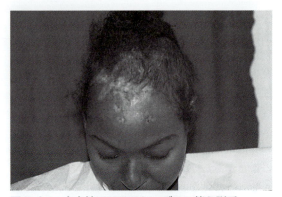

図 7-34　全身性エリテマトーデスに伴う脱毛
(写真は Chester Danehower 医師のご厚意による. 許可を得て引用)

いるが, 医師はこれに気づき取り去るべきである. ターバンやかつらを取り去ることは, 頭皮の検査を行うために常に必要である.

　私はかつて明らかな帯状疱疹の症例を見落としたことがある (診察の時, 彼女はシャンプーをしてもらっている最中だった). 実際は片側性のヘルペスであったのに, 私がインターンの両側性膿疹という間違った説明を信じてしまったからである.

　びまん性脱毛は, 甲状腺機能低下症, 汎下垂体機能低下症, 甲状腺機能亢進症, 一部の副甲状腺機能低下症, 全身性エリテマトーデス (図7-34), 重金属毒性 (例えばタリウム), そしてレチノイド (Goldfarb et al., 1987), 甲状腺機能亢進症やがんの治療薬の副作用としてみられる. 稀に, 大量の脱毛がワクチン (特に B 型肝炎ワクチン) の接種後に起こる. 再投与により再発するケースも報告されている (Wise et al., 1997). 頭皮は正常に見える. 現在では, 最も一般的な全頭性脱毛 (完全なはげ頭) の原因はがん化学療法である.

　正常に見える頭皮に起こる部分的脱毛の最も多い原因は, 円形脱毛症である. この病気は, 使用前使用後の劇的な違いを写真で示すことによってたくさんのミノキシジル育毛剤を世間に広めている (脱毛がもとに戻らないこともあるが). 円形脱毛症の女性患者は自分の髪でそれを隠そうとし, かつらは買わない. 円形脱毛症は, 必ずしも別の病気の存在を意味するものではない. もし臨床的に重要な自己免疫疾患と相関があるとするならば, それは自己免疫性甲状腺炎, または糖尿病や

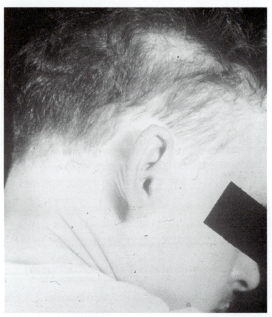

図 7-35　第 2 期梅毒での脱毛
(写真は US Public Health Service のご厚意による. Syphilis: A synopsis. Public Health Service Publication No. 1660. January 1968 より許可を得て引用)

白斑である (J. Scherzer, 私信, 1998). 成人では白髪になることで脱毛を免れるのかもしれない. チャールズ・ゴードン将軍 (1885 年スーダン, カーツームの包囲攻撃と陥落を指揮した英国人) の髪が突然白くなったのは, ストレスによる円形脱毛症の可能性がある (Schwartz and Janniger, 1997).

　円形脱毛症はしばしば境界が明瞭である. 先端が幅広で根本が細い, 感嘆符の形をした毛が境界部でよくみられる.

　円形脱毛症は「虫に食われた痕のような (病変が散在する)」脱毛と区別される. それは, 後頭部から始まりしばしばまつげと眉毛の外側 1/3 も同時に失われる (図 7-35). これは第 2 期梅毒でみられる.

　頭皮病変を伴う斑点状の脱毛は, とりわけ結核, 全身性エリテマトーデス, サルコイドーシス (図 7-36) にみられる.

　頭頂がはげる男性型脱毛は, シンドローム X, すなわち冠動脈疾患や高血圧と相関する可能性が高く, 高インスリン血症を引き起こすエネルギー価の高い炭水化物によって促進されることがある (Cordain et al., 2003).

　自分の髪を引き抜く患者には精神科医による治

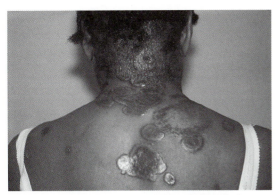

図7-36 サルコイドーシス患者の瘢痕性脱毛．サルコイドーシスは他の皮膚疾患とよく間違えられる．
(写真はChester Danehower医師のご厚意による．許可を得て引用)

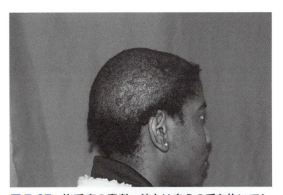

図7-37 抜毛症の患者．彼女は自らの毛を抜いてしまう．残っている髪はさまざまの長さである．
(写真はChester Danehower医師のご厚意による．許可を得て引用)

療や，彼らが髪を食べたのなら胃石があるはずであるから消化器内科へのコンサルトが有効である(図7-37)．

2) 色

白髪（毛髪の灰色化）は悪性貧血，クロロキン治療，一部の白斑を起こす病気で起こる．白毛症（早期白髪）は甲状腺疾患の患者とその親族に起こる．

アジア人の茶髪は，蛋白質カロリー欠乏あるいはフェニルケトン尿症の徴候かもしれないが，スイミングプールの塩素や化粧品に曝された可能性もある．

Microsporum canis や *Microsporum audouini* 感染により生じた頭部白癬の頭髪は，Wood光線紫外線下で緑色蛍光を示す．興味深いことに，小児頭部白癬で96%の原因となる，*Trichophyton tonsurans* は通常蛍光発光しない(J. Scherzer, 私信, 1998)．

3) 質感や手触り

甲状腺機能亢進症のような代謝亢進状態や一部のCOPDの患者では，髪はとてもきめ細かい．ゴワゴワした髪は甲状腺機能低下症で見られる．脆弱毛はMenkes（縮れ毛）症候群（不完全な銅吸収によるX染色体障害）で起こる．髪は粗く色素が欠けており，眉毛は水平である(Stewart and Rosenberg, 1996a)．脆弱毛は若白髪，脱毛症，体

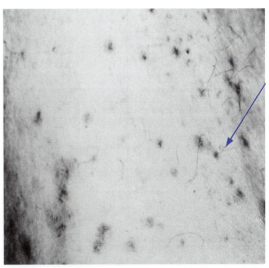

図7-38 壊血病におけるらせん状にねじれた毛(矢印)．毛包近くには出血斑がみられる．他にどのような特徴的出血がみられるだろうか？
(*Consultant Magazine*, Cliggott Publishing Company, Greenwich, CTより転載)

毛の減少とともに，慢性移植片対宿主病の徴候かもしれない(Bhushan and Collins, 2003)．

4) 外観

毛包周囲の出血を伴うらせん状の毛(図7-38)がらせん状の毛を持たない人々（すなわち，ストレートな毛の人々）の通常は毛がカールしない部位（恥毛は自然にカールするので上肢や下肢に）に起これば，壊血病である．このタイプの毛の病因と症候生理学は図7-39から推測できる．

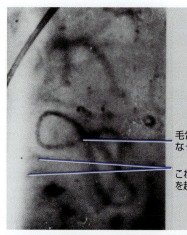

図 7-39 壊血病では最初は毛包の角化が亢進し，毛穴がふさがってしまう．しかし，毛は成長を続けその中でカールする．これは「毛包内のコイル状になった毛」として，第 2 次世界大戦中に良心的兵役拒否者が参加した世界で唯一の二重盲検壊血病研究にて毛包顕微鏡写真で確認できる（本研究では半分の参加者には壊血病食のサプリメントとしてビタミン C が与えられ，残りの半分はプラセボが投与された）．毛包の栓が緩むと，コイル状になった毛がゼウスの妻[訳注13]のように外に出てくる．毛には本質的な異常はなく，出口を閉ざされた毛包内で発育したことによる変形である．

(Vitamin C Subcommittee : *Microphotograph of Hair Follicle in Patient with Scurvy*, Medical Research Council Special Report, Series No. 280, Controller of Her Britannic Majesty's Stationery Office, 1953 より許可を得て転載)

訳注13）鬼妻として知られる．

偽陽性は毛包が血栓で詰まる状況（血小板減少症）でみられてきた．しかし，この現象は出血している場所に限られる．

3 爪

洞察力のある臨床医はヘマトクリット，血清アルブミン，血中尿素窒素の値を，指の爪を見るだけで思慮深く推察することができる．また，爪はさまざまな先天異常および多くの全身性疾患に対して診断のヒントを与える．

1）爪床の色

肢端チアノーゼ

チアノーゼは前に述べたように，デオキシヘモグロビン，メトヘモグロビン，あるいはスルホヘモグロビンに由来する．赤血球増加症における末梢循環不全では，肢端以外の部位はピンクのまま肢端チアノーゼを起こす．局所性静脈疾患は限局性の肢端チアノーゼを引き起こすことがある．

蒼白

練習すれば，単に爪床を見るだけで，ヘマトクリット値を推定することができる．

ある研究では，爪床蒼白の感度 59％，特異度 66％，陽性尤度比 1.6 であった(Nordone et al., 1990)．しかし，この平凡な能力はショパンの法則——私はショパンをまったく演奏できないが，他の人たちはとても上手に演奏することができる(Sapira, 1990)——を示している．この研究のなかで，どれだけの医師が練習をしただろうか．

自己学習

爪床の蒼白を診て貧血の度合いを学ぶ最もよい方法は，まず内科病棟に行き，ある患者の爪を観察して，その患者のヘマトクリット値を自分で予測して書いておく．その後，その患者の実測されたヘマトクリット値を確認する．その隣のベッドの患者でも繰り返す．病棟をひと回りするころには，あなたはヘマトクリット値をかなり正確に予測できるようになるだろう（血球計算機はヘマトクリット値を測定するのではなく，むしろ赤血球数や平均赤血球容積からそれを算出するということに留意しよう．そしてこの報告されたヘマトクリット値は 3～5 程度不正確かもしれない）．

あなたの予測が，多くの場合 2～3％の程度で外れていたとしても気にすることはない．なぜならあなたが知りたいのは，その患者に貧血があるかどうかであるからだ．Ht 値が実際には，20％でも，24％でも，あるいは 28％であっても問題ではない．ただ貧血の評価を進めればよい．

偽陽性

爪甲白斑症の患者，または指の爪が生まれつき末梢部の爪床血管を圧迫している場合，ヘマトクリット値が正常であるにもかかわらず爪が青白く見える．後者の現象は，爪床から爪を持ち上げ，充填現象を観察することによって見つけることができる．爪床蒼白はショックや動脈閉塞における血流不全においてもみられる．

爪床での観察が難しければ結膜，口腔粘膜，舌(Jacobs et al., 1979)からヘマトクリット値を推定することもできる．さまざまなカラーカードを用

いて，結膜，爪床，手掌線の蒼白を比較研究して
みると，それらは重要な相関関係を示すことがわ
かった(Strobach et al., 1988)．

　ある患者のヘマトクリット値は検査では 39
だった．しかし，彼はかなり青白く，爪床も蒼白
だった．皆が彼は入院時よりも青白くなっている
と思った．私はヘマトクリット値が間違っている
に違いないと述べたが，再検査の数値も同じだっ
た．私は患者を日の当たるところまで連れてい
き，彼の結膜を調べたがやはりかなり蒼白だっ
た．私はランチを賭けた．翌朝，私は他の測定器
によるヘマトクリット値が 39，遠心で測定した
ヘマトクリット値も 39 であると知らされた．戸
惑って，私はその患者をもう一度診察するために
戻った．その時彼の爪床と結膜はかなりピンク色
だった．私がどうして困惑しているのか彼に話す
と，彼は興奮や恐怖を感じるとよく青白くなると
教えてくれた．

　「先日の朝，私たちがあなたを診察しにここに
来た時，あなたは動揺したということですか」と
私は聞いた．

　「はい」と彼は答えた．

　「ああ，それが蒼白を引き起こしたのですね」と
私は言った．

　患者は私を見上げて微笑んだ．「あなたは，自
分がどれだけひどい(怖そうな)顔をしていたか，
自分では気づかなかったでしょう？　違いま
す？」[訳注14]と彼は笑った．

訳注 14) まず 26 章 853 頁の Sapira 医師の写真を参照されたい．
ご覧のように，Sapira 医師は一見，初めて診察された患者がビビ
るような怖そうな外見をしている．

**教訓：すべてに失敗した時，患者のところへ行き
尋ねてみよう．**

偽陰性

　多数の非白人は，ヘマトクリット値が低くて
も，爪床の中に十分な色素沈着を持っているため
蒼白がわかりにくい(私はこのことを最初にオー
ストラリアの Bruce Singh 医師より指摘され，
テキサスの Liz Torres 医師より強調された)．こ
の誤りは，赤みの度合いを検査し，色素沈着の影
響を差し引いて考えることによって，避けること
ができる．

光

　他によくある観察の難しさは室内光の使用であ
る．直射日光のもとで最も正確なヘマトクリット

表 7-6　完全爪甲白斑症の原因

家族性	常染色体優性
局所性栄養失調	Hansen 病，帯状疱疹，真菌感染症，上肢の栄養障害
全身性疾患	副腎皮質不全，がん化学療法，**心不全**，剥脱性皮膚炎，Hodgkin リンパ腫，肺炎，結核，旋毛虫病，慢性ヒ素中毒症，肝硬変
栄養不足	亜鉛欠乏 ペラグラ 低アルブミン血症

(Terry R. White nails in hepatic cirrhosis. *Lancet.* 1954a；1：
757-759 and Zaias N. *The Nail in Health and Disease.* New
York：Spectrum Publications；1980 より転載)

値の予測がなされる(10 章の強膜の黄疸について
の同様のコメントを参照)．この意見が正しいと
自分自身に納得させるため，明るい晴れた日に数
人の患者を室内の廊下の白熱灯のもとで診察し，
その後すぐに直射日光のもとで診察できる窓の方
へ歩かせて手を観察してみよう．

2) 爪の異常

　すべての指の爪と足の爪を診察しよう．変色し
ている場合，爪を圧迫して白くしたり，指腹から
ペンライトを当てて観察しよう．もし以下に書か
れているような全身性疾患に関係がある変化を見
つけたら，爪上皮から変化がある最先端までの距
離を測ろう．爪の成長速度は 1 日につき 0.1～
0.15 mm なので，このことよりはじめの障害がい
つだったかというおおよその時間が推定できる．

完全爪甲白斑症

　完全爪甲白斑症(完全に白い爪)はさまざまな原
因で起こる可能性がある(Zaias, 1980)．その原因
を表 7-6 に示す．

　一部の完全爪甲白斑症の家族性症例では，指関
節腫大と難聴が優性パターンで出現するかもしれ
ない(Bart and Pumphrey, 1967)．他は，多数の皮
脂嚢胞と腎臓結石を持っている(Zaias, 1980)．

不完全な爪甲白斑症

　帯やしみの形で現れる不完全な爪甲白斑症は，
後天的なものか遺伝によるものかもしれない．病
因は外傷，重金属中毒，腸チフス，潰瘍性大腸

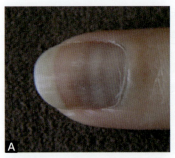 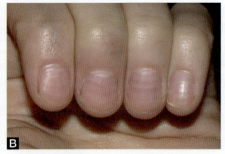 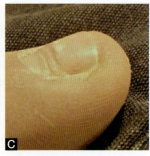

図 7-40　A：Mees 線は爪であり，1 回のヒ素中毒では 1 本の帯となる．この患者は 3 週間ごとに 4 回のシクロフォスファミドとドキソルビシンの点滴を受けた．B：Muehrcke 線は爪床であり，この患者では化学療法により生じた．C：爪周囲部のひどい感染により生じた Beau 線．

炎，理由ははっきりしないが心筋梗塞も含まれる．

横白帯

ヒ素の多発性神経障害でみられる Mees 線（図 7-40A）は，1 つの横白帯からなる（Mees, 1919）．1 つの横白帯が感染に伴う発熱で生じた時，それは **Reil 線**と呼ばれる．人名はついていないが，これらの同じ帯は急性 / 慢性腎不全，タリウム毒性（Grunfeld and Hinostroza, 1964），Hansen 病，マラリア，フッ素中毒，乾癬，心不全，ペラグラ，Hodgkin リンパ腫，肺炎，心筋梗塞，鎌状赤血球病（Hudson and Dennis, 1966）でみられる（基本的には同じ所見がさまざまな原因により起こるので，野心的な学生はいくつかの人名がついていない原因に対して自分の名前をつけたいと思うかもしれない）．

低アルブミン血症（特に断続的な場合）もまた不透明な横白帯（図 7-40B）を引き起こす可能性がある．一対の横線は，ネフローゼ症候群に苦しむ低アルブミン血症患者にみられる（Muehrcke, 1956）．化学療法のようなストレスがかかる期間にも蛋白質合成が減るので，それらは現れる．2 本の帯は一般的には Muehrcke 線であり，低アルブミン血症と診断ができ，アルブミン補給により消失する（Conn and Smith, 1965）．したがって，それは他の帯とは異なり爪ではなく爪床なのである．それゆえ，他の帯のように爪とともに成長することはない．この帯を見つけるコツは 2 本の帯の間の濃い線に注目することである．

他の爪の横帯

発熱，悪液質，栄養不良などが原因の断続的な異化作用の期間は，Beau 線（図 7-40C）（斜めから光を当てると最もよく見える，色素沈着のないギザギザした横帯）を引き起こす．これらは最初 Hiller によって述べられた（Wilks, 1869）．

もし Beau 線がそれぞれの爪の大部分を横切り，また全体で同時に生じている横溝であると定義されるなら，偽陽性がみられることはないだろう（Robertson and Braune, 1974）．

しばしばみられる爪に隆起する横帯の原因は，爪郭の近位側を損傷させる神経質な癖である．

▶ カレンダーとしての爪の帯

これらの帯の多く（Muehrcke 線以外）は，基部に近い爪床からの距離に注意することによって，疾病時期を推定するために使うことができる．上肢の爪は約 120 日で先端まで伸びる（Bean, 1968）．しかし，成長率は年齢，爪床の局部的障害，および全身性疾患によって遅くなる．足指の爪の成長は，指の爪の成長よりもかなり遅い．手指と足指の爪の平均的な成長速度は，健常な若い米国の成人では，それぞれ毎月約 3.47 mm と 1.62 mm であった（Yaemsiri et al., 2010）．

▶ 半々爪

半々爪 half-and-half nail（Lindsay, 1967）は，近位部が白からピンクで，遠位部（常に境界がはっきりしている）がくすんだ赤や茶色の爪である．それはもともとは，慢性腎疾患の徴候だと信じられてきたが，一般的には慢性の肝不全においてみられることのほうがはるかに多い．この所見は足指の爪では，必ずしも異常ではない．

▶ 色素変化

爪の黒ずみはアジドチミジン，ブレオマイシン，ドキソルビシン，フルオロウラシル，メル

ファラン，ナイトロジェンマスタード，ニトロソウレア，メトトレキサート，シクロホスファミド，ミトキサントロン(Speechly-Dick and Owen, 1988)を含む多くの化学療法薬(Furth and Kazakis, 1987)と因果関係がある．黒い爪は放射線療法の後や現像液や毛髪染料に曝された後にみられるだけでなく Peutz-Jeghers 症候群，ビタミン B_{12} 欠乏症，悪性黒色腫，ピンタ[訳注15]の後にもみられる．

[訳注15] 中南米に多い皮膚病．

　緑の爪は緑膿菌感染症でみられてきた(Fitzpatrick et al., 1979)．また，本章で後述する「黄色爪症候群」も参照．

▶ 爪半月

　爪半月は通常簡単に見つけることができる．親指で探すべきである(爪上皮が発達している小さな爪では，爪半月ははっきり見えないかもしれない)．爪半月は異化亢進状態や低アルブミン血症状態で，消えたり「反転」したりする．反転とは赤い爪半月とその末梢の白色爪を意味する(これは Terry 爪の2番目のタイプと呼ばれるものである)．

　Terry は同じ雑誌に同じ年に，2つの異常な指の爪に関して2つの論文を発表したため，Terry 爪は少々混乱を引き起こした(Terry, 1954 a,b)．最初の論文で，彼は肝硬変の白い爪について記述した．先端数 mm は通常ピンクだが，爪半月は通常目立たない．この Terry 爪は肝硬変患者の82％で観察された．その他の原因としては慢性うっ血性心不全，糖尿病(特に若者)，肺結核，関節リウマチ，回復期のウイルス性肝炎，多発性硬化症，Crow-Fukase 症候群(上記参照)，あるタイプのがん腫であった．外見上健康的な小児や若者も，これらの爪を持っていることがある．

　Terry 爪の2番目のタイプでは，爪半月は深紅で覆われていた．この特徴を持った半数以上の患者はうっ血性心不全であった．残りは肺疾患，肝硬変，真性赤血球増加症，栄養不良，Hodgkin リンパ腫，または他のリンパ腫であった．このタイプの Terry 爪は念入りに調べられたところでは，150人の健康な女性とヘルニアや消化性潰瘍などの全身性疾患でない患者では見つからなかった．

　混乱を正すため修正基準をあてはめると，Terry 爪は512人の継続して入院している患者の25％で見つかった．手がかりとなる最初の特徴は，爪床の真皮上層の毛細血管拡張症によって引き起こされた，末梢部が茶色からピンクの幅0.5〜3.0 mm の帯である．基部に近い爪の蒼白は後で発現するように見え，爪半月を覆い隠したり隠さなかったりする．肝硬変，慢性うっ血性心不全，2型糖尿病のリスクは，Terry 爪を持ったあらゆる年齢の患者のほうが，それを持たない患者よりも2.69倍高い．また，50歳以下の患者ではそれらのリスクは5倍高い(Holzberg and Walker, 1984)．

　爪の近位部の青みがかった変色は，**青い爪半月**と呼ばれる．それは爪の緑膿菌感染症，Wilson 病(Bearn and McKusick, 1958)，銀中毒(Gulbranson et al., 2000)，水銀の局所塗布，キナクリン・クロロキン・フェノールフタレインを用いた治療(Whelton and Pope, 1968)でみられる．

▶ 縦走線

　爪の基部の線状出血は，指の長軸に平行して走る．その色を記述する必要がある．広い(幅1 mm 以上)赤い線状出血は旋毛虫病，Darier 病，乾癬，感染性心内膜炎でみられる(それは塞栓性物質や大きな抗原——抗体複合体に起因する)．細い(幅1 mm 未満)黒や茶色の線状「出血」——よく爪に現れ爪床には現れない——は，通常偶発的な外傷が原因で，肉体労働者にみられる．

　爪下線状出血斑(色は言及されていない)は，入院患者の10〜66％(Bishop et al., 1981；Kilpatrick et al., 1965)，健常者の0％(Platts and Greaves, 1958)から56％で報告されてきた(Robertson and Braune, 1974)．したがって，多くの人の認識とは異なり色の特定されていない「爪下線状出血斑」は心内膜炎の特徴ではない．

　25年以上にわたり来院する人全員の指の爪を注意深く診察してきたが，この爪の変化はいろいろな疾患で4人に1人生じる．したがって，これらの報告は，心内膜炎や他の病気の診断にほとんど役立たない偶発的な細い茶色と黒の細片について言及しなければならない．私が調べた限りの文献では，これらの「細片」と非常に診断価値のある稀に生じる幅広の赤い細片とは区別されていない．

　線状出血にしては幅が広すぎる(1 mm 以上)茶色や黒の縞は，初期の慢性副腎皮質不全において

報告されてきたが(Bondy and Harwick, 1969)，色の濃い有色人種においては正常者でもみられる．縦の黒色爪は20歳を超える黒人の77％，そして50歳を超える黒人のほぼ100％で起こるといわれている．たくさんの鑑別診断もあるが，爪下の悪性黒色腫はそのなかで最も致死的である(Bodman, 1995)．爪下の血腫が1月に1mmずつ末梢に向かって大きくなるのに対して，悪性黒色腫は基部に近い爪郭のような近くの構造に色素を出しながら，通常放射線状に大きくなる(Hutchinson徴候)ことに注意せよ．爪の色素沈着の変化は，正確に測られ記録されるべきである(Bodman, 1995)．

縦に走る爪の隆起は，細いものも明瞭なものもあるが，遺伝的な変異であり年齢とともに明らかになる．

くぼみ

深く幅が広いくぼみ(約5mm)は，乾癬の特徴である．1mm以下の爪の小さな「くぼみ」は，乾癬および多くの他の病気においてみられる．他の病気とは，Reiter症候群，毛孔性紅色粃糠疹，Hallopeau稽留性肢端皮膚炎，乾癬状肢端皮膚炎，錯角化性皮膚炎，爪下皮膚炎，円形脱毛症を含み，そのくぼみは健常者にもみられることがある(Zaias, 1980)．

医学部2年生への教育メモ：このリストは他のものと同様，暗記用ではなく参照用である．それは確かに印象的な病気のリストである．正直にいえば，私は乾癬と円形脱毛症で爪の陥凹をみたことがあるだけである．実際に，私はリストに記載されたほとんどの病気をみた(または認識した)ことがない．以前聞いたことさえもないような病気もいくつかある．

この注釈は医学部2年生のためのものである．それはただ彼らがまだ経験に基づいた診断力を習得していないからである．より上級の学生はヒポクラテスの悲嘆「芸術[注3]は長く，人生は短い」を心から理解するようになる．

読者は他の著者や他のリスト編集者も彼らがみたことがないものについて述べることがあるのだ

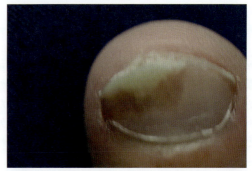

図7-41 爪甲剥離症と油染み斑点(oil spot)を認める爪乾癬．
この染みは1滴の茶色い自動車オイルをスライドガラスの上に滴下させた時にみられる現象に由来している．
(写真はMelinda Woofter医師のご厚意による)

ろうかと聞くだろう．そのとおり．それこそ学問と呼ばれるものである．一部のリストはまた聞きの情報を含んでいるのか．そうである．それはリストの一部の項目は間違っている可能性があるということか．もちろん．また，リストは不完全なものなのか．そうに違いない．それではなぜ文献を読む必要があるのか．

ヒポクラテスは「経験とは欺くこと」とも書いている．それはさらなる経験によってのみ訂正される．批判的にそして熱心に読む人は，飛躍的に経験を増やし，その結果自分自身の間違いを正す能力を高めることになる．

爪の発育不全

爪甲剥離症

爪甲剥離症とは，平均して少なくとも長さ1mm以上，爪床から末梢部の爪が分離していることである(図7-41)．局所の皮膚病や指の真菌感染症を除くと，それは代謝亢進状態(甲状腺機能亢進症が最もよく知られている)でみられる．これは薬指に最もよく起こる．この場合，このサインはPlummer爪として知られている(Atia et al., 2008)．

私は慢性的なアンフェタミン使用の後遺症として，また非常に稀なことであるが，COPDの徴候として，爪甲剥離症をみたことがある．後者では，それは呼吸仕事量の増加や患者が摂取したフェニルエチルアミンによって引き起こされる代謝亢進状態のせいかもしれない(以前，最も人気

[注3] ヒポクラテスはtecheという言葉を用いた．これは，アート，プロフェッション，技能などをすべてひっくるめたものを意味する[訳注16]．

訳注16) 1章「身体診察のアート」の項も参照．

のあるフェニルエチルアミンは，塩酸メタンフェタミンにヒドロキシル基を導入したエフェドリンだった）．

爪甲剝離症は，一部のポルフィリン症と光線過敏症（Zaias, 1980），乾癬（関節症があるなしにかかわらず），Reiter 症候群，ミトキサントロン・ドキソルビシン（Speechly-Dick and Owen, 1988），カプトプリル（Borders, 1986）を用いた治療の後でもみられる．糖尿病，全身性エリテマトーデス，強皮症，多発性骨髄腫，梅毒（Herzberg, 1995）を含む，たくさんの他の関連が報告されている．接触性皮膚炎や外傷のような，たくさんの局所的原因もある（Bodman, 1995）．

遠位 1/3 に起こる茶色変化を伴う爪甲剝離症は，テトラサイクリンによって引き起こされる日光過敏に続発する（Segal, 1963）．緑がかった変色を伴う爪甲剝離症は，緑膿菌感染症を意味するが（Hengge and Bardeli, 2009），それはカンジダ感染症と同時に起こる可能性がある（Zaias, 1980）．

匙状爪

匙状爪はギリシャ語では「くぼんだ爪」である．私たちは現在それらを**スプーン爪**と呼んでいる．爪の中心に溝やくぼみを形成するように，爪の末梢部や外側縁が持ち上がっている．この特有の曲線によりちょっと面白いことができる．スプーン爪は十分にくぼんでいるので，爪の上に乗った 1滴の水は落ちることがない．

匙状爪は低色素性貧血の徴候として最もよく知られており，鉄欠乏性貧血の成人患者の 4％で見つかる（Kalra et al., 1986）．

その数字は幼児においては少し違う．育児相談では，400 人のうち 22 人の幼児が匙状爪を持っていることがわかった（Hogan and Jones, 1970）．この 22 人のうち，19 人は鉄欠乏（真陽性）で 3 人はそうではなかった（偽陽性）．匙状爪を持たない378 人のグループのなかの年齢をマッチングした対照 15 人では，3 人が鉄欠乏（偽陰性）で 12 人はそうでなかった（真の陰性）．もし匙状爪を持たないすべての幼児の鉄欠乏の有病率が調査された幼児（すなわち，15 人のうち 3 人あるいは 20％）と同じであると仮定したら，400 人全員における鉄欠乏の有病率はどのくらいだろうか．鉄欠乏の診断のための匙状爪の感度は？ 特異度は？ 陽性適中率は？ 陰性適中率は？ 診断精度は？ 1 章の，2 ×2 の分割表を作ってみよう．解答は章末の**付録**

7-6 を参照．

匙状爪は家族性であるかもしれない（Bumpersand Bishop, 1980）．Turner 症候群や爪甲白斑−腎結石−多発性皮脂囊胞症候群のような，さまざまな先天異常の目印となるかもしれない．手掌角化症，連珠毛，多発性皮脂囊腫症のような，他の外胚葉性所見と関係があるかもしれない（Leung, 1985）．また手根管症候群，真菌感染症，腸疾患，甲状腺機能障害により出現しうる（Leung, 1985）．Raynaud 症候群，ヘモクロマトーシス，ポルフィリン症，強皮症とも関係している（Herzberg, 1995）．職業的なものである可能性があり，繰り返される物理的損傷や有機溶剤曝露（例えば，頻繁に素手でパーマを施す美容師）に起因することもある（Alanko et al., 1997）．

爪甲真菌症

爪白癬は，厚く白く粉を吹いていてもろい爪が特徴である．高齢者では足の爪が非常によく侵されるが，若年者の爪甲真菌症で特にすべての爪が侵されている場合は，おそらく AIDS である（D. Printz, 私信, 1998）．さらによい AIDS の徴候は，近位部爪甲下爪真菌症である（C. Danehower, 私信, 2008）．

黄色爪症候群

肥厚性で滑らかな，成長が遅く左右に過度に曲がった，場合により爪が剝がれているか横に畝模様のある，黄色や黄緑色の爪は黄色爪症候群の 3徴の 1 つである．2 つ目はリンパの循環不全が原因のリンパ浮腫で（25 章参照），3 つ目は高い胸膜液蛋白質濃度を伴う胸水である（すなわち，1.5 g/dL を超える）．どんなケースにおいても 3 つの所見のうち 2 つが見つかればよいので，黄色い爪を持ってない患者が黄色爪症候群である可能性がある（Eastwood and Williams, 1973；Hiller et al., 1972）．この症候群は副鼻腔炎や気管支拡張症のような，上下気道の慢性感染症と関係がある可能性もある（Morandi et al., 1995）．

その他

発育異常の指の爪は，未発達の膝蓋骨，異形成の肘と前部の腸骨角，一部の糸球体に影響を与える腎疾患と関連して，常染色体遺伝性疾患としてみられる（Perkoff, 1967）．

指の爪と足の爪に畝ができたり爪異栄養症は，慢性移植片対宿主病の徴候かもしれない．もしこれらや他の外皮に関する徴候（上記参照）が移植レ

シピエントにみられたら，慢性移植片対宿主病の他の徴候が口と結膜にないかを探そう（Bhushan and Collins, 2003）.

3）ばち状指

ばち状指は『予後論』17節でヒポクラテスによって，「指の爪は曲がり，指が（先端では特に）温かくなる」と記述されている.

診察方法

1. ばち状指を見つけるために，爪床と指のつけ根の角度，爪のつけ根（爪床）の角度（Lovibond角）を観察しよう. これは通常180°未満である. 患者に指関節同士，指の爪の先同士というように，左右の指を背中合わせにつけてもらう臨床医もいる. 角度に異常がなければ，明確な菱形が末節骨の間に見える. しかし，もし爪のつけ根（爪床）の角度が180°を超える場合，そのような菱形は見られないだろう（Schamroth, 1976）. 自分自身で試してみよう（有名な心電図技師 Leo Schamroth は，彼自身が心内膜炎になった時に自分のばち状指が現れたり消えたりすることに気づきこの方法を提案した）.
2. さらに，爪が「浮く」かどうかも観察するべきである. その方法は膝蓋跳動の単純形である. 基部に近い爪を指で保持しながら，もう片方の手の指で爪の末梢を押してみよ. もし軟らかい海綿状組織のため，基部に近い爪が簡単に持ち上がったら，その爪は「浮く」（floating nail）といわれる.

初期の観察でばち状指があるかないかに気づくことは最も重要である. それは，多くの患者（特に黒人患者）は，生まれつきばち状指を持っているからである. そのようなばち状指（このことは新たな病気があるかどうかをわかりにくくする）は floating nail とは同時に起こらないというのが，私の確固たる印象である. しかし，私はこの点についてプロスペクティブにデータを集めたわけではないし，この主張を正当化する floating nail の文献的考察はみたことがない.

ばち状指は誰でも同じように診断可能なのだろうか. Pyke は 12 人の医師と 4 人の医学生に 12人の患者を診察させ，ばち状指があるかどうか述べさせた（Pyke, 1954）. 診察のために各患者から 1 つの指が選ばれ，その指の写真（正面像と側面

像）が同じパネルに名前をつけずに添付された. たった 1 人の医師だけが，実際の指とそれらの写真を同一のものと確認することができた. 12 本の指のうちたった 2 本だけに，審査官の間で信頼性のある一致があった. 多くの指と写真の組み合わせは，一部の審査官にとっては一致しない. つまり，写真だけがばち状指と呼ばれたり，指だけがばち状指と呼ばれたりした. しかし，読み誤りに関して明確な傾向はない.

これらの結果をどのように解釈するべきだろうか. ある任務をうまくこなせないことは誰にだってある. また，熟練した臨床医は確かな予想を抱いてベッドサイドに向かうのに対し，無能な医師は決まった基準を持たずに診察する. Pyke の実験では，審査官は出口で「ばち状指」という言葉の定義を記述することを求められた（事前にそれが聞かれるということは誰も知らなかったが）. 16 人の観察者は何と 14 の異なる定義を提示したのだった！

Pyke の結果は後世の実験と対比されるべきである. その実験では，20 の安定した身体所見に対し，ほぼ 100％の一致が 20 人の患者を観察する 9人により認められた（Smyllie et al., 1965）. 実際，彼らのばち状指における診断の一致は頻呼吸の診断よりも優れている（頻呼吸は客観的事象であるため正確なはずであるが）.

指の石膏像が，爪床での指の縦径（DPD）と遠位指節間関節での指の縦径（IPD）の比を計るために使われてきた. 年齢，性別，人種に関係なく，通常の DPD/IPD の平均は人差し指で 0.895 である. 比 1.0 は約 2.5 標準偏差で，標準的な平均を超えている. DPD/IPD 比は嚢胞性線維症の小児の 85％，慢性喘息の小児の 5％未満で 1.0 を超える（Hansen-Flaschen and Nordberg, 1987）. キャリパーは実際の指で DPD/IPD 比を測定するために使われてきた. キャリパーは人差し指の爪基部の組織と遠位指節間関節に押しつけるのではなく，そっと触れるべきである（Myers and Farquhar, 2001）.

DPD/IPD 比 1.0 以上がばち状指の定義として用いられ，ばち状指が 38％の頻度に存在した 141人の患者を用いた研究では，Schamroth サインはばち状指の診断に合理的であった. 2 人の観察者の間の一致度は $\kappa = 0.64$ であり，陽性尤度比は 7.60 または 8.40，陰性尤度比は 0.25 または 0.14

であった. DPD/IPD 比の一致度は $\kappa = 0.98$ であった (Pallares-Sanmartin et al., 2010)

■ ばち状指と関連した状態

慢性肺性疾患が唯一の原因ではないので, ばち状指は肺の骨形成異常症の誤称や骨関節症(誤称)としても知られているかもしれない. 先天性心疾患は慢性的なヘモグロビン不飽和を伴いうる別の原因である. しかし, ばち状指と関連した病気のいくつかは著しいチアノーゼが同時に起こらない(例えば, 心内膜炎, 慢性腎疾患, 重症の潰瘍性大腸炎). 最後に, Marie-Bamberger 症候群の患者はすべての四肢にばち状指, 厚い余剰な皮膚(いわゆる**強皮骨膜症**や**象皮**), ばち状指に関連するどのような疾患とも異なる X 線写真上の骨所見がある.

ばち状指に関連する胸郭内疾患には, 腫瘍(気管支がん, 中皮腫, 転移性骨肉腫), 化膿性疾患(肺膿瘍, 気管支拡張症, 囊胞性線維症, 膿胸, 慢性空洞性結核や真菌感染症), びまん性肺疾患(特発性肺線維症, 石綿症), 循環器疾患(チアノーゼ先天性心疾患, 感染性心内膜炎), 消化器疾患(炎症性大腸炎, セリアック病), 肝胆汁性疾患(特に胆汁性肝硬変と若年性肝硬変)がある.

COPD の患者の DPD/IPD が 1 より大きいのは稀である. ばち状指は肺がんが潜在する可能性を高める(尤度比 3.9)(Myers and Farquhar, 2001).

肺腺がんの 45 歳の女性における, 18 ヶ月にわたるばち状指の進行が, 最近報告された. そのばち状指と骨痛は手術の成功によって消失した(Faller and Atkinson, 2008).

意欲のある学生へ:片側だけのばち状指は大動脈, 腕頭または鎖骨下動脈の動脈瘤により最もよく起こる. 肩の亜脱臼, 腋窩腫瘍, Pancoast 症候群, 片側肢端紅痛症, リンパ管炎でもみられる. 肺尖結核, 膿胸, 尺骨神経炎, 腕神経叢神経腫では片側だけばち状指が目立つこともある(Mendlowitz, 1942).

1 つの指だけのばち状指は, 手掌動静脈瘻, ひょう疽や結節性痛風を伴うサルコイドでは, 指や正中神経に損傷が及ぶケースでみられてきた(Mendlowitz, 1942). 対称であるが同側の不均衡なばち状指は, フロリダの H. J. Roberts 医師のように, 私が多くの黒人患者で観察してきたものである.

4) 爪郭の毛細血管

爪郭に液浸油を乗せれば, 検眼鏡を使い爪郭のループ状毛細血管が見える. しかし, 検査から重要な情報を得るために, 私は解剖顕微鏡を使うことを強くすすめる.

2 つの異なったタイプの異常が記載されてきた(Kenik et al., 1981). 1 つ目は, 強皮症や皮膚筋炎にみられ, 茂みのように拡張した部分からなる. 2 つ目のタイプは複雑で曲がりくねった「蛇行」ループを持っていて, それの最も極端な形では, 円筒形のブドウの房を思い出す. それは全身性エリテマトーデス(SLE)でみられるかもしれない. これらの異常な爪郭は,「未分類リウマチ性疾患」や「原因不明の Raynaud 現象」という診断から, 特異的に疾患を診断するのに役立つかもしれない. 規則正しい毛細血管の配列はかなり高い確率で強皮症を否定する(Jung and Trautinger, 2013).

Raynaud 現象(18 章参照)がずっと前に起こっていたり, 病歴が不確かであったりする時, 異常であるのか正常なのかの鑑別に役立つ(図 7-42)(バケツに入った氷水を使った診断も有効である). 2 次性の Raynaud 現象では, 毛細血管の変化は冠動脈疾患を含む全身性の細小血管疾患を示唆する(Cutolo et al., 2006).

付録 7-1 図 7-1 の自己テストに対する解答

患者のこの姿勢には別の理由がある. 末梢血管疾患のため, 彼は足を下垂にしておきたいのである. 彼はおそらく夜の大半起きていて, 疲れきっていた. 横たわっている時, 彼は少し膝を曲げていた. 脚を曲げることで血流を増加させる(W.D. Jordan, 私信, 1998). 彼の左足は中足根切断術を行っていて, 左下肢に大腿動脈-膝窩動脈バイパス術らしい傷跡がみられる. その傷跡は, 冠動脈バイパス・グラフトのための伏在静脈摘出によるものである可能性もある. 胸骨切開の傷跡ははっきりとわからないが, ルーペを使えば見ることができるかもしれない. 両下肢腫脹と色素沈着は慢性静脈うっ血(主要な動脈疾患の特徴ではないが, 糖尿病患者にはよくみられる)を示唆する. 小さな茶色の斑点を生じさせる, 糖尿病性皮膚疾患は考えるべきである. 糖尿病性リポイド類壊死症の可能性は高いが, それはたいてい左右対称である. タトゥーは彼の社会経済的背景を物語っている.

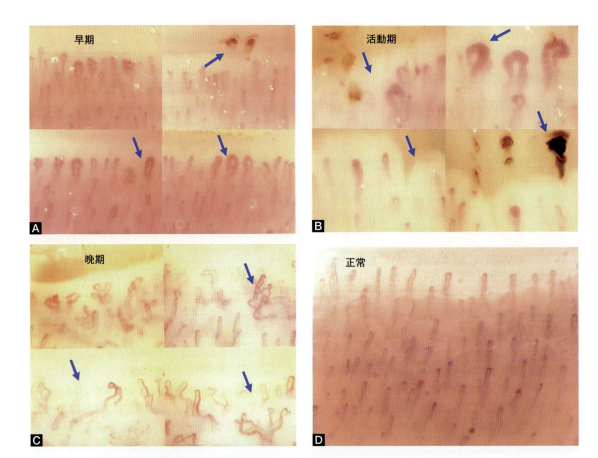

図7-42　A〜D：爪郭の毛細血管：強皮症様パターンと正常
A：比較的よく保たれた毛細血管分布．毛細血管の明らかな消失はみられない．矢印は少数の拡張した巨大な毛細血管と毛細血管からの出血．B：中程度の毛細血管消失と毛細血管構造の軽度の破壊．矢印は巨大な毛細血管と毛細血管からの出血．C：重度の毛細血管消失．矢印は血管が消失した領域と枝状で茂みのような毛細血管．D：正常．
(Cutolo M, Sulli A, Secchi ME, et al. Nailfold capillaroscopy is useful for the diagnosis and follow-up of autoimmune rheumatic diseases: A future tool for the analysis of microvascular heart involvement ? Rheumatology. 2006；45：iv43-iv46 より許諾を得て掲載)

付録7-2　図7-4の問題に対する解答

図7-4では，病気の名前（アミロイドーシス）は眼窩周囲組織の毛細血管に浸透する物質の名前（アミロイド）に由来する．眼の周囲のすみれ色への変色は皮膚筋炎のヘリオトロープ疹と区別されなければならない(Vasudevan and Sawhney, 2009)．

付録7-3　神経線維腫症におけるカフェオレ斑の自己テストに対する解答

テストの感度（「直径が1.5 cmを超えるカフェオレ斑が5個より多い」）は75％で，特異度は100％である．一般集団（疾患の有病率＝1/3,500）では，陽性適中率は100％で，陰性適中率は99.99％である（これは発症頻度だけをもとに「病気ではない」と診断する確率99.97％よりわずかによい）．両親のいずれかが病気である時は50％の確率で発症する．したがって，1,000人中500人は病気がなくて検査は陰性，375人は病気があり検査は陽性，125人は病気はあるが検査陰性である．陽性適中率は100％，陰性適中率は80％である．

付録7-4　図7-6の解答と無視するという言葉の説明

図7-6のなかで混ざるという言葉だけが検証可能である．それはクリオグロブリン血症で観察可能な身体的，免疫学的特徴を示唆する．自分の考えていることに一貫性を持って自信があるかどうかを考えなければならない．仮説が反証可能かどうか（1章参照）自問するとよい．

診断の他のキーワードは無知に対する言い訳で

ある．"cryptogenic"という言葉は原因が隠れている（秘密のメッセージや暗号文のように）ということで，賢明な医師が臨床徴候と症状を読み解き，最終的には正しい診断を発見するだろうことを意味するよい言葉である．しかし，失ったまたは永久的に埋もれた（安置所に密封された遺体のように）と言いたい時は，よりよい言葉は"agnogenic"だろう．これは原因がよくわからない〔すなわち不可知論者（神性の認識は不可能だと唱える人）〕を意味する．"agnogenic"は考えに考え追求された後に使われるなら，正直でよい言葉であるが，そうでなければよい言葉とはいえない．

"essential"という言葉については，6章の血圧測定で述べた．

"idiopathic"という言葉は"idiot"（大ばか者）と関連があり，ギリシャ語の*idios*（自己を意味する）に由来する．それはギリシャ語の自分自身に興味があり，公益のために身を捧げようとしない人への軽蔑の言葉である．"idiot"という言葉は愚かさという意味を元来含んだ言葉である．idioventricular リズムは心室そのものから生じるリズムである（実際それがなければ心臓が拍動を止めてしまうのだから，完全房室ブロックでは賢いリズムである）．"idiopathic"という用語は物ごととはおのずと起こるという意味をまさに含んでいるので，矛盾した表現なのである．学生はこのような心が歪んだ形容詞は避けるべきであり，代わりに"of unknown cause"という言葉を用いるべきである（医学の半分はあなたの知っていることだが，後の半分はよくわからないことなのだから）．

これら前につけられる言葉は，それらを学者ぶった前置きとして医学用語につけ，無知を空虚な心地よい音でごまかす，曖昧な言い方をする人には満足だろう．しかし，最近新しい例が加わった"spontaneous" bacterial peritonitis（特発性細菌性腹膜炎）である．これは明らかに自然気胸 spontaneous pneumothorax から発生した誤った語法である．後者では正確な発症時間がわかる，そして病因を気にとめなかった最初の発見者には病気の原因がわからなかったということを示しているので，大げさな表現も許容される．スパランツァーニがニーダム司教に細菌は自然発生しないと証明するのにかかった期間を考えると（このことは細菌学の時代への先鞭となった），この

"spontaneous"という言葉を感染症の疾患につけることはとても皮肉なことである．

付録7-5　大腸ポリープでスキンタグが見つかる確率

50歳以上の無症状の人に大腸ポリープが5%の確率で存在し，ポリープの検査としてのスキンタグの感度と特異度がともに 0.75 と仮定すると，2×2表は100人の集団では次のようになる．

真陽性 = 3.75	偽陽性 = 23.75
偽陰性 = 1.25	真陰性 = 71.25

したがって陽性適中率は13.6%である．患者が本当に無症状であるとすれば，陰性適中率は98.3%である．

プライマリ・ケアの場での研究によれば，陽性適中率は10.2%である（Gould et al., 1988）．この研究における大腸ポリープ有病率は8.7%であった．任意の対象における陽性適中率は予想でも実際の観察においても非常に低いのでこの検査が実用性の低いものとなっていることに注意してほしい．

陰性適中率は一見すると魅力的であるが，患者がさらに精査を受けるべきかという問題とは無関係である．別の言い方をしよう．もしポリープの有病率が5%ならば，ポリープが存在しない確率は95%である．すべての患者において，ポリープはないと診断することは95%正しい，そしてスキンタグがなくても診断の確からしさをほんの少ししか向上させない．

達人 guru へ：スキンタグがない場合の尤度比 likelihood ratio（LR）は（1−感度）/ 特異度 = 0.33である（1章参照）．**図1-3**のノモグラムを使えばわかるように，このLRにより5%だった検査前確率は検査後に2%以下となる．すなわち，ポリープはないという検査後確率は95%から98%に上昇する．ポリープがある場合，陽性LRは感度/（1−特異度）であり3となる．再度ノモグラムを用いると，ポリープの検査後確率は陽性適中率約13%となる．

これらの事実は有病率に基づいた計算なしでは，最初の論文から計り知ることができない．そしてこのことは身体所見には限界があること，さらに診療でわれわれが実感することと極めて近いことを示している．

家族性ポリポーシスの親類でも，スキンタグは大腸ポリープの存在を予想させるものではない（Luk, 1986）．スキンタグがあるだけでは大腸内視鏡検査の適応とはならない（Flegel et al., 1984）．

付録 7-6　育児相談における匙状爪

疾患頻度は 94.6/400 または 23.65/100 である．感度は 19/94（20％），特異度（真陰性／真陰性＋偽陽性）は 302.4/305.4（99％）である．そして，陽性適中率は 19/22（86％）である．陰性適中率は 302.4/（302.4＋75.6）（80％）である．診断確度は（302.4＋19）/400（80.3％）である．

文献

- Adams SL, Gore M. Diagnostician's digit: A repercussion of percussion. *JAMA*. 1997;277:1168.
- Ahuja SR, Karande S. An unusual presentation of scurvy following head injury. *Indian J Med Sci*. 2002;56:440-442.
- Alanko K, Kanerva L, Estlander T, et al. Hairdresser's koilonychia. *Am J Contact Dermat*. 1997;8:177-178.
- Araki Y, Yokoyama T, Sagawa N, et al. Pseudoxanthoma elasticum diagnosed 25 years after the onset of cardiovascular disease. *Intern Med*. 2001;40:1117-1120.
- Atia A, Johnson BS, Abdelmalak HD, Sinnott B. Visual vignette. Onycholysis "Plummer's nails" in a patient with hyperthyroidism. *Endocr Pract*. 2008;14:132.
- Barker DJ, Gould DJ. The Koebner phenomenon in eruptive xanthoma. *Arch Dermatol*. 1979;115:112.
- Bart RS, Pumphrey RE. Knuckle pads, leukonychia and deafness: A dominantly inherited syndrome. *N Engl J Med*. 1967;276:202-207.
- Baynes J, Dominiczak M. *Medical Biochemistry*. New York: Elsevier; 2014.
- Bean WB. *Vascular Spiders and Related Lesions of the Skin*. Springfield, IL:Charles C Thomas Publisher; 1958.
- Bean WB. Nail growth: Twenty-five years' observation. *Arch Intern Med*. 1968;122:359-361.
- Bean WB. Rare *Diseases and Lesions: Their Contribution to Clinical Medicine*. Springfield, IL: Charles C Thomas Publisher; 1976.
- Bearn AG, McKusick VA. Azure lunulae: An unusual change in the fingernails in two patients with hepatolenticular degeneration (Wilson's disease). *JAMA*. 1958;166:903-906.
- Bhushan V, Collins RH Jr. Chronic Graft-vs-Host disease. *JAMA*. 2003;2990:2599-2603.
- Bishop H, Nelson SC, Ravreby WD. Case report: Livedo reticularis in endocarditis. *Am J Med* Sci. 1981;282:131-135.
- Bodman MA. Miscellaneous nail presentations. *Clin Podiatr Med Surg*. 1995;12:327-346.
- Bondy PK, Harwick JH. Longitudinal banded pigmentation of nails following adrenalectomy for Cushing's syndrome. *N Engl J Med*. 1969;281:1056-1057.
- Borders JV. Captopril and onycholysis. *Ann Intern Med*. 1986;105:305-306.
- Brewer WJ, Wood SJ, Pantelis C, et al. Olfactory sensitivity through the course of psychosis: Relationships to olfactory identification, symptomatology and the schizophrenia odour. *Psychiatry Res*. 2007;149:97-104.
- Brocklehurst JC, Griffiths LL, Taylor GF, et al. The clinical features of chronic vitamin deficiency: A therapeutic trial in geriatric hospital patients. *Gerontol Clin (Basel)*. 1968;10:309-320.
- Bumpers RD, Bishop ME. Familial koilonychia: A current case history. *Arch Dermatol*. 1980;116:845.
- Carey MC, Donovan DE, Fitzgerald O, et al. A clinical and pathologic study of nine subjects in six families. *Am J Med*. 1968;45:7-25.
- Cassels C. Olanzapine linked to rare but serious skin reactions, FDA warns. Medscape; May 10, 2016. Available at: http://www.medscape.com/viewarticle/863132?nlid=104596_3901&src=wnl_newsalrt_160510_MSCPED IT&uac=26779MV&impID=1091581&faf=1. Accessed May 11, 2016.
- Chen W, Ring J, Happle R. Congenital generalized hypertrichosis terminalis:A proposed classification and a plea to avoid the ambiguous term "Ambras syndrome." *Eur J Dermatol*. 2015;25:223-227.
- Cheraskin E. The prevalence of hypovitaminosis C. *JAMA*. 1985;254:2894.
- Cherry JD. Viral exanthems. *Dis Mon*. 1982;28:1-56.
- Chobanian SJ, Van Ness MM, Winters C, et al. Skin tags as a marker for adenomatous polyps of the colon. *Ann Intern Med*. 1985;103:892-893.
- Choudhary S, McLeod M, Torchia D, et al. Drug reaction with eosinophilia and systemic symptoms (DRESS) syndrome. *J Clin Aesthet Dermatol*. 2013;6(6):31-37. Available at: http://www.ncbi.nlm.nih.gov/pmc/articles/PMC3718748/. Accessed May 11, 2016.
- Christopher K, Tammaro D, Wing EJ. Early scurvy complicating anorexia nervosa. *South Med J*. 2002;95:1065-1066.
- Clain A, ed. *Hamilton Bailey's Demonstrations of Physical Signs in Clinical Surgery*. 15th Ed. Baltimore, MD: Williams & Wilkins; 1973.
- Clemetson CAB. *Vitamin C*. Vol. 1. Boca Raton, FL: CRC Press; 1989.
- Clemetson CAB. Is it "shaken baby," or Barlow's disease variant? *J Am Physician Surg*. 2004;9:78-80.
- Cohn BA, Wheeler CE Jr, Briggaman RA. Scleredema adultorum of Buschke and diabetes mellitus. *Arch Dermatol*. 1970;101:27-35.
- Conn RD, Smith RF. Malnutrition, myoedema and Muehrcke's lines. *Arch Intern Med*. 1965;116:875-878.
- Cordain L, Eades MR, Eades MD. Hyperinsulinemic diseases of civilization:More than just syndrome X. *Comp Biochem Physiol A Mol Integr Physiol*. 2003;136:95-112.
- Cutolo M, Sulli A, Secchi ME, et al. Nailfold capillaroscopy is useful for the diagnosis and follow-up of autoimmune rheumatic diseases: A future tool for the analysis of microvascular heart involvement? *Rheumatology*. 2006;45:iv43-iv46.
- Crandon JH, Lund CC, Dill DB. Experimental human scurvy. *N Engl J Med*. 1940;223:353-369.
- Creemers MCW, Chang A, Franssen MJAM, et al. Pseudoporphyria due to naprosyn: A cluster of 3 cases. *Scand J Rheumatol*. 1995;224:185-187.
- Crowe FW. Axillary freckling as a diagnostic aid in neurofi-

bromatosis. *Ann Intern Med.* 1964;61:1142-1143.

- Crutcher WA, Cohen PJ. Dysplastic nevi and malignant melanoma. *Am Fam Physician.* 1990;42(2):372-385.
- Dahl MV. Emphysema. *Arch Dermatol.* 1970;101:117.
- Dally A. The rise and fall of pink disease. *Soc Hist Med.* 1997;10:291-304.
- Dantzig PI. A new cutaneous sign of mercury poisoning. *J Am Acad Dermatol.* 2003;49:1109-1111.
- Dawber RPR. Vitiligo in mature-onset diabetes mellitus. *Br J Dermatol.* 1968;80:275-278.
- De Groot LJ, Larsen PR, Refetoff S, et al. *The Thyroid and Its Diseases.* 5th Ed. New York: John Wiley and Sons; 1984.
- Diaz-Johnson E, DeHoratius RJ, Alarcon-Segovia D, et al. Systemic lupus erythematosus presenting as panniculitis (lupus profundus). *Ann Intern Med.* 1975;82:376-379.
- Dines DE, Burgher LW, Okazaki H. The clinical and pathologic correlation of fat embolism syndrome. *Mayo Clin Proc.* 1975;50:407-411.
- Douste-Blazy P, Marcel YL, Cohen L, et al. Increased frequency of apo E-ND phenotype and hyperapobetalipoproteinemia in normolipidemic subjects with xanthelasmas of the eyelids. *Ann Intern Med.* 1982;96:164-169.
- Eastwood HD, Williams MB. Pleural effusions and yellow nails of late onset. *Postgrad Med J.* 1973;49:364-365.
- Evensen SA, Myhre L, Stormorken H. Haemostatic studies in osteogenesis imperfecta. *Scand J Haematol.* 1984;33:177-179.
- Faller BA, Atkinson JP. New-onset clubbing associated with lung cancer. *N Engl J Med.* 2008;359:e15.
- Fitzgerald F. The bedside Sherlock Holmes. *West J Med.* 1982;137:169-175.
- Fitzpatrick TB, Eisen AZ, Wolff K, et al., eds. *Dermatology in General Medicine.* 2nd Ed. New York: McGraw-Hill; 1979.
- Flegel KJ, Dunn PM, Bentley RW, et al. Skin tags and colonic polyps. *Ann Intern Med.* 1984;100:159-160.
- Fleischmajer R, Schragger AH. The clinical significance of cutaneous xanthomas. *Postgrad Medical J* 1970;46:671-677.
- Friedlander AM. Anthrax. In: Sidell FR, Takafuji ET, Franz DR, eds. *Medical Aspects of Chemical and Biological Warfare.* Washington, DC: Office of the Surgeon General at TMM Publications; 1997:467-478.
- Furth PA, Kazakis AM. Nail pigmentation changes associated with azidothymidine (Zidovudine). *Ann Intern Med.* 1987; 107:350.
- Garcia Hidalgo L. Dermatological complications of obesity. *Am J Clin Dermatol.* 2002;3:497-506.
- Girschick JH, Hamm H, Ganser G, et al. Naproxen-induced pseudoporphyria:Appearance of new skin lesions after discontinuation of treatment. *Scand J Rheumatol.* 1995;24:108-111.
- Goldfarb MT, Ellis CN, Voorhees JJ. Retinoids in dermatology. *Mayo Clin Proc.* 1987;62:1161-1164.
- Gould BE, Ellison C, Greene HL, et al. Lack of association between skin tags and colon polyps in a primary care setting. *Arch Intern Med.* 1988;148:1799-1800.
- Graner JL. Disease discovery as a process: The example of Addison's disease. *Pharos.* 1987;50(Spring):13-16.
- Greenfield MF, Gregory T. Vitamins and the skin. *Patient Care.* 1998;Dec. 15:50-71.
- Greer KE, Hawkins H, Hess C. Leaser-Trelat associated with

acute leukemia. *Arch Dermatol.* 1978;114:1552.

- Grunfeld O, Hinostroza G. Thallium poisoning. *Arch Intern Med.* 1964;114:132-138.
- Grunwald MH, Ginzburg A, David M, et al. Nikolsky's or pseudo-Nikolsky's sign in bullous pemphigoid. *Int J Dermatol.* 1984;23:629.
- Gulbranson SH, Hud JA, Hansen RC. Argyria following the use of dietary supplements containing colloidal silver protein. *Cutis.* 2000;66:373-374. Hacham-Zadeh S, Even-Paz Z. A modified technique for eliciting Nikolsky's sign. *Arch Dermatol.* 1980;116:160.
- Han A, Calcara DA, Stoecker WV, et al. Evoked scale sign of tinea versicolor. *Arch Dermatol.* 2009;145:1078. Available at: http://archderm.jamanetwork. com/article.aspx?articleid =712194. Accessed May 28, 2016.
- Hansen-Flaschen J, Nordberg J. Clubbing and hypertrophic osteoarthropathy. *Clin Chest Med.* 1987;8:287-298.
- Hart FD. *French's Index of Differential Diagnosis.* 11th Ed. Chicago, IL:Year Book Medical Publishers; 1979.
- Hayden GF. Olfactory diagnosis in medicine. *Postgrad Med.* 1980;67(4):110-118.
- Hengge UR, Bardeli V. Green nails. *N Engl J Med.* 2009;360: 1125.
- Herman J. Proof. *Perspect Biol Med.* 1997;40:592-596.
- Herzberg AJ. Nail manifestations of systemic diseases. *Clin Podiatr Med Surg.* 1995;12:309-318.
- Hill PF, Pickford M. Phytophotodermatitis mimicking child abuse. *J R Soc Med.* 1997;90:560-561.
- Hiller E, Rosenow EC, Olsen AM. Pulmonary manifestations of the yellow nail syndrome. *Chest.* 1972;61:452-458.
- Hogan GR, Jones B. The relationship of koilonychia and iron deficiency in infants. *J Pediatr.* 1970;77:1054-1057.
- Holzberg M, Walker HK. Terry's nails: Revised definition and new correlations. *Lancet.* 1984;1(8382):890-899.
- Hori K, Martin TG, Rainey P, et al. Believe it or not—Silver still poisons! *Vet Hum Toxicol.* 2002;44:291-292.
- Hudson JB, Dennis AJ. Transverse white lines in the fingernails after acute and chronic renal failure. *Arch Intern Med.* 1966;117:276-279.
- Hürlimann R, Salomon F. Skorbut—eine zu Unrecht vergessene Krankheit. [Scurvy: An unjustly forgotten disease]. *Schweiz Med Wochenschr.* 1994;124:1372-1380.
- Innes M. Case presentation. *Tucson Osteopathic Medical Foundation,* March 2016.
- Jacobs HD, Farndell PR, Grobbelaar PS, et al. Observer bias and error in the integumentary clinical diagnosis of chronic anaemia. *S Afr Med J.* 1979;55:1031-1034.
- Jaffe FA. Petechial hemorrhages: A review of pathogenesis. *Am J Forensic Med Pathol.* 1994;15:203-207.
- James PB. Evidence for subacute fat embolism as the cause of multiple sclerosis. *Lancet.* 1982;1(8268):380-386.
- Jones TW Jr, Waller RW, Samples JR. Myectomy for essential blepharospasm. *Mayo Clin Proc.* 1985;60:663-666
- Juneja M. Nikolskiy's sign revisited. *J Oral Sci.* 2008;50:213-214.
- Jung P, Trautinger E. Capillaroscopy. *J Dtsch Dermatol Ges.* 2013;11:731-736.
- Kalra L, Hamlyn AN, Jones BJM. Blue sclerae: A common sign of iron deficiency. *Lancet.* 1986;2:1267-1268.

- Kaiser U, Ken K. Pituitary physiology and diagnostic evaluation. In: Schlomo M, Polonsky K, eds. *Williams Textbook of Endocrinology*. New York: Elsevier;2016.
- Kaplan JM. Pseudoabuse—The misdiagnosis of child abuse. *J Forensic Sci*. 1986;31:1420-1428.
- Kaplan RP, Grant JN, Kaufman AJ. Dermatologic features of the fat embolism syndrome. *Cutis*. 1986;38:52-55.
- Kaplan DL, Jegasothy B. The sign of Leaser-Trelat associated with primary lymphoma of the brain. *Cutis*. 1984;34:164-165.
- Kenik JG, Maricq HR, Bole GG. Blind evaluation of the diagnostic specificity of nailfold capillary microscopy in the connective tissue diseases. *Arthritis Rheum*. 1981;24:885-891.
- Kilpatrick ZM, Greenberg PA, Sanford JP. Splinter hemorrhages—Their clinical significance. *Arch Intern Med*. 1965; 115:730-735.
- Kuroki R, Sadamoto Y, Imamura M, et al. Acanthosis nigricans with severe obesity, insulin resistance and hypothyroidism: Improvement by diet control. *Dermatology*. 1999;198: 164-166.
- Kutlubay Z, Engin B, Bairamov O. Acanthosis nigricans: A fold (intertriginous) dermatosis. *Clin Dermatol*. 2015;33:466-470.
- Lawrence LA, Jiron JL Jr, Lin S-H, et al. Levamisole-adulterated cocaine induced skin necrosis of nose, ears, and extremities: Case report. *Allergy Rhinol*. 2014;5(3):e132-e136.
- Leavitt J, Klein I, Kendricks F, et al. Skin tags: A cutaneous marker for colonic polyps. *Ann Intern Med*. 1983;98:928-930.
- Leung AKC. The many causes of koilonychia. *Hosp Pract*. 1985;20:29.
- Levin RM, Chodosh R, Sherman JD. Factitious purpura simulating autoerythrocyte sensitization. *Ann Intern Med*. 1969;70: 1201-1206.
- Levine SR, Langer SL, Albers JW, et al. Sneddon's syndrome: An antiphospholipid antibody syndrome? *Neurology*. 1988; 38:798-800.
- Liddell K. Smell as a diagnostic marker. *Postgrad Med J*. 1976;52:136-138.
- Liegner KB. *In the Crucible of Chronic Lyme Disease*. Bloomington: IN Xlibris;2015.
- Lim HW, Epstein J. Periodic synopsis: Photosensitivity diseases. *J Am Acad Dermatol*. 1997;36:84-90.
- Lindsay PG. The half-and-half nail. *Arch Intern Med*. 1967; 119:583-587.
- Lipton MG, Sherr L, Elford J, et al. Women living with facial hair: The psychological and behavioral burden. *J Psychosom Res*. 2006;61:161-168.
- Luk GD, The Colon Neoplasia Work Group. Colonic polyps and acrochordons do not correlate in familial colonic polyposis kindreds. *Ann Intern Med* 1986;104:209-210.
- Lynch HT, Fusar RM, Pester JA, et al. Leser-Trelat sign in mother and daughter with breast cancer. *J Med Genet*. 1982; 19:218-221.
- Madke B, Nayak C. Eponymous signs in dermatology. *Indian Dermatol Online J*. 2012;3(3):159-165. Available at: http://www.ncbi.nlm.nih.gov/pmc/articles/PMC3505421/. Accessed May 30, 2016.
- Mantzoros C. Insulin resistance: Definition and clinical spectrum. *UpTo-Date*. Wolters Kluwer; 2017.
- Mast WE, Burrows WM Jr. Erythema chronicum migrans in

- the United States. *JAMA*. 1976;236:859-860.
- McClain DJ. Smallpox. In: Sidell FR, Takafuji ET, Franz DR, eds. *Medical Aspects of Chemical and Biological Warfare*. Washington, DC: Office of the Surgeon General at TMM Publications; 1997:539-560.
- MedPage Today. Make the diagnosis: Hypopigmented patch; Nov 11, 2014. Image available at: http://clf1.medpagetoday.com/assets/images/VisualDx_Leprosy,Tuberculoid.jpg. Accessed Jul 17, 2016.
- Mees RA. Een verschijnsel bij polyneuritis arsenicosa. *Ned Tijdschr Geneeskd*. 1919;63:391-396.
- Meisel JM. Case 390-1995: Scurvy. *N Engl J Med*. 1996;334: 1065.
- Mendlowitz M. Clubbing and hypertrophic osteoarthropathy. *Medicine*. 1942;21:269-306.
- Miller PE, Houston BA. Dahl's sign. *N Engl J Med*. 2014;371: 357.
- Miller E, Waigth P, Farrington P, et al. Idiopathic thrombocytopenic purpura and MMR vaccine. *Arch Dis Child*. 2001;84: 227-229.
- Mirande-Romero A, González-López JI, Bajo C, et al. Ketoprofen-induced connubial photodermatitis. *Contact Dermatitis*. 1997;37:242.
- Morandi U, Golinelli M, Brandi L, et al. Yellow nail syndrome associated with chronic recurrent pericardial and pleural effusions. *Eur J Cardiothorac Surg*. 1995;9:42-44.
- Moschella SL, Hurley HJ. *Dermatology*. 2nd Ed. Philadelphia, PA: W. B. Saunders; 1985.
- Mowad CM, Howe KL, Guzzo CA. Unexplained hemothorax, hemarthrosis, and palpable purpura. *Hosp Pract*. 1995;30(3): 55-56.
- Muehrcke RC. The finger-nails in chronic hypoalbuminaemia: A new physical sign. *Br Med J*. 1956;1:1327-1328.
- Myers KA, Farquhar DRE. Does this patient have clubbing? *JAMA*. 2001;286:341-347.
- Nardone DA, Roth KM, Mazur DJ, et al. Usefulness of physical examination in detecting the presence or absence of anemia. *Arch Intern Med*. 1990;150:201-204.
- National Cancer Institute, National Institutes of Health. *A Snapshot of Kaposi Sarcoma: Incidence and Mortality*; Nov 5, 2014. Available at: http://www.cancer.gov/research/progress/snapshots/kaposi-sarcoma. Accessed May 11, 2016.
- Njoo MD, Westerhof W. Vitiligo. Pathogenesis and treatment. *Am J Clin Dermatol*. 2001;2:167-181.
- Noble J, Matthew H. Acute poisoning by tricyclic antidepressants: Clinical features and management of 100 patients. *Clin Toxicol*. 1969;2:403-421.
- Nordlund JJ, Lerner AB. Vitiligo: It is important. *Arch Dermatol*. 1982;118:5-8.
- O'Brien M. The use of ultraviolet fluoroscopy (Wood's light) in the diagnosis of tuberous sclerosis. *J Ir Coll Physicians Surg*. 1973;3:19-20.
- Osmancevic A, Gillstedt M, Wennberg A-M, et al. The risk of skin cancer in psoriasis patients treated with UVB therapy. *Acta Derm Venereol*. 2014;95:425-430.
- Pallarés-Sanmartín A, Leiro-Fernández V, Cebreiro TL, et al. Validity and reliability of the Schamroth sign for the diagnosis of clubbing. *JAMA*. 2010;304:159-161.
- Parfrey N, Ryan JF, Shanahan L, et al. Hairless lower limbs

and occlusive arterial disease. *Lancet*. 1979;1:276.

- Parker F. Normocholesterolemic xanthomatosis. *Arch Dermatol*. 1986;122:1253-1257.
- Pavone P, Praticò AD, Falsaperla R, et al. Congenital generalized hypertrichosis:The skin as a clue to complex malformation syndromes. *Ital J Pediatr*. 2015;41:1-8.
- Payette MJ. Physical manifestations of 8 drugs of abuse. *MedScape*; Feb 2, 2016. Available at: http://reference.medscape.com/features/slideshow/drug-abuse-manifestations#page=10. Accessed Jul 18, 2016.
- Perkoff GT. Hereditary renal diseases. *N Engl J Med*. 1967; 277:129-138.
- Perloff JK. *Physical Examination of the Heart and Circulation*. Philadelphia, PA: W. B. Saunders; 1982.
- Platts MM, Greaves MS. Splinter haemorrhages. *Br Med J*. 1958;2:143-144.
- Polano MK, Baes H, Hulsman AM, et al. Xanthomata in primary hyperlipoproteinemia. *Arch Dermatol*. 1969;100:387-400.
- Pollock JL. Skin signs of fat embolism. *Arch Dermatol*. 1979; 115:1098-1099.
- Pyke DA. Finger clubbing: Validity as a physical sign. *Lancet*. 1954;2:352-354.
- Richardson TIL, Ball L, Rosenfeld T. Case report: Will an orange a day keep the doctor away? *Postgrad Med J*. 2002;78:292-294.
- Ringpfeil F, Lebwohl MG, Christiano AM, Uitto J. Pseudoxanthoma elasticum: Mutations in the MRP6 gene encoding a transmembrane ATP-binding cassette (ABC) transporter. *Proc Natl Acad Sci U S A*. 2000;97:6001-6006.
- Robertson JC, Braune ML. Splinter hemorrhages, pitting, and other findings in fingernails of healthy adults. *Br Med J*. 1974;4:279-281.
- Rogers RS, Gibson LE. Mucosal, genital, and unusual clinical variants of melanoma. *Mayo Clin Proc*. 1997;72:362-366.
- Ronchi F, Cecchi P, Falcioni F, et al. Thrombocytopenic purpura as adverse reaction to recombinant hepatitis B vaccine. *Arch Dis Child*. 1998;78:273-274.
- Rosenfield RL. Hirsutism. *N Engl J Med*. 2005;353:2578-2588.
- Rosenson RS, de Ferranti SD, Durrington P. Inherited disorders of LDLcholesterol metabolism. *UpToDate*. Wolters Kluwer; 2016.
- Rotstein E, Rotstein H. The ear-lobe sign: A helpful sign in facial contact dermatitis. *Australas J Dermatol*. 1997;38:215-216.
- Safai B, Grant JM, Good RA. Cutaneous manifestations of internal malignancies II: The sign of Leaser-Trelat. *Int J Dermatol*. 1978;17:494-495.
- Sapira JD. The narcotic addict as a medical patient. *Am J Med*. 1968;45(4):555-588.
- Sapira JD. Usefulness of physical examination in detecting presence or absence of anemia. *Arch Intern Med*. 1990;150:1974.
- Sapira JD, Cherubin CE. *Drug Abuse: A Guide for the Clinician*. New York: American Elsevier; 1975.
- Schamroth L. Personal experience. *S Afr Med J*. 1976;50:297-300.
- Schwartz RA. Cardiovascular pseudoxanthoma elasticum.

Arch Dermatol. 1979;115:1099.

- Schwartz RA. Acanthosis nigricans, florid cutaneous papillomatosis and the sign of Leaser-Trelat. *Cutis*. 1981;28:319-322, 326-327, 330-331.
- Schwartz RA, Janniger CK. Alopecia areata. *Cutis*. 1997;59:238-241.
- Schwartz RS, Lewis FB, Dameshek W. Hemorrhagic cutaneous anaphylaxis due to autosensitization to deoxyribonucleic acid. *N Engl J Med*. 1962;267:1105-1111.
- Scully RE, Mark EJ, McNeely WF, et al., eds. Case records of the Massachusetts General Hospital: Case 39-1995. *N Engl J Med*. 1995;333:1695-1702.
- Segal BM. Photosensitivity, nail discoloration and onycholysis. *Arch Intern Med*. 1963;112:165-167.
- Semenkovich C, Goldberg A, Goldberg I. Disorders of lipid metabolism. In:Melmed S, Polonsky K, eds. *Williams Textbook of Endocrinology*. New York:Elsevier; 2016.
- Shah R, Jindal A, Patel NM. Acrochordons as a cutaneous sign of metabolic syndrome:A case-control study. *Ann Med Health Sci Res*. 2014;4(2):202-205.
- Shelley WB, Shelley D. The skin changes in the Crow-Fukase (POEMS) syndrome. *Arch Dermatol*. 1987;123:85-87.
- Smith CB, Jacobson JA. Toxic shock syndrome. *Dis Mon*. 1986;32(2):1118.
- Smyllie HC, Blendis LM, Armitage P. Observer disagreement in physical signs of the respiratory system. *Lancet*. 1965;5:412-413.
- Speechly-Dick ME, Owen ERTC. Mitoxantrone-induced onycholysis. *Lancet*. 1988;1:113.
- Steere AC, Malawista SE, Hardin JA, et al. Erythema chronicum migrans and Lyme arthritis: The enlarging clinical spectrum. *Ann Intern Med*. 1977;86:685-698.
- Stefanini M, Baumgart ET. Purpura factitia: An analysis of criteria for its differentiation from auto-erythrocyte sensitization purpura. *Arch Dermatol*. 1972;106:238-241.
- Steiner MJ, DeWalt DA, Byerley JS. Is this child dehydrated? *JAMA*. 2004;291:2746-2754.
- Stewart GM, Rosenberg NM. Conditions mistaken for child abuse: Part I. *Pediatr Emerg Care*. 1996a;12:116-121.
- Stewart GM, Rosenberg NM. Conditions mistaken for child abuse: Part II. *Pediatr Emerg Care*. 1996b;12:217-221.
- Stone JH, Sack KE, McCalmont TH, et al. Gottron's papules? *Arthritis Rheum*. 1995;38:862-865.
- Strobach RS, Anderson SK, Doll DC, et al. The value of the physical examination in the diagnosis of anemia. *Arch Intern Med*. 1988;148:831-832.
- Strole WE Jr, Clark WH Jr, Isselbacher KJ. Progressive arterial occlusive disease (Kohlmeier-Degos): A frequently fatal cutaneosystemic disorder. *N Engl J Med*. 1967;276:195-201.
- Stulberg DL, Wolfrey J. Pityriasis rosea. *Am Fam Physician*. 2004;69(1):87-91. Available at: http://www.aafp.org/afp/2004/0101/p87.html#. Accessed May 28, 2016.
- Swank RL. Subcutaneous hemorrhages in multiple sclerosis. *Neurology (Minneapolis)*. 1958;8:497-499.
- Sweet RD. Vitiligo as a Koebner phenomenon. *Br J Dermatol*. 1978;99:223-224.
- Terry R. White nails in hepatic cirrhosis. *Lancet*. 1954a;1:757-759.
- Terry R. Red half-moons in cardiac failure. *Lancet*. 1954b;2:

7章 皮膚, 毛, 爪

842-844.

- Thomas JE, Ayyar DR. Systemic fat embolism: A diagnostic profile in 24 patients. *Arch Neurol*. 1972;26:517-523.
- Thomas AJ, Briggs R, Monro P. Is leucocyte ascorbic acid an unreliable estimate of vitamin C? *Age Ageing*. 1984;13:243-247.
- Tibbles CD, Edlow JA. Does this patient have erythema migrans? *JAMA*. 2007;297:2617-2727.
- Tuffanelli DL. Lupus erythematosus panniculitis (profundus): Clinical and immunologic studies. *Arch Dermatol*. 1971;103:231-241.
- US Public Health Service. *Syphilis: A Synopsis*. Public Health Service Publication No. 1660. US Public Health Service; Washington, DC: U.S. Government Printing Office; January 1968.
- Vary JC. Selected disorders of skin appendages: Acne, alopecia, hyperhidrosis. *Med Clin North Am*. 2015;99:1195-1211.
- Vasudevan B, Sawhney MPS. Violaceous discoloration around the eyes. *Indian J Dermatol Venereol Leprol*. 2009;75:549-550. Available at: http://www.ijdvl.com/article.asp?issn=0378-6323;year=2009;volume=75;issue=5;spage=549;epage=550;aulast=Vasudevan. Accessed May 27, 2016.
- Verghese A, Charlton B, Kassirer JP, et al. Inadequacies of physical examination as a cause of medical errors and adverse events: A collection of vignettes. *Am J Med*. 2015;128:1322-1324.
- Vilter RW, Woolford RM, Spies TD. Severe scurvy: A clinical and hematologic study. *J Lab Clin Med*. 1946;31:609-630.
- Vitamin C, Subcommittee of the Accessory Food Factors, Committee of the Medical Research Council. Vitamin-C requirement of human adults: Experimental study of vitamin-C deprivation in man. *Lancet*. 1948;1:853-858.
- Vitamin C, Subcommittee of the Accessory Food Factors Committee. *Vitamin C requirement of Human Adults*. Medical Research Council Special Report Series No. 280. London: Her Majesty's Stationery Office; 1953.
- Walling AD, Sweet D. Pyoderma gangrenosum. *Am Fam Physician*. 1987;35(1):159-164.
- Warin RP, Champion RH. *Urticaria*. London: W. B. Saunders; 1974.
- Whelton MJ, Pope FM. Azure lunules in argyria. *Arch Intern Med*. 1968;121:267-269.
- White JM, Powell AM, Brady K, et al. Severe generalized argyria secondary to ingestion of colloidal silver protein. *Clin Exp Dermatol*. 2003;28:254-256.
- Wilks S. Markings or furrows on the nails as a result of illness. *Lancet*. 1869;1:5-6.
- Winton GB, Lewis CW. Dermatoses of pregnancy. *J Am Acad Dermatol*. 1982;6:977-998.
- Wise RP, Kiminyo KP, Salive ME. Hair loss after routine immunizations. *JAMA*. 1997;278:1176-1178.
- Wormser GP, Dattwyler RJ, Shapiro ED, et al. The clinical assessment, treatment, and prevention of Lyme disease, human granulocytic anaplasmosis, and babesiosis: Clinical practice guidelines for the Infectious Diseases Society of America. *Clin Infect Dis*. 2006;43:1089-1134. Available at: http://cid.oxford-journals. org/content/43/9/1089.full.pdf+html. Accessed Sep 15, 2016.
- Yaemsiri S, Hou N, Slining MM, He K. Growth rate of human fingernails and toenails in healthy American young adults. *J Eur Acad Dermatol Venereol*. 2010;24:420-423.
- Zaias N. *The Nail in Health and Disease*. New York: Spectrum Publications;1980.
- Zak A, Zeman M, Slaby A, Vecka M. Xanthomas: Clinical and pathophysiological relations. *Biomed Pap Med Fac Univ Palacky Olomouc Czech Repub*. 2014;158:181-188.

8章 リンパ節

男女問わずに鼠径部や脇の下の腫れが初期徴候であり，その腫れは痛みのないままリンゴや卵ほどの大きさにまで達する．私たちはそれを横痃（おうげん）と呼ぶ．

ボッカッチョ[訳注1]の『デカメロン』の序章から

訳注1） Giovanni Boccaccio（1313〜1375 年），中世イタリア，フィレンツェの詩人．

◆ 覚えておくべきポイント

- リンパ節は病気の見張り役である．外部からの侵入者やならずもの（悪性腫瘍）から身体を守ることをその任務とする．だからこそ，リンパ節の触診は最も大切な身体診察の1つで，感染症や悪性腫瘍を疑う場合には特に重要である．
- 正確なテクニックで慎重に診察すると，より多くのリンパ節を見つけることができるだろう．
- リンパ節の正確な部位に加えて，圧痛，大きさ，弾性，可動性について評価することが肝心である．

リンパ節を最初に発見したのは医師ではない[訳注2]．スウェーデン人の動植物学者である Olof Rudbeck（1630〜1702 年）によってリンパ節は初めて発見された．その後，デンマーク人の医師である Bartholin（その息子は Bartholin 腺として名前を残している．22 章参照）によってリンパ節の存在は確認された．

訳注2） 原文には「Olof Rudbeck は医師ではない」と記載されているが，スウェーデンの医学者・植物学者との説もある．彼はリンパ節を発見したものの，それを公にしていなかった．そのために Bartholin が最初にリンパ節の存在を発表することになったが，Olof Rudbeck の死後，彼のリンパ節・リンパ系を解明していた業績が明らかになり，現代では最初の発見は Olof Rudbeck とされる．

リンパ節の触診は，不明熱・体重減少・悪性腫瘍（既知または疑い）を主訴とする場面ではとりわけ大切な診察所見となる．例えば，アラバマ州の David Clarkson 医師の診療録には，がん患者の21％にリンパ節の触知が可能だったと記載されている．

臨床家であれば，正確な診察方法でリンパ節を探す姿勢が求められる．ある研究では 133 人のプライマリ・ケア医のうち，倦怠感や発熱，関節痛を伴う後天性免疫不全症（AIDS）の患者でびまん性リンパ節腫脹を同定することができたのはわずか17％だったという報告もある（Paauw et al., 1995）．これは，確かな技術の習得がなければリンパ節の腫脹を見逃してしまうという危険を物語っている．

1 4つの特徴

本章ではリンパ節の部位とその診察方法について記載する．より多くのリンパ節を見つけようと学ぶ本書の読者には，「4つの特徴」を意識してリンパ節を触診することの重要性を強調したい．4つの特徴，すなわち，リンパ節の(a)大きさ，(b)圧痛，(c)弾性，(d)可動性については，常に表現できなければならない．

リンパ節を診察する折には，患者の置かれている状況や年齢にも注意する．小児のリンパ節は，わずかな外的刺激に対しても反応し腫大する．また，30 歳未満の患者のリンパ節腫脹は，その80％は良性といわれるが，50 歳以上になるとその割合は40％に減少する（Haynes, 1994）．

1. 大きさ：原則として，小指の末節骨よりも大きいリンパ節は有意と判断してよい．ただし，静注麻薬使用者で慢性良性リンパ節腫大を認める患者では，時にそれより大きなリンパ節腫脹を認めうる（Sapira, 1968）．小さなリンパ節であっても，耳介前部リンパ節のように非典型的な部位でのリンパ節腫大は病的なことが多い．担がん患者のリンパ節腫大では，その大きさを正確に把握することが治療の評価につながる．

プラスチック定規は必需品となる．その定規で他の部位，例えば乳房の腫瘍の計測を行うこともできる．

2. 圧痛：圧痛は通常，炎症を意味する．リンパ節の圧痛は臨床上とても価値のある情報だ．

3. 弾性：「石のように硬い」リンパ節は，がんのリンパ節転移を連想させる．「石のよう」とまではいかなくとも「鉛筆の先についている消しゴムのようなゴム様」であれば，それは Hodgkin リンパ腫などの悪性リンパ腫を示唆する．皮下に散弾銃の弾のように触れる複数の小さなリンパ節があれ

243

ば「散弾様の」と表現する．この時，1つひとつのリンパ節はやや大きいこともあるが，その多くはしっかりと固定され，独立し（癒合はしていない），均一な大きさに触れる．

4. **可動性**：非可動性のリンパ節は癒着しており，1つを動かすと周囲のリンパ節も連動するように感じる．こうしたリンパ節は転移性悪性腫瘍や悪性リンパ腫でみられる．ただし，慢性炎症やサルコイドーシスなど，非腫瘍性のリンパ節腫大でも可動性のないリンパ節を触れることがある．

2 リンパ節の分類

1）腋窩リンパ節

正常では腋窩リンパ節を触れることはない．しかし，次の手順で診察することで，時として正常のリンパ節をかすかに触れることがある．その場合は，小さく，圧痛もなく，癒合もないことから（複数あれば），そのリンパ節に異常がないと理解する．

診察方法

左の腋窩リンパ節を診察する手順を説明する．まず，患者の側胸壁に沿って検者の右手を差し入れ，指腹を腋窩の頂点に当てる．手のひらは患者の皮膚を触れる向きとなる．この時，左手で患者の腕を外転させ，より腋窩の上方に右手の指先が進むように補助する．次に，患者の左腕を内転させもとの位置へ戻す．この動作を加えると，腋窩の皮膚が緩み，その天井部は触れやすくなる．続いて，検者の右手の指腹で患者の腋窩の上内側を触診する．そこから指腹を上腕骨に沿って腋窩の内側に滑らせ，脂肪組織の深層から浅層，そして表皮下へとリンパ節を慎重に探っていく．反対側も同様の方法で行う．

片側性の腋窩リンパ節腫脹では，上肢の感染，乳がん，猫ひっかき病，悪性リンパ腫，ブルセラ症などが鑑別に挙がる．

> 所属リンパ節に腫脹があれば，バルトネラ感染症を鑑別診断の1つに挙げたい．これを習慣化すると，容易に治療できる疾患を見落とすことはないだろう．*Bartonella henselae*

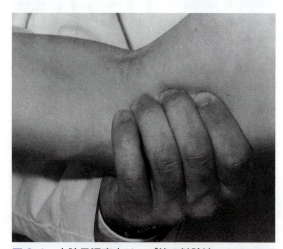

図 8-1　上腕骨滑車上リンパ節の触診法． 右手と右手で握手し，検者の左手を写真のように正確な位置に置き触診する．

は1992年に猫ひっかき病の原因として発見された細菌である．猫が有名で最大で唾液の50％から検出される．ただし，猫以外の動物からも感染する（Pinnas, 2009）．ダニなどの節足動物も媒介するため，動物に噛まれた・引っ掻かれたという病歴がないこともある（Mosbacher et al., 2010）．

2）上腕骨滑車上リンパ節

診察方法

右上腕骨滑車上リンパ節を見つけるには，検者の右手で患者の右手を「政治家が握手するイメージで」手に取り，検者の左手掌を上腕三頭筋の遠位端が付着する部位に当てる（図8-1）．そこで検者の左手指を内側に巻きつけ，指先が検者を指さす方向とする．小指を上腕の内側上顆に乗せ，残りの4本の指を上腕二頭筋と上腕三頭筋の間にある溝に押し込む．ここが，上腕骨滑車上リンパ節が腫大していれば触れるべき場所である（稀に，非常に痩せている患者では腫大なしに触れることもある）．先に右手を「政治家が握手するイメージで」と描写したことにはもう1つの意味がある．それは，検者の左手指で相手の皮下組織を最大限触診できるように，握手をしている右手で10～15°ほどポンプを動かすように患者の肘を曲げ伸

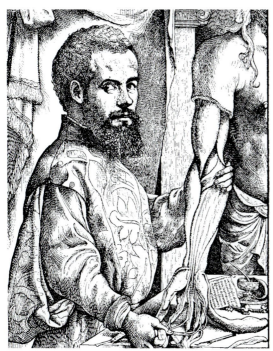

図 8-2　図の方法では Vesalius 医師はどんなに上肢の触診をしても上腕骨滑車上リンパ節を見つけることはできないだろう．彼が捜すべき部位はより近位でかつより後方である．正しい理解のために，本文および図 8-1 の説明文をぜひ読んでいただきたい．
〔Medicine and the artist（Ars medica）および Philadelphia Museum of Art の許可を得て掲載〕

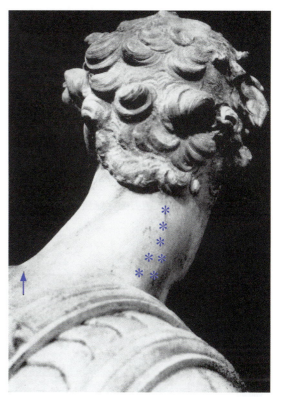

図 8-3　後頚リンパ節の位置を＊印で記す．↑印は隆椎（16 章参照）である．
（ミケランジェロ作『ジュリアーノ・デ・メディチ像』を一部拡大）

ばしするとよいからだ．不正確な診察方法の見本を図 8-2 に示す．

　反対側の上腕骨滑車上リンパ節は，正反対の方法で診察するとよい．

　手や前腕部に皮膚炎やその他炎症所見がなければ，上腕骨滑車上リンパ節の腫脹はサルコイドーシスのような全身疾患を示唆する，非常に価値のある臨床情報となる．このリンパ節が両側性に腫脹する疾患としては，野兎病や 2 期梅毒が有名である．

▶ 教える際のヒント

　上腕骨滑車上リンパ節を見つける一番の練習相手は，静注麻薬乱用者である（もちろん，麻薬の乱用は全身疾患であり，注射部位にも炎症を起こしていることがある）．

　「政治家の握手」は，William Osler 卿がオックスフォード大学医学部欽定教授だった頃に発明した診察方法だと筆者は教えられた．おそらく彼は自分の娘をデートに誘いに来る若者とこの方法で握手をして，全身のリンパ節腫脹をきたす梅毒の有無を確認していたのだろうと想像は膨らむ．つけ加えると，上腕骨滑車上リンパ節が触れるべき位置から最短の距離で橈骨動脈に指を移すと，そこでは梅毒性動脈炎で生じうるウォーターハンマー脈の有無を確認することができる．

問題：この話のどこが間違っているだろうか（解答は章末の付録 8-1 参照）？

3）頚部リンパ節

▶ 後頚リンパ節の診察方法

1．患者の対面に立ち診察を行う．患者の後頚部に検者の指を当てさっと上から下へと動かし，簡単に触れるリンパ節の有無を確認する（図 8-3）．後頚リンパ節を触れなかったとしても，それは何

も有用な所見ではない.

2. 次に,頭蓋骨から診察を開始する.胸鎖乳突筋の後縁と僧帽筋の前縁との間に指を当てる.その溝に沿って下へなぞり,引っ掻くように深部を診察していく.一度でも後頸リンパ節を触診することができたならば,その時にはこの診察法は自然に身に付いているだろう.

現在米国では,後頸リンパ節腫脹の原因としてはふけ(脂漏性皮膚炎)が最も多い.もちろん,頭皮の感染症やトキソプラズマ症,風疹でも生じる.

また,胸鎖乳突筋の前方では前頸リンパ節を触知することができる.順番としては,後頸リンパ節,顎下リンパ節の次に診察するとよい.

4) その他の頸部リンパ節

1. 耳介後リンパ節の腫脹を急性疾患(風疹など)以外で見つけたら,それは鼻咽頭を慎重に観察せよという命令だと認識しなければならない.プエルトリコの医師 Alan Rapoport は,耳介後リンパ節の腫脹らしきものというのは往々にして耳下腺尾の腫瘍であることが多い,と指摘している.

2. 後頭リンパ節腫脹は AIDS に関連したリンパ節腫脹でみられることが多い.耳介後リンパ節と同様に,風疹でも後頭リンパ節が腫脹することは有名である.

3. 耳介前リンパ節はリンパ腫や Parinaud 眼腺症候群で腫脹する.Parinaud 眼腺症候群の原因は,レプトスピラックスや猫ひっかき病,ウイルス性流行性結膜炎(10章),南米トリパノソーマ病(Chagas 病:サシガメを媒体とする感染症で,蒙古人様顔貌が特徴的)など多岐にわたる.かつて,クルーズトリパノソーマは南米の限られた地域にのみ生息していたが,人間とともに北米へ移動し,媒介生物であるサシガメとともに全米中に拡がっている(Bern et al., 2007).また,クラミジアやヘルペス,アデノウイルス,淋菌による角結膜炎でも,耳介前リンパ節腫脹を触れることがある.

用語メモ:Parinaud 眼腺症候群は耳介前リンパ節の腫脹を伴う結膜炎を指し,共同垂直注視(特に上方注視)麻痺を呈する Parinaud 症候群(26章参照)とは区別する.Parinaud 症候群は後交連の障害を示唆する所見で,松果体腫瘍にみられる.

4. 機能が低下した甲状腺の被膜に存在し,健常人では触れることのないリンパ節がある.気管支がんや,甲状腺がん,亜急性甲状腺炎,橋本病などでこのリンパ節は腫大することがあり,悪性腫瘍に関連した場合は**デルフォイリンパ節** Delphian nodes と呼ばれる.古代ギリシャのアポロン神殿で神官たちが謎めいた予言を正確に解釈し伝えていたという,デルフォイの神託になぞらえた呼称である.

5. 顎下リンパ節は下顎骨下縁の正中から2〜3 cm の範囲に並ぶ.このリンパ節を触れる感覚を学ぶには,齲歯のある患者を探して診察するとよい.顎下正中にある顎下リンパ節を特にオトガイ下 "submental" リンパ節と呼ぶ.Adams(1958)によると,双手触診法がこれらリンパ節の触診では好ましいとしている.腹腔内の悪性腫瘍は顎下リンパ節に転移することはない.歯科疾患なしに顎下リンパ節を触知した場合は,既知の腫瘍が腹腔内にあったとしても,原発性リンパ腫と考えるべきである.

5) 鎖骨上リンパ節

診察方法

1. 鎖骨上窩のリンパ節を診察する時は,患者に座位をとらせる.

2. Valsalva 法(Kuiper and Papp, 1969)の併用は有用だが,鎖骨上リンパ節以外の問題とはならないリンパ節を触れることもある.

3. Wiener と Nathanson(29章参照)は,鎖骨上リンパ節を診察する時は,必ず患者を正面に向けかつ腕を真っすぐに下ろすよう指導した.この姿勢は,頸椎や肩甲舌骨筋をリンパ節と誤解して触知することを避けるための工夫である.

鎖骨上リンパ節に腫脹があれば,全身性疾患に対する反応性の変化はもちろんとして,同側の乳がんや気管支がんが転移した可能性を忘れてはならない.左鎖骨上リンパ節腫大は,腹腔内臓器からの転移でもみられることがある.そのため単発性腫大であっても腹腔内悪性腫瘍の知らせであることがあり**見張りリンパ節**と称される.その腫脹は Troisier 結節,Virchow 結節とも呼ばれる.大半の原発巣は胃がんだが,遠隔臓器としては精巣腫瘍でも生じる.

この見張りリンパ節が胸骨後切痕内にみられることは稀である.

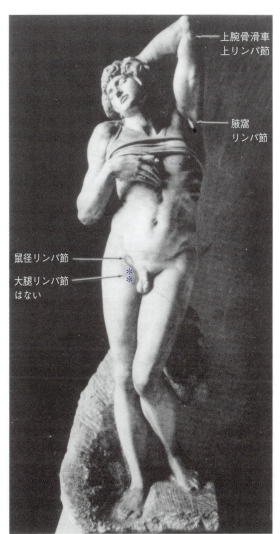

図 8-4 腋窩リンパ節と鼠径リンパ節が表現されていることはわかる．しかし，大腿リンパ節を見ることはできない．
（ミケランジェロ作『瀕死の奴隷』．ローマ教皇ユリウス 2 世の墓碑より）

6）鼠径リンパ節と大腿リンパ節

　鼠径リンパ節と大腿リンパ節の位置を 図 8-4 に示す．このリンパ節の腫大は，体型が細身であれば体表から観察することができ，肥満体型でもそこに腫大がある限りは容易に触れることができる．診察に特別な手順はない．そもそも，鼠径リンパ節は径 0.5〜2.0 cm のリンパ節として健常人でも触れることができるからだ（Haynes, 1994）．

　本書では，大腿リンパ節と鼠径リンパ節を区別して扱う．それは，「足白癬やその他の非特異的炎症で 2 次性に腫大するリンパ節が大腿リンパ節で，それは鼠径リンパ節ではない」という，これまで何度も語り尽くされてきた古びたシャレのような格言があるからだ．この仮説について検証をした文献を目にしたことはないが，その単純明快な法則は成立するようである．逆説的なアプローチだが，「鼠径リンパ節腫大は生殖器疾患や骨盤内疾患，さらには症例のその他の臨床所見によるが全身性疾患を高い確率で予期する」という意見もあり，私も臨床経験から同様の印象を持っているからだ．リンパ節の 4 つの特徴で特に特定の疾患を連想させる「石のよう」「ゴム様」「周囲組織との癒着」「圧痛」といった所見を持つ鼠径リンパ節を生検した場合，治療方針を決定するうえで有用な情報を得ることが多い．一方の大腿リンパ節の生検では，そのような特徴的な所見がない場合にはなおさら，組織学的に「反応性過形成」に分類される結果に終わることが多い．

　病理医の国花は生け垣に咲く花（hedge）と言われる（リスクを取らず曖昧な結論を出すといった比喩）のと同様に，「反応性過形成」という病理像は，外科医がリンパ節生検をする際にアクセスの容易さ（安全性）を最優先させて最も重要な 4 つの特徴を二の次にする傾向を物語っている．

　鼠径リンパ節が著明に腫大すると，リンパ節とリンパ節の間に溝を触れることがある．それは解剖学的に鼠径靱帯を挟んで上下方の鼠径リンパ節を介在する鼠径部のひだであり，Bailey（Clain, 1973）は性病性リンパ肉芽腫を診断するうえで極めて特徴的な所見とした．

　皮膚扁平上皮がんが鼠径リンパ節に転移した症例で，私はこの溝（Bailey 溝：Bailey's groove）を触れた経験がある．この事実は，診断・治療に役立つ「格言」とされる身体所見でも常に正しいとは限らないということを教えてくれた．そして，残念ながら，より診断の助けとなるクリニカルパールと呼ぶべき身体所見の多くは広く知られていない．

<u>指導医へ</u>：鼠径リンパ節や大腿リンパ節の精査は，まずリンパ管造影検査 lymphangiography や穿刺吸引細胞診を行い，それでも診断がつかない場合に生検することが推奨されつつある（Desprez-Curley, 1979）．今後は，診断技術の進歩だけでなく，経済的な制限や法的な制約も考慮して検査を進めていく時代となるかもしれない．しかし，いかなる変化があろうとも，医学生に伝えるべきポ

イントは1つ,「リンパ節を見つけなければ,いかなる検査にも進めない」ということである.

　用語の整理をする.本書では,私自身が教わってきた分類に従い,リンパ節を鼠径リンパ節と大腿リンパ節に分け表記している.大腿リンパ節はリンパ節を水平に捉える方法で,鼠径靱帯の上に触れる群とその下に触れる群とがある.一方の大腿リンパ節はリンパ節を縦に扱い,大腿管に隣接または含まれるリンパ節を指す.有名なクロケーリンパ節(Cloquet リンパ節)はその1つである.大腿リンパ節が腫脹すると,鼠径ヘルニアと間違われることがある.この分類以外に,別の命名法もいくつか報告されている(Goss, 1966;Wapnick et al., 1973).

7) 膝窩リンパ節

　私は膝窩リンパ節をルーチンで診察することはない.最新の知見によれば,踵の病変からのリンパ液が膝窩リンパ節に流入するのは,その流れが鼠径リンパ節に流入するより前である(下記参照).このことは,前足部の病変と後足部の病変を区別するのに,どうも使えそうに思われる(この区別は他の見地からみても理にかなっていそうである).また踵の病変の病期を分類するのにも役立ちそうだ.ところが,健常群と踵に病変のある群でリンパ管造影検査を行った研究(Riveros and Cabanas, 1972)の結果をみると,私は膝窩リンパ節への興味は失ってしまう.そもそも膝窩リンパ節は触れることが難しい.診察方法が未熟であること,リンパ節が深部に存在すること,まだ炎症が波及していないこと,リンパ節そのものが存在しないことなど,理由はさまざまである.さらに,先の論文によれば,膝窩リンパ節の腫大は他のリンパ節腫大に先行することもあれば遅れることもあるという.リンパ管造影検査をしない限りその答えを知ることはできないのである.

　身体所見の限界を超えた臨床情報を望まないこと.

8) 臍周囲リンパ節 Sister Joseph node

　腹腔内悪性腫瘍と骨盤内悪性腫瘍は臍周囲リンパ節に転移することがある.その有無は体表から臍を触れることで容易に同定することができる.こ

のリンパ節は別名 Sister Joseph node とも呼ばれ,Mayo クリニックの基幹病院の1つである St. Mary 病院の責任者だった Sister Joseph の名に由来する(Schwartz, 1987).彼女が臍周囲リンパ節を診察するだけで開腹手術の予後を言い当てていたことは,その後も長く語り継がれている.さて,"Sister Joseph node"は,しばしば"Sister Mary Joseph's nodule"と誤って呼ばれる[訳注3].おそらく,カトリックの修道女は名前に Mary という名前を伝統的に付加するためだろう.

[訳注3] この記載は2つの問題があると思われる.おそらく Sister Mary Joseph の小結節(Sister Mary Joseph's nodule)というのが妥当な表現と考えられる.

　1つ目の問題は,リンパ節の章に分類すべきではないことである.1916年に Thomas Cullen が記した臍と尿膜管の発生,解剖,疾患について書かれた本(Cullen TS. Embryology, Anatomy, and Diseases of the Umbilicus together with Diseases of the Urachus. Saunders, Philadelphia, 1916)や解剖学の本を読むと,そもそも臍周囲にはリンパ節は存在しないことがわかる(ちなみに Cullen とは急性膵炎でみられる Cullen 徴候として名を残している).これはあくまで転移性腫瘤であり,node ではなく nodule が正しい表現である.

　2つ目の問題は,本文中で参考にしている Schwartz の記載である.これは1987年 NEJM に書かれた数行の letter であるが,その中身は教科書的に Sister Mary Joseph's nodule と Sister Joseph's nodule と両方の表現をみかけることに対しての疑問である.彼の主張は,この所見を最初に記載したとされる Sir Hamilton Bailey という英国の外科医の1949年の教科書の記載から,Sister Joseph's nodule が妥当だろうという指摘である.しかし,後に出された他の雑誌の letter からは,この考え方にも異議があることがわかってきた(O'Neill TW, O'Brien AA. Ir Med J. 1987;80:296, Steensma DP. Ann Intern Med. 2000;133:237).

　そもそも,Sister Mary Joseph とは修道名で,彼女の本名は Julia Dempsey である.彼女が生きていた1856〜1939年までは,Sister Mary Joseph と呼ばれていた.カトリックの世界では,1962年の第2バチカン公会議以降,敬称である"Mary"の名前は落とすように決定された.そのため,1962年以後は Sister Joseph が正式なものとなった.第2バチカン公会議以前の1949年の時点では,彼女は Sister Mary Joseph と呼ばれていたと考えられ,1902年の Mayo クリニックの出版物でも実際にその記載が確認されている.

　歴史的経緯は,Key JD, Shephard DA, Walters W. Sister Mary Joseph's nodule and its relationship to diagnosis of carcinoma of the umbilicus. Minn Med. 1976 59(8):561-566. に詳しいので参考にされるとよい.

(飯塚病院総合診療科　清田 雅智先生のご厚意による)

3　リンパ節の臨床的意義の評価

　優れた臨床家による診察を観察することで,彼らと未熟な医師との間には3つの違いがある点に私は気づいた.1つ目は,リンパ節を前述した4つの特徴で評価する点である.際立って異常な所見があれば,彼らはすぐにプロブレムリストの上

位にリンパ節腫大を上げ，原因を解明しようとする．2つ目は，リンパ節腫大をさまざまな臨床的な背景をふまえて評価する点である．医学部3年生は臨床的な業務を急ぐあまりに，この原則を忘れてしまいがちである（学生は，リンパ節腫大のある患者を診察する前に，27章をまず理解することをすすめる）．3つ目は，局所性のリンパ節腫大と全身性のリンパ節腫大（最低2つ以上の連続性がない領域のリンパ節腫脹）を区別して鑑別診断を挙げる点である．局所性のリンパ節腫大のいくつかの原因についてこれまで述べてきた．また，それぞれの臓器について触れた各章でも取り上げている．全身性のリンパ節腫大の原因疾患について，表8-1 にまとめた．

付録8-1 **Oslerの記述で何が誤っているか**

まず，上腕骨滑車上リンパ節腫大は2期梅毒の診断に感度も疾患特異度[訳注4]も低い点が誤りである．2つ目は，ウォーターハンマー脈は循環血漿量の低下に対してはもちろん，梅毒や他の疾患についてもその診断感度・疾患特異度は高くない．3つ目は，「政治家が握手するイメージで」行う診察方法はすべての病期における梅毒感染を同定できるわけではない．4つ目は，Oslerは上着の上から診察していなかったか．最後に，付け加えると，Osler夫妻に娘はいなかった[訳注5]．

訳注4）1章16頁に記載されているように，この教科書では，非常に高い陽性適中率を持つ徴候については highly specific という表現とは区別して，疾患特異的な pathognomonic という用語を用いている．pathognomonic という用語の決まった訳語はないが，1章では「疾患特異的な」と訳した．

訳注5）息子が1人だけである．

文献

- Adams FD. *Physical Diagnosis*. 14th Ed. Baltimore, MD: Williams & Wilkins;1958.
- Bern C, Montgomery SP, Herwaldt BL. Evaluation and treatment of Chagas disease in the United States: A systematic review. *JAMA*. 2007;298:2171-2181.
- Clain A, ed. *Hamilton Bailey's Demonstrations of Physical Signs in Clinical Surgery*. 15th Ed. Baltimore, MD: Williams & Wilkins; 1973.
- Desprez-Curley JP. Ne biopsiez plus d'emblée les ganglions inguinaux. *Nouv Presse Med*. 1979;8:1391.
- Goss CM, ed. Chapter 10. The lymphatic system. In: *Gray's Anatomy of the Human Body*. 28th Ed. Philadelphia, PA: Lea

---

表8-1　全身性リンパ節腫大をきたす疾患

感染症	・猩紅熱 ・リウマチ熱 ・ブルセラ症 ・第2期梅毒 ・風疹 ・野兎病 ・腺ペスト ・伝染性単核球症 ・結核 ・猫ひっかき病（バルトネラ感染症）	・麻疹 ・トキソプラズマ症 ・スポロトリコーシス ・アフリカ睡眠病 ・Chagas' 病 ・黒熱病 ・後天性免疫不全症候群 ・後天性免疫不全症候群関連疾患
代謝性疾患	・Gaucher 病 ・Niemann-Pick 病 ・甲状腺機能亢進症	
悪性腫瘍	・リンパ性白血病 ・Hodgkinリンパ腫 ・その他のリンパ網内系悪性腫瘍	
膠原病	・成人 Still 病 ・関節リウマチ ・全身性エリテマトーデス ・皮膚筋炎	
機序が不明な疾患	・フェニトインの摂取 ・アミロイドーシス ・血清病	・サルコイドーシス ・疥癬症 ・静注麻薬乱用

& Febiger; 1966:735-780.
- Haynes BF. Enlargement of the lymph nodes and spleen. In: *Harrison's Principles of Internal Medicine*. 13th Ed. New York: McGraw-Hill; 1994:323-326.
- Kuiper CH, Papp JP. Supraclavicular adenopathy demonstrated by the Valsalva maneuver. *N Engl J Med*. 1969;280:1007-1008.
- Mosbacher M, Elliott SP, Shehab Z. Cat scratch disease and arthropod vectors:More to it than a scratch? *J Am Board Fam Med*. 2010;23:685-686.
- Paauw DS, Wenrich MD, Curtis JR, et al. Ability of primary care physicians to recognize physical findings associated with HIV infection. *JAMA*. 1995;274:1380-1382.
- Pinnas J. Don't blame only the cat. *Sombrero*. 2009;42(6):14-15.
- Riveros M, Cabanas R. A lymphangiographic study of the popliteal lymph nodes. *Surg Gynecol Obstet*. 1972;134:227-230.
- Sapira JD. The narcotic addict as a medical patient. *Am J Med*. 1968;45:555-588.
- Schwartz IS. Sister (Mary?) Joseph's nodule. *N Engl J Med*. 1987;316:1348.
- Wapnick S, MacKintosh M, Mauchaza R. Shoelessness, enlarged femoral lymph nodes, and femoral hernia: A possible association. *Am J Surg*. 1973;126:108-110.

9 章 頭部

> 頭蓋の形が同じ者は1人としていないが，頭蓋骨の縫合だけは皆同じ形をしている．
>
> ヒポクラテス[訳注1]

訳注1） Hippocrates（紀元前460頃〜同370年頃），古代ギリシャの医師．

◆ 覚えておくべきポイント

- 頭部外傷を過小評価すべきではない．乳幼児の場合は特に注意が必要である．徴候が遅れて出現することがある．
- 顔貌は先天性，内分泌性，自己免疫性，また他の多くの疾患の診断の手がかりになる．

1 頭部外傷

外傷では，意識消失や他の身体所見がなくとも，病歴が常に重要となる．システマティックレビューによる研究からは，見かけ上では軽症の頭部外傷を呈した約23,000人の成人のうち，7.1％で重度の頭蓋内損傷を伴っていた（Easter et al., 2015）．

小児では，わずか2フィート（61 cm）の高さからの転落であっても，死亡または重篤な頭部外傷を起こしうる（Plunkett, 2001）．乳幼児の急性硬膜下血腫26例の受傷形式の検討では，座位または立位から転んだだけの症例も含まれていた（Aoki and Masuzawa, 1984）．乳幼児の剖検による検討では，頭蓋骨骨折は，82 cmからの落下でも生じ（Weber, 1984），柔らかいクッション状の表面への落下でも生じうるとされる（Weber, 1985）．乳幼児後期までは，頭頂骨やその他の部位で骨折を起こしやすいとされる（Weber, 1987）．症状の悪化は，一過性の意識清明期の後に起こりうる．必ず眼底を診察し（10章参照），瞳孔を注意深く観察しなさい．

爆傷[訳注2]（3章参照）で生じるような，直接の頭部への衝撃がないタイプの頭部外傷では，意識消失がなくとも外傷性脳損傷を生じ，長期に及ぶ神経・精神症状を呈しうることを覚えておくべきである．

18歳以下での脳震盪は，転落，遊戯やスポーツ中の怪我，交通事故などさまざまな原因があるが，2000〜2010年にかけて発生率が2倍に増加したと報告されている（Zernek et al., 2016）．注意を払うべき徴候として，混乱，質問への緩慢な返答，繰り返す質問，最近の出来事を覚えていない，悪心・嘔吐，易刺激性・興奮性，頭痛または頭重感，光過敏または音過敏，平衡障害やめまい感，複視や視野のブレ，活気がなく鈍い感覚・ボーっとした感じ，睡眠障害，気分や行動の変化，などがある．通常のCTやMRI検査では外傷をとらえられないことがある．MRIでの拡散テンソル画像であれば，白質路の断裂のような微細構造の変化がみられるかも知れない（Xiao et al., 2015）．

スポーツ中に受傷した"軽度"の脳震盪が完全に回復する前に，プレーに復帰した場合に起こしうる頭部外傷の反復は，脳にダメージを起こしやすい．中学校の女子サッカーの選抜選手の多数が，脳震盪の症状が残っていてもプレーを続けるとされる（O'Kane et al., 2014）．

繰り返す脳震盪の危険性は，大学時代にフットボールプレイヤーだった25歳男性の剖検例の報告から，強く認識されるようになった．病理学者のBennet Omaluはこの症例で，慢性外傷性脳症による変化が予想外に広範であったと報告している．これは，『コンカッション』という映画[訳注3]にもなっている．

頭部外傷の病歴は遠い昔のものでも，症状が大きく遅れて出現することがあり，患者の症状に関連しうる．急激な加減速は，Corti器の障害や，内耳の出血を引き起こすに十分な圧を生じ，結果として内リンパ水腫を起こすことがある．これは数年後であっても，Ménière病の症状につながりうる（DiBiase and Arriaga, 1997）．

頭部外傷後および外傷性脳損傷の後遺症に対する神経症状の評価法は26章でも述べている．

訳注2） 爆傷：爆発に伴い発生する爆風による衝撃で生じる損傷．外傷機転に加えて，衝撃波を伴う圧損傷が生じるとされる．

訳注3） 引退したアメリカンフットボール選手の死と，アメフトの因果関係を発見する実在の医師（Bennet Omalu医師）をウィル・スミスが演じ，第73回ゴールデングローブ賞（2016年）で最優秀主演男優賞にノミネートされた作品．

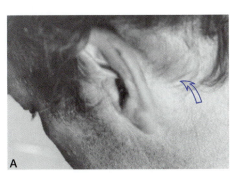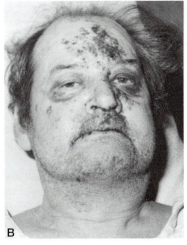

図9-1　A：Battle徴候（矢印），B：ラクーン眼．この男性は宴会の後，深夜に帰宅したが，翌日に目が覚めた時には昨晩の記憶がなく，自分の妻もわからなくなっていた．さらに財布がなくなっていることから，強盗に襲われたものと考えられ，皮膚の所見からその疑いはさらに高まった．両側性の疱疹は外傷後に生じた．Battle徴候と同側の，左の鼓膜の裏に出血と左の乳頭浮腫を認めたことから，出血による視神経鞘の圧迫が推測された．最初のCTスキャンでは両側前頭葉の脳内出血と右側頭葉の出血を認めたが頭蓋底骨折は見逃された．頭蓋底骨折はBattle徴候が陽性になった後に再度撮影されたフィルムにより明らかとなった．

2　視診

1）自己学習

この章を読む前に，まず図9-1〜9を見て，それぞれに，(a) どんな所見があるか，(b) (可能なら) 診断が何か，を書いてみること．

2）傷・損傷

> 外傷や原因不明の意識障害において，頭蓋の診察は極めて重要である．診察する点は打撲跡，腫脹や脳脊髄液の鼻漏，耳漏などである (12章参照)．

乳幼児の鈍的頭部外傷は見逃がされやすい．死後，皮膚が白くなった後に，初めて打撲跡が明らかとなることもある (Elner et al., 1990)．**揺さぶられっ子症候群** (shaken baby syndrome)，最近では乳幼児の虐待による頭部外傷とも呼ぶが，の連続48剖検例の検討からは，頭皮打撲と頭蓋骨折の半数以上が初診時の診察で見落とされていた

(10, 26章参照)．〔揺さぶっただけでは，外傷を及ぼすだけの力が発生しないので (Duhaime et al., 1987)，揺さぶり衝撃症候群 (shaking impact syndrome) と呼ぶ人もいる (Graham, 2001)〕．乳幼児の頭部は簡単に変形するため，落下や殴打の際に何かクッションがあった場合，外見上には衝撃の跡が残らないこともある (Ommaya et al., 2002)．

"暴力による外傷"について：システマティックレビューによる研究から，暴力による脳損傷とそうでないものの鑑別に有用な臨床的指標が提唱されている (Maguire et al., 2009)．ここでは事故による外力と，故意による外力で生じる外傷は異なる，という仮説に基づいている．虐待を疑わせるいくつかの所見は，健康で外傷のない乳幼児でも認めることがあり，法廷に提出される鑑定書の"虐待の度合い"が過小評価されることにつながりうる (C Miller, 私信, 2009)．

乳様突起上のあざや皮下出血 (図9-1A) は，中頭蓋底の骨折を意味する．これは**Battle徴候**と呼ばれるが，最初の報告者はPrescott Hewettである．Battle徴候は骨折と同側に出現することが多いが，骨折がBattle徴候の対側や両側にある場合もある．通常は受傷後48時間以内に出現す

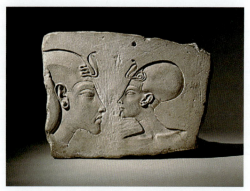

図 9-2　**ウィルバー・プラーク**(紀元前 1352〜同 1336 年またはわずかに後期)古代エジプト第 18 王朝の王アメンホテプ 4 世(別名：アクエンアテン)と女王ネフェルティティが描かれている[訳注4]．
〔ブルックリン美術館収蔵．〔Creative commons, https://www.brooklynmuseum.org/opencollection/objects/3134〕〕

訳注 4）エジプト学者のウィルバーにより発見され，この名がついている．

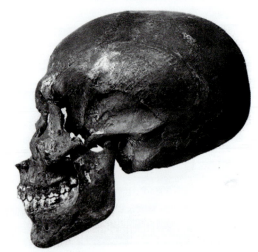

図 9-3　エジプトの王家の谷の第 55 号墓(第 18 王朝)により発見されたミイラより復元された頭蓋骨

るが，3〜12 日後に遅れて出現することもある．骨折に対する陽性的中率は 100% といわれる(Alter et al., 1974)．通常の CT スキャンでは骨折線が写らないことがあり，冠状断か，薄いスライスでの CT スキャンならば少なくとも 50% の症例で骨折を発見できるとされる(M. Schlitt, 私信, 1998)．

偽陰性となる場合に関して Battle は，「外板と内板の両方が貫かれる完全骨折でなければ Battle 徴候は出現しない」(Battle, 1890)と述べている．

また Battle は，乳様突起の表面の外傷により見かけ上 Battle 徴候が偽陽性となる場合には，常に頭頂部と外耳の斑状出血を伴うとも述べている．

Battle の論文によると，頭蓋底骨折では結膜および眼瞼出血，片側の外鼻孔からの鼻出血，片側の眼球突出(10 章)，片側の結膜浮腫(10 章)，脳神経障害などを呈すること，さらにおそらく現在で言うところの**乳頭浮腫**(10 章参照)も(Battle は「視神経炎」と表現しているが)含めて概説されている．

ラクーン眼を含む眼瞼血腫(図 9-1B)は骨折の有無にかかわらず外傷にて出現し，眼窩出血でも出現することがある．そのため，ラクーン眼は Battle 徴候より頭蓋底骨折に関しては診断的意義が低い．142 例の検討による頭蓋底骨折に対する各所見の陽性的中率は，Battle 徴候で 100%，片側の眼瞼血腫で 90%，両側の眼瞼血腫で 70%，血清鼻漏で 70% とされる(Pretto Flores et al., 2000)．

ラクーン眼は，アミロイド眼(7 章参照)と区別する必要がある．

壊血病の小児が，他の典型的所見を伴わないものの，頭部外傷により眼窩周囲の出血と頭皮の皮下出血などの稀な所見を呈し，ビタミン C で劇的に改善したという報告もある(Ahuja and Karande, 2002)．

> 頭部外傷は頻繁に頸椎損傷を合併するため，頭部外傷が疑われる所見がわずかでもあれば，頸椎損傷が除外されるまで頸椎を保護する必要がある．

3）頭部の大きさ・形

現在の用語に関して：最近では，頭部はほとんど「正常頭部 normocephalic」と表現される(実際，頭部が「正常」であれば患者は正常頭部であろう)．しかし，全員を「正常頭部」とするならばそれは言い過ぎである．指が 10 本あるのと同様に，正常頭部はほとんどの患者で感度 100%(1 章参照)である．しかし，注意深い頭部診察を行えば，まったく全員が正常頭部ではないことに気づく．

「正常頭部」とは，頭蓋の計測にて短頭蓋や長頭蓋でもない場合に用いられていた人類学的な専門

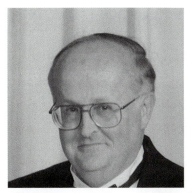

図 9-4　幼少時からの水頭症により前頭部の突出を認める．
(ワシントンの Michael Schlitt 医師のご厚意により許可を得て転載)

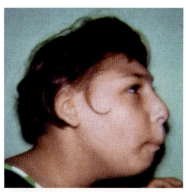

図 9-5　小頭症．顔面は正常の大きさであるが，しかし頭部は小さく前頭部は傾斜している．頭皮は余剰になり縦しわが入っている．
(Gellis SS, Feingold M. Atlas of Mental Retardation Syndromes: Visual Diagnosis of Facies and Physical Findings. Washington DC：US Department Health, Education and Welfare；1968 より許可を得て引用)

用語であり(図 9-2, 3)，診断的意義があると考えられていた．ひどく歪んだ幼児の頭蓋骨は頭蓋縫合の早期癒合により生じる．矢状縫合の早期癒合は，最も頻度の高い遺伝性頭蓋骨癒合症であり，左右径に比してより長い前後径となる長頭蓋となる．この長頭蓋は，エジプト第 18 王朝の王族の多くに認められている(Braverman et al., 2009)．

その後，「正常頭部」は頭蓋骨に穿頭孔や前頭隆起がない場合に使用されるようになった(かつては硬膜下血腫の診断に穿頭を行ったが，CT の出現で時代遅れの手法になった)．

前頭骨側方の両側性の前方への突出(frontal bossing)，または，前頭骨の突出による前額部全体が目立つ状態(forehead prominent)は，先天性心疾患，梅毒，くる病で認められることがあり，最も頻度が高い原因は水頭症(図 9-4)である．高齢者で前頭骨側方の両側性の前方への突出を認めた場合は Paget 病の可能性も考える．残念ながら，このような診断的に有用な隆起は骨相学とともに廃れてしまった．

小頭症(図 9-5)は，家系の特徴である場合や，先天性 TORCH 症候群(トキソプラズマ，風疹，サイトメガロウイルス，ヘルペス)の可能性を示唆する．2015 年には，妊娠中のジカウイルス感染が，小頭症に関連することが報告された(Rasmussen et al., 2016)．

頭蓋骨後部の平坦化は臥床が長引くことにより生じ，子どもが座れるようになると自然に目立たなくなる．

著明な頭蓋や顔貌の非対称性は神経線維腫症による場合がある．

幼児や小児では定期的な頭囲計測を行い，頭囲成長曲線を作成することで水頭症が発症・進行していないかを確認する必要がある．

歴史メモ

骨相学の歴史は，次のことを教えてくれる．たとえ権威ある科学雑誌や専門家学会に注目されても，専門家に受け入れられて標準治療になっても，政治的権力や有力な科学者や大衆から承認されても，ローマ・カトリック教会により糾弾されても，科学的命題の確かさは証明できない，ということを．1832 年の段階で骨相学は隆盛を迎え，英国には 29 もの学会が存在していた．英国と米国の複数のジャーナルはこぞって骨相学を取り上げ，その中の 1 つ(the Phrenological Journal)は 20 巻を発行するまで続いた(Encyclopaedia Britannica, 1911)．クララ・バートン[訳注5]は骨相学者のアドバイスに従い看護の道へ入ったとされ，マクレラン司令官[訳注6]は北軍のスパイとして秘密を固く守る人材を強く求め，その人選に骨相学を利用したとされる．ニューヨーク・トリビューンの編集者であるホレス・グリーリー[訳注7]は，頭部の形を基準に鉄道技師を選別すれば事故が減らせると考

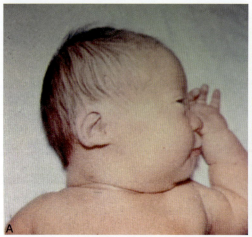
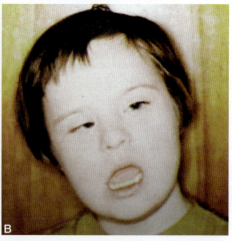

図9-6　Down症候群．A：扁平化した顔面を呈する乳児．小さな耳介を呈する奇形がみられ，短く太い首には，過剰でたるんだ皮膚がうなじを覆っている．**B**：年長の患児の典型的顔貌．開いた口，突き出した舌，内眼角贅皮，斜視（10章参照），幅広で小さな鼻を呈する．
（Gellis SS, Feingold M. Atlas of Mental Retardation Syndromes：Visual Diagnosis of Facies and Physical Findings. Washington, DC：U.S. Department of health, Education, and Welfare, 1968 より許可を得て転載）

えていた．米国第20代大統領ジェームズ・ガーフィールドと第10代大統領ジョン・タイラーは自分の頭部を計測したとされる．

訳注5）Clara Barton（1821〜1912年），教師，看護師であり米国赤十字の母と呼ばれる．国際赤十字の活動を米国にて推進し米国赤十字初代会長となる．また米国応急手当協会を設立．現在どの家庭にもある救急箱はクララの発明であるとされる．

訳注6）General McClellan（1826〜1885年），米国南北戦争における北軍の最高司令官．南軍の最高司令官リーから北軍最高の将軍と評される．

訳注7）Horace Greeley（1811〜1872年），ニューヨーク・トリビューン（米国の新聞）の編集者であり，進歩的共和党の創設者，社会改革者，政治家．

米国第18代大統領ユリシーズ・グラントはあまりに頻繁に骨相学者に会うことから，民主党から骨相学者が政策決定していると非難されていた．フランス南部では幼児の頭部を包帯できつく縛ることで頭部を理想的な形にできると考えられていた．バチカンは骨相学を異端であるとし，ローマ・カトリック教会はオーストリアでの骨相学を禁止するに至った．逸話として，骨相学の理論を広めたオーストリアの解剖学者であるFranz Joseph Gall[訳注8]の剖検時のデータから，彼の頭蓋骨の厚みが通常人の2倍であったという興味深い報告がなされている（Scott, 1998）．

訳注8）Franz Joseph Gall（1758〜1828年），オーストリアの解剖学者，生理学者，骨相学の創始者．

当時は骨相学は科学的命題であった．しかし，科学的であるがゆえに反証可能性を内在し，後に反証された[訳注9]．

訳注9）カール・ポパーの反証主義（反証されない理論は科学的でない）を背景として書かれた文章と思われる．

4）頭部の動き

心収縮に伴う頭部の前後動をDe Musset徴候（17章参照）と呼び，大動脈閉鎖不全または他の1回拍出量の増大をきたす病態でみられる．心収縮に伴って頭部が側方へ動く場合は重症の三尖弁閉鎖不全症または右室不全（19章参照）でみられる．

頭部のジスキネジア様運動やジストニア姿勢は神経疾患にてみられるが，ジストニアも遅発性ジスキネジアもともにフェノチアジン系薬物などのドパミン遮断薬が原因となる（26章参照）．

痙性斜頸に関しては25章と26章に記載した．

5）顔貌

▶ 教育メモ

相当数の先天疾患や全身疾患が特徴的な顔貌を呈するが，ここでは数例の提示にとどめる．

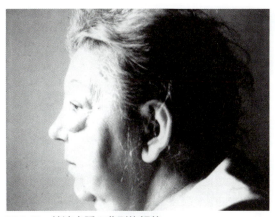

図 9-7　粘液水腫の典型的顔貌
(Dr. Chris Casten and Consultant, the Cliggott Publishing Group of CMP Healthcare Media, Darien, CT のご厚意により許可を得て転載)

▶ Down 症候群

おそらく，図 9-6 にみられるような特徴的な顔貌を呈する疾患で最も頻度が高いのが Down 症候群であろう．顔は丸く平坦で，舌が出ていることが多く，顔貌で診断しやすい．

▶ 強皮症

強皮症（進行性全身性硬化症）の患者は，縮こまった鼻，十分に開かない口（13 章参照），光沢のある突っ張った皮膚を呈する．皮膚が突っ張るため年齢に伴うしわは消失するが，この鼻のせいで年齢より若くみられることはない．

斑状強皮症あるいは局所性強皮症（これは全身性強皮症と区別すべきである）は，頭皮上に縦走する斑や瘢痕としてみられることがある．この「相対する瘢痕」は，治癒したサーベル状切痕のように見える．

▶ 内分泌疾患

粘液水腫（原発性甲状腺機能低下症）

図 9-7 の患者には，原発性甲状腺機能低下症の特徴である粘液水腫を認める．これは，吸湿性のグリコサミノグリカン（ヒアルロン酸など）が皮膚に流入し，水分を局所の皮下にとどめることで非圧痕性浮腫を呈する（Smith et al., 1989）．粘液水腫の組織は，特に眼の周りでみられやすい．粘液水腫患者は，むくんだ黄色調（カロチンの増加による）の相貌となる．甲状腺機能低下症の粘液水腫は，Graves 病（自己免疫性甲状腺機能亢進症）による脛骨前面の粘液水腫と混同すべきではない．Graves 病（自己免疫性甲状腺機能亢進症）による粘液水腫は，病因も組織像も異なり，たいてい四肢に限局する（Bartalena and Fatourechi, 2014）．粘液水腫に加えて，ガサガサとした髪と乾燥した皮膚の顔貌（7 章参照）も手がかりとなる．進行した甲状腺機能低下症では，貧血と血管収縮により顔面蒼白を呈しやすい（Jacob, 2003）．重症になると，覇気がなく，抑うつ的で，緩慢な表情になるとされる．このように進行した所見を持つ患者は，甲状腺ホルモン補充療法が中断されたままであった高齢者以外では，めったにみることはない（H.W. Børg, 私信, 2017）．治療により，顔貌，皮膚，爪は劇的に改善する（Kim, 2015）．

ネフローゼ症候群も似た外観を呈し，低蛋白性の浮腫による腫脹や，尿色素により黄色味を帯びた皮膚となる．

Cushing 症候群

肥満で糖尿病と高血圧を持つ患者では，よく Cushing 症候群が疑われるが，その多くは Cushing 症候群ではない．頬の脂肪と満月様顔貌は Cushing 症候群が疑われる所見である．頬の脂肪を診るには，患者の真正面に立って耳を見ればよい．顔面の脂肪により正面から耳が見えにくい場合を陽性とする〔Cushing 症候群よりも，むしろ偽性 Cushing 症候群で陽性となる（Giraldi and Ambrogio, 2016）〕．耳が突出している場合は偽陰性になる可能性もある．正常の人ではこの所見がまずみられないので，特異度は高い．このことから有病率の重要性が再度強調され，なぜ特異度が陽性・陰性的中率より有用性が低いかを示している．

指導医へ：多くの一般内科医はいまだに，Cushing 症候群は稀な病気であるため，身体所見からでもまず安全に除外できるだろう，と考えている．しかし，内分泌学会で指摘されているように（Nieman 2008, 2015），早期の診断・治療は，罹患率・死亡率をかなり下げるため稀であるという点や，コスト節約を理由に，内分泌医へのコンサルトや検査を控える判断は，逆に高くつく．

先端巨大症

大きくなる帽子のサイズ，巨人症，歯間間隙が拡大する下顎突出，鼻と前頭骨の拡大，いかつく

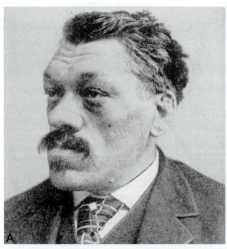 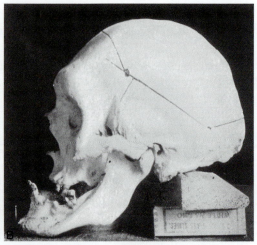

図 9-8　A：先端巨大症の典型的顔貌．鼻軟骨，時に眼瞼や耳といった組織が大きく厚くなることで，顔貌は粗大な作りとなる．下口唇はぶ厚く，突出する．下顎骨は肥大し写真のように下顎前突症を呈する．眼窩上縁は張り出し，それより上の前頭部が後退したように見え，前頭部の皮膚は肥厚ししわとなる．（Osborne OT. Acromegaly. In：Buck AH, ed. *A Reference Handbook of the Medical Sciences*. Vol 1. New York：William Wood and Company；1900：86-97 より許可を得て転載）．B：**先端巨大症の頭蓋骨**．下顎前突症と眼窩上縁の張り出しを認める．

なる顔貌，これらは骨軟部組織の増大をきたす先端巨大症の症状である（図 9-8）．特徴的な顔貌を呈するにもかかわらず，進行が極めて緩徐なため，多くの患者で随分後になって診断される．患者自身，家族，またかかりつけのプライマリ・ケア医でさえも気がつかず，10 年以上診断が遅れることもある（Zaroo-Hassan et al., 2016）．未治療の先端巨大症は余命を短縮するため，この診断の遅れは不幸としか言いようがない（Melmed et al., 2014）．患者の過去の写真と見比べることが，診断の助けになるが，1977 年に『007 私を愛したスパイ』でジョーズという役名でロジャー・ムーアやバーバラ・バックと共演している俳優のリチャード・キールが参考になる（M. Schlitt, 私信, 1998）．

先天性梅毒

先天性梅毒の顔貌は Hutchinson 歯を含めて，このケースレポートにまとめてある（Hutchinson, 1859）．

　14 歳の Henry C は，慢性の両側性角膜炎が遷延するため受診した．目が見えなくなってから，長い間ずっと充血しており，ぼんやり白っぽく見える程度にしか視力が残っていなかった．鼻梁は広く，少々平坦であった．歯が最も特徴的で，切痕があり結節化していた．門歯の間は広く，4 本の犬歯では中心に結節を認めた（鼻は 12 章の図 12-2，歯は 13 章の図 13-4 参照）．

Brueghel 症候群

　Brueghel 症候群は，報告した神経医の名前ではなく，患者の顔貌を絵に描いた画家の名前を起源にしたユニークな神経疾患である（図 9-9）．この口下顎ジストニアは，三叉神経の運動枝を侵し，大きく口を開けた状態になる（Gilbert, 1996）．また，成人発症の痙性斜頸の局所症状として現れることがある（Marsden, 1976）．Brueghel 症候群は Meige 症候群と混同されることが多いが，Meige 症候群は顔面神経および錐体外路系の疾患であり，眼瞼攣縮が必須の症状とされ，中位，下位の顔面筋および口下顎筋の攣縮を合併することがある．

喫煙者顔

　10 年またはそれ以上喫煙を続けた人の約半数に認められる顔貌である．げっそり痩せこけ，しわがより，萎縮した灰色の皮膚が特徴である．顔の色つやは多血症によりオレンジ，赤，紫などを呈することもある．年齢，日光への曝露，最近の

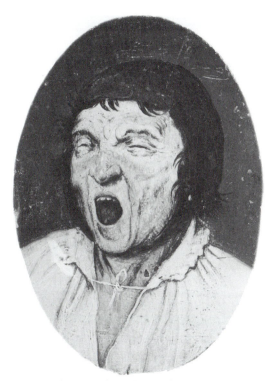

図 9-9 ブリューゲル作『あくびをする人』の絵の写真．この男はあくびという生理的なジストニアを呈しており，不完全に閉眼し，上口唇が後退するのが特徴である．
（The Musées Royaux des Beaux-Arts, Brussels の厚意による）

体重変化が加わると喫煙群とコントロール群の違いはわからなくなる（Soffer, 1986）．

ヒポクラテス顔貌

ヒポクラテスは，消耗性疾患により死にゆく患者の顔貌を以下のように表現している．「鼻は鋭く角張り，眼は落ちくぼみ，こめかみは落ち込み，耳は冷たくひきつれて耳朶は歪み，顔の皮膚は硬く，引き伸ばされ乾燥し，その色は蒼白であるか浅黒い」(Lloyd, 1978)（図 9-10）．

表情

痛みの診察をする際，特に腹痛の診察をする際には，表情も一緒に見るとよい．

もちろん，表情は感情や情緒を推し量るのにも重要な手がかりとなる（26 章参照）．

表情の変化に乏しい仮面様顔貌は Parkinson 病の特徴である．

発疹

顔面を含む発疹は，通常皮膚の診察の所見中に記載される．顔にのみ出現する診断的意義の高い発疹として，SLE の頰部紅斑がある．

頰部紅斑は米国リウマチ学会の SLE 診断基準の 11 項目のうちの 1 つである（表 24-3 参照）．

頰部紅斑は，僧帽弁狭窄症や肺動脈弁狭窄症で時に認める頰部紅潮と区別する必要がある（図 9-11A．17 章も参照）．

頰部の真性皮膚結核を**尋常性狼瘡**と呼ぶ（図 9-11B）．

慢性の転移性の回腸（古典的）カルチノイド症候群の患者は，頰部に血管性の紫色の発疹を呈することがある．

症例記録に関するメモ

前述の特徴的な顔貌を発見した時は，カルテの概観 general appearance の項へ記載する．同様に何らかの感情障害が疑われる表情を認めた場合は，頭部の項目でなく精神状態 mental status の項目へ記載する（所見を強調したい時，通常記載される項とは別に記載する方法も 4 章に記載している）．重要なことだが，診察した医師が記載すべき位置に陰性所見を記載していないと，すぐに日々の診察から外れてしまい，後に所見が陽性になった時にも見落としてしまう．

3 触診

頭蓋の触診は乳幼児の診察で最も重要であるが，本書の範囲を超えている．成人では泉門は閉じており，頭皮の説明不能な腫瘤を見つけることが主な目的となる．（患者からの訴えがない時の診察で）成人の頭部の腫瘤ではたんこぶか脂肪腫しか見たことがないので，私のルーチン診察では行わなくなった（「2 世代にわたり行われない手技は，失われる」ともいわれるので，ルーチン診察から外すことに反対する人もいるかもしれない）．

触診時に生じる明瞭な摩擦音は，頭蓋骨が粗鬆化する疾患でみられ，梅毒，幼児期のくる病，水頭症などがある〔French's Index of Differential Diagnosis (Hart, 1985)〕．くる病は，乳幼児・小児の頭蓋骨が，軟化し薄くなる病気である．頭蓋骨

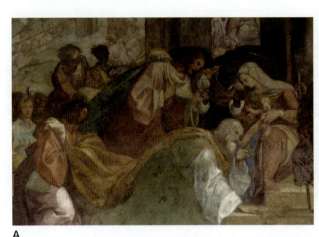 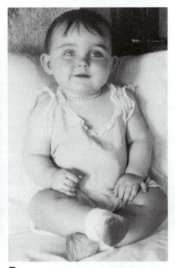

図 9-10　A：Arrival of the Magi, アンドレア・デル・サルト(1511)[訳注10]**，サンティッシマ・アンヌンツィアータ教会，フィレンツェ，イタリア．**中央・最前にいる高齢の男性は，痩せこけた側頭部が目立ち，ヒポクラテス顔貌を呈している．乳児のキリストの頭部は正常な比率(成人のような，頭部と体の比率)で描かれている．これに対し，ミケランジェロは小さな大人でなく，乳児を乳児としてありのままを描いた(年長の子供よりも頭部の比率が大きい)最初の画家であり，何人かの画家もこれに倣うようになった．しかし，Fax もなく組合が強い時代でもあったため[訳注11]，ミケランジェロによる乳児の描画が世に認められるまで 200 年以上もかかり，ゴヤ(1746～1828 年)ですら小さな大人を描いている．医学生へ：どんな偉大な芸術家であろうと，自分の見たいものしか見えてなかったり，因習や師匠に従って記録しているだけかもしれない．科学者や医者には，"専門家"集団が作成した"ガイドライン"などに関係なく，真実を求め，発見を忠実に記録することが求められる(Goldscheider L. *Michelangelo: Paintings, Sculptures,* and *Architecture.* London: Phaidon Press; 1962, より許可を得て転載)．**B：正常乳児の写真(対照として)**(Helen Winski のご厚意による)

訳注10) アンドレア・デル・サルト(1486～1531 年)．ミケランジェロ，ラファエロらと同時期の画家であり，フィレンツェの美術の伝統を守っていた画家とされる．

訳注11) 中世都市には徒弟制度と称される厳格な身分制度が存在し，その頂点に立つ親方は職人・徒弟を指導し労働に従事させた．ギルドは各工房の親方のみ参加を許された芸術家の組合である．

に圧を加えると凹み，圧を除くと弾き戻るような所見を認めることがある．これは先天性くる病と，母親のビタミン D 欠乏症を疑わせる所見である(Paterson and Ayoub, 2015)．

特に昏睡患者や，Munchausen 症候群が疑われた時には，過去に硬膜下血腫の診断のため穿頭されたことがないかをみるため，全例で触診していた時期もあった(2 章参照)．開頭術の既往を確かめるために触診する場合もある．

> 後頭部の触診をすると，後頭蓋窩に腫瘍を持つ患者ではしばしば不快感を示すため，回転性めまい，浮動感，また片側性の聴力低下を呈した患者では全例後頭部の触診をすべきである(聴力の診察も忘れずに．11 章および**図 11-7** 参照)．触診で不快感を示し，他の所見

も合併した場合は CT か MRI が必要となる(M. Schlitt, 私信, 1998)．

副鼻腔炎が上顎洞と前頭洞にある場合は，その表面側で圧痛を呈しやすい．この 2 つは直接触診ができる副鼻腔だからである．しかし，感度は 50%程度，特異度は 62～65%と低い(Williams and Simel, 1993)．

乳様突起の圧痛は，顎関節後部のリンパ節炎，中耳炎，急性の(慢性ではなく)乳様突起炎で認める．リンパ節炎はリンパ節病変があり，以下のように他の 2 つが除外された場合に診断される．

側頭骨には外耳道の直上に，弦が下にくる向きの半月形をしたくぼみがある．ここは **Macewen の外耳上三角** suprameatal triangle of Macewen と呼ばれる．自身の側頭骨で，外耳道開始部の直

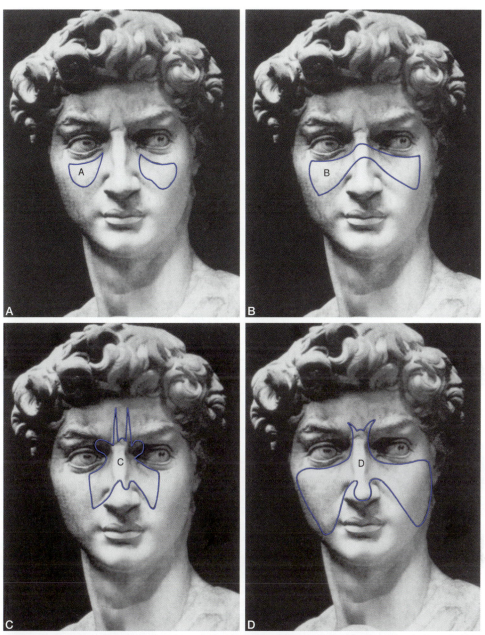

図 9-11 **A**：頬部紅潮 Malar flush．紅斑（落屑性皮疹ではない），鼻梁を横切らないことに注意．**B**：「頬部紅斑 Malar rash」あるいは「オオカミ様皮疹"wolf"rash」（これは落屑性皮疹であり，ただの紅斑ではない）．"Wolf"は"lupus"の英語表記である．世界のいくつかの地域では，Lupus rash の最も多い原因は結核菌による尋常性狼瘡である．しかし米国では SLE のほうが顔面の結核よりも一般的である．皮疹は鼻梁を横切って進展するが，眉毛より上に進展することがないことを覚えておくとよい（ミズーリ州の René Wégria 医師は尋常性狼瘡を多数例経験している．スライドガラスを病変部に置いて圧迫しながら観察すると，尋常性狼瘡では病変部が調理したトウモロコシ粒の芯のように見える）．**C**：SLE の蝶形紅斑 butterfly rash．アラバマ州の Joe Hardin 医師に実際の患者からスケッチしてもらった．皮疹が眉毛より上に及んでいる．典型像は稀ではあるが，SLE に特徴的とされている．**D：SLE による蝶形紅斑の別の症例を示す**．

（ミケランジェロ作『ダビデ像』の写真に病変範囲を上書きした）

上で触れてみてほしい．このくぼみは外耳道の開始部の直上より少し後頭寄りにあり，左耳では向かって1時の方向，右耳では向かって11時の方向に存在する．乳様突起炎ではここの圧痛を認めるが，中耳炎では診察中に外耳道内を傷つけない限り，ここの圧痛は生じない．外耳の後面で乳様突起との間にあるくぼみは，乳様突起炎の際に時々消失するが，中耳炎では複雑性であっても消失しない．小児の乳様突起炎では耳介後部の浮腫を76％，紅斑を65％に認めるとされる（Gliklich et al., 1996）．

意欲に満ちた学生へ：第VI脳神経（外転神経）麻痺を伴う乳様突起炎を **Gradenigo 症候群** と呼ぶ（11章参照）．痛みが第V脳神経（三叉神経）第I枝である眼神経の領域に広がることもある．稀だが，第VI脳神経を侵さずに第VII脳神経（顔面神経）麻痺の原因となることもある．これらは，錐体尖炎，乳突炎，髄膜炎が適切に治療されたケースではみられないとされ，治療中にこれらの所見が出現した場合は，一部では抗菌薬の乱用からの耐性菌による場合もあるだろうが，抗菌薬治療で治療できる時期を逸したことを意味する．

4 打診

打診の手技に関しては，16章で詳しく述べている．

頭部の打診は，小児における未治療の水頭症の診断に有用である．

1）診察方法

頭蓋骨のタップは，軽く曲げた指先で行う．

水頭症の頭の打診では「破れ鍋」の音がするとされ，より正確には「食べごろスイカ」の音といわれることもあり（M. Schlitt, 私信, 1998），Macewen 徴候として知られる．頭蓋内圧の上昇により頭蓋骨の骨縫合が解離するためこのような音が生じる．

離れた椎骨病変による痛みを誘発する方法として，頭部を垂直方向に打診することも以前は推奨されていた．

診察手技：患者を座位または立位で背筋を伸ばさせる．片方の手を頭の上に乗せて，その上からもう一方の手で叩打する（頭に乗せてある手で，患者への衝撃を最小限にする）．患者が正しい体位を保てている場合，衝撃波は椎骨へと伝播する．もし脊椎の病変がある場合は，病変部での痛みを生じる（椎骨への小さな転移で骨皮質が画像上保たれている場合は，この手技は偽陰性になりうる）．

しかし現在では，巨大な頸椎ヘルニアを有する患者では重篤な頸髄損傷を起こす可能性もあるため，神経外科医はこの手技をすすめていない．これは25章に記載されている Spurling 法の変法である．

打診は，腫瘍性病変がある場合，腫瘍のある側の頭蓋骨は健側よりも痛みが出やすいと信じられていたため，昔の臨床医は用いることがあった．打聴診（後述）は，患者が痛みを感じない程度の叩打であっても，頭蓋内病変の検出・サイドの特定の両方に有用な手技である．

5 聴診

1928年，Cushing の言葉では「人間の心の弱さによるものであろうか，頭部の聴診は神経診察のなかで最も無視されやすい手技に思われる．頭部聴診のやり方を忘れてしまったのか，患者が頭の中でノイズがすると言っても幻聴か耳鳴りによるものだろうとし，めったに聴診器を頭に当てようと考えない」（Wadia and Monckton, 1957）．

頭部の聴診からは重要な情報が得られるが，その解釈は難しい．

1）歴史メモ

最も古い頭蓋聴診の手法は，検者自身の耳を患者の耳に当てがうという方法であった．さらに，チェストピースを除いた聴診器のような，2つのイヤホンを連結した器具を用い，片側を検者の耳，もう片側を患者の耳に置く方法もあった（Mackby, 1942）．

2）診察方法

静かな部屋で，閉眼した状態で眼球の上から聴診器のベル面を当てて，間に空気が入らないよう密着させる．覚醒している患者では，反射的なま

ばたきによる雑音のために，かすかな血管雑音が聞こえにくいかもしれない．この問題を解決するには，聴診器を当てた後に，「聴診器の向こう側を開眼して上方視するように」とお願いするとよい．聴診器で眼瞼が開かないように抑えながら行うと，まばたきは劇的に減り，不規則な眼球運動も同時に抑えることができる．

前頭部，側頭部，乳様突起，環椎〜後頭部の聴診もすすめられる（Fisher, 1957）．しかし，眼球から頭蓋内血管雑音が聴取されない場合，他の場所ではまずもって雑音は聴取できない．眼窩の形状とその向きから，頭蓋のメガホンともいわれる（M. Schlitt, 私信, 1998）．

もし後頭部の側方で雑音を聴取した時には，診察手技により収縮期雑音が誘発されることがあるため，大後頭動脈の狭窄と誤診してはならない（Mackby, 1942）．

> 🔵 鎖骨上窩が，椎骨動脈の雑音を聴取するうえで最もよい場所である．それはここが鎖骨下動脈から椎骨動脈が分岐する部位で，最も狭窄の頻度が高い部位だからである（さらに，ここは外科的に治療できる部位でもある）．頸動脈や大動脈弁からの雑音も鎖骨上窩にて聴取される．

そのため，神経外科によるルーチンの聴診は，眼窩，鎖骨上窩，頸動脈分岐部，そして大動脈弁雑音が放散する可能性があるため胸骨左縁第2肋間にて行われる（M. Schlitt, 私信, 1998）．頸動脈分岐部と大動脈雑音に関しては，17章と18章にもそれぞれ触れている（頭蓋と頸部の聴診は心臓の聴診と同時に行われる）．

いくつかの研究では，聴診は立位または座位で行われている（Wadia and Monckton, 1957）．また仰臥位とし，頸部を中間位または軽度の伸展位をとったうえでの頸部聴診をすすめるものもある（Allen, 1965）．

聴取した雑音はすべて，部位，心周期との関係，強度，音の高低，そして手技による音の変化など，特徴を記載すべきである．

頭蓋内雑音の発生源を特定するのに有用な方法として，Valsalva法，体位の変換や首の回旋，側頭動脈や後頭動脈や頸静脈の圧迫などが知られる（Allen and Mustian, 1962）（18章参照）．

頸動脈圧迫は診断に有用な場合もあるが（18章

参照），時に重篤または致死的な合併症の報告があり，特定の注意が必要とされる（Allen, 1965）．患者に仰臥位を取らせ，頸動脈洞を避けて（頸部の低位），優しく圧迫し，圧迫は5秒以内にとどめるべきとされ，頸動脈洞過敏症，不整脈，頸動脈狭窄症疑い，急性の心疾患がある患者では行ってはならない．また，この手技を行う際には脈拍数と意識状態の観察が必要である．

3）血管雑音の意義

見かけ上健康な乳幼児や小児に頭蓋内雑音が聴取されることが最初に報告されたのは1834年であった．一部の著者らの経験ではあまりに雑音が聴取されるため，雑音の消失が病気の始まりや活動性の病気があることを意味するのではと考えられた．雑音の有病率は報告ごとに大きく異なり，Stillは4〜16歳の4%に，Bellは「若い子ども」の6%に，Oslerは大泉門が閉鎖した後で3歳未満のうちの13%に，Henochはくる病で大泉門の閉鎖が遅れたうちの73%に，頭蓋内雑音があると報告している．これらの総説によると，小児では特発性の頭蓋内雑音の頻度は高く，4歳または5歳のうち60%で聴取され，10歳以降では減少するとされる（Wadia and Monckton, 1957）．

成人では，高齢になっても誘発性の雑音（対側の頸動脈圧迫により誘発される）が残ることがあるが，自然に聴取される雑音は年を経るごとに頻度は低下し，おそらく中年以降に生じる雑音は生理的なものではない．20〜69歳の神経学的な異常のない成人での生理的頭蓋内雑音の有病率は1.3%といわれる（Wadia and Monckton, 1957）．

所見の重要性はしばしば年齢に依存する（図9-12）．しかし，生理的雑音の頻度の高い小児であっても，頭蓋内雑音が病的な意義を持つことがあり（N Engl J Med, 1968），化膿性髄膜炎の所見となることがある（26章参照）．

成人で頭蓋聴診を行う最大の理由は動静脈奇形による雑音を発見するためである．すべての患者，特にてんかん，片頭痛，くも膜下出血の患者では，注意深い聴診により血管奇形が発見されやすくなるといわれてきた（Wadia and Monckton, 1957）．しかし近年では，注意深い聴診よりもMRIにより診断される例のほうが多い．

血管奇形のある患者での頭蓋内雑音の有病率は

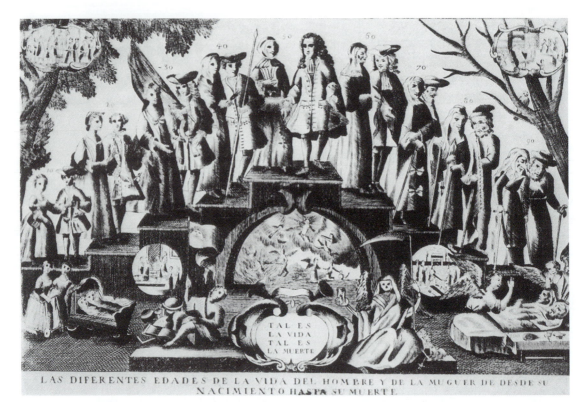

図 9-12　**人生航路**．おそらく 18 世紀の作品だが，ガウス曲線（正規分布を示す左右対称の曲線）によく似ている．
(*Medicine and the Artist*[Ars Medica]，Philadelphia Museum of Art により復元，許可を得て転載)

報告により，5.5％，19％，38％，50％，82％とさまざまであり，Cushing の報告では 89％も雑音を有するとされる（Wadia and Monckton, 1957）．

　他の頭蓋内雑音の原因として，高心拍出状態〔甲状腺中毒症，貧血，特に小児の鎌状赤血球症，不安障害，発作時に限定されるが片頭痛（血管造影は正常）〕，Paget 病の動静脈瘻による局所の脳血流上昇，脳動脈または頸動脈の狭窄（18 章参照），脳腫瘍，頭蓋内圧亢進症，内頸動脈サイフォン部の狭細化を伴う側頭動脈炎，内頸動脈海綿静脈洞瘻や硬膜動静脈瘻が知られる．これらのなかで硬膜動静脈瘻だけは，患者が病的雑音を自覚していることが多く，乳様突起に直接に接する横静脈洞に最も好発するためと考えられる．この疾患だけは乳様突起からの聴診も有用となる．

　収縮期にアクセントのある持続性雑音は，内頸動脈海綿静脈洞瘻，硬膜動静脈瘻，頭蓋内の血管腫様奇形，血管の多い脳腫瘍で聴取されることがある．この雑音は良性の静脈コマ音である場合もあり，両側の頸静脈圧迫にて拡張期雑音の消失と雑音の減弱を認める（Allen, 1965）．しかし逆に，良性の静脈コマ音が増強されるので，襟のきつい服やネクタイの着用をやめたという患者もいる（M. Schlitt，私信，1998）．高心拍出状態が除外されるならば，眼窩や頸部の持続性雑音は病的意義を持つことが多い．

　頭蓋内雑音の発生機序は，絶対的または相対的な動脈狭窄により，血流速度の増加や乱流が生じるためと考えられている．良性腫瘍や水頭症により血管に圧迫やねじれが生じることや，動静脈奇形や血管の豊富な腫瘍により血流速度が増加することも，雑音の原因となりうる．

　頭蓋音は高感度マイクを外耳道に置くことで増幅され記録できる．この手技はフォノセファログラフィーと呼ばれ，脳表近くの血管腫による拍動性雑音を診断するために使用されていた（Tewfik, 1983）．画像技術の進歩によりこの種の手法への関心は薄れていった．

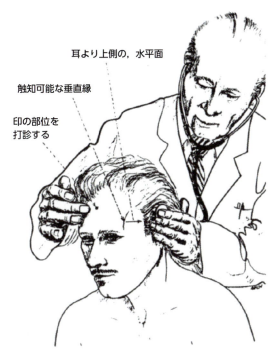

耳より上側の，水平面
触知可能な垂直縁
印の部位を打診する

図 9-13 頭部の聴打診法．この図にあるようなシングルルーメンタイプの聴診器よりも，ダブルルーメンタイプの聴診器のほうが望ましい．
(アイダホの John Guarino 医師のご厚意による)

4) 呼吸音と声音の意義

頭蓋にて呼吸音を聴取する際に，Paget 病の骨病変のある部位では健常骨の部位よりも大きく聴取することがある．また頭蓋にて聴取される声も溶骨性変化を呈した転移性腫瘍の部位のほうが健常骨の部位より大きく明瞭に聴取できるとされる (Green and Joynt, 1961)．

6 打聴診法

John Guarino により考案された打聴診法は，導体の違いにより，音の伝播が変わることを利用する．16章(胸部)，17章(心臓)，20章(腹部)，25章(骨)にも記載されている．頭部では，頭蓋内の腫瘍，特に硬膜下血腫の検出の助けになる (Guarino, 1982a,b)．

1) 手技

1. まず，耳輪の上端を通る水平面を，前頭部から後頭部までイメージする(図 9-13 を参照)．前方では，前頭部の側面に触れる垂直の隆起から聴診を始める．
2. 膜型の聴診器を当てがい(J.R Guarino, 私信, 1984)，1 でイメージした水平面の中で，規則正しく少しずつ反対側へ動かしてゆく．髪が非常に多い場合や，整髪料で固められている場合は，髪の下にベル型聴診器を当てがう(Guarino, 1982b)．
3. 前頭部正中に，指の腹を用い(指尖でなく)軽く同じ強さで打診を行う．この時，前頭洞より十分高い位置を叩く必要がある．前頭洞は眼窩上縁より上に 3 cm，下に 2.5 cm ほど広がっており，ここでは，打診音がこもった音になり診察が難しくなる．
4. 音に左右差がないか，叩打しながら聞いていく．
5. 水平面を垂直方向に上昇させて，同様に続ける．ここでの上昇の幅は，膜型聴診器の直径より小さくなるようにする．

解釈：頭蓋内腫瘍が音の通路にある場合，反対側よりくぐもった音となる．聴者によっては，音のくぐもりより，音の強さの違いがわかりやすい場合もある．音のくぐもりの減少は，改善・予後良好の兆しである．特に硬膜下血腫の患者のフォローアップで有用である(J.R. Guarino, 私信, 1988)．

Guarino の記載によると：
前頭・頭頂・側頭部で聴取されるほとんどの異常は，耳輪から上 6 cm までの範囲で見つかる．音の強さの違いは顕著で，多くの患者ですぐにわかる．マイクでも異常を見つけることはできるだろうが，打聴診はほんの少しの経験とトレーニングで，検者は熟達し診察を 5 分以内に済ませることができるようになる(Guarino, 1982a)．

7 結果

頭部 CT で異常を認めた 51 人の検討では，偽陰性は 14%(7 人)で認められた．この 7 人の内訳は，4 人は広範な脳萎縮，1 例は小さな左頭頂葉の脳梗塞，1 例は 1 cm の橋腫瘍，1 例は視床の正中線近くの 2 cm の腫瘍によるものであった．聴診

的打診法が陽性になるのは，腫瘍が4 cm以上になる場合であった.

しかしCTのほうが偽陰性になりやすいケースもある．脳梗塞によって片麻痺を呈した11例のケースでは，頭部CTで異常がない時期でも，片麻痺の対側に打聴診が陽性であったとされる.

偽陽性に関して：頭部CTが正常，片麻痺や脳梗塞の所見のない27例の検討では，2例で打聴診が陽性であり，偽陽性率は7％であった(Guarino, 1982a)

8 コメント

1. 他の研究者によっても，打聴診の有用性が確認されている(Campbell and Wren, 1982；Weinhold, 1983).
2. 硬膜下血腫疑いの患者では，偽陰性は認められなかった.
3. この手技の進んだ改良版として，音波を可視的に記録する方法もある．片側のくぐもった音は，髄膜炎，脳炎，多発性硬化症，代謝性脳症での昏睡，局所の脳浮腫を伴った脳挫傷でも聴くことができる．生まれつきの頭蓋骨の非対称性によって生じるものでないことは，脳腫瘍への放射線またはステロイド治療の時間経過によって打診音が変化することからもわかる.
4. 打聴診は他の部位でも用いられるものであるが，音楽家特にドラム，ピアノ，ギターその他の打楽器の演奏者は，音の違いを見落としやすい．必ず毎回，指を決まった距離から叩打し，楽器演奏のように同じ音を出そうと調節してはいけない.
5. 引っ掻き音や摩擦音は，時として叩打の代わりに使える．ある患者は，溶骨性の転移性脳腫瘍の部位をひっかく際に，空洞に響く感じになっていると気づいたそうだ(Wei, 1984).
6. これらのコメントは，サパイラ医師による．この手技は文献では見なくなってきているようで，2版から4版にかけて削除された．しかし，以下に記すオハイオのPaul Lecat医師のケースレポートを受けてもとに戻すことにした．米国の病院でCTは日常的に使われているだろうが，大陸間の飛行機や，遠方の高速道路，災害の真っ只中でだって医師をしなければならないこともある

だろう．頭部CTをとる患者を受け持った場合は，この手技をぜひ実践してほしい.

症例：74歳の女性が転落外傷によりICUに搬送された．痛み刺激への反応はわずかであった．瞳孔は右より左で大きく，前庭動眼反射は異常であった．CTでは左に中等度の硬膜下血腫を認めた．これまで打聴診により硬膜下血腫を確認する機会がなかったので，前頭部正中を軽くタップしながら聴診器で側頭部から音の違いを確認した．叩打音は障害側で明瞭で大きく聴取され，これは血液が音を伝播するよりよい導体であるためと考えられた．私の身体診察回診に参加したすべての学生が，音の違いは明瞭である，と答えた(P. Lecat 私信, 2016).

9 特別な診察方法：透視法

透視法は，強い光源と暗い部屋が必要である．当たり前のことだが，日の光の下でこの手技を行うと無意味な検査になる．検者は目に光源からの光が入らないようにしつつ，眼が暗さに慣れるのを待つ．古い耳鏡または製薬会社からもらったペンライトの光では不十分である．Welch Allen社製の耳鏡であれば申し分ない．新しい電池に変えて，耳鏡部分を取り外したハロゲン光源であれば，乳幼児の頭蓋を見るには十分な光が得られる(M. Schlitt, 私信, 1998).

1) 幼児の頭蓋

▶ **診察方法**

非常に明るい光を前頭骨，後頭骨，左右の頭頂骨に押し当てて観察する.

赤〜オレンジの光で頭蓋全体が輝く場合を陽性所見とする．陽性の場合，重度の水頭症か脳水腫を示唆する．この手技は黒人の乳幼児でも十分に有用である.

2) 副鼻腔

▶ **診察方法**

前頭洞を見る場合は，**明るいペンライト**を眼窩

上切痕に押し当てて左右差を観察する．**上顎洞を**見る場合は，明るいペンライトを患者の口腔内の正中に入れて，光が漏れないようにした状態で下眼瞼の輝き方の左右差を見る．もし光が十分に強くない場合は，光源を左右それぞれの上顎大臼歯の内側に上顎洞向きに置いて観察する．患者ごとにペンライトは消毒して使う．別の方法としてペンライトを眼窩下壁に外から当てた状態で，開口させて口蓋越しの光を観察するものもある．入れ歯は外して観察する．前頭洞，上顎洞の透視法の診察については，動画での教材もある（MDforAll, 2010a・2010b）．

10 判定方法

透視法の所見は，「不透明」「ぼんやり」「正常」の3段階で評価する．片側の上顎洞で不透明の場合は異常である（Evans et al., 1975）．前頭洞は非対称なこともあり，偽陽性になることがある．X線検査で確認が必要である．

▶ 診断の正確性

X線撮影による透視法では，上顎洞より前頭洞のほうが，疾患のよい予測になるとされていたが，かなりの誤診があった（Spector et al., 1981）．

観察者間の一致率は，上顎洞の透視法が高かった（単純一致率 61%；K = 0.22）．耳鼻科医間では，前頭洞炎での一致率がより高いと報告された（単純一致率 95%）（Williams and Simel, 1993）．

副鼻腔炎の的中率は患者集団の特性や，検者の習熟度に依存する．総合内科医のクリニックでは，副鼻腔炎に対する尤度比は，上顎洞が「不透明あるいはぼんやり」していた場合1.6，正常の場合は0.5であった．耳鼻科のクリニックでは，副鼻腔炎に対する尤度比は，上顎洞が完全に「不透明」で8.0，完全に「正常」で0.04と上顎洞の透視法は極めて有用とされたが，「ぼんやり」の場合は尤度比は0.41と有用性は低下した．これらの研究は，X線による副鼻腔撮影により副鼻腔炎の診断を行ったものである（Williams and Simel, 1993）．

初期の文献によると，上顎洞の透視法による診断確度は68%とされた（McNeill, 1963）．これに続く研究では偽陽性と偽陰性の両方が出現し，ゴールドスタンダードにX線撮影を置いたものと，

副鼻腔穿刺を置いたもので偽陽性数や偽陰性数は変化した．重要な問題点であるが，X線撮影による診断確度は（副鼻腔穿刺に比べて），3つの研究によるとそれぞれ76%，86%，89%にすぎない（Ballantyne and Rowe, 1949；Burtoff, 1947；McNeill, 1963）．さらに検者間のX線写真の読影力の差もこれらの数字に反映されたことが予想される．

その後，CTが副鼻腔炎の診断法として登場した．撮影範囲を4枚に限ったCTでは副鼻腔炎に対する感度は81%，特異度は90%となり，陰性的中率は94%，陽性的中率は93%となり，全範囲をCTで撮影した場合には劣るが，X線撮影よりもよい結果であった（Awaida et al., 2004）．眼窩の感染症や髄膜炎などの合併症のある患者ではMRIのほうがより診断確度は高かった（Younis et al., 2002）．

臨床現場においてCTが撮影できる施設では，撮影範囲を絞った冠状断が費用対効果が高く，透視法やX線撮影の座を奪っていった（V.L. Goltry, 私信, 2004）．

▶ その他の診察方法

黒人の透視法を行う場合は特別な手法が必要になる．色素の強い人種で皮膚への透過光を見るのは困難である．左右差なく「不透明」となった場合は，両側性の病態なのか，また光が黒い皮膚を透過できなかったのか判断できない．

1. 眼を閉じてもらう
2. 口腔内から透過を行う（前述）
3. 光が眼に感じられた側の手で合図をしてもらう
4. 眼を開けて遠くを見てもらい，乳頭に赤い反射光があれば両側に透過性があることになる（光源を口腔内に入れたまま行う）．注意：繰り返しになるが，この診察には**極めて強い光**が必要である．

上述の方法と同じ原理だが，眼窩下壁から光を当てて，口蓋への透過光を見るのも黒色人種の患者では有用である．

11 頭痛および顔面痛に関するメモ

　生活への支障や慢性的な鎮痛薬使用の原因となる頭痛や顔面痛は，しばしば診断がついておらず，クリニック受診者にも多くみられる．患者がどの程度支払いの用意があるかによって違うが，ごみ箱診断の緊張型頭痛やおそらく誤診と思われる片頭痛とされるまでに，「脳神経外科的なマッサージ」[訳注12]を多かれ少なかれ受けてきていそうである．

訳注12）脳神経外科的マッサージとは頭部の画像検査のことと思われる．

　年単位の頭痛であったとしても，何も考えずに鎮痛薬を処方して慢性使用の端緒としたり，慢性使用の継続を許してはならない．それ以前に，詳細な病歴聴取と的を絞った診察により痛みの器質的原因を解剖学的に考え直していくのは内科医の務めである．

　頭痛や顔面痛の主座は，頭蓋，首，眼，耳，鼻，副鼻腔，歯，口，他の頭蓋や顔面の構造物のどこかにある．狭い閉鎖空間内で構造物が腫脹することが痛みの原因となることがある．副鼻腔の痛みはこれによる．頭部の神経支配を理解することは痛みの原因を探るうえで重要である．

　副鼻腔からの放散痛は，前頭洞からは頭頂部や眼窩奥へ，上顎洞からは上顎歯や前頭部へ，篩骨洞からは眼窩奥や側頭部へ，蝶形骨洞からは後頭部，頭頂部，前頭部，眼窩奥へと放散することが知られる．副鼻腔への感染や鼻閉の時のみに痛みが出ることがあるが，逆に感染や鼻閉があっても痛みがないこともある．飛行機に乗った際の気圧の変化で痛みを感じるという患者もいる．痛みが拍動性の場合は片頭痛の可能性が高くなる．

　外科的に治療可能な痛みとしては，鼻や副鼻腔の粘膜への異常な接触点がある場合がある（Rebeiz and Rastani, 2003）．患者は頭痛または顔面痛の痛みが頂点に達した時に診察に訪れる．範囲を絞ったCTスキャンと鼻腔内の診察を行う．鼻中隔からの突起物が鼻腔の外側壁を刺激していることがあり，診断のためには4%キシロカインとオキシメタゾリンの溶液を鼻腔内の患側または両側に激しく吹き付けて15分以内に痛みが消失するかどうかを確認する．中隔から外側壁への接触を外科的に取り除くと痛みは永久に消失する

（V.L. Goltry, 私信，2004）．

　過去のカルテ記載を踏襲するのではなく，よく話を聞き，可能性のある病気を最初から検証していけば，多くの人が誤診するケースでも正診にたどり着けるだろう．このようなアプローチは，三叉神経痛のような稀ながらやっかいな疾患の正しい診断のためには重要である（Olesen, 2013）．患者は，歯磨きや冷たい水を飲むことで引き起こされるために，三叉神経痛をひどい「歯痛」，顎や副鼻腔の痛みと解釈することがある（Reddy and Viswanathan, 2014）．これらの患者のなかには，正しい診断がつくまでに，不必要な歯科や耳鼻科受診を何度も繰り返すことがある（Zakrzewska and Linskey, 2016）．

文献

- Ahuja SR, Karande S. An unusual presentation of scurvy following head injury. *Indian J Med Sci*. 2002;56:440-442.
- Allen N. The significance of vascular murmurs in the head and neck. *Geriatrics*. 1965;20:525-538.
- Allen N, Mustian V. Origin and significance of vascular murmurs of the head and neck. *Medicine*. 1962;41:227-247.
- Alter M, Steigler P, Harshe M. Mastoid ecchymosis: Battle's sign of basal skull fracture. *Minn Med*. 1974;57:263-265.
- Aoki N, Masuzawa H. Infantile acute subdural hematoma: Clinical analysis of 26 cases. J Neurosurg. 1984;61:273-280.
- Awaida JP, Woods SE, Doerzbacher M, et al. Four-cut sinus computed tomographic scanning in screening for sinus disease. *South Med J*. 2004;97:18-20.
- Ballantyne JC, Rowe AR. Some points in the pathology, diagnosis and treatment of chronic maxillary sinusitis. *J Laryngol Otol*. 1949;63:337-341.
- Bartalena L, Fatourechi V. Extrathyroidal manifestations of Graves' disease:A 2014 update. *J Endocrinol Invest*. 2014;37:691-700.
- Battle WH. Three lectures on some points relating to injuries of the head. *Br Med J*. 1890;2:75-81.
- Braverman IM, Redford DB, Mackowiak PA. Akhenaten and the strange physiques of Egypt's 18th Dynasty. *Ann Intern Med*. 2009;150:556-560.
- Burtoff S. Evaluation of diagnostic methods used in cases of maxillary sinusitis, with a comparative study of recent therapeutic agents employed locally. *Arch Otolaryngol*. 1947;45:516-542.
- Campbell WD, Wren DR. Auscultatory percussion of the head. *Br Med J*. 1982;284:1556.
- DiBiase P, Arriaga MA. Post-traumatic hydrops. *Otolaryngol Clin North Am*. 1997;30:1117-1122.
- Duhaime A-C, Gennarelli TA, Thibault LE, et al. The shaken baby syndrome:A clinical, pathological, and biomechanical study. *J Neurosurg*. 1987;66:409-415.
- Easter JS, Haukoos JS, Meehan WP, et al. Will neuroimaging reveal a severe intracranial injury in this adult with minor head trauma? The rational clinical examination systematic review.

JAMA. 2015;314:2672-2681.

- Elner SG, Elner VM, Arnall M, et al. Ocular and associated systemic findings in suspected child abuse: A necropsy study. *Arch Ophthalmol*. 1990;108:1094-1101.
- *Encyclopaedia Britannica*. 11th Ed. Vol. XXI. Phrenology. New York: Encyclopaedia Britannica, Inc.; 1911:534-541.
- Evans FO, Sydnor JB, Moore WEC, et al. Sinusitis of the maxillary antrum. *N Engl J Med*. 1975;293:735-739.
- Fisher CM. Cranial bruit associated with occlusion of the internal carotid artery. *Neurology*. 1957;7:298-306.
- Gellis SS, Feingold M. *Atlas of Mental Retardation Syndromes: Visual Diagnosis of Facies and Physical Findings*. Washington, DC: U.S. Department of Health, Education, and Welfare; 1968.
- Gilbert GJ. Brueghel syndrome: Its distinction from Meige syndrome. *Neurology*. 1996;46:1767-1769.
- Giraldi FP, Ambrogio AG. Pseudo-Cushing—A clinical challenge? *Front Horm Res*. 2016;46:1-14.
- Gliklich RE, Eavey RD, Iannuzzi RA, et al. A contemporary analysis of acute mastoiditis. *Arch Otolaryngol Head Neck Surg*. 1996;122:135-139.
- Goldscheider L. *Michelangelo: Paintings, Sculptures, and Architecture*. London:Phaidon Press; 1962.
- Graham DI. Paediatric head injury. *Brain*. 2001;124:1261-1262.
- Green D, Joynt RJ. Auscultation of the skull in the detection of osteolytic lesions. *N Engl J Med*. 1961;264:1203-1204.
- Guarino JR. Auscultatory percussion of the head. *Br Med J*. 1982a;284:1075-1077. Available at: http://www.ncbi.nlm.nih.gov/pmc/articles/PMC1497897/pdf/bmjcred00601-0017.pdf. Accessed Jun 12, 2016.
- Guarino JR. Auscultatory percussion of the head. *Br Med J*. 1982b;285:295.
- Hart FD, ed. *French's Index of Differential Diagnosis*. 12th Ed. Bristol, CT:John Wright & Sons; 1985.
- Hutchinson J. On the different forms of inflammation of the eye consequent on inherited syphilis. *Ophthalmol Hosp Rev*. 1859;2:54-105.
- Jabbour SA. Cutaneous manifestations of endocrine disorders: A guide for dermatologists. *Am J Clin Dermatol*. 2003;4:315-331.
- Kim J. Myxedema. *N Engl J Med*. 2015;372:764. Available at: http://www.nejm.org/doi/full/10.1056/NEJMicm1403210. Accessed Jun 12, 2016.
- Lloyd GER, ed. *Hippocratic Writings*. Middlesex: Penguin Books; 1978.
- Mackby MJ. Cephalic bruit: A review of the literature and a report of six cases. *Am J Surg*. 1942;55:527-533.
- Maguire SA, Pickerd N, Farewell D, et al. Which clinical features distinguish inflicted from non-inflicted brain injury? A systematic review. *Arch Dis Child*. 2009;94:860-867.
- Marsden CD. Blepharospasm-oromandibular dystonia syndrome (Brueghel's syndrome): A variant of adult-onset torsion dystonia. *J Neurol Neurosurg Psychiatry*. 1976;39:1204-1209.
- McNeill RA. Comparison of the findings on transillumination, x-ray and lavage of the maxillary sinus. *J Laryngol Otol*. 1963;77:1009-1013.
- MDforAll. *Maxillary Sinus Transillumination*; Sep 11, 2010a. Available at:https://www.youtube.com/watch?v=Z-CYWd-

c73IQ. Accessed Jun 9, 2016.
- MDforAll. *Frontal Sinus Transillumination*; Sep 11, 2010b. Available at:https://www.youtube.com/watch?v=8Lo3bEND-qzs. Accessed Jun 9, 2016.
- Melmed S, Kleinberg D, Bonert V, Fleseriu M. Acromegaly: Assessing the disorder and navigating therapeutic options for treatment. *Endocr Pract*. 2014;20:7-17.
- Nieman LK, Biller BMK, Findling JW, et al. The diagnosis of Cushing's syndrome:An Endocrine Society Clinical Practice Guideline. *J Clin Endocrinol Metab*. 2008;93:1526-1540.
- Nieman LK, Biller BMK, Findling JW, et al. Treatment of Cushing's syndrome:An Endocrine Society Clinical Practice Guideline. *J Clin Endocrinol Metab*. 2015;100:2807-2031. doi:10.1210/jc.2015-1818.
- O'Kane JW, Spieker A, Levy MR, et al. Concussion and female middle-school athletes. *JAMA* Pediatr. 2014;168:258-264.
- Olesen J. The International Classification of Headache Disorders, 3rd ed. *Cephalalgia*. 2013;33:629-808.
- Ommaya AK, Goldsmith W, Thibault L. Biomechanics and neuropathology of adult and paediatric head injury. *Br J Neurosurg*. 2002;16:220-242.
- Osborne OT. Acromegaly. In: Buck AH, ed. *A Reference Handbook of the Medical Sciences*. Vol. 1. New York: William Wood and Company; 1900:86-97.
- Paterson CR, Ayoub D. Congenital rickets due to vitamin D deficiency in the mothers. *Clin Nutr*. 2015;34:793-798.
- Plunkett J. Fatal pediatric head injuries caused by short-distance falls. *Am J Forensic Med Pathol*. 2001;22:1-12.
- Pretto Flores L, De Almeida CS, Casulari LA. Positive predictive value of selected clinical signs associated with skull base fractures. *J Neurosurg Sci*. 2000;44:77-82.
- Rasmussen SA, Jamieson DJ, Honein MA, et al. Zika virus and birth defects—reviewing the evidence for causality. *N Engl J Med*. 2016;374:1981-1987. Available at: http://www.nejm.org/doi/pdf/10.1056/NEJMsr1604338. Accessed Jun 8, 2016.
- Rebeiz EF, Rastani K. Sinonasal facial pain. *Otolaryngol Clin North Am*. 2003;36:1119-1126.
- Reddy GD, Viswanathan A. Trigeminal and glossopharyngeal neuralgia. *Neurol Clin*. 2014;32:539-552.
- Scott O. Yesterday's science. Otto Scott's Compass. 1998; 9(97):9. Skullnoise. *N Engl J Med*. 1968;278:1452-1453.
- Smith TJ, Bahn RS, Gorman CA. Connective tissue, glycosaminoglycans, and diseases of the thyroid. *Endocr Rev*. 1989; 10:366-391.
- Soffer A. Smoker's faces: Who are the smokers? *Arch Intern Med*. 1986;146:1496.
- Spector SL, Lotan A, English G, et al. Comparison between transillumination and the roentgenogram in diagnosing paranasal sinus disease. *J Allergy Clin Immunol*. 1981;67:22-26. [This paper contains a good review of all the other authors who have been dissatisfied with this technique.]
- Tewfik S. Phonocephalography and pulsatile tinnitus in a surface cerebral angioma. *J Laryngol Otol*. 1983;98:959-962.
- Wadia NH, Monckton G. Intracranial bruits in health and disease. *Brain*. 1957;80:492-509.
- Weber W. Experimental study of skull fractures in infants. *Z Rechtsmed*. 1984;92:87-94. [German]

- Weber W. On the biomechanical fragility of the infant skull. *Z Rechtsmed*. 1985;94:93-101. [German]
- Weber W. Preferred site of skull fractures in infants. *Z Rechtsmed*. 1987;98:81-93. [German]
- Wei N. The "hollow scratch" sign. *Arthritis Rheum*. 1984; 7:116.
- Weinhold S. Auscultatory percussion of the head after trauma. *Med Trib*. 1983;29:2.
- Williams JW, Simel DL. Does this patient have sinusitis? Diagnosing acute sinusitis by history and physical examination. *JAMA*. 1993;260:1242-1246.
- Xiao H, Yang Y, Xi JH, Chen ZQ. Structural and functional connectivity in traumatic brain injury. *Neural Regen Res*. 2015;10:2062-2071.
- Younis RT, Anand VK, Davidson B. The role of computed tomography and magnetic resonance imaging in patients with sinusitis with complications. *Laryngoscope*. 2002;112:224-229.
- Zakrzewska JM, Linskey ME. Trigeminal neuralgia. *Am Fam Physician*. 2016;94:133-135.
- Zarool-Hassan R, Conaglen HM, Conaglen JV, Elston MS. Symptoms and signs of acromegaly: An ongoing need to raise awareness among healthcare practitioners. *J Prim Health Care*. 2016;8:157-163.
- Zernek R, Barrowman N, Freedman SB, et al. Clinical risk score for persistent postconcussion symptoms among children with acute concussion in the ED. *JAMA*. 2016;315:1014-1025.

第10章 眼

> 眼は心を映す窓である.
> タルムード[訳注1]

訳注1) Talmud. 4〜6世紀に編まれたユダヤ教の口伝律法とその注解をまとめたもの.

◆ 覚えておくべきポイント

- 眼と眼窩周囲組織は,神経学的疾患,局所腫瘍,内因性疾患に加えて,免疫学的,感染性,血液学的,内分泌学的,栄養欠乏と全身性疾患の影響も受ける.
- 脳神経Ⅰ,Ⅲ,Ⅳ,Ⅴ,Ⅵ,Ⅶのすべてと,交感神経および副交感神経の神経は,視力,眼の運動や眼の防護に関係している.
- 眼底を調べることによって,脳を観察することができる.
- 慢性の高血圧や糖尿病の進行の徴候についての微小循環系の状態は,眼底検査によって直接調べることができる.

1 検査の手順

眼の検査は頭部の診察の後に記載されるが,意識障害のある患者や重症患者では,バイタルサインを確認した後に,すぐに瞳孔の検査に進みたいだろう.法医学的理由からも視力検査はそれ以外の眼検査より前に評価すべきである.

特に診療器具や点眼薬使用の際には,そのために影響された視力は評価できない.加えて,瞳孔を拡大するのに用いられる薬物は水晶体の調節機能を損い,また視野をぼやけさせる.

いったん,瞳孔の評価,視力の測定を行って,患者が散瞳薬に禁忌がないか確認したならば,後半の前房の項で記述するように,散瞳薬を結膜嚢に1滴しみ込ませる.そして残りの身体検査を続行し,それが終わる頃には,散瞳しており,眼底検査を行う.

2 視力

1) Snellen 視力表

視力は,通常,患者に20フィート(約6.1 m)離れた場所より交互に片眼を覆いながらSnellen視力表を用いて検査される[訳注2].片眼で正しく行を読んだ場合,他眼を検査する時に反対の順にさかのぼり答えてもらう[訳注3].壁かけの視力表がない時,Snellen視力表の代わりにポケットサイズのカードを使用する(医療用品販売店で入手できる).このカードは,患者の眼から14インチ(約35.6 cm)の距離に置くように設計されている.患者がある列の1つあるいは2つの文字が読めなかった場合,「20/20-1」「20/30-2」と記録する[訳注4].距離のmへの転換とそれぞれで補正された視力と対応する中心視力の低下の程度は,表10-1に示される[訳注5].

訳注2) 日本での視力検査は通常5 mの距離で行う.3 mや1 mの視力表もある.

訳注3) 眼科での視力検査時は屈折度数を測ってからのことがほとんどのため,左右どちらの眼の検査時も予測される視力の視標から見せる.右眼で1.0の視標が見えたから左眼の検査を1.0から始めることはない.原文に書かれている方法はおそらく時間を短縮するためと思われる.

訳注4) 日本では小数視力が通常用いられている.分数視力を小数に変換すれば同じである.同じ視力を表す視標を5つ見せて3つ正答すれば見えたことになる.

訳注5) 「視力喪失」(loss in visual acuity)という言い方はあまり日本で聞いたことはない.視機能は視力と視野で評価される.身体障害の視覚障害の認定基準が1級は視力のみのデータで判定するが,他の等級が視力と視野で判定する,ということからもわかると思う.

検査は自身の矯正レンズを着用しても行わなければならない.それができない場合や,眼鏡をかけても視力がまだ十分でない場合には,ピンホールを通してよく見えるようになるかどうかみる.それは光を網膜に集中させて,眼球の焦点距離に関係なく屈折誤差を修正することができる(索引カードに少し孔をあけて,それを患者の眼の前に近づけて持たせる.照明が強くなければならないことに注意する).患者が視力検査表で最も大きな文字を読むことができない場合には,指を数え

表 10-1　中心視力

距離（フィート）	距離（m）	視力喪失の割合
20/16	6/5	0
20/20	6/6	0
20/25	6/7.5	5
20/32	6/10	10
20/40	6/12	15
20/50	6/15	25
20/64	6/20	35
20/80	6/24	40
20/100	6/30	50
20/125	6/38	60
20/160	6/48	70
20/200	6/60	80
20/400	6/120	90
20/800	6/240	95

ることができるか，手動を見つけることができるか，光を認識できるかどうか確認する[訳注6]．

訳注6）それぞれ「指数弁」「手動弁」「光覚弁」という視力になる．

2）レジデントへ

　レンズの向こうに見ることのできる自身の指，鉛筆または一定の大きさのものを患者の眼鏡を通して見てみよ．物体が眼鏡を通してより小さく見える場合，それは近視の人（水晶体が網膜に正確に焦点を当てるには眼球が長すぎる人）のものである．物体がより大きく見える場合，眼鏡は遠視眼患者（眼球が短すぎる人）の物である[訳注7]．遠近両用の眼鏡である場合，常に，レンズの上部を通して見るようにする．下部は，老眼者（水晶体が年齢のために，調節する能力を失った人）のための単なる拡大鏡である[訳注8]．

訳注7）近視，遠視の屈折度数を決定するのは，軸性（眼球の大きさ）と屈折性（水晶体と角膜による屈折）と2つの要因があり，必ずしも眼球の大きさだけで屈折が決まるわけではない．

訳注8）遠近両用の眼鏡を使っている人はわかっていると思うが，遠近の眼鏡は上部に遠方用の度数が入っていて，下部にはその度数に加入度数（年齢に応じて増えていく）を追加した度数が入っている．拡大鏡がついているわけではない．

3）眼性仮病と眼性ヒステリー

　これは，転換症状として起こった失明の世界初

の記述だろうか．

　　戦時中，非常に奇妙なことが起こった．
　　クパゴラスの息子であるアテネの兵士のエピゼラスが，非常に勇敢に戦っていた時，突然両眼の視力を失った．剣も槍も，また投石も何も彼のどこにも当たっていなかったにもかかわらず．
　　その瞬間から彼は生涯盲目であった．あごひげが盾を覆うような重装備の大男に対峙した時，その怪人は彼を素通りして，側にいる男性を殺したと，彼は自身に起こったことについて話したと言われている．
　　　　　　　　　　　　　　ヘロドトス[訳注9]，『歴史』

訳注9）Herodotus（紀元前485頃～同420年頃），古代ギリシャの歴史家．

　著しく視力が低下したと主張している人に対しては，異なる結果が出るかどうか，そして，Snellen視力表による検査を数回行う．患者がまったく目が見えないと訴える場合，瞳孔反応と視運動眼振を調べる．仮病を使う人では，両手の指先を互いにくっつける検査をするのを嫌がったり，まったくできなかったりするが，真の全盲患者では，固有感覚によって簡単にこの手技ができる．

　その他多くの試験が，これまで施行されてきた（Kramer et al., 1979）．後述する最初の2つの試験が，両眼の失明を訴えている患者や，良好な眼を覆いながら，片眼だけは視力不良を訴える患者に使うことができる．良好な眼を「曇らせる」ためのプリズムやシリンダーを用いることによって，神経眼科医は，片眼では視力不良を訴える患者を検査するための光学的トリックを多数持っている．もし患者が単に視力が低下していたり，視力表の下方の列を読めなかったりしている場合，アリゾナ州メサのRobert Gervais医師は誰も読むことができない20/10の段を彼らに尋ねることから始める．2，3の質問の後に，20/15まで段を上げ，その後，誰でも答えることができるほどの大きさである20/20と20/25まで段を上げる．

▌鏡試験

1.　1×2フィート（約30.5 cm×61 cm）より大きな寸法の鏡を検査者が鏡越しに患者の眼を見ることができる程度に患者の顔の近くに保持する．
2.　鏡を左右か上下に動かす．
3.　もし患者がじっと物を見ることができるのならば，眼は鏡の運動に対応している方向に移動するだろう．

ブリーフケース試験

1. 廊下を 40 フィート（約 12.2 m）歩いて，あなた（医師）の鼻を見るように患者に言う（彼がそれを見ることができるかどうかは質問しない）.
2. 書類かばん，大きな本または色の着いた大きな厚紙を持ち上げる．患者に何かが見えたか尋ねる．患者が何も見えないと言った時，患者の視力はかなり制限されており，物にぶつからずに歩くことができない.

心理的技術

　もちろん，単に医師が励ましただけで視力障害がなくなってしまった場合，転換反応や仮病の診断を裏付ける 1 つの根拠になる．軍の診療で開発された方法を適用することもできる．1 つの方法は，患者に Snellen 視力表のある文字を直接読むのではなくて，左上の角から右下のほうに文字をざっと見たほうがよく見えるだろうと説明することである．患者は，質問された文字について，例えば四角いとか丸いとか，何でもよいから言ってみるように促される．ある患者には，文字がどんな形か推測するように質問する必要があるだろう．それから被験者は，すべての文字を「見る」ことができるようになるまで，各々の文字の構成要素（四角や丸）について（たとえ当て推量でもよいから）見て答えるように誘導される．被験者は，文字を凝視するのでなくざっと見るということを常に指示される.

　視覚誘発電位検査は詐病を明確にすることにおいて役に立つかもしれないが，臨床検査がいまだにゴールドスタンダードといわれている（Gundogan et al., 2007）.

3 視野

　対座法で視野を確認することは，神経学的異常に関して最初に行うスクリーニング検査である．それにより視力が保たれていることで患者自身が気づいていない重大な異常を拾い上げることができるかもしれない．多くの標準的教科書は，患者の視野とおそらく正常である検者の視野とを対比させる方法を記述している．この方法は YouTube video（Opticdisc1）で説明されている.

1）Sapira 医師の診察方法

1. 患者にあなたの鼻を見るよう指示する.
2. あなたの両腕を広げて，両手をあなたと患者の間で等距離の平面上に位置させる.
3. あなたの両手で V サインを作って，患者の眼を見ながらその両手を，あなた自身の視野の両端まで動かす.
4. 片手の指を小刻みに動かして，患者に何か動くものが見えるかどうか尋ねる．もし見えたと答えたら，どちら側かを尋ねる.
5. 常に自分自身の視野の端でかつ患者と自身の等距離を保ちながら手の位置を変えて上下についても検査する．右側のみ動かしたり，左側のみ動かしたり，両方同時に動かしたりして検査するのがよい.

　あなたは患者の数フィート以内に位置し，眼の高さを揃えるべきである（もし座っている場合，膝が数インチ離れるべきである）.

判定方法

　この簡易試験で視索疾患による同名半盲，網膜や視神経の疾患による単眼性の視覚障害や，晩期の緑内障による視野欠損を指摘できるかもしれない（もちろん緑内障は視野欠損の発症前にその他の方法で診断すべきである）.

　網膜の変性による軽度の視野欠損では偽陰性が起こるかもしれない．またこの検査では初期の緑内障などの原因で起こる鼻側の暗点も見逃すかもしれない．鼻側の暗点は，一方の眼ずつ，耳側，鼻側と評価することによって指摘できるが，患者の鼻とあなたの鼻が同じ形でないということを考慮するのを忘れてはいけない．上記の両方の疾患は正式な視力テスト（下記参照）にて指摘することができる．疑わしい時は，常にそのような正式な検査に進むこと．最初にそれを思いついた時がそれを行う時である.

　神経内分泌学者は，患者の眼を別々に試験する．トルコ鞍や視交叉部疾患による両耳側半盲の場合，それぞれの眼の欠損した半視野は，他方の正常な半視野によって対応される．それゆえに，患者は両目を開けて試験した場合，欠損にまったく気がつかない可能性がある（Peli and Satgunam, 2014）[訳注 10].

訳注 10） 片眼失明していても気づかない人がいるのは眼科外来

でも時々経験する.

2) 修正された診察方法

正常な視野は，眼の水平面を超えて拡がる．平均的な視野はおよそ上方に60°，鼻側に60°，下方に75°，側頭側に100°かもう少し拡がる(Davson and Eggleston, 1968)．英国のバーミンガムのRobin E. Ferner教授は，壁に鼻を押しつけて，動かした指を頭の後ろから移動させることによって確認できると述べた．指が壁に着く前に，指を確認することができる．彼は1977年に診察方法を以下のように修正した．

1. 患者の近くに座り，向かい合う
2. 頭部の各辺で，被検者の水平線より後方に，示指を伸ばした手を保持する
3. 患者に「私の鼻を見なさい．目の片隅に動いている指が見えたらすぐに指摘しなさい」と伝える
4. 患者が見つけるまで，動かした指を4方向（上方，下方，左右）に対応した弧に沿って移動させる
5. 各々の眼の鼻側の視野は，反対側の眼を閉じて試験する

Wiener と Nathanson(1976~1977)はこの視野テストは「色覚の低下，物や形を同定する」テストを含み損ねているため限界があると述べた．重要な視野欠損を拾い上げ損ねることにつながる．日常的なものを同定することは視力テストよりも皮質機能のテストである．一方，色覚（色の彩度）は全体的な視野より前に変化をきたすという理由で色のついた物体を使用し損ねたことは重要な弱点となるかもしれない．色覚テストは正式な視野測定者にとってのみ行われる検査と考えられている．Dejong(1979)でさえ，被検者が，色彩の密度を調整できるなら色つきの検査であっても同じことだろうと述べている．言い換えると，白い物体より赤い物体で先に視野の欠損がわかることは，色合いによるものでなく，赤色の物体のほうが白色の物体より色彩の密度が低いからである．しかしながら，最近の研究では，赤い物体を動かす検査法は，その他の方法より感度が高いことが示された．また，2つの方法の組み合わせ（特に赤い物体を動かす検査法と前述の素早く指を動かす方法の組み合わせ）は，感度をさらに上昇させる(Lerr

et al., 2010)．それらの結果は，色覚が視野全体で変化することを示したその他の研究とも一致する(Hansen et al., 2009)．視交叉部疾患に伴う両耳側半盲の検出に着目する多くの神経内分泌学者は，日常的に赤い物体を用いて試験している(H.W. Børg, 私信, 2017)．

身体診察はそれぞれのスクリーニング検査の構成要素であることを強調したい．正式な視野計は視野欠損の検出や，頭蓋内圧亢進症の連続したモニタリングの検査にとして対座法よりも優れている(Mollan et al., 2014)．高性能の自動視野測定は眼科医から検眼士[訳注11]にわたり広く利用されている．対座法での視野検査は，医師にとって感度は低いものの，すばやく，安く，即座に情報処理できるのがよい点である．すぐに他者の所見にアクセスすることができず，異なる医師によって身体診察の部分を分けて行うということでは，技術的代用が特定の手技ごとに利用されるおそれがあり，身体診察を行う意味がなくなる．これは重要な原理であり，確定診断は決してつかない疾患が出てくる．

訳注11）optometrist（検眼士）は日本には存在しない国家資格で，視力に関する検査を行う．米国では簡単な手術も行っている．

3) 代わりの診察方法

以下に述べるのは1971年に De Juan 医師に教わった方法である．指を動かすのでなく，それぞれの手で違った数の指を立てる．そして患者に立っている指の総数を尋ねる．例えば左眼のほうの手（あなたの右手）を上耳側で1本上げ，右眼のほうの手（あなたの左手）を下耳側で2本上げると，可能性のある答え（0本，1本，2本，3本）を聞くことは診断的意義がある．

さらに，この方法では患者が片方の指や反対側の指の方向だけに向くことを防ぐことができ，網膜機能のより感度の高い検査になる．例えば網膜剥離の患者では，手の動きは追えても網膜が剥離した部分に相当する四半視野で指の本数を数えることはできないだろう．最後に，これは客観的な方法であり，指の動きで患者の推測した結果ではない．しかしながらこの検査を行うには認知機能が保たれている必要がある．

アドバイス：対象物を遠くに離しすぎたり，中央に寄せ過ぎないように．そのような方法では常に

認める検出可能な視野欠損を拾い損ねることになる．

4）中心暗点

ベッドサイドで方眼紙を用いて中心暗点（盲点）を見つけ出すことは可能である（患者は，自身が何も見ることができない領域を区切るように命じられる）．ミズーリ州の Simon Horenstein 医師は，同じ目的のために新聞を使用する．盲点は，視神経に影響を及ぼしているドルーゼン，腫瘍，乳頭周囲萎縮または他の疾病によって拡大される可能性がある．

5）症例報告

私は，かつて，両耳側半盲を呈するといわれていた患者を紹介された．実際，側頭四半部で指が動くことを見ることができなかった．下垂体精密検査が陰性と判明後，定型視野検査の結果が報告された．それによると，患者は長期の緑内障によってほとんど盲目の状態であったことが判明した！

「患者は眼鏡をかけていなかったし，盲目には見えなかった」という理由で，レジデントは Snellen カード試験を省略していたのだ．私のほうはというと，正式の視野検査が行われることになっていたので，片眼ずつ鼻側の視野検査までは行わなかったのだ．それは，お粗末な理由であった．許されないのは，眼球の触診と緑内障性乳頭陥凹（後述）があるかどうか眼底を調べ損なったことだ．一方で，私の「弁解」はすでにレジデントが患者を「診察した」ということであり，レジデントたちが盲のようには見えなかったからである……．

4 涙器

涙点（内側に位置する）と涙嚢（下部）を検査する．涙嚢の感染によって，片側性腫脹が起きる場合がある．涙腺（上方側面に位置する）は，混合腫瘍によって片側性に腫脹したり，サルコイドーシスや Mikulicz 症候群（Sjögren 症候群の異型または前段階[訳注12]）によって両側性に腫脹したりする

可能性がある．

訳注 12) 現在 Mikulicz 病は IgG4 関連疾患とされ，Sjögren とは関係ない．

涙器の機能は，ドライアイ症状を訴える患者では Schirmer テストによって確認される（これは，顔面神経機能に対する検査として用いられることもある）．基本的な Schirmer テストは，以下のように行われる．近位部分が眼瞼結膜と眼球の結膜の間に挿入することができるように，細長い濾紙（41 Watman 紙）を曲げて挿入する．角膜を触らないように注意する．5 分後に，濾紙を除去して，涙でぬれた距離を計量する．40 歳未満の人では，基準は 15 mm である，そして，40 歳以上では 10 mm である．10 mm 未満は疑わしく，5 mm 未満は明らかに異常である．キットは市販の標準化されたものを使うようにする．そうでない場合，異なる型には異なる吸収性があるので，濾紙を標準化しなければならない．コントロールされた状況のもとでさえ，結果は高い変動性がある（Clinch et al., 1983）．

Schirmer テストを行う時の反射性流涙を減らすために局所麻酔薬を使用する人もいる[訳注13]．このことは，点滴された薬剤の性質によって濾紙が濡れる範囲を変化させるなど，多数の誤差を生じる（Hodkin et al., 1994；Murphy, 1995）．

訳注 13) 涙液には基礎分泌と刺激性分泌があり，基礎分泌の程度を知りたい時には点眼麻酔後に Schirmer テストを行う．検査の目的によって麻酔のあるなしを使い分けたり，ドライアイのスクリーニングの検査として行っている時には施設によって方法を統一している．

反射性流涙の減っている Sjögren 症候群患者でも，患者の鼻腔に綿棒[訳注14]（長さ 8 cm，小枝の幅 3.5 mm）を上方へ，そして，外側壁と平行に挿入することによって反射性の涙が分泌される．反射性流涙の多い患者は 3.3±2.2 mm の基礎値と比べて刺激後の測定値は 24.4 ± 0.9 mm である．反射性流涙の少ない，Sjögren 症候群など涙腺にリンパ球浸潤している患者は，1.6±1.6 mm の基礎値と比べ刺激後による値は 3.7 + 2.6 mm であった（Tsubota et al., 1996）[訳注15]．

鼻粘膜損傷，疾患または神経除去をした人は，流涙の産生は低下する．三叉神経知覚麻痺患者における神経栄養性角膜症の発現は，鼻涙腺反射（Gupta et al., 1997）の消失と関連している．

涙液メニスカスの欠乏や低下，角膜上涙液中の debris，角膜下部の点状表層びらん，糸状角膜炎

といった特徴的な所見があれば，乾性角結膜炎の確定診断に関してSchirmerテストは必要ではない(Clinch et al., 1983)[訳注16]．

訳注14) ジョンソンエンドジョンソンのベビー綿棒が使われる．

訳注15) なぜこの鼻に綿棒を挿入する「鼻刺激Schirmerテスト」が行われるかというと，涙腺が破壊され涙の刺激性分泌も減少するSjögren症候群を診断するとともに，その重症度も判定したいという目的からである．

訳注16) 現在ドライアイの診断基準に涙液量の項目は入っていない．涙が少なくなるのがドライアイの本質ではなく，眼表面での涙の安定性が悪くなり何らかの自覚症状が出る状態をドライアイととらえている．

5 眼瞼と他の眼窩周囲組織

眼瞼を見ることによって，患者の性格（大げさなアイメイクの使用）やさまざまな全身性疾患の手がかりを得ることができるかもしれない．本章で述べる範囲を超えるような眼科医が興味を引くような局部疾患に関しても同様である．高脂血症があるかもしれない患者では眼瞼黄色腫を探すこと（7章参照）．眼瞼のヘリオトロープ疹は，皮膚筋炎でみられる．肉づきのよい有茎性腫瘍は神経線維腫症でみられることがある．それらの腫瘍は患者の体全体で認められるかもしれない．

睫毛の脱毛は，眼梅毒に典型的である[訳注17]．これは後天性免疫不全症候群（AIDS）の流行により次第に一般的にみられるようになっている．

訳注17) 睫毛が脱毛しているからといって梅毒ではない．眼瞼の炎症，あるいはまったくの原因不明で睫毛が脱毛していることはよくある．

外反は，慢性炎症または瘢痕化のために眼瞼が外にめくり返ることで，結膜表面の露出を伴う．

基底細胞がん（7章参照）は眼瞼と他の眼窩周囲組織を侵す可能性があり，図10-1 で示すように悲惨な結果を起こしうる．それは，最も一般的には下眼瞼の内側から始まる[訳注18]．

訳注18) 眼瞼のがんは以下の3つが多い．
基底細胞がん：進行緩徐で転移は少なく，生命予後は良好．
脂腺がん：欧米では稀とされるが，アジアそして日本では稀とは言えない．霰粒腫と誤診されることがある．
扁平上皮がん：多くは結膜側から発症．組織破壊，リンパ節への転移も多い．

世界的な感染症による失明の代表的な原因であるトラコーマは，クラミジア感染による結膜炎症であり，内反症と逆さ睫毛により内側に折り曲げられた睫毛が常に角膜を擦ることにより瘢痕化を

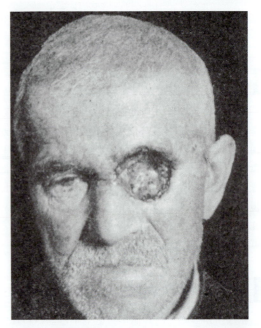

図10-1 基底細胞がん局所浸潤により眼球と眼窩組織を破壊した，蚕食性潰瘍
(De Schweinitz GE. Disease of the Eye : A Handbook of Ophthalmic Practice for Students and Practitioners Philadelphia, PA ; W. B. Saunders, 1915, より引用)

起こす[訳注19]．

訳注19) 衛生状態の悪いエリアではクラミジアはトラコーマを起こすが，先進国では性感染症の原因で，治りにくい結膜炎を起こす．日本でもトラコーマは現在見られず，高齢の方に睫毛乱生や角膜混濁として形跡がみられるのみである．

1) 異常なまばたきと眼瞼開眼困難

瞬目は正常では1分につき最高21回であるが，ドライアイまたは乾性角結膜炎では1分につき40を超えることがある．ドライアイの患者は，不快感のために眼を開けていられないと訴えるかもしれない．これは筋肉のコントロールができなくなっている眼瞼痙攣とは区別すべきである[訳注20]．患者は，まるでタバコの煙で満たされた部屋にいるように，ずっと眼が灼けるようでチクチクすると訴えるかもしれない．しかし，瘙痒感を訴えることはない[訳注21]．ドライアイ症候群は，涙の量ではなく質の低下による老化としての一症状である．また甲状腺疾患でもみられ，関節リウマチや特に関節をおかすような自己免疫疾患に関連したSjögren症候群の一部としてもみられる[訳注22]．

訳注20) ドライアイと眼瞼痙攣の症状は似ていて，しばしば合

5 眼瞼と他の眼窩周囲組織　275

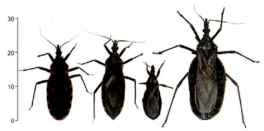

図 10-2　Chagas 病のベクター(媒介者)のサシガメ類.
(Klots JH, Dorn PL, Logan JL et al. "Kissing bugs": Potential disease vectors and cause of anaphylaxis. Clin Infect Dis.2010；50：1629-1634 より引用. Infectious Diseases Society of America のご厚意により)

表 10-2　眼窩周囲浮腫の鑑別診断

全身性浮腫	(例えば，ネフローゼ症候群)
感染性の(副鼻腔炎を含む)	細菌：上顎骨骨髄炎，ジフテリア，猩紅熱，梅毒性ゴム腫，抗酸菌，海綿静脈洞血栓症 ウイルス：伝染性単核球症 菌類：アスペルギルス症，スポロトリクス症，ムコール症，放線菌症 寄生性：旋毛虫症，蝿虫症，回旋糸状虫症，マラリア，梅毒性ゴム腫，トリパノソーマ症
内分泌	Graves 病(甲状腺機能正常である場合がある)，甲状腺機能低下症(押しても陥凹しない)
外傷	副鼻腔(触診に関する捻髪音)骨折，異物
アレルギー	(例えば，血管運動神経性浮腫)
腫瘍性	急性骨髄性白血病，横紋筋肉腫，網膜芽細胞腫，肉腫，リンパ腫，黒色腫，転移性腫瘍(例えば，乳，肺)，上大静脈症候群

(Phillips SL, Frank E. Acute orbital pseudotumor: Ocular emergency on a general medical service. *South Med J*. 1987；80：792-793, より許可を得て引用)

併もする．

訳注 21)　ドライアイの訴えはさまざまであり，瘙痒感を訴えることもある．アレルギー性結膜炎の自覚症状とほぼ同じでもある．

訳注 22)　ドライアイの種類はいろいろあるが，涙腺破壊がある Sjögren タイプと涙腺破壊以外に原因のあるものと分けて考えるとわかりやすい．Sjögren タイプではその病態より涙液分泌は減る．原発性と，自己免疫疾患に合併した 2 次性，そして骨髄移植後の GVHD の症状として見られるものがある．甲状腺疾患では閉瞼不全による乾燥の他，上輪部角結膜炎と呼ばれる状態になることがある．一般外来で診るドライアイのほとんどは，涙の量は十分あるがその安定性が悪いタイプがほとんどで，眼精疲労，見えにくさの訴えが多い．

2) 眼窩周囲の浮腫

　眼窩周囲の浮腫は，ネフローゼ症候群の浮腫とうっ血心不全の浮腫を鑑別するのに役に立つ徴候と考えられている．心不全では，一般に眼瞼には浮腫がみられない．理論的には高蛋白である心不全による限外濾過液は，重力に従い下方にたまるが，低蛋白のネフローゼ症候群による限外濾過液は下の方にたまらない．もちろん，これが唯一の説明であれば，重症の肝硬変では眼瞼浮腫がみられそうに思えるが，実際にはそうではない．

　眼瞼と眼周囲組織の片側性浮腫(ロマニャ徴候)は，結膜が寄生虫の侵入門である急性 Chagas 病(アメリカトリパノソーマ病)の古典的な所見である．これらは，ラテンアメリカにおいては，Chagas 病の特徴的所見とみなされている．この疾患は，メキシコと中米と南米で約 1,200 万人の人を苦しめている．また米国への移住者に伴い北に移動し，ベクター(媒介者)のサシガメと感染動物は多くの地域で見られる(Bern et al., 2007)．Chagas 病はテキサスにおいて新たに出てきた公衆衛生問題である．ロマニャ徴候は，咬み傷のアレルギー性の反応と紛らわしいかもしれないが，ロマニャ徴候は炎症も強く，持続的で，数週間続く(Klotz et al., 2010)．患者の寝室での検査でベクター(媒介者)を明らかにできるかもしれない(図 10-2 参照)．

　眼窩周囲浮腫の他の原因は，表 10-2 に示す．

3) 眼瞼裂

　片側性下垂または眼瞼の下垂は Horner 症候群(本章の後半参照)の症状である場合がある．そして，若年者における片側性か両側性の下垂は重症筋無力症を常に念頭に置かねばならない．

　Wiener と Nathanson(1976〜1977)は，目を細めいる人の多くに下垂があると誤って考えられた点に注目した．このエラーは，光を患者の顔に当てることなく，基本的な注視方向の「上」を見た時に，眼瞼を慎重に観察することによって回避できる．

　目を細めることは任意であり，下垂はそうではない．さらにまた，Marcus Gunn 下顎眼瞼連合運動症候群(三叉動眼同時運動)とその亜型を除い

て，下垂の状態は変わらない（下記参照）．

　複視または全眼筋麻痺の有無にかかわらず少なくとも256の眼瞼下垂の症例で，62件で投与中止による事象消失と14件で再投与による症状再発が，スタチン薬の利用に関連して報告された．もっともらしい機序は，上眼瞼挙筋や外眼筋の筋炎である（Fraunfelder and Richards, 2008）．

> 🔵 頭痛を伴う突然の片側性眼瞼下垂は，動脈瘤（通常後交通動脈）の可能性がある．それは，通常瞳孔散大を伴う．この診断を見落とすことは破滅的である．突然の下垂と頭痛にHorner症候群の部分症状である縮瞳を伴う場合は，その他の疾患が証明されるまで，患者は頸動脈解離を持っていると考える．

　瞳孔反応正常型の片側性下垂は，糖尿病による虚血性ニューロパチーの特徴である（R. Gervais, 私信，2009）訳注23．

訳注23）眼瞼下垂の原因の多くは加齢である．そのほか，コンタクトレンズ使用（特にハード），眼科術後，打撲後，緑内障点眼使用などがある．

意欲のある学生へ：Robert Marcus Gunnは英国の眼科医で，神経支配の先天的異常による良性疾患を発表した．それは，口を開けたり下顎を動かすと，眼瞼が上に持ち上がる片側性眼瞼下垂である．これは，**下顎眼瞼連合運動反射**としても知られている．Marcus Gunnはまた最初にGunn瞳孔を発表した訳注24．

訳注24）Marcus Gunn現象とは，下顎を動かすと，上眼瞼がピクピクと上方に不随意に動く病態．上眼瞼挙筋と外側翼突筋の神経が先天的に連絡していることによる．先天眼瞼下垂を起こすことで知られているが，下垂がないこともある．斜視を合併すると弱視の原因となることもあるので，眼科受診をすすめる．

　逆Marcus Gunn現象は，眼を閉じようとした時に起こる顔面の筋の異常な動きである．あるいは，被検者は口を開こうとした時，眼が閉じることに気づくだろう（Marin Amat現象）．これは異常な顔面神経再生から生じるか，顔面神経の治療的な移植によっても起こる．他にも特徴的な冠名された共同反射運動が列挙されている（Duke-Elder and Leigh, 1965）．

　Graves病訳注25）の場合のように，眼瞼裂の拡大は，眼球突出（下記参照），眼瞼の過緊張または両者の組み合わせの結果生じる．これらの因子は，天井から床に，急速に凝視の方向を変えるにつれて，甲状腺機能亢進患者の眼瞼が眼球より遅れる

Graefe眼瞼遅滞の原因となる（横になっていて，頭部のてっぺんを見てそれから，足趾のほうを見るほうがこの徴候を容易に識別できるかもしれない．着席している場合，あなたの眼の高さが患者のものより絶対に高くならないようにする．最初の何度か，正常な患者でこの手技を試すこと）．

訳注25）Graves病は日本ではBasedow病と呼ばれることが多い．

　眼瞼後退は自己免疫性甲状腺疾患で最も頻度が高い眼症状である．そして，90％の患者で経過のいずれかの時点で存在する（Brazis and Lee, 1999）．**意欲のある学生へ**：Graefe徴候を下方注視の間の，上眼瞼の遅延に限るという著者もいる．上方注視の際の下眼瞼の遅延を**Griffith徴候**，上方への一瞥する間の眼球運動の遅れを**Means徴候**，眼瞼の遅れた動きは何でも**Boston徴候**という．

　Graves病患者は結膜浮腫が認められる可能性もある．そして，それはそういった患者で瞬きが減ることの原因の一因となる場合がある．瞬目の減少と眼球突出の組み合わせは，**Stellwag徴候**または**Stellwag凝視**と呼ばれている．眼球突出に対するある検査は（Naffziger方法），医師が患者の頭の上の視点から患者の顔を見下ろし，眼球がそこから観察されることができるかどうか確認することである．甲状腺機能亢進眼球突出患者は，頭部をまっすぐに保持して，額にしわを寄せることなく，天井を見上げることが可能であると言われており（Jeffrey徴候），前頭筋障害の要素がある可能性がある．

　甲状腺機能亢進症のもう1つの徴候は，軽く閉じた眼瞼のRosenbach振戦である．Graves病が非常に重症な場合，目を閉じたり，まばたきをしたりすることができない兎眼を認めうる（Bartalena, 2015；Chavis, 2002）．その（兎眼の）通常の原因は顔面神経麻痺である（Correia Pereira and Firmato Gloria, 2010）．

　顕著で，進行性のGraves眼症を認める患者の一部では甲状腺機能亢進を認めない（Hiromatsu et al., 2014；Melcescu et al., 2013）．このことは，Graves眼症の原因は甲状腺機能亢進ではなく，主に自己免疫機序によるものであるので，驚くべきことではない訳注26．

訳注26）眼症状が先行発症することもあり，甲状腺関連自己抗体検査が有用である．甲状腺眼症は，両眼発症ではないことも多い．起床時に症状がひどく，日中にかけて徐々に軽快する日内変動がみられることもある．上記のような眼瞼の症状のほか，

複視がみられることも多い.

　医学において一般的に言って，あり余るほどの徴候，検査あるいは治療法があっても，それらのどれ1つとして完全ではなく，またおそらく，それらのどれ1つとして素晴らしいとは言えないだろう．通常，自分自身の患者たちにそれらのいくつかを試してみて，どれが最も有効かみるべきである．

　Graves病の眼症状が存在すれば，診断に非常に役に立つ．しかし，存在しない場合，あまり役立たない．眼瞼後退の陽性尤度比(LR)は31.5であり，陰性尤度比LRは0.7．眼瞼遅延の，陽性LRは，17.6であり，陰性LRは0.8である．90拍/分以上の脈拍の尤度比はそれぞれ陽性，陰性で，4.4と0.2である．暖かく湿った皮膚は，6.7と0.7，甲状腺腫脹は，2.3と0.1，そして，微細な指の振戦は，11.4と0.3である(McGee, 2001).

6　眼球突出

　眼球突出の程度は，Luedde眼球突出計か，Hertel眼球突出計か，Negel眼球突出計(図10-3)を用いて計量される(Cole et al., 1997)訳注27)．99パーセンタイルは，女性は19 mmで，白人男性は21 mm，黒人女性は23 mm，黒人男性は24 mm．白人の被検者において少なくとも2 mmまたは黒人の被検者において3 mmの差異がある場合，片側性眼球突出と評価される(De Juan et al., 1980).

訳注27)　日本で使われているのはHertelがほとんどである．一般外来では瞳孔径や瞳孔間距離を測るのに使われる金属製の定規(ophthalmic measure)で計測することが多い．

　片側性眼球突出で最も頻度が高い医学原因は，おおよそ発生頻度順に(Grove, 1975)，Graves病，副鼻腔がんを含む転移性がん，血管腫，リンパ管腫．特発性の眼窩炎症(眼窩筋炎)，リンパ腫，神経性腫瘍(神経線維腫を含む)，髄膜腫，横紋筋肉腫，涙腺上皮性腫瘍，悪性黒色腫，類皮腫，そして類表皮腫瘍である．これらのうち，横紋筋肉腫は小児腫瘍のリストで先頭に立つ．片側性眼球突出は，頭蓋底骨折(9章参照)の徴候でもありえる．

> 拍動性片側性眼球突出は，頸動脈海綿静脈洞瘻の徴候の1つである．随伴する所見に

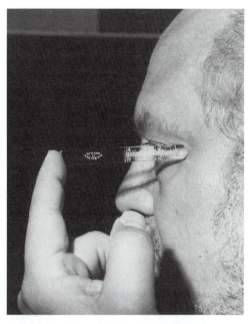

図10-3　**Luedde 眼球突出計．**装置を眼窩切痕の外側(眼窩外側の最後尾部分)に置いた後，角膜前部は視差を避けるために両面にマーキングされた目盛りつきのプラスチック棒で計測される．装置は，人さし指で保持する必要はない．

> は，結膜浮腫，眼窩静脈の拡張や，視力低下，患者がブンブンとした雑音を自覚することなどがある訳注28)．最も一般的には外傷の後に発生するが，嚢状動脈瘤の破裂の結果として生じる可能性がある(Allen, 1965).

訳注28)　充血が続くため，治りにくい結膜炎とされていることがある．複視，眼圧上昇の症状が出ることもある．

　両側性眼窩病変は，最も一般的な原因はGraves病である．成人におけるその他の原因としては，リンパ腫がある．さらに頻度は低くなるがWegener肉芽腫症，血管炎，サルコイドーシスや真菌感染がある．小児において，最も頻繁な両側性疾患は，転移性神経芽細胞腫または白血病である．壊血病に続発する眼窩後部の血腫が，小児における眼球突出の原因として報告されている(Suman and Dabi, 1998).

> 急性眼窩腫脹(急性眼窩偽腫瘍)は，眼痛，眼球突出，結膜浮腫，眼球運動障害，視神経症を伴い通常片側性で緊急疾患である(Phillips and Frank, 1987)．緊急に耳鼻咽喉科医

または脳外科医へ紹介する必要があるだろう．それは最も一般的には副鼻腔炎による眼窩蜂巣炎に起因し，前頭洞の疼痛，発熱と白血球増加を伴うはずである．糖尿病患者においては，ムコール症も考える．急性眼球突出はまた，眼窩腫瘍や，頸動脈海綿静脈洞瘻からの出血の初期徴候となりうる．

このような症状を生じる眼の病気は後部強膜炎であり，それは網膜にまで広がることがある．CT（コンピューター断層撮影）か，MRI（核磁気共鳴画像法）で緊急の疾患を除外できたなら，大量のステロイドによる強膜炎の治療を行えば，約12時間で劇的に症状は軽減するはずである．

7 外眼運動

1）注視の基本的な方向

6つの方向への注視を検査することのみで，6つの異なる眼筋とそれらを制御する3つの脳神経を検査することができる．これらの方向は，北東，東，南東，南西，西と北西であり，真北や真南（上下）ではない．右眼におけるこれらの方向を**図10-4**に示す．そして，6つの方向を見るためだけなので，短時間にチラッと見ることができる．われわれは時に直接上または下を見る能力を検査する時もあるが，これらは注視の基本的な方向ではない．追加情報のために，神経学的検査を行う．6つの外眼筋は，眼球を3つの軸で動かせるように調整されている．これらは非常によく適応して動くのでマングースを視線で追いかけているコブラがやっているように頭を動かし続けなくても，医学生は大量のプリントを目で追って読めるのである．

眼球の横方向への可動域を評価する際に，角膜輪部が外眼角に接する場合，外転運動は正常である．角膜の一部が隠される場合，外転は過剰である．強膜が少し見える場合，外転は制限されている．内転において，角膜の内側1/3と外側2/3の間の架空の線[訳注29]は下方涙点を通る縦線と一致しなければならない（Brazis and Lee, 1999）．

訳注29）瞳孔内縁でもよい．

東西方向に一致するように外直筋は外側に眼球

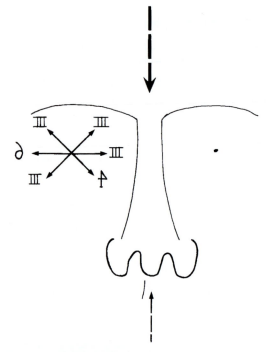

図10-4 基本的な注視方向.
覚え方：
1. 手鏡を顔の絵の鼻に引かれた矢印に合わせて置く．反射面はあなたの左側（絵の顔の右側）になるように（これから記入する絵の左眼に記入する間には，右側は隠しておくこと）．
2. 絵の左眼の上に基本的注視方向を記入する．
3. 脳神経に固有の注視方向は，アラビア数字で脳神経の番号を書く．
4. それ以外の注視方向には，ローマ数字を記入する．
5. 以上が完了したら，隠していた顔の絵の右側を見てもよい．左眼の正解は，鏡を見て得ることができる．

を動かす．そして，内直筋は内側に眼球を動かす．これは，あまり論争にならない．上斜筋（SO）は，その名前と病理解剖学者間での評判にもかかわらず，実際には眼球を下内側に動かす．これは謎〔謎（ミステリー）にはらせん階段がつきもので，内側に下降していく〕であったが，それにもかかわらず明らかに正しい（Sapira, 1979；Younge and Sutula, 1977）．下斜筋は，眼球を上と中に動かす（上方内側に）．上直筋は，上と外に眼球を動かす（上方耳側に）．下直筋は，下と外に眼球を動かす（下方耳側に）．これは正しい．以下の文は，一般に正しいが，不完全である．眼球の「上方への」動きは上直筋によってなされ，「下方への」運動は下直筋によってなされるということは，おおよそ正しい答えであり，完全に間違っているわけではな

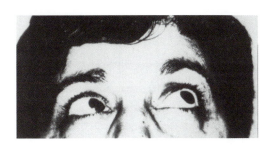

図 10-5　Brown 症候群による右側の偽性下斜筋麻痺．ワシントン D.C. の Bruce McClain 医師の患者．

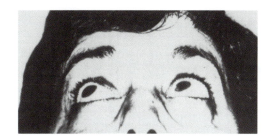

図 10-6　前図（図 10-5）と同じ患者．左目は正常である．

い．これらの文がなぜ誤りでなく，正確に真実でもないか理解するために，眼の解剖と生理学を見直す必要がある．脳神経系の検査は，筋肉の解剖についての知識から推測して行う．第Ⅳ脳神経の支配を受ける SO と，第Ⅵ脳神経の支配を受ける外直筋（LR）を除くすべての筋肉は，第Ⅲ脳神経によって支配されている．覚え方は，"LR sulfate 硫酸 LR"であり，LR_6SO_4 と綴られる．

2）上斜筋麻痺

滑車神経の単独の病変による，右側上斜筋麻痺患者を図 26-3A に示す．特発性 Bielschowsky 頭部傾斜徴候を認める（Younge and Sutula, 1977）．頭部は病変の反対側のほうに傾けられる．この徴候は感度は 50％である．しかしながら，頭部を反対に（病変側のほうへ）傾けることを忘れず，病変にある虹彩が上に動くのを探せば，その検査は症例の 94％で陽性となる（図 26-3B）．

▶偽陽性

「自然に」頭部が傾いてしまうのは，原因不明のこともあれば，斜頸（25 章参照）のこともある．眼球の問題も斜頸の原因になり，結果的に頸部の筋肉の変形をきたすことを覚えておくこと．

原因不明の斜頸では全例で，眼科的な評価を行うべきである．188 例の斜頸患者の検討では，眼科的な原因としては上斜筋の動作低下が最も多かった．眼振患者は，注視を眼振の振幅が最も小さくなる位置に保つために斜頸を呈するかもしれない（Williams et al., 1996）．

3）みかけの下斜筋麻痺

Brown 症候群（図 10-5, 6）は，関節リウマチの稀な症状で[訳注30]，おそらく上斜筋の腱および腱鞘の狭窄性腱滑膜炎[注1]によるものである．患者は間欠的に，垂直性複視やクリック感を自覚し，あたかも下斜筋麻痺のように見えることがある．眼球を下方や内側に向けることはできるが，時にその位置で動かせなくなる．そこで患者が，内上方を見ようとすると動かせなくなった眼球は，まるで下斜筋麻痺があるようにみえる．患者がそれでもそちらを見ようとし続けると，眼球が解放され，全面的あるいは部分的に上方視が可能になる．この時患者はクリックを感じ，医師は眼窩の内側上方の角でそのクリックを触知できるかもしれない（Killian et al., 1977）．真の下斜筋麻痺はなく，また症状は間欠的にしか起こらずクリック感があることから，変な印象を与えるため知識のない疑い深い医師は，患者の訴えを無視したり，不必要な向精神薬を投与したりすることがある．

訳注30）先天性や外傷後，手術後に起きることもある．

注1　「滑膜」という語は，ギリシャ語の *syn*（with）とラテン語の *ova*（egg）が語源である．もともとは滑膜と呼ばれていた滑液は，卵の白身部分のように見えることによる（つまり卵が語源）．後で，この言葉は関節の内層を指すようになった．それは滑膜とその内層をつくると考えられる**滑膜**と呼ばれるようになった〔滑膜内層（すなわち，滑膜をつくる内層）の代わりに〕．

そうして，以前の滑膜は，**滑液**と呼ばれるようになった〔これは，"ventricle"に起こったことと，非常に類似している．それは，袋を意味するが，心臓専門医にとって，袋自体や，袋を含む空間（空洞）を意味するようになった〕．

Brown 症候群は，**腱鞘炎**と呼ばれてきた．"vagina"という語は，類似の進化を遂げた．vagina は，ローマ人が彼の腰の周辺に剣を保持するためのさやであった．以前の解剖本で定義されていたように，今ではその 1 語で呼ばれているものの多くの vagina を指す語があった．以前，vagina という単語だけで単独の定冠詞としての利用が正当化されていなかったころは「淋病は，vagina によくみられる病気である」ということは，間違っていた．

4）輻輳の衰弱

甲状腺機能亢進症の Möbius 徴候は，近距離の調節時〔約5インチ（12.7 cm）の距離で〕の眼輻輳の衰弱である．これは，内側直筋を含む筋疾患のために起こる．

5）斜視

斜視は，眼球が反対側の眼球と並行を保てずに変位する注視障害であり，麻痺性と非麻痺性がある．前者は動眼神経麻痺に起因する．非麻痺性斜視では，2つの眼球の位置が相対的に異常となり，視野がかなり広がった状態に保たれるがいずれの眼球も四半円すべての方向に動かすことができる．

診察方法

斜視をチェックする簡単な方法は，被験者に約3フィート（約91.4 cm）の距離からペンライトを注視させることである．光の反射は，各瞳孔のほぼ同じ部分からこなければならない．これは，**角膜反射試験**または**Hirschberg 試験**と呼ばれている．より感度が高い試験は，遮蔽試験（下記参照）である．

> 角膜光反射の非対称は，眼窩腫瘍による眼球のわずかな偏位を示していることがある（Gariano et al., 1993）．非麻痺性の輻輳斜視 cross eyes は，**内斜視**と呼ばれている．開散斜視 wall eyes は，**外斜視**である．垂直方向の範囲で，変位した眼球は，天井まで上を向くかもしれないし〔上斜視（以前に検討された遠視と混乱しないように）訳注31）〕または，床まで下を向く可能性がある（下斜視）．

訳注31）英語では上斜視 = hypertropia，遠視 = hypermetropia, hyperopia のため．

> 複視 diplopia に伴う不快感を回避するために外れている眼からの像は抑制され，見えにくくなっている．そのため，さまざまな斜視は結果として弱視になる可能性がある．永続的な失明を防止するために小児期のできるだけ初期に斜視を発見することは，非常に重要である．小児の斜視の半分だけしか外観で目立つ眼の異常を呈さないので，特異的試験が必要である

る（Essman and Essman, 1992）．

> 斜視は，網膜芽細胞腫症例の20%にみられる徴候である（Essman and Essman, 1992）．

6）潜在性斜視

潜在性斜視は，「斜視」の代わりに接尾辞「斜位」を与えられる．それは通常ルーチンの身体検査では検出しないもので，それほど臨床的にも重要でない．しかしながら，一部の症例（例えば，上斜筋麻痺，Brown 症候群，その他）では，ある視野を注視している時は単一視であるが，別の視野を注視した時には，斜位が明らかになったり，斜視となる．したがって，複視について訴えるどんな患者でも，遮蔽試験は根底にある脳神経病変や他の複視の原因の最初の手がかりとなる可能性がある訳注32）．

訳注32）簡単にいうと，両眼視している時も眼の位置がずれているのが斜視であり，両眼視している時は眼の位置は正常で，両眼視していない時にずれるのが斜位である．

遮蔽試験：診察方法

1. 被検者の正面に座って，2〜3フィート（約61〜91.4 cm）先のライトか光る物体を見るように指示する．
2. 遮蔽しない眼球に動きがないか観察しながら，反対側の眼球を覆う．ある位置にすばやく動くのであれば，明らかな斜視がある．外向きの動きであれば内斜視であり，内向きの動きであれば外斜視である．
3. 今度は，反対側の眼球を遮蔽し，これまで遮蔽してあった眼球の動きを観察する（実際，この試験は「非遮蔽試験」と呼んでもよいかもしれない）．両眼視が遮断された時のいかなる動きも眼が偏位したことを示唆し，潜在性斜視を示す（覆いを外した時や物体を近くで見た時に眼は移動するので，少しの程度の外斜位が，必ずしも異常というわけではない．内斜位か大きい外斜位は，懸念事項や迅速な紹介の理由となる）．
4. 反対側の眼ではじめから繰り返す．

> カラー写真で，眼底からの赤色反射が対称で色も同じか比較する．非対称性の赤色反

射は，斜視を示す可能性がある(Essman and Essman, 1992).

7）眼球運動の型

眼球運動には 2 つの基本的な型がある．迅速な運動と緩徐な追跡運動．前者は皮質延髄路に関わり，中心窩に新しい像を持ってくるのに用いられる．これらは，**断続性運動**または**サッケード**と呼ばれている．"saccadic"という語は，その手綱を速く引っ張ることによってウマを止めることを意味するフランス語が語源である．後者の緩徐運動は起源が小脳/前庭で，像を動く網膜の上で動かない状態に保つのに用いられる．

8）眼振

眼振は，眼球の小さく，迅速で，周期的で「自発的」(不随意)な動きを意味する．運動には，しばしば緩徐な(前庭の)偏向成分と速い断続的な(大脳)戻りの成分がある．一部の著者は，眼振が現れる時の方向で眼振の名称をつけ，他の人は戻りの急速相で呼んでいる(4 章参照)．この理由で，簡潔に眼振を述べることが，おそらく最善だろう．

急性発症の眼振は基本的に神経学的な徴候であるが，眼球運動のルーチン検査で発見されるので，ここに含んだ．それは，前庭小脳眼運動系のどこかに構造的または中毒性の疾患があることを示す．鑑別診断は，26 章を参照．

横向きか回転性の眼振以外正常である患者は先天性かもしれない．それは，細隙灯検査でより顕著になる．患者の視力は若干の軽微なぼやけが記載される可能性があるが，片眼が隠された場合，眼振は非常に顕著となり，視力は 20/200[訳注33]まで落ちる可能性がある．

訳注 33) 日本の視力でいうと 0.1.

人形の眼と温度刺激などの中枢での眼球の位置を制御することを含む脳幹徴候は，26 章で述べる．

診察方法

眼振は眼球を動かさない第 1 眼位[訳注34]でも(これはよくない徴候だが)起こることがある．しかし，通常は患者の頭部を保持したままで，指をはじめは水平方向に，その後垂直方向にすばやく動かして，それを眼で追わせることで誘発される．側方注視眼振の検査をする時，あまり極端に側方に眼を向かせる必要はない．有意な眼振は，第 1 眼位の 30° 以内に起こる．

訳注 34) 正中.

定義

水平眼振では，眼球の動揺は(睡眠薬を投与された患者でみられるように)一側から反対側にまでみられる．垂直眼振では，眼球の動きは上下方向であり，回旋性眼振では，円を描く．

 垂直眼振は，内科救急の Wernicke 脳症(26 章参照)を示す可能性がある．

対象を見る場合にだけ，**固視眼振**はみられる．
振子眼振では，急速相と緩徐相がみられない．すなわち運動の変化量と速度は等しい．これは，例えば白子症のように生後早期に中心視力が失われる各種病態でみられる．
下向性眼振は第 1 眼位で起こる垂直の動きで，通常，側方や下方注視によって悪化する(26 章参照)．
眼振様運動は最大 3 拍までの眼球振幅で，それ以上の回数は決してみられない偽性眼振である．これは正常人にでも，極端な方向を注視させた直後に起こりうる．**盲目眼振**は，時々盲目の人に認められる，不規則な眼球の動揺運動である．これらは盲目の人にある一点を「見つめる」ように言うと，消失するので，偽性眼振である．
注視麻痺性眼振もまた偽性眼振で，外眼筋の筋力低下によって起こる．これは大きな横紋筋の廃用後の筋力低下に似ており，患者に麻痺側の筋肉を使う必要がある方向を注視させて最もはっきりと誘発される．**注視麻痺性眼振**においては，両眼ともに片側の端において反対側よりもより強く眼振がみられる．これは共同偏視を伴う麻痺の原因となる病変を伴ってみられるが，麻痺そのもの以上に大きな意義はない．**生理的眼振**は，走行中の自動車の中から固定したある部分(例えば風よけの縁)越しに，繰り返しすばやく動いているバックグラウンド(例えば，電柱，トンネル内の明かり，樹木など)を見つめている時に起こる．
視運動眼振は，縦縞が描かれたドラムを回転さ

せたものを患者に目で追ってもらうと誘発される生理的反応である．この眼振が片側でみられない場合は，同側の動眼神経核または神経の異常を示している．大脳病変でこの眼振がみられなくなるのは，ドラムが病変側に向かって回転している場合だけである．これはまた，患者がまったく視力が失われていると訴えており，したがってこの眼振がみられないはずの患者に，実際にはみられるようなケースでも有用である[訳注35]．

訳注35) 通常の視力検査がまだできない乳児の視力検査にも使われる．

色のついた縞模様のテープがあれば，視運動性眼振の検査用ドラムは，カルテ識別テープを使って自作できる（この方法はノースカロライナ州のCheolsu Shin 医師に教えてもらった）．テープを鉛筆に巻きつけて，それを軸に垂直方向に保持して保ち，そしてテープを一定の速さでほどいてゆく．

9) 異常な急速眼球運動

不随意急速眼球運動は，眼振と混同される可能性がある．特殊形式は，眼球粗動，眼球クローヌスとサッカドマニアを含む（Leigh and Zee, 1983）．眼球クローヌスにおいて，急速眼球運動は不規則で，多方向性で，高振幅である．眼球クローヌスは，脳炎，外傷，頭蓋内腫瘍，視床出血，水頭または中毒性および代謝性脳症で起こる場合がある．それは，小児における神経芽細胞腫の腫瘍随伴または遠隔効果，または，成人における卵巣・肺・乳がんである場合がある．

急速眼球運動は，AIDS 患者で遅くなる可能性がある（Nguyen et al., 1989）．

8 強膜

1) 強膜の黄疸

実際のところ強膜という白い背景に対して眼球結膜の黄疸を観察しているので，強膜の黄疸は誤った名称である．ある優れた学校全体で議論が展開された．「黄疸を探すための最高の場所はどこか」．手掌という者もいれば，口蓋底という者もいるし，鼓膜を推す者もいる．私は，通常「駐車場で」と答える．最も重要な問題は体のどの部分が診察されるかではなく，使用している光の質がどうかということだ（もっとも私は強膜上の結膜を好むが）．学生の時，8 mg/dL（137 mmol/L）の濃度の血清ビリルビンを有する患者の黄疸を見逃した．夜間に天井からの白熱電球でぼんやり照らした部屋だとそうなるのだ．夜間の蛍光灯はあまりよくない．自然の日光では，人は 4 mg/dL のレベルを知覚することができる（曇った日に，または，十分に照らされない部屋で）．中西部では，もやを通過する直射的な日光で，ビリルビン 2.3～2.1 mg/dL の範囲を検出することができる．晴れた南部の太陽の照るほうの建物では，1.5～1.7 mg/dL のビリルビン値を検出できる．白熱電球によって照らされる部屋で標準的なペンライトを使用しても，検査者のわずか 2/3 が，2.5 mg/dL（42.89 mmol/L）のビリルビン値の強膜の黄疸しか見つけることができなかった（Ruiz et al., 1997）．

▶ 自己学習

陽がさんさんと降り注ぐ日に，2～3 mg/dL 前後の総血清ビリルビンを有する患者を見つける．最初に，十分に照らされていない部屋の人工光で強膜上の結膜を調べる．それから，患者を建物の日の当たる側の窓まで案内して，**直射**日光で彼の眼を再検査する．

黒人患者は正常でも茶色であるか濁った色素沈着を呈する可能性がある．そして，それは強膜であるように見えるが，実際のところ結膜であるのでこれを無視する．その代わりに，上方や，または，内方を注視させて，普段日光を浴びない眼球結膜の部分を調べる．それらの部分は茶色の濁った色素沈着がなくて，（もしあれば）黄疸の黄色の色素を明らかに示すだろう．

指導医へ：観察される色素は，血清ビリルビンでなく組織に沈澱するビリルビンである．血清ビリルビンが急速に変化する時，強膜の黄疸は遅れて出てくるだろう．患者のビリルビンが下降して正常上限近くになった時に強膜の黄疸を認めることが可能かもしれず，回診の質をアップさせることができるだろう．ビリルビンが上昇している時はなかなかそうはいかないものである．

2）強膜の斑点

瞼裂斑と翼状片（下記参照）は，実際に結膜から生じる．それらは，しばしば，起源が強膜と誤解されている．

内側および外側の輪部色素斑は，組織黒変症や，Gaucher病でみられる可能性がある．加齢性の硝子質のプラーク（50歳以降に起こっている単純な変性現象）は，全身および眼性的にも重要性はない．それらは内直筋と外直筋の付着部でみられることが多く，そして，組織黒変症やGaucher病の色素斑よりバラバラで角ばっている[訳注36]．

訳注36) hyaline plaque と原文にある変性は，日本人にはほとんど見られない．

ブリーチーズのような白斑は通常耳側にのみ認められるが，**Bitot斑**と呼ばれている．これはビタミンA欠乏でみられるため，先進諸国で非常に稀である[訳注37]．欠乏症が補正されない場合，角膜の不可逆的な溶解が起こることもある．世界的に，ビタミンA欠乏は大きな問題であり毎年100万～250万人の小児が死亡する．夜盲は最も初期の徴候である．そして，結膜乾燥症が続く（Congdon et al., 2003）．

訳注37) 先進国でも神経性食欲不振症や偏食などで見られることがある．

3）青色強膜

青色強膜は骨形成不全に疾患特異的であると言われてきた．しかし，それは正しくない．さらに，4型骨形成不全患者は，青色強膜が認められない．この疾患を知っておくことは，骨折が非事故性損傷と誤診されないために重要である（Paterson et al., 1983）．

1908年に，Oslerは青色強膜と鉄欠乏性貧血の間の関係を解説した．169人の入院患者の研究では，鉄欠乏性貧血患者の87%で，他の貧血患者の7%で，そして，貧血のない患者の5.3%で青色強膜が見られた（Kalra et al., 1986）．

青色強膜は，Marfan症候群患者の3%でもみられる（Cross and Jensen, 1973；Hanno and Weiss, 1961），偽性副甲状腺機能低下症（Scheie and Albert, 1977）の症例の15%，ホモシスチン尿症（Cross and Jensen, 1973）の症例の5%で，時にEhlers-Danlos症候群や（Paton, 1972；Thomas et al., 1954），そして，ごく稀に弾性線維偽黄色腫で

みられる（Paton, 1972；Roy, 1972；Scheie and Albert, 1977）．これらは，ミトキサントロン治療（Med Lett Drugs Ther, 1988），ステロイド療法，重症筋無力症とさまざまなコラーゲン血管障害（Kalra et al., 1986）でみられる可能性がある．非眼科医にとっても興味深かろう．青色強膜の非常に稀な原因には，尖頭（Walsh and Hoyt, 1969），色素失調症，Turner症候群，低ホスファターゼ血症，Crouzon病，Hallermann-Streiff症候群，ピクノディソストーシスと後部ぶどう腫（Roy, 1972）が含まれる．

おそらく，青色強膜は偽性副甲状腺機能低下症でもみられるかもしれない，しかし，眼科医はそのような関連（Hanno and Weiss, 1961）を見出せなかった．これまで本来鑑別リストに入ってもよかったのだが，善意の医療秘書が偽性偽性副甲状腺機能低下症（pseudo-pseudohypoparathyroidism）という適切な診断が話者の言い間違い lapsus linguae と決めつけてしまい，pseudoの1つを落としてしまったのである．

最後に，真に異常に青い強膜について述べる．多くの人では強膜に淡い青の色合いがある．そして，良好な照明のもとでは，内科医なら関節リウマチの患者で，あるいは（少し想像を働かせれば）高血圧のある赤毛の患者でさえも，青っぽい強膜軟化をおそらく見つけることができるだろう〔16世紀までに，肖像画家は，正常者の白眼に青を加える術を知っていた（Burckhardt, 1929）〕．身体診察をその限界を超えてまですすめてはならない．

4）強膜炎

虹彩炎の所見なしで強膜が充血するため，前部強膜炎は後部強膜炎（上記参照）より，診断するのが非常に容易である．ステロイドによる治療は，網膜損傷を防止するために必要である．

9 結膜

1）検査

角膜を除いて，結膜はすべての前眼球を覆う．便宜上，強膜を覆う部分を球結膜，眼瞼部分の瞼結膜と呼ぶこともある．

▶ 診察方法

円蓋と下部の眼瞼結膜の診察は下眼瞼を押し下げればできる．下眼瞼には触れず，眼窩下縁の皮膚を骨に押し当て下に引くと，まぶたは裏返る．

もし眼に炎症があったり，あるいは異物を疑ういかなる理由があった場合は，上眼瞼の結膜もまぶたを裏返して調べなくてはならない．患者に下を向くよう指示し，同じ手の親指と人差し指を使ってやさしく上の睫毛をつかむ．綿棒をてことして瞼板上縁に置き，まつ毛を持ち上げつつ，瞼板を押し下げる．後で患者が上を向くと，眼瞼はもとの位置へ戻る．

> 🔵 患者が開眼が困難な場合，例えば外傷時，木軸のQチップ訳注38)2つを使い，瞼裂からかなり離れた眼瞼の上下に1つずつ置いて，眼裂を開いていく．瞼裂の方にQチップを転がしていくと，眼瞼は開く．眼球に圧をかけないこと．

訳注38) Qチップとはコットンスワブの商品名．

▶ 所見

明るい直射日光で眼瞼結膜を調べることで，ヘマトクリットを推定することができる．これは，特に爪異常があって爪床の検査が難しい患者で有効である．

翼状片 pterygium（「翼」というギリシャ語由来）はたいてい角膜の鼻側にあり，結膜の不透明な血管結合組織が扇形または翼形に増殖したものである．角膜上に増殖すると視力が低下することもある．瞼裂斑 pinguecula（「脂肪」を意味するラテン語の1つ）は，角膜の鼻側から耳側にある脂肪の集まりであり，それは角膜上へ伸びない訳注39, 40)．

訳注39) 翼状片，瞼裂斑の位置について原文では「虹彩」の鼻側耳側とあるが，両者は眼表面にあるので，「虹彩」を「角膜」とした．

訳注40) 瞼裂斑は翼状片に変化することがある．

これは眼科的に問題でもなく，内科的にも重要でもない．

下眼瞼に通常覆われた球結膜を視診するのに検眼鏡を用いることもできる．鎌型ヘモグロビン症でみられる蛇行した血管を見つけるためだ．この検査は感度91%でヘモグロビンS疾患を見つけるが，ヘテロ接合体については感度が低い．偽陽性はない（Comer and Fred, 1964）．

瞼結膜の出血は，全身性感染（例えば細菌性心内膜炎）の徴候である場合がある．

鮮赤色の大きな球結膜出血訳注41)が，何もないところから急に現れることくらいドラマチックなものはない．見逃しようがない所見だ．これには失明のリスクはない．ただし，多くの全身疾患に関連している可能性がある．

訳注41) 「結膜下出血」と呼ばれる．

最も頻度が高い原因は局所外傷である．しかし，クモ膜下出血の場合のように，それは遠隔疾患の徴候である場合がある．

> 💙 それが外傷後1日以上たってから現れる場合，それは頭蓋底骨折に特徴的である〔頭蓋底骨折に対する感度は，10%（Duke-Elder and Leigh, 1965）である〕．それは急性静脈高血圧（例えば重篤な咳）または持続性静脈高血圧（例えば，上大静脈症候群）でみられることもあるし，全身性血管炎，血小板減少または凝固の局所障害として現れるかもしれない．後者の場合，結膜出血は決して単独で生じなくて，常にその他の徴候が存在する．Kaposi肉腫は，治らない結膜下出血として現れる可能性がある．この腫瘍患者の約20%は眼瞼または眼瞼結膜の病変を呈する．果実様の赤い腫瘤がみられる可能性がある（Gariano et al., 1993）．

結膜の血管が糖尿病，高血圧または単に加齢でより壊れやすくなるというエビデンス（Duke-Elder and Leigh, 1965）がある．したがって，孤発性の結膜出血を精査した後の結論のほとんどが「原因不明，病的意義なし」となるのは驚くに値しないのである．

2）結膜浮腫

Chemosis は結膜浮腫を意味するギリシャ語であり，古代ギリシャ語のあくび，あえぎ，見つめることを意味する語からきている．後に，俗語になり軟体動物または二枚貝類（殻がパカリと大きく割れるような）を意味する語義となった．これは優れたアナロジーといえ，結膜浮腫において，2枚の貝殻がちょうど眼瞼に相当するのである．結膜浮腫は時に流涙を伴わないため，結膜は濡れて見えるのに涙はない．濡れた感じは結膜そのものから来るのである．

▶ 診察方法

結膜浮腫を見つけるには下眼瞼結膜を眼球結膜に向かって上に擦りつける．あなたの指は下眼瞼の皮膚の上に置いておく．水っぽい眼瞼結膜が積み上がっているのが感じられる．良好な灯りで斜めに照らすと，シワシワな感じが容易に見てとれる．

結膜浮腫の原因には，血管透過性の亢進，静脈圧亢進，血漿アルブミンの減少，眼球周囲組織の代謝的な異常がある．

増加した血管透過性は，全身性の場合もあるが，局所の場合もある(眼そのもの，眼周囲組織，場合によっては髄膜の炎症)．全身性の原因には，感染症，過敏反応とQuincke血管運動神経性浮腫などがある．結膜浮腫が髄膜炎の初期の徴候としても有用とも言われる(Duke-Elder and Leigh, 1965)．

静脈うっ血は眼窩の範囲内で原因から生じる場合があるし，またそれは上大静脈症候群の非常に有益な徴候なのかもしれない．純粋な右心不全(三尖弁狭窄症，収縮性心膜炎，心臓タンポナーデなどのため)において，稀に，非常に軽度の結膜浮腫はみられる可能性がある．ネフローゼ症候群で起こる場合もあるが，純粋な左心の(「後ろ向きの」)高い蛋白質濃度の浮腫を生産するうっ血心不全ではみられない．慢性の場合において，結膜は黄色くなる．

結膜浮腫を引き起こす眼窩の2つの代謝的疾患は，Graves眼症と粘液水腫である．片側性結膜浮腫は，前頭蓋底骨折の徴候である可能性がある(9章参照)訳注42)．

訳注42) 眼科を受診する結膜浮腫のほとんどは，アレルギーなどで眼を擦ったことによる．

10 角膜

角膜は透明で平滑でなければならない．眼の痛み，充血(下記参照)を訴えている患者において，医師は慎重に角膜の異物，びらん，潰瘍またはヘルペス感染の徴候を探して詳しく調べなければならない．アトピー性患者が眼性および非眼性単純疱疹に罹患しやすく，そして，アトピー性患者における眼部単純ヘルペスがしばしば両側性である

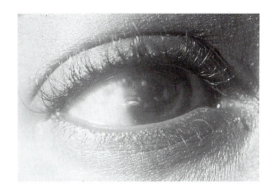

図 10-7 先天性梅毒による角膜実質炎で，結果的に失明となった．角膜は，隣接した強膜の血管化で，すりガラス像を生じる．
(Public Health Service. US Department of Health, Education, and Welfare. Syphilis ; A Synopsis Public Health Service Publication No.1660. Washington, DC, 1968, より許可を得て引用．)

ことに注意する(Garrity and Liesegang, 1984)．

1) 特別な診察方法

単純疱疹の樹枝状にみえる角膜病巣は，湿ったフルオレセインストリップを眼瞼結膜にあて染色しているか見ればわかりやすい(フルオレセイン染色はまた，外傷による角膜びらんをみるのに有効である)．

角膜反射は，26章で述べる．

2) 角膜実質炎

先天性梅毒による角膜実質炎は急性発症であり，通常5〜25歳の間，特に思春期の前に最も起きる痛み，羞明と角膜周囲の充血を伴い，**図 10-7**にみられる角膜への血管侵入が起きる内耳性難聴とHutchinson半月状切痕の2つの徴候を伴う(Hutchinson, 1859)．しかしながら，角膜炎と前庭聴覚症状は，特徴的な歯の所見がない場合，Cogan症候群(Vollerstein et al., 1986)の一部として，成人に起こる場合がある．

上記のような角膜炎は両側性である．しかしながら，片側性，孤立性の角膜炎は，稀に後天性(先天性でない)梅毒または結核により起こる場合がある訳注43)．

訳注43) 原因はなんであれ(眼科ではコンタクトレンズトラブルによる角膜潰瘍が多い)，角膜に強い炎症があった後には実質混濁が残ることがある．

3) 帯状角膜変性

帯状角膜変性は角膜の白濁であり，（試験管の）リン酸カルシウムの沈殿物や，日の出時のロンドンのもやに似ている．明るい光を当て角膜を診察すれば，肉眼でも見ることができる．日光の当たる角膜に見える横線が病変部である．病原がない場合はそこはアスピックのように光り輝き明瞭だ[訳注44]．時々，角膜変性は重症例では結膜にも及ぶ．

訳注44）アスピックは肉や魚を煮たブイヨンをゼリーにしたもので，日本では「煮こごり」と呼ばれている．テリーヌはテリーヌ型で作った料理で肉類が多いが，ショコラテリーヌもある．

帯状角膜変性は，原発性副甲状腺機能亢進症，サルコイドーシス，ビタミンD中毒とミルクアルカリ症候群を含む多くの高カルシウム血症でみられる(Cogan et al., 1948)．ベリリウム中毒症，多発性骨髄腫，Hodgkinリンパ腫で(Walsh and Hoyt, 1969)．そして，最も早い場合には（4ヶ月以内に）乳児カルシウム過剰血(Duke-Elder and Leigh, 1965)で起こる．帯状角膜変性は，血清カルシウムが正常に戻ってもそのままである．

帯状角膜変性の異栄養性石灰化型の原因には，続発性副甲状腺機能亢進症(Cogan et al., 1948)，Paget病，低リン血症(Duke-Elder and Leigh, 1965)，「急性骨粗鬆症」(Roy, 1972)があり，ミルクアルカリ症候群，続発性副甲状腺機能亢進症そしておそらくシスチン症(Roy, 1972)による腎石灰化症か腎結石症を伴う腎不全もある．

帯状角膜変性は，若年性関節リウマチでもみられてきたが(Scheie and Albert, 1977；Walsh and Hoyt, 1969)，成人性関節リウマチの症例の1%足らずでしかみられない(Roy, 1972；Smith, 1957)[訳注45]．それは，円板状エリテマトーデス(Roy, 1972)で，そして，時に，痛風(Fishman and Sunderman, 1966)でもみられることがあった．ごく稀に，それは結節性硬化症(Duke-Elder and Leigh, 1965)，魚鱗癬(Roy, 1972)，Rothmund症候群，Parry-Romberg症候群(Roy, 1972)と肺結核(Duke-Elder and Leigh, 1965)でも報告された．しかし，肺結核が時々高カルシウム血症をもたらす(Shai et al., 1972)ということは現在知られている．

訳注45）若年性関節リウマチに帯状角膜変性が合併するのではなく，若年性関節リウマチによくみられる慢性の虹彩炎の合併症として帯状角膜変性がみられる．

帯状角膜変性が起こる眼疾患は，周辺部ぶどう膜炎(pars planitis)の症例の1〜5%(Brockdhurst et al., 1960；Schlaegel, 1978)，角膜実質炎，眼球癆，慢性虹彩毛様体炎(Roy, 1972)，交感性眼炎(Pau, 1978)，絶対緑内障[注2](Pau, 1978)とトキソプラズマ症(Schlaegel, 1977)などがある．毒，熱，あるいは外傷などによる角膜損傷に伴って帯状角膜変性にも起きることがある(E. De Juan, 私信, 1987)．外傷後帯状角膜変性の原因には，熱傷と穿孔(Pau, 1978)，毒ガス（水銀，カロメル，カルシウム重クロム酸塩）や，粒子刺激（例えばウサギ毛皮をはさみで切る帽子製造業者のような）(Duke-Elder and Leigh, 1965)である．最後に，「特発性」帯状角膜変性の例や(Roy, 1972)，帯状角膜変性の家族内発症も認識されている(Duke-Elder and Leigh, 1965)．

4) 輪部徴候

帯状角膜変性がカルシウム過剰で最も有名な徴候であるにもかかわらず，私は個人的に輪部徴候（図10-8）（輪部の乳状の沈殿物として最もみられる異栄養性石灰化の環）の有益さに感銘を受ける(Pau, 1978；Roberts, 1958；Schumacher and Scheler, 1969)．輪部徴候は，現代医学の教授にほとんど忘れられて，たとえ完璧な医師でさえも通常，それが密接に似ている老人環として誤解する．この徴候は，血清カルシウムの絶対値が標準範囲の間であるが，高いカルシウム・リン積(Ca × P)があり，臨床上高カルシウム血症が示唆されるような慢性腎不全の状況にみられる場合がある(Schumacher and Scheler, 1969)．輪部徴候は永続的であり，そして，カルシウム・リン積(Ca × P)が正常化しても持続する．

5) 老人環

老人環は角膜輪部の白い環である．そして，それは弧として始まるために，その名がついてい

注2　絶対緑内障は進行して視力も失い，種々の合併症を起こしているものをいう[訳注46]．

訳注46）絶対緑内障は眼圧のコントロールがつかず失明した状態で，さまざまな合併症が見られる（失明すると積極的な治療は通常行わないが，この場合は痛みのコントロールの治療などを行うことがある）．

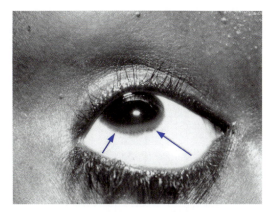

図 10-8 この 24 歳の女性は，腎疾患のため，カルシウム・リン積上昇があるが脂質異常はない．乳白色の弧（limbus sign，輪部徴候）が背後にある暗い虹彩を不明瞭にしており，虹彩の下を走っている．2 つの矢印の間にあるのがそれ．
（テネシー州の David Johnson 医師のご厚意により許可を得て引用）

る．この修飾語は所見が変性徴候であると示唆する．より正確には，加齢と関連するといったほうがよい．それは，入院患者のうち 15 歳未満の黒人，50 歳未満の白人，50 歳未満の黒人女性，そして 40 歳未満の白人の女性で認められないことがわかっている．製鋼所においても，老人環は 20 歳未満の黒人と 30 歳未満の白人で認められなかった（Macaraeg et al., 1968）．このように，加齢を意味するラテン語の *anilis* という用語は，白人より以前にこの徴候を現す黒人や，女性を表すには不正確である．

老人環はこれまた年齢によって異なる血管性疾患のリスクを示唆すると考えられてきたが，私がベイズの誤謬と呼ぶところの，すべての所見がそれぞれ独立しているという信念によるものであろう．若年者はめったに血管疾患や老人環を持たないが，一方高齢者ではしばしば両方認める．それゆえ，環は疾患の徴候であるとみなされる．しかしながら，これが十分臨床的に役立つぐらい真実である場合，主張された関連を示すことは容易だろう．しかし，その証拠があるかというと十分ではない．現在では，最も関連するのは，心電図異常である．それは特定の名を持つ特定の疾患には一歩及ばない状態なのだが（Macaraeg et al., 1968; Rodstein and Zelman, 1963）．

6）Kayser-Fleischer 輪

角膜輪部やその近くで発生する褐色がかった緑色の環は，Descemet 膜での銅の堆積を意味する．Kayser と Fleischer によって記載されたこの環は，未治療の Wilson 病の診断について，高い陽性および陰性適中率を持つ．それは特殊な場所，時間，細隙灯などの装置やコストなしで肉眼で見える．しかし，細隙灯検査を利用するとより感度が高くなる．

偽陽性

ここで最初に強調したいことは緑色ということである．ビリルビンとカロチンは，白い老人環に「しみがつく」ことによって，偽陽性の Kayser-Fleischer 輪を生じる（Weinberg et al., 1981）．このように老人環を持つトマトジュース常用者によるリコピン血症にて類似の偽陽性の報告も予測できる．それでも，これらの色素のいずれも本当は緑色ではない．ビリルビンは黄色のオレンジがかったものであり，カロチンはオレンジであり，そして，リコピンは赤みがかった色である．最後に，これら 3 つの色素は皮膚にも色をつける．そして，ビリルビンはより「強膜」（結膜）に色素沈着をもたらす傾向がある．Wilson 病の銅は，強膜または皮膚を着色することはない．緑の Kayser-Fleischer 輪は，Addison 病の茶色の縁の環と混同されないようにすべきである（Straub and Russman, 1966）．後者は角膜の内側や外側よりも，上方や下方の弧でより明らかである．

Kayser-Fleischer 輪と診断するためのもう 1 つの鍵となる記述は，「細隙灯を用いないで肉眼でも見える」ことである．Wilson 病以外の多種多様な肝臓病患者が明らかに 2 次的な銅代謝異常を呈するというのは正しい．そしてそれらは Wilson 病とは異なるが，最終的な結果として Descemet 膜に十分な銅が沈着し，それは細隙灯検査によって見ることができる（Rimola et al., 1978; Weinberg et al., 1981）．肝炎後性肝硬変，原発性胆汁性肝硬変，特発性肝硬変，新生児肝疾患，慢性活動性肝炎と進行性肝内胆汁うっ滞がこれらの肝疾患に含まれる．しかしながら，これらの場合，緑の環は，細隙灯検査だけで報告されたものである．

悲しいかな，完璧な所見というものはない．肉眼で見える本当に緑の環が，異常な銅結合蛋白出

表 10-3　眼の充血の鑑別診断

所見	急性結膜炎	急性角膜炎	急性虹彩炎	急性閉塞隅角緑内障
発症様式	緩徐	緩徐	緩徐	突然
痛み	痛みというより痒みや焼けるような感じ	痛み（通常圧痛のない）	中等度から不快な痛みは，頭痛に似ている可能性がある	激しい
充血	円蓋において最も激しい；局所投与のエピネフリン（1：1,000）は，充血を減らす；表在性の血管は，結膜に移動する；ピンク色	毛様体紅潮があることがある	角膜輪部でより激しい；区別できない個々の血管；あまりピンクでない	虹彩炎と同様
瞳孔	正常	正常	緩徐な反射ないし反射なしで縮瞳する場合がある	いくらか散瞳する；光に反応しない
角膜	常に透明	びらん，潰瘍，樹枝状の病変をチェックする	後面角膜沈殿物を有したり，透明であったりする	くもっているがはっきり見えない虹彩
分泌物	膿があることがある	水様	水様	水様
視力	常に正常	低下していることがある	低下していることがある	著しく低下する
関連所見	耳介前方のリンパ節腫脹があることがある	羞明	羞明；通常眼球は柔らかい	通常，悪心嘔吐を伴う；硬い眼球

(Newell F. *Ophthalmology*：*Principles and Concepts.* 8th Ed. St Louis,MO: CV Mosby；1996：559 より許可を得て引用)

現による銅過剰を伴う多発性骨髄腫の1つの症例で報告された（Gordon et al., 1967）．また，私はLaënnec 肝硬変患者のなかに，小さく細い，褐色がかった緑の環を肉眼で認めた．

▎偽陰性

Kayser-Fleischer 輪の診断に関しての感度が74% でしかないという最近の報告は6～33歳，平均年齢15歳の家族集団に基づくデータである（Nazer et al., 1986）. 58歳の Wilson 病による神経障害患者で Kayser-Fleischer 輪がない一例が報告されてはいるが，高齢者においては，Kayser-Fleischer 輪は，偽陰性より偽陽性（上記参照）が多くなる（Ross et al., 1985）．この徴候は，疾患の治療で消える．

7）感染症

トラコーマでは，角膜潰瘍と瘢痕から失明が生じる．結膜杯細胞と涙器の破壊は結果として角膜の乾燥症（xerosis）が生じ，内側に折り曲げられた睫毛によって常に擦過されるようになる．トラコーマは性感染症クラミジアを引き起こす *Chlamydia trachomatis* の特定のサブタイプによ

り引き起こされる．

フィラリア様線虫である回旋糸状虫に起因する河川盲目症は，角膜瘢痕を生じる炎症により，高流行地で成人の最高50%を失明させる．現在では，この疾患は主にサハラ以南のアフリカで認められ，小さい流行が米中，南米と中東にある（Congdon et al., 2003）．

11　赤い眼 Red eye

眼の充血の鑑別診断は表 10-3 で概説される，結膜炎，角膜炎，虹彩炎と閉塞隅角緑内障などを含む（筆者はほとんど全員を散瞳しているが，いまだ急性閉塞隅角緑内障の最初の症例に出会っていない）．

チクチクする不快感ではない真の痛みは，結膜炎ではなく虹彩炎を意味する，というのは以前より言われている．通常圧痛なしでの痛みと羞明は，角膜炎に典型的である．痛みを伴う羞明は失明がとても懸念され，眼科医にすぐに紹介しなければならない．

> 診断未確定の眼痛の原因を決定するために，Gerrais医師は，1滴の局所麻酔薬を点眼する．すべての痛みが消える場合，原因はサボテンの棘やコンタクトレンズ使用による角膜びらん，その他による表面的なものである．痛みが軽減されない場合，より深刻な眼内原因（例えば虹彩炎または閉塞隅角緑内障）が考慮されなければならない．

識別のための最も重要な身体的所見は，感染した血管の位置である．罹患血管が表面にある結膜のものであるかどうか確認するために，結膜浮腫を検査する時に結膜を上方に移動させたように，下眼瞼の下にあなたの指を置いて，上方へ押圧する時，それらの血管が移動するかどうかを調べる．

後部角膜沈殿物が虹彩炎（後述の「直像鏡による検査」の項参照）の診断となるにもかかわらず，大部分の急性虹彩炎患者は，最初に現れた時，これらはまだない．膿が急性結膜炎の診断となるにもかかわらず，急性結膜炎の多くの症例では膿かどうか判別することができないような水様性の分泌物がある．結膜上皮擦過のグラム染色とライト染色は，眼の充血の診断に，かなり役立つ．ウイルス性（流行性）結膜炎では，耳介前リンパ節（8章参照）が触知可能なことが多い．

虹彩炎と結膜炎の鑑別に対して確信がない時，Au-Henkind試験へさらに進むとよい（Au and Henkind, 1981）．他眼は開いたままにして，患者に検査される眼を閉じるよう依頼する．開いた眼にペンライトを当てて，閉じた眼に感覚を感じたかどうか，患者に尋ねる．閉じられた眼の痛みは，虹彩炎を示唆する．この試験は，光に対する正常な協調性瞳孔反応がみられることが前提にある．試験は感度が100%で，かつ非常に特異的である．

虹彩炎患者では調節反応の間，痛みを経験する．そして，痛みは再現可能な距離で起こる．検査者は患者が遠隔（90 cm）の指に焦点を当てているところから始め，そして，眼により近くに焦点を移動させる（Talbot, 1987）．生体鏡検査法から判断される，4.5%の罹患率である外来患者眼科クリニックで，感度は74%，特異性97%，陽性適中率は50%であった．

むしろ実臨床でしばしばみられる問題は，虹彩炎と結膜炎の合併である．診断を見落とさないように複数の診断手技を利用することが重要である．両方とも存在する時，結膜炎は虹彩炎に続発することがある．結膜炎より医学的に重要で治療可能な疾患である急性虹彩炎の鑑別診断から始めなければならない（感染性疾患の症例を除いて，虹彩炎は結膜炎に続発することはない）[訳注47]．

訳注47）通常虹彩炎と結膜炎が合併することはあまり見ない．ヘルペスウイルス，特に帯状疱疹に合併する眼症状は多彩で虹彩炎と結膜炎症状を見ることはある．

虹彩炎のために眼科クリニックに紹介された患者の約53%は，関連する全身性疾患を有していた．最も頻度が高い病状は，Reiter症候群，強直性脊椎炎，Sjögren症候群とサルコイドーシスである（Rosenbaum, 1989）．他の関連症候群は，全身性エリテマトーデス，Still症候群，炎症性大腸疾患，HLA B27陽性疾患，Behçet病，多発性動脈炎，肉芽腫症とサルコイドーシスなどがある．

結膜炎の鑑別には，グラム陽性球菌，グラム陰性球菌，グラム陰性桿菌，クラミジア，ウイルスやアレルギーが含まれる．血清反応陰性の脊椎関節症のなかでReiter症候群だけは，結膜炎を伴う．ピリドキシン（ビタミンB6）欠乏症は，結膜炎を伴うことがある．不十分な食事摂取の他に，この欠乏症の原因は，ピリドキシン代謝，吸収不全症候群（特にグルテン過敏性腸症）などの先天異常や，アルコール症，重篤な臓器機能不全（肝硬変または尿毒症）や，ビタミンB6アンタゴニストとして作用する薬を含む．これらは，シクロセリン，イソニアジド，ペニシラミンと経口避妊薬を含む（Greenfield and Gregory, 1998）．

> 眼の充血の鑑別診断には，脳神経外科的状況もある．硬膜の（間接的な）頸動脈海綿静脈洞瘻のある患者は，6ヶ月の間「慢性結膜炎」として治療を受けた．動脈血化[訳注48]された結膜血管は，診断の手がかりであった．軽度の眼球突出，わずかな眼瞼腫脹と結膜浮腫がある場合もある．眼圧上昇，軽度の頭痛，複視や雑音聴取できる慢性的に赤い眼がある場合，疑いの確率は増える（Biousse et al., 1998）．

訳注48）原文は"arterialized"とあるが，結膜血管の怒張，蛇行といった症状である．

12 前房

1) 緑内障の序論

緑内障は眼内の(動脈でない)圧が高くなる疾患である[訳注49]. そして, それは知らぬ間に不可逆性失明をもたらす. これは世界的な失明原因の2番目になっている. 戦争が将官のみに任せられない非常に重要なものであるのと同じように, 緑内障は眼科医のみに任せられない非常に重要なものである[訳注50].

訳注49) 緑内障は眼圧が上がることがその病態ではなく, 視神経が徐々に障害されていく疾患であり, 原因の1つに眼圧上昇があると考えてほしい. 日本人には眼圧の上がらない正常眼圧緑内障が多い.

訳注50) できれば眼科医に任せたい. 眼圧だけで診断がつかないのはもちろん, 眼底検査では診断が難しい場合もあり, 昨今では後述するOCT(眼底三次元画像解析)が役立っている.

緑内障は, 視力を確認することや, 対座法による視野を確認することでは早期に診断されない. 緑内障は焦点に合わせる能力に影響を及ぼさない. そして, 初期の視野欠損は通常対座法で最も検出しにくい鼻側欠損である(後で, 視野欠損は鼻側に弧状に広がりそして耳側欠損になる, 中心視野は最後まで保たれる). 視野変化が検出される前に, 神経組織の50%以上は失われている可能性がある[訳注51]. これらの理由で緑内障は非常に致命的で知らぬ間に進行する.

訳注51) 視野計を用いた視野検査で暗点が検出される時点で視神経の30%以上が障害されているとも言われている.

視神経乳頭の緑内障性変化は, 章の後半に述べる.

緑内障は基本的に3つの型がある(そのすべては, 最終的に視野と視神経乳頭に同一の変化を生じさせる):(a)前房の深さが正常である開放隅角緑内障(最も頻度が高い). (b)狭隅角緑内障あるいは急性閉塞, 閉塞隅角緑内障(稀), 前房は浅い. そして, (c)「正常眼圧」緑内障を含むその他である[訳注52].

訳注52) 緑内障の分類はいくつかある. 隅角の状態によって開放隅角緑内障と閉塞隅角緑内障に分類する場合, 正常眼圧緑内障は開放隅角緑内障に入る.

「正常圧」緑内障は抽象的なものである. まさに「特定の固定した」血圧などというものがないように「特定の固定した」眼圧などというものはない.

ある時に高い眼圧がある場合でも, もう1回実際に測定される時は偶然にも正常であるのかもしれない. それから, その患者は「動揺性高血圧」にたとえ「正常圧」緑内障を有すると言われるかもしれない[訳注53]. 緑内障は, 虹彩の新新生血管, **虹彩ルベオーシス**, 虚血の2次的変化から生じる場合がある. 同側頸動脈狭窄症は, 原因の1つとなる(Lawrence and Oderich, 2002).

訳注53) 正常眼圧緑内障が存在しないような記述であるが, 眼圧の正常上限である20 mmHgを常に超えることのない緑内障は存在する. そして日本人はこの緑内障が多い.

2) 前房深度の確認

瞳孔を散大させると閉塞隅角緑内障(下記参照)の発作を急激に誘発するので, 閉塞隅角緑内障(図10-9)を考慮する場合, 散瞳薬を点滴する前に前房の深さを確認することが重要である[訳注54].

訳注54) 視野欠損(暗点)がないと「緑内障」とは言えないが, 散瞳による眼圧上昇を「緑内障発作」と言っても眼科医に通じる(眼圧が上がるだけでは視野欠損にならないこともあるため).

▶ 診察方法

1. 患者に前方の検査者の眼を見させる.
2. 患者の視線の軸と直角をなす平面で, 患者の側方から, 角膜輪部外側にフラッシュライトまたはペンライトの光線を当てる. 光は, まさにすべての虹彩を照らす平面で, 虹彩全体に当てなければならない. 水晶体と中心虹彩の前方変位は, 内側(鼻側)陰影を作り出し, 乳頭状の隆起を形成したかのように見える(図10-10).

前房深度を推定するもう1つの方法は, 検眼鏡の細隙孔を使用するものである.

▶ 陽性試験

前房の深度の検査が, 患者が狭隅角ではない緑内障を有するかどうかについて, 何も言えないことに注意すべきである. 実際に, それは狭隅角の緑内障を検出するわけでなく, 狭隅角緑内障のほとんどに見られる浅前房を見つけるだけである. このように, 試験が前房の中心が浅いすべての症例を拾うので, 陽性のうち約90%は偽陽性である. 偽陽性は特に大きな水晶体を持つ高齢者でよくみられる. そのため, 試験が前房が浅いために陽性である場合, 眼圧を測定すべきである. 眼圧が正常である場合, あなたは散瞳させてもよ

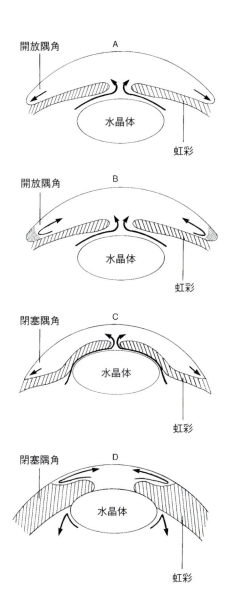

図 10-9　A：正常な眼． 前房に水は流れ，それから隅角で Schlemm 管を通して脱出する．**B：よくある広角または開放隅角緑内障．** 前房からの水分脱出を阻害しているのを示す．水晶体の前方変位がない，そして，前房の深さもこの種の緑内障では正常である．**C：老化や，閉塞隅角緑内障の傾向の人における水晶体の前方変位．D：瞳孔散大の後，閉塞隅角緑内障の発作を呈している人における水晶体の前方変位．** 虹彩が散大するにつれて，それは前房に流入する液体の入口とその出口の両方をふさぐ．液体が生成され続ける時，眼圧は上昇し続ける．**C** と比較しなさい．

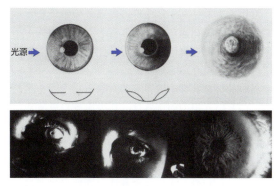

図 10-10　前房の深度を確認する方法． 上のパネルにおいて，光源は側頭部の側から虹彩を照らす．陰影は，正常な眼にはない．中央の眼は，水晶体と中心虹彩が前に突出しているため，陽性の結果を示す（上のパネルの中央の冠状断を参照）．右の上は，比較のための，乳頭の写真である．下段のパネルは実例を示す．左は検査陽性の未治療の閉塞隅角緑内障患者の左眼．中央は，母斑が鼻側の虹彩にある正常な眼の陰性結果（陰影がない）．右はノースカロライナ州の Eugene De Juan, Jr. 医師によって提供された陽性結果の近接写真．

〔Sapira JD. An internist looks at the fundus oculi. *Dis Mon.* 1984；30(14)：1-64 より許可を得て引用〕

い訳注55）．しかしながら，眼圧が高い場合や，患者が実際に閉塞隅角緑内障を有する場合，レーザーまたは外科虹彩切除術で，患者は適切な治療を受けることができる．そしてその後，瞳孔は無事に散大させることができる．

訳注55）前房が浅いか深いかをチェックするのは，散瞳後に隅角が閉塞して眼圧が上がってしまわないかを見ているのであり，緑内障があるかどうかを診断しているわけではない．前房が浅くても眼圧が正常なら，と散瞳したら……　眼圧が上がって緑内障発作を起こす可能性がある．原文の記載は謎．

陰性試験

試験が陰性である場合，次に私は瞳孔を散大させる．しかしながら，閉塞隅角緑内障の偽陰性は，非常に稀である．よって，閉塞隅角緑内障の発作は数時間後にくる可能性はあるので，すべての患者に対して痛みまたはかすみ目の発生に気を配るように注意させ，そして，これらのうちの1つでも発生したらすぐに受診させなければならない．

> 深い前房は近視眼に多いので，それらの瞳孔は問題なく散大できることが多い．55 歳以上の遠視眼は浅い前房が認められる傾向があるので注意して散瞳しなければならない．稀ではあるが，閉塞隅角緑内障の急性発作を呈する原因となりうる（R. Gervais, 私信, 1998）．

近視をチェックするためには患者の眼鏡をとって，その眼鏡を通して見てみるとよい．物体が小さく見えれば近視用の眼鏡だし，大きく見えれば遠視用の眼鏡だ．

深い前房を有する患者が閉塞隅角緑内障を生じえないという規則の例外は，新生血管形成または浸潤細胞が房水排出路を閉塞していることによる2次性の隅角閉鎖である．これらの機序は，進行した糖尿病網膜症，**静脈分枝閉塞**と呼ばれている眼の「脳卒中」や，重篤な全身性血管疾患患者に起こることがある．通常，眼はすでに失明している．

3) 緑内障のスクリーニング

患者は症状を経験するかなり以前から眼圧が上昇すること，そして，疾患は極めて治療可能であるので，緑内障のスクリーニングは予防医学にとって重要である．一般の医療を受けている患者において Schiötz 眼圧計（**図 10-11**）を用いてスクリーニングした2年間の研究では，3.3%の緑内障の有病率を示していた（Robertson, 1977）[訳注56]．

訳注56) 本文中のスクリーニングは眼圧が上がる緑内障のみを調べているが，日本での大規模スタディ「多治見スタディ」では，眼底や視野検査まで行う眼科的診察を行い，40歳以上の5%に緑内障があることを報告している．原発開放隅角緑内障3.9%（眼圧の上がるものが0.3%，眼圧が21 mmHg 以下の正常範囲のものが3.6%），原発閉塞隅角緑内障が0.6%，続発緑内障が0.5%と，日本人における緑内障のほとんどが正常眼圧緑内障であることがわかっている．というわけでしつこいようだが，眼圧だけで緑内障の診断はできない．

黒人患者は，白人より3〜4倍開放隅角緑内障を有している（Congdon et al., 2003）．この病気は，黒人患者でより悪性で，急速に進行する傾向があり，治療するのがより困難でもある（R. Gervais, 私信, 2004）．

4) 眼圧の推定

▶ 診察方法

1. 患者に軽く眼を閉じさせる．
2. あなたの手を患者の額の上に載せて，1本または2本の指で，弛緩した眼瞼を通して軽く眼球を押圧する．それは自分のものと比較してどうか．それは，熟したブドウのように柔らかいか，種がまだ中にある中身の詰まっていない青いオリーブ

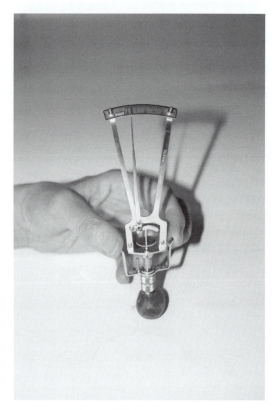

図 10-11　Schiötz 眼圧計． 目盛は2を示し，器機に付属している表によるとこの高眼圧のブドウの圧力は29 mmHg である．正常眼圧は，15.8 ± 2.5 mmHg[訳注57]である．
（Patti Wylie による写真を許可を得て転載）

訳注57) 日本人の正常眼圧は 14.5 ± 2.5 mmHg（10〜20 mmHg）．

のように硬いか．後者は異常で，緑内障の3つの型のうちの1つを示唆する．極度に柔らかい場合は，高度な体液量減少の徴候になりえるが，前者は通常正常である．

3. すべての対になる臓器と同様に，両側を確認し，互いに比較しなければならない．緑内障の続発性の型のいくつかは，片眼だけに罹患する可能性がある．

眼球触診は，眼圧測定に協力することができない居住者がいる老人ホームで，復活を果たした．しかし，それは緑内障の硬い眼球のためより，脱水による柔らかい眼球をチェックするのにしばしば用いられる．実際の眼圧測定結果からのフィードバックを受けて，相当な経験を積まない限り，この測定法は信頼して行うことができない[訳注58]．

訳注58) 触診による眼圧測定は，状態によって通常の眼圧検査ができない時に眼科でも行われる．

5）眼圧の測定

不十分な確度のため，Schiötz眼圧計は通常，（ずっと高価な）Tono-pen®[訳注59]と置き換えられてきている．Tono-pen®も再現性ある値を得るためにある程度の訓練を要求する．眼科医は，通常，圧平眼圧計の利用を好む．あらゆる検眼士は空気を吹き込む眼圧計を持っている．局所麻酔薬の点眼が必要ないのだ[訳注60]．

訳注59）Tono-pen®は電子眼圧計の商品名.

訳注60）本文にあるようにSchiötz眼圧計がある眼科は珍しくなりつつある．しかしながら電気や電池が手に入りにくい国ではいまだ主流の機器であると聞く．Tono-pen®のほか，接触型，非接触型のポータブル眼圧計はいろいろある.

あなたがSchiötz眼圧計を使用する場合，必ず使用後その都度アルコールまたは漂白剤で完全にそれを消毒するようにする．洗浄のため，ピストンが自由に移動するよう定期的に分解する必要がある．加熱とタイマーが付いている小さい滅菌器は，眼圧計の端を水洗できるように作られた(R. Schindler, 私信, 2004).

▶ 教育メモ

ミズーリ州のAndy Lonigro医師が姉を訪ねていた時，義理の兄が「盲点」について訴えた．

「あなたはすぐに病院に行ったほうがよい．ただちに診察を受ける必要がある」とLonigro医師は助言した．

「ああ，行きましたよ．医師は，それが私のコンタクトレンズのせいで，しばらくそれらを着用するのを止めればよいといわれた」

「私があなたなら，別の医師に受診するだろう」

「ええ，そうしたよ．そして，2人目の医師も，私に同じことを話した」

「それなら，あなたは眼科医に受診したほうがよい」

「そうした．彼らは，両方とも眼科医だった」

「検眼士じゃないよね？」

「彼らは，両方とも眼科医であり検眼士ではなかった」

Lonigro医師は彼の義兄を診察することにし，そして，眼圧が60 mmHgであるとわかった（正常上限は20 mmHg）．この物語は，2つの原則を支持している：**(a)** よい医療は偉大な知性を必要としないが丁寧さを必要とする．**(b)** そして，壁上

の資格認定書が診断をするのではなく医師[訳注61]が診断するのである．

訳注61）訳注11)（272頁）を参照.

6）急性閉塞隅角緑内障

> 嘔気の有無によらず急性頭痛の検査をするために「神経外科的マッサージ」（MRIおよび／またはCTスキャン）を待つ間，患者は急性閉塞隅角緑内障によって失明することもある(R. Gervais, 私信, 2004)．最も顕著な症状が嘔気であり患者で胃腸精密検査が問題なかった患者は，岩のように硬い眼球に気づかれる前に盲目となった(R. Schindler, 私信, 2004)．

急性閉塞隅角緑内障患者は，あまりに具合が悪く，痛みの場所が眼であることがわからないこともある．そういうわけで，疑うことが必要である．症状があっても，それを探していない医師の注意を引くほどはっきりとしていないこともある．眼は少なくとも少し赤いが，あまり赤くない場合がある．そして，角膜は反対側と比較して少しくすんでみえることがある．患側の瞳孔は，より少し大きく，そして光への反応が減弱することがある．しかしながら，救急室やその他の細隙灯のない場面において，Gervais医師は，高齢者の瞳孔所見にほとんど注意を払わない（下記参照）．（急性）閉塞隅角緑内障は，通常片側性である．2つの眼の間の眼圧の差は，触診にて明らかなはずである．

13 虹彩

虹彩の機能は瞳孔の大きさを調整することであるので，虹彩の所見はしばしば瞳孔所見（下記参照）と関係している．虹彩はぶどう膜や眼球血管膜の一部である．それは血管に富み，色素沈着があり，眼球の中膜となっている．前ぶどう膜炎または虹彩炎の所見は，赤い眼に関する項目で述べる．

1）虹彩上の斑

母斑を有する虹彩に注意しなさい．もし盛り上

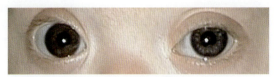

図 10-12　Down 症の幼児の虹彩の Brushfield 斑．内眼角贅皮（ぜいひ）と斜視も認める．

がっているならば黒色腫だったりする場合がある．また，Koeppe 結節（大体が瞳孔への突起としてみられる）をチェックする．結核や他のぶどう膜炎でもみられるが，おそらくこれはサルコイドーシス診断への手がかりとなる．

　Brushfield 斑（図 10-12）は虹彩の白斑である．以前は，Down 症候群の診断を確定すると考えられていた．それらは実際，彼らの 85～90％ に存在するにもかかわらず，まぎらわしいことにそれらは正常被験者の 10～24％ でも見つかった（Donaldson, 1961）．Brushfield 斑点は，正常な人より Down 症候群の場合に数が多い（普通の人では約 11 個持ち，Down 症候群患者はそのだいたい 2 倍ほど持つ）．正常被験者の斑点は周辺にある傾向があるが，Down 症候群患者の斑点のいくらかは虹彩の中央 1/3 に位置する傾向がある．Down 症候群患者で斑点は，より明瞭である．最後に，斑点は Down 症候群患者の 50～95％ で虹彩の発育不全と関係しているが，正常では発育不全はわずか 9％ ほどである．形成不全は，虹彩周辺を接線方向に観察することによって検出される可能性がある（Donaldson, 1961）．

命名メモ：Down 症候群の古い言葉の**モンゴル症**は，罹患した白人や罹患していないアジア人にとって不快だった．冠名は，「21 トリソミー」のほうが好ましい．わずかな割合で過剰染色体よりもむしろ転座がある場合もあるが．

　複数の Lisch 結節（虹彩内の直径 1 mm の黄褐色の過誤腫）は，神経線維腫症 1 型を有する患者の約半分で，29 歳までに発達する（Karnes, 1998）．それらは細隙灯でよく見られるが，拡大鏡や直像鏡でも見られる可能性もある．設定をプラス 20 として観察してみよう（Kaye, 1998）．

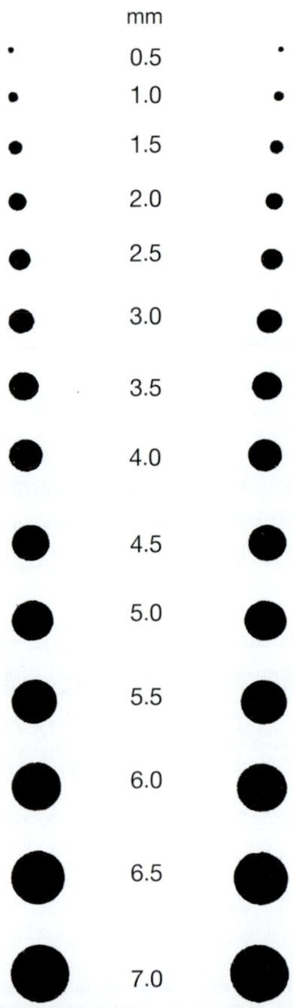

14　瞳孔

目の中心には孔があり，強い光で小さく，暗闇では大きくなる．

Rhazes[訳注62]

訳注 62）ペルシャの錬金術師，化学者，医師．

図 10-13　瞳孔径を測るカード[訳注63]．使い方は本文を参照のこと．

訳注 63）瞳孔間距離を測る金属製の定規が売られていて（ophthalmic measure と呼ばれる），眼球突出や瞳孔径も測れる．眼科外来では必ず見かけるものである．

1）瞳孔サイズの測定

　瞳孔サイズは正確に測定するか，まったく測定しないかのどちらかにすべきである．測定しないのであれば，散大，中間位，ピンポイント，という表現にとどめておくことになるが，継時的な変化を見たり異なる瞳孔を比較するには曖昧な表現となってしまう（2.5 mm 以下の瞳孔をすべて「ピンポイント瞳孔」と呼ぶのは間違いである．麻薬性鎮痛薬の過剰摂取の場合でも真のピンポイント瞳孔は稀である）．

表10-4　瞳孔不同の鑑別診断

病態	異常とされる側	
	瞳孔散大している側	縮瞳している側
人工的もしくは良性	散瞳薬の投与（片眼） 片眼失明 義眼 左右の眼に当たっている光の強さが異なっている 片眼の白内障	縮瞳薬の投与（片眼） 義眼 左右の眼に当たっている光の強さが異なっている
機械的	虹彩の疾患，外傷，無虹彩 片眼の閉塞隅角緑内障	虹彩後癒着
炎症	ぶどう膜炎	ぶどう膜炎 角膜炎 脊髄癆
血管	内頸動脈血流不全（もしくはその他の前眼部虚血） 動脈瘤 頸動脈洞血栓症 硬膜下血腫 硬膜外血腫	——
神経	瞳孔括約筋麻痺 脳炎 腫瘍 その他の脳疾患 感染症…ボツリヌス中毒症，ジフテリア，帯状疱疹，梅毒 中毒…アルコール，鉛，ヒ素，その他 糖尿病	中脳障害 Horner 症候群（表10-5）

(Newell F. *Ophthalmology*：*Principles and concepts*. 8th Ed. St Louis, MO：CV Mosby；1996：559, and Roy FH. *Ocular Differential Diagnosis*. 3rd Ed. Philadelphia, PA：Lea & Febiger, 1984 より引用)

▶ 方法

1. 図10-13 をコピーし厚紙に貼る．コピー機によっては多少縮尺が変わるため，点のサイズを測定したほうがよい（とはいうものの，変化だけに注目するのであれば，精密ではないカードであっても同じものを繰り返し使えば精度が高い[注3]測定となる）．

2. 患者の虹彩の隣にカードを当て，カードを上下して患者の瞳孔と一致する点を見つける．練習すれば0.5 mm のわずかな差もわかるようになるだろう．きちんと比較するには，周囲の明るさと調節力を同じにする必要がある[訳注64]．

[訳注64]　明るさによって瞳孔の大きさが変わることはすぐわかると思うが，近くを見ると調節が起き縮瞳するため，患者が見ているものの距離を同じにする必要があるということである．

麻薬中毒者にナロキソンのような拮抗薬を投与するとわずか0.5 mm 瞳孔が散大する．この変化

[注3]　物理学的に「精度が高い」というのは，再現性と外的基準に照らし合わせた正確さに基づく．

を薬物依存症の合法的な診断方法としてきた州がいくつかある（Sapira and Cherubin, 1975）．この変化は医学的にも利用できる．救急室で患者にナロキソンを投与し瞳孔径が変化すれば，薬物を使用していたと判断できる．

2) 瞳孔不同

「瞳孔不同」とは単に左右の瞳孔の大きさが異なることである．表10-4 にあげた良性や人工的な原因のほか，正常人であっても瞳孔不同（暗い部屋で左右の瞳孔の大きさが0.4 mm 以上差がある状態）が起きることが20％程度あるといわれている（Lam et al., 1987）．

明るい光の下で左右の瞳孔の大きさが0.5 mm以上異なり，またその状態が数回確認できた場合を瞳孔不同と定義した場合，良性疾患によることは少なく「本当の病気」が見つかることが多い．長い臨床経験のなかでは，数日～数週間続きその後に消えてしまうような本当の瞳孔不同に出会うこ

表 10-5　Horner 症候群の鑑別診断

先天性	——
脱髄性疾患	多発性硬化症 その他
機械的疾患	脊髄空洞症 外傷 甲状腺腫 縦隔腫瘍
血管病変	後下小脳動脈症候群 内頸動脈瘤 頸動脈解離
腫瘍性病変	脳幹腫瘍 頸髄腫瘍 神経線維腫症 Pancoast 症候群の一部

(Newell F. *Ophthalmology*：*Principles and concepts*. 8th Ed. St Louis, MO：CV Mosby；1982：559, and Roy FH. *Ocular Differential Diagnosis*. 3rd Ed. Philadelphia, PA：Lea & Febiger, 1984 より許可を得て引用)

表 10-6　瞳孔の形状異常

形状	病因
楕円形	**神経梅毒** **緑内障**(散瞳) 先天性瞳孔偏位(偏心している) **Adie 瞳孔**(散瞳)
洋ナシ形	手術後 過去の虹彩前癒着 先天性虹彩欠損 **神経疾患**
ホタテ貝状	括約筋破裂 **アミロイドーシス**
多角形	**神経梅毒**
その他の形状異常	Argyll Robertson 瞳孔 **虹彩後癒着**(特にぶどう膜炎後)

(Roy FH. *Ocular Differential Diagnosis*. Philadelphia, PA：Lea & Febiger；1972 より許可を得て掲載)

とがある．このような良性の瞳孔不同はその他の神経学的所見を伴わない．それでも神経解剖に詳しい医師が診ると不安になるかもしれない．最良の治療は高齢の臨床医に送ることだ．

3) Horner 症候群

Horner 症候群は，瞳孔不同(縮瞳しているほうが患側)，片側性(患側)の眼球陥入，眼瞼下垂，無汗症，立毛筋反射の低下を伴う症候群である(**表 10-5**．26 章も参照)．

肺尖部の腫瘍(Pancoast 症候群)は Horner 症候群を起こし(左側に多い)，そして同側上肢の神経学的所見を伴うことがある．この所見とは，感覚神経障害(異常感覚，感覚鈍麻，知覚過敏，温覚消失)，自律神経異常(無汗症，立毛低下，温かい感覚，手指の萎縮，同側上肢のチアノーゼ)，運動神経障害(細動，線維束収縮，偽性尺骨神経異常＝母指や小指を反らすことができなくなる，骨間筋の萎縮)，そしてその他の筋萎縮や筋力低下である．

Pancoast(1932)は自身の名前がついたこの疾患の発見者ではなく，世の中に知らしめた人である．Pancoast 症候群の 1 例目は Pancoast の論文の 3 年前に報告されている(Freeman, 1921)．なんとも皮肉なことに Pancoast はこの 1 例目のコンサルトを受けた放射線科医であったのだが(Pancoast, 1924)，その時も後から考えても彼はこ

の疾患を見逃しているのである！

表 10-4 は 27 章に挙げられている鑑別方法で疾患をまとめたものであり，病理学的な観点で分けられている．**表 10-4** と **10-5** はその章で説明した「レベル(水準)」という考え方に基づいている．瞳孔不同の原因が Horner 症候群だと診断したのであれば，次には Horner 症候群の鑑別診断を挙げなくてはならない．そして Pancoast 症候群が Horner 症候群の原因と診断したのであれば，次にはどのタイプの肺尖部の腫瘍があるのかを考えなくてはならない．

4) 瞳孔の形

昔はカルテに PERRLA という略称がみられたが，これは瞳孔の左右の大きさ，形(正円であるかどうか)，対光反応，調節をチェックしたということである[訳注65]．瞳孔の形状異常は**表 10-6** に挙げた．重要なものは太字で示されている．

訳注 65) 原文より，P＝pupils, E＝equality of size, R＝regularity (or roundness of shape), RL＝reactivity of light, A＝accommodation.

5) 瞳孔反応

▌瞳孔の対光反射

対光反射の検査は，患者の眼にペンライトの光を当てるだけなので簡単である．直接反射と間接

反射の両方をチェックする(間接反射とは反対側の瞳孔に光を当てた時に縮瞳すること).ルーチン検査では,両眼とも直接反射が正常であれば,間接反射は片方の眼だけチェックすればよい.

濃い茶色い眼の場合,薄暗い部屋では瞳孔と虹彩の区別が難しいかもしれない.

方法

1秒間に2回のスピードで,ストロボを焚くように瞳孔に光を当てる.

1. 瞳孔のあたりを見つめ,照らされた瞳孔のサイズに注意しながらすばやく光を動かす.
2. 最初に光を当てた時は対光反射前の瞳孔を見ることになり,2回目が正常であれば瞳孔は小さくなっている(もしずっと光を虹彩に当てていると,縮瞳していくために検者はもともとの大きさを覚えておかなければならない).

縮瞳を見るより光を当てるのをやめた時の散瞳を見るほうが簡単な時もある.

間接反応も同様の方法でチェックできる.

1. ベースラインを見るために,検査する眼にすばやく光を当てる.
2. 逆の眼に0.5秒ほど光を入れる(逆の眼の瞳孔を観察するのではなく,検査する眼の瞳孔を見続けて大きさを覚える).
3. 検査する眼に再び光を当て,縮瞳が起きるか観察する.

自己テスト:この項を理解できたことを確認するために,図10-14の自己テストを行うこと.

Marcus Gunn 瞳孔

上記3で光を当てた時に散瞳するなら,間接反射が直接反射より強いことを示している.これはMarcus Gunn瞳孔あり,あるいは「交互点滅対光反射試験 swinging flashlight test」陽性ということになる.

この奇妙な反応は,患側の運動神経が正常で感覚神経が障害されている時にみられる〔直接に光を当てた時に散瞳する側の求心性瞳孔障害である(Miller, 1985)〕.健眼に光を当てると,患眼の正常な遠心性反応がみられるのである(この所見は健眼を覆っても誘発できる).

> Gravais医師はどちらの眼がよりまぶしいかと患者に尋ねることもしている.この主観的なテストは交互点滅対光反射試験の結果と強く相関している.

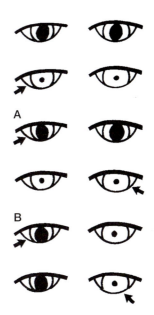

図10-14 どの絵も患者はあなたを見ている状態である.一番上はベースラインを表している.二番目は正常反応である.矢印はどちらの眼に光が当たっているかを示す.AとBの所見が得られた場合の診断を書きなさい(解答は**付録10-1**にあり).

Marcus Gunn瞳孔は片眼の網膜疾患や視神経疾患にみられる(例:球後視神経炎[訳注66],片眼失明など).

訳注66) 視神経炎であれば球後でなくてもMarcus Gunn瞳孔はみられる.

調節

調節をチェックするには,患者に遠くのものを見てもらい,その後指や鉛筆など目の前のものに焦点を合わせてもらう.正常であれば近くを見るときに縮瞳する.他の方法としては45歳以下であれば自分のメガネをかけて何か読んでもらう.学生が調節の重要性を理解するのによいのは,片方の眼にトロピカミドを点眼し自分のメガネをかけた状態で何かを読みながら左右の見え方を比較する方法である[訳注67].

訳注67) 近くのものを見ると,輻輳(眼球の内よせ,寄り目のこと),調節,縮瞳の3つが同時に起きる.Accommodation調節とは,毛様体筋の収縮により水晶体が厚みを増して近くを見やすくする機能のことであり,原文にあるように「瞳孔」が「調節」するということはない.おそらく近見時の縮瞳をチェックする方法を説明したかったのではないかと推測し,原文から少しそれた訳にしてある.「45歳以下の……」とあるのは,老眼がない年代の近視眼の場合に近見時に調節が入りにくいことを想定してだと思われるが,これは調節力のチェックであり,この章の瞳孔異常の話とは異なる.トロピカミドの点眼をすると,散瞳とともに調節力が低下するため人工的な老眼になる(もっと調節

表10-7　異常な瞳孔

名称	サイズ，形	近見時の縮瞳	対光反射	片側 or 両側	コメント
Argyll Robertson 瞳孔	通常，縮瞳している．不整形なこともある	正常	消失（末期）緩徐（早期）	95％ 両側性	以前は神経毒を意味していた（表10-8 参照）．アトロピンで不完全な散瞳を認める
Adie 緊張性瞳孔	常に縮瞳しているわけではない[訳注68]	消失もしくは緩徐	消失もしくは緩徐	80％ 片側性	神経梅毒が原因であることはない．腱反射が消失していることがある．メタコリンで収縮する[訳注69]．散瞳薬には正常に反応する
固定瞳孔	――	消失	消失	両側性のことも片側性のこともある	髄膜・血管型梅毒，もしくは失明
奇異瞳孔	――	――	散瞳	――	神経梅毒，中枢神経腫瘍，正常者にみられることもある
奇異瞳孔	――	――	散瞳	正常	上列と同じ
Horner 症候群	縮瞳	――	――	片側性	とりわけ Pancoast 症候群にみられる
Parinaud 瞳孔	縮瞳していることはない	さまざまである	緩徐	99％ 両側性	良性であることはない．Parinaud 症候群でみられる

（Duke-Elder S, Scott GI. Neuro-ophthalmology：XII. In：Duke-Elder S. ed. *System of Ophthalmology*. St Louis, MO：CV Mosby；1971 and Maciewicz RJ. Case records of the Massachusetts General Hospital. *N Engl J Med*. 1983；309：542-549 より引用）

訳注68) この表で Adie 瞳孔は「常に縮瞳しているわけではない」とされているが，下記に説明されているように多くは片眼の散瞳で発見される．

訳注69) コメントにある薬剤メタコリンはわが国では入手困難であり，また点眼に調整する必要がある．通常はピロカルピン塩酸塩点眼を 0.1％あるいは 0.125％に希釈し（この濃度は市販されていないため），5 分あけて 2 回点眼し，45 分後に縮瞳しているかをチェックする．正常であればこの濃度では縮瞳しない．

力を低下させる点眼薬は他にもある）．メガネを普段からかけていないのであれば検査のために装用する必要はない．

瞳孔反射の重要性

瞳孔反射を診察するのは，近見時の縮瞳や対光反射（直接と間接反射）の消失があれば，眼疾患あるいは神経疾患が考えられるからである（表10-7）．逆もまた診療の助けになる．患者が両眼完全失明であるなら，瞳孔反射は消失しているはずである（「眼性仮病と眼性ヒステリー」の項参照）．しかし，眼の詐病と診断するのは慎重にすべきである．かつて私は成人してからの完全失明という患者で，瞳孔反射が直接も間接も正常な症例を診たことがある．研修医は眼底検査を行っていなかった．その患者は両眼の黄斑変性があり，どの点から見ても完全失明であったが，網膜の周辺部が正常であったために対光反射は正常であったのだ．

散瞳して変化がない瞳孔は脳幹疾患の症状であることはよく知られている．一方あまりよく知られていないのは，暗いところで散瞳しない瞳孔で

ある[訳注70]．この症状は脳幹疾患の前兆である（下記参照）．頭蓋内圧が亢進すると，対光反射が消失するより前に瞳孔変動（1 秒間に 1 回の周期で散瞳縮瞳を繰り返すこと）が消失することがある．

訳注70) 原文では瞳孔が「Fix」とあり，光などの刺激で変化しないことである．日本語では瞳孔が「固定」ということが多いようである．翻訳では「変化しない」あるいは「固定」とした．

昏睡状態の瞳孔

昏睡状態の患者の瞳孔異常（Plum and Posner, 1972）は，疾患の局在診断や予後の判定に有用なことがある．薬剤の影響や表10-7 の疾患が以前よりあった可能性も検討する．強い光で対光反射をチェックする時に，裸眼では見えないような縮瞳も拡大鏡を使うと見えることがある．

そして Horner 症候群が起きていないかチェックする．視床下部病変による無汗症は頸部交感神経支配領域の顔，頸部，上肢だけでなく，患側の全身にみられる．この視床下部病変による徴候を認識するのが重要なのは，初

期のテント切痕内ヘルニアの最初にみられる症状の場合があるからである.

視蓋部の病変の時に瞳孔は正常サイズか散大している(5～6 mm).この時瞳孔は光に反応しないが,瞳孔変動や自然な瞳孔サイズの変化は見られることがある.鈎回ヘルニアによる第III脳神経障害が起こっている時は,片眼の瞳孔が散大し固定されている.中脳病変では,瞳孔は正常サイズで固定されている.橋出血では,縮瞳してピンポイント状になるが,拡大鏡を使うと対光反射が観察できることがある.代謝疾患による昏睡では,瞳孔は収縮し小さくなっているが,末期になるまで対光反射は見られる.唯一の例外は,バルビツール系睡眠薬の中毒であり,この場合瞳孔サイズは固定されている.重度の無酸素による障害では,瞳孔は散大し固定される.もし散瞳が数分以上続いているようであれば,脳の障害は重症であるが,若年者であれば瞳孔が散大し固定された状態が数時間続いた後でも回復することがある.低体温症でも瞳孔は固定される.

昏睡患者の詳しい診察方法については,この教科書の範囲を超えるためここでは触れない.複雑であるとだけ言っておこう(Plum and Posner, 1982)

脳死患者で瞳孔診察は必要不可欠である(26章参照).

▎Argyll Robertson 瞳孔

Argyll Robertson 瞳孔は近見による縮瞳は起きるが対光反射が消失している.Argyll Robertson 瞳孔が良性疾患の症状であることはない.神経梅毒やその他の疾患に見られる(表10-8).Argyllという医師がいたと信じる人たちのために書いておくと,Argyll Robertson 瞳孔という病名の元になった医師の名前は Douglas Moray Cooper Lamb Argyll Robertson である.この瞳孔について表10-7 より詳しい説明が必要な場合には彼の症例報告を読むとよい(Robertson, 1869a,b).Argyll Robertson 瞳孔について質が高く詳細な説明は(Adie 瞳孔の名前の元になった)Adie によって書かれている.

1. 網膜は正常である,つまり視力には問題ない.このことが重要であるのは,多くの場合片眼失明の患者の失明眼は近見反射による縮瞳は見ら

表 10-8　Argyll Robertson 瞳孔のその他の原因

腫瘍	中脳腫瘍 頭蓋咽頭腫
感染症および炎症	嗜眠性脳炎 ポリオ脳炎 脳マラリア 帯状疱疹 ライム病
代謝性疾患	糖尿病 アルコール依存症 二硫化炭素中毒
その他	脊髄空洞症 脳動脈瘤による第III脳神経圧迫 外傷 多発性硬化症 肥厚性間質性神経炎 Charcot-Marie-Tooth 病 サルコイドーシス(類肉腫) 中脳水道周囲灰白質吻側から Edinger-Westphal 核にかけての出血

(Duke-Elder S, Scott GI. Neuro-ophthalmology：XII. In：Duke-Elder S. ed. *System of Ophthalmology*. St Louis：CV Mosby；1971 and Dasco CC, Bortz DL. Significance of the Argyll Robertson pupil in clinical medicine. *Am J Med*. 1989；86：199-202 より引用)

れても対光反射が消失するからである.この所見だけで Argyll Robertson 瞳孔と呼ばれることはない.失明眼の瞳孔は間接対光反射を有することがあるが,Argyll Robertson 瞳孔ではこれは起きない(Adie, 1931b).同様に網膜以外の原因による視力障害の場合,視力が少しでも残っていれば対光反射はいくらかは見られる.このような場合,対光反射はゆっくりであるが,近見時の縮瞳は正常である.しかし,失明とそのことによる瞳孔異常は神経梅毒と関係ないので,「不完全な」Argyll Robertson 瞳孔と呼んではならない.

2. Argyll Robertson 瞳孔は近見時には迅速に縮瞳し,遠くを見た時にも迅速に散瞳する.

3. 眼に当てる光の強さを変えても瞳孔の大きさは変わらない.つまり Argyll Robertson 瞳孔が固定されているというのは瞳孔の弛緩が起きているのではなく,瞳孔が数日,数週間,数ヶ月にわたり同じ大きさであり続ける,ということである.

4. Argyll Robertson 瞳孔に散瞳薬を使うと,ゆっくりとした部分的な散瞳が起きる.

▎Adie 瞳孔

緊張性瞳孔(tonic pupil),あるいは Adie 瞳孔

は，対光反射も近見時の縮瞳も見られない時がある．暗い部屋にいればゆっくりと反応するかもしれない．医師が診断できなかったり，梅毒と誤診しなければ，Adie瞳孔は良性疾患でしかない．記憶のために言っておくと，梅毒は主婦より売春婦にみられるものである．

もともと複数の人がAdie瞳孔を報告していたが，それらをまとめたAdieの功績によりその名前がつけられた(Adie, 1931a)．はじめの6症例ではAdie瞳孔は「近見による縮瞳は起きるが，光には反応しない」と説明されていた．これらの症例の多くでアキレス腱反射と膝蓋腱反射が消失していたことにより梅毒が疑われたが，検査によって否定された．数ヶ月後，Adieはこの瞳孔の特徴を以下のようにまとめた．
1. 緊張した瞳孔はほとんどが片側であり，対側より大きいことが多い．
2. 瞳孔は楕円形のことがある．縦長のことも横長のこともある．
3. 瞳孔は大きいことが多いが，時に小さいこともある．しかし縮瞳していることはない．
4. 通常のベッドサイドの診療では，対光反射は直接，間接ともに，完全あるいはほぼ完全に消失しているように見える．しかし，暗室では散瞳し，その後強い日光に当たるととてもゆっくりと縮瞳する．ポイントは暗室で十分過ごした後に強い日光を長時間浴びることである．
5. 近くのものを見ようとすると，瞳孔はやや遅れてゆっくりと収縮しはじめ，正常よりも縮瞳する．散瞳していた(異常な)瞳孔が最終的には健眼より小さくなってしまうことがあるのだ！　輻輳をやめても，数秒〜数分間異常な瞳孔は縮瞳したままのことがある．
6. しかしArgyll Robertson瞳孔と異なり，散瞳薬(コカイン，アトロピン)で速やかに完全に散瞳する．

Adie瞳孔に関しては変わったことが後に発見されている．対光反射が少しでも残っているAdie瞳孔はすべて瞳孔括約筋の部分麻痺が見られるということである．これはAdie瞳孔に特徴ある症状だが，これがあるからAdie瞳孔というわけではない．外傷性虹彩麻痺，節後脱神経，節前性第III脳神経疾患，第III脳神経の異所性再生，中脳が眼球運動に影響している場合，外傷後の

Parinaud症候群などでも見られる(Thompson, 1978)．

▋ その他の異常な瞳孔

対光反射や近見時の縮瞳は筋強直性ジストロフィーで鈍くなることがある(Duke-Elder and Scott, 1971)．

第2次世界大戦時，シンガポール陥落で捕虜となり拘禁されていた英国人において，Wernicke脳症が対光反射は正常で，近見による縮瞳が消失することが報告されている．これはArgyll Robertson瞳孔と逆の症状である．

6) 高齢患者の瞳孔についての注意点

白内障やその他の内眼手術により瞳孔括約筋が障害されることは非常によくある．そのため神経学的診断が正確に行えないことがある．眼科医であってもこのような手術の影響がはっきりわからないことがあるし，病歴はあてにならない．手術を受けたことがなくても，高齢者の瞳孔は反応が鈍くなるものである(R. Gervais, 私信, 2004)．

15 直像鏡[訳注71]による検査

訳注71) 検眼鏡には直像鏡と倒像鏡があるが，この章で述べられているのはすべて直像鏡についてなので，Ophthalmoscopeは直像鏡と訳している．

以下に述べられている直像鏡による検査の話の多くはSapiraが報告している(1984)．

1) 歴史

1847年，英国人の変わり者で大金持ちのBabbageは，技師の1人に銀メッキされた表面(鏡)を使って眼の中に光を入れる装置を作らせた．銀メッキの表面に隙間があることにより，初めて生きている人間の眼の中に光を当てて覗き見ることができるようになった．Babbageはこの装置をかかりつけの医師に提供したが，その医師には使い道がわからなかった．Babbageは悪ふざけをする人として知られていたうえに，その医師は近眼であったためレンズなしでは使うことができなかったのだ．3年後，この装置とはまったく関係なく，Helmholzが同じ原理でレンズを加えた発

明を発表した．現在使われている直像鏡[訳注72]は電源が電池であったり，スムーズに焦点を合わせられるようにレンズが回転盤に装備されているが，基本的にHelmholzが作ったものと同じである．

訳注72) 直像鏡はレンズがないと，検者の屈折＝被検者の屈折，そして検者が調節していないという状態でしか眼底が見えない．まず検者の度数を調整するために30 cmほど離れたものにピントが合うようにレンズ度数を決める．よく行われるのは自分の手のひらのシワを見る方法である．この度数は検者に特有のものなので，いつも同じ人が同じ直像鏡を使用するなら度数は固定しておいてもよい．この調整後，眼底にある程度ピントが合ったところで被検者の度数に合わせてレンズを再調整する．

よくクリニックでみかける通常の直像鏡の2倍ほどの金額を出せば，Welch Allyn社のPanOpticを買える．より広い視野と拡大能力があり，検者の片方の眼で患者の両眼を検査することができる検眼鏡である[訳注73]．

訳注73) 被検者の右眼を見るのには検者の右眼を使い，被検者の左眼を見るのには検者の左眼を使うのが直像鏡検査なのだが，誰にでも「効き目」があり，効き目で単眼視するほうがやりやすい．両眼をそれぞれ使っての検査は慣れるのに練習が必要である．と説明しなくても実際にやってみるとよくわかると思う．

2) 検査方法

▶ 直像鏡の構造

直像鏡を使ってみようとする前にその構造について知っておこう．まず電源を入れる．直像鏡に明るさ調節機能があるのなら，ロックを解除して明るさが最大になるまでつまみを回す．小さい直像鏡では単にオンオフスイッチだけのこともある．

直像鏡を正しく持つと（レンズの度数を表す数字がこちら向きで，光が向こうを照らしているのが正しい），手のひらを照らすことができる．レンズ盤と明るさ調整スイッチの間にあることが多い光束選択装置の選択ダイアルを動かすと光の形と色が変わる．通常は白色の丸い光を使う．光量を少なくした一回り小さい光が使える直像鏡もある．これは散瞳薬を使わない時，検査の光による縮瞳を抑えるために使われる．時に角膜や水晶体前面からの反射を少なくすることにも役立つ．直像鏡の中には半月の光が使えるものがあり，これも同じ目的のためである．反射光を抑える最もよい方法は，直像鏡の患者側に向いてついている偏光レンズをスライドさせて入れる方法である（自分の直像鏡にこれがついていることに気づいていない学生もいる）．

格子は位置を示すためについているが，あまり使われることはない．病変位置は，視神経乳頭から時計方向にどれだけ離れているか，と表現することが多いためである（例：8時方向に1/2乳頭径離れたところ，12時方向に3乳頭径サイズが，など）．特定の網膜血管や分枝との位置関係で表現したり，ときに図で記録されることもある．

直像鏡の多くは，無赤色光で観察できるように青みがかった緑色のフィルターがついている（これは蛍光眼底造影に使われるレンズではない．この造影検査は訓練を受けたものだけが行う検査である．紫外線を眼に当てるような蛍光色素を使った検査は失明の可能性もあり，軽々しく行ってはならない）[訳注74]．

訳注74) 蛍光眼底造影は眼底カメラによる検査であり，また紫外線を当てる検査ではない．眼科領域で紫外線を使う検査というのはないと思われる．蛍光色素は造影検査では静注，眼表面の診察では染色液として使われるが，フィルターを通した光で蛍光を励起させている．

慣れてくると，無赤色光を使って網膜細動脈の中膜や外膜の厚さを診断できることもある．この光を使うと，出血は緑色の背景に黒く見えるため，出血を見つけやすくなるとも言われている．しかし，通常の光で出血は明るいオレンジ色の背景に暗赤色に見えるので見つけるのは容易である．出血を見逃すのは光の色によるのではなく，体系的な診察をしていないからである．

無赤色光は糖尿病患者の初期の新生血管を見つけるのにも有効といわれている．通常の光ではオレンジ背景に赤として見えるものが，緑背景に黒となるからである．熟達すると無赤色光で網膜神経層の障害も推定できるようになる．無赤色光についてはこの章の後半で述べる．

最後にスリット状の光源について述べる．これは眼底の凹凸をチェックしたり前房の深さを見るために使われる．眼科医が使う細隙灯とは異なる．細隙灯はレンズやDescemet膜，その他眼球の前部を見るために使うものである[訳注75]．

訳注75) 正確に言うと，散瞳すれば細隙灯でも後極部を見ることができる．

スリット状の絞りで視神経乳頭の凹凸を見るのはかなり難しい．細くなっているものを見ているとき，正面から単眼で見ると凹凸がわからないからである．眼底を覗き込みながら視線を横にずら

し，観察軸と光軸に角度をつけると見やすくなる．視神経乳頭の凸状態をチェックしたい一番の理由は，いわゆる「うっ血乳頭」や乳頭浮腫の場合である．しかしこの場合にはスリット光を用いるより，レンズ度数を使ったほうがよい[訳注76]．乳頭浮腫の進行（あるいは治療による消退）の日々の変化を追えるからである．この場合，自分の眼でピントを合わせるのではなく，直像鏡で視神経乳頭にピントを合わせるようにする（下記参照）．

[訳注76] 眼底の立体的なものにピントを合わせるためにはレンズを変える．乳頭の一番突出した部分にピントがあった時と，周辺部分にピントがあった時に使ったレンズの差が3であれば，3 diopter = 1 mm の突出となる．

直像鏡についているもう1つのダイアルはレンズを変えるためのものである．プラスレンズは通常黒字で，マイナスレンズは赤字で書かれている[訳注77]．

[訳注77] 色はメーカーにより異なることもある．

指導医へ：自分の目でピント合わせができてしまう人もいるが，直像鏡のレンズを使ったほうがよい．学生にとって自分でピント合わせすることは最初に身につけるべきことであるが，これは年齢によって徐々に失われる能力である．

最後に直像鏡を使い終わったら，スイッチを切ることを忘れてはならない．明るさを調整するスイッチがついている直像鏡は，クリック音が聞こえるか感じるところまでダイアルを回す必要がある．さもなければバッテリーは消耗し，光はとても暗くなってしまう．明るさ調整スイッチは敏感な患者のために明るさを減らす方法として宣伝されているが，壊れやすく値段を高くしている部品でもある．私自身これを最後にいつ使ったのか思い出せない．明るい光で見たほうが一番よく見えることがわかったため，そして臨床の場では困るようなことはたいてい避けられると学んだせいであろう．

▌直像鏡の練習

練習相手に眼鏡を外してもらい，遠くのどこか1点を見てもらう．自分の眼鏡も外し，丸い白色光を選ぶ（患者が強度近視の眼鏡をかけている場合は，眼鏡越しの検査のほうがよいかもしれない[訳注78]．同様に，医師と患者のどちらかが強度乱視のようなひずみを生じる場合には，異常のある目の眼鏡はかけたままで検査する）．

[訳注78] 検者の耳の端をかすめるように見てもらうとよい．検

者は眼鏡をかけたままで検査できるが，被検者が眼鏡をかけていると検査しにくいのではと思われる．

老眼の医師へ：遠近両用レンズは強い乱視がある場合難しい問題となる．遠近両用の近見部分のレンズは見る角度の問題で検査時に使えない[訳注79]．しかし眼鏡を外してしまうと乱視が問題となる．この問題が予測できるなら，遠近両用を使うようになる前の最後の眼鏡を取っておいて，直像鏡検査に使うようするとよい．

[訳注79] 遠近両用眼鏡であっても，訳注で前述したように検査前に度数調整を行っておけばレンズ上方の遠用部分でも近くが見えるはずである．

練習相手の右眼を検査する時には，直像鏡を自分の右目にできるだけ近づけ，孔から覗き込んで検査相手の右目に赤い反射光が見えるように瞳孔に光を当てる．同様に，自分の左眼を使って検査相手の左眼に赤い反射光が見えるようにする．どちらか片方の眼だけを使う傾向が強くあっても，正しいほうの目（つまり両眼）を使えるようになることが大事である．さもなくば，患者の頭の上に身を乗り出して検査を行わなくてはならないし，外来や建物の構造上無理かもしれない[訳注80]．

[訳注80] 被検者が仰臥位であり頭側に回り込むことができれば検者の片眼だけで検査することも可能．本文の後ろのほうに記載されているが，耳側，それも15°くらい外側から光を当てると視神経乳頭に近い部分を見ることができる．

直像鏡を散瞳した眼から数十cm離して持ち，赤い反射光を見えるようにするのはよい検査方法である．視力不良であり赤い反射が見えにくいのは何か病気があるということである．はっきりとした角膜混濁，重度の前房出血，進行した白内障，重症の硝子体出血などがある．病気が初期の段階であれば赤い反射光は見えるはずである（R. Gervais, 私信）．アトランタの Charles McDowell 医師は，四象限を見ていけば網膜剥離も見つけることができると述べている．そして角膜混濁と円錐角膜の歪みも見つけることができるとしている[訳注81]．直像鏡のレンズを＋2か＋3にして患者に左右を見てもらうと，角膜か水晶体前面に濁りがあれば視線と同じ方向に動き，もっと深いところの病変であれば逆に動くとしている（C.W. McDowell, 私信）．下記と図 10-16 を参照のこと．

[訳注81] 後極部に近い網膜剥離であれば直像鏡で見えることもあるが，網膜裂孔の起きやすいのは周辺部であり，直像鏡だけの検査では網膜剥離を見逃すことも多いだろう．円錐角膜は細隙灯でも気づかない時があり，直像鏡で見つけるのは難しい．

💿 眼底からの赤い光の反射をチェックするの
は，子どもの網膜芽細胞腫スクリーニング
の基本である．この疾患があると 60%は赤い
反射が白くなる(Essman and Essman, 1992)．

次のステップとして，模擬眼やマネキンのよう
な教材を使うとよい．もし大学がそのような教材
を持っていないなら，カリキュラム委員会がボラ
ンティアを集めるべきだ．どちらにしても，この
場合でも赤い反射光を見つけることから始めよ
う．次に，直像鏡を通して赤い反射をずっと見な
がらできる限り相手の眼に近づく．詳細が見えて
くるまでレンズのダイアルを回す．顕微鏡を使う
時のように，回し過ぎたらダイアルを戻す訳注82)．

訳注82) これが訳注で前述した被検者の度数に合わせての調整
である．

実際のところ，検眼鏡で眼の中を見ることは生
体顕微鏡を覗いていることと同じである(直像鏡
で見ると視神経乳頭は大きく感じるが，本来は
1.5 mm 径しかないのだ)．その他の部分のサイズ
を表 10-9 に挙げた．通常の顕微鏡は連続的に焦
点を合わせているが，直像鏡のレンズダイアルは
連続ではない，というのが大きな違いではある．
同様に，初めて顕微鏡を覗いた時，小さなテレビ
ジョンセットの中を覗き込むようにピントを合わ
せるのではなく，おそらく無意識にレンズ越しの
向こうを見ようとしていたと思われる．そして，
直像鏡を使う時も，眼底に焦点を合わせるために
さまざまな焦点距離にピントを合わせるようにす
る．レンズを見てはいけない．レンズ越しに見る
のである．そして，レンズのダイアルを回してピ
ントを合わせていく(検査中に少し視点をずらし
て見ることを好む人もいる．何か赤いものが見え
たらそれは血管なので，そこに焦点を合わせる)．

眼底にピントが合うようになったら練習相手の
ところに戻ろう(その後また血管を見ることをマ
ネキンで練習することになる．詳しくは後述す
る)．

最初に練習している時だけは角膜と水晶体の観
察は省略してもよい．練習相手はおそらく若くて
健康なので角膜や水晶体に濁りがないと思われる
からである．赤い反射光を見つけて焦点を合わせ
よう．

いくつかコツを挙げておく．

1. 練習相手と接近する必要がある．鍵穴や窓か

表 10-9　眼底に見えるものの大きさ

構造物または病変	サイズ，mm (カッコ内は μm)
視神経乳頭	1.5
視神経乳頭から出てくる血管の太さ	0.1(100)
毛細血管瘤(標準的な大きさ)	0.05(50)
ドルーゼン*(標準的な大きさ)	0.01(10)

*ドルーゼンは 100 μm 以上の大きさになることもある．

ら覗くようにできるだけ相手に近づく．

2. 左手で相手の頭を後ろから支えたほうがやり
やすいかもしれない．

3. 楽な姿勢をとっているか？ 相手が座っていて
自分は立ってかがみこんでいると，その後腰痛を
起こすような習慣を身につけることになる．その
うえ，姿勢を保とうとして検査に集中できなくな
る．

4. 被検者は検査を受けていないほうの目でじっ
と見ていられる動かない対象物が必要である．子
どもの場合誰かにおもちゃを持ってもらい，検査
をしている間ゆっくりと動かして見てもらうとよ
い．

5. 正常眼底の全体像を思い浮かべよう．直像鏡
では狭いエリアを拡大して見ているため，学生は
解剖学的な全体像(鼻側のまっすぐな血管，黄斑
を避けて上下にアーチをつくる耳側の血管など)
がわからなくなることが多い．

指導医へ：昔，評判のよいある病院で，代々のレ
ジデントたちが眼底検査をしていた部屋の天井に
は小さなバツ印が書かれていた．ある時新しい病
院で，病院が赤字になるからという理由らしい
が，そのような印を天井につけてはならないと学
部長がレジデントに指示した．のちにその部長に
よる「厳しい」眼底鏡の制限のために，増殖性糖尿
病網膜症が回復できないほどになってしまった患
者を私は診たことがある．

客員教授であったころは少なくとも 1 回は眼底
を見るようにしていた．患者がじっと見ることが
できるように誰かに指を上げさせた．数秒もしな
いうちに患者の眼が動き始めたら，上げた指が
ちゃんとその位置にあるかをチェックしていた．
これができていないと，そこでは眼底検査があま
り行われないために，回診に参加した人のほとん
どはじっと見ることの必要性を理解さえもしてい

ないことがわかったものである．こういうことは認定機構が考えるよりよくみられる．

　血管に焦点があったら血管の分枝が作る矢印を追うと視神経乳頭が見つかる（図10-15）．視神経乳頭から遠ざかるように血管を追い，また乳頭に戻る，という方法で，上耳側血管，上鼻側血管，下鼻側血管，下耳側血管を順に見ていく（練習相手にこの方法ができないのならマネキンでもう少し練習しよう）．そして，眼底を覗き込みながら，光束選択装置のダイアルを見ないで指で探せるかやってみよう（この方法もマネキンで練習しなくてはならない人が多い）．練習相手の左眼をチェックするために自分の左眼を使って同じように検査を行う．

　最初から順序立てて診察を行うようにし，できる限りいつも同じように行うことはとても重要である．いったん視神経乳頭を見つけ血管を追う方法を練習すれば，いつも同じようにその診察ができるようになる．

▶ 散瞳

　散瞳し忘れたことで馬鹿みたいにみえたという私の話は本章の後半で述べる（付録10-3も参照）．

禁忌
　散瞳の禁忌を挙げる．
1. 最も重要な禁忌は脳血管疾患や神経疾患がある，あるいは疑いがある時である．瞳孔の症状に診断的意味があるためである（薬の作用時間はバラバラであり，どんなに注意して左右の眼に同じだけ点眼しても瞳孔不同になることがあることを覚えておこう）．
2. ある種の眼内レンズは絶対的禁忌である訳注83）．

訳注83）そういうレンズがあったそうだが，わが国では見かけることもほとんどなくなっている．

3. 前部ぶどう膜炎は相対的禁忌である訳注84）．

訳注84）禁忌と言われるような状態をぶどう膜炎で見ることは少ない．

4. 前述したように，閉塞隅角緑内障の患者を散瞳すると緑内障発作を誘発することがある．緑内障の早期発見につながるのであれば，医師が病気に気づいて治療することができ，患者には有益となるであろう訳注85）．

訳注85）発作の症状がはっきりとしていて気づけばまだ良いが，症状がないまま検査のたびに眼圧上昇を起こしていて知ら

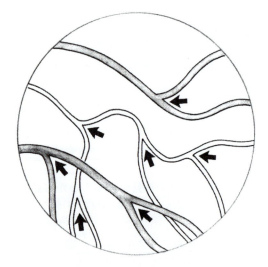

図 10-15　自然の法則：血管の分枝は常に矢印のようになり，視神経乳頭を指し示している．

(Sapira JD. An internist looks at the fundus oculi. *Dis Mon.* 1984；30：1-64 より許可を得て引用)

ないうちに緑内障になってしまうこともある．直像鏡検査は原則散瞳しないで行い，散瞳が必要な場合は眼科医が行うべきだと思う．もし未散瞳で眼底がよく見えず，そして眼底検査がどうしても必要であるなら，繰り返し行うことは避けたほうがよいし，少なくとも散瞳検査後に眼圧が上がっていないことを確認したほうがよい．ちなみに散瞳により緑内障発作が起きるのは，散瞳直後ではなく薬が切れて縮瞳し始めたタイミングが多いとされている．

　また，緑内障の診断がついていない狭隅角眼を散瞳して眼圧が上がることが多いので，眼科を受診したことがない人を散瞳するほうが要注意である．

方法
　まずは自分と練習相手で行う．
1. 散瞳薬を持っていることを確認する．筆者は30年以上10％フェニレフリンを用いていてこれは使いやすいが，もし今日から散瞳検査を始めるのであれば，0.5％あるいは1％のトロピカミドを使うであろう訳注86）．

訳注86）わが国で検査用散瞳薬は0.5％トロピカミドとフェニレフリンの合剤が主として使われている．フェニレフリンにアレルギーを起こす患者の場合にトロピカミド単体の0.4％点眼を使用する．フェニレフリンはわが国では5％のものが市販されていて，術前に極大散瞳をさせたい時などに追加として使用することが多い．

　これらの散瞳薬は全身吸収される．多くは鼻粘膜から吸収されるため（涙の流れにより鼻涙管に薬は流れていく），点眼後数分間内眼角（目頭）を押さえて鼻涙管を閉じることで全身吸収を少なくすることができる訳注87）．

訳注87）数分閉瞼しているだけでも内眼角を圧迫するのと同じ

効果がある.

フェニレフリンはα_1アドレナリン作動薬で高血圧と関係があり,頭蓋内出血を起こしたと考えられる成人1例が報告されている(Adler et al., 1982).散瞳効果はチモキサミン[訳注88](もし手に入るところに住んでいるなら)やその他のα遮断薬の点眼で元に戻すことができる.フェントラミンやプラゾシンにより全身への影響を拮抗させることもできるが,だいたいの場合自然に薬の効果が切れるのを待つことが多い.

訳注88) チモキサミンはわが国では現在入手不可能.

心血管系への影響が心配な患者には,短時間作用のムスカリン拮抗薬であるトロピカミドが良いかもしれない.しかし,この薬は時に散瞳が悪い時がある.この薬剤は小児でアナフィラキシーと考えられる強直性発作,顔面蒼白,チアノーゼを起こしたという報告がある(Wahl, 1969).散瞳効果はピロカルピンで戻せる[訳注89].

訳注89) 散瞳できるまでの時間はフェニレフリンで1時間,トロピカミドで20〜30分程度.散瞳効果をピロカルピンで戻せるのはフェニレフリンのほうであり1時間程度かかる.トロピカミド点眼使用後はピロカルピンを使ってもほとんど効果なし.

Gervais医師はまずFluoress[訳注90](蛍光色素と点眼麻酔を混ぜたもの)を麻酔のために点眼し,それからトロピカミド,フェニレフリンを点眼している.後の2つの点眼は刺激があるためである.

訳注90) Fluoressはわが国では市販されていない.点眼麻酔薬もかなりの刺激があるため,通常は麻酔の点眼なしに散瞳薬を点眼することがほとんどである.蛍光色素は散瞳に関係ないが,点眼麻酔薬と混ぜてあるのは接触型眼圧検査のためと思われる.

2. 患者が座位の場合,できるだけ頭を後ろに倒して天井を見るように指示する.患者が仰臥位の場合は,ベッドのヘッドボードを見るように指示する.

3. 散瞳薬の点眼瓶を結膜嚢より2.5 cmほど上に持ち,眼球や皮膚,そして特に睫毛にも触れないようにする.

4. 眼瞼の下の皮膚を下方に引っ張り,眼球の上にではなく結膜嚢に1滴点眼する[訳注91].皮膚が頬骨上顎骨縫合を超えて指で下げられると,しっかりと押さえることで眼を開くことができ,患者が努力しなくても結膜嚢を痛みなく露出することができる.自分でもやってみよう.

訳注91) 眼窩の下縁に向けて下眼瞼を引っ張り,アカンベーをすればよいということ.眼球上に点眼する必要はないが,点眼しても問題はない.

5. もし患者が非協力的で長い上睫毛を持ってい

た場合,眼球の上に点眼せざるをえない時もあるだろうが,上眼瞼を眼球から上方に引っ張ることでうまくいくことがある.眼窩骨の上方の皮膚を押さえ,眼球が露出するまで上方に引っ張るだけである.しっかりと指で押さえておけば眼は閉じない.

> ● 6. 実際は患者に眼を開けてもらう必要はない.仰向けに寝てもらい,まっすぐ上を見てもらう.目頭に点眼し「終了」と言う.患者が眼を開けると点眼液は眼に入っていく[訳注92].Gervais医師は子どもたちに点眼液が眼に入った後できるだけギュッと眼を閉じるように説明している.子どもは眼を閉じることに集中していると,点眼液の痛みは忘れてしまう(「Gervaisの気を紛らわせるコツ」である).

訳注92) 点眼後開瞼しなくても,眼瞼を下方あるいは側方へ引っ張ると点眼液は眼に入っていく.点眼を嫌がる子どもには就寝中にこの方法で保護者に点眼してもらっている.

7. カルテに記載する(特に片眼だけ散瞳した場合).他の人が夜間回診をした時に,片眼散瞳する疾患の神経学的診察を避けることができる.

8. 10分後に散瞳不良であれば,2回目の点眼をする.

▌患者の協力をうまく得る方法

眼底検査をしている時に,眼を閉じてしまったり,何か面白いものを見つけたかのように突然顔を回す患者がいる.彼らは「光がまぶしすぎて」と言うだろう.そういう時にどう対応すべきか?(自分の答えを書いてみよう).

もちろん自分の目に光を当てているのではないから「まぶしくないですよ」と言うべきではない.患者がいかに診察しにくい状況を作り出しているのかなどと説明すべきではないし,諦めてもいけない.現在そして将来の患者からの信頼を失うような行動になってしまう.

患者ににっこりと笑ってこう言おう.「まぶしいですよね.少し光を弱めます」.小さい光源にするか,無色赤光の光源にする.「まだまぶしいかもしれませんので,できるだけ光を見てください.がんばってますよ」とも言ってみよう.

初心者は問題があると自分を責めがちであり,だいたいがその内容は正しいものである.時に彼らはどこを見ているのかわかる前にやみくもに黄斑部のあたりに光を当てまくり,患者は当然のこ

とながら黄斑部を刺激されて困らされる．黄斑部に光を当てるのを避けるには，患者の正面からではなく耳側から近寄るとよい．

▶ 直像鏡検査の手順（概要）

　この項では直像鏡検査の順序の概要と一般的に診察すべきものを述べる．章の残りでは眼底検査で見られる所見とその重要性，そして特定の所見に関するテクニックを解説する．

1．前眼部（角膜と水晶体）の混濁をチェック．この部位の中心に濁りがあると眼底検査の邪魔になるため，まず最初にこの部位をチェックする．網膜に焦点が合っていると，前眼部の邪魔な混濁には焦点が合わず気づかない．このことを知らないと，なぜ眼底の広い範囲を見ることができないのかわからず，当惑したりいらだつことになる．

方法：眼底からの赤い反射光が得られたら，検者の眼と直像鏡を患者の眼から60～90 cmくらい離して保持し虹彩に焦点を合わせると，角膜と水晶体と同じレベルを見ていることになる．赤い反射光に注意を戻し，少し自分の頭を動かして赤い反射光の前に現れるはっきりとした黒い濁りを探す．レンズを調節してもよい．よくできたマネキンには前眼部の混濁に似せたプラスチックの付属品があり，これを挿入すると観察する練習になる．

2．次に眼科医が行うように硝子体の濁りや異常を診察するのだが，症状のない患者ではほとんど意味がなく，眼科の患者以外で有用な情報が得られることはまずない．例外は硝子体出血であるが，これは見ようと思っていなくても見逃しようがないものである．よって多くの場合前眼部を見た後すぐに眼底の診察に移る．

3．眼底に焦点を合わせる．視神経乳頭を見つけたら，意識して見なくてはならないポイントがいくつかある．視神経乳頭の色とサイズ，うっ血乳頭の有無，網膜静脈拍動の有無である．前述した順番で血管を追っていく時（上耳側，上鼻側，下鼻側，上耳側の順），動静脈交差，網膜の状態，血管のサイズや状態も観察する．そして視神経乳頭から耳側に約2乳頭径離れたところに黄斑を見つけよう．黄斑の診察は患者にとって最も不愉快なため最後に見るようにする．黄斑部は細動脈瘤と硬性白斑の観察に最適な場所である．黄斑部そのものの観察も忘れずに行う．黄斑は周囲の網膜よりやや暗く見える．黄斑の中心は中心窩と呼ば

れ，小さな円として見え，中心は赤く，小さな光や変化する三日月，光る線，波紋状に見えたりする．小さな血管は黄斑部に集まってくるように見えるが実際には入っていない．

　白内障がないのに眼底がよく見えないのであれば，患者に眼鏡をかけさせて再度検査を行う．問題はひどい乱視のせいかもしれない．

　最後に同じ手順をもう片方の眼に行う．

覚書：脈絡膜硬化や網脈絡膜炎のあとの大きな黒い病変など，派手に見える所見は緊急事態や急変ではない．その一方で，視神経乳頭周囲の小さな出血[訳注93]，網膜静脈の拍動消失，加齢黄斑変性の初期に見られる後極部のドルーゼン，増殖性糖尿病網膜症に見られる細動脈瘤や白斑などの最も心配すべき所見は，とても些細な変化のことが多い（**付録10-3**）．

訳注93）視神経乳頭周囲の出血が見られると，その後緑内障になる確率が高く，またすでに緑内障になっていれば進行が速い．

16 検眼鏡所見

1）前眼部における所見

▶ 角膜の混濁

間質性角膜炎（角膜実質炎）

　水晶体を観察しようとする時，角膜がかすんだように見え，虹彩がぼやけて見えることがある．この間質性角膜炎の徴候は（一般的には眼科医の専門的技能を必要とするが）しばしば臨床医によって発見されることがある．治癒過程において新生血管の形成が認められることがあり，結果としてサーモンパッチとして認められるようになることがある．

角膜後面沈着物

　角膜後面に形成されるこれら円形の灰色斑は**豚脂様角膜後面沈着物** mutton fat body とも呼ばれる．眼サルコイドーシスにおいて認められるとされる角膜後面沈着物は，一般的な通説と異なり，必ずしも特徴的な所見ではない．この所見はカンジダ症（Chumbley, 1981），トキソプラズマ症（Havener, 1984；Schlaegel, 1978），サイトメガロウイルス（CMV）（Chumbley, 1981），結核，ブルセラ（Scheie and Albert, 1977），赤痢アメーバ脳膿瘍

(Walsh and Hoyt, 1969), ボタン熱 (*Rickettsia conorii*) (Lebas and Bernaerts-Lebas, 1962) による網膜症においても認められるとされる. 実際に, 見つけようと思えば, おそらく他の多くの網膜症やぶどう膜炎においても認められるであろう[訳注94].

訳注94) 角膜後面沈着物は眼内の炎症が起きた時の炎症細胞が沈着したものである. 細かい細胞沈着の場合細隙灯でしか見ることができないが, 豚脂様だと (べったりとした大きい沈着のため) 肉眼でも見つけることができるのかもしれない.

水晶体の混濁

白内障が前眼部における検眼鏡検査にて最も一般的に認められる所見である. 実際に白内障は, 患者にとっては医師が捉えている以上に重大な問題となることが多い. もし白内障によって視力や視野が障害されているのであれば, 眼科医に紹介されるべきである.

前水晶体囊白内障 (図 10-16A) および角膜の混濁は後囊の混濁 (図 10-16B) からは区別されうる. まず検眼鏡を用いて理論上, 水晶体の中心と考えられる点を通じて観察する. 次に患者に上方を見るように指示し, 自分は水晶体の中心 (球ではない) が通る線から視線を外さないようにする. このためには (図には示されていないが) 検者は視線をいくぶん上向きにする必要がある. 前部の混濁は上方に移動し, 反対に後部の混濁は下方へと移動する (図 10-16)[訳注95].

訳注95) 白内障は, 核, 皮質, 前囊下, 後囊下という部位の1つに出ることもあれば, どれか組み合わせで出ることもあり, 眼科以外で部位の特定をする必要はないと思われる. 視力低下がある高齢者で白内障が考えられるのであれば眼科に相談したほうが早いだろう.

近年, 白内障に対する手術において重篤な合併症はほとんど認められなくなったため, 一般的に眼科医は早期に手術を行う傾向にある. 総合医が限られた手段によってこれらの早期の白内障を診断することは困難であるといえる (R. Gervais, 私信, 1998).

偏位水晶体

偏位水晶体を簡単に検査する方法はペンライトを用いて赤色反射を検査することである. 偏位水晶体であれば, 正常であれば正円として映るものが, いささかまるで下方が凹となった日よけが瞳孔を横切って半分以上引き下ろされたように, 不完全な楕円として下方に描出される (Chan et al., 1987).

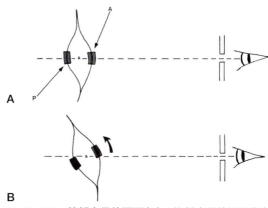

図 10-16　前部水晶体混濁 (A) と後部水晶体混濁 (B) の区別 (本文参照)

偏位水晶体は Marfan 症候群の患者にとりわけ起こりやすい (24 章参照). また Marfan 症候群では水晶体脱臼も起こりやすいとされる.

前房深度

前房深度を推定するもう1つの方法として検眼鏡のスリット光を用いる方法がある. 光を照らしてみると, 角膜とレンズの双方から反射してくるスリットを観察することができ, その2つの反射の間の距離を測定する. 前房が病的意義を持つほど狭いと判断できるようになるには, いくつもの正常な眼を見ておかなければならない. 近視の被検者は前房深度が深くなる傾向にある.

2) 硝子体

最も頻度の高い硝子体病変は硝子体出血である. もう1つ検者の視界を妨げる所見として星状硝子体症が挙げられる. これはガラス状の構造物が多数浮遊している状態で, その1つひとつは白色からやや黄色がかった白色の球形でカルシウムを主成分とする. 主として中年男性にみられることが多い. 不思議なことに, これらは診察する医師が診て予想するほどには患者の視力を損なわない. したがって患者が視力障害を訴えた時には, その原因を別に探す必要がある.

星状硝子体症は「硝子体の中の吹雪」を生じる他の重大な病気と間違えられることがある. これらのなかには眼科的疾患として周辺部ぶどう膜炎, 網膜芽細胞腫があり, 内科的疾患として Behçet 病, サルコイドーシス, その他重篤なぶどう膜炎

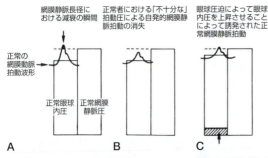

図 10-17　A：正常の眼球において，自発的網膜静脈拍動は眼球内圧と伝播された動脈圧の和が網膜静脈圧を超える瞬間に認められる．B：正常の眼球において，自発的網膜静脈拍動は網脈静脈圧が眼球内圧と伝播された動脈圧の和を常に上回るため認められない．C：「非自発的」の網膜静脈拍動は，眼球を圧迫することにより誘発されうるが，教育上の目的に対してのみ施行される．この手法を用いることにより意図的に眼球内圧を上昇させることで，伝播される動脈圧を増加させ，一過性に網脈静脈圧を凌駕することができる．
〔Sapira JD. An internist looks at the fundus oculi. *Dis Mon*. 1984；30(14)：1-64 より許可を得て引用〕

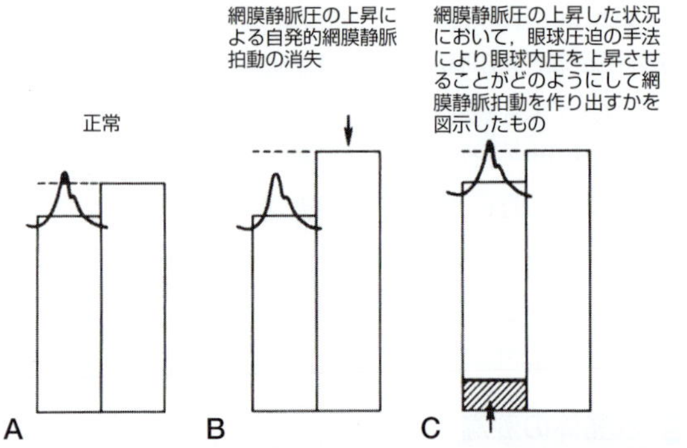

図 10-18　A：図 10-17 で示したのと同様に正常眼球．B：病的な網脈静脈圧の上昇による自発的網脈静脈拍動の消失．C：眼球圧迫の手法により不適切に誘発された「非自発的」な網脈静脈拍動．これは実際の臨床で行うべきではない．
〔Sapira JD. An internist looks at the fundus oculi. *Dis Mon*. 1984；30(14)：1-64 より許可を得て引用〕

が含まれる（Roy, 1984）．

　主として AIDS 患者におけるトキソプラズマにおいては「霧の中で現れたヘッドライト」と呼ばれる多巣性網膜炎を伴った硝子体炎が認められることがある（Gariano et al., 1993）．

3）乳頭

▌網膜静脈拍動

診察方法

　視神経陥凹から生じる網膜静脈のうち最も大きなものを観察する．観察している軸とほぼ平行に位置する静脈の一部が瞬間的に細くなったり明滅したりしているのが観察される．網膜静脈拍動は視神経陥凹より遠方の末梢静脈においては観察されない．眼球を指で押さえてやることで，最初は観察することができなかった正常者においても網膜静脈拍動が観察されるようになることがある．これは教育のために行われたり，理由があって行われたりするべきことで，患者診察の一部としては決して行われるべきではない．この理由は後で述べる．

生理学

　図 10-17A で示しているように，普段は眼球内圧と網脈静脈圧の間には圧較差があり，後者のほうが明らかに高い（あるいは静脈は虚脱しており観察することができない）．収縮期には，網脈動脈が拡張することで脈圧がただちに眼球内圧に伝播され，一過性に眼球内圧が網脈静脈圧を超えることを可能とする．その瞬間，網脈静脈は虚脱する．網脈動脈圧がピークを過ぎるに従って眼球内圧も下がり，このことが網脈静脈の再膨張をもたらし，習慣的に用いられる長径に達する．これが網脈静脈「拍動」と観察される．

　網膜動脈の動脈硬化が進展しており，拡張による圧力があまり伝わらない場合には，網脈静脈拍動は（たとえ網脈静脈圧が正常だとしても）認められないことがある．このことは加齢により網脈静脈拍動が減少することを説明している（Lo Zito, 1977）．

　その他の要素がすべて同様だとしても，網脈静脈圧の上昇は，網脈静脈拍動の消失をもたらす（図 10-18）．もし頭蓋内圧の上昇が認められる場合には，視神経を取り囲んでいるクモ膜下腔を網脈静脈が横切るため，網脈静脈圧が上昇する．眼球圧迫で誘発される「非自発的」な網脈静脈拍動（図 10-18C）があれば，腰椎穿刺を行っても安全であるかのように誤って認識してしまう可能性がある．それゆえ，この誘発法は禁忌である．

実験に基づくエビデンス

　図 10-17，18 に図示された関係は実験的に人間においても検証されてきた．50 人の自発的網膜

静脈拍動を有する患者において，頭蓋内圧は195 mm 水柱以下であった(Kahn and Cherry, 1950). 18 人の頭蓋内圧が 195 mm 水柱以上の患者において，自発的網脈静脈拍動は消失していた．他の実験においては，自発的網脈静脈拍動を有する10 人の被験者に対して腰椎穿刺が施行された．最も高値を示した初圧は 170 mm 水柱であった．脳脊髄液圧は用手的な Queckenstedt 法を用いることにより正確に上昇し，網膜静脈拍動が消失し再度出現する脳脊髄液圧が観察された．それぞれの平均値は 204 mm 水柱と 202 mm 水柱であり，各々の最高値は 236 mm 水柱であった(Walsh et al., 1968). 連続 400 例の神経内科コンサルテーション例における研究において，そのうち 65 例に腰椎穿刺が施行され，初圧が 200 mm 水柱を超える 19 例においては網膜静脈拍動が認められなかった．自発的網膜静脈拍動が認められた 22 例において，脳脊髄液圧の初圧の最高値は正確に200 mm 水柱であった(Lo Zito, 1977). またその他の研究によると，網脈静脈拍動を有する 29 人の患者において脳脊髄液圧の初圧の最高値は180 mm 水柱であり，脳脊髄液圧の上昇している9 人の患者において自発的網膜静脈拍動は 190 mm 水柱にて消失した(Levin, 1978).

　上記に引用した文献によると 180～205 mm 水柱を超えたあたりが，自発的網膜静脈拍動が消失すると考えられる一般的な水準であるといえる．網脈静脈拍動を認めているにもかかわらず脳脊髄液圧の初圧が 210～280 mm 水柱であったとする 4人の患者の報告がある(Van Uitert and Eisenstadt, 1978). 残念なことに，この報告はこれら 4 人の患者を集めるために何名の患者が検査されたかが言及されていない．私が聞いた同じ状況の他の 2人(報告されていない)がそうであったように，これらの腰椎穿刺は合併症を伴わない．

意義

　要約すると，(用手的な眼球圧迫によらず)自発的な網膜静脈拍動が認められるということは脳脊髄液圧が上昇していないということを示している．一方で，自発的な網膜静脈拍動が認められないことには診断的な価値はない．なぜなら正常人の約 20％でも認められないからである(Whiting and Johnson, 1992).

指導医へ：自発的網膜静脈拍動は心拍と同期しており心拍出量に依存しているため，心房細動や房室解離といった心拍出量が一定しない状態の際には認められなくなったり，不整になったりするかもしれない．

　心電図モニターは，ベッドサイドで患者を診察する時に不安を取り除くのに役立つ．しかし同時にあなたが患者の眼底を見ている時に，あなたの視野に入らないところで表示されているモニター上に起こる出来事が，何もわからないでいる患者の不安をさらに悪化させるきっかけにもなりうる．この手技は，この本の支払いの足しになる賭け金を得る方法として，あなたにすすめることができる[訳注 96].

訳注 96) 眼底を診察していれば，モニター上に起こった変化(期外収縮などの不整脈?)について，モニターを見ていなくても，モニターと同期して変化する網膜静脈拍動を見て言い当てることができる(患者に説明できる?)．このことを「賭け」に必ず勝って金を得ることができるという比喩の表現を使ったのではないかと思われる．

　自発的な網膜静脈拍動は**糖尿病性乳頭症**と頭蓋内圧上昇による乳頭浮腫の鑑別に役に立つ．糖尿病性乳頭症では網膜静脈拍動は認められる一方で，頭蓋内圧上昇による乳頭浮腫では認められない(Barr et al., 1980；Pavan et al., 1980). このことは非常に重要である．なぜならば，多くの糖尿病患者は同時に高血圧も患っており，視神経乳頭(下記参照)が腫脹している状態で糖尿病性の眼底出血や滲出物が認められるということは自発的な網膜静脈拍動が認められない限りは悪性高血圧の存在を示唆しているためである．

　自発的な網膜静脈拍動が認められることは，現時点で腰椎穿刺を施行することができるほど脳脊髄液圧が十分に低いことを示しているが，しかし理論的には脳浮腫がないことを保証するわけではない．サインカーブのように変化する頭蓋内圧が，たまたまあなたが検査した瞬間はトラフ値をとっていただけかもしれない．

　図 10-17, 18 で示されているような機序によって，頭蓋内圧が亢進している状況において，高血圧が一見正常で自発的な網膜静脈拍動を引き起こすことはありうるのだろうか．理論的には可能であるが，これまで報告されたことはない．もっと起こりそうな状況，つまり脈圧が増大している場合でさえ，頭蓋内圧が上昇している状況においては一見正常な自発的な網膜静脈拍動は観察されない．(大動脈弁閉鎖不全に甲状腺機能亢進症を伴っているような)とても脈圧が大きい状況に

おいて認められるのは，網膜動脈拍動である (Roy, 1984)．大動脈弁閉鎖不全においてこれが認められる場合，**Becker 徴候**と呼ばれる(17 章参照)．

頭蓋内圧の定量的測定

いくつかの非侵襲的な頭蓋内圧測定方法，例えば鼓膜偏位の測定(11 章参照)がこれまで提唱されているが，いずれも臨床的にはあまり用いられていない．携帯型静脈眼底血圧測定器を用いた中心網膜静脈圧測定は高度に応じた頭蓋内圧の変化を信頼性高く予測できることが示されている (Querfurth et al., 2010)．そのため水頭症，脳腫瘍，あるいは頭部外傷後の患者を経過観察に用いることができる．

▶ 乳頭浮腫

乳頭浮腫が動物において実験的に頭蓋内圧を上昇させることにより作り出される時，最初に観察される変化は，図 10-19 で示しているように乳頭縁の不鮮明化と視神経乳頭の腫脹である (Walsh and Hoyt, 1969)．

乳頭周囲の線状出血も乳頭浮腫の徴候の 1 つである．これらは他の徴候ほど早くには出現しないが，(すでに述べたように) 網膜静脈拍動の消失とは異なり，頭蓋内圧が著しく上昇している状態が継続していることを示している．出血が起こるにつれて，静脈の不均一の拡張と動脈の明らかな収縮が認められるようになる (図 10-20)．

あなたは網膜の見た目の質感のもととなっている神経線維層の光に対する反射は，白色光よりも無赤色光を用いたほうが見やすいことに気づいたかもしれない．乳頭浮腫においては，乳頭を取り囲んでいる神経線維層がその構造を失い，神経線維束の中心光に対する反射を完璧に清明にすることができなくなるため，検者は無赤色光を用いることにより，焦点が外れたような印象を受ける．

おそらく乳頭浮腫の診断をたった 1 つの所見だけに頼るべきではない．

乳頭浮腫を認める患者は，頭痛，嘔気，嘔吐，複視，失調，意識変容といった頭蓋内圧上昇に伴う症状を認めることが多い．また姿勢を変えることや，Valsalva 手技を用いることで，数秒～数分間継続する眼前暗黒で表現される一過性の視覚の不鮮明化を認めることがある (Whiting and Johnson, 1992)．

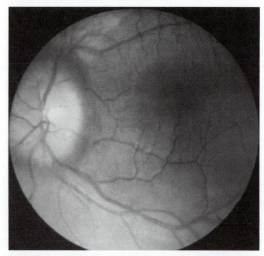

図 10-19 乳頭縁の不鮮明化と消失は乳頭浮腫の初期徴候の 2 つである．普通，乳頭浮腫がなければ側頭側の乳頭縁と鼻側の乳頭縁の間にわずかな違いは存在しうるが，このように，特に上縁と下縁のような大きな違いは正常の乳頭では認められない．その他には何か観察されるだろうか．いや，黒色点は黄斑が写っているだけである．血管はどうだろうか．これは二次元の表示だが，深いところにある乳頭からというよりも，突き出した乳頭から血管がどのように発生してきているかわかるだろうか．これは本の上での乳頭浮腫の写真でしかない．この写真の乳頭縁を図 10-22, 32, 36, 37, 38B に示されている乳頭縁と比較してみなさい．何回か見比べていると，違いがはっきりとするだろう．さあ，同じことを乳頭上にある血管でもやってみよう．

乳頭浮腫の病因を表 10-10 に示す．

良性(特発性)頭蓋内圧亢進症(偽性脳腫瘍)

この状況は悪性腫瘍とは関連していないため，良性と呼ばれている．しかしながら，失明およびひどい頭痛を引き起こすこともある．乳頭浮腫を起こしうる表 10-10 に列挙されている原因を除外する必要がある．良性頭蓋内圧亢進症の有病率は肥満とともに増加し，15%の体重減少により症状が改善する (Mollan et al., 2014)．栄養補助食品を含めた詳細な内服薬歴の聴取が極めて重要であり，表 10-10 に列挙されている薬物は十分ではない．

視力低下は，普通は一過性であるが，65～85%の患者に生じる．視力低下に加えて，視野狭窄も認められることが多い．トンネルビジョンという形態をとることもありうる．複視は，一般的には外転神経麻痺により生じるが (26 章参照)，10～20%の患者に起こる (Degnan and Levy, 2011)．

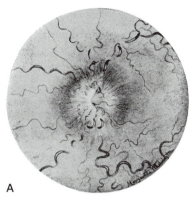 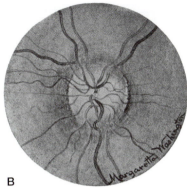

図10-20 脳腫瘍による頭蓋内圧の上昇を解除する前(A)と後(B)の視神経乳頭の描写であり，乳頭浮腫を示している．この描写は6ジオプターの腫脹とその改善を示している．

(De Schweinitz GE. *Disease of the eye: A Handbook of Ophthalmic Practice for Students and Practitioners.* Philadelphia, PA: W. B. Saunders; 1915, より引用)

表10-10　乳頭浮腫の原因

- 種々の原因による乳頭炎
- 特発性頭蓋内圧亢進症（偽性脳腫瘍）
- 種々の種類の頭蓋内腫瘍
- 種々の種類の頭蓋内感染
- 血管疾患
    - クモ膜下出血
    - 硬膜下血腫
    - 高血圧性脳症
    - 静脈洞血栓症
    - 静脈排出障害（原因を問わない）
- 網膜血管疾患
    - 網膜中心静脈血栓症
    - 静脈洞血栓症
    - 種々の網膜血管炎
- 代謝性疾患
    - ビタミンA過剰症
    - エチレングリコール中毒
    - ヒ素中毒
    - 高二酸化炭素血症
    - 閉塞性睡眠時無呼吸症候群
    - 甲状腺機能亢進症
    - 甲状腺機能低下症
    - 副甲状腺機能低下症
    - Addison病
    - Cushing病
    - 腎不全
    - ムコ多糖類代謝異常症
- Guillain-Barré症候群
- 種々の原因による眼球内圧低下
- 先天性奇形
- 血液学的疾患
    - 重症貧血
    - 多血症
    - 白血病
    - 血栓性血小板減少性紫斑病
- シャント閉塞
- 薬剤関連性
    - 糖質ステロイド（およびその中止）
    - デポ・プロベラ/経口避妊薬の組み合わせ/レボノルゲストレル
    - 蛋白質同化ステロイド
    - 成長ホルモン
    - テトラサイクリン
    - サルファ剤
    - ニトロフラントイン
    - ナリジクス酸
    - NSAIDs
    - リチウム
    - タモキシフェン
    - シメチジン
    - シクロスポリン
    - シタラビン
    - アミオダロン
    - ビタミンA（>25,000 IU/日）
    - レチノイド
    - フェニトイン

(Duke-Elder S, Scott GI. Neuro-ophthalmology: XII. In: Duke-Elder S. ed. System of Ophthalmology. St Louis, MO: CV Mosby; 1971; Havener WH. Synopsis of Ophthalmology: The Ophthalmoscopy Book. 6th Ed. St Louis, MO: CV Mosby; 1984; Newell F. Ophthalmology: Principles and Concepts. 8th Ed. St Louis, MO: CV Mosby; 1982: 559; Roy FH. Ocular Differential Diagnosis. 3rd Ed. Philadelphia, PA: Lea & Febiger; 1984; and Whiting AS, Johnson LN. Papilledema: Clinical clues and differential diagnosis. Am Fam Physician. 1992; 45: 1125-1134, Mollan SP, Markey KA, Benzimra JD, et al. A practical approach to diagnosis, assessment and management of idiopathic intracranial hypertension. Pract Neurol. 2014; 6: 1-11; and Degnan AJ, Levy MN. Pseudotumor cerebri:Brief review of clinical syndrome and imaging findings. *Am J Neuroradiol.* 2011; 32: 1986-1993. より引用)

> 乳頭浮腫を認めないということは良性頭蓋内圧亢進症を除外することにはならない. 神経耳科学の世界では, 良性頭蓋内圧亢進症を有する患者の10%しか乳頭浮腫を認めない(G. Gianoli, 私信, 2016). 頭蓋内圧の急激な上昇においては, 乳頭浮腫は一般的ではない(Steffen et al., 1996).

▶ 偽性乳頭浮腫

乳頭浮腫と類似の所見を呈する状況が数多くある. 偽性乳頭浮腫を不適切に頭蓋内圧亢進症とみなすことは非常にマイナス要素を含む(Mollan et al., 2014).

1つの例が極度の遠視である. 極度の遠視は一過性ではあるが, 乳頭縁が不明瞭になりうる. 細隙灯を用いたり, 単純に神経頭に焦点を合わせようとする際にみられるように, 実際に乳頭が突出することはありえない. 乱視を伴っている患者のなかには同様の所見が認められることがある. 次に示すものはもちろんすべてではないが, 特に眼科医によって診察されている場合に時として認められるものである(Roy, 1984).

有髄(myelinate あるいは medullated)神経線維(Shelton et al., 2013), 先天性欠損も乳頭浮腫と間違えられることがある(視神経線維の有髄化は普通, 篩板にて停止する). 乳頭から生じる有髄神経線維は不明瞭であり, 透明というよりも白い卵殻の色をしている. 乳頭浮腫は両側性であるのに対して, これらの変化は普通, 片側性である(ここでの「普通」は80%を示している). 有髄神経線維における乳頭縁は常に毛羽立っており, まるで刷毛で白い絵の具を乳頭から塗ったような感じである. この毛羽立ちは有髄神経線維の束からできており, それぞれの線維が棘を形成している(視覚的な所見として毛羽立つ辺縁を有する他の病態としては, 火炎状出血しかない). 有髄神経線維は神経線維腫症や頭蓋骨形成不全症において稀に認められるかもしれないが, まったく関係はない.

さまざまな腫瘍のために乳頭が不鮮明化し, 不注意な検者や初心者が騙されたりしている. これらの腫瘍のなかには眼の組織そのものからなる腫瘍(神経膠腫, 髄膜腫, 神経線維腫, 結節性硬化症に合併する過誤腫)や転移性腫瘍がある.

偽性乳頭浮腫は Bergmeister 乳頭(硝子体動脈の前1/3を取り囲むグリア線維の鞘)によっても起こりうる. これは生理的な眼杯に取って代わる小さな房状の組織として, しばしば成人期まで残存する正常な胎芽の鞘である.

乳頭のコロイド小体(**硝子体**訳注97)とも呼ばれる)が楔状の視野欠損の原因となり, 乳頭縁が不明瞭になることがある訳注98). その外観は, 小さな(50〜100μm)その後大きな(長径500〜600μm)パイナップルゼラチンの小塊が乳頭上に出現するようなさまである.

訳注97) 非常にややこしいが, 「硝子体」という用語は, hyaloid body と vitreous body という2つの用語の訳語として用いられている. ここでは hyaloid body である.

訳注98) 日本では「視神経ドルーゼン」と呼ばれる, 稀な疾患である.

これらは常染色体優性遺伝として, 重大な全身疾患を伴うことなく遺伝されるが, コロイド小体は, 色素性網膜炎, Friedrich 運動失調, Wilson 病, 緑内障, 梅毒, 弾性線維性仮性黄色腫, 乳頭隆起を伴う極度の遠視と関連しても認められることがある. 結節性硬化症はよく鑑別診断として挙げられるが, 組織学的な検討に基づくと, コロイド小体のように見えたものが過誤腫であると後に判明することは少ない.

コロイド小体：症例報告

48歳の内科教授が, この18ヶ月以内に起きた「右側の1/4視野欠損がある」という主訴で眼科外来を受診した. この教授は, 医学部2年生を対象とした身体診察の授業のなかで, まさに対座法による視野測定を教えていた. それは彼が長年やってきたことであった. 彼はまず, 側頭葉の脳腫瘍が上四半盲の原因になり, 頭頂部の脳腫瘍が下四半盲を起こすという内容を含んだ標準的な講義を行った. その後, 実習に移った. 驚いたことに, 右下1/4に指を持って行った時に, 自分の指が見えなかったのだ.

この変化が起こったのは, 最近18ヶ月以内である可能性が高かった. というのも, その頃に彼は東部の医学校に異動してきたのだった. ここでは注意深く熟練した身体診察など誰も行っていなかったので, 彼は対座法による視野検査など1例もそれまで提示されたことはなかった.

診察をすると, 患者は汗をかき不安そうな様子の中年白人男性で, 中心回避を伴う単眼の右下四半盲が認められた. 眼底鏡検査では右側の乳頭に

コロイド小体が認められた．頭部 CT を含む詳細な検査が行われたが，何も病変は認められなかった．繰り返し行われた Goldmann 視野検査によって，6ヶ月間にわたって病変に変化がないことが確認された．そして重要な点は，教授という特殊な職業のせいで四半盲の出現時期が特定できたこと，そのためにコロイド小体の意義が理解できていなかった彼の担当医の1人に，ヒステリーではないかと疑われたということである．

<u>指導医へ</u>：コロイド小体（「乳頭ドルーゼン」と誤った名称で呼ばれるが）は PAS 染色に染まらず，電子顕微鏡にて渦巻状に観察される無細胞性の結節である．化学的な分析を行うと，スフィンゴミエリンが陽性となる．真のドルーゼンは乳頭には見られずもう少し小さく，Bruch 膜上に認められる PAS 陽性の沈着物であり，渦状の構造やスフィンゴミエリンは認めない．その他の相違は認められない．これら2つは完全に異なったものであるにもかかわらず同じ名前で呼ばれているということを認識していないことが，眼科医の表現やコンサルテーションノートを理解することを不可能にしている．

網膜血管新生

血管新生とは，微小血管が普段は存在しなかったり観察できない箇所に増殖することである．これは普通は乳頭周囲に起こる．黄斑まで及ぶと失明する．一般的に，網膜の血管構造は普通は進展しない領域までは芽を伸ばさない．さらに，正常な硝子体や網膜は血管新生を阻害する物質を含んでいる．それゆえ，血管新生が起きるということは，微小血管構造と網膜の双方に異常あるということを意味する．最も一般的な原因は糖尿病，異常ヘモグロビン症，サルコイドーシスである．

緑内障

"glaucoma"という単語は「輝く」あるいは「きらめく」という意味を持つギリシャ語に由来すると考えられている．これは白内障によって失明した者（その眼は輝かなくなる）と緑内障で失明した者を区別するためであったと考えられている．この語源の重要なところは，緑内障が潜在性に進行するということを思い出させてくれることである．訓練されていない者にとっては正常の眼に見えても，実際には進行して失明に至る．無痛性に眼球

内圧が上昇することで，眼球への血流が危うくなり，末梢領域が障害を受ける．中心視野は末梢と比較して保たれるため，患者はその他の領域の視野も失われるまで，問題に気づかないことがある（Johnson and Brubaker, 1986）．

有効な外科手術や薬物療法がある今日であっても，緑内障は米国における失明の 12% もの割合を占める．もし正しく診断されなければ，視力の保持に関する限り患者は古代ギリシャに生きているのと同じことになってしまう．

緑内障における視神経乳頭の変化は下記のとおりである．本書のこの項を学習した後には，あなたはすべての自分の患者に対して緑内障のスクリーニングを行い，緑内障が疑われる患者を適切に専門家に紹介できるようになるはずである．あなたの打率は，よいコンサルトと練習を重ねることでよくなるだろう．眼底鏡所見は緑内障への疑いを高めてくれるはずであるが，眼圧測定をただちに行うべきである．よい眼科医は眼圧をルーチンとして測定している[訳注99]．

訳注 99）日本人は眼圧の上がらない緑内障が多いため，眼圧だけでは緑内障の診断ができない．

1. 視神経乳頭の陥凹

緑内障性の眼球が慢性的な高圧を維持するに従って，視神経乳頭の陥凹が拡大し，乳頭に存在する血管が乳頭の縁の下に隠されてしまうようになる（図 10-21）．この徴候は，その他の多くの徴候のように，特異度は高いが感度が低い．唯一の偽陽性となる可能性としては，同定しやすい毛様体網膜血管を間違えることである（図 10-21C の説明文参照）．

2. 陥凹径 / 乳頭径比 (cup/disc ratio)

長期間，圧が増加するに従って，陥凹径 / 乳頭径比は増加し（図 10-22），これは臨床的に十分な観測者内信頼性を持って有用であると推測しうる．乳頭は全体が黄白色の構造物である．陥凹は乳頭の一部で血管が現れるところである．その焦平面は検者からはるかに遠い．正確にどこから陥凹が始まるかの判断は，恣意的なところがある．重要なことは，恣意的に決めるにしても，いつも同じような基準で判断することである．

平均的には陥凹は乳頭構造のわずか 30% しか占めない．しかし，正常者のなかにもとても大きな陥凹を持つ者がいる．他の徴候と同じように，この徴候も緑内障における特徴的なものではな

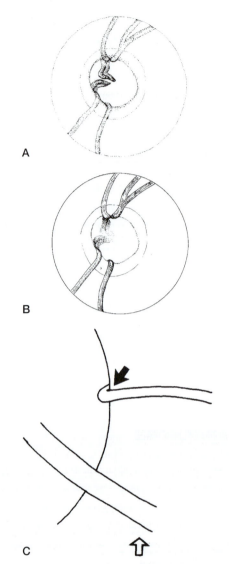

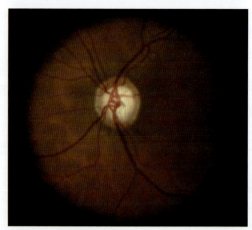

図 10-22　**緑内障の乳頭．**大きな陥凹径/乳頭径比を認めており，耳側の乳頭縁がやや薄く，鼻側階段として知られる視野欠損に対応している．そしてラミナドットが見えている．乳頭縁を越えて乳頭陥凹に入り込む血管の急峻な変化と曲がり方に注目せよ．垂直方向の陥凹径は水平方向よりのいくぶん大きい．偶発的な所見は毛様網膜動脈である．
（写真は Arizona Eye Consultants のご厚意による）

図 10-21　**A，B：乳頭陥凹が極めて深い．A**においては深い陥凹から血管が出現することが注目されるが，血管を出てくるようには，はっきりと観察されない．**B**においては，血管は乳頭の縁の下に進んでいき，遠位の血管が出現してくるが，近位の血管がはっきりと観察されない．**C**：乳頭に存在する正常血管を下側に示す（白抜きの矢印）．「偽陽性」の乳頭に存在する毛様体網膜血管は，ある意味わずかながら真の緑内障血管（黒の矢印）を示唆している．この毛様体網膜血管は常に正常動脈よりも小さい．さらに，毛様体網膜血管は緑内障血管のように縁を乗り越えて乳頭から出てくるが，毛様体網膜血管のさらに近位部は，真の緑内障血管と同様に同定することができない（上の **B** と比較せよ）．

い．いくつかの事実（Armaly, 1967）からおよそ判明していることがある．正常集団においては，99％の確率で陥凹は乳頭の 70％以下しか占めない．もし患者の陥凹が乳頭の 70％以上を占めるならば，その患者はおそらく緑内障に罹患している．左右の眼の間で，陥凹の乳頭に対する大きさに 20％以上の相違が認められた場合も緑内障を示唆する．多くの緑内障患者は陥凹径/乳頭径比の増加を認めない．そのため，この徴候は今後の障害を予測するうえでは最もよい指標ではあるが，感度が高いわけではない．

3. 血管の鼻側偏位

緑内障に特徴的な現象として，普段は鼻側と耳側の両方から放射状に出ている血管のほとんどが，視神経乳頭の鼻側に寄っているということがある．

4. 蒼白

視神経乳頭の蒼白化は比較的，晩期の徴候である．

5. 乳頭陥凹の垂直方向への楕円化

一般的に乳頭陥凹は楕円形だとしても，水平方向に長軸を持つ．緑内障では，乳頭陥凹は垂直方向に長軸を持つ傾向がある[訳注100]．

訳注100）乳頭辺縁（リム）の厚さには ISNT の法則と呼ばれるものがあり，I（inferior）＞S（superior）＞N（nasal）＞T（temporal），下＞上＞鼻側＞耳側の順に厚みが薄くなっているのが正常．そうでなければ緑内障を疑う．

6. その他の「穏やかな」徴候

乳頭のノッチング[訳注101]（下耳側および上耳側），乳頭体上の火炎状出血あるいは線状出血（**表**

10-25)，ラミナドットの出現（多数の孔が開いている強膜篩板が露出するためである）．

訳注101）ノッチングとは，乳頭辺縁部の局所的な萎縮．

　リストは不完全なものであり，どの徴候も完璧なものはない（Heilmann and Richardson, 1978）．しかし，上記のリストのどれか2つが当てはまる場合には緑内障を考慮すべき妥当な根拠であるということに間違いなく，リストの上位の所見であればあるほど，仮の診断が正しいということがより確からしくなる．
　乳頭のみでの診断の正確性は，372人の正常人と132人の緑内障患者に対し立体写真スライド，眼圧，視野欠損を見出すGoldmann視野計を用いて盲換法にて検討された．乳頭陥凹による感度は89％であり，特異度は93％であった（Hitchings and Spaeth, 1977）．22人の患者に対する直像鏡を用いた他の研究では，感度はわずか44％で特異度は73％であった（Wood and Bosanquet, 1987）．

特殊な装置

1. ステレオ写真を用いた観察はおそらく，50％の神経組織が失われる前に緑内障による視神経損傷を最も早期かつ有効に発見するための方法だろう．しかし，この特殊な装置は非専門家が普通に使えるものではない訳注102）．

訳注102）ステレオ写真はそのために作られた装置もあるが，2枚同じ写真を並べることで立体的に見ることができる．苦手な人もいる．

2. 視野検査における視野欠損は上記のリストにおいては陥凹径/乳頭径比の変化の次に位置する．対座法による視野検査は早期の視野欠損を見出すだけの十分な感度は備えていない．早期の視野欠損は，傍中心から起こり，その後，弓状を形成するようになる．かつては，タンジェントスクリーン検査が推奨されていた．これは黒いビロードでできたスクリーンに頭が白や赤のピンを挿入していくものであった．これらのスクリーンが姿を消し，Goldmann視野計が専門的な検査技師によって行われるようになった．さらに今度はコンピューター化された視野計に取って代わられている．中間的な方法がなくなってしまったため，最前線にいる分化されていない内科医にとって，わずかな鼻側の視野欠損を拾い上げるのにちょうどよい方法がもはや存在しない訳注103）．

表10-11　乳頭萎縮の原因

- 多発性硬化症を含む視神経炎の結果として起こるもの
- その他のびまん性の硬化症の病気（Schilder病や大脳白質萎縮症）
- 遺伝性 / 先天性
- 乳頭浮腫による2次的なもの
- 血管性
　側頭動脈炎
　虚血後変化（網膜中心動脈あるいは静脈の塞栓症として）
- 梅毒
- 外傷
　手術
　頭部外傷
　視神経断裂
- 圧迫性
　緑内障
　悪性腫瘍
　頭蓋骨幹端異形成症
　動脈瘤
- 中毒あるいは代謝（側頭側の蒼白化がより目立つ）
　ビタミン欠乏
　一酸化炭素中毒
　喫煙−飲酒による弱視訳注104）
　エチレングリコール中毒（Ahmed, 1971）
　メタノール中毒後
- 眼科的なもの
　視神経のコロイド小体

（Roy FH. *Ocular Differential Diagnosis*. 3rd Ed. Philadelphia, PA：Lea & Febiger；1984，より許可を得て引用）

訳注104）本来医学的な用語の「弱視」とは小児（大体6歳くらいまで）の時期に視力の成長がうまくいかず，成人して矯正しても視力が出ないことを指すが，この表にあるように単に視力が低下していることを指すこともある．

訳注103）コンピューター化された視野計とは，Humphrey視野計，オクトパス視野計などの自動視野計のことで，Goldmann視野計に比べ緑内障初期の変化をとらえることができる．また最近はOCT（眼底三次元画像解析）と呼ばれる，視神経，そして黄斑部の厚みを解析する装置が緑内障のごく初期を診断することに役立っている．

視神経萎縮

　乳頭は普通，オランデーズソースのように白黄色をしている．視神経萎縮においてはベシャメルソースのように白くなる．原因は表10-11に挙げられている．

乳頭充血

　乳頭の正常な色はかなりばらつきがある．充血乳頭は普通よりもいくぶん赤いことを指し，さまざまな状況によって起こりうる（表10-12）．
　メタノール中毒——　一般的にはアルコール飲

表 10-12 乳頭充血の原因

- 乳頭浮腫
- 多血症
- 遠視
- 視神経炎
- 血管新生
- 網膜中心静脈血栓症
- 血管腫
- 虚血性視神経症
- von Hippel-Lindau 病
- メタノール摂取

(Duke-Elder S, Scott GI. Neuro-ophthalmology：XII．In：Duke-Elder S. ed. *System of Ophthalmology*. St Louise, MO：CV Mosby；1971 and Roy FH. Ocular Differential Diagnosis. 3rd Ed. Philadelphia, PA：Lea & Febiger；1984，より引用)

表 10-13 網膜色素線条

診断	（この原因における）線条を持つ割合(%)	全体におけるこの原因によって網膜色素線条が生じる割合(%)
弾力線維性仮性黄色腫	85～87	59
Paget 病	8～15	14
鎌状異常ヘモグロビン症	0～27	7
下垂体腫瘍	稀	極めて稀
転移性石灰化を伴う家族性高リン血症	すべて	症例報告になるほど稀

不確かながら関連があるとされるもの：石灰沈着，視神経萎縮，SLE，同側顔面血管腫症，出血後網膜出血
関連が疑問視されているもの：頸動脈瘤，溶血性貧血，外傷，蛋白尿症性網膜炎，鉛中毒，びまん性脂肪腫症，小人症，てんかん，光線性エラストーシス

〔Sapira JD. An internist looks at the fundus oculi. *Dis Mon*. 1984；30(14)：1-64 より許可を得て引用〕

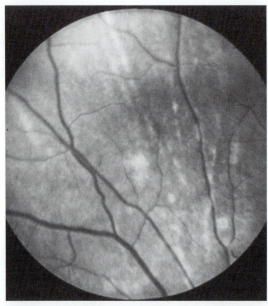

図 10-23 血管の下方を走る明るい線が網膜色素線条である．

料の代わりとして違法に摂取されることが原因であるが——初期に乳頭充血をきたす．しかし後に網膜細胞の死とともに浮腫が出現し，最終的には乳頭の蒼白を認める．患者は失明したままとなる〔これは"Blind Stagger(酔ってふらふらの状態)"という言葉の語源とされている〕．

4) 網膜線条，縞，欠損

網膜色素線条

網膜色素線条は Bruch 膜の断裂であり，弾性線維の変性に伴い，一般的には背景の網膜よりも明るい．乳頭から放射し，比較的均一な径を持つため血管のように見える(それゆえ"angioid"という単語が用いられている)．血管よりはずっと短く，必ず実際の網膜血管の下に存在する(図 10-23)．網膜色素線条は稀な所見であり，表 10-13 に挙げられているような基礎疾患を検索しなければならない．眼科的に重要な点は，Bruch 膜の断裂が脈絡膜からの血管新生をもたらし出血に至らないかということである．

偽網膜色素線条

偽網膜色素線条は乳頭から放射するようには認められない．偽網膜色素線条の最も一般的な原因としては色素が薄い眼底において，網膜色素上皮の下の大きな脈絡膜血管が透けて見えていることであり，臨床的にはまったく重要ではなく，**豹紋状眼底**とも呼ばれる[訳注105]．

訳注105) 原文は「tigroid」だが，日本語では「豹」と呼ぶ．どうしてそうなったのかは不明だが，強度近視の眼底によく見られ，眼底写真だけで近視があるとわかる．

Lacquer crack lesion は強度の近視に認められ，黄斑の小さな線条の欠損である．Bruch 膜での断裂であり，網膜色素上皮の下での血管新生につながる．

網膜色素上皮の萎縮という著明な特徴を有する脈絡膜硬化症においては，脈絡毛細管枝が見えるようになり，網膜色素線条と似る．

網膜剥離

時に，網膜に独特な線条を見ることがある．そ

れは色調や背景の変化ではなく輪郭の変化によるもので，網膜がたわんだように見え，まるでバスマットの端を少し中心方向に押して中央部が盛り上がったように見える．これは網膜剥離であり，不可逆的に視力を失わないように，ただちに眼科医へのコンサルテーションが必要である．**図10-24**に示すような所見になる前に患者に専門医を受診させるべきである．最も初期の変化は，剥離部の屈折の変化である．正常な色調はついには失われ，剥離部は灰白色あるいは緑がかった灰色に見える．脈絡膜が時折，剥離した網膜の裂け目から見えることがある．

患者は次のように訴える．物体が歪んだように見える．あるいは，目の前に浮遊する斑点が見える．これは硝子体の混濁のためである．あるいは剥離した部分から形成された暗点によって雲のように見える．また，眼球を機械的に圧迫した時に誘発されるような眼内閃光や光り輝く視覚的イメージが見える．ただし，これらは網膜剥離を起こした部分の上から眼球を圧迫しても誘発されない．

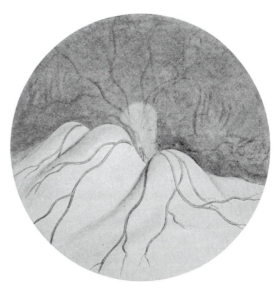

図10-24 網膜剥離の眼底所見を図示する
(De Schweinitz GE. *Disease of the Eye: A Handbook of Ophthalmic Practice for Students and Practitioners*. Philadelphia, PA：W. B. Saunders；1915 より引用)

> 短い光の点滅あるいは急激な発症の単眼飛蚊症を訴える患者は，後方の硝子体剥離を起こしていることが多く，網膜裂孔を引き起こすことがある．これらはただちに倒像検査のために紹介すべきである．なぜなら，網膜裂孔に対して早期にレーザー治療を行えば網膜剥離を予防できるからである．網膜剥離への進行は数日〜数週間の経過で起きる．もし主観的あるいは客観的な視力の低下（網膜裂孔に対する陽性尤度比＝5.0）あるいは単眼視野欠損（カーテンが降りてきたように暗くなる）訳注106)を認める場合には，極めて緊急に専門医への紹介が必要である(Hollands et al., 2009)．

訳注106) 網膜剥離は膜状の組織が徐々に剥がれていくので，「カーテン（幕）が降りてきて（上がってきて）暗くなった」（剥がれたのが上か下かで表現は異なる）という表現をする患者が多い．「突然飛蚊症が増えて，その後幕のようなものが広がってきて見えない」という訴えを聞いたら，すぐ眼科を受診してもらったほうがよい．網膜裂孔ができてそこから網膜剥離が広がっている可能性が大きいからである．

> 眼窩による保護を打破するほどの直接的な眼球への外傷は，網膜振盪や網膜の浮腫を起こす．もし硝子体剥離があれば，網膜損傷の有無にかかわらず硝子体出血を引き起こすことがあり，網膜剥離へと進行するおそれがある．前房出血（前房に出血すること）も外傷後の変化として起こりうることである．BB弾のような小さな物体が眼に当たった場合には，眼科医による慎重な経過観察が必要である．

コロボーマ

胎生裂が適切に融合できなかったことにより網膜と脈絡膜が先天性に欠損することを**コロボーマ**と呼ぶ．網膜と脈絡膜が欠損している大きな白色の領域として観察され，強膜が透見される．網膜血管のなかにはこの領域を跨ぐものもある．典型的には，欠損症は下方に位置する訳注107)．

訳注107) 脳から発生した眼球のもととなる眼胞は，ほとんどが腹側にできる裂け目＝胎生裂に血管が入ってくると閉鎖する．

5) 網膜動脈および細動脈の動脈硬化

読者へのアドバイス

次の項で述べることは，多くの医学界の古株の怒りを買ってきたし，賢明な読者はこの項全体を飛ばしたいと考えるかもしれない．しかし，私が学生の頃にそうであったように「専門家たち」の教育が学生を混乱させる可能性があることを，彼ら

表 10-14　動脈硬化 [a] の病理学的細分割

1. 高血圧の細動脈硬化
   a. 細動脈硬化(本文参照)
   b. 過形成細動脈硬化(腎生検で認められる有名な "onion skinning". 眼科的には認められないため本文では論述されていない)
   c. 細動脈のフィブリノイド壊死(急激に進行した高血圧の特徴である. 疑いようもなく視神経網膜炎の出血や滲出液と相関するが検眼鏡では認められない).
2. アテローム性動脈硬化(記述的には, 脂肪プラークが粥状に見られるため粥状硬化と呼ばれる). 高血圧で促進されるが, 高血圧と無関係にも起こりうる(本文参照).
3. Mönckeberg 中膜石灰化硬化症(高血圧と無関係であり, 眼科的に診断されることはない. そのため本文中では論述されてない).

[a] 言葉どおり, 血管が硬くなること.
〔Sapira JD. An internist looks at the fundus oculi. *Dis Mon.* 1984；30(14)：1-64 より許可を得て引用〕

に警告しておくべきである. そして彼らにとってはこれから述べる事柄をすべてそのまま受け入れるほうがずっとよいかもしれない.

　身体診察の美点の1つは, その手段が誰にでも使えることで, 微調整分離器具と放射性リガンドに精通している者 [訳注108] だけに与えられているわけではないことである. したがって, 読者は誰でもよき科学者として, 以下に述べる事柄についての真偽を判断することができる. 判断のための材料は別のところで完全に参考文献として挙げてある(Sapira, 1984)ので, どの読者も学問的なスキルと粘り強さがあれば, 科学的な発見という迷路をさかのぼって繰り返し積み重ねられたわれわれの職業上における健忘症の障壁を突き破ることができる.

訳注 108) もちろんこれは Sapira 特有の皮肉な表現.

▍前置きとしての要約

　「動脈硬化」とは動脈が硬くなるという形態をとれば, どんなものでもそう呼ぶ(表 10-14). これらのなかの1つの「アテローム性動脈硬化」はめったに眼底には現れず, 起こった際には, 乳頭付近の血管のみが侵される. なぜならばこれらの血管だけが真の意味で動脈(筋層がある)であるからである. もう一方の, 細動脈硬化症は, ある1つの形態変化と, 特定の検眼鏡所見の両方の名称を指す. この正常な加齢による形態変化は, 慢性

的に放置された中等度の高血圧によってさらに進むため, その検眼鏡所見が臨床的な判断に役立つ可能性がある.

　1950 年代～1980 年代にかけて, 細動脈硬化のピンク色のヒアリンに対する研究は情けないほどほとんど行われなかった. その一方で, 10人以上のレジデントがいる医学部や病院ならどこでも, 少なくとも1人はアテローム性動脈硬化に関するその地域の権威がいたものである. したがって, アテローム性動脈硬化は動脈硬化の主たるものとして臨床論文に言及され, これらの2つの単語は多くの人の心のなかで, 同義となっていった. これらの人々が年齢を重ね, 教科書の章を書くようになり, 誤った認識が慣行化するようになった. 2016 年において, PubMed で「動脈硬化」を検索したところ 116,000 件の文献が認められるのに対し, 「細動脈硬化」で検索した場合, わずか 225 件の文献しか認められない. 経験不足の読者たちは医学部2年で習った細動脈硬化という概念についてしっかりしていないので, 細動脈硬化はまるで夢のなかの記憶に過ぎないかのように徐々に忘れ去られていった. しかし, 眼科に関する論文(Scheie, 1953)や Robbin の中にある写真は, 決して幻覚などではないのだ.

　アテローム性動脈硬化は内膜の脂肪線維プラークによって特徴付けられ(Robbins, 1967), 脂肪を介した疾患であると考えられている. 一方で, 細動脈硬化は「磨耗」により生じる疾患であると考えられている. 図 10-25 はどのようにこれら2つの異なった疾患が2つの異なった組織構造を持ち, 2つの異なった眼底所見を呈するかを示している.

▍歴史的な間奏曲

　1836 年になされた Bright の古典的な症例報告から心肥大と萎縮腎の関連が認識されるようになった. その後すぐに, Johnson は最小動脈のびまん性疾患であることを Bright の報告した病気の病理所見に付け加えた. そして Johnson は 1873 年に腎臓病は最小動脈壁のびまん性肥厚が主体となって末梢抵抗を増大させることで血圧を上昇させ, 心肥大をもたらすことを提唱した.

　高血圧が腎臓病よりも先に起こることは知られており, 高血圧に関連した小血管疾患が根本にあることを示している. 慢性的な高血圧が細動脈の

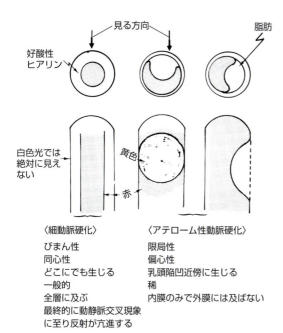

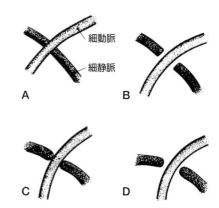

図10-25 アテローム性動脈硬化と細動脈硬化の比較
〔Sapira JD. An internist looks at the fundus oculi. *Dis Mon*. 1984；30(14)：1-64 より許可を得て引用〕

図10-26 動静脈交叉．**A, C**：（**C**）では静脈の末端は先細りしているが，われわれの厳密な定義に従うと「動静脈の切れ目」あるいは「動静脈交換」は認められない．**B, D**：乳頭の長径の2倍以上，乳頭から離れている場合，交叉変化は慢性の高血圧の証拠として示される．
〔Sapira JD. An internist looks at the fundus oculi. *Dis Mon*. 1984；30(14)：1-64 より許可を得て引用〕

「磨耗」を増大させると考えることは合点がいく．

　筆者らは因果関係を推定しないことに注意深かった．

　慢性的な高血圧による2次的な細動脈変化が，広範臓器の内腔口径減少に頻繁に影響を及ぼしているため高血圧が重症化する，こうしてさらに悪循環に陥るという可能性も考えられる．しかしながら，高血圧が内膜の硝子化を惹起するという証拠はどこにもなかった．本態性高血圧の自然歴のなかで網膜血管における明らかな細動脈疾患が形成されること，そしてその後，進行した腎硬化のために腎不全に陥るということは，こうした血管変化が持続する高血圧によるものであるということを必ずしも示すものではない．それらは高血圧を生じている基礎疾患の終末像を表現しているのかもしれない．高血圧が内膜硝子化を引き起こすという可能性は否定しえない，しかしそうであるという決定的な証拠はない，そして内膜硝子化は高血圧と極めて独立して起こるということも知られている（Moritz and Oldt, 1937）．

　主要な細動脈硬化の網膜所見は以下のとおりである．**(a)** 交叉現象，**(b)** 細動脈の反射の変化，**(c)** 細動脈の蛇行，**(d)** 細動脈の局所の狭小化，**(e)** 細動脈のびまん性の狭小化．

交叉現象

命題

　大ざっぱにいえば，乳頭からその直径の2倍以上離れたところにある完全な交叉現象は慢性の中等度高血圧によるものである．

診察方法と判定基準

　乳頭から出てくる4本の大きな血管系それぞれについて上に述べたような順番に観察するべきである．ひとたび乳頭直径の2倍以上離れたところに目をやったら，動静脈交叉現象に完全な切れ目"nicking"がないか確認する（図10-26）．これは細動脈のどちら側にも（動脈の被覆によるのではない）完全に開いたスペースがなければならない．

　もし動静脈交叉現象に関して厳密な定義を決めないでいるとしたら，それは再現性という意味では，表10-15にまとめてある専門家たちが行った世界保健機関（WHO）の4つの研究内容とたいして代わりばえがしないだろう．細動脈硬化は，たとえ高血圧によって悪化するにせよ基本的には正常の加齢に伴う変化である．したがって，その所見を慢性の中等度高血圧そのものに正しく関係づけるためには，はっきりとそれを示す極端な例の存在を確認することがわれわれにとって重要である．

　もちろん，基準を厳しくすると慢性高血圧の診

表 10-15 眼底鏡と高血圧に関する 4 つの WHO の研究[a]

	研究 No. と方法			
	1　眼底鏡	2　白黒写真	3　カラー写真	4　カラー写真
専門家数	6	7	37	7
検査された眼底数	48(2 回)	33(2 回)	50(2 回)	156(55 は 2 回)
びまん性細動脈硬化	29(21)	33(15)	34(22)	42(33)
限局性細動脈硬化	31(25)	24(14)	37(27)	20(19)
反射亢進	24(14)	21(10)	31(21)	施行されていない
動静脈交叉	33(26)	43(23)	24(21)	23(22)

[a] 3 行目(びまん性細動脈硬化)以降において，それぞれの数字は検者間における不一致の平均 % を表し，カッコ内の数字は検者内における不一致の平均 % を表す．
(Kagan A, Aurell E, Dobree J, et al. A note on signs in the fundus oculi and arterial hypertension：conventional assessment and significance. *Bull World Health Organ*. 1966；34：955-960, より許可を得て引用)

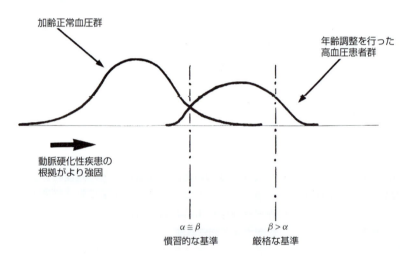

図 10-27　動静脈交叉に対する厳密な基準(完全な動静脈交叉が乳頭の長径の 2 倍以上，乳頭から離れて変化している)と慣習的な基準(厳密に定義されていない)の比較．確率分布関数(ここではガウス関数として示している．医学ではそれほど頻繁には適応されない理想的な状況)によって右側にカットオフを有する加齢正常血圧群に α エラーが付与される．β エラーは左側にカットオフを有する高血圧のカーブの下側の面積である．

断に対する交叉現象の感度は低下するだろう．しかしながら，基準を厳しくすることによって偽陽性の数が少なくなり，観察所見の特異度や陽性適中率を高くすることができる．これを別の見方からすると，基準を変化させることは，あるタイプのエラーを別のタイプのエラーに置き換えることである．このことを図 10-27 に示した．この場合，表 10-16 で定義されているように，厳格な基準を使用することは α エラー(type I)をなくすために β エラー(type II)を受け入れることである．

原因

これまで(1905 年から断続的に)示されてきた見識は，動脈が静脈を閉塞してしまうということである．実際にはそうではありえなかった．さもなければ分節状に静脈閉塞の徴候があったはずだろう．これまで行われてきた交叉現象の病理組織学的な *in vivo* での検討によると，「圧迫」は実際に起こっているよりも顕著に見えることが繰り返し示されている．

網膜動脈や細動脈付近で静脈が見えなくなるのは，単なる視覚的な錯覚に過ぎない．ちょうどそれはマジシャンの助手がステージ上の箱に消えるようなものである．マジシャンが観客を錯覚させるために鏡を使うのと同じように，交叉現象が起こっている部分の網膜組織の外観変化によって，静脈が消えてしまったかのような錯覚を起こしている(Sapira, 1984)．

この網膜の見え方が変化することにはいくつかの原因が存在する．1 つ目に，交叉現象が生じている部位の動静脈の共通外膜(体の中で唯一，外膜を共有している部位である)が損傷を受けてい

表 10-16　定義：αエラーとβエラー

仮説あるいはエラー	定義
帰無仮説	実験群とコントロール群の間で差がないという仮説，あるいは標本理論の観点では双方の観察群が同じサンプル集団から無作為に抽出されたという仮説
αエラー，type Ⅰエラー	実際には正しいのに帰無仮説を棄却してしまうこと（これは実際には実験群とコントロール群に差がないのに，有意な差があると誤って認識してしまうことに相当する）．**P値**はtypeⅠエラーの起こりやすさである．臨床的には，実際には患者は正常であるのに患者の所見が異常であると検者が認識してしまう状況である
βエラー，type Ⅱエラー	帰無仮説が実際には誤っているのに帰無仮説を容認してしまう場合．つまり実験群とコントロール群の間の重要な相違が見逃されてしまうこと．検査の**検出力**は（1-typeⅡエラーの起こりやすさ）である．臨床的には，実際には正常ではない患者において検者がその患者を正常であると思い込んでしまう場合を指す

表 10-17　白鞘化の原因

細動脈	静脈
高血圧	高血圧
Kimmelstiel-Wilson病	糖尿病
白血病	骨髄性白血病
菌状息肉症	梅毒
梅毒	結核
オンコセルカ症	カンジダ血症
結節性多発動脈炎	コクシジオイデス症
外傷	サルコイドーシス
鎌状異常ヘモグロビン症	多発性硬化症
	正常変異

〔Sapira JD. An internist looks at the fundus oculi. *Dis Mon.* 1984；30(14)：1-64 より許可を得て引用〕

ることによる．このことは細動脈硬化（慢性的な高血圧により促進される）により生じる．2つ目に，とても緻密な神経膠要素で構成されていることによる．これは乳頭の付近の正常な交叉現象の原因である（Seitz, 1964；Shelburne, 1965）．3つ目に，非常に稀であるが，眼底に生じる腫瘍が，神経膠細胞の機序あるいは網膜の浮腫により血管近傍の交叉現象を生じることによる（ここでの「稀」とは検者が10年間検査すれば1人見つかる程度のものである）．4つ目に，これも稀であるが，透析を受けていないKimmelstiel-Wilson病や急性ツツガムシ病によって全身浮腫の極めて重篤なケースにおける網膜浮腫が，網膜の外観変化をもたらす．

加えて，いわゆる「細動脈の白鞘化」（**表10-17**）が偽交叉現象を引き起こしうるが，「細動脈の白鞘化」は赤色の細動脈の縞の縁に白色の縞を持つ構造からなるため容易に区別することができる．他の種類の交叉現象はこのように簡単に発見されうる変化ではない．有髄の神経線維は同様の効果を持つが，他の見地から正しい診断は明らかである．

無赤色光

外膜肥厚（内膜肥厚も同様だが）について判断す

るために無赤色光を使いこなすようになるためには，乳頭の直径の2倍以上，乳頭から離れたところに完全な動静脈交叉現象がある高血圧患者を見つけよ．普通の白色光を用いてそのような交叉現象の場所を特定した後，光束選択装置を切り替えて，交叉現象を観察している部分に無赤色光を当てる．そして交叉している場所の近くの細動脈，特に細動脈の血管のすぐ外側に注目せよ．そうすることで血管に沿ってキラキラとして見えるかぼんやりとして見えるか気づくだろう．この見え方が無赤色光のもとだけで認められているか否かを確かめるためには，何度か白色光に切り替えなければならないかもしれない．

この現象が血管肥厚に特徴的なものであると認識するためには，この現象がない2つの異なったタイプの血管を見ておく必要がある．1つは正常人の乳頭付近の動静脈交叉現象，2つ目は正常血圧者の眼底における遠位の細動脈である．

意義

厳しい診断基準のもとで判定された動静脈交叉現象を有する高血圧患者の96％には慢性高血圧による心肥大（左室肥大も含む）を合併する（Shelburne, 1949）．このことは初診患者で過去の記録がない時に，無治療の高血圧罹患期間がどの程度であったかを判定するうえで役に立つ．このことはまた，心肥大を有する患者の心肥大の原因が高血圧に起因しているということを判断するためにも役に立つ（交叉現象を認める前に心肥大を呈することもあるが）．同様に，動静脈交叉現象は，高血圧と腎不全の両方を合併している患者にとっても役に立つ．高血圧性細動脈硬化による高窒素

血症は，交叉現象を呈するまで十分長期にわたって中等度高血圧に罹患していなければ，付随することはありえない(Shelburne, 1949)．したがって，腎不全を伴った高血圧患者において動静脈交叉現象を認めなければ，2次的な高血圧を伴った1次性腎臓病か，腎不全に至った(最近あるいは過去の)悪性高血圧のどちらかを考えるべきである．後者のほうが，他の理由により診断は容易である．

動静脈交叉現象は永続的なものである(Sapira, 1984；Shelburne, 1965)．したがって，これは患者の血管系に何が起こったのかを永久に記録しているのである．

高血圧は加齢による細動脈硬化を加速させているに過ぎないので，たとえ厳密な基準であっても拡張期血圧が正常上限である90歳代の患者に対しては，結局のところ意味をなさないだろう．例えば，もしこの変化が40 mmHg(つまり拡張期血圧120 mmHgから「正常」の80 mmHgを引く)の過剰血圧をたった10年間放置するだけで認められるとすると，8 mmHg(拡張期血圧が88 mmHg)の過剰血圧を50年間放置すること(これらの2つの例は双方とも400 mmHg/年である)では認められないはずであるという根拠はどこにもない．もちろん否定命題(動静脈交叉現象は正常人には認められない)を証明することは不可能である．それでも論文の批判的吟味(Sapira, 1984)によれば，根拠はあったとしても，厳密な基準は実際の臨床では役に立たないというわずかなものでしかない．

動静脈交叉現象の発生に関するわれわれの知識の多くはShelburneが1929〜1969年の間に行った観察に基づいている．彼の在職中のほとんどの期間，高血圧に対する有効的な治療はなく，Shelburneは今日では多くの臨床科学者が避けるであろうことをやろうとした．つまり，(その時点では)治療することができない病気を抱えた患者を長期間，臨床経過を注意深く観察することである．今日なら，動静脈交叉現象をそのように(つまり，10〜15年間治療しないで放置すること)して研究することは，倫理的でないとされるだろう．

頬舌の教育的メモ

右眼の奇跡：動静脈交叉現象について述べた後には，よくある稀な医学的な経験について詳細に話しておかなければならない．これはまさに奇跡として記載するのにふさわしい出来事である[注4, 訳注109]．

私はある患者を診察することになったのだが，彼はおよそ20年ほど前に，外傷のため右眼を摘出されていた．当初，彼はガラス製の義眼を装着していたが，ほどなくしてから，どうやら右眼球が再び成長してきたようであった．このように書いた根拠は，両眼は正常であったと，その後のカルテに何度も繰り返し記載されていたからである．ある注意深い観察者によれば，瞳孔は左右同大で，対光反射と輻輳反射も正常であったという．つまり新しい眼球には，なんと神経も回復したに違いない．さらに新しい眼球には，古い眼球と同じような網膜が発育した．つまり2人の観察者が記載したところによると，患者の古い眼球にあった動静脈交叉現象が，1年以内に戻ってきたのである．通常なら，そのような変化が起こるには慢性の中等度高血圧が持続して7〜10年を要するにもかかわらずである．この奇跡は，およそ20年間にわたり記載されていたが，1985年の秋，私がその患者を診察する少し前に，どうも2番目の眼球は消えてしまったらしく，患者は再び義眼を装着しなければならなくなった．これらの眼球に関する多くの興味深い診察所見の記録が失われなかったのは，まことに幸運なことであった．なぜなら私が診察した頃には，患者は認知症になってしまっており，彼に何が起こっていたのかをわれわれに話すことができなくなっていたからである．

指導医へ

教育病院に勤める医師なら，この現象と同じようなことを経験したことがあるだろう．私はこれまで他に2例同じような経験があるが，これほど詳細に記載されたものはなかった[訳注110]．

訳注110) 老婆心ながら書いておくと，もちろんこの項の記述は額面どおりに読むべきではない．ある時期に患者を診た医師

注4 ラテン語の"*tongue'n cheek*"より．

訳注109) "tongue'n cheek"とは，tongue-in-cheekで「ふざけた，皮肉な」「本心とは裏腹に」という意味がある．この項目のタイトルの「頬舌のbuccolingual」とは，tongue in cheekをもとにラテン語の頬を意味するbuccoとtongueを意味するlinguaを合わせたSapiraの造語ではないかと思われる．タイトルにこの言葉を冠した「教育的メモ」とは，この部分全体が，一見真面目な書き方をしているが，実は皮肉ったおふざけという意味を匂わせている．

ちなみにtongue in cheekは，誰かにからかい半分に本当にみせかけてウソの話をする時に，自分自身が笑わないようにするために舌の先端で頬をこわばらせるようにするといった意味からくる表現のようである．

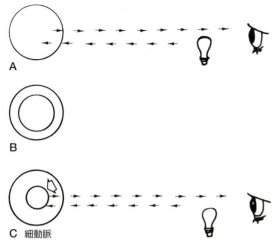

図 10-28　網膜細動脈の断面図．**A：正常細動脈．**光線は薄い血管壁を貫通し，中の血柱を照らし，観察者の眼に返ってくる．**B：銅線化は中程度の壁肥厚を意味する．**反射した赤色光は，一部は反射した銀色光となり，一部は血管側からの光となり，これらが組み合わさって光沢のあるオレンジあるいは銅色を作り出す．**C：細動脈壁が非常に分厚いため，光線が血管内に到達することができない．**その代わりに，厚く瘢痕化した硬化細動脈壁が鏡のように働いて，真白な光を反射するため，観察者には銀線血管として見える．反射表面はおそらくは血管内腔と血管壁内側の間（白抜き矢印）であり，これが相対的な銀線の「狭小化」の説明になる．

〔Sapira JD. An internist looks at the fundus oculi. *Dis Mon.* 1984；30(14)：1-64 より許可を得て引用〕

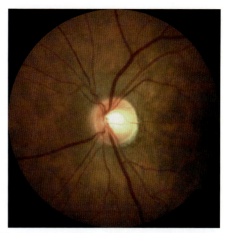

図 10-29　**Salus 徴候．**新規に高血圧(190/100 mmHg)と診断された 57 歳男性．乳頭鼻上方の静脈にS徴候を認める．
（Kristin S. Held 医師のご厚意による）

が，ちゃんと診察しないで右眼が義眼であることに気づかず，あるいは忘れて「両眼は正常である」と記載したのだろう．そしてそれ以降，何人もの医師が 20 年にわたり同じように誤って記載していたということ（さしずめ今の時代なら電子カルテのコピーペーストか）を皮肉たっぷりに書いたのである．その意味で「教育的」なのである．

▌細動脈の光に対する反射の変化

細動脈の光に対する反射の変化は「銅線化」「銀線化」と表現される．図 10-28 はこのような変化がどのように生じるかを図を用いて説明している．この変化は細動脈硬化に起因しており，かつて閉塞したことがある多くの細動脈の分節も銀線化を示すため，これらの変化はびまん性となるはずである．

これらの記述は，定められた外部標準に基づいているのであれば許容できるが，基準もなしに単に光に対する反射が「増加した」などと表現すべきではない．そんな曖昧な記載を使ったのでは，WHO 研究の専門家の仕事にも遠く及ばないだろう（表 10-15）．

▌細動脈の蛇行

もし網膜細動脈が慢性的な高血圧の影響を受けるのであれば，疑いなく蛇行を生じる．それはまるで，先を塞がれた庭の水まき用ホースのようで，管腔内の水圧が上昇する際に蛇行して拡張する．これは眼底カメラを用いて血管の彎曲を測定した日本の研究で示されていた．もっともその方法は，現在ではベッドサイドでの臨床検査には役に立たなくなっている．

そのような細動脈の「緩やかな彎曲」は，500 人の高血圧患者の 14％に観察されており，それらは静脈にしては長すぎて，静脈同士が直角に交叉するように見える(Bechgaard et al., 1950)．同じ研究者の観察によれば，この徴候は 124 人の正常血圧者のわずか 2 人にしか認められなかった(Vogelius and Bechgaard, 1950)．これはおそらく Salus S と同じである．これは Salus が高血圧に診断的と考えた所見で，細動脈が静脈を乗り越える時に盛り上がり，S の字を表すことである．しかしながら近年においては，図 10-29 に示されるように，Salus 徴候は動静脈が交叉する場所における静脈の偏向が S 字の曲線を形作るものと記述されている(Wigdahl et al., 2015)．

▌細動脈血管の限局性狭細化[訳注111]

細動脈血管の部分的な(focal or localized)狭細

化は，専門家たちを悩ませるもう 1 つの所見である（**表 10-15**）．さらに，動脈硬化と細動脈硬化を区別することは上記のとおり困難であるにもかかわらず，これは動脈硬化に由来すると考えうる所見で，特に狭細化が非対称である場合にそうである（Scheie, 1953）．このことは高血圧患者がたまたま別の理由で眼球摘出を受けることになったケースで，その患者の以前撮影された眼底写真と病理組織学的検査の比較によって得られたものである．

訳注 111） 日本語では，口径不同とも表現されるようである．

▶ びまん性の細動脈狭細化

びまん性の細動脈狭細化はまた問題を含んでいる．眼底写真の検討により，血管収縮性の物質を投与した後，網膜細動脈の血管が可逆性の狭小化を認めることが示された（Dollery et al., 1963）．このように，細動脈の狭細化は動脈硬化がまだ起こっていない急性期の高血圧患者の眼底にも認める可能性がある（後述の高血圧の 2 つの網膜症も参照）．さらに，ベースラインと比較するための計測用のグリッド（格子）を使って眼底写真を撮るような，客観的な計測方法をとらなければ，WHO の専門家よりましなこともできないだろう（**表 10-15**）．

このびまん性の狭小化を細動脈と静脈の長径の比（AV 比）から推定する試みもまた問題だらけである．総説論文を読むと，これまで多くのいろいろな AV 比が，主張されてきたことがわかる．残念なことに，それらはあまりに違いすぎる（2：1 から 3：2，4：3，5：4 など）ため，そのどれもが正確ではありえない．たとえそれが実験的に決められていたとしても（もちろんそうではないが）である．実際，網膜の血管走行には正常でもかなりのバリエーションが存在する．加えて，AV 比が誰の目からみても明らかに異常であるとわかるような状況があったとして，どうして細動脈の血管系が異常であると言えるだろうか．網膜静脈がうっ血する状況は多く存在する（**表 10-18**）．

▶ Hollenhorst 斑 ^訳注 112)

これまで，細動脈硬化の眼底鏡所見に注目して，血管の限局的な非対称性の狭細化という例外を除いては，細動脈硬化はアテローム性動脈硬化と明確に区別すべきであろうということを述べて

表 10-18　網膜静脈うっ血のこれまでに報告された病因（部分）

- 血液学的疾患
　鎌状異常ヘモグロビン症（10～96％），その他の重症貧血，Waldenstrom マクログロブリン血症，クリオグロブリン血症，多発性骨髄腫，血栓性血小板減少性紫斑病，多血症，白血病（33％），リンパ腫，遺伝性出血性毛細血管拡張症
- 代謝性疾患
　Fabry 病，糖尿病
- 感染性疾患
　ツツガムシ病（67％），ロッキーマウンテン紅斑熱，発疹熱，鼠径リンパ肉芽腫症
- 先天性心疾患
- 内頸動脈-海綿静脈洞瘻
- 大動脈縮窄症
- 皮膚筋炎
- 嚢胞性線維症
- Behçet 病
- von Hippel-Lindau 病
- Wyburn-Mason 病
- うっ滞網膜症
- 動脈性
　内頸動脈閉塞
　高安病
- 静脈性
　網膜静脈閉塞
　頭蓋内圧亢進症
　上大静脈症候群
　うっ血性心不全
　心タンポナーデ
　三尖弁狭窄症
- 高血圧（本文参照）

〔Sapira JD. An internist looks at the fundus oculi. *Dis Mon.* 1984；30(14)：1-64 より許可を得て引用〕

きた．しかし，細動脈硬化と間違えようがない真のアテローム性動脈硬化を示す所見がある．それが Hollenhorst 斑である．ギラギラと光り，動脈血管に認められる黄金色の斑であり，名前が示すとおり，かつてはアテロームと考えられていた．実際は，それらのうちほとんどすべてはその場所で生じたプラークではなく，同側の内頸動脈の潰瘍性アテロームプラークからのコレステロール塞栓である（Brownstein et al., 1973；Pfaffenback and Hollenhorst, 1973）．

訳注 112） 眼科では単に「コレステロール塞栓」と言うことが多い．

Hollenhorst 斑は頸動脈系の閉塞性疾患に 11％の感度で認められる．この所見が認められる患者は，同年齢の正常群と比較して，心筋梗塞あるいは脳梗塞をかなり高頻度に罹患することが知られ

ている．10年生存率は期待値のたった半分である（Pfaffenback and Hollenhorst, 1973）．

Hollenhorst斑は椎骨脳底動脈系疾患に対する感度は4％であり，それは椎骨脳底動脈が眼底に栄養しているからではなく（栄養していない），アテローム性動脈硬化性病変に対するリスクが同程度だからである．Hollenhorst斑はまた，頸動脈に対する動脈内膜切除術の14％に認められる（Hollenhorst, 1961）．

コレステロール塞栓とその場所で生じたプラークを完全に区別することは時に可能である．アテロームは動脈でしか生じないため，網膜動脈はどこにあるかを考える必要がある．網膜動脈は定義上，同定可能な筋層を有さなければならないということを考えると，非常に乳頭に近接している網膜動脈血管束だけが本当の網膜動脈であることがわかる．残りは細動脈である．それゆえ，中心ではなく末梢のHollenhorst斑は塞栓性に間違いない．多くのHollenhorst斑は分岐部に位置し，長径が徐々に減少していく細動脈層において詰まっているため，観察することは容易である．同様に，乳頭近傍の真の網膜動脈における同心円状のプラークは，真のアテローム性プラークである可能性があり，それらはあまりに小さいため詰まることがなく，明らかに血管の側面に認められる．

> Hollenhorst斑を有している患者は突然，目を覚ましたら片方の眼が見えないとか，視野の半分が見えないということを訴えるかもしれない．網膜剝離を起こしたのではないかという考えは，眼底検査を行えば間違いだということがすぐにわかる．眼底検査では，網膜は蒼白でHollenhorst斑を認めるかもしれない．頸動脈雑音（18章参照）を聞き，頸動脈エコーを考慮するべきである．アスピリン療法やただちに高圧酸素療法といったその他の治療介入が適応になるかもしれない．

他の塞栓症

網膜血管系を移動する白色塞栓は血小板塞栓かリウマチ性，消耗性，心内膜炎性，粘液腫性からの弁塞栓の可能性がある（Sapira, 1984）．網膜細動脈への塞栓様式でわかるが，心臓腫瘍からの塞栓組織，異物の微小塞栓（Lee and Sapira, 1973），長骨骨折による脂肪塞栓などもある．爆発に曝露さ

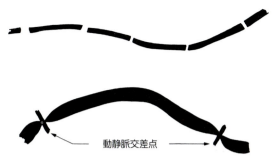

図10-30 有蓋貨車形成（上），静脈のソーセージ形成（下）

れた患者は，網膜動脈に気泡が認められることがある（Phillips and Zajtchuk, 1989）．この所見は，激しい爆発に曝露されたヒツジにおいて撮影されたが，イラク戦争において特徴的な外傷である外傷性脳損傷が減圧症の形態をとりうることを示している．気泡は速やかに再吸収されるが，それらがもたらす虚血性障害は残存する．

6）他の網膜血管系の変化

「有蓋貨車形成」と「ソーセージ形成」

「有蓋貨車形成」とは，血管内の血柱が分断された状態のことで（図10-30），明らかにこの時に血管内は動きが停止した状態になっており，したがってこれは死亡の有効な証拠である（すなわち心機能が停止している状態）．

静脈の「ソーセージ形成」とは，マクログロブリン血症の顕著な特徴である．ただしこれは他の過粘稠度症候群にもみられる．動静脈交差点間の静脈膨張のため，ソーセージがつながっているような外観を呈する（アンドワイエ[訳注113]というよりブラートヴルストやクナックヴルスト，ブーダンなどに似ている）．

訳注113）アンドゥイユ，アンドゥイエット（小さなアンドゥイユという意味だが，レストランでは後者でメニューに載せていることが多いようである）と呼ばれるものは，米国ではサラミのようなものだが，フランス料理では内臓を詰めたソーセージであり，本文にあるドイツ系ソーセージのブラートヴルスト，クナックヴルストより太い．ブーダンノワールは豚の血を使った伝統的なフランス料理．

鞘形成

これは細動脈あるいは静脈が鞘に収まったよう

な状態のことで，血柱の両側に1組の白縞が現れている．（上から見ると）赤や紫の車道の両脇に歩道があるように見える．別な言い方では，霜で覆ったような白いカフとも記述され，これは血管周囲のリンパ球浸潤と言われている（Kellogg Eye Center, 2009）．鞘形成は**表10-17**に示したような場合に生じる．この他にも追加の報告も示されている（Abu El-Asrar, 2009）．細動脈鞘形成は鎌状異常ヘモグロビン症で最も一般的な網膜血管異常で，ヘモグロビンSSを持つ小児患者の51%，ヘモグロビンSCを持つ小児患者の30%に発現する（Talbot et al., 1982）．

多発性硬化症における静脈の鞘形成

静脈周囲の鞘形成を持ち，その原因がはっきりしない患者34人では，21人が多発性硬化症と診断され，7人にこの疾患が疑われた．当該期間中にMayoクリニックで多発性硬化症と診断された患者の人数から推定すると，慎重に検査していれば，多発性硬化症の患者の10%の静脈周囲に鞘形成の証拠が見出された可能性がある（Franklin and Brickner, 1947；Rucker, 1944）．他の研究結果では，有病率は9～36%と推定された．鞘形成は網膜静脈炎によって発症すると考えられている．蛍光眼底造影では蛍光色素の漏れ，つまりは血液網膜関門の透過性上昇がみられる．

CNS血管周囲細胞浸潤は，ほぼ間違いなくプラーク形成で最初に生じるイベントである．静脈に沿ってプラークが伸びていくことが証明されている．網膜静脈炎は，CNS血管浸潤がプラーク形成の初期イベントであることの証拠にはならないが，静脈炎はミエリン細胞やミエリン形成細胞が存在しなくても生じることは興味深い．面白いことに，静脈鞘形成は実験的なアレルギー性脳脊髄炎にはみられず，これを多発性硬化症のモデルとする可能性に言及している研究者もいる（Kerrison et al., 1994）．

多発性硬化症の発病機序を説明する理論では，中枢神経の一部である眼に生じる現象を説明する必要がある．例えば，乳頭炎や虹彩炎，ブドウ膜炎（James, 2014）と同様に，暗点を生じる網膜細動脈の収縮，血管拡張薬に反応した視力低下などである（Franklin and Brickner, 1947；James, 1982）．網膜神経の線維はミエリン化されていないので，血管病変はミエリンの崩壊によるものではない（James, 2014）

表10-19　綿花様白斑の原因（一部）

- すべての種類の急性かつ重度の高血圧
    - 血管障害性の腎疾患
    - 妊娠高血圧症候群
- 膠原病（高血圧がない場合でも）
    - 全身性ループスエリテマトーデス（症例の3～28%）
    - 結節性動脈炎
    - 進行性全身性硬化症（腎疾患を伴わない場合でも）
    - 皮膚筋炎（特に小児，成人では稀）
    - Wegener肉芽腫症
- 感染症
    - 細菌性網膜炎（細菌性心内膜炎を含む）
    - 後天性免疫不全症候群[a]（Newsome et al., 1984）
    - 網脈絡膜炎（**表10-21**）
- 糖尿病（特に低血糖，高血圧や腎障害を合併した場合）
- 乳頭浮腫を起こす病態（本文と**表10-10**参照）
    - 頭蓋内圧の上昇，ただし乳頭浮腫が顕在化する前でも起こりうる
- 網膜症の遷延（本文と**表10-29**参照）
- 微小塞栓
    - 経静脈薬物乱用
    - 心臓手術後
    - 脂肪塞栓またはPurtscher網膜症（本文参照）
- 成人の貧血でヘモグロビン濃度が<6.6～8.0g/dLのもの（ある時代には33%の症例で）
- 新生物
    - 白血病
    - がん腫症
    - Hodgkinリンパ腫
    - Eales病
- 弾力線維性仮性黄色腫
- 出血後網膜症（本文参照）

[a]AIDSは眼底に明らかな微小血管病変をきたす．これはカンジダ，サイトメガロウイルス，トキソプラズマによる眼症とは関連がない．

〔Sapira JD. An internist looks at the funds oculi. *Dis Mon*, 1984；30(14)：1-64より許可を得て記載〕

7）網膜上の白斑

綿花様白斑

これらのフワフワとした淡い白色から灰色がかった斑点の名称は，その概してケバだった外観とはっきりしない境界（以下に述べる「硬性白斑」との相違点）に由来する．実際のところ綿花様白斑（軟性白斑とも呼ばれる）は，白血球の滲出斑ではなく，網膜の微小の梗塞が形成された状態である．これらは組織学的には「細胞様小体」と呼ばれ，その寸法は最大直径1mmまでさまざまである（**表10-9**）．綿花様白斑の原因は数多くあり，その一部を**表10-19**に挙げる．

綿花様白斑は次の2つの理由で重要である.

1. 正常人には絶対みられないので，これがみられる場合は基礎疾患を調べるべきである〔しかし，図 10-19 からは明らかなようで，多くの文献で述べられているのとは逆に綿花様白斑を根拠として特定の疾病(1つあるいは2つ)を診断することはできない〕.

2. すでに診断が下されている患者の場合，綿花様白斑の有無により各症例の血管障害の程度を知ることができる.

▶ 硬性白斑

硬性白斑は，(「蛋白尿網膜炎」の場合のように)滲出の結果として蛋白質(場合によってはリポ蛋白質)が沈着することで生じる. その原因は，血液網膜関門の破綻による網膜内の血清滲出である. 稀ではあるが，硬性白斑は(過去に明らかにされた)出血の再吸収後に発現する. 硬性白斑は明確な境界線を持ち，その色は黄色から純白までさまざまである. ろうや石鹸のように光沢があるため，ろうそくの滴下のように見える場合もある. 時には放射状やワゴンの車輪(あるいはその一部)の縁のように黄斑の周りに配列されている. このような場合は硬性白斑であると判断してよい. このパターンは高血圧症，乳頭浮腫，乳頭炎，網膜中心静脈閉塞などにみられ，**星芒状黄斑**と呼ばれることもある.

硬性白斑がみられる場合，他の原因がなければ重度の蛋白尿の存在が考えられる. これらの滲出斑は重度の高血圧症や，高血圧を伴う，あるいは伴わない(そして場合によっては蛋白尿のない)腎疾患にみられる. また重度の糖尿病の10%にみられる. 病因の一部を表 10-20 に挙げる.

軟性白斑と同様に，硬性白斑の発現はどこかに異常があるという証拠である. したがってこれは個々の患者の既往症の進行や程度を評価するうえで，最も有益なものである.

▶ 滲出斑のように見えるもの

滲出斑のように見えるものとは，硬性でも軟性でもないが，外見ではそれらと混同しやすい眼底病変である. 滲出斑のように見えるものの原因を表 10-21 に示す. 滲出斑のように見えるもので最も重要なものは，脈絡網膜炎である.

表 10-20 硬性白斑によくみられる病因(一部)

- 重度の高血圧，特に腎疾患を伴う場合
- 腎疾患
- 重度の糖尿病，特に腎疾患を伴う場合
- 感染症
  麻疹，インフルエンザ，髄膜炎，丹毒，オウム病，寄生虫感染，コクシジオイデス症，カンジダ症，慢性梅毒，結核
- 膠原病
  血圧正常者の皮膚筋炎，Beçhet 病，結節性動脈炎，全身性ループスエリテマトーデス(<13%)，進行性全身性硬化症，「リウマチ性多関節炎」
- 血液疾患
  悪性貧血，その他の重度の成人の貧血(ヘモグロビン濃度が<8.0 g/dL のもの)，多発性骨髄腫，白血病
- 眼疾患
  円板状黄斑変性症，Coats 病，Eales 病
- 大脳の外傷
- 絞殺後
- 脂肪塞栓
- 鉛中毒
- 陳旧性中心静脈塞栓
- 乳頭浮腫をきたす状態
- サルコイドーシス
- 高コレステロール血症，特にネフローゼ症候群を伴った時 [a]
- 以前の出血の遺残(表 10-24, 26)

[a] 腎症を伴わない高コレステロールが今までに硬性白斑を起こすかということについては文献的記載からは明らかでない.
〔Sapira JD. An internist looks at the funds oculi. Dis Mon, 1984；30(14)：1-64 より許可を得て引用〕

脈絡網膜炎

脈絡網膜炎は滲出斑と混同しやすい. その最も重要な時期，すなわちまだ急性期にあり，慢性期にみられる明確な黒色色素沈着が生じていない段階では特にそうである(綿花様白斑や硬性白斑の場合，黒色色素沈着は生じない).

その主因としてここに示したものは，どちらかと言えば恣意的に選んだものである. 例えば，オンコセルカ感染では，感染者2千万〜4千万人中の3〜5%が失明するが，これは米国では問題になっていない. 反対に，眼ヒストプラズマ症は，この全身性疾患が風土病となっている米国地域の住民に最もよくみられるが，ヨーロッパではこのような網膜病変を引き起こすことはめったにない.

ヒストプラズマ症の検眼鏡的特徴は，(a)白〜黄味を帯びた病変がある，(b)乳頭周囲に集まっている，(c)乳頭周囲の萎縮，(d)黄斑出血(時として黄斑変性に発展する)，そして(e)症例の約

表 10-21　滲出斑のように見えるものによくみられる病因(一部)

	網脈絡膜炎	その他の滲出斑のように見えるもの
よくあるもの	ヒストプラズマ症 結核 トキソプラズマ症 梅毒 オンコセルカ症 サルコイドーシス 糖尿病網膜症に対するレーザー治療	ドルーゼン 有髄神経線維
あまりみられないもの	その他の寄生虫，例：トキソカラ，レプトスピラ，アメーバ赤痢 その他の真菌，例：スポロトリコーシス，カンジダ，コクシジオイデス，クリプトコッカス感染症 その他の細菌，例：ブルセラ症，レプラ（らい） リケッチア感染症，例：チフス，Q熱，ボタン熱 その他のウイルス感染症，例：ヘルペスウイルス，サイトメガロウイルス，水痘，麻疹，インフルエンザ，リフトバレー熱	白血病細胞浸潤 母斑症(表 10-23) 脈絡膜腫瘍 転移性腫瘍
稀なもの	——	続発性シュウ酸症 眼底乾燥症（ビタミンA欠乏症） 塞栓を伴った微小動脈瘤

〔Sapira JD. An internist looks at the funds oculi. *Dis Mon*, 1984；30(14)：1-64 より許可を得て引用〕

5％にみられる赤道部の線条である．この線条は，帯状や縞となり複数の病変が合体して生じたと思われる．ただしこの完全な形状に関する説明はまだなされていない．線条が生じることは非常に稀だが，ヒストプラズマ症に特徴的なものと考えられるため，その発現は重要である．病変が活動的であれば，患者は完全に視力を失うことになる．

若年患者では，ヒストプラズマ症はBruch膜破綻の最も一般的な原因であり，脈絡膜血管からの新生血管や網膜色素上皮下の出血を引き起こす（高齢患者では，その最も一般的な原因は加齢黄斑変性症である）．

脈絡膜結節は，片側に1つだけという場合もあれば，さまざまな大きさのものが複数みられる場合もある．ヒストプラズマ症の病変のように乳頭の周りに隙間なく集まっているわけではないが，乳頭の5 mm以内という狭い範囲内にみられることが多い（3乳頭径よりわずかに広い範囲）．脈絡膜結節がみられるのは肺結核症患者の1/3足らずであるが，粟粒結核症患者の半分以上に発現するという記録がある．粟粒疾患のごく初期に発現するため，診断的有用性が高い場合が多い．

後天性トキソプラズマ症は，急性の場合，乳頭に近くないところに白色病変を生じさせる．先天性の場合，病変は通常両側に生じ，色素性で大きく（1 mm以上），その周囲を小型の病変が惑星

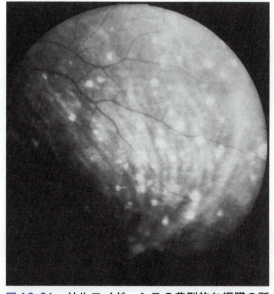

図 10-31　サルコイドーシスの典型的な網膜の所見．これらの所見を認識していたら，この患者に肝生検を行わなくてもよかったかもしれない(表 10-22)．

ように取り巻いている．

梅毒は，常にではないがしばしば，眼底がsalt and pepper様を呈している場合が多い．先天性の場合は特にそうである．

図 10-31に示したのは**サルコイドーシス**である．この網膜の所見は，眼に関係するサルコイ

表 10-22 サルコイドーシスの眼所見

- Koeppe 虹彩結節
- 結膜炎
- 角膜瘢痕
- 帯状角膜症(高カルシウム血症による)
- 乾性角結膜炎(涙腺障害による)
- 眼筋麻痺
- 前部ぶどう膜炎(時に結節性)
- 患側硝子体の硝子体混濁, よく下半部網膜に数珠状陰影としてみられる
- 網膜出血
- 後部ぶどう膜炎, 図 10-31 にみられるような網膜肉芽腫を含む
- 静脈鞘形成を伴った静脈周囲炎
- 単純性視神経炎から乳頭浮腫までの視神経疾患または視神経萎縮(Chumbley, 1981)

表 10-23 母斑症

病名	説明
von Recklinghausen 病	神経線維腫症
Bourneville 病	結節性硬化症(エピロイア)
Sturge-Weber 症候群	脳三叉神経領域血管腫症(ポートワイン母斑)
von Hippel-Lindau 病	小脳網膜血管腫症
Louis-Bar 症候群	毛細血管拡張性運動失調症(免疫不全を伴う)
Wyburn-Mason 病	大脳眼動静脈瘻または血管腫

ドーシスのすべての症候のなかで, 最も典型的なものである. ここに示した眼底の患者は, 肝生検で肉芽腫を発症していることがわかった. 肝生検で肉芽腫を呈するものは 14 の原因があるが, この眼底所見が決定打となった. このようなサルコイド結節は, 明らかに硬性白斑でも軟性白斑でもなく, 進行すると黒い瘢痕になる場合がある(サルコイドーシスの所見の例は**表 10-22** 参照).

ドルーゼン

ドルーゼンとは, 白や黄色, あるいは灰色の点が集まった小さな塊で, 実際には Bruch 膜上の突出物である(「ドルーゼン」は「腺」のドイツ語で, 明らかにこれらの小さな斑がアポクリン腺に似ているために命名された). ドルーゼンは非常に小さく, 最小のものは 10 μm 程度である. ほとんどの症例において, ドルーゼンは眼疾患や全身性疾患の潜在性を示唆するものでも, 真の滲出斑のように重症性を有するものではない[訳注114].

訳注114) ドルーゼンは老廃物の貯留したもので病的意味は少ないが, 軟性ドルーゼンと呼ばれる大型のもの(直径 63 μm 以上, 網膜静脈径の半分以上の大きさが目安)は, 加齢黄斑変性の前駆症状と考えられている.

ドルーゼンは, 特に後極の周りに集まっている場合などは, 高齢患者の加齢黄斑変性症を暗示することもある. これらは, 弾力線維性仮性黄色腫, Bloom 症候群, Rendu-Osler-Weber 症候群, 強皮症, 再発性の多発性漿膜炎, 慢性の白血病, リポイド蛋白症, 蛋白異常血症, すべての廃用性疾患といった数多くの疾病後に生じる, 変性現象(Duke-Elder の教科書によれば)と考えることができるが, それでもやはり, ほぼすべての臨床的

状況において, ドルーゼンは診断上重要ではない.

有髄神経線維

有髄神経線維については, すでに偽乳頭浮腫との関連で論じている. 有髄神経線維は, 白色であるため下の網膜血管が見えにくくなる, という点においてのみ, 綿花様白斑に似ている.

少数の稀な滲出斑のように見えるものの事例

白血病の浸潤物は黄色や白, あるいは灰色で, 蓄積されて塊になっている. 母斑症の場合のように(**表 10-23**), これらは網膜血管をわかりにくくしがちであるが, 大きな脈絡膜腫瘍や転移性腫瘍はそうではない. **表 10-21** に挙げたその他の滲出斑のように見えるものの「あまりみられないもの」は, 「稀なもの」と比べると, すべて比較的大型である. 稀な滲出斑のように見えるもののうち, 続発性シュウ酸症の場合は黄色の微小結晶として, 他の 2 つの場合は白斑として散在している. 眼底乾燥症はビタミン A 欠乏症患者の 20〜46%に発症し, 白斑は血管下にあり, 黄斑には影響しない.

8) 黒斑

治癒した脈絡網膜炎

黄色, あるいは白色の脈絡網膜炎の急性病変については前述したが, 先に挙げたどの原因によるものでも, 脈絡網膜炎は時間の経過とともに治癒していく. その後, 以前はみられなかった網膜色素上皮からの細胞が, この病変に移動してくる. これらの細胞(通常は色が付いているが, 常に眼に見えるわけではない)が, 古い脈絡網膜炎の驚くほど黒い外観を生じさせる. 外観はよくない

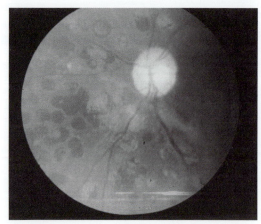

図10-32　レーザー光凝固術の傷跡（本文参照）

が，この病変は黄斑への障害を伴わない限り視力を妨害するものではない．

　レーザー光凝固術の丸くて均一の色素性瘢痕は，非常に特徴的であるため，散瞳検査を忘れずに行えば，認識するのは難しくない．患者の既往症からこの診断を確定することができる．

　私はかつて，(a)他の医師の所見を決して鵜呑みにしない，(b)無散瞳での眼底検査は決して行わない（不可避の場合を除き）という，自分で定めた規則を破ったばかりに，レーザー光凝固術の症例（図10-32）で惑わされた経験がある．この患者は白い滲出斑が1つだけあると聞いて，愚かにも無散瞳検査のみ行ったのである．そして私は乳頭近くに白色病変が1つあるのを見て，これをレジデントが確認した「単一の病変」であると考えた．そこでヒストプラズマ症の診断を検討したのである（先に論じた説明と比較されたい）．しかし，散瞳を正しく行った時，図10-32に示した像が見られた（病変にはできたばかりの部分があり，まだ白かった）．したがって，このミズーリ川流域の風土病地帯域出身の患者をヒストプラズマ症の疑いがあるとした誤診は，散瞳さえ行っていれば，回避できたかもしれないのである（奇妙にもこの患者はレーザー治療の記憶がなかった）！訳注115）

訳注115）視力や視野の異常を訴えたり，未散瞳眼底検査で緑内障を疑わせる所見がある時に散瞳検査を行うと，網膜周辺部にレーザー治療（おそらく網膜静脈分枝閉塞症の治療）の瘢痕を見つけることは時々ある．

網膜色素変性症

　周辺部黒斑の多くは骨棘の形状を呈し，密集していることから，網膜色素変性症の特徴となっている（Heckenlively and Ellis, 1984）．この症候群は感染症でも炎症でもなく，退行変性の過程であるため，これは誤った名称である．さらに，症例の約10%には色素沈着がみられない．時には，最も際立った所見が「脈絡膜変性」であるため，眼底像に現れる脈絡毛細血管と脈絡膜血管は，まさに脈絡「硬化症」（本章においてすでに論じた）の場合のような外観を呈する場合がある．

　「原発性」（つまり既知の病因のない）とされる網膜色素変性（症）は，少なくとも5，6種類ある．ただしその約半分は家族性のもの，常染色体遺伝によるものである．さらに網膜色素変性症は既知の20種類の疾病に続発するといわれる．

　効果的な治療法がある少数の内科的疾患（ビタミンA欠乏症など）のいずれかを発症している患者を除き，この網膜疾患は治療不可能である．したがって皮肉にも，網膜色素変性症の治療が可能な唯一の症例は，主治医が発見すべきものである．通常の場合，患者が眼科医の診察を受けるまでに，そのほぼ一切の周辺視野，そして場合によっては中心視野がすでに失われている．

　黄斑症の発症率は，網膜色素変性症の症例において60～94%と高くなっている（Chachia et al., 1987）．

網膜色素上皮肥大

　網膜色素上皮肥大により，分離した円形や長円形あるいは腎臓の形をした黒～茶色の斑（寸法0.15～1.5 mmあるいはそれ以上）が生じる（通常は両側）．正常対照群では，両側あるいは片側に微小病変（0.15 mm未満）がみられるが，その総数は4未満である．

　この斑はGardner症候群の診断に役立つ徴候である．両側に多数ある（5以上）ことを判定基準とすると，この斑の感度は78%，特異度95%であった（Traboulsi et al., 1987）．Gardner症候群患者は100%結腸直腸がんを発症する．この症候群はまた大腸ポリープ症，良性の軟組織腫瘍と骨腫瘍，歯の異常，結腸外がん，類腱腫（デスモイド腫瘍）を伴う．Gardner症候群は常染色体優性として遺伝する．

Peutz-Jeghers 症候群には眼底病変はみられず，悪性の変性疾患を発症することはほとんどない．

脈絡膜出血

脈絡膜出血は色素層の下に生じる．したがって赤色ではなく紫，黒，あるいは灰色を呈している．その一部は悪性黒色腫に非常によく似ていたため，眼球が摘出されていたこともあった．色以外の重要な手がかりは，網膜血管が常にこの種の出血の上を交差するということである．この理由は，図 10-33 に示した眼底の矢状断面を見直すことで，最もよく理解できるだろう．

これは網膜血管ではなく脈絡膜血管からの出血であり，後述する出血の原因（下記参照）によるものではなく，クモ膜下出血，脈絡網膜炎，脈絡膜（網膜ではなく）血管の多発動脈炎，血栓性血小板減少性紫斑病，白血病，アメーバ脳膿瘍，悪性貧血，糖尿病，Paget 病，加齢黄斑変性症などの眼疾患がその原因であるが，これらに限定されない（Sapira, 1984）．

黒色腫

黒色腫は隆起した黒色病変として現れ，網膜ではなく脈絡膜（色素層の裏側）である場合，黒色より灰色に近く見える．メラニン欠乏性黒色（白色）腫は，他の部位と同様に眼底でも稀である．黒色腫は致命的症状であるが，網膜に生じることはめったにない．

良性の脈絡膜母斑

良性の脈絡膜母斑は一般的にみられるもので，色は薄灰色～黒色，平らで通常は円形である．これらは黒色腫と区別すべきものである．

良性の黒色細胞腫（メラノサイトーマ）

良性の褐色細胞腫は，特徴的に神経先端にある黒斑で，黒人患者にみられる．

網膜色素上皮組織の先天性肥大

網膜色素上皮組織の先天性肥大を，悪性の黒色腫と混同してはならない．この肥大は，色素が濃く平らな円形の病変で，その境界がはっきりしており，通常は片側に現れる．寸法は 1～2 乳頭径で，網膜のあらゆる部位に生じる．その中には通

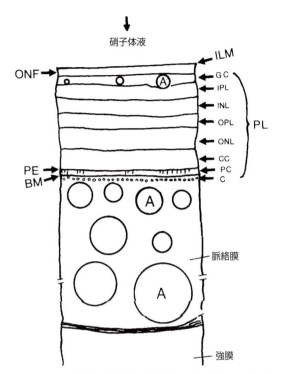

図 10-33 後極の図解（矢状断面）．最上部の矢は検査している方向を示す．図の最下部から前方あるいは内側へと移動する．まず強膜が，続いて動脈 A を含む脈絡膜が現れる．C は小さな脈絡毛細管枝の例で，脈絡毛細管枝は脈絡膜が薄くなる時に最もよく網膜色素線条症に似る．BM とは Bruch 膜のことで，脈絡膜の前面限界である**基底板**としても知られている．ここに網膜色素線条症とドルーゼンが生じる．PE とは色素上皮のことで，この層の前に出血があった場合のみ赤色に見える．PC とは色素細胞のことである．次の 6 層は結合繊毛（CC）[訳注116]，外顆粒層（ONL），外網状層（OPL），内顆粒層（INL），内網状層（IPL），神経節細胞層（GC）である（総称して「PL」あるいは「並列層」）．これらの層の出血は，検査方向に水平な神経線維層に沿っている場合が多く，斑状出血を生じさせる．神経節細胞間にある円形の構造体の 1 つが A と表示されている．これは断面図における網膜動脈である．末梢細動脈と小静脈は神経節細胞にある場合が多く，この層の後方で出血があっても，これら大きな血管が見えにくくなることはないが，これらの血管の前方で出血があれば，これらは常に見えにくくなる．ONF とは視神経線維層（**内部視神経線維層**とも呼ばれる）で，stratum opticum とも呼ばれる．ここで，神経線維は検査方向に垂直になっているため，神経線維の束の間の出血は，線状あるいは火焔状に見える．ILM とは内境界膜で，これは網膜前あるいは硝子体の出血を制止する．この内境界膜を突き破って出血した場合，硝子体下（網膜前）に出血することになる．次に硝子体膜を貫通して出血すれば（ここでは示していないが，内境界膜の直前），これは硝子体出血になる．

〔Sapira JD. An internist looks at the funds oculi. *Dis Mon*, 1984 ; 30(14) : 1-64 より許可を得て引用〕

訳注 116）結合繊毛とされているこの場所は視細胞の内節と外節の間であり，通常は視細胞層と呼ばれる．

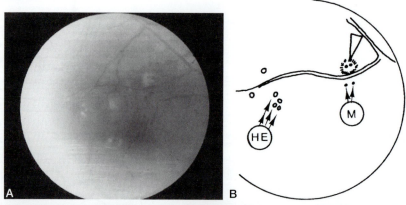

図 10-34　**A**：右から左へ走る大血管上部に 2 つの毛細血管瘤があり，これは滲出斑によって偶然逆光になっている．血管下にはこれらよりも暗い斑がある．この斑は生体内では鮮赤色だった．これらの斑もまた糖尿病によるものだった．写真の明るい斑は滲出斑で，不連続的に垂れたろうの滴のように見えるものもあれば，より軟性に見えるものもある．**B**：**眼底写真の図表示**．矢印は **A** の 2 つの毛細血管瘤を指している（この図は目玉焼きが 2 つあるように見える）．
HE ＝ 硬性白斑，M ＝ 毛細血管瘤
〔Sapira JD. An internist looks at the funds oculi. *Dis Mon*, 1984；30(14)：1-64 より許可を得て引用〕

常複数の脱色赤斑がみられる．

9）赤色斑

毛細血管瘤

　毛細血管の微細動脈瘤，毛細血管瘤（図 10-34）は，完全に丸い微小赤斑で，境界がはっきりしており，直径は 20〜60μm である．黄斑近くにみられる場合が多い．毛細血管瘤は糖尿病によるものと考えるべき（そうでないことが証明された場合を除き）である（Sapira, 1984）．片眼のみにある場合は，他の血管疾患の可能性を探る必要があるが，片眼のみにみられる場合でも，蛍光眼底血管造影法では通常両側に現れる．

　毛細血管瘤は鎌状赤血球病その他の異常な鎌状血色素症でも最大 40％ に報告され，他の貧血症にも重度の場合は稀にみられる．また AIDS 患者にもみられる（Newsome et al., 1984）．非常に稀であるが，細菌性心内膜炎，うっ血性網膜症の動脈あるいは静脈の病変として，そして，Coats 病などに毛細血管瘤がみられる場合もある．私は合併症のない高血圧でこれを確認したことはない．実際に高血圧と多発性動脈炎に生じた症例（Shelburne, 1965 の図 V）は，細動脈の動脈瘤で，通常は血管から離れた黄斑周辺に生じる糖尿病性毛細血管瘤とは異なって見える．私は，以前糖尿病であったと思われる，血糖正常の回復中の依存患者に，毛細血管瘤を発見したことがある（Sapira and Cherubin, 1975）．スカンジナビアでは，病気にかかっていない糖尿病患者血縁者での症例において報告され，ある研究では「特発性」とみなされた（Sapira, 1984）．他のごく稀な関連症の例には，後部ぶどう膜炎とロアロア感染症がある（Sapira, 1984）．

斑状出血

　斑状出血は，網膜[訳注117)]の並列層間の深部で出血が生じたために起きる（図 10-33）．通常，斑状出血は円筒形であるが，「筒の上から」見た場合は円形に見える．寸法は最小 100μm から最大その 10 倍まで多様である．この出血と毛細血管瘤との違いは最初わかりにくいかもしれないが，毛細血管瘤の方が小さく，より完全な円形に近く，境界がはっきりしている点を覚えておくとよい．斑状出血は実際に「しみ」のようなのである．訓練すればこれらの違いがよくわかるようになるが，この区別は 20 世紀になるまで明らかにされておらず，それまでは「専門家」でさえ見分けるのが難しかった．斑状出血の原因をいくつか表 10-24 にまとめている．

訳注 117）原文に sclera とあるが，網膜の間違い．

　網膜下出血というのもあり，これは色素上皮の直前にあり，そのために赤色を呈する．平行する

表 10-24　斑状出血の一般的な原因（一部）

- 重度の高血圧
- 動脈圧の突然の低下(Kaur and Taylor, 1990)
- 糖尿病
- 膠原病
    全身性ループスエリテマトーデス
    進行性全身性硬化症(高血圧を伴わない場合も)
    皮膚筋炎(高血圧を伴わない場合も)
- 脳内出血(10～40%)
- うっ滞性網膜症，動脈型および静脈型(本文参照)
- 血液疾患
    貧血(重症：ヘモグロビン濃度が< 8.0 g/dL，血小板減少に関連しない場合)
    再生不良性貧血(約 30%)
    悪性貧血，未治療(約 25%)
    鉄欠乏性貧血(約 10%)
    溶血性貧血，特にサラセミアを除外(約 10%)
    白血病(約 33%)
    Waldenstrom マクログロブリン血症
    多発性骨髄腫(約 33%)
    骨髄線維症(< 33%)
    真性多血症
    血栓性血小板減少性紫斑病
    その他の血小板減少病，貧血が伴った場合(ヘモグロビン濃度が< 12.0 g/dL)
- 感染症
    細菌性心内膜炎
    ツツガムシ病およびその他のリケッチア疾患(5～33%)
    AIDS(Newsome et al., 1984)
- サルコイドーシス
- アミロイドーシス
- 外傷性
    落下，幼児の短距離の落下も含む(本文参照)
    絞殺
    減圧性圧外傷(潜水病)
    出血後網膜症
    脂肪塞栓
    その他の塞栓症(経静脈薬物乱用のタルクなどによる)[訳注 118]
- Eales 病
- Purtscher 網膜症(本文参照)
- 体外式膜型人工肺(Pollack and Tychsen, 1996)
- 正常出産後の新生児(本文参照)
- 心肺蘇生(本文参照)
- 中心静脈圧上昇(本文参照)
- 壊血病(本文参照)

〔Sapira JD. An internist looks at the funds oculi. *Dis Mon*, 1984；30(14)：1-64 許可を得て記載〕

訳注 118） ヘロインの代用としてメチルフェニデートの錠剤を溶解して静注する薬物乱用者がいて，錠剤に含まれるタルクが塞栓を起こすことがあると報告されている．

表 10-25　火焔状または線状出血の一般的な原因（一部）

危険な出血	追加の原因
• 視神経乳頭付近のみの線状出血 　緑内障 　視神経乳頭浮腫 　頭蓋内圧上昇 　網膜静脈閉塞 　硬膜下血腫 　クモ膜下出血 • その他の緊急疾患 　脳内出血(10～40%) 　加速した(悪性)高血圧 　出血後網膜症	• あらゆる斑状出血(表10-24)の原因が火焔状または線状出血を起こす • 結節性動脈炎 • Behçet 病 • 高安病 • Paget 病 • 心房粘液腫 • 単純性血小板減少症(血小板< 50,000/mm³) • 栄養失調

〔Sapira JD. An internist looks at the funds oculi. *Dis Mon*, 1984；30(14)：1-64 より許可を得て引用〕

層の下にあることから「網膜下」と呼ばれている．そのため斑状出血となるのではなく，実際には外側に広がり広範な出血となる可能性がある．当然ながら網膜血管は常にこの出血の上部にある．網膜下出血も斑状出血と同じく重要なものである．

火焔状および綿状出血

　直像鏡検査で確認できる部位内では，外側の神経層の出血は綿状あるいは火焔状に見える場合がある(図 10-33 の ONF 参照)．個々の線は，見ている方向と垂直な長軸に走る神経線維の間に溜まっている血液の線である．血液が大量になると，境界が火焔状あるいは羽毛状になるため，火焔状出血は綿状出血が癒合したものにすぎない．

> 火焔状および綿状出血の原因を表 10-25 に挙げている．**乳頭近くにだけみられる綿状出血は，どのような場合にも重要である．**

中心が白色の出血

　中心が白色の出血(図 10-35)について，一般的に信じられているが，実は誤解されている点が 3 つある(Sapira, 1984)．まず正しい名称が Roth 斑だという話．Roth は 1872 年に網膜の赤斑について説明し(それまでは Bowman の説が用いられていた)，また敗血症性網膜炎における網膜の白斑についても説明した(Roth, 1872)が，細菌性心内膜炎その他の疾病における中心が白色の赤斑には言及していない．中心が白色の出血については，その 6 年後の 1878 年に Litten が最初に説明した．

　Roth と Litten は，発表した時と同じ順に次のことを述べた．

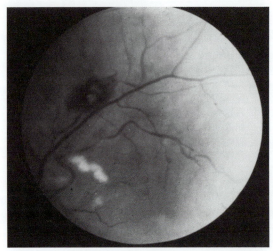

図 10-35 感染性心内膜炎を有さない患者にみられた、白い中心部が 2 つある火焔状出血. これらの病変は「Roth 斑」で，その中心部は白色細胞と微生物で構成され，これは心内膜炎の特異的な診断材料となる，と誤解している人は本文参照.

〔Sapira JD. An internist looks at the funds oculi. Dis Mon, 1984；30（14）：1-64 より許可を得て引用〕

Roth は 1872 年，敗血症の網膜について論じるなかで「……さまざまな数の小さな白斑が，通常は両側に，また赤斑も……」と述べている（Roth, 1872）.

Litten は 1878 年，Charlotte Lewald にみられた両眼の網膜出血について論じるなかで，この患者が心内膜炎で死亡する前日の所見で，「これらの多くは，中心に明るい白色の部位があった」と述べている（Litten, 1878）.

一般的な誤解の 2 つ目は，「中心が白色の出血は，いかなる名称で呼ばれようとも，心内膜炎に特異的なもの」ということである．これは，表 10-26 で示したとおり，間違っている．

3 つ目の誤解は，中心が白色なのは，白い細胞があるため，という考えである．しかし，白血病と細菌性心内膜炎の数例を除き，白色の中心は白い細胞ではなく，線維素（フィブリン）なのである（Duane et al., 1980；Mahneke and Videbaek, 1964；Van Uitert and Solomon, 1979）．したがって火焔状出血は，いずれの症例でも血管漏出に起因すると思われる．その結果としておそらく蛋白質も漏出し，中心が白色の出血となったのであろう（Litten 斑）．したがって表 10-26 は明らかに短すぎる．

中心が赤色の白斑は，広範性の神経皮膚炎や気管支喘息で報告されている．私は以前にこれを糖

表 10-26 中心が白色の出血の原因

- 感染症
    - 心内膜炎（おそらく塞栓症による）
    - その他の細菌性敗血症（おそらく塞栓症による）
    - ロッキー山脈紅斑熱
    - カラアザール
    - カンジダ症
    - オウム病
    - 腸チフス
    - ウイルス感染症
    - AIDS（Newsome et al., 1984）
- 血液疾患
    - 重度の貧血
    - 多発性骨髄腫
    - 白血病
- 心血管疾患
    - 心臓外科手術後
    - 梅毒性動脈炎
    - リウマチ性弁膜症
    - 高血圧
- 血管炎，特に全身性ループスエリテマトーデスによるものを含む
- 神経疾患
    - 脳室内出血
    - 動静脈奇形の破裂
    - 真菌性動脈瘤の破裂
    - 非真菌性動脈瘤の破裂
    - 硬膜下血腫
- その他
    - 代謝性
    - 糖尿病
    - 壊血病
    - 登山での低酸素
    - 一酸化炭素中毒
    - チアノーゼ性網膜を伴う肺がん
- 出血後網膜症
- 新生児出産時の外傷
- 虐待児
- 困難な，または遷延した麻酔下挿管
- 経口避妊薬
- 中心出血性網膜症

〔Sapira JD. An internist looks at the funds oculi. *Dis Mon*, 1984；30（14）：1-64 より許可を得て引用〕

尿病の 1 症例でも確認した．網膜浮腫に囲まれた斑状出血は，中心に出血のある滲出斑と同様に，中心が赤い白斑を呈することもある．

揺さぶられっ子症候群

2004 年には，乳児の突然死が生じると，錯乱状態の両親がただちに疑われ，時には逮捕されることもあった．乳児の発見者は，何が起こったかよくわからないでいるうちに，警察の取り調べを受け，「乳児を蘇生させようとして揺さぶった」と

自白させられたりした．この乳児に網膜出血が見つかった場合，その両親やベビーシッターに重い刑罰（時には終身刑）が課されることもある．

肥大した脳，硬膜下血腫，網膜出血の3条件が揃った場合，機械的に揺さぶられっ子症候群と断定される傾向がある．この病名から，「偶発的でない外傷」という考え方が伺える．激しく揺さぶられると，血管（特に架橋静脈）が破れ（American Academy of Pediatrics, 2001），網膜が剪断されると言われている．

2004年3月，American Academy of Ophthalmologyはそのウェブサイトで次のように述べた．「乳児に黄斑周辺の網膜襞や網膜分離を伴う広範な網膜出血が頭蓋内出血その他の脳外傷の証拠と同時に認められた場合，どのような状況であっても，揺さぶりによる損傷という診断を確定することができる」．しかしこういった所見は，テレビ台が小児の頭部に倒れ，眼や眼窩が直接外傷を受けることなく死亡した事例でも報告されている．この報告書の作成者は（Lantz et al., 2004），1966〜1998年の文献における，虐待による頭部損傷における黄斑周辺の網膜襞の特異性を示す証拠を調べ，「この所見の診断材料に関する記述には，科学的証拠の裏付けがない」と結論した．権威ある医学系出版の記事は，選択バイアスや不適切な対照が見られたり，また症例の定義に関する正確な基準が欠けていることがある．「多くの研究において誤った推論がなされ，診断学上有効とするのに必要な臨床所見のある症例を選んでいる」ことがわかった．

医師は網膜出血の鑑別診断を考慮しなければならない（表10-24〜26）．乳児に関して特に留意すべき点がいくつかあり，これに関しては26章の硬膜下血腫に関する箇所で論じている．

網膜出血は経腟出産の新生児（ほぼすべて頭部からの出産）の20〜50%に生じる．一方帝王切開による出産では0.8%のみである（Goetting and Sowa, 1990）．

網膜出血は，軽度と見なされる落下によっても生じる場合がある．10フィート（約3.05 m）以内の高さから落ちた小児で，カルテに眼底検査の記録のある6人中4人に，両眼の網膜出血がみられた（Plunkett, 2001）．座位から畳に倒れた事例を含めて，軽度の頭部損傷後に急性硬膜下血腫を発症した，生後13ヶ月までの乳幼児26人全員に，網膜

表10-27　硝子体下および網膜前の出血の原因（一部）

- 表10-24または10-25に挙げられた理由のいずれか
- 感染症
　ヒストプラズマ症
　百日咳
- 糖尿病性新生血管の破裂
- 鎌型ヘモグロビン異常症

〔Sapira JD. An internist looks at the funds oculi. *Dis Mon*, 1984；30(14)：1-64より許可を得て引用〕

出血と乳頭周囲の半円形の網膜前出血がみられた（Aoki and Masuzawa, 1984）．

壊血病が網膜出血や頭蓋内出血の原因となる場合がある．ビタミンC要量は病気や異化代謝によって増加する（Hürlimann and Salomon, 1994）．

心肺停止の蘇生救急を行った小児20人の研究では，2人（10%）に網膜出血がみられた（Goetting and Sowa, 1990）．この所見は，心不全に先立つ網膜出血のなかった1症例（Kramer and Goldstein, 1993）を含め，他の研究でも報告されている（Weednet al., 1990）．

号泣，痙攣，いきみ，嘔吐，咳嗽などによる中心静脈圧の上昇は，網膜浅層出血に関係している場合があり，その影響は通常一過性である（Kaur and Taylor, 1990）．

児童虐待が疑われる場合に限らず，病児に対しては散瞳眼底検査を行うべきであり，出血の部位，範囲，程度を記録しておかねばならない．詳細な社会歴，報告されている外傷の正確な詳細，食事歴，薬歴・ワクチン接種歴，特に鑑別診断に関する肯定的・否定的所見に注目した完全な病歴，といったものをすべて文書化しておく必要がある．これらの詳細事項に存在すると思われる法医学的重要性を認識すべきである．

網膜前（硝子体下）出血

網膜前（硝子体下）出血は，網膜出血の前方拡大により，あるいは表10-27に挙げた病因によって生じる．網膜前出血と硝子体下出血は，実際には解剖学的に異なる2つの空間で生じるという証拠があるが，病因と外観には違いがないため，われわれの目的に照らせば，この2つの出血を区別することは無意味であろう．

硝子体下出血は，頭蓋内動脈瘤の破裂後に，また時には頭蓋外傷後にみられることが多い．クモ

膜下出血の死亡率は，硝子体下出血がある場合は60％だが，ない場合は27％である．硝子体出血の存在は，クモ膜下出血の重症度および頭蓋内圧の上昇と関連しているらしい（Vanderlinden and Chisholm, 1974）.

網膜前出血は円形か（神経内科医と脳外科医が述べているように），それとも上部が直線になっているか（眼科学の教科書で説明されているように），ということは，患者が座位か臥位かによって決まる．眼科医の診療室まで歩くことができるほど元気な患者では，出血が層を成す．したがって正面から見ると上部の端が直線になり，ガラスのコップにボルシチ（ロシアのビーツスープ）が入っているように見える．しかし，この患者が重度の血管障害を起こして緊急治療室に運ばれた場合，後極出血は皿にあるワインのように層を作る．これは「何が見えるかは立ち位置による」という原則を示している．あるいは，この場合は患者が立てるかどうかということによるのだが．網膜前出血がコップに入ったボルシチのように見えようと，ワイン皿のように見えようと，網膜血管は常に出血によって見えにくくなることに留意する（Sapira, 1984）.

指導医へ：時間が経つにつれて血液成分は沈殿し始めるため，回診の際は立位が望ましい（ただし患者に意識障害がない時）．観察眼の鋭い指導医は，赤沈値，バッフィコート buffy coat[訳注119]，黄疸指数を推定するだけでなく，時には高脂血症の程度も知ることができる．

訳注119）buffy coat とは，血液凝固がゆっくり進行して赤血球が沈降する時間があった場合や血液を遠心分離にかけた場合に生じるもので，凝固血球層の上に白い膜のような層がみられる．これを buffy coat といい，主に白血球，血小板からなる．

硝子体出血

最前面の出血である硝子体出血は，網膜前出血や硝子体下出血の拡大によって，また火炎状出血や斑状出血の拡大によって生じる（解剖図は図 10-33 参照）．その外観は，不明瞭な少量のみの出血から，大量の血液により眼底からの赤色反射が見えにくくなる場合までさまざまである．硝子体出血の発現は，下層の網膜剥離の徴候であるため[訳注120]，ただちに患者を寝かせ，眼科医を呼ぶ必要がある．病因の判定に最も有益な情報は，発病前（硝子体出血が視界を遮る前）の眼底の外観である．このことからも，患者が最初に検診を受けた理由が何であろうと，プライマリ・ケア医全員がベースラインの検眼鏡検査を実施し，記録しておかねばならないといえる．

訳注120）硝子体出血の原因はさまざまで，必ずしも網膜剥離を起こしているわけではない．緊急性はそれほどではないので，数日の間に眼科受診を勧める．後部硝子体剥離は，硝子体が加齢により収縮することにより起こり，突然起きた飛蚊症の代表的な原因であり，時に網膜裂孔や硝子体出血を起こす．

硝子体出血の最も一般的な原因は，眼だけに生じる退行性変化（**後部硝子体剥離**）である．次に多いのは，全身性血管疾患に起因する血管新生に伴う出血である．1884 年，Freud は壊血病における硬膜下血腫に伴う硝子体出血の症例を報告した（Vanderlinden and Chisholm, 1974）．稀な例だが，動脈瘤破裂に伴うクモ膜下出血に起因する発症例がある．これは **Terson 症候群** と呼ばれる（Biousse et al., 1998）.

10) 黄斑

cherry-red spot（桜実紅斑）

cherry-red spot の医学的原因を**表 10-28** に挙げる．血管障害に付随して cherry-red spot が発現する場合がある．黄斑は血液供給が異なり，そのために他の眼底が虚血のため蒼白になっても赤く見えるのである．あるいは，虚血ではなくさまざまな蓄積症の物質による神経浸潤によって，残りの眼底部分の色が薄くなったのかもしれない[訳注122]．

訳注122）網膜動脈が閉塞して生じる網膜壊死は網膜の内層に限られる．黄斑部は網膜外層だけで構成され，その栄養血管は脈絡膜からなので網膜動脈が閉塞しても壊死には至らず，赤い脈絡膜の色調が透視される．これが網膜中心動脈閉塞症に見られる cherry-red spot である．
蓄積症では神経節細胞に蓄積し網膜が白濁し，神経節細胞のない黄斑部には変化がないため，同じく赤い脈絡膜の色調が透見される．

黄斑変性症[訳注123]

黄斑変性症は多彩な外観を呈する．白色光でみると，単に黄斑が存在しないだけのように見えることもある．黄斑が変性によってドルーゼン，瘢痕，色素に置き換わった場合には，状況はよりはっきりする．黄斑変性症では，周辺視野は保た

表 10-28　cherry-red spot [a] の原因（一部）[訳注 121]

- スフィンゴリピドーシス（ガングリオシドーシス GM$_1$, 2 型，および GM$_2$, 2 型）
- 網膜動脈閉塞（または非常に重度の動脈うっ滞性網膜症）
- ムコ多糖症のⅧとⅠH 型
- 側頭動脈炎
- クリオグロブリン血症
- 外傷性網膜浮腫
- Sandhoff 病
- 誤診された黄斑出血
- 重症高血圧
- キニン中毒
- Hallervorden-Spatz 病
- 播種性脂肪肉芽腫症
- cherry-red spot ミオクローヌス症候群（Rapin et al., 1978）

[a]Roy の全リストより.
〔Roy FH. *Ocular Differential Diagnosis*. 3rd Ed. Philadelphia, PA：Lea & Febiger；1984（総括的な図解なしの眼疾患の鑑別リストであり，相対的な疾患頻度想定や病態の記述はない）より許可を得て引用〕

訳注 121） cherry-red spot を呈する疾患は，網膜中心動脈閉塞症とライソゾーム病の一部であり，表に挙げられたものではスフィンゴリピドーシス，ムコ多糖症，cherry-red spot ミオクローヌス症候群＝シアリドーシスくらいである（Sandhoff 病はスフィンゴリピドーシスの 1 つ）.
ムコ多糖症に挙げられている IH は Hurler であるが，Ⅷは間違いかもしれない. キニン（キニーネ）中毒が起こすと書いてある教科書もあるが，日本での薬剤添付文書には記載がない.

れるが，中心視野は著しく失われる.

訳注 123） 原文には destruction とあるが，黄斑破壊ということはないので，訳では「黄斑変性症」だけにした.

　緑内障による失明の既往があるという患者がいた. 彼の目が見えないのは過去の脳梗塞による皮質盲のためと考えられて，治療されなかったようであった. 不可解にも，この患者は右眼がまだいくらか見えると主張した. そのようなカルテに記載された診断のすべてを説明できるような病変を誰も指摘できなかった. 視覚伝導路を描く無益な試みが 15 分間続けられた後で，とりあえずこの患者を診察することになった.

　この患者は，まだ右眼の視野周辺のものが見えると説明したため，片側視野欠損と誤認された. 検査の結果，この患者が右眼側は直接対光反射があり（ただし左眼側はそうではない），右眼の中心視力は失われているが周辺視力は残っていること，左眼はまったく見えないことが明らかになった. 前房は浅くなく，眼球は柔らかかった. その時点で緑内障でも皮質盲でもないと診断すること

表 10-29　うっ滞性網膜症の原因（一部）

- 過粘稠症候群
　　多発性骨髄腫（6％の症例，特に高血圧合併例）
　　クリオグロブリン血症
　　マクログロブリン血症
　　多血症
　　鎌型赤血球症
- 静脈うっ滞（例：網膜静脈閉塞）
- 動脈閉塞〔例：頸動脈閉塞（動脈硬化），高安病〕
- 塞栓（例：脂肪塞栓，特に膵炎およびアテローム性塞栓）

〔Sapira JD. An internist looks at the funds oculi. *Dis Mon*, 1984；30（14）：1-64 より許可を得て引用〕

はできたが，特異的な所見は説明がつかないままだった. やがて 5 番目の医師が，今回の入院に関して患者を診察することになった時，検視鏡で観察したところ，明らかな陳旧性脈絡網膜炎が左眼にびまん性に広がり，両眼の黄斑を侵していることがわかった.

意欲に満ちた学生へ：先に述べたように，黄斑変性が黄斑浮腫や囊胞様黄斑変性に伴って生じている患者では，白光によってシミや穴，ハチの巣模様が見えたり，何も見えなかったりする. しかし何も見えない場合でも，無赤色光によって黄斑部位にザラザラした石垣状の反射光が生じる場合があり，これはハチの巣状に見える黄斑変性の初発徴候かもしれない. 黄斑変性の症例の約 5％を占める wet type には，出血が見られることがある. 直接の検査により滲出型（wet type）か萎縮型（dry type）かを確実に見極めることはできないが，特殊なレーザー治療や薬物治療により前者の進行を遅らせたり止めたりできる場合があるため，蛍光眼底血管造影法による検査が必要である[訳注 124].

訳注 124） 治療方針を決めるために蛍光眼底造影を行うが，診断は昨今は OCT（眼底三次元画像解析）で行うことが多く，治療も抗 VEGF 抗体の硝子体注射が広く行われている.

11）4）〜10）の記述をふまえて：網膜症

▶ うっ血性網膜症

　うっ血性網膜症は，眼の静脈排出路を損う，あるいは動脈の流れを阻害するいかなる症状によってでも生じる. そのさまざまな病因を**表 10-29**に挙げる.

▶ Purtscher 網膜症

　重度の外傷を負った患者は，事故後何時間も

表 10-30　高血圧の 2 つの網膜症

所見	視神経網膜炎	細動脈硬化
高血圧の種類	急性，加速性	慢性，中等度
出血	常に	なし
滲出斑	常に	なし
うっ血乳頭	ありえる	なし
びまん性狭窄	血管攣縮	あり
限局性狭窄	血管攣縮	あり
視神経乳頭から 2 乳頭以上離れたところにある完全な動静脈交差現象	なし	ありえる
銅または銀線化	なし	ありえる

〔Sapira JD. An internist looks at the funds oculi. *Dis Mon*, 1984；30(14)：1-64 より許可を得て引用〕

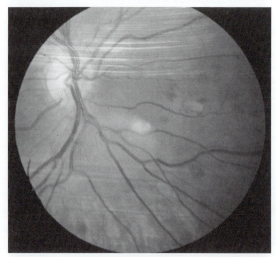

図 10-36　**この像は高血圧性網膜症と診断される場合が多く，(コーヒー代を惜しむ人は) これに賭ける場合もある．**一応説明しておくと，この写真は，私がかつて担当した 23 歳の薬物乱用者のもので，この患者はそれ以外の点では健康で，高血圧症や動脈硬化症の既往歴も一切なかった．さらに，（ここには示していないが）追跡調査による一連の写真から，出血と滲出斑が完全に消散したことがわかる．これらの変化は特異的な変化ではないことに注意する（注意深い読者はすでに気づいているかもしれないが，中心が白色の出血もまた非特異的である．**表 10-26** 参照）．急性の高血圧症でないなら，これらの疾病の原因は何だろうか（章末の**付録 10-2**）．動静脈交差の変化を指摘する人は，遠位の変化は不完全だが，乳頭近くの変化はまったく正常であり，健康な母集団の約半分にみられるのと同じであることに留意されたい（**図 10-26** 参照）．細動脈の狭窄を疑う人もいる．
（写真は Charles B. Slack 撮影．許可を得て転載）

経ってから突然視力を失う場合がある．その眼底は Purtscher 網膜症を呈する．それは視神経乳頭と黄斑で囲まれた範囲内の動脈攣縮，網膜浮腫，綿花様滲出斑，出血である．この変化は数日のうちに進行し，徐々に解消していく．視力がさまざまな程度まで回復する場合もある．

　Purtscher 網膜症は，元来頭部損傷を負った患者にみられ，その原因は減速力による血管内圧の急上昇と考えられた．しかしこの網膜症は他種の外傷によっても生じる場合がある．例えば，胸腔内圧の突然の上昇を引き起こすような状況，肩からの安全ベルトによる胸部圧迫，分娩時など長時間に及ぶ Valsalva 法，挫滅外傷などである (Goetting and Sowa, 1990)．仮定される機序としては，空気，脂肪あるいは顆粒球の凝集による塞栓症がある (Kincaid et al., 1982)．

　Purtscher 網膜症は急性膵炎患者においても報告されている．これは補体誘導性の白血球塞栓 (Jacob et al., 1981) および/あるいは脂肪塞栓 (Inkeles and Walsh, 1975) の影響だと思われる．実際，Purtscher 網膜症は全身性「脂肪塞栓症」における検視鏡所見に過ぎない（7, 16, 26 章参照）．

高血圧性網膜症

　高血圧に伴う網膜症には 2 種類あり（**表 10-30**），それぞれの構成要素がすでに明らかにされている．1 つは「視神経網膜炎」と呼ばれるもので，急性の悪性高血圧症，あるいはいろいろな病因による高血圧性クリーゼなどの加速性高血圧により起きる．この症状は，別の種類の高血圧性網膜症の存在にかかわらず，数時間あるいは数日で発症するが，高血圧症が解消すれば数日あるいは数週間で消散する．網膜所見は，急性の全身性血管攣縮を反映している．この症状を確定できる所見は，出血，滲出斑，乳頭浮腫であるが，出血があれば視神経網膜炎と診断することができる．乳頭浮腫は出血と滲出斑（もしあれば）の発現後にのみ発症する．当然ながら，どの所見（**図 10-36**）も 1 つひとつあるいは全体像として他のプロセスによるもののこともあり，特に血圧測定を含めた臨床像に照らして解釈する必要がある．

　重度の出血のあった正常血圧患者は，出血と滲出斑を伴う虚血性網膜症を発症している可能性があり，これは加速性の高血圧症の視神経網膜炎に似ている (Pears and Pickering, 1960)．これは**出血**

後網膜症と呼ばれる．もう１つの高血圧性網膜症は，慢性の中等度の高血圧に起因するもので，「細動脈硬化症」と呼ばれる．これは残念な呼称である．さまざまな検眼鏡所見のもととなる病理学的プロセスについての命名でもあるからである．細動脈硬化症の徴候は何年も経ってから発現し，ひとたび現れると，解消することは決してない．医学部２年生はこの段階で「網膜動脈と細動脈の動脈硬化」の内容（本章で先に論じた）を見直しておく必要がある．要約すれば，細動脈硬化症の顕著な特徴は，動静脈交差の変化，銅／銀線（「光反射の増加」），細動脈の蛇行，びまん性細動脈狭窄だといえる（びまん性細動脈狭窄は，血管攣縮があれば最初に挙げた高血圧性網膜症にも生じうる．限局性狭窄も両方の種類で生じる場合がある）．

慢性の中等症高血圧に併発する加速性の高血圧症が急性に悪化する場合，視神経網膜炎を示す眼底像でも，このような細動脈硬化症の所見があるかもしれない．逆に，新たに軽度の高血圧を発症した患者は，どちらの種類の網膜症も発症していないこともある．

1953 年に Scheie がこれら２種類の網膜症を識別した時，残念なことに一方を「高血圧」，もう一方を「細動脈硬化症」と名付けた．彼は同時に２つの分類をつけた図表を発表した．それからしばらくの間，これらの図表は診断法の教科書に繰り返し掲載され，長期にわたる議論を呼ぶことも，組織病理学が行われることもなかった．このようにして「高血圧性の」変化は，高血圧に起因するもので，「細動脈硬化症」は高血圧ではなくアテローム性動脈硬化症に起因するという，誤った考え方が生じた．

ローマ数字Ⅰ～Ⅳまでの格付けシステム（診断法の教科書では慣例となっている）が提供されたことがないことに気づくだろう．このようなシステムはさまざまなものがあり，急性変化と慢性変化を混合しているものもあれば，区別しているものもある．Scheie が 1953 年に発表したシステムは，この２つの変化を区別しているため，よいものになりえたのだが，１人の患者に２つの格付けが必要になるため，もはや使われていないようである．1930 年代の Wagener システムは，予後の予測に使われていたが，治療技術の向上による予後診断の変更を考慮できるように，10 年ごとに修正する必要性が生じた．さらに最近のシステム

（Wong and Witchell, 2004）では軽症，中等症，悪性という３つのグレーディングを設けている．「軽症」カテゴリーに含まれる臨床症状は，細動脈硬化症の症状として上記で挙げられたものである．「中等症」や「悪性」カテゴリーに含まれる症状は，視神経網膜症の症状として上記で挙げられたものである．これらは「滲出性」と呼ばれ，血液網膜関門の破綻に相関する．またこれらは脳卒中や認知機能低下に強い相関（Odds 比 ≧ 2）があるため，血液網膜関門の破綻は脳血管障害の発生における病態生理学的な要因の１つだといわれている．高血圧性網膜症は，たとえ患者の血圧コントロールが良好であっても，血圧と独立して脳卒中の長期的なリスクの増加を予測している（Ong, 2013）．

<u>指導医へ</u>：視神経網膜症と細動脈硬化症の２つの経験的パターンは，個々の患者の診断に有益であるが，グレーディングは統計的関連づけであり集団の予後診断のみに役立つ．他の統計的関連づけもあり，例えば一部の研究では，高血圧を加齢黄斑変性症と関連づけている（Sperduto and Hiller, 1986）．高血圧性網膜症は 50 年前は非常にありふれたものだった．アトランタの Charles McDowell Jr. 医師は人々が血圧コントロールの必要性に気づいていることを見つけるのは現代では非常に難しいことを報告している．

▶ 高血圧性網膜症の診断の決め手

専門医は，眼底検査の結果から，どの程度適切に高血圧を診断できるだろうか？　何とかしてこの疑問を解明しようとした盲検法による研究が２つだけある．第２次大戦前に実施されたヨーロッパにおける研究では，Salus（1958）は「感度 70%，偽陽性なし」と発表した．これは世界記録である．1966 年に公表された WHO の研究では，７人の専門家グループによる試験における感度は 12%（SD 6.5%）に過ぎず，偽陽性率は 7.4%（SD 5.2%）だった（Kagan et al., 1966）．明らかに，高血圧の診断は聴診器と血圧計カフで行われた．しかし個々の患者における血圧の血管障害への影響を理解するのに，高度な眼底観察に勝るものはない．眼底写真は眼鏡店でさえ得られるほど現代では広く用いられているため，初診で患者を診る医師はこれをもっと利用する必要がある．

糖尿病網膜症

糖尿病網膜症の特徴を要約するなら，毛細血管瘤，出血，滲出斑，そして後の血管新生だといえる．毛細血管瘤は概して出血と滲出斑が生じる前から存在している．存在しない場合は出血と滲出斑の病因を再考する必要性が生じる．

糖尿病網膜症と Kimmelstiel-Wilson 病との間には，興味深い統計的相関がある．網膜症患者全員が Kimmelstiel-Wilson 病を発症しているわけではないが，逆相関が非常に強いため，ネフローゼ症候群のある糖尿病に網膜症がみられないなら，腎疾患の別の病因を探る必要がある．

糖尿病乳頭症については先に論じた．糖尿病患者は毎年完全な検眼鏡検査を受けなくてはならない．出血，滲出斑，そして（おそらくは）毛細血管瘤のある患者は，蛍光眼底造影検査の適応がある（Diabetic Retinopathy Study Research Group, 1978, 1981）．糖尿病患者では，単一の綿花様白斑がある場合，翌年以降に増殖性糖尿病網膜症を発症する確率が高くなり，したがってこれは眼科医への紹介の強力な目安となる（Diabetic Retinopathy Study Research Group, 1981）．

初期の文献には，糖尿病の厳格な管理により，実際には網膜症および綿花様白斑が増加する可能性を示唆したものがあるが（Brinchmann-Hansen et al., 1985；Lauritzen et al., 1983），しかし後に大規模な研究により，1 型・2 型糖尿病を厳しく管理することで，増殖性網膜症への進行が有意に減少することが証明された（Guillausseau et al., 1998；Klein et al., 1996；Skyler, 1996）．この大規模な Diabetes Control and Complications Trial（DCCT）でわかったことは，厳密なインスリン治療の利点は 1 型糖尿病における網膜症の早期悪化のリスクを大いに上回るということであった（Diabetes Control and Complications Trial Research Group, 1998）．これらの結果は，Kumamoto study などのより小規模ないくつかの研究で確固としたものとなった．ただし 2 型糖尿病では，経口薬からインスリンへの変更により網膜症進行のリスクが 100％増加し，失明あるいは視力障害のリスクが 3 倍になる．したがって治療を強化する場合は，特に注意深い観察が必要になる（Henricsson et al., 1996）．後のスタディでは，コントロール不良の 2 型糖尿病においては早期の厳密な血糖コントロールと HbA1c の降下（最大降下の平均 4.0 ± 0.41％）の後に網膜症が有意に悪化するということが示された（Shurter et al., 2013）[訳注 125]．

訳注 125）すでに網膜症が出ている時に急激に血糖値を下げると網膜症が悪化することも知られている．

> 眼に網膜前出血あるいは硝子体出血を伴う血管新生がみられる場合は治療が必要である．血管新生が 1 視神経乳頭径以内に生じ，その面積が乳頭の 1/4 を上回っている場合，血管新生のみでも治療の目安となる．レーザー光凝固術は，糖尿病網膜症による破滅的な視力喪失を防ぐのに有効である．

脳卒中のリスク

加齢，高血圧その他のプロセスによる網膜微小血管の変化は，脳の微小血管の病態を反映している．1,684 人の網膜写真に，毛細血管瘤，出血，軟性白斑（綿花様白斑），硬性白斑，黄斑浮腫，視神経乳頭の腫脹，動静脈切断，病巣あるいは全身の細動脈狭窄（細動脈対小静脈比の最低 20 パーセンタイル）が記録されている．網膜症患者は，MRI で大脳白質病変 White Matter Lesion（WML）が見つかる可能性が高い（22.5％：9.9％）．WML のある患者は，ない患者よりも臨床的脳卒中の 5 年間発症率が高くなっている（6.8％：1.4％）．網膜症と WML の両方を持つ患者は，どちらもない患者に比べて，5 年間累積卒中発症率が有意に高い（20.0％：1.4％，補正相対リスク 18.1，95％CI ＝ 5.9～55.4）（Wong et al., 2002）．4,000 人以上の参加者で行われた Atherosclerosis Risk in Communities（ARIC）study では，画像で確認された網膜出血，毛細血管瘤，綿花様白斑のある患者は，血圧，喫煙，脂質，その他のリスク因子を治療してさえも 3 年以内の脳卒中のリスクが 2～4 倍程度そうでない個人に比べて高いということが報告された（Wong et al., 2001）．そのため高血圧性網膜症のサインは血管リスクの層別化に有効である（Wong and McIntosh, 2005）．

非対称性の高血圧性網膜症は重度の頸動脈狭窄の存在に高度に相関がある（Lawrence and Oderich, 2002）．頸動脈の閉塞性疾患に同側的にみられる網膜症は，(a) 綿花様白斑，(b) 黄色い Hollenhorst 斑，(c) 細動脈拡張を伴う．1963 年に認識されたもう 1 つの特徴（Kearns and Hollenhorst, 1963）は，

表 10-31 頸動脈閉塞性疾患の眼症状を呈した 41 患者の眼科的所見

眼科的所見	n	50％以上狭窄の患者
Hollenhorst プラーク	14	11（78％）
網膜動脈閉塞		
中央	10	3（30％）
分枝	1	1（100％）
虹彩ルベオーシス	12	10（83％）
新生血管緑内障	6	5（83％）
虚血性視神経症	3	2（66％）
非対称性高血圧性網膜症	2	2（100％）
静脈うっ滞網膜症	2	2（100％）
血小板フィブリン栓	1	1（100％）
原因不明の網膜塞栓	1	1（100％）

〔Lawrence PF, Oderich GS. Ophthalmologic findings as predictors of carotid artery disease. *Vasc endovascular Surg.* 2002；36：415-424，より許可を得て掲載〕

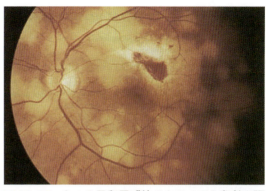

図 10-37　2 つの日和見感染のある AIDS 患者の眼底．中心窩付近の表層の白い出血性病変はサイトメガロウイルスによる急性網膜炎である．網膜静脈の後方にあるより深層の脈絡膜層の色褪せたオレンジ色のけば立った病変はニューモシスティス肺炎の原因菌を含んでいる．

〔BMJ Publishing Group Ltd. の許可を得て Gariano RF, Rickman LS, Freeman WR. Ocular examination and diagnosis in patients with the acquired immunodeficiency syndrome. West J Med. 1993；158(3)：254-262 より転載〕

静脈うっ滞網膜症と呼ばれた．ただしこの特徴は，頸動脈閉塞においてもみられる場合がある．その構成要素は(a)網膜静脈直近の毛細血管瘤，(b)常に 1/8 乳頭径未満の小さな花形の(滲状)出血，(c)網膜静脈拡張である．赤沈率が上昇した患者の小集団では，網膜静脈における血液の自然血球凝集が観察される場合もあった．ろう質の(硬性)白斑がない場合を除き，この網膜症は糖尿病網膜症によく似ている．

症候性あるいは無症候性の頸動脈疾患が疑われて脳血管造影を行った患者群では，眼科医が評価した患者の 44％に，頸動脈疾患を示唆する所見 10 項目のうち少なくとも 1 つがみられた（表 10-31）．これらの所見はどれも，入院させたレジデントや指導医に指摘されていなかった．眼に関する所見がなかったからといって，頸動脈疾患の可能性が排除されたわけではない．このような所見のない患者の 53％が，有意な頸動脈疾患を発症していた（Lawrence and Oderich, 2002）．

自己評価の際に問うべきこと：病棟医が頸動脈疾患の所見を残さなかった理由は何か（章末の付録 10-4 参照）．

鎌状赤血球網膜症

鎌状赤血球による周辺部網膜毛細血管閉塞は，増殖性網膜症を引き起こす．これは通常硝子体出血と網膜剥離の原因となる（Talbot et al., 1982）．

> 保因者を含む鎌状赤血球網膜症患者のあらゆる眼外傷は網膜疾患マネジメントの訓練を受けた眼科医への緊急コンサルトの適応である（Harlan and Goldberg, 2000）．

AIDS 網膜症

ヒト免疫不全に関係する網膜症あるいは細小血管障害は，感染患者の 30～60％にみられ，AIDS 関連の重要な感染発症の前触れとなる．網膜所見は，糖尿病，高血圧および一部の血管および血流疾患にみられる所見と似ている．これには綿花様白斑，点状 & 滲状出血，毛細血管瘤が含まれる．細隙灯検査では，鎌状赤血球症患者にみられる症状に似た不規則な径，断裂，血流の血球凝集が，結膜血管に見つかる場合がある．

細小血管障害は非進行性で無症候性の傾向があるが，ウイルス性網膜炎の所見と同時にみられる場合が多い（図 10-37）．最も一般的な形（AIDS 患者の 15～40％に生じる）は CMV によるものである．CMV は網膜細胞に侵入し，網膜のすべての層の壊死を引き起こす．出血を伴う網膜浮腫の白斑は，「カッテージ・チーズとケチャップ」の外観に例えられている（Gariano et al., 1993）．

CMV 網膜炎は自然経過では両側失明へと進行するため，早期の診断と治療が欠かせない．アリゾナの Henry Hudson Ⅲ 医師は，CD4 数 100 未満を経験した AIDS 患者は 6 ヶ月に一度，CD4 数 50 未満を経験した患者は 3 ヶ月に一度，専門医による強膜圧迫[訳注126]を含めた散瞳眼底検査を受けるべきだとしている（Hudson, 1998）．

訳注 126）球体である眼球の周辺部を診察するために，眼底検査の時に圧迫して診察することがある．

12）未熟児網膜症

以前，水晶体後線維増殖症と呼ばれていたこの病態は 1950 年代早期，当時の新生児に流行性の失明を起こした．網膜は腫脹し剥離し，水晶体後方に線維性組織の束を形成する．当時この状態は酸素毒性によるものとされ，保育器の酸素最大レベルは 40％ まで下げられた．網膜剥離は稀となったが，酸素濃度の制限ではこの問題を完全に排除するには至らなかった．正期産児や酸素療法を受けていない多くの児にも同じ問題が起こった．

成人では，網膜症は通常酸素不足や低酸素惹起性の要因による血管新生と関係がある（James, 2014）．1950 年代，米国の小児科医で水晶体後線維増殖症の当時受け入れられていた病態生理を信じていなかった Thomas Szewczyk 医師は，この病態は児が保育器から出され室内に戻された際の酸素化の急激な低下によると報告した．この状態は，児を保育器に戻し酸素濃度をゆっくりと室内気の濃度に落とすことで改善された（Szewczyk, 1951）．この比較試験が 1954 年に行われ，その仮説を確固たるものにした（Bedrossian et al., 1954）．英国マンチェスターでは新生児の両眼を開いて保持する方法が開発され，児が高濃度の酸素状態に戻された時，血管怒張の早期変化や組織の膨化が急速に消失したということを眼底鏡で明らかにした（Forrester et al., 1954）．残念ながら，酸素毒性の根拠のない恐れが脳性麻痺などの治療や予防のための酸素使用の足かせとなってしまった（James, 2014）．

網膜動脈閉塞

網膜中心動脈が塞がれると，患者は突然の視力喪失を経験することになり，検査では，cherry-red spot，および毛様網膜動脈（15〜20％ の人にみられる）によって供給される網膜部分を除き，網膜全体が浮腫状で青白く見えるようになる（図 10-21C）．時には出血を伴う．この病因は他の動脈閉塞と同様である．

眼球のマッサージは，急性の網膜動脈閉塞の症例において，視力の回復に有効だと教える人もいる．その後の検視鏡観察で塞栓の移動が確認された症例もある（De Schweinitz, 1915）．高圧酸素療法は，早期に行えば動脈の再疎通まで網膜虚血を克服するのに役立ち，視力に望ましい影響を及ぼす（Beiran et al., 1993, 2001；Weinberger et al., 2002）．これ以外にも，二酸化炭素の再呼吸[訳注127]，局所 α 遮断薬，前房穿刺，抗緑内障点眼薬，ニフェジピン，静脈内アセタゾールアミド，グリセロール，血液希釈などの数多くの介入が試みられてきた（Kaye, 1998；Aisenbrey et al., 2000）．成功の可能性が見つかる日も遠くないだろう．

訳注 127）ペーパーバッグ換気法による．

末梢細動脈および動脈塞栓は，先に述べた Hollenhorst 斑と白色塞栓を原因とする場合が多い．この所見は直前の段落で述べたのとおそらく似たものだろう．ただし部分的な所見で，特徴的な動脈内所見に関係する場合を除く．

急性閉塞後，および治癒過程において，閉塞が生じた細動脈あるいは動脈全体，もしくはその一部は，動脈鞘形成，および銀線化さえも示す場合がある．

網膜中心動脈塞栓あるいは網膜動脈分枝閉塞は，顕著な頸動脈狭窄に付随する（Lawrence and Oderich, 2002）．

網膜静脈閉塞

通常，網膜中心動脈閉塞における眼底像は，あまり特徴がないように見えるのと対照的に，網膜静脈閉塞の眼底像はゾッとするような外観を呈しており（本章で先に論じた「うっ血性網膜症」参照），網膜出血，浮腫，硬性白斑，網膜梗塞（綿花様白斑）が見られる．この臨床像は「ピザ様」眼底あるいは blood and thunder 眼底などと形容されている（図 10-38）．これらの変化は眼底の 4 象限〔網膜中心静脈閉塞（CRVO）〕すべてに，あるい

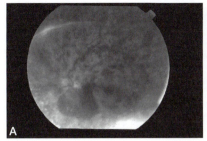
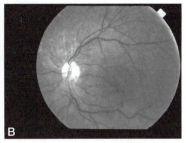

図 10-38　A：CRVO が 3.5 ヶ月間続いた 77 歳女性の左眼の眼底写真．広範な網膜出血と浮腫による，典型的な「ピザ様眼底」がみられる．B：同じ女性の左眼の，REVS 治療から 4 ヶ月経過後の写真 (t-PA を網膜静脈分枝に注射)．網膜出血と浮腫が消散し，視力は 20/400 から 20/80 に改善した．

は上半分もしくは下半分〔半球網膜静脈閉塞 (HRVO)〕，単一象限〔網膜静脈分枝閉塞症 (BRVO)〕もしくはさらに小さい部分にさえも生じる可能性がある．

　CRVO の最も有力な原因は，網膜中心静脈の血栓症である．一方 BRVO は動静脈交叉部の静脈圧迫によって生じると考えられている．ただし外部圧迫により，内部炎症，内部血栓症，あるいはそれらの組み合わせが，CRVO，HRVO，BRVO のレベルに影響を及ぼす可能性がある．CRVO は B 型肝炎ワクチンの第 2 回投与後にも生じており，初回投与後は乳頭浮腫と出血を伴う前血栓状態がみられた (Devin et al., 1996)．

　通常の場合，視力喪失は網膜動脈塞栓と比較してそれほど急性でも重度でもなく，また持続的でもないが，網膜静脈塞栓における視力予後は，芳しくない場合が多く，CRVO の場合は特にそうである．早期発見が重要であり，網膜静脈塞栓の潜在的機序に的を絞った治療により，視力予後が改善する可能性がある．血管内手術 (REVS) では，直接挿管と血栓溶解剤組織プラスミノゲン活性化因子 (t-PA) を網膜静脈に注射し，CRVO と HRVO における閉塞を緩和する (図 10-38) (Weiss and Bynoe, 2001, 2003)．他の治療法には，血管閉塞の炎症機序に対処する硝子体内注射[訳注128] (Ip and Kumar, 2002)，BRVO と CRVO における圧縮の問題に対処する鞘切開術と放射状視神経切離などがある (Opremcak and Bruce, 1999；Opremcak et al., 2001)．

訳注128) 最近は抗 VEGF 抗体の硝子体内注射が主流である．

　通常の場合，これらの患者は高血圧であるため，慎重な血圧管理によってもう一方の眼や脳を保護する必要がある．

付録 10-1　瞳孔の対光反射に関する問題の解答

　図 10-14 では，A の場合，右眼のみの求心性病変を示している．左眼に光を照らすと両眼の瞳孔が反応するため，左眼の求心性神経と同様に，遠心性神経は両眼とも損傷していないはずである．右眼に光を照らした時に反応しないのは，分離された右眼の求心性神経の異常によるものである．B の場合，左眼の瞳孔が縮小するため，遠心性神経に損傷はないはずである．さらに，どちらの眼を照らしても左眼の瞳孔は縮小することから，求心性神経は両眼とも損傷していないことになる．したがって，論理的な消去プロセスにより，これは右眼のみの遠心性神経病変だと言える．

付録 10-2　図 10-36 に関する問題の解答

　この患者は静脈注射のために経口薬を使用し，タルクによる塞栓を起こした (Lee and Sapira, 1973)．この図はまた，麻薬使用者に関してもう 1 つ検討すべき点である，AIDS 網膜症を表している可能性もある．

付録 10-3　1 次診療医と医療コンサルタントのための，臨床検眼鏡検査に関する 6 つの金言

1. 散瞳しないで眼底を診ようとするのは，指でスパゲティを食べるようなものである[訳注129]．

訳注129) 訳注で前述したが，眼科以外で常に散瞳検査を行うのは狭隅角の場合眼圧上昇の可能性があり，散瞳検査は眼科医に任せたほうがよいと思う．

2. 滲出斑と出血は，決して正常ではない．

3. 滲出斑や出血は，どんな疾患に対しても特異的ではない（診断に関して）が，滲出斑や出血の所見は，その時点における血管障害や神経障害の患者への影響を，他の何よりも適切に伝えてくれる．

4. 他の疾患が証明されない限り，毛細血管瘤イコール糖尿病である．

5. 視神経乳頭から2乳頭径以上離れたところにある完全な動静脈交叉現象は，他の疾患が証明されない限り，慢性の中等症高血圧である．

6. 自分がその重要性を認識していないからといって，それが重要ではないということにはならない．

付録10-4　病棟医が頸動脈閉塞症の所見を見落としたのはなぜか

　最も有力な理由は散瞳検査を行わなかったことである．その他には，十分な時間をかけて完全に検査していなかった，異常を見つけるための検査が不十分だった，などの理由が考えられる．

文献

- Abu El-Asrar AM, Herbort CP, Tabarra KF. Differential diagnosis of retinal vasculitis. *Middle East Afr J Ophthalmol*. 2009;16(4):202-218. Available at: http://www.ncbi.nlm.nih.gov/pmc/articles/PMC2855661/. Accessed Jun 21, 2016.
- Adie WJ. Argyll Robertson pupils true and false. *Br Med J*. 1931a;2:136-138.
- Adie WJ. Pseudo-Argyll Robertson pupils with absent tendon reflexes. *Br Med J*. 1931b;l:928-930. Available at: https://www.ncbi.nlm.nih.gov/pmc/articles/PMC2314525/, Accessed Oct 3, 2017.
- Adler AG, McElwain GE, Merli GJ, et al. Systemic effects of eye drops. Arch *Intern Med*. 1982;142:2293-2294.
- Ahmed MM. Ocular effects of antifreeze poisoning. *Br J Ophthalmol*. 1971;55:845-855.
- Aisenbrey S, Krott R, Heller R, et al. Hyperbaric oxygen therapy in retinal artery occlusion [German]. *Ophthalmologe*. 2000;97:461-467.
- Allen N. The significance of vascular murmurs in the head and neck. *Geriatrics*. 1965;20:525-538.
- American Academy of Pediatrics Committee on Child Abuse and Neglect. Shaken baby syndrome: Rotational cranial injuries—technical report. *Pediatrics*. 2001;108:206-210.
- Aoki N, Masuzawa H. Infantile acute subdural hematoma: Clinical analysis of 26 cases. *J Neurosurg*. 1984;61:273-280.
- Armaly MF. Genetic determination of cup/disc ratio of the optic nerve. *Arch Ophthalmol*. l967;78:35-43.
- Au YK, Henkind P. Pain elicited by consensual pupillary reflex: A diagnostic test for acute iritis. *Lancet*. 1981;2:1254-1255.
- Barr CC, Glaser JS, Blankenship G. Acute disc swelling in ju-
- venile diabetes:Clinical profile and natural history of 12 cases. *Arch Ophthalmol*. 1980;98:2185-2192.
- Bartalena L. Sight-threatening Graves' orbitopathy. *Endotext [Internet]*;Apr 12, 2015. Available at: https://www.ncbi.nlm.nih.gov/books/NBK279098/. Accessed Apr 22, 2017.
- Bechgaard P, Porsaa K, Voeglius H. Ophthalmological investigation of 500 persons with hypertension of long duration. *Br J Ophthalmol*. 1950;34:409-424.
- Bedrossian RH, Carmichael P, Ritter J. Retinopathy of prematurity (retrolental fibroplasia) and oxygen. *Am J Ophthalmol*. 1954;37:78.
- Beiran I, Goldenberg I, Adir Y, et al. Early hyperbaric oxygen therapy for retinal artery occlusion. *Eur J Ophthalmol*. 2001;11:345-350.
- Beiran I, Reissman P, Scharf J, et al. Hyperbaric oxygenation combined with nifedipine treatment for recent-onset retinal artery occlusion. *Eur J Ophthalmol*. 1993;3:89-94.
- Bern C, Montgomery SP, Herwaldt BL. Evaluation and treatment of Chagas disease in the United States: A systematic review. *JAMA*. 2007;298:2171-2181.
- Biousse V, Mendicino ME, Simon DJ, et al. The ophthalmology of intracranial and vascular abnormalities. *Am J Ophthalmol*. 1998;125:527-544.
- Brazis PW, Lee AG. Acquired binocular horizontal diplopia. *Mayo Clin Proc*. 1999;74:907-916.
- Brinchmann-Hansen O, Dahl-Jørgensen K, Hanssen KF, et al.; The Oslo Study Group. Effects of intensified insulin treatment on various lesions of diabetic retinopathy. *Am J Ophthalmol*. 1985;100:644-653.
- Brockhurst RJ, Schepens CL, Okamura ID. Uveitis: II. Peripheral uveitis:Clinical description, complications, and differential diagnosis. *Am J Ophthalmol*. 1960;49:1257-1266.
- Brownstein S, Font RL, Alper MG. Atheromatous plaques of the retinal blood vessel: Histologic confirmation of ophthalmoscopically visible lesions. *Arch Ophthalmol*. 1973;90:49-52.
- Burckhardt J. *The Civilization of the Renaissance in Italy*. New York: Harper & Row; 1929.
- Chachia N, Combes AM, Romdane K, et al. La maculopathie dans la rétinopathie pigmentaire typique. *J Fr Ophthalmol*. 1987;10:381-386.
- Chan KL, Callahan JA, Seward JB, et al. Marfan syndrome diagnosed in patients 32 years of age or older. *Mayo Clin Proc*. 1987;62:589-594.
- Chavis PS. Thyroid and the eye. *Curr Opin Ophthalmol*. 2002;13:352-356.
- Chumbley LC. *Ophthalmology in Internal Medicine*. Philadelphia, PA: W. B. Saunders; 1981.
- Clinch TE, Benedetto DA, Felberg NT, et al. Schirmer's test: A closer look. *Arch Ophthalmol*. 1983;101:1383-1386.
- Cogan DG, Albright F, Bartter FC. Hypercalcemia and band keratopathy. Report of nineteen cases. *Arch Ophthalmol*. 1948;40:624-638.
- Cole HP, Couvillion JT, Fink AJ, et al. Exophthalmometry: A comparative study of the Naugle and Hertel instruments. *Ophthal Plast Reconstr Surg*. 1997;13:189-194.
- Comer PB, Fred HL. Diagnosis of sickle-cell disease by ophthalmoscopic inspection of the conjunctiva. *N Engl J Med*. 1964;271:544-546.

- Congdon NG, Friedman DS, Lietman T. Important causes of visual impairment in the world today. *JAMA*. 2003;290:2057-2060.
- Correia Pereira MV, Firmato Glória AL. Lagophthalmos. *Semin Ophthalmol*. 2010;25:72-78.
- Cross HE, Jensen AD. Ocular manifestations in the Marfan syndrome and homocystinuria. *Am J Ophthalmol*. 1973;75:405-420.
- Dasco CC, Bortz DL. Significance of the Argyll Robertson pupil in clinical medicine. *Am J Med*. 1989;86:199-202.
- Davson H, Eggleston MG, eds. *Principles of Human Physiology*. 14th Ed. London, UK: J. & A. Churchill; 1968.
- Degnan AJ, Levy MN. Pseudotumor cerebri: Brief review of clinical syndrome and imaging findings. *Am J Neuroradiol*. 2011;32:1986-1993.
- De Juan E Jr, Hurley DP, Sapira JD. Racial differences in normal values of proptosis. *Arch Intern Med*. 1980:140:1230-1231.
- De Schweinitz GE. Disease of the Eye: *A Handbook of Ophthalmic Practice for Students and Practitioners*. Philadelphia, PA: W. B. Saunders; 1915.
- DeJong RN. *The Neurologic Examination*. 4th Ed. New York: Harper & Row;1979.
- Devin F, Roques G, Disdier P, et al. Occlusion of central retinal vein after hepatitis B vaccination. *Lancet*. 1996;347:1626.
- Diabetes Control and Complications Trial Research Group. Early worsening of diabetic retinopathy in the Diabetes Control and Complications Trial. *Arch Ophthalmol*. 1998;116:874-886.
- Diabetic Retinopathy Study Research Group. Photocoagulation treatment of proliferative diabetic retinopathy: The second report of diabetic retinopathy findings. *Ophthalmology*. 1978; 85:82-105.
- Diabetic Retinopathy Study Research Group. Photocoagulation treatment of proliferative diabetic retinopathy: Clinical application of diabetic retinopathy study findings. DRS report number 8. *Ophthalmology*. 1981;88:583-600.
- Dollery CT, Hill DW, Hodge JV. The response of normal retinal blood vessels to angiotensin and noradrenaline. *J Physiol*. 1963;165:500-507.
- Donaldson D. The significance of spotting of the iris in mongoloids. *Arch Ophthalmol*. 1961;4:50-55.
- Duane TD, Osher RH, Reden R. White centered hemorrhages: Their significance. *Ophthalmology*. 1980;87:66-69.
- Duke-Elder S, Leigh AG. Diseases of the outer eye: VIII. In: Duke-Elder S, ed. *System of Ophthalmology*. St. Louis, MO: CV Mosby; 1965. ["Duke-Elder" is the definitive review of the entire *Ophthalmology* literature published between 1958 and 1976 by Mosby and in London by Henry Kimpton, with helpful illustrations. The nonophthalmologist should consult vol 15, which is an index to the other 14 volumes, arranged by medical disease. Highly recommended.]
- Duke-Elder S, Scott GI. Neuro-Ophthalmology: XII. In: Duke-Elder S, ed. *System of Ophthalmology*. St. Louis, MO: CV Mosby; 1971.
- Essman SW, Essman TF. Screening for pediatric eye diseases. *Am Fam Physician*. 1992;46:1243-1252.
- Fishman RS, Sunderman FW. Band keratopathy in gout. *Arch Ophthalmol*. 1966;75:367-369.

- Forrester RM, Jefferson E, Naunton WJ. Oxygen and retrolental fibroplasia;a seven-year survey. *Lancet*. 1954;267(6832): 258-260.
- Franklin CR, Brickner RM. Vasospasm associated with multiple sclerosis. *Arch Neurol Psychiatry*. 1947;58:125-162.
- Fraunfelder FW, Richards AB. Diplopia, blepharoptosis, and ophthalmoplegia and 3-hydroxy-3-methyl-glutaryl-CoA reductase inhibitor use. *Ophthalmology*. 2008;115:2282-2285.
- Freeman W. Endothelioma of pleura simulating spinal cord tumor. *Int Clin Ser*. 1921;4:159-166.
- Gariano RF, Rickman LS, Freeman WR. Ocular examination and diagnosis in patients with the acquired immunodeficiency syndrome. *West J Med*. 1993;158:254-262. Available at: http://www.ncbi.nlm.nih.gov/pmc/articles/PMC1311750/. Accessed Jun 30, 2016.
- Garrity JA, Liesegang TJ. Ocular complications of atopic dermatitis. *Can J Ophthalmol*. 1984;19:21-24.
- Goetting MG, Sowa B. Retinal hemorrhage after cardiopulmonary resuscitation in children: An etiologic reevaluation. *Pediatrics*. 1990;85:585-588.
- Gordon SI, Rodgerson DO, Kauffman J. Hypercupremia in a patient with multiple myeloma. *J Lab Clin Med*. 1967;70:57-62.
- Greenfield MF, Gregory T. Vitamins and the skin. *Patient Care*. 1998;15:50-71.
- Grove AS Jr. Evaluation of exophthalmos. *N Engl J Med*. 1975;292:1005-1013.
- Guillausseau PJ, Massin P, Charles MA, et al. Glycaemic control and development of retinopathy in type 2 diabetes mellitus: A longitudinal study. *Diabet Med*. 1998;15:151-155.
- Gundogan FC, Sobaci G, Bayer A. Pattern visual evoked potentials in the assessment of visual acuity in malingering. *Ophthalmology*. 2007;114:2332-2337.
- Gupta A, Heigle T, Pflugfelder SC. Nasolacrimal stimulation of aqueous tear production. *Cornea*. 1997;16:645-648.
- Hanno HA, Weiss DI. Hypoparathyroidism, pseudohypoparathyroidism, and pseudopseudohypoparathyroidism. *Arch Ophthalmol*. 1961;65:238-242.
- Hansen T, Pracejus L, Gegenfurtner KR. Color perception in the intermediate periphery of the visual field. *J Vis*. 2009;9(4): 26.1-12. doi: 10.1167/9.4.26.
- Harlan JB Jr, Goldberg MF. Management and therapy of eye disorders in sickle cell disease. Harvard University. Information Center for Sickle Cell and Thalassemic Disorders; revised May 22, 2000. Available at: http://sickle.bwh.harvard.edu/eye.html. Accessed Jun 30, 2016.
- Havener WH. *Synopsis of Ophthalmology*: *The Ophthalmoscopy Book*. 6th Ed. St. Louis, MO: CV Mosby; 1984.
- Heckenlively JR, Ellis DS. Retinitis pigmentosa: Distinguishing its many forms from other retinopathies. *Consultant*. 1984;24:51-73. (Excellent photographs.)
- Heilmann C, Richardson KD, eds. *Glaucoma: Conceptions of a Disease*. Philadelphia, PA: W. B. Saunders; 1978.
- Henricsson M, Nilsson A, Janzon L, et al. The effect of glycaemic control and the introduction of insulin therapy on retinopathy in non-insulin-dependent diabetes mellitus. *Diabet Med*. 1996;14:123-131.
- Hiromatsu Y, Eguchi H, Tani J, et al. Graves' ophthalmopathy: Epidemiology and natural history. *Intern Med*. 2014;53:353-

360.

- Hitchings RA, Spaeth GL. The optic disc in glaucoma: 11. Correlation of the appearance of the disc with the visual field. *Br J Ophthalmol.* 1977;61:107-113.
- Hodkin MJ, Cartwright MJ, Kurumety UR. In vitro alteration of Schirmer's tear strip wetting by commonly instilled anesthetic agents. *Cornea.* 1994;13:141-147.
- Hollands H, Johnson D, Brox AC, et al. Acute-onset floaters and flashes: Is this patient at risk for retinal detachment? *JAMA.* 2009;302:2243-2249.
- Hollenhorst RW. Significance of bright plaques in the retinal arterioles. *Trans Am Ophthalmol Soc.* 1961;59:252-273. [One of the few papers containing a published discussion worth reading: Dr. V. (concluding a lengthy discussion based on philosophy): "I have discussed this matter without knowing a damned thing about it." (Laughter.) Dr. Hollenhorst: "Dr. V., I think you have settled it, at least to my satisfaction." (Laughter.)]
- Hudson HL III. *Infectious Diseases of the Eye.* Medical Grand Rounds. Carondelet St. Joseph's Hospital, Tucson, AZ, July 14, 1998.
- Hürlimann R, Salomon F. Skorbut—eine zu Unrecht vergessene Krankheit. *Schweiz Med Wochenschr.* 1994;124:1273-1280.
- Hutchinson J. On the different forms of inflammation of the eye consequent on inherited syphilis. *Ophthalmol Hosp Rep.* 1859;2:54-105.
- Inkeles DM, Walsh JB. Retinal fat emboli as a sequela to acute pancreatitis. *Am J Ophthalmol.* 1975;80:935-938.
- Ip MS, Kumar KS. Intravitreous triamcinolone acetonide as a treatment for macular edema from central retinal vein occlusion. *Arch Ophthalmol.* 2002;120:1217-1219.
- Jacob HS, Goldstein IM, Shapiro I, et al. Sudden blindness in acute pancreatitis:Possible role of complement-induced retinal leukoembolization. *Arch Intern Med.* 1981;141:134-136.
- James PB. Evidence for subacute fat embolism as the cause of multiple sclerosis. *Lancet.* 1982;1(8268):380-386.
- James PB. *Oxygen and the Brain: the Journey of Our Lifetime.* North Palm Beach, FL: Best Publishing Co.; 2014.
- Johnson DH, Brubaker RF. Glaucoma: An overview. *Mayo Clin Proc.* 1986;61:59-67.
- Kagan A, Aurell E, Dobree J, et al. A note on signs in the fundus oculi and arterial hypertension: Conventional assessment and significance. *Bull World Health Organ.* 1966;34:955-960.
- Kahn EA, Cherry GR. The clinical importance of spontaneous retinal venous pulsation. *Univ Mich Med Bull.* 1950;16:305-308.
- Kalra L, Hamlyn AN, Jones BJM. Blue sclerae: A common sign of iron deficiency. *Lancet.* 1986;2(8518):1267-1269.
- Karnes PA. Neurofibromatosis: A common neurocutaneous disorder. *Mayo Clin Proc.* 1998;73:1071-1076.
- Kaur B, Taylor D. Retinal hemorrhages. *Arch Dis Child.* 1990;65:1369-1372.
- Kaye LD. *Ocular Manifestations of Systemic Disease.* Medical Grand Rounds. Carondelet St. Joseph's Hospital, Tucson, AZ, August 11, 1998.
- Kearns TP, Hollenhorst RW. Venous-stasis retinopathy of occlusive disease of the carotid artery. *Proc Staff Meet Mayo Clin.* 1963;38:304-312.

- Kellogg Eye Center, University of Michigan. Retinal vasculitis. The Eyes Have It; 2009. Available at: http://kellogg.umich.edu/theeyeshaveit/opticfundus/retinal-vasculitis.html. Accessed Jun 21, 2016.
- Kerr NM, Chew SSL, Eady EK, et al. Diagnostic accuracy of confrontation visual field tests. *Neurology.* 2010;74:1184-1190.
- Kerrison JB, Flynn T, Green R. Retinal pathologic changes in multiple sclerosis. *Retina.* 1994;14:445-451.
- Killian PJ, McClain B, Lawless OJ. Brown's syndrome: An unusual manifestation of rheumatoid arthritis. *Arthritis Rheum.* 1977;20:1080-1084.
- Kincaid MC, Green WR, Knox DL, et al. A clinicopathological case report of retinopathy of pancreatitis. *Br J Ophthalmol.* 1982;66:219-226.
- Klein R, Klein BEK, Moss SE. Relation of glycemic control to diabetic microvascular complications in diabetes mellitus. *Ann Intern Med.* 1996;124:90-96.
- Klotz JH, Dorn PL, Logan JL, et al. "Kissing bugs": Potential disease vectors and cause of anaphylaxis. *Clin Infect Dis.* 2010;50:1629-1634. doi: 10.1086/652769. Available at: http://cid.oxfordjournals.org/content/50/12/1629.long. Accessed Jul 3, 2016.
- Kramer K, Goldstein B. Retinal hemorrhage following cardiopulmonary resuscitation. *Clin Pediatr.* 1993;32:366-368.
- Kramer KK, LaPiana FG, Appleton B. Ocular malingering and hysteria:Diagnosis and management. *Surv Ophthalmol.* 1979;24:89-96.
- Lam BL, Thompson HS, Corbett JJ. The prevalence of simple anisocoria. *Am J Ophthalmol.* 1987;104:69-73.
- Lantz PE, Sinal SH, Stanton CA, et al. Perimacular retinal folds from childhood head trauma. *Br Med J.* 2004;328:754-756.
- Lauritzen T, Frost-Larsen K, Larsen HW, et al.; The Steno Study Group. Continuous subcutaneous insulin. *Lancet.* 1983;1:200-203.
- Lawrence PF, Oderich GS. Ophthalmologic findings as predictors of carotid artery disease. *Vasc Endovascular Surg.* 2002;36:415-424.
- Lebas MP, Bernaerts-Lebas MA. Rickettsioses et affections oculaires. *Bull Soc Belge Ophtalmol.* 1962;131:437-464.
- Lee J, Sapira JD. Retinal and cerebral microembolization of talc in a drug abuser. *Am J Med* Sci. 1973;265:75-77.
- Leigh RJ, Zee DS. *The Neurology of Eye Movements.* Philadelphia, PA: FA Davis Co.; 1983.
- Levin BE. The clinical significance of spontaneous pulsation of the retinal vein. *Arch Neurol.* 1978;35:37-40.
- Litten M. Über akute maligne Endocarditis und die dabei vorkommenden retinal Veränderungen. *Charite Ann.* 1878;3:137-190.
- Lo Zito JC. Retinal spontaneous venous pulsations in neurologically ill patients: Incidence and significance. *J Fla Med Assoc.* 1977;64:355-357.
- Macaraeg PVJ, Lasagna L, Snyder B. Arcus not so senilis. *Ann Intern Med.* 1968;68:345-354.
- Maciewicz RJ. Case records of the Massachusetts General Hospital. *N Engl J Med.* 1983;309:542-549.
- Mahneke A, Videbaek A. On changes in the optic fundus in leukemia. *Acta Ophthalmol.* 1964;42:201-209.

- McGee S. *Evidence-Based Physical Diagnosis*. 1st Ed. Philadelphia, PA: W. B. Saunders; 2001.
- Miller NR. *Walsh and Hoyt's Clinical Neuro-Ophthalmology*. 4th Ed. Baltimore, MD: Williams & Wilkins; 1985.
- Mitoxantrone. *Med Lett Drugs Ther*. 1988;30:67-68.
- Melcescu E, Horton WB, Pitman KT, et al. Euthyroid Graves' orbitopathy and incidental papillary thyroid microcarcinoma. *Hormones*. 2013;12:298-304.
- Mollan SP, Markey KA, Benzimra JD, et al. A practical approach to, diagnosis, assessment and management of idiopathic intracranial hypertension. *Pract Neurol*. 2014;14:380-390. doi: 10.1136/practneurol-2014-000821. Available at: http://pn.bmj.com/content/early/2014/05/08/practneurol-2014-000821.full. Accessed Jul 5, 2016. [Excellent retinal photographs.]
- Moritz AR, Oldt MR. Arteriolar sclerosis in hypertensive and non-hypertensive individuals. *Am J Pathol*. 1937;13(5):697-728. Available at: http://www.ncbi.nlm.nih.gov/pmc/articles/PMC1911138/. Accessed Jun 11, 2016.
- Motschmann M, Müller C, Kuchenbecher J, et al. Ophthalmodynamometry:a reliable method for determining intracranial pressure. *Strabismus*. 2001;9(1):13-16.
- Murphy CJ. The need to specify source of Schirmer's tear test strip. *Cornea*. 1995;14:106.
- Nazer H, Ede RJ, Mowat AP, et al. Wilson's disease: Clinical presentation and use of prognostic index. *Gut*. 1986;27:1377-1381.
- Newell F. *Ophthalmology: Principles and Concepts*. 8th Ed. St. Louis, MO: CV Mosby; 1982:559.
- Newsome DA, Green WR, Miller ED, et al. Microvascular aspects of acquired immune deficiency syndrome retinopathy. *Am J Ophthalmol*. 1984;98:590-691.
- Nguyen N, Rimmer S, Katz B. Slowed saccades in the acquired immunodeficiency syndrome. *Am J Ophthalmol*. 1989; 107:356-360.
- Ong YT, Wong TY, Klein R. Hypertensive retinopathy and risk of stroke. *Hypertension*. 2013;62(4):706-711. Available at: http://hyper.ahajournals. org/content/62/4/706.long#ref-17. Accessed Jul 3, 2016.
- Opremcak EM, Bruce RA, Lomeo MD, et al. Radial optic neurotomy for central retinal vein occlusion: A retrospective pilot study of 11 consecutive cases. *Retina*. 2001;21:408-415.
- Opremcak EM, Bruce RA. Surgical decompression of branch retinal vein occlusion via arteriovenous crossing sheathotomy: A prospective review of 15 cases. *Retina*. 1999;19:1-5.
- Opticdisc1. Visual fields to confrontation. Available at: https://www.youtube. com/watch?v=2-9FVywV2j4. Accessed Jul 4, 2016.
- Pancoast HK. Importance of careful roentgen ray investigations of apical chest tumors. *JAMA*. 1924;83:1407-1411.
- Pancoast HK. Superior pulmonary sulcus tumor. *JAMA*. 1932; 99:1391-1396.
- Paterson CR, McAllion S, Miller R. Osteogenesis imperfecta with dominant inheritance and normal sclerae. *J Bone Joint Surg Br*. 1983;65-B:35-39.
- Paton JD. *The Relation of Angioid Streaks to Systemic Disease*. Springfield, IL:Charles C. Thomas Publisher; 1972:82.
- Patten J. *Neurological Differential Diagnosis*. London, UK: Harold Starke; 1977.
- Pau H. *Differential Diagnosis of Eye Diseases*. Translated by Cibis G. Philadelphia, PA: W. B. Saunders; 1978.
- Pavan PR, Aiello LM, Wafai MZ, et al. Optic disc edema in juvenile-onset diabetes. *Arch Ophthalmol*. 1980;98:2193-2195.
- Pears MA, Pickering GW. Changes in the fundus oculi after hemorrhage. *Quart J Med*. l960;29:153-178.
- Peli E, Satgunam P. Bitemporal hemianopia; its unique binocular complexities and a novel remedy. *Ophthalmic Physiol Opt*. 2014;34:233-242.
- Pfaffenback DD, Hollenhorst RW. Morbidity and survivorship of patients with embolic cholesterol crystals in the ocular fundus. *Am J Ophthalmol*. 1973;75:372-375.
- Phillips SL, Frank E. Acute orbital pseudotumor: Ocular emergency on a general medical service. *South Med J*. 1987;80: 792-793.
- Phillips YY III, Zajtchuk JT. The management of primary blast injury. In:Zajtchuk R, Ed. *Textbook of Military Medicine. Part 1. Conventional Warfare.Ballistic, Blast, and Burn Injuries*. Office of the Surgeon General, Department of the Army, USA; 1989:315.
- Plum F, Posner JB. *The Diagnosis of Stupor and Coma*. 2nd Ed. Philadelphia, PA: FA Davis Co.; 1972.
- Plum F, Posner JB. *The Diagnosis of Stupor and Coma*. 3rd Ed. Philadelphia, PA: FA Davis Co.; 1982.
- Plunkett J. Fatal pediatric head injuries caused by short-distance falls. *Am J Forensic Med Pathol*. 2001;22:1-12.
- Pollack JS, Tychsen L. Prevalence of retinal hemorrhages in infants after extracorporeal membrane oxygenation. *Am J Ophthalmol*. 1996;121:297-303.
- Public Health Service, U.S. Department of Health Education, and Welfare. Syphilis: A synopsis. Public Health Service Publication No. 1660, Washington, DC, 1968.
- Querfurth HW, Lieberman P, Arms S, et al. Ophthalmodynamometry for ICP prediction and pilot test on Mt. Everest. *BMC* Neurol. 2010;190:106. Available at: http://bmcneurol.biomedcentral.com/articles/10.1186/1471-2377-10-106. Accessed Oct 26, 2016.
- Rapin I, Goldfischer S, Katzman R, et al. The cherry-red-spot-myoclonus syndrome. *Ann Neurol*. 1978;3:234-424.
- Rimola A, Brunguera M, Rodes J. Kayser-Fleischer-like ring in cryptogenic cirrhosis. *Arch Intern Med*. 1978;138:1857-1858.
- Robbins SL. *Pathology*. 3rd Ed. Philadelphia, PA: W.B. Saunders; 1967.
- Roberts HJ. *Difficult Diagnosis Atlas*. Philadelphia, PA: W. B. Saunders; 1958.
- Robertson A. Four cases of spinal myosis, with remarks on the action of light on the pupil. *Edinburgh Med J*. 1869a;15:487-493.
- Robertson A. On an interesting series of eye-symptoms in a case of spinal disease, with remarks on the action of belladonna on the iris. *Edinburgh Med J*. 1869b;14:696-708.
- Robertson D. Tonometry screening on the medical service. *Arch Intern Med*. 1977;137:443-445.
- Rodriguez-Fontal M, Kerrison JB, Alfaro DV, et al. Metabolic control and diabetic retinopathy. *Curr Diabetes Rev*. 2009;5: 3-7.
- Rodstein M, Zelman FD. Arcus senilis and arteriosclerosis in

the aged. *Am J Med* Sci. 1963;245:70-78.

- Rosenbaum JT. Uveitis: An internist's view. *Arch Intern Med.* 1989;149: 1173-1176.
- Ross ME, Jacobson IM, Dienstag L, et al. Late-onset Wilson's disease with neurological involvement in the absence of Kayser-Fleischer rings. *Ann Neurol.* 1985;17:411-413.
- Roth M. Ueber Netzhautaffectionen bei Wundfiebern. *Dtsche Z Chir.* 1872;1:417-484.
- Roy FH. *Ocular Differential Diagnosis.* 3rd Ed. Philadelphia, PA: Lea & Febiger; 1984. [A comprehensive unillustrated listing of differential diagnoses of the eye, with no discussion of the lesions or estimation of their relative frequency.]
- Roy FH. *Ocular Differential Diagnosis.* Philadelphia, PA: Lea & Febiger; 1972.
- Rucker CW. Sheathing of the retinal veins in multiple sclerosis. *Mayo Clin Proc.* 1944;19:176-178. Available at: www.ncbi.nlm.nih.gov/pmc/articles/PMC1315272/pdf/taos00054-0644.pdf. Accessed Jul 3, 2016. [Excellent black-and-white retinal photographs.]
- Ruiz MA, Rickman LS, Saab S. The clinical detection of scleral icterus:Observations of multiple examiners. *Mil Med.* 1997;162:560-563.
- Salus R. A contribution to the diagnosis of arteriosclerosis and hypertension. *Am J Ophthalmol.* 1958;45:81-92.
- Sapira JD, Cherubin CE. Nalorphine and naloxone testing. In: *Drug Abuse.* New York: American Elsevier; 1975.
- Sapira JD. An internist looks at the fundus oculi. *Dis Mon.* 1984;30:1-64.
- Sapira JD. Why is medical school difficult? Or, if it isn't difficult, why it should be. *South Med J.* 1979;72:1453-1455.
- Scheie HG, Albert DM. *Textbook of Ophthalmology.* 9th Ed. Philadelphia, PA: W. B. Saunders; 1977.
- Scheie HG. Evaluation of ophthalmoscopic changes of hypertension and arteriolar sclerosis. *Arch Ophthalmol.* 1953;49:117-138.
- Schlaegel TF Jr. *Ocular Histoplasmosis.* New York: Grune & Stratton; 1977.
- Schlaegel TF Jr. *Ocular Toxoplasmosis and Pars Planitis.* New York: Grune & Stratton; 1978.
- Schumacher J, Scheler F. Metastatic calcification of the cornea and conjunctiva in chronic renal insufficiency. *Klin Monatsbl Augenheilkd.* 1969;154:815-819.
- Seitz R. *The Retinal Vessels.* Translated by Blodi FC. St. Louis, MO: CV Mosby; 1964.
- Shai F, Baker RK, Addrizzo JR, et al. Hypercalcemia in mycobacterial infection. *J Clin Endocrinol.* 1972;34:251-256.
- Shelburne SA. *Hypertensive Retinal Disease.* New York: Grune & Stratton;1965.
- Shelburne SA. Retinal arteriovenous nicking: A long-term study of the development of arteriovenous nicking in hypertensive patients. *Arch Intern Med.* 1949;33:377-381.
- Shelton JB, Digre KB, Gilman J, et al. Characteristic of myelinated retinal nerve fiber layer in ophthalmic imaging. *JAMA Ophthalmol.* 2013;131:107-109. Available at: http://archopht.jamanetwork.com/article. aspx?articleid=1556904. Accessed Jun 21, 2016.
- Shurter A, Genter P, Ouyang D, et al. Euglycemic progression: Worsening of diabetic retinopathy in poorly controlled diabetes in minorities. *Diabetes Res Clin Pract.* 2013;100:362-367.

doi: 10.1016/j.diabres.2013.03.018. Available at: http://www.ncbi.nlm.nih.gov/pmc/articles/PMC3713071/pdf/nihms-458915.pdf. Accessed Jun 30, 2016.

- Skyler JS. Diabetic complications: The importance of glucose control. *Endocrinol Metab Clin North Am.* 1996;25:243-254.
- Smith LH. Ocular complications of rheumatic fever and rheumatoid arthritis. *Am J Ophthalmol.* 1957;43:535-582.
- Sperduto RD, Hiller R. Systemic hypertension and age related maculopathy in the Framingham study. *Arch Ophthalmol.* 1986;104:216-219.
- Steffen H, Eifert B, Aschoff A. The diagnostic value of optic disk evaluation in acute elevated intracranial pressure. *Ophthalmology.* 1996;103:1229-1232.
- Straub W, Russman H. *Atlas of Diseases of the Anterior Segment of the Eye.* New York: McGraw-Hill; 1966.
- Suman RL, Dabi DR. Scurvy—an unusual cause of proptosis. *Indian Pediatr.* 1998;35:915-916.
- Szewczyk TS. Retrolental fibroplasia: Etiology and prophylaxis. *Am J Ophthalmol.* 1951;34:1649-1650.
- Talbot EM. A simple test to diagnose iritis. *Br Med J.* 1987; 295:812-813.
- Talbot JF, Bird AC, Serjeant GR, et al. Sickle cell retinopathy in young children in Jamaica. *Br J Ophthalmol.* 1982;66: 149-154.
- Thomas C, Cordier J, Algan B. Ocular changes in Ehlers-Danlos syndrome. *Arch Ophthalmol (Paris).* 1954;14:690-697.
- Thompson HS. Segmental palsy of the iris sphincter in Adie's syndrome. *Arch Ophthalmol.* 1978;96:1615-1620.
- Traboulsi EI, Krush AJ, Gardner EJ, et al. Prevalence and importance of pigmented ocular fundus lesions in Gardner's syndrome. *N Engl J Med.* 1987;316:661-667.
- Tsubota K, Xu KP, Fujihara T, et al. Decreased reflex tearing is associated with lymphocytic infiltration in lacrimal glands. *J Rheumatol.* 1996;23:313-320.
- Van Uitert RL, Eisenstadt ML. Venous pulsations not always indicative of normal intracranial pressure. *Arch Neurol.* 1978;35:550.
- Van Uitert RL, Solomon GE. White centered retinal hemorrhages: A sign of intracranial hemorrhage. *Neurology.* 1979; 29:236-239.
- Vanderlinden RG, Chisholm LD. Vitreous hemorrhage and sudden increased intracranial pressure. *J Neurosurg.* 1974; 41:167-176.
- Vogelius H, Bechgaard P. The ophthalmoscopical appearance of the fundus oculi in elderly persons with arteriosclerosis and normal blood pressures. *Br J Ophthalmol.* 1950;34:404-408.
- Vollerstein RS, McDonald TJ, Younge BR, et al. Cogan's syndrome: 18 cases and a review of the literature. *Mayo Clin Proc.* 1986;61:344-361.
- Wahl JW. Systemic reaction to tropicamide. *Arch Ophthalmol.* 1969;82:320-321.
- Walsh FB, Hoyt WF. *Clinical Neuro-Ophthalmology.* Vol. l, 3rd Ed. Baltimore, MD: Williams & Wilkins; 1969.
- Walsh TJ, Garden J, Gallagher B. Relationship of retinal venous pulse to intracranial pressure. In: Smith JL, ed. *Neuro-Ophthalmology.* 4th Ed. St. Louis, MO: CV Mosby; 1968.
- Weedn VW, Mansour AH, Nichols MM. Retinal hemorrhage in an infant after cardiopulmonary resuscitation. *Am J Forensic Med Pathol.* 1990;11:79-82.

- Weinberg LM, Brasitus TA, Lefkowitch JH. Fluctuating Kayser-Fleischer-like rings in a jaundiced patient. *Arch Intern Med*. 1981;141:246-247.
- Weinberger AW, Siekmann UP, Rossaint WS, et al. Treatment of acute central retinal artery occlusion (CRAO) by hyperbaric oxygenation therapy (HBO)—pilot study with 21 patients (German). *Klin Monatsbl Augenheilkd*. 2002;219:728-234.
- Weiss JN, Bynoe LA. Injection of tissue plasminogen activator into a branch retinal vein in eyes with central retinal vein occlusion. *Ophthalmology*. 2001;108:2249-2257.
- Weiss JN, Bynoe LA. Retinal endovascular surgery for central and hemispheric retinal vein occlusion. *Contemp Ophthalmol*. 2003;2:1-8.
- Whiting AS, Johnson LN. Papilledema: Clinical clues and differential diagnosis. *Am Fam Physician*. 1992;45:1125-1134.
- Wiener SL, Nathanson M. Med Times. 1976-1977. [See reference in Chapter 29.]
- Wigdahl J, Guimarães P, Leontidis G, et al. Automatic Gunn and Salus sign quantification in retinal images. *Conf Proc IEEE Eng Med Biol Soc*. 2015;2015:5251-4. doi: 10.1109/EMBC.2015.7319576.
- Williams CRP, O'Flynn E, Clarke NMP, et al. Torticollis secondary to ocular pathology. *J Bone Joint Surg Br*. 1996;78B:620-624.
- Wong TR, Klein R, Couper DJ, et al. Retinal vascular abnormalities and incident clinical strokes. The Atherosclerosis Risk in the Communities Study. *Lancet*. 2001;58:1134-1140.
- Wong TY, Klein R, Sharrett AR, et al.; ARIC Investigators. Cerebral white matter lesions, retinopathy, and incident clinical stroke. *JAMA*. 2002;288:67-74.
- Wong TY, McIntosh R. Hypertensive retinopathy signs as risk indicators of cardiovascular morbidity and mortality. *Br Med Bull*. 2005;73-74;57-70. Available at: http://bmb.oxfordjournals.org/content/73-74/1/57.long. Accessed Jun 29, 2016.
- Wong TY, Mitchell P. Hypertensive retinopathy. *N Engl J Med*. 2004;351:2310-2317.
- Wood CM, Bosanquet RC. Limitations of direct ophthalmoscopy in screening for glaucoma. *Br Med J*. 1987;294:1587-1588.
- Younge BR, Sutula F. Analysis of trochlear nerve palsies: Diagnosis, etiology and treatment. *Mayo Clin Proc*. 1977;52:11-18.

11章 耳

私は確信している．天がわれわれにこのような耳をお与えになったのは，決して偶然のたまものではないことを．耳がこのように開かれ，門戸もなく，何物によっても閉ざされることなく，例えば舌のように，あるいは眼のように，体の他の器官とは異にして形作られたのは，目的あってのことなのだ．私が思うにそれは，繰り返される日々の暮れるまで，夜の明けるまで，われわれが常に聞く姿勢にあるように，そして絶え間なく聞くことから常に学ぼうとする姿勢にあるように，との理由からなのだろう．なぜなら，すべての感覚のなかで，耳こそが，芸術，科学，そして学問の知識を受け入れるに最もふさわしい器官だからだ．

フランソワ・ラブレー[訳注1]
『ガルガンチュア＝パンタグリュエル物語』第Ⅲ巻16章

訳注1）François Rabelais（1483？～1553年），フランスの人文主義者，作家，医師．

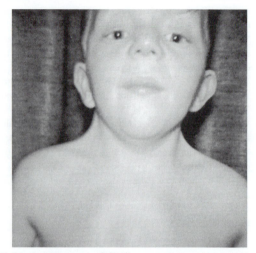

図11-1　Noonan症候群．この患者では耳介低位の他，幅広い鼻梁，短い首，漏斗胸もみられた．
(Gellis SS, Feingold M, et al.: Atlas of Mental Retardation Syndromes: Visual Diagnosis of Fades and Physical Findings. Washington, DC: U.S. Department of Health, Education, and Welfare; 1968より許可を得て転載)

◆ 覚えておくべきポイント

- 外耳の形態異常は多くの先天異常，特に腎の異常に伴って発生する．
- 診察に際しては，耳翼の位置と形態を確認し，皮膚と軟骨を観察すること．外耳道とともに鼓膜とその周囲にも注意を払うこと．
- 聴覚の異常を見逃すと，多くの重要な病変を見逃すこととなる．難聴を「おおよそ正常かみる」だけの検査で除外できるものだとは決して思わないこと．

1 外見の観察

耳を最もよく診察するためには，まず可能であれば患者を座らせ，患者の耳がほぼ自分の眼の高さに来るようにする．

1）外耳の奇形

耳介低位は何十年も以前から，Down症やその他の先天異常を示唆するものとされている（図11-1）．首が短かったり幅広かったりする場合，頭蓋が高く隆起している場合，逆に下顎の長さが短い場合，あるいは耳介が回転している場合，耳の位置は実際よりも低く見える．耳介低位の1つの定義としては，耳が瞳孔と眼瞼裂を通る横断面よりも完全に下位にあるというものが挙げられる．ただし，新生児にこの定義を当てはめてしまうと偽陽性が出てしまう．明らかに正常な新生児1,000人を対象とした研究では，頬骨突起から，耳介の付着部の上下端それぞれへの距離には大きな差異が認められた（Oommen, 1997）．

耳垂のみの異常も含め，耳の奇形は腎の異常と関係し，その異常が左右どちらの腎にあるか，または両方にあるかをも示すといわれている．これを確かめるためには腎臓の画像診断が行われた患者が必要である．しかし，これはルーチンのスクリーニング検査ではないため，出てくる結果は大なり小なりバイアスのかかった対象者に基づくものとなってしまい，陽性適中率を上げてしまうこととなる（言い換えると，腎の異常を疑うような理由がなければ腎臓の画像検査は行われないわけで，耳の奇形と腎の異常が実際よりも大きく関係し合っているかにみえてしまう）．このバイアスを考慮に入れても両者の相関は有意だと考えられるが，多くの腎の奇形は良性で無症候のもの，例

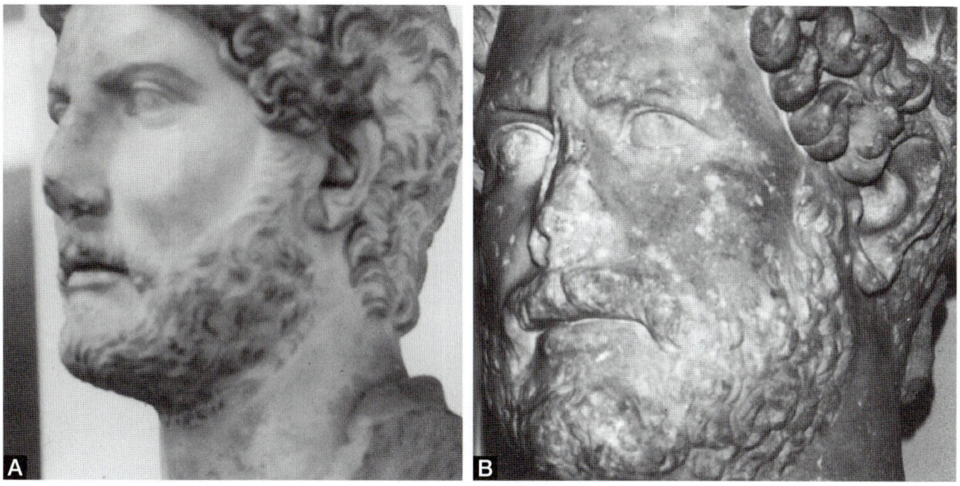

図 11-2　Diagonal earlobe crease（斜めに入った耳垂のしわ）の例. ハドリアヌス帝の胸像，ローマ国立博物館所蔵のもの（**A**）と，アテネ国立博物館所蔵のもの No. 3729（**B**）.
（耳垂の斜めしわ，タイプ A 行動パターンとハドリアヌス帝の死についての見事な論文より. Petrakis NL. Diagonal earlobe creases, type A behavior, and the death of Emperor Hadrian. *West J Med*. 1980；132：878-891, より許可を得て転載）

えば耳の奇形と同側の重複尿管といったものである.

耳翼の腹側あるいは外側の皮膚の腫脹は，圧痛を伴う場合も伴わない場合も皮下の血腫，あるいは膿瘍を示唆する. これは通常耳介の鈍的外傷あるいは耳翼がねじられたり折られたりしてできた外傷に起因するものである. そして，ただちに外科的治療が施されない場合，軟骨の融解と瘢痕組織の形成による「カリフラワー耳」が後遺症として残される. この障害は防御用のヘッドギアが使用されるようになる以前はレスリングなどのスポーツ選手に典型的にみられた. 石化耳（Petrified ear）は，耳の外形の変化は伴わず，耳介軟骨が石のように硬化するものだが，長時間 Bluetooth のヘッドセットを着用することで摩擦，圧迫や炎症を受けた，とある若年患者で報告されている（Britton, 2009）.

2) Earlobe Creases（耳垂のしわ）

Earlobe creases（耳垂に斜めに入ったしわ. 発見者にちなんで **Frank creases** とも呼ばれる）は，冠動脈疾患のリスクファクターである[注1]（Elliott,

---

注1　リスクファクターとはあくまで統計上の現象である. リスクファクターとは，必ずしも病因とは限らない.

1983；Frank, 1973）（**図 11-2**）. これは片側のみにみられることもあるので，診察の際には必ず両側耳介をみる必要がある.

連続して冠動脈造影を行った 340 人すべてを対象として行われた研究で，Frank 徴候が少なくとも片耳にあり，そのしわが耳垂の斜めの幅の半分以上に及ぶ患者について，冠動脈疾患，年齢，角膜老人環と正の相関がみられた（Pasternac and Sami, 1982）. 感度は 60％であった（1 章を復習し，感度・特異度・陽性適中率の定義を紙に書き出してみよ）. 特異度は 82％であった（特異度とは病気を持たない人のうち，その所見を持たない人の比率を示すのだということを思い出そう）. 陽性適中率は 91％であった. すなわち，この所見はいくらか信頼のおけるものなのである.

メリーランド州の A. I. Mendeloff 医師はこの研究で対象となった患者の 75％が冠動脈疾患を持っていたことを指摘している. これはつまり，この研究で対象となった患者群は，一般的な医師にかかるごく普通の集団から無作為に選んだ患者群よりも，はるかに高い比率で問題となる疾患にかかっていたということである. もし，同じFrank earlobe crease の研究をまったく無作為に選出された患者群で行えば，この疾患の有病率ははるかに低くなる. その場合，感度・特異度・陽性適中率は異なってくるだろうか. ここまで読ん

だ時点で，一度自分なりの答えを書いてみよ(**ヒント**：ここで出てくる母体を，冠動脈疾患を持たない患者を入れることで希釈した場合，公式のなかのどの値が増加することになるか考えてみるとよい).

あるレビュー論文(Elliot, 1983)では，一様でない基準によって診断された冠動脈疾患患者 6,414 人のうち，1,712 人は真陽性(つまり earlobe crease がみられ，かつ冠動脈疾患を持っていた)，1,034 人は偽陽性，1,112 人は偽陰性で，2,547 人は真陰性であった．その後の Elliot が自ら行った 1,000 人の患者を対象とした研究では，843 人が一般内科入院，157 人が心カテーテル室からの患者であったが，真陽性 275 人，偽陽性 98 人，偽陰性 101 人，真陰性 526 人との結果となっている(Elliot, 1983).

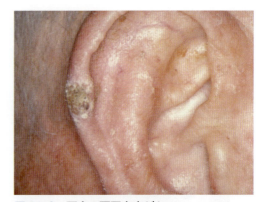

図 11-3　耳介の扁平上皮がん
(Welleschik/Wikimedia Commons/CC-BY-SA-3.0)

> **学生への練習問題**：2×2 の相関表を書き，レビュー論文と Elliot の研究それぞれについて，感度，特異度および陽性適中率を求めよ．また，各々の場合において陰性適中率はいくつになるか(解答は章末の**付録 11-1**).

年齢は交絡因子とされている．細動脈周囲の弾性線維の変性はしわの原因とも考えられており，動脈硬化につきもので，老化によっても進むことがわかっている．しかし，earlobe crease と冠動脈疾患との相関は年齢層に関係なくみられた(Elliot, 1983).

後に発表されたより小規模の研究では，earlobe crease と冠動脈疾患との間に有意な関係は見出されなかった(Brady et al., 1987)．そのような論文を分析する際，学生諸君は次の点に気をつけるべきである．

(a) 研究の検出力は十分だといえるか．仮に有意な相関があるとして，それを検出するのに十分な人数の患者を動員しているか．

(b) 高血圧，年齢，喫煙などの交絡因子は，多変量解析などを用いるなどして適切に調整されているか．

(c) 選択バイアスはかかっていないか．リスクファクターが若年発症の疾病と関連している場合，リスクを持った患者が研究対象年齢に達する前に死亡してしまう．その場合，高齢者を対象とした非コホート研究を行うと，有意な相関が認められないという結果が出てしまうこととなる(比較的最近行われたタイプ A 性格についての研究で陰性との結果を出したいくつかの論文のケースがこれにあてはまる).

(d) 公表バイアスはないか(これは例えば，リスクファクターを改善することが疾病予防につながると信じている医師のなかには，補正できないリスクファクターに関する研究には興味を示さない者もおり，その場合に生じうる問題である).

大学関連の CCU(循環器集中治療室)と心カテーテル室の患者 264 人を 10 年間フォローした研究では，earlobe crease の数が，有意に心イベントの発生率と関連しているとの結果が出されている．10 年の心疾患イベントフリー生存率は，earlobe crease がみられなかった場合，片側のみみられた場合，両側にみられた場合，それぞれにおいて，43.5 ± 5.7％，33.0 ± 6.7％，17.5 ± 4.6％，$p = 0.0003$ であった(Elliott and Powell, 1996)．この論文の発表者はさらに，earlobe crease が糖尿病，高血圧，喫煙，高コレステロール血症，冠動脈疾患の家族歴，あるいは肥満よりも将来的な心イベントの重要な予測因子であったと報告している．

Frank 徴候は，これ以外の疾患，例えば脳血管疾患とも関連している(Zapata-Wainberg and Vivancos, 2013).

3) 皮膚病変

外耳は日光角化症やがん(基底細胞がん，扁平上皮がんどちらも)などに冒されうる(**図 11-3**)．耳翼と外耳道にはかなりの頻度で脂漏性皮膚炎や，その他鱗屑，浮腫，炎症を伴う皮膚病変がみ

1 外見の観察 353

耳介の隆起あるいは前方突出は，急性乳様突起炎のある患者の42％にみられ，外耳道の外観の異常（たるみや狭小化）は80％，耳漏は26％にみられた．前2者の所見は骨皮質の裂開によるものである．中耳炎が先行する例が45％しかないのに対し，鼓膜の異常はほとんどの例（88％）で認められる．また，耳介背側の圧痛と浮腫（9章参照）も頻繁にみられる．抗菌薬の登場によって，乳様突起炎の発症は劇的に減少したが，今日でもみられることがあり，時に重大な合併症を引き起こしうる．なお，ほぼすべての症例でみられる症状が疼痛である（Gliklich et al., 1996）．

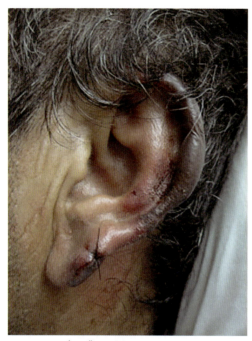

図11-4 レバミゾール混入コカインによる左耳輪の血疱
(Lee KC, Ladizinski B, Federman DG. Complications associated with use of levamisole-contaminated cocaine: an emerging public health challenge. *Mayo Clin Proc.* 2012；87：581-586，許可を得て転載)

られる．Ramsay Hunt症候群では耳翼または外耳道に小水疱性皮疹を形成するが，これは顔面神経の帯状疱疹ウイルス感染によるものであり，特に顔面神経麻痺を呈する患者において注意して探すべき所見である（26章参照）．

レバミゾール混入コカインの毒性による血疱は，壊死を伴うものもそうでないものも（図11-4），腹部，胸部，腰部，臀部や足以外に耳輪にもみられうる（Lee et al., 2012）．

4）その他の所見

外耳には他に，尿酸塩の集積による痛風結節がみられることもあるが，尿酸値検査のルーチン化と，より効力のある尿酸降下薬とのおかげで，今日ではかなり稀な所見となった．とはいえ，関節炎のある患者でそのような結節がみられた場合，痛風性関節炎の診断にたどりつく大事な糸口となりえる．

Winking earlobe徴候については17章参照のこと．

5）触診

外耳に触れ，まずは引っ張ってみる．痛みはあるか．耳翼を母指と示指で挟んで疼痛が生じる場合は，軟骨炎の初期の所見の可能性があり，腫脹が発生する前でもみられうる．耳翼自体には痛みがなく，耳翼を動かした時にのみひどい疼痛が生じる場合，十中八九，外耳炎に罹患している．外耳炎は通常外耳道の皮膚腫脹を伴うが，病初期には認められないこともある．中耳炎のみの場合，耳翼を動かして疼痛が生じることはない．さらに，乳様突起の圧痛も調べておくこと（9章参照）．

再発性多発軟骨炎の患者では，外耳下垂 floppy ears がみられる．しかし，実際には必ずみられるという所見ではない．時として，耳翼に炎症がみられるのみの場合もある．単一施設で行われた疫学調査では，再発性多発軟骨炎患者112人中85％の者に経過中，耳介の軟骨炎があったとおぼしき形跡を認めた（Michet et al., 1986）．

医学部2年生へのメモ：諸君はおそらく再発性多発軟骨炎という病名を聞いたことがないだろう．したがって，この単語は"border phase"，つまり，本書と次に読む他の医学書の境目に存在する単語である．これは6章（165頁，「医学部2年生へのメモ」）に書かれている，「みかけの知能指数を上げるテクニック」を試してみるいい機会である．ぜひこの見慣れない単語を書きとめておいて，今夜寝る前に調べてみよう．

メリーランド州のMendeloff医師はAddison病の患者を多く診ており，耳介の硬化はAddison病を示唆する有用な所見であると指摘している．

この現象は Addison 病による軟骨の石灰化とはまったく別のものである。軟骨の石灰化は特異的なものではなく，他の内分泌疾患，甲状腺機能亢進症，偽性副甲状腺機能低下症，糖尿病，先端巨大症，下垂体機能低下症，そしてオクロノーシス（アルカプトン尿症の結合組織病変），高カルシウム血症などの代謝障害などでも認められることが報告されている。軟骨石灰化を認めた先端巨大症の 2 症例では，下垂体および副腎の機能不全は除外されていなかった。また，サルコイドーシスでも，おそらく高カルシウム血症のためか認められた。さらに，組織に限局的な損傷を与えうるような状況，例えば凍傷，外傷，炎症（細菌性軟骨炎，非細菌性軟骨炎，軟骨骨膜炎）でも発生しうる。その他の原因としては老人性角化症，老化による特発性石灰化などが挙げられる（Randall and Spong, 1963）。

2 耳鏡による内部の視診

1）診察方法

1. 持っている耳鏡スペキュラチップのなかで，患者に最も合ったサイズのものを選ぶ。できる限り大きな視野を確保しながらも患者の耳を傷つけることのない最大のサイズを選ぶこと。使い捨てのチップが望ましいが，ない場合は前回使用された後にしっかり洗浄（熱い石鹸水で洗い，アルコールですすぐ）されていることを確認する。

2. 耳鏡のライトをつける。患者の右耳を診察する際は，耳鏡は自分の右手に持ち，左手は耳介を後上方に，頭部から遠ざけるように引っ張り，耳道をまっすぐにしてやる（乳幼児では耳介は下方に引っ張る）。

　左耳を診察する場合，医師によっては耳鏡を左手に持ち，両手を交差させることなく右手で耳介を引っ張るようにするが，どちらの耳を観察する時も耳鏡を利き手に持つ医師もいる。

3. 耳鏡は最も持ちやすい方法で持つ。多くの医師はハンマーのように持つ。他の医師は，電池収納部分を母指と示指の間に乗せ，鉛筆のように持つ。後者の持ち方は，非協力的な患者や，興奮した小児の診察の際，利点がある。手の尺側を患者の頭部に当てておくことができ，手が患者の頭部

とともに自動的に動くため，耳道が傷つくのを防ぐことができるからである。そのように動き回る患者の場合，側臥位で診察するというのも，頭の動きを制限するのに有効である。

4. 耳鏡を覗く。耳鏡を耳道に差し入れ，もう片方の手で耳介を引っ張る（上記手順 2 参照）（正しい方法で診察していれば耳道内にせつや異物がない限りほとんど痛みを生じないはずである）。

5. 耳道に耳垢がみられたら，除去する適応があれば，温水または温めたオリーブオイルと綿棒を用いて洗い流す。固まった耳垢を取り除く場合，綿棒は耳垢を鼓膜に向かって押し込んでしまう結果となるので，使ってはならない。

　水と耳用の注入器を用いて耳垢を洗い流せる場合もある（ただし，事前に薬局などで手に入るDebrox®訳注2）やベビーオイルなどの点耳薬を用いて耳垢をふやかしておく必要がある）。鼓膜の穿孔が疑われる場合には洗浄を行ってはならない。いずれにせよ，洗浄に使用する水は人肌に温めてあることを確認することが必須である。使用する液が冷たかったり熱かったりすると，内リンパ液の対流を引き起こし，眼振を惹起するため，患者によっては嘔吐してしまうからである（26 章「カロリックテスト」参照）。

訳注2）Debrox®：米国で販売されている，過酸化カルバミド（過酸化尿素）を主成分とした耳垢除去のための点耳薬。

　耳垢の除去に先の丸い耳かきを使用する場合，直視下で，できれば額帯鏡（耳鼻科などでの相応の訓練が必要）を使用するのが望ましい。また，たいていの耳鏡はレンズを取り外すことができ，耳鏡の中に耳かきを通して耳垢を除去することができる。筆者がすすめる最も簡易な方法は，誰かに耳を引っ張って耳道をまっすぐに伸ばしておいてもらっておき，耳鏡を左手に持つが，耳には入れずに耳道内を照らすだけとし，右手に持った器具で耳垢を取り除くというものである。

　もし，吸引器と 8 番，12 番，14 番の耳道吸引チューブが手元にある場合，吸引除去が最も安全な方法である。吸引であれば耳垢のみに触れるため，外耳道の皮膚や鼓膜に触れる危険がないからである。アイダホ州ボイシ市の Vernon L. Goltry医師によると「30 年の臨床経験上，これが他のどの方法にも勝って一様に患者からの定評を得られた手法だ」とのことである。この手技に際し，特に小児の患者で大切となるのは，吸引器の音で飛

び上がったりしないよう，あらかじめ説明しておくことである．

実際のところ，多くの医師は耳垢が詰まっていても除去しない．除去しなくとも，鼓膜が部分的に見える場合がある．また，Weber試験とRinne試験（下記参照）の結果が正常で，患者に耳に起因しうる訴えがなければ，鼓膜の診察はそれほど急を要するものではない．それ以外の場合ではしっかりとした鼓膜の診察が必要である．

アメリカ耳鼻咽喉・頭頸部外科学会（AAO-HNSF）によると，耳垢は重要な保護的な役割を担い，外耳内の耳垢の量は生理的に制御されているという．耳垢の除去が適応となるのは，難聴，耳痛，耳閉感，瘙痒など，症状がある場合と，小児や認知障害のある高齢者など，症状を訴えることができない場合である（Schwartz et al., 2017）．

注意：耳鏡をしまう前に使用したチップを洗浄（あるいは破棄）するのを忘れないように．

2）外耳道

外耳道に異物，例えば迷い込んだ虫，小石，スポンジ，食べ物の破片などがないかみる（特に歩き始めの幼児で注意が必要）．外耳道に出血がみられる場合，頭部外傷があるようであれば側頭骨骨折の徴候かもしれないが，通常は自分で傷つけたか，せつが破裂したことによるものである．水疱性鼓膜炎で，表面の水疱が強い疼痛の突然の消失とともに破裂した場合でも，出血がみられることがある．

非常に鋭敏な圧痛を伴う紅斑は，中心が白くなかったとしてもせつである．

外耳炎では，外耳道は浮腫や炎症を伴い，滲出液に覆われていることがある．感染性か非感染性かを鑑別するのは困難な場合がある．水泳者の耳 swimmer's ear は，よくみられる外耳炎で，さまざまな細菌による混合感染だが，特に Pseudomonas 属が多い．通常，特に耳翼を動かした際，耳珠の周辺にかなりの痛みと圧痛が起こる．圧痛を伴う限局性のリンパ節腫大がみられることもある．真菌感染によるものの場合，微細な真菌の集積が濃厚な滲出液とともに外耳道にみられることがある．この時，真菌の集積部分は白，灰色，黒，褐色，黄，青緑などの色を呈している場合がある．

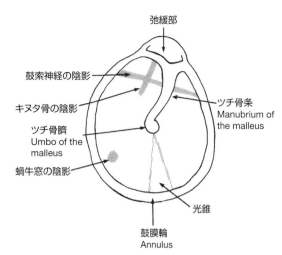

図11-5　右耳の鼓膜

> 高齢の糖尿病患者の外耳炎は，悪性外耳炎や側頭骨の骨髄炎に進行しうるため，非常に憂慮されるべき病態である．

骨性外骨腫とは，外耳道に形成される丸い結節状の骨腫大で，冷水中で泳ぐ人によくみられる．圧痛はなく，硬い．外耳道を完全に閉塞してしまわない限り，興味深いが，無害な所見である．

ただし，骨性外骨腫は骨腫との鑑別が必要である．骨腫は良性の腫瘍で，外耳道の内側1/3の壁に骨性の茎によって付着している．

3）鼓膜

鼓膜のランドマークを見つけよう．図11-5は非常に簡略化された図である．ここに描かれている陰影はなかなかみられない．1人の患者に3つの陰影すべてがみられることはほとんどない．同様に，弛緩部も通常図に示されているようにはよく観察されない．

"*Manubrium*"というのはラテン語で把手という意味である．したがって，"Manubrium of the malleus"＝ツチ骨条とはすなわちツチ骨の把手という意味である．"umbo"はローマ時代の盾の中心にあった隆起部のことで，"Umbo of the malleus"＝ツチ骨臍も同じような隆起である．"*Annulus*"（鼓膜輪）とは縁あるいは輪という意味である．Eustachio管（耳管）の閉塞などで鼓膜が内側へ陥凹すると，ツチ骨臍が大きく突出する．鼓膜が外側へ膨隆し，炎症を起こし，ランド

マークが不明瞭になっていれば，急性化膿性中耳炎の診断がつく．鼓膜の内側に気泡がみられる場合は，急性漿液性中耳炎と診断してよい．鼓膜の内側に液面がみられる例もある．液面がツチ骨柄に達する高さにあると，この線（実際は直線ではなく，凹面）が2つに分断され，それぞれがツチ骨から弓なりに発生しているように見えることもある．時に液面と気泡の両方がみられる．

疱疹は，鼓膜の近位表面に泡のようにみられ，気腫の場合と水疱の場合とがある．水疱性鼓膜炎はマイコプラズマ感染だけでなく，細菌感染あるいはRamsay Hunt症候群などのウイルス感染でもみられうる．

鼓膜内側の血液（鼓室内出血）は，頭蓋骨骨折でみられる．この所見は英国の外科医W. H. Battle（1855～1936年）によって発見された．彼は他にも同等の重要な所見をいくつも書き残している（9章参照）．

真珠腫

> 鼓膜輪は全周しっかりと診察しなければならない．なぜなら，鼓膜輪にかかる鼓膜穿孔は真珠腫を引き起こしうるからである（図11-6）．真珠腫は，鼓膜の弛緩部から（原発性真珠腫）あるいは緊張部から（続発性真珠腫）発生した，扁平上皮に覆われた嚢胞様の組織である．先天性の真珠腫は穿孔のない正常な鼓膜の内側に発生する場合もある．真珠腫は英語でcholesteatoma（コレステリン腫）と呼ばれているが，この呼称は誤称であり，真珠腫に脂肪分は含まれない．

真珠腫は，まるで自ら生命を持っているかのごとく振る舞い，鼓膜を貫通し，時には圧排や酵素の働きによって，乳様突起や中耳の骨組織を侵食する．これらの現象は，CTで最もよく描出される．

真珠腫の外観は，真珠か脂肪の小片のようで，まるで鼓膜輪にブリーチーズ[訳注3]でも付着しているかのように見えることが多い．時には鼓膜は正常で，その内側に銀色っぽい卵形の物体があるように見えることもある（L. V. Goltry, 私信, 1998）．しかし，外耳道に粘性の膿や肉芽組織が詰まっているのが，診察で見つかる唯一の所見の場合もある．

訳注3）Brie cheese：白カビのチーズで，ブルーチーズのことではない．

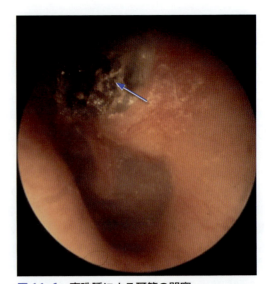

図11-6 真珠腫による耳管の閉塞．
（Welleschik/Creative Commons/CC-BY-SA-3.0.）

比較的年長の小児が乳様突起炎を発症した場合は，真珠腫を疑ってみるべきである（Harley et al., 1997）．顔面神経麻痺の患者でも真珠腫の有無を確認してみる．というのは，抗菌薬のなかった時代には慢性中耳炎の2.3%にこの合併症がみられたからである．慢性中耳炎の合併症のほとんどが真珠腫によって引き起こされ，そこには内耳炎，難聴，髄膜炎，硬膜外膿瘍，脳膿瘍，横静脈洞の血栓性静脈炎などが含まれる（Nissen and Bui, 1996）．

鼓膜輪を侵さない，鼓膜の中心部の穿孔は，通常外傷や重症の中耳炎発作によるものであり，まずめったに真珠腫に進行することはない．

鼓膜の可動性

鼓膜の可動性は気密耳鏡を用いて観察できる．この器具を使うと，外耳道を密閉し，外耳道内の空気圧を変化させることができる．まずは最小限の圧力をかける．器具のバルブは1,000 mm水柱まで圧力をかけられるようになっているかもしれないが，鼓膜の可動性を評価するには10～15 mm水柱で十分である（Rothman et al., 2003）．陽圧をかけた際に鼓膜が内側に動くかどうかを観察したのち，バルブの圧力はそのままで，耳鏡を一度引き抜いて，再び挿入し，密閉した後でバルブの圧を解放し，陰圧が鼓膜に与える影響を観察する．光錐の外観が変化するかを見る．

器具がない場合の代わりの方法として，患者に鼻をつまんでもらい，唾を飲むよう言ってもよ

い．贅沢な器具などなくても，これだけで鼓膜の動きをみられる場合もある．

鼓膜の可動性がなくなる原因としては，穿孔，陳旧性の中耳癒着，Eustachio 管の閉塞，中耳内の滲出液，急性中耳炎（おそらく浮腫，炎症，滲出液の合併のため）などが挙げられる．

明らかな鼓膜の可動性障害は，急性中耳炎を示唆する最も有用な所見の 1 つで，その調整陽性尤度比（LR；likelihood ratio）は 31（95％CI ＝ 36〜73）である．可動性が正常な場合の中耳炎に対する調整陰性尤度比は 0.2（0.19〜0.21）である．これよりも有用とされる所見は，鼓膜の膨隆と鼓膜の濁りのみで，それぞれ調整陽性尤度比が 51（36〜73）と，34（28〜42）である．膨隆も陥凹もしていない正常位置の鼓膜と，正常な色の鼓膜では，調整陰性尤度比はそれぞれ 0.4 と 0.1 である．鼓膜が著明に発赤している場合，調整陽性尤度比は 8.4（6.7〜11）で，発赤の度合いが高いほど値が高くなる（Rothman et al., 2003）．

小児では特に気密耳鏡検査を施行することが重要である（ただし成人で十分な訓練を積んでから！）．成長発達における致命的な段階で鼓膜の可動性障害が生じた場合，難聴によって言語発達障害を引き起こす可能性があるからである．小児の聴力スクリーニングは本書の守備範囲外だが，その重要性は明らかで，一般に正常な聴力を持つ小児が 5 歳までに 5,000〜26,000 語を習得するのに対し，聾の小児は話し言葉と仕草などによる言語とを合わせても 200 語程度しか習得できないのである（Crouch, 1997）．聾の小児は典型的に，新聞も満足に読めないまま高校を卒業する（Davis, 1997）．彼らはラドヤード・キップリングがその著書『その通り物語 Just So Stories』に書いているような森羅万象の大いなる秘宝「文字とはすなわち音である letters stands for sounds」をその手中に収めることができないのだ（もっとも，現代の音響学を抹殺[訳注4]した教育法のなかでは，聴力障害のない学生でもこの秘宝に対して無知だったりするのだが）．

訳注4） 原著では冗談めかして「音響学に対する"ポグロム"」と強い表現がなされている．ポグロムとは，特にユダヤ人に対して人類が行ってきた暴力的な集団迫害行為を意味する．

▍中耳炎の合併症

意欲のある学生へ：1907 年に Gradenigo によって

記載された 3 徴つまり中耳炎（耳漏），外直筋麻痺（複視），眼窩痛あるいは眼窩後部痛は側頭骨の錐体尖に感染が及ぶことで起こる（9 章参照）．この時の痛みは，第 V 脳神経の第 1 枝（V_1，眼神経）が刺激されるために生じる（Block et al., 1996）．

3 非耳性耳痛

患者が耳痛を訴えているのにもかかわらず，外耳にも中耳にも原因が同定されない場合，頭部あるいは頸部からの関連痛を考慮しなければならない．脳神経 V，VII，IX，X または頸神経 C-2，C-3 の走行周辺組織にある外傷，炎症，あるいは腫瘍は耳に関連痛を引き起こしうる．

Goltry 医師の経験によると，最も多い原因は歯性痛である．特に，健康な思春期の年代では，第 3 大臼歯に問題があることが多く，他に後方の下顎大臼歯や，上顎大臼歯にある歯性膿瘍も原因となりうる．その他耳鼻科医がよく経験する非耳性耳痛の原因としてはブラキシズム（特に就寝中にみられる，精神的ストレスに起因する歯ぎしり）あるいは，歯欠損，歯冠の不適合，歯の充填物の隆起，義歯の不適合や摩耗による不正咬合が挙げられる．

そのような患者では，典型的に耳閉感，鋭い突発的な耳痛（側頭筋，咬筋，翼突筋群の痙攣による），鈍く深い耳痛のうちのいくつか，あるいはすべてを訴える．しばしば何の効果も得られないままダラダラと抗菌薬で治療されていることもある．患者によっては難聴を訴えることもあるが，聴力検査では異常が発見されない．

身体所見としては，下顎骨頭，下顎骨の後枝，顎二腹筋の後腹，側頭筋，咬筋などに圧痛を認める．唾液腺の病変，上部気道・上部消化管のがん，なかでも梨状陥凹に発生する頭頸部がんなどは，喫煙者や大酒飲みにおいて考慮されるべき耳痛の原因である．

4 聴診

頭蓋の聴診については 9 章を参照されたい．患者が耳鳴り（耳の奥，時によって頭の中からの音）を訴える場合，医師は聴診を試みるべきである．

血管性の耳鳴りの場合，聴診で医師にも患者を煩わせている音が聞きとれる場合がある．

患者が「シューシュー」という雑音を訴える場合，動静脈瘻の音を聞いている場合があり，瘻は頸動脈から側頭葉に至るまでのどこにでも存在しうる．あるいは，血管性の耳鳴りを指している可能性もある．これはむしろよく高齢者にみられ，病態生理学的には動静脈瘻ではなく，血管の狭窄に起因し，高度の狭窄では収縮期のみならず，拡張期の一部あるいはすべてを通して聞かれる場合もある．

血管の狭窄が原因である場合，聴診では通常聞きとることができないが，診断をつけることはできる場合がある．耳鳴りを訴える側の頸動脈を一時的に閉鎖させてみるとよい．血流の遮断によって耳鳴りが止まるだろう（9章の注意事項を参照）．

脈拍に同調した耳鳴り，しばしば片側性のシューシューという音は，特発性頭蓋内圧亢進症（以前は偽脳腫瘍と呼ばれた）の患者の60％近くが訴えている．この症状は，体位変換によって増悪することがあり，頸静脈の圧迫によって軽快することがある（Degnan and Levy, 2011）．

流水音のような断続的な耳鳴りで，医師に聴取できないものは，VPシャント（脳室腹腔短絡）によるもののこともある．診断をつけるためには，シャントを止めてみる．耳鳴りはすぐに止み，遮断が解除されると再発する（Ordia et al., 1987）．

一度，左耳から時計のチクタク鳴るような音がするという患者について，コンサルトを受けた医師がいた．医師が耳介の周囲を聴診してみると，確かに突然始まったり止んだりするカチカチという音が聞こえた（実際には聴診器を使用しなくとも聞くことができた）．その音は患者が息を止めると止んだ．コンサルトされた医師は，他に診断が思い浮かばなかったため，Eustachio管の周期的閉塞という診断をつけた．

問題：このコンサルト医の誤診を証明するには何ができただろうか（解答は章末の**付録11-2**）．

この"Bulovaの時計症候群"はおそらく口蓋帆張筋のミオクローヌスによるものである．この筋は軟口蓋にあり，Eustachio管の開閉を担っている．患者の口腔を覗けばこの筋の収縮を観察することができる．この病気は稀にしかみられない．

コンサルト医でも30年に1例みるかどうかというものである．患者によっては鼓膜張筋（ツチ骨に付着した，中耳を保護する筋）のミオクローヌスによっても，鼓膜の振動が惹起される場合がある．どちらの症候の場合でも時間の経過とともに自然消失する（J. Boyles, 私信, 1998）．

1）医師が聴くことができない耳鳴り

耳鳴りは聴覚を司る経路上のあらゆる部位が原因となりえる．そこには，外耳道，中耳（中耳炎や血管腫など），内耳（蝸牛），第Ⅷ脳神経，中枢神経の聴覚伝導経路，聴覚中枢が含まれる．もし耳鳴りが連続した音で，聴覚障害を伴うものであれば，原因部位として蝸牛や中枢神経がより疑われる．したがって，耳鳴りを訴える患者では，常に聴覚が検査されるべきである．耳鳴りが断続的である場合，原因はMénière病や他のアレルギー疾患である可能性のほうが高い．

耳以外の耳鳴りの原因については3章に詳細に記載されている．

耳鳴りの定量化のための手法は，本章の後のほうに記載されている．

5　特別な診察方法

1）Eustachio管障害の診察

Eustachio管が閉塞している場合，たいていは鼓膜の後ろに液体が貯留しているのが気密耳鏡を使っても使わなくてもみられる．患者にValsalva法を行うように言ってみるとよい．「鼻と口をしっかりふさいで思い切り息を吐いてください」のように声をかける．こうすることで中耳に空気が押し込まれ，耳閉感が消失し，診察者からは鼓膜の後ろに気泡が発生するのがみられる．音叉を使った診察（下記参照）では，伝音性難聴のパターンがみられるはずである．

自声強聴はEustachio管症候群が原因となっている場合がある．患者は，自分の呼吸音や声が大きく聞こえ，他の音は普通に聞こえると訴える．鼓膜の外観は正常である．診断をつけるには，まず患者を寝かせる．仰臥位では口蓋が弛緩し，Eustachio管が閉じるために，ただちに症状が消

失する.

2) 聴覚の診察法

患者の行動を観察するだけで難聴を発見できると信じている者もいるようだが，それは通常間違いである．

その証に，まったく耳の聞こえない人間が，図11-7のような楽譜を書けるなどとは誰に想像できただろうか．

高齢者のための聴覚障害調査票 Hearing Handicap Inventory for the Elderly-Screening (HHIE-S)のような，自己評価のための質問票も作られているが，これらは機能的聴覚障害のスクリーニングのためのものであって，器質的な障害を探すものではないということを念頭に置いておくことが大切である(Yueh et al., 2003). したがって，これらは聴覚を実際に調べる診察の代用とはならない．

患者の背後に回り，「右手を上に挙げてください」などの指示をささやいてみる．もし患者が指示のとおりに動けば，その患者は完全な，あるいはかなり重症の両側の聴覚障害を除外するための非常に煩雑なテストに合格したといえる．

代わりの方法としては，普通の声で，「今から言う数字を繰り返してください」と言って，患者に知られていないあなたの電話番号など，ランダムな数字の羅列を小声でささやいてもよい．左右の耳を別個に調べたい場合は，患者に片耳ずつ塞いでもらう必要がある．

聴覚障害が伝音性難聴か感音性難聴かを鑑別するには，Rinne試験とWeber試験，またはSchwabach試験(下記参照)を行うことが必須である．

Weber試験とRinne試験を行うためのたった数秒を惜しんでしまう人は，よく「1, 2, 3……」と，何の工夫もなくただ数字を並べる以上のことを思いつかないもので，こういう形で検査を行ってしまうと，患者は「音」の情報をよいほうの耳から得て，上手な予測を立てて悪いほうの耳に伝えてしまうこととなる．これでは聴力の検査にはならない．また，患者の目の前で数字をささやいたりすれば，患者は唇の動きを読んで答えることもできるので，やはり聴力の検査にはならない．患者の目の前に立ち，腕時計を患者の耳に近づければ，どの患者も時計のチクタク音が聞こえるかと

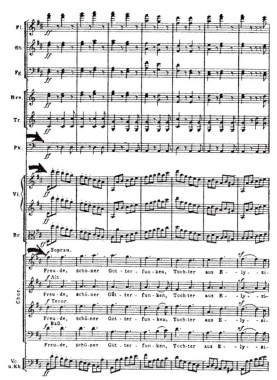

図 11-7 これを本当にまったく耳の聞こえない人が作曲したって!?(章末の付録11-3参照)

いう質問に，聞こえると答えるだろう――たとえ耳が聞こえていなくとも．そして，たとえその時計がデジタルだったとしても．

私は個人的に，すべての患者に対して Weber試験とRinne試験をスクリーニング法として用いている．

3) Weber試験

「もし片耳が閉塞していて，他方が開いているならば，音は閉塞しているほうの耳でよりよく聞こえるだろう．」
―― E. H. Weber, DE PULSU RESORPTIONE, AUDITU ET TACTU, 1834
(振動する音叉を歯に当てた場合についての議論より)

▌自習

通常，振動は固体中をかなりよく伝導する．音叉(1,024 Hz または 512 Hz が好ましい)を振動させ，音叉の根元を頭蓋の中線に当ててみる．音叉は頭蓋の上，額，あるいは切歯に当ててもよい．重要なのは，音叉から左右の耳までの距離が同じ

になっていることである．すると，音は両側の耳から聞こえるはずである．もちろん，片側に感音性難聴があれば，そちらには振動音が聞こえないだろう．その場合，Weber試験はよく聞こえる側に偏した，あるいは傾いた，と表現される．

　Weber試験がなぜそれほど価値あるものかというと，伝音性難聴のみで，感音性難聴がない（例えば中耳の病変など）場合，Weber試験はなんと患側に偏するのである！　これを実践するには，自分の左耳に一時的な伝音性難聴（神経組織はそのままで）の状態を作り出せばよい．要するに左耳に指を入れて塞ぐ．この状態で頭蓋の中線に音叉を当てると，塞いでいるはずの左耳により大きく聞こえることに注意する．もし，違いがよくわからないようであれば，音叉が振動している間に左耳に入れた指を出したり入れたり（およそ1秒間隔）してみるとよい．

▶ 診察方法

1. 振動させた音叉を患者の頭蓋の中線に当てる．
2. 「どんな感じがしますか」と聞く．患者は「ブーンとします」あるいは「ジンジンします」などと振動していることを示すようなことを言うだろう．振動に対する触覚そのものは，Weber試験自体とは何の関係もないことに気をつけなければならない．ただし，振動覚がどういうものであるか患者が知ることは，後の検査のために必要である．はじめに基準となる感覚を示しておかないと，音叉を当てた時，振動している感覚がなくとも，音叉が押し当てられているという触覚のみを指して「はい，感じます」と答えられてしまうこととなるからである（なお，振動覚を診る診察は26章の神経診察に含まれるが，臨床現場では，音叉を手に持っているうちにすべて一緒に行ってしまうのがよい．しかし本章には，聴覚に関する手技のみを記した）．
3. 音叉が振動しているうちに，何か聞こえるか患者に聞く．もし，聞こえないと言ったら，眼を閉じてもらってもう一度何か聞こえるかどうか聞いてみる（仮に本当にどちらの耳にも音が聞こえないのであれば，患者は伝音性難聴を患っている可能性はなく，完全な両側性の感音性難聴を患っていることになる．しかし，その場合，眼を閉じて聞いたはずの2度目の質問はなぜ聞こえたのだろう．まぁ，もう何度か試してみよう）．

4. 患者が「はい，聞こえます」と言ったら，どちらの耳に聞こえたか聞こう．聴覚に異常のないたいていの患者は，「両方です」と応えるだろう．Weber試験が正常な時は「中線」と表記する．どちらかに偏した場合はよりよく聞こえた側を表記する（例：「左側に偏した」）（4章参照）．

　聴覚が正常で，やや協力的すぎる患者は，医師を喜ばせるために「両方」とは答えず，何とかして左右どちらかで答えようとするかもしれない．その場合，患者を「助ける」ため，音叉の位置を変えてもう一度検査を行い，「今度は両側で聞こえますか」と聞いてみるのもいいだろう．しかし，はじめからこのように質問すると，いわゆる「誘導尋問」になってしまうのでよくない．何にしろ，このような偽陽性は，患者の性格については何かしらの情報をもたらすこととなるだろう．聴力の検査にはならないが．もちろん，これが確実に偽陽性であるというためには，Rinne試験や他の診察結果と矛盾しないかどうかを確認しなければならない．

▌ 4）Rinne試験

▶ 自習

　通常，空気伝導のほうが骨伝導よりも敏感なことを思い出そう．音叉を振動させ，根元を自分の右乳様突起に当てる．音がだんだん小さくなっていくだろう．音が消えたと思った瞬間，音叉を突起から離し，髪や耳介に触れないぎりぎりまで外耳道に近づける（鏡を見て，または，空いている手で髪を押さえておく必要があるかもしれない）．すると，音が再び聞こえてくるだろう．左耳でも同様に繰り返す．それでは，下記の手順に従ってパートナーと練習してみよう．

▶ 手順

1. 音叉を患者の乳様突起に当て，何か聞こえるか聞く（もし聞こえないということであれば，その耳での完全，あるいはかなり重症の感音性難聴を同定したことになる．次は対側の検査に進む）．
2. 患者が聞こえると答えたら，「音が聞こえなくなったらすぐに教えてください」と伝える．
3. 音が消えたと患者が言ったら，ただちに音叉を乳様突起から離し，振動する先端を同側の外耳

5 特別な診察方法　**361**

表 11-1　難聴の診断

診断	Weber 試験	Rinne 試験		Schwabach 試験	
		右	左	右	左
正常	中線上	AC＞BC, 約60秒	AC＞BC, 約60秒	N	N
右伝音性難聴	→R	BC＞AC	AC＞BC	P	N
右不完全感音性難聴	→L	AC＞BC, 約10秒	AC＞BC, 約60秒	D	N
右完全感音性難聴	→L	まったく聞こえない（BC, 0秒）	AC＞BC	聞こえない	N
両側伝音性難聴	中線上	BC＞AC	BC＞AC	施行せず	

AC：空気伝導　　BC：骨伝導　　N(normal)：正常　　P(prolonged)：延長　　D(diminished)：減弱

道にできるだけ近づける．患者が自分から「また音が戻ってきました」あるいは「聞こえます」と言わないようであれば，「今はどうですか」と聞いてみる．たいていの場合，うなずくか，音がまた聞こえるようになったと言うはずである．

　Rinne 試験が正常であった場合，次のように記載する．両側 AC（空気伝導 air conduction）＞BC（骨伝導 bone conduction）（4章参照）．

　伝音性難聴のある患者では，骨伝導のほうが空気伝導よりも伝わりやすいため，音叉を外耳道に近づけても音は戻ってこない．一方，感音性難聴がある場合，Rinne 試験の結果は正常となる．というのは，空気伝導も骨伝導も低下するが，相対的には空気伝導のほうがよく残存するからである．

　片側の感音性難聴のある患者に Rinne 試験を行った場合，患側の検査が健側よりもはるかに早く済むことに気づくだろう．これは患側でより早く音が聞こえなくなるために起こる．これをふまえて，骨伝導での音が消えるまでの秒数を両側で数えることで，難聴の度合いを定量化するようすすめた研究者もいる．これは，検査を行う際に常に同じ力で音叉を叩くことを前提としている．Rinne 試験も Weber 試験も正常な両側の（完全ではない）感音性難聴を発見するためのもう1つの工夫としては，空気伝導も消えたと患者が言った時に音叉を自分の耳に近づけ，音が聞こえるか確認してみるというものがある．これは検査者が正常な聴覚の持ち主であることを前提としている．

偽陽性

　やや協力的すぎる患者のなかには，「確証が持てるまで待つ」者もおり，骨伝導の音が消えてからも長く待ちすぎるために，「音が止まりました」と言う前に音叉の振動が完全に止まってしまう場合がある．そういう患者には検査手順のうちの「音が止まったら間髪入れずすぐに」という点を強調したうえでもう一度検査を繰り返す必要がある．

歴史

　医師によっては腕時計のチクタクいう音を検査に使う者がいる．これは，英国人の Astley Cooper 卿（1768〜1848年）にちなんだことかもしれない．彼は，音叉の代わりに懐中時計を用いて Rinne 試験を行っていた．これによって彼はコプリメダル[訳注5]を授かったが，その名はむしろ腹部大動脈瘤結紮を初めて行った外科医としてのほうがよく知られている（Morton, 1983）．あとは，ジョン・キーツ（英国の代表的詩人）が医学生だった時の指導医として記憶している者もいるだろう（Laborde, 1986）．

訳注5） 科学業績に対して贈られる最も歴史の古い賞.

5）診察結果をふまえて

　両側の耳で Weber 試験と Rinne 試験の両方の検査を行うことを忘れてはならない．これにより，聴覚障害があるかないか，それが片側か両側か，そしてそれが伝音性か感音性かが鑑別できる（表11-1）．例えば，次の検査結果が出た場合，何が原因として考えられるだろうか．

　Weber 試験（左に偏した），右 AC＞BC，左 BC＞AC

　（片側の伝音性難聴の原因として最も頻度が高いのは耳垢による外耳道の閉塞である．したがって，Weber 試験と Rinne 試験は耳鏡による外耳の

視診を行った後で行うべきである).

驚くべき数の患者が「変わっている」あるいはかすかに精神疾患の気があると「診断」され(図11-7および章末の付録11-3参照),その実,上記の検査で難聴と判明する.これらのケースの多くでただのささやきのみ,腕時計のみ,あるいは他の「おおよそ正常かみる」だけの検査で聴覚正常とされていたと報告されている.

▶ 症例報告

アイダホ州ボイシ市のGoltry医師は最近「耳が死んでいる」と診断を受けていた著しく健康な90歳男性を治療した.明らかに,それまで誰もこの患者に対してはRinne試験をわざわざ行おうとしなかったようで,実際に行ってみると伝音性難聴と判明した.患者はそれまで補聴器を使ってもめぼしい改善がなかったのだが,これは補聴器で増幅されても音が伝導しなかっただけだったのである.耳硬化症の診断がつけられ,アブミ骨摘出術が施行され,人工耳小骨が埋め込まれた.それによって補聴器は効果を発揮し,患者は両側の聴力を取り戻し,すなわち三角測量による音源の特定すらも可能となった.

医師が高度な検査や,法外に高価な技術ばかりに過度に依存しがちな時代のなかで,長らく見逃されていた治療可能な診断を,この症例では実に素朴な機器(512 Hz音叉)と医学的手腕が導き出したのである(V. L. Goltry, 私信, 2004).

6) Schwabach試験

Schwabach試験は患者と検査者(もちろん正常な聴力)との骨伝導を比較する検査である.Rinne試験と同様,まずは振動する音叉を患者の乳様突起に当て,音が消えたら言うよう患者に伝える.音が消えたらただちに音叉を離し,自分の乳様突起に当て,音が消えるのに何秒かかるかを計測する.もし音が聞こえなかった場合,音叉を当てる順番を入れ替える.すなわち,まず検査者が音叉の音を聞き,消えたら患者の乳様突起に当てる.

検査者と患者の音が消えるまでの時間がほぼ同じであった場合,Schwabach試験正常と判定される.検査者のほうが患者よりも長く音を聞けた場合,Schwabach試験は減弱したと表す.これは,感音性難聴を示す所見である.逆に患者の骨伝導

が検査者のそれよりも明らかに長く持続した場合,Schwabach試験は亢進した,あるいは延長したと表す.これは伝音性難聴がある場合に起こる.なぜなら,正常では部屋の雑音が音叉の音をマスクしてしまうが,伝音性難聴ではこれが起こらないためである.したがって,この検査は完全に無音の部屋では行うべきでない唯一の検査なのである!

その他聴力に関する検査法については26章を参照されたい.

▶ 逆説的Rinne試験の説明

とても意欲に満ちた学生へ:過度に協力的で,加えて,あるいはやや頭脳に障害のある患者のなかには,逆説的Rinne試験結果を示す者がいる(すなわち,片側の完全感音性難聴のある側で,骨伝導が空気伝導に勝る).そのような患者は,音叉の振動を患側の頭蓋骨で感じとることを「学び」,健側の骨伝導を聞きとる経験から「聞こえている」に結びつけてしまっているのである.Schwabach試験を行えば,このような事態を明らかにすることができる.しかし,もし検査者の聴力に障害があり,Schwabach試験を施行できない場合,以下の手段を試してみるとよい.

Weber試験をもう一度行う(すると健側に偏する).そして,音叉を中線から徐々に患側の乳様突起に近づけていく.Weber試験は健側に偏し続ける.しかし,しばらくすると患側近くで,音が患側に偏し始める境界が見つかることがある.そこで健側の耳を塞いでみよう.もし「協力的」な患者が音叉の音でなく,学んだ頭蓋骨の振動を感じとっているのであれば,このWeber試験の「境界線」は,まったく動かないはずである.

それに対し,きちんと音を聞きとって反応している患者は,健側の耳を塞げばそちらでよりよく聞こえるようになるため,この境界線は推移することとなる.

▶ 突発性難聴

突発性難聴はすぐに気づかれ,耳毒性のある薬剤を中止するなどの措置をただちにとれば,可逆的である場合がある.これらの薬剤には抗菌薬(アミノグリコシド,エリスロマイシン,バンコマイシン),抗腫瘍薬(シスプラチ

ン，カルボプラチン，ビンクリスチン硫酸塩），ループ利尿薬（フロセミド，エタクリン酸），抗炎症薬（アスピリン，キニーネ）などが含まれる．耳毒性があるとあらかじめわかっている薬剤を投与しなければならない場合，投与前に高音域の聴覚スクリーニングを行うのが望ましい(Yueh et al., 2003)．高用量のヒドロコドンとアセトアミノフェンとの併用も重大な聴覚障害を引き起こしうることが知られている(Friedman et al., 2000 ; Oh et al., 2000)．

騒音への曝露は聴覚障害および老人性難聴増悪の原因となりうる．たとえ短い突発的なものでも大きな音，通常120 dB（救急車のサイレン程度）以上は聴力に重大な影響を及ぼしうる(Bogardus et al., 2003)．音響外傷はCorti器官の有毛細胞を傷害する(Canlon, 1988)．

他の病因には血管閉塞，ウイルス感染，聴神経腫瘍，圧外傷などが含まれる．無症候性のムンプスウイルス感染を含めた流行性耳下腺炎，単純ヘルペスウイルスの再燃も原因として示唆されている．しかし，ほとんどの場合，突発性難聴の原因は同定できない(Nakashima et al., 1998)．

治療の効果は，自然治癒が多いため，評価が困難である．米国における標準治療はステロイドだが，日本では30年以上にわたって高圧酸素療法が使用され，好成績を収めている(Nakashima et al., 1998)．この治療は症状発現から何ヶ月も経過していても効果を示しうる(Schumann et al., 1990)とされるが，早期に開始したほうが有効な場合が多い(Lamm et al., 1998)．いずれにしても，最良の治療機会を逃さないためには，医師のより高い認識が必要である．

7) Politzer法（瘻孔検査）

1. 中耳から慢性の排膿がある場合，Politzer法によって，水平半規管への穿孔の有無を調べることができる．Politzer球は噴霧器と接続し，外耳に空気を圧入するためのものである．瘻がある場合にこれを行うと，患者は回転性めまいと，通常眼振を発症する（内耳が完全に機能不全に陥っている場合，偽陰性がみられうる）．この検査は，慢性中耳炎のある全患者，なかでも回転性めまいを併発した患者に行うとよい．瘻孔があると，炎症

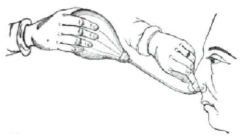

図11-8　Politzer法
（Politzer自身によるイラスト，1863）

は中耳から乳様突起を経て内耳まで拡大し，完全な聾，そして場合によっては髄膜炎も引き起こす(Adams et al., 1978)．

2. 耳詰まりに対する薬が開発される前の時代には，Politzer法はEustachio管を疎通させるため，むしろ陰圧をかけるのに使用された（つまりPolitzer球によって陰圧を生み出し，膿を吸引していた）．

残念ながら，今日では学生がPolitzer球にお目にかかれるのは博物館だけかもしれない．電球型あるいは洋ナシ型のゴム球からなり，長さ約11.4 cm（4.5インチ），幅は最大で約8.9 cm（3.5インチ）ほど，先端のまっすぐなノズルをスクリューで取りつけられるようになっている（図11-8）．どのようなものか知ってさえいれば，医師が自ら即興で作ることもできるだろう．道具さえあれば，このような単純な手技によってベッドサイドで診断し，後で精巧な器機などで診断を確認すればよいのである(V. L. Goltry, 私信, 2004)．

8) 回転性めまい

回転性めまいの鑑別診断には内耳の異常も含まれる．これに関する特別な診察方法については26章に記載されている．

9) 耳鳴りの定量的評価

耳鳴りの評価には，耳鳴りの強さ（音圧），音の高さ（振動数），そして煩わしさの程度が含まれる．

聴覚検査師は，耳鳴りをマスクするのに必要な音の強さを測り，それを耳鳴りの強さとしてdB（デシベル）で記録する．耳鼻咽喉科医や神経耳科医は耳鳴りの度合いを0～7までのスケールで表

す．0は耳鳴りがまったくないことを示し，7は患者が訴える最も強い耳鳴りを表す数値である（Shulman, 1992）．

耳鳴りの煩わしさは，必ずしも耳鳴りの強さとは相関しない．耳鳴りの煩わしさは患者によって「軽度」「中度」あるいは「重度」のいずれかで評価される．「軽度」はあまりひどくなく，持続的でもなく，通常静かな環境でのみ煩わしく感じられる耳鳴りを指す．「中度」の耳鳴りはもう少し強い音で，持続的であり，集中力や眠りを妨げる．「重度」は日常生活に支障をきたすほどのひどい耳鳴りを指す（Møller, 1994）．

耳鳴りは一般に，さまざまな振動数を含有し，時に既知の振動数を持つ音と一致することもある．検査用のさまざまな音がインターネット上で入手可能である．

耳鳴りの特徴を正確に特定することで，耳鳴りをマスクするのに最適な音を作り出すことができる．さらに，耳鳴りの定量化によって治療効果をより客観的に評価することが可能となる．以下の症例はそれをよく物語るものである．

▶ 耳鳴りの治療についての個人的経験：症例報告

患者は41歳の医師で，閉鎖空間で金属板に電気ドリルを使用し，急性の音響外傷を負った．彼はただちに重度の耳鳴りを自覚した．蝸電図検査によって蝸牛水腫の診断がつけられた．ステロイド投与以外にすすめられる治療法はなかった．

この医師はMEDLINEで検索し，米国外では高圧酸素療法が治療の第一選択となっていることを発見し，別の医師にこの治療を認可外で受けさせてもらえるよう頼んだ（Marsteller, 2004）．彼は2.4 ATA（絶対気圧），1回90分の治療を15回にわたって受けた．そして，彼はRadio Shack社から手に入れた騒音計を使用し，耳鳴りをマスクするのに必要な白色雑音の強さと高さをモニターした．マスク音は，はじめは音圧70 dB，テスト用の白色雑音と比較して計測された振動数は60 Hz以上であった．彼はさらに，高圧酸素療法室の近くに幸運にも設置されていた非常にうるさい自動販売機のおかげで，うまく耳鳴りの大きさを調べる方法を思いつき，実行した．自販機から床のタイル何個分離れたところに立つと耳鳴りがマスクされるかを数えたのである．それにより，彼は，耳鳴りが治療を終えた後軽快し，次の治療までの

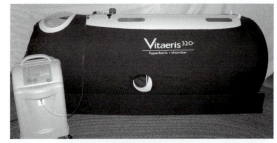

図11-9　ポータブルの高圧療法室． 空気を圧縮することで気圧をかけ，酸素濃縮機も付属している．そこから，鼻カニューレまたは非再呼吸式マスクを通して酸素が供給される．
（Patti Whylie氏提供．許可を得て掲載）

間にやや悪化し，次の治療でより軽快することを発見した．高圧酸素療法を開始するまでは，プレドニゾンの服用にもかかわらず，耳鳴りは生活に支障をきたすほどのレベルだったが，すべての治療が終わる頃には，残った軽度の耳鳴りも時折消失するまでになった．

3年後，やかましいコンサートを聴きに行ったところ，彼の耳鳴りは再発した．プレドニゾン60 mg/日を服用し始め，1週間ほどで若干の改善を認めた．その後，彼は図11-9にあるような小さなボックスでの治療を開始した．これは病院の高圧酸素療法室よりも簡便で安価だったが，かけられる気圧は1.25 ATAまでしかなく，酸素は酸素濃縮器（空気を吸気し，高濃度の酸素を排気する機器）から非再呼吸式マスクを通して供給されるものだった．当初の耳鳴りをマスクする音の強さは55 dBで，主な振動数は60 Hzと10 kHzであった．最初の治療を終えた時，最も煩わしかったブーンという高調波音は消失し，再発することもなかった．12回ほど治療を行った時点で，マスク音の強さは35 dBまで減弱し，周波数は5 kHzと15 kHzで，15 kHzのほうが優勢であった．耳閉感も減弱し，煩わしさの度合いも軽減していた．その後，さらに高圧（2.2 ATA）の治療室で10回ほど治療を受け，さらなる改善が見受けられたが，プレドニゾンの服用を中止すると再び症状が悪化した．そのため，短期の高用量プレドニゾンが再開された．

間欠的な低圧の高圧療法を続けつつ，この医師はプレドニゾンを漸減し，最終的には中止することができた．症状は安定し，マスク音の強さは36 dB程度で落ち着いた．

Radio Shack 社の騒音計では 50 dB 以下の音を計測できなかったため，彼はより感度の高い騒音計を購入する必要があった．また，症状の改善に従って，計測は格別に静かな時間にしか行うことができなくなった．「静かな」オフィスでの環境騒音は約 50 dB，夜の居住区周辺ではおよそ 40 dB である（Bogardus et al., 2003）．水道の蛇口を開くことで，さまざまな強さの白色雑音を簡便に発生させられることもわかった．

▶ 音圧についてのメモ

音圧 I（intensity）は，一般的に，健常人の最小可聴音圧を分母として dB で表される．

$$(dB) = 10 \log_{10}[I/I_0]$$

dB のスケールは，音圧の変化に対し，対数式に反応する人間の耳を模したものである．10 倍の強さの音は，人間の耳にはおよそ 2 倍程度に聞こえる．正常な人間の耳にかろうじて聞き分けられる音圧の違いは 1 dB 程度だが，大音量ではこれが 0.5～0.33 dB 程度まで下がる．よくある音源ごとの音圧は**表 17-1**（494 頁）を参照のこと．

10）頭蓋内圧

非常に上級者向き：髄液と内耳のリンパ液は連絡している．したがって，頭蓋内圧の変化は蝸牛内圧も変化させる．現在，頭蓋内圧の計測には，腰椎穿刺または頭蓋の穿孔を要する．Marchbanks 計測器，またの名を，鼓膜変位計測器あるいは髄液蝸牛液計測器は，飛行中に視力障害や頭蓋内圧変化を起こすリスクが高い宇宙飛行士のために開発された．耳栓つきのヘッドホンを装着するだけでよいという，簡便なものである（Ebert et al., 2014；サザンプトン大学病院, 2016）．この検査では，頭蓋内圧が上昇しているかどうかは，およそ 80％の正確さで同定でき，前の測定値と比較して変化があったかどうかは，さらに正確に同定できる（G. Gianoli, 私信, 2016）．耳が正常であることが前提となる．

11）超低周波音

超低周波音は，約 20 Hz 以下の周波数の音で，人間の可聴音域の下限にあたるが，高めの周波数

であれば聞きとることができる場合もある．超低周波音は人体からも発生しており（例えば呼吸音，心音や咳嗽など），あるいは体外では空調システム，工場，そして最近増加している風力タービンからも発生している．

蝸牛機関の外有毛細胞は，可聴音圧よりも 40 dB も小さな超低周波音ですら刺激を受ける（Salt and Hullar, 2010）．耳石器官（卵形嚢と球形嚢）の受容器は，とても低い周波数を感知するようにできており，患者のなかには超低周波音に対して過敏なものもいる．上半規管裂開症候群（SCDS = superior canal dehiscence syndrome）などの"第三の窓障害"[訳注6]を患っている患者では，超低周波音や他の音に反応して平衡障害と動揺視を含む Tullio 現象（26 章参照）を発症しうる．

訳注6）前庭窓と蝸牛窓に加えて，異常な裂隙が開いている疾患を指した名称．

風力タービンの音に曝露されることによるさまざまな症状として，睡眠障害，頭痛，疲労感，悪心，めまいなどが報告されている．これらの症状は身体表現性障害のそれと類似している（Leventhall, 2009）．低周波音への長期曝露による生理的な影響は十分に研究されていない．患者に精神的な疾患と，ごみ箱的診断をつけて片付けてしまう前に，この環境ストレスは考慮されるべきである．例えば，換気システムの音はシックハウス症候群の要因として示唆されている．患者をその環境から引き離したり，そのようなストレス下に置かれたことのない被検者をその環境に置いてみたりすることが，診断をつける糸口となりうる（Ambrose and Rand, 2011）．

付録 11-1　Earlobe crease：感度，特異度と陽性適中率

351，352 頁の解答：Pasternac と Sami（1982）の研究に出てくる値を，冠動脈疾患を持たない患者を入れることで希釈した場合，感度は変化しない．感度は，実際に病気を持っている集団のなかのみでその症候の有無を問うからである．

特異度も変化しない．なぜなら，真陰性の値も偽陰性の値も一様に増大するからである（つまり，結果的に比は変化しない）．すなわち，感度と特異度とは，有病率に影響されない統計値であるといえる．言い換えれば，研究対象の患者群が一般的な集団でない場合，誤解を招きやすい値だとい

うことにもなる．それに対し，陽性適中率は下がる．一般的な集団における earlobe crease の陽性適中率は 91% よりもはるかに低いものである．陽性適中率の公式を思い出してみよう（真陽性／［真陽性＋偽陽性］）．この公式の構成要素のなかで，病気を持たない患者を加えた時に増えるのは偽陽性の数のみである．つまり，分母のみが増えて分子は変わらないので，陽性適中率は低下することとなる．

　米国に限らず集計されたレビュー論文によると，冠動脈疾患に対する earlobe crease の感度は 61%，特異度 71%，陽性適中率は 62% であった．Elliott の論文では感度 73%，特異度 84%，陽性適中率は 74% であった．陰性適中率（真陰性／［真陰性＋偽陰性］）はそれぞれの論文で 70%，84% とされている．

付録 11-2　Eustachio 管閉塞診断を確認するための検査

　Eustachio 管閉塞の診断の確認には，次のような方法が挙げられる．(a) Valsalva 法, (b) Politzer 法，(c) 診断的治療として耳管閉塞解除薬を投与してみる．

付録 11-3　図 11-7 の説明文への解答

　この楽譜に書かれているのは，ベートーベンの交響曲第 9 番第 4 楽章に出てくる「歓喜の歌」である．ベートーベンの人生の 3 期目にして最も偉大な時代は，同時に彼がまったく耳の聞こえなくなった時期でもある．「何百万の人々に影響を与えた偉大な音楽の多くが，そのどれをも一度として聴いたことのない男の頭のなかから湧いて出たものである」(Kubba and Young, 1996)．彼は耳のみならず，他の重病にも蝕まれ，明らかに精神をも冒されていた．ベートーベンの仲間は，彼のことをけんかっ早く頑固な人間嫌いの気質のために，人間社会から自らを孤立させており，それを自分ではまるで理解していないと思っていたが，ベートーベンはそんな陰口をよく知っており，自らの遺書[訳注7]のなかでそんな仲間たちを非難している．彼はもはや会話することさえできなくなっていた時ですら指揮をし，細かい音楽のニュアンスに注意を払わないものに腹を立てることすらできていた(van Beethoven, 1911)．

訳注7) 難聴に苦しんだベートーベンが自殺を決意し，1802 年

10 月 6 日，ウィーンのハイリゲンシュタットにて書いた遺書である．結局彼は強靱な精神力によって自殺を思いとどまり，交響曲第 9 番を 1824 年に完成させ，1824 年 5 月 7 日の初演では自らも指揮台に立った．彼はその後第 10 交響曲に着手しつつも未完のまま，肝障害の急性増悪（ベートーベンが患っていたという病気に関しては，当時のワインの甘味剤に含まれていた鉛による中毒など諸説ある）によって 1827 年 3 月 26 日ウィーンにて亡くなったとされる．今日でもハイリゲンシュタットにはベートーベンが遺書を書いたとされる家が残されており，「ハイリゲンシュタット遺書の家」と呼ばれる小さな博物館として公開されている．ハイリゲンシュタット遺書のオリジナルはハンブルグ国立大学図書館に保管され，遺書の家では遺書の複製の他，遺髪やデスマスクなどを見ることができる．

　ベートーベンの難聴の原因が Paget 病だと考える人もいる．Kubba と Young(1996)はこれに反論しており，最もよくみられる原因，すなわち神経性難聴（感音性難聴）と耳硬化症を患っていたのではないかと推測している．

文献

- Adams GL, Boies LR Jr, Paparella MM. *Boies's Fundamentals Otolaryngology*. 5th Ed. Philadelphia, PA: W. B. Saunders; 1978.
- Ambrose SE, Rand RW. Adverse health effects produced by large industrial wind turbines confirmed. The Bruce McPherson Infrasound and Low Frequency Noise Study; 2011. Available at: http://www.acousticecology.org/wind/winddocs/health/Ambrose%20Rand_Bruce%20McPherson%20Infrasound%20and%20Low%20Frequency%20Noise%20Study.pdf. Accessed Jul 16, 2016.
- Block JL, Daisy S, Mostaque AK, Waler JA. Index of suspicion. *Pediatr Rev*. 1996;17:181-184.
- Bogardus ST, Yueh B, Shekelle PG. Screening and management of adult hearing loss in primary care: Clinical applications. *JAMA*. 2003;289:1986–1990.
- Brady PM, Zive MA, Goldberg RJ, et al. A new wrinkle to the earlobe crease. *Arch Intern Med*. 1987;147:65-66.
- Britton KM. Petrified ear: A complication of bluetooth headset use. *Arch Dermatol*. 2009;145:1065-1066.
- Canlon B. The effect of acoustic trauma on the tectorial membrane, stereocilia, and hearing sensitivity: Possible mechanisms underlying damage, recovery, and protection. *Scand Audiol Suppl*. 1988;27:7-45.
- Crouch RA. Letting the deaf be deaf: Reconsidering the use of cochlear implants in prelingually deaf children. *Hastings Cent Rep*. 1997;27:14-21.
- Davis DS. Genetic dilemmas and the child's right to an open future. *Hastings Cent Rep*. 1997;27:7-15.
- Ebert D, Gianoli G. Soileau J, et al. Analysis of clinical records as a means to validate non-invasive assessment of intracranial pressure using the cerebral and cochlear fluid pressure (CCFP) analyzer. NASA Technical Reports Server; 2014. Available at: http://ntrs.nasa.gov/archive/nasa/casi.ntrs.nasa.gov/20140012867.pdf. Accessed Sep 18, 2016.
- Elliott WJ. Ear lobe crease and coronary artery disease. *Am J Med*. 1983;75:1024-1032.
- Elliott WJ, Powell LH. Diagonal earlobe creases and progno-

sis in patients with suspected coronary artery disease. *Am J Med.* 1996;100:205-211.

- Frank STM. Aural sign of coronary artery disease. *N Engl J Med.* 1973;289:327-328.
- Friedman RA, House JW, Luxford WM, et al. Profound hearing loss associated with hydrocodone/acetaminophen abuse. *Am J Otol.* 2000;21:188-191.
- Gellis SS, Feingold M. *Atlas of Mental Retardation Syndromes: Visual Diagnosis of Facies and Physical Findings.* Washington, DC: U.S. Department of Health, Education, and Welfare; 1968.
- Gliklich RE, Eavey RD, Iannuzzi RA, et al. A contemporary analysis of acute mastoiditis. *Arch Otolaryngol Head Neck Surg.* 1996;122:135-139.
- Harley EH, Sdralis T, Berkowitz RG. Acute mastoiditis in children: A 12-year retrospective study. *Otolaryngol Head Neck Surg.* 1997;116:26-30.
- Kubba AK, Young M. Ludwig van Beethoven: A medical biography. *Lancet.* 1996;347:167-170.
- Laborde RP. The poet-physician: Medicine's impact on the lives and works of John Keats and Robert Bridges. *Pharos.* 1986;49:8-11.
- Lamm K, Lamm H, Arnold W. Effect of hyperbaric oxygen therapy in comparison to conventional or placebo therapy or no treatment in idiopathic sudden hearing loss, acoustic trauma, noise-induced hearing loss and tinnitus;a literature survey. *Adv Otorhinolaryngol.* 1998;54:86-99.
- Lee KC, Ladizinski B, Federman DG. Complications associated with use of levamisole-contaminated cocaine: An emerging public health challenge. *Mayo Clin Proc.* 2012;87:581-585.
- Leventhall G. Review: Low frequency noise. What we know, what we do not know, and what we would like to know. *J Low Freq Noise Vib Act Cont.* 2009;28:79-104. Available at: http://lfn.sagepub.com/content/28/2/79. full.pdf+html. Accessed Jul 15, 2016.
- Marsteller L. On hyperbaric oxygenation (letter). *J Am Phys Surg.* 2004;9:2.
- Michet CJ, McKenna CH, Luther HS, et al. Relapsing polychondritis: Survival and predictive role of early disease manifestations. *Ann Intern Med.* 1986;104:74-78.
- Møller AR. Tinnitus. In: Jackler RK, Brackmann DE, eds. *Textbook of Neurotology.* St Louis, MO: Mosby-Year Book; 1994:153-165.
- Morton LT. *A Medical Biography (Garrison and Morton).* 4th Ed. Hampshire, UK: Gower Publishing; 1983.
- Nakashima T, Fukuta S, Yanagita N. Hyperbaric oxygen therapy for sudden deafness. *Adv Otorhinolaryngol.* 1998;54:100-109.

- Nissen AJ, Bui H. Complications of chronic otitis media. *Ear Nose Throat J.* 1996;75:284-267.
- Oh AK, Ishiyama A, Baloh RW. Deafness associated with abuse of hydrocodone/acetaminophen. *Neurology.* 2000;54:2345.
- Oommen A. A study of the normal position of auricle in neonates. *Clin Anat.* 1997;10:19-21.
- Ordia JI, Mortara RW, Spatz EL. Audible cerebrospinal fluid flow through a ventriculoperitoneal shunt. *J Neurosurg.* 1987;67:460-462.
- Pasternac A, Sami M. Predictive value of the ear-crease sign in coronary artery disease. *Can Med Assoc J.* 1982;126:645-649.
- Petrakis NL. Diagonal earlobe creases, type A behavior, and the death of Emperor Hadrian. *West J Med.* 1980;132:878-891.
- Randall RE, Spong FW. Calcification of the auricular cartilage in a patient with hypopituitarism. *N Engl J Med.* 1963;269:1135-1137.
- Rothman R, Owens T, Simel DL. Does this child have acute otitis media? *JAMA.* 2003;290:1633-1640.
- Salt AN, Hullar TE. Responses of the ear to low frequency sounds, infrasound and wind turbines. *Hear Res.* 2010;268(1-2):12-21. doi:10.1016/j. heares.2010.06.007. Available at: http://www.ncbi.nlm.nih.gov/pmc/articles/PMC2923251/. Accessed Jul 15, 2016.
- Schumann K, Lamm K, Hettich M. Zur Wirkung und Wirksamkeit der hyperbaren Sauerstofftherapie bei alten Hörstörungen. *HNO.* 1990;38:408-411.
- Schwartz SR, Magit AE, Rosenfeld RM, et al. Clinical practice guideline (update): Earwax (cerumen Impaction). *Otolaryngol Head Neck Surg.* 2017;156:14-29.
- Shulman A. Subjective idiopathic tinnitus: A unified plan of management. *Am J Otol*aryngol. 1992;13:63-74.
- University Hospital Southampton. NIH Foundation Trust. TMD for noninvasive intra-cranial pressure measurement; Mar 20, 2016. Available at:http://www.uhs.nhs.uk/OurServices/Medical-physics/Patient-services/TMDfornon-invasiveintracranialpressuremeasurement.aspx. Accessed Sep 13, 2017.
- van Beethoven L. *Encyclopaedia Britannica.* 11th Ed. New York: Encyclopaedia Britannica, Inc.; 1911:644-651.
- Yueh B, Shapiro N, MacLean CH, et al. Screening and management of adult hearing loss in primary care: Scientific review. *JAMA.* 2003;289:1976-1985.
- Zapata-Wainberg G, Vivancos J. Bilateral earlobe creases. *N Engl J Med.* 2013;368:e32. Available at: http://www.nejm.org/doi/full/10.1056/NEJMicm1213006#t=article. Accessed Jul 16, 2016. (Figures show earlobe crease and MRI of brain.)

12章 鼻

あなたに話しておくが，すべてを兼ね備え，どのような病気も治すことができた年配の医師は姿を消した．（代わりに）最近は専門医ばかりが目立つようになった．例えていえば，もしあなたが鼻に問題があれば医師たちはあなたをパリに送るだろう．専門医はあなたの鼻を覗き込んで「まあ，わかりました，私はあなたの右の鼻孔の診療を行います．しかし私は左の鼻孔の診察ができないので，そのためにはウィーンに行ってください．そこには本当に偉大な左鼻孔の専門家がいます」．

フョードル・ドストエフスキー[訳注1]
『カラマーゾフの兄弟』第4部，第11編，第9章

訳注1）Fyodor Dostoyevsky(1821～1881年)，ロシアの小説家，思想家．

◆ 覚えておくべきポイント

- 鼻は，皮膚，軟骨，骨と粘膜に影響を与える全身もしくは局所の状態に影響される．時にはエレベーターに乗り合わせた短い間に，鼻を見ただけで診断を下すことができる．
- 先天性疾患，外傷，薬剤乱用の徴候は，鼻の表面もしくは鼻腔内に目立って発現する．
- 鼻漏の患者で，見逃してはいけない最も危険な診断は髄液瘻(CSF)である．
- 嗅覚の低下は，内分泌疾患，神経疾患，代謝性疾患，先天性疾患，栄養障害，感染症もしくは感染後状態，腫瘍性疾患，自己免疫疾患，外傷，もしくは鼻の局所的な異常で起こりうる．

1 外観

鼻瘤の球根状に膨れた鼻（酒皶のバリアント）によってエレベーター診断（乗り合わせた短い間での診断）ができる（図12-1）．この単語はギリシャ語の*rhino*（鼻）と*phyma*〔増殖（成長）〕に由来する．鼻瘤は痤瘡に長期にわたって罹患し，結合組織が増殖することによって生じる．明らかな顔面紅潮と酒皶性痤瘡は関連があるとされている(Swerlich and Lawley, 1994)．鼻瘤はアルコール摂取や暑い気候など血管への影響と統計学的に関連がある．しかしその徴候の特異性は不明である．

なぜならほとんどのアルコール中毒患者に発症せず，アルコール中毒患者における感度は低いからである．基底細胞がんとは明らかに関連がある(Roenigk, 1987)．

鞍鼻は鼻の骨の部分のびらんによる．これは先天性梅毒にみられる（図12-2）．

鞍鼻と似たような外観を呈するが，実際には（骨ではなく）軟骨が破壊される病変にはどのような病気があるだろうか（もし本書を順に読んでいたら11章ですでに読んでいるはずだ．本書の他の章か気に入っている医学書も参照せよ）．

外鼻 external nose を破壊する病変は基底細胞がんもしくは晩期梅毒のゴム腫である（図12-3）．

レバミゾールが混入したコカインが引き起こした血管炎による出血性水疱や壊死(Lee et al., 2012)は鼻もしくは顔面の他の部分に発症しやすい（図12-4）．

外鼻孔が正常呼吸において膨らむのは，胸部疾患か，横隔膜に接した腹腔内疾患がある時である(Silen, 1979)．

（致死性）正中肉芽腫[訳注2]は鼻と顔面中央構造物を骨を含めて完全に破壊する．この段階においては通常は診断的問題ではない．Hansen病，真菌，外傷，腫瘍なども外鼻を破壊する．ただし壊疽性鼻炎に比較して他の組織への影響の程度は低い．

鼻への装飾目的のピアスは，特に金具が組織内に残っている時に感染と腫脹をきたす．もし金具が外側の鼻軟骨を貫通している場合は，軟骨周囲炎あるいは軟骨の壊死を招き鼻翼が虚脱する．ほとんどの場合は金具を取り去れば問題なく治癒する(Watson et al., 1987)．

訳注2）(lethal) midline granuloma = NK/T nasal lymphoma, 鼻腔，副鼻腔のリンパ腫．EBウイルス感染と関連あり．

2 内側面

1）診察法

鼻腔内の診察は，(a)耳鏡に鼻用のスペキュラを取りつけて診察する，(b)ウィーン式鼻鏡を用

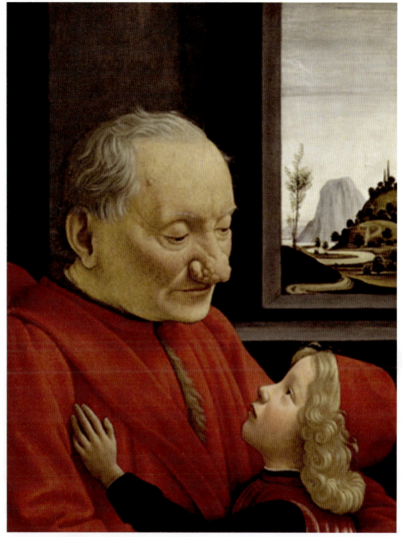

図 12-1　鼻瘤. この子供のDennie-Morgan fold[訳注3]，下眼瞼縁直下の明瞭なしわはアレルギーに特徴的である．
［ギルランダイオ，D.（約1490年）作『老人と少年』〔（木の上に描かれた）テンペラ画〕パリ，フランス：ルーブル美術館］

訳注3）思春期から成人期のアトピー性皮膚炎に見られる下眼瞼の特徴的なしわ．

いる（ハンドルを握ることで鼻鏡部分を広げられる），(c) 単純にライトと診察者の指を使う．ほとんどの非専門医は額帯鏡の使用の有無にかかわらずウィーン式鼻鏡を使用しない．したがって専門医のような詳細な診察は不可能である．医学生は耳鼻咽喉科において額帯鏡の使用方法を練習すべきである（この技術を習得するには多大な練習が必要である．アリゾナのDouglas Lindsey医師は額帯鏡からの光だけで飛行機の模型を組み立てることをすすめている）．耳鼻咽喉科の外来以外では額帯鏡は実際的でなく，ペンライトや耳鏡のライトと鼻鏡を使用すれば十分である．

▶ 鼻用のアタッチメントを取りつけた耳鏡の使用

1. 鼻用スペキュラを耳鏡に取りつけて点灯させる．
2. 利き腕でない手で（患者の）鼻先を軽く上方へ押し上げ，鼻スペキュラが鼻孔に容易に挿入できるようにする（利き腕は患者の頭の位置を決めたり，器具を操作したり，もし額帯鏡がなければ光

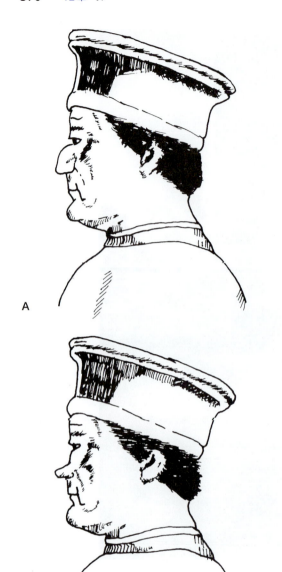

図 12-2　**A：先天性梅毒による鞍鼻の偽陽性例**（ピエロ・デラ・フランチェスカ作:『ウルビーノ公爵のフェデリーコ・ダ・モンテフェルトロ』の肖像画より引用, ウフィッツィ美術館, フィレンツェ）　**B：先天性梅毒であったら公爵の鼻はこのように観察された（鞍鼻）**.

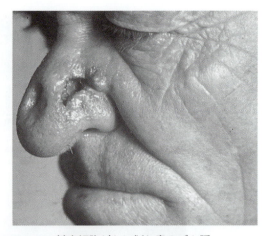

図 12-3　**基底細胞がんに似た鼻のゴム腫**
（U.S. Public Health Service. *Syphilis：A Synopsis*. Publication no. 1660. Washington, DC：U.S. Public Health Service；1968 より許可を得て転載）

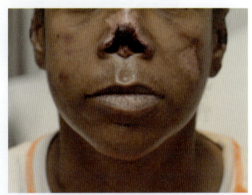

図 12-4　**レバミゾールが混入したコカインに再曝露したことによる出血性痂皮を伴った鼻尖壊死**.
（Lee KC, Ladizinski B, Federman DG, Complications associated with use of levamisole-contaminated cocaine: an emerging public health challenge. *Mayo Clin Proc*. 2012；87：581-586 より許可を得て転載）

を持ったりする）訳注4).
3. 鼻粘膜の色調と潰瘍の有無を観察する.
4. 鼻中隔彎曲と穿孔をチェックする.
5. 可能であれば中および下鼻甲介 turbinates を観察する. 中鼻道 middle meatus からの化膿性滲出液とポリープをチェックする.
6. もう一方の鼻孔を観察する.
7. 再使用する鼻スペキュラは石鹸水で汚れを落とした後, 10%次亜塩素酸ナトリウム（漂白剤）に15〜20分漬ける（アルコールもこの目的に使用されてきたが, 漂白剤は肝炎ウイルス, AIDS ウイルスなどのウイルスを死滅させるのに有効である. 使い捨て鼻スペキュラ使用が最もよい）.

訳注4）光源付きの耳鏡を使用していれば, 額帯鏡の使用は必要なくなる.

ウィーン式鼻鏡の使用

1. 観察をはかどらせるために, 特に鼻疾患が疑われている時や鼻粘膜が腫脹している時は0.5%フェニレフリンを（スプレーもしくは綿に染み込

ませて)使用し，粘膜を収縮させる．
2. 鼻鏡を利き腕でない手で保持する．
3. 鼻鏡を(鼻孔に)挿入して上下方向に拡張させ，その際に人差し指を患者の鼻の側面において(鼻鏡保持を)安定させる．
4. 鼻腔内の構造物を上記のように順番に観察する．
5. 金属性の鼻鏡を石鹸水で洗浄後，滅菌用液(できれば10％次亜塩素酸ナトリウム)に20分漬けるかあるいは煮沸もしくはオートクレーブで15～20分処理する．

2) 鼻中隔

診察方法

もし中隔穿孔を疑っている場合は次に示す特別な診察を行うことが望まれるかもしれない．
1. 暗くした部屋で鼻スペキュラを装着した耳鏡を一方の鼻孔に挿入して光で照らす．
2. もう一方の鼻孔内を観察して光が中隔(穿孔)を通して漏れてこないかを観察する(光が十分に強い時に正常でも観察される単純な透過光ではない)．
3. 反対側で繰り返して行う．

穿孔の原因

鼻中隔穿孔は外傷(Delp and Manning, 1975)，クロム中毒(Leopold, 1952)，結核を含む感染(DeGowin, 1965)，感染した鼻腔内血腫，梅毒(以前は最も多い原因であった)(Adams et al., 1978)，コカインやヘロイン吸入(Sapira and Cherubin, 1975)，および種々の膠原病．このなかにはWegener肉芽腫症，正中肉芽腫，全身性エリテマトーデス，混合型クリオグロブリン血症，関節リウマチ，乾癬性関節炎，進行性全身性硬化症(強皮症)，そして混合性結合織病(Wilkens et al., 1976)が挙げられる．乱用による薬剤の鼻腔内投与が増加傾向にある．コカインを含有しないメタンフェタミンは中隔穿孔の原因であるとされている(図12-5)(Bakhshaee et al., 2013)．

中隔彎曲

通常外傷が彎曲の原因である．鼻の所見をとるとともに病歴に注意を払うことが必要である．

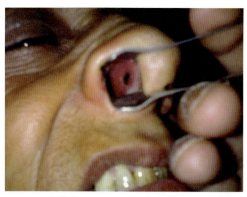

図12-5　鼻腔内メタンフェタミン使用による壊死，潰瘍にいたった鼻腔内内視鏡画像[訳注5]．彼女は(鼻)中隔穿孔，鞍鼻，口腔内乾燥を発症した
〔Bakhshaee M, Khadivi E, Sadr MN, Esmatinia F. Nasal septum perforation due to methamphetamine abuse. *Iran J Otorhinolaryngol*. 2013；25(70)：53-56〕

訳注5)　内視鏡画像とあるが，鼻鏡を用いた鼻腔内観察像である．

指導医へ：ラテン語の*saeptus*は動詞saepireの過去完了分詞に由来し，その意味は壁を立てる，あるいは囲いをする，あるいは生垣という意味である(Kidd, 1979)．この男性名詞は「壁」を意味する．何らかの理由によって英語ではseptumとなり，ラテン語における中性名詞となった．Septumの複数形はラテン語では*septa*になる．しかしある肝臓学者が複数形の*septa*を女性単数名詞として誤用し，しかも他に*septae*という複数形を作った(実際には英語でseptumというのであれば複数形はseptumsというのが正しい)．しかし使用されることで言語として認知されているため，本項のタイトル"septum"は「ラテン語」上は誤った使用法となっている．

歴史からの教訓として，いったん男性から中性になってしまったら，どのような去勢方法でも同様だが後戻りはないということである．

3) 鼻粘膜

アレルギー性鼻炎に罹患している(もしくは単に上気道炎からの回復期にある)患者は蒼白で，「沼地のような」鼻粘膜か，もしくは病期によっては粘膜は発赤，腫脹している(Adams et al., 1978)．しばしば極度に腫脹し気道閉塞を伴う乾燥して赤みがかかった外観は，局所使用の充血除去薬の過

剰使用の際に観察される．上気道感染や副鼻腔炎の場合は粘膜は膿性であるかもしれない．線状出血（streaks）は外傷，鼻出血もしくは繰り返して鼻をかむことによって生じる．

副鼻腔炎を診断するには鼻に関する徴候と症状を他の所見と合わせると最も有用である．①上顎の歯痛，②膿性鼻汁，③充血除去薬に不十分な反応，④光の透過性の異常[訳注6]（9章参照），⑤有色の鼻汁の病歴，これらのうち4症状がそろえば陽性尤度比は6.4，3症状がそろえば2.6，2症状で1.1，もし1症状だけであれば0.5となり，いずれも有さない時は0.1となる（Williams and Simel, 1993）．

ポリープは鼻腔内では比較的多い腫瘍で，皮の剝けたブドウのようである．これらは鼻甲介の鼻粘膜，あるいは副鼻腔から生じる．ポリープは可動性があり，圧痛のないことで，腫脹した鼻甲介や腫瘍と鑑別されるだろう．ポリープは原因を問わず慢性の刺激により発症し，通常はアレルギー疾患によるが，あるいは繰り返す感染などからも生じる．3徴として，アスピリン過敏症 hypersensitivity，鼻ポリープ，喘息が挙げられている（Adams et al., 1978）．

訳注6）副鼻腔透照法：副鼻腔炎の時に光の透過性が低下する．

▶ 鼻炎の鑑別診断

アレルギー性鼻炎が最も多い鼻炎のタイプである．季節性や通年性もしくは職業に関係する場合もある．これは全身疾患と考えられており，全身の症状として，倦怠感，疲労感，頭痛を伴い，喘息，慢性副鼻腔炎，湿疹（に罹患した）患者に合併する．くしゃみや鼻瘙痒感，"allergic shiners"（目の下の暗い部分）と喘息の合併はアレルギーが原因であることを示唆する．充血が強い時，後鼻漏，嗅覚と味覚の喪失はアレルギーもしくは非アレルギー性鼻炎でも生じうる．後者には血管運動性鼻炎，充血除去薬使用過多による薬剤性鼻炎 rhinitis medicamentosa，もしくは薬剤あるいはホルモン誘発性鼻炎がある（Quillen and Feller, 2006）．

▌ 4）鼻腔内の他の所見

良性や悪性の腫瘍が鼻に観察される．それらは無痛性で普通は出血しない．片側の鼻漏は異物，

例えばエンドウマメ，ソラマメ，ナッツなどによることが多く，小児科領域で診断される．しかし後鼻孔閉塞や片側の副鼻腔炎でも発症しうる．もし片側の鼻漏の原因が明らかにならない時は，髄液瘻孔を検討しなければならない（下記参照）（Prior and Kenyon, 1997）．

副鼻腔，鼻腔，口腔はアスペルギルスの初回感染巣となる．抗がん剤治療を受けている患者のなかでは2番目に多い真菌感染症である．病変は黒色で潰瘍形成し，組織破壊と血栓性の血管閉塞による梗塞の結果，痂皮化している．緑色で硬くゼラチン様の物質が鼻腔内に観察されるかもしれず，鼻汁は真菌を含んだ白色や茶色の粒子が混じっている．

鼻腔近傍の副鼻腔から顔面に瘻孔形成がみられる時がある（Dreizen et al., 1992）．

▌ 5）髄液鼻漏

透明な水のような鼻汁がみられたら髄液鼻漏を示唆する（Anderson et al., 1961；Prior and Kenyon, 1997；Roberts, 1958）．どのような原因であっても，クモ膜下腔と鼻腔との交通は髄膜炎を発症する素因となるため，外科的な処置を要する．

ほとんどの場合，髄液鼻漏の原因は外傷によることが多いが，特発性の（正常圧において）髄液鼻漏も稀に発症することがあり，脊髄液瘻の3〜4％を占める（Beckhardt et al., 1991）．そのような症例は先天性に（骨が）裂開し，小さな髄膜瘤を形成することに起因する．鼻をかむ行為が特発性の髄液鼻漏の発症を促進し30％の患者（10症例）で観察された（Tolley, 1991）．髄液鼻漏は慢性の頭蓋内圧亢進症でも発症しうる．

篩板骨折 cribriform plate fracture を合併した外傷患者では鼻もしくは口から髄液漏が生じうる．これはしばしば血液と混じるが凝固することはない．そのような鼻汁は濾紙（もしくはペーパータオル）の上に1滴たらして観察すると中央の赤いスポットと明瞭な淡黄色の外周もしくは「暈（かさ）」に分離される（暈は脊髄液からなる）．この徴候がみられたら経鼻胃管を挿入することは禁忌である．さもないと胃管は頭蓋内へ挿入される（Timberlake, 1986）．

もし髄液鼻漏が疑われたら，鼻漏がうつむいたり咳をした時に増えないか，患者が特に夜間に息が詰まる感じはないか，ハンカチで鼻汁を拭いた後ハンカチが乾いても（その部分が）グニャグニャしていないかを確認する（Prior and Kenyon, 1997）．

鼻漏の糖値が特に高い時（＞30 mg/dL），おおよそ髄液と同等（40〜80 mg/dL）の際は，髄液鼻漏の診断を支持する．不運にもテステープ（グルコースオキシダーゼ法）は一時すすめられたが，あまりに感度がよく偽陽性が多い（Kirsch, 1967）．これは還元物質が涙の中に多いためである（涙は比較的糖分が高く鼻涙管から鼻に入る）．手術時に髄液鼻漏がないと証明された患者での報告では高くとも17 mg/dLの糖レベルであった（Crow et al., 1956）．新しい"Chemstrip"血糖テストテープでも同様に偽陽性を生じる（Ackerman et al., 1989）．検査室での糖定量検査が最も効果的な髄液鼻漏を確定する方法である（Beckhardt et al., 1991）．髄液鼻漏中のβ_2トランスフェリンの証明は診断価値がある（Prior and Kenyon, 1997）．ベッドサイドにおける髄液中糖の迅速測定には，2分間試薬（Chemstrip bG）と携帯分析機（Accu-Chek IIR）が非常に信頼性に優れ正確である（Slovis et al., 1989）．

3 特別な診察方法：嗅覚

第Ⅰ脳神経の診察は神経診察に含まれるべきかもしれないが，嗅覚の異常の原因が鼻の診察経過中に発見されることがあるためこの項で述べる．

医師の嗅覚が診断道具として用いられることは13章において議論する．嗅覚の検査には刺激性のない（においのする）物質が必要である．例えていえばコショウやアルコールは受け入れられない（特に純アルコールは無臭である）．私の診察かばんには2つのプラスチック容器があり，1つにはクローブ（丁子）が，もう1つにはシナモンが入っている．どちらも適度に新鮮である．他に適当なものはナツメグ，オールスパイス，コーヒー，ミントである．

1) 診察方法

1. 患者に眼を閉じてもらい，片方の鼻孔を塞い

で，（においの入った）プラスチック容器の蓋を開けて，患者の鼻に持っていき深く息を吸わせる．
2. 患者にどんなにおいを感じるか尋ね，その物質が何であるかを特定してもらう．
3. コントロールとして蓋をしたままの容器を（患者に嗅がせて）においうか尋ねる．
4. 他のにおいでも同じことを繰り返す．反対側の鼻孔でも行う．患者に2番目のにおいははじめのにおいと異なるか尋ねる．

2) 結果の解釈

ほとんどの患者は（試験された）においが何のにおいかを特定できず，そして2つのにおいの違いもわからない患者もいるかもしれない．本当に確認しなければならないのは患者がにおいを感じるか否かである．したがって一部のにおいがわかって感嘆するのも何のにおいかわからないと欲求不満を感じるのも嗅覚としては正常である．

もし患者が仮病を使ったり，ある理由で検査を馬鹿にしたりした時は，（試験の際に）鼻翼が膨らむのを観察する．鼻翼が膨らむということは真剣に検査に臨んでいる証拠である．患者が医師よりも長い時間をかけてにおいを嗅ごうとする時には鼻翼は膨らんでいるものである．（においを嗅ぐ時に）鼻翼が膨らまない時は何も語らない（何の結果も得られない）．

> さらに正確に試験を行いたいのであれば，吸入用アンモニア製剤を嗅がせるか，嗅塩を用いる．このにおいは嗅神経よりも第Ⅴ脳神経を刺激する．もし患者が身を引っ込めたり，しかめ面をしなければ仮病である（J.Boyles, 私信, 1998）．

3) 嗅覚消失の原因

両側の嗅覚消失をきたした場合は，常に低ゴナドトロピン血症に伴う性機能低下を疑う（Kallmann症候群）．嗅覚異常や消失は亜鉛欠乏，頭部外傷，多発性硬化症，サルコイドーシス，Parkinson病，慢性腎不全，肝硬変，悪性貧血，Cushing症候群，甲状腺機能低下症，糖尿病，Turner症候群，原発性無月経症（Turner症候群によることがある），偽性副甲状腺機能低下症，

囊胞性線維症，喉頭摘出後，急性ウイルス性肝炎，気管支喘息，毒素曝露，そして特定の薬剤で生じる（Delaney, 1983；Schiffman, 1983）．

局所の病気で両側の嗅覚消失をきたす疾患は，Sjögren 症候群，扁桃肥大，アレルギー性鼻炎，鼻ポリープ，副鼻腔炎，Hansen 病，臭鼻症，インフルエンザ様感染症がある（Delaney, 1983；Schiffman, 1983；Wechsler, 1963）．炎症性鼻疾患やウイルス感染後が 63 症例の検討で最も多い原因であった（Davidson et al., 1987）．

片側の無嗅覚症は非常に珍しい．ほとんどの場合は局所的な問題，例えば鼻粘膜腫脹が反対側より悪くなれば（左右差のため片側）生じうる．しかし前頭葉腫瘍に注意を向ける優れた徴候である（Liddell, 1976）．外傷で片側だけの嗅覚に影響がでることは稀である．

においを特定できないことは Alzheimer 病の初期徴候であるかもしれない（Wilson et al., 2007）．

アスパラガスを食べた後に（通常排泄されないメチルチオエステルのために）尿がにおうことは（White, 1975），そのようなにおい物質は排泄されていないと主張する者もいたため，長年（メチルチオエステル排泄に関連した）先天性の遺伝子多型と信じられてきた．今日ではすべての人がこの物質を排泄していることがわかり，そのにおいを嗅ぐ能力に遺伝子多型があることがわかっている（Lison et al., 1980）．学生はこのような理論の変遷を覚えておくとよい．特にマニアックな研究を検討する時には．

文献

- Ackerman WE, Juneja MM, Kaczorowski DM. A simple test for detecting CSF. *South Med J.* 1989;82:94.
- Adams GL, Boies LR, Paparella MM. *Boies's Fundamentals of Otolaryngology.* 5th Ed. Philadelphia, PA: W. B. Saunders; 1978.
- Anderson WM, Schwarz GA, Gammon GD. Chronic spontaneous cerebrospinal rhinorrhea. *Arch Intern Med.* 1961;107: 723-731.
- Bakhshaee M, Khadivi E, Sadr MN, Esmatinia F. Nasal septum perforation due to methamphetamine abuse. *Iran J Otorhinolaryngol.* 2013;25(70):53-56.
- Beckhardt RN, Setzen M, Carras R. Primary spontaneous cerebrospinal fluid rhinorrhea. *Otolaryngol Head Neck Surg.* 1991;104:425-432.
- CDC. Recommendations for preventing transmission of infection with human T-lymphotropic virus type III/lymphadenopathy-associated virus in the workplace. *MMWR Morb Mortal Wkly Rep.* 1985;34:682-695.

- Crow HJ, Keogh C, Northfield DW. The localisation of cerebrospinal fluid fistulae. *Lancet.* 1956;271(6938):325-327.
- Davidson TM, Jalowayski A, Murphy C, et al. Evaluation and treatment of smell dysfunction. *West J Med.* 1987;146:434-436.
- DeGowin EL. *Bedside Diagnostic Examination.* New York: Macmillan; 1965.
- Delaney P. Taste and smell in disease. *N Engl J Med.* 1983; 309:1062.
- Delp MH, Manning RT, eds. *Major's Physical Diagnosis.* Philadelphia, PA:W. B. Saunders; 1975.
- Dreizen S, Keating MJ, Beran M. Orofacial fungal infections: Nine pathogens that may invade during chemotherapy. *Postgrad Med.* 1992;91:349-360.
- Kidd DA. *Collins Gem Dictionary: Latin-English, English-Latin.* London:William Collins Sons; 1979.
- Kirsch A. Diagnosis of cerebrospinal fluid rhinorrhea: Lack of specificity of the glucose oxidase test tape. *J Pediatr.* 1967;71: 738-719.
- Lee KC, Ladizinski B, Federman DG. Complications associated with use of levamisole-contaminated cocaine: An emerging public health challenge. *Mayo Clin Proc.* 2012;87:581-586.
- Leopold SS. *The Principles and Methods of Physical Diagnosis.* Philadelphia, PA: W. B. Saunders; 1952.
- Liddell K. Smell as a diagnostic marker. *Postgrad Med J.* 1976;52:136-138.
- Lison M, Blondheim SH, Melmed RN. A polymorphism of the ability to smell urinary metabolites of asparagus. *Br Med J.* 1980;281:1676-1678.
- Meenan FO. Further observations of the Dennie-Morgan fold. *Ir J Med Sci.* 1981;150(3):59-62.
- Prior AJ, Kenyon GS. A running nose. *Lancet.* 1997;350:634.
- Quillen DM, Feller DB. Diagnosing rhinitis: Allergic vs. nonallergic. *Am Fam Physician.* 2006;73:1583-1590.
- Roberts HJ. *Difficult Diagnosis: A Guide to the Interpretation of Obscure Illness.* Philadelphia, PA: W. B. Saunders; 1958.
- Roenigk RK. CO$_2$ laser vaporization for treatment of rhinophyma. *Mayo Clin Proc.* 1987;62:676-680.
- Sapira JD, Cherubin CE. *Drug Abuse.* New York: American Elsevier; 1975.
- Schiffman SS. Taste and smell in disease. *N Engl J Med.* 1983; 308:1275-1279.
- Silen W, ed. *Cope's Early Diagnosis of the Acute Abdomen.* 15th Ed. New York:Oxford University Press; 1979.
- Slovis CM, Negus RA, Amerson SM, et al. Bedside cerebrospinal fluid glucose analysis. *Ann Emerg Med.* 1989;18:931-933.
- Swerlich RA, Lawley TJ. Eczema, psoriasis, cutaneous infections, acne, and other common skin disorders. *Harrison's Principles of Internal Medicine.* 13th Ed. New York: McGraw-Hill; 1994:274-279.
- Timberlake GA. Trauma: In the golden hour. *Emerg Med.* 1986;19:79-95.
- Tolley NS. A clinical study of spontaneous CSF rhinorrhea. *Rhinology.* 1991;29:223-330.
- U.S. Public Health Service. *Syphilis: A Synopsis.* Publication No. 1660. Washington, DC: U.S. Public Health Service; 1968.
- Watson MG, Campbell JB, Pahor AL. Complications of nose piercing. *Br Med J.* 1987;94:1262.

- Wechsler IS. *Clinical Neurology*. 9th Ed. Philadelphia, PA: W. B. Saunders;1963.
- White RH. Occurrence of S-methyl thioesters in urines of humans after they have eaten asparagus. *Science*. 1975;189:810.
- Wilkens RF, Roth GJ, Novak A, et al. Perforation of nasal septum in rheumatic diseases. *Arthritis Rheum*. 1976;19:119-121.
- Williams JW, Simel DL. Does this patient have sinusitis? Diagnosing acute sinusitis by history and physical examination. *JAMA*. 1993;270:1242-1246.
- Wilson RS, Arnold SE, Schneider JA. The relationship between cerebral Alzheimer's disease pathology and odour identification in old age. *J Neurol Neurosurg Psychiatry*. 2007; 78(1):30-35. doi:10.1136/jnnp.2006.099721.

13章 口腔（中咽頭）

汝の口を見よ，病はそこより入る

ジョージ・ハーバート[訳注1]
CHURCH PORCH, STANZA 22

訳注 1） George Herbert（1593〜1633年），イングランドの詩人.

◆ 覚えておくべきポイント

- 口を診察する際には，嗅覚という特別な方法が用いられる．呼気中の代謝産物を分析するための携帯型質量分析計がないので，われわれはなお近代以前の医師と同じように自分の嗅覚を用いる．
- 限局性腸炎（Crohn 病），AIDS，Addison 病のような重篤な全身疾患の初期徴候が口腔を注意深く観察するとみられるかもしれない．
- 歯および歯周疾患は身体全体の健康において重篤な問題を起こしうる．
- 口腔粘膜の色素沈着は重金属，多くの薬剤，内分泌もしくは血液疾患，他の状況でも起こりうる．
- 閉塞性睡眠時無呼吸は非常に多い．耳鼻咽喉の所見はわずか，もしくはないかもしれず強く疑う必要がある．

1 診察の順序

1）視診

患者は検者に向かい合い，検者が口を覗き込みやすい高さに背筋を伸ばして座らなければならない．耳鼻科専門医の額帯鏡はより優れた照明であるが，ベッドサイドでは懐中電灯や耳鏡が光源として用いられる．

▌ 診察方法

1. 口唇を診て（本章の後で述べる），口唇粘膜を診察するために口唇を外にめくり返す．患者に口を開けるように指示し，口の開口部，それから舌背を含めた口腔内のすべての構造を（義歯を外して）診る．舌の線維攣縮 fibrillations と線維束攣縮 fasciculations をチェックする（詳しくは 26 章参照）．これは舌を安静にし，患者が口呼吸をし

て行わなければならない．舌を無理に伸ばした状態でいると，普通の人はほとんど"contraction fasciculations"が出現する．患者にとって最小限の労力で行う方法は，患者の口角にあなたの指を掛けて引っ張り，舌が安静時で観察できるように患者に少し口を開けてもらうことである．

2. 頬粘膜，Stensen 管[注1]や Wharton 管（前者は第 2 大臼歯の向かい側，後者は舌の裏の舌小帯の約 5 mm 外側）の開口部，歯，歯肉を完全に診るには頬や口唇を押し下げるための舌圧子を使用する．

3. 舌下面や口腔底部（がんの多い箇所，特に高齢の喫煙者）を診察できるように，患者に舌を口蓋につけてもらうように指示する．

4. 次に，口蓋を診察する（所見については本章の後参照）．口内鏡の使用が非常に有用である．

5. 患者に舌の力を抜くように指示する（この箇所の診察では舌を突き出すように指示してはならない．26 章参照）．もしうまく見えないのなら，利き手でないほうの手で舌圧子を用いて舌の中部 1/3 を押さえ，それでもうまく見えないのなら舌を前方に引っ張る．舌の後方の部分に触れてはならない．咽頭反射（26 章参照）を調べる準備ができるまで患者に吐き気を催させたくはない．扁桃，扁桃窩，口蓋舌弓と口蓋咽頭弓，後咽頭壁と咽頭側壁，舌根部，時に喉頭蓋（本章の後で述べる）の先端がみられる．

▌ 別の診察方法

座っている患者の後ろに立ち，患者の頸を伸展し口を全開に開けて深吸気で止めてもらう．舌や口蓋底部は重力で落ち込む．舌圧子はめったに必要とならない（Greally, 1998；Sprackling, 1988）．

> 🔷 口腔の単発の黒色粘膜病変はどの箇所もすべて悪性黒色腫の可能性があり，生検するべきである．

注 1 Stensen 管は **Steno 管**と呼ばれることもある．それは同じ管であるのみならず同じ人，デンマークの神学者（1636〜1686）である．Nicolas Steno は Niels Stensen のラテン語表記である．彼は，卵巣機能を説明し，成層岩と火山岩を区別し，化石の正しい起源を理解した最初の人物であるが，これらの業績は記念されていない．

2) 触診

口腔と咽頭の症状のある，もしくは異常に見える箇所はすべて触診する（検者は使い捨ての手袋を着用するべきである）．口の組織の深いところにある中等度の大きさの腫瘤や囊胞はこの方法でしか見つからないので，がんのハイリスクの患者では舌や口腔底部も触診しなければならない．顎下腺管の結石も触れる（唾液腺は 14 章で述べる）．口腔底部の真ん丸の蒼白な粘膜下腫瘤は小唾液腺の閉塞によるもので，ガマ腫 ranula と呼ばれる．顎関節は外耳道に指先を入れて口を開け閉めしてもらうと触診することができる．

3) 打診

下顎歯の上に舌圧子を置き，患者に舌圧子の先端の上に舌を置いてもらい，打腱器で力を抜いた舌を軽く叩くことでミオトニーを診察する．打腱器は清潔な使い捨て材料で包んでいなければならない（手でみられるようなミオトニーの記述は 25 章参照）．

4) 嗅覚

■ 診察方法

患者の呼気の流れにあなたの鼻を持っていき，患者に 1 から 10 まで声を出して数えてもらう．もし有害なガスのにおいを疑うのなら患者から顔をそむけてもよいが，それでも流れのなかに鼻を持っていくようにする．

ある患者は口腔不衛生であったり吐いたりしているために，口のにおいによって呼気臭が隠されてしまう．そのような症例では，無香性の液体で口をゆすいでもらう．十分な口腔ケアによって，肺から実際に出てくる呼気のにおいを十分嗅げるようににおいを減らすことができる．

別の方法は患者に口を閉じてもらうことである．もし患者が寒い日に鼻呼吸しているのなら蒸気のあるところにあなたの鼻を持っていき，鼻孔から出る時にその空気のにおいを嗅ぐ（鼻呼吸が口腔とのつながりを減らすということを実践するには，鼻呼吸する人の舌の上にペパーミントオイルを垂らして口を閉じるのと開けるのでペパーミ

ントのにおいをどれぐらい嗅ぐことができるか試してみる）．

特異的な所見は本章の後で述べる．

2 口の開口部

正常では，垂直に並べた中指 3 本の先端が唇に触れずに十分入るぐらいに口は開かなければならない．開口が小さい 3 つの状況は，(a) 破傷風（たいてい診断上の問題にならない），(b) さまざまな機械的な顎疾患，特に顎関節疾患，(c) 進行性全身性硬化症（強皮症）である．ピッツバーグ大学の Gerry Rodnan 医師は患者の最大開口を記録することによって全身性硬化症の進行を記録した．患者の口はできる限り開け，進行記録シートのような紙きれを押さえつけられた．口紅はその測定の役に立った．

3 口唇

口唇の最も多い奇形は口蓋裂症候群でみられる．ウサギの唇に似ていることから，時おり兎唇 hare lip と呼ばれ，馬鹿みたいに“hair” lip と変換されていた．境界明瞭な辺縁を持つ硬い口唇病変は伝染性軟属腫もしくは悪性類上皮がんがありうる．約 95% の口唇の類上皮がんは下口唇に発生するが，その区別にはたいてい生検が必要である．

梅毒による下疳（中央が湿潤した潰瘍）は口唇に起こりうる．その病変は上口唇に限局すると誤って記載されている（暗視野検査でみられるように病変には生きたスピロヘータがたくさんいるので，もし梅毒による下疳を疑うのなら手袋を着用し，触った後には注意深く手を洗う）．

粘膜の破綻で形成される第 2 期梅毒の粘膜斑は口唇，舌，子宮頸部にできる．

白板（斑）症（文字どおり白板）は他の粘膜面と同じようにしばしば口唇での前がん病変である．

熱性疱疹（cold sore[訳注2]）は単純ヘルペスウイルス，特に I 型で起きる．初感染後にウイルスは神経組織に潜在して，皮膚，たいてい赤唇縁で再燃し，時に肺や上気道感染のような他の疾患によって引き起こされる．はじめは，透明な液体を

含む小水疱が1つもしくは複数ある．数日で小水疱は破裂し，痛みを残し，炎症を起こし，感染性の潰瘍となって痂皮を形成し，瘢痕を残さず治癒する．口腔粘膜，特に歯肉や舌に起きる原発性ヘルペス口内炎は小児に多いが成人では少ない．非常に重症になりうる．

訳注2) herpes simplex の口語.

口唇炎は垂直の割れ目が特徴の口唇の炎症である．限局性腸炎，腸性先端皮膚炎（遺伝的に食物から十分な亜鉛を吸収できない），アルコール依存症，ピリドキシン・リボフラビン・葉酸の欠乏，スプルー，クワシオルコル，ウイルス疾患，口腔カンジダ症，ビタミンA中毒，夏季痒疹，米国先住民系の血統の遺伝性光線皮膚炎（Lane, 1997），Plummer-Vinson 症候群の有無にかかわらず鉄欠乏性貧血（Beitman et al., 1981）で起こりうる．鉄欠乏性貧血は爪の異常を伴いうる（7章参照）．

軽度の不快感を伴う上唇と下唇のびまん性の腫脹は Crohn 病の約10%で起き，時に数年も全身症状に先行する最も長く持続する口腔所見である．肉芽腫性口唇炎は長期のサーベイランスの必要性を示す（Eisen and Lynch, 1998）．

口角炎，口角の発赤と亀裂はよだれを垂らす患者の良性の症状としてみられる．小児では，perlèche という特有の名前が与えられている．この状態はリボフラビン欠乏症に対して診断的であると記載されていたが，最も多い原因はモニリア（カンジダ）である．口角炎は貧血や口紅アレルギーでも起こる．私は，寒い季節にウイルス性上気道炎の口角炎を診たことがある．

口角炎は梅毒性のひび割れ（まさに「亀裂」）と区別しなければならない．後者は発赤と炎症のみならず，完全に上皮に覆われた亀裂，溝，隆線であり，口角から特に外側へ広がる．口角炎と異なり梅毒性の亀裂はいつまでも同じ状態を保つ．以前は，医学生は梅毒性の亀裂というより口角炎というほうが正しいことが多かったが，われわれの食生活が賢明となり性生活が賢明でなくなるにつれて梅毒性の亀裂が盛り返してくるかもしれない．

Peutz-Jeghers 症候群では，消化管の腺腫様ポリープが口や唇の周りの10〜20個の色素斑と関係している．病変は1mmの大きさで，色はリンゴゼリーのようである．もし小さくて丸い限局性の病変が老人性血管腫や cherry-red 斑のように赤ければ，Rendu-Osler-Weber 症候群（遺伝性出血性毛細血管拡張症）と診断できるであろう．

Stevens-Johnson 症候群では，上唇と下唇が極端に腫れ，時に出血性である．発症は突然で，病変に圧痛はない．最も多い病因は薬物反応，特にスルホンアミドである．舌や頬粘膜の腫脹を伴うこともある．

4 舌

1) 巨舌症

単に大きい舌を意味する巨舌症についてはたくさんの記載がある．しかしながら巨舌症の診断は，舌の大きさの正常値がないために私見の問題である．原発性全身性アミロイドーシス患者の22%で報告される巨舌症は明らかな見た目の変化と触った感じの硬さである（Kyle and Greipp, 1983）が，Down 症候群や粘液水腫ではどこまでが巨舌症でどこまでが単なる突出かを確診するのは難しい．

ある著者は舌の側歯によるくぼみが巨舌症の推定証拠であると提案している．しかしながら，私は舌の疾患もなく，新生児低血糖症候群（Combs et al., 1966），ガーゴイリズム，全身性ガングリオシドーシス，糖原病，Beckwith-Wiedemann 症候群，先端巨大症，尋常性天疱瘡（Milgraum et al., 1985）などの巨舌症の原因もない多くの患者でその所見をみたことがある．

2) 舌炎

舌炎は舌の炎症を意味する．舌の見た目は疾患の病期によって異なるので（Beitman et al., 1981），わかりにくい．はじめに乳頭肥大し，平らになり，顆粒が融合し，最後には萎縮する．はじめは舌の色は血色のよい牛肉のよう，もしくは赤紫色をしているが，萎縮が起きると舌は蒼白で滑らかになり，つやが出る．

舌炎の原因（いくつかオーバーラップする）には限局性腸炎，アルコール依存症，スプルー，クワシオルコル，悪性貧血，吸収不良症候群，ピリドキシン・チアミン・ニコチン酸・リボフラビンの欠乏，アミロイドーシス，（稀に）カルチノイド症候群が含まれる．平均ヘモグロビン8.7g/dLの

鉄欠乏性貧血患者の1つの研究では，舌炎は17％でみられた(Kalra et al., 1986)．

インフルエンザ桿菌タイプb(Hib)は感染性舌炎を起こしうる．同じ病原体で起こされる喉頭蓋炎(下記参照)ほど重篤な状態ではない．舌を侵す他のウイルスや細菌は稀である(Schneiderman, 1990)．

移動性舌炎とも呼ばれる地図状舌では，上皮の剥がれた部分がみられ，数日かけてパターンが変化して正常に修復される．患者は他に害のないこの状態に対して，かなり不安に苦しむ．地図状舌と同じ外観は膿疱性乾癬，Reiter症候群，強い口腔洗浄液の使用(Schneiderman, 1990)でみられる．慢性のカンジダの異常増殖はたいてい舌の上に白いコーティングをつくるが，あるケースでは地図状舌にもなる．

3）黒い舌

広域抗菌薬投与による毛が生えたような黒い舌はたいてい *Aspergillus niger* によるものである．抗菌薬中止後にまったくいなくなる．普通は害のない病原体である．

4）白斑

カッテージチーズの斑点のように見えるカンジダの斑点は，しばしば出血している底面がむき出しになるが擦り落とせる．対照的に白板(斑)症は内因性なので舌圧子で擦り落とせない．カンジダ，別名モニリアは化学療法による真菌感染の約96％で問題となり，AIDSでよくみられる所見である．他の箇所として多いのは，頬・歯肉・口蓋・咽頭粘膜および唇交連である．

毛髪状白斑(図13-1)は明らかな後天性免疫不全症候群(AIDS)に進行するリスクの高いヒト免疫不全ウイルス(HIV)の血清反応陽性患者で典型的な病変である(Centers for Disease Control, 1985 ; Hollander et al., 1986 ; Spach and Schubert, 2015)．それは特に舌の側面や頬粘膜のいぼ状もしくは波形の突起からなる(Mindel, 1987)．毛髪状白斑はHIV陽性患者と同じように腎移植患者のような他の免疫不全状態でも起こる(Greenspan and Greenspan, 1996)．慢性腎不全患者(De Kaminsky et al., 1995)や全身ステロイド投与を受けている

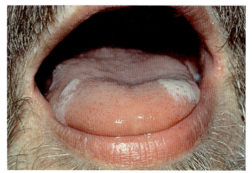

図 13-1　毛髪状白斑．舌圧子で擦ってもとれない，主に舌の外側でみられる白い斑状病変．

HIV陰性の喘息患者(Zakrzewska et al., 1995)でも記載されている．

5）他の病変

1．舌根の滑らかで丸く赤い腫瘤は舌甲状腺である．

2．舌がイチゴのように赤く炎症を起こすことがある．この見た目は糸状乳頭の剥離によるもので，猩紅熱の発赤毒素もしくはトキシックショックや小児の川崎病など他の熱性疾患によるものである．

3．茸状乳頭の消失は家族性自律神経障害と関連している．

4．粘膜神経腫は，Sipple症候群(ⅡB型もしくはⅢ型の多発性内分泌腫瘍もしくは多発性内分泌腺腫症)でも起き，図13-2 で示されている．

5．硬結を触れる舌潰瘍の位置は診断に役立つ．もし正中の先端にできるのなら，第1期梅毒を考慮すべきである．舌の先端であってもなくても，硬結を触れる正中の潰瘍は結核もありうる．ヒストプラズマ症は硬結を触れる正中の舌潰瘍の稀な原因である．舌の横にできる硬結を触れる潰瘍はがんを疑わせるが，がんはほとんど正中病変として現れない．Behçet病の病変は舌背にもできるが，舌の下面のでこぼこした痛みのある病変はBehçet病を示唆する．複数の硬結を触れる潰瘍の集まりは結核を疑うべきである．

6．舌の亀裂には先天性と梅毒性の2つのタイプがある．先天性の症例では，ほとんどの亀裂が横に走っている(臨床的な意義はない)．梅毒では，ほとんどの亀裂が縦に走っている．

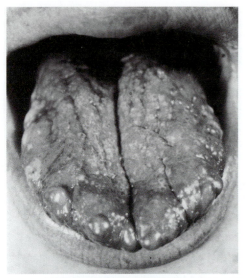

図 13-2 **粘膜神経腫は舌の前縁でみられる．**茸状乳頭が混乱を招くかもしれないため，舌根部で探してはならない．

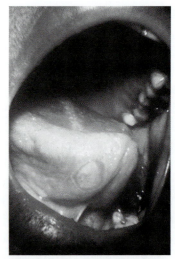

図 13-3 **第 2 期梅毒による舌の粘膜斑．**平坦で丸いびらん病変が舌尖の外下側表面にある．
（U.S. Public Health Service. Syphilis：A Synopsis. Public Health Service Publication No. 1660, January 1968，より許可を得て引用）

7．舌の粘膜斑は第 2 期梅毒でよくみられる（図 13-3）．

8．稀ではあるが，巨細胞性動脈炎による動脈不全が原因の舌の白化が一度に 5〜10 分起こった（Grahame et al., 1968）．細菌性心内膜炎による塞栓は舌の部分的な白化を起こしうる．Liebermeister 症候群は空気塞栓でみられる舌半分の白化である．

9．暗紫色のキャビアの小さな塊（チョウザメのものであって，サケのイクラではない）もしくは大粒の散弾に似ているキャビア病変は舌の下にできる．これは表層の舌下静脈の静脈瘤様腫脹であり，唯一重要なのは患者が鏡を見て気づいてびっくりするかもしれないことだ（Bean, 1958）注2．これらの病変は慢性のビタミン欠乏，特にビタミン C と関連しているかもしれないが，ビタミン補充を試しても消えなかった（Clemetson, 1989）．

10．発赤性のカンジダ症は鵞口瘡の斑や偽膜性のカンジダ症ほどはっきりしていないが，HIV 感染の進行の指標として重要である．口蓋や舌背の乳頭のない滑らかな病変として現れる（Greenspan and Greenspan, 1996）．

11．舌にはアフタ性口内炎，扁平苔癬，Peutz-

Jeghers 症候群，Rendu-Osler-Weber 症候群（遺伝性出血性血管拡張）の病変もみられる．臨床的に扁平苔癬に一致する白い網模様のついた病変とびらんは慢性移植片対宿主病で最も特徴的な変化であり，そのような患者の 1/3 までにみられる．慢性移植片対宿主病の発症は移植後 100〜400 日の間である（Eisen and Lynch, 1998）．

5 他の所見

味覚や舌の運動機能の診察は 26 章で述べられている．舌下静脈の診察は 19 章で取り上げられている．

6 歯

1）色

新生児黄疸の小児は後にビリベルジン（胆緑素）緑色の歯になりうる．（妊娠中もしくは幼年期の）テトラサイクリン投与は茶色の歯となりうる．フッ素中毒は茶色と黒の斑状歯となる．赤い歯は造血性ポルフィリン症でみられるが，最も多い急性間欠性ポルフィリン症ではみられない．死歯は

注2　内科学の教授によって書かれたクモ状血管腫や他の皮膚病変に関する信頼できる研究．これは依然として臨床研究のお手本の 1 つである．

他の歯より少し暗い色になる.

2) 数

顎に得体の知れない病変がある症例では歯牙腫がありうるために常に歯を数えなければならない. ノースカロライナの Phil Bromberg 医師は肺化膿症患者の歯を数える価値を初めて私に教えてくれた. これは胸部 X 線写真で歯が見つかる前に行うのがよい.

3) 歯のぐらつき

歯のぐらつきの多くのケースは歯と歯肉の疾患によるが, 顎腫瘍や水銀中毒もありうる. 歯周疾患は歯肉の膿漏と歯肉退縮が特徴的であり, 歯肉退縮は特に高齢者を悩ませるので"long in the tooth(年老いた)"の語源となっている.

4) 歯の修復

1 世紀以上の間, 歯のアマルガム(水銀と銀が主体の合金)は最も広く使われてきた歯科充填材であった. それは繰り返し起こる論議の的であった. ヨーロッパ内の指針の違いによって歯のアマルガムはヨーロッパ共同体の医療機器規則のテストケースとなった(Gelband, 1998). オーストリア, ドイツ, スウェーデンはアマルガムの使用制限や(小児や妊婦のような)特定の状況での抜去を勧告していて, いくつかの他の国は環境規則を通じてその使用を制限している(Wahl, 2001). 米国では, 抜去したアマルガム歯科充填材やアマルガムを含む歯は有害廃棄物として処分しなければならない.

米国歯科医師会によると,「歯のアマルガム(銀の充填材)は安全で価格が手ごろで長持ちする材料と考えられており, 100 万人以上の米国人の歯を修復するのに使われてきた. 1997 年後半に発刊された国際歯科連盟と WHO の歯のアマルガムに対する合意声明では『アマルガムの修復による全身への悪影響を扱ったコントロールスタディはない』と述べている」(米国歯科医師会, 2002).

米国歯科医師会もしくは米国食品医薬品局(FDA)によってわかっている唯一の副作用は稀なアレルギーや過敏反応である(U.S. Food and Drug Administration, 2002). 歯科医たちは他の主張をすることに対して, 米国歯科医師会の倫理規定や開業許可委員の制裁で制約を受けている. 米国歯科医師会決議 42H-1986 では「単に歯科医の推奨のみによって, アレルギーのない患者から中毒物質を取り除くという疑わしい目的で行われるアマルガムの除去は不適切で非倫理的である」と述べている(Odom, 1991). 米国歯科医師会は 2009 年にアマルガム修復の安全性に対する見解を再び明言している(American Dental Association, 2009).

アマルガムが広く使用されているにもかかわらず, その健康への影響に関する長期間大規模スタディはない(Gelband, 1998). 充填材の除去によって重度の全身症状や神経症状が改善した数多くの症例報告がある(Engel, 1998;Stock, 1926, 1939;Talbot, 1883). さらに, 歯のぐらつき, 歯肉炎, 扁平苔癬, 歯肉出血, 骨量の減少のような口腔や歯の症状がいわれている. 小さな比較試験では, すべてのアマルガムを除去した 20 人の患者で口腔内や全身の症状がいくらか減ったと示している(Sjursen et al., 2011). 神経毒性に対する潜伏期が長いために, その効果の評価は難しい. 水銀は脳に蓄積し, その半減期は 8 年を超える(Richardson et al., 2011).

量的には, 歯の修復はヒトにとって最も大きな非職業的水銀曝露源である. 水銀曝露は平均して, 歯のアマルガムから水銀元素として $3.9 \sim 21$ μg/日, 食事から $5.3 \sim 10.3$ μg/日, 無機水銀として 4.3 μg/日, 魚からメチル水銀として $1 \sim 6$ μg/日である(Aposhian, 2004). 1 日の曝露量は, アマルガムを充填した歯面 1 つ当たり $0.2 \sim 0.4$ μg, アマルガムを充填した歯 1 つ当たり $0.5 \sim 1.0$ μgである. 6,700 万人超の米国人が米国環境保護庁の水銀曝露参照レベルである 0.3 $\mu g/m^3$ を超えていると見積もられている(Richardson et al., 2011).

さらにあるワクチンではチメロサール[訳注3]からエチル水銀として 1 回量あたり 25 μg までの水銀を含んでいる. 悪影響に対する個々の感受性には大きな違いがあるのは明らかである. さらにアマルガムから吸収される水銀の量を正確に測定するには多くの困難がある(Eley, 1997a, b).

訳注3) 化学式 $C_9H_9HgNaO_2S$. ワクチンに含まれる殺菌作用のある保存剤.

患者の充填材のアマルガムの数を数えよ. 患者, 特によくインターネットをするような患者が

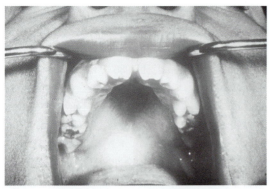

図 13-4　先天性梅毒：Hutchinson 歯．中門歯の切れ込みのある辺縁と「ねじ回し」の形に注目．
(U.S. Public Health Service. *Syphilis*：*A Synopsis*. Public Health Service Publication No. 1660, January 1968, より許可を得て引用)

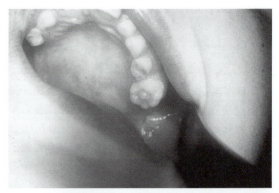

図 13-5　先天性梅毒：6 歳の後期先天梅毒の「桑実状」Moon 大臼歯
(U.S. Public Health Service. *Syphilis*：*A Synopsis*. Public Health Service Publication No. 1660, January 1968, より許可を得て引用)

するような質問に答えるよう準備をしておくこと．充塡材の除去は軽い気持ちで行うべき処置ではない．

歯内治療（歯根管）の有無について尋ね，記載せよ．これらは処置によって神経が破壊されているので無症状の感染巣となりうる．報告された稀な合併症に多発肝膿瘍(Schiff et al., 2003)，比較的低い高度での高山病の誘発(Finsterer, 1999)，再発性の肺炎球菌性菌血症がある(Kragsbjerg and Rydman, 2001)．

5）他の所見

1．歯に付着した口紅は粘膜の乾燥，例えば Sjögren 症候群（乾燥症候群）を示唆する．
2．胃酸との頻回の接触による舌，口蓋，歯の裏側のエナメル質の侵食は過食症の徴候である（Mitchell et al., 1987）．
3．歯間隙の開大は先天性もしくは先端巨大症のような後天性のものである．
4．歯の横断性の線状隆起はビタミンCもしくはD欠乏による骨成長停止のエピソードのある小児でみられる．
5．先天性梅毒でみられる歯としては Hutchinson 歯が最も知られている（図 13-4）．眼科医の Hutchinson はその門歯を次のように述べた（Hutchinson, 1859）．

　彼の歯を見ると，その症例の本質に対するすべての疑念が払拭された．下の門歯は大きいが，薄く不ぞろいな鋸歯状で非常に不規則な辺縁をしている．上の門歯はすべて深く切り込みが入っていた．

これらの歯は時に先天性梅毒の切痕歯と呼ばれる．時に門歯の切れ込みはないが，歯は短くて薄く，ねじ回しの先端のように先細になっていることもある．したがって螺旋状歯 screwdriver teeth と呼ばれる．先天性梅毒では臼歯も侵される．歯冠は桑の実に似たエナメル質の異常な小球の塊でできている（図 13-5）ため，桑実状臼歯と呼ばれている．

6．メタンフェタミン乱用でみられる広範の齲蝕（メスマウス[訳注4]）は使用者の口腔不衛生，脱水や甘いものへの渇望による甘い飲み物の摂取の他にエナメル質を腐食する薬物内の塩酸によって起きる．

訳注4）メタンフェタミン濫用者にみられる重度の齲蝕の非公式な名前である．

7．第3大臼歯があるべき箇所を調べるとしばしば埋伏智歯を見つけることができ，それは不顕性の微熱の原因となりうる．歯はたいてい歯肉で覆われていて，細菌がその下にはまり込んだ食べかすを糧にする．
8．不顕性の発熱源は根尖膿瘍によるものもありうる．直接打診に敏感な1つの歯を見つけることができるかもしれない．代わりに，そのような患者を歯のパノラマ撮影でスクリーニングすることができるかもしれないが，吟味してオーダーするのなら敏感な歯の所見はこの検査の的中度を上げ

るはずである.

9. エナメル質形成不全症は,特に軽症例で正しく評価や診断がなされていないことがよくある.エナメル質形成不全症は,エナメル質の形成異常を特徴とする遺伝性疾患の一群である(Gadhia et al., 2012). その患者は,歯の膿瘍から歯髄腔が広がったり歯肉疾患があったりと高頻度に歯の問題を抱えている(Harryparsad et al., 2013). この疾患を見落としている歯科医が,(糖尿病や他の内分泌疾患,もしくは自己免疫疾患のような)ある種の全身性疾患と関連した稀な歯の合併症だと信じて,そのような患者を内科に相談してくるかもしれない.

7 歯肉

すべての粘膜潰瘍は歯肉にもできる.

歯のある患者の歯肉肥厚はフェニトイン(ジフェニルヒダントイン)の慢性投与,白血病の浸潤(特に単球性白血病),壊血病,稀に梅毒でみられる.シクロスポリンやどのCa拮抗薬でも歯肉肥厚を起こす.ニフェジピンで最も多く報告されている(Eisen and Lynch, 1998).

有歯の歯肉出血は歯周疾患でよく起きる.歯肉出血はさまざまな血小板異常でも起きるが,凝固因子異常では普通は自然に起きない.歯肉出血は壊血病患者の93%まででみられるが,歯のない壊血病患者ではみられない(Vilter et al., 1946).

> 🔵 ニューヨークのRichard Amerling医師は歯の状態が悪い患者全員にビタミンCの検査をしている.彼は,その半分以上で低値もしくは検出不能であることを見出している.

HIV感染と関連した歯周疾患として,おそらく血管作動性サイトカインによる線状の歯肉発赤,重度の歯周感染,壊死性潰瘍性歯周炎がある(Greenspan and Greenspan, 1996).

歯肉炎では一般的に歯肉は正常に見え,下層の支持組織の破壊がはっきりしない.病変の発見と診断は,注意深い歯の診察とX線による.細菌増殖と結果として起こる組織破壊は,歯垢と歯石によって促進される.

動脈硬化や呼吸器感染症のような全身症状における歯周疾患の果たしうる役割については研究と議論の余地がある(Scannapieco and Genco, 1999).歯周疾患は将来の心血管疾患のリスクをほぼ20%近く増加,65歳以下では44%増加させうる(Janket et al., 2003). 米国人の約30%に歯周疾患があるので,公衆衛生の重要性は明らかである(Slots and Kamma, 2001). 冠動脈疾患のある患者の約50%には現在確立されている危険因子が1つもないことに注目すべきであり,アテローム発生における炎症性因子の役割のエビデンスが増えている(Armitage, 2000). 2016年のレポートでは,試験管内実験・動物モデルや臨床試験が内膜障害・全身の炎症・アテローム血栓症などさまざまな心血管疾患の発病メカニズムにおける歯周病原体の大きな影響のエビデンスを提供していると言及している.

1) 色素沈着

粘膜に色素沈着を起こす疾患は歯肉にも起こす(下記参照. 表13-1). 非白人の口腔内でよくみられる正常の色素沈着は以前より存在していることと均一に分布していることによって見分ける.正常の色素沈着は歯肉でよくみられ,歯槽粘膜でははっきりみられない.

無カタラーゼ血症では広範な潰瘍を伴う黒い歯肉が起きる.

多くの全身投薬,とりわけ抗マラリア薬,ミノサイクリン,アミオダロン,クロファジミンは口腔粘膜,特に硬口蓋や歯肉の青色着色を起こす.にきび(あるいは痤瘡)に対するミノサイクリンの慢性投与では歯槽骨の暗藍色着色を起こす,毎日200 mgを内服している患者の20%に4年でこの所見が出現した(Eisen and Lynch, 1998).

歯肉の線状の色素沈着は有歯の鉛中毒患者で起こる(図13-6). よく見ると,早期の「鉛線」が実際には小さな点の集まりであるとわかる.鉛線をよりはっきりさせるためには,背景として小さな白い紙きれを歯と歯肉の間に入れる. 同様の所見は,以前のビスマスや水銀への医療被曝・産業被曝やタリウム中毒で起こる(Grunfeld and Hinostroza, 1964).

砂糖が非常に安く,密造ウイスキーが簡単に作られた時に,鉛線はアラバマ州バーミンガムでよくみられた. 徴税官は手斧を使って非合法蒸留器の高価な銅管を壊した. コストを抑えるために,

表 13-1　口腔粘膜の色素沈着

		原因	コメント
外因性	重金属	アマルガム色素沈着	本文参照
		鉛	本文参照
		ビスマス	歯を囲む細い暗藍色の線．他の箇所でもみられる
		水銀	歯槽歯肉のびまん性の灰色がかった色素沈着．慢性投与により高い確率で炎症後の潰瘍，唾液の増加，歯のぐらつき，歯周の破壊
		ヒ素	広範な炎症，特に歯肉
		銀（銀沈着症）	びまん性の青みがかった灰色の金属光沢のある色落ちしない色素沈着，硬口蓋に最も多い
		銅	歯肉の青緑色の線
		カドミウム，クロム	歯と歯肉の深いオレンジ色のしみ
	異物	植物性素材	口腔衛生の目的で一部で使用される
		タバコ	喫煙者の黒色症，たいてい下顎の歯肉
		アルコール	色素沈着に囲まれた色素脱失は有用なスクリーニング手段になりうる
		歯肉の刺青	美容目的
	薬剤		本文参照
	固定薬疹		抗菌薬．ヘロイン
内因性	内分泌疾患	Albright 症候群，先端巨大症	赤みがかった茶色の色素沈着
		Addison 病	口腔構造物の孤立性の斑もしくはびまん性の色素沈着．疾患の最初の徴候かもしれない
		その他	甲状腺機能亢進症．下垂体機能亢進症
	血液疾患	ヘモクロマトーシス	15％の症例でみられるヘモジデリン沈着によるびまん性のブロンズ光沢
		βサラセミア	ヘモグロビン分解産物によるびまん性の茶色の色素沈着
	遺伝性疾患	神経線維腫症	——
		Peutz-Jeghers 症候群	本文参照．成人で皮膚の色素沈着が色褪せる一方，口腔内色素沈着の残存は確定診断をするのに役立つ
		Carney 複合疾患	心臓粘液腫，点状色素沈着，内分泌過活動，常染色体優性遺伝．50％の症例で口唇の色素沈着斑
	他の全身疾患	HIV	副腎不全や薬剤が寄与する
		肺疾患	軟口蓋両側の黒色斑に似ている色素沈着は肺疾患と気管支原性がんに関連している
		多くの栄養欠乏	——
		黒色表皮症	舌と口唇に最も多い．皮膚症状なしに起こりうる．口唇の乳頭腫状増殖．舌の糸状乳頭の肥大．口腔病変はしばしば色素沈着しない
		Laugier-Hunziker 症候群	全身の所見がないことにより Peutz-Jeghers 症候群，Addison 病や他の疾患と区別される稀な良性疾患
	新生物	黒色斑	境界明瞭な青，黒もしくは茶色の斑，頬粘膜を除いて普通は直径 6 mm 未満，無害だが悪性黒色腫と区別できないために切除される
		口の母斑	盛り上がっていることもある．悪性度は不明．悪性黒色腫と臨床的に区別できない
		悪性黒色腫	——
	反応性	口のメラノアカントーマ	ほとんどすべて黒人で起こる．刺激物の除去後に消退するかもしれない．他の原因と区別するために生検が必要
		炎症後の色素沈着	——

HIV：Human immunodeficiency virus.

（Eisen D, Lynch DP. *The Mouth：Diagnosis and Treatment.* St Louis：Mosby-Year Book；1998 より許可を得て引用）

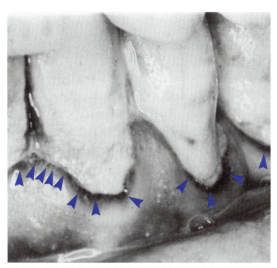

図 13-6　**鉛線**．矢印は実際には点の集まりである線の一部を指し示している．
(Consultant, Cliggott Publishing Group of CMP Healthcare Media, Darien, CT のご厚意により許可を得て引用)

酒類密造者は銅の凝縮器コイルの代わりに安い廃車のラジエーターを買い始めた．しかし，ラジエーターは鉛ではんだづけされていて，それがアルコールに混じった．1970 年代に砂糖の価格が上がり，酒類密造者のコストが正規のアルコール飲料と競合するようになるまで高騰した．それから鉛線は稀になった．

アマルガム色素沈着は口腔の色素沈着の最も多い外的要因である．アマルガムのような歯の修復材料が意図せずとも軟部組織，20％以上は頬粘膜だがたいてい歯肉や歯槽粘膜へ迷入してしまう．それらは青，灰色もしくは黒に見える (Eisen and Lynch, 1998)．通常は斑の特徴や成長しないことから悪性黒色腫と区別できる (Martin et al., 1989)．

8　口蓋

Marfan 症候群や，ホモシステイン血症や Sipple 症候群 (多発性内分泌腫瘍 II β 型もしくは III 型) のような Marfan 症候群様の疾患では口蓋は高くアーチを描いている．

口蓋隆起は先天性であるが家族性ではなく，硬口蓋の正中縫合の骨の過成長が口腔の天井から突き出している．これはまったく良性の所見でありがん検索のために生検してはならないと認識しておくことが重要である．

原因不明の病因，梅毒，リンパ腫，南国の微生物による正中の肉芽腫は口蓋にできる．

口蓋欠損はうまくいかなかった口蓋裂手術の痕，腫瘍への放射性治療，梅毒性ゴム腫や他の壊死性・感染性病変がありうる．腫瘍は時々口蓋にもできる．

義歯は口腔のすべてを見ることができるようにいつも外すべきであるが，具体的には上の義歯は毛細血管の完全性や血小板機能に対する迅速検査として外すべきである．義歯の着脱による外傷は血小板減少や血小板異常の早期徴候として硬口蓋の点状出血を起こす．

口蓋浮腫は γH 鎖病でみられる (本章の後半の「口蓋垂」の項参照)．

口蓋は AIDS 患者の Kaposi 肉腫の口腔病変で最も多い箇所である．はじめに病変は小さな赤もしくは紫の斑のように見え，後に結節となり，傷がつくと潰瘍となる (Greenspan and Greenspan, 1996)．

口蓋の豊富な唾液腺は小唾液腺腫瘍の多い箇所であり，一般的に悪性である．視診では口蓋隆起に似ているが，触診では骨様というよりは硬く引き締まっている感じである．

軟口蓋の動きの評価は 26 章で検討されている．

9　頬粘膜

1) 色素沈着

慢性の原発性副腎皮質機能低下症の患者では，頬粘膜に黒の万年筆インクをまき散らしたようなメラニンの点が出てくる．しかし色素沈着が強い人では，特に臼歯の向かい側に黒色症の大きな斑がしばしばある．これは慢性の原発性副腎皮質機能低下症の斑ではない．

アジドチミジンやケトコナゾールは舌，頬粘膜，口蓋に暗い色素沈着斑を起こしうる．コルチコトロピン (ACTH)，ブスルファン，経口避妊薬，フェノチアジンは口腔粘膜に茶色の色素沈着を起こす (Eisen and Lynch, 1998)．

2）蒼白

1つの研究では，粘膜の蒼白は鉄欠乏性貧血の平均ヘモグロビン 8.7 g/dL の集団で 30% にみられた（Kalra et al., 1986）が，鉄欠乏でない貧血の平均ヘモグロビン 10.32 g/dL の別の集団では 4% でのみみられた.

3）腫脹

潰瘍があってもなくても周囲増殖性の粘膜腫瘍はたいてい扁平上皮がんである．粘膜下の丸くて痛みのない腫瘍はたいてい小唾液腺疾患である.

4）口腔乾燥症

口腔乾燥症の患者では，上皮萎縮と粘膜コーティング消失のために蒼白で乾いている．発赤している箇所もある．舌圧子が口腔粘膜にくっつくことはおおざっぱではあるが，口腔乾燥の有用な徴候といえる．口腔での関連する所見として，亀裂，糸状乳頭の萎縮，口唇炎，口腔潰瘍，カンジダ症，齲歯，耳下腺や顎下腺/舌下腺から唾液が出せないことがある.

Schirmer テスト変法が，唾液分泌を定量化するために述べられている．このテストでは，5〜35 mm まで 1 mm 間隔で目盛りがついていて，0 mm の丸い切込みタブの端に青色色素が染み込ませてある 4 cm の細長い濾紙を用いる．端が水分に触れると，青色色素が濾紙を移動して，指定された時間でその長さを読むことができる．刺激していない分泌で 5 分あたり 30 mm 以下をカットオフ値とすると，口腔乾燥に対する感度は 68%，特異度は 63% となる（Bansal, 2014）.

口腔乾燥症の原因には頭頸部がんの放射線治療による唾液腺障害，Sjögren 症候群（乾燥症候群），特定の薬剤，移植片対宿主病，膵機能不全，V型高リポ蛋白血症がある（Sreebny and Valdini, 1987）．口唇の唾液腺生検は Sjögren 症候群に非常に特異的な局所のリンパ球浸潤を示しうる（Moutsopoulos, 1994）.

5）歯肉と口唇の間のくぼみの乾燥や他の循環血液量減少の徴候

歯肉と口唇の間のくぼみ gingival-labial fold の唾液の消失は口呼吸の患者でさえ，脱水の肯定的証拠である．何が原因であれ，過換気でよくみられる口呼吸によってすぐに乾燥してしまう頬粘膜や舌の視診よりは信頼できる徴候である.

> 体液量減少は緊急疾患であり，もし患者に肺水腫・心室拡張期ギャロップ・腹水・浮腫のような塩分過剰や水分貯留の徴候があるのなら，評価は特に難しくなる．肝硬変の低アルブミン血症による慢性腹水と足背浮腫のある患者が出血し，サードスペースのすべての液体が移動できず，循環血液量減少となるかもしれない．このような症例では，口唇と歯肉の間のくぼみで唾液が見られなくなることが診断的に大きな意味を持つ.

他にチェックすべき所見は，皮膚のツルゴール（7章），眼球のツルゴール（10章），腋窩の汗の消失である．頸静脈でみられるような正常な静脈圧の消失（19章参照）は示唆に富むが限られている．というのは，ある患者では中心静脈圧がみえない．ゆえに実際には，（例えば，頸静脈圧が異常に上昇している時など）有効循環血液量減少に対する除外的な徴候としてのみ有用である．起立性低血圧（6章参照）は有用だが，薬物や薬物離脱（特にアルコールや他の鎮静・催眠薬）によるものも含めて神経の問題がないことを前提としている．加えて，患者が立てる，もしくはティルト台が使える必要がある.

6）Koplik 斑

Koplik 斑は白く，大きさと色は塩粒のようでそれぞれが発赤をバックグラウンドとしており，頬粘膜，特に Stensen 管の開口部や下唇でみられる．麻疹の疾病特有症候といわれている．しかし，エコーウイルス 9 やコクサッキー A16 感染が Koplik 斑のような口腔粘膜斑を起こす（Artenstein and Demis, 1964；Hoeprich, 1972）．Koplik 斑は，症状が出現してから 2〜3 日まではみられない．麻疹が流行している時期には，Koplik 斑が現れる前でも咳をしている患者は隔離する必要がある.

7）小水疱，水疱と潰瘍

高齢者のびまん性の水疱性皮膚病変存在下での頬粘膜でみられる水疱では，「単なる」皮膚疾患と習慣的に誤って考えられている天疱瘡を考えなければならない．実際，天疱瘡は重度のショックや低アルブミン血症を防ぐためにステロイド治療を必要とする全身性内科緊急疾患である．水疱性皮膚病変の存在下でみられる水疱性粘膜病変の一部は，類天疱瘡，Stevens-Johnson 症候群（多形水疱性紅斑），Senear-Usher 症候群，びらん性扁平苔癬などと後でわかる．しかし，天疱瘡の患者は非常に重症で進行が速いため，皆が考えておかなければならない粘膜病変である．

すぐに潰瘍となる口腔水疱がたくさんできる原発性ヘルペス性歯肉口内炎は全身の徴候や症状を伴う．鑑別診断には手足口病，ヘルパンギーナ（コクサッキー A ウイルスによる），接触性もしくはアレルギー性口内炎（下記参照），急性壊死性潰瘍性歯肉炎がある．

アフタ性口内炎は外傷以外では口腔潰瘍で最も多い原因である．良性だが有痛性の病変は発赤をベースに灰色がかった見た目をしている．これらは舌，軟口蓋，頬粘膜，口腔底部のような自由に可動する粘膜にできる．滑らかで整った辺縁であり，丸～卵形である．アフタ性潰瘍は HIV 患者では非常に重症で長引く．

同様の所見の潰瘍は全身性エリテマトーデス患者の 1/4（Urman et al., 1978），Reiter 症候群，強直性脊椎炎，炎症性腸疾患，Behçet 病，周期性好中球減少症，ビタミン B_{12} 欠乏（Burns and Davis, 1985）でみられる．前の 4 疾患ではおかしなことに痛みがない傾向にある．

アフタ性潰瘍は再発性の単純ヘルペスと鑑別しなければならない（Balciunas and Overholser, 1987）．単純ヘルペスは一般に口唇と皮膚の境界に起きるが，粘膜が下の骨膜と固く結合している硬口蓋や歯肉の限局した領域にも起きる．ヘルペス病変は水疱として始まり，一群になって起きる傾向にある．形はさまざまで，やや不整な辺縁をしている．対照的にアフタ性潰瘍は多発するが，水疱として始まることは決してなく，一群にはならない．

アフタに似た大きな病変は Wegener 肉芽腫症に最も一致する所見である．稀であるがこの疾患に特有の臨床像は点状出血の粒状の歯肉炎で，普通は部分的で「イチゴ様」の見た目をしている．

広範な潰瘍と炎症を伴う薬物性口内炎は数多くの薬剤，抗菌薬（最も多い），抗炎症薬，抗痙攣薬，降圧薬，抗うつ薬で起きうる．その臨床像および組織学像はヒドララジンによるループス，ペニシラミンやカプトプリルによる扁平苔癬や天疱瘡，スルホンアミドによる多形紅斑のような自己免疫疾患に似ている．原因薬剤の中止によって完全寛解するため，完全な薬歴を手に入れるべきである（Eisen and Lynch, 1998）．

接触性口内炎はマウスウォッシュ，歯磨き粉，チューインガム，歯科装置や修復物の成分などさまざまな物質によって起こされる．シナモン化合物へのアレルギーは最も多い原因の 1 つである．アレルギー反応は口腔疾患の臨床像と似ている．

増殖性化膿性口内炎は炎症性腸疾患に対して特異性の高い指標であると考えられている．主に口唇粘膜や歯肉に細かい粟粒のような膿疱が発赤をベースに出現する．破裂するとびらんや潰瘍となり，疾病特有の「蝸牛跡」を形成する．口腔の症状は腸疾患の症状が出る前に出現するので，組織病理学的に診断が確定されたら消化管の評価が必要となる．潰瘍性大腸炎が最も多い関連疾患であるが，Crohn 病，原発性硬化性胆管炎や他の肝疾患も見つかっている（Eisen and Lynch, 1998）．

口腔のびらん性扁平苔癬は慢性活動性 C 型肝炎に関与している．

すべての真菌のなかで，唯一ヒストプラズマ症は粘膜に浅い潰瘍を起こす．

8）煙のないタバコの病変

煙のないタバコはさまざまな口腔病変を起こしうる．歯肉の退縮はしばしばその下の歯槽骨の破壊を伴う．おそらく添加された糖のせいか，製品に接触する歯は齲蝕しやすい．歯の汚れとエナメル質のびらんが多い．タバコを入れておくところの角化増殖が噛みタバコ使用者の 10～20%，嗅ぎタバコ使用者の約 2/3 でみられる．粘膜は灰色がかった白で境界ははっきりせず，発赤で囲まれていることが多い．病変は無症状で，患者はしばしばその存在に気づかない．キンマの葉，消石

灰，ビンロウの実の併用により頻度が増加している．著明な肥厚や，潰瘍・硬結・速い変化のような悪性徴候のある病変は生検を行うべきである．悪性でない角化症はタバコをやめて2〜3週以内に改善するはずである．

煙のないタバコの使用は過去20年で3倍となり，特に東南アジアとインド亜大陸[訳注5]で流行している．世界人口のほぼ5％が現在この習慣にふけっている．材料は非常に中毒性と発がん性が高く，生涯のがんのリスクは約5％である（Eisen and Lynch, 1998）．

訳注5）インド半島ともいい，南アジアのインド，バングラデシュ，パキスタン，ネパール，ブータンなどの国々を含む．

ある地域，主にスウェーデンではタバコのパターンが変わってきている．スウェーデン人男性におけるタバコ使用率は1986〜1999年の間は約40％で安定していて，喫煙者が23％から14％に減少し，スウェーデン製嗅ぎタバコの使用が18％から27％に増えている（Rodu et al., 2002）．

米国の禁煙キャンペーンでは奨励されなかったが，やめられない根深い喫煙者はニコチン供給の代用として，ニコチンパッチやチューインガムより安価で満足できる煙のないタバコを選んでいる（Rodu and Cole, 1999）．約200万人がこの方法を用いていると推定されている（Tilashalski et al., 1998）．平均的な喫煙者では平均余命を7.8年失うのに対して，煙のないタバコでは15日の減少である（Rodu and Cole, 1994）．口腔がんは煙のないタバコの重大な健康リスクであるが，そのリスクは喫煙し続けていることによって被るリスクのたった50％である（Rodu and Cole, 1999）．

煙の出ないニコチン送達システムとして電子タバコ（E-cigarettes or "Vaping"）[訳注6]の人気が高まってきている．悪影響に対する研究は進行中である．歯周疾患は懸念されており，ニコチンの血管収縮作用がその徴候を隠すかもしれない．

嗅ぎタバコ使用者の上唇内側の早期がん性変化を確実に探すようにせよ．

訳注6）乾燥葉や液体をマイクロプロセッサで制御された電熱線の発熱によりエアロゾル（霧状）化して，吸入させる喫煙具．電子タバコによる吸入を俗にVapeと呼ぶ．

9）他の粘膜病変

1．白板（斑）症は咬頬癖や喫煙のような慢性の刺激に関連している．これは前がん病変である．

2．扁平苔癬は口腔病変を伴う最も多い皮膚疾患である．口腔病変は症例の30〜40％で存在し，約25％では口腔内が唯一の病変である（Adams et al., 1978）．皮膚病変は主に腕や脚の屈側にできる細かい鱗屑を伴うスミレ色の斑である．口腔病変ははっきりした白い病変からびまん性の発赤病変，潰瘍までさまざまである．**Wickham線条**と呼ばれる網状に配列した細かい白い線条があれば診断的である（Balciunas and Overholser, 1987）．

3．紅斑症は口腔の前がん病変である．少し盛り上がった赤い粒状の病変であり，脆くて容易に出血する．たいてい前口蓋弓，軟口蓋，舌，臼後三角で起きる．白板（斑）症より悪性傾向が非常に強く，がんが上皮内に早期にみられる．

10 壊死性口内炎（ノーマ）

壊死性口内炎（ノーマ）（ギリシャ語の*nome*「びまん性の潰瘍」に由来）は好気性菌と嫌気性菌の相乗作用による壊死性口内炎である．それはヘルペス潰瘍や他の粘膜破綻で始まり，中心が壊死して腐敗した丸い滲出性の潰瘍になって広がる．治療しないと，頬に孔が開き顔に広がって患者を死に至らしめる．栄養不良や衰弱した小児でよくみられる病気だが成人でもみられ，サルAIDSのアウトブレイク中に霊長類コロニーで死因となったことがある（Schiødt et al., 1988）．

11 咽頭

1）口蓋垂

口蓋垂そのものの異常は先天性の口蓋垂裂を除いて稀である．特に再発性の中耳炎の病歴があるのなら，口蓋垂裂は粘膜下の口蓋裂を示唆する．他は美学的興味のみである．口蓋垂裂はLoeys-Dietz症候群でみられ，大動脈解離や動脈瘤が起こりうる（18章参照）．

口蓋垂の偏位は扁桃周囲膿瘍もしくは神経疾患の徴候である（26章参照）．Müller徴候は収縮期に一致した口蓋垂の拍動である．それは大動脈閉鎖不全，脈圧が開大して心拍出量が上がる他の疾患（17章参照）で起きる．口蓋垂は拍動しないが，

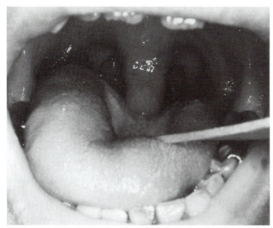

図 13-7　閉塞性睡眠時無呼吸患者の大きな口蓋垂
(ミネソタ州の John Shepard 医師のご厚意により許可を得て引用)

心拍に合わせて紅潮・蒼白となることがある(Stone, 1986). その徴候は感度が悪く, ほとんどの大動脈閉鎖不全の患者ではみられない.

口蓋垂の腫脹は咽頭炎, 原発性(ウイルスまたは細菌感染による)もしくは2次性, 医原性(吸入器で強力な薬剤を受けている入院患者のような)に関連して報告されている. 口蓋垂の腫脹は γ H 鎖病(α ではない)の患者の 1/4(Seligman et al., 1979)や発声中に口蓋垂が舌根部に乗っている睡眠時無呼吸症候群(図 13-7)でもみられる(Viner et al., 1991).

2) 咽頭と扁桃

咽頭の発赤は風邪や発疹 exanthems[訳注7], インフルエンザでよくみられる.

[訳注7] 急性ウイルス性, 球菌性疾患, 例えば, 猩紅熱, 麻疹などの徴候として現れる皮膚の発疹.

扁桃に白もしくは黄色の陰窩がみられる滲出性咽頭炎はレンサ球菌による細菌感染を示唆するがウイルス感染症, 特に伝染性単核球症でもみられる.

> 抗菌薬時代ではずっと少なくなったが, 扁桃周囲膿瘍は外科的緊急疾患である. 咽頭痛が激しいために患者は唾液を吐き出す. 開口でさえも痛みがあり, 開口障害があるかもしれない. 扁桃は正中に押され, 口蓋垂が偏位している.

咽後膿瘍は咽頭後方の腫脹を起こし, 不運なことに必ずしも完全に見えるとは限らない.

潰瘍性咽頭病変は白血病か顆粒球減少でみられる徴候かもしれない.

咽頭後壁の白い点はたいていモニリア(舌圧子で簡単に取り除けず, 取り除くと出血斑を残す)もしくはカッテージチーズかリコッタチーズの残りである(舌圧子で簡単に取り除け, 出血斑を残さない). Hodgkin リンパ腫で上気道感染のある患者を発熱が他の原因かどうか調べるために入院させた. 咽頭後壁にみられた白い斑によって真菌眼内炎を検索するための眼科コンサルト(眼内炎はなかった)と真菌培養の検体を得るための骨髄穿刺が予定された. 白い斑がカッテージチーズを食べた後で現れ, 次の食事の後で消えたことがわかり, 骨髄穿刺は中止となった.

膜形成はジフテリアで特徴的に起こる.

口腔病変を覆う偽膜は口腔の淋病でみられる. 口腔の淋病の患者のほとんどは無症状である. 症状は軽度の咽頭発赤から重度の粘液膿性排出物にまで及ぶ. 口唇のびらん, びまん性の潰瘍, 歯肉の剝離や浮腫といった他の箇所も侵される.

3) 喉頭蓋

> 赤く浮腫状の喉頭蓋は内科的緊急疾患である急性喉頭蓋炎で起きる. それは咽頭の診察か, 間接もしくはファイバー喉頭鏡を使ってのみみられる. 頸椎側面のX線で"thumb sign"を示すが, 12%の偽陰性が報告されている(Solomon et al., 1998). 特に小児で, しばしば経過が劇症である. もし急性喉頭蓋炎が疑われるのなら, 医師は気道確保, 必要なら気管切開を準備しなければならない. 喉頭の診察をしようとするだけでも完全気道閉塞を誘発しうる. X線検査室は完全気道閉塞を管理するのに安全な環境ではないので, 気道を確保する前に小児を頸部側面X線撮影へ送ることは禁忌である(Lee, 2003). 頸を最適な位置を求めて動かし直すことも閉塞を引き起こしうる.

主訴は嚥下困難と嚥下痛である. 患者は"三脚位(tripod position)"で前かがみになり, よだれを垂らして頸を伸ばしている(Suvarna and Keskar, 2009). 喘鳴 stridor があるかもしれない. 嗄声と

声帯機能の消失はよく知られている.

インフルエンザ菌共役ワクチン(Hib ワクチン)の使用が広まったため,喉頭蓋炎の発生は約90%減少した.しかし,ワクチン不全が起きている.ある報告によると,英国で Hib ワクチンが手に入るようになってから(喉頭蓋炎の)診断が確定した5人のうち4人はしっかりワクチンを打っていた小児であった(McEwan et al., 2003).別の報告では(喉頭蓋炎の)3人の小児のうち2人は予防域の抗体力価であった(Tanner et al., 2002).この感染の発症は増えているようである(Garner and Weston, 2003).ワクチン接種歴の過信は命を脅かす結果となりうる,間違った診断を医師にさせてしまう(Wagle and Jones, 1999).さらに,レンサ球菌による喉頭蓋炎が Hib ワクチンを打った小児で報告されている(Midwinter et al., 1999).

臨床像がほぼまったく同じ咽後膿瘍は発生が増えていると報告されている.鑑別診断には異物誤嚥,化膿性脊椎炎,リンパ腫,血腫(特に血友病による)がある(Lee et al., 2001).

成人の喉頭蓋炎は細菌学的にはもっとバラバラであり,スイスの研究によると Hib ワクチンプログラム開始後も変わっていない(Schüpbach et al., 2000).しかしスウェーデンでは成人での発生が増えていて,病因は主にインフルエンザ桿菌である(Berg et al., 1996).もし注意深いモニタリングと迅速な治療介入ができる設備があるのなら,成人では保存的な気道管理がたいてい可能である.

疫学は変化する.ヒトの解剖と生理は変化しない.微生物は驚くほど適応できる.罹患率の劇的な減少は数年もしくは数十年後に予期せぬ結果を招く.たまに微生物に出くわすことで免疫記憶細胞が自然にブーストしない場合,高齢者は侵襲的な疾患にかかりやすくなってしまう可能性がある(Rijkers et al., 2003).予防的な方法で命にかかわる疾患があまりなくなっても,賢明な臨床医は診断レパートリーからなくすことを許さないだろう.

喉頭蓋の潰瘍はたいてい扁平上皮がんによって起こる.

12 閉塞性睡眠時無呼吸の患者の所見

閉塞性睡眠時無呼吸はよくあるが,中年の成人でよく見逃されている疾患である(Kramer et al.,

1999).有病率は他に健康な男性で2〜5%(White, 1992),全体で0.89〜37.5%(Viner et al., 1991)と見積もられている.近年調べたところ,「睡眠呼吸障害」の有病率は,おそらく肥満の増加のせいかさらに高く,女性で9%,男性で24%であった(Parish, 2005)."Pickwick"体型(16章参照)と関連しているが,閉塞性睡眠時無呼吸は肥満でない人でも起こる(Young et al., 2004).夜間睡眠ポリグラフ計で診断できるが,その診断を考えなければ検査もオーダーできない.睡眠検査室での高価な検査をオーダーする前に,低価格オプションとして手首に一晩中装着できるパルスオキシメーターでの記録を考慮すべきである.

小さな中咽頭は睡眠時無呼吸症候群の夜間閉塞性肺疾患亜型の患者でよくみられてきた(Shepard, 1987).これは CT で測定された上部中咽頭の横断面と完全に相関する.先に述べた大きい口蓋垂に加えて,これは組織の重なり,短く太い頸,大きな扁桃,そして小顎症のためである.

耳鼻咽喉の診察で必ずしも睡眠無呼吸症候群はわからない.日中の傾眠や夜間のいびきを訴える患者で強く疑う必要がある.「睡眠中の呼吸停止」と「大きないびき」の報告は睡眠時無呼吸と判明した患者で感度78%,特異度67%であった(Viner et al., 1991).症状はゆっくり進行する.仕事中に仲間より眠いことを患者本人が気づいていないかもしれず,不適切な時間に寝てしまうことについて特異的に質問しなければならない.注目すべきは,睡眠時無呼吸疑いで夜間オキシメトリーのために紹介された患者の42%しか自覚的な眠気を訴えなかったことだ.非特異的な「神経学的な」訴えは約29%の主な症状で,睡眠障害はたったの10%であった(Martinez et al., 2005).

米国睡眠医学会は検査に対するガイドラインを発行している(Kapur et al., 2017).

合併疾患には糖尿病,高血圧,心筋梗塞,うっ血性心不全,脳梗塞がある.睡眠時無呼吸は抵抗性の高血圧患者の83%,うっ血性心不全患者の11〜37%で予期せず見つかった.閉塞性睡眠時無呼吸の治療はこれらの他の疾患に対しても利点がある(Young et al., 2004).

1) 症例報告

慢性疲労の精査をしている太りすぎの中年女性

表13-2 疾患や摂取による他の稀な呼気臭

分類	記述	疾患もしくは物質
甘い	フルーツのよう，腐っているリンゴ，アセトンのよう	ケトアシドーシス，ラッカー（漆），クロロホルム，アセチル酸，フェノール
魚くさい	魚くさい，悪臭のするバター，ゆでキャベツ	高メチオニン血症
その他	焼けたオレガノ（もしくは焼けた麻）	マリファナ（乾燥大麻）
	樟脳	ナフタリン（防虫剤もしくはユーカリ異食症）
	石炭ガス	一酸化炭素（においはないが石炭ガスと関連）
	ニンニク	黄リン，ヒ素，テルル，パラチオン，マラチオン
	金属	ヨウ素
	腐った卵	硫化水素，メルカプタン
	靴クリーム（靴墨）	ニトロベンゼン
	消毒剤	フェノール，クレオソート
	炭化水素	さまざまな炭化水素

〔Hayden GF. Olfactory diagnosis in medicine. *Postgrad Med.* 1980；67（April）：110-118, より許可を得て引用〕

が，ベッドで過ごす時間が長くなり，看護師として仕事をしていくのが難しくなり，仕事に自動車で行く間に眠ってしまう傾向があると訴えていた．身体所見や検査では筆者にとって診断を示唆するものはなかった．彼女は付き添う人を家へ招きたがらなかったが，代わりにベッドサイドにテープレコーダーを置くと，大きないびきと長時間の無呼吸が判明した．睡眠ポリグラフ計が診断を確定し，持続陽圧気道圧（CPAP）が大きな改善をもたらした．

慢性疲労にひどく苦しんでいた医師はそれが夫の睡眠時無呼吸によるものであるとわかり，離れた寝室で寝ることによって改善した．彼女の義母が夫のいびきで極端に疲弊している女性に関するテレビ番組を見たと言うまではわからなかった（Korossy, 1998）.

医学生と指導医へ：正しい診断への手がかりは教科書や文献からはつかめないかもしれない．患者の言葉に耳を傾け，虚心坦懐でいることが肝要である．

表13-3 診断におけるにおいの歴史上での使用

においの記載	疾患
肉屋	黄熱病
焼きたての黒パン	腸チフス
むしられたばかりの羽	風疹
腐敗臭	壊血病
腐ったワラ	「粟粒熱」
酸っぱいもしくはカビ臭いパン	ペラグラ
気の抜けたビール	頸部リンパ節結核
ほのかに甘い	ジフテリア

〔Hayden GF. Olfactory diagnosis in medicine. *Postgrad Med.* 1980；67（April）：110-118, より許可を得て引用〕

13 喉頭

喉頭の診察は持続する嗄声を訴える患者では必須である．しかし額帯鏡や喉頭鏡を用いた間接喉頭鏡検査は本書の範疇を超えている．もしその技術を学びたいのであれば，耳鼻科外来での指導を受けながらの実践の繰り返しが必須である（もしそうでなければ，たとえ喉頭をちらっと見ても，その所見を見分ける自信は持てない）.

14 におい（A bouquet of Odor）注3

診断ツールとしての医師の鼻の有用性はヒポクラテスによって2000年以上前に，後にアーユルベーダ訳注8)のSushruta, 彼の作品Samhita（全集）で認識されていた（Majno, 1975）. においのほとんどは呼気にある（表13-2）. いくらかは皮膚，汗，他の分泌物による（7章と表13-3, 4を参照）.

訳注8) 自然治癒力を増すためのインドの伝統医学のこと. Sushrutaは紀元前600年頃の外科医.

1）アセトン

アセトン臭は糖尿病性ケトアシドーシスの合言葉である．理論的には飢餓によるケトアシドーシスでもにおうが，そのような患者ではおそらく簡

注3 これはカリフォルニアのFaith Fitzgerald医師が「体外診断」（Fitzgerald, 1989）として参照しているものの一面である.

表13-4　稀なにおいに関連する他の疾患や摂取

においのもと		においの記載	疾患もしくは原因物質
先天的代謝異常	尿, 汗, 皮脂, 耳垢	メープルシロップ, カラメルのような, 焦げた砂糖	メープルシロップ尿症(分枝鎖ケト酸尿症)
	尿	カビ臭い	チロシン血症
	尿	雄ネコの尿のような	βメチルクロトニルグリシン血症
他の原因	尿	アンモニア	尿素分解菌(例えばプロテウス属)による尿路感染症
	尿	薬品	ペニシリンと誘導体
	尿, 吐物	スミレ	マツヤニ
	皮膚	鼻につく不快なにおい	蛋白質分解を伴う皮膚疾患(例えば天疱瘡), 汗腺膿瘍
	吐物	ニンニク	ヒ素, リン
	便	吐き気を催す非常に嫌なにおい	吸収不良(例えば嚢胞線維症, セリアック病)
	便	腐ったような悪臭	細菌性赤痢
	腟	非常に嫌なにおい	腟炎, 異物, 腐肉形成している子宮筋腫, 悪性疾患
	腟	精液	精液(特にレイプが疑われる症例で)
	膿	吐き気を催すほど甘い, 腐りかけているリンゴのような	ガス壊疽
	膿	便, 熟しすぎたカマンベールチーズのような	蛋白質分解菌

〔Burton BK, Nadler HL. Clinical diagnosis of the inborn errors of metabolism in the neonatal period. *Pediatrics*. 1978；61：398–405, and Hayden GF. Olfactory diagnosis in medicine. *Postgrad Med*. 1980；67(April)：110–118, より許可を得て引用〕

単にわかる量のアセトンを吐けるほど脂肪を長時間燃焼しない.

糖尿病性ケトアシドーシスの呼気は「フルーティー」ともいわれるが, 純粋なアセトン(マニキュアの除光液)はフルーティーではない. 私にとって糖尿病性ケトアシドーシスの呼気は, 熟したバナナのようなにおいであり, もっと長鎖のケトンを排出している化学実験室かフルーツ風味のチューインガムを噛んだ後の呼気のようである.

(1例目は)口腔不衛生の患者の呼気のにおいを嗅がなかったため, (2例目は)洗浄していない口

のにおいからアセトン臭を嗅げなかったために臨床医が見逃した糖尿病性ケトアシドーシスを診たことがある.

アルコール性ケトアシドーシスの呼気では主な酸であるβヒドロキシ酪酸は実際にはケト酸でなくヒドロキシ酸であるためにフルーツのようなにおいがしない.

2) アンモニア(臭)

慢性腎不全も肝不全もアンモニア臭を生じるが, これら2つの呼気はよく区別されている.

腎不全では, もう1つジメチルアミンとトリメチルアミンの魚臭い成分がある(Simenhoff et al., 1977). さらに慢性腎不全の呼気はしばしば尿のにおいがする.

一方, 肝性口臭はメルカプタン, ジメチルスルフィドやジメチルジスルフィドによるカビ臭い成分がある(Tangerman et al., 1983). それは, 齧歯動物, 腐った魚, 刈りたてのクローバーの成分を持つと述べられている(Steensma, 2010).

3) 下水臭

下水臭は口腔や呼吸器・消化管のどの箇所でも嫌気性菌によって起こる. 下水臭は歯周疾患, 歯性膿瘍, 扁桃感染, 肺化膿症, 気管支拡張症, 胃不全麻痺, 食道憩室, 腸閉塞(げっぷのできる人で)で起こりうる.

4) アルコール

純粋なエタノールはにおいがないために, 呼気でにおいを嗅ぐのは不可能である.「呼気のアルコール」は現在救急室で蔓延している誤称である. 実際に嗅いでいるのは, ジンのジュニパーベリー, ウイスキーのフーゼル油, ワインの発酵したブドウの芳香, ビールのホップ(花の一種), アルコールのアセトアルデヒド代謝物である.

5) 苦いアーモンド

苦いアーモンド臭はシアン中毒の犠牲者の呼気で認められる. これは極めて有毒なシアン化水素ガスによるものである(そのような患者の吐物は

医療従事者もシアンに侵されないように注意して扱わなければならない）．私はまだニトロプルシドで過剰治療となった患者の呼気でこのにおいを見つけたことはない．

6）シュードモナス

シュードモナスの培養で認められる特有の甘いにおいは表層の感染症で起き，シュードモナス肺炎の一部の症例の呼気でも認められる．それは腐ったぶどうジュースや洋ナシのキャンディーと比較される（Steensma, 2010）．

7）化学臭

薬品臭は，特に自殺目的の薬品の摂取による呼気臭を示す．パラアルデヒド，抱水クロラール，エスクロルビノールや他の薬剤には特徴的なにおいがある．溶剤臭はそのような薬剤やハロゲン化直鎖炭化水素，クロロホルム，四塩化炭素による（Teschke, 1984）．そのような材料のよくあるものは医師が患者のものと合うにおいを見つけられるよう，カプセルやバイアルで救急室に保管されている．この方法では医師の鼻は化学実験室より速い自然のガス液体クロマトグラフィーとして役立つことができる．

8）代謝異常によるにおい

メチオニンの代謝異常はゆでキャベツのようなにおいを起こしうる．ロイシン代謝の酵素遮断はイソ吉草酸の蓄積によって汗ばんだ足かチーズのようなにおいがする（Liddell, 1976）．

刈ったばかりの干し草のカビ臭いにおいはフェニルケトン尿症に特徴的といわれている．フェニルケトン尿症のにおいはむっとした汗まみれのロッカールームのタオルもしくはオオカミやカオジロガンのようなにおいともいわれている（Liddell, 1976）．私が学生時代に読んだ出所のあやしい本には，フェニルケトン尿症と初めて診断された小児の母親は子どもが「ネズミのようにカビ臭い」と言って，小児科から小児科へ次々と子どもを連れていったとある．最終的にFolling医師がその母親を笑わずに子どもがにおうことを認めるまで，小児科医たちは母が取り乱していると

して退けていた．驚くことに，実際にその小児はネズミのようにカビ臭いにおいがした．彼の業績により，現在必須となっている検査のおかげで誰かが再びその特有なにおいを嗅ぐようなことはなくなっている．

オーストハウス尿症はメチオニン吸収不良によるものと考えられている．英国のオーストハウスはホップや麦芽を貯蔵している倉庫である．ホップが保管されているであろう冷蔵庫がある醸造所見学をすることによって，医師はそのにおいを経験できるかもしれない．

指導医へ：放射線科レジデントが診断パターンを目で識別するように教えられるように，学生が鼻で診断することを学べるようにさまざまな材料の調合物を扱う教育研究所を作るのは簡単なことだ．悲しいかな，私はこれを行っている学校を知らない．本章の残りのにおいについてはその特異的成分がわからないか手に入らないために本書のアプローチをとることができない．

ガスクロマトグラフィーや質量分析のような驚くべき技術での分析化学の進歩は，今まで膵外分泌機能不全，小腸の細菌異常増殖や吸収不良に関連した他の疾患のような限られた臨床状況でのみ呼気検査で利用されてきた．臨床医の鼻は呼気の稀な化学物質や人体の他の悪臭に対して，現在でも依然として最高の検出器である．

9）その他いろいろ

「口臭」のよくある訴えは食べかす，においの強い食べ物，歯周疾患，壊死性軟部組織病変（例えばヴァンサンアンギナ），多量の喫煙，Sjögren症候群，抗ヒスタミン薬，収縮性の口腔洗浄液，放射線による唾液腺炎，アンフェタミン中毒による唾液の減少などさまざまな疾患によって起こる．オハイオ州のJohn Boyles医師は，患者の感じ方はしばしば不正確であるためにこの訴えがある時は自分で呼気を嗅ぐことをいつも強調している．

特徴的なにおいは数多くの疾患（表13-3）で主張されていて，慢性副鼻腔炎のような非特異的なものから，脂肪の消化異常，もっと特異的なレンサ球菌の扁桃炎やジフテリアまである．

腐った肉は特徴的なにおいである．休暇から帰ってきた医師が，冠動脈バイパス術を受けた患者が不在の際にその部屋でこのにおいを嗅いだ．

彼は以前の静注部位の壊死性筋膜炎を見つけ，迅速な外科的介入により患者の手と腕が救われた．彼の介護をしていた名高い病院の熟練したチームは，このにおいの重要性を 24 時間認識していなかった（Jackson, 2010）．

私は René Wégria 医師が話したニューヨーク市のマウントサイナイ病院での輝かしい日々の話を覚えている．ある朝偉大な医師が指導医回診に到着し，空気のにおいを嗅いで，「ああ，あなたが腸チフスの症例を持っているとにおいでわかる．最初にその患者を診に行こう」とレジデントに言った．

「申し訳ありません，教授．われわれは彼に会えません．その患者は昨日天へ召されてしまいました」とレジデントは言ったのだった．

文献

- Adams GL, Boies LR Jr, Paparella MM. *Boies's Fundamentals of Otolaryngology*. 5th Ed. Philadelphia, PA: W. B. Saunders; 1978.
- American Dental Association. ADA statement on dental amalgam. Revised Jan 8, 2002.
- American Dental Association, Council on Scientific Affairs. Statement on Dental Amalgam; Aug 2009. Available at: http://www.ada.org/en/aboutthe-ada/ada-positions-policies-and-statements/statement-on-dental-amalgam. Accessed Aug 6, 2016.
- Aposhian HV. *A Toxicologist's View of Thimerosal and Autism. Testimony*. Bethesda, MD: Institute of Medicine of the National Institutes of Health;2004.
- Armitage GC. Periodontal infections and cardiovascular disease—How strong is the association? *Oral Dis*. 2000;6:335-350.
- Artenstein MS, Demis DJ. Recent advances in the diagnosis and treatment of viral diseases of the skin. *N Engl J Med*. 1964;270:1101-1111.
- Balciunas BA, Overholser CD. Diagnosis and treatment of common oral lesions. *Am Fam Physician*. 1987;35(5):206-220.
- Bansal P. Modified Schirmer test: A new sialometric tool. *JOHR*. 2014;5(1): 1-2. Available at: https://www.researchgate.net/publication/277327252_Editorial_Modified_Schirmer_Test_A_New_Sialometric_Tool. Accessed Aug 7, 2016.
- Bean WB. *Vascular Spiders and Related Lesions of the Skin*. Springfield, IL: Charles C Thomas Publisher; 1958.
- Beitman RG, Frost SS, Roth JLA. Oral manifestations of gastrointestinal disease. *Dig Dis Sci*. 1981;26:741-747.
- Berg S, Trollfors B, Nylén O, et al. Incidence, aetiology, and prognosis of acute epiglottitis in children and adults in Sweden. *Scand J Infect Dis*. 1996;28:261-264.
- Burns RA, Davis WJ. Recurrent aphthous stomatitis. *Am Fam Physician*. 1985;32(2):99-104.
- Burton BK, Nadler HL. Clinical diagnosis of the inborn errors of metabolism in the neonatal period. *Pediatrics*. 1978;

61:398-405.
- Centers for Disease Control. Oral viral lesion (hairy leukoplakia) associated with acquired immunodeficiency syndrome. *MMWR Morb Mortal Wkly Rep*. 1985;34:549-550.
- Chistiakov DA, Orekhov AN, Bobryshev YV. Links between atherosclerotic and periodontal disease. *Exp Mol Pathol*. 2016;100:220-235. doi:10.1016/j.yexmp.2016.01.006.
- Clemetson CAB. *Vitamin C*. Vol. 1. Boca Raton, FL: CRC Press; 1989.
- Combs JT, Grunt JA, Brandt IK. New syndrome of neonatal hypoglycemia:Association with visceromegaly, macroglossia, microcephaly, and abnormal umbilicus. *N Engl J Med*. 1966; 275:236-243.
- De Kaminsky AR, Kaminsky C, Fernández Blanco G, et al. Hairy leukoplakia in an HIV-seronegative patient. *Int J Dermatol*. 1995;34:420-424.
- Eisen D, Lynch DP. *The Mouth: Diagnosis and Treatment*. St Louis, MO:Mosby-Year Book; 1998.
- Eley BM. The future of dental amalgam: A review of the literature. Part 3:Mercury exposure from amalgam restorations in dental patients. *Br Dent J*.1997a;182:333-338.
- Eley BM. The future of dental amalgam: A review of the literature. Part 4: Mercury exposure hazards and risk assessment. *Br Dent J*. 1997b;182:373-381.
- Engel P. Beobachtungen über die Gesundheit vor und nach Amalgam-entfernung [German]. *Schweiz Monatsschr Zahnmed*. 1998;108:811-813.
- Finsterer J. High-altitude illness induced by tooth root infection. *Postgrad Med J*. 1999;75:882.
- Fitzgerald FT. Learning to emulate Sherlock Holmes. *Consultant*. 1989;April:63-72, 74.
- Gadhia K, McDonald S, Arkutu N, Malik, K. Amelogenesis imperfecta: An introduction. *Br Dent J*. 2012;212:377-379.
- Garner D, Weston V. Effectiveness of vaccination for Haemophilus influenzae type b. *Lancet*. 2003;361:395-296.
- Gelband H. The science and politics of dental amalgam. *Int J Technol Assess Health Care*. 1998;14(1):123-134.
- Grahame R, Bluestone R, Holt PJL. Recurrent blanching of the tongue due to giant cell arteritis. *Ann Intern Med*. 1968;69: 781-782.
- Greally JM. Alternative to "Aaah". *Lancet*. 1988;1:539.
- Greenspan D, Greenspan JS. HIV-related oral disease. *Lancet*. 1996;348:729-733.
- Grunfeld O, Hinostroza G. Thallium poisoning. *Arch Intern Med*. 1964;114:132-138.
- Harryparsad A, Rahman L, Bunn BK. Amelogenesis imperfecta: A diagnostic and pathological review with case illustration. *SADJ*. 2013;68:404-407.
- Hayden GF. Olfactory diagnosis in medicine. *Postgrad Med*. 1980;67 (April):110-118.
- Hoeprich PD, ed. *Infectious Diseases*. New York: Harper & Row; 1972.
- Hollander H, Greenspan D, Stringari S, et al. Hairy leukoplakia and the acquired immunodeficiency syndrome. *Ann Intern Med*. 1986;104:892.
- Hutchinson J. On the different forms of inflammation of the eye consequent on inherited syphilis. *Ophthalmol Hosp Rep*. 1859;2:54-105.
- Jackson RE. Letters. The scent of cancer. *Ann Intern Med*.

2010;153:766-767.

- Janket S-J, Baird AE, Chuang S-K, et al. Meta-analysis of periodontal disease and risk of coronary heart disease and stroke. *Oral Surg Oral Med Oral Pathol.* 2003;95:559-569.
- Kalra L, Hamlyn AN, Jones BJM. Blue sclerae: A common sign of iron deficiency. *Lancet.* 1986;2:1267-1268.
- Kapur VK, Auckley DH, Chowdhuri S, et al. Clinical practice guideline for diagnostic testing for adult obstructive sleep apnea: An American Academy of Sleep Medicine clinical practice guideline. *J Clin Sleep Med.* 2017;13:479-504.
- Korossy K. On chronic fatigue, sleep, and optimal rest. *Biblical Reflections.* 1998;March-April:2.
- Kragsbjerg P, Rydman H. Recurrent pneumococcal bacteraemia and meningitis in an asplenic adult with possible unusual focus. *Scand J Infect Dis.* 2001;33:706-708.
- Kramer NR, Cook TE, Carlisle CC, et al. The role of the primary care physician in recognizing obstructive sleep apnea. *Arch Intern Med.* 1999;159:965-968.
- Kyle RA, Greipp PR. Amyloidosis (AL): Clinical and laboratory features in 229 cases. *Mayo Clin Proc.* 1983;58:665-683.
- Lane PR. Actinic prurigo. *Photodermatol Photoimmunol Photomed.* 1997;13:87-88.
- Lee C. *Haemophilus influenzae* type b epiglottitis: Occasional cases will present (letter). *Br Med J.* 2003;326:284.
- Lee SS, Schwartz RH, Bahadori RS. Retropharyngeal abscess: Epiglottitis of the new millennium. *J Pediatr.* 2001;138:435-437.
- Liddell K. Smell as a diagnostic marker. *Postgrad Med J.* 1976;52:136-138.
- Majno G. The Healing Hand: *Man and Wound in the Ancient World.* Cambridge, MA: Harvard University Press; 1975.
- Martin PJ, Fee WE, Arendt DM. A color atlas of oral cavity lesions. *Prim Care Cancer.* 1989;9(12):9-21.
- Martinez MW, Rodysill KJ, Morgenthaler TI. Use of ambulatory overnight oximetry to investigate sleep apnea in a general internal medicine practice. *Mayo Clin Proc.* 2005;80:455-462.
- McEwan J, Giridharan W, Clark RW, et al. Paediatric acute epiglottitis: Not a disappearing entity. *Int J Pediatr Otorhinolaryngol.* 2003;67:317-321.
- Midwinter KI, Hodgson D, Yardley M. Paediatric epiglottitis: The influence of the *Haemophilus influenzae* b vaccine, a tenyear review in the Sheffield region. *Clin Otolaryngol.* 1999; 24:447-448.
- Milgraum SS, Kanzler MH, Waldinger TP, et al. Macroglossia: An unusual presentation of pemphigus vulgaris. *Arch Dermatol.* 1985;121:1328-1329.
- Mindel A. Management of early HIV infection. *Br Med J.* 1987;294:1214-1218.
- Mitchell JE, Seim HC, Colon E, et al. Medical complications and medical management of bulimia. *Ann Intern Med.* 1987; 107:71-77.
- Moutsopoulos HM. Sjögren's syndrome. In: Isselbacher KJ, Braunwald E, Wilson JD, et al., eds. *Harrison's Principles of Internal Medicine.* 13th Ed. New York: McGraw-Hill; 1994: 1662-1664.
- Odom JG. Ethics and dental amalgam removal. *J Am Dent Assoc.* 1991;122:69-71.
- Parish JM. Identifying patients with sleep apnea. *Mayo Clin Proc.* 2005;80:453-454.

- Richardson GM, Wilson R, Allard D, et al. Mercury exposure and risks from dental amalgam in the US population, post-2000. *Sci Total Environ.* 2011;409(20):4257-4268. doi:10.1016/j.scitotenv.2011.06.035.
- Rijkers GT, Vermeer-de Bondt PE, Spanjaard L, et al. Return of *Haemophilus influenzae* type b infections. *Lancet.* 2003; 361:1563.
- Rodu B, Cole P. Tobacco-related mortality. *Nature.* 1994;370: 184.
- Rodu B, Cole P. Nicotine maintenance for inveterate smokers. *Technology.* 1999;6:17-21.
- Rodu B, Stegmayr B, Nasic S, et al. Impact of smokeless tobacco use on smoking in northern Sweden. *J Intern Med.* 2002;252:398-404.
- Scannapieco FA, Genco RJ. Association of periodontal infections with atherosclerotic and pulmonary infections. *J Periodontal Res.* 1999;34:340-345.
- Schiff E, Pick N, Oliven A, et al. Multiple liver abscesses after dental treatment (letter). *J Clin Gastroenterol.* 2003;36:369-371.
- Schiødt M, Lackner A, Armitage G, et al. Oral lesions in rhesus monkeys associated with infection by simian AIDS retrovirus, serotype-I (SRV-1). *Oral Surg Oral Med Oral Pathol.* 1988;65:5055.
- Schneiderman H. What's your diagnosis? *Consultant.* 1990; August:41-52.
- Schüpbach J, Bachmann D, Hotz MA. Epiglottitis—A pediatric disease? [German]. *Schweiz Med Wochenschr Suppl.* 2000; 125:35S-37S.
- Seligman M, Mihaesco E, Preud'homme JL, et al. Heavy chain diseases: Current findings and concepts. *Immunol Rev.* 1979; 48:145-167.
- Shepard J Jr. *Grand Rounds.* St Louis, MO: St Louis University Medical Center;1987.
- Simenhoff ML, Burke JF, Saukkonen JJ, et al. Biochemical profile of uremic breath. *N Engl J Med.* 1977;297:132-135.
- Sjursen TT, Lygre GB, Dalen K, et al. Changes in health complaints after removal of amalgam fillings. *J Oral Rehabil.* 2011;38:835-848. Available at: http://www.ncbi.nlm.nih.gov/pmc/articles/PMC3229679/. Accessed Aug 6, 2016.
- Slots J, Kamma JJ. General health risk of periodontal disease. *Int Dent J.* 2001;51:417-427.
- Solomon P, Weisbrod M, Irish JC, et al. Adult epiglottitis: The Toronto Hospital experience. *J Otolaryngol.* 1998;27:332-336.
- Spach DH, Schubert M. Oral hairy leukoplakia. HIV Web Study; Feb 15, 2015. Available at: http://www.hivwebstudy.org/cases/oral-manifestations/oral-hairy-leukoplakia. Accessed Aug 6, 2016.
- Sprackling PD. Alternative to "Aaah". *Lancet.* 1988;1:769.
- Sreebny LM, Valdini A. Xerostomia: A neglected symptom. *Arch Intern Med.* 1987;147:1333-1337.
- Steensma DP. The scent of cancer. *Ann Intern Med.* 2010;153: 206-207.
- Stock A. The danger of mercury vapor and amalgam [German]. *Med Klin.* 1926;32/33:1209-1213, 1250-1252.
- Stock A. Chronic mercury and amalgam poisoning [German]. *Zahnärztliche Rundschau.* 1939;48:371-377, 403-407.
- Stone J. Sir Dominic John Corrigan. *Clin Cardiol.* 1986;9: 403-406.

- Suvarna JC, Keskar VS. Tripod sign. J *Postgrad Med*. 2009; 95:211-213. Available at: http://www.jpgmonline.com/article. asp?issn=0022-3859;year=2009;volume=55;issue=3; spage=211;epage=213;aulast=Suvarna. Accessed Apr12, 2017.
- Talbot ES. Injurious effects of mercury as used in dentistry. *Mo Dent J*. 1883;15:124-130.
- Tangerman A, Neuwese-Arends MT, van Tongeren JHM. A new sensitive assay for measuring volatile sulphur compounds in human breath by Tenax trapping and gas chromatography and its application in liver cirrhosis. *Clin Chim Acta*. 1983; 130:103-110.
- Tanner K, Fitzsimmons G, Carrol ED, et al. *Haemophilus influenzae* type b epiglottitis as a cause of acute upper airways obstruction in children. *Br Med J*. 2002;325:1099-1100.
- Teschke R. Diagnostik akuter Vergiftungen durch halogenierte aliphatische Kohlenwasserstoffe [German]. *Dtsch Med Wochenschr*. 1984;109:541-543.
- Tilashalski K, Rodu B, Cole P. A pilot study of smokeless tobacco in smoking cessation. *Am J Med*. 1998;104:456-458.
- U.S. Food and Drug Administration, Center for Devices and Radiologic Health. *Consumer update: Dental amalgams*; updated December 31, 2002.
- U.S. Public Health Service. *Syphilis: A Synopsis*. Public Health Service Publication No. 1660; Jan 1968.
- Urman JD, Lowenstein MB, Abeles M, et al. Oral mucosal ulceration in systemic lupus erythematosus. *Arthritis Rheum*. 1978;21:58-61.
- Vilter RW, Woolford RM, Spies TD. Severe scurvy: A clinical and hematologic study. *J Lab Clin Med*. 1946;31:609-630.
- Viner S, Szalai JP, Hoffstein V. Are history and physical examination a good screening test for sleep apnea? *Ann Intern Med*. 1991;115:356-359.
- Wagle A, Jones RM. Acute epiglottitis despite vaccination with *Haemophilus influenzae* type B vaccine. *Paediatr Anaesth*. 1999;9:549-550.
- Wahl MJ. The clinical and legal mythology of anti-amalgam. *Quintessence Int*. 2001;32:525-535.
- White DP. Obstructive sleep apnea. *Hosp Pract*. 1992;30:57-84.
- Young T, Skatrud J, Peppard PE. Risk factors for obstructive sleep apnea in adults. *JAMA*. 2004;291:2013-2016.
- Zakrzewska JM, Aly Z, Speight PM. Oral hairy leukoplakia in a HIV negative asthmatic patient on systemic steroids. *J Oral Pathol Med*. 1995;24:282-284.

14章 頸部

頸部の痛みはバターかクマの油で，硬直には牛脂でマッサージをすればよい．牛脂に油を混ぜるとリンパ節結核によい．疼痛を伴う硬直──後弓反張と呼ばれる──では雌ヤギの尿を耳の中に入れる……

ガイウス・プリニウス・セクンドゥス[訳注1]
『博物誌』第28巻，52：192

訳注1）Gaius Plinius Secundus（22?〜79年），古代ローマの博物学者，政治家，軍人．大プリニウスとも称される．

◆ 覚えておくべきポイント

- 頸部の診察は，心血管系，内分泌系の診察の一部であり，同時に耳鼻咽喉科，筋骨格系，神経の診察の一部である．
- 甲状腺の診察では，大きさや硬さ，結節の有無，血管雑音の有無を評価する．
- 気管の変位は肺・胸膜疾患の診断に大切である．

頸部の皮膚所見については7章，リンパ節は8章，動脈は18章，静脈は19章で詳細を述べた．筋骨格系の診察については25章，中枢神経系の所見については9章と26章を参照されたい．

1 外形

水かき状の頸（翼状頸）と後頸部の髪の生え際が低い所見（図14-1）は，身長5フィート（152 cm）以下で表現型として女性の場合はTurner症候群，男女ともにNoonan症候群[注1]の可能性が考えられる（Mendez and Opitz, 1985）．Klippel-Feil症候群（図14-2）では頸部が短い．Buffalo hump（野牛肩）は内因性または外因性のCushing症候群で出現する．閉塞性睡眠時無呼吸症候群の患者の頸部は短く，肉づきがよい傾向がある（これはメリーランド大学のTed Woodward医師が私に教えてくれたことである）．これらの患者は頸回りの大きなシャツ（17号以上）を，ボタンをとめずに着ていることが多い．頸部の側方への腫脹が

注1 Noonan症候群は「男性のTurner症候群」と誤解されている．

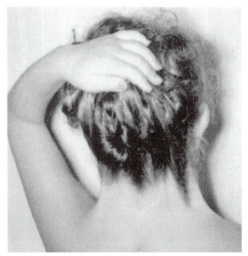

図14-1 後頸部の髪の生え際が低く，頸は短く翼状頸を認めるTurner症候群の症例．
（Gellis SS, Feingold M. Atlas of Mental Retardation Syndromes : Visual Diagnosis of Fades and Physical Findings. Washington,DC:U.S. Department of Health, Education, and Welfare；1968；より許可を得て転載）

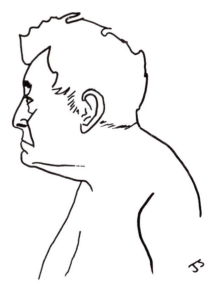

図14-2 Klippel-Feil症候群．後頸部の髪の生え際が低く，短い頸は頭部を前方に押し出している．
（ウィスコンシンのL. Mermel医師の患者のスケッチである）

Valsalva手技の際に明瞭になる場合は喉頭気腫が疑われる．これは良性の所見で，両側性のこともある．私が知る限り最も典型的な例は，有名なトランペット奏者のジョン・バークス（ディジー）・

ガレスピーである．ガラス吹き工や慢性閉塞性肺疾患の患者で，この憩室状の頸部の所見が認められる．

胎児期の構造に関連する良性，先天性の囊胞はどの年齢層でも出現する．側頸囊胞は胸鎖乳突筋の前縁や耳珠の前方に認める．囊胞状リンパ管腫は頸部のどこにでも認め，非常に軟らかいため脂肪腫との鑑別が必要だが，水平断のCTやMRIで容易に鑑別できる．正中頸囊胞（下記参照）は必ず頸部正中にあり，舌骨の上か下かに認める．皮様囊腫は典型的には頸切痕に認める．これらすべての囊胞は可動性良好で，感染しない限り圧痛は認めない．

2 深部感染症

頸部の深部のスペースには咽頭後部のスペースや顎下側部咽頭のスペースが含まれる．これらのスペースの感染は直接浸潤だけでなく，歯や扁桃，副鼻腔，咽頭，耳下腺からのリンパ行性の浸潤で発症しうるものであり，重症化しやすく，また診断が難しい．特に，糖尿病患者や小児に起こりやすい．発熱，深頸部の疼痛，嚥下困難，嚥下時痛の症状が出現し，身体所見では，開口障害や咽頭壁の腫脹・変位，項部硬直（Swischuk, 1995）や斜頸（Harries, 1997）を認める．また，重症例では呼吸困難や喘鳴を伴うことがある．

3 甲状腺

ポータブル超音波検査の進歩により，内分泌臓器の診察能力はかなり改善したが，それでも，甲状腺や頸部リンパ節の注意深い視診・聴診は，甲状腺疾患の診断に重要な役割を果たしている（Pacini et al., 2016；Salvatore et al., 2016）．

1）視診

甲状腺の視診は，正面と側面から行う．正面から観察する時には，患者に顎を上げて頸を伸展してもらう．この方法により，胸骨上切痕から甲状腺を引き上げ，周囲の皮膚を緊張させることで，甲状腺が観察しやすくなる（H. W. Borg, 私信，

2017）．この方法は，肥満患者では特に有効である（Silk and McTigue, 2011）．側面から観察する際には，胸骨上切痕と輪状軟骨の隆起（cricoid prominence）の間のラインに注目する．正常の甲状腺であれば，このラインはまっすぐであるが，外側に膨らんでいれば，甲状腺腫があり，胸骨上切痕の後ろに隠れているわけではないことを示している（Siminoski, 1995）．

さらに，水を飲んでもらったり，唾を飲み込んでもらったりして，嚥下させて甲状腺を観察する．嚥下において，正常な甲状腺および甲状軟骨は1.5〜3.5 cm上方に移動する．この移動距離は，嚥下する液体の量に比例する．頂点に達したら，甲状腺の動きは0.2〜0.7秒止まり，もとの位置に戻る（Siminoski, 1994）．この物理的な動きを知っておくことで，腫瘤が甲状腺の内部にあるのか，外部にあるのかを区別できる．甲状腺外にある腫瘤は，典型的には嚥下時に動かず，もし動いたとしても下がる前に停止しないか，甲状軟骨よりも早くもとの位置に戻る（Siminoski, 1994）．これらの現象は，触診の時に確認できる（下記参照）．

視診を行う際には，甲状腺のサイズや形状に加えて，手術痕（甲状腺切除の既往を意味する），血管の怒張，皮膚変化（例：紅斑──下記参照）を探す．

舌部甲状腺[訳注2]は舌根部に認める．診察する際は thyroglossal duct のもともとの位置である舌の posterior dorsum を常に観察すべきである．

訳注2）異所性甲状腺．

Maroni 徴候とは甲状腺が位置する頸部正中の皮膚の紅斑で，時に痒みを伴う所見で，甲状腺機能亢進症でみられる．この甲状腺疾患による皮膚所見が認められるのは，最近では比較的稀である（Auwaerter, 1997；Norcross et al., 1997）．pseudo-Maroni 徴候は，甲状腺疾患とは関係なく，頸部皮膚の慢性的な血管拡張であり，Maroni 徴候よりもずっとよく認められるので，混同しないように注意する．

▶ 甲状腺腫大

初めて甲状腺腫について記述したのは，古代ローマの内科医である Aulus Cornelius Celsus である．西暦35年より前に出版された彼の著書である"De Medicina"のなかで，甲状腺腫大のケースについて述べている（Celsus, 1953）．甲状腺炎，

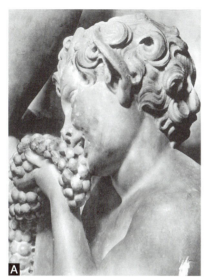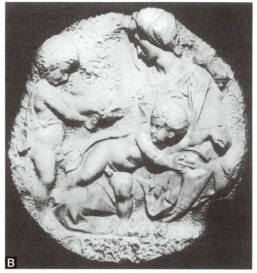

図 14-3　A：ミケランジェロ作『バッカス像』の隣にいる「ブドウを食べるギリシャ神話のサテュロス」(甲状腺腫がある)である．彼の眉は外側に向かって薄くなっている．B：ミケランジェロ作『タッディの聖母子』．

甲状腺機能低下性甲状腺腫，甲状腺機能亢進症のケースで甲状腺腫の頻度は高く，特に甲状腺機能亢進症では体重減少により甲状腺の輪郭をわかりにくくしている周辺組織が少なくなるため認めやすい．図 14-3 のように，ルネッサンス期(14〜15世紀)の絵画のなかでは多くの甲状腺腫の人物が描かれている．ヨウ素欠乏による甲状腺腫はヨウ素摂取量の多い地域においても起こる(Nyenwe and Dagogo-Jack, 2009)．

2) 触診

甲状腺は正常では触知可能である(胸骨の後ろに隠れた甲状腺腫が Valsalva 手技により頸部に移動して触知可能になることがある)．甲状腺の触診は，患者の前方から行う方法と後方から行う方法があるが，正確性はどちらも同程度とされている(Siminoski, 1995)．

▶ 診察方法

1. 患者に楽な姿勢で座らせる．
2. 大きめのコップ1杯の水を手渡し，「すぐに水を少し飲むように言います．口に含んで，指示されたら飲み込んでください．そうすると甲状腺が触りやすくなります」と伝える(コップやボトルで水を用意するのは大変なので，スクリーニング目的であれば，唾をのんでもらうよう頼めばおそらく十分である)．
3. 患者の後方に回り，「あなたの後ろ側に立って，甲状腺の診察をしたいのですが，よろしいでしょうか？」と声をかけて，患者の頸部に両手を添える．
4. 触診でのどぼとけを探す(慣れない間は目で見ながら探す)．これは**甲状軟骨**と名前がついているが，実際の甲状腺はこの構造の下に位置する(教育を受けていない人の多くが左右の側葉を触れることができないのは，甲状腺は甲状軟骨の高さにあると思い込んでしまうためである)．
5. 右示指を甲状軟骨の右側面，左示指を左側面に置く．次に，その2本の指を下側の輪状軟骨のほうに動かす．この時，示指と中指は甲状腺側葉の上2/3に位置するはずである(これは患者の解剖学的位置や診察者によって異なる)．
6. 患者に，口に水を含んで天井を見るように指示する(これにより患者の頸部が伸びる)．
7. 患者に飲み込むよう指示する．嚥下により，頸部正中の指の下で甲状腺峡部が挙上して，またもとに戻る．正常の甲状腺峡部は柔らかく，診察者が強く押しすぎると見逃してしまう(甲状腺の触診には経験を要するため，初心者のうちは見逃しを気にしすぎなくてよい．しかし，20回くらい触診しても峡部を触れる感覚がわからなければ，

実際の患者を前にして，経験のある医師に教えを請う必要がある．後述の「医学部2年生へのメモ」を参照).

8. 次に，外側に指を動かして胸鎖乳突筋の下を触るようにする．時に得られる所見は充実性成分や硬さを触れるだけのこともある（このように，甲状腺の側葉の診察は内診での卵巣の触診と似ている．充実性成分の触診を身につけるにはかなりの経験が必要である).

9. 胸鎖乳突筋の前縁に置いた指をわずかに外側に押す．患者には，胸鎖乳突筋が引っ張られない程度に頸部伸展位を維持したうえで，再度嚥下するように指示する．触診指の下で左右の側葉の上部が挙上して，下降するのを触れる（自分の頸部で試してみるのがよい）．初心者の間は，はっきりと正常甲状腺を認識できないかもしれない.

▎その他の診察方法

患者に向かい合って左右の側葉を順に触診する方法は，(a)片手の指で胸鎖乳突筋を後方に引っ張って，(b)反対の手の指で，下にある甲状腺の触診をする．側葉が同定できれば，患者の正面からでも，峡部の位置を予測して嚥下時に触診することができる.

Mohammad Mehdi Ebrahimi医師は，仰臥位で頸部を少し伸展させ，頸部の筋肉をリラックスさせて診察することを提案している．左手の親指と人差し指で甲状腺を覆う皮膚をつまみ，それを甲状腺の上でスライドさせて，側葉を触診しやすくする(M, M. Ebrahimi, 私信，2014).

▎甲状腺結節と間違いやすい所見

甲状腺の周囲にある頸部病変によっては，嚥下動作でその病変が付着する組織と一緒に動くことがあり，甲状腺結節と混同される．甲状腺結節は嚥下の3つのフェーズ（挙上，静止，下降）すべてで喉頭や甲状腺と同じ動きをする(Siminoski, 1994).

▎大きさ

患者の甲状腺の大きさを「正常」「正常の2倍」「正常の1.5倍」などのように見積もる．ヨウ素欠乏状態では甲状腺機能が正常〜低下していても，甲状腺は代償性に肥大や過形成をきたすため腫大する．しかし，びまん性腫大ではBasedow病であることのほうが多く（あるいは，結節性であれ

ばPlummer病[訳注3]かもしれない），この場合，甲状腺機能は亢進していることが多い．甲状腺腫大はBasedow病における最も感度が高い所見であり，81〜98%の例で認め，特に若年者では感度が高い(Nordyke et al., 1988)．Basedow病による眼球突出の所見については10章(**表10-2**参照)を，その他の所見は7章，24章を参照のこと(Plummer病[訳注4]では眼球突出や前脛骨粘液水腫を認めないことに注目する).

訳注3)4) 原書ではPlummer-Vinson syndromeとあるが誤り.

下垂体性の甲状腺機能低下症や原発性甲状腺機能低下症では甲状腺は萎縮する．無甲状腺症では甲状腺を触知しない.

▎結節

甲状腺結節は極めて一般的である(Pacini et al., 2016；Ross, 2017；Salvatore et al., 2016)．大きな結節(1 cmより大きい)のみが触診で発見可能である．小さな結節(<1 cm)は画像検査(例：超音波)でしか発見できないが，通常，臨床的には有意なものではない(Pacini et al., 2016)．病理学的に問題となるのは，結節が，圧迫や，悪性の経過，甲状腺機能亢進症／低下症，美容上の欠陥と関係する可能性がある場合である.

結節を認めたら，その大きさと場所を表現する．過去には，単一の結節のみがさらなる評価が必要と考えられていたが，最近のデータにより，複数の結節がある場合の甲状腺がんのリスクは，以前信じられていたよりもかなり高いことが示されている(Pacini et al., 2016；Smith et al., 2016)．したがって，触診で甲状腺の結節を触知した場合は，単一であっても複数であっても，すぐに内分泌科に紹介するべきである(Pacini et al., 2016；Ross, 2017；Salvatore et al., 2016)．甲状腺結節の多くは良性であるが，甲状腺がんの発生率は2000年から上昇している．2019年までには，このがんは米国人女性で3番目に多いがんになると予測されている(Pacini et al., 2016)．幸いなことに，甲状腺がんで最も多いタイプ（乳頭がんおよび濾胞がん）は，典型的には，特に若い患者において予後は極めて良好である(Ross, 2017).

甲状腺機能亢進症例で，多発性の腫瘤や結節を認めた場合，高齢者の甲状腺機能亢進症で最も多い疾患の1つである結節性甲状腺中毒症(Plummer病)を示唆する.

硬さ

甲状腺の硬さの評価が必要だが，硬さに異常のあることがわかっている患者を含む数十例の診察を経験するまでは重要視しすぎないほうがよい.

橋本病や亜急性甲状腺炎では弾性硬の甲状腺が触れることがある．悪性腫瘍や Riedel 甲状腺炎では硬い甲状腺が触れる.

Berry 徴候

悪性の甲状腺腫大の所見である Berry 徴候は，英国の外科医である James Berry にちなんで名づけられたもので，頸動脈拍動の消失のことを指す(悪性腫瘍は頸動脈を包み込む傾向があり，そのため拍動を触れなくなる)(Leiber, 1968). 一方，良性の甲状腺腫大は血管を包み込まない(Clain, 1973).

医学部 2 年生へのメモ

落胆することはない．筆者は甲状腺の触診を始めて数十年経つが今でもまだ学んでいる．学生の時には人体模型を使った練習が役に立った．その当時，自分のとった所見と確認するために参照できた検査は I^{131} シンチグラフィーだけであり，それもほとんどは甲状腺機能亢進症の例にしか撮影されず，医学部 3 年生でもわかるような大きさの甲状腺腫の症例だった．現在では，テクネシウムを用いた核医学検査や，超音波や CT のような非機能性の画像診断もある．そのため，身体診察で診断する機会は少なくなり，検査を参照することで診察技術の習得がしやすくなった．しかし，自分でとった身体所見と検査結果を比較する際には，核医学検査の撮影後に治療されて甲状腺の大きさが変わっているかもしれないので，専門医やシニア・レジデント(後期研修医)の指導を受けるのがよい．自分の所属する施設に甲状腺外来があれば，そこに参加して練習するのがよい.

3) 聴診

健常の甲状腺は，他のどの臓器よりも血流が豊富である(William et al., 2014). Basedow 病による甲状腺機能亢進症では，さらに血流が増加して豊富になり，カラー Doppler 超音波検査において「甲状腺の業火(thyroid inferno)」と呼ばれる特徴的な画像所見を示す(Ralls et al., 1988；Williams et al., 2014). 甲状腺上で収縮期雑音を聴取すれば，他の高心拍出性の病態から甲状腺機能亢進症を鑑別するために役立つ．早い時期に記述された甲状腺機能亢進症に関連した血管雑音 Bruit の 1 つは，William Osler 卿による「触診で触れる，あるいは聴診で大きな収縮期雑音として聴取されるスリル thrill」や，もっと一般的には静脈コマ音"bruit de diable"である(Williams et al., 2014). 甲状腺の血管雑音の偽陽性は，大動脈弁狭窄症や大動脈硬化が原因となる．この放散による雑音は，患者の全体像をルーチンに診察する習慣のない，局所の専門家は非常に間違いやすい.

甲状腺機能亢進症に伴う甲状腺の血管雑音は，甲状腺の血管が発達して動静脈瘻を作ったために生じ，連続性雑音となる．甲状腺機能亢進症では20〜36％の症例で甲状腺の連続性雑音(側葉のどちらか片方で聴取することが多い)を認める(Graf et al., 1947). 甲状腺の連続性雑音の偽陽性は，実際には静脈雑音を聞いており，同側の頸静脈を圧迫すると消失する．甲状腺機能亢進症ではなく，貧血や発熱による頸動脈由来の雑音も甲状腺の血管雑音と似ている．この場合の鑑別は随伴症状から行う.

甲状腺上で，通常ではない，説明の難しい血管雑音を認めた場合は，さらに精査を行うべきである．びまん性の甲状腺腫に加えて，甲状腺機能が亢進した結節は，局所的な血流の増加をもたらしうる．その結果，非典型的な血管雑音を認め，最終的には thyroid steal syndrome(TSS)と呼ばれる，鎖骨下動脈盗血症候群に似た状態を引き起こす(Kanko et al., 2006；Pont and Fisher, 1982). TSSでは，増強された甲状腺の血管構造により，脳と同側上肢への血流減少をもたらし，虚血症状を来す.

血管雑音は Plummer 病[訳注5]で聴取することは稀である．Basedow 病では，前胸部の Means-Lerman scratch を聴取することがある(17 章参照).

訳注5) 原書では Plummer-Vinson syndrome とあるが誤り.

歴史メモ：「Jod 医師」と初期の甲状腺専門医

1786 年 Parry は甲状腺機能亢進症を初めて経験したが，彼は 1825 年まで発表しておらず，Coindet がフランスで経験した症例の発表に 4 年

遅れた（Coindet, 1821）．しかし，2人とも冠名の名誉を得ることができなかった．代わりに，英語圏ではGraves病（1835年）として，ドイツ語圏ではBasedow病（1840年）として知られている．

Coindetの例は，過敏な患者へのヨウ素の多量投与をした合併症で苦しんだ．このようなヨウ素による甲状腺機能亢進症は，後にiodide-Basedowと呼ばれ，そのドイツ語名はJod-Basedowで，こちらのほうが一般的に用いられるようになった．

このように，Coindetは甲状腺機能亢進症の発表者としての名誉を得られなかっただけでなく，まさに彼の発表した甲状腺機能亢進症の亜型についても，Jodという存在すらしない人の名前がつけられてしまった．

4）特別な診察方法

▎正中頸嚢胞

診察方法
1. 疑っている正中頸嚢胞を母指と示指の間でつかむ．
2. 患者に舌をできるだけ突き出すように指示する．例えば「舌を顎につけるつもりで突き出してください」と言う．

判定方法：患者が舌を出した際に，触診指の間で腫瘤が動く場合，正中頸嚢胞と診断する．これは感度はほぼ100％で，かつ疾患特異的なpathognomonic所見である．舌を挺出しても嚢胞が動かない稀なケースが報告されている（Prasad et al., 2006）．

▎Pemberton徴候[注2]

診察方法
　両上肢を挙上して，耳に当てる（図14-4）．これはPemberton手技と呼ばれる．検査は3分間続けて，無症候であればPemberton徴候陰性，その間に陽性になった場合はそこで中止する．患者の頸静脈の怒張，顔面紅潮，チアノーゼを認めた時は陽性の徴候である（Wallance and Siminoski, 1996）．時々，吸気性喘鳴stridorが聴取されるこ

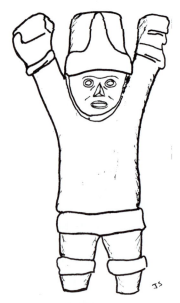

図14-4　Pemberton徴候． ワステカ族の神ケツァルコアトルの青年期の像が描かれている．オリジナルの像は赤い顔をしており，メキシコシティの国立人類学博物館に展示されている．

ともある．同時に，患者は耳閉感や浮遊感，のぼせ感，頭の「変な感じ」を訴え，唾を飲み込めなくなる．稀に失神することもある（Salvatore et al., 2016）．健常者でも違和感を訴えることがあるため（H.W. Borg, 私信, 2017），主観的な症状のみの場合は極めて信頼性は低い．携帯型電子スパイロメーターを利用可能な場合，Pemberton手技の前と実施中にスパイロメトリー検査を行うことで，より客観的なPemberton徴候の検出ができる（Resende et al., 2015）．

意義
　Pemberton徴候は，胸郭の入り口が挙上した際に，胸骨後面にある腫大した甲状腺が蓋をして詰まり，頸静脈を圧迫するために出現する（Basaria and Salvatori, 2004）．この現象は「甲状腺のコルク栓」と呼ばれる（Blum et al., 1974）．Pemberton徴候は胸郭入口部の閉塞（18章参照）や上大静脈症候群（19章参照）でも認めることがある．

　図14-4の患者の診断は何か．
ヒント：患者の口は開き，舌は腫大しているように見える．眼窩周囲の浮腫，鼻は低く幅広，顔はややぼんやりした感じである．胴長短足で成長の障害が疑われる．亜熱帯のメキシコ湾の地域なのに，暖かい服を着ている点からは低体温が推測さ

注2　BaileyによればリバプールのH.S. Pemberton（1891～1956年）のことで，20世紀初頭のMayoクリニックの甲状腺専門医のJ.J. Pembertonではない．

れる．また，両腕を頭の両側にきちんと並べて挙上できておらず，これはミオパチーによるものかもしれない．

むくんだ顔からは，ネフローゼ症候群や甲状腺機能低下症と診断できるかもしれない．（実際の像では）顔が赤いことからは，僧帽弁狭窄症による頬部の紅潮（紅斑ではない）と考えることもできる（17章参照）が，顔が赤いのは単純にPemberton徴候陽性の所見なのかもしれない．Pemberton徴候陽性で最初に考えることは甲状腺腫大の存在であり，もしこの所見があれば，ネフローゼ症候群や僧帽弁狭窄症は鑑別診断から外れる．また，冷え症や巨舌なども認め，甲状腺機能低下症では一元的に説明できるが，ネフローゼ症候群や僧帽弁狭窄症では説明できない．

甲状腺機能低下症として診断を進めると，低身長はクレチン病を疑わせる（図14-5）．次に，甲状腺腫を伴うクレチン病の鑑別診断を考えると，以下の3つの可能性がある．

1. ヨウ素欠乏（湾岸部で漁をする種族の日常の食事からはヨウ素を多く摂取できるので，この可能性はやや考えにくい）．
2. 甲状腺腫誘発物質の摂取（黄色カブや白カブを長期間摂取していれば起こる可能性がある）．
3. 甲状腺ホルモン合成に関連する既知の遺伝子欠損6つのうちのいずれか．

私はこの患者には2番目の診断が合うと考える．だが，食生活に関する病歴聴取ができないため，この問題を解決することはできない．

クレチン病メモ："cretin"という言葉は"Christian"のフランス語である"chretien"を縮めたものである．キリスト教徒の集団が宗教的迫害のためにピレネー山脈に逃れた話がある．彼らは，ヨウ素欠乏に苦しむ異教徒に助けられた．その地域の住民はすべて外見がクレチン病のようであり，その異教徒の集落に紛れ込んだキリスト教徒は目立つのですぐにそれとわかった．この他には，アルプスでキリスト教徒が「誰もが神によって作られたものだ」ということを思い出すために，知的障害や奇形のある不幸な人たちを"Christian"と呼んだという逸話もある．

ヨウ素欠乏のために精神障害をきたしている人は，世界中で20万人と推測されている．

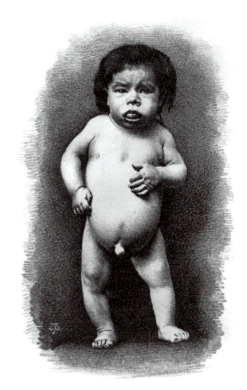

図14-5　英国の脳外科医で医療芸術家であるByrom Bramwell卿により描かれた孤発性クレチン症．
（ロンドンのウェルカム図書館のご厚意による）

歴史の幕間

ヨウ素は，フランスで，ナポレオン戦争（1804〜1814年）の時期に，海藻の灰から硝石を作る試みのプロセスにおいて発見された．スイスの内科医であるJean-Francois Coindet（前述）は，海藻に含まれる元素は甲状腺腫に有効ではないかと推測して，甲状腺腫の患者にヨードチンキの投与を始めた．フランス科学アカデミーは，その考えを抑えようとしたため，治療は成功したにもかかわらず，その後50年間，甲状腺腫の治療として広く再評価されることはなかった．人々はそれを再発見するとともに，数千年前から知られていることを忘れていた．ギリシャ人は，甲状腺腫を治療するのに海藻を使っていた．1世紀に，ローマの詩人であるユウェナリスは，「アルプスで喉が腫れている人を，誰が不思議に思うだろうか」と書いている．

4 副甲状腺

　副甲状腺機能亢進症の診断のための特異的な身体診察はない．高カルシウム血症の患者の甲状腺に腫瘤を見つけても，すぐに副甲状腺の腫大と結論づけるべきではない．

1) 検討

　副甲状腺腫はよくみられるが，通常は触知できない．副甲状腺がんは稀であるが，こちらも典型的には触知できない（Quinn et al., 2015）．約90％の副甲状腺の腺腫やがんは甲状腺の下極に発生する（そのため触知できない）．90％以上は甲状腺の後面に存在する（そのため触知できない）（Ruda et al., 2005）．逆に，甲状腺機能亢進症は甲状腺の腫瘤や高カルシウム血症を起こしうる原因として頻度が高い疾患である（7章のキリスト教の格言，217頁を参照）．

　一般的な良性の副甲状腺機能亢進症では，副甲状腺は5g程度の大きさになるまで触知できないが，この時には明らかな骨病変が出現しているはずである．

　副甲状腺機能低下症の診断については26章のテタニーを参照のこと．

5 気管

1) 視診

　大動脈瘤や結核による瘢痕などの慢性疾患によって気管の偏位を起こすことは稀である．しかし，急性疾患においては気管の偏位は肺内や胸膜内の病態を説明する重要な身体所見であり，16章で触診による気管の位置の同定について述べる．

2) 触診

▌気管の引き込み：Oliver 徴候

診察方法（発見者の説明に基づく）
　患者を直立させ，口を閉じて最大まで顎を挙げるよう指示し，検者は輪状軟骨を示指と母指でつまんでゆっくりと持ち上げるように圧迫する．もし大動脈の拡張や瘤があれば，大動脈の拍動が気管を通してはっきりと触診指に伝わる．同時に喉頭部の苦痛が強くなる（Oliver, 1878）．

症候生理学：正常解剖で大動脈は左気管支の上を通るが，これは気管までまっすぐ伸びる固定された組織である．このため，大動脈瘤は心拍に一致して左気管支を下に圧迫する．その収縮期の動きが検者の触診指を引っ張るような感じで伝わる．Cabotは，気管の引き込みが吸気時だけに出現する場合に病的意義はなく，健常人でも高頻度に認めることを提唱したが，これは解剖学的関係を考えれば理解できる．また，Cabotは，大動脈瘤による気管の引き込みの所見は組織を上下に動かす拍動であり，正常な頸部の動脈による内側と外側へ動く拍動とは異なることも提唱している．

▌その他の気管の引き込み

1. 患者の甲状軟骨を右から左に動かすように圧迫することは，同時に喉頭を側方に圧迫し，左気管支を大動脈に対して強く引っ張ることになる（Oliver徴候の解剖の説明項目を参照）．この手技で気管の水平方向の拍動を認めた場合，Cardarelli徴候陽性である．これは，大動脈弓の拡張や動脈瘤に伴って認められる．この所見はOliver徴候と混同されて，「Oliver-Cardarelli徴候」と呼ばれる．

2. Campbell徴候は吸気時に気管が下に動く所見である．慢性気道閉塞の身体所見として発表された（Godfrey et al., 1969）．甲状軟骨の上に置いた示指の指先で感じるのが最もよい．この徴候は呼吸困難の患者で時々みられ，麻酔科医は麻酔深度が深い場合や高炭酸ガス血症との関連で理解している．だが，典型的な慢性気道閉塞の所見で，平底化した横隔膜が下がる時に出現すると考えられている（Campbell, 1969）．

　その後，Campbell徴候は1秒量や気道コンダクタンスと強く相関することがわかった（Godfrey et al., 1970）．Campbellは四半世紀の間この所見を使い続けた（Stubbing et al., 1982）．呼吸器疾患の所見とわかるより以前には，吸気時の気管の引き込みが2.5インチ（約6.35cm）以上を陽性所見とするとの意見があったが，Campbellらは1秒量の悪化との相関で3段階に分けた．

3) 打診

　気管を打診する意義はない．私は気管の打診を一度だけみたことがあるが，心因性の失声と喉頭疾患とを鑑別するため患者の注意をそらして咳をさせるために用いていた．

　ピッツバーグにあるプレスビテリアン大学病院で病棟実習をする医学部3年生が受け持った魅力的な23歳の女性患者は，急性発症の失声を訴えていたが，先行する発熱や明らかな身体所見上の異常は認めなかった．

　病歴聴取の際，患者は嗄声のためささやくような声で，失声が始まったのは，日曜日の朝に同性愛の関係にあった相手から一方的に関係を断たれた後から突然だったということを話した．当時，同性愛は社会的に容認されないことだったため，医学生は秘密にすることを約束した．患者はこの同性愛について他の人には一言も漏らさなかったため，医学生は失声の原因となったエピソードを話すことができず，診断をつけることができなかった．

　喉頭鏡では腫瘍や炎症などの病変を認めず，神経内科へのコンサルテーションを行った．ここまでのところで，患者の医療費は90ドル近くになっていたが，これは当時としては非常に高額で，インターンの月収と同額だった．

　医学生は，きっかけとなったエピソードは隠したまま心因性の診断をつけるため，咳嗽後の気管の打診所見を根拠にすることにして，診療録に記載した．最初，彼を指導しているレジデントは学生が混乱しているのだと思った．しかし，その前の週に（H.J. Robert の"Difficult Diagnosis"で脂腺腫を読んできたうえで）原因不明の痙攣の症例で結節性硬化症と唯一正確な診断をした学生だったので，奇妙な身体所見は病歴から必要と考えてとったのだと思われた．

　学生は，咳嗽後の気管の打診が教科書で学んだものではないこと，打診所見に診断的な意味がないことを認めた．しかし，患者が咳をした際には音が出たとその学生は指摘した．つまり，話したり泣いたりするなどの，感情の影響が及ぶ音でない場合は，患者は喉頭をコントロールすることができるのだと．

　学生の推論を聞き，それを信用したレジデントは納得して患者を退院させた．その後，外来で経過をみたところ患者は完全に回復した．

4) 聴診

> 気管の聴診は気管狭窄やその他の高度な閉塞の診断に役立つ．

　この診断は，頻呼吸や呼気時の努力性呼吸，呼吸補助筋の使用，気管の偏位を認めない，局所や片側に限局した病変を示唆する所見がないこと，呼吸困難に比べてつり合わないほどに弱い呼吸音，wheeze（実際には stridor である．16章参照）が側胸部ではなく胸部正中で聴取，このような所見から総合的に判断する．このような臨床像で，気管の聴診所見は呼気の延長，調和のとれた高く軋むような音で，時には楽曲のような呼吸音が聴取されれば気管狭窄・閉塞と診断する．

　患者の顔色が赤ければ，吸気と呼気が同じように閉塞していることを示すフローボリューム検査（O'Brien, 2016）や気道の直接観察を行って原因を診断する．急性発症で顔色がどんどん青くなる場合，閉塞部位が声帯の高さである可能性を考え，緊急気管切開を行う．

　気管閉塞と stridor が頸部屈曲位で出現して，伸展位では消失する場合，先天性異常の血管輪による気管や食道の圧迫が疑われる（18章参照）．血管輪では，37%で嚥下困難を伴うが，伸展位で増悪することから，18世紀の英国の外科医である David Bayford は，この症候群は（恐ろしい）奇形性嚥下困難または悪ふざけの嚥下困難と呼んだ（Bayford-Autenrieth 嚥下困難としても知られている）．生まれつきの悪ふざけのように考えられていた先天性奇形である（a more misanthropic attribution than an error of nature）（Asherson, 1979）．

5) 特別な診察方法：Kocher 試験[注3]

　甲状腺の側葉を圧迫する．もしこれによって聴診器なしでも聞きとれるような stridor が出現する場合，甲状腺がんや甲状腺腫，甲状腺炎を示唆する所見である（Clain, 1973）．

6）自己テスト

読者のあなたが，もし本書を通読して，見慣れない用語や文章は調べなさいというアドバイスに従っているなら驚かないであろうが，再発性多発性軟骨炎は気管を侵し，症状や徴候が現れる．あなたが予測する所見は何だろうか？

6 唾液腺

1）部位

唾液腺は，耳下腺，顎下腺，舌下腺と，頬粘膜や口蓋，咽頭の粘膜に存在する多数の細胞からなる．

耳下腺は正常では高齢者でも触れることができないが，下顎骨の下顎枝の上，耳の前に存在する．また，耳の後ろまで広がり，耳下腺を包む皮膜は茎状突起や下顎角に付着する．

顎下腺は，下顎骨の下顎体の中央付近にあり，若年者では触れにくく，高齢者では容易に触れることができる．丁寧に診察するためには，口腔底から上頸部の外側までを両手で触診しなければならない．これらの腺はクルミのような大きさと形をしている．

2）腫脹

大きいものも小さいものもすべての唾液腺は同じような病変を生じうる．感染もするし，大きな腫瘍にもなる．結石や囊胞を形成し，それによって閉塞することもある．一般的に，腫瘍は耳下腺に最も多く，結石は顎下腺に最も多い．

注3　Kocher はスイス人の医師で1900年に甲状腺に関する功績でノーベル生理学・医学賞を受賞した．彼はノーベル賞受賞者であると同時に，診断学の大家でもあった．オーストラリア人の Robert Barany も1914年に前庭機能に関する生理学の研究でノーベル生理学・医学賞を受賞したが，カロリックテスト（26章参照）の発明者としてのほうが有名である．Barany はノーベル賞を受賞し，さらに彼の名前にちなんだ身体診察の名前がついた医師として最後である．Philip Hench は副腎皮質ホルモンでノーベル賞を受賞した医師である．彼が合同で研究して有名になった検査（唾液中の水銀）や，1人で研究して有名になった現象（閉塞性黄疸によって関節リウマチが改善する）はあるが，彼の名前がついた徴候や手技は聞いたことがない．

▍片側性の腫脹

疼痛を伴う片側性の腫脹は，主にブドウ球菌属や緑色レンサ球菌の感染による化膿性耳下腺炎や耳下腺管・顎下腺管の閉塞で生じる（Federman, 1962）．閉塞の原因はたいてい結石だが，兵士がとがった草を口に含んだら顎下腺管に詰まったという1例報告もある（Talman, 1963）．閉塞を伴わない耳下腺炎も起こりえるが，たいていは脱水のある高齢者においてである．

典型的な閉塞は，食後の有痛性，片側性の腫脹で始まる．腺の開口部の視診や触診で閉塞の診断がつくことがあり（13章参照），開口部に結石が見えたり排膿していたりする（閉塞が解除されなければ感染に至ることが多い）．また，両側の腺からの唾液量を比べると，閉塞したほうは乾燥していることがわかる．レモンスライスを舐めさせると唾液による湿潤の違いがわかりやすくなり，すぐに腺の腫脹が広がることもある．注意すべきは，感染を伴っている場合で，レモンテストを行ってはならない．舌を持ち上げると唾液が口から飛び出し，足よりも先まで飛び散ることがある．

耳下腺腫瘍は片側性で無痛性であることが多い．可動性不良だが，悪性でなければ，腫瘍の表面の皮膚とは結合していない．腫瘍による顔面神経麻痺があれば悪性を示唆する．耳下腺の尾部の軟らかい腫瘤は典型的には良性の Warthin 腫瘍（リンパ腫様乳頭囊胞腺腫）である．感染や閉塞の徴候がないのに常に痛む腫瘍は腺様囊胞がん（円柱腫）が疑われる．耳下腺のある部位の腫脹はアクチノマイコーシスによる皮膚・軟部組織の感染のこともある（耳下腺には感染しない）．耳下腺部の浮腫は深頸部の感染の所見として認められることがある．

▍両側性腫脹

両側性の耳下腺腫脹で最もありふれた疾患はムンプスだが，脈絡髄膜炎ウイルス choriomeningitis virus のような他のウイルスでも起こる．

成人・小児の HIV 感染では CD8 陽性リンパ球が浸潤して唾液腺腫脹を起こすことがある．この唾液腺から良性のリンパ上皮囊胞ができて痛みを伴うこともある．HIV 関連の変化の原因はわかっていないが，疾患の緩徐進行に伴って出現してい

るようである（Greenspan and Greenspan, 1996）.

薬剤性の両側耳下腺腫脹は痛みを伴う場合も伴わない場合もある. 原因になる薬剤には, ヨウ化物, 鉛, プロピルチオウラシル, 水銀, イソプロテレノール, サルファ剤, ピラゾロン系抗炎症薬などがある.

Hodgkin リンパ腫などのリンパ腫や白血病では, 両側性に唾液腺を侵すことがある.

Mikulicz 病は Sjögren 症候群の同意語だが, 唾液腺の両側性腫脹の原因となる. この場合は, 口腔内乾燥を伴う（13章参照）. Mikulicz 病の症状・所見を認めるが Sjögren 症候群でないものを Mikulicz 症候群というが, 結核, Waldenstrom マクログロブリン血症, 全身性エリテマトーデス, サルコイドーシスが原因である. サルコイドーシスで, ぶどう膜炎か顔面神経麻痺を伴う場合は Heerfordt 症候群を考える. 肝硬変, ペラグラ, 低栄養, クワシオルコル, 拒食症（Harris, 1983）, ビタミン A 欠乏, デンプンの過剰摂取（Silverman and Perkins, 1966）, 糖尿病, 飢餓状態からの回復, 肥満, 甲状腺中毒症などの代謝疾患も無痛性唾液腺腫脹の原因になる. その他には, 無痛性唾液腺腫脹の原因として周期性の唾液分泌過多や妊娠, 授乳, ストレス, アレルギー, 遺伝などの報告もある.

肝障害の有無にかかわらず, アルコール依存症による耳下腺異常に関する文献は多い（Barnett and Wilson, 1986）. 両側性の無痛性顎下腺腫脹は 50歳以上の禁酒した退役軍人にも認められる. これを疑って, 飲酒歴の真相を確かめようとした人もいたが, このような現象の存在は何年も前にすでに別の人によって指摘されていた（Kelemen and Montgomery, 1958）. しかし, 小規模の前向き研究によって, 耳下腺管の病変は, アルコール性膵炎と同じくらいに, 慢性的なアルコールの消費量と関連があることが示されている（Sagatelian et al., 1998）.

3）味覚性発汗

Frey 症候群は耳介側頭症候群 auriculotemporal syndrome や味覚性発汗症候群 gustatory sweating とも呼ばれるが, 耳下腺の手術後に出現する. 食事中に同側の前頭部に過剰な発汗が起こる症状であり, 残存している耳介側頭神経線維

と遠心性自律神経刺激が関連するために生じる.

文献

- Asherson N. David Bayford. His syndrome and sign of dysphagia lusoria. *Ann R Coll Surg Engl*. 1979;61:63-67.
- Auwaerter PG. The Pemberton and Maroni signs. *Ann Intern Med*. 1997;126:916.
- Barnett JL, Wilson JAP. Alcoholic pancreatitis and parotitis: Utility of lipase and urinary amylase clearance determinations. *South Med J*. 1986;79:832-835.
- Basaria S, Salvatori R. Pemberton's sign. *N Engl J Med*. 2004; 350:1338.
- Blum M, Biller BJ, Bergman DA. The thyroid cork: Obstruction of the thoracic inlet due to retroclavicular goiter. *JAMA*. 1974;227:189-191.
- Campbell EJM. Physical signs of diffuse airways obstruction and lung distention. *Thorax*. 1969;24:1-3.
- Celsus AC. *De Medicina*. Cambridge, MA: Harvard University Press; 1953 (English translation of Latin edition written between AD 25 and 35, printed in 1478).
- Clain A, ed. *Hamilton Bailey's Demonstrations of Physical Signs in Clinical Surgery*. 15th Ed. Baltimore, MD: Williams & Wilkins; 1973.
- Coindet JF. Nouvelles recherches sur les effects de l'iode, et sur les precautions à suivre dans le traitement du doite par ce nouveau remède [New researches on the effects of iodide and on the precautions to be taken during the treatment of goitre with this new remedy]. *Ann Chim Phys*. 1821;16:252-266.
- Federman DD. Case records of the Massachusetts General Hospital 86-1962. *N Engl J Med*. 1962;267:1364-1367.
- Gellis SS, Feingold M. *Atlas of Mental Retardation Syndromes: Visual Diagnosis of Facies and Physical Findings*. Washington, DC: U.S. Department of Health, Education, and Welfare; 1968.
- Godfrey S, Edwards RHT, Campbell EJM, et al. Repeatability of physical signs in airways obstruction. *Thorax*. 1969;24:4-9.
- Godfrey S, Edwards RHT, Campbell EJM, et al. Clinical and physiological associations of some physical signs observed in patients with chronic airways obstruction. *Thorax*. 1970;25: 285-287.
- Graf W, Moller T, Mannheimer E. The continuous murmur: Incidence and characteristics in different parts of the human body. *Acta Med Scand*. 1947;196(Suppl.):167-191.
- Greenspan D, Greenspan JS. HIV-related oral disease. *Lancet*. 1996;348:729-733.
- Gutiontov S. Vital amines, purple smoke. *Pharos*. 2014;77(3): 18-24. Available at: http://alphaomegaalpha.org/pharos/PDFs/ 2014-3-Gutiontov.pdf. Accessed Aug 11, 2016.
- Harries PG. Retropharyngeal abscess and acute torticollis. *J Laryngol Otol*. 1997;111:1183-1185.
- Harris RT. Bulimarexia and related serious eating disorders with medical complications. *Ann Intern Med*. 1983;99:820-827.
- Kanko M, Ciftci E, Efendi H, Berki KT. Subclavian steal syndrome as the presenting feature of hypervascular thyroid nodule. *Neurol India*. 2006;54:94-96.
- Kelemen G, Montgomery WW. Symmetrical, asymptomatic, submaxillary gland enlargement in older age groups. *N Engl J Med*. 1958;258:188-189.

- Leiber B. *Die klinischen Eponyme. Medizinische Eigennamenbegriffe in Klinik und Praxis*. München-Berlin-Wien: Urban & Schwarzenberg; 1968.
- Mendez HMM, Opitz JM. Noonan syndrome: A review. *Am J Med Genet*. 1985;21:493-506.
- Norcross CQ, Norcross WA, Ganiats TG. The Pemberton and Maroni signs. *Ann Intern Med*. 1997;126:915-916.
- Nordyke RA, Gilbert FI Jr, Harada ASM. Graves' disease: Influence of age on clinical findings. *Arch Intern Med*. 1988; 148:626-631.
- Nyenwe EA, Dagogo-Jack S. Iodine-deficiency disorders in the iodine-replete environment. *Am J Med Sci*. 2009;337:37-40.
- O'Brien JM Jr. *Airflow, lung volumes, and flow–volume loop*. Merck Manual Professional Version. Available at: http://www.merckmanuals.com/professional/pulmonary-disorders/tests-of-pulmonary-function-pft/airflow,-lung-volumes,-and-flow-volume-loop. Accessed Aug 10, 2016.
- Oliver WS. Physical diagnosis of thoracic aneurism. *Lancet*. 1878;2:406.
- Pacini F, Chiofalo F, De Groot L. Thyroid neoplasia. In: Jameson L, DeGroot L, eds. *Endocrinology: Adult and Pediatric*. Philadelphia, PA: Elsevier; 2016.
- Pont A, Fisher L. Thyroid steal syndrome? *Clin Nucl Med*. 1982;7:10-12.
- Prasad KC, Dannana NK, Prasad SC. Thyroglossal duct cyst: An unusual presentation. *Ear Nose Throat J*. 2006;85(7):454-456.
- Quinn CE, Healy J, Lebastchi AH, et al. Modern experience with aggressive parathyroid tumors in a high-volume New England referral center. *J Am Coll Surg*. 2015;220:1054-1062.
- Ralls P, Mayekawa D, Lee K, et al. Color-flow Doppler sonography in Graves disease: "Thyroid inferno." *Am J Roentgenol*. 1988;150:781-784.
- Resende PN, de Menezes MB, Silva GA, Vianna EO. Pemberton sign: A recommendation to perform arm elevation spirometry with flow-volume loops. *Chest*. 2015;148:e168-e170.

- Ross D. Overview of thyroid nodule formation. In: Cooper D, ed. *UptoDate*. Wolters Kluwer; 2017.
- Ruda JM, Hollenbeak CS, Stack BC. A systematic review of the diagnosis and treatment of primary hyperparathyroidism from 1995 to 2003. *Otolaryngol Head Neck Surg*. 2005;132: 359-372.
- Sagatelian MA, Fravel J, Gallo SH, et al. do parotid duct abnormalities occur in patients with chronic alcoholic pancreatitis? *Am J Gastroenterol*. 1998;93:197-200.
- Salvatore D, Davies T, Schlumberger J, et al. Thyroid physiology and diagnostic evaluation of patients with thyroid disorders. In: Melmed S, Polonsky KS, Larsen PR, Kronenberg HM, eds. *Williams Textbook of Endocrinology*. 13th Ed. Philadelphia, PA: Elsevier; 2016.
- Silk AW, McTigue KM. Reexamining the physical examination in obese patients. *JAMA*. 2011;305:193-194.
- Silverman M, Perkins RL. Bilateral parotid enlargement and starch ingestion. *Ann Intern Med*. 1966;64:842-846.
- Siminoski K. Differential movement during swallowing as an aid in the detection of thyroid pseudonodules. *Head Neck*. 1994;16:21-24.
- Siminoski K. The rational clinical examination. Does this patient have a goiter? *JAMA*. 1995;273:813-817.
- Smith JJ, Chen X, Schneider DF, et al. Toxic nodular goiter and cancer:compelling case for thyroidectomy. *Ann Surg Oncol*. 2013;20:1336-1340.
- Stubbing DG, Mathur PN, Roberts RS, et al. Some physical signs in patients with chronic airflow obstruction. *Am Rev Respir Dis*. 1982;125:549-552.
- Swischuk LE. Stiff neck with fever. *Pediatr Emerg Care*. 1995;11:199-200.
- Talman A. Unusual submaxillary "tumor": Report of a case. *N Engl J Med*. 1963;268:547-548.
- Wallace C, Siminoski K. The Pemberton sign. *Ann Intern Med*. 1996;125:568-569.
- Williams E, Chillag S, Rizvi A. Thyroid bruit and the underlying "inferno." *Am J Med*. 2014;127:489-490.

15章 乳房

> もし，子供連れでなく，出産していない女性が乳汁を分泌しているなら，彼女の月経は止まっている．
> ヒポクラテスの格言訳注1)

訳注1) Hippocrates(紀元前460頃～同370年頃)，古代ギリシャの医師．

◆ 覚えておくべきポイント

- 乳がんは米国人女性では皮膚がんに次いで頻度が高く，がん関連死亡原因の第2位である．乳がんの発症率は1950年以降増加しており，若い女性がより罹患しやすい．1999～2007年までの期間は減少がみられていたが，これはホルモン補充療法中止の影響である．

- 多くの場合，触診で見つかるしこりは良性である．

- 乳房は男女問わずその人の内分泌状況を反映し，乳房の触診によって深刻であっても治療可能な内分泌疾患が見つかることがある．

- 乳房からの分泌物は正常分泌(産後の乳分泌)，機能的分泌(乳汁漏出)，病的分泌(腫瘍性，感染性)に分類される．乳汁漏出は高プロラクチン血症や無月経・月経困難症に関連してみられる乳白色の分泌である．

- 女性化乳房はよくみられる身体所見である．疼痛や急激な乳房の腫大，腫瘤を伴う場合には精査を要する．女性化乳房を疑う場合は，マンモグラフィーか超音波検査を実施する．

過去には医師による乳房診察や本人による自己触診の重要性が強調されていたが，これは乳がんの発症率，罹患率，死亡率が極めて高いことによる懸念によって引き起こされていた．しかしながら，2017年においては医師による触診・自己触診はともに人気がなくなってきている．乳房診察の適応に関しては，さまざまな団体がガイドラインを発行しているが，その内容はさまざまであり，時に矛盾するものさえある．何に準拠するかによってその意見が異なる可能性があるため，本章では，もしあなたが乳房触診が必要であると考えた場合に診察をどのように行うか，どんな所見が得られる可能性があるか，について簡潔に述べる．

がんのスクリーニングが乳房診察の唯一の理由

ではない．内分泌疾患のように数多くの良性の乳房に変化をもたらす状況はあり，これもまた診断と治療を要する．

男性の乳がんは稀ではあるが，男性に対しても乳房の診察は無視すべきではない．

1 乳がん

1) 有病率

1950～1990年の間に乳がんの年間発症率は52%増加した．同期間に乳がんの死亡率は4%増えている(CDC, 1994)．発症率は1973～1998年にかけて40%増加した(Howe et al., 2001；Kufe et al., 2003)．さらにこの疾患は若年女性ではより侵襲的な腫瘍となりやすい(Sundquist et al., 2002)．米国女性の乳がんの生涯リスクは1970年代には11人に1人であったが，最近では8人に1人となった(American Cancer Society, 2015)．1999～2007年の間は発症率の低下がみられた(下記参照)．

この傾向の解釈としては，2003年に非浸潤性乳管がん(DCIS)が乳がんの全発症率から除外されたことによると考えられる(A. Lanfranchi, 私信, 2009)．DCISは1975～2005年の間に50歳未満の女性で10万人当たり3.8人～10万人あたり12.1人へと3倍以上増加している(National Cancer Institute, 1975～2005)．

乳房のしこりはよくみられるが，閉経後の女性の89%に良性の乳房疾患があったことが剖検で明らかになっている(Grady et al., 1988)．

2 病歴：乳がんのリスクファクター

さまざまな既往が乳がんの発生因子として影響を与える．いくつかの危険因子が広く喧伝されているが(ホルモン剤の使用，アルコール摂取，肥満，未経産)，これらの乳がんに対する相対危険度(RR：relative risk)は2未満であり，その関与はあまり高くない．

一親等血縁者に乳がん患者がいる場合は，RRは2.1を超え，乳がん感受性遺伝子（breast cancer susceptibility：BRCA）が陽性の場合はRRは4を超える．*BRCA1*の変異をもつ女性では65％が70歳までに乳がんを発症するリスクがあると推定される（American Cancer Society, 2015）．

甲状腺腫大でヨード欠乏を伴う場合は，乳がんの発症率は3倍となる．これらの理由により，尿中のヨードが50 μg/L未満である「臨床的には明らかな症状を伴わない」ヨード欠乏症は乳がんおよび乳房の線維嚢胞性疾患のリスクとなると考えられている（Miller, 2006）．

甲状腺と乳腺組織との相互作用の可能性は，膜の能動的輸送メカニズムによってヨードを濃縮する乳腺と甲状腺の上皮細胞に共通する性質に関連がある（Giani, 1996）．乳がん患者は2つ目の原発性悪性腫瘍として甲状腺がんを発症するリスクが優位に高い（Joseph et al., 2015）．

電離放射線の影響はその線量に比例する．放射線が乳がんのリスクとなる証拠は，高用量曝露に関する研究に由来する．低線量の理論的リスクは閾値なし直線モデル（linear no-threshold model）によって推定されるが，その信頼性には疑問が残る（Scott, 2016）．高用量の放射線曝露は有害であり，それは小児においてより高いリスクとなるが，低用量については生物学的な修復機能（ホルミシス）の非特異的な刺激により有益なものとなっている可能性がある．

カナダのX線透視研究においては，10～19 cGY（1 cGy = 1 rad）の累積曝露による対照群と比較したRRは0.66であり，20～29 cGyでは0.85，30～69 cGyでは有意差はなかった．1930～1952年の間に始まり，50年間継続されたこの研究では，結核の検査と治療のために胸部X線写真を撮影した31,710人のカナダ人女性がその対象となった（Miller et al., 1989）．1990年代の通常のマンモグラフィーによる被曝は片側でわずか0.2 cGyであり，つまり両側で行う1回の検査あたりの被曝量は0.4 cGyであった．したがって，1990年に50歳であった女性が年1回のマンモグラフィーを75歳になるまで受けた場合には，総被曝量は10 cGyであり，たとえ累積被曝量が生涯にわたって影響を与えるとしても，理想的な生物学的な修復機能（ホルミシス）が得られる範囲内である．よって，被曝を理由にマンモグラフィーを行

わないという考えは正当化されない（Kauffman, 2003）．

達人 Guru へ：放射線被曝に起因するがん死亡数はモデル理論により推測される（Nelson et al., 2016）．乳がん家族登録に基づいたある症例対照研究では，結核診断のためにX線検査を受けた女性の乳がんのオッズ比は2.49であった（John et al., 2007）．しかしながら，抽出のばらつきや偏りを考慮すると，この結果は10 cGy未満の放射線被曝リスクはないことと一致する（Scott, 2016）．

若年時の出産は乳がんの予防因子となる．若年時の妊娠と出産の乳房組織の十分な細胞分化ががん化を防御するという仮説がある（Colditz and Frazier, 1995）．ある研究では，第1子を18歳未満で出産した女性は，第1子を35歳以上で出産した女性よりも乳がんのリスクが1/3となると推計されている（MacMahon et al., 1970）．看護師健康研究では，この結果を追認した（Colditz and Rosner, 2000）．他方，未経産婦では経産婦よりも乳がんのリスクが上がる（Colditz and Rosner, 2000）．開発途上国で乳がんが増加しているのは，出産年齢の高年齢化が関連している可能性がある（Maxmen, 2012）．

乳がんはホルモン感受性があると知られているが，経口避妊薬，ホルモン補充療法，とりわけ合成プロゲスチン併用ホルモン療法などのエストロゲンが関連するリスク因子については議論が分かれるところである．驚くべきことではないが，内因性のエストロゲンはホルモンレセプター陽性乳がんのリスクを高める．閉経後の女性では，乳がんのリスクとエストラジオールやエストロンなどのエストロゲンホルモンの上昇とに強い関連を有する（Farhat et al., 2001；Key et al., 2002；Missmer et al., 2004）．閉経前の女性でも同様の傾向がある（Eliassen et al., 2006；Fortner et al., 2013）．これらの因子によって，初経が早いこと，閉経が遅いこと，最初の満期産前の避妊用ホルモン剤の長期使用は乳がんのリスクであると結論づけることができる（Fentiman, 2002）．

1999～2007年にかけて，乳がんの発生率は年間1.8％ずつ低下した（Glass et al., 2007；Kohler et al., 2011）．がんの発症率が2001～2004年の間では特に50～69歳の女性において年間3.5％ずつ減少したことはとりわけ注目すべきである．これは女性健康戦略研究の結果の反動として2002年以

降ホルモン補充療法が急速に行われなくなったことに起因する(Glass et al., 2007；Kohler et al., 2011).

経口避妊薬は世界保健機関によってクラスⅠ発がん性物質と分類されているが(Cogliano et al., 2005；Schneider et al., 2014)，現在の研究結果はそれと対立している．複数の大規模疫学研究において，経口避妊薬の使用と乳がんリスクの関連は否定されている(Hankinson et al., 1997；Marchbanks et al., 2002；Vessey and Painter, 2006).しかしながら，コホート研究では，古いタイプの高用量経口避妊薬を服用した女性と乳がんの家族歴のある女性は，乳がんのリスクが高いことが示されている(Grabrick et al., 2000).経口避妊薬の乳がんに関する影響を検討した拡大メタ解析では，BRCA1/2変異をもつ女性もしくは強い家族歴を有する女性において結論は得られなかった(Moorman et al., 2013).

女性にとってのアンドロゲン(男性ホルモン)の役割がより明らかになるにつれ，その乳がんへの影響に関する研究が進んでいる．実験的な基礎研究ではテストステロンを含むアンドロゲンが，乳がんにおいて発がん性とがん抑制の双方の効果を持つ可能性があることが示された．エストロゲン受容体(ER)によってがん細胞はより増殖し，アンドロゲン受容体(AR)によって増殖は抑制される(Brettes and Mathelin, 2008).これをふまえると，高テストステロンレベルはER陰性乳がんのリスクを下げるが(Farhat et al., 2011)，ER陽性乳がんのリスクを高める(Dorgan et al., 2010；Kaaks et al., 2005).

妊娠時のホルモン分泌の変化は，外因性のホルモン療法よりもはるかに乳房組織の増殖効果に影響を与えている．初回妊娠が満期になった時に乳腺は成熟し，乳がんに対して防御効果を発揮するようになる．もしこのプロセスが早産または流産によって32週前に中断された場合には，その女性の乳房内には未成熟細胞が大量に残され，これが発がん因子となる．妊娠初期の自然流産の場合には，乳がん発生のリスクとはならない．流産した女性は「妊娠しているとは感じなかった」としばしば述べるが，胎児−胎盤の機能不全によって，妊娠を継続させるため，乳房を発達させるためのホルモンの分泌が十分でなかったために流産が起こる(Lanfranchi, 2008, 2009).

2010年までに結果が発表された少なくとも38の疫学的臨床試験によって，人工妊娠中絶と乳がんとの関連が明らかになっており，そのうち29の研究はリスクが上昇すると報告している．これまで結論を異にする2つのメタ解析がある(Brind et al., 1996；Collaborative group on hormonal factors in breast cancer, 2004).

Brindらは1996年には人工妊娠中絶によって5,000症例以上の乳がんが引き起こされており，毎年500例ずつ増えていると推定している．2001年の報告によれば，1980年代半ば以降の乳がんの発生率の上昇は人工妊娠中絶によって説明することができ，乳がんの実数は1996年のメタ解析で推定された範囲内に実際におさまった(Malec, 2003).この解析では，すべての人工妊娠中絶に対するオッズ比は1.3(95%CI 1.2〜1.4)であった(Brind et al., 1996).

Brindのメタ解析の発表は，人工妊娠中絶と乳がんとの関連が「医療リスクの歴史においてどれほど複雑に絡み合っているかを鮮やかに浮き彫りにして」(Jasen, 2005)論争を巻き起こした．2016年には権威ある団体が妊娠中絶と乳がんには「関連がない」ことを明言した(Beral et al., 2004；Erlandsson et al., 2003；Melbye et al., 1997；Michels et al., 2007；Paoletti and Pavel-Chapelon 2003；Reeves et al., 2006).これらはすべて2008年以前に発表された.

1971年以降の欧州8か国における乳がん発生率の上昇は，7つの出産に関するリスクのうち人工妊娠中絶が最も関連があることを示している．妊孕性も有益な予告因子である．1997年までのデータを利用した予測モデルでは2004年までの正確な予告となった(Carroll, 2007).さらに最近では，このモデルが2014年まで正しい予告となっていたことが明らかになった(Carroll et al., 2017).

2008年以降，南アジア(インド亜大陸)では人工妊娠中絶と乳がんに関する少なくとも112の研究が発表されており，中国からは36の発表がある．2013年の36の中国の研究を用いたメタ解析では，人工妊娠中絶1回あたり44%の乳がんのリスク上昇があり，中絶回数に比例した有意なリスク上昇があることが報告された(Huang et al., 2014；Schneider et al., 2014).しかしながら，「人工妊娠中絶と乳がんとの間には正の相関を示す十分な根拠はなかった」とする前向き研究のメタ解析

もある（Guo et al., 2015）．中国は近年子供を 2 人持つことが許されるようになったが，長い間 1人っ子政策が施行されており，強制的な人工妊娠中絶が頻繁に行われていたことに留意すべきである．

320 人の新規診断された乳がん患者を対象としたニューデリーで実施された症例対照研究では，人工妊娠中絶の既往に対するオッズ比は 6.56（95％CI 4.16〜9.41）であった（Bhadoria et al., 2016）．

30％の相対危険度の増加はその人口において乳がんがとても多く，よく起こることを示している．疫学研究において RR が 2 以下（100％上昇）であることを無視するものがいるかもしれないが，心血管系のイベントの RR を 30％減らすことができれば，スタチンをその予防のために広く使うことの根拠となる．あるサブグループでは，乳がんの RR は極めて高い．ある研究では乳がんの家族歴を持たない女性で，18 歳未満で妊娠 9〜24 週に人工妊娠中絶を行った場合 RR は 9.0 であった（Daling et al., 1994）．この研究には乳がんの家族歴があり 18 歳未満で中絶を行った 18 人の女性も含まれている．この研究では乳がんではない対照群がない．すべての症例は 45 歳未満で乳がんを発症した．このグループでは RR は無限大であったが，症例数が少ないことに留意する必要がある．

多くの影響力を持つ団体が人工妊娠中絶と乳がんについての関連を否定しているが（American Cancer Society, 2015），一部の女性にとっては既存のエビデンスがその決定に影響を及ぼす可能性があり，また説明と同意を得る際に潜在的なリスクについても含めておくべきであると裁定した判例もある．加えて，医師がリスクを有する患者のモニタリングやリスクに関する助言を十分に行っていない場合には，法的責任を問われる可能性がある．実際に患者側が勝訴するケースが 1 つ生まれれば，「タバコ関連訴訟のように数多くの訴訟が妊娠中絶産業にのしかかる」（Jasen, 2005）．人工妊娠中絶の乳がんに対する独立したリスクとは別に，未経産婦は「感受性の高い期間」すなわち思春期から最初の満期産に至るまでの期間が長期にわたる．そしてその間に乳房は発がん性物質に曝され続けることになるのである．

まとめると，乳がんのリスク因子に関する既往には，ホルモン剤の使用歴，妊娠した年齢と各妊娠の帰結，妊娠していた期間を含む詳細な妊娠歴が含まれていなければならない．乳房のしこりを主訴とする患者に対しては，いつからあるか，痛みに周期性があるか，月経のサイクルに同期して大きくなったり小さくなったりするかどうかについて尋ねる必要がある．

リスク因子がないことが決定的根拠になることは決してない．乳房のしこりの評価は，その他の因子とともに患者の年齢も重要である．マンモグラフィー，その他の画像検査や生検の推奨はさまざまである（Esserman and Joe, 2016）．

3 女性患者への配慮：ドレープをかける

診察に必要な部位の露出は必須であるが，患者の尊厳を尊重し気まずさを感じることがないようにすることが重要である．経験豊かな医師は，乳房や性器の診察などのデリケートな部位の診察において，患者の態度は人により大きく異なることを知っている．多くの患者は極めて気まずいと感じるがそれが必要なものであることを理解している．まったく気にとめない患者がいる一方で，乳房の診察に嫌悪感をもち，不安を抱く者もいる．その場合，時に診察を行うことが難しかったりできなかったりする．

患者と診察者の双方を守るために，診察者の性別を問わず，乳房の診察をする時には女性に立ち会ってもらうことが必須である．患者が拒否したり特別な希望を申し出る時，もしくは診察中に非典型的な行動を起こした場合には，診療録に詳細に記載するべきである．過去には乳房診察の際には手袋を使用することも，使用しないこともあったが，現在は手袋の使用は推奨もしくは必須である．

産婦人科はしばしば患者に前開きのガウンを着てもらい，腰からひざにシーツをかける．乳房診察をする際にはガウンを開くが，終わったらガウンの前を閉じ，その他の部位の診察をしている時には胸を覆っておく．シーツは腹部診察をする時には陰部を覆うために用い，陰部の診察をする時は腹部を覆う．内科医やプライマリ・ケア医の観点からは，陰部の診察をするにあたって前開きのガウンは一般的な診察，とりわけ胸部の診察には不便である（座位では患者がガウンをお尻に敷い

てしまい，ガウンを簡単に持ち上げることができなくなる）．そのため，ガウンを後ろ開きに着ることを好む医師もいる．乳房の診察および心音の聴取には，患者が座位の場合にはガウンを肩から引き下げ，臥位の場合には下半身をシーツで覆った状態でガウンをたくし上げる．その他の解決方法としては，前開きの短いガウンとシーツを組み合わせる．マンモグラフィー用のガウンにはさまざまなデザインがあり，乳房診察にもとても使いやすい．自分の分野において使いやすいものを選択する．

4　視診

1）方法

　患者の姿勢は座位，臥位の両方で診察を行う．患者が座っている時には腰の部分までの衣類をとり，両方の乳房を観察する．非対称性がないかを確認し（ある程度の左右差は正常である），輪郭および腫脹，ひきつれ，浮腫，発赤，陥凹形成，静脈走行が顕著にみられるかどうかを確認する．皮膚のひきつれは多くの場合悪性腫瘍の徴候であるが，脂肪壊死の場合もある．腫瘍がリンパ流を滞留させている場合には，オレンジの皮のように見える（*peau d'orange*）リンパ浮腫が出現することがある．局所的な発赤は炎症の存在を示し，炎症性の腫瘍もしくは感染症の可能性がある．

　妊娠による変化については表 22-2 に示す．

　従来乳房の視診は Haagensen によって記載された方法で行われてきた．まず，患者の両腕を膝に置き，胸筋を弛緩させる．次に両手を臀部に強く当てて胸筋を収縮させる．3 番目に腕を頭部よりも高く持ち上げる．もし患者が下垂乳房である場合には，患者に立って前かがみになってもらい，椅子の背や検査者の腕で支える．

　昔から行われている，しかし時間を要する検査法は，触知できるしこりをもたない患者のがんの存在が明らかになることはめったになく，スクリーニング検査ではしばしば省略されている．

2）乳頭

　乳頭に関しては十分な注意を払わなければならない．陥没乳頭は，それが長期にわたって存在しているのでなければがんを示唆する．普通，陥没乳頭は解剖学的に正しい位置に反転されることが可能である．それが不可能で，先天的に陥没乳頭であったわけではない時には必ず生検を行う（Bland and Love, 1992）．乳頭部の鱗屑，痂皮，潰瘍などは，腫瘤が触れないこともある悪性疾患である乳房 Paget 病を示唆する．乳房 Paget 病は男性にも起こりうる．鑑別診断としては，悪性黒色腫や Bowen 病（上皮内扁平上皮がん）がある（Desai et al., 1996）．鱗屑が乳輪のみに限られている場合には，湿疹の可能性が高いが，落屑が乳頭に及び，コルチコステロイドクリームを 10 日間塗布しても症状に改善がみられなければ生検が必要である（A. Lanfranchi, 私信, 2009）（Aryal et al., 2004）．乳頭を含む皮膚病変は，体のその他の部位と同様に診断と治療に特異的側面を提示している（Stone and Wheeler, 2015）．

▶ 副乳頭

　副乳頭や副乳はわりとよくみられる小さな異常であり，発生率は 0.22〜2.5% と幅がある．これは男性，黒人により多くみられる傾向がある．胸腹部の乳腺堤に沿って出現し，正常乳房の直下に位置することが最も多い．副乳はほくろと間違えられることが多いが，よく観察すると小さな乳輪および乳頭が存在している．

　副乳頭は先天性心疾患の診断の手がかりになると考えられているが，感度は極めて低く，診断の手がかりとはならない．そのほかにも疾患との関連が示唆されているが（Pellegrini and Wagner, 1983）証明されるに至っていない．事実，唯一の統計学的に優位な関連が示されているのは，腎血管の二重腎動脈と腎腺がんである（Goedert et al., 1981）．しかしながら，副乳頭を持つ黒人新生児は腎臓奇形の精査を必要としない（Robertson et al., 1986）．

▶ 無乳頭

　片側のみに乳頭がなく同側の大胸筋も欠け，時に短指症や小さな手を呈するのは **Poland 症候群**である．小児では白血病との関連がある（Hicsonmez and Ozsoylu, 1982）が，成人ではその他の先天性異常を伴わない僧帽弁逸脱症に合併することもある．

　両側の無乳頭はまったく別の症候群である．時

に他の先天性奇形と合併することがある.

原発性副腎不全(Addison 病)

　乳頭の診察は原発性副腎不全の診断の手がかりとなることがある.　この疾患の最も明らかな症状の 1 つには,　メラノコルチン 1 受容体に結合する ACTH が増加することによる色素沈着があるからである(Suzuki et al., 1996).　この色素沈着は全身性に起こるが,　乳輪の変化が最もわかりやすい.　正常範囲の色素沈着を有する患者ではこの症状は見つけにくいという意見もあるが,　多くの場合,　本人や家族は皮膚が以前よりも色が濃くなったことに気づいており(Nieman, 2016),　そしてこれが Addison 病を疑って速やかに内分泌科へ紹介するための根拠となる.　それに加えて頬,　腟,　肛門の粘膜の色素沈着をする場合は,　これは Addison 病を裏づける可能性があり,　速やかに内分泌の専門家へ紹介すべきである.

5　触診

1）方法

1.　患者の乳房が大きい場合には,　座位で双手による触診を勧める者もいるが,　これには異論もある.　片方の手で乳房を下から支え,　もう片方の手で上から乳房を柔らかく押す.　両手に挟んだ乳房組織を前後に転がすように押すことが有効な場合もある.

2.　すべての患者において,　触診は臥位で,　診察する側の腕を頭部に置く姿勢で行う.　別の方法としては,　乳房が胸壁にしっかりと乗っている状態にするために肩や背上部の下に枕を入れて持ち上げたり,　一方の診察をする時には胸壁上にある対側の乳房を支えたりする方法がある(Scanlon, 1987).　乳房の大きな患者は 30° 程度体を傾けてもらうとより診察しやすくなる.　大切なのは何か硬い物の上で乳房組織を押すことである.

3.　乳房触診の順番を決めてそれを守ることは,　見落としを防ぐために必要である.　腋窩の乳房辺縁から乳頭に向かって車輪のスポークをなぞるように触診を進める方法で乳房全体の触診をする医師もいる.　このやり方の他に,　乳頭部から螺旋状に辺縁に向かって触診を進めるやりかたもある

(Scanlon, 1987).

4.　診察者の指先と胸壁の間の乳房組織をやさしく回転させて抑えながら診察を進める.　とても小さなしこりを検知するのには指の腹が最もよいが,　1 cm 以上のしこりの場合は指をしこりのどちらかの側に当てて胸壁へ押しつけてみるのがよい.　しこりの周囲にある組織の性状は軽く指を当てて表面をなぞるように動かすのが最もわかりやすい(Scanlon, 1987).

5.　触診をする間は,　現在何を行っているかを患者に伝え,　自己触診に関する現行のガイドラインについて話し合う機会を持つ.　専門家の意見が一致をみていないことを説明し,　インターネットで本人が得る情報と矛盾が生じる可能性について触れておく.「医師」の語源は,　ラテン語で docere であり,　これは「教える」という意味なのである.　85％のしこりは良性であることも指摘しておく(Mahoney and Csima, 1982).　正常乳房組織にはしこりがあることがあり,　これは月経周期に対応して大きくなったり小さくなったりすることをしっかりと説明しておく.　ガイドラインで推奨されていることとは異なるが,　筆者は乳房の頻回な自己触診を若い頃から行っておくことは望ましいと考える.　これによって本人は自分にとって正常な状態が何なのかを学べるからである.

　多くの乳房病変は入浴時に偶発的に発見される.　そしてそれは石鹸で滑りやすい膜ができることでより容易に発見することができる.　Angela Lanfranchi 医師は,　液体石鹸やローションなどは乾きやすいのでその代わりに超音波検査用のゼリーや K-Y ゼリー（水溶性の潤滑用ゼリー）を使用している.

　シリコンを柔らかい合成樹脂で挟んだシートは自己触診の練習に有益で,　粗塩の粒程度の大きさのものも自分で検知できるようになる.　これはカナダでセンサーパッドという名前で発売されたが,　現在は AWARE 乳房自己触診パッド,　または Sensability 乳房自己触診パッドとして米国で入手可能である.

6.　患者が「胸にしこりがある」と受診した時には,　医師が触診を行った後で本人にそれがどこにあるかを自分で示させることが大切である.　医師が見逃した腫瘤を患者が見つけるのは珍しいことではない.　患者が自分でしこりを触れることができなくても,　それが 3 ヶ月以上「いつもと違う」状

態であると患者が述べる場合には，Lanfranchi医師は生検を行うと述べている．その生検の結果はたいてい異常で，多くの場合良性の増殖性疾患であるが，稀にがんである場合もある．

7．腋窩，鎖骨上窩，鎖骨下の乳房につながるリンパ管のリンパ節は必ず調べる（8章参照）．

8．最後に乳頭に腫瘍や硬結がないかを触診する．

2) 所見

▶ 正常乳房組織

正常の乳房組織は月経周期内の個人差が非常に大きい．「豆が入っている袋のようなもの」というのは患者にわかりやすい例えの1つである．乳腺はさまざまな粒状を呈するしっかりとした形状で紐状に広がるように触れる組織である．腫脹，疼痛，乳腺組織の明らかな増大は月経前1週間から月経中にみられることがある．「厚みがあるように感じる」部分は，とりわけ乳房の上部外側に多いが，これはこの部位により多く乳腺組織が分布しているからである．とりわけ乳房の大きい女性では乳房の下縁が横に広がる形に硬くなっていることがあるが，これは正常の乳房下部像であり，腫瘍と誤らないようにしなければならない．乳頭の下に腔があるが，その辺縁が腫瘍と間違われることもある．また，肋軟骨も間違いやすい部位である．左右差の確認は個々の患者で何が正常かをはっきりさせるのに役に立つ．

▶ 乳房の腫瘤について記載する要素

腫瘤を触知した場合は，以下の要素を記載する．

1．**大きさ**：測定にはプラスチック製のキャリパーを用いることをすすめる．もちろん測定値は診療録に記録すること．

2．**部位**：乳房を中心として，乳房を上下左右に**4分割**してもよいが，乳頭を中心に放射状にとらえるほうがより正確である．乳頭からの距離および時計の表示方法による位置を記録する．診療録には図も記載すること．

3．**圧痛**

4．**感触・硬さ**

5．**形状**：腫瘤に凹凸はあるか，平坦か，円盤状か，結節状か？

6．**腫瘤を取り巻く組織**：可動性があるか，筋膜や皮膚に固定されているか？ Haagensenの方法がおそらく役に立つ．腫瘍の直上の皮膚の範囲を確かめるためには，乳房をやさしく持ち上げ，えくぼが生じる部位を探す．しこりと正常組織の境界が容易に区別できるか，それとも難しいか？

▶ 良性のしこりと悪性のしこりの見分け方

良性の乳房腫瘤は多くの場合，多発性，両側性，単一の形状であることが多く，左右対称である．触診での感触は乳房を指で触れている時に豆やブドウを触れているような感じである．腫瘤の硬さは非常に硬い場合からゴムのような軟らかさまでさまざまである．医師はよくこれを「線維嚢胞症」と呼ぶが，これは病理学的診断名であり，「胸のしこり」と呼ぶほうがふさわしい．腫瘤の形状が1年以上変わらなかったり，周期的変化を呈する場合には，良性である可能性が高い．もしびまん性にある乳房内の結節のなかで1つが明らかに大きかったり，硬かったりする場合は「明らかに他と異なる腫瘤」として生検をする必要がある（Grady et al., 1988）．もし患者がハイリスク群でない時には，Lanfranchi医師は月経の3周期間その部位の経過を観察し，その場合85%の腫瘍は縮小すると述べている．十分な経過観察下でヨード補充療法を行うと線維嚢胞が70%治癒する報告があり，この治療を考慮してもよい（Miller, 2006）．

圧痛は良性腫瘍でよくある所見だが，圧痛があるからといって悪性腫瘍が除外されるわけではない．

悪性腫瘍はたいてい硬く触れ，境界が不明瞭である．周囲組織と癒着している腫瘍は悪性である可能性が高い．しかしながら乳がんのうち4割は境界明瞭であり，4割は軟らか，もしくは嚢胞状であり，6割は可動性が高い（Mushlin, 1985）．

▶ 観察者間の評価のばらつき

乳房診察の個々の所見は，診察を行った者の間で評価のばらつきが存在する可能性がある．乳房のしこりがあると感じた女性242人を対象に2人の観察者が診察を行った研究では，しこりの硬さについては33%，境界に関しては35%，しこりと同側の腋窩リンパ節の存在については45%が観察者の意見が一致しなかった（Yorkshire Breast

Cancer Group, 1977).

また，得られた所見の総合判断についてもばらつきがみられた．4人の乳腺外科医が100人の患者を診察した（患者の内訳は41人が生検のための入院，残りは別の手術のために入院）．この研究では，専門医はそれぞれ異なった意見を持ち，とりわけがんでない患者に対しては意見が分かれた．4人の専門医は32〜42人の患者に腫瘤があると判断したが，生検が必要かどうか全員の意見が一致した患者は16人であった．4人の専門医が15人中11人に生検を勧めたが，その全員が乳がんであった（Boyd et al., 2981）．

幸いなことに，マンモグラフィー，超音波検査（Eisenbrey et al., 2016），MRI（Heywang-Köbrunner et al., 2013），穿刺吸引生検の出現によって，すべての疑わしい腫瘤はわずかな侵襲で診断がつけられるようになり，「疑わしい時には切除する」方法は過去のものとなった．

3）身体所見の感度

シリコンモデルを使った調査では，診察によって乳房の腫瘤を感知する感度は17〜83%であり，これは診察に要する時間の長さに比例するが，診察者の経験のレベルとは無関係であった（Fletcher et al., 1985）．

乳がんを触診によって感知する感度は24%（Hicks et al., 1977），38%（Moskowitz, 1983），62%（Egan et al., 1977）と報告によってさまざまである．多くの早期の腫瘤は見逃されている．上述した研究では，マンモグラフィーはより高い感度を示している（順に62%，72%，87%）．マンモグラフィーのみを乳がんスクリーニング方法とする専門家もいる（Canadian Task Force on Preventive Health Care et al., 2011；Oeffinge et al；2015, Siu and US Preventive Services Task Force, 2016）．しかしながら，触診で見つかった乳がんの7%はマンモグラフィーでは悪性の所見はなかったこと，25%の乳がんは患者が自分で異常に気づいたことでスクリーニング検査ではなく発見されている（Hicks et al., 1979）．2つの主要機関（American college of Obstetricians-Gynecologist 2011；WHO, 2014）は身体所見の重要性を現在も提唱している．

4）スクリーニング検査としてのマンモグラフィー

マンモグラフィー検査のガイドラインは，時に委員会の激論の後で1票差で結論が変わることもある（Kauffman, 2006）．2009年の米国予防医療専門委員会は，システマティックレビューに基づいた2009年版スクリーニング推奨を改訂したが，そのなかですべての年齢層においてマンモグラフィーはその利益と不利益を考慮すると定めている（Nelson et al., 2016）．この状況はますます錯綜しており，たくさんの政府系機関，医学団体，"関係団体"がそれぞれのガイドラインを発行している．その内容はスクリーニングの頻度，開始時期，患者への結果の開示などさまざまな項目でさまざまな推奨を行っている（Elmore, 2016）．さらに，これらのガイドラインは流動的で，頻回で大幅な改訂は珍しくない．これは医師にとってはとても難しく，患者にとっては釈然としないものとなる．どのガイドラインに対しても，医師は鵜呑みにすることなく常識をもった健全な態度で臨む必要がある．

すべてのスクリーニング検査において偽陽性は起こりうるし，患者においては不安や費用負担，精密検査による痛みなどが生じる．人工妊娠中絶などのいくつかのリスク因子は現行のガイドラインには含まれていない．

自己評価テスト：マンモグラフィーの感度が87%，特異度が93%であることをふまえ，乳がんの有病率が0.8%である40〜50歳の米国人女性の検査が陽性だった時の的中率（positive predictive value）と陰性だった時の的中率（negative predictive value）を計算せよ（章末の付録15-1参照）．もちろん，すべてのスクリーニング検査と同様に陽性結果の的中率はその疾患の有病率が高い集団ではより高くなる．

この程度しかないスクリーニング検査がこれほど広く受け入れられ，保険適用を受けたことは驚くべきことだと考える人もいる．これが重用された根拠は，早期発見の有効性に対する信頼と，診断の遅れに対する医療過誤訴訟への怖れに決定的に依存している．触診と比較すると，マンモグラフィーは平均で1〜2年早く乳がんを感知することができる．乳がんが触知できる大きさになるま

での平均期間は8年であるが，ここで問題となるのは，早期治療が患者の余命を延ばすのか，それとも乳がんのことで不安になる期間を長引かせるだけなのか，ということである．この答えは，単にがんによる死亡だけでなく，治療効果はもちろんのこと，放射線治療や化学療法に関連した心疾患や血液疾患などによる全体死亡率まで考慮したうえで結論を出す．

よりよいスクリーニング検査がより必要とされている．たくさんのその他の画像診断方法があるものの，現時点では米国内で広く推奨されるものではない．乳房の核磁気共鳴検査（MRI）はハイリスク患者に対して通常の検査に追加して利用してもよい（American Cancer Society, 2015）．乳がんの家族歴を持つ935人の台湾女性を対象とした研究では21人に乳がんが認められた．「超音波検査の感度は90.4%」「マンモグラフィーは52.4%」「身体所見は33.3%」「マンモグラフィーと身体所見の組み合わせでは66.7%」であった（Hou et al., 2002）．Mayoクリニックでは，^{99m}Tc sestamibiを用いた分子乳房画像検査での全体の感度は90%であった．マンモグラフィーで密度の高い像を呈した女性では，この検査法ではマンモグラフィーの2〜3倍の乳がんを発見することとなった（O'Connor et al., 2009）．

6 聴診

乳房雑音は妊婦で乳腺が発達した胸の大きな女性で聴取されることがある．これは収縮期もしくは持続性の雑音として聴取される．雑音の起源は動脈性静脈性のいずれでもありうる（Perloff, 1980）．収縮期雑音はその聴取部位によって50%の妊婦に聴取される収縮期肺動脈の生理的雑音と容易に判別できる．これは17章で述べる2音（S2）が生じる，血行動態的に肺動脈弁狭窄と区別できる．

7 乳汁分泌

閉経前の女性では乳頭からの分泌は珍しいことではない（Pate et al., 2015）．これは16〜50歳の外来受診者において，未経産女性の13%，経産婦の22%にみられる．授乳期間の延長が最も多い原因であった（29%）．586症例のうち43%には明らかな異常は認められなかった（Newman et al., 1983）．乳頭からの分泌のみが唯一の症状である乳がんは3%以下ととても稀である（Chaudary et al., 1982）．その一方で乳頭からの分泌がある患者の5.9%（Chaudary et al., 1982）から13.3%（Leis et al., 1988）は乳がんであった．

1）漿液性または血性の分泌物

漿液性もしくは血性の乳頭からの分泌原因は多彩である（Atkins and Wolff, 1964；Barnes, 1966）．良性のものには線維嚢胞腫，乳管乳頭腫，乳管状嚢胞腺腫，慢性感染性乳腺炎，乳管拡張症，血腫，乳房膿瘍などがある．悪性のものには，DCIS，乳房Paget病，神経肉腫などがある．

分泌物内の潜血の検索は有益である．乳汁分泌の原因検索のために乳腺腺葉区域切除術を行う患者を対象とした研究では，単乳管からの分泌物に潜血反応を示した16人の患者全員が乳がんであった．268の良性の部位のうち，69部位は分泌物の潜血反応が陰性で，199部位からの分泌物は潜血反応が陽性であった．8例では分泌物の検査を行わなかった（Chaudary et al., 1982）．それ以前に行われた研究では，分泌物の潜血反応が陰性であった27例全員が良性であった（Atkins and Wolff, 2016）．しかしながら，いくつかの規模の小さな臨床研究の結果を根拠に簡便な検査（生検）を行わない，ということは慎重さを欠く判断といえる．後に分泌物の潜血反応陰性は，悪性を除外するには十分ではないことを示す大規模研究の結果が発表された（Wong Ching et al., 2016）．

乳腺外科医Lanfranchi医師は，乳頭からの分泌がある以下のすべての病原性のあるものを生検の対象としている．自発性である（下着や寝巻きに付着して気づく例など），片側もしくは単独の乳管由来である，漿液性または血性である，腫瘤を伴う．もしこれらのすべての基準を満たす場合，乳がんの可能性は10%である．良性を示す所見としては，医師が乳房を絞るようにすることで分泌物が得られる場合（60%の女性はこれによって何らかの分泌物を呈する），両側性である場合，複数の乳管が関与している，分泌物に色が付いている，腫瘤を伴わないことなどがある（A. Lanfranchi, 私信, 2009）．

2) 乳様分泌（乳汁漏出）

出産を伴わない異常な乳汁分泌は，性別・年齢を問わず出現しうる．乳汁漏出は典型的には高プロラクチン血症で起こり，女性のプロラクチン血症の50%にみられるが，男性の場合は35%にとどまる．男性はエストロゲンとプロゲステロンによる乳房での先行したプライミング（準備刺激）がないためにプロラクチンによる乳汁分泌効果が低いことが理由となって乳汁漏出が起こりにくい（Melmed and Kleinberg, 2016）．乳汁漏出は高プロラクチン血症がなくとも起こりうる（Kleinberg et al., 1977）．この現象の理由は明らかではないが，おそらくプロラクチン受容体の異常な活性化が原因であると考えられている．高プロラクチン血症を伴わない乳汁漏出は良性と考えられ，一般に治療せずとも寛解することが多い（Huang and Molitch, 2012）．

Talmud は，妻が早逝した後に授乳をした男性の症例を発表したが，これはおそらく男性の乳汁漏出を記載した最初の症例である（Rohn, 1984）．

乳腺内と神経ホルモンのメカニズムの両方を考慮する必要がある．理論的には乳房に局在する原因では片側の乳汁漏出が起こり，神経ホルモンに原因がある場合には両側性に起こる．しかしながら，この法則には多くの例外が伴う．囊胞性の病変は両側性に起こる可能性があり，ホルモンの作用も病変の始まりは一方よりもその対側のほうに強く出る可能性がある．

吸啜刺激が乳汁漏出を誘発するという神経学的反射と同様に，機械的刺激も乳汁漏出を誘発すると古くから知られている．詳細な病歴聴取をするには，乳汁漏出を起こしうることへの知識を有していること同様に，時に聞く者に機転が求められる場合がある．乳汁漏出は時に外傷や乳房や胸壁の手術後，帯状疱疹に伴って生じることもあるが，これは胸神経への刺激が原因と考えられる．

視床下部-脳下垂体系の疾患は乳汁漏出を引き起こす主たる原因となる．無月経や月経不順（本章冒頭のヒポクラテスの格言参照）による乳汁漏出はプロラクチン腫瘍の早期診断につながることがある．プロラクチン腫瘍は脳下垂体腺腫の40%を占める頻度の高い脳腫瘍である．

視床下部-脳下垂体系のドーパミン作動性のプロラクチン産生抑制の減衰は，乳汁漏出の別の原因となる．これは脳下垂体漏斗のドーパミン作動性神経の圧迫，切断，破壊や乳汁分泌細胞のドーパミンレセプターを阻害する薬剤の使用などが原因となりうる．その他の原因としては，他の脳下垂体疾患（腫瘍や先端巨大症），甲状腺疾患，絨毛上皮腫，子宮摘出，脳炎，経口避妊薬，フェノチアジン，レセルピン，メチルドパなどの薬物がある（Barnes, 1966）．薬剤誘発性の乳汁分泌はよくみられ，関与する薬剤も増え続けている（Rohn, 1984）．乳汁分泌は肝硬変の症状の1つでもある（Chowdhury et al., 1997）．

経口避妊薬を服用している女性で乳汁漏出が起こった場合には，必ず血中プロラクチンを測定する．時にプロラクチン血症による月経不順のために経口避妊薬を開始する場合もある．このような場合には経口避妊薬の中止に伴って無月経となることがある．

先端巨大症の患者の50%は乳汁漏出を合併する．これは高プロラクチン血症でも，それがなくとも起こりうる．これは成長ホルモン自体が乳汁産生作用を持つからである（Huang and Molith, 2012）．

乳汁漏出-無月経症候群は多発性硬化症（Tanaka et al., 1997）や脊髄手術に合併すると報告されている．脊髄手術との関連は，求心性神経内分泌経路の活性化によるものと考えられている（Faubion and Nader, 1997）．

8 女性化乳房

「女性化乳房」は「女性の乳房」を意味し，すなわち，男性のみにみられるものである．これは男性乳房の乳腺組織の良性増殖と定義される．これは幼児期，思春期，高齢者によく起こる．これは特に肥満の男性にみられる脂肪組織沈着によって生じる偽性女性化乳房とは区別されなければならない．

1) 有病率

過去には正常な成人男性の乳腺組織は触り得ないものだといわれていた．これは物事をあまりに単純化しすぎたものである．触知可能な女性化乳房は極めてよくみられるものである，と研究結果

が示している．正常成人男性の36％に女性化乳房が報告されている（Nuttall, 1979）．これは思春期によくみられ，多くは片側性である．14～14.5歳の健康なボーイスカウトの65％に何らかの女性化乳房が認められた（Nydick et al., 1961）．214人の入院患者を対象とした研究では女性化乳房は年齢に関連があり，50～69歳の男性が72％と最も高い有病率を示し，Body Mass Index（BMI，身長の2乗を体重で割った指標）が高い者ほど高かった（Niewoehner and Nuttall, 1984）．ある剖検研究では，無作為に抽出した447名の男性の40％に女性化乳房がみられたが，実際に乳房が大きかった者は4例のみであった（Williams, 1953）．以上のことから，女性化乳房は，探し方を知っているものがそれを見つけることができる，といえる．

乳房組織がつかめるほどの女性化乳房を持つ男性に精査を行っても，多くは病的ではないことから（そして実際のところ，その部位は乳腺組織のないただの脂肪のみである），私は以下の手順で診察を行っている．まず乳頭に指を当てて乳頭をひっくり返す．もし指に（脂肪ではなく）乳腺組織の塊が触れなければ，その外側の辺縁がどうであれ女性化乳房であるとの記載は行わない．このやり方とこれまで述べてきた方法とが一致しない場合は，私は無駄追いはせず，後段の「意義」の項で述べる法則に従う．筆者は，しかしながら，昨今乳がんの見逃しが許されない状況になっていることを鑑みると，当該部位が憂慮すべきものかどうか，また生検をすべきかどうかについてマンモグラフィーや乳房超音波検査がその回答になっていると考える．

2）病因

女性化乳房は，乳腺でのアンドロゲン（テストステロンやアンドロステンジオンなど）のエストロゲン（エストラジオールやエストロンなど）に対する比率（androgen to estrogen ratio：ATER）が減少することで起こるが，これは血中の低アンドロゲン濃度もしくは高エストロゲン濃度によって2次性に発現する．しかしながら，末梢でのエストロゲン産生が原因となることもある．これはエストロゲン産生酵素であるアロマターゼを含む皮下脂肪の増加によって起こり，テストステロンをエストラジオールへ，アンドロステンジオンをエス

トリオールへ変換する．これらの，またはその他のエストロゲン前駆体の増加もまた女性化乳房の原因となりうる．さらに，ATERの減少はアンドロゲン受容体障害や，アンドロゲンの性ホルモン結合蛋白（sex hormone binding globulin：SHBG）の結合能上昇によって起こる（Braunstein 2007；Narula and Carlson, 2014）．

これらの生化学的原理の観点から，女性化乳房の病的メカニズムは容易に説明がつく．新生男児の女性化乳房はよくみられるものであるが，これは母親由来のエストロゲンが原因である．体脂肪量が増加すれば，より多くのテストステロンがエストラジオールに変換され，より多くのアンドロステンジオンがエストリオールに変換されることは，女性化乳房とBMIとの関連に説明がつく．外因性のアンドロゲンの摂取は末梢でのエストラジオールへの変換を増やし，ATERを過度に減少させる．つまり，ボディビルディングで用いられるステロイドは女性化乳房の原因となる（Braunstein, 2007；Narula and Carlson, 2014）（A. Lanfranchi, 私信, 2009）．

β遮断薬，スピロノラクトン，キニジン，ニトロ製剤，シメチジン，制酸薬，ステロイド，ヘパリンなどの女性化乳房を起こしやすい薬剤は，シメチジン以外のすべてがBMIの上昇に関連している（Niewoehner and Nuttal, 1984）．ケトコナゾールとアルキル化剤はテストステロンを合成阻害することで女性化乳房を起こすと考えられている．その他に女性化乳房を起こす薬剤としては，ブスルファン，エチオナミド，イソニアジド，メチルドーパ，三環系抗うつ薬，ペニシラミン，アンジオテンシン変換酵素阻害薬，ジアゼパム，マリファナ，ヘロインなどがある（Wilson, 1994）．さらに，女性化乳房を起こす可能性があると考えられる薬剤には，選択的セロトニン再取り込み阻害薬，プロトンポンプ阻害薬，レトロウイルス治療薬（HIV治療薬）とりわけエファビレンツ，フルタミドやフィナステリドのような前立腺肥大や前立腺がんの治療に用いられる抗アンドロゲン製剤，アルコール，メサドン，アンフェタミン，ジゴキシン，Ca拮抗薬などがある．ある種の植物オイルを含む外用薬も女性化乳房との関連があり，これはその弱いエストロゲン作用によるものと考えられている（Mayo Clinic, 2014）．

ある剖検報告では，女性化乳房は前立腺や精巣

異常（これには未治療の前立腺がんも含まれる），副腎皮質過形成，甲状腺の変化，膵臓島細胞および膵管過形成，肝硬変，糖尿病との明らかな関連があることが示されている（Williams, 1963）.

透析患者の約半数はホルモン変化由来の女性化乳房を経験している．低栄養や飢餓でテストステロンレベルは低下するが，エストロゲンレベルは変わらない．女性化乳房はそれが適切な栄養状態になった時にも起こりうる（Mayo Clinic, 2014）.

アロマターゼ過剰症候群のような遺伝性の女性化乳房もある．これは彫像やレリーフに描かれているように，エジプトの第18王朝の支配者たちに影響を与えていたかもしれない.

3) 意義

女性化乳房は非常によくみられる所見なので，それが存在するかどうかではなく，精査を必要とするかどうかが重要になってくる．女性化乳房の精査を行う必要がある症状や所見は，痛みがある，急激に大きくなってきた，極めて特異的な形状で硬い腫瘤を触れる，睾丸に腫瘤がある，などである（Braunstein, 2007；Niewoehner and Nuttall, 1984）．筆者は医師または本人が腫瘤を触知する場合にはマンモグラフィーまたは超音波検査の一方もしくは両方を推奨する.

付録15-1 マンモグラフィーによるスクリーニングの適中率

感度87%，特異度93%で，乳がんの有病率が0.8%である時，2×2の分割表を以下のように作成する．1,000人の女性の8人に乳がんがあり，992人は乳がんではない.

真陽性 ＝ 7，偽陽性 ＝ 70
偽陰性 ＝ 1，真陰性 ＝ 922

つまり，陽性結果の適中率は真陽性／（真陽性＋偽陽性）＝ 0.09（9%）
陰性結果の適中率は真陰性／（真陰性＋偽陰性）＝ 0.9989（99.8%）である.

文献

- American Cancer Society. *Breast Cancer Facts & Figures 2015-2016*. Atlanta, GA: American Cancer Society; 2015. Available at: http://www.cancer.org/acs/groups/content/@research/documents/document/acspc-046381.pdf. Accessed Sep 5, 2016.
- American College of Obstetricians-Gynecologists. Practice bulletin no. 122:Breast cancer screening. *Obstet Gynecol*. 2011;118:372-382.
- Aryal KR, Lengyel AJ, Purser N, et al. Nipple core biopsy for the deformed or scaling nipple. *Breast*. 2004;13:350-352.
- Atkins H, Wolff B. Discharges from the nipple. *Br J Surg*. 1964;51:602-606.
- Barnes AB. Diagnosis and treatment of abnormal breast secretions. *N Engl J Med*. 1966;275:1184.
- Beral V, Bull D, Doll R, et al. Breast cancer and abortion: Collaborative reanalysis of data from 53 epidemiological studies, including 83,000 women with breast cancer from 16 countries. *Lancet*. 2004;363:1007-1016.
- Bhadoria AS, Kapil U, Sareen N, Singh P. Reproductive factors and breast cancer: A case-control study in tertiary care hospital of North India. *Indian J Cancer*. 2016;50:316-321. Available at: http://www.indianjcancer.com/article.asp?issn=0019-509X;year=2013;volume=50;issue=4;spage=316;epage=321;aulast=Bhadoria. Accessed Sep 6, 2016.
- Bland KI, Love N. Evaluation of common breast masses. *Postgrad Med*. 1992;92:95-112.
- Boyd NF, Sutherland HJ, Fish ED, et al. Prospective evaluation of physical examination of the breast. *Am J Surg*. 1981;142:307-426.
- Braunstein GD. Clinical practice. Gynecomastia. *N Engl J Med*. 2007;357:1229-1237.
- Braverman IM, Redford DB, Mackowiak PA. Akhenaten and the strange physiques of Egypt's 18th dynasty. *Ann Intern Med*. 2009;150:556-560.
- Brettes JP, Mathelin C. [Dual effects of androgens on mammary gland]. *Bull Cancer*. 2008;95:495-502. (French)
- Brind J, Chinchilli VM, Severs WB, et al. Induced abortion as an independent risk factor for breast cancer: A comprehensive review and meta-analysis. *J Epidemiol Community Health*. 1996;50:481-496.
- Canadian Task Force on Preventive Health Care, Tonelli M, Connor Gorber S, Joffres M, et al. Recommendations on screening for breast cancer in average-risk women aged 40-74 years. *CMAJ*. 2011;183:1991-2001.
- Carroll PS. The breast cancer epidemic: Modeling and forecasts based on abortion and other risk factors. *J Am Physicians Surg*. 2007;12:72-78.
- Carroll PS, Utshudiema JS, Riodrigues J. The British breast cancer epidemic:Trends, patterns, risk factors, and forecasting. *J Am Physicians Surg*. 2017;22(1):8-15.
- CDC. Deaths from breast cancer—United States, 1991. *MMWR Morb Mortal Wkly Rep*. 1994;43:273, 279-281.
- Chaudary MA, Millis RR, Davies GC, et al. Nipple discharge: The diagnostic value of testing for occult blood. *Ann Surg*. 1982;196:651-655.
- Chowdhury A, Chakravorty S, Sinha I, et al. Cirrhosis of the liver presenting with galactorrhea. *J Clin Gastroenterol*. 1997;25:716-717.
- Cogliano V, Grosse Y, Baan R, et al. Carcinogenicity of combined oestrogen progestagen contraceptives and menopausal treatment. *Lancet Oncol*. 2005;6:552-553.
- Colditz GA, Frazier AL. Models of breast cancer show that risk is set by events of early life: Prevention efforts must shift

focus. *Cancer Epidemiol Biomarkers Prev*. 1995;4:567-571.

- Colditz GA, Rosner B. Cumulative risk of breast cancer to age 70 years according to risk factor status: Data from the Nurses' Health Study. *Am J Epidemiol*. 2000;152:950-964.
- Collaborative Group on Hormonal Factors in Breast Cancer. Breast cancer and abortion: Collaborative reanalysis of data from 53 epidemiological studies, including 83000 women with breast cancer from 16 countries. *Lancet*. 2004;363:1007-1016.
- Daling JR, Malone DE, Voigt LF, et al. Risk of breast cancer among young women: Relationship to induced abortion. *J Natl Cancer Inst*. 1994;86:1584-1592.
- Desai DC, Brennan EJ, Carp NZ. Paget's disease of the male breast. *Am Surg*. 1996;62:1068-1072.
- Dorgan JF, Stanczyk FZ, Kahle LL, Brinton LA. Prospective case-control study of premenopausal serum estradiol and testosterone levels and breast cancer risk. *Breast Cancer Res*. 2010;12:R98.
- Egan RL, Goldstein GT, McSweeney MM. Conventional mammography, physical examination, thermography, and xeroradiography in the detection of breast cancer. *Cancer*. 1977; 39:1984-1992.
- Eisenbrey JR, Dave JK, Forsberg, F. Recent technological advancements in breast ultrasound. *Ultrasonics*. 2016;70:183-190.
- Eliassen AH, Missmer SA, Tworoger SS, et al. Endogenous steroid hormone concentrations and risk of breast cancer among premenopausal women. *J Natl Cancer Inst*. 2006;98: 1406-1415.
- Elmore J. *Screening for Breast Cancer: Strategies and Recommendations*. Waltham, MA: UpToDate; 2016.
- Erlandsson G, Montgomery SM, Cnattingius S, Ekbom A. Abortions and breast cancer: Record-based case-control study. *Int J Cancer*. 2003;103:676-679.
- Esserman LJ, Joe BN. Diagnostic evaluation of women with suspected breast cancer. *UpToDate*; March 21, 2016. Available at: http://www.uptodate.com/contents/diagnostic-evaluation-of-women-with-suspected-breastcancer. Accessed Feb 15, 2017.
- Farhat GN, Cummings SR, Chlebowski RT, et al. Sex hormone levels and risks of estrogen receptor-negative and estrogen receptor-positive breast cancers. *J Natl Cancer Inst*. 2011;103:562-570.
- Faubion WA, Nader S. Spinal cord surgery and galactorrhea: A case report. *Am J Obstet Gynecol*. 1997;177:465-466.
- Fentiman IS. Oral contraceptives, hormone replacement therapy and breast cancer. *Int J Clin Pract*. 2002;56:755-759.
- Fletcher SW, O'Malley MS, Bunce LA. Physicians' abilities to detect lumps in silicone breast models. *JAMA*. 1985;253:2224-2228.
- Fortner RT, Eliassen AH, Spiegelman D, et al. Premenopausal endogenous steroid hormones and breast cancer risk: Results from the Nurses' Health Study II. *Breast Cancer Res*. 2013;15: R19.
- Giani C. Relationship between breast cancer and thyroid disease: Relevance of autoimmune thyroid disorders in breast malignancy. *J Clin Endocrinol Metab*. 1996;81:990-994.
- Glass AG, Lacey JV, Carreon JD, Hoover RN. Breast cancer incidence, 1980-2006: Combined roles of menopausal hor-

mone therapy, screening mammography, and estrogen receptor status. *J Natl Cancer Inst*. 2007;99:1152-1161.

- Goedert JJ, McKeen EA, Fraumeni JF. Polymastia and renal adenocarcinoma. *Ann Intern Med*. 1981;95:182-184.
- Grabrick DM, Hartmann LC, Cerhan JR, et al. Risk of breast cancer with oral contraceptive use in women with a family history of breast cancer. *JAMA*. 2000;284,1791-1798.
- Grady D, Hodgkins ML, Goodson WH. The lumpy breast. *West J Med*. 1988;149:226-229.
- Guo J, Huang Y, Yang L, et al. Association between abortion and breast cancer:An updated systematic review and meta-analysis based on prospective studies. *Cancer Causes Control*. 2015;26(6):811-819. doi:10.1007/s10552-015-0536-1..
- Hankinson SE, Colditz GA, Manson JE, et al. A prospective study of oral contraceptive use and risk of breast cancer (Nurses' Health Study, United States). *Cancer Causes Control*. 1997;8:65-72.
- Heywang-Köbrunner SH, Hacker A, Sedlacek S. Magnetic resonance imaging:The evolution of breast imaging. *Breast*. 2013;22:S77-S82.
- Hicks MJ, Davis JR, Layton JM, et al. Sensitivity of mammography and physical examination of the breast for detecting breast cancer. *JAMA*. 1979;242:2080-2083.
- Hicsonmez G, Ozsoylu S. Poland's syndrome and leukemia. *Am J Dis Child*. 1982;136:1098-1099.
- Hou ME, Chuang HY, Ou-Yang F, et al. Comparison of breast mammography, sonography, and physical examination for screening women at high risk of breast cancer in Taiwan. *Ultrasound Med Biol*. 2002;28(4):415-420.
- Howe HL, Wingo PA, Thun MJ, et al. Annual report to the nation on the status of cancer (1973 through 1998), featuring cancers with recent increasing trends. *J Natl Cancer Inst*. 2001;93(11):824-842.
- Huang W, Molitch ME. Evaluation and management of galactorrhea. *Am Fam Physician*. 2012;85,1073-1080.
- Huang Y, Zhang X, Li W, et al. A meta-analysis of the association between induced abortion and breast cancer risk among Chinese females. *Cancer Causes Control*. 2014;25:277. doi: 10.1007/s10552-013-0325-7. Available at: http://link.springer.com/article/10.1007%2Fs10552-013-0325-7. Accessed Sep 6, 2016.
- Jasen P. Breast cancer and the politics of abortion in the United States. *Med Hist*. 2005;49:423-444. Available at: https://www.ncbi.nlm.nih.gov/pmc/articles/PMC1251638/. Accessed Feb 15, 2017.
- John EM, Phipps AI, Knight JA, et al. Medical radiation exposure and breast cancer risk: Findings from the Breast Cancer Family Registry. *Int J Cancer*. 2007;121:386-394.
- Joseph KR, Edirimanne S, Eslick GD. The association between breast cancer and thyroid cancer: A meta-analysis. *Breast Cancer Res Treat*. 2015;152,173-181.
- Kaaks R, Berrino F, Key T, et al. Serum sex steroids in premenopausal women and breast cancer risk within the European Prospective Investigation into Cancer and Nutrition (EPIC). *J Natl Cancer Inst*. 2005;97:755-765.
- Kauffman JM. Diagnostic radiation: Are the risks exaggerated? *J Am Physicians Surg*. 2003;8:54-55.
- Kauffman JM. *Malignant Medical Myths*. West Conshohocken, PA: Infinity Publishing.com; 2006.

- Key T, Appleby P, Barnes I, Reeves G; Endogenous Hormones and Breast Cancer Collaborative Group. Endogenous sex hormones and breast cancer in postmenopausal women: Reanalysis of nine prospective studies. *J Natl Cancer Inst*. 2002;94:606-616.
- Kleinberg DL, Noel GL, Frantz AG. Galactorrhea: A study of 235 cases, including 48 with pituitary tumors. *N Engl J Med*. 1977;296,589-600.
- Kohler BA, Ward E, McCarthy BJ, et al. Annual report to the nation on the status of cancer, 1975-2007, featuring tumors of the brain and other nervous system. *J Natl Cancer Inst*. 2011;103,714-736.
- Kufe DW, Pollock RE, Weichselbaum RR, et al., eds. *Holland–Frei Cancer Medicine*. 6th Ed. Hamilton, Ontario: B. C. Decker Inc.; 2003:Figure 27-6.
- Lanfranchi A. The federal government and academic texts as barriers to informed consent. *J Am Physicians Surg*. 2008;13:12-15.
- Lanfranchi A. Normal breast physiology: The reasons hormonal contraceptives and induced abortion increase breast cancer risk. *Linacre Q*. 2009;76(3):236-249.
- Leis HP Jr, Greene FL, Cammarata A, et al. Nipple discharge: Surgical significance. *South Med J*. 1988;81:20-26.
- MacMahon B, Cole P, Lin TM, et al. Age at first birth and breast cancer risk. *Bull World Health Organ*. 1970;43:209-221.
- Mahoney L, Csima A. Clinical screening for breast cancer. *N Engl J Med*. 1982;306:546.
- Malec K. The abortion-breast cancer link: How politics trumped science and informed consent. *J Am Physicians Surg*. 2003;8:41-45.
- Marchbanks PA, McDonald JA, Wilson HG, et al. Oral contraceptives and the risk of breast cancer. *N Engl J Med*. 2002;346:2025-2032.
- Maxmen A. Outlook: Breast cancer. The hard facts. *Nature* 2012;485:S50.
- Mayo Clinic Staff. Causes. Diseases-conditions: Gynecomastia. Jan 2, 2014. Available at: http://www.mayoclinic.org/diseases-conditions/gynecomastia/basics/causes/con-20028710. Accessed Aug 14, 2016.
- Melbye M, Wohlfahrt J, Olsen JH, et al. Induced abortion and the risk of breast cancer. *N Engl J Med*. 1997;336:81-85.
- Melmed S, Kleinberg D. Pituitary masses and tumors. In: Melmed S, Polonsky K, Larson P, Kronenberg HM, eds. *William's Textbook of Endocrinology*. 13th Ed. Boston, MA: Elsevier; 2016:232-299.
- Michels KB, Xue F, Colditz GA, Willett WC. Induced and spontaneous abortion and incidence of breast cancer among young women: A prospective cohort study. *Arch Intern Med*. 2007;167:814-820.
- Miller DW Jr. Extrathyroidal benefits of iodine. *J Am Physicians Surg*. 2006;11:106-110.
- Miller AB, Howe GR, Sherman GJ, et al. Mortality from breast cancer after irradiation during fluoroscopic examinations in patients being treated for tuberculosis. *N Engl J Med*. 1989;321:1285-1289.
- Missmer SA, Eliassen AH, Barbieri RL, Hankinson SE. Endogenous estrogen, androgen, and progesterone concentrations and breast cancer risk among postmenopausal women. *J Natl Cancer Inst*. 2004;96,1856-1865.
- Moorman PG, Havrilesky LJ, Gierisch JM, et al. Oral contraceptives and risk of ovarian cancer and breast cancer among high-risk women: A systematic review and meta-analysis. *J Clin Oncol*. 2013;31:4188-4198.
- Moskowitz M. Screening for breast cancer: How effective are our tests? A critical review. *CA Cancer J Clin*. 1983;33:26-37.
- Mushlin AI. Diagnostic tests in breast cancer: Clinical strategies based on diagnostic probabilities. *Ann Intern Med*. 1985;103:79-85.
- Narula HS, Carlson HE. Gynaecomastia—pathophysiology, diagnosis and treatment. *Nat Rev Endocrinol*. 2014;10:684-698.
- National Cancer Institute, U.S. National Institutes of Health. Surveillance Epidemiology and End Results (SEER). Table IV-7. Female Breast Cancer (*in situ*). Cancer Statistics Review, 1975-2005. Available at: http://seer.cancer.gov/.
- Nelson HD, Cantor A, Humphrey L, et al. *Screening for Breast Cancer: A Systematic Review to Update the 2009 U.S. Preventive Services Task Force Recommendation [Internet]. Evidence Syntheses, No. 124*. Rockville, MD:Agency for Healthcare Research and Quality (US); January 2016. Report No. 14-05201-EF-1. Available at: https://www.ncbi.nlm.nih.gov/pubmedhealth/PMH0084799/. Accessed Sep 2, 2016.
- Newman HF, Klein M, Northrup JD, et al. Nipple discharge: Frequency and pathogenesis in an ambulatory population. *N Y State J Med*. 1983;83:928-933.
- Nieman LK. *Clinical Manifestations of Adrenal Insufficiency in Adults*. Waltham, MA: UptoDate; 2016.
- Niewoehner KB, Nuttall FQ. Gynecomastia in a hospitalized male population. *Am J Med*. 1984;77:633-638.
- Nuttall FQ. Gynecomastia as a physical finding in normal men. *J Clin Endocrinol Metab*. 1979;48:338-340.
- Nydick M, Bustos J, Dale JH, et al. Gynecomastia in adolescent boys. *JAMA*. 1961;178:449-454.
- O'Connor M, Rhodes D, Hruska C. Molecular breast imaging. *Expert Rev Anticancer Ther*. 2009;9(8):1073-1080. doi:10.1586/era.09.75. Available at: http://www.ncbi.nlm.nih.gov/pmc/articles/PMC2748346/pdf/nihms-139349.pdf. Accessed Sep 10, 2016.
- Oeffinge K, Fontham E, Etzion R, Herzig A. Breast cancer screening for women at average risk: 2015 guideline update from the American Cancer Society. *JAMA*. 2015;314:1599-1614.
- Paoletti X, Clavel-Chapelon F. Induced and spontaneous abortion and breast cancer risk: Results from the E3N cohort study. *Int J Cancer*. 2003;106:270-276.
- Patel BK, Falcon S, Drukteinis J. Management of nipple discharge and the associated imaging findings. *Am J Med*. 2015;128:353-360.
- Pellegrini JR, Wagner RF Jr. Polythelia and associated conditions. *Am Fam Physician*. 1983;28:129-132.
- Perloff JK. Cardiac auscultation. *Dis Mon*. 1980;26(9):1-47.
- Reeves GK, Kan SW, Key T, et al. Breast cancer risk in relation to abortion:Results from the EPIC study. *Int J Cancer*. 2006;119:1741-1745.
- Robertson A, Sale P, Sathyanarayan. Lack of association of supernumerary nipples with renal anomalies in black infants. *J Pediatr*. 1986;109:502-503.

- Rohn RD. Galactorrhea in the adolescent. *J Adolesc Health Care*. 1984;5:37-49.
- Scanlon E. A photo checklist for better breast palpation. *Primary Care Cancer*. 1987;7(9):13-20.
- Schneider AP, Zainer CM, Kubat CK. The breast cancer epidemic: 10 facts. *Linacre Q*. 2014;81(3):244-277. doi:10.1179/2050854914Y.0000000027. Available at: http://www.ncbi.nlm.nih.gov/pmc/articles/PMC4135458/. Accessed Aug 13, 2016.
- Scott B. Avoiding diagnostic imaging, not low-dose radiation, is the real health risk. *J Am Physicians Surg*. 2016:21:74-80.
- Siu AL, U.S. Preventive Services Task Force. Screening for breast cancer: U.S. Preventive Services Task Force recommendation statement. *Ann Intern Med*. 2016;164:279-296.
- Stone S, Wheeler A. A review of anatomy, physiology, and benign pathology of the nipple. *Ann Surg Oncol*. 2015;22:3236-3240.
- Sundquist M, Thorstenson S, Brudin L, et al. Incidence and prognosis in early onset breast cancer. *Breast*. 2002;11:30-35.
- Suzuki I, Cone RD, Im S, et al. Binding of melanotropic hormones to the melanocortin receptor MC1R on human melanocytes stimulates proliferation and melanogenesis. *Endocrinology*. 1996;137:1627-1633.
- Tanaka M, Suzuki T, Endo K, et al. A case of multiple sclerosis with galactorrhea-amenorrhea. *Rinsho Shinkeigaku*. 1997;37:483-486.
- Vessey M, Painter R. Oral contraceptive use and cancer. Findings in a large cohort study, 1968-2004. *Br J Cancer*. 2006;95:385-389.
- WHO. *WHO Position Paper on Mammography Screening*. World Health Organization; 2014. Available at: http://www.who.int/cancer/publications/mammography_screening/en/. Accessed Feb 17, 2017.
- Williams MJ. Gynecomastia: Its incidence, recognition and host characterization in 447 autopsy cases. *Am J Med*. 1963;34:103-112.
- Wilson JD. Endocrine disorders of the breast. In: Isselbacher KJ, Braunwald E, Wilson JD, et al., eds. *Harrison's Principles of Internal Medicine*. 13th Ed. New York: McGraw-Hill; 1994:2036-2039.
- Wong Chung JE, Jeuriens-van de Ven SA, van Helmond N, et al. Does nipple discharge color predict (pre-) malignant breast pathology? *Breast J*. 2016;22:202-108.
- Yorkshire Breast Cancer Group. Observer variation in recording clinical data from women presenting with breast lesions. *Br Med J*. 1977;2:1196-1199.

16章 胸部

最大で最も危険な疾患，そして最大数の死亡者数を誇る疾患，それは結核 consumption である．

ヒポクラテス[訳注1]，『疫病について』

訳注1) Hippocrates（紀元前 460 頃〜同 370 年頃），古代ギリシャの医師．

◆ 覚えておくべきポイント

- 肺機能の診断は，患者の姿勢，色調，体型，呼吸運動，そして補助呼吸筋の使用を観察することから始まる．
- 胸部の診察上，非対称性の所見がある患者では，最初にどちら側が異常なのかを決めるようにせよ．
- 身体所見の変化は，悪化する時も改善する時も，胸部の X 線写真で見える変化に先行するかもしれない．ある種の聴診所見は X 線写真よりも感度がよいことがあるかもしれない．さらに言うと，身体所見は X 線写真よりも頻繁に繰り返すことができる．
- 硬い物体は空気で満たされている物体よりも音をよく伝導する．
- 呼吸音の特徴は，タイミング，部位，振幅，音程，調性，再現性である．
- 即座に治療しなければ急速に死に至る疾患には，気道閉塞，緊張性気胸，肺塞栓症がある．
- 重症の肺塞栓は，わずかな症状や徴候で起こることがある．強く疑うことが肝要である．

本章で取り上げるいくつかの根底にある物理的原理は，本章 6 節「1〜5 の記述をふまえて」の導入部と音程（ピッチ）の話題をしたところでまとめている．

1 視診

1）姿勢と呼吸補助筋の使用

患者が最も心地よく呼吸するためにどのような姿勢をとっているかという観察は，患者の全身状態（5 章参照）を記載する際に一般的に行われる．図 7-1 に，呼吸力学の改善のために慢性閉塞性肺疾患（COPD）の患者がとる姿勢を示してい

る[訳注2]．

訳注2) 結果として大腿皮膚に胼胝ができることがあり，図 7-1 では Dahl 徴候（Dahl MV. Emphysema. *Arch Dermatol.* 1970；101(1)：117）としている．これは thinker's 徴候と呼ばれることがある（Rothenberg HJ. *JAMA* 1963；184：146-147）．

胸鎖乳突筋や他の補助呼吸筋を観察せよ（特に本人が自ら前かがみの姿勢になり身構えることができない，ベッドに寝たきりの患者では）．一般的には，これらの筋の使用は 1 秒量（FEV_1）が正常値の 30％以下に低下していることを意味している．喘息患者でのある研究によると，胸鎖乳突筋の収縮は，呼吸機能検査で FEV_1 と 1.0〜1.5 L の間にある所見と相関する唯一の徴候であった（McFadden et al., 1973）．慢性的な代償性使用をしていると，胸鎖乳突筋は顕著な肥大を起こすかもしれない（すなわち，患者自身の母指よりも厚くなるかもしれない）．

2）胸郭の形

▶ 増大した前後径

明らかな前後径の増大は，**樽状胸**とか**肺性後彎症**とも呼ばれている．これは肺気腫（もしくは，老人性後彎症の患者）で起こる．この徴候の評定者間の信頼性は約 70％である（Fletcher, 1952）．

実際には，前後径は増加しているのではない．25 人の肺気腫の患者と，22 人の他疾患を持つ患者と，そして 16 人の健常者での研究（Kilburn and Asmundsson, 1969）では，25 人の肺気腫の患者では前後径の増大があったことに，2 人の臨床医での合意があった．しかし，実際の吸気と呼気で撮影された胸部 X 線写真での前後径測定と，カリパス calipers での直接の計測ではこの 3 群間では有意な差はなかった．肺気腫の患者は，健常者と比べて約 30 ポンド（13.6 kg）体重が少ないので，「増大した」前後径というのは錯覚かもしれないし，たとえ体重が一定だったとしても，腹部の前後径が減少するために起こる背景画像効果 field/image effect かもしれない．

先端巨大症では前後径が増大することが，図 16-1 に示すように後彎に伴って実際に起こる．

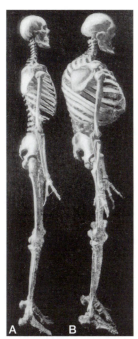

図 16-1　A：正常な骨格．B：先端巨大症の患者の骨格で，イェール大学にある「Osborneの症例」は，後彎症，膨大な胸郭の前後径，肋骨の顕著な歪みを示す．

(Osborne OT. Acromegaly. In：Buck AH Ed. A *Reference Handbook of the Medical Sciences*. Vol 1. New York：William Wood and Company；1900：86-97 より許可を得て引用)

胸郭の変形

鳩胸

鳩胸は，狭くなった胸郭により胸骨が突出することである．これは良性の徴候と考えられているが，ある研究によると，鳩胸を持つ患者の45%は，胸部X線写真で関連する異常を持っていた(Pena et al., 1981)．

この変形は，孤発性か，家族性か，横隔膜の異常に関連して起こるか，先端巨大症(Robicsek et al., 1979)や，小児くる病，Noonan症候群(Mendez and Opitz, 1985)やMarfan症候群のような特定の疾患に関連して発生しているかもしれない．側彎症と関連していることもある．

漏斗胸

漏斗胸の通俗の言葉は"funnel chest"である．胸骨下縁と剣状突起が脊柱側に陥凹し，胸骨下切痕の傍の卵形のくぼみか，より広範な歪みを生じる．ある一連の研究では，胸部X線写真の関連した異常が72%でみられた(Pena et al., 1981)．

漏斗胸は，Noonan症候群(図11-1参照)，Mar-fan症候群，くる病，気管軟化症(Lane et al., 1984)，気管支軟化症(Godfrey, 1980)，側彎症，そして，僧帽弁逸脱症(17章参照，533頁)を含む先天性心疾患(Godfrey, 1980；Robinson, 1970)と関連があるとされてきた(Noonan症候群の患者では漏斗胸か鳩胸のどちらかがあるかもしれない)．

後彎症，側彎症

胸椎 thoracic spine の彎曲の異常はよくみられる．後彎症(前方への彎曲)と側彎症(側方への彎曲)は，それそのものではめったに呼吸や心血管系の合併を引き起こさない．しかし，後側彎症は，もし重症であれば肺高血圧や，肺性心に関係することがあり，30～40代になるまでは通常それらの症状や徴候は出現しない(Fraser and Paré, 1970)．

肥満

肥満肺胞低換気症候群(Pickwick症候群)は極端な肥満の人(BMI > 35 kg/m²)に起こる．ある一連の研究では，患者の体重は222～462ポンド(約100.7～209.6 kg)であった(Baum, 1974)．この症候群はBMI > 50 kg/m²の入院患者の48%に起こっている(Nowbar et al., 2004)．日中の高炭酸ガス血症($PCO_2 > 45$ mmHg)，チアノーゼ，周期性呼吸，有意な肺疾患や呼吸筋疾患がない睡眠障害性の呼吸，筋肉の攣縮，中心静脈圧の上昇，肝腫大，そして，末梢浮腫といった症状が含まれる．肺の膨張が制限される．ほんの25ポンド(約11.3 kg)の体重減少が著明な症状改善につながるかもしれない．

「真のPickwick」は，高炭酸ガス血症に対して生まれつき反応が鈍麻しているという，中枢の呼吸コントロールに異常を持っているだろう．しかし，多くの患者ではこの症候群は閉塞性の睡眠時無呼吸を併存しており，それは13章で述べた．肝心要の問題は「この太った少年はいびきをかくのか」というものかもしれない．チャールズ・ディケンズが書いた『ピックウィック・ペーパーズ』のなかで，過度に眠くなるメッセンジャーボーイは，実際にいびきをかいていた．すなわち，彼は「使い走りをしては眠り，給仕をしたままいびきをかいている」と書かれている(Millman, 1986)[訳注3]．

[訳注3] 参考文献のMillman RP. *Chest*. 1986；89；621-622はDid the fat boy snore? というタイトルのeditorial commentである．このコメントのもとになった研究で，8人の肥満患者で4人は気管切開やnasal CPAPを使用して，血液ガス所見が改善しても無呼吸が改善しなかったので，これを真のPickwickと呼ぶべきではないかという議論があった．気道が狭い所見である．

いびきがある肥満者なら中枢性ではないのではという疑いを持てるので気にしているが，実際の小説のなかではいびきをかいていたということを引用している．

　無治療の患者は死亡率が高いために，迅速な診断と治療が重要である．睡眠障害のある呼吸をする正常炭酸ガス血症の患者および病的な肥満のある正常炭酸ガス血症の患者を比較すると，これらの患者は，肺高血圧症や肺性心といった重篤な心血管系の疾患へ発展するリスクが増加する(Nowbar et al., 2004)．

3) 呼吸の動作

▶ 末梢気道疾患の徴候

　末梢気道疾患を持ち呼吸困難や頻呼吸がある患者は，他の呼吸困難や頻呼吸をする患者が呈するものとは明らかに異なるパターンの呼吸をする．

　あなた自身が正常の頻呼吸のパターンを熟知するために，息切れをするところまで運動して，裸で自分の胸を鏡で見てみよう．あなたの胸全体が動いていること，深い呼吸をしていることに気づくだろう．

　対照的に，末梢気道疾患を持っている患者は，「肺が開いた状態から呼吸を始める」傾向がある（補助呼吸筋がそうするのを手助けしている）．彼らは，相対的に吸気の姿勢で複数の小さな呼吸をするが，とても大きな吸気はしないようにみえる．もし彼らが深呼吸をしようとすれば，呼気時に空気捉え込み現象 air trapping を引き起こす．

　呼気終末には，高い経気管支圧により病的な終末細気管支が虚脱することがあり，空気捉え込み現象 air trapping を引き起こす（そしてたぶん聴診できる徴候を生じる，本章の後半を参照，451頁）．こうした患者は，唇をすぼめて息を吐こうとする傾向がある．この方法で，彼らは呼気の気道抵抗を高め，さらに，虚脱しやすい末梢気道内の圧力を高めることで，虚脱を防いでいる．口すぼめ呼吸は，分時換気量を増やし，酸素飽和度を上昇させ，呼吸困難を減少させることができる．これは，呼気時間と呼吸サイクルの全体の時間を増やすことで，息切れを減らす(Bianchi et al., 2004)．気道は，吸気の間は虚脱するリスクがないので，口すぼめをして虚脱を防いでいる多くの患者では，その口すぼめは（たいてい無意識のう

ちに）呼気の間だけである．これは，自ら呼気終末陽圧(PEEP)を適応しているのである．**図 7-1** の COPD の患者で頻繁にみられる姿勢を見直すようにせよ．

▶ 胸郭の拡張

非対称性の胸郭の拡張：診察方法

1. 吸気時に胸郭の両側の拡張を比較するために，患者の背側に立ち，患者に前を向かせ，両手で胸郭の**側面**を触れよ．多くの教科書に示されているような，手を後方に置くことはすべきではない，なぜなら，あなたがそうするならば，片側性の胸郭運動制限がある半分の症例を見落としてしまうからである（そして，それに加えて両側性の制限がある患者の多くを見落とすだろう）．

2. 患者が吸気をする時には自分の両手を見よ．胸郭を押したり，抵抗を試みたりしてはならない．非対称性の胸郭の拡張は有用な徴候であり，それは後に述べるように触診により，より簡単に認識することができるだろう．Laënnec[訳注4]はこの「volume 徴候」を胸郭運動制限の証拠として重要であると言っており，彼はそれを図解さえしている(Plate Ⅶ, Laënnec, 1821)．彼はどちらの側が「胸膜炎」があるかを明らかにするためにこれを使っていた．

訳注4) 原文は Laënnec と表記されていたため今回はそれに倣った．しかし，本来は Laennec と綴るのが正しい．René Théophile Hyacinthe Laennec(1781～1826 年) は，ブルターニュ半島のカンペールに生まれたブルトン人である．フランス語の ë はドイツ語のウムラウトと同じ符号だがトレマと呼び，ブルトン人はトレマを使わない．実際に死後に発行された母国フランスの切手でも Laënnec と誤って綴られていたが，(Sakula A. *J Med Biogr* 1993；1：113-116)，彼の原書を読むと Laennec と署名されていることがわかる．日本語ではラエンネックやラエネクと記されていることが多い．

対称性の胸郭の拡張：診察方法

　対称性の拡張の制限は，巻き尺（バネ仕掛けのものが好ましい）を使って，呼気終末と吸気終末の間での乳頭線上での胸囲の違いで定量化できるだろう．

　正常値は（引用されているデータはないが）肺気腫がなければ（胸郭の大きさにかかわらず！）5 cm（約2インチ）といわれてきた(Fries, 1985)．膨らみが1.5インチ（約3.8 cm）以下は，確実に障害があると考えられる(Fletcher, 1952)．しかしながら，より厳しくない2インチ（約5 cm）という基準を用いると，少数の偽陽性を集めるだけの代償を費やして，たぶんすべての人に拡張障害があ

ると気づくだろう．不幸なことに，再検査での誤差が少なくとも1インチ(2.54 cm)は通常ある(Fletcher, 1952)．そこで，原則としては1回の測定での1インチ以下は明確に異常であり，3インチ(約7.6 cm)以上あれば正常とする．

対称的な胸郭拡張障害(＜2.5 cmもしくは1インチ)は強直性脊椎炎の初期の徴候かもしれないし，腰痛を伴う若年者では考慮されるべきである(Fries, 1985)．

▶ 肋間腔

肋間腔は，正常では吸気時に内側に陥凹し，呼気では外側に突出する．これは，やせたクラスメイトでは簡単に観察できるかもしれない．

吸気時の陥凹の誇張が，閉塞性もしくは拘束性肺疾患を持つ患者では起こり，それは(a)胸腔内圧を陰圧にする呼吸筋の能力と，(b)肺が拡張する能力の障害との間の不均衡があるからである．

局所の吸気時の陥凹が誇張されるのは，前述した2つの反する力の局所的な不均衡を示している．これは，気道内圧の上昇を伴った局所の閉塞かもしれないし，例えば気管支の1つでの閉塞かもしれない．もしくは，動揺胸郭 flail chest があるかもしれない．後者の場合，骨折による分離か，肋軟骨の分離により，侵されている肋骨は他の胸郭とは分離されており，吸気時の強まった陥凹により，その下の胸腔内圧の陰圧の間接的な指標となる．

心室性期外収縮に一致して，局所的に増強された心臓の肋間腔の陥凹は，収縮性心膜炎の Broadbent 徴候[訳注5]である．

訳注5) 1895年英国人医師 Walter Broadbent(1868〜1951年)が報告した徴候〔Broadbent W. *Lancet* 1895；146(3752)：200-201〕．4例の収縮性心膜炎患者で，心膜の癒着のため左背部の第11-12肋骨の部位で心収縮と同調して胸壁の陥凹があり，また3例では右背部の同部位でも程度の軽いものがみられたとした．この徴候は父親である William Henry Broadbent 卿(1835〜1907年)が病棟でずっと指摘してきたことを誰も注目していなかったため，自身の症例をもとに"Unpublished physical sign"というタイトルで発表した．しかし，1896年には John Francis Harpin Broadbent(1865〜1946年)が"Adherent Pericardium"という本を出版し，56頁にこの徴候が記されているため，この本と名前を関連づける教科書もあったとされる(Tallant AW. *Boston Med Surg J* 1904；151：457-461)．しかし65頁にある William Henry Broadbent 卿への謝辞の内容からも，original は Walter Broadbent の文献とするのが妥当だろう．

片側，もしくは局所の吸気時の陥凹は，その下にあるコンソリデーション(硬化)，緊張性気胸や胸水を示唆している．事実，胸水を伴う気胸の中にあるごく少量の胸水でも，図16-11 に示すように，この徴候を生じる．

肋間腔が誇張されて呼気時に膨隆するのは，吸気時の強まった陥凹と同様の機序の結果として生じる．びまん性の呼気時の膨隆は，肺は虚脱しようとしていないものの，陽圧の胸腔内圧が胸壁を通じて効果的に伝搬していることを示している．これは呼気時の気道抵抗が増加している徴候であり，慢性(肺気腫でみられるような)もしくは，急性(喘息でみられるような)のどちらかで起こる．

局所の呼気時の膨隆は，緊張性気胸の起こっている側や，動揺胸郭 flail chest のある領域の上でみられるかもしれない．呼吸のすべての位相を通じて常に局所の膨隆があるのは，大量の胸水の貯留や，非常に稀に肺のコンソリデーションにより起こることがある．

前胸部の上に局所に収縮期の膨隆があるのは，心尖拍動(PMI)の触診と関連した話題としている(17章)．他の部位での局所の収縮期膨隆は動脈瘤の徴候である．

▶ 奇異性呼吸

正常では，横隔膜の下降に伴い腹腔内容物が下降して外側に押しやられるので，吸気時に腹壁は受動的に外側に動く．それから，横隔膜のピストンは安静時の位置に戻るので，腹壁は呼気時には陥凹する．

> 最も一般的には重症の COPD での過度の運動によりみられる，横隔膜の脱力や麻痺があると，吸気は肋間筋が呼気の仕事をするにつれて，頼りない横隔膜が受動的に上方に引っ張られるのが見える．その時腹壁は吸気の間陥凹する．このことは**奇異性呼吸**(Macklem, 1982)と呼ばれる．横隔膜の疲労の徴候を観察した医学生は，この患者が人工呼吸器の必要性があるかもしれないので，ただちにレジデントに患者をみるよう頼むべきである．

偽陽性は，人に気づいてもらおうと望んで水着を着ている見栄っ張りの人たちでみられるかもしれない．そのような人は，吸気時に腹筋を意図的に収縮させており，触診で確認できるだろう．

▶ 交代性呼吸

横隔膜が軽度に障害されている時には，数回の

吸気は働くが，それからの数回は疲労するかもしれない．このようなことが起こる時，腹壁は数回の吸気では正常に外側に動くが，それからは横隔膜が再度休むまでの数回は奇異性に内側に動く．この一連の出来事は，**交代性呼吸**と呼ばれる（Macklem, 1982）．

完全に直立した姿勢でのみ奇異性呼吸や交代性呼吸がみられる予備能のない患者が一部いて，それは，彼らが前屈する時（もしくは彼らが稀に臥位になる時）上昇した腹圧が，平坦になった横隔膜葉のドームを上昇させることができるからである．予備能のない患者では，この方法がこの徴候を消失させるのにある程度効率をよくするかもしれない（Sharp, 1986）．

▶ 肋骨下角と Hoover 徴候

肋骨下角は，**図 16-2** に示すように，剣状突起と右もしくは左の肋骨縁との間の角度である．

2 番目のより厳格でない定義では，肋骨下角は，右と左の肋骨縁を患者の足側から見た間の角度であるとも言っている．これは角度の大きさが倍以上になり，変化をより簡単に認識できる．また，剣状突起は肥満患者では観察が困難であるかもしれない．結果的にこの 2 番目の定義は，角度を定義する弦 chord や接線 tangent を選択する彎曲した肋骨の位置を決める問題を緩和する．つまり利用できる線分 segment を単純に選び，向かっている方向へ適合させればよい．しかしながら，後述する Hoover 徴候のバリエーションのいくつかは，右と左の肋骨下角の比較次第なので，第 2 の定義はこの状況では有用ではないであろう．

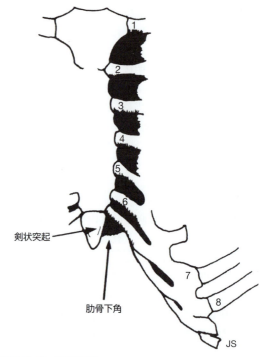

図 16-2 肋骨下角

診察方法
1. 患者を仰臥位にして，患者の側に座るか立つかして，彼の正中線に向けて身を乗り出すようにせよ．
2. あなたの右手を患者の左肋弓下にそっと置いたままにして，拇指を正中の肋骨縁に置き，他の指は患者の頭側向きに上方に置く．
3. 左手を患者の右肋骨縁に置き，右手と対称となるよう軽く置く．
4. 患者に深呼吸をするように指示する．正常では，吸気時に両側対称性に飛び出し，拇指はより鈍な角度を作り，呼気時にはもっと急な角度に戻るだろう．手は抵抗をかけないようにして，角度の変化だけに意識を集中する．練習すると，あなたはこの徴候が手を使わずに観察できるようになる．

判定方法
正常吸気での肋骨下角は 2 つの力の均衡により決定される．つまり，(a)肋間筋群の働きによって肋骨縁の上で側方へ牽引する力，(b)横隔膜が平坦になる呼気終末時のみに正常に働く（肋骨縁を内側に引っ張る）横隔膜による反対向きの力である．もし肺気腫で起こるように横隔膜が吸気初期に十分に平坦であれば，その線維は，垂直方向（縦方向のピストンのように）よりは水平方向に（冠状断の方向）に牽引され，肋間筋群の力に打ち勝つかもしれず，そうすると肋骨縁は吸気時に内側方向に動き，その角度はより急峻になるだろう（Hoover 徴候）．

この徴候は，「Hoover 溝」とも呼ばれ，それは肋骨縁が平坦となった横隔膜により内方に牽引されるので，溝が見えることが時に起こるからである．くる病の小児では，これが「Harrison 溝」と呼ばれる常にある溝になる．Hoover 徴候の最も一般的な原因は，重症の閉塞性肺疾患である．「……肺気腫が重症な空気飢餓感や呼吸困難の原因である時は，吸気時に両側の肋骨縁が全体に渡

り正中線の方向に引き込まれるようになるほど，両側の横隔膜全体が十分に平坦となっている」(Hoover, 1920a).

Hoover 徴候は，気道閉塞がある患者で予後的な有用な情報を提示する．これは重症の気道閉塞のある患者の最大70%で起こり，BMIの増加，呼吸困難の重症度，増悪の頻度と関連がある．感度は58%で特異度は86%である(Johnston et al., 2008).

正真正銘の，重篤な拘束性肺障害のある患者(平坦な横隔膜を持っていない人)にはHoover徴候は起こらない．わずかしか胸郭の拡張が起こらないが，肋骨下角は正常な方向へ動く．動けばの話だが．

Hoover 徴候は，もし肺気腫の結果として起こっていれば，前屈になる時に消失するかもしれない(もしくは，単に仰臥位になっているとすれば，時々起こるかもしれない)，なぜなら，上昇した腹圧が横隔膜の線維をより凸型の形態にするためである(Sharp, 1986).

拡張型心筋症や続発性の右心不全を起こしているリウマチ性僧帽弁疾患などでみられる，心臓の球形の拡大は，Hoover徴候を起こすのに，十分な横隔膜の平坦化を起こすだろう(Hoover, 1920b)．または，肋間筋の麻痺は横隔膜側に好んで移動する力のバランスを引き起こすかもしれない(Hoover, 1920a).

しかしながら，この徴候は心疾患や神経疾患よりは肺疾患でより価値があるように思われ，それは，心臓の大きさや筋力を推測する他の方法(触診や打診)があるものの，横隔膜が機能するのを示すベッドサイドでの手技が乏しいからである．

Hoover 徴候のバリエーション

Hoover は，Hoover徴候におけるいくつかのバリエーションも記述しており，すべては同じ原理に基づいている(Hoover, 1920b).

筋ジストロフィーやポリオの稀な症例でみられるような横隔膜麻痺は，正常な対称性の肋骨縁の外側への動きを誇張する傾向があるだろう．非対称性の肋骨縁の外側への動きはいくつかの病因によるかもしれない．

1. より(外側へ)動く側は，息吹きによっていくらか上方に押されるか，もしくは大きな無気肺が上方に引き上げるために，その片側の横隔膜の彎曲は強くなる．横隔膜下膿瘍の症例でHoover

はその徴候が特に有用であることを発見した．それは膿瘍が片側の横隔膜を大きな彎曲のドーム側に押し上げる，これにより主導権争いで勝とうとする側に肋間が寄るのである．注意してほしい．横隔膜下膿瘍の一部の症例では，片側の横隔膜が胸壁と反対側に瘢痕を作っており，この癒着は吸気時に横隔膜が，肋骨縁を内側に動くような直接的な水平方向への牽引を生じる．横隔膜下膿瘍のある他の患者では，同側の膿気胸を持っていることがあり，それは横隔膜を下に押し下げる．これら2つの異常は互いを相殺するので，吸気時に観察できる肋骨縁の異常がない結果となる．

2. 片側性の内側への動きは，片側横隔膜が大きく押し下げられている側や，肋間筋の麻痺がある側では，起こりうる．前者は緊張性気胸や胸水で起こるかもしれない．

3. もし心臓や心膜が，ちょうど下にある横隔膜を十分に押し下げるほど拡大していれば，より側方にある横隔膜肋骨縁が比較的正常な動きをする際に，吸気時の肋骨角の狭小化は起こるかもしれない．肺気腫と心疾患が両方ある患者の一部で，呼吸困難の原因をこうして決定することができるとHooverは信じていた．もし肋骨縁の内側部だけが，吸気時に内側に動き(角度をより急峻にする)，外側部が側方に動き続けるならば，肺気腫よりは心疾患による呼吸困難と彼はみなした．

4. 右室の拡大がなく左室の拡張がある時か(大動脈閉鎖不全でみられるように)，右室の拡張だけが起こる時(ホスゲン[訳注6]中毒による肺水腫の時にみられるように，それはHooverが第1次世界大戦中に学んだのである)には，肋骨下角の動きの非対称性が，より下方で外側よりの肋骨縁が吸気時に側方に動くために起こる．このような言及は，現代の読者には余計なもののようにみえるかもしれない．しかし，20世紀初頭にみられる心病変は今より重篤であからさまなものであり，また当時は心臓手術なんてなかったのである．

訳注6) phosgene(COCl$_2$)は高濃度を吸入すると，粘膜で加水分解され発生する塩酸により肺水腫をきたす．第1次世界大戦で大量に使われ，第2次世界大戦でも広島県の大久野島で窒息剤(asphyxiant)として製造されていたことが記されている〔前田晃宏ら 肺癌 1994；34(4)：525-30〕．大久野島ではイペリット(sulfer mustard)が最も多く製造され，職業性呼吸器疾患としての慢性気管支炎や肺がんとの関連を広島大学第二内科が研究してきた〔栗屋幸一 呼吸器科 2005；7(3)：243-48〕．現在では化学兵器禁止条約で規制を受けているが，近年ではオウム真理教による江川紹子ホスゲン襲撃事件(1994年)で使用されたとされており留意は必要である．

Hoover 徴候の潜在的な有用性

Hoover の極めて注意深い観察は，透視法によって確認された．この後に出た発明は視診から推測するよりもより正確にみえる．つまり個人的な教えや能力や経験をあまり必要としない．そしてデカルト的教義でいうところの，より「客観的」に判断される外部画像を生み出す．こうしてHoover 徴候は，多くの臨床医が診察室で透視法を使う時代になった時に廃れていった．放射線被曝量を重く考えるようになり，また報酬面でも変化が起こり，透視は診察室から消えていったので，これらの吸気時の徴候を見直すのには十分価値があるかもしれない．静的な 1 回の画像からは得ることができない，動的な情報をこれらは与えるものである．

▌ Litten 現象と徴候[訳注7]

訳注7） ドイツの医師 Moritz Litten（1845～1907 年）が示した徴候（Litten M. *Dtsch Med Wschr* 1892；13：273-275）．『Hamilton Bailey's Demonstrations of physical signs in clinical surgery』（1949 年 11 版 p.150 Fig.272）には Litten's diaphragmatic shadow の写真が示されている．やや暗がりの部屋で一筋の光を足元から当て，それを患者の側面から観察すると，痩せた人の肋間には影ができる．吸気時に肋骨は腹側方向に持ち上がり肋間は狭くなり，呼気時には背側に戻り肋間が広くなる．この肋間の陰影が第 7～9 肋間の腋窩線上で動くのが観察されるが，これがあると正常に横隔膜運動（diaphragmatic excursion）ができていることがわかる．これを Litten's diaphragmatic shadow と呼び，この本文では Litten 現象（Litten phenomenon）と呼んでいる．Litten の original を読むと，肺気腫や胸水貯留の症例などでは diaphragmatic shadow の動きが悪くなるため病的な所見であるとしており，これを本文では Litten 徴候（Litten sign）と記している．

診察方法

（痩せこけた）患者を診察台の上に背中をつけて横たわらせて，胸壁の側方が明るく斜めに照らされるように，頭を窓側にするか，他の光源に向ける．一方の胸壁の下部にある肋間を眺めながら，患者を深呼吸させる．波打った陰影が，各々の深呼吸で肋間に落ちてゆくのが見えるだろう（反対の波紋が呼気時にみられることが稀にある）．この陰影は横隔膜そのもの，もしくは横隔膜と胸膜の相互作用の一部により作られるかもしれない．

Litten 現象というのは，もし痩せた患者を胸郭の側面から両腕を後方に回して座るか，Pemberton 手技（14 章参照，402 頁）のような両腕を頭の上に置く姿勢をとった状態で，1 個の強力な天井の電球を使ってみられるかもしれない．

虚弱で肋骨間の空間が顕著な人でしか役立たないので，このテストは現在ではあまり使われなく

なっている．19 世紀に中央ヨーロッパの偉大な身体診察の達人が，クリニックの患者を診察していたが，患者の多くは極端に痩せていた，一方で米国の 21 世紀の患者は大いに食事が与えられていることを，われわれは覚えておくべきだろう．

判定方法

横隔膜の動きが片側だけ見えて他方が見えない時には，Litten 徴候は陽性である．これは片側性の横隔神経麻痺のいかなる原因の結果として起こるか，横隔膜の可動域を制約するほどに重症な片側の下葉の疾患（もしくは横隔膜下の疾患）があることを示唆している．後者の原因は通常他の身体所見から容易に明らかになるので，一方だけ陽性の Litten 徴候は通常片側横隔膜麻痺と同一である．

▌ 4）気管

気管は重篤な疾患においてのみ，正中から偏位するだろう．

▌ 診察方法

患者をまっすぐに座らせ，頤結合から胸骨切痕の中点を走る線を思い浮かべる．通常では，気管はこの線上にあるか，わずかにこの線の（患者の）右側にある．所見は，触診により確認できる（以下参照）．

気管の偏位は，患者がベッドで寝ている状態でみると間違ってしまう可能性があるので注意せよ．

▌ 意義

ほとんどどのような病因でも，肺葉，もしくは区域の無気肺があると，気管は無気肺のある側に向かって引っ張られる．その一方では，気胸のある時には，特に吸気の時に反対側に牽引されるだろう（Light, 1983）．気管の偏位は上葉の虚脱でよくみられるが，舌区や下葉でも稀にはみられる（J. Arnett, 私信, 1998）．

身体診察で気管の位置を確認するのは，胸水と気管支の閉塞を伴う肺のコンソリデーション（硬化）を区別する 1 つの方法である．大量の胸水の場合は，聴診所見がある側の反対側に気管は押し出される．一方気管支の閉塞を伴う肺のコンソリデーション（硬化）では，気管は聴診所見がある側に（無気肺によって）牽引されるであろう．偽陰性

（気管の偏位がない場合）は，合併症のない胸膜肥厚がある場合，程度が軽い胸水や無気肺，気管支の閉塞を伴わない肺のコンソリデーションがある時などに起こる．

気管は甲状腺腫によっても押し出されるかもしれない．これは胸骨後方に甲状腺腫がある場合に有用な手がかりとなるだろう．

右鎖骨下動脈異常起始症により，気管が前方に偏位するかもしれない．

内臓逆位症では，気管は「正常に」左側にわずかに偏位をするので，紛らわしい臨床像に見えるかもしれない．

肺実質の瘢痕を伴う胸膜肥厚は，疾患のある側に向けて気管が牽引されることから，胸水と区別できるかもしれない．

重症な片側性の胸膜瘢痕や肺実質の線維化のある一部の患者では，気管は正中にあるようにみえるが，深呼吸時に病変のある側に偏位する．

側彎症でもまた，気管の偏位は起こりうる．

5）胸腔内疾患の静脈の徴候

静脈の側副血行路がみえる（門脈圧亢進症や下大静脈症候群を持つ患者と比べると）ことは，いつも上大静脈症候群にみられるわけではないが（胸壁の大きさのためだったり，急性に起こってきたりすることが多いので），19章で記述した方法でベッドサイドでの診断をつけることができうるものである．

肺の腫瘍が静脈を閉塞する時，腫瘍と同側の胸壁に，拡張したより小さな静脈と，大きな吻合のある静脈を見ることがある．胸部の「腫瘍」の上に片側性の静脈拡張を持つ患者が，胸骨下甲状腺腫であると判明した1例がある．他の患者では，立位になった時に，第2肋間で両側性に胸壁の静脈拡張が起こるという，普通ではないパターンを示したことがあった．臨床医は，燕麦細胞がんを想定してヤギ音 egophony（以下参照）を探した．これらの静脈は赤色のゴーグルを使う（609頁）ことで見やすくなる（19章参照）．

Corona radiata と venous stars の徴候はすでに7章で述べた[訳注8]．

訳注8） 7章には corona radiate，venous stars という語の解説はないようにみえる．これはほぼクモ状血管腫と同義に使っているようで200頁を参照するという意味だと思われる．

2 触診

1）胸壁の触診

患者はすでに見つけている可能性が高いが，胸壁の腫瘤は腫瘍であるかもしれない．その腫瘤はまた，限局性の蓄膿，肋骨の結核，アクチノミセス症，ノカルジア症からの膿瘍かもしれない[訳注9]．

訳注9） 腫瘍と思える病変を膿瘍から最初に気にしているのは，胸腔内の病変と皮下の病変が胸膜を貫き繋がる Empeyma necessitatis と呼ばれる病態が1640年頃からすでに知られていたためと思われる．原因微生物として結核35％，アクチノミセス症25％，黄色ブドウ球菌10％が多く報告されているが他にもさまざまな菌での報告例が散見される〔Llamas-Velasco M, et al. *Eur J Dermatol* 2011；20(1)：115-9〕．

膿胸が疑われる時には，医師はその上にある皮膚の温度を感じ取るべきである．温かい領域があることは膿胸の徴候である．昔の人たちは，胸壁の上に湿潤な粘土を混ぜたものを使って，膿胸からの熱により膿胸のある場所の粘土が最初に乾くということから，膿瘍の事実をつかんだ．

病歴が示唆する時には（外傷や激しい咳），急性骨折のために肋骨を触診する．下部肋骨の骨折は，第2〜12肋骨からであるが，特に2つ以上の骨折がある場合には，腹腔内損傷に関連しているかもしれない．第1〜3肋骨の骨折は縦隔損傷（大動脈を含めた）に関連しているかもしれない．咳による骨折は，しばしば見逃しがよく起こり，それは変位がめったには起こらない特徴があるからである．多くは両側性であり，通常第6〜9肋骨の腋窩線上に起こる（Felson, 1973）．圧痛点があることに気づくだろう[訳注10]．もし検者が患者の背中を一方の手で支えて，反対側で胸骨を押せば，触れていない骨折部位での痛みが生じるであろう．

訳注10） 2005年に Mayo クリニックのグループは9年間で54人の咳に伴う肋骨骨折の部位と頻度を示した．骨折は圧倒的に女性に多かった．部位としては第6骨折が最も多く，第5〜9肋骨が比較的に多いことを示している〔Hanak V, et al. *Mayo Clin Proc* 2005；80(7)：879-882〕．

局在性の圧痛の他の原因には，Tietze 症候群があり，それは自然軽快する痛みを伴う，非化膿性の1つ以上の肋軟骨の腫脹を伴うもので，通常第2肋軟骨かそれに付随する骨に起こる（**Tietze 症候群**の名前は時々肋骨肋軟骨炎と同義に使用することがあるが，痛みに加えて実際に腫脹を伴う場

合にのみ厳密には前者とする者もいる）．痛みは，罹患している複数の，時にはそれらの1つの肋軟骨の上を押すことで生じる．局所麻酔薬が痛みをやわらげる（しかし，押さえることで痛みを再現できない場所では効果はない）．同様に，痛みを生じる場所が限局しているならば，ステロイドの注射が治療的診断のテストとして使えるかもしれない（Ausubel et al., 1959）．Tietze 症候群の鑑別診断には，原因不明の疾患であるが，悪性腫瘍が含まれる．

化膿性関節炎は肋骨肋軟骨の接合部を巻き込むことがある．静脈薬物乱用や胸骨切開の既往のある患者は特に疑われる（Zapatero et al., 1988）．

Tietze 症候群の鑑別診断に悪性腫瘍，側彎症のような機械的な原因，もしくは強直性脊椎炎や他の血清反応陰性関節炎のような全身疾患，痛風，関節リウマチがある（Aeschlimann and Kahn, 1990）．

肋骨肋軟骨炎の痛みは，肋間筋を押して起こったりする胸壁痛や，胸骨を直接押すことで高齢者の弱った骨に起きる不快感とは異なる．後者の技法は白血病や他の骨髄疾患を持つ患者でも誘発できるかもしれない．胸骨柄と胸骨体の接合部の圧痛，もしくは，胸骨の上にある胸骨筋での圧痛は，胸骨筋症候群（sternalis 症候群）によって起こるかもしれない（Semble and Wise, 1988）[訳注11]．

訳注11）胸骨筋（sternalis muscle）というのは，破格筋であり誰でもあるわけではない．日本人の研究では欧米人（約5〜8%程度）に比べて約10〜13%と多いという報告があるが〔佐藤泰司ら．胸骨筋（M. sternails）について．杏林医会誌 1984；15（3）：379-392〕，日本人で sternalis 症候群が多いという報告は現時点ではない．

剣状突起の上を押すと，肩，背部，心窩部，胸部の深部への放散痛を伴うかもしれない，剣状突起痛 xiphoidalgia を再現できるかもしれない．

胸郭の前端の過可動性に関連した鋭い痛みは，よく第10肋骨に起こるのであるが，**rib-tip 症候群**もしくは **slipping-rib 症候群**と呼ばれてきた．つり上げ手技 hooking maneuver によって，痛みやパチンとはじけるような感覚が生じる．検者の曲げた指を肋骨縁で肋骨下に引っ掛けて，優しく前方に引っ張る（Semble and Wise, 1988）．

上述した胸郭症候群（chest wall 症候群）は，（冠動脈疾患に関係のない）胸痛を訴えて，ある診療科に入院した患者の約13%にみられた（Bechgaard, 1981）．

肋骨肋軟骨炎（肋骨肋軟骨接合部もしくは，肋軟骨胸骨接合部上の圧痛と定義された）は，救急外来で胸痛の症状で受診した122例の一連の患者のうち30%にみられた．これらの患者のわずか50%が，最初の痛みを再現できた．急性心筋梗塞の割合は，肋骨肋軟骨炎の群で6%，対して肋骨肋軟骨炎がない患者では28%あった．つまり明らかに，胸壁の圧痛の存在は冠動脈疾患を除外するものではない（Disla et al., 1994）．

皮膚分節の分布に沿った胸壁の圧痛は，頸椎か胸椎に関連しているかもしれない；この起点による痛みは，めったに前方には感じない（Dorman and Ravin, 1991）．

捻髪音（パチパチ鳴る音）は，気管や胸壁の外傷の結果として生じた圧力に応じて，皮下組織の中を空気の小さな泡が動くことによる（皮下気腫）．これは通常無痛性である．皮下気腫は，気胞を含んだプラスチックの梱包材のように感じる．診察中に指の下を気泡が動くのを実際に感じるであろう〔縦隔雑音（17章）での議論を参照（518頁）．これらの徴候の1つが他の徴候がなく存在するだろうが，それは空気の分布によるものである〕．医原性の外傷（例えば，気管切開術や胸腔チューブ挿入）では，人工呼吸器による肺の圧外傷でみられるように，この所見はよくみられる．胸膜に孔を開けている骨折した肋骨は，市中で起こった外傷の病歴がある患者では重要な留意事項である．

2）気管の触診

気管の偏位の重要性は上記で説明された．

▶ **診察方法**

第2指と第3指を胸骨上切痕に置き，できるだけ（鎖骨頭部くらいまで）遠くの側方にスライドさせる．気管の側壁から鎖骨頭への距離は両側で同一だろうか．もしそうだとすれば，気管は正中にある．

さまざまな気管の引き込みサイン（404頁）は14章で話題にした．

3）胸郭の拡張の触診

自分の両手（下記参照）の動きを見ることによって吸気時の胸郭の拡張を評価した後に，偏位を感

じることに注意を払うようにせよ．Hooverの説明によれば：

　　経験のある検者はみな，対称的な胸郭の偏位を視診するよりは，はるかに厳格に触診することができるということを感じ取っていた．この差は，時間的な差や偏位の距離を認識する手の感覚がより繊細であるというためではなく，偏位の相対的な力の認識によるものである．意識を偏位の相対的な力に集中するならば，視診ではわからない換気障害の確証が得られるだろう……．障害のある側の肋骨の偏位の弱まった力だけが，主気管支から肺にかけてのかなりの狭窄の唯一の身体所見かもしれない……．

　「肋骨縁の偏位」をずっと観察していると確信するのだが……，偏位の相対的距離よりも力のほうが，より微細なテストなのである．正常人では肋骨下角は吸気時には対称性に開くが，左の肋骨縁は，右よりは力が弱いことからも，このテストの微細さがわかる．正中線の左側の心臓の下にある横隔膜が，右に比べて凸が乏しいのが理由である．正常の状態では，凸面の差異が肋骨縁の2つの内側半分の可動域の範囲に非対称を起こすには十分ではないが，もし2つの境界を交互に動かないようにするならば，左側の偏位により力がないことが明らかに感知される．手で押さえた状態で，右に比べて左はより力がなく動いていることが感知できるかもしれない（Hoover, 1926）．

4）触覚振盪音

　触覚振盪音という言葉は「触知できるスリル」や私のお気に入りである「身体的疾患」[注1]と同じ感覚で冗長である．それにもかかわらず，ある学生や教科書は「振盪音」を気管支声，ヤギ音，ささやかれた胸声，話された胸声などを言及するのに使用しており，この教科書内では「振盪音」とは，触知する際に感じ取る，音ではない振動の意味で使うことを言っておく必要がある．

▶ 診察方法

1．患者の背部に立ち，彼を触れている時にいちいち "toy boat"（トイボート）と言うように指示せ

よ．かねてから指摘されていることであるが（Dock, 1973），患者に胸部を触診する間に "99"（ナインティーナイン）と言わせている習慣は，ドイツで卒業年次に患者にドイツ語で "99"〔つまり *neun und neunzig*（ノイン ウンツ ノインチッヒ）．それは "eu"（オイ）は "boy" や "toy" といった英単語のような発音がされる二重母音〕と言わせていることを観察した．米国の医学の先達の誤解から起こっている．英語に直訳してしまうと，この二重母音を削除して，80 Hz 以下の力のない音になるように音のスペクトル特性が変化してしまう（もしドイツ語の話し手がわれわれの "nine" の音を欲していれば，彼らは患者に "nein：ナイン"［no の意］と言うように要求しただろう）．最もドイツ人に近似するためには，われわれは "boy" や "toy" という言葉を使うべきであろう．"blue moon"（ブルームーン）や "boogie-woogie"（ブギウギ）を好む者もいるが，これらは検証されてこなかった．

2．この間違いは，世代を超えて引き継がれてきた．しかし，棚からボタモチということはあるものだ．"toy boat"（トイボート）と "99"（ナインティーナイン）を比較した研究では，"99" からの比較的弱い振動シグナルは，二重母音の強いシグナルによってその存在が隠された小さな病変を識別するのにまさに申し分ないものだった．しかし，分厚い胸壁の大きな領域のスクリーニングのためには，二重母音は，感度がそんなに高くならない "99" よりは通常優れている；また後者は時に偽陽性を生じる（Sapira, 未発表の観察）

3．たぶん，患者に "nine boys" と言わせればイイトコ取りができるだろう．

4．手の掌側と指先をしっかりと患者の胸に押しながら，両方の肺尖部上の振動の強さをみて，それから，肩甲骨の間，脊椎の傍の領域，横隔膜上そして，側方の腋窩の領域にまで上げて（この時点で患者には両腕を挙上させる），最後に右中葉と舌区へと前方に向かう．最後の場所は，振動が正常でも非対称的であるただ2つの場所である（Weiner と Nathanson は肩甲骨間の領域を加えるだろう．本項の後に続く「アドバイス」の部分を参照）．

▶ 手の振動閾値

　声音振盪の検査中に生じるような音，もしくは

注1　もしスリルが触知しないのであれば，どうやってそれを認識するのだろうか（Dock, 1973）．もし疾患が身体的でなければ，どうやってその病気は明白になるのだろうか（Graham, 1967）？

心拍によって生じる音のような，低周波数の振動は，音叉の128 Hzに相当しており，それは指先よりも「指の手掌基部」（中手骨頭の手掌側）がより感じやすい（DeGowin, 1965）．筆者の観察では，特に男性において，DeGowinの記述は確認できない．男女の若い健常人において，さまざまな周波数を使って，指先と「手掌の基部」を比較した唯一の科学的研究では，指先がより敏感であった（Lofvenberg and Johansson, 1984）．

これは重要な所見である．上記で示されている方法は広い周波数の分布を生じるので，触覚振盪音で「減弱」するのがどの周波数なのかは明らかでないからだ．150～200 Hz（Goff et al., 1965）や200～300 Hz（Lofvenberg and Johansson, 1984）のようなさまざまな周波数で報告があるので，実際のところ128 Hzは，最適な機能のためのテストとして最もよい周波数というものではない．この変動が生じるのは，高齢者は振動覚が若者よりは鈍いために，異なった年齢や性別の構成を持った研究集団によるためかもしれないが（Goff et al., 1965；Roland and Nielsen, 1980），年齢の増加による閾値の周波数は，男性と女性では異なる（Goff et al., 1965）．そのためある報告が女性の振動識別がよいとしていたり（Roland and Nielsen, 1980），他の報告は男性がよかった（Goff et al., 1965）のかもしれない．

手掌の基部，指先，もしくは手の小指球の表面でさえも，役立つようにみえる状況があり，通常はどのような患者でも観察者間で再現可能である．もっと重要な問題は，陽性の身体所見を見逃さないことである．上述のいずれかの方法を使うことで，かつて病変を見逃したという人を私は知らない．

他の診察方法

WienerとNathanson（1976～1977）は胸部の両側に同時に使用した手で，触覚振盪音を比較するのは困難に思った．あなたもそう思うのなら，聴診器を使う時と同じ要領で順次片手を使ってみることで可能となるだろう（446頁）．

アドバイス

よくある間違いは，太った人に触覚振盪音の確認をする時に手で押す圧力に注意を払わないことである．もし均等に両側の脂肪を圧迫できないな

らば，とても奇妙な結果を得るだろう．このことは一度に片方の手で確認して，左右に交代することで確認をする時に起こりやすい．もちろん，19世紀後半や20世紀前半の偉大なヨーロッパの身体診察の診断医の多くの患者であったような，痩せた人では問題はないが，それが昔の学術書にはなぜこの注意点が書かれていないのかを説明するものかもしれない．

もし記載したような方法で正確な触覚振盪音を診察しないのであれば，24人の英国の臨床医の研究で報告されている25％の一致率を下回る結果となるだろう（Spiteri et al., 1988）．

WienerとNathanson（1976～1977）は，振盪音は肩甲骨間領域右側で正常に増強するというNorrisとLandis（1938）の注意点を繰り返した．つまり比較的，肩甲骨間領域左側で減弱するということである．この説明は，もともとはNorrisとLandisの教科書に由来しており（胸部の診察だけで1,000頁ある），それはLeopold（1952）により流用されている．

気管は右肺尖部のすぐのところに接していて，一方左側は大動脈，内頸動脈，食道，リンパ管，疎性結合組織の介在によって3 cmほど距離が離れているので，振盪音は通常，左に比べて右の上葉でより増強する．振盪音は，気管支分岐部に近接しているために右第2肋間で強さが正常に強まり，また，大きな気管支に近接しているので，後方の肩甲骨の間も強さが正常に強まる．非対称性について述べてはいなかったが，私は"99"は使わない．（使うならば）両側の間の明らかな差を認識したうえで，私は両手を同時に使うようにしている．

初心者の触覚振盪音の判定方法

初心者には，側面の不均衡の所見を，確実，もしくは，可能性がある，と評価をするようにして，鑑別診断を作成する際に，それ以外のものを最初は使わせないようにするように助言する．行ってきた胸部の診察の数，有病率，そして教育の質にもよるが，多くの学生は使える（すなわち，X線写真よりもよい）専門技能に到達するのに数ヶ月～数年かかるだろう．

いくつかの一般的な原則を適応する．

1. 可能なら，異常な側を最初に選別する．

   a. 視診で全体的な吸気時の胸郭運動制限を示すいかなる側も，異常の側だと仮定されるだろ

う.

b. 異常の側はまた, 時々気管の偏位によって決めることができる(残念なことに吸気時に胸郭運動制限がない場合は通常偏位もない).

c. それでもだめなら, 後方もしくは側方の触知できる部分的な異常を示すもので, 異常な側を仮定する(前方では, 心臓があるのでわかりにくい).

2. a. 異常の側での触覚振盪音の増加は, 気管から肺を経由して胸壁の外側に至る直接の固体の交通があることを意味する.

b. 触覚振盪音の減弱は, 気管系の閉塞がある, もしくは, 胸腔内の空気や液体や固体(線維性瘢痕のような)により, 肺が胸壁から遠ざかっていることを意味する.

3. 胸水は, 軽率な者が混乱するような所見を引き起こすことがある. 時々, 肺底部の胸水は肺を押し上げ, 硬い無気肺の帯として圧迫されてしまう. 胸水により肺底では触覚振盪音が減弱する(正常の側と比べて)だろうけれども, 胸水の頂上にある圧迫された肺(それゆえに硬化している)は, 局所的には実際には触覚振盪音を増強しうる. 胸水の上のコンソリデーションの徴候の細い帯が起きる現象は, 気管呼吸音(449頁)やヤギ音(459頁)とからめて, 後に議論する.

4. まだ解釈が難しいと思っているのならば, 心配には及ばない. 所見を記録して, 残りの診察を進めよ. 診断不十分な所見が多いことは, より診断的価値の高い少数の所見よりは, 有用である(Sapira, 1981). すべての所見を文脈に従って解釈する方法は本章の最後に議論する.

3 打診

新しく入院してきた胸部疾患に苦しむ患者を診察する時に, 患者の前も後ろも両側も, 胸部のあらゆる部位を打診するのが Laënnec の流儀であった. その後に, よく鳴り響かないもしくは不完全に鳴り響く部位にはすべて耳を当てていた(Grandville, 1854).

ヒポクラテス学派によって使われていた打診は, Leopold Auenbrugger によって1761年に再導入された(下記参照). 歴史を通じて, この技法は議論のあるところであった. 最も重要な議論のあったところは, 音の発生の力学に関係してい

る. これは, この技術を学ぶいろいろな学生が異なる結果を報告する理由にも関係している. ある学派の見解(地形学的打診理論)は打診の衝撃がその下にある臓器に振動を起こすと考えている. Guarino は, これをローテクの探知機としてとらえている.「音の波は反響したり, 異なる密度の媒体により, また, 均一な物質のなかでそこだけ違う物理的な特性により屈折したりする. このコンセプトは, 地層を研究する地球物理学者によく知られているものである」(Guarino, 1982). 反対の理論(鳥かご共鳴理論)は, 体壁の物理的な特性と, すぐに隣接している構造だけが音の振動をコントロールしていると考えている(McGee, 1995).

今日の臨床医はしばしば打診を無視して, 完全に聴診(もしくはX線写真)を信頼しているが, 痛みや筋力低下, 意識レベル低下のため深呼吸ができない患者では, 打診によって胸腔内の問題をすばやく明らかにすることができる.

1) どのように打診するのかを学ぶ

打診の2つの基本的な型がある. (a)より一般的な間接的な(仲立ちを置く)方法で, 検者は自分の指を叩く. そして(b)直接的な方法で, 検者が指で胸壁を直接叩くものである.

4本指を使った直接法は, ミシシッピ州の John De Groote 医師によって最初に実演された. これは胸郭の広い範囲を即座にカバーするのに有用であるが, 私自身は1本指を使った間接的な方法に立ち戻っており, それは, 両肺尖, 肩甲骨間の領域, 横隔膜の低下に, より慣れているからだ.

Hoover は直接法のもう1つの手技の推進者である. この方法は心臓の辺縁を打診するために考案されたものであるので, 17章(491頁)で述べた.

診察方法

左手の第3指(打診板)を打診する表面にしっかりと置き, 右手の第3指の先端を使って, 末節骨の上を, 木槌(打診槌)のようにしてコツコツと太鼓のように叩く. 最初は強く, 2番目はより弱く叩く. 最初のストロークは4インチ(約10.2 cm)まで, 2番目のストロークは2インチ(約5.1 cm)以下で叩くが, これは叩く人と, 打たれる組織で大きく変化する(これは実際には規則ではなく,

初心者が試すべきことを一般的に記述しているだけである）．1 回しか叩かない人もいる（17 章参照，491 頁）．

明らかに，爪の長い医学生は，特に打診槌の手の爪は，短く切るようにアドバイスしたい．

能力の向上のために

打診板として第 2 指を使う人と第 3 指を使う人とがいる．指先を叩く人もいるし，指骨間関節を叩く人もいる．第 3 指を使って叩く人もいるし，第 2 指を使う人もいるし，2 本もしくは 3 本の指を使う人もいるし，私は小さなハンマーを打診槌として使った記載さえも見たことがある．これは学生の打診のルールに通じる．つまり打診するのに唯一の正しい方法というのはないということである．あなたにとって最良のやり方なら何でもよい．Adolf Weil[訳注 12]による，打診において繰り返されてきた格言を覚えることが役立つだろう，それは，「少ないものから多く」よりは「ないものから何かを」識別することがより簡単であるということである．つまり，もし鈍な領域の上をとても軽く打診しても何の音響も生じないだろうが，同じ力で打診して共鳴する領域だときちんと音が鳴るのである（McGee, 1995）．

訳注 12）Adolf Weil（1848〜1916 年）はドイツの医師で Weil 病の名前の由来になっている人物．打診の診察法に関する書籍 *Handbuch und Atlas der topographischen Percussion.* Leipzig, 1877. を残している．この序文の冒頭に Nullius addictus jurare in verba masgistri Non mihi res, sed me rebus sujungere conor. というラテン語の格言が書かれている．この文章には困難な状況でも師匠を継承するために努力をするという含意があり，それでこの文章に紹介されているものと思われる．驚くべきことに，Joseph Sapira が直接書いていた初版本にはこの部分は記述されていないので Jane Orient が追記したのだろう．

自分にとってベストの打診法を得るには，打診の方法をすでに知っている誰かを探し，その人にあなた（もしくはあなたの相方）を下記のような方法で教えてもらうようにすすめる．
1. より経験のある人に，あなたの相方の体のある部分を打診してもらう．
2. それから，打診板の指を置いたまま，あなたがより経験のある人の指を片手で叩き音を出す．あなたは同じ音響を生み出すように心がけるべきである．同じ場所を叩いているか．同じような強さで叩いているか．
3. 相方の体にあなたの打診板の指を置き，それをより経験がある人が叩く．この時点では，相方

は，熟練した人と比べてあなたがどの程度しっかりと押さえているのかコメントするかもしれない．
4. 指を反対に変えて，何回か自分自身で打診する準備ができたと感じるまで叩くようにせよ（2 本の手で）．より経験がある人が生み出したのと同じように聞き取った音響を出せるように努力し続けるべきである．しかしながら，あなたが初めの段階でできなくても落胆することはない．音響を確実に再現できるのには，人によっては数時間，もしくは数週間かかる．しかし，いったんその能力がついたら，決して失うことはないだろう．

よくある誤り

よくある誤りは，打診槌の指の力を使いすぎる，打診板の指に十分に圧をかけていない，手首ではなく肘で叩いてしまう，打診板の指の末節骨ではなく中節骨を叩いている，そしてピアノの鍵盤みたいにすばやく離していないことが挙げられる．これらの誤りを克服する方法として，生徒が直接的に台の上を打診し，それから皮膚や皮下組織を見立てたフォームスポンジを通して間接的に打診するように提案する人がいる．この方法により，澄んだ音を出すための打診板の指の適切な圧力といった正しい技術の重要性を学生はすぐに学ぶ（Benbassat and Meroz, 1988）．

変化をどのように受け止めるか

打診者が目的を達成するのは，音の響きの変化なのか，振動の質の変化を感じることによってなのかという疑問が，かつて熱心に議論された．おそらくどちらの答えも時には正しい．教育病院では現在しばしば遭遇する雑音があっても，正確に打診を続けることができることもある．しかし他の患者や他の組織を扱う時には，完全に打診の聞こえる部分に依存することがあり，その場合は静かな部屋が必要になる．指先の探知機が，その下にある構造物を理解する打診者にどれくらい寄与しているとしても，われわれが得ることのできるすべての助けが必要である．したがって指先は完全に保っておくべきである．それゆえ，スチール弦のギターを演奏する，もしくは他の理由で，左手の指先の胼胝を持つ学生に，彼らの手を反対にして打診するように助言する．こうして胼胝のない，感受性の高い打診板の右指先は左手の打診槌

によって叩かれる.

2) 打診の音楽的考察と教育上の指導

Auenbrugger 医師は打診の考案者である. おそらくは, 彼はワインの商人が半分満たされた樽を叩くのを観察してアイデアを得たのだろう. 後に, 彼はこの技法を患者に実践し始めた. 写真の記録はないのだが, 彼が片方の4本の指先すべてを使ってすばやく打診したことを歴史はわれわれに告げている. その指は胸部を直接ではなく, 絹の服や胸部にきつく伸ばされた服の一部越しに叩いていた(そういうやり方も許される時代だったのだ). 今日驚くべきことに見えるだろうが, 栄養失調のクリニックの患者を服越しに打診することは, おそらくさらに数 cm 増しの脂肪組織を持っているであろう, 現代の患者の裸の体表を打診するよりもたぶんたやすい職務だっただろう.

Auenbrugger は彼の打診結果を剖検時に細心の注意を払って確認して, それを1761年, 当時学者の言語であったラテン語で彼の仕事を出版した. 彼の *novum inventum*訳注13)は, われわれの業界の他の重要な進歩のほとんどがそうだったように医学界は最初は無関心だった. 事実, 彼は激しく非難され, 病院での役職を辞めるように強要された(Roberts, 1995).

訳注13) ラテン語で「新しい発見」の意. 初版には"novum inventum"とダブルクォーテーション付きの斜体で書かれていたので, おそらく彼の本を指していると思われる. 第5版の原文は novum inventum と斜体のみであった. しかし, Inventum Novum ex percussione thoracis humani ut signo abstrusos interni pectoris morbos detegendi が Auenbrugger の書いた本の正式なタイトルであり, 本来は"inventum novum"の誤植だった可能性がある.

Auenbrugger は賢い男で, 個人開業を行い, そのためウィーンの宮廷の生活に浸るだけの経済的な余裕がもたらされた. 2人の偉大な宮廷音楽家がいた. モーツァルトとサリエリである. 2人のうちで, 彼の同年代の人たちから偉大な音楽家とされていたのはサリエリであり, モーツァルトは貧困者として死んでいった. そして, そのサリエリと一緒に, Auenbrugger はオペラ「煙突掃除人」を書いていた. このオペラへのさりげない言及は, 打診は音楽家によってのみ開発できたという神話を強めるのに使われてきた. この神話の不幸は, Auenbrugger は単に台詞だけを書いたことである.

打診の最後の音楽的な側面は,「メトロポリタンオペラハウスにどうやったら行けますか」(How do you get to the Metropolitan Opera House ?)と年寄りに街角で尋ねた, ニューヨークの若いよそ者についての話に基づいている. 質問に老人はこう答えた.「練習 Practice だよ. 練習」.

必要に応じて, 打診音を美しく, そして簡単に出すには, 退屈でも最小限繰り返し練習しないといけない. そのため空いた時間があれば打診を練習すべきである. 食事の前後, 講義の前後, 移動中に練習すべきである. 家具や自分の体で練習ができる.

初心者が練習するために最もよい家具の部分は, 脚から突き出た机の天板部分か, 講堂にある片側の肘掛け椅子のような, 一方だけに肘掛けのある机である. 明らかに, 下に何もない机の縁, 真上に木があるものよりもよく共鳴するだろう. そのような表面の打診をマスターする. 比較的鈍な部位は下から視認できる. 次は, 通常18インチ(約45 cm)間隔で垂直の柱が置かれていることを知ったうえで, 石膏の壁を叩く(17章参照, 490頁).

自分自身の体を使って練習するのも有用である. すねの上からの打診は絶対的濁音(flat)を生じ, 肝臓や心臓の打診は濁音(dull)もしくは絶対的濁音(flat)を生じ(17章参照), 肺の打診は共鳴音を生じ, 炭酸飲料水で今しがた膨れた胃の打診は過共鳴音, もしくは鼓音を生じるだろう. Thatcher は, 硬い表面に覆われたひとかたまりのパンを叩くことで生じた音と共鳴音を比較した(パンの気泡と肺胞は似ている). Geigel は泡だらけのビールで満たしたガラスのシリンダーを打診して生じたのと, 打診の鼓音を比較した(McKusick et al., 1955). 過共鳴音を生じる他の方法は, 自分の膨れた頬を打診することである. 口を開いたり閉じたりして打診の音響を変えることができる. 頬を打診することで音階を奏でることができれば, 胸部打診の準備ができたことになる.

身体診察手技の研究メモ

本章と他の章を通じて, 身体診察のさまざまな技法の検証(もしくは虚偽の証明)をする無数の研究結果があることがわかるだろう. その結果は, 研究によってとても幅があるだろう. これは測定

されていない，あるいは応答が得られないような変数，すなわち検者の能力によるものであろう．しばしば技法の部分は，与えられた専門での過ごした年数や，研究が始まる前に検者が技法を行う指導を受けたというデータを載せる．しかし，彼らは・訓・練・を・受・け・た・の・だ・ろ・う・か．彼らは自らの手や耳で訓練したのだろうか，剖検や手術やX線写真や超音波や他の技術的な検査の結果を使い，彼らの聞いたものとの相関があったのだろうか．

外科の能力は，本を読んだり実演を見たりする結果得られるものではなく，身体診察能力も同様である．ある研究は，心臓の聴診の熟達は，楽器を演奏する能力と相関があるが，自ら音楽が好きであることや単に音楽を聴いているということとは相関がなかったとしている（Mangione and Nieman, 1997）．この違いは，積極的で丁寧な**練習**にある．

文学の間奏 (A Literary interlude)^{訳注14)}

スコットランド生まれの医師 A.J. Cronin 作『The Citadel（城砦）』は，Masterpiece Theatre ドラマシリーズの題材にもなったが，1920年代に診療していたスコットランドの医師に関する1937年の小説である．Andrew Manson 医師は塵肺に深い関心を寄せていて，それはまさに無煙炭労働者において発見されていた疾患である．彼はカード式索引を準備し，図表に注意深く，病変の位置と自身で見た痰の顕微鏡所見を記述していた．注意深い身体診察，すなわち視診，触診，打診，聴診によって行われた．15分間の聴診で，彼は肺尖部の所見を見つけ，結核と診断する．彼は自らの結核患者の診察所見を注意深くフォローし，気胸による治療がいつ適応になるかを決める．この時代の診断方法の描写だけでなく，この本は今日の医師に影響を与える時代を超えたテーマとしても興味深い．すなわち，異端な方法に対する抵抗，官僚的な医学界への抵抗，倫理的な葛藤への抵抗である．

訳注14) Archibald Joseph Cronin（1896〜1981年）はスコットランドの医師であり小説家でもある．Masterpiece Theatre というのは，米国の WGBH Boston が手がけた1971〜1992年に毎週ゴールデンタイムに放映されたテレビ名画シリーズである．無煙炭（anthracite coal）とは最も炭化度が進んだ石炭で，他の石炭類と比べると燃焼時の煤煙やにおいが非常に少ない．最後の文章は，The Citadel という本のあらすじを知ると理解ができる．貧しく勤勉だった青年医師が炭鉱夫の肺疾患の臨床と研究を行ったが，周囲の医師に反感を買い，富と社会的地位を築くことに奔走し，最後には良心に立ち返るというもので，彼の城砦を攻撃する戦士のような姿がタイトルには込められているようである．

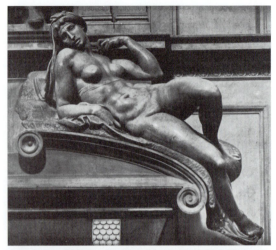

図 16-3　不適切な患者の体位（このように，横に寝ている患者の胸郭を打診しようとしてはならない．しかしながら，左側臥位をした患者の下側肺を打診し聴診するのに役立つことがあるかもしれない．――本文参照）

（ミケランジェロ作『曙』ロレンツォ・デ・メディチの墓石にある．）

3）胸部の打診

胸部の打診の最重要な原則は，素晴らしいことに，そもそも背面においては，片側の正常な分葉の肺は対側においても同じ配置となっていることである．もちろん，前面においては右中葉があるためそうではなく，患者の胸部の右前面は以下に述べるよう個別具体的に診察しなければならない．

患者の体位

図 16-3 で示すような姿勢をした患者の胸部を打診してはならない．さらに言えば，左側臥位は下記に示すような状況では適切ではあるものの，そのような体位をとっている患者は，視診，触診，あるいは聴診も同様に行ってはならない．

これは，下側肺は，音響減衰や，片側の胸郭が接触しているベッドや診察台が動きを抑制する特性により，偽陽性の徴候を起こすかもしれないためである．困難な状況では，考えようによっては患者を診察する際に左右交互に回転することで，各々の胸郭が上に来た時に胸部の診察をすることも可能だろう．自然なコントロール（対側の胸郭）による情報を使おうとするならば，対側がどのように響いていたのかを「覚え」なければならないので，検者はかなりの経験を必要とするだろう．さ

らに言えば，Mazoon は，剖検での研究で打診の響きに対する胸郭の共鳴の重要性を示した人だが，胸部へのいかなる外的圧力（枕やストレッチャーや，打診点の側に置いた他の手）は胸郭の動きを妨げて，打診の音響を減衰させることを観測した（McGee, 1995）．

　もし患者が，昏迷や脱力や，要求に応えることが不能なために起き上がることができないならば，患者を座位に保持するために他の誰かを確保する．2 人の人が，患者を腋窩で支えるためにベッドの脇に立つか，時には，1 人が患者に肩を貸せばよい．後者は，単に力が弱いだけで，協力的ではある患者では有用である．これはまた，ポータブルの胸部 X 線撮影をする必要がある時にすべきこととまったく同様（下記参照）．われわれは患者が座位や立位になれないことを，胸部 X 線写真がうまく撮れない言い訳や身体診察がうまくできないことの言い訳にもしてはいけない．

医学部 4 年生へのメモ：実務研修先を探す時には，見込みのある病院で回診をして医師を観察せよ．彼らがベッドに寝たきりの患者の前胸部だけ診察していないだろうか，もしくは，患者を病棟医が起き上がらせるようにして患者を適切に診察しているだろうか？　これは，あなたがその研修プログラムから学ぶデータ取得法を教えてくれるのだ．

▶ 診察方法

1. 患者を座位にして，後方から患者の左右を比較し，肩甲骨の間の傍脊柱領域に進むようにせよ．脊柱を打診してはならない（脊柱の直接的な打診は 25 章参照，740 頁）．
2. 肩甲骨の下に達したら，正中から等距離の左右を交互に，肺底部を非常に慎重に打診せよ．
3. 次に，患者の両腕を頭に上げるように指示して，中腋窩線上で，片側の横隔膜から腋窩に向けて打診し，打診の音響が変わるまでは反対側には移らない．すなわち，双方の対になった打診音響を右の側胸部から左の側胸部に変えていくのではなく，反対側の中腋窩線に進む前に，すべての一側で同様の音程の打診の響きを心の中で「集める」のである．
4. 最後に，両方の腋窩を打診する．ここは，肺の中で 2 番目によく見落とすところである．

5. 次に，前方に移り，診察しないために最もよく所見を見逃す右中葉を打診する．この対側の打診の音響が心臓により異なるために，比較のために右上葉の前区域が使えるかもしれない．
6. Krönig 峡部^{訳注15)}は，側頸部と肩の濁音の間にある領域で，タンクトップの紐のように肩の上を通過する 2 つの過共鳴する帯である．それらは，それがどこにあるのかを知っていれば簡単に打診される．これらは胸部の打診の最初か，横隔膜を診察するために患者の背部に再度移動する時の終わりに診察されるだろう．片側の Krönig 峡部の欠如は，肺尖部でコンソリデーション病変か胸膜疾患の存在を強く証明するものである．2 つの肺尖の間に打診の音響のわずかな差異があることに気づくことができる場合もある．常に，より濁音のする（フラットではなく，反対側よりもより鈍である）肺尖は，X 線写真上以前の結核による陳旧性胸膜肥厚が示される．音響学的にはこれは意味がなく，違いを「聞いて」いるようだけれども，実は打診の響きに寄与する触覚があるかもしれないと信じる 1 つの理由である．

訳注15）初版から第 4 版まで原書では Kronig isthmi と綴られていたが，第 5 版から Krönig isthmi となった．ドイツの医師 Georg Krönig（1856〜1911 年）が 1889 年に記述したことに由来する（Krönig G. *Berl Klin Wochenschr* 1889；26：809-812）．Krönig isthmus は，左右あるためここでは isthmi と記述されている．Steven McGee は，Krönig のオリジナルの図を文献に示しているが，帯状に前胸部から背部に分布することがわかる〔McGee S. *Dis Mon* 1995；41（10）：643-692〕．McGee は，Evidence based physical diagnosis の第 1 版の序文で，今日でも伝統的な身体診察上の徴候が正しいと信じる稀有な医師なら，Krönig isthmus と splenic percussion sign を学生に尋ね続けると記載している．

　上記の方法は，後方より上から下に動くけれども後で説明する理由から，下から上に打診しているかもしれない（もしまだこの方法を習っていないのなら）．どちらの開始点を使おうとも，重要な問題は，一方を他方と比較することである．打診の響きは，区域によっていくらか変化するかもしれない（健康で，肥満のない人であれば）概して，筋肉層や肩甲骨や肋骨の弾力性が低いといった効果のために，後方の区域は一般に前方の区域より鳴り響きにくい．腋窩の区域は一般にはより共鳴音が出やすく，時には見事な鼓音を生じる（Yernault and Bohadana, 1995）．

4) 注意メモ（Mea Culpa：私が悪いのです）

　往年の偉大な身体診察の大家は，打診を上から始めて下に行くという教示に失望するかもしれない．彼らは，米国ですら，下から始めて上に進むべきであると教えていた（Byfield, 1921；Strouse, 1919）．理由は以下のとおりである．最初に，濁音の領域から始めたとすると，鈍と共鳴の間の境界を確認するのがより容易であると感じられる（この原則はある検者により心臓の境界を打診することにさえ拡大されている）．2番目に，今の状況により関係があるのだが，濁音に達したところですぐに止まってしまうならば，濁音よりも尾側の共鳴域を見落とすかもしれないからである（図16-4）．もしあなたが，この最後の間違いを犯さないように徹底的に十分確かめないのであれば，下から上に打診せよ．

5) 打診の濁音の意義

　打診の濁音は，肺実質のコンソリデーションを意味するかもしれない，時にはX線写真上の異常に数時間もしくは数日先行するかもしれない（Yernault and Bohadana, 1995）．またこれは胸膜疾患の結果の時もある：つまり胸腔内に液体，もしくは，ごく稀には線維性瘢痕や胸膜肥厚である．肺実質と胸膜疾患を区別するためには，それは気管の位置のところで議論したように，診察上の他の所見の統合を必要とする〔後述の「1〜5の記述をふまえて」と表16-4（471頁）を参照〕．

　意欲のある学生へ：胸部の領域上で濁音を見つけたら，ただちに生理学的に考え始めるべきである．肺の濁音で最も起こりやすい原因は，肺実質の硬化であり，最も頻繁には肺炎±悪性腫瘍で起こる．どちらの原因でも，（触診で）吸気の制限がすでに見つかっている側の片側性に起こるだろう．通例だと，もしコンソリデーションしている領域につながっている気管支が閉塞していたら，濁音の側へ気管が偏位していることに諸君は，すでに気づいているだろう．しかしながら，もし気管支が開いていたら，もしくは病変が小さかったら，気管は正中にあるかもしれない．濁音の領域の上の触覚振盪音にすでに変化に気づいているかもしれない．もしコンソリデーションの領域に提供されている気管支が開いているのなら，触覚振

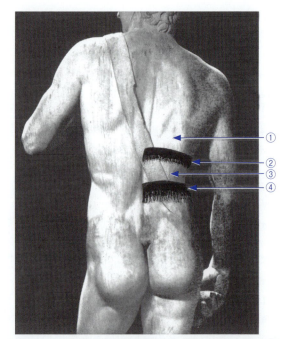

図16-4　奇数の明るい領域が共鳴音；偶数の暗い領域が濁音．これらの所見は横隔膜下膿瘍や肺内の硬化病変で起こるかもしれない（意欲のある学生へ：どうやって区別ができるだろうか．本文中446頁の説明を参照する前に解答を書き出しなさい）．
（ミケランジェロ作『ダビデ像』）

盪音は増強しているかもしれない．しかし，腫瘍や粘液の塊により気管支が閉塞していたら，触覚振盪音は減弱しているかもしれない．

　言い換えると，濁音は肺実質の疾患ではなく，むしろ胸水によるものであれば，障害側から離れるほうに気管が押しやられるのを除いて，閉塞した気管支を伴うコンソリデーションによく似た一連の身体所見を得るかもしれない（時々，閉塞した気管支を伴うコンソリデーションと，胸水との区別はヤギ音の聴診所見の場所を気づくことによって，つけることができるかもしれない．下記参照）．

　最後に，胸膜が肥厚しているいかなる領域にも濁音は存在するだろう．これは，視診や触診で見つかるいかなる volume 徴候（426頁参照）に対して片側性に起こるだろう．気管は障害側に引き寄せられるかもしれない．触覚振盪音は患側で減弱しているかもしれない．これは胸膜の肥厚を引き起こす特殊な疾患とその進展による．

　患者が胸水を持っていると疑われる時には，常套手段は側臥位で彼を再診察することである．次

の診察の前に水で落とせるインクを使って濁音の線を書き出しておいてもよいだろう．

2つの理由で，患者に「悪い側」を上にさせる．つまり(a)もし側臥位で患者を診察するならば，下の肺は診察してはならず，(b)テストのポイントは胸水であり，それは重力の影響下にあり，縦隔側に落ちるからである（図16-5）．それで，以前打診で濁音だった領域が，側臥位にして最大30分後に，共鳴音になるだろう．言い換えると，気管支の閉塞を伴うコンソリデーションによって起こる濁音はこのような移動はしないだろう．

現代では，この区別は側臥位の胸部X線写真でより正確に区別できるが，患者により多くの費用がかさむ．

意欲に満ちた学生へ：Thompsonは打診の3つのレベルの濁音を区別できるが，それは聴診所見と併せて，かなり特別な診断をつける時に役立っている（Thompson, 1979）．

6) 胸部の打診の目くらまし

打診からあなたが肺疾患と診断しそうになるが，実際には何もないという4つの状況がある．

▶ 気胸

気胸では，打診した指の下にある肺胞組織は，胸腔の中に漏れ出た空気で置換されている．小さな音のバッフル訳注16)として働く肺胞がないので，気胸の上での打診の響きは，通常よりもむしろ，より共鳴する．正常の肺というよりむしろ，胃泡を叩く響きにより似た音がする．しかしながら，われわれは肺野を打診する時には右と左を比較しているので，初心者はより濁音な側をむしろ異常な側だと推定するかもしれない．視診の変化がない，もしくは下記のコインテストの知識がないと，この推定はまさに誤った方向に導くだろう．この間違いは，過共鳴の側で呼吸音がない，あるいは減弱しているように思えた時には，すぐに認識しなければならない．もし，気胸がとても大きくて胸郭の膨らみが減弱してしまっているならば，皮下気腫があるかもしれない．

訳注16) 音の流入を邪魔する板のこと．

最近，気胸の過共鳴を確認するのに最もよい位置は，患者を座位もしくは直立した状態での鎖骨中線上であると提案されている（Orriols, 1987）．

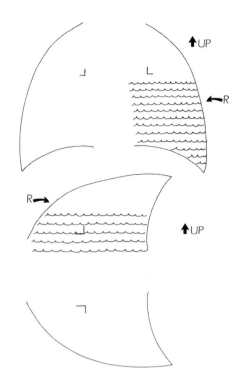

図16-5　重力の影響下で，右下腋窩線から移動している被包化していない胸水の図表．後ろから見た図．

▶ Grocco三角訳注17)

Grocco三角（Leopold, 1952）は，傍脊柱の三角形の濁音（相対的であり，完全ではない）で，脊柱と正常横隔膜で直角を形成する（図16-6）．これは胸水のある反対側に認められるが，胸膜肥厚では起こらないので，もしあれば，この2つを区別するのに使えるかもしれない．正常側に及ぼす相対的濁音の徴候であることに注意せよ．

訳注17) イタリアの医師Pietro Grocco（1856～1916年）が1902年に記したサイン（Grocco P. *Rev Crit di Clin Med*, Firenze. 1902；3：274）．この所見はもともとハンガリーのKoranyiが1897年に記していた．McGeeはこの歴史的経緯を記述している〔McGee S. *Dis Mon* 1995；41(10)：643-692〕．本書にも出てくるGuarinoらの検証で，学生や研修医を対象にこの診察をさせることで胸水を確認する感度96%，特異度95%と良好な検査特性を持つ検査であることが示されている（Guarino J, et al. *J Gen Intern Med* 1994；8：71-4）．

Grocco三角が見られるということは，鳥かご共鳴理論を支持する証拠だと考えられる．胸水のない患者では，Grocco三角は，胸部の反対側に対する，手から，もしくは水が満たされたボトルからの外的な圧力によって発生することができる（McGee, 1995）．

Grocco三角ができる他の状態（偽陽性）は，同

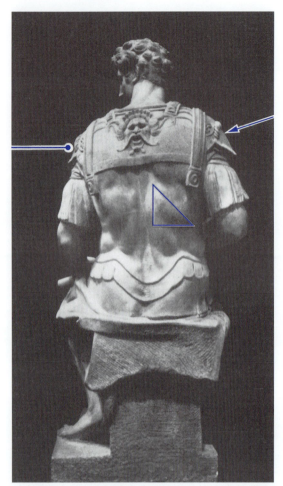

図 16-6 Grocco 三角．先端に丸のついた線が異常側，矢印のついた線が「正常」側．
（ミケランジェロ作『ジュリアーノ・デ・メディチ像』）

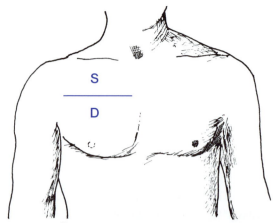

図 16-7 Škoda 共鳴（実際には過共鳴）の領域は胸水による濁音の領域の上方にある．これは，慣習的に，後方より簡単に決定できる．S：Škoda 共鳴，D：濁音

側の片側横隔膜に上向きの圧力が生じる時（腹水，ガスによる膨満，腫瘍，妊娠など），大量の同側心囊液貯留，広範囲の対側の肺炎の結果として起こる．もし患者が，右の横隔膜（肝臓も）の挙上を伴う右肺切除術を受けていたら，左側に偽陽性が出るであろう．これらは，この仕組みは，Grocco 三角のある「正常」側に，病気のある側により生じる音響減弱の効果がむしろ関係していて，「本当に」正常な肺とは無関係であることを示唆している．

いかなる両側肺底部の病変も Grocco 三角をまどわせ，それで偽陰性になる（Byfield, 1921）．

<u>意欲に満ちた学生へ</u>：Grocco 三角の中でヤギ音（459 頁）の場所を見つけることが時々ある．重ねていうと，これは胸水で起こるもので，胸膜肥厚では起こらない．

▶ Škoda 共鳴 訳注18）

1839 年に，チェコの臨床医（Sakula, 1981）である Škoda が胸水の上の過共鳴の領域を記述した（図 16-7）．

訳注 18）Joseph Škoda（1805～1881 年）はチェコのボヘミアに生まれたウィーン大学の内科学教授で皮膚科医であった．ウィーン大学の病理学教授であった Carl von Rokitansky（1804～1878 年）もまたチェコのボヘミアに生まれた同郷人で，当時のウィーン大学を発展させた人物である．Leopold Auenbrugger（1722～1809 年）の Inventum Novum はラテン語で書かれていたが，Jean-Nicolas Corvisart（1855～1821 年）によるフランス語訳のお陰で，René Laennec（1787～1826 年）による聴診器の発明に寄与し，Pierre Adolph Piorry（1794～1879 年）の打診法に発展するという歴史的経緯があるが，Corvisart 以降の話はすべてフランスにて行われた．Auenbrugger はオーストリアの医師だが，教授にはならなかったため，母国では彼の業績はあまり重視されなかった（Sakura. Thorax 1981；36：404-411）．Škoda はフランスには一度も行こうとはせず，力学や音響学の視点で打診法に関する生体や死体を使った研究を独自に行い，Auenbrugger の仕事を発展させ，1837 年に Abhandlung über Perkussion und Auskultation という 305 頁の本で結実させた．

一部空気がなくなった肺は，鼓音を生じ，肺の中の空気の量が増加する時には，鼓音ではない音が生じるというのは，物理の法則に反しているように見える．しかしながら，この事実は確かであり，死体での実験とこの不変の現象，すなわち胸水によって肺の下部が完全に圧迫された時に，胸郭の上部では打診音が確実に鼓音になるという現象によって支持されている（Škoda, 1839）．

Škoda 共鳴の仕組みはよくわかっていない．

それで，もし胸水の領域の上の濁音が誤って横隔膜と考えられ，その時，その上にある Škoda

の過共鳴は正常で通常の共鳴と誤って解釈された時，むしろより濁音である反対側は病巣であると誤って解釈されるかもしれない．

🟪 Ewart 徴候[訳注19]

　Ewart 徴候は，後部の左胸部の下，通常肩甲骨の先端のちょうど下（図 16-8）での，打診の濁音である．これは大量の心嚢液が心嚢を後方に伸展させ，肺を圧迫することによるので（液体で満たされた腫瘤はそれだけではこの所見を生じることはないだろう），コンソリデーションの身体所見はすべて出現するかもしれないのは明らかであろう．

訳注19）William Ewart（1848～1929 年）は英国の医師で，母親がフランス人であり教育は英国とパリ大学で行った．医師の研鑽は英国のロンドン大学セントジョージ校で行った．彼は心嚢液貯留の診断における 12 の身体徴候を記述し，その 10 番目の徴候がここで述べられている Ewart 徴候である〔BMJ 1896；1（1838）：717-721〕．

　Ewart 徴候のための必要条件には，(a) まだ瘢痕化していない伸展可能な心嚢，(b) ゆっくりと伸展し膨張するような慢性の大量心嚢液である．現在では，このような患者は，医学的介入がないまま放っておかれたりはしないので，昔に比べるとあまりこの徴候はみられない．他の心嚢液に対する打診の徴候は 17 章（543 頁）で議論した．

　あまり知られていないが，大量心嚢液はまた右側の Ewart 徴候を生じることがあり，それは **Conner 徴候**[訳注20]（Conner, 1926）（17 章 543 頁）と呼ばれるべきである．

訳注20）Lewis Atterbury Conner（1867～1950 年）は米国の医師である．American Heart Association の創設メンバーの 1 人であり，American Heart Journal を 1925 年に刊行し 1937 年まで編集主幹をしていた．1900 年に 34 歳でコーネル大学の教授となって以来 1932 年までキャリアを積み，Burke リハビリテーション病院を創設に携わり，心臓リハビリテーションの父とも称されている．また William Osler の伝統を引き継いだ臨床スタイルから "コーネルの Osler" と称されるにふさわしい人物だった（Fisher J. Circulation 2000；102：1062-1067）．

🟪 Traube 腔[訳注21]

　Ludwig Traube（また Traube 音も記載されているが，それは 17 章で議論されている）によって記述された空間は，胃の気泡の上の半月状の腔である．内部では，内側は肝臓の左葉により，外側は脾臓により，上方は心臓の下縁により境されている．図 16-9 に示すように，表面では第 6 肋骨の肋骨肋軟骨接合部で垂線を引き，第 9 肋骨で前

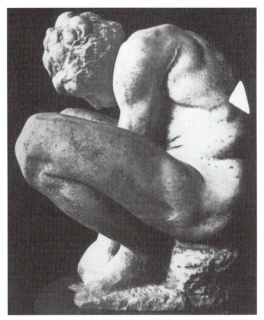

図 16-8　白い三角が Ewart 徴候の見られうる領域を示している． この古典的な部位（左肩甲骨下）を示しているが，いつも左で後方にあるものの，Ewart 徴候はさまざまな大きさのものがあることを注意すべきである（本文参照）．
（ミケランジェロ作『かがんでいる少年』）

腋窩線から肋骨縁までの垂線によって図示される．1885 年に S. Jacoud 教授により記述されているように，この空間では，正常に「打診での鋭い鼓音，触診による音声振盪の欠如，聴診での呼吸雑音の欠如」であるべきである（Verghese et al., 1992）．Traube の生徒であった，Fraentzel は下記のように所見を記載している．

訳注21）Ludwig Traube（1818～1876 年）はドイツの医師で，1840 年にベルリン大学で医師の資格を取り，その後ウィーン大学に留学し Rokitansky と Škoda と一緒に仕事をし見聞を広めた．その後 1847 年からはドイツの Charité 病院の Schönlein のもとで研鑽を積んだ．本文にあるようにもともと Traube 三角というのは，脾腫の徴候ではなく，肺下胸水を診断するための技法として紹介していた．彼の義理の息子にあたる人物が，Litten 徴候で述べた Moritz Litten である．

　吸気に肺の膨張が起こる時に半月の空間は小さくなり，このことが，肺が拡張することができることを示している．

　半月腔の著明な増加は，通常肺の下縁が動かないことの徴候で，それは瘢痕の指標としての役割を果たす．

　胸水の存在下では，半月腔は消失するかもしれない，そしてその出現は再吸収の始まりを予告する……．

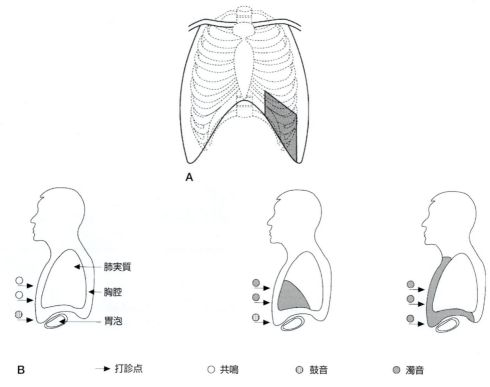

図 16-9　A：Traube 腔の表面の解剖．B：正常肺(左)，コンソリデーション(中央)，胸水(右)での左の胸郭での打診所見の概略図．
(Verghese A, Krish G, Karnad A. Ludwig Traube：The man and his space. *Arch Intern Med.* 1992；152：701-703 より許可を得て引用)

　肺全体への空気の流入の間は，半月腔は完全なまま，ほんのわずかに狭くなるかのどちらかである (Verghese et al., 1992)．

　Jacoud は，腔の減少が，肺下胸水の唯一の徴候であるかもしれない点，また，この腔での鼓音の減弱は，単に胸水の貯留によるものではなく胸膜の癒着を想起するという点に警告を付け加えている．後者の場合，吸気時に下部の肋間腔の陥凹を見るはずである．Traube 腔上の濁音は，時々経験のある放射線科医が見逃してしまう胸水に対し高い感度があり，そしてこれは，胸腔穿刺によって何度も確認されてきた．

　Traube 腔は，仰臥位か座位の患者で打診される．左胸郭に濁音のある患者にとって，Traube 腔を保っていることはコンソリデーションか無気肺を示唆する．一方で，Traube 腔の消失は，おそらく左前肺底区 anterior basal segment (S8) とそれに接する舌区にコンソリデーションのある患者を除いて，胸水を示唆する．

　Traube 腔での濁音は，脾臓の増大(20 章参照)の徴候でもあるだろう，しかしながら，この目的での使用は Traube 自身により記載されたことはない．

指導医へ：このような所見が起こしうるのは，「ベッドサイドの診断と X 線写真上の診断が相関した時，学生と研修医が，口をぽかーんと開けた驚きの表情である．あたかも現場の身体診察に対して深く染み込んでいた不信が揺さぶられるかのような．診断技術の入手しやすさは，ベッドサイドの能力を高めず，その代わりにその萎縮を進めるというのは皮肉である」(Verghese et al., 1992)．

7) 片側横隔膜の打診

　片側横隔膜の打診は教育上の理由で別に議論するが，これは肺野の打診のように同時に行うことができる．

初心者の診察方法

1. なるべく患者を立たせて，少なくとも正中から手の幅くらい離して，右肺野の後面下を打診せよ．最初は共鳴音のある肺の上から始めて，濁音のする領域まで下方に進み，その音を覚えておくようにせよ．

2. 比較のために左側を打診し，肺の上では同様の共鳴音がして横隔膜下は同様の濁音があるのを確認せよ．

3. 右に戻り，患者は呼吸をゆっくりと呼吸をさせ，もしくは，なるべく呼気で呼吸を止めさせる．共鳴音から濁音に変わった場所に印をつけるようにせよ．

4. 吸気で可能な限り深いところで息止めをしてもらい，再度，上から下に同様の線の中で移動させ，共鳴音が濁音に変わった部位を見つけて，印をつけよ（あなたが終わったらすぐに息を吐くように患者に言うのを忘れない）．

5. 左側で繰り返すようにせよ（音響を正確に覚えていることを確かめるために，右にすぐに移ってもよい）．

6. 両側での横隔膜の下降を比較せよ．

　これは正確な技法ではないことに注意せよ．呼気と深吸気での，右と左の片側横隔膜の相対位置を考慮されるべきである．

　あなたが熟達してきたら，どちらの側でも単に1回でこの技法を短縮できるだろう．

　実際には，片側横隔膜は三次元表面では打診できないし，打診している間も体壁に付着する横隔膜の変化はない．むしろ，片側横隔膜の変化する形を考慮に入れて，われわれは体表に近い空気の入った肺の量を測定しているのだが，これらを「横隔膜」とか，「片側横隔膜」の動きと呼んでいるのだ．

判定方法

　正常では，左右の横隔膜を打診した時の安静位は同じ高さであるか，もしくは右側が少しだけ左側より高い．通常両方とも同じだけ動くようにみえる．特に肥えている人や，（肺気腫の人のように）比較的吸気の位置から正常に呼吸している人，もしくは深呼吸ができないほどに重症の拘束性障害を持っている人では，両側の動きの徴候は失われているかもしれない．正常で，左の片側横隔膜を右よりも少し多く動かすようなことはありえるが，それでも右側での病気を探すきっかけにすべきである．

　もし左横隔膜の安静位のほうがより高いならば，これは明らかに異常である．いくつかの説明が可能である．つまり(a)左の片側横隔膜は麻痺しているかもしれない．この場合は，右の片側横隔膜は吸気で下に動くだろうが，左は奇異性に動くかもしれない．つまり吸気で上昇して，呼気で下降する．(b)左の片側横隔膜と区別できないような濁音の領域を引き起こす，左下肺病変があるかもしれない．(c)めったにないが，巨大な心嚢液が左片側横隔膜の偽陽性の徴候(Ewart徴候，本章の前のほうで述べた)を示すかもしれない．(d)拡大した腎臓や脾臓のような，左上腹部の腫瘤があるかもしれない．最後の3つの状態〔(b)から(d)〕では，左片側横隔膜は高い位置にあり，呼吸でほんの少ししか動かないように（動くとすれば）みえる．(e)非常に稀に，患者は内臓逆位症を持っているかもしれない．

　もし右の横隔膜が左より高いならば，正常亜型として片付けてしまうかもしれない．しかし，左片側横隔膜が右より高くなり，呼吸可動域を妨げうる原因となりうるすべての現象は，変更すべきところは変更しなければならないが(mutatis mutandis)，右側でも起きる．正常な人での右片側横隔膜は左に比べて動きが少ないことに時々気づくのだが，明らかな麻痺や奇異性運動の徴候がないからといって，右側の病気の存在について教条的になってはいけない．ある研究では，横隔膜の可動域の減弱はCOPDと相関があったが，他の研究ではなかったという．結果が相関ありとした研究では，COPDを検出するのに，打診の可動域が2cm以下だと特異度が0.98であったが，感度はほんの0.12であった(Badgett et al., 1993)．

横隔膜の打診についてその他の意見

　WienerとNathanson(1976～1977)[訳注22]は，正常では片側横隔膜が打診上5～7cm動き，右の片側横隔膜は，正常では左の1～2cm上に打診されると述べている．ほとんどの人はこの数字に賛成であるが，特に若い診察者の間では，打診は観察者間のかなりのバリエーションを生むので，単にこれらの想定される正常の範囲を越えたとし

て，異常と診断してはならない．

訳注 22) この年号の記述は Medical Times という国内ではあまり所蔵のない雑誌に記載された 4 回のシリーズの文献のことを指している．巻末の 29 章文献(951 頁)に挙げられているが，原著を取り寄せて見ると 1977 年 11 月～1978 年 2 月の各月に掲載されたものであり正しくは(1977～1978 年)である．ちなみに本文は，1978 年 1 月号のⅢ-Frequent errors made in examining the chest and abdomen. p.77 の記述である．初版からずっと引用間違いがされており訂正がされていないため，ここでは記述のままとした．

Macklem は，腹部の触診によって，片側横隔膜の下降の減弱を検出するほうがよりよい方法だと指摘した．下降ができない側は，認知できるくらいにその側の腹圧がより低くなっているのに気づく(Macklem, 1986)．

縦隔はまた横隔膜の下降が乏しい側から離れる方向に移動するかもしれないが，多くは縦隔を十分な吸気と呼気両方で打診したりはしないだろう．

▌横隔膜の打診の信頼性

2 人の観察者が，1 人は明らかに他の 1 人よりは臨床的に優れているが，29 人の患者で打診により横隔膜の可動域を決定した(Williams et al., 1981)．著者らは，わずか 60% 位しか互いの意見が一致(2 cm 以内)しなかったことに失望した．

もちろん，横隔膜の打診は，サイズや輪郭を打診する時と同様には，うまくいかないこともある．しかし，両側の間で明らかに検出できる不均等があることも，またある．

私は横隔膜の下降を打診で出すことができない人がいることに同意する――私の叔母の Minnie が，その例である．

▌横隔膜下膿瘍

読み進める前に，図 16-4 の見出しにある質問に答えること．

Bailey(Clain, 1973)は横隔膜下膿瘍を持つ患者では 4 つの打診ゾーンがあることを見つけていた．横隔膜はゾーン 1 と 3 の間に位置する．ゾーン 1 は正常肺，ゾーン 2 は圧迫無気肺，ゾーン 3 は膿瘍内のガス，そしてゾーン 4 は正常の肝臓の濁音である．

内科医は，この打診パターンを右下葉の上後区域(S6)に起こった右下葉のコンソリデーションでより一般的には見つけることがあるだろう(つまり，ゾーン 1 はまた正常肺，ゾーン 2 は無気肺

もしくは硬化した肺，ゾーン 3 は右下葉の最も下の部分，ゾーン 4 はまた肝濁音)．ここでは，横隔膜はゾーン 3 と 4 の間に位置する．この 2 つの状況を区別するのに，ゾーン 3 を単純に聞くことである．もし呼吸音が聞こえたら，それは肺を聞いていることがわかり，それは横隔膜がゾーン 3 とゾーン 4 の間にあり，そしてゾーン 2 での打診の濁音が，肺内のコンソリデーションを表しており，右下葉の最も底部の区域は障害されていないことがわかる．言い換えるとすれば，共鳴音のゾーン 3 に呼吸音が聞こえないのならば，まさにとても大きな横隔膜下膿瘍内のガスの上を聞いていることを推測することができるだろう(もし肺膿瘍の中にガスがあれば，本章の後半で述べる空洞呼吸音を聞くであろう)．

Bailey の本のなかでは(この本の図 16-1 ^(訳注 23))診断目的に使った道具のなかに聴診器がなく，索引でも「聴診器」という言葉すら見つけることができなかった．そのため，Bailey は上記の区別をすることができなかったのだ(裏返すと，この文章のなかで要点を述べた方法は，心外膜の石灰化を診断しようとするのにはほとんど役に立たない．このことは自分たちの診断は，病気を見つけようとするために使っている道具に完全に依存しているのだということを教えている)．

訳注 23) Hamilton Bailey の本の図 1 には，13 の道具が書かれている．1. 木製舌圧子 2. transilluminator 3. ペンライト 4. 消せない鉛筆 5. デバイダー 6. 拡大鏡 7. 温度計 8. ハンマー 9. 定規 10. マッチ箱 11. 指サック 12. 麻製巻尺 13. 金属製巻尺

4 聴診

1) 聴診器の使い方

ここでは，あなたがすでに聴診器を購入して(1 章)，血圧測定の使用(6 章)には慣れているものとして説明する．

▌診察方法

1. 大事なことは，聴診する部屋を静かにしておくこと．このことをおろそかにしてはならない．
2. 患者体位が適切であることを確認する．
3. 患者の素肌に聴診器を当てる前には，礼儀として，患者の前で必ずチェストピースを温める仕草を見せるようにする(もちろん衣服の上から聴

診しようとするべきではない）．温めるには，チェストピースを自分の手で擦り合わせることが簡単な方法である（使うまで聴診器をポケットに入れておく方法は，より効果的である）．

4．患者に口を開けて深呼吸してもらうように頼む．過換気になりそうな場合には，途中で休憩してもらうようにすべきである．

5．胸部の聴診では，比較的高音を聞き取ることが多い．このため，チェストピースの膜面を強く胸壁に押し当てることが必要になる．また，体毛の擦れる音や，ベル面からの音漏れなどの混在する合成音を聞き分けることが必要である．

6．痩せて肋骨の目立つ胸壁に対しては，ゴムで縁取られたベル面のほうが有用なことがある．ベル面をしっかりと押し当てて，完全に密着することができれば，皮膚をピンと張らせて，皮膚を膜面の代わりにすることが可能になる．もし完全に密着させることが困難ならば，湿らせた脱脂綿で，ベル面を縁取りしてみる（Laënnec, 1821）．

7．すべての肺野を，尖部から一定の順序にて聴いていく．片方の肺野を「対照」として，左右の違いを比較しながら聴く．まずは，背面部の聴診から開始する．両側肩甲骨の間から肺底部に向けて進める．胸壁の側面部の聴診も，忘れてはならない．ここでも，両側を比較する．最後に，前胸面を聴診する．女性の乳房が聴診の妨げになる場合には，乳房を愛護的に横に動かす，もしくは，患者に抱え上げるように依頼する．

2）項目

次のような特徴を意識して聴いていく．(a)呼吸音の強弱，(b)呼吸音のタイプ，(c)吸気相と呼気相の時間，(d)音の高さと性質，(e)副雑音．4章で説明したことが，自身の観察結果を記録するうえで役に立つだろう．

3）呼吸音の強弱

最初の10～20例くらいは自身で経験した呼吸音を，ただ「ある」と記述せよ．もし，聞こえない箇所があるならば，そのように記述する．もし，部分的に小さく聞こえる箇所があるならば，対側の同じ箇所での呼吸音と比較したうえで，そう記載する．そうすることで，より自信を持って記述

できるだろう．

このような経験を重ねると，わずかな呼吸音の違いを読みすぎることなく，限局的に減弱した呼吸音を探し出せるようになるだろう．

びまん性に減弱した呼吸音を有する人がいる．そのような呼吸音減弱を指摘できるようになるには，胸部の左右の比較ではなく，自身で経験したすべての呼吸音のバリエーションを思い出しながら，今聞いている呼吸音と比較する必要がある．このような比較が可能になるまでには，数十例以上の聴診経験が必要である．びまん性の減弱した呼吸音は，拘束性疾患，閉塞性障害，肺過膨張の可能性を示唆する．

限局性の呼吸音減弱は，限局的な気道閉塞，もしくは，肺と聴診器の間に存在する何か，例えば，気腔硬化（コンソリデーション consolidation），気胸，胸水や線維化などによる肺・胸膜間の拡大により引き起こされる．

意欲のある学生へ：気道の配置は対称的ではない．左側のいくつかの気管支は，心臓が存在するために，より後方に押しやられている．このため，ある呼吸音の研究においては，普通に呼吸している正常人の呼吸音が，前胸壁上方では右側のほうがより大きく聞こえ，背部下方では左側のほうがより大きく聞こえる，と述べている（Pasterkamp et al., 1997b）．

▶ 聴診器なしでも聞こえる呼吸音

呼気の流速が口唇部で110 L/分，吸気の流速が160 L/分を超えていれば，胸壁から90 cmくらい離れていても，呼吸音を聴取することが可能である．各々20 L/分，55 L/分と流速が低くても，一部の患者では聞こえることがある．限局的な気道狭窄や比較的大きな気道のびまん性狭窄が生じている場合，例えば慢性気管支炎，喘息，肺気腫において，低流速でも呼吸音を聴取しうる．肺気腫の呼吸音は，吸気相が比較的静かであるという特徴がある（Forgacs, 1969, 1978）．後述する喘鳴（stridor）の議論も参考にしていただきたい．

現代の機器を利用することで，遠く離れていても呼吸音を聞くことが可能になっている．夜間の忙しいオンコール時に，ある研修医が患児の母親から相談の電話があったのだが，その受話器を患児の胸に押し当ててもらうことで，呼気終末のwheezeを聞きとれたという（Karr, 1992）．

BSI スコア

BSI スコア Breath Sound Intensity Score (Bohadana et al., 1978) は，閉塞性障害の臨床像を対象にした調査から開発されたものである（ただし，対象には拘束性障害を合併している患者も含まれている）．BSI は，6 つの領域（前上方，腋窩中線，背底部の左右）で聴取した呼吸音を合計したものである．呼吸音の強さは，次のように分類している．

0：呼吸音なし
1：なんとか微かに聞こえる
2：微弱だが確実に聞こえる
3：標準的
4：標準よりも大きく聞こえる

2 人が独立して 20 人の患者を 5 分間間隔で聞きとり，+ 0.966 と高い相関性を認めている（$p <$ 0.05）．BSI は，閉塞性障害のさまざまなパラメーター（またはその対数），例えば，特異的コンダクタンス，肺活量 50％における最大呼気流量，FEV_1％，とよく相関しているが，実用可能な状態までには，至っていない．

肺気腫における限局性の呼吸音は，部分的な換気を示唆している（Ploysongsang et al., 1982）．

気管内挿管チューブの確認

挿管後には，挿管チューブが，食道や主気管支（多くは右気管支）に誤って挿入されることなく，正しい位置に設置されていることを，迅速に確認するべきである．挿管チューブが正しく設置されると，換気はチューブ内を通して行われ，両側の胸壁は対称性にスムーズに上下動を示し，標準的な呼吸音を聴取しうる．このような確認を 2～3 回，ほんの 3～4 秒で行うだけでも，チューブが適切な位置に挿入されていることがわかる（C. Caine, 私信, 2004）．

換気による肺の膨張時に対称性の呼吸音を聴取するだけでは，挿管チューブが適正に設置されていると判断しきれない．食道誤挿管において，空気が食道に入る時にも，似たような呼吸音を聴取しうるからである．チューブのカフを膨らませる前に，空気を挿入して腹鳴が聞こえるならば，食道挿管を考える．食道挿管の 90％において，空気挿入時に，心窩部にて「ヒュー」という音が聞こえるので利用できる（Adriani et al., 1988）．

右主気管支への誤挿入は，約 5％の率で生じていたことが報告されている．心停止の状況では誤挿入は 28％にも及ぶ．この場合でも 60％（6/10）において，呼吸音は対称性に聴取されるし，胸壁も 70％において対称性の可動を示す．人工換気の場合，気管支音の成分が主であり，それが対側に伝達されることが，そのようなことを生じる成因と推測しうる．また，一度正しい位置に挿入された挿管チューブでも，頭位変換によって位置がずれてしまうため，聴診で一度確認しただけでは十分とはいえない．このため，ルーチンに胸部 X 線にて，チューブの位置を確認しておくことが必要となる（Brunel et al., 1989）．

気管内挿管チューブは本来の気道よりも数 cm 長く作られているため，気管支に誤って深く挿入されることがある．このため，ミシシッピ州の Curtis Caine 医師は，カフを膨らませるカテーテルが表面に出ている箇所の約 2.5 cm 上で，チューブを切除している．そのポイントは，チューブが正しく挿入されていれば，舌の先端の位置と同じになる．チューブを短くすることで死腔を減らせる．さらなる利点は，チューブを Ambu バッグや人工呼吸器に繋ぐためのプラスチックや金属のコネクターが，ちょうど口唇部に位置してバイトブロック的な役割も果たすので，患者がチューブを噛んで閉塞させることから防止できる点である．

カフが気管粘膜の虚血を生じない程度に適度に膨らんでいれば，患者の口元に耳を近づけることで，かすかなリーク音を聞きとれるはずである．カフは体温の影響で膨張することがあるため，いったんカフを膨らませた後，5～10 分後にもう一度，カフが適度に膨らんでいるかどうかを確認する必要がある（C. Caine, 私信, 2004）．

両側の肺が十分に換気されているかどうかを確認するためには，呼気終末の CO_2 とパルスオキシメトリーをモニターする必要がある．CO_2 の増加は換気量が不十分なことを意味し，CO_2 が持続して低値の場合は肺からサンプルが得られていないことを意味する．酸素濃度の低下は不十分な換気や酸素化を意味する（C. Caine, 私信, 2004）．

外傷患者における呼吸音

💧 刺創や銃創などで肺を貫通した外傷患者では，呼吸音の消失や減弱が開胸術適応の信頼性の高い指標になる．血胸，気胸，血気胸の診断にとって，聴診の検査特性は，感度58％，特異度98％，精度74％，陽性的中率98％，陰性的中率61％である．低感度の理由として，不十分な換気流量，聴診環境における雑音，不十分な聴診技能の習得が挙げられる（Chen et al., 1997）．打診 rapid percussion，聴打診（以下参照）を利用した診断技能を高めておくことが求められる．

4) 呼吸音のタイプ

このセクションでは，肺胞呼吸音と気管呼吸音について説明する．空洞呼吸音 amphoric breath sounds は，稀な肺副雑音であり後述する．

肺胞呼吸音

肺胞呼吸音は，前後の肺野末梢で聞こえる正常の呼吸音である．今すぐ，あなた自身の肺胞呼吸音を聞いてみよう．肺胞呼吸音は，聴取できない時に重要な意味がある．病的な変化が肺に生じると，肺胞呼吸音が減弱・消失し，代わりに気管支呼吸音のみ聴取されるようになる．このような変化の詳細は後述する．ここにおいては，「本来聴取できないはずの箇所で病的変化によって肺胞呼吸音が聞こえるようになることはない」ということを，覚えておけばよい．肺胞呼吸音は，「正常に聴取されるか，病的に消失もしくは減弱しているか」である．

従来の教科書では記載されているようだが，本書においては，肺胞呼吸音の詳細な分類（例えば気管支肺胞音など）を使用しない．あまり有用とは思えないし，実際に，そのような違いを聞き分けられるようにはならないからである．

Tubular 呼吸音（気管呼吸音）

Tubular 呼吸音は**気管呼吸音**とも呼ばれる．なぜならば，その呼吸音は，通常気管に沿って聴診器を当てることで，聴取できるからである．また，**気管支呼吸音**と呼称している教科書もある．

自己学習

肺胞呼吸音の聴取において，吸気は呼気に比べて長く大きく聞こえ，呼気は短くてあまり聞き取れないという違いを，あなたは認識できるか．このような肺胞呼吸音と，吸気と呼気の双方とも聴取される tubular 呼吸音と比べてみよ．練習としては，あなたが目をつぶって聴診器のイヤーピースを耳にして，学習パートナーが聴診器のチェストピースを，パートナー自身の気管の上と末梢肺野に，ランダムに当ててもらうようにせよ．自信を持って呼吸音の違いを聞き分けられるか．

意義

肺野末梢で気管音を聴取することは，聴診器を当てている箇所が，気管，気管支もしくは大きめの細気管支に通じており，それらの呼吸音を伝導していることを意味する．通常は音響バッフルとして機能する空気の入った肺胞が，何らかの硬化した状態に置き換わっていることを示している．

腫瘍，肺炎など肺内部から発生したコンソリデーションをはじめ，異常リンパ節のように肺外部から発生したコンソリデーションもある．圧縮された肺そのものも，ある程度は音響伝導をよくする．肺の圧縮は胸水によっても生じる．胸水の場合，胸水貯留面の最上層レベルにおいて気管音が帯状に聞こえる箇所ができる（**図 16-10A**）．稀ではあるが，気道から肺末梢まで連続した線維化病変がある時にも，末梢で気管音を聴取することがある．

気管音は，気道から発生する白色雑音（ホワイトノイズ）[訳注24]である．正常の肺は 200 Hz のフィルターとして機能するため，そのフィルターである肺を通じて胸壁にいたる間に，白色雑音は私たちが**肺胞呼吸音**と呼ぶものに変化していくのである（Forgacs, 1969）．硬化のある肺はフィルターとして機能せず，すべての周波数を通過させる（Forgacs, 1969）．

[訳注24] すべての周波数成分の大きさが同じノイズ．

胸水がある場合，最上層の帯状ではなく，胸水貯留部全体に気管音を聴取することもある（**図 16-10B**）．この場合，肺は胸水に浮かんでいるのではなく，胸水がまるで外殻のように肺を外側から内部に向けて締め付けているのである．この所見は，Cabot（1934）によって発見されたが，その後の教科書に記載されておらず，多くの有能な医師たちにも伝わっていない．Cabot によると，こ

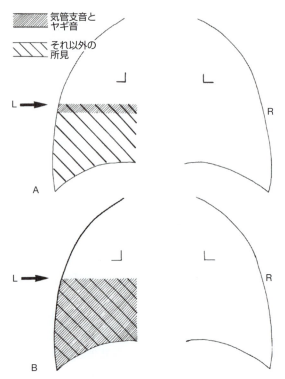

図 16-10 背面から見た胸水の図示. 矢印は胸水の上縁を示す. **A**：気管音とヤギ音（本文参照）の双方が，胸水の上縁のみで聴取される. その所見がなければ，聴診所見としては左下肺の気管が閉塞した肺浸潤の場合と同じように聞こえる. それ以外の所見としては，吸気制限，声音振盪の減弱，打診音の鈍化，呼吸音の減弱がある. **B**：稀なパターン. 気管音とヤギ音の両方が胸水全体で聞こえる. その他の所見は**A**と同じ.

の所見は，胸壁の薄いやせた人，小児，喘息患者に，特異的に生じるという.

d'Éspine 徴候（本章後述）の1つとして，肺末梢ではなく骨のある箇所で気管音を聴取しうることがある.

5）吸気相と呼気相の比率

閉塞性肺疾患において，呼気相が吸気相に対して相対的に延長傾向になることは事実である. しかし，正常人におけるその比率は，肺の聴診箇所によって異なる.

この比率の利用方法を誰かから教えられる前に，正常人の十分な聴診経験を積んでおくべきである. そうしているうちに体得できるようになり，教えてもらう必要がなくなる. そのような理由で，ここでは特定の比率を教示しない.

6）ピッチ（音程），単音・多重音性，音質

定義

ピッチとは，音楽で最も重要な音符である. 物理学では，周波数もしくはHzという単位で表す. 周波数が高いほど，ピッチも高くなる.

音が1つの場合（例えばオーボエのように），単音性という. 多重音性には，ハーモニカのコードのように楽器のもの（多くの開口部から生じる音）と，ガラスが割れた時の音のように楽器以外のものとがある. 肺呼吸音は，多重音がほとんどだが，高ピッチの wheeze などと呼ぶように，最も強く聞こえる音が名称に使用される. Wheezeやrhoncusのようにさまざまなピッチの音の強さが同じ程度に聴取される時には，代表的なピッチがその名称に用いられる.

音質はピッチとは違う. 音質は混じりけのない音の性質のことである. オーボエは純粋な音質を奏でる. 一方，シンバルはそうではない. Wheezeのなかには，音楽性の高い音質をしているものがある. 一方，胸膜摩擦音では通常そのようなことはない.

図 11-7 の楽譜では，ピッチは音符によって，音質は使用する楽器によって表されている.

症候生理学

ある周波数の音を作り出すには，バイオリンの弦や，膜のようなものや，空気の柱などを，それぞれ固有の周波数で震わせる必要がある. 高ピッチの代表としてトランペットが，低ピッチの代表としてチューバが挙げられる. 管楽器において，特定のピッチを出すために重要な要素は，マウスピースの口径サイズなのだが，そのことは十分に知られていない. マウスピースの口径が口唇の振動数を決定し，振動数がピッチを決定する. トランペットの小径のマウスピースでは，遅い振動数で口唇を震わすことができないために，低音を奏でられないことから理解できよう. 反対に，チューバのように大きな口径のマウスピースでは，高速で口唇を震わすことができないため，高周波数で高い音を作り出せない. このことは，管楽器とパイプオルガンの違いでみられるように，管そのものの長さがピッチを決定しているというタイプの理論とは，また異なる話である.

肺や心臓など生体内の臓器においては，音の高さは，空気流や血流の長さとは関係なく，音を生み出す箇所の振動数と関連しているのである．例えば，低音の wheeze を作り出すには，1.2～2.4 m 長のパイプオルガンを必要とするが，そのように長い空気流は肺内には存在していない（Forgacs, 1978）．

意欲に満ちた学生へ：古典的な論文である Forgacs（1967）の "Crackles and wheeze" において，ピッチは物質の移動に関連し，ことに，気流の移動速度の重要性が，提示されている．しかし，このような仕組みが，口径サイズと関連なく関与しているかどうかは疑問である．破れた窓を吹き抜ける風ではどうであろうか（ロンドンの Regional Respiratory Laboratory に実験結果の録音テープがあるので，興味のある人は聴いてみて欲しいが，残念ながら，手元にその資料はない）．しかし，後の 1978 年の論文で Forgacs は，気流速度は音量と関連しており，ピッチとはあまり関連しないことを述べた．

胸部の打診・聴診の音響生理学的特性は，音声分析装置を使って研究された（McKusick et al., 1955）．

7）副雑音

▶ Wheeze

Wheeze は 0.25 秒以上連続した肺副雑音である．気道の閉塞を示唆し，どのサイズの気道からでも発生する．気道内の空気を振動させるためには，十分な気流が必要である（Loudon and Murphy, 1984）．Wheeze は，次のように 4 つの要素で表現するべきである．(a)タイミング，(b)場所と音量の最強点，(c)ピッチ，(d)単音・多重音性．

タイミング

胸腔内で生じる wheeze は，一般的に呼気相で聞かれる．一方，胸腔外の気道から生じたものは吸気相で聞かれる（喘鳴については後述）．気道狭窄の程度は，呼吸サイクルにおいて wheeze を聴取しうる長さに相関するが，その相関はスパイロメトリーを代用しうるほどのものではない（Meslier et al., 1995）．

呼気相の wheeze には，呼気終末の wheeze（end-expiratory wheeze）と呼気相を通じての wheeze（holoexpiratory wheeze）がある．呼気終末の wheeze は，原発性（構造の変化による）も 2 次性（エアートラップなどの）も，細気管支の疾患を意味する．最大の力で息を吐き出して呼気終末の胸腔内圧を高めれば，自分自身の呼気終末の wheeze を聞くことができるだろう．一般的には，呼気の wheeze は，予測標準の 50% 以下の最大呼気流速によって生じる．しかし，呼気相を通じての wheeze は，呼気終末の wheeze よりも低い最大呼気流速にて生じる（Shim and Williams, 1982）．

もし呼気の wheeze が吸気相にまで延長して聞こえるならば，片側の肺換気が対側の換気と同調していないことを意味する（Forgacs, 1969）．

喘息患者の呼気の wheeze は，次のような特徴を有している．喘息患者が wheeze を自覚している場合には，95% の確率でそれを聴取できる．自覚していない時でも，30% くらいは wheeze を聴取する可能性がある．呼気相だけで聴取される wheeze は，呼気と吸気の両相で聞かれるものよりも，危険度が低い（Shim and Williams, 1982）．wheeze の消失が，必ずしも喘息の改善を示すとは限らない．換気障害が悪化して，副雑音を生じるのに最低必要な気流速度も保てなくなり，消失している場合もあるので，注意が必要である．

吸気相の wheeze は，吸気相を通じて聴取される wheeze（holoinspiratory wheeze）と，吸気終末だけの wheeze（end-inspiratory wheeze）に分類される．吸気を通じての wheeze のなかでも，単音性のものが全吸気だけでなく呼気にも聴取されるならば（呼気・吸気両相における単音性の wheeze），固定された狭窄の存在を示唆する．特に，気管上方部で聞こえる場合には，そうである．（喘鳴での記述も参考に）よくある成因は，異物，腫瘍，瘢痕による狭窄である（Forgacs, 1969）．

吸気終末において，Crackles の直後に wheeze がひき続いて聴取されることが反復している場合には，萎んだ肺の細気道部が遅れて開いているものと，ほぼ確実に推定できる．

過敏性肺炎や，肺の線維化を生じる疾患では，吸気相の wheeze もしくは「スクウォーク Squawking」が聴取されるという報告がある（Meslier et al., 1995）．

間質性線維症や過敏性肺炎は，吸気相の wheeze を生じる．呼気相と吸気相の双方で wheeze を生

じる疾患として，有機リン中毒，慢性気管支炎，気管支拡張症，肺外の要因による気道閉塞（血管奇形，血管拡張，食道拡張，リンパ節腫大など），クループ，百日咳，先天性喉頭横隔膜症，喉頭形成不全，偽性もしくは心因性の喘鳴や wheeze がある（Waring et al., 1985）．

部位

Wheeze の存在している箇所は，診断に役立つ．びまん性の気道病変がある時には，同程度の強さの wheeze が前胸部にも背部にも，また左右にも，同程度の強さで聞きとれる．このようなことは，喘息，肺気腫，その他びまん性の閉塞性の気道疾患の場合に生じる．一方，限局性の閉塞をきたす疾患においては，問題の生じている箇所から副雑音が聞こえてくる（例：左の下肺気管支にピーナッツを誤飲した時には左に強く聞こえる．気管狭窄では胸部の上方中央部にて強く聞こえる）．

両側びまん性に wheeze をきたす患者がいるとする．Wheeze 以外の副雑音はなく，両側でwheeze を聴取するが，右側よりも左側肺底部のほうで3倍大きく聞こえる．聴診器を上肺部に移動すると，wheeze は全体に減少し，左右同等の強さになっていく．このようなケースの診断は何か（図を書いて考えてみてもよい）．

正解は，左下肺気管支の部分閉塞である．このように両側にて wheeze が聞こえても，最強点が限局していて，真の「びまん性」になっていない場合には，成因も限局していることがあるため，注意が必要である．

気管の聴診

181人の喘息患者の研究調査では，48%の患者において，胸部よりも気管部のほうで wheeze が大きく聴取された．なかには，気管部だけで聴取された患者もいる（Waring et al., 1985）．胸壁よりも気道のほうが wheeze の音響伝導が優れているためである．特に高音は肺組織に吸収されやすいため，このようなことが生じうる（Meslier et al., 1995）．

気管の聴診は，気管支過敏性試験，睡眠時無呼吸や夜間喘鳴の確認に広く利用されている（Dalmay et al., 1995）．

ピッチ（音程）

Forgacs は，wheeze のピッチの高さによって気道狭窄の程度を推定することについて，確定し

ていないという．ピッチに対しては，狭窄の程度よりも，狭窄部位を通過する気流速度のほうが，より重要であるからだという．

しかしながら，高音の wheeze は，速い振動を作り出すことのできる比較的狭小な気管支径から生み出される．これは，細気管支や狭小な気道の疾患においてみられる傾向がある（チューバに比して，より細いマウスピースを持つトランペットが，速い振動を生み出しやすいことと同様である）．低音の wheeze は，より大きな気管のサイズから生じる傾向を示す．また，そこでは最大呼気流速率はあまり低下しない．

単音性と多重音性

単音性の wheeze が実際に唯一の音性から生じているような状況は稀なことだが，それは，1つの気管支が呼気相で虚脱・狭窄することで生じうる．

Forgacs の呼気多重音性 wheeze は，持続性ハーモニーの rhonchus（sustained harmonic rhonchus）と呼ばれるものと同様であろう．これは，呼気相における複数の肺葉気管支のびまん性閉塞の徴候である．しかし，多くの多重音性 wheeze は，音が伝わる間に肺組織によってフィルターがかかり，その結果として単音性 wheeze が胸壁で聴取されるようになってしまうことを銘記しておく必要がある．

気管支過敏性の評価

気管支過敏性に対する wheeze の感度は，わずか50〜75%である．成人喘息患者におけるメサコリン吸入誘発試験では，FEV_1 が44%まで低下しても wheeze を生じない患者がいた（Pasterkamp et al., 1997a）．FEV_1 が29%低下した場合のwheeze の感度は7.4%しかなく，「Wheeze and BSI 低下」の感度は44%である（Purohit et al., 1997）．咳嗽，呼吸数増加，呼気延長のほうが，wheeze に比して，気道過敏性に対する感度が高い（Sprikkelman et al., 1996）．しかしながら，咳嗽だけを喘息診断の基準にすると，過剰診断・治療につながることになる．確かに，咳嗽は喘息の症状であり，喘息悪化の徴候であるのだが，咳嗽の発生と気道狭窄の間には異なったメカニズムが存在していると考えられている（Chang, 1999）．

咳嗽は，喘息や気道狭窄の特異的徴候ではなく，治療方法が異なる心不全発作による心臓喘息でも生じることを，忘れてはならない．

慢性閉塞性疾患の診断にとって，非努力性の wheeze の感度と特異度は，それぞれ 15〜56％，86〜99％である．陽性尤度比(LR)は 6 で，陰性 LR は利用できない．喘息の診断にとって，メサコリン吸入試験で誘発される wheeze は感度 44％，特異度 93％，陽性 LR 6.0，陰性 LR 0.6 である(McGee, 2001).

特殊なタイプの wheeze

喘鳴

> 喘鳴 stridor は，気道中枢部にて最も大きく聴取しえる，吸気性，呼気性，もしくは連続的で単音性の wheeze である．切迫性の気道閉塞を意味しており，迅速な対応を要する．通常，吸気性の喘鳴は胸腔外の気道閉塞を示唆し，呼気性の喘鳴は胸腔内の気道閉塞を示唆する.

喘鳴という用語は，ラテン語に語源があり，「シューという音」「笛音」「甲高い声」「擦れた時のキーキー音」「キーキーいう音」を意味する．今は使用しないが，以前は歯ぎしりを「歯科の喘鳴」と呼んでいたのは，このような理由からである．現在，喘鳴は呼吸に特化して使用されており，「シューという音」「笛音」「甲高い声」などを意味している.

喘鳴を聴取したことがなくても，自分自身で同様な音を作り出すことができる．自分の口，唇，舌を，「see」と発音する時の「ee」の位置で固定し，すばやく息を吸い込むことで生じる軟口蓋や喉頭を震わせた大きくて高調な音が，それである.

1. **呼気性の喘鳴**は，下気道や気管支の閉塞を示唆する．例えば，小児のピーナッツ誤嚥が代表的である．これは，気流速度が最大で気管支径が最小だから生じうる.

2. **吸気性の喘鳴**は，口蓋，気管，喉頭，もしくは喉頭蓋の閉塞を，強く示唆する(13 章参照).

3. 気管切開が迅速に行えないならば，輪状甲状間膜穿刺・切開を行えるように準備しておく必要がある(この目的のため用意した，外科用メス 20 番と，気管切開チューブもしくは太い穿刺針を使い，輪状甲状間膜から強制換気を行う).

4. 気管分岐部に生じた腫瘍性病変は，喘鳴を生じる前から，吸気および呼気の双方で wheeze をきたすことがある．また，それ以前には，呼気終末時に肺気腫様のトラップ音を保持していることもある．狭窄が悪化し呼気終末時の気道内圧を保てなくなると，このトラップ音は消失してしまう．と同時に，重度の狭窄により，吸気と呼気の両相にて喘鳴を発するようになる.

睡眠時無呼吸における wheeze(Shepard 徴候)

睡眠時無呼吸症候群や上気道軟部組織の閉塞は，頸部で聴取される低音の wheeze や振動音(通常は呼気性)を生じる．睡眠時無呼吸で紹介された患者の調査によると，このような徴候は 50％の患者にて聴取される(Shepard, 1986)．このような徴候を持つ睡眠時無呼吸症候群患者では，鼻呼吸をしながら仰臥位になることで，85％に同様の wheeze を生じる．一部の患者においては，他の体位や口呼吸をしていても生じる(鼻呼吸からの雑音かどうかは，患者の鼻をつまみ強制的に口呼吸させることで判明しえる．患者に口呼吸を命じても，口を開けるだけで鼻呼吸を続けている人がいるので，このようにして確認する).

偽陽性

Shepard 徴候は，肺がんによる片側の声帯麻痺を起こした患者，および，やせた胸壁をした喘息患者でも聞こえる．これは，閉塞性病変に対抗するために生じた反応かもしれない(呼気性のいびきが，「内在した PEEP」の役割を果たしているのかもしれない).

ラ音(crackles あるいは不連続の副雑肺音)

歴史メモ

ラ音 Rales とは，もともとヒポクラテスが命名したもので，沸き立つお酢の音を例えたものである．彼の定義は，現在使用されているものに比して，限定されたものであった(下記参照)．しかし，19 世紀に至るまでには，ヒポクラテスが推奨した技法である耳を胸壁につけて聴診する方法は廃れた(Dalmay et al., 1995).

Laënnec が聴診器を開発した時に，ラ音を再び記述した(Laënnec は，ヒポクラテスの残した資料は読んでいたが，ラ音のことは忘れていたことを認めている．これこそが Freud のいうところの，隠れた記憶[注2]である)．その時，Laënnec は，聴診器で聞こえる聴診所見を表現するための用語

注2 隠れた(つまり隠れたところから来る)記憶とは，無意識に記憶されたものを指す．したがって，これが記憶とは認識されていないが，正しい刺激で思い出す.

表16-1　副雑音用語

Laënnec のフランス語	19世紀後半の英語	タイミング	20世紀後半の英語	Robertson, Coope, Forgacs らの英語
Rale humide ou crepitation	湿性 Rales, fine crackling rales	吸気	断続性，高ピッチ	Crackles
Rale muqueux ou Gargouillement（粘膜，うがいの音）	うがい音 Rales（"Rhonchi？"）	吸気	断続性，中ピッチ	Crackles
Rale sec sonore ou ronflement（いびき）	低ピッチの wheeze（音楽的）"Rhoncus？"（Stridor？）	呼気	連続性，低ピッチ；連続性，中ピッチ	Wheeze
Rale sibilant sec ou sifflement（「シー」という音）	高ピッチの wheeze	いずれでも	連続性，高ピッチ	Wheeze

〔Forgacs P. Crackles and wheezes. *Lancet*. 1967；2：203-205 and Robertson AJ, Coope R. Rales, rhonchi and Laënnec. *Lancet*. 1957；273（6992）：417-423 より転載〕

を開発する必要に迫られていた．彼は，聴診器の開発後，3年間で確認しえた胸部の副雑音の表現に，フランス語の普通の言葉である *râles* を適用した．英語の rattle（ガタガタ）に相当し，death rattle（死前喘鳴）の意味も含んでいる．Laënnec はとても多くの結核患者の死亡をみており（Laënnec 自身も結核で死亡している），その予後不良の患者を診た経験から，患者の目前でこの言葉を発することははばかられた．そこで Laënnec は，rale をラテン語の *rhonchus*（語源のギリシャ語ではいびきの意味）と翻訳した．フランス語とラテン語が英語に翻訳されていく過程において，rale はより特異的な意味を示すようになった．それを表16-1 の19世紀後半の列に記す．そこではラテン語の同意義語である *rhonchus* とは，異なった意味を示している．これは Laënnec が意図したものではなかったが，慣習によって本来の意味が変化してしまったのである．

　その後，英国の聴診熟練者は，生理学的に合致するような新たな用語を作り出した．Forgacs はすべての断続性副雑音を crackles と呼んだ．気道が開放される時に作られる音である．表16-1 を見れば，どの世代の医師でもコミュニケーションできるはずだ．

発音メモ：フランス語で a の上に ^ がのっている箇所の発音は palm の "a" の発音と同じである．よって，これを「レイル」とは発音しない．いい加減な発音をしていると間違いが蔓延するので，正確に伝えてほしい．

自己学習（Majno, 1975）[注3]

1．強い酢もしくは氷酢酸を手に入れる（2.5～5%に薄めた酢は不適当）．

2．それをポットで熱する．

3．沸騰しはじめたその瞬間に rale の音を聴取しうる．

代わりの診察方法

　髪の束を耳に近づけたうえで，髪の毛を擦り合わせる．その時に生じる微細な crackling 音が，吸気時の rales に類似している．

分類と意義

　Rales を，タイミング，部位，ピッチ，強度，反復性に分けて記載する．

1．吸気性，呼気性，双方に，**タイミング**を分類する．Wiener と Nathanson（1976～1977）は，吸気性 rales を，早期と後期に分けることを提案した．

2．吸気相早期の rales は，気管支閉塞性疾患に関連し，後期 rales は肺胞性疾患（拘束性）に関連する（Forgacs, 1978；Nath and Capel, 1974）．

3．吸気相早期の rales は，1秒率（FEV$_1$/VC）が44%未満の慢性気管支炎，喘息，肺気腫で生じる（Nath and Capel, 1974）．

4．吸気相中期の rales は，気管支拡張症で生じる（Murphy, 1985）．

5．吸気相後期の rales は，線維性胞隔炎，アスベスト症，肺炎，うっ血性心不全（左心の），肺サルコイドーシス，強皮症，リウマチ肺，特発性肺線維症で生じる．

注3　Majno のすばらしい仕事は，Osler が「夜ベッドで読むもの」としてすすめている．眠りにつく前にこれを読んで，一時の喜びを．

6. Rales を聴取する部位は，病変の存在する位置を示している．開通している気管支を有する肺コンソリデーション病変では，コンソリデーション領域の上縁部，底部，もしくは全体において，吸気性 rales を聴取することがある．または rales がまったく聴取できないこともある．一方，病変部位が一定している肺炎や間質性肺線維症では，rales はその部位でのみ聴取される．

7. 体位の変換によって，rales が低い場所に移動する時，おそらくうっ血心不全が原因である．かつて考えられていたような肺胞内の水分の移動による現象ではなく，間質の浮腫により硬くなった気道(それが開く時の音)によって生じる現象である．これが重力の影響を受けるため，体位によって移動する(Forgacs, 1967, 1969)．うっ血性左心不全による rales は，契入圧の変動に伴い出没する．契入圧が 20～25 mmHg を超える時に生じる傾向がある．

8. Rales の存在範囲の変化は，患者を経過観察するうえで重要である．座位にて胸郭背部全体に rales を聴取するうっ血性心不全患者が入院し，治療によって聴取する範囲が底部 1/3 にまで減少すれば，軽快したものと判断できる．

9. たとえ直立状態で聴診所見が正常であっても，病変サイドを下にした側臥位で，下側の腕を頭部のほうに挙上することによって下側の胸郭が拡大し，早期もしくは軽度の肺炎でも rales を聴取しうることがある．この体位は，下側の肺の部分虚脱を生じるからである．正常者であっても，19% は下側の肺に crackles を引き起こすが，数回の深呼吸にて消失する．一方，肺炎では crackles が持続する．このような所見は，胸部 X 線写真の浸潤影に一致する部位で聴取される．胸部 X 線写真よりも早期に確認できることがある．適切な抗菌薬による治療で，この所見は軽快する(Gilbert, 1989)．

10. 側臥位にて，肺炎患者で，wheeze や吸気時後期のスクウォークが聞こえることがある．稀ではあるが，正常者でも，一過性の連続性吸気音がテープを剥がすような音として，聞こえることもある．下になった正常の肺は打診上濁音が認められ，吸気の呼吸音は強まっている(Gilbert, 1989)．

11. 「ピッチが高いほど，rales はより末梢部から生じている」という経験的な法則がある．

a. 吸気時の高音の fine rales(低いピッチや coarse とは反対に)は，最もよく聞かれるタイプのものである．その重要性は，音の特徴そのもの，および，胸部診察所見によって影響される．

b. 他の聴診所見を伴わない吸気性の fine rales は，通常では間質の浮腫や肺線維症を示唆する．両側の fine crackles は COPD の 10～12%，サルコイドーシスなどの肉芽腫疾患の 20%，間質の線維化やアスベスト症の 60% で聴取される(Epler et al., 1978)〔アスベスト症では胸部 X 線写真の異常が生じる前から聴取されることがある(Shirai et al., 1981)〕．私は fine crackles の性状だけで鑑別診断を行うことはできないが，可能だと信じている人がいる(Kraman, 1986)．

c. 慢性肺線維症では，時にベルクロ rales というタイプの，低音の crackles を生じることがある．血圧計のカフに装着されているメッシュ部分を剥がす時に聞かれるような，粗い(coarse)音に似ていることからそう呼ばれている．Hamman-Rich 症候群における雑音は，ベルクロという表現が使われず，「fine and coarse moist rales」としか述べられていない(Hamman and Rich, 1944)．

12. rales の音量の大小について記載しておくことは，rales を聞こうとする他の聴診者が，rales を聞くためにどの程度気をつければよいのかという目安を示して，聴診の助けになるものである．時には，rales の音量の大きさが，重要性を推し量るものではないかとほのめかされる(例：音量の大きい rales は，小さな rales に比して，より重要だと思われる)．ただし，いまだかつて rales の音量の大小の重要性についての研究結果を見たことはない．

13. さらには，rales の**反復性**について，記載される必要がある(例：反復しているか，それとも不規則に生じているのか)．**不規則**に生じる吸気性や呼気性の rales，crackles，もしくは gurgles(ゴボゴボいう音)は，比較的大きな気道に存在する液体成分によって生じている可能性がある(Nath and Capel, 1974)．反復性の crackles は，(オシロメーターにて記録すると)視覚的にも一定の反復パターンを示している．聴診の熟練者は，それを rales として認識できる．このような反復性は，気道がポンと開く時に rales が生じる，という仮説を裏づける．呼吸するたびに同じタイミングで気道内に作られては消える泡沫が生じる音であるという説の可能性は低い(Forgacs, 1969)．

水中を通過する空気の泡沫という仮説は，うっ血性心不全においては説明可能かもしれないが，純粋な肺疾患を説明することは難しい．多くの肺疾患では肺組織の柔軟性が低下しているため，肺底部の肺胞は呼気終末につぶれてしまう．そして，吸気時にパチンと再開放する（正常ではこのようなことは生じない）．このように，肺胞は閉塞容量（肺胞をつぶすように圧が働いた時の，肺の容量のことである）の時にも，変化が生じているといわれている．

咳嗽

「咳嗽後の」rales は，咳もしくは自発的な過換気の後に生じる rales である．結核，心不全のような間質の浮腫など，肺組織に浸潤性病変が生じる時に聞こえる．

一時的に貯留した粘液や，肺換気の抑制（つまり肺底部の低換気）により生じた rales は，咳や意図的な過呼吸によって消失する．このようなことは，胸部を副木固定した時や，咳反射が欠如している場合に生じる．この場合，rales に臨床的な意味はない．しかし，貯留してる粘液の成因について考える必要がある．例えば，副子固定が胸膜痛を緩和するために使用されている時には，なぜ胸膜痛が生じているのか考えなければならない．一方，睡眠中に腹部にて圧迫された肺底部の無気肺による rales が，起床直後に聞かれる，という単純な理由のこともある．

偽陽性

Rales の偽陽性率は，表 16-2 以外にも，0%，2%，4.2%，4.5%，14.5% などと報告されている（Murphy, 1986；Shirai et al., 1981）．病的状態で生じる多量の crackles に比べれば，偽陽性は多く̇な̇い̇．例えば，このような偽陽性は吸気相でせいぜい 2～3 回くらいの crackles を生じる程度である．このような偽陽性は，通常の換気量の呼吸だと背部では聞きとりにくく，前胸壁の肺底部でゆっくりと深く十分な換気を行うと聞きとれるようになる（表 16-2）．糖尿病性ケトアシドーシスの脱水患者に補液を行う時に，合併した過換気（残気量まで利用するほどの）によって rales が聞きとれるようになるのはこの偽陽性であることで説明できる．

観察者間のばらつき

ある研究調査によると，観察者間の一致性は 92% であった．その研究では，聴診所見と音声分析も高い相関性を認めた（Shirai et al., 1981）．しかし，一致性が高くないという報告もある（$\kappa =$ 0.41，これは偶然による一致を差し引いた本来の一致率である）．このようなばらつきは，基本的診察技能の教育が不十分なことを反映しているように思われる（Spiteri et al., 1988）．

空洞呼吸音

空洞呼吸音（瓶の口を吹いた時の音に似た）は，診断的意義から**空洞性の呼吸**とも呼ばれている（下記参照）．吸気と呼気の 2 相にて音量の程度や音の持続時間が似ているという点で，正常の肺胞呼吸音とは異なり，空洞呼吸音は気管呼吸音に似ている．しかし，空洞呼吸音のほうが，気管呼吸音に比べて，より反響性があり耳ざわりのよい音色をしている．また，その基調となる音程は，1 オクターブほど低い．さらには，空洞呼吸音は，肺胞呼吸音が聞こえる箇所にて聴取される．

自己学習

麦わらで包装された底部が球状に盛り上がったイタリア製のワインボトルを用意せよ（1956 年もののオルビエートワインなどがよい）．もちろん空にした後で．なければ，代用品としては，口径の大きな瓶，大きなグラス，陶の容器でもよい（そもそも，*amphora* とは，ギリシャ語で，大口径で球状底部の水差し，花瓶を意味する）．開口部の直径は底部の直径の半分くらい必要であり，瓶の高さは底辺の 2 倍必要である．底部は，平坦ではなくて，凸面に出っ張っているべきである．このような特徴は，適切に空洞音を出すために重要である．瓶の蓋を取り瓶を垂直に立てて抱える．瓶口のこちら側を自身の下唇に押し当てて，フルートを演奏するように，自身の口を当てる角

表 16-2　正常者における rales の頻度

	前胸部（%）	背部（%）
安静時呼吸の 1 回換気量の呼吸	0～2	0
機能的残気量を使いきるほどの深呼吸	43～50	0～7

〔Thacker RE, Kraman SS. The prevalence of auscultatory crackles in subjects without lung disease. *Chest*. 1982；81：672-674 and Workum P, Holford SK, Delbono EA, et al. The prevalence and character of crackles（rales）in young women without significant lung disease. *Am Rev Respir Dis*. 1982；126：921-923 より転載〕

郵 便 は が き

113-8739

料金受取人払郵便

本郷局承認

3684

差出有効期限
2021年10月14日
まで
（切手を貼らずに
ご投函ください）

（受取人）

東京都文京区
本郷郵便局私書箱第5号
医学書院

「サパイラ 身体診察のアートとサイエンス 第2版」
編集室 (MB-3)

■ ご記入いただいた個人情報は，アンケート賞品の発送に使用いたします。
　なお，詳しくは弊社ホームページ（http://www.igaku-shoin.co.jp）の
　個人情報保護方針をご参照ください。

ご芳名	フリガナ
性別：男・女 年齢　　歳	

ご住所 〒□□□－□□□□ 　　　都道 　　　府県	1. 自宅　　2. 勤務先（いずれかを必ず選択）

卒後　　　　年目：初期研修医，専攻医（　　　　　　　　　　　　　　　　科）
内科（サブスペシャルティ：　　　　　　　　），その他（　　　　　　　　科）

勤務先（ご所属）

03934

「サパイラ 身体診察のアートとサイエンス 第2版」 アンケート

　このたびは本書をご購入いただきありがとうございます。今後の改訂のために読者の皆様の率直なご意見をお寄せいただければ幸いです。よろしくご協力のほど，お願い申し上げます。（回答はいずれも該当の番号を○で囲んでください）

● 本書をどのようにしてお知りになりましたか：
　1. 書店でたまたま
　2. 同僚・友人の口コミ
　3. 広告（媒体名：　　　　　　　　　　　　　　　　　）
　4. 書評（媒体名：　　　　　　　　　　　　　　　　　）
　5. その他（

● ご購入の決め手は何でしたか（複数回答可）：
　1. 自分のレベルに合っている
　2. 知りたい疑問が取り上げられている
　3. 本文が読みやすい
　4. 価格が手頃
　5. その他（　　　　　　　　　　　　　　　　　　　　）

● お使いいただいた感想はいかがですか：
　1. とても満足　2. 満足　3. ふつう　4. 不満　5. とても不満

● ご意見，ご要望（不満な点，改善点など）

#アンケート回答者の中から抽選で，図書カードを進呈いたします。
　抽選の結果は，賞品の発送をもってかえさせていただきます。

度を調整しながら，大きな息を吸ったり吹いたりせよ．呼吸に伴って瓶の中で反響する音がしているだろう．それが空洞呼吸音と同様の音である．

次に，古新聞紙，古い用紙，ファイバーグラスの絶縁体，綿球のいずれかを瓶に入れてみよ．これらは，正常な肺胞と同様に音を吸収する働きをする．

ものを詰めた瓶に息を吹きかける実験を繰り返してみよ．空洞音が聞こえないことに気づくだろう．このことから，空洞呼吸は肺胞や遮蔽物があると聞こえなくなることがわかる．つまり，本来肺胞音が聞かれるべき箇所で聴取される空洞呼吸音から，そこに空気が出入りするような空洞の存在が示唆される．

Leopold(1952)は，正常人でも口を閉じることで，空洞呼吸音が後頭部にて聴取されることを述べた．時には，似たような音は開口していても生じることがある．Leopoldは，空洞呼吸音は"who"とささやいた時の音に似ていると言った．"war"とささやいた時の音に似ていると言う人もいる．

意義

空洞呼吸音はいずれの場合も，気管支と交通が保たれた，空洞，孔，囊胞，もしくは，空気を含んだ肺を示唆する．この徴候の感度は不明だが，聞こえれば，100％診断可能である．図 16-11 に，この音を生じる病変を示す．

比較的硬くて柔軟性の低い壁を有する空洞が最もよく空洞呼吸音を作り出す．もし弾力性と変形性に富んだ空洞があるとしても，それでは空洞音を生み出せない．なぜならば，その状況では振動が起こらないからである．

いったん空洞が生じて，空洞呼吸音を起こすようになれば，空洞が存在する限り聞こえ続ける．以前に聞こえていた空洞音が消失することは，血液や膿やアスペルギローマなどにより，空洞が埋まっていることを意味する．

▶ 胸膜摩擦音

胸膜摩擦音は，油分の不足した革製品を思わせるような creaky sound（ギィギィいう音）である．典型的には吸気時と呼気時の2つの音がある．このことは炎症を起こしている臓側胸膜と壁側胸膜の表面が，お互いに擦れ合い生じる音だということから推して知るべしである．

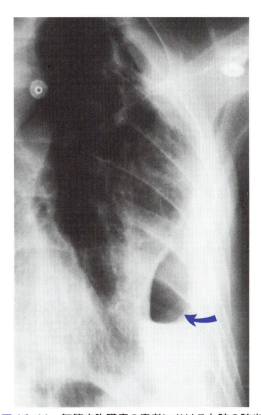

図 16-11 気管支胸膜瘻の患者における左肺の肺尖撮影．両側の肺尖ブラを確認するために撮影した．それ以前の2枚の正面撮影ではブラを認めなかったが，空洞音からブラの存在が疑われた．以前の2枚の胸部X線写真で認めていなかった左肺尖部ブラに加えて，気管支胸膜瘻孔によって生じた水平面を伴う気胸(矢印)を認めた．このため，揺するとピチャピチャという振水音が聞こえる．

胸膜摩擦音は，稀ではあるが，診断と結びつきの深い所見の1つである．なぜならば，その所見が，聴診される箇所における炎症性胸膜の存在を必ず示唆するからである．しかし，聴診所見から成因を言い当てることはできない．肺炎胸膜炎，結核性胸膜炎，肺梗塞，腫瘍性，全身性エリテマトーデスの時にみられるような膠原病の胸水，その他の成因の可能性を示すが，鑑別はできない．

大プリニウス[訳注25]は次のような話を伝えている．芸術家のアペレウスは毎日新しい絵を描いていた．それを毎日窓に向けてかけておき，窓の下に自身の体をひそめて横たわっていた．そうすることによって，通行人による忌憚のない批評を聞くことができるからである．ある日，通りかかった靴職人が，絵に描かれたサンダルが下手だと言った．翌日，アペレウスはサンダルの絵を修正して，再び絵をかけて身をひそめ，その靴職人が

くるのを待った．その靴職人が再び通りかかった時に，サンダルの絵をほめた．しかし，前回は言及していなかったこととして，膝の書き方が下手だと言った．アペレウスは激怒して立ち上がり，こう言った．「革 crepidam 以外のものについて，靴職人が批評するな！」

訳注 25) Gaius Plinius Secundus（22〜79 年），古代ローマの博物学者，政治家，軍人．通称，大プリニウス．甥っ子は小プリニウスと呼ばれる．やはり古代ローマの法律家にして作家．

この台詞は，しばしば次のように間違って言い伝えられている．「靴職人よ靴型でとどまれ」と．Robert Burton すら間違えている上記の逸話は，crepidam が革を意味することを示すために引用した．革を擦り合わせたような胸膜摩擦音は crepidant（革を擦り合わせたようなギィギィという音）といわれるからである．そして，rales の crackling は，crepitus ともいわれるので混同しやすい．混合を避けるために，crepitant や crepidant という用語は使用しないようにして，crackling や creaking を使用すべきである．

さらには，胸膜摩擦音を，Forgacs が提唱した「間歇性反復性の crackling 音」（Forgacs, 1969）と言い換えるよりも，「ギィギィいう革の音 creaking leathery」という表現を残すことをすすめる．彼は胸膜摩擦音という用語に反対していた．なぜならば，その用語が音の成因を示すものであり，音そのものを示す用語ではないからである．しかし，胸膜炎によって生じる間歇的にギィギィいう音は，Forgacs の提唱用語が意味する「吸気時と呼気時の最小気道の開放音」とは明らかに異なるのである．時には，胸膜摩擦音と中低音・多重音性 wheeze との鑑別は，困難なことがある[注4]．

呼気時だけ聴取される場合や，呼気時に最も強く聴取される場合には，おそらく胸膜摩擦音ではなく多重音性 wheeze である（Wheeze は，呼気時だけでなく吸気時にも聴取されることがあるが）．吸気時にのみ聴取される場合には，一般的には胸膜摩擦音である．胸膜摩擦音は吸気時にも呼気時にも聴取されるが，各々の胸膜面がすばやく擦れ合うならば，吸気時のほうがより大きく聞こえる．

Wheeze と摩擦音を鑑別するもう 1 つの方法と

して，前者は胸部全体で聞こえ，後者は限局して聞こえることを利用できる．しかし，終末細気管支に詰まった粘液で wheeze が限局することもあれば，広い領域の胸膜疾患では胸膜摩擦音が広い範囲で聞こえることもある．

3 つめの鑑別ポイントは，多重音性 wheeze が深呼吸や強い咳払いで消えることである．摩擦音はいつも存続している．よって，消えていくようであれば wheeze と診断できる．

4 つめは，音楽的素養のある医師が手がかりにしている，「降下性のグリッサンド音（滑らかに下がっていく音）」が，wheeze の診断に使えるという点である．呼気の時には，和音のように聞こえる多重音性 wheeze のすべての音程が低いほうに下がっていく．このような副雑音の周波数の変化は，呼気相の時間経過とともに起きる気管支内の圧差によって生み出される気流速度の変化によって生じる．もし胸膜摩擦音が和音のような音を出すとしても，このような音程の低下は生じない．

▶ その他の副雑音

肋骨骨折を生じている箇所では，吸気時に聞き慣れない「はじけるような音」の繰り返しが聞こえる．呼気時にも聞こえることがある．予想しうるようなギシギシという音や，ゴリゴリと擦り合わせる音が，いつも聞こえるわけではない．

Laënnec は，横隔膜より上方部で聴取される腹鳴によって，横隔膜ヘルニアを診断できると指摘した．この所見は，感度は 7% しかないが，今日でも外傷による横隔膜破裂の術前診断に利用される（Holm et al., 1988）．

縦隔のガリガリした音（Hamman 徴候）は，縦隔気腫や左側肺尖部の少量の気胸によって生じる（Semple and Lancaster, 1961）．これは，特発性，外傷，喘息，激しい動作，強制的嚥下などにより生じる．この音は，心臓拍動と呼吸運動に伴い，2 つの胸膜面が擦れ合うことによって生み出される．通常は，右側臥位，もしくは，より多量の空気が胸膜腔に進入することで消失する．Hamman の原著を超える解説はできないので，それを 17 章に提示する．

この徴候は，結核の治療として実施する人工気胸法の実施後に，小気胸が癒着して小囊胞が生じる場合，縦隔気腫の有無にかかわらず，確認されている（Cohen, 1971）．抗結核薬の進歩とともに，

注4　このような音には "rhonchus" のほうがより適切だが，この言葉も一般的ではなくなってきている．Laënnec が使った rhonchus と現代の rhonchus は意味が異なることに注意（前述）．

5 特別な診察方法　459

治療としての人工気胸法はまったく行われなくなった．しかし，多剤耐性結核菌感染が拡大すれば，ことによると，再び必要になるかもしれない．

5　特別な診察方法

1) 定義メモ

下記の定義（表16-3）は他の教科書では異なることがある．しかし，これは正確で語源的にも満足のいくものである．

▶ 気管支声

気管支声は患者の気管支の上で聴取されるので，文字どおりには「気管支音」を意味する．もちろんわれわれは，気管支もしくは気管の上で気管支声を調べたりはしないが．通常聴取しない部位から聞こえる時にのみ，その徴候となる（本章の前半で議論した，気管支性呼吸のケースがそうである）．

気管支声と気管音は，気管が開く時の硬化（コンソリデーション）の徴候であり，ともに病変のある側の肺で聴取される．しかしながら，これらは異なった所見である（気管支声の音は実際には患者の喉頭から発生する）．気管支呼吸音は，実際には気管支声が聴取されることのない無音で聴取されることがある．

▶ 気管支声を引き出す方法：教える際のコツ

1. あなたの相手に，「検査を過剰に使用してはいけない」，と言ってもらうようにせよ[注5]．
2. 気管の上を聴診し，それから末梢を聴診せよ．

通常，肺を通した声は遠く，くぐもって聞こえる．気管支声のある患者の声は，あなたがパートナーの喉頭を聴診した時と同様にはっきりと聞こえる．

2) 胸音

胸音は文字どおり，「胸が話す」ことを指す．すなわち，胸部を聴診した時に話しているのが聞こ

注5　どんな文章を使ってもよい．

表 16-3　肺硬化像に関する徴候の定義

気管支声	喉頭と咽頭から離れた部位を聴診する際に，話している患者の喉頭（気管）の音を聴取することができるが，言葉を区別することはできない．
胸音	検者は患者が，(a)話す，もしくは(b)ささやく言葉を明瞭に区別することができる．
ヤギ音	"bee"のような"ee"といった音は検者には"bay"のように"a"として聴取される．

えるのである（すなわち，**気管支声**のように音のみならず，言葉を確認できる）．

言葉を理解するためには，母音を認識する必要があり，その区別はフォルマントとして知られる高周波の成分を確認できるかに依存する．普通，空気の入った肺は200 Hzをバイパスするフィルターとして働き，フォルマントを排除する．しかし，硬い肺，圧迫されたりした肺，腫瘍，もしくはリンパ節などの固形物はそれらを排除しない．ほとんどの検者はささやかれた胸音だけを調べるが，話された胸音は調べない．

ささやき胸声はコンソリデーションに関しては，ヤギ音に次いでおそらく2番目に感度の高い身体所見であり，場合によってはヤギ音よりも役立つかもしれない．

▶ ささやき胸声を聴取する方法

1. 患者に「ウィスキーを66杯，お願い（Sixty-six whiskeys, please）」と，何度もささやいてもらう（パールを参照．この言い回しが選択された説明は本章「d'Espine徴候」の「アドバイス」参照）．
2. 気管の上を聴診せよ．
3. では，気管上で聴取した音と同様の音が聴取できるかどうか，肺野全体を聴取せよ．
4. これが確かである場合にのみこの徴候が陽性としてよい．検査する1つの方法は，患者に異なる数（例えば社会保障ナンバーなど）をささやいてもらうように依頼し，この徴候が確認できるかどうかみることである．

3) ヤギ音（"E to A"）

ヤギ音は聴診器のもとで，大きな声の共鳴から構成されるという点で，胸音に似ている……声は

自然の声よりも高音程で鋭く，いわば銀色の音程である．誰かが患者の胸の中で話をしているような幻覚を起こす．さらに，現象を命名するのに合っているように思える変わらない特徴というのは，ヤギがメーと鳴くような，震えてぎくしゃくしていて，前述の描写からも判断されるかもしれないが，またヤギによって作られる音に音質が似ているのである．この特徴はわずかなバリエーションしかなく，読者は話している人の歯と唇の間に挟まれているポテトチップにより生み出される効果や，割れたリード楽器により伝達される時の声や，パンチとジュディ[訳注26]の芸人のどもっている鼻声を思い浮かべることで，正確に思い描くことができるかもしれない(Laënnec, 1821)．

訳注26) パンチとジュディは欧州の伝統的な人形劇.

したがって，ヤギ音は「ヤギの音」を意味し，この中で"ego"はギリシャ語の語源で「ヤギ」から来ており，ラテン語の self(自身)ではない．この技術は，気管支が開存してさえいれば，ささやかれた胸音と，コンソリデーションの最も感度のよい身体所見の位置を競うものである．

ヤギ音はウィーンの Fröschels と Stocked，中国の Shibley によって，別々に再発見され1922年に報告された．後者は中国人の患者に，"i, er, san"(1，2，3)と言わせた時にむしろ偶然に見出された徴候である．彼の地域では，"1"は"e"と発音されたのである(McKusick et al., 1955)．

▶ 診察方法

1. 患者に，「私が聴診器で触れるたびに"bee"と言ってください」，と指示する．
2. 患者の胸にあなたの聴診器を当てて聴診する．
3. あなたが"a"("ate"の時の a)と聞こえる部位を見つけたら，患者が"e"と言っているかを確認するためにイヤーピースを外すようにせよ．
4. それから，もう一度耳を塞ぎ，"a"と言っているか確認せよ．

▶ 教える際の工夫

ヤギ音を聴診する時は，音の高さではなく音質の変化に耳を傾けるのである．多くの学生はこのことを最初は認識していないので，ヤギ音を聞き逃す．類似しているのは，ワウミュートを装着するか，もしくはしていない時のトランペットやワウ・ペダルを装着した時のギターの音である．音

の高さと大きさは同じであるが，音質は変化する．

他の人が適切にヤギ音を聴診できているのにあなたができていない場合，以下のことを試してみよ．

1. 他の人に，ヤギ音が聴取される患者の胸部に印を付けてもらうようにせよ．
2. その部位に聴診器の膜を置いて，患者にその部位で聴診器を保持してもらうようにせよ(軽く当てたベル型の中の空気では現象の障害になる)．
3. 患者に，「私が首を縦に振ったら"busy bee"のように"ee"と言ってください」(もしくは，患者の後ろ側にいるのであれば，「私があなたの腕を軽く叩くのと同じ速さで」)と指導せよ．
4. 聴診器のイヤーピースを耳に入れて，手でイヤーピースを押さえよ．
5. 患者にうなずき始めよ．
6. 音が何度も聴こえたら，別の音が聴こえる時にイヤーピースをすばやく耳から離すようにせよ．音質の違いであり，他の類似ではないことを聴くようにせよ．
7. イヤーピースを付けて2つの音を聴き，イヤーピースを離して2つの音を聴くようにせよ．
8. ヤギの声のような音質が確認できたら，聴診器の頭を患者からとり，患者に続けて"ee"と言ってもらい，ヤギ音が著明に聴取される部位と正常領域を聴取し，音質を比較せよ(正常領域の音質は耳にイヤーピースがあるのとないのとで，音に違いはない)．

他の診察方法

ヤギ音を聴取できる患者がいない場合は，正常人が"ee"という時の後頸部か頭頂部を聴いてみるとよいだろう．違う人の異なる部位(鎖骨，側頸部など)でこのアーチファクトを探さないといけないかもしれない．音は間に挟まれた肺胞ではなく，硬い組織を越える必要がある．

ヤギ音を何年も聴くと，まったくの"a"ではないがそれでも明らかに異常であり，"e"からは外れていることを見抜けるようになるが，初心者はそのようにはできないだろう〔不運なことに，この役立つ教える際のコツは正常人の，上胸部の徴候を思いがけなく発見した人によって，ヤギ音を探すことを諦めた者に貢献してきた(Sapira, 1995)〕．

メカニズム

ヤギ音のメカニズムは何であろうか？　私は知らない．1つの仮説は，"e"音もまた，高周波と低周波の和声[注6]があり，"hay"と同じ"a"を含む．すべての和声と同じように，それらは主音よりも弱い．しかしながら，硬い組織は強い主要な音のいくらかを優先的に吸収するが，和声をよく伝導するためにそれらの正体を現すのである（これは"e"から"a"の特別な場合にのみ働く．逆の場合に，患者が"a"と言っても"e"とは聞こえない）．

胸壁の硬い組織が"e"からヤギ音に変換する明らかな効果がないため，このメカニズムに反論する人がいるかもしれない．違いは，胸壁は共鳴装置（声帯）に直接結合していないが，頸部の組織と硬い肺は結合しているということである．この説明は正しくないかもしれないが，次の観察は必ず有効である．体壁がいくら太っていようとも"e"から"a"への変換はしないが，少しでも肺が胸水で圧排されている場合は，ヤギ音が出現する．
まとめ：ヤギ音が生まれるためには，聴診器の膜が硬い組織を通して共鳴装置（声門）と結合していることが必要である．

発生（認識論メモ）

身体所見の教科書は，ヤギ音は胸水上方に存在するであろうことに同意している．しかしながら，胸水の上でのヤギ音の薄い円板状の部位に加えて（おそらくこれは胸水により肺実質が上方に圧迫されるため），大量胸水のある痩せた人と若い人は全体にヤギ音があることは正しく認識されていない．これは Laënnec によって最初に指摘された．おそらくは，これが円周性の肺の圧排による結果である（Cabot, 1934）．

ヤギ音がコンソリデーションの部位に存在するかどうかに関して教科書は不明確である．肯定的な意見もあれば，否定的な意見もあり，まだ表明を控えているのもある．後の2つの結論は，コンソリデーションの部位につながる気管と気管支の開存が検査結果に影響を与えることについて，認識が欠けていることに由来する．もし気管が開存

[注6]　これらの「和声 harmonics」は音の高さ pitch ではなく，むしろ周波以外の Fourier 波である．仮定されている，硬い組織による主要な波の「吸収」は，共鳴音なのかもしれない．これによって肺組織が圧排されるまで液体はヤギ音を発生しないことが説明される．

している（そしてそれが反響装置と連結している）のであれば，ヤギ音が出現する．もし気管支が閉塞している（コンソリデーションの部位が反響装置と連結していない）のであれば，ヤギ音はないだろう．

この問題は，経験によって異論なくすでに決まっていたはずであり，優秀な医師の思考において，啓発された懐疑的な態度の重要性を説明する．どの本も心底から信用してはならない．もちろんそれらを読まなければならないが，それは自分自身ですべての医学の経験を再現するのは不可能だからである．ヒポクラテスが，「優れた能力の習得への道のりは長いが，人生は短い」と書いた時に暗示したように．しかしながら，ヒポクラテスがその格言に付け加えたあまり引用されない言葉も覚えておくべきである．「経験は人を欺く」．留保なしに読んだすべてを信じることは，絶対無謬性の神話に耽溺することである．すべての医師は過ちを犯し，優秀な医師とは誤りを素直に認める者である．

実験医学の論文は，「検体と方法」と表題をつけられた項目から始まっているが，これにより，科学の同胞のいかなる者もその実験を再現することができるようになるのである（そのようにしたいと思う人がいれば）．診察による診断の美しさとは，他人の意見を再現する手段が，十分に資金のある少数の人々にのみアクセス可能なテクノロジー（それは難解でエキゾチックである）によるものではなく，あなたの小さな黒い鞄の中身であるということである．したがって，診察による診断は最も科学的な訓練であるはずである．しかし，普通はそうではないのである．

偽陽性

ヤギ音の「偽陽性」の重要な原因は，胸水や肺実質のコンソリデーションがない状況での，肺実質の線維化である．この線維化は，胸部X線上では線維化した「より糸」として見え，特に慢性閉塞性疾患や拘束性疾患のある患者においては，肺門部から放射状に広がるような性状を持つ．ここでは，ヤギ音は線維化した組織を通して和声の選択的な伝導が起こる結果のようである．ヤギ音が両側性でまばらだが広範囲である場合，患者はもっと呼吸がしにくくなるはずなので，実質のコンソリデーションが説明になりえないような場合，身

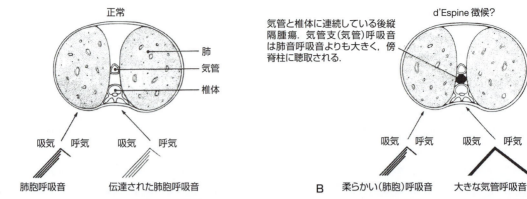

図 16-12 **A**：正常の胸部と椎体上の聴診所見．静かな部屋で聴取すると，時に椎体に隣接した肺の肺胞呼吸音が柔らかく，椎体に放散する．**B：d'Espine 徴候？** 後縦隔の気管と椎体に隣接する腫瘤がある場合，椎体上の聴診をすることで，肺胞呼吸音よりは大きく，どちらかの肺から放散する，伝達された気管（気管支）呼吸音がはっきりする（気管について示されたが，同様の現象は，もし腫瘤または他の硬い物質により気管と椎体の間が連続するのであれば，気管支もしくは太い細気管支でさえ起こりうる）．クエスチョンマークは，実際には2つの他の d'Espine 徴候があるということを指している．しかし，他は過度に感度が高く（本文参照），あまりに多くの偽陽性を生み出す．したがって，ここで示される気管呼吸音である d'Espine 徴候はその名前がついている唯一の徴候であるべきである．

体所見によって胸部 X 線が予測できるようになる．さらに，他の実質のコンソリデーションの徴候（稀ではあるが，気管支呼吸音を除いて）はヤギ音が聴取される部位では起こらない．

孤立したヤギ音の部位（例えば，実質のコンソリデーションの他の徴候が伴わない）は胸部 X 線上で奇静脈が原因と私が考えた部位で以前認められたことがある．CT スキャンでは，彎曲した腕頭（無名）動脈であり，明らかに肺組織を圧排していたのである．

真陰性

ある時，気管が偏位していないにもかかわらず，放射線科医が**胸水**と呼ぶところのものが実際には胸膜肥厚（線維化）として診断することがあった．どうしてか．打診で濁音と呼吸音低下のある部位の近傍にはヤギ音が全然なかったからである．

放射線科医が患者をどのような位置にしようとも，「液体」を移動させることは不可能であったため，さらなる高価な手技が「液体」サンプルを得るために予定された．胸膜肥厚の診断は，患者の以前の上位胸部の刺傷が下位胸部の胸膜線維化を説明するのが困難であったために，最初には受け入れられなかった．しかしながら，質問により明らかにされたのは，胸腔チューブが胸膜肥厚がまさしく存在する下部の胸部に留置されていたのだった．

この話の教訓は，問診を身体所見に先立って行うべき（当然そうするべきであるが）であるということではなく，胸水と胸膜線維化に関して，前者は肺を圧排しヤギ音が聴取される部位を生み出されるのであるが，胸膜線維化と肥厚は組織を圧迫はせず，それゆえにヤギ音は聴取されないということによって，時に区別ができるということである．

4）d'Espine 徴候

はじめに

後縦隔に硬化病変がある場合，椎体（C7，T1 以下）の上から聴取されるいくつかの徴候について，d'Espine が記載している．それは，ささやき気管支声，気管支声，気管支呼吸音といったものである．最後のは，1960 年前後からピッツバーグ大学で口承で残されていて，私はカリフォルニアの Eugene D. Robin 医師からベッドサイドでこれを学んだ．

診察方法

脊柱の上で聴取する呼吸音の強さと，同じレベルの脊柱の左右で聴取する呼吸音の強さを比較してみよ．通常は，左右の肺からくる肺胞呼吸音は，同レベルの椎体の上で聴取する音よりも大き

い（図 16-12A）.

　もし椎体上で聴取する音のほうが大きければ，そして実際性質上，気管支音である場合，d'Espine 徴候は陽性である（図 16-12B）.

　d'Espine は第 7 頸椎（C7）またはより尾側椎体で聴取される場合に陽性とした．C7 は vertebra prominens（突出した椎体．図 8-3 参照）と呼ばれるが，それは比較的長く，容易に 2 分裂していない椎体を感じることができるからである．これは，椎体の突出部に沿って指を下ろしていくと最初にはっきりと触知できる椎体である．T1 はそのすぐ下にあるが，実際には最も突き出ている椎体である．しかしながら，d'Espine は最初に，解剖学的に成人とはいくらか異なる小児でこの徴候を記述した．成人では，この徴候を T4 周囲という，気管が分岐する領域より下位で聴取する．より尾側であれば，陽性としてより意義深くなる．より頭側で聴取すると，その徴候は偽陽性の可能性があり，おそらくは多くの正常人で頸部近くでヤギ音が起こりうるのと似た理由である（上記）（ところで，「頭側すぎる」のは，以下に述べられるように偽陽性を説明しない）.

▶ 判定方法

　d'Espine 徴候陽性は，X 線の PA フィルムで沈黙の部位である後縦隔で，気管気管支系統を椎体に結合させる硬い病変を含むことを意味している．現在，最もよくある原因はリンパ節（リンパ腫，サルコイド，転移性悪性腫瘍で，歴史上の原型である結核は現在は非常に少ない）か腫瘍で，リンパ節転移からの補助的な聴診上の伝導を伴う場合も伴わない場合もある．最も頻度の高い腫瘍は気管原性の悪性腫瘍である.

▶ 偽陽性

　d'Espine 徴候の偽陽性は後側彎症の患者にみられた．気管支呼吸音が脊柱の上で聴取された．この患者はまた肺がん（後縦隔ではない），胸水，大動脈拡大もみられた．しかし，CT スキャンでは，後縦隔には腫瘍やリンパ節はなかったのだ．その患者の気管気管支系統の一部が大動脈に接していて，それは後側彎の脊柱を強く圧迫していたのである.

　このケースは非常に当惑した．後側彎症によって気管，大動脈弓，椎体（T5 以上）に異常な連続

性が生じているという人がいるかもしれないが，通常 d'Espine 徴候は，左主気管支が大動脈をまたがって存在する部位である T5 より下には認められず，大動脈もまた偽陽性を出すのに十分に sufficiently，椎体が近いのである（Ledley et al., 1977）．おそらく重要なことは，「十分に sufficiently」という言葉にある．いかなる出来事にもあるように，これは思慮に富んだ開業医にとって退屈さを中断させ，利用できる技術（聴診器）に巻き込む，興味深い難題の 1 例である.

　片側性に偽陽性の d'Espine 徴候は，胸腔内の気管偏位のある患者でみられた．気管支呼吸音は気管のある脊柱側に接した肩甲骨間のスペースで聴取された．音は椎体上ではあまりうまく聴取できないが，反対側の胸部よりはよく聴取される．CT スキャンを施行すると，原因は単純に気管の位置異常であることが明らかになった.

　呼気時におかしな偽陽性が，空気を嚥下し，側面の胸部 X 線上で食道に空気を維持していた患者にのみ生じたことがある．食道の空気は呼気中に無理に押し込められたために，気管支呼吸音を生じたと推測される.

▶ 2 つの追加的な d'Espine 徴候

　これまで記述されたこの所見の病態生理学によって，硬い病変を通した音の伝達に基づくと，他の聴診の現象も後縦隔に硬い病変がある場合，椎体の上で明らかになるかもしれない．しかしながら，これは私には経験がない．d'Espine のもとの論文を読むと，彼は椎体上で聴取されるいくつかの徴候（ささやき気管支声，気管支声，気管支呼吸音）があるなかで，気管支呼吸音は最も感度が低いと記述していることに驚いた．彼自身の記載を以下に記す.

　気管支のリンパ節腫脹の最もよい徴候は，まったく声の聴診のみにより与えられ，ほとんど常に第 7 胸椎と第 1 頸椎の間の椎体のすぐ近くに接している状況で見出される．……最初の段階では whispering[注7] と呼ばれる声の変化があり，より進行した段階では気管支声が認められる.

　病変がより明らかである時にこれらの徴候に追加されるのは，気管支雑音（気管支もしくは気管呼吸音）である．これは，呼吸の両方の相に延長する

注7　d'Espine の chuchotement（ささやき）.

もので，強さは場合による（d'Espine, 1904）.

Lasègue 教授のアドバイスに従って，われわれは患者に可能な限りはっきりと数を数えてもらう．Trois cent trente-trois（トワソントロントワ）（333）と……（d'Espine, 1907）.

▶ アドバイス

1. あなたが確かだと思う時のみこれらの他の徴候を陽性と言うようにせよ．

2. 触覚振盪音を探す時の言葉である，"99"のように，Lasègue の指導は文字どおりは翻訳されるべきではない．フランス語での"333"はささやき音を含んでいる．気管支声やささやき胸声を同時に出すために，話された言葉やシューシューというささやきを信号に変える時には，これは単純にLasègue の賢明なトリックである．英語で同様の効果を得るためには，患者に"333"ではなく，"66杯のウイスキーをお願いします（sixty-six whiskeys, please）"と言ってもらうとよい．

指導医へ：本項の執筆を準備する時に，私はどの本にも d'Espine 徴候を見つけることができなかったと最初に書いた．後に，私が医学生時代に小児科の教科書として使った『Nelson 小児科学第7版』に記載されているのを見つけた．私のメモによると，少なくとも別の機会に3回，その一節を読んだが，どうも無視していたようだった．たぶんその節の著者がその徴候を，「区別できない」と書いていたし，内科医に比べ小児科医にとってはあまり印象的な身体所見ではなかったからだろう．〔あるいはまた，この時の版の Nelsonの索引に "Birds, for the" というのがあり，続いて本の中身が続いていたからだ．これは明らかにパルティアの騎兵の一撃[注8]であり，索引作成者が発砲したものだ．索引作成者であった Nelson の娘は無理やりこの嫌な仕事を押し付けられていたのだ（Altman, 1997）.〕．原因が何であれ，ここで明らかになったのは2つの原則である．第1には，記憶は誤りやすく，学問研究は完全でなければならない．第2には，ベッドサイドでのよい実践は教科書を3回読むのに値するということである．

注8　パルティアの騎兵は突然後ろに振り向いて敵に矢を射ることで知られていた．逃げるふりをしていたというわけだ．

5）聴打診

聴打診は，最初に Laënnec により記載され，さまざまな固形臓器の輪郭を表すのに用いられた（Norris and Landis, 1938）．聴診器は調べたい部位の上に置き，検者が末梢から胸の一部へと打診する間に聴診するのである．この音は臓器の辺縁に到達した時にはっきりと大きくなる．

聴打診の原則は心臓，肝臓，脾臓，腎臓のサイズ，骨折，腹水，胸水の検索をするために発達した（Cammann and Clark, 1840）が，失われてしまったようにみえる．自分自身の技術を再発見したようにみえる著者らによる，共通の歴史認識はないようである〔例えば1927年に Webb が胸水のために用いた技術（章末の**付録16-1**），さまざまな心臓や肝臓のサイズを検査するための「スクラッチ」テスト（17章と20章参照），腹水のパドル徴候（20章），Gairdner コインテスト（以下参照）〕．

現代においては，Guarino が，頭蓋（9章参照）や膀胱，腹部（20章参照）と同様に，胸部の聴打診の技術を生み出した（Guarino, 1974）．ポリウレタンでできた胸郭のモデルを使用し，その技術により小さな深い実質腫瘍を確認できると主張した（Guarino, 私信, 1988）．下記に述べられる Guarinoの最初の方法は，彼の後期の方法と同様に，明確に胸水を探すことが意図されている．

▶ 診察方法

1. 患者に座るか立つかの姿勢をとってもらい，胸骨柄を直接指の先端で軽く叩くようにせよ〔胸骨柄を叩く理論的根拠は，「左室が干渉する効果」を避けることであった．特に左室が拡大している時である（Guarino, 私信, 1987）〕．

2. 聴診器の膜を背部の胸郭上に置いて，叩いている音を聴くようにせよ．膜の直径以上にならないように，上から下まで動かして，両側の音を比較せよ．

3. Guarino 医師は，肺門部と縦隔の病変を検出するために，膜を脊柱の反対側にも置くことによって，診察が完全になると指摘している（私信, 1984）．変化を読みすぎないように注意せよ（**図16-13**）．

指導医へ：聴打診を学び教える時に，その手技を，最も重大な科学的精査を条件とすることを強く推奨する．私は眼を閉じて，前胸部を軽く叩く間，

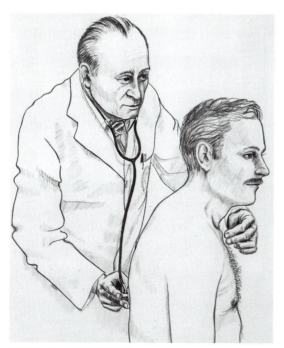

図 16-13　胸部の聴打診
(アイダホ州の J. Guarino 医師のご厚意により，許可を得て転載)

学生に背部を聴診させている．私は学生がどちら側の胸を聴診しているのかを知ることはできない．強打を無意識的に修正することは非常に容易である．実際，毎回正確に同じ強さで叩くことは非常に難しい．それゆえに，特に観察者効果に気づかなくてはならない(観察者が無意識に自分の望む効果を生み出す傾向)．

打楽器を演奏する演奏家は特に毎回，同じ距離で指を打つよう注意しなければならない(多くの打楽器奏者はそれと気づくことなしに不変の音の強さを生み出すために手を打つ強さを調節しているのだ!)．

判定方法：病変は Guarino によると，濁音の部位を引き起こす．「影を落としているように」．

コメント：Guarino の結果は非常に印象的であり，この技術への興味を再び呼び覚ますものであった．肺，縦隔，そして胸膜に異なる異常があるが，慣習的な打診では陰性もしくははっきりしない所見である 30 人の患者の一連の研究では，感度は 0.96 であると主張した．彼は従来の身体診察で見つけられていたのよりもより小さな病変(例えば，1.5 cm の肺結節)を検出できた(Guarino, 1980)．

自己テスト：Guarino の 1980 年の研究において，聴診の特異度はどれくらいだっただろうか(解答は章末の**付録 16-2**)．

Guarino は音波は肺を通り，この所見は低い音響インピーダンス(空気またはガス)から高い音響インピーダンス(水または体液)を持っている物質への音の伝達によって引き起こされると考えた．この理論は反論を受けてきたが，結局のところ，このテクニックは心臓を「見つけ」はしないが，Grocco 三角を見つける．この所見はもともとある異常によって誘発される，鳥かご共鳴音の違いによって説明すると考えている者もいる(McGee, 1995)．空気と 80% ヘリウム，20% 酸素という混合気を吸い，Mueller と Valsalva 手技(これにより胸壁は硬くしようと力を受ける)を行った正常ボランティアにおける可聴音の録音は後者の理論に矛盾のないものであった．「胸壁は……共鳴する空洞共振器として振る舞い，部分的に胸部の内容物によって鈍くなる」(Bohadana and Kraman, 1989)．この仮説は，胸骨の打診から伝達される音の大きさについて 3 次元の曲線地図を組み立てるために，胸部のさまざまな点を録音した結果により支持された(Bohadana et al., 1989)．

他の者は，Guarino の方法ではあまり成功しなかった(Bohadana et al., 1986；McGee, 1995；Yernault and Bohadana, 1995)．従来の打診では感度がそれぞれ 9%，15%，76% であったものが，聴打診では 15%，19%，86% であったという別の研究がある．同じ研究で，従来の打診では特異度が，99%，97%，100% であったが，聴打診の特異度は 88%，85%，84% であった．聴打診に対し，このテクニックによる陽性所見の症例数がたったの 16 であったが，ある研究では，陽性適中率は 31% と低かった(Bourke et al., 1989)．

聴打診は大量胸水か，胸壁に近く接している肺炎もしくは肺梗塞を検出するには，最も成功する方法であった(感度 = 0.71)．

ヒト免疫不全ウイルス(HIV)が陽性の患者の研究では，聴打診の Guarino のテクニックは 3 人全員の験者(医学部 3 年生，インターン，指導医)において，従来の聴診や打診よりもより感度が高い(感度は 51% から 70%)．胸部 X 線は検査を受けたなかでは 55.6% が異常であり，所見は間質性肺疾患が多かった．この聴診と聴打診の組み合わ

せで，聴診と伝統的な打診に比べて31のさらなる異常が検出された．聴診は呼吸音のみに限定された．ヤギ音もしくはささやき胸声は求められていなかった(Nelson et al., 1994)．

▶ Guarinoの胸水を診察する2つ目の方法

1. 患者を少なくとも5分間座らせ，胸水が重力に従い底部に集まるようにする．
2. 聴診器の膜を上方の端を中鎖骨線上で最下肋骨の3cm下になるように置く．
3. 反対側の手で直接打診する．望ましくは，指腹で軽く叩くようにする．それぞれの側で3回かそれ以上，それぞれの胸郭の肺尖部から底部に向かって垂直に下ろしていく(図16-14)．

▶ 所見

通常，聴診器を通して知覚される打診音は鈍く，最後の肋骨を叩いた時に大きな音に急に変化する．胸水が存在すると，片側でそのレベルが高くなり，空気を含む肺と胸水の接点で，似た変化が起こる．胸水のある側の反対側では，変化はGrocco三角の境界線上で起こる．側面の傾きを伴う液体レベルの変化によって，片側の横隔膜挙上から肺下部の液体貯留を区別できる．前方に向かう傾きで高さが下降する変化と，後方に向かう傾きで上昇する変化もまた起こるといわれている．

偽陽性を避けるために，最下の肋骨をマークして聴診器の膜をきちんとこの肋骨の下に保つことが重要である．

感度が96％，特異度は100％と主張されている．この方法では50mL程の少量の胸水も検知できるが，一方で300〜500mLも貯留量が立位の胸部X線でわかるレベル前に必要となるかもしれない．なぜなら片側の横隔膜で覆い隠されるからである(Guarino and Guarino, 1994)．その他はこれらの結果に一致させることはできなかった．さまざまな研究で，胸水貯留の陽性尤度比positive LRはGuarinoの19から1.0に及ぶが，蓄積された値では7.7である．陰性尤度比negative LRはGuarinoの0.05から1.0で，蓄積された値は0.27である(Wong et al., 2009)．

<u>学生へのメモ</u>：他のテクニックと同じように聴打診を行う時も，成功が少ない検者は誤ったテクニックを用いるか，あるいは所見の解釈を未熟な

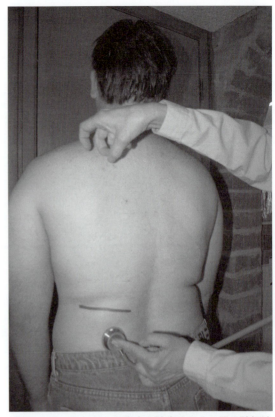

図16-14 Guarinoの胸水を診察する2つ目の聴打法
(写真はPatti Wylieにより，許可を得て転載)

状態で行っている可能性がある．すべての学生も，経験を積んだ臨床家も診察の技術を改善するためにX線を見る前と後の両方で，診察を点検しなければならない．

▶ 肺尖部を診察する別のやり方

1. 聴診器を胸椎上部に置き，鎖骨や鎖骨下領域を軽く叩く．
2. 後部を診察する時は，聴診器を胸骨柄の上に置き，背中の上のほうを軽く叩く．
3. 患者の右側に立った診察者は胸の前部を診察する際，患者の右側に立つ．また，後ろ側を診察する際には患者の左側に立つ．左利きなら，逆に行う(Sharpe, 1941)．

▶ 気胸を確認する方法

人工呼吸器を装着されている3人の仰臥位の患者．2人は画像上は微妙な所見があった．打診しながら聴診して，気胸が確認された．胸骨を叩き，肺尖部の左右両方の音を比較した．気胸側の

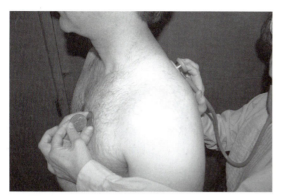

図 16-15　コインテスト
（Patti Wylie による撮影，許可を得て転載）

肺では，音が大きくなり，共鳴しており，音質が「とどろく」ようだった．注意しなければならないのは，仰臥位の患者の場合，空気は胸郭前部上方に溜まるということだ（Winter and Smethurst, 1999）．

6）コインテスト

コインテストは，聴打診の変法であり，気胸や巨大ブラの診断方法である（図 16-15）．

▶ 診察方法

1. 患者に 1 ドル銀貨（本物でも合金でもよい）を平らにして，前胸部の鎖骨の下で，鎖骨中線上の第 3 肋間で持ってもらうようにせよ．
2. もう 1 つの銀貨の端で平らな銀貨を叩いている間に聴診器で背側から聴診せよ．
3. コインと，聴診器を反対側の胸郭に置いて，検査を繰り返すようにせよ．

通常，聴診音は鈍くコツコツという音である．気胸の側では，より大きく，よりカチッとしていて，より鳴り響く，はっきりと異なった音が聞こえる．なぜなら，介在する肺からのくぐもった音がなくなるからである．肺胞はもはや響かないバッフル（スピーカーの隔壁）としては働かない．この所見はもちろん，他の身体所見と同じ側でみられるが，コインテストは打診にさえ違いがない程度の小さい気胸であっても役に立つ．
アドバイス：不運なことに，コインテストはペニー（1 セント），ニッケル（5 セント），ダイム（10 セント），クオーター（25 セント）では役に立たない．なぜなら，「鳴り響く」ノイズを十分に出すには小さすぎるからである．一対のメキシコの 20

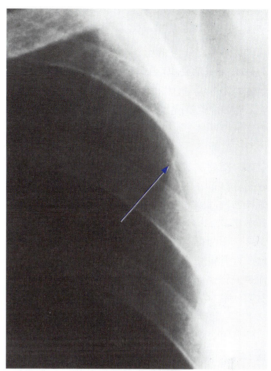

図 16-16　コインテストのみで見出された小さな気胸

ペソは 1 ドル銀貨に取って代わるに十分であるが，どちらも見つけるのが次第に難しくなってきている．

▶ 自己学習

パートナーとの練習でコインテストの正常音を聴くことはかなり容易なことである．しかし気胸の治療は，今日では迅速に始められるので，ほとんどの医学生は患者で練習する機会はない．最も気胸側のコインテストに近い音は，頬である．1 人は口を閉め顎を開いた状態で頬を膨らまし，パートナーには聴診器を他方の頬に当ててもらう．反対の頬にコインを置いて叩く．この「気胸」の音を学生の（正常であろう）肺で施行した時のコインを打つ音と比べよ．

非常に小さな気胸を拾い上げるためには，高い背側の肩甲骨間のスペースを叩く間に，鎖骨上窩を聴診することが必要である．私がこれまで気づいた最も小さな気胸は図 16-16 である．

最初にコインテストを用いてから，経験不足の医学生もこの気胸をはっきり示すことができた．

皮下気腫のある部位では，偽陽性が稀に起こる．アカラシアのような食道の空気は，胸骨の部

位でのみ特有の偽陽性が起こる可能性がある.

偽陰性も起こりうる. 通常, 気胸は肺組織が円周性に空気により置換される. したがって, 図16-16 で気胸に直面した場合, 一部のみを見ているのであり, それは側面の空気はまだ膨らんでいる肺の中枢の前と後ろに実際は伸びている. その空気の外廊を通してコインの音を鳴らしているのだ. 直接前から向こうに音が響いているのではない. だから, 気胸が以前の胸膜癒着によって被包化されている場合に, もしそれが腋窩中線の位置にあれば胸部 X 線上は容易に見えるが, 響く音を運ぶための末梢の空気の「廊下」がなく, コインテストでは検出できないかもしれない. 最近は, 水気胸で 10 cm 上のみの高さと 3 cm の横断面の直径がある患者がみられた(図 16-11). 水気胸は唯一左腋窩線にあり, それゆえにコインテストでは陰性となった.

他の偽陰性は, 両側肺尖部のブラで知られる両側の肺尖部の気胸の患者にみられた. ここでは, 響く音はブラに起因すると考えられ, そこでは, 比較のための「正常」側はなかった. 放射線科医が多くのトラブルを抱えているという事実(同じ写真を 3 人がそれぞれ「両側ブラ, 気胸なし」「両側肺尖部の気胸」「左気胸」と読影した)は, 慰めにはならず, 単に以下の原則を説明するだけである. 胸部 X 線を最も正確に解釈するのは, 患者を診察した者だけでなのである.

偽陰性は不適切な診察テクニックの結果生じることもある. 前に述べたように, 患者をベッドまたは診察台に寝かした状態で聴診しても決して胸部の診察をしたことにならない. この検査で寝かしていることは, 確信ある診断をするために 2 つの側での区別をするために, コインの響きを消してしまうには十分なのである.

意欲に満ちた学生へ：胸を強打したり, コインを鳴らしたり, 脇腹を軽く打ったり(20 章参照), 組織を引っ掻いたりしてすらも(17 章と 20 章参照)聴打診が機能するが, 音叉を使ってもうまくいかない. Michelson は後者のテクニックの研究を見直したが, いくつかは成功していたかもしれない(Michelson, 1926).

7) 振盪音

気体の下に大量の液体がある時はいつも, 容器を振ることによって液体を散らすために作られる表面がある. これは**振盪音**と呼ばれ, 潜在的にエアーフルイド・レベルを持ついかなる空洞をも検知することができる.

▶ 診察方法

最初は, ヒポクラテスは, 患者の体の上に耳を置き, 患者を揺らすことで, 振盪音を検査した. 今や, 審美的により優れているデバイスの聴診器があるが, それでも振盪を生み出すためには力強く揺らさなければならない. これは難しい. なぜなら, 聴診器を胸(もしくは腹部)に当てるのに 1 つの手が必要なのに, もう 2 つの手が患者を揺らすのに必要とされるからである. だから, 聴診器を適当な位置に保つように, 手伝ってくれる人がいない場合は, あなたが揺らしている患者の体の一部に耳を当てるヒポクラテスの方法に戻らなければならないかもしれない.

▶ 教える際のコツ

Cabot は振盪音を作るためのガス-液体の境界がなければならないと主張するために以下の教える際のコツを用いた. 学生に, 空気が入らないようにボトルがいっぱいになるまで湯を注いでもらう. 学生は非常に元気よくボトルを振るかもしれないが, まだ振盪音を出すことはないだろう. それからボトルの湯を半分にし, 再度栓をする前にそのボトルの残りを空気で満たす. ボトルを振ることで振盪音の優れた真似となる.

この練習はまた, いかに振盪音を作るためにボトルを(または患者を)振るのが大変かを説明するために使うことができる.

▶ 意義

胸部の振盪音は, 水気胸(図 16-11)において, 稀には血気胸において見出された. 肺膿瘍はほとんどの場合は振盪音がみられないが, 生じる場合もある. おそらくは膿が粘稠であると液体を散らすことがないか, 気体-液体面の境界が耳か聴診器からあまりに遠いためであろう.

振盪音はまた, 腹部で胃の流出路閉塞の場合のように, 空気-液体レベルを同定するために用いられる(20 章参照). 胸部ではアカラシアで認められることもある(Sullivan, 1990).

振盪音はヒポクラテスが膿胸の場合に役立つと

述べた．しかしガス産生菌が原因の膿胸でなければほぼまったく役に立たないため，一時的には見捨てられていた．Laënnec によって水気胸の検査として見直された．

8) 強制呼気時間

▶ 診察方法

気道閉塞の単純な検査に臨床的な強制呼気試験がある（Lal et al., 1964）．
1. 胸骨頸切痕の部位の気管に聴診器のベル面を当て，ストップウォッチは 0 にセットする．
2. 可能な限り深呼吸し，「可能な限り速く」すべてを吹き出すように患者を指導する．
3. 息を吐き出し始めたら，ストップウォッチで計測を始める．
4. 聞き取れる呼気がなくなれば，ストップウォッチを止める．

▶ 判定方法

6 秒であれば，気道閉塞が示唆される．臨床的な強制呼気試験はスパイロメトリーによる強制呼気時間と非常に良好な相関があった．後者は平均ではほぼ 1 秒長かった（Lal et al., 1964）．

▶ コメント

最初の著者は 3 回検査を行い，結果の平均を取ることを提案した．

息を吐き出す前に呼吸を止めることは，必須ではない．しかし，ストップウォッチではなく秒針がついている腕時計を使う検者にとってはむしろ便利である．そのような検者は，しばしば秒針が開始点に到達するまで待たなければならないからである．

▶ 他の診察方法

後上胸部での聴診で私は目に見える呼気の始まりから 3 秒以上聴取されるのであれば，検査は閉塞性肺疾患のスクリーニングとしては陽性と考える．

また，マッチテスト（肺気腫所見の項で後に述べる）を見よ．

9) スパイロメトリー

Hutchison は肺容量の測定を診断に適応した最初の人である．彼は 1,200 人以上の若年男性の測定を集め，身長による肺容量の予測方程式を生み出した．「体腔壁の自由な動きを妨げる奇妙な衣装の結果」，女性の比較可能なデータを得ることはできなかった（Warren and Warren, 1997）．1866 年には Salter がスパイロメーターを容量と時間のグラフを生み出すキモグラフに接続し，それは客観性の点で大いに利点を認めた：

しかし，それは確実かつ有効で，観察者がどんなに頑張っても得られないものであろう．まるで呼吸における写真のようなものであろう．患者がどのようであれ，その線に勝手に手を加えられることはない．それを議論することもない；想像や過ちの結果ではありえない（Warren and Warren, 1997）．

それにもかかわらず，スパイロメーターは 1 世紀後になるまでベッドサイドで普通に使用されることはなかった．現在は，ピークフローメーターは喘息の頻回のモニターに普通に使用される．患者は 20 ドル前後でそのような機器をインターネットで購入することができる．スパイロメトリーは今や COPD と肺気腫の診断にとってはゴールドスタンダードである（下記参照）．

6 1〜5 の記述をふまえて

1) 原則の復習

▶ 胸部視診の 2 つの原則

1. 胸部は通常吸気にて拡張する．この原則は，片側に病気がある場合に疾患のある側を同定するのに役立つ．
2. それぞれの側の陰性の吸気の胸腔内圧は，二叉の枝を等しく引っ張る 2 つの手のようなものだ．それにより，気管を正中に保つことができる．それゆえ，気胸のように吸気時の陰圧の胸腔内圧が一方で失われると，健側が主導権争いで勝つこととなる．同様に，滲出液は気管を健側に圧排する．しかし，瘢痕や無気肺は障害側へ気管を

引っ張ることとなる.

胸部触診の2つの原則

1. 硬い物質（コンソリデーションのある肺のような）は空気で満たされた物質（正常の肺のように）よりは音の振動をより伝達する.
2. 手をラジオに置いた時に，拡声器が振動するように感じたければ，絶縁するようなミトンを着用してはならない（触覚振盪音は聴覚的にあなたの手を遮る何かによって減少する．例えば胸水や胸膜肥厚である）.

胸部打診の2つの原則

1. 太鼓は叩くと轟くが，大腿は鈍い音を出す．この意味は，正常の肺は打診した時に清音（共鳴音）が響くという意味である．しかしコンソリデーションでは，大腿を打診した時と同じ濁音になる.
2. 聴診器と肺の間に胸水や胸膜肥厚が入り込むと，それは打診上の濁音の原因となる.

胸部聴診の2つの原則

1. もしあなたが拡声器に蓋をするか，耳栓をつけたならば，部屋を横断するラジオを聴くことはないだろう（気管支閉塞が前者であり，胸膜疾患が後者だ）.
2. 圧排された肺はヤギのように鳴く（圧排されたもしくはコンソリデーションのある肺はヤギ音を出す）.

アドバイス：観察者間のばらつき

本章では，英国で行われた観察者間のばらつきに関する先駆的な研究が引用された．さらに最近では，類似の研究結果が大西洋のこちら側（新大陸）から見直されている（Koran, 1975）.

個人がとった身体所見は正しくなければならない．なぜなら，それら1つひとつがレンガでありその積み重ねが診断という壁を成り立たせるからである．しかしながら，診察による診断は経験によってのみ学ぶことができる．それゆえに，最初の数年は，学生はそれらの所見の確信が高い時にのみ用いるべきである．観察者間のばらつきに関する論文のすべての被験者は学生よりも多く経験していたことを思い出してほしい.

2）自己学習

この時点で，5×7の分割表を次の5つの診断と7つのテクニックに対して作るようにせよ.

診断

1. 気管支が開いているコンソリデーション
2. 気管支が閉じたコンソリデーション
3. 胸水
4. 胸膜肥厚
5. 気胸

テクニック

1. 気管の位置の視診
2. 胸郭拡大の視診
3. 振盪の触診
4. 打診の音
5. 呼吸音の聴診
6. ヤギ音またはそれに相当するものの聴診（ささやき胸声など）
7. 他の手技

もちろん，この練習を他の診断もしくは他の診断方法にも使いたいと思うかもしれない.

あなたが，どれだけその表を答えを調べることなく埋めることができるのか確認せよ（表16-4）．少し苦心するのは構わない．その時はこのように自問せよ．これらの疾患のなかでどれが気管が病変側に引っ張られるのか，押し離されるのはどれか，変わらないのはどれか，と．もし詰まることがあれば，関連のあるテキストの箇所を読み直すようにせよ.

もしそれぞれの胸部症候群の所見の答えを完璧に理論立てることができないのであれば，教科書を復習し再度試してみよ．おそらくは2回目はほとんど完璧にできるだろうし，そうすると決して忘れないだろう．そして何をわかっていて，何をわかっていないのかを見つけ出す方法を学べるだろう.

3）教育メモ

学び方は多様である．ある人には教科書などの教材で読み，個々のポイントを理解し，より高い複雑なレベルを構築することによって，最もよく

表 16-4 片側の胸部症候群における教科書的所見[a]

所見	気管支が開存している コンソリデーション	気管支が閉塞している コンソリデーション（無気肺とともに）	胸水	胸膜	気胸
気管偏位	—	同側	反対側	同側	反対側
胸郭拡大	同側↓	同側↓	同側↓	同側↓	役に立たない[b]
振盪音	同側↓	同側↓	同側↓[c]	同側↓	同側↓
打診の共鳴音	同側↓	同側↓	同側↓	同側↓	同側↓
呼吸音	同側 T	同側↓	同側 T or ↓	同側↓	同側↓
ヤギ音	同側 +	同側 −	±	—	—
他の手技	ささやき胸声 +	—	—	—	コインテスト +

[a] 病変が小さな場合はこれらの所見のどれも起こさないこともある．
[b] 小さな気胸は，他のすべての徴候が存在するとしても胸部拡大はみられないこともある．また，病変のある部位の横隔膜麻痺のために肋骨縁がより広がり，さらに拡大しているようにみえる．他方で，外傷性の気胸のように肋間筋に損傷があると，障害側の拡張は小さくなるかもしれない．
[c] 触覚振盪音は胸水のある上方では局所的に大きくなる可能性がある．
＋；あり，−；なしもしくはあてにならない，↓；減弱，↑；増大，T；気管音

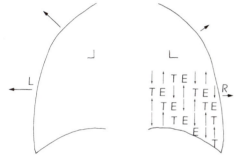

図 16-17　後方からの図．患者は明らかに右側に制限があり，異常であると推測される．上方への矢印は，触覚振盪音が増強することを示す（振盪音は他のすべての肺野で減弱するというかもしれない．しかし，すべての所見を1つの場所に示したほうが好ましい．そうすると右下葉は唯一正常肺とは呼べないのである）．下向きの矢印は，平坦な打診音を示す．T は気管支音，E はヤギ音を示す．この状況でのラ音は認められないか，印のある領域のどこでも認められるかもしれない．

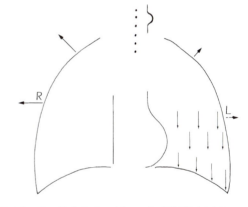

図 16-18　前方からの図で，気管偏位を示す．下向きの矢印は振盪音減弱のある領域を記し，打診音は平坦で，気管支音は減弱もしくは認められない．

学ぶ．このような学習者にとっては，解説的な教材が本章の前半部分のいたるところにある．

　他の生徒にとっては，原則を学ぶか，表をみることが最もよい学びである．先述した項は彼らのためにある．その他には目に見えるパズルを提示し，問題解決によって学ぶ者もいる．彼らには，胸部の身体診察を理解するために，フォローしている説明に役立つ図表を導入ポイントとして利用することができるだろう．しかしながら好みのスタイルにかかわらず，あるポイントでは章のはじめに立ち戻り，他の進め方も同様に使いながら理解を広げようと努力しなければならない．すべての学生が本章のすべてを最初に読んだ時からすべてを理解するのではないが，後になれば理解できる．特に実際に患者の胸部を診察する医学部3年と4年生の時に本書を読むとよい．

4）自己テスト

　あなたの理解度に関するさらなる検査として，図 16-17～22 の図表を見よ．これらの状態のどれくらいを正確に診断できるか．章末の付録 16-3 を見る前に解答を記述せよ．
　それぞれの図表で，胸部の外郭の外部の矢印は

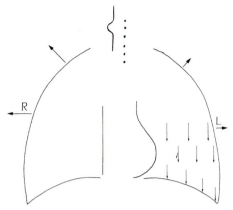

図16-19　前方からの図．下向きの矢印で表される所見は図16-18と同様である．ヤギ音も病変部もしくはその上端を超えた細い帯状の部位で認められる可能性がある．

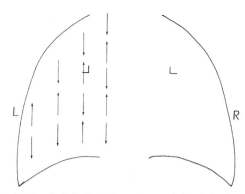

図16-20　後方からの図．下向きの矢印は振盪音と呼吸音が減弱した領域を示す．上向きの矢印は打診音がより共鳴する部位を示す．

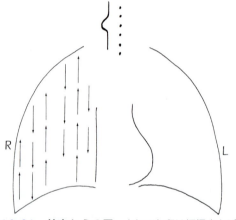

図16-21　前方からの図．上気の矢印は振盪音と呼吸音の増強を意味する．下向きの矢印は打診が濁音であることを表す．ラ音，ヤギ音，ささやき胸声は認めない．

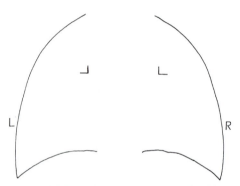

図16-22　後方からの図．水気胸（左右のどちらかを選びなさい）．自分自身で図解して，教科書で示されたものをチェックしなさい．

吸気での拡大の程度を示している．"E"はヤギ音か，ささやき胸声などに相当するものの存在を示している．"T"は気管音を指している．他の所見は個々の説明文で示されている．

　明らかに，病変のある図は大きい．現実には，小さな病変は見過ごされているかもしれず，おそらくは気管支呼吸音もしくはヤギ音もしくはそれらに等しいもののみが存在する．ラ音だけの部位もあるかもしれない．

5）所見の局在性に基づいた診断

■ コンソリデーション

　肺の区域に基づいてさまざまな局在するコンソリデーションの病因について知識に基づいた推測をすることが可能である(Johnson and Bauer, 1961)：

1. 上葉
a. 肺尖区：Pancoast症候群または結核
b. 前区：がん，または肺炎，特に誤嚥により生じるもの
c. 後区：肺炎，特に誤嚥，または結核
2. 中葉と舌区：個々では（片側性では）肺炎，がん；両側性では細菌性肺炎，リンパ節を巻き込む疾患（特に結核）
3. 下葉
a. 上区：何でも
b. 底区：肺炎または梗塞

アドバイス：真にコンソリデーションのある大葉性肺炎は今日，肺炎球菌性肺炎が近代的治療によ

り大葉性のヘパリゼーション（heparization）[注9]の状態は珍しくなったため，稀にしか遭遇しない．現在の肺のコンソリデーションの主な原因は，原発性か転移性の肺がんであると思われる．

指導医へ：右の肩甲骨領域は所見が偽陽性となる豊富な源である．2つ目の候補はどちらかの肩甲骨を覆っている領域である．肩甲骨下の片側性病変を診断する前には両側を注意深く比較するよう気をつけよ．

▶ 胸水

胸水は，左右差があることが鍵である．うっ血性心不全では，胸水は通常両側または，右側にみられ，純粋に左側の胸水では，（たとえ心不全もまた存在するとしても）併存する肺梗塞，肺炎，悪性腫瘍，心外膜炎，膵炎，腹水の「同調性の浸出液」を，考えなければならない（Weiss and Spodick, 1984；Wood and Wolferth, 1937）．2009年の概説では，うっ血性心不全に関連した胸水が非対称であれば，右胸水優位が47％，左胸水優位が19％である．この非対称の説明としては，右側の方が肺と胸膜の表面積が大きいことと，うっ血性心不全患者では右側臥位をとる頻度が左より高いことである（Wong et al., 2009）．

胸水の身体所見の感度と特異度は，従来の胸部X線のそれと同程度かもしれない（Rolston et al., 2008）．さまざまな胸水の所見の正確さに関する研究（Wong et al., 2009）は**表16-5**にまとめられている．

6）びまん性肺疾患

前節での片側性の病変の診断では，反対側（自然によるコントロール）の価値が強調されていた．しかし，診察はCOPDのようなびまん性の肺の異常の診断においてもまた役に立つ．

▶ 喘息とCOPDを区別する

喘息とCOPDを区別するのは大事で，治療や予後が違うからだ．喘息と診断された40歳以上の患者の最大25％が実際にはCOPDを持ってい

注9　"Heparization"はラテン語のhepar（肝臓：liver）が語源であり，大量に赤血球が肺胞に流入すると，剖検時の台上の肺は肉のような赤い肝臓に似ていることを指している．治療としてのヘパリン化heparinizationとは区別されるべきである．ちなみにヘパリンは，イヌの肝臓から最初に得られた薬である．

表16-5　胸水貯留を診断する身体手技の正確さ

所見	陽性尤度比（LR）（95％CI）	陰性LR（95％CI）
非対称性胸郭拡大	8.1（5.2〜12.7）	0.29（0.19〜0.45）
聴打診	7.7（2.4〜5.1）	0.27（0.07〜1.0）
パチパチ音	1.5（1.1〜2.0）	0.71（0.52〜0.97）
呼吸音減少	5.2（3.8〜7.1）	0.15（0.07〜0.30）
従来の打診での濁音	8.7（2.2〜33.8）	0.31（0.03〜3.3）
胸膜摩擦音	3.9（0.80〜18.7）	0.96（0.90〜1.0）
触覚振盪音減弱	5.7（4.7〜8.0）	0.21（0.12〜0.37）
音声共鳴減少	6.5（4.4〜9.6）	0.27（0.17〜0.43）

（Wong CL, Holroyd-Leduc J, Straus SE. Does this patient have a pleural effusion？ *JAMA* 2009；301：309-317を改変）

る．喘息は典型的に発症がもっと早く，35歳以前のことが多い．症状も日に日に変わる．COPD患者はほぼ全例喫煙歴があるか，職場での毒物の曝露を長期に受けている．症状は持続的で，進行性のことが多い．スパイロメトリーが区別に最良の方法で（下記参照），気管支拡張薬を使った時気道の閉塞が完全に可逆的かを判定する（Price et al., 2010）．

▶ 肺気腫の身体所見

肺気腫は終末気管支よりも末梢のエアスペースの異常な非可逆性の拡張である．

Fletcher は COPD の「ピンクパッファー」患者を調べた彼の古典的な研究のなかで，このように述べている．「おそらく，臨床家は身体所見の徴候の過ちの問題についてほとんど注意を払ってこなかっただろう．なぜなら程度が等しい年長者の組み合わせをめったに探さないからだ」（Fletcher, 1952）．Fletcher は8人の観察者が同じ患者を診察したことで，多くの肺気腫の古典的な徴候に対する意見の不一致の割合を計算することができた．

視診

胸郭拡張の減少（19％の相違），胸部がひとかたまりになったような動き（23％），脊柱後彎症（27％），樽胸（29％），胸骨下角の拡大（31％），そして私が気に入っているのは，呼吸補助筋の使用（41％）である．この研究では所見の基準が定義されていないことに注意してほしい．

触診

Fletcher によって与えられた唯一の肺気腫の触診は心尖部の拍動消失である（17章参照）．予

期された部位に心尖部拍動のない（例えば，心尖部拍動が「ない」）肺気腫の患者は，剣状突起下の部位でみられることが時々ある．私には Fletcher の26％の不一致率を説明できないが，心尖拍動の部位に関しては，自分以外の人も「かなりの」一致（κ = 0.30）という程度にしか感じていなかった．少人数の患者（6人）のみが剣状突起下の心尖拍動があった研究によると，その徴候は，中等度の COPD では感度が27％であるものの，特異度は98％であった（Badgett et al., 1993）．

打診

Fletcher によって研究された打診の徴候は，心濁音の減少（不一致率29％），肝濁音の減少（不一致率32％），全体的な鼓音（不一致率33％）であった．他の研究では，心濁音の減少（胸骨左縁第4肋間，左上葉と比較して）は「中等度の」観察者間一致（κ = 0.49）があった．中等度の COPD に対する感度はたったの0.16であるが，特異度は0.99である．

聴診

聴診の徴候は呼吸音の減少であるが，これは驚くべきことに29％の不一致率があった．

経験豊かな検者であれば，得られた BSI と％予測 FEV_1 の間には強い相関があることが見い出された．

ある研究では，BSI（breath sound intensity）は軽度の換気障害に対しては感度が低いのであるが，明らかに強さの低下は閉塞性肺疾患の強い指標であり，正常呼吸音は事実上重度の FEV_1 の減少の可能性を除外した（Pasterkamp et al., 1997a）．多変量解析を用いた研究によると，「中等度の」観察者間一致しかなかったにもかかわらず，呼吸音の低下は中等度（FEV_1，＜60％が予測される）の COPD の最もよい予測因子であった（κ = 0.47）．感度は65％で特異度は96％である（Badgett et al., 1993）．Badgett の研究では，COPD として自己申告するかもしくは喫煙者である92人の患者が検査された：FEV_1 の測定をゴールドスタンダードとし，彼らのなかで15人だけに「中等度の」COPD があった．

> **自己テスト**：中等度の COPD の罹患率が16％である場合，呼吸音減弱の陽性適中率はどれくらいか．陰性適中率はどれくらいか（解答は章末の**付録 16-4**）．

まとめ

上記のように，「肺気腫」の標準的評価の不一致率が29％というのは驚くべきことではない（Fletcher, 1952）．身体所見の観察者間不一致が大きいのと，病気を見つけるための胸部 X 線は感度が低いために，最も確実に診断するために考慮されたのがスパイロメトリーである．また病気の進行のステージングとモニターにも役立つ（Mannino et al., 2000）．

Fletcher によって研究された徴候だけが，肺気腫の診断に役立つわけではない．視診によって，肋間陥凹といくつかの Hoover の横隔膜徴候（本章の最初に述べた）に気づくであろう．触覚振盪音は減弱するようにみえるが，全肺にわたる現象であるために，定量化するのは困難である．打診では，心臓は垂直である．この所見が時に「滴状心 drop heart」（涙に似た形態）や，「小心症 microcardia」と言われるのは，副腎不全における小さな心臓に似ているからである．聴診で，心音の遠さと呼吸音の呼気相の延長に気づくが，これは臨床的な強制呼気時間の延長と相関している．

10年ごとに再発見される特別な手技はマッチテストで，時に **Snider テスト**とも呼ばれる．患者はマッチを消すように息を切らずに吹く（プッと吹くのではない）．切れずに息を吹くのは，空気のジェット流を妨げるためで可能な限り広く口と唇を横に広く開けて行う．マッチを消すのに，正常では初回で6〜8インチ（約15〜20 cm）の距離で消すことができる．十分な閉塞性（もしくは拘束性）疾患のある患者にとっては，この検査は非常に困難である．6インチ（約15.2 cm）の距離でマッチを消すのに何度も行わなければならない人もいて，重症の疾患はまったく達成することができない．標準化の目的のために，マッチに火をつけ，数秒燃やした後，そして口の前に直接静止した状態で用いるべきである．驚くべきことに，この一見客観的な方法でも「まあまあの」観察者間の一致しかないことがある研究でわかっている（κ = 0.39）．カットオフを10 cm（約4インチ）として，中等度の COPD における感度は0.53，特異度は0.88であった（Badgett et al., 1993）．

指導医へ：臨床的な診察により，スパイロメトリーの値の予測に非常に熟達できるようになるものだ．しかしながら，この技術の維持のためには頻繁な訓練が必要とされる．ただ監視するよりも

さらに重要なことは，若い医師にそれができると確信させることである．正確さに固執することが教育的にも，臨床的にも有用である．なぜなら，大部分の患者を明らかに正常もしくは異常であると分類する能力が身につくからである．

片側性過透過性肺症候群：意欲に満ちた医師へ

疾患側のコントロールとして反対側（健常側）を利用できる肺気腫のタイプが1つだけある．これは，片側性肺気腫の片側性過透過性肺症候群あるいはSwyer-James症候群である．

こうした患者の1人は，視診では，疾患側の呼吸に拘束性パターンを認めた．触診と打診では著変を認めなかった．呼吸音は疾患側で減弱していた．

このことから，これらの患者では，「肺気腫では打診音は"増強した"あるいは亢進した鼓音を呈する」という旧来のとらえ方は，実は胸壁の薄さの反映であり，有名な「前後径の増大」と同様に，肺の病態の反映ではなく体重減少によるアーチファクトであると結論づけることが可能かもしれない．

この仮説にとって不幸なことには，この症候群を持つ他の幾人かの患者たちにおいて，疾患側でのみ触覚振盪の減弱と鼓音の増強を認めたと述べられていることである(Figueroa-Cases and Jenkins, 1968；Swyer and James, 1953)．

もし，「鼓音の増強が胸壁の薄さに由来する」という私の仮説が正しければ，Swyer-James症候群で片側性の鼓音の増強を認めないであろう．もう1人の私の患者でも，やはり疾患側の打診に著変を認めなかった．他の者たちは，胸部X線フィルムを見た後で，彼らが「こう聞こえるはずだ」と思い描いたことを記載したという可能性があるのではないか？

▶ 統計のはなし：COPDの「2つのタイプ」

お互いに正反対であるCOPDの2つの型がある．肺気腫で脂肪のないやせ型の人は「ピンクパッファー」と呼ばれている．彼らは酸素化を維持することができ，気管内の呼気気道内圧を高く保つために唇をすぼめてプッと吹くからである．慢性気管支炎のグループはしばしばチアノーゼがあり，筋肉質で体脂肪がないか，体脂肪に富む体型で，浮腫があるため，「ブルーブローター」と呼ばれる．ピンクパッファーの心臓は小さく，ブ

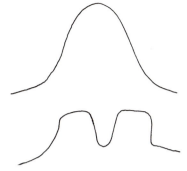

図16-23 ヒトコブラクダとフタコブラクダ

ルーブローターは右心不全をしばしば患っている．

これら2つの疾患名は特徴的な臨床像を思い出させるにもかかわらず，肺気腫は今や病理診断であり，一方の慢性気管支炎は，少なくとも2年連続，3ヶ月間，毎朝ティースプーン2杯以上の喀痰を排出するという病歴に基づく診断である．

COPDの両タイプは，本章のはじめに述べたように，気管の下方への引っ張りと関係があるのかもしれない．これは，両方ともある程度の肺の線維化を伴っていることを示唆する．実際にこれらの2つの定型にそれぞれの患者を分類しようとする時に，最も大きなグループはどちらの分類にもはっきりと合わない患者からなる3つめのグループなのである．

では，なぜ二分する努力が続いてきたのか．

図16-23は2つのラクダ，または少なくともわれわれが興味を持っている部分であるこぶを示している．1つこぶのラクダはヒトコブラクダで，北アフリカと西アジアに生息している．このアラビアのラクダは科学者には *Camelus dromedarius*（別名：*gaussianus*？）として知られている．2つこぶのラクダはインドもしくはバクトリアのフタコブラクダで，*Camelus bactrianus*（別名：*bimodalus*？）として知られている．このフタコブラクダは医学書のすべてのページに隠れている．

「健康」や「正常」と呼ばれるもともとの質的な（そして量的な）違いとして疾患を考える時，われわれはまるでヒトコブラクダの1つ目のこぶか2つ目のこぶに当てはめることができると考えている．1つのこぶは「健康」でもう1つのこぶはわれわれが勉強している病気である．ちょうどアリストテレスが未分配の真ん中（行為は善か悪で，両

方ではない)に耐えることができなかったように，医学的な思考の二峰性は未分配の中間に耐えることはできない．患者は病気があるかもしくはないかのどちらか一方のはずなのである．2つのこぶがあり，間にはラクダの脊椎以外はない．

　例えば，患者の体にはマラリア原虫がいてマラリアであるか，彼には原虫がいなくてマラリアではないかのどちらかである．境界はなく，原虫量に正常に近いとか高い正常とかはない．状況は二分されているか，二峰性で黒か白かなのである．肥満は対象が100％の体重オーバーであれば明らかに病気である．しかし，体重が1％，10％，20.01％のオーバーの場合はどうなのであろうか．体重の頻度の分布はガウス分布であり，二峰性ではない．同様に，血圧は単一の分布をとり，高血圧の定義は恣意的である(1988年には，境界は拡張期血圧のバリエーションであったようであり，90〜100 mmHgであった．現在では，好ましい収縮期血圧もまたそうである．6章参照)．血液検査でも，境界線を定義するために標準的な確率のパラメーター，例えば平均にプラスもしくはマイナスして標準偏差(そのような意見は，しばしば「確率的なステートメント」と呼ばれる)を使用したいと望むかもしれない．しかし病気では，われわれは病気があるのかないのかについての判断を余儀なくされている．個々の患者においては，病気の確率的ステートメントは役に立たない．

　したがって，患者を二分する努力は続くのである．確率論的なカットオフのある単峰型分布は知的に満足できるものではない．二峰性のラクダはより魅力的である．測定することのできる変数があれば，正しい答えを得ることができ，後は効果的な治療の問題が残されるのみである．たとえそれが正しくなくても，二分法は医師にとっては，「気分がよい」ことなのである．

指導医へ：高齢者のCOPDを1こぶ目がピンクパッファーで他方はブルーブローターのスペクトルとして考える傾向があるかもしれない(もちろん，この状況ではわれわれは2つの疾患の状態についてであり，健康と不健康な状態について話をしているのではない)．また，定義にかかわる変数は1つ以上あるために，状況はより複雑なのである(肺組織の破壊，喀痰の産生，酸素飽和度など)．

　二峰性の思考の問題を認識することは重要であ

る．なぜなら，新しい臨床的概念の認識を妨げる可能性があるからである．例えば，Conn症候群では二峰性の概念が適応できる．それは患者が明らかに異常量のアルドステロンを分泌し，標準的な生理的手法により抑制できない副腎腫瘍の場合と，腫瘍がない場合である．後者では，アルドステロンレベルは上昇しておらず，正常レベルのアルドステロンが標準的手法ではっきりと抑制されうる．この考えでは，中間の地平はない．これがなぜ両側性の副腎皮質過形成(腺腫とは対照的に)による高アルドステロン症の相対的頻度を認めるのに相当長い時間がかかっているかの1つの理由なのである．

7) 診察の概観

肺梗塞を伴うもしくは伴わない肺塞栓症：診察の限界

　肺塞栓症の症状はさまざまで非特異的であり，それが正確な診断を困難にしている．たとえ重症の肺塞栓であっても症状がないこともある．肺塞栓症の可能性を持続的にしっかり疑っていくことが重要である(Stein et al., 2007)．肺塞栓では仮説の確認としての病歴と身体所見に限界があることがわかっているが，仮説を生成するには有用である．病歴と身体所見は肺塞栓の診断を示唆する段階で極めて役立つが，診断を確認したり除外するには非常に正確ではないということである．

　大きな肺塞栓の時に起こる可能性のある12の徴候がある(Gorham, 1961)：

1. 胸骨左縁第2，第3肋間での拍動
2. P2がA2より大きい(これと他の心臓所見には17章を参照)
3. 肺動脈弁区近くでの胸膜摩擦音(または胸膜心外膜？)
4. 肺動脈弁区での収縮性雑音(最初にLitten医師により記載され，しばしば言及される)
5. 同じ部位での拡張期雑音
6. 肩甲骨間の雑音
7. 片側性の吸気時拡張の減少
8. 心シルエットの打診での濁音の右側への増大
9. 頸静脈怒張(患者が座った状態で)
10. ギャロップ
11. 肝腫大

12. Die rote Blutwelle 赤い血流の波——閉塞する塞栓のかけらが除去される時にチアノーゼの青い顔を通り過ぎる赤い動脈波であるが，これにより，いくらか酸素化された血液が体循環に入っていくことが可能になる．

これらの徴候はある病理学者が行ったすべての剖検症例からまとめられたものである．したがって，患者を殺すには十分に重症の，大きな肺塞栓の徴候である．そのような重症のケースであっても，徴候（特に**8〜11**）は診断的ではなく，徴候**12**はたった一度（そして私が気づいた別の症例で1回見た）報告されたのみである．これらのすべての徴候がなくても肺塞栓がないことを保証はしない．

肺塞栓は高い死亡率（治療されなければ30％）と診断の困難さで，医師が直面するすべての状況のなかで最もあてにならないものである．米国における年間の推定発生率は650,000症例であり，毎年400,000回以上診断が見逃されている．最初の症状で診断が見逃された場合，結果的に死亡率は5倍高くなる（Miller and Feied, 1995）．肺塞栓は新たに発症した，あるいは悪くなっている呼吸困難感，胸痛，持続する低血圧で他に説明がつかない時の患者すべてで疑う必要がある．もっとも，この診断は検査で20％程度しか確定できないが（Agnelli and Becattini, 2010）．10年間の剖検の研究では，932例中108例で，肺塞栓が死亡原因として見つかった（11％）．死亡前にこの診断が考慮されたのはわずか31％だった（Sweet et al., 2013）．

剖検で確認できる診断の正確さは1934年と1977年の間で大きく変わってはいない．初期の一連の研究（1934〜1939年）では，臨床診断の感度は41％で，特異度は99％．その後（1975〜1977年）の臨床診断の感度は44％，特異度は97％（Anderson et al., 1989）であった．1997〜2006年までの，970の剖検で，心血管系疾患の診断感度全体は67〜87％まで改善し，特異度は95〜99％だった（Thurnheer et al., 2009）．

300症例の剖検が1960年，1970年，1980年に行われ，肺塞栓は最もよく見逃される主要な診断であった．63％は臨床的に見逃され，時代を経てもその成績は大して改善しなかった（Goldman et al., 1983）．1997〜2006年に，心血管系疾患は18.

表16-6　肺塞栓のさまざまな症状の頻度：血管造影法にて診断された入院患者（最初の数字）と重症度に幅のある米国国内共同研究（2つめの数字）

症状	頻度（%）
呼吸困難	84；79
胸膜痛	74；47
不安感	59
咳	53；43
血痰	30；6
発汗	27
非胸膜性の胸痛	14
失神	13
徴候	
頻脈（16/分；＞20/分）	92；57
発熱（37.8℃，100°F；＞38.5℃）	58；2
発汗	53
S3またはS4ギャロップ	44
血栓性静脈炎	43；47
下腿浮腫	36；47
心雑音	34
チアノーゼ	19

（Miller GH, Feied CF, Suspected pulmonary embolism：The difficulties of diagnostic evaluation, *Postgrad Med*. 1995；97：51-58 より，許可を得て転載．2つめの数字は，Stein PD, Beemath A, Matta F et al. Clinical characteristics of patients with acute pulmonary embolism：Data from PIOPED Ⅱ，*Am J Med*. 2007；120：871-879 より転載）

7％で誤診されていた．一番多かった見逃しは心筋梗塞，肺塞栓，そして大動脈解離だった．時代を経て正確性は改善した．これはおそらく心トロポニンTやDダイマー，マルチスライドCTといった検査の導入のおかげだろう（Thurnheer et al., 2009）．

すぐにできる換気血流スキャンやCT血管造影（Wittram et al., 2004），より頻回の酸素飽和度のモニタリングによってこうした数字はもっとよくなるだろう．医師がこうした検査をオーダーしようと考えた場合だが．2006〜2011年までの大学関連病院の救急センターに来院したCTで肺塞栓と確認された患者のおよそ1/3に，診断の遅れがあった（Torres-Macho et al., 2013）．

いろいろな臨床所見の頻度は**表16-6**に記されている．そこまで大きくない塞栓症はうっ血性心不全，喘息，原発性過呼吸に似ている（Miller and

Feied, 1995).

身体診察と胸部X線の役割

歴史メモ

入院検査において十分な第三者支払いが行われることから，すべての患者に対し，入院時の胸部X線を臨床所見がない場合でも「病変の除外のために」行うのが慣習となった．このスクリーニング検査で得られるものは少ない．

ブルークロス・ブルーシールド医療保険組合はルーチンの胸部X線の有用性に関する研究を依頼した．それによるとルーチンの入院時と手術前の胸部X線はやめるべきであると結論づけられた．なぜなら，胸部X線で予後が改善しそうな患者は，注意深い病歴と身体所見によって最もよく（病変が）確認されるからだ（Tape and Mushlin, 1986）．

他の研究では，いくつかの肺の聴診所見（喘鳴，気管支音，ラ音，呼吸音減弱など）がないことは，胸部X線上での肺炎を95%以上の確かさで除外できる（Heckerling, 1986）．もちろん100%の確かさをスクリーニングテストに求めるかもしれないが，その場合の感度は高いはずである．しかし視診，触診，打診，そして特別な声を使った手技は施行されてもいないのである！　最近の他の研究では，発熱時好中球減少症の75人の患者で，X線を施行されていたうちたった3%で症状も所見もないのに肺炎の浸潤影の可能性が示された（Jochelson et al., 1986）．

内科病棟への入院患者を継続的に調べた研究によると，入院時に胸部X線写真を撮った229患者中129人では，特に適応もなかったのだけれど何か隠れている疾患を除外するためだけに行われていた．こうした患者の56人（43.4%）で異常が見つかった．そのうち51人では，異常は慢性かつ安定しており，そしてすでにわかっていたもので，患者ケアには寄与しなかった．129人中ほんの5人（3.87%）で，ケアを変える必要のある所見があった（Verma et al., 2011）．

臨床検査の感度を見積もることができるにもかかわらず，明らかにこれらの研究は診察から最大の診断的情報を得るためにデザインされたのではなく，胸部X線を施行する人々を何割か統計的に排除する目的で行われた．臨床医は患者について何が悪いかについての仮説を形成するために診

察を行うのであり，お金の節約のためでも賛否両論の理論上のリスクを根拠にした電離放射線への曝露を最小にするためでもない（McCunney and Doss, 2015）（15章参照）．

身体所見がX線よりも優れている状況

診察は，胸部X線が高い再現性をもって写し出す所見を推測するために，しばしば単純に利用されるが，実際にはある状況では胸部X線よりも診察のほうが優れている．加えて診察は患者を搬送したり重い機器を装着する必要がなく，頻繁に繰り返すことができる．1つには，所見のなかには，放射線からは隠されているが，聴診器や観察者の視覚や触覚でアクセスが可能なものがある．ピッツバーグ大学のGerry Rodman医師は，「胸部X線ではラ音を聴くことはできない」と言っていたものだ．例えば，心臓の後ろの胸部はX線では沈黙の部位である．この部位を調べるためには，側面像をオーダーするべきである．不運なことに，ベッドから動けない患者は側面像を撮ることはほぼ不可能である．しかしながら，聴診器であれば常にその部分を調べることができる．

他の例では，広がった胸膜の瘢痕（白くなる）で，これはX線では何も写らないが，聴診では必ずしもそうではない．聴診器ではX線ではできない残存肺に起こっている変化を見つけることができる．

診察はまた，胸部X線によって誤って胸水が原因とされてきた所見に対し，正しい診断を指摘することができる．例えば，胸膜肥厚である．さらに，診察は静的ではなく動的であるという利点がある．患者のなかには，肩甲下角の動きの視診によって横隔膜の挙上が正しい診断であることを示すことができることがある（本章のはじめで議論した）．

麻痺による横隔膜挙上は見抜かれうる（例えば横隔膜の動きの視診や打診によって）．横隔膜が以前の肺切除により挙上している場合（瘢痕は診察時には現れるが，X線には現れない）は，ヤギ音がないことが重要な鍵となりうる．悲しいかな，完全なものはないのである．挙上した横隔膜が無気肺により生じている場合には，それ自体がヤギ音を生み出す可能性があり，胸水の診断が間違っていることが示唆される．その場合でも，気管偏位の視診によって区別できるかもしれない．

太った人の片側の横隔膜が高いのと，下葉の浸

潤影はすべての診察において最も困難なものの1つである．このような状況もまた胸部X線がそれほど役に立たない．視診，触診，打診はどれもはっきりしない．どちらの場合でもX線でダルな領域は聴診でも減弱している．しかしながら，気管呼吸音，ヤギ音，ささやき胸声が個々に，もしくは同時に存在する場合は，病的な状態が肺にあり，横隔膜挙上（基礎に無気肺がない）ではないことが示唆される．後者はHoover徴候により気づかれることがある．

最近では，所見が右中葉のシルエット徴候もしくは右下葉の病変もしくはその両方を表すのかを中心に展開している，胸部X線に関する学問的な議論を耳にすることがある．これは前方の肺野の打診と聴診を含めて行うことを覚えておくことで，診察によって容易に解決したのである．

ポータブル胸部X線フィルムの限界

ポータブルの胸部X線フィルムに関する最もよく知られた問題は，ほとんどの肺底部は視覚化がきっちりされてないということである．したがって，「正常のポータブルAP」では誤った安全感覚が発生しうるのだ．実際，ポータブルX線フィルムは症例の6〜37％が技術的に劣っている（Sherrier and McAdams, 1986）．「ゴールドスタンダード」としてCTスキャンを使用した研究では，ポータブルX線フィルムによる肺気腫の見逃しは症例の17％，大量の胸水の見逃しは症例の13％，誤って留置され回収されなかった胸腔チューブは症例の15％に認められた（Mirvis et al., 1987）．全体では，CTスキャンを施行した70％でポータブルX線フィルムではわからなかった有用な情報が追加された．もちろん，上記の数字よりも実際はもっと悪いであろう．同じ施設で行った他の研究で，CTの診断の正確さは肺気腫にはたったの72％，肺膿瘍には95％だったからである（Mirvis et al., 1985）．

さらに，ポータブルX線フィルムは心臓のサイズを大きくみせる．APフィルムで心臓の状態を評価するのは困難なため，PAフィルムを得るよう努力するのは十分な価値がある．放射線科へ行くことができない患者でも，数分間であれば，胸にカセットを抱いて背中をX線に向けて座れることがある（T. Dorman, 私信, 1998）．あなたは，望ましくは鉛のエプロンを着て患者を手助けし，技師をハッピーにしてもよい．キャリアのなかで

の少しの放射線曝露があなたを害することはないだろうし，考えられる限りで放射線ホルメシス[訳注27]が本当の効果となるのであれば，少しは有益かもしれない（Luckey, 1991）．

訳注27）微量の放射線照射によって生体が刺激される現象．

たとえ質が高いフィルムを手に入れたとしてもX線写真でわかることは限定的であるため，診察技術のある医師が患者の胸部や全身を理解するために，影絵＝胸部X線写真に完全には依存しないのは幸運なことである．

医学部2年生は，これまで発表された胸部X線写真の本には誤った診断が多く記載されていることを認識するべきである（Kuritzky et al., 1987）．身体診察を正確に行うことと比較して，現代の医学教育では胸部X線写真の読影は重要視されているが，身体所見は（熱心に教えられさえすれば）本質的にずっと正確であろう！（この内容に関してさらには17章参照）．

結論

まとめとして，患者の胸部を身体的に評価する時に胸部X線はしばしば独立したデータとして有用である．しかし，完璧なデータではなく，それゆえに思慮深く熟練した医師による診察にとってかわることはできない．逆に言えば，身体診察と胸部X線写真は重複する部分が多くあっても，胸部X線写真には「胸部X線写真を予測する」面白いゲームができそうな，本質的にいつも驚かせる所見がある．

胸部のX線フィルムはまた認識論の性質に重要なインパクトを与えた．19世紀においては，身体診察医は彼らの所見を剖検と関連づけた．そこで，所見で疾患の程度（たいてい致命的）が決まった．胸部X線では，肺炎球菌性肺炎といった疾患の概念は，人を殺すには不十分ではあるがX線上の影をつくるには十分な小さな非結節性病変まで拡大することができた．後者の多くのケースで，身体所見はほとんどみられないのである．

7　気圧外傷

空気が詰まった臓器，肺．肺胞と外気との圧較差を生じ，肺胞壁を破りかねないどんな出来事も外傷の原因となる．例えば，人工呼吸器管理，ダイビングや飛行による減圧，竜巻，あるいは爆発

との遭遇．微小な肺塞栓がその結果起きると，関節は痛み，神経症状が出て，肺はダメージを受ける．

肺の気圧外傷（barotrauma）は突然の 2 ポンド・平方インチ（136 mmHg．あるいは 13.8 kPa）程度の圧変化が生じた時に発生するリスクだ．このような圧変化は改良藤田スケール[訳注28]の EF2 の竜巻でも起きることがある．これはスキューバダイバーが圧縮空気をいっぱいに吸って息を止めたまま急いで 6.3 フィートの深さから上昇した時に等しい．竜巻の後で減圧病症状を経験した人が何人かいて，オクラホマ市愛国者クリニックで高圧酸素療法を行い，症状は消失した（Duncan, 2015）．

訳注28）被害の大きさから竜巻の強さを評価する尺度．1971 年にシカゴ大学の藤田哲也博士により提唱された藤田スケールの改良版．EF0（軽微な被害）～EF5（ありえないほど激甚な被害）までの 6 段階．

気圧外傷のリスクは，竜巻が通る間に息をいっぱい吸って，そのまま息を止めた時に相当に増す．軍人は，発砲時や爆弾が炸裂する時，気道を空けておくように教わる．一般市民の防衛法で爆発の光を見たり爆破の波動が到達しそうになっているのがわかり，「うつ伏せて頭を守れ」と教わった時に，口呼吸をするようアドバイスを受ける．

風車のタービンの羽根近くでの急速な減圧で死んだコウモリの病理検査で見つかる肺外傷には，肺出血，うっ血，浮腫，ブラの破裂，気胸などがある（Baerwald, 2008）．

破裂外傷には別のメカニズムもある．剝離である．これは衝撃波が異なる密度の組織を通り，分子の乱れを起こすことで発生する．下気道や上気道は出血や剝げた上皮の傷を起こしやすい．後咽頭出血は遠隔的な破裂外傷によって起きる外傷で最初に見つかるものかもしれない（Sharpnack et al., 1989）．

肺気圧外傷がある時は，空気の入った臓器で他にも外傷がないか探さねばならない．例えば鼓膜破裂や気腹症だ．

付録 16-1　胸水を見つけるための聴打診

レジデントへ：Webb の 1927 年の論文のテキスト（Webb, 1927）では次のように記載されている：

診断の洗練は有用であり，胸水を伴う胸膜炎を認識する際に，X 線の機器は常に手近にあるとは限らない．数年の間，私は胸水を見つけるために大

変役に立つ聴打診の方法を見出した．

患者が座っている時に，聴診器のベルを腋窩の下のほうに置き，椎体の棘突起を優しく，上方から下方へ向かって指で軽く叩く．胸水が存在する場合，高く短いピッチへの音の変化が，病変側では正常側より上方の棘突起で検知される．多くの症例ではこの音の変化は Grocco 三角の頂点に一致し，一般的には液体内容のある上縁と一致しない．この方法は，眼を閉じて正常人で練習するべきである．そうするとそれぞれの側での音の変化が同じ棘突起で，だいたい第 12 胸椎であることに気づくだろう．

胸膜が肥厚していたり一側の肺の底部で進行した結核性病変では，病変側に関連した音の変化は，反対側と比較して打診の範囲全体で変化するかもしれない．しかし，液体の時のような急激な音の変化はない．胸水が完全に胸部を満たしている場合は，急激な音の変化は観察されないはずであるが，そのような場合でも気管の触診は（すべての胸水の症例同様）本当に重要な鍵となるのである．同様の方法は少し前のめりになった状態で胸骨に沿って下向きに優しい打診として行える．座ることができない臥位の患者には，聴診器のベルは腋窩中線上に置き，優しい打診を胸骨から聴診器に向かって行っていく．明確な音の変化は胸水を含む側に到達する前に観察されるが，正常側では変化はみられないだろう．

この聴打診の方法は多数の胸水のある患者，ない患者で行われ，結果は X 線写真と吸引により注意深くチェックされた．

個人的な経験：この技術は大量の胸水には最もよいようである．私の経験では単に PA フィルムで肋骨横隔膜角が鈍くなるだけの少量の胸水では，他の診察方法では検出できるほどには十分であったとしても，この徴候はみられない．

付録 16-2　聴打診の特異度に関する自己テストの解答（465 頁）

胸腔内病変のない患者は含まれていない Guarino の研究からは，聴打診の特異度は決定できない．だからその研究の真陰性と偽陽性は 0 と 0/0，または特異度は求められない．

付録 16-3　診断所見の自己テストの解答

図	診断
16-17	気管支の閉塞のない右下葉のコンソリデーション
16-18	気管支の閉塞を伴う左下葉のコンソリデーション（または，重度の胸膜肥厚，瘢痕，収縮を伴う左下葉）
16-19	左胸水
16-20	左気胸
16-21	図 16-20 の前からの図[注10]．実生活におけるように，異常に思われる側によってたくらみが欺かれることはない．ここでは実は正常例である．パズルを解く鍵は気管の視診である．もし気管が右に偏位していたら，表 16-4 から，3つの可能性しかないことがわかるであろう．左気胸，左胸水または胸膜肥厚，そして右の気管支閉塞を伴うコンソリデーションである．2つめの可能性は左側の相対的に過剰共鳴する打診音によって除外される．そして，3つめも右側の振盪音とBSIが相対的に増強することによって除外される
16-22	底部では胸水と，肺尖部は気胸の身体所見である．さらに，振盪によるしぶきの音があるはずである

付録 16-4　中等度の COPD の検出のための減少した呼吸音の予測値

　1,000 人で，TP = 104 人，FN = 56 人，FP = 33.6 人，TN = 806.4 人であった．したがって，陽性適中率は 76 % で，陰性適中率は 94 % になる．

文献

- Adriani J, Narachi M, Ward M. Complications of endotracheal intubation. *South Med J*. 1988;81:739-744.
- Aeschlimann A, Kahn MF. Tietze's syndrome: A critical review. *Clin Exp Rheumatol*. 1990;8:407-412.
- Agnelli G, Becattini C. Acute pulmonary embolism. *N Engl J Med*. 2010;363:266-274. doi:10.1056/NEJMra0907731
- Altman LK. Waldo Nelson, 98, author of pediatrics text. *NY Times*, Mar 9, 1997.
- Anderson RE, Hill RB, Key CR. The sensitivity and specificity of clinical diagnostics during five decades: Toward an understanding of necessary fallibility. *JAMA*. 1989;261:1610-1617.
- Ausubel H, Cohen BD, LaDue JS. Tietze's disease of eight years duration. *N Engl J Med*. 1959;261:190.

注10　このイライラするひっかけは2つのポイントを強調するために添えられた．
(a)（ヤギ音，ささやき胸声，広がりの低下など）局所所見なしでもまた診療所見情報（ここではコインテスト）なしでも理詰めで診断できる．
(b)気管の位置は，幼稚な輩が最初に捨ててしまう身体所見と私は思うのだが，実は最も大切で，他の所見とともに用いるべし，なのだ．

- Badgett RG, Tanaka DJ, Hunt DK, et al. Can moderate chronic obstructive lung disease be diagnosed by historical and physical findings alone? *Am J Med*. 1993;94:188-196.
- Baerwald E. Barotrauma is a significant cause of bat fatalities at wind turbines. *Curr Biol*. 2008;18(16):R695-R696. Available at: http://www.cell.com/current-biology/abstract/S0960-9822(08)00751-3?_returnURL=http%3A%2F%2Flinkinghub.elsevier.com%2Fretrieve%2Fpii%2FS0960982208007513%3Fshowall%3Dtrue. Accessed Sep 30, 2016.
- Baum G. *Textbook of Pulmonary Diseases*. 2nd Ed. Boston, MA: Little, Brown and Company; 1974:601-602.
- Bechgaard P. Segmental thoracic pain in patients admitted to a medical department and a coronary unit. *Acta Med Scand*. 1981;644:87.
- Benbassat J, Meroz N. The foam sponge as a teaching aid in the examination of the chest. *Med Educ*. 1988;22:554-555.
- Bianchi R, Gigliotti F, Romagnoli I, et al. Chest wall kinetics and breathlessness during pursed-lip breathing in patients with COPD. *Chest*. 2004;125:459-465.
- Bohadana AB, Coimbra FTV, Santiago JRF. Detection of lung abnormalities by auscultatory percussion: A comparative study with conventional percussion. *Respiration*. 1986;50:218-225.
- Bohadana AB, Kraman SS. Transmission of sound generated by sternal percussion. *J Appl Physiol*. 1989;66:273-277.
- Bohadana AB, Patel R, Kraman SS. Contour maps of auscultatory percussion in healthy subjects and patients with large intrapulmonary lesions. *Lung*. 1989;167:359-372.
- Bohadana AB, Peslin R, Uffholtz H. Breath sounds in the clinical assessment of airflow obstruction. *Thorax*. 1978;33:345-351.
- Bourke S, Nunes D, Stafford F, et al. Percussion of the chest revisited: A comparison of the diagnostic value of auscultatory conventional chest percussion. *Ir J Med Sci*. 1989;158:82-84.
- Brunel W, Coleman DL, Schwartz DE, et al. Assessment of routine chest roentgenograms and the physical examination to confirm endotracheal tube position. *Chest*. 1989;96:1043-1045.
- Byfield AF. Aids in physical diagnosis. *Med Clin North Am*. 1921;5:143-155. Cabot RC. *Physical Diagnosis*. 11th Ed. Baltimore, MD: William Wood and Company; 1934.
- Cammann P, Clark A. A new mode of ascertaining the dimensions from and condition of internal organs by percussion. *NY J Am Med Surg*. 1840;3:62-96.
- Chang AB. Isolated cough: Probably not asthma. *Arch Dis Child*. 1999;80:211-213.
- Chen S-C, Markmann JF, Kauder DR, et al. Hemothorax missed by auscultation in penetrating chest injury. *J Trauma*. 1997;42:86-89.
- Clain A, ed. *Hamilton Bailey's Demonstration of Physical Signs in Clinical Surgery*. 15th Ed. Baltimore, MD: Williams & Wilkins; 1973.
- Cohen AG. Hamman's crunch: An historical note. *Bull N Y Acad Med*. 1971;47:1111-1112.
- Conner LA. On the diagnosis of pericardial effusion: With special reference to physical signs on the posterior aspect of the thorax. *Am Heart J*. 1926;1:421-433.
- Dalmay F, Antonini MT, Marquet P, et al. Acoustic properties of the normal chest. *Eur Respir J*. 1995;8:1761-1769.
- DeGowin EL. *Bedside Diagnostic Examination*. New York:

Macmillan Publishing;1965.

- D'Espine MA. The sea cure for scrofula at the Dollfus Asylum in Cannes. *Bull Acad Med (Paris)*. 1904;42:400-420.

- D'Espine MA. The early diagnosis of tuberculosis of the mediastinal lymph nodes. *Bull Acad Med (Paris)*. 1907;57:167-174.

- Disla E, Rhim HR, Reddy A, et al. Costochondritis. *Arch Intern Med*. 1994;154:2466-2469.

- Dock W. Examination of the chest: Advantages of conducting and reporting it in English. *Bull N Y Acad Med*. 1973;49:575-582.

- Dorman TA, Ravin TH. *Diagnosis and Injection Techniques in Orthopedic Medicine*. Baltimore, MD: Williams & Wilkins; 1991:152.

- Duncan WA. *Media & Medical Community Advisory: Tornado Barometric Changes Can Cause Barotrauma Injury*. Press release. International Hyperbaric Medical Association; May 20, 2015.

- Epler OR, Carrington CB, Gaensler EA. Crackles (râles) in the interstitial pulmonary diseases. *Chest*. 1978;73:333-339.

- Felson B. *Chest Roentgenology*. Philadelphia, PA: W. B. Saunders; 1973:395.

- Figueroa-Cases JC, Jenkins DE. Unilateral hyperlucency of the lung (Swyer and James syndrome): Case report with fourteen years' observation. *Am J Med*. 1968;44:301-309.

- Fletcher CM. The clinical diagnosis of pulmonary emphysema—An experimental study. *Proc R Soc Med*. 1952;45:577-584.

- Forgacs P. Crackles and wheezes. *Lancet*. 1967;2:203-205.

- Forgacs P. Lung sounds. *Br J Dis Chest*. 1969;63:1-12.

- Forgacs P. Functional basis of pulmonary sounds. *Chest*. 1978; 73:399-405.

- Fraser RG, Paré JAP. *Diagnosis of Diseases of the Chest*. Philadelphia, PA: W. B. Saunders; 1970:1243.

- Fries JF. The reactive enthesopathies. *Dis Mon*. 1985;31:1-46.

- Gilbert VE. Detection of pneumonia by auscultation of the lungs in the lateral decubitus position. *Am Rev Respir Dis*. 1989;140:1012-1016.

- Godfrey S. Association between pectus excavatum and segmental bronchomalacia. *J Pediatr*. 1980;96:649-652.

- Goff GD, Rosner BS, Detre T, et al. Vibration perception in normal man and medical patients. *J Neurol Neurosurg Psychiatry*. 1965;28:503-509.

- Goldman L, Sayson R, Robbins S, et al. The value of the autopsy in three medical eras. *N Engl J Med*. 1983;308:1000-1005.

- Gorham LW. A study of pulmonary embolism. Part I. A clinicopathological investigation of 100 cases of massive embolism of the pulmonary artery:Diagnosis by physical signs and differentiation from acute myocardial infarction. *Arch Intern Med*. 1961;108:8-22.

- Graham DT. Health, disease, and the mind-body problem: Linguistic parallelism. *Psychosom Med*. 1967;29:52-71.

- Grandville AB. *Sudden Death*. London: John Churchill; 1854 (quoted by Yernault and Bohadana, 1995).

- Guarino JR. Auscultatory percussion: A new aid in the examination of the chest. *J Kans Med Soc*. 1974;75:193-194.

- Guarino JR. Auscultatory percussion of the chest. *Lancet*. 1980;1:1332-1334.

- Guarino JR. Auscultatory percussion of the head. *Br Med J (Clin Res Ed)*. 1982;284:1075-1077.

- Guarino JR, Guarino JC. Auscultatory percussion: A simple method to detect pleural effusion. *J Gen Intern Med*. 1994;9: 71-74.

- Hamman L, Rich AR. Acute diffuse interstitial fibrosis of the lungs. *Bull Johns Hopkins Hosp*. 1944;74:177-204.

- Heckerling PS. The need for chest roentgenograms in adults with acute respiratory illness: Clinical predictors. *Arch Intern Med*. 1986;146:1321-1324.

- Holm A, Bessey PQ, Aldrete JS. Diaphragmatic rupture due to blunt trauma:Morbidity and mortality in 42 cases. *South Med J*. 1988;81:956-962.

- Hoover CF. The diagnostic significance of inspiratory movements of the costal margins. *Am J Med Sci*. 1920a;159:633-646.

- Hoover CF. Definitive percussion and inspection in estimating size and contour of the heart. *JAMA*. 1920b;75:1626-1630.

- Hoover CF. The diagnostic aid in evaluating the vigor of inspiratory costal excursion. *Arch Intern Med*. 1926;37:773-779.

- Jochelson MS, Altschuler J, Stomper PC. The yield of chest radiography in febrile and neutropenic patients. *Ann Intern Med*. 1986;105:708-709.

- Johnson JR, Bauer LE. Segmental consolidation of the lung. *Am J Med*. 1961;30:147-156.

- Johnston CR, Krishnaswamy N, Krishnaswamy G. The Hoover's sign of pulmonary disease: Molecular basis and clinical relevance. *Clin Mol Allergy*. 2008;6:8.

- Karr MD. Just reach out and percuss someone. *JAMA*. 1992; 268:604.

- Kilburn KH, Asmundsson T. Anteroposterior chest diameter in emphysema:From maxim to measurement. *Arch Intern Med*. 1969;123:379-382.

- Koran LM. The reliability of clinical methods, data, and judgments. *N Engl J Med*. 1975;293:642-646.

- Kraman SS. Lung sounds for the clinician. *Arch Intern Med*. 1986;146:1411-1412.

- Kuritzky L, Haddy RI, Curry RW Sr. Interpretation of chest roentgenograms by primary care physicians. *South Med J*. 1987;80:1347-1351.

- Laënnec RTH. *Treatise on the Diseases of the Chest, in Which They are Described According to Their Anatomical Characters and Their Diagnosis, Established on a New Principle by Means of Acoustick Instruments*, translated by Forbes JT and Underwood C, London, 1821. [Republished under the auspices of the Library of the New York Academy of Medicine, Hafner Publishing Co., New York, 1962.]

- Lal S, Ferguson AD, Campbell EJM. Forced expiratory time: A simple test for airway obstruction. *Br Med J*. 1964;1:814-817.

- Lane RW, Weider DJ, Steinem C, et al. Laryngomalacia: A review and case report of surgical treatment with resolution of pectus excavatum. *Arch Otolaryngol*. 1984;110:546-551.

- Ledley RS, Whuang HK, Mazziotta JC. *Cross Sectional Anatomy: An Atlas for Computerized Tomography*. Baltimore, MD: Williams & Wilkins; 1977.

- Leopold SS. *The Principles and Methods of Physical Diagnosis*. Philadelphia, PA: W. B. Saunders; 1952.

- Light RW. *Pleural Diseases*. Philadelphia, PA: Lea & Febiger; 1983.

- Lofvenberg J, Johansson RS. Regional differences and interindividual variability in sensitivity to vibration in the glabrous skin of the human hand. *Brain Res.* 1984;301:65-72.
- Loudon R, Murphy RLH. Lung sounds. *Am Rev Respir Dis.* 1984;130:663-673.
- Luckey TD. *Radiation Hormesis.* Boca Raton, FL: CRC Press; 1991.
- Macklem PT. The diaphragm in health and disease. *J Lab Clin Med.* 1982;99:601-610.
- Macklem PT. Respiratory muscle dysfunction. *Hosp Pract.* 1986;21:83-95.
- Majno G. *The Healing Hand: Man and Wound in the Ancient World.* Cambridge, MA: Harvard University Press; 1975.
- Mangione S, Nieman LZ. Cardiac auscultatory skills of internal medicine and family practice trainees. *JAMA.* 1997;278: 717-722.
- Mannino DM, Gagnon RC, Petty TL, et al. Obstructive lung disease and low lung function in adults in the United States: Data from the National Health and Nutrition Examination Survey, 1988-1994. *Arch Intern Med.* 2000;160:1683-1689.
- McCunney RJ, Doss M. Point and counterpoint: Should radiation dose from CT scans be a factor in patient care? *Chest.* 2015;147:872-879.
- McFadden ER Jr, Kiser R, deGroot WJ. Acute bronchial asthma: Relations between clinical and physiologic manifestations. *N Engl J Med.* 1973;288:221-225.
- McGee S. Percussion and physical diagnosis: Separating myth from science. *Dis Mon.* 1995;XLI:643-692. [An extensive review of classic textbooks and English- and German-language journals from 1879 to 1993.]
- McGee S. *Evidence-based Physical Diagnosis.* Philadelphia, PA: W. B. Saunders;2001.
- McKusick VA, Jenkins JT, Webb GN. The acoustic basis of chest examination: Studies by means of sound spectrography. *Am Rev Tuberc.* 1955;72:12-34.
- Mendez HMM, Opitz JM. Noonan syndrome: A review. *Am J Med Genet.* 1985;21:493-506.
- Meslier N, Charbonneau G, Racineux J-L. Wheezes. *Eur Respir J.* 1995;8:1942-1948.
- Michelson N. The limitations of the tuning fork in the diagnosis of pulmonary disease. *Am J Med Sci.* 1926;172:713-717.
- Miller GH, Feied CF. Suspected pulmonary embolism: The difficulties of diagnostic evaluation. *Postgrad Med.* 1995;97: 51-58.
- Millman RP. Did the fat boy snore? *Chest.* 1986;89:621-622.
- Mirvis SE, Rodriguez A, Whitley NO, et al. CT evaluation of thoracic infections after major trauma. *Am J Roentgenol.* 1985;144:1183-1187.
- Mirvis SE, Tobin KD, Kostrubiak I, et al. Thoracic CT in detecting occult disease in critically in patients. *Am J Roentgenol.* 1987;148:685-689.
- Murphy RLH Jr. Discontinuous adventitious lung sounds. *Semin Respir Med.* 1985;6:210-219.
- Murphy RLH. Chest auscultation in occupational lung disease. *Semin Respir Med.* 1986;7:289-296.
- Nath AR, Capel LH. Inspiratory crackles—Early and late. *Thorax.* 1974;29:223-227.
- Nelson RS, Rickman LS, Mathews WC, et al. Rapid clinical diagnosis of pulmonary abnormalities in HIV-seropositive pa-

- tients by auscultatory percussion. *Chest.* 1994;105:402-407.
- Norris G, Landis HRM. *Diseases of the Chest.* 6th Ed. Philadelphia, PA:W. B. Saunders; 1938.
- Nowbar S, Burkart KM, Gonzales R, et al. Obesity-associated hypoventilation in hospitalized patients: Prevalence, effects, and outcome. *Am J Med.* 2004;116:58-59.
- Orriols R. A new physical sign in pneumothorax. *Ann Intern Med.* 1987;107:255.
- Osborne OT. Acromegaly. In: Buck AH ed. *A Reference Handbook of the Medical Sciences.* Vol. 1. New York: William Wood and Company; 1900:86-97.
- Pasterkamp H, Kraman SS, Wodicka GR. Respiratory sounds: Advances beyond the stethoscope. *Am J Respir Crit Care Med.* 1997a;156:974-987.
- Pasterkamp H, Patel S, Wodicka GR. Asymmetry of respiratory sounds and thoracic transmission. *Med Biol Eng Comput.* 1997b;35:103-106.
- Pena A, Perez L, Nurko S, et al. Pectus carinatum and pectus excavatum: Are they the same disease? *Am Surg.* 1981;47:215-218.
- Ploysongsang Y, Paré JAP, Macklem PT. Correlation of regional breath sounds with regional ventilation in emphysema. *Am Rev Respir Dis.* 1982;126:526-529.
- Price DB, Yawn BP, Jones RCM. Improving the differential diagnosis of chronic obstructive pulmonary disease in primary care. *Mayo Clin Proc.* 2010;85:1122-1129.
- Purohit A, Bohadana A, Kopferschmitt-Kubler MC, et al. Lung auscultation in airway challenge testing. *Respir Med.* 1997;91:151-157.
- Roberts HJ. More on percussion as a way of life. *Lancet.* 1995;346:574-575.
- Robertson AJ, Coope R. Rales, rhonchi and Laënnec. *Lancet.* 1957;273(6992):417-423.
- Robicsek F, Cook JW, Daugherty HK, et al. Pectus carinatum. *J Thorac Cardiovasc Surg.* 1979;78:52-61.
- Robinson SJ. Diagnosis of congenital heart disease: Clues from the history and physical examination. *Cardiovasc Clin.* 1970;2:77-95.
- Roland E, Nielsen VK. Vibratory thresholds in the hands. *Arch Neurol.* 1980;37:775-779.
- Rolston D, Diaz-Guzman E, Budev MM. Accuracy of the physical examination in evaluating pleural effusion. *Cleve Clin J Med.* 2008;75:297-303.
- Sakula A. Joseph Skoda 1805-1881: A centenary tribute to a pioneer of thoracic medicine. *Thorax.* 1981;36:404-411.
- Sapira JD. Diagnostic strategies. *South Med J.* 1981;74:582-584.
- Sapira JD. About egophony. *Chest.* 1995;108:865-867.
- Semble EL, Wise CM. Chest pain: A rheumatologist's perspective. *South Med J.* 1988;81:64-68.
- Semple T, Lancaster WM. Noisy pneumothorax: Observations based on 24 cases. *Br Med J.* 1961;1(9236):1342-1346.
- Sharp JT. The respiratory muscles in chronic obstructive pulmonary disease. *Am Rev Respir Dis.* 1986;134:1089-1091.
- Sharpe CT. Auscultatory percussion as a diagnostic method. *JAMA.* 1941;117:386.
- Sharpnack DD, Johnson AJ, Phillips YY III. The pathology of primary ballast injury. In: Bellany RF, Zajtchuk R, eds. *Textbook of Military Medicine. Part I. Conventional Warfare: Bal-*

listic, Blast, and Burn Injuries. Washington, DC: Office of the Surgeon General at TMM Publications, Walter Reed Army Medical Center; 1989:271-335.

- Shepard J Jr. *Medical Grand Rounds.* St Louis, MO: St Louis Veterans Administration Medical Center; 1986.
- Sherrier RH, McAdams HP. Digital processing of portable films can reduce need for repeat studies. *Diagn Imag Clin Med.* 1986;8:117-118.
- Shim CS, Williams H Jr. Relationship of wheezing to the severity of obstruction in asthma. *Arch Intern Med.* 1982;143:890-892.
- Shirai F, Kudoh S, Shibuya A, et al. Crackles in asbestos workers: Auscultation and lung sound analysis. *Br J Dis Chest.* 1981;75:386-396.
- Skoda J. *Treatise on Percussion and Auscultation.* Vienna, Austria: JG Ritter;1839.
- Spiteri MA, Cook DG, Clarke SW. Reliability of eliciting physical signs in examination of the chest. *Lancet.* 1988;1 (8590):873-875.
- Sprikkelman AB, Grol MH, Lourens MS, et al. Use of tracheal auscultation for the assessment of bronchial responsiveness in asthmatic children. *Thorax.* 1996;51:317-319.
- Stein PD, Beemath A, Matta F, et al. Clinical characteristics of patients with acute pulmonary embolism: Data from PIOPED II. *Am J Med.* 2007;120:871-879.
- Strouse S. Pulmonary tuberculosis in association with other diseases in the general hospital. *Med Clin North Am.* 1919;5:143-155.
- Sullivan SN. Thoracic succussion splash: A new symptom and sign of achalasia. *J Clin Gastroenterol.* 1990;12:670-671.
- Sweet PH III, Armstrong T, Chen J, et al. Fatal pulmonary embolism update:10 years of autopsy experience at an academic medical center. *JRSM Short Rep.* 2013;4:1-5. doi:10.1177/2042533313489824
- Swyer PR, James GCW. A case of unilateral pulmonary emphysema. *Thorax.* 1953;8:133-136.
- Tape TG, Mushlin AI. The utility of routine chest radiographs. *Ann Intern Med.* 1986;104:663-670.
- Thacker RE, Kraman SS. The prevalence of auscultatory crackles in subjects without lung disease. *Chest.* 1982;81:672-674.
- Thompson DT. Examination of the chest: Is all the evidence obtained? *Practitioner.* 1979;222:99-104.
- Thurnheer R, Hoess C, Doenecke C. Diagnostic performance in a primary referral hospital assessed by autopsy: Evolution over a ten-year period. *Eur J Intern Med.* 2009;20(8):784-787. doi:10.1016/j.ejim.2009.08.005

- Torres-Macho J, Mancebo-Plaza AB, Crespo-Giménez C, et al. Clinical features of patients inappropriately diagnosed of pulmonary embolism. *Am J Emerg Med.* 2013;31(12):1646-1650. doi:10.1016/j.ajem.2013.08.037
- Verghese A, Krish G, Karnad A. Ludwig Traube: The man and his space. *Arch Intern Med.* 1992;152:701-703.
- Verma V, Vasudevan V, Jinnur P, et al. The utility of routine admission chest X-ray films on patient care. *Eur J Intern Med.* 2011;22(3):286-288.
- Waring WW, Beckerman RC, Hopkins RL. Continuous adventitious lung sounds: Site and method of production and significance. *Semin Respir Med.* 1985;63:201-209.
- Warren P, Warren F. Window on the breast: 19th century English developments in pulmonary diagnosis. *Lancet.* 1997;349:798-801.
- Webb GB. Auscultatory percussion in the diagnosis of pleural effusion. *JAMA.* 1927;88:99.
- Weiss JM, Spodick DH. Laterality of pleural effusions in chronic congestive heart failure. *Am J Cardiol.* 1984;53:951.
- Wiener SL, Nathanson M. *Med Times.* 1976-1977. [See reference in Chapter 29.]
- Williams TJ, Ahmad D, Morgan WK. A clinical and roentgenographic correlation of diaphragmatic movement. *Arch Intern Med.* 1981;141:879-880.
- Winter R, Smethurst D. Percussion: A new way to diagnose a pneumothorax. *Br J Anaesth.* 1999;83:960-961. Available at: http://bja.oxfordjournals.org/content/83/6/960.full.pdf. Accessed Oct 21, 2016.
- Wittram C, Maher MM, Yoo AJ, et al. CT angiography of pulmonary embolism: Diagnostic criteria and causes of misdiagnosis. *Radiographics.* 2004;24(5). Available at: http://pubs.rsna.org/doi/full/10.1148/rg.245045008. Accessed Sep 27, 2016.
- Wong CL, Holroyd-Leduc J, Straus SE. Does this patient have a pleural effusion? *JAMA.* 2009;301:309-317.
- Wood FC, Wolferth CC. The tolerance of certain cardiac patients for various recumbent positions (trepopnea). *Am J Med Sci.* 1937;191:354-378.
- Workum P, Holford SK, Delbono EA, et al. The prevalence and character of crackles (rales) in young women without significant lung disease. *Am Rev Respir Dis.* 1982;126:921-923.
- Yernault JC, Bohadana AB. Chest percussion. *Eur Respir J.* 1995;8:1756-1760.
- Zapatero Z, Longo JL, Monteagudao I, et al. Costal chondritis in heroin addicts: A comparative study with postsurgical costochondritis. *Br J Dis Chest.* 1988;82:341-346.

17 章 心臓

われわれは同じ養生法に加え，チキンスープも使うように求める[注1]．

Barron Larrey(ナポレオンに従事した外科医)
Surgical Clinics from Military Camps and Hospitals
1792〜1829 年，vol. 10. Chez Gabon, Paris, 1829

◆ 覚えておくべきポイント

- 前胸部の心拍を触れること．そこに異常があることが多い．
- 心音を聞く時，Ⅰ音に続いて始まる最初の収縮期雑音を同定すること．
- 所見を1つひとつ順番に聞くこと．聞く時は，早期(Ⅱ音の直後)と終期(Ⅰ音の直前)の2つの拡張期雑音を覚えておくこと．
- 各々の心雑音に対して，タイミング，鋭さ，場所，放散，ピッチ，震え，強さ，特別な診察方法などの効果について，分類して記述するよう努めること．
- 有益な聴診所見はすべて，先進技術で確認しなければならないと信じている医師がいる．すべての医師が診察道具入れの黒かばんにカラー Doppler 超音波心臓検査装置と技術者を入れるまで，これは不可能だ．
- 素晴らしい臨床医は，単に診断の助けになるテクノロジーだけに頼ることなく，病歴や身体所見を含めたすべての客観的証拠を考慮に入れる．

1 視診

心拍動最強点(PMI)は，通常見ることができる唯一の心拍である．正常では，収縮期に心尖部で起こる．正常でも，特に厚い体壁を持っていると目に見えないこともある．理論的には，目に見え

る収縮期心尖拍動はなくても，目に見える心拍が，心尖部以外の他の場所にある(稀であるが)．その心拍は PMI であると考えられるべきであろう(目に見える脈拍がない時，PMI は触診で見つけられるかもしれない．本章参照)．

1) 診察方法

立位，臥位，または単に座って，PMI を探す．また，45°の左側臥位での検査をすすめる者(Eilen et al., 1983)もいる．この場合，当然ながら，PMI はこの体位では外側に偏位するであろう．斜めの光で胸を照らすとその影は前胸部の心拍を強調するであろう．正常呼吸か強制呼気後，息をこらえている間に，仰臥位か，左側臥位で視診と触診を行う．強制呼気後の息こらえでは心臓は胸壁とより近づく(Ewy, 1972)．

以下に述べる4つの質問に対する答えを考えながら，前胸部の視診を行う．

▌ 1. PMI を見ることができるのか

当然のことながら，PMI が観察できないのなら，以下の「2」以下の PMI に関する質問に答える必要はなく，次の触診のステップに進めばよい．定期健診でみられる約75%の患者は，目に見える PMI を持たないであろう．しかし，前胸部で拍動を感知して，PMI を触れた後に，その領域を見ることによって，目に見える PMI を見つけることがしばしばあることに気づくべきである．

▌ 2. PMI は収縮期なのか

通常，PMI は収縮期である．収縮性心膜炎の徴候として拡張期の PMI が1編報告されている(Stapleton and Groves, 1971)．しかしながら，収縮性心膜炎では，PMI の収縮期の陥凹(Broadbent 徴候)は起こりうる．そして，頻拍がある患者では，拡張期の PMI のように見えるかもしれない(「他の触診所見」で後述)．Broadbent 徴候は右室肥大の場合でも報告されている．

Perloff は，皮膚にインクを付けて，ペンライトのビームを斜めから照らすようにアドバイスし

注1　この引用は，明らかに心タンポナーデのある患者から心嚢液を最初に除去したことに関するものである．それまで，心膜穿刺術は技術的に不可能であったが，患者に刀で心嚢までの創部を作ることで，その創部を通してカテーテルを留置することが容易に可能になった．これは医学においてチキンスープを最初に引用したものではない．発見は大プリニウス(458頁参照)の『博物史』29巻25-78の情報にさかのぼる．「パルティア(古代イランの王国)の人々は，鶏の脳を傷の上に置くことを好んだ．鶏から出たスープは，傷に対する素晴らしい薬であり，多くの他の状況でも奇跡的なことが起こった」．

ている．特に，胸を横切るか，患者の足から照らすと，前胸部が陥凹（拍動ではなく）しているのは，触診よりも視診でより認識しやすい．

▌3. PMIはどこに位置するのか

通常，目に見えるPMIは心尖部に位置する．心尖部は，通常，第5肋間鎖骨中線上か内側に位置している．古い教えでは，PMIが第6肋間以下にあるか，鎖骨中線より外側なら，他の心臓の身体所見にかかわらず，異常としている．このような位置異常は左室肥大でみられる（下記参照）．しかし，左側への縦隔偏位で生じることもある（後者だけには左方に気管偏位があることで区別はつく）．

なぜ鎖骨中線？

正確性を重要視する少数の医師と少なくとも1冊のよい身体所見の教科書は，胸骨中線から水平線上の距離を用いてPMIの部位を説明している．しかしながら，以下のような理由で，鎖骨中線が好まれる．

1. カルテに，PMIが胸骨中線から$x$cmにあると記載してあっても，同レベルでの胸郭横径がどれほどあるかわからないと，相対的にどれほどPMIが外側に偏位しているのか見当がつかないからである．

2. 胸骨中線からの距離でPMIの位置を決める固有の正常値はない．同じ胸骨中線から6cmの位置にPMIがあるといっても，先天性心疾患を有する新生児では外側偏位を意味し，一方で大きな相撲取りにとっては小さな心臓を意味する．胸骨中線（＜10cm）をただ1つの正常値とする根拠は，身体のサイズがわからない12人の男性と，6人の女性の計測値に基づいている（Beilin and Mounsey, 1962）．

3. 左胸骨中線はとても便利な指標である．なぜなら，縦隔偏位，先天性心疾患にかかわらず，この線より外側に位置するPMIは異常であるからである．

4. 鎖骨中線を使うことへの反論は，「主観的である」というものだが，それは以下の方法に示すように，おかしな反論だ．

診察方法

1. 第1肋骨から分かれるところで左鎖骨骨頭を見つけ，その最内側点を確認する．

2. 鎖骨の最も外側を確認する．それは，僧帽筋外側辺縁（後部）と三角筋上部（前部）の間にある肩甲骨の肩峰の直上にある．

3. 上記2点を結ぶ線の中点を見つける．

4. Dorland's dictionary（1913）によれば，鎖骨中線は，「鎖骨の中心から垂直線を下ろす」（さっき見つけたばかりの中点である）である．DaCosta（1909）は「この線は，『乳頭の』と通常表現されるが，乳頭を通ることは稀だ．」（Rytand, 1968）と述べている．この方法による鎖骨中線の位置の決定はX線写真とよく相関するが，単に位置を推測するだけであると，それから最大外側に4cm，内側に6.5cm外れる（Naylor et al., 1987）．

PMIは右室起源なのか

重度の右室肥大と拡大のある患者では，左室は後方にずらされるだろう．丁寧に触診していき，PMIが胸骨左縁の拍動と連続している場合は，PMIは右室由来であると判断できる（下記参照）．一方，左心室が心尖拍動の起源である時は，その内側部（PMI拍動と胸骨との間の部位）は陥凹するか，拍動がはっきりしないかである（Ewy, 1972）．

肥大と拡大

左室肥大において，患者が心室拡張（拡大）に至っていないなら，PMIと心尖部は，正常の位置にありうる．心室拡張があるなら，心尖部は外側にずれるかもしれない．心肥大とは病理学的あるいは心臓エコー検査で測定されるような，心筋の壁厚のことである．拡張とは心室が囲む腔のサイズを示し，打診かX線で見積もるシルエットのサイズによって表される．心室は袋（sack）という意味を示すラテン語が語源である．医師は，袋の物質的な壁の厚さ（肥大）だったり，内部の寸法（空洞自体）や全体（拡大）について話しているのである．

他の異常

右室肥大では，心窩部の剣状突起下でPMIを見ることができる．右胸心では，PMIが胸部の右側にあるだろう．

教える際のヒント：PMIを見つけた後，水溶性マーカーで患者の胸をマーク（患者の許可のもとに）したいと思うかもしれない．マークすることで，X線透視検査（今日ではほとんど施行されることのない検査）かX線に患者を送る必要なく心境界の打診を学ぶのに役立つだろう．心濁音界はPMIのすぐ外側に位置しているはずである．

2 触診 **487**

多量の心嚢液は，最後に述べたことの例外にあたる．もっとも，大量の心嚢液貯留がある患者では，多くの場合，PMI は観察できない．これはなぜか（章末の**付録 17-1** を見る前に，解答を書きとめよ）．

▶ 4. PMI は単一の拍動か

PMI は時に，二峰性の拍動を示すことがある（同時に．通常，視診より触診が容易）．二峰性心尖拍動は，特発性肥大性大動脈弁下狭窄症（IHSS）や心室の非同期な収縮を呈する脚ブロックを診断する際に，非常に役立つことがある．

二重収縮期心尖拍動が他の状態でも見られると指摘されている（Basta and Bettinger, 1979），弁の動きが固定した大動脈弁狭窄症，前壁の奇異性壁運動がある虚血性心疾患，さまざまな心筋症を含んでいる．

三峰性の心尖拍動は，大動脈弁下狭窄症の患者，24 人中 17 人で認められたとする報告がある．**教える際のコツ**：PMI が肋間腔に位置する時，舌圧子の端を PMI にあて，肋骨の上に舌圧子を置くことにより，てこの原理の応用で PMI の動きを拡大して詳しく観察するという方法がある．

2 触診

1）診察方法

広い領域，少ない振動数（右室挙上など）を感知するために小指球の表面で触診する医師もいる．PMI のような限られた領域の所見は，指先だけでしか触れないことがあり，振動は指基部の手掌で最もよく触知できることもある（16 章参照）．

> ○ アリゾナの Brendan Phibbs 医師がアドバイスするように，前胸部を触診する時には指紋を残すように行う．動きを引き出すように，動きの正確な特徴を得るように，優しく触れる．Phibbs 医師は，左の鎖骨中線の肋間部に指を置くと最もよく左室を触知でき，左傍胸骨領域に手の付け根を置くと最もよく右室を触知できるという．

あなたにとってベストな方法を見つけよう．

2）PMI

上記で示したように，触診は PMI を評価するための，視診より鋭敏なテクニックである．PMI を視診できないが触診できる時，前述の 4 つの質問のうち，2〜4 に答えるために触診をする必要があるだろう．PMI を視診できたとしても，答えをチェックするのにいつも触診を使用するべきである．さらに，視診で得るのが非常に難しいか，または不可能な情報を，触診で知ることができる．

▶ 大きさ

PMI の長軸における直径が 2.3 cm（25 セント硬貨の直径^{訳注1)}）以上であれば，明らかに異常である．2.0 cm（5 セント硬貨のサイズ^{訳注2)}）か，それより大きければ，おそらく異常であろう．しかしながら，触診の前に手に 5 セント硬貨を握っていないなら，多くの医学部 2 年生が，自身の PMI が 5 セント硬貨のサイズであると考えるであろう．経験により，より微妙な区別ができるようになる．1.7 cm（1 ペニー硬貨のサイズ^{訳注3)}）以下の PMI は正常である．

訳注 1) 日本の硬貨で言えば，100 円玉（2.26 cm）〜10 円玉（2.35 cm）程度の大きさ．

訳注 2) 日本の硬貨で言えば，1 円玉（2.0 cm）の大きさ．

訳注 3) 現在の日本の硬貨で，同じサイズのものはない．

ある研究（Eilen et al., 1983）が，45°左側臥位の患者に関する左室容積と PMI の位置にどのような相関関係もないことを示した．しかしながら，その体位では，心尖拍動の直径が 3 cm 以上あることは（ほとんどの聴診器のベルの直径は 3 cm である），左室拡大を表す指標であった．感度は 92%，そして，陰性適中率（PV）は 95% であった．別の研究（Heckerling et al., 1993）では，PMI が触診される場合（患者の 53%），45°左側臥位における 3 cm 以上の心尖拍動の直径は，左心室拡張末期容量（LVEDV）の増加に関して，感度 100%，特異度 40% であり，左室重量（LVM）の増加に関して，感度 100%，特異度 30% である．

▶ 持続時間

レジデントへ：PMI は通常，収縮期の 2/3 以下の持続時間である．したがって，PMI が Ⅱ音に近いか超えることに気がつけば，持続時間の延長がわかる．ある研究では，PMI の延長は，左室肥大

（心電図の電位基準で判定）の患者13人中，13人にみられた．これに対して，力強く拍動が触れるという所見は13人中，8人にしかみられなかった（Beilin and Mounsey, 1962）．

▌ 部位

すでに述べたように，PMIは左鎖骨中縁より外側，あるいは第5肋間腔より下では異常である．

縦隔偏位がなくて心尖拍動が偏位するには，左室の内腔が拡大している必要がある．ただ単に左室の壁厚が増すだけでは，偏位は生じない．心電図による左心肥大患者13人中8人だけにPMIの位置異常がみられた（Beilin and Mounsey, 1962）．

▌ 予測

Ungerleider-Gubner か Ungerleider-Clark 基準によると，一般的には，PMIの位置異常で心拡大を診断すれば，胸部X線（後前：PA）で心拡大がある（Ungerleider and Clark, 1939；Ungerleider and Gubner, 1942）．患者16人中，14人において，PMIの位置異常の有無と胸部X線写真での高度の左室肥大の有無は完全に一致した（Beilin and Mounsey, 1962）．後の研究では，鎖骨中線より外側の心尖部の位置異常（PMIが触知可能であれば）は，胸部X線上の心胸比50%以上と比較した場合，心拡大の感度59%，特異度76%，陽性的中率59%，陰性的中率77%であった（O'Neil et al., 1989）．

鎖骨中縁より外側のPMIの陽性適中率は，心エコーで計測した心室拡張期容積の拡大を基準にすると，50%より少しましと言われる（Eilen et al., 1983）．しかし，この研究では41人の患者の体格を考慮することなく，拡張末期容積の正常上限値が定められており，この点が問題であろう．このような体格を無視した杓子定規な基準を用いて異常であるかどうか判断するのは，生体を相手にする際には，望ましくないと考えられる．

▌ PMIは正常か

アリゾナのPhibbs医師は，PMIは健常人でも触れるものだと，長年にわたって誤解され続けていると考えている．彼は，「左側臥位で拍動を触知することはしばしばあるが（特に痩せた患者でそうだが），普通の体格をした健常人では，仰臥位ではPMIを触れることはない」と語っている．前

胸部で触知しうる持続性の拍動や複雑な拍動はいずれも，心臓が正しく機能していないことを示す重要な所見である（B. P. Phibbs, 私信, 2004）．

▌ 3）右室タップ（右室挙上）

右室の収縮初期のわずかな拍動〔右室タップ（tap）〕，異常な膨隆（bulge），抬起性拍動（lift または heave）といった右室拍動が触れないか，胸骨左縁の触診を行うべきである．傍胸骨左縁で認められるこれらの拍動は，慢性閉塞性肺疾患（COPD）患者で認められる剣状突起下の拍動とは区別されるべきである．しかしCOPDのために2次性に右室肥大を生じた患者では，両方の部位で拍動が認められることがありうる．どんな右室肥大の原因でも起こりうるという点では診断的価値はない．

▌ 診察方法

患者の傍胸骨左縁に自分の右手尺側縁を置き，第3, 4, 5肋間を触れる．収縮期taps（手が動く）は決して正常では触れない．

指導医へ（回診でできること）：わずかにある右側のギャロップを引き出すために使う同じトリックで右室タップをはっきりさせることができることがある．右室への血流流入を急に増やすため，患者の脚を受動的に上げるように回診するチームに頼めばよいのだ．

▌ 解釈

通常，胸骨左縁で力強く触れる，抬起性の拍動は右室肥大，肺高血圧，または右室機能不全を意味する．急峻で持続が短い，手にポンと何かが打ち当たったような印象を受ける拍動は，心房中隔欠損症から生じるような右室の容量負荷から生じるかもしれない．また，そのような拍動は貧血や，不安や，甲状腺中毒症などの拍出量の多い状態でもみられるかもしれない（Ewy, 1972）．

注意事項

注意をしないと右室肥大を過剰に診断する2つのよくある落とし穴がある．正常だが正中にあり小さな心臓と僧帽弁閉鎖不全症がある場合である．前者の場合，患者を左側臥位にすると，正中に位置していた左心室とその拍動は，胸骨左縁から離れるように移動する（Ewy, 1972）．

4）心室の奇異性壁運動と心室瘤

　前壁の奇異性壁運動は，触診できる奇異性（収縮期）の外向きの膨隆として見られるかもしれない．従来，これらはすべて心室瘤であると考えられてきた．しかし現在では，それらの大部分が実際には，通常，虚血性心疾患に続いてみられる，奇異性壁運動の部分であり，局所の心臓機能不全を示すことがわかってきた．脈拍は，心尖部のPMIに類似しているが，通常，ずっと内側に位置する．加えて，正常なPMIより大きくて，通常，より持続しており，正常の拍動のように，鋭く叩くような，または「キックする」ような性質を持っていない．

　心室瘤患者を触診すると，収縮期拍動や拡張期の膨隆がわかるかもしれない．後者の例では，血液が早期か後期に心臓へ急速充満し，壁の薄い，心筋成分を含まない心室瘤が膨隆し，胸壁を打つことでわかる．この所見は，聴診可能なギャロップがないことを除けば，触診上のS3かS4に似ているかもしれない．

　第3と第4肋間で鎖骨中線の異所性領域と時に呼ばれる領域でみられる強い挙上は，心室瘤を強く示すものである（B.P Phibbs，私信，2004）．

5）スリル thrill（心雑音の触診）

　スリルは連続性（瞬間的なものではなく），触診可能な振動である（スリルは，最も長い持続時間のPMIより続く）．スリルは，心雑音に伴い，触診可能な乱流を表す．「スリルは指で聞くことができる心雑音である」と表現する人もいるかもしれない．無害性雑音には，スリルはみられない．加えて，スリルは後で示す強度スコア（Levine の6段階分類法）の3度（スリルがない）と4度（スリルがある）の心雑音を区別する．

6）他の触診所見

1. 胸骨左縁の第2または第3肋間での収縮期拍動は，原発性か2次性の肺高血圧を示す．2次性では，心房中隔欠損症，狭窄後拡張を伴う肺動脈弁狭窄，解離性動脈瘤，部分肺静脈還流異常などがある．また，解離の場合には触診可能な弁の閉鎖や拡張期スリルがみられる．

2. 収縮期拍動が胸骨右縁第1または第2肋間にあれば，上行大動脈の大動脈瘤，大動脈弁閉鎖不全症（拡張した大動脈基部へ駆出される1回拍出量の増大による），狭窄後拡張がある大動脈弁狭窄症，右側大動脈弓，または単に老人性で蛇行した無名動脈を考えるべきである（Hurst and Schlant, 1972）．

3. 収縮期拍動が胸骨切痕後方にあれば，大動脈瘤を考える．

4. S1の直後に起こる拍動は，僧帽弁や三尖弁閉鎖不全症における，収縮期の拡張した心房拡大から生じるかもしれない．それは心尖部のPMIより高い（さらに基部に向けた）レベルで感じられる．

5. 三尖弁閉鎖不全症，拘束型心筋症，収縮性心外膜炎の患者は，著明な収縮期陥凹を示すことがある．後者の2つの疾患では，急速な拡張早期のリバウンドがあるかもしれない（異常な収縮期拍動として誤認される）（Stapleton and Groves, 1971）．

6. 正常な心臓でも運動亢進状態なら，拡張早期の左傍胸骨のリバウンドを示すことがある（正確なタイミングで診ないと，右室タップと間違えてしまうかもしれない）．

7. S3は触診可能なものもあるが，聴診可能なだけであっても，S3は重要である．

8. 心室からの触診可能なS4（聴診可能で触診不可能なものより重要．本章参照）は，S1の**直前**に起こるだろう．それは虚血性心疾患や後負荷の増加（動脈性，肺性の高血圧，または大動脈か肺動脈の狭窄症による）で生じるような，右室または左室のコンプライアンスが低下していることを意味する．本章で右心性S4と左心性S4を区別する方法について議論する．S4を調べる時には，患者が左側臥位にした触診を必ず入れる．

9. 心膜摩擦音の約23％は触診可能である．

3　打診

1）教育メモ

　今日，医学生が心濁音界 cardiac border の正確な打診を学べるかに関しては，一般的にいって疑いがある（「正確な」というのは，明らかに心臓が拡大していない患者と拡大している患者を区別

する能力に関して，胸部 X 線を見る前に理にかなって自信をもてるという意味である．これは，細胞内トリグリセリドのオーバーコートを着ているような病的肥満の患者の打診を除く）．

正確に心濁音界を打診できない人がいることを明白に示す経験と文献がある．例えていえば，すべての人がバイオリンを上手に弾けるわけではないが，そのことはバイオリンを上手に弾ける人が誰もいないということを意味しない（実際にバイオリンを上手に弾ける人は存在する）．有能な臨床医の手による打診の平均誤差は約 1 cm であるという科学的な研究がある（Kurtz and White, 1928；Mainland et al., 1938）．誤りで最も大きいのは，肺気腫を伴う患者で，最大 3 cm である（McGee, 1995）．男性 333 人と女性 55 人のある比較計測では，患者の胸が垂直な状態での直接打診法で，打診による測定値全体の 88％ はそれぞれの X 線写真測定値の 15％ 以内にあった．測定値の誤差は，2.0 cm 未満が 89％，1.0 cm 未満が 58％ であった．最後の研究の著者は，「コンサルタントの見地から，心臓の直径の直接打診の手順が最も患者と家族にとってとても印象的であることがわかった．これこそが家庭医がまだ実行していない身体検査である！」という実際的な観察をした（Stroud et al., 1948）．

最近の研究は，仰臥位での第 5 肋間腔の間接的な打診で，胸骨中線から左への距離のカットオフ値を 10.5 cm とすることで，確実に心拡大を除外できることを示した．この研究の著者は，医学生が短い期間の指導の後に，指導医と同じくらい正確に打診できたとコメントした（Heckerling et al., 1991）．

ある心臓内科医は，私がステレオ用の棚を置くことを営業マンと話しているのを立ち聞きした．棚受けのための釘を打つ場所を営業マンが私に尋ねた時，私は「打診で釘の場所を見つける」と答えた．心臓内科医は，「打診での誤差は 1 cm」とからかうように言った．

「そのとおり」．彼が心濁音界 heart border のことを言っていたと思い，私は言葉を返した．

彼は「確実に行うためにはドリルで穴を開けるほうがいいね」と言った．

「おお，心濁音界のことを言っていたと思っていたよ．釘はちょうど正しいところに見つけるよ」

彼は「そんなことはできないだろう」と言ったが，私はすべての棚受けを打診を使って備え付けた．

▶ 歴史メモ

1899 年，Francis Henry Williams は，打診と，当時最新技術であった胸部 X 線の所見と，546 の剖検で得られた心臓の重量との比較を行った．打診が非常に不利な立場になると考えられる肺気腫の症例と「でっぷり」した体型の症例を除いた．心臓がほとんど正常なら，打診での誤りが最も少ないことがわかった．心臓のサイズが標準より小さかった時に，その誤りは非常に多かった．大きさの点では，心臓が拡大していると，打診の誤りはそれほど多くはないが，標準より大きめに見積っていた（Jarcho, 1969）．

▶ 生き方としての打診

マダガスカル島だけに住んでいるアイアイ *Daubentonia madagascariensis* と呼ばれる霊長類は，食物を見つけるのに打診に完全に依存している．食物は，木の樹皮の下で穴を堀る昆虫の幼虫である．打診で正確に穴の場所を見つけ，細長い 3 番目の指を穴に入れ，獲物をすくい出す（Short, 1995）．

指導医へ：心臓は，ガスをまったく含んでおらず，身体の最も共鳴する部分によって囲まれている．そのような構造の輪郭を打診するのができないなら，浸潤のある肺や肝臓のように聴診ではよくわからない臓器の打診を捨て去るべきだろう．10 年間で，私が心濁音界を打診する時に誤診した回数は，放射線室で置き間違えられた胸部 X 線写真の数より少なかった．私はこの手技の教育をすすめる．それは，初期教育の必要はあるが，すばやく，いつでもできて，合理的に正確である．

2）診察方法

打診音は肺野に関して説明したのと同じ方法で作られる（16 章参照）．初学者の学生に対して，おそらく最も簡単な方法は肋間を打診することである．側部の（共鳴する）領域から正中の（共鳴の鈍い）領域までの肋間を続けて行う．患者の左側，心尖部の心濁音界から始めて，上方，そして，右

縁に関しても手順を繰り返す.

　肋間と肋骨の間を動かしながら，縦の体軸に対して，線上に，垂直に沿って打診する卓越した医師もいる．彼らは，経験豊富であり，肋骨と肋間筋の打診上の変化に適応できるが，この技法は医学部2年生には向かない．他の経験豊かな医師は予測される心濁音界に垂直な線に沿って打診するが，そのような予測は経験に基づいており，初学者にはすすめられない．

　打診する時，再確認として濁音から清音に戻りながら，境界上を確認したいと思うかもしれない．濁音は，清音の肺から心濁音界（または鼓音の肺から肝濁音界まで）まで動かす時に，音が清音でなくなるとわかる最初の音である．絶対的濁音は，最も共鳴がない音である．必ずというわけではないが，多くの場合，心陰影の中心部は絶対的濁音を呈する（同じく，いつもというわけではないが，多くの場合，肝臓の中心部は打診で絶対的濁音を示す）．真の絶対的濁音を聞くには，脛骨を打診するとわかる．

　打診をする時，経験豊富な医師は多くの場合，強い打診と弱い打診の2種類の打診をしていることに注意する．経験豊富な医師は，無意識にこれをすることを学んでいるようにみえる．私は，その理由を書かれたものを一度も見たことはないが，強い打診と弱い打診の振動の違いから得られた何らかの知覚情報があるに違いない．

　おそらく，一貫して使用されるなら，どんなシステムも働く．PA（後前像）胸部X線の所見を何度も比べて，その方法に関して十分な経験を得なければならない．心臓のサイズの正常値のすべては，PA方向で撮影されたX線写真の所見に基づいている．PA撮影は，患者の後ろにビーム発生器を置き，X線のプレートを胸の前部を置くことによって作られている．この技法の利点は，心臓のサイズがあまり大きくならないということにある．しかしながら，患者がX線検査室に行くことができないくらい具合が悪い時に，前後像（AP）胸部X線フィルムを撮影する．16章で説明されたように，PA撮影を得るべしと誰かが稀に主張するような例外を除き，X線のプレートを患者の背部に当て，患者をベッド上で起こし，ベッドの足元のポータブルビーム発生器のビームを当てる（患者がベッドで寝たきりなら，患者の下にプレートを置いて，下向きにビームを当てるかも

しれない）．APフィルムでは，見かけの心臓サイズは人工的に拡大されて見える（最悪の場合，病院によっては，どんな方法でX線写真が撮影されたのか判別できないことがある）．

　現在，間接的な（媒介の）打診法を使用するが，以前は，直接的な（直の）打診法を教えているところがあった．正面方向での心濁音界の境界を決定する場合，特に厚い胸をした患者で，直接的な打診は間接的な打診よりよい方法であることがある．

　以下のような方法がある．

1. 間接的な打診と同じ順序で用いる.
2. 右手の中指の指腹だけを使用して，胸壁を打つ．大きく動かすことが，鼓音を発生させるのに必要である.
3. 胸を打った後に，指腹を胸壁に置いたままにする．いくつかの理由があり，特に打診で振動の減衰を知りうることもあり，これは手技をよりよくするように思える.

　2番目の手技は，上の同じ方法を使うが，胸壁を打った後，短い距離，胸壁を押すことである．原著での記載と，その理論的根拠を以下に示す．心臓と，それを取り囲んでいる肺の間には，明瞭な境界線というものは存在しない．上側と左の境界から，肺はくさび形の臓器として心臓前面の領域の上に食い込んでいる．心濁音界を決定しようとする時には，できるだけ打診面を小さくするようにしなければいけないが，一方では心臓の上に位置する肺を通して心濁音界がわかるように十分強く打診しなくてはいけない．直接的，つまり直に行う打診は，この目的に最もよく役立つ．中指か薬指を伸展し，その掌側面で打診を行うようにする．下に位置する肺の舌区を貫いて心臓まで打ちつけるようなイメージで，しっかりと押しつけるように叩かなくてはいけない．ピアノのハンマーの動きのような打診をすべきではない．ピアノのハンマーは弦のダンピングを防ぐために，すばやく跳ね返るように作られているからである．しっかりと押しつけるように叩くのは，胸壁が振動しないようにするためであり，こうすることにより，胸壁振動の影響を最小限にし，打診している部位自体の所見を得るためである（Hoover, 1920）．

　直接，打診する時，胸を1回叩くだけでよい.

聴性打診

心臓境界に関する聴性打診は早くも1914年には行われていた．方法は胸骨柄に聴診器を置き，第5肋間腔で中腋窩線上から軽く打診を始める．音の明らかな変化が心臓境界で聞かれ，各肋間でその位置がわかる．人によっては，指で打診を行い音を出す代わりに，音叉や爪楊枝や綿棒を擦る音を使うかもしれない．1914年にHenry Sudham Satterlee医師は，長さ10インチ（25.4 cm），直径0.3インチ（約0.76 cm）のガラス管でハンマーを作った．ハンマーの頭から2インチの長さで直角に曲げられていた．ガラス管の末端はワックスでシールし部分的にカバーされており，持ち手にはcm刻みの目盛りが打ってあった（Sharpe, 1941）．

3）心尖部の場所の特定

心濁音界の左縁の下方は**心尖部**と呼ばれる．この境界は左室拡大や心嚢液貯留（もし多ければ）では外側に偏位する．

左室拡張末期容積と左室心筋重量

LVEDV（左室拡張末期容積）とLVM（左室心筋重量）の拡大は心血管疾患の罹病率と死亡率の予測因子である．X線上の心拡大はこれらの因子の弱い相関しかない．心臓検査に超高速CTを用いることで，打診がLVEDVとLVMの拡大を除外するために信頼できる方法であることが示されている（Heckerling et al., 1993）．この研究では，第5，6肋間の鎖骨中線からの濁音の距離を決定するために，仰臥位で，間接的打診法を用いた．正常上限は，10.5 cmとした．LVEDVまたはLVMの増大を診断するのに，濁音の距離の延長は，感度91％，特異度30％であった（しかしながら，103人の被験者のうち，LVEDV拡大が17人，LVM拡大が8人しかいないことに基づく評価であることに注意）．

自己学習

有病率26％の患者群での陰性適中率はどれくらいか．陽性適中率はどうか．テストの有効性をどう結論付けるか（解答は章末の**付録17-2**）．

偽陽性

稀に，左側境界は右室疾患で左側へ偏位する．ただし，著明な右室肥大／右室拡大がある時のみである．これは収縮期圧負荷によるのかもしれない（例：肺高血圧や肺動脈弁狭窄）．あるいは拡張期の容量過多のこともある（例：慢性重症三尖弁閉鎖不全症）．この結果，正常では圧がかかることなく血液が流れている右室は，圧のかかる心室に変化する．これは左無気肺でも起きる（16章参照）．

左室拡大 VS 大量心嚢液貯留

左室拡大において，PMIは心濁音界境界のほんの少し内側に触れるだろう（PMIは収縮期に触れ，心濁音界は心周期の中でより長い時間を占める拡張期で打診されるのが理由の1つである）．心嚢液貯留の患者において，PMIはそのままの位置にあるが，濁音界だけはその液貯留のため，左側に移動する．したがって，もし触診可能なら，PMIは心濁音界のずっと内側で触れるか，液貯留によりはっきりしなくなりその結果触れなくなるかのいずれかであろう．

心嚢液穿刺の余談[注2]

心嚢液穿刺はウィーンの外科医Franz Schuhにより，X線が開発される前，心尖部からのアプローチで，1840年に最初に行われた（Spodick, 1985）．Schuhの方法によると，針は心尖部から1 cm内側で刺入し，右の胸鎖関節に向かって刺す．心尖部には大血管がないので，このアプローチにより，大血管を破裂させる危険性はない．

1896年，Marfanによって剣状突起下アプローチが導入されると，この方法がSchuhの方法に取って代わった．Marfanの方法は，冠動脈や静脈を穿刺する重大な危険をはらんでいる．通常は穿刺針に電極を取り付け，心電図を記録しながら穿刺するが，この方法では血管を損傷しようとしているかどうかの判断ができない．心筋に当たることにより生じる傷害電流か，誤って心室腔内に穿刺針が入った時に出現するQ波をみて，後ではじめて心臓を傷つけたことがわかるのである．エコーガイド下の穿刺でも，血管損傷を生じるこ

注2 最初の心嚢液穿刺であるというフランスの主張については本章の警句も参照．

とがある。こうして，内科研修医は心臓血管外科医のバックアップがないと心囊液穿刺を行おうとしなくなった。そして外科医が手技のすべてを引き受けるようになった。

Schuh の方法は，打診によって心尖部を特定できる医師には今でも適応可能な方法である。疑うなら，打診で心尖部の濁音のある患者の胸部（穿刺予定部位の近く）に金属の紙クリップを貼り，X 線を撮影すればよい。心囊液穿刺が施行されて 50 年間は，X 線撮影は存在しなかった。この事実は，熟練者の打診がいかに正確であるかを示すものである。

4）上部左心濁音界

左の心濁音界の上部には，右室流出路が含まれる。トレーニングすると，重症肺高血圧症患者の一部で，胸骨左縁第 2，第 3 肋間において，心濁音界が外に突出しているのがわかるようになる。この場合，下位の左心濁音界では，そのような突出は認められない（本章で前に議論した触診所見と関係がある）。

打診可能な，あるいは触診可能な肺動脈というのは，あまり感度が高い所見ではない。しかしながら，偽陽性（心濁音界に連続する肺腫瘍，右側大動脈の動脈瘤など）は稀で，検査陽性であれば，数えるほどの疾患しか考えられない。

5）右心濁音界

退屈に思えるかもしれないが，心臓の幅を見積もるために右の心濁音界を打診することが必要である。もし，左の心濁音界が，通常の位置よりかなり内側寄りに位置している（多くの正常例を打診しているのなら特定できる）なら，右の心濁音界を打診しなければ，この所見をどう解釈するべきかわからない。垂直位の滴状心（水滴に形が似ているのでそう呼ばれる）や縦隔の右偏位（通常，右の無気肺による。この場合，気管も通常偏位しうる。16 章参照）がわかる。このことは，滴状心が通常肺気腫を意味するので，重要な鑑別診断である（稀に低容量，特に Addison 病のような慢性の変化でもみられることがある）。後者では，肺のその他の疾患を意味する。

6）打診の他の使用

残念ながら，右の心臓の輪郭は右室ではない。心濁音界か胸部 X 線のいずれも，正面の所見において右室を表すものがない。しかしながら，右室が拡大すると，通常認められる剣状突起上約 3 cm の胸骨に始まる打診での濁音が，絶対濁音に変化する（これより下のレベルでは，肝臓のため絶対濁音が生じうる）。絶対濁音がより高い位置で聞こえれば，右室よりも心囊液貯留である可能性が高くなる（Moschcowitz, 1933）。心臓の輪郭を型どる他の方法は，本章後述の「スクラッチテスト（引っ掻き試験）」を参照されたい。

胸骨柄から右第 3 肋軟骨までの濁音は，大動脈弓の動脈瘤でみられ，**Potain 徴候**と呼ばれる。

名人 virtuoso へ：Perloff は，**内臓逆位症**を診断するため，心臓の打診の前に，胃の鼓音を見つけることをすすめている。胃の空気が少なく，肝臓の濁音と胃の鼓音が区別できないようなら，Perloff は，患者に数回，息を吸って，飲み込むよう指示し，空気嚥下症にすることをすすめている。代わりに，炭酸飲料を飲んでもよい。

同側の横隔神経麻痺か無気肺のどちらかで十分に横隔膜が下に下がらない場合には，障害された側では，吸気時の胸腔内圧は健側に比べて高くなる（陰圧の程度が軽くなる）。こういうわけで，吸気の間，縦隔は，障害側から離れるであろう（Macklem, 1986）。私は，この方法の経験はないが，Hoover 徴候で最初に横隔膜下垂の障害を見つけit それから奇異性運動があるかどうか知るために，片方ずつ，横隔膜を打診するほうが，簡便な方法と思う。

7）心拡大のない心不全

視診，触診，打診は，いずれも心拡大を判定するのに役立つ。間違った方法でうっ血性心不全であると考えられた患者が，どんな計測方法でも正常な心臓の大きさであることがある。このことは，収縮性心膜炎，三尖弁狭窄症，下大静脈閉塞，肺静脈血栓症，僧帽弁狭窄症，拡張障害，そして虚血性心疾患（冠動脈疾患）でみられる。

EBM（Evidence-Based Medicine）愛好家に対して：心不全の診断は，個々の所見では感度が高くないので，所見の組み合わせをもとに行われる。

複数のプライマリ・ケアの研究によれば，最も役に立つ身体所見は心尖拍動の位置の異常であり，陽性尤度比は 16 である（Elder et al., 2016）.

4　聴診

問題 1：Laënnec が心音を聴く時に触診より 1 枚の紙を丸めて筒にしたほうがよく聞こえたのはなぜか（1 章参照）？
解答：章末の**付録 17-3**（および**図 17-14**）を参照.

　心臓の聴診は，他の身体診察術よりもやり方が大切である（*die Methode ist alles*[注3]）. 聴診は慣れるまでが大変である. 聴診は初期購入手数料をかなり取られる投資信託のようなものだ. 心音シミュレーターや心音レコード（例：Stein and Delman, 1997 のような心音の録音教材；Lecat の Ventriloscope, Harvey, Cardiosim Ⅶのような心音シミュレーター）の登場により，昔は一生かかって経験するような心音を数ヶ月のうちに聞くことができるようになったが，それでも心音をマスターするには大変な労力がいる.

　残念ながら現代の医学教育者は，身体診察の基礎の基礎を教えることをおろそかにして，代わりに正しく綴ることもできない，ましてや診断など到底できないような難病奇病の治療法を教えることを重要視している. 一方，この 30 年間筆者は医学界の辺境から眺めているが，治療法がいかに時代とともに変わることか！　横断歩道の標識サインが変わるより治療法の変遷はめまぐるしい. 対して症候生理学は（徴税制度と同じくらい）普遍的である. したがって，正しい診断さえつけられれば治療法はいつでも最新の教科書を見ればわかる. 正しい診断がつかなければ薬局中の薬全部を投入して可能性のある疾患を全部治療するというとんでもない事態になる.

医学部 2 年生へ：聴診器のイヤーピースが快適であり，外耳道に挿入した時に，前方に向かっていることを確認すること. 聴診をする前に指で叩い

[注3] 「方法こそがすべてである」. これは Emil Fischer や他の偉大な世紀末のドイツ人有機化学者の合言葉であったらしい. ポリペプチド生成が自動化された現在，このモットーは身体所見の合言葉とすることを提唱する.

表 17-1　一般的騒音のレベル

騒音源	音源からの距離	騒音レベル	
		dB[a]	振幅比
通常の会話	3	65	1,778
平均的オフィス	—	47	223.9
平均的ささやき	4	20	10.0
聴覚限界	—	0	1.0

[a]dB（デシベル）の定義は 11 章参照.
（Rappaport MB, Sprague HB. Physiological and physical laws that govern auscultation. *Am Heart J.* 1941；21：258-318, より許可を得て転載）

てみてきちんと聞こえるかどうか確かめる. 他の人が聞こえるのに自分だけ聞こえない場合には聴診器に問題がないか調べてみる. イヤーピースの大きさは適切だろうか（小さすぎると外耳道に押しつぶされてしまい聞こえなくなる）. きれいに手入れしているか（チューブにごみが入ったり，ひびが入ると聞こえ方が悪くなる）.

　聴診する前に患者に声がけする言葉でニューヨークの Campbell Moses 医師から教わったものを紹介しよう.「もしかしたら長時間聴診するかもしれませんが，それは心臓がおかしいからだとは限りません」. 患者はあなたの表情を見ていること，しかし聴診に集中するべく患者の反応に気を配ることはできないことを忘れずに.

　聴診器を少しずつ移動すること（下記参照）や，聴診器の種類，心音図の重要性，亜硝酸アミルや Valsalva 手技のいろいろな時相を補助的に使うことなどが今までいろいろ言われてきたが，私個人としての意見は心臓の聴診で重要な点は以下の 2 点だけである.

法則 1：完全に静粛な部屋で聴診しなければならない. その理由は**表 17-1** から明らかなはずだ. 現場ではテレビやラジオを消し，ドアや窓を閉める. 面会者に退出願う. 場合によってはおしゃべりをして邪魔をする同僚や上司を黙らせることも必要だ. **とにかく静粛にすることが重要.**

自己学習：友人に 4 フィート（約 1.2 m）離れたところに立ってもらい，9 桁の数字をささやいてもらう. **表 17-1** によれば，この音は 20 dB であり，大動脈弁閉鎖不全や肺動脈弁閉鎖不全の心雑音を聞くよりも容易なレベルである.

　次にナースステーションに移動して同じことをやってみよう. 9 桁の数字を聞きとることはでき

るか．周りの雑音は何dBくらいだろうか．3フィート（約90 cm）離れたところで普通のおしゃべりをしてみよう．数字は全部聞きとれるだろうか．周囲の雑音は何dBだろうか．

20 dBの音が聞こえなくなるのはどんな場所だろうか．読者の病院の平均的病棟はそれよりも騒々しいか，静かだろうか．騒がしければ20 dBよりも弱いことが多い大動脈弁・肺動脈弁閉鎖不全症の心雑音をどうやって聴取しようというのだ！ 絶対に無理である．

> **問題2**：部屋が完全に静かであるのに，患者自身の問題で心音が聞こえない場合（例えば閉塞性肺疾患による粗い水泡音や喘鳴によって心音や4度以下の心雑音をかき消してしまう），どうすればよいだろうか.
> **解答**：「心音聴診ができなかったので，意味のある所見がとれなかった」とカルテ記載する．ただし患者要因が取り除かれたら，できなかった診察をすることで身体診察を完成させること（これは診察したのが数日前であってもやること）．

法則2：1つずつ聞くこと．つまり，心拍サイクルの一部分だけを聞くようにする．まずは収縮期と拡張期を同定する（下記参照）．ただし拡張期は2つに分かれることに注意（4章参照）．

肺動脈・大動脈閉鎖不全症の雑音は拡張期早期に耳を集中させないと聞こえない．また心室奔馬音gallop（Ⅲ音）や開放音OSも拡張期早期に聞こえる．拡張早期という短い間隔を聴診するにはⅡ音の直後の時間だけを聞く練習が必要である．

心房性奔馬音（Ⅳ音）のような音はⅠ音の直前，拡張期後期に聞こえる．したがってⅠ音だけに集中し，次にⅠ音が来るな，という直前の短い間隔に神経を研ぎ澄まして聴診するように練習する．

収縮期，拡張期早期，拡張期後期と分けて，それぞれを区別して聞くようにしないと多くの所見を見逃すことになる．一度にいろいろなところを聞こうとしたためにあなたが心雑音を聞き逃したとしても，「あの人には心雑音が聞こえるが，他の人には聞こえない」などと言ってはいけない．心雑音はあるかないかのどちらかしかない．心音は禅問答のように答えがないものではない（禅問答：誰もいない森で木が倒れたら，音はするか否か[訳注4]）．心音はトレーニングを積み，静粛な部屋で聞き，何を聞きたいか理解して聴診すれば聞こえるものなのである〔確かに一過性にしか聞こえない所見もある．また聞こえるはずだから（本当は聞こえていないのに）聞こえたと言う人もいる．正直に「聞こえた」「聞こえない」と言うことが大切である〕．

訳注4) これは認識する者の不在の中で事物が存在しうるか，という哲学的な謎かけのようである．

さまざまな所見の音に慣れてくると，すぐに耳の注意をそちらに向けることができるようになる．ある医師は「自分の娘がオーケストラでピッコロを吹いているとしよう．すると自分の娘の吹いている音がたちまち聞こえるようになる（他の人は聞こえなくても）．なぜなら娘の吹く音を聞くように集中しているからだ」と説明している(Cheng, 1997).

> 心雑音や異常音を探して聞くのではなく，無音を探して聞くほうがよい．Ⅰ音とⅡ音の間の無音，Ⅱ音とⅠ音の間の無音を聞きとれるようになれば，初学者であっても結構異常所見を見つけることができるものだ．これは当たり前に聞こえるかもしれないが，実は単にⅠ音，Ⅱ音だけを聞くことで満足してしまって微妙な所見を見落としてしまいがちで，無音を同定するほうが実際は集中力を要する．無音を同定するには，背景の雑音が他の音を邪魔しないことが必要だ(P. Lecat, 私信, 2016).

指導医へ：心音シミュレーターを使う場合には，まず生徒が聞こえないようなソフトな心雑音や音を聞かせる．次に同じ音を，音量を上げて聞かせる．そして音量を次第に小さくして聞かせる．最後に同じ雑音を心サイクルのいろいろな場所に移動させてみる．このようにすれば生徒はどのような状況でも音を探し出せるようになる．

> 肥満患者では厚い胸壁のせいで心音が遠く聞こえる．座位前傾姿勢になってもらい，心臓を胸壁に近づけるとよい．あるいは臥位の患者は腕を頭のほうに挙上して胸壁の軟部組織を広げるようにするとよい(Silk and McTigue, 2011).

痩せ型の患者の骨ばった胸壁には150 mLのプラスチック補液バッグを置き，その上から聴診器を当てるとよい(Perry et al., 1984).

1) 心サイクルのタイミングをとる

　心サイクルのタイミングをとるのは必ずしも容易ではない．PMIを触知するか，Ⅰ音が最強であることが多い心尖部で聴診することによりⅠ音を同定する．残念ながらPMIを触知できる患者は多くないし，病態によっては（例えば1度AVブロックでは）Ⅰ音は心尖部であっても減弱してしまう．そのような場合は収縮期の始まりの直後に起こる頸動脈の立ち上がりを利用するとよい（頸動脈の拍動についての詳細は18章参照）．この手法は心房細動のように脈が非常に不整な患者では特に有用である．

指導医へ▶ 頸動脈拍動のような音以外のヒントを与えずに心音シミュレーターで試験を行い，心雑音（本章で後述）が収縮期なのか拡張期なのか混同した医学生が他の学生の前で叱られることがあるかもしれない．心音シミュレーターを使って教育する時には最初から心音図・心電図を同時に示して心サイクルのタイミングをとるためのヒントとして利用させたい．そうすれば医学生は収縮期をまずは同定するという大切な癖がつくようになると筆者は考える（心電図の教育という意味ではない）．

　私の意見を大げさだと思う身体診察の教官は試しに講義の最初にいくつかの拡張期雑音を聞かせてみるとよい．雑音の形を記載させた後，心音を止めてみてそれぞれの雑音が収縮期だったか拡張期だったか聞いてみると私の言っている意味がわかるだろう．

　もしくは経験豊かな循環器医に，どのような弁膜症が見逃されることが多いか聞いてみるといい．原因不明の心筋症と誤診されることが多いのは，大動脈弁閉鎖不全症，次に（やや頻度が落ちるが）僧帽弁閉鎖不全症ときっと言うだろう．カルテを見返してみるとそのような患者で時々「収縮期雑音あり」と記載されていることがあるだろう，本当は収縮期雑音などなく，実は拡張期雑音であるのにもかかわらず．

2) 伝統的な聴診箇所

　前胸部の特定の位置と，特定の心音や心雑音を関連づけることが伝統的になされてきた（心雑音自体の詳細については本章で後述する）．本書で使う定義は次のとおりである．

　大動脈領域は胸骨右縁第2肋間である．大動脈弁狭窄症の心雑音はここか，右鎖骨上で最強になる．以前はⅡ音をここで聞くことが多かった．理由はⅡ音の大きさが大動脈弁の閉鎖状態を表していると信じられていたからだ．しかしながら心音図による研究ではこれは間違っていることが示され（Weisse et al., 1967），A2という表現が混乱を招くこととなった（4章参照）．

　肺動脈領域は胸骨左縁第2肋間である．肺動脈弁の雑音と動脈管開存の音がここで最強となる．Ⅱ音の肺動脈弁成分だけをここで聞くことができると信じられてP2と命名し（4章参照），大動脈領域と肺動脈領域のⅡ音を比較して左心系と右心系の圧についてのなにがしかの所見が得られるとされてきたが，これは間違っている．左心系と右心系を比較したいのであれば，同じ場所でⅡ音の2つの成分を聞き分けなければならない．これは通常肺動脈領域もしくは胸骨左縁第3肋間で，もしくは稀に大動脈領域で行う．

　大動脈領域と肺動脈領域を合わせて心基部と称する．PMIが心尖部であり，これと大動脈領域，肺動脈領域を結ぶと三角形になり，その底辺が心基部というわけである．

> ⊙ 伝統的に大動脈領域・肺動脈領域と言われているが，心臓を見れば大動脈弁と肺動脈弁は左右隣同士ではないことがわかるはずだ．心臓移植術中に大動脈弁のレベルで大動脈を見上げると肺動脈は大動脈に対して時計の針で4時半～5時の位置にある（隣同士の6時や3時の位置ではない）（D. W. Miller, 私信, 2016）．

　三尖弁領域は胸骨左縁第5肋間である．右心系の弁は胸骨右側にあるはずと思う医学部2年生にとっては驚きであろう．三尖弁の心雑音やIHSSの心雑音はここで聞かれる．

　僧帽弁領域は触診もしくは打診で同定される心尖部のやや内側である（通常は第5肋間左鎖骨中線上にある）．Ⅰ音はこの場所で最も聞こえやすい．僧帽弁雑音もこの場所で聞こえる．

　僧帽弁逆流症が重症であると左心拡大により心尖部と僧帽弁の聴取部位は外側に移動し，時には前腋窩線よりも外側に来ることもある．一部の教科書によれば僧帽弁領域は固定されたもので移動しないと書いてあるが，（ガリレオの「それでも地

球は動く」注4 ではないが,)間違っている. さらに重症肺高血圧症では右心室の圧が上昇し, 右心拡張により左側に移動する. 三尖弁の聴取領域は右心拡大に伴って, もともと僧帽弁領域と言われた場所にまで移動してくることさえある. このような症例では三尖弁逆流の汎収縮期心雑音は, いわゆる僧帽弁領域で聴取されるのだ.

したがって僧帽弁領域というのは一定した場所ではなく, むしろ概念的場所と考えたほうがよいと筆者は考えている. 一部の教科書が教えるように, これらの領域だけを聴診すればよいと考えるのではなく, 胸骨と前胸部の間を少しずつ(1インチ≒約2.5 cmずつ)移動しながら聴診することが, 特に心雑音の放散と最強点の同定において大切である注5. またこの手法により, 同時期に起こる, 2種類の心雑音(例えば僧帽弁逆流症と大動脈弁狭窄症の合併)を区別するのに有用でもある. 少しずつ移動しながら聴診することにより, ある場所で聞こえた心雑音が違うピッチと音色になることに気づくだろう(「心雑音の評価軸」の項を参照).

3) 心音(S1とS2)

自己学習

図17-1 は心音をいくつか図示している. ただしテキスト本文と連動させていない. そこで自習作業として, それぞれの図が何を表しているのか凡例を作り, テキストのどの項目と関連しているか探してみよう. すぐに読めばわかるものもあれば, 2回読み返しても難しいものもあろう. わからなければ経験豊かな医師に聞いてみよう.

I音(S1)

I音を聞いたら次のことを自問して答えられるだろうか. (a) I 音は単一の音か, 複数の音か(分

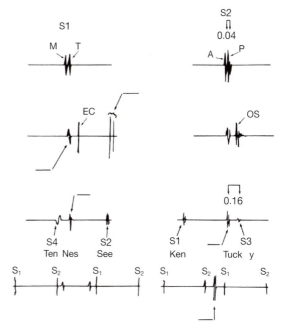

図17-1 自己学習用の心音の図

裂もしくは重複), (b)強度は? (c)いつも同じ強度かどうか.

重複S1

広く分裂した, または重複したS1は右脚ブロックによって三尖弁閉鎖が遅れることを意味している. この場合にはⅡ音も広く固定分裂という異常所見になる.

広く分裂したS1のような音は実はS1の次に収縮期早期クリック(S1-ESC;early systolic click)が聞こえている. もしくはS4の次にS1(S4-S1)が聞こえている場合もある. これをしっかりと区別するには心音図と心電図を同期させて見てみる必要がある. ヒントはあるものの, 両者をベッドサイドで区別する方法はない(Shaver et al., 1985).

S1-ESCの場合には, 駆出性クリックに伴う所見からわかる(すなわち僧帽弁逸脱症の所見である収縮期中期の心雑音もしくは幸運であれば特徴的「鳴き声」が聞こえればS1-ESCであろう, と判断できる). 最初の成分のピッチが高いのでわかることもある. S4-S1の場合S4がそんなに高い音になるはずはないからである. 僧帽弁逸脱症によるS1-ESCかどうかは, 心雑音や特徴的鳴き声が聞こえなくても患者を臥位から立位にして聞いてみればわかる. 立位で2つ目の音が収縮期早期になれば(最初の音に近づけば), S1-ESCであ

注4 ガリレオが自説, 地動説(太陽の周りを地球が動く)を撤回させられた後につぶやいた言葉である. 医学部中退のガリレオは, 科学的真実に忠実であったという点だけでなく, 温度計や圧力計, 振り子を発明したということにわれわれは敬意を表さなければならない. ガリレオ温度計はSanctoriusにより体温計となり, 圧力計はRiva-Rocciにより血圧計となり, 振り子はHuygensにより時計となり, いずれもバイタルサイン計測に欠かせない機器となった.

注5 1インチ(約2.5 cm)ずつ動かすというこの手法はSam Levine医師が命名した.

る可能性が高い（2つ目の音が移動しない場合はどちらとも言えない）.

S4-S1 の場合には S4 が短時間低ピッチで唸るようにビブラートがかかることでわかることもある. S1 の直前の, S4 の低ピッチの振動は時に触診することもある. ただしこれには痩せた患者で相当練習しないといけない. S4 はさまざまな手技で変化することもある（後述）.

ベル型のほうで圧をかけたり緩めたりしながら聞くと有用なこともある. S4 の場合には低ピッチであるので圧を緩めた時に聞こえやすい. ESC の場合には高ピッチであるのでベルに圧をかけて膜型に近づけたほうが聞こえやすいだろう.

I 音の強度

I 音が単一かどうか確かめた後には I 音の強度を聞く. 心尖部近くで聞くのがよい（S2 よりも S1 の音がこの場所で大きいことが多い）. もし心尖部で S2 のほうが大きい場合には II 音の強度が亢進している（通常は P2 の亢進による. 本章後述）, もしくは S1 が減弱しているということを意味する. S1 の強度は主に僧帽弁尖が左室収縮開始の時にどの程度離れているかに関連している（Shaver et al., 1985）. 音響物理学者ならば S1 の強度は僧帽弁の閉鎖の急激な減速により起こるというだろう. 音楽家ならば僧帽弁や三尖弁が閉じるビートの強さだと言うだろう. しかし循環器医ならば, 僧帽弁と三尖弁が閉鎖するまでの距離によるとするだろう.

以下は議論をやさしくするために僧帽弁だけに限定して進める. S1 の主な成分は僧帽弁であるからであるが, 以下の記載内容は三尖弁にも該当する.

1. 1 度房室ブロックでは PR 間隔が伸びる. したがって心室収縮が遅れるので僧帽弁が閉まるのが数ミリ秒待たなければならない. この遅れによって僧帽弁は閉鎖する位置近くまで到達できている. したがって心室収縮が起こるとそれほど完全に閉鎖するまでの距離は短くて済む. よって通常の S1 より弱い音になる（対する S2 は変化しない）. 心音を口で表現するなら通常は lub-dub（ラブダブ）となるのが lp-dub（ルプダブ）となる. ただし I 音の減弱は必ずしも 1 度房室ブロックによるものとは限らない.

2. 左心室が障害されて十分な圧変化を生み出せなくなった場合に S1 は減弱することがある（房室ブロックなしでも）. この場合には他の所見, 頸静脈, 心打診, 奔馬音 gallop により診断がついている場合もあろう. しかし虚血, 梗塞, 瘤による左心室不全はこれらの所見がないことも多い.

その他 S1 が小さくなる原因としては,

3. 左心室肥大（Luisada and Portaluppi, 1983）
4. 左脚ブロック（Luisada and Puppala, 1979）
5. 弁のずれ（例：僧帽弁閉鎖不全）.

3～5 は PMI が広範になったり偏位したり（左心室肥大）, S2 の奇異性分裂（左脚ブロック）, 僧帽弁閉鎖不全に特徴的な心雑音により区別することが可能である.

6. 僧帽弁と三尖弁の閉鎖がずれて S1 が減弱するのは脚ブロックに限った話ではない. 心室内伝導異常でも起きる. このことからも心電図と聴診を組み合わせて考えることの重要性がわかる.

7. PR 間隔が正常な高血圧患者でしばしば S1 が減弱する（Shaver et al., 1985）.

S1 の強度が増強する異常は, 僧帽弁狭窄症（特徴的心雑音を伴う）や, 心多動状態（激しい運動後や興奮, ストレス曝露後, 高拍出性心不全. 本章後述）でみられることがある. ブーンと轟く S1 にビブラートが続くのが左房粘液腫で報告された（Shaver et al., 1985）. 最近の研究によれば非リウマチ性僧帽弁逆流症患者の心尖部で S1 が大きく聞こえるのは汎収縮期の僧帽弁逸脱を示唆するという. もっと一般的な収縮期中期～後期の逸脱の場合には S1 は正常である（Shaver et al., 1985）.

I 音の強度の変化

通常は心尖部で S1 は S2 より大きく強いが, S1 と S2 の比較だけではなく心拍ごとの S1 の強度の変化にも注意する. これも心尖部で聴取するのが最適であることが多い.

2 度房室ブロック（Mobitz I 型のみ. II 型ではみられない）や 3 度房室ブロックで心拍ごとに I 音の強さが変化する. Mobitz I 型房室ブロック（6 章参照）では PR 間隔が伸びて最後に脈が落ちる. この場合次第に I 音の強度が弱くなるが, II 音の強度は変化しない. したがって脈が落ちることによって 2 度房室ブロックを診断し, しかも S1 の漸減することから Mobitz I 型であると特定できるかもしれないというわけである. 口真似すると以下のようになる. LUB-dub, lub-dub, lp-dub, 休

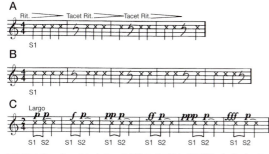

図 17-2 A：Mobitz Ⅰ型のⅠ音を楽譜にしたもの．B：Mobitz Ⅱ型のⅠ音．C：3度房室ブロックでのⅠ音，Ⅱ音．

止，LUB-dub, lub-dub, lp-dub, 休止．脈が抜けるのはわかりやすいが Mobitz Ⅰ型でⅠ音の強度が変化することを聴取するのはもっと難しい．

音楽家は図 17-2A を好きな打楽器で演奏したくなるだろう．わかりやすくなるように音の強度の変化しないⅡ音は省略してある．ritardo と書いたのは心房リズムがメトロノームのように一定していることを念頭に，「やや遅くなる」という意味，デクレッシェンドマーク decrescendo は S1 が次第に弱くなることを表している．

Mobitz Ⅱ型の楽譜はもっと簡単である（図 17-2B）が，臨床的にはより重症である．脈が抜ける直前まで PR 間隔の延長はないので S1 の減弱はない．したがって lub-dub, lub-dub, lub-dub, lub-dub, 休止，lub-dub, lub-dub, lub-dub, lub-dub, 休止となる．3度房室ブロックでは心房収縮すべてが心室に届かない．心房は自分のリズムで打ち，心室は補充調律（房室結節からか，それ以下からでる）で打つ．心房細動でなければ，心房収縮によって僧帽弁（と三尖弁）が大きく開く．心室収縮は心房収縮とは独立して弁を閉鎖する．このようにランダムな収縮が房室弁が最も開いているタイミングに重なってバタンと閉まり大きな音を立てたり，閉まりかけているタイミングで収縮して房室弁を閉めると非常に小さい音しか出ないことがある．S1 の音がさまざまに変化して S2 の音が正常なのは口真似で表現すると，lub-dub, lp-dub, LUB-dub, Lub-dub, LUB-dub, lp-dub, Lub-dub, となる．

3度房室ブロックを楽譜にすると図 17-2C のようになるだろう（Ⅱ音も入っている）．S2 の強度は変化しないので聴診している時にはⅡ音を無視してⅠ音だけを聞くようにする．S1 はさまざまな強度（ピアニッシモだったりフォルテだったり）で聞こえる．largo（非常にゆっくりと）と書いてあることに留意．

> S1 の強度が変化する徐脈は3度房室ブロックしかない．Ⅰ音の強度が変化するのは他の房室解離でもみられるが，脈が整な徐脈にはならない．3度房室ブロックは心電図で診断するのがいいと主張するかもしれないが，心電図モニターした患者でもベッドサイド診断が有用なこともある．例えば集中治療医が頻用している新式の前胸部誘導を肩鎖関節近くに装着したとしよう．この誘導は前胸部誘導というよりはⅠ誘導の修正版であると考えてほしい．P 波のベクトルの長軸に垂直になるように誘導をつけるとP波は見えにくくなってしまう．心電図波形で悩んだり，誘導のつけかたをうんぬん長時間議論するよりも聴診して3度房室ブロックが診断できたことが少なくとも一度はあった．

意欲のある学生へ：教育学的観点から，心音は弁がバタンと閉まることで発生する音のように説明してきた．しかし Luisada によれば心音は「心・血液系」（血液の円柱が心臓や血管を通るシステム）の中での加速・減速によって生じるのだと主張している（Luisada and Portaluppi, 1983）．

通常は弁の開閉のタイミングと血液の加速減速とはタイミングが一致している（例外はあるが）．観察結果と「心・血液系」理論は合致するが，科学的反論もある（Dock, 1980）．

Ⅱ音（S2）

Ⅱ音の強度

心基部ではⅡ音（A2とP2の合成）は S1 よりも大きいはずである．もしそうでないなら，異常所見である．

Ⅱ音の分裂

通常，吸気時に S2 は分裂し，呼気には分裂が少なくなる．これが正常な分裂とされる．しかしながら多くの健常人でこの分裂は認めない〔**歴史メモ**：S2 の呼吸性分裂を最初に記載したのは 1866 年 Potain だった（Leatham, 1954）〕．

さまざまな分裂を図 17-3 に示す．以下の記載を読みながら図を参照のこと．

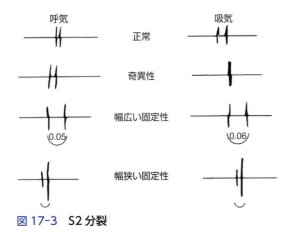

図17-3 S2分裂

　分裂は第2もしくは第3肋間で最も聞きやすいので、そこから聞き始めるとよい。ただし専門家の意見とは裏腹に、この場所で分裂が見つけやすいとは限らない(Sainani et al., 1967)。

　S2の分裂は以下の2つの理由で有用である。まず1つ目は分裂が異常所見の場合、病的意義はいくつかの可能性に絞られること。2つ目はS2分裂が正常であってもA2とP2の強度の比較はしばしば有用な情報になるからだ。

　初心者は最初のころS2が2つの成分として聞こえないで、むしろS2が伸びて聞こえる。2つの成分を聞き分けるのは心音シミュレーターでA2とP2の間隔を変化させて練習するのがよい。もしくは人差し指と中指で硬い面、例えば机を叩く練習をする。最初は2つの指を同時に叩き、次に少しだけ叩くタイミングをずらす。指で机を叩いて2つの音がしているはずが、最初は1つの音に聞こえるはずだ。次第に間隔を伸ばしていくと1つの音が伸びていき、十分な間隔があいた時点で初めて2つの音として聞こえる。このようにはっきりと分裂して聞こえたら成人患者では異常所見である(小児では異常でない)。もし最初からS2がはっきりと分裂して聞こえているならば、異常に広く分裂したS2(0.06秒以上)か、もしくはII音に続くIII音、もしくは開放音(OS)を聴取していると思われる。

　さらに難しいことに、P2成分はA2成分よりもしばしばソフトな音だということである。残念ながら大きい音の次にソフトな音が続くのは、その逆のソフトな音の次に大きい音が来るのに比べて聞き分けるのは難しい(このことも心音シミュレーターを使うとよくわかる)。初心者はII音が分裂していることは概念としてわかっていても実際の聴診は困難であるということを知らないがために、この有用な所見をあまり利用しない結果となっている。

症候生理学

　吸気時に胸腔内圧が相対的に陰圧になるために右心系に血液が呼気時に比較してより多く流入する(左心系の血液量は変化しない)。増加した血液を駆出するのに、若干右心系は時間がかかる(満員のエレベーターのほうが乗り降りするのに時間がかかるのと同じである)。肺動脈弁が閉鎖するのも遅れるために分裂が生じる。

　肺動脈弁の閉鎖が遅れる別の説明としては、吸気時に肺血管の容量(キャパシタンス)が増加するが全身血管のそれは変化しないというものである。結果として左室充満が少なくなる。すると左室駆出時間(LVET)が右室のそれと比較して短縮し、A2が通常より前に来るために呼気時よりも分裂がはっきりする、というものである(Curtiss et al., 1975)。なお、上記2つの説は互いに相反するものではないので、どちらも正しい可能性はある。

診察方法

　II音分裂は胸部のダイナミックな出来事であり、吸気時や呼気時に息止めをしても聞こえない(6章、奇脈を参考に)。息止めをすると分裂が消えてしまう。聴診しながら患者には息を続けてもらう。

1. まずは呼気時のS2だけを聞くようにする。その他の音は無視して呼気時のS2のイメージがつかめるまで待つ。多くの教科書で言われるように吸気時と呼気時でまったく異なる現象となるわけではなく(異常でない限り)、ある1つの音のイメージととらえたほうがよい。そこで重要なのは音の長さである。呼気時に分裂が聞こえるならばそれは固定性S2分裂か、奇異性S2分裂か、正常S2に続いて余計な音が聞こえるかである。これらの鑑別診断の詳細は本章で後述する。

2. 呼気時のS2のイメージがしっかりとできたら、吸気中間～後期のS2に注意を移す。しばらく何呼吸か聞かなければならない時もあるだろう。初心者は吸気時のS2を聞くのに時間がかかって呼気時のS2のイメージがどうだったか忘れてしまうこともあるだろう。その場合には、呼気時に戻って聴診する。最後に自問する。吸気時

の S2 は呼気時の S2 よりも長いかどうか．もしそうであれば S2 は正常な分裂という結論となり，次の項目「A2 と P2 の強度の比較」に注意を移す．もしそうでなければ本節の後，「奇異性分裂」に進む．

Ⅱ音についてのさらなる考察

1. Ⅱ音の分裂は起きた姿勢の方が聞きやすい．起立した姿勢で呼吸による影響は大きくなるからである（相当な心不全がない限り）（マサチューセッツの David Spodick 医師による）．

2. 学生が経験を積んだらⅡ音の延長や短縮が次第にわかるようになる．次に吸気時の分裂もわかるようになる．つまり以前は長い1つの音しか聞こえていなかったのが，2つの音が聞こえるようになるのである．この段階まで習得した学生は分裂間隔は正常ではあるが，明瞭なⅡ音の分裂が多くの健常人でも聴取するということがわかるようになる．これはいきなりⅡ音の分裂をきたす病気が増えたのではなく，学生の聴診能力が向上したということである．

A2 と P2 の相対的強度

S2 が正常な分裂をしているとわかったら，次には A2 と P2 の強度を比べる．これは吸気相，分裂が最も広くなる時に行う．通常 A2 のほうが P2 より大きい（肺動脈領域で聴診しても）．音楽家がデミュニエンド *diminuendo* と表現する音に似ている．机を指で叩くことで練習するとよい．今度は最初に強く叩いて次に弱く叩く（このように叩けるようになるには練習が少し必要だろう）．

A2 が亢進するのは大動脈弁尖に閉じようとした圧力が増した場合，例えば高血圧症で起こる．小太鼓か，タンバリンの周りの金属製円盤がないものを叩いたような音と表現することもある．A2 が亢進する原因にはその他，大動脈弁閉鎖不全症，大動脈縮窄症，上行大動脈の動脈瘤，稀に大動脈弁狭窄症がある（DeGowin, 1965）．また，A2 と P2 が同じ強度の時もある．これは病的な意義がある場合と，単に聴診器が P2 の音源に A2 のそれよりも近いことによる場合とがある．これを記載するのは A2 ＝ P2 と書けばよいが，すぐに精密検査しなければならないわけではない．

また P2 が明らかに A2 よりも強い場合もある．いわばクレッシェンドになる場合である．指叩き法で，最初よりも2番目の叩き方を強くする音を聞いて練習する（ドラマーの人には「フラム奏法」といえばわかるだろう）．P2 が A2 よりも強い場合にはきちんと原因を探す必要がある．原因としては（肺高血圧症の場合のように）P2 が亢進しているか，（石灰化した，もしくはリウマチ性大動脈弁狭窄症のように大動脈弁の閉じるのが遅延して）A2 が減弱しているかのどちらかである．S2 の分裂の仕方から A2 と P2 が区別できない時には1インチ（2.5 cm）下の胸骨左縁を聞いてみるとよい．大動脈弁成分のⅡ音（A2）のほうが肺動脈弁成分のそれ（P2）より遠くまで放散するので，次第に聴診部位を下げると P2 のほうが先に聞こえなくなる（ただし重症肺高血圧症ではこの手法は通用しない）．

妊娠中のⅡ音分裂は正常であり，しばしば肺動脈圧は正常にもかかわらず P2 がより強くなる．これは駆出量増加によるものとされる．妊娠中はⅠ音の強度も強くなり，分裂が激しくなる（O'Rourke et al., 1970）．

単一Ⅱ音

A2 が遅延するような病態ではⅡ音が単一に聞こえる（A2 と P2 の間隔が 0.03 秒未満）．またⅡ音のどちらかの成分が消失，もしくは聴診できないほど減弱するとⅡ音が単一音になる（例えば Fallot 四徴症，重症半月弁狭窄症，肺動脈閉鎖症，三尖弁閉鎖症の多く，その他の複合先天性心疾患）．ただ一般人口で最も多い単一Ⅱ音の原因は年齢50歳以上ということである．原因は A2 の遅延によるとされる（吸気による P2 の遅延がそれほど大きくなくなることによるものとする報告もある）（Shaver et al., 1985）．

奇異性分裂

呼気時に吸気時よりもⅡ音が長くなる（より分裂する）場合，**奇異性**分裂と呼ぶ．この場合には A2 と P2 の順序が逆となり P2 が先に聞こえる（**自己テスト**：正常心臓の弁閉鎖の順序を述べよ．解答：M 弁，T 弁，A 弁，P 弁の順である．**M**any **T**hings **A**re **P**ossible という語呂合わせ，もしくは there are more things in heaven and earth, Horatio, than are dreamt of in your philosophy^{訳注5)}．で憶える．

訳注5) シェイクスピアの『ハムレット』のなかで，主人公ハムレットが親友ホレイショーに語るセリフ．福田恆存の訳では，「ホレイショー，天地のあいだには，人智の思いも及ばぬことが幾らもあるのだ」．

奇異性分裂は肺動脈弁の閉鎖が早まる病態によ

り起こる．これは右室だけ駆出時間の短縮する場合（動脈管を通して左→右シャントをきたす動脈管開存症や，三尖弁閉鎖不全症の稀な症例），あるいは（こちらのほうが頻度は多いが）左室だけ駆出時間が延長する場合である．左室の駆出時間延長には電気的要因（例えば左脚ブロック），機械的要因がある．機械的要因には虚血性心疾患や大動脈弁狭窄がある（高血圧症でも見られるかもしれない）．大動脈弁の軽度の変形でも心雑音が聴取されることがあるが，奇異性II音分裂を伴う大動脈弁狭窄症は血行動態上有意な狭窄と考えたほうがよい．

1. その他奇異性分裂はWPW（Wolff-Parkinson-White）症候群B型で右室が電気的に早期に刺激されることによりみられる（Shaver et al., 1985）．

2. 大動脈弁狭窄に伴う左室肥大の患者にBjork-Shiley機械弁置換術後にも奇異性II音分裂が聴取される．これは長年の大動脈弁狭窄により心筋が疲弊して，もしくは機械弁によって後負荷が軽度増加することにより，駆出時間が延長しているためかもしれない．

3. 奇異性分裂は合併症のない高血圧患者で稀に聴取される．以前は収縮期高血圧症患者で奇異性分裂が聞こえるとされてきた．拡張期高血圧患者では，奇異性分裂はごく稀にしか聴取されないという意見に筆者は同意する．左室駆出時間延長（1回拍出量を血管抵抗が上昇した体循環に向かって駆出しなければならないために延長する）によって奇異性分裂は起こるので，収縮期血圧というよりは血管抵抗に関連していると考えるべきだろう．血管抵抗と平均血圧は相関し，平均血圧は収縮期圧よりも拡張期圧に近い（6章の式参照）ので，収縮期血圧というよりは高血圧自体に関連する分裂と呼ぶべきだろう．

高血圧に関連してII音が分裂するその他の病態生理としては，慢性高血圧による心筋症が挙げられる．心筋症は概して奇異性分裂を起こさないので奇異性分裂の理由づけにはならないと思うかもしれない．多くの心筋症は左右心室両方の動きが悪くなるが，高血圧性心筋症の場合には肺血管抵抗は正常で体循環血管抵抗のみ上昇するので左室だけ駆出時間が延長するのである．

偽性奇異性分裂

1. 偽性奇異性分裂は，吸気時に心臓が聴診器から遠くなるためにP2が聞こえなくなるために吸

表17-2　II音の幅広い固定性分裂の原因

・肺動脈弁閉鎖遅延	・肺血管床インピーダンスの低下
・右室の電気刺激の遅延	・正常圧の心房中隔欠損症
・完全RBBB（近位型）	・特発性肺動脈拡張症
・左室ペースメーカー性収縮	・肺動脈弁狭窄症
・左室由来の異所性収縮	・心房中隔欠損症術後（70%）
・右室駆出時間延長	・早期大動脈弁閉鎖
・急性広範型肺塞栓	・左室駆出時間短縮
・右不全を伴う肺高血圧症	・僧帽弁閉鎖不全症
・心室中隔欠損を伴わない肺動脈閉鎖症（中等〜重度）	・心室中隔欠損症

RBBB：右脚ブロック
(Shaver JA, Salerni R, Reddy PS. Normal and abnormal heart sounds in cardiac diagnosis: Part I. Systolic sounds. *Curr Probl Cardiol.* 1985；10：1-63 より許可を得て転載)

気時には短いS2（A2成分のみ）が聞こえ，呼気時には正常なS2（A2 + P2成分）が聞こえるために起こる．この現象は重度COPDの患者や，肺動脈弁閉鎖が遅延してS2が広く分裂している患者（したがって呼気時に分裂がよりよく聞かれる）において多くみられる（Shaver et al., 1985）．

2. 偽性奇異性分裂は収縮性心膜炎の一部でも起こる．この場合，II音の分裂の仕方が変わっていて，吸気時の最初だけII音が分裂する（Beck et al., 1962）．

幅広い固定性分裂

II音が吸気・呼気時両方で分裂する場合に，固定性分裂と表現する．幅広い固定性分裂は肺動脈弁の閉鎖が遅延するか，大動脈弁の閉鎖が早期になることで起こる．肺動脈弁閉鎖が遅延する原因としては，電気的な要因（右脚ブロック）や右室だけ駆出時間が延長する機械的要因がある．機械的要因には肺動脈弁狭窄や右室だけ容量負荷が増大する心房中隔欠損症，部分肺静脈還流異常症がある（**表17-2**の肺血管インピーダンス減少も参照）．大動脈弁の早期閉鎖は僧帽弁閉鎖不全症や左-右シャントをきたす心室中隔欠損症により左室駆出時間が短縮するために起こる（なお，心室中隔欠損症では右室の容量負荷も増大する）．

固定性分裂は必ずしも固定しているわけではない（例えば吸気時も呼気時にも0.073秒分裂するわけではない）．ただし分裂が非常に広いので，吸気時に容易に聴取される分裂に比べて呼気時にA2とP2成分が近くなって柔らかな単一音になることがない．したがって分裂の幅は変動するが，分裂が聴診している最中ずっと聴取できるので「固定性」と表現するのである．

右脚ブロックに伴う右室の電気的刺激の遅延による幅広いII音の分裂はしばしばI音の幅広い分裂も伴う（Shaver et al., 1985）.

幅広い，しばしば固定性のII音分裂は広範型肺塞栓の18症例でも報告されている．これは拍出量の低下による左室駆出時間の短縮と，肺血管抵抗上昇によって右室収縮不全を起こしたために右室駆出時間が延長したためとされる．非前胸部心雑音（下記参照）を伴うことが多い（Okada and Ewy, 1983）.

幅広い固定性分裂が偽陽性となる病態には以下のものがある.

1. 僧帽弁か三尖弁狭窄症に伴う開放音OSが正常なS2の後に聞こえる場合．開放音については後述する．ここで重要なのは，II音とOSの間隔は非常に聴診上わかりやすく，OSの音はクリック，スナップ音（パチッとした音）で，聴診器を心基部から離れて僧帽弁・三尖弁領域に近くなると大きくなる（逆にII音は小さくなる）という点である.

2. 幅広い固定性分裂の鑑別として単一のII音に続くIII音（下記参照）がある．奔馬音は肺動脈領域から離れて左または右室領域に近づくにつれ聞こえやすくなる特徴がある．また奔馬音は低音で膜型よりもベル型のほうが聞きやすい（II音と逆）.

3. 収縮性心膜炎で聞かれる心膜ノック音はII音の幅広い固定性分裂と紛らわしいことがある.

上記のような「2重音」でなく，II音の固定性分裂であると確信したらA2とP2の比較をし，この異常所見の原因を探る（上記参照）.

幅の狭い分裂

肺血管容量が正常であり，右室圧や肺動脈圧が上昇するようなさまざまな病態でII音が幅広の分裂をすることはわかりやすいだろう．しかし体液量過多を伴わない肺高血圧の場合にはII音は幅の狭い分裂を生じることがある．例えば経過の長い原発性肺高血圧症や，繰り返す塞栓症による肺高血圧症がよい例である．経験豊かな臨床医にのみ幅の狭い分裂は聴診可能である.

推論

幅広いII音分裂が心房中隔欠損症や部分肺静脈還流異常症，心室中隔欠損症（左右シャント）で聞かれるなら，なぜ肺動脈弁閉鎖不全症では聴取されないのだろうか（右室の容量過多の状態であるはずなのに）．逆に左室の容量過多により左心室の駆出時間が遅延するはずの大動脈弁閉鎖不全症ではなぜII音が奇異性分裂を生じないのだろうか.

おそらくこうした病態では弁の閉鎖不全症があっても最初は逆流はそれほど大きくないので十分な容量過多を起こさないのであろう．その後に逆流がひどくなって容量過多を生じると駆出性雑音が出現し大動脈弁狭窄症に似てくる（正常の弁口面積に対して流量が多くなり，機能的狭窄が生じるからである）．こうした状態では奇異性分裂が生じても大動脈弁狭窄症のせいだろうと解釈される（右室についても同様の説明が可能）.

簡単で再現性のある方法で逆流量と駆出量を比較する方法があればこの問題に解答が得られるだろう.

関連する疑問として，容量過多を伴う肺高血圧症ではII音が幅広く分裂するのに肺血管床が少なくなる肺高血圧症ではなぜ幅狭い分裂となるのだろうか．容量過多を伴う肺高血圧症の代表的病態は心房中隔欠損症であり，右心室から駆出される血液がしなやかな肺血管床に入っていく（透視でみると肺門部の肺動脈がダンスするように見える）．したがって肺動脈圧が右心室圧を超えて肺動脈弁を閉鎖してしまうには時間が相当かかる．一方肺血管床が少なくなるような病態（血栓や腫瘍・異物塞栓など）では肺血管コンプライアンスは低下するために肺動脈圧は急激に上昇して右心室圧を超えてしまうため，肺動脈弁閉鎖が急速に起こる（Shaver et al., 1985）（小さいエレベーターのほうが早く満員になるのと同じである）.

> **自己テスト**：II音の聴診所見を理論的に整理した系統樹を作ってみよ．1つの正解例を**図17-4**に示す.

医学部2年生へ：ここまで読んだ諸君はどうしてこんなに詳細な図が必要なのか疑問に思うかもしれない．他の方法を使えばこのような推論方法を使わないでも済むはずだ．近道を使えば診断できるのにどうしてこんな複雑なことをしなければならないのか，と.

コストの問題をひとまず棚上げしておくとして，その理由は医学の原則，しっかりと知識が整理された人は近道を使ってもよい，ということだ．周りの詳細な道を知り尽くしていなければ本当に近道かどうかはわからないはずだ．多くの人

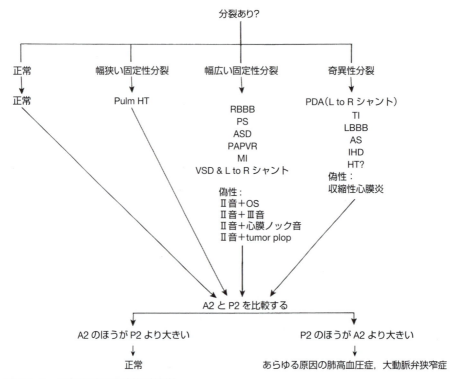

図 17-4　Ⅱ音分裂の理論的系統樹
Pulm HT：肺高血圧症，RBBB：右脚ブロック，PS：肺動脈弁狭窄症，ASD：心房中隔欠損症，PAPVR：部分肺静脈還流異常症，MI：僧帽弁閉鎖不全症，VSD：心室中隔欠損症，L to R：左右シャント，OS：開放音，PDA：動脈管開存症，TI：三尖弁閉鎖不全症，LBBB：左脚ブロック，AS：大動脈弁狭窄症，IHD：虚血性心疾患，HT：高血圧症

が近道を通っていると信じていても，それは本当の近道ではなく，単に迷子になっているのだ．

4) 奔馬音(Ⅲ音, Ⅳ音)

奔馬音は心臓の副雑音であり，「ラブ・ダブ」という規則正しいリズムが馬のギャロップ(もう少し正確に表現すると普通駆け足のキャンター)に似た3拍子になることをいう．ウマの蹄の鳴る音のように低音であり，人のうなり声に似ていて聴診器のベル型で聞くのがよい．他の心音よりも低音であるため初学者は奔馬音なのか別物なのかをはっきりさせるために音程(ピッチ)にも気をつけるとよい．

奔馬音はピッチのほか，タイミング，聴取部位，診察手技[訳注6]による変化も記載する．患者を左側45°臥位にするとⅢ音が聞こえる確率が倍増する(Badgett et al., 1997).

訳注6) Valsalva手技などを指す．

聴診器のベル型と膜型に関するメモ

聴診器のベル型は胸に軽く当てて低音を，膜型は高音を聞く，とよく言うため，初心者は奔馬音のような低音は膜型では聞こえないと勘違いしがちである．実際は膜型のほうが固形物から固形物への伝導がよいのでさまざまな音を聞くのに優れている．ベル型を軽く胸に当てると高音も聞こえるが，低音をよりよく聞こえるようにする．したがってさまざまな音が混じっている場合にはベル型を胸に当てることで低音により集中して聞くことができるのである(膜型でも聞こえないわけではない).

タイミング

心室性奔馬音のように微妙な所見を見つけるには心サイクルのある特定のタイミングだけに集中して聞くことが大切である．

心室性奔馬音(Ⅲ音)を聞くのを教える際のコツは南部訛りでケンタッキーといってみよう(Ken-

Tuck-uh). 最初のken がⅠ音に相当し，tuck はⅡ音，uh がⅢ音である. 普通にケンタッキーと英語で発音する時の tuck と uh との間隔がちょうどⅡ音とⅢ音の間隔にそっくりなのである. まずⅠ音とⅡ音を探し，聴診しながら心の中で Ken-tuck(y) と唱えよう. こうすると心房収縮の前の拡張早期のタイミングに耳をそばだてることが可能になる. この時にⅢ音が聞こえるはずなのである(通常心尖部ではⅠ音のほうがⅡ音よりも大きいのでケンタッキーのように第2音節にアクセントがあるようには聞こえない). 心房性奔馬音(Ⅳ音)にはテネシーという言葉を思い起こす. Tennessee の Ten がⅣ音に相当する. Ten と ne の音の間隔はⅣ音とⅠ音の間隔に似ているのである. 残念ながらテネシーという言葉のアクセントは第3音節のシーにあり，本来はⅠ音にアクセントを置くべきである.

いっぺんに聴診しようとするのではなく，心音サイクルの一部分ずつを聞くようにする，無音を聞くことに集中することを忘れないように(下記参照).

頻脈患者での奔馬調律

拡張期の異なる部分でⅢ音とⅣ音は発生するので時には4拍子(Ⅳ，Ⅰ，Ⅱ，Ⅲ音)が聞こえることもある. 心拍数が上昇するとⅢ音とⅣ音が重なって重合奔馬調律となることもある(図17-5).

もし患者が頻脈で拡張期に単一音の奔馬調律を聴取した場合には，Valsalva(6章参照)もしくは頸動脈洞を圧迫する(18章参照，注意事項をよく読むこと)ことにより心拍数を一過性に落としてみるとよい. 拡張期の音が重合奔馬調律であるならば心拍数が落ちた時に4拍子になるのが聞こえるはずである. 頻脈になるにつれ重合奔馬調律の3拍子に戻るだろう.

心拍数を落としても四部調律にならなければ，その場合はⅢ音かⅣ音のどちらか一方が聞こえているのであり，そのどちらであるかを通常の方法で区別する.

心拍数が低下するのはほんの数拍しかないので耳を凝らすことが重要である. したがって初学者の医学生はあまり使われない手技を日頃から習得しておくべきである. 悠長に聞いていられない状況ではその手技を使わなければならないからだ. Ⅳ音が触知できる場合には頻脈でも同定が容易に

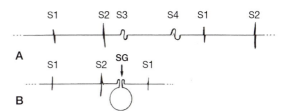

図17-5 A：4拍子．B：重合奔馬調律(summation gallop, SG). 頻脈があるとRR間隔は拡張を犠牲にして短くなり，S2，S1間も短くなる. 拡張期にも短くなるのは(A)のS3とS4の間である. Aの図のS3とS4の間にペンなどを巻くとS3, S4が重なる〔これを横から見ると(B)のようになる〕.

なる. 触診では心サイクルで2つのインパルスだけ触知すればよい. 心尖拍動の場所で，ちょうど拡張期が収縮期にそのまま移行するように，時間的に連続して触れる. ところが聴診の場合3つの音を同定しなければならないし，頭の中で順番に並べないといけない.

5拍子

<u>名人 virtuoso へ</u>：ミズーリの Joe Ojile 医師は5拍子を聴取した. モーニングレポートで発表したところ居並ぶ教授連中がみんな公然と疑義を唱えた[注6]. ところが彼の聴診所見が正しいことが患者の心電図で証明された. MobitzⅡ型で2：1伝導だったのだ. 5拍子目の音は心室に伝導しない心房収縮の音であった. この患者ではⅠ音，Ⅱ音，Ⅲ音，そして2つの心房音[訳注7]があったのである.

訳注7) 心房音はⅣ音のことで，5拍子はⅣ，Ⅰ，Ⅱ，Ⅲ，Ⅳ，休止，Ⅳ，Ⅰ，Ⅱ，Ⅲ，Ⅳ，休止，……のことをいっている.

位置

Ⅲ音もⅣ音も右室由来であれば剣状突起近くの胸骨左縁で聞くのが最適である. 左心室由来のものは心尖部で聞くのがよい.

手技に対する反応

> 運動によりⅢ音もⅣ音も増強する. 何回か屈伸運動をするだけでも違いが出る(Perloff, 1980).

注6 今ではほとんどみられなくなってしまったがモーニングレポートで，患者を自分で完璧に診察した医師がプレゼンテーションして，内科全般に精通した部長が新患1人1人を鋭く評価したものだった.

右室由来のⅢ音は，右心系への血液流入が多くなるような手技で聞こえるようになったり，増強したりする．例えば，(a)吸気，(b)患者の足を受動的に挙上する，(c)肝臓の圧迫．このような手技で奔馬調が増強しない場合には左室由来か右室由来かどうかはわからない．

同様の手技をⅣ音が左室由来か右室由来かどうかを区別するのに用いることができる．

▶ 意義

心室性奔馬音（Ⅲ音）

Ⅲ音は通常心室のコンプライアンスが低下していることを示唆する．うっ血性心不全の唯一の心臓所見であり，心不全診断に非常に重要である．Ⅲ音が聴取されることは心不全の診断とほぼ同義であるといっても過言ではない．心不全が疑われる市中患者でⅢ音が聞かれた時の陽性尤度比は22である（Elder et al., 2016）．あたかも弱った心臓が「私の駆出率は低すぎて，すでに溢れている心室へ心房からの血液が流入するだけで（心房収縮が始まる前でも）木槌が私の疲れきった広がらない太鼓を打ちつける」と言っているようだ．Ⅲ音は虚血性心疾患の2年半後死亡を最も予後予測する因子とされている（Zoneraich and Spodick, 1995）．三尖弁や僧帽弁閉鎖不全患者では，うっ血性心不全の状態でなくても，心室性奔馬音を聴取することがあると言われている（おそらく木槌が大きければ太鼓の面が疲れきっていなくても音がするのだろう．つまり静脈還流に加えて前回の収縮期に逆流したものを駆出しなければならないからだ）．軽症の逆流では奔馬音は聞かれない．

うっ血性心不全以外のⅢ音の原因としては肥大型心筋症，右室梗塞，収縮性心膜炎がある（Reddy et al., 1985）．収縮性心膜炎で聞こえる音は心膜ノック音かもしれない．

左室カテーテル検査を行った90人の患者の研究によれば，左室拡張末期圧が上昇し（>15 mmHg），左室駆出率の低下（<50%）していることに対する，心音図で記録されるⅢ音の感度は41%，特異度は52%だった（Marcus et al., 2005）．以前の研究でも聴診で聴取できるⅢ音が血行動態を予知する感度は低いが（31〜51%），特異度は高い（90〜97%）．

偽陽性

最も多い偽陽性の原因は生理的Ⅲ音である．20歳以下（40歳以下という場合もある）の完璧に健康な人で聞こえることがある（Reddy et al., 1985）．妊婦の80〜90%でⅢ音が聞こえる．60%では妊娠20週よりも前から聞こえ始める．妊娠経過が進むにつれⅢ音の大きさも大きくなる（O'Rourke et al., 1970）．

僧帽弁狭窄では心室充満を障害するため病的Ⅲ音が出現するのを妨げるが，生理的Ⅲ音が出現する場合がある（Reddy et al., 1985）．

Ⅲ音と同時期に聞こえる音がⅢ音として捉えられてしまうこともある．幅広いⅡ音の分裂，開放音 opening snap，tumor plop，心膜ノック音などである．

心房性奔馬音（Ⅳ音）

病的Ⅳ音はコンプライアンスの低下した心室へ血液が急速に入ることで生じる．心室コンプライアンスが低下することにより拡張期早期に流入する血液で心室が充満してしまっている（太鼓の面が薄くなってしまったかのようである）．心房収縮で心室に流入する血液が，コンプライアンスが低下した心室という太鼓の面を打ちつける木槌の役をする（心房自体が音を立てているわけではなく，拡張期終期の心房収縮が血液という「木槌」を押し出すのである）．

左室カテーテル検査を受けた患者で心音図で検出されるⅣ音の，左室拡張終期圧が上昇していること，左室駆出率が低下していることを予知する感度はそれぞれ46%，43%，特異度は80%，72%だった．奔馬調がない患者やⅢ音が聞こえる患者に比べてⅣ音が聞こえる患者には虚血性疾患が多かった（Marcus et al., 2005）．

Ⅳ音が心サイクルに関係なく時々しか聞こえない場合には完全房室解離があることの手がかりになる．なぜか（心房細動のように心房収縮のない状況で心房奔馬調が聞かれることは稀である）．

偽陽性

経験の浅い人にはⅣ音が心音図では聞こえないのに「聞こえる」ということがあり，おそらくⅠ音の分裂と混同しているのだろう（Jordan et al., 1987）．1968年まではⅣ音の鑑別診断は大動脈弁狭窄症や同等な病態（IHSSなど），高血圧（左室由来Ⅳ音），肺動脈弁狭窄症や肺高血圧症（右室由来Ⅳ音），虚血性心疾患（右室，左室由来とも）であった．

> ● Ⅰ音分裂とⅣ音の区別をするために Phibbs
> 医師は呼吸性変動を注意深く聞くように助
> 言している．呼吸により僧帽弁と三尖弁の閉鎖
> のタイミングがずれるのでⅠ音の分裂も影響を
> 受ける．Ⅰ音はⅡ音のように呼吸で変動するか
> もしれないし，奇異性分裂を呈するかもしれな
> いが，いずれにせよ呼吸性変動があるのに対し
> てⅣ音はⅠ音との間隔は固定している．

駆出量が増している状態ではⅣ音が聞こえると
される．左心室コンプライアンスが低下するあら
ゆる心疾患で病的Ⅳ音が聴取される．そうであれ
ばⅢ音も聞こえるはずである．頻脈であれば重合
奔馬調となって単一音になるかもしれないが（上
記参照）．甲状腺機能亢進症や貧血といった特定
の原因による心不全ではⅣ音は生じない（別個の
心不全の原因があれば聞こえてもよい）（一部の
鑑別診断の教科書で間違っている）．

心房粗動によって病的Ⅳ音が生じることがある
（Reddy et al., 1985）．

1970 年代に Spodick は 2 重盲検の見事な実験
により，50 歳以上の健常人でⅣ音が聴取される
ことを報告した（この場合触知はしない）．その後実
際に心音図でもⅣ音が録音できることが示された
（Rectra et al., 1972；Spodick, 1977；Swistak et al.,
1974）．この現象は若い健康な人に聴取される生
理的Ⅲ音よりもずっと頻度は多い．ただし本当に
生理的Ⅳ音なのかどうかは議論が分かれている
（Abram, 1975；Fowler and Adolph, 1972；Jordan et
al., 1987；Tavel, 1974；Wayne, 1974）．

個人的な意見

現時点では 50 歳以上の人で触知しないⅣ音で，
他の所見のない場合には病的意義はないと考えて
いる．Ⅳ音が触知される場合には 1968 年以前の
鑑別診断（上述）を患者の年齢にかかわらず考慮す
る（Reddy et al., 1985）（議論は分かれているものの
ほとんどの場合にはこの原則が役立つ）．

5）心雑音

▶ 歴史メモ

心雑音は器質的心疾患の症候として伝統的に最
も有用だった．心雑音を正しく聴取して解釈でき
ることこそが医師としての評価を高めた．ところ

がいくつかの理由でこの状況は変わってしまっ
た．まず聴診技術に優れ，しかも教える能力もあ
る人材が医学部から出ていってしまったこと．次
に心雑音のある患者がリウマチ熱の減少に伴い少
なくなったこと，外科技術の進歩により先天性心
疾患が治せるようになったこと．そして先端画像
技術が検査に用いられるようになったこと．

現代の Doppler 心エコーはすべての心雑音を
生ずる器質的心疾患を正確に，非侵襲的に診断す
るという夢を実現しそうである．過去に有望と思
われた診断技術，心電図，心弾動図記録法，ベク
トル心電図，心音図，心機図法，カイモカルディ
オグラフィー，Mモードエコー，その他すでに忘
れられた技術を Doppler 心エコーは置き換えて
しまった．Doppler エコーを習得し，すべての患
者に検査できるのであればこの項の記載は歴史的
興味しかないだろう．価格が下がって携帯超音波
機器が普及すれば臨床現場に革命がもたらされる
かもしれない（Solomon and Saldana, 2014）．ただし
偽陽性には要注意（下記，**表 17-8** も）．循環器内
科医に持ち運び可能なポケットエコーを持たせる
と，標準的な超音波装置と遜色ない結果が得られ
る（Khan et al., 2014）．エコーのトレーニングが不
十分な臨床家に持たせても同等の結果が出るかど
うかは研究が必要だ（Liebo et al., 2011）．

1960 年代，70 年代，80 年代の剖検結果をラン
ダムに抽出した調査によれば，超音波・シンチグ
ラフィー，コンピューター断層撮影などの進歩に
もかかわらず，生前診断が誤っていた率は減って
いない（Goldman et al., 1983）．ひょっとしたら正
診率はよくなったのかもしれないが剖検をほとん
どやらなくなったので，確かめようがない．した
がってこの項ではポータブル診断機器であるコン
ピューターアシストのある超音波以下非 Doppler
（＝人間の耳と頭脳）のために書かれる[訳注8]．コン
ピューターはあなたの首の上にのっかっている．
周波数は 20〜50,000 Hz なので超音波「以下」であ
る．そして「Doppler」という語は流行りのもので
あることを内意しているので非 Doppler である．
聴診器を開発した Laënnec 医師は医師が患者の
胸の中を覗き込むことができるかのような
"stethoscope"という気まぐれな命名をしたばか
りに聴診器は人気がない．今でも聴診器が難解す
ぎてその使い方に関する規制も何もない．

訳注8）意味が通じにくいが，直後の本文に説明があるので，

表 17-3　弁膜症における雑音の性状（典型例であって絶対的なものではない）

病変	タイミング	形	部位	放散	ピッチ	音色	強度
大動脈狭窄症	収	ダイアモンド	大動脈	頸，右鎖骨中線	L〜H	粗〜純	2〜4
大動脈閉鎖不全（逆流）症	拡	デクレッシェンド	大動脈	胸骨縁	H〜M	粗〜純	1〜2
僧帽弁狭窄症	拡	デクレッシェンド−クレッシェンド	僧帽弁	ほとんどなし	L〜M	ランブル	1〜4
僧帽弁閉鎖不全（逆流）症	収	汎収縮期またはダイアモンド	僧帽弁	腋窩	L〜H	純〜粗	2〜4
肺動脈狭窄症 [a]	収	ダイアモンド	肺動脈	乏しい	L〜H	粗	2〜4
肺動脈閉鎖不全（逆流）症	拡	AI と同じ	肺動脈	胸骨左縁	H〜M	粗	1〜2
三尖弁狭窄症	拡	MS と同じ	三尖弁	ほとんどなし	L〜M	ランブル	1〜2
三尖弁閉鎖不全（逆流）症	収	汎収縮期またはダイアモンド	三尖弁	本文参照	L〜M	粗〜純	1〜2

[a] 多くの左右シャントの先天性疾患の心雑音のほとんどで相対的肺動脈弁狭窄症の音が聞こえている（正常な弁口面積の肺動脈弁に流量が増加して生じる）.
H：高音　M：中音　L：低音

辛抱強く読んでほしい.

▶ 認識論メモ

　ある研究によると熟練者5人をそろえても心音の有無で意見が一致する確率は53%しかなかったという（Dobrow et al., 1964）. 別の研究では内科や家庭医研修医は有意な心音異常の20%しか同定できず，医学生に比べても決して上達せず，研修学年が上がっても結果は思わしくなかった（Mangione and Nieman, 1997）. これらの結果は何を意味するのだろうか.

　いつでも下手な人間を見つけることはできると言えるかもしれないし（Butterworth and Reppert, 1960），適切な指導と練習なしに難しい技術は習得できないとも言える. より親切な言い方をするならば観察者間のばらつきがあるということである（Koran, 1975）. そうは言っても習得不可能であるというわけではない. 30年前，診断技術がそれほどなかった時代，先天性心疾患の術前診断は80%完全についていたのだ. 残りの20%でも術前診断は合っていたが，その他に予期できない病変も合併していたのである. しかもそのような合併病変が大きな意義を持っていたのは3.7%にすぎなかった（Pestana et al., 1966）.

▶ 心雑音の評価軸

　心雑音を聴取したら以下の軸をすべて記載する

ように.

1. タイミング
2. 形
3. 部位
4. 放散
5. ピッチ（音程，音の調子）
6. 音色（ピッチの純度）
7. 強度
8. 体位変化など，特別な手技による効果

　表 17-3 は最初の6つの軸について診断意義の高い所見を記した. 手技に対する効果については本章で後述する.

▶ タイミング

　心雑音のタイミングにより収縮期雑音か拡張期雑音かのどちらかに分けられる. 収縮期雑音の一部には無害な雑音，もしくは少なくとも器質的心疾患によるものではないものがあるが，拡張期雑音のほとんどは病的である.

診察方法

　Ⅰ音を同定する方法を復習しよう. Ⅰ音を見つけたら心尖拍動や頸動脈の立ち上がりから注意を心雑音に移す. Ⅰ音の後の雑音なら収縮期雑音. そうでないなら拡張期雑音というわけである. 簡単そうに聞こえても10回くらい練習しないと習得できない.

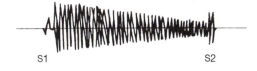

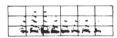 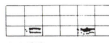
セグロカモメ　　　　カナダガン

図 17-6 この汎収縮期雑音はその音色からカモメ雑音と呼ばれていた（その他のカモメ雑音の原因は本文参照）．下段の図は Audubon 協会によるセグロカモメとカナダガンの鳴き声の音を示す．
（Robbins CS, Bruun B, Zim HS. A Guide to Field Identification：Birds of North America. New York：Golden Press；1966, 許可を得て転載）

汎収縮期雑音は伝統的に収縮期にわたって同じ大きさのような表記をされているが，実際は多少漸減する．鳥の鳴き声も多少漸減することに着目．

▶ 形

　心雑音の形はオシロスコープや心音図記録に表れるようなものであり，図 17-6，7 にシェーマを示す．

収縮期雑音

　収縮期雑音には 2 種類ある．ダイアモンド型雑音か汎収縮期雑音である．

　ダイアモンド型雑音：これは凧型とかクレッシェンド-デクレッシェンド crescendo-decrescendo とも呼ばれる．心音図でダイアモンド型をしていることから名称がついた（図 17-7）．

　駆出性雑音という表現がよく使われるが一部の逆流性（つまり駆出性ではない）雑音でもダイアモンド型になることがあるので混乱を招きやすい（例えば三尖弁や僧帽弁逸脱症，乳頭筋不全や，IHSS でみられる収縮中期の僧帽弁尖の接合不全）．

　ダイアモンド型雑音は収縮期の乱流によって生じるので，4 つの弁どれに起こってもよく，他の型の雑音のように診断的意義は高くない（表 17-3）．

　小さい孔の中を正常な血流が通過しようとするために乱流が生じると考えることが多いが，同じことは正常な大きさの孔を血流が増えても生じることは明らかだろう．つまり弁口面積が正常でも血流が増えるだけで大動脈弁狭窄症や肺動脈弁狭窄症の雑音が聴取されることがある．これらは**血流雑音**とか，相対的狭窄症による雑音と呼ばれ

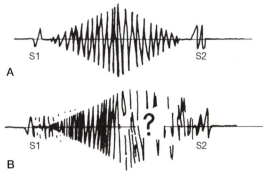

図 17-7　**A**：ダイアモンド型，もしくは凧型雑音．心音図の波形を示す．最近ミラーイメージである基線の下の音の振動を書かない図が記載されることがあり（例として図 17-8），これは初学者に混乱を招く．ピラミッドしかないのでなぜダイアモンド型というかわけがわからない．**B**：初学者にとってダイアモンド型雑音はこのように聞こえるだろう．例えば駆出性雑音の始まる前の，I 音の後の短い無音は聞こえないこともあるだろう．またクレッシェンドの部分を聞き取るのも難しい．クレッシェンドに慣れてきてもその後のデクレッシェンドの部分がわからない（聴診は聴力だけでなく，脳力も必要なのだ）．雑音の形がよくわかるのは録音が可能になってからであり，心音図や心音シミュレーターで聴診所見と同時に視覚で音を見ることができるような学習法が最適である．

る．肺動脈弁の血流雑音は妊娠後期や左右シャントを起こす先天性心疾患でしばしば遭遇する．大動脈弁の血流雑音は駆出量が増加する病態ならどのようなものでも生じる（例えば妊娠，発熱，甲状腺機能亢進症，頻脈を伴う興奮状態）．弁膜症がない場合の血流雑音は通常大動脈領域よりも肺動脈領域で最も聞こえやすい．これには 2 つの理由がある．(a) 大動脈弁雑音は前胸壁に向かって逆方向である（大動脈の上後方に向かっている）のに対して肺動脈弁雑音は肺に向かっており胸骨左縁上方で聞かれる．(b) 肺動脈弁のほうが大動脈弁よりもやや小さいので血流雑音は聞こえやすい．しかし多少でも大動脈弁狭窄症があれば，貧血・発熱その他により血流雑音が基礎疾患の雑音を増強するので肺動脈領域より大動脈弁領域で最も聞こえやすくなる．

　汎収縮期雑音 holosystolic murmur：汎収縮期雑音は収縮期全般にわたって同じような音量と音色で聞かれる．汎 holo という前置詞はギリシャ語で「欠点のない」「変動や変化のない」「完全な」「全体」といった意味がある．強度・音色・その他の雑音の性状が変化するものは，たとえ収縮期全般で聞こえても汎収縮期雑音とは呼ばない（pansystoleという収縮期を通じて，という語を用いる)．汎収縮期雑音は僧帽弁閉鎖不全症や時に三尖弁閉鎖不全症で聴取される．

特に重症な僧帽弁（あるいは三尖弁）閉鎖不全症において汎収縮期雑音は聞かれる（例：細菌性心内膜炎や重症リウマチ性心疾患において僧帽弁閉鎖不全症が完成して大きく孔が空いているような場合）．

リウマチ熱が多かった時代には汎収縮期雑音はⅠ音よりも先に雑音が始まると信じられていた（おそらく等尺性収縮の時期）．

> Ⅱ音に向かって強度は増強し，もしくは少なくとも漸減しない真の汎収縮期雑音（pansystolic）は僧帽弁閉鎖不全症や心室中隔欠損症で聞かれる．**汎収縮期雑音（pansystolic）は決して無害な雑音や生理的雑音ではない**（B.P. Phibbs，私信，2004）．

非汎収縮期雑音：一方，汎収縮期雑音ではない大動脈弁狭窄症の雑音はⅠ音の後に無音の期間があってから始まる．リウマチ性弁膜症以外の原因による僧帽弁閉鎖不全症では（例えば乳頭筋不全によるもの）収縮早期にはまだ弁は閉まっており雑音は聞こえない（実際にこうした区別をするのは心音図なしでは難しい）．

ダイアモンド型の雑音がⅡ音のどちらの成分の前で終わるかは診断的意義がある（図17-8）．例えば大動脈弁狭窄症の雑音はA2の前に終わるはずである．A2を通り越す雑音は肺動脈弁狭窄症かもしれないが，大動脈弁狭窄症ではない．雑音がⅡ音のどちらの成分を通り越すかどうかを聴取できるようになるには経験が必要である．過去には医学生に心臓生理を理解させるための手法としても聴診技術を教育していたものだが，身体所見の教育が短縮された影響で現代の医学生には習得が非常に難しい．

学者の一部には収縮早期・中期・後期雑音に区別する者がいるが，ほとんどすべての収縮期雑音は収縮期早期（収縮期の前半）に始まり，すべての雑音は収縮期中期を過ぎて，ほとんどの雑音が収縮期後期（収縮期の後半）まで続くのでこの区別は有用ではないと思う．心音図で録音すればわかる．もしダイアモンド型雑音の強度が最強になるタイミングを指して使うのであれば僧帽弁逸脱症では有用だろう．患者が立位をとった時に僧帽

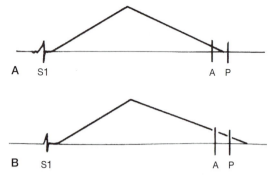

図17-8 **A：ダイアモンド型雑音（基線より下の鏡面像は省略）はⅡ音の最初の成分である大動脈弁成分A2を通り越している．**この雑音は僧帽弁閉鎖不全症，三尖弁閉鎖不全症，肺動脈弁狭窄症により生じているはずだ．大動脈弁が閉鎖しても雑音が続くのだから，このような雑音は大動脈弁狭窄症（相対的なものも含む）ではありえない．**B：ダイアモンド型雑音はⅡ音の両方の成分を通り越している．**このような雑音は大動脈弁や肺動脈弁狭窄症ではない．なぜなら大動脈弁も肺動脈弁も閉じてからも雑音がするからである．一方Ⅱ音の前に消えてしまう雑音の原因はあらゆるもので聞かれる．

逸脱症の雑音のピークは収縮期早期にずれる．

拡張期雑音

ほとんどすべての拡張期雑音は拡張期早期に始まり漸減する．漸減して終わる場合には**漸減雑音** *decrescendo murmurs* と呼ぶ．大動脈弁や，時に肺動脈弁閉鎖不全症によって生じる．

時に拡張末期に漸増する場合もあり，漸減-漸増雑音 *decrescendo-crescendo murmurs* と呼ぶ．このような音の99％は相対的または絶対的三尖弁狭窄症か僧帽弁狭窄症によって生じる（後者が多い）．

三尖弁や僧帽弁狭窄症の雑音は低音である．もし高音の雑音を聞いたら冠動脈狭窄を診断できる（Dock and Zoneraich, 1967）．

教育メモ：拡張期雑音をその形と，後で説明する4つの軸からどの弁から生じているかを明らかにできれば，そこに診断軸の「余剰」が生じる（図17-3参照）．雑音の性状を考えながら，すべての軸を網羅できなくてもたいていは，確実に診断できる．この結果，当然，医学部2, 3年生においては，これら数個の軸でもって実に確実に心雑音を診断できるのである．軸の余剰を作り，余らせるクセをつけておくことは重要で他の分野にも一般化可能だ．

時には雑音の軸すべてがわからないこともあ

る．だからどのような症例でも自信を持って解釈できるようにすべての軸を評価できるように練習することが必要である．困難な症例できちんと解釈できる域に達するには豊富な経験が必要であり，医学生は今のうちからたとえ原因がすでに明らかになった雑音でもすべての軸で性状を評価するように鍛錬するべきである．

収縮期雑音と同様に拡張期雑音は弁口面積が狭くなったところに正常な血液量が通過することによる場合もあるし（僧帽弁狭窄症），弁口面積が正常でも血流が過剰になって生じることもある（例えば心房中隔欠損症による相対的三尖弁狭窄症雑音では，正常な体静脈からの還流血液のみならず，肺静脈還流の一部が左心房から右心房に抜けてくるぶんまで三尖弁を通過する場合には解剖学的に正常な弁でも，機能的には弁口面積が狭くなっているのである）（本章で後述の Carey Coombs 雑音も参照）．

▶ 雑音の最強点

最強点はそれぞれの弁の最も聞こえやすい部位であることが多いが，他の場所で最強になることもある．典型的な場所以外で雑音が最強になる特定の部位を知っておくことが重要である．

▶ 放散

大動脈弁や肺動脈弁閉鎖不全症の雑音は心基部から頭側に放散しやすい．大動脈弁閉鎖不全症は右鎖骨にかけて聞かれることもある（Spodick et al., 1976）．大動脈弁狭窄症は頸や右鎖骨に放散しやすい．低圧系のためか肺動脈弁狭窄症は放散の範囲は狭い．三尖弁や僧帽弁狭窄症の雑音は放散しないことが多く，拇印の大きさくらいでしか雑音が聴取できないことさえある．三尖弁閉鎖不全症の雑音は静脈系に沿って放散し，頸静脈や下肢の静脈瘤にまで放散することが稀にある（Becker and Dick, 1962）．僧帽弁閉鎖不全症の雑音は側方に放散して腋窩線まで，もしくは背中の肩甲骨の下の領域まで放散することがある．腋窩線と腋窩を混同しないこと．腋窩まで上がってしまうと大動脈弁狭窄との区別がしにくくなる．

1. 長年，腋窩への放散（腋窩線ではなく）が僧帽弁狭窄症の特異的所見として使われてきた．大動脈弁狭窄症の雑音が腋窩に放散することは5%未満と少なく，僧帽弁閉鎖不全症の雑音が放散することが多いからである．しかし私は心臓カテーテル検査で証明済みの大動脈弁狭窄症の雑音が腋窩に放散する症例をいくつも経験してきた．これは Gallavardin 現象かもしれない（後述）．ともあれ臨床診断の基盤がいかに脆いかを示す例といえよう．

2. 心臓手術が可能になる以前には重症リウマチ性大動脈弁狭窄症の雑音が頭のてっぺんまで放散する症例や，右肘まで放散する症例にお目にかかれたものだ．しかし現代では Spodick によって広く知られるようになったテクニック，右鎖骨へ放散して強度も増すという所見が最も有用だと感じている（どこまで雑音が放散するかだが，私は僧帽弁や三尖弁閉鎖不全症の雑音が右鎖骨まで放散するのを聞いた経験があるが，この場合，右鎖骨での雑音の強度の増加は認めない）．

3. ベッドサイドに古くから伝わる教えによれば僧帽弁の前尖だけが変形もしくは脆弱な僧帽弁閉鎖不全症があるという（例えば腱索断裂による）（Guiliani, 1967）．このような病変は一部の心室中隔欠損症とともに左肩甲骨下の領域まで雑音が放散するという．スリルが触れる場合すらあるという．

最近，傍脊柱収縮期雑音が心筋梗塞後心室中隔穿孔の所見として報告された．このことは先天性心室中隔欠損症でもこの場所で雑音が聞かれることを考えれば意外ではないだろう．一方，僧帽弁閉鎖不全症の雑音は決してここには放散しないとされる（Benson and Raj, 1982）．しかしどの法則も完璧ではない．筆者は1987年にカテーテル検査で心室中隔穿孔ではなく僧帽弁閉鎖不全症であることが証明された患者で雑音が背中に放散していることを経験した．

▶ ピッチ

ピッチは楽器での音の高さ（音程）である．心雑音はオーボエのような純粋な音ではないため，循環器病学で雑音のピッチといったら，雑音を構成する音のうち主要な音域を意味する．一般的に高音の雑音は圧較差が高い，狭い隙間を通る時，あるいはその両方で生じる．ヒビの入った窓ガラスを風が吹き抜ける時のような音であり，大動脈弁や僧帽弁閉鎖不全で聞かれる．低音の雑音は圧較差の低い，広い隙間を抜ける時あるいはその両方の音であり，僧帽弁や三尖弁狭窄症で聞かれ

る．すべての周波数が同じ白色雑音の場合にはピッチがなく，音色が不純な雑音で低音でも高音でもない（下記参照，一部の大動脈弁狭窄症の雑音が該当する）．もし有意なピッチがない場合にはどちらにも属さないとしておく．

ピッチの機序として異なる原因を挙げる学者もいる（Bruns, 1959）．乱流によって雑音が生じるとする古典的かつ一般的に信じられている考えを否定し，障害物のある地点より下流で起こる血流の規則的波動に着目する説である．

ピッチと音色の区別は 16 章で詳述している．

音色

音色は音の個性に関連する．例えば，同じドの音でもオーボエ，クラリネット，トランペットでは音色が違うので，聴き馴れた耳には楽器を聴き分けることが可能である．白色雑音（周波数が同じ音）の音色は「貧しい」音であり，それは音が粗で響きが悪く，倍音を欠くからである．

循環器では音色は心雑音の純度の高さ，低さを称している．純な音色は，何かが一定の周波数で振動することで，ある倍音を発生することにより聞かれる．血液が乱流を起こすだけの雑音は通常音色は不良であるが，弁のようなものが振動する場合にはさまざまな音楽的響きが聞かれる．

「ガンの鳴き声」「ホーという鳴き声」「ハトのクークーという鳴き声」といった音に喩えられる心雑音は音色が，粗な雑音に比べて純であり，「楽音様雑音」と称することがある．僧帽弁逸脱症の雑音はシングルリードの楽器の出す音によく似ており，最も音楽的雑音といえよう（最も純度の高い音色）．大動脈弁狭窄症の雑音は最も非音楽的な雑音となることがある（粗で純度の低い音色）．三尖弁や僧帽弁狭窄症の雑音の音色は男性の声で "rub" と言うのに似ている．したがって僧帽弁狭窄症の一部は低音のランブル音でも，時にはやや純度の高い音色になることがある．

腱索断裂による雑音はカズー（笛の 1 種）を通してハミングするような音に似ている（トーンは純でも音色は不純）（他の疾患でもそうであるように，疾患が発見され時間がたつにつれ，より軽症の症例が見出されるようになる．腱索断裂でも一本の腱索だけが切れている僧帽弁閉鎖不全症は，外来に歩いて受診するような非緊急疾患として発症することもあり，その場合の雑音は，通常よく

見る僧帽弁逆流の雑音と何ら変わりはない）．大動脈弁閉鎖不全症の多くは音色は不良であり，呼吸音のように有意なピッチのない音に聞こえる．一部にはカモメの鳴き声のようなよい音色を出す場合もある（図 17-6）．

そのような楽音様拡張期雑音は，梅毒により大動脈弁尖が反転することによって生じることが多かったため，昔は予後不良の徴候と考えられていた．心血管系梅毒の頻度が少なくなるにつれ，通常の原因による大動脈弁閉鎖不全症でも音楽的雑音を聴取する割合も多くなり，現代では音楽的雑音＝予後不良というわけではなくなった（Sheikh et al., 1984）．

大動脈弁狭窄症やリウマチ性僧帽弁閉鎖不全症の一部は，ハトが「クークー」鳴くような，もしくはカモメが鳴くような雑音になることがある．

比喩表現についての注意点

比喩表現，特に鳥の鳴き声[注7] の比喩が多く用いられるが，音の形・ピッチ（音程）・音色すべてを同時に比喩していることに注意すること．例えば「カモメ雑音」と言う場合にはセグロカモメ *Larus argentatus* の音楽的鳴き声に似ていて，高音で比較的純な音色，汎収縮期である特徴を表現している．これを理解しないと，1 つか 2 つの軸だけをもって比喩表現を誤用するおそれがある．また 1 つの性質だけにとらわれて他の軸で評価することがおろそかになってしまう．

自己学習

「吹鳴性雑音」「音楽的雑音」「カモメ雑音」の実用的定義を 5 人の同級生各人で作成してみよう．皆が一致する割合はどのくらいだろうか．

僧帽弁逸脱症による僧帽弁閉鎖不全症であればカナダガン *Branta canadensis* のような音がする（三尖弁逸脱症も同様）．大動脈弁閉鎖不全症の音は，鳥の鳴き声に似る場合にはオオカモメ *Larus marinus* に似るが，やや高音でアジサシ *Sterna hirundo* のような鳴き声に聞こえる．大動脈弁狭窄症は，鳥の鳴き声に似る場合にはワライカモメ *Larus atricilla* に近い．

注7 実際に Audubon 協会で入手可能な鳥の鳴き声の録音を研究すると，カモメ・ハトなどの鳴き声は種が違うだけで相当に異なることがわかる．したがって心雑音を鳥の鳴き声に喩えるのは，鳥の種・属をはっきりさせないと混乱を招くし，正確な表現でなくなってしまう．

強度

伝統的に1〜6の6段階に分類する．当初は収縮期雑音を研究するツールであった（Freeman and Levine, 1933；Levine and Harvey, 1949）．

1度：雑音が聴取できるが，最初はなかなか聞こえない．

2度：前胸部に聴診器を当ててすぐに聞こえるもの，かすかな雑音．

3度：2度と4度の中間．2度よりは強いがスリルを伴わない．

4度：スリルを伴うが，5度ほど強くない．

5度：聴診器が胸壁の一部にしかついていなくても聞こえる雑音（傾けてつけても）．

6度：聴診器を胸に近づけるだけで，胸に当てなくても聞こえる雑音．

強度を評価する理由は，Freeman と Levine の法則によると，3度以上の雑音で無害な雑音はない，ということである．心臓カテーテル検査や手術がなく，心雑音が有害か無害かの鑑別が非常に重大な意味を持った時代にはこの法則は実に有用であった．

若手医師の多くは心雑音の評価に2〜3の軸でしか使わず，しかも雑音の強度がその1つになっている．ところが強度をこの項で最後に置いた理由は診断的意義が最も低いからである．無害な収縮期雑音は2度以下であることが実際多いが，有害で構造的問題のある心疾患による雑音も2度以下のものも多い．多くの拡張期雑音や右心系雑音が特にそうである．ちなみに Freeman と Levine は拡張期雑音は研究しなかった．

無害性雑音

無害性雑音について明確にするためにここで触れておくことにする．前述した，さまざまな病的心雑音にみられる特徴や随伴所見がないのが無害性雑音である（表17-3）．無害性雑音は非常に多い．紹介患者ではない若年者で収縮期雑音が聞かれる率は5〜52％である（心エコーが正常な率は86〜100％）．収縮期雑音の聞かれる妊婦において心エコーをしても90〜94％で正常である（Etchells et al., 1997）．

無害性雑音の強度は1度ないし2度であり，99％以上が収縮期である（表17-4）．機能性拡張期雑音が妊娠中に聞かれるとの報告がある．初妊

表17-4 無害性収縮期雑音

雑音	起源
振動性収縮期雑音	肺動脈弁尖（Still 雑音）
肺動脈収縮期雑音	肺動脈幹
末梢肺動脈雑音	肺動脈分枝
鎖骨上（腕頭）	腕頭動脈起始部
収縮期乳房雑音	乳房血管（妊娠中）
大動脈弁硬化	大動脈弁尖線維性肥厚

（Perloff JK. Cardiac auscultation. *Dis Mon.* 1980；26：1-47, 許可を得て転載）

婦50人中9人で低周波数の拡張期雑音が胸骨左縁で聞かれ，拡張中期に最強になるとの研究があり，三尖弁を通過する血流量の増加が原因とされている．他の研究によると，高周波数の拡張早期の雑音が肺動脈弁領域で妊娠中に聞かれ，分娩後は消失するという．妊娠中に肺動脈が機能的拡張をするためであるとされる（O'Rourke et al., 1970）．

よくある無害性雑音は Still が最初に報告した振動性雑音である．短いブーンという雑音で，おそらく肺動脈弁尖付着部が周期的に振動することによる音であろう．右心室の体部で最もよく聞こえる．若年者で認める肺動脈収縮中期雑音は，正常でも認められる肺動脈幹内の駆出に伴う振動が増強されたものである．これらは高拍出量状態，例えば妊娠，貧血，発熱，甲状腺機能亢進症でよく聞かれる（なぜ肺動脈弁の音であり，大動脈弁の音でないかについては，本章前半で述べた）．無害性鎖骨上収縮期雑音は腕頭動脈に由来し，鎖骨よりも上のほうで音が大きい．大動脈弁硬化による雑音も無害性雑音の1つと Perloff は考える（確かに大動脈弁硬化が軽度であれば無害である）．乳房雑音については15章参照[注8]．

無害性雑音は機能性雑音とは区別する．前者はすべてが正常であるが，後者は血流が増加している（例えば妊娠や貧血）．

約96％の妊婦で機能性雑音が聞かれる．通常駆出性で強度は2度以下である．肺動脈弁や大動脈弁を通る血流の増加が原因とされる．その他に鎖骨上の動脈雑音が聞かれることも多い．鎖骨上窩で最強で頸動脈に沿って聞こえるが，時に前胸部上方にまで放散することもある（O'Rourke et al., 1970）．

注8 乳房雑音 mammary souffle の souffle は「スッフル」と発音する．「スフレ」ではない．スッフルは「ささやき」とか，「息」という意味で，後者は卵の膨らみとひらめきの料理である．

心雑音を真似る

指導医へ：僧帽弁や三尖弁閉鎖不全症の汎収縮期雑音は口笛を吹き続けて，口が乾いてもう音程がなくなった時の音に似ている．もう1つの方法は，手で聴診器の膜型の方を持って，尺側から母指球に向かって手背の上で指を動かすのを聞くとよい（ただしこの方法はⅠ音，Ⅱ音のような心音の成分がないので完璧ではない）．

大動脈弁狭窄症の音は丘を登る蒸気機関車の音に似ている．田舎育ちもしくは，若い世代で蒸気機関車の音を聞いたことがなければ，地中海系の高齢者が関節の痛みに耐えながら椅子に腰掛ける時にうなり声を出す，その音に近い（時に*kretchmer*と表現する）．

大動脈弁狭窄症，肺動脈弁狭窄症の心音を真似する他の方法は，聴診器のベルを手に乗せて手背に指で円を描くとよい．円を描き始める時に手背を指で叩いてⅠ音を創り出すとよい．次に円を描きだす時に漸増（クレッシェンド）する音が作れる．円を描き終える時に指を手から離さないようにすればスピードが落ちて漸減（デクレッシェンド）雑音も作れる．この方法ではⅡ音はないが，重症大動脈弁狭窄症では弁がほとんど開かなくなるので弁が閉じる時の音も非常に弱くなる．したがってⅡ音の大動脈弁成分が弱くなり，Ⅱ音が聞こえなくなる胸の領域が存在する．そうした症例の模倣にはこの方法は悪くない．

大動脈弁・肺動脈弁閉鎖不全症の雑音の模倣は自分の前頸部に聴診器の膜型を当てて，"par"（パー），"peer"（ピーア），"tare"（テーア）とささやくとよい．PやTの子音を作る時に唇が跳ねる音がⅡ音に相当する．それに続く音がデクレッシェンドの雑音である．ピッチも音色も呼吸音に似ている（つまり大動脈弁・肺動脈弁の雑音を探す時には呼吸音と間違わないように患者に息止めをしてもらわなくてはいけないのは，このためである）．他の方法としては，聴診器を手に置いて，今度は指で手背を叩いてⅡ音を作り，肘に向かって前腕を指でなぞるとよい．雑音の音を小さくしたい場合には，手で始めないで手関節のところから腕に向かって半分くらいまでなぞるとよい．

どの方法でも雑音の大きさは本物に比べて大きすぎる．雑音を一度聞いたら今度は強度を調節して2度の雑音を作れるように工夫するとよい．

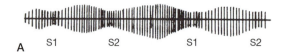

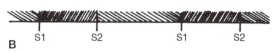

図17-9　A：連続性雑音．B：往復（To-and-fro）雑音．

（これらの雑音の詳細については本章のはじめの方で前述した）．

連続性雑音と往復雑音

収縮期，拡張期両方にまたがって聞こえる雑音は2つのタイプがある（図17-9）．1つは連続性雑音でピッチ・音色ともにずっと同じである．患者が座位か立位で聞こえる場合，最も多い原因は頸部静脈雑音である（表17-5や19章参照）．

もう1つは収縮期と拡張期で違う音が聞こえるタイプで往復雑音である．これは収縮期雑音と拡張期雑音を生じる病態の組み合わせならどんなものでも往復雑音になる．往復雑音は必ずしも連続性ではなく，たいてい拡張期終盤に雑音がなくなる（大動脈弁や肺動脈弁閉鎖不全症の場合）か，拡張期中期から雑音がなくなる（僧帽弁や三尖弁狭窄症の場合）か，収縮期早期もしくは後期に雑音が消える．収縮期と拡張期で雑音のピッチも音色も大きく異なる．しかし最初に聞こえる時には図17-9のように聞こえることが多い．注意深くタイミングを図りながら聴診して初めて雑音が消えることやピッチ・音色の違いに気づく．往復雑音であることがわかったら，鑑別診断は表17-5ではなく，収縮期と拡張期雑音の組み合わせであることを考える．

静脈雑音（連続性と収縮期雑音として）

頸部静脈雑音を最初に聞いたのは1819年Laënnecだった．頸静脈雑音の診断法は19章を参照．

乳房雑音や，甲状腺機能亢進症での眼球雑音やその他の連続性になりうる血流増加による雑音はすべて静脈雑音と考えてよい．しかし心臓の雑音を妨げる最も多い原因となるのは肝臓から聞こえる静脈雑音である．

Pegotにより1833年に最初に報告され，1835年に剖検報告がCruveilhierにより出版された．

表17-5 胸部連続性雑音の鑑別診断（頻度の多いものから順に）

診断	鍵となる所見
頸部静脈雑音	頸静脈を圧迫すると消失する
肝静脈雑音（20章参照）	しばしば心窩部を圧迫すると消失する（Rusconi et al., 1985）
乳房雑音（15章参照）	聴診器を強く押し付けると消失する
動脈管開存症（Gibson雑音）[a]	左第2肋間で最強
冠動静脈瘻	胸骨下部で最強
Valsalva洞動脈瘤破裂（98％の症例で聞かれる，Pan-Chih and Chen-Chun, 1981）	胸骨右縁上部で最強．突然発症
気管支側副路	先天性心疾患の他の所見を伴う
重度大動脈縮窄症	腕と足背動脈の圧較差
冠動脈起始異常（左冠動脈が肺動脈から起始）	——
大動脈を起始部とする異所性肺動脈	——
肺動脈分枝狭窄	心濁音領域外で聴取される
肺動静脈瘻	心濁音領域外で聴取される
僧帽弁狭窄症か僧帽弁低形成を伴う心房中隔欠損症	Valsalva法により雑音が変化する
大動脈・心房瘻（88％の症例で聞かれる，Hurley et al., 1986）	収縮期に強調あり，右第2・第3肋間で聴取される（Lian, 1937）
梅毒性大動脈瘤状拡張や縦隔炎に伴う上大静脈症候群	

[a] 機械的雑音と呼ばれる．理由は20世紀の器械店で売られていた機械には単一の動力がベルト仕掛けでずっと動いており，その音は連続性の粗な音だったからだ．こうした音も器械店ももう絶滅した．手術による治療を受けない患者では肺の拡張期圧が上昇して雑音は収縮期だけに聞かれるようになる．

（Holmes JC, Fowler NO, Helmsworth JA. Coronary arteriovenous fistula and aortic sinus aneurysm rupture. *Arch Intern Med.* 1966；118：43-54 より許可を得て転載）

腹壁に静脈瘤があり，そこから雑音が聞こえたのである．腹壁静脈瘤がない肝硬変の症例で静脈雑音が聞こえるという報告を1868年にTrousseauが詳細に行った（Bloom, 1950）（肝静脈雑音の診断法は20章参照）．注意深く聞かないと肝静脈雑音は誤診のもとになる．さまざまな肝疾患，アルコール性肝炎，肝がんなどでも肝静脈雑音が聞こえることはあまり知られていない（Clain et al., 1966）．静脈雑音は肝臓から胸部に放散すること（McFadzean and Gray, 1953）や，肝臓よりも胸部のほうがよく聞こえる場合があること（Bloom, 1950）もあまり知られていない．静脈音は通常連続性であるが（Clain et al., 1966），時に収縮期のみに聴取されることもある．

6）心膜摩擦音

▶ 音色

心膜摩擦音は古ぼけた革のような，症例によっては心拍と同期するラ音のように聞こえる．

▶ 場所

心膜摩擦音はしばしば前胸部全体で聞かれることはなく，時には5セント硬貨の大きさ（直径2cm）の領域のみでしか聴取できないことや，心濁音の端でしか聞かれないこともある．心膜摩擦音の84％は胸骨左縁に沿って最もよく聞こえる（Spodick, 1975）．

▶ 相

3相性の心膜摩擦音が聞こえたら，心外膜炎の特徴的所見である（通常急性もしくは亜急性心膜炎である．慢性収縮性心膜炎では心膜摩擦音は聞こえない）．3相性というのは，心拍の1サイクルの間に3回音がすること，いわばミュージシャンが呼ぶところの3拍子である．3拍子の真ん中の音は多くの症例で柔らかな音であるため，完全に静粛な部屋で注意深く，繰り返し聴診しないといけない．

急性心外膜炎患者100人を対象にした研究によると55％で心膜摩擦音は3相性であった．4相性

の心膜摩擦音が聞こえる症例も1人報告された（Spodick, 1975）.

2相性の心膜摩擦音を聴取した場合にも，心外膜炎があるだろうと思ってよい．上述のSpodick（1975）の研究では，33％の心膜摩擦音は2相性であり，最初に収縮期に聞こえてから，2つ目の音は拡張期早期または後期に音が聞こえた．9％の症例では心拍数が遅ければ3相性なのだが，拡張期の2つの成分が重合したために2相性に聞こえたものであった（重合奔馬音と同様の現象）．2相性の「往復心膜摩擦音」は心房収縮のないリズムでも起こる．ただし急性心外膜炎では心房性不整脈は稀である（心筋疾患や弁膜症が合併していれば別だが）（Spodick, 1983）.

心膜摩擦音は1相性の時でも心外膜炎である可能性はある．しかし心膜摩擦音を雑音と混同される場合が多いだろう．この場合心エコーをオーダーするのではなく，他の成分が聞こえるまで患者を再度診察することが適切である.

奔馬音と同様，心膜摩擦音は一過性の現象のこともある.

心膜摩擦音が聞こえる患者の10％で心嚢液貯留がある．つまり心膜摩擦音があるからといって心嚢液を除外できないというわけである（Spodick, 1975）．心嚢液の他の所見は本章後半のまとめを参照.

7）胸膜心膜摩擦音

胸膜心膜摩擦音の意味はわかりにくい．ここでは，心周期に同期した心膜摩擦音が呼吸サイクルによって音が大きくなることを指す．このような呼吸性変動はほとんどの心膜摩擦音で起こる（Harvey, 1961；Spodick, 1975）．胸膜と，それに向かい合わせの壁側心外膜両方に炎症が起こっているという意味ではない．両方に炎症が起こっていることは証明できていないし，ほとんどの症例で意義もない．呼吸器疾患の患者での摩擦音は必ずしも胸膜由来ではない．ウイルス性肺炎患者でウイルス性心外膜炎を合併してもよい（Levine and Harvey, 1949）．肺梗塞の患者で胸膜摩擦音を心臓の近くで聞くと心周期に合わせて増強することを経験したことがある（心膜胸膜摩擦音とでもいうべきか）．どのように区別するとよいだろうか．通常胸膜摩擦音と心膜摩擦音の区別は患者に呼気や吸気で息止めをしてもらって行うとされる．しかし上述のように心膜由来の摩擦音も呼吸周期の一部で聞こえなくなってしまうこともあり，胸膜摩擦音と誤認してしまう．したがってこの方法を使うのであれば，深吸気と深呼気両者で息止めをしてもらって行うとよい.

8）その他の収縮期過剰心音

収縮期クリック音（逸脱症クリックと駆出性クリック）

一般的に収縮期早期から中期でのクリックは，(a) 僧帽弁逸脱症や三尖弁逸脱症（これらは駆出性クリックではない），(b) 高圧で弁が開く，(c) 大動脈弁の先天性二尖弁で狭窄症になっていない，もしくは軽症～重症の大動脈弁狭窄症（Shaver et al., 1985），(d) 大血管の拡張（狭窄後拡張もしくは瘤），(e) 高血圧を合併した，硬化して蛇行する大動脈基部（硬くて弾力性を失った動脈に対して力強く駆出する左室の収縮）（Shaver et al., 1985），(f) 人工弁で聴取される.

偽陽性

前述したように，駆出性クリックはI音の分裂やIV音とI音の組み合わせと鑑別が必要である.

駆出性クリックが聞こえる大動脈弁狭窄症は，狭窄部位は弁であって，弁下狭窄（IHSS）ではないことを示す．同様に駆出性クリックが聞こえる肺動脈弁狭窄症は，それは弁の狭窄であり弁下狭窄ではないことを意味する．その他肺動脈弁が拡張するような甲状腺機能亢進症や，特発性肺動脈拡張症（80％で肺動脈弁閉鎖不全症の雑音も聴取する.）でも駆出性クリックが聞かれる（Ramsey et al., 1967）.

大動脈弁や肺動脈弁の駆出性クリックでは収縮期早期，I音の直後に聞こえる．両者の鑑別はどこで聞こえるかによって行う（放散が少ないので区別できる）（Shaver et al., 1985）

もっと重要なのは駆出性クリックと僧帽弁や三尖弁逸脱症に伴うクリックを区別することである．逸脱症に伴うクリックは僧帽弁や三尖弁領域で最もよく聴取されるし，収縮期後期に起こる．患者を起立させると収縮期の少し早い時期にずれる．駆出性クリックは患者の体位でタイミングがずれることはない.

駆出性クリックを伴う心雑音が無害である可能性は低い.

甲状腺機能亢進症に伴う Means-Lerman 擦過音

特異な収縮期の擦過音（雑音と摩擦音の中間のような音）は甲状腺機能亢進患者の男性6%，女性の12%で聴取されると報告された．患者はその他の心血管系の症状や徴候はまったくなかった（Lerman and Means, 1932）.

中等症～重症の甲状腺機能亢進症の症例で稀なる雑音をわれわれは発見した．粗で擦りつけるような収縮期心雑音であり，心膜摩擦音にも似ていて胸骨第2肋間領域で最もよく聞こえる．表面的な音であり，呼気の最後によく聞こえ，深吸気で聞こえなくなる．甲状腺機能が（治療によって）正常化して代謝異常や心拍数が落ち着いてくると音の強度も弱くなり，甲状腺摘出によって聞こえなくなる．何回かは心膜摩擦音に似ているために病院スタッフが心外膜炎を疑ったこともある．原因は不明である．(中略)胸のX線でよくみられる肺動脈円錐の拡張と関連があるかもしれない（Lerman and Means, 1932）.

30年以上たった後，収縮期早期の肺駆出音に短い引っ掻くような駆出性雑音が重なったものであることが示された．甲状腺機能亢進症による流速の速くなった状態によって起こる（Leonard et al., 1963）.

Means-Lerman 擦過音は発熱・貧血でも聴取され，甲状腺機能正常でも聞かれる．

9) その他の拡張期過剰心音

拡張早期音のタイミングのとりかた

電話会社 Bell 社が分割されるまでは0.04秒という時間を教えるのは簡単だった．というのも受話器を取り上げてからダイアルトーンが聞こえるまでの潜時が0.04秒だったからだ．今では心音図で学ぶか，心音シミュレーターで勉強するしかない．拡張早期の間隔を学びたい奇特な人は**表17-6**を参照してほしい．

拡張早期 tumor plop

心房粘液腫は茎を根元に増大することが多く，

表17-6　拡張早期の時間間隔

Ⅱ音（正常呼気）	0.03 秒未満
Ⅱ音（若年者の呼気）a	0.04～0.05 秒
Ⅱ音（幅広分裂）	0.06～0.08 秒
Ⅱ音開放音（Reddy et al., 1985）	0.03～0.15 秒
Ⅱ音心膜ノック音	0.10～0.12 秒
Ⅱ音-Ⅲ音	0.14～0.16 秒
Ⅱ音-Ⅲ音（健常児）（Reddy et al., 1985）	0.12～0.20 秒

a この間隔は年齢とともに短縮するので，40歳以上の健常人において呼気でも吸気でもⅡ音が単一音に聞こえる．
(Reddy PS, Salemi R, Shaver JA. Normal and abnormal heart sounds in cardiac diagnosis：Part II. Diastolic sounds. *Curr Probl Cardiol.* 1985；10：8-55 より許可を得て転載)

可動性が高い．拡張期（時に収縮期）雑音が変化したり，体位で変化するばかりでなく，拡張早期に心室へ突出することもあり，"tumor plop"と呼ばれる音が聞かれることもある．

拡張早期心膜ノック音

収縮性心膜炎は拡張早期に心膜ノック音を生じる．タイミングはⅢ音とほぼ同時期である（流入する血液があらかじめ張っていた太鼓の皮を打ちつけるイメージである）．患者をしゃがませると音が増強することがある（Nicholson et al., 1980）.

拡張早期開放音

僧帽弁や三尖弁狭窄症の開放音（本章で後述）は幅広のⅡ音分裂と区別が必要である．開放音は(a)僧帽弁の人工弁，(b)僧帽弁閉鎖不全症，(c)心室中隔欠損症，(d)甲状腺機能亢進症，(e)大きな心房中隔欠損症を合併した三尖弁閉鎖症，(f)2度～3度房室ブロックで聞かれる（Reddy et al., 1985）.

拡張早期クリック

拡張早期クリックは僧帽弁逸脱症の5～15%で聴取される（Cheng, 1987）．逸脱した僧帽弁の弁尖が逆向きにバルーニングすることで生じる．

拡張後期ペースメーカー音

稀に右室のペースメーカーが拡張後期（つまり収縮前期）に「ペースメーカー音」を生じることがある．これはペースメーカーのペーシング刺激の直後に起きる．高音でクリックするような音で，ペースメーカーからの電気刺激で胸壁の筋肉が収

縮することで生じる音とされる。右室の穿孔を必ずしも意味するわけではない (Perloff, 1980).

10) その他の過剰心音で収縮期または拡張期に聞こえるもの

人工弁音

人工弁の種類によって聴診所見が変わる。総説が出版されている (Smith et al., 1981). ボール型弁は開放・閉鎖によるクリック音が聞かれる。ディスク型弁は閉鎖によるクリック音。（ブタの）生体弁は大動脈弁でも僧帽弁でも閉鎖音が聞かれることが多い。生体弁の音は鋭く高音であるが，機械弁に比べて目立たない。心膜異種生体弁や僧帽弁位ブタ生体弁で開放音が聞こえることもある (Smith et al., 1981；Szkopiec et al., 1983).

人工弁は典型的には収縮期雑音を生じる。ディスク型や生体僧帽弁は拡張期ランブル音も聞こえることがある (Smith et al., 1981). 一方，大動脈弁で拡張期雑音やボール型弁で拡張期雑音が聞こえたり，新たな拡張期雑音が出現する時には人工弁の機能不全をまず考えるべきである (Reeves, 1982).

空気塞栓における水車の輪音

ほぼ連続性で，心雑音というより水の跳ねるような音が稀に聞こえることがある。これは製粉用脱穀をする水車の輪の音に似ているので，水車の輪音とか，水車の池雑音とも呼ばれる。水の跳ねるような音は心腔内の血液によって生じる。診断は空気塞栓。すぐに患者を左側臥位にし，空気が飛んで脳塞栓にならないようにする。

Hamman の縦隔雑音

16 章で述べたように，特発性縦隔気腫とその聴診所見である Hamman の縦隔雑音については原著 (Hamman, 1939) に追加することはない。

症例1：1933 年 2 月 12 日，Cabell W. Moore 医師が私をワシントンに，1 人の医師を診察するために呼んだ。51 歳で冠動脈閉塞を強く示唆する症状を訴えていた。それまでは力強い，健康な男性で，多忙な臨床をこなしていた。2 月 8 日朝，髭剃りをしてい

た時に突然前胸部の強い痛みが始まり，左肩へ放散したのだった……

私は注意深く肺と心臓の診察をしたが，何も異常は見つけられなかった。私の技量が至らず残念ですと伝えると，患者は笑いながら簡単に「音」を出すことができると言ったので私は非常に興味を持った。左を向いてしばらくすると患者は言った，「ほら，今なら聞こえる」。私は心尖部に聴診器を当てたところ，心拍と同時に起こる，途方もない「バリバリ」砕けるような，泡立つような音がするではないか……

症例2：……昨日の午後静かに椅子に座っていると，突然胸骨の裏側に圧迫感を感じた。まるでしこりができたようだった。すると鎖骨の上に腫れが出現し，深呼吸したり，嚥下時や頭を動かした時にひどい痛みを感じるようになった……前頸部皮下に捻髪音があり，背側は両側の僧帽筋まで，鎖骨の下は左第 2 肋間，右は乳頭まで広がった。聴診器を心臓に当てると，ワシントンの医師を診察した時に聞こえたのと同じバリバリ砕けるような収縮期雑音が聞こえたのである……

症例3：……若い医師，25 歳でワシントンの救急病院のインターンが患者として 1934 年 2 月 21 日に入院した。主訴は左胸痛と奇妙な砕ける音が心臓に聞こえるという。2〜3 週間前から感冒症状，軽い咳と痰があり，入院前日に心臓のあたりに鋭い痛みが生じた。痛みは深呼吸や咳で増悪した。数時間後，机に寄りかかっていた時に突然奇妙な砕ける音が聞こえた。その音はどうも痛みの場所から聞こえてくるようだ。興味を持った彼は注意深く観察すると，その音は心拍と同期していることに気づいた。直立するとすぐさまその音は消えた……

左を向くと「パチパチ」という砕けるような雑音が心拍と同期して聞こえ，聴診器で聞くとあまりにも大きな音なので耳が痛くなりそうだ。胸から 1 フィート（約 12 cm）離れたところでも，その音を聞くことができた。患者が後ろを振り向くとたちどころに音が消失した……

症例4：車から降りようとした時突然，ひどい痛みを胸骨下縁に感じた。圧迫感・窒息感もあった……仰臥位をとっていると奇妙な砕けるような，泡立つような音が心尖部で心収縮に合わせて聞こえた。横を向くと音は消えた……

症例5：……1 月 11 日夕，5 時 45 分頃のこと，仕事からの帰途歩いていると突然ひどい突き刺すような痛みを左胸下に感じた……

左腋窩に部分気胸の徴候を認めた。心濁音領域が非常に狭くなっていた。

……胸骨下縁，左側第 4，5 肋間に心収縮ごとに

音の強さが変化する，奇妙な砕けるような，クリック音が聞こえた……

症例6：……次の朝3時頃に男の子が痛みで叫ぶ声で母親は起こされた．子どもを見に行ってみると右胸のひどい痛みを訴えている……

　……昨晩から両方の鎖骨の上に皮下気腫が出現していた．今朝はそれがひどくなっていて頸から両耳に広がっていた．胸骨全体で（特に心臓の所で顕著だったが）数多くの砕ける，弾ける音が聞こえた．心収縮ごとに音が強くなった……

症例7：マウントサイナイ病院産婦人科レジデントのL医師（25歳）は身長は低いががっしりとした体格だ……1937年9月6日，昼食をとっていると左腋窩下方に痛みが出現した……

　……左に向くと大きな泡立つような，砕けるような音が心臓の鼓動と同期して聞こえた．拡張期よりも収縮期のほうが増強した……

　肺や縦隔の皮下・間質気腫の臨床所見の要点を整理するために重要な症状を挙げよう．

　肺の間質気腫は患者が安静にしている（静かに立ったり座ったり寝ている）だけでも生じる……

　多くの症例で心臓の鼓動と同期した変わった特異な音が心臓の領域で聞かれる．通常収縮期だけに聞こえるが，拡張期にも聞こえることもある．心濁音領域は狭くなるか，完全にわからなくなり，鼓音にとって代わる……頸に皮下気腫が現れればすぐさま診断が確定する．

　最近ではミネソタのDavid Rosen医師が症例報告している．胸の刺創と縦隔雑音で救急室に搬送された．最初外科医は大したことはないと考えたが，手袋をした手で傷を調べたところ患者が完全房室ブロックに陥り，緊急ペースメーカーを要した．

　また別の症例報告では，患者がガールフレンドに急かされて救急室を受診した．彼女は彼氏の胸の中でバシャバシャ鳴る音で悩まされたのだ（Collins, 1994）（16章も参照）．

5　特別な診察方法

1）心雑音の強度に影響を与える手法

　心雑音によってはいろいろな手法を用いたり患者の体位を変えながら聴診する必要があり，鑑別診断や（Cochran, 1978；Nellen et al., 1967；Rothman and Goldberger, 1983）特に除外診断に役立つ．

● 体位

　1．大動脈弁閉鎖不全の雑音がないと正確に言うためには，患者を座位・前傾姿勢にして，できれば呼気時に息を止めてもらって聴診しなければならない．

　2．僧帽弁狭窄症の雑音を聞くためには，患者を左側臥位にする．側臥位にした直後に聴診するのが最もよい．まず，心拍動最強点（PMI）または打診で心尖部を確認し，そのすぐ内側に聴診器のベル側を当てて，患者を左側臥位にする．これはSam Levine医師から教えてもらった方法で，左側臥位による心雑音の増強は血流の増加とこの姿勢をとろうとして動いた結果生じる，と彼は考えていた．同様の機序によって僧帽弁狭窄症雑音を聞こえやすくする他の方法としては，亜硝酸アミルを吸入するか，頻脈になるよう25回上下に跳ぶ，というものがある（Levine, 1945）．Thomas Dorman医師によると，患者の背中に手を回して患者を支えて寄りかからせながら聴診すると筋肉による雑音は減少する．

　3．立位では心室充満が減少するため，2つの心雑音のみが増強する．すなわち閉塞性肥大型心筋症と僧帽弁逸脱症のうち74%が当てはまる（Popp and Winkle, 1976；Rothman and Goldberger, 1983）（場合によっては，逸脱が持続する時間が長くなるぶん音が大きくなったように感じる）．立位では，他の心雑音，すなわち大動脈弁狭窄症，肺動脈弁狭窄症，弁性の僧帽弁閉鎖不全症，三尖弁閉鎖不全症の雑音はすべて減弱する（Cochran, 1978；Rothman and Goldberger, 1983）．しかし，立位によって機能性雑音や大動脈弁硬化症の雑音，時に大動脈弁狭窄症雑音も増強することもあるが，心拍出量増加に対して体が急に反応しようとした結果起こる一過性のものである（J.E. Atwood, 私信, 1998）．

　4．蹲踞をすると心室充満は増加し後負荷が増える[注9]．89%の閉塞性肥大型心筋症では心雑音が減弱するが，大動脈弁狭窄症や僧帽弁閉鎖不全，肺動脈弁狭窄症の雑音は通常は減弱しな

注9　後負荷とは大動脈弁抵抗に全身の血管抵抗を加えたものである．もし，大動脈弁に何も問題がなければ，後負荷は末梢血管抵抗と等しくなる．後負荷を全身血管抵抗と表現する人もいる．もし大動脈弁に所見があれば，大動脈弁抵抗は変化しないため，後負荷の変化は全身血管抵抗の変化に由来する．

い．蹲踞で僧帽弁閉鎖不全症の雑音が増強することがある．心室中隔欠損症では蹲踞をすると，より多くの血流が欠損孔を介して右心系に流れ込むようになり，肺動脈の機能性血流雑音と心室中隔欠損雑音は増強する（Lembo et al., 1986；Rothman and Goldberger, 1983）．

後負荷への影響から，蹲踞をすると大動脈弁閉鎖不全症の雑音は増強する（実際，蹲踞は大動脈弁閉鎖不全症の雑音を起こすのに2番目によい方法である）（Vogelpoel et al., 1969）．一番優れた方法は一過性に動脈血流を遮断すること（本章の後半を参照）である．

心室中隔欠損症を除いて，この項で述べた事項にはすべて例外が存在することが報告されている（Lembo et al., 1986）．

▶ 吸気

吸気によって右心系の雑音は増強する．すなわち，肺動脈弁狭窄症，肺動脈弁閉鎖不全症，三尖弁狭窄症，特に三尖弁閉鎖不全症の雑音が増強する．左心系の雑音は吸気によって減弱する．しかし，これが当てはまるのは心音の強度が一定である場合のみである．なぜなら，吸気で肺が膨らみ心臓と聴診器の距離が広がったために心雑音が減弱しただけかもしれない．

ある研究では，吸気で心雑音が増強する感度は，右心系では100%と報告されている．特異度は88%で，陽性適中率は67%である（Lembo et al., 1988）．

▶ 周期長

一般的に，周期長は心室充満に影響し，特に正常な血流の流出が妨げられることにより発生する雑音が特に変化する．したがって，大動脈弁狭窄症雑音（おそらく肺動脈弁狭窄症雑音）は，拡張期が長くなると増強するが，僧帽弁閉鎖不全症や（おそらく三尖弁閉鎖不全症）の雑音は増強しない（Rothman and Goldberger, 1983）．閉塞性肥大型心筋症の雑音も周期長によって変化するが，ベッドサイドで非常に混乱を招きやすいため，本章で後述するようにある限られた条件下でのみ用いるべきである．

▶ 亜硝酸アミル

診察方法

1アンプルを開けて，患者に大きく息を吸わせながら聴診する．亜硝酸アミルで頻脈が生じる．心拍が増加するのを確認しながら，心雑音を判断する．心雑音が一番大きく変化するのは心拍数が増加し始めた最初のタイミングなので，すぐに心雑音を判断しなければならない．すぐ消えてしまう聴診上の小さな変化を的確に判断するのにはかなり経験を必要とする．心音図が広く用いられていた時代にはこの方法はもっと有効であったであろう．昨今では，心エコーが使えるようになったため，この方法はほとんど用いられなくなった．

室内のにおいを軽減するために，水酸化カリウムの入った密封容器にアンプルを捨てるのがよい．亜硝酸アミルはほとんどの人で血管性頭痛を起こすので，患者のもとを去る前に頭痛が起きたかを確認する．

作用機序

亜硝酸アミルを吸入すると後負荷または少なくとも全身の血管抵抗が一部減少する．これは血管抵抗について「ハンドグリップと逆の作用」（下記参照）と考えられている．

収縮期雑音への影響

亜硝酸アミルにより84%の大動脈弁狭窄症，89%の閉塞性肥大型心筋症では心雑音が増強するが，僧帽弁閉鎖不全症で変化がみられたのはたったの0%，6%，13%，22%以下と報告されている（Rothman and Goldberger, 1983）．心雑音は小さな心室中隔欠損症では通常は減少する（Lembo et al., 1986；Rothman and Goldberger, 1983）．

肺動脈弁狭窄症単独の場合，88%で心雑音は増強する．しかし，狭窄が弁下狭窄の時，心室肥大がかなり進行していれば，心雑音は逆説的に減少する．また，肺動脈弁狭窄症がFallot四徴症で生じている時，心雑音は必ず減少する（Rothman and Goldberger, 1983）．

亜硝酸アミルで収縮期雑音の減少を認めるのは，僧帽弁閉鎖不全症または心室中隔欠損症で，感度は80%，特異度は90%，陽性適中率は84%である（Lembo et al., 1988）．

拡張期雑音への影響

僧帽弁狭窄症と三尖弁狭窄症の60〜82%で，心雑音が増強する．しかし，86%のFlint雑音（本

章の後半を参照)では減少する(Rothman and Gold-berger, 1983). 亜硝酸アミルによって80〜93%の大動脈弁閉鎖不全症雑音が減弱し, 肺動脈弁閉鎖不全症雑音は減弱しなかった(Lembo et al., 1986；Rothman and Goldberger, 1983).

ハンドグリップ

この等尺性運動では体血管抵抗(つまりは後負荷)が増加する. したがって, これは非薬物的なフェニレフリン点滴と考えられる.

診察方法

心雑音が最も聴取しやすいよう患者の体位をとる. 安静時に心雑音を聞き, 1分間ハンドグリップを最大限に行わせて再度聴診する. この方法は握力計を使用したが(McCraw et al., 1972), このような反応は単にタオルをギュッと絞るか, 力いっぱい握りこぶしを作るだけでも誘発できる(Fowler, 1980).

全身血管抵抗は必ずしも増加せず, 心雑音も予想どおりに変化しないこともある. 大動脈弁閉鎖不全症, 僧帽弁閉鎖不全症, 僧帽弁狭窄症, 心室中隔欠損のうち少数の患者では予想に反した変化が認められ(Lembo et al., 1986), ハンドグリップを用いても除外診断にならない. 例えば, 収縮期雑音が増強すればほぼ確実に大動脈弁狭窄症と閉塞性肥大型心筋症は除外できる(Rothman and Goldberger, 1983). 収縮期雑音が減弱すれば心室中隔欠損と僧帽弁閉鎖不全症は除外できる. 拡張期雑音がハンドグリップで減弱すれば大動脈弁閉鎖不全症と僧帽弁狭窄症はだいたい除外できるだろう.

ハンドグリップで心雑音が増強する場合, 僧帽弁閉鎖不全症と心室中隔欠損症の診断の感度は68%, 特異度は92%, 陽性適中率は84%である(Lembo et al., 1988). ハンドグリップで心雑音が減弱する場合, 閉塞性肥大型心筋症の診断の感度は85%, 特異度は75%, 陽性適中率は46%である(Lembo et al., 1988).

一過性の動脈閉塞

Duroziez が大腿動脈上での聴診で, 下流の血管抵抗を増加させることにより, 大動脈弁閉鎖不全症の拡張期雑音の音量を増加させたように, 左心系の弁閉鎖不全雑音(僧帽弁閉鎖不全症や心室中隔欠損症も含む)を増強させるのには, 血圧計のカフを収縮期圧より 20〜40 mmHg 上で 20 秒間膨らまして上腕動脈を一過性に閉塞するのがよい(Lembo et al., 1986).

一過性に動脈閉塞を起こすことで左心系の弁閉鎖不全の心雑音が増強する場合, 大動脈弁閉鎖不全症を診断する感度は 75%, 僧帽弁閉鎖不全症や心室中隔欠損症に対する感度は 80%で, 陽性適中率は 100% である(Lembo et al., 1986, 1988). この方法は必ずしも感度がよいと言えないが(時に雑音が変化しないこともある), これらの心雑音がこの方法で減弱することはないため, 減弱する場合はこれらの診断を除外できる.

Valsalva 法

指導医へ：心音を専門とする循環器科医は Valsalva 法の各段階に心雑音がどのように反応するかが診断に役に立つことを発見した(6章参照). しかし, このような専門家のほとんどは Valsalva 法のどの段階で起きた変化なのかを明記しなかった. 時相に応じて同じ心雑音でも異なった反応が起きるため, 文献を読んでも混乱を招く. さらによくないのは, 数心拍の間に終わってしまう Valsalva の時相がある. 心電図といった記録装置なしで初心者が RR 間隔の変化をもとに Valsalva の時相がわかるだろうと思ったら, 楽観的すぎるだろう. 現在, 心音図は保険償還されず, 消えつつある検査である. こういった状況で, 数拍しか持続しない心雑音の音量変化をどうやって学べというのだろうか？

そういった理由から, 私自身は Valsalva 法を教えない. しかし, ベッドサイドに動脈内計測を記録できる器具がある数少ない幸運な人には包括的レビューを参照されたい(Nishimura and Tajik, 1986).

2) スクラッチテスト(引っ掻き試験)

心臓の前面の輪郭はスクラッチテストと呼ばれる方法でわかる. 1925 年に Burton-Opitz が初めて記述した内容と今も変わりはない.

注目していただきたいのは, 聴診器を当て皮膚を擦るという簡単な方法は X 線透視や X 線写真と同様に優れている. 私は心臓の外縁を知るのにこの方法を用いているが, 肝臓や腎臓といった他の

臓器と同様に正確に用いることができるであろう.

胸骨の第2肋間上に聴診器のベル型を当てる.先の尖っていない色鉛筆を用いて，胸骨右縁3インチのところから，短く縦に鉛筆を動かす.内側に向かって鉛筆を動かしていくと，突然心音が大きく聞こえるところに来る.ここに鉛筆で印をつける.次に聴診器を1インチ(約2.5 cm)ほど下にずらして同様の動作を繰り返す.このようにして右心の境界が描ける.

さて，聴診器を胸骨第2肋間上に戻し，胸骨左縁から3インチ(約7.6 cm)離れた場所で鉛筆を動かし始める.心音が突然大きく聞こえる場所に印をつける.聴診器を下に移動させ，同様に鉛筆で印をつける.第4肋骨辺りで聴診器を左方へ動かすと，ちょうど心室の中心部に当たる.聴診器の4インチ(約10.2 cm)上より鉛筆で斜めに線を描く.心臓の左縁が完全に描けるまでこの方法を繰り返して放射状に線を描いていく.

このやり方がどの程度正確なのかは次のような方法でわかる.バリウムと粘液物質を混ぜてペースト状にし，ラクダの毛でできたブラシを用いて線をなぞると，約3 mm幅の線で異なった色の印が混じり合う.次にX線透視を行う.もし正確に心臓の外縁を描けているのなら，バリウム線と心臓の境界線は重なっているはずである.さらに，患者がバリウム線を人差し指でなぞって見せれば，X線透視の線と一致するかすぐわかる.この方法が正確であることを証明する別の方法としては，X線写真をたくさん撮りバリウム線が心臓の境界線と重なることが示せる.

6 1～5の記述をふまえて

ここからは，職人技によって作られたとでもいうべき部位，すなわち心臓の中の見えない膜について述べる.心腔には膜と同様に心筋線維があり，これは心臓の各部屋をクモの糸のように広がり，部屋の出入り口を囲って，硬い心臓壁内へ線維を埋め込んでいる.私の意見では，これらは心臓と血管の支え綱としての役割を担っており，血管につながる部分の基礎をつくっている.心臓から出ていく血管は2つあり，その血管への入口部には3つの膜があり，その縁を半円形に線維が取り囲んでいる.素晴らしく正確にこの動脈への入口が閉じるのは驚きに価する.

（ヒポクラテス[訳注9]記述）

G.E.R. Lloyd編集，Iain M.Lonie訳

訳注9) Hippocrates(紀元前460頃～同370年頃)，古代ギリシャの医師.

本項ではOslerの有名な5つの診断法(視診，触診，打診，聴診，思考)にちなんで「思考する」と呼ばせてもらう.

7 大動脈弁閉鎖不全症[注10]

1) 心雑音を見つける

▶ 心雑音の聴診

大動脈弁閉鎖不全症の雑音を聞くためには，患者に正しい姿勢をとってもらい，雑音を聞きに行くという心構えが必要である.もう一度強調しておくが，患者に息を止めてもらうことが重要である.大動脈弁閉鎖不全症の音色は前胸部で聞く正常呼吸音に似ている.

心雑音は蹲踞したり，一時的に動脈を閉塞すれば増強する（上記参照）.

> 大動脈弁閉鎖不全症雑音は胸骨左縁で最もよく聞こえる.大動脈弁閉鎖不全症の音が胸骨右縁で聞こえたら，大動脈瘤があるということになる(B.P. Phibbs，私信，2004)

▶ 感度

聴診にて大動脈弁閉鎖不全症の診断ができる感度は73%である(Grayburn et al., 1986；Meyers et al., 1982).拡張期雑音の感度は，大動脈弁閉鎖不全症の程度によって決まる(Cohn et al., 1967).わずかな逆流であれば感度は32%，軽度の逆流では69%，中等度の逆流では65%，重度の逆流では95(Cohn et al., 1967)～100%である(Bland and Wheeler, 1957；Segal et al., 1956).大動脈弁狭窄症を合併した1度の逆流であれば感度は40%，僧帽弁狭窄症を合併した1度の逆流では，感度は25%にしかすぎない(Linhart, 1971).逆流雑音を聴取できないときの陰性尤度比は，すべての大動脈弁閉鎖不全に対しては0.2～0.3，中等度から重症の場合には0.1である(Elder et al., 2016).

診断技術を比較してみると，多発硬化症の診断にMRIを用いる感度より，聴診で大動脈弁閉鎖不全症の診断を行うほうが優れているのだ

注10 弁に関連して閉鎖不全と逆流は同義語として扱う.

(Stewart et al., 1987).

2) 雑音の持続時間で閉鎖不全の重症度がわかるか

Wiggers の図で大動脈, 左室の同時圧曲線と時間軸に基づいて考えると, 雑音の持続時間が長いほど大動脈弁閉鎖不全症の重症度は軽症であることがわかる(すなわち, 大動脈弁閉鎖不全が軽度なら, 大量の逆流の場合と比べて, 左心室圧が上昇して大動脈圧に達するまでもっと時間がかかる). 大量の逆流があれば左心室圧と大動脈圧は早く平衡状態になるため, すぐに左室への逆流は止まって, 逆流音は短時間となり持続しないであろう. 残念ながら, このことをきちんと証明するために逆流持続時間を測定した論文は1つも見つけることができなかった. 心音図を用いることがほとんどなくなった現在, 今後もこれについてははっきりとしないであろう. Hill 徴候(後述参照)以外は, 脈圧は言うまでもなく, 逆流の程度をきちんと予測できる方法を知らない.

3) 末梢徴候

大動脈弁閉鎖不全症と肺動脈弁閉鎖不全症を区別するために, 患者が座位をとれなかったり, 聴診時に息を止めたりできない時, または換気の音や騒がしい病棟の雑音によって, 前胸部での詳細な聴診が困難な時, 大動脈弁閉鎖不全症の末梢徴候も役立つ.

▶ Duroziez 徴候

診察方法

静かな部屋で大腿動脈上に聴診器の膜型を当てる. ゆっくりと大腿動脈に圧をかける. はじめは収縮期雑音が聞こえる(これはすべての人で聞こえる). 続けてゆっくりと大腿動脈にさらに圧をかけていく. 大動脈弁閉鎖不全症ではある一定の圧がかかった時点で, 拡張期の一番はじめにデクレッシェンド雑音が聞こえるようになる. この圧というのはちょうど, 拡張期圧に脈圧の 3/4 を足した圧に等しい(Luisada, 1943). もし聴診器で圧迫する圧が強すぎたり弱すぎたりすると, 心雑音は聞こえない.

片側性の動脈硬化症のある患者では, Duroziez 徴候は健側でしか認めず, 閉塞した動脈側では聞こえないかもしれない.

感度

正しく行った Duroziez 徴候の感度は 58～100% である(Sapira, 1981).

偽陰性

偽陰性の原因としては, 大動脈弁閉鎖不全症が非常に軽度である場合, 僧帽弁疾患が同時に存在する場合(左室の心拍出量が減少するため. 僧帽弁狭窄症では左室充満量が減少し, 僧帽弁閉鎖不全症では左室からの前方への駆出が減少する), 大動脈弁狭窄症を合併している時, 心臓から大腿動脈への脈の伝播が障害されるような状況(大動脈縮窄症, 腸骨大腿動脈の閉塞性動脈硬化症), が挙げられる.

偽陽性

甲状腺中毒症, 動脈管開存症, 熱, 重度の貧血, といった高心拍出量になる状態や足の動静脈瘻では収縮期・拡張期の両方の雑音が聞こえる. これらの高心拍出量(動脈管開存症を除く)による心雑音は, 前方向への血流雑音であり, 大動脈弁閉鎖不全症の両期雑音と異なる. すなわち, 拡張期の逆流雑音は弁がきちんと閉鎖しないために後方向へ血流が動く結果生じる逆方向の雑音である. 前方向への拡張期雑音と大動脈閉鎖不全による後方向への拡張期雑音を区別する方法は 19 世紀に Potain らによって述べられたが, 変法を Duroziez が, 後に英語で Blumgart と Ernstene が 1933 年に以下のように記載した.

拡張期雑音を聞きながら, 聴診器を少し傾け, 聴診器の頭側縁で大腿動脈を圧迫する(図 17-10 の A). 前向きの拡張期雑音では, 聴診器の直下に乱流音がよく聞こえる. 今度は, 聴診器の足側縁で大腿動脈を圧迫する(図 17-10 の B). 前向きの流れでは乱流音は聴診器よりさらに下流で起こるので, 拡張期雑音は減弱するか消失する(Blumgart and Ernstene, 1933).

後ろ向きの拡張期雑音では逆のことが起こる. 聴診器の頭側縁に圧を加えると, 後ろ向きの雑音は減弱し, 足側の方の聴診器縁に圧を加えると雑音は増強する(図 17-10 の C, D)

この方法を使えば, Duroziez 雑音の陽性適中率はほぼ 100% であり, 診断が異なっている率は, 診療現場で動脈管開存症がどれだけの頻度で存在するかによって決まる(Sapira, 1981). ただし, 動

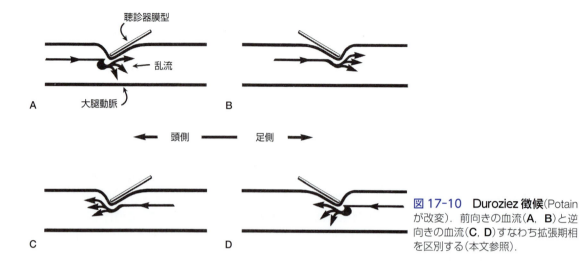

図 17-10 Duroziez 徴候(Potain が改変). 前向きの血流(A, B)と逆向きの血流(C, D)すなわち拡張期相を区別する(本文参照).

脈管開存症は別の臨床的根拠に基づいて簡単に診断できる(表 17-5 参照).

> Duroziez 徴候の別の使用法としては，前胸部の診断で拡張期雑音が聞こえない症例で大動脈弁閉鎖不全症を診断するものだ．大動脈内の拡張期の反対方向への血流が雑音になっているのだから，矛盾しているように見えるかもしれない．しかし，考えてみると，Duroziez 雑音は聴診器の直下で聴診器によって作られる雑音であるが，大動脈の雑音は，骨や筋肉に覆われ音源から離れた場所で聴診しなければならない．さらに，前胸部での聴診よりも大腿部での聴診のほうが，いろいろな肺音や人工呼吸器の音に妨害されずに済む．

Hill 徴候

Hill 徴候は逆流の重症度(や高心拍出状態の他の疾患)を予測するのに役立つが，ほとんど用いられていないので，すぐにエキスパートになれる．クロッケー^{訳注10)}を米国で行えばすぐに上位にランクされるのと同じだ.

訳注10) croquet. 芝生のコートで行うゲートボールのような球技.

診察方法

患者を仰臥位にして，触診または聴診にて上腕動脈の収縮期圧と膝窩動脈(または足背動脈)の収縮期圧を比較する．正常では，間接的に測定された 2 つの血圧はほぼ同じであるか，下肢の血圧のほうが高いが，高くなっても 20 mmHg までである(6 章参照).

甲状腺機能中毒症や動静脈瘻，妊娠，脚気，激しい筋力運動といった高心拍出量の原因があれば，上肢よりも下肢で 20 mmHg 以上収縮期圧が上昇することがあるが，大動脈弁閉鎖不全症が最も重要な原因である．

残念ながら，「1 +」と表現される軽度の大動脈弁閉鎖不全症では，腕頭動脈と足背動脈の圧差は 20 mmHg 以下である．しかし，20 mmHg 以上の圧差が出る場合は，Hill 徴候は陽性であり，これは非常に意味のある所見である．さらに心拍出量増加が大動脈弁閉鎖不全症によるなら，収縮期の圧較差の程度は心カテーテルでわかる大動脈弁閉鎖不全症の程度と直接比例している(Sapira, 1981).

アドバイス：収縮期血圧は従属変数であるため，心拍ごとに収縮期圧が異なる場合，例えば心房細動や RR 間隔が不規則な人では，この検査は適応できない(6 章参照).

症候生理学

Hill 徴候の病態生理はいまだによくわかっていない．高心拍出量を起こす疾患では，末梢から反射波が戻ってくることが起こると考えている専門家もいる．反射波と大動脈圧波が合わさって Hill 徴候が起こると考えている．確かに，動脈内圧を直接測定すると Hill 徴候は消失するし，高心拍出量を呈する数多くの疾患でこれが認められる．逆流がより大きいと心拍出量がより多くなり，直接的な圧較差の程度が弁不全の重症度を予測する，というのも説明がつく．大動脈弁狭窄症(心

拍出量が減少する）や僧帽弁狭窄症（心室充満を阻害し，心拍出量が減少する）が大動脈弁閉鎖不全症と同時に存在することがあり，その時 Hill 徴候が消失するのも説明できる（Sapira, 1981）．しかし，膝窩動脈や足背動脈にはみられるのに上腕動脈には認められないのがなぜかは説明できない．

別の考えとしては，大蛇が食べた獲物の動きと同じように，心拍出量が増加すると前向きの波とは垂直に圧波が加わっていくというものである．上肢の血管は大動脈から直角に枝を出し，2つの波が合計されるのは下肢のみである．

覚えておきたいのは，これは間接的な血管内圧の測定が起こすアーチファクトである．直接大動脈と大腿動脈を測定する場合，この方法は有効ではない（Sapira, 1981）．

偽陽性

重症で，上肢に選択的に起きている動脈硬化病変（つまり高安病）は Hill 徴候が偽陽性となる．

偽陰性

Hill 徴候は（Duroziez 徴候と同様に），高心拍出量で脈波の伝播に障害がないことが条件である．したがって，僧帽弁狭窄症や大動脈弁狭窄症，大動脈内閉塞によって所見が消失する．

Duroziez 心雑音は聞こえるが Hill 徴候は消失する興味深い状況がある．高心拍出性から低心拍出性の心不全に置き換わる場合である．このような場合には Hill 徴候ができるほど十分な心拍出量を維持できていない．外科的介入の時期を逸しているという非常に重要なヒントであり，一連の高額な検査の後，すぐに専門家から同じ意見をもらうことになるだろう．

Duroziez 徴候よりも先に Hill 徴候のほうが消失する別の例としては，大腿動脈（Duroziez 徴候を調べる部位）と膝窩動脈または足背動脈（Hill 徴候を調べる部位）の間で動脈硬化や閉塞病変が生じる場合である．

▶ 大動脈閉鎖不全症の診断に役立つ末梢徴候

頸動脈スリル

心房細動や腸骨大腿動脈血栓症によって Duroziez 徴候や Hill 徴候の確認を行うことのできない人で心基部に拡張期雑音が聞こえたら，頸動脈スリルにて大動脈弁閉鎖不全症を診断できるかもしれない（18 章参照）．

De Musset 徴候

De Musset[注11] の頭を上下に動かす徴候は，静かに座っているまたは立っている状態の患者で認められ，心拍に合わせて頭を上下にまたは前方に揺らす．すぐに人の注意を惹く徴候だが，感度もあまり高くないし，偽陽性もある（Sapira, 1981）．

Corrigan 脈

Corrigan 脈（18 章参照）は Watson ウォーターハンマー脈とも呼ばれ，1715 年に de Vieussens によって初めて述べられた（Stone, 1986）．この徴候は，現在ではめったにみられないが，触診にて大きい脈圧を知る方法である．大動脈弁閉鎖不全症の診断に対して，感度も特異度も不十分で，動脈管開存症の患者でもこの徴候がみられる．

脈圧

従来の考えと異なり，脈圧がいつも同じ値を示していたとしても，脈圧に基づいて大動脈弁閉鎖不全症の重症度を評価することはできない（Bloomfield and Sinclair-Smith, 1973）．大動脈弁閉鎖不全症の重症度を評価するゴールドスタンダードが僧帽弁の手術時や（Cohn et al., 1967），手術前の動脈造影であっても，脈圧については当てにならない（Cohn et al., 1967；Frank et al., 1965）．

繰り返し述べられていることとは異なり，脈圧は予後にも関係しない．血圧異常は 3 徴の 1 つになっていて，生存率低下を予測するかもしれないが，単独では血圧と予後が相関するという統計学的証拠はない（Spagnuolo et al., 1971）．別の研究では，血圧から，周術期死亡を予測するのは難しい（Smith et al., 1976）．3 つ目の研究では，心原性死亡にいたるのか，外科的手術がうまくいくかを脈圧から予測することはできない．むしろ，拡張期圧が低く，脈圧がより大きければ術後の経過がよい傾向にあった（Samuels et al., 1979）．同様に 4 つ目の研究でも，脈圧から周術期の死亡率を予測することはできないことが示されている（Louagie et al., 1984）．これらの論文は，脈圧が予後予測に有用である，というレビューの中で紹介されているが，実際の論文の内容は脈圧が予後予測になって

注11　De Musset は（医師ではなかったが），19 世紀のフランスで最も優れた詩人の 1 人だった．今では，ジョルジュ・サンドの愛人で，自らの梅毒性大動脈弁閉鎖不全による de Musset 徴候を発見した者としてその名が知られている（Sapira, 1981）．Osler がかつて Jean Astruc について次のように述べたことがある．「ある人物の名前がどのように後世に残るかというのは奇妙なもので，本人だったら自分の業績の中で最もくだらない事柄だと述べるだろう」．

いない.

拡張期圧もほとんど意味がない(Cohn et al., 1967). 確かに, 拡張期圧が70 mmHg以上で脈圧40 mmHg以下の両方があれば中等度から重度の大動脈弁閉鎖不全症は除外できる(Cohn et al., 1967).

Rosenbach 徴候

大動脈弁閉鎖不全症の患者では, 14%の患者に肝臓で脈を触れる(Tice, 1911). Rosenbach 徴候は近年ではほとんどみられない. この徴候が出るほど重症になる前に普通は手術を行うからである.

Gerhardt 徴候

Gerhardt 徴候は脾臓の拍動が認められるという所見であるが, これは何か別の理由で脾腫がある場合のみ出現する徴候である.

Becker 徴候

網膜動脈で脈を打つのが見える時, **Becker 徴候**と呼ばれる.

Müller 徴候

口蓋垂が脈を打つ時, **Müller 徴候**と呼ばれる(13章参照).

ピストルを打つ音

「ピストルを打つ」音"pistol shot" sounds は, 大腿動脈で聞こえる音で非常に重症な大動脈弁閉鎖不全症の患者の45%で認められる(Tice, 1911). これは他の高心拍出量をもたらす疾患, 例えば貧血や甲状腺機能亢進症(Levine and Harvey, 1949), 大動脈解離(18章参照)でも認められるので診断的な意味はない.

Traube 音

Traube が心音リズムに由来するとして報告した Traube 大腿動脈2重音は, 重症な大動脈弁閉鎖不全症で聞きとれるかもしれない. 必須の方法を行わないため, ほとんどの人は診察で見つけ出せない. 繰り返し指摘されているとおり(Laubry et al., 1931;Traube, 1872), 大腿動脈に軽く聴診器を当てるだけなら, まず間違いなくこの2重音(下記参照)を聞き逃す. しかし, 聴診器の遠位部の大腿動脈に適当な圧をかけるだけで, 2重音が聞こえる.

124人の大動脈弁閉鎖不全症の患者を調べた時, 2重音の感度は24%だった(Tice, 1911). なかには3重音が聞こえた患者もいた.

歴史メモ

普仏戦争(プロイセン=フランス戦争)は米国での大動脈弁閉鎖不全症の診断に影響を与えた可能性がある. 19世紀後半に米国における医学教育や医療に影響を与えていたのはフランスよりもドイツだった. フランス医学が上り調子の時, 米国はその伝統を輸入できるような関係になかったためであろう.

2重音を初めて記述した論文では(Fraentzel, 1867), Fraentzel によると Traube がこれを発見したという. Traube が Geheim Rath(1章参照)であり, Fraentzel が彼の助手(下僕)であったことは注目に値する.

"彼(Fraentzel)の閣下"で Geheim Rath である Traube が, 大腿動脈の遠位部を圧迫してこの徴候を発見したのは明らかだが, Duroziez がこの音を聞く方法を説明したので, Duroziez の名前が残った. Traube 自身がやったというなら他にどんな説明ができるというのだ(例えば, 大腿動脈で大動脈閉鎖不全症の音を聞くのに, 自分の指で遠位部の動脈を圧迫しながらとか)?

Traube の2つ目の論文(Traube, 1872)は, 普仏戦争の直後に発表されたが, 「Duroziez 手法を行わずに2重音を聞くことができる患者はほとんどいない」と彼自身が述べている. この2つ目の Traube 徴候は遠位部の動脈圧迫を行わずに行える方法で(フランス人の Duroziez から精神的にもさらに距離を置いたことになるが), 非常に稀であり, 大動脈弁閉鎖不全症で左室が非常に拡張している重症なケースでのみみられる. Traube 自身も5年間でたった5回しか聞いたことがない(Traube, 1872). この2番目の Traube 徴候は(米国で発表したものだが), 大動脈弁閉鎖不全症では通常見い出すことはできない.

一方, 米国では注目されてこなかったが, Duroziez 徴候はしばしば目にする. 多くの米国の教科書ではその有用性について中傷しか書いていないが, ほとんどのそれらの著者は Duroziez の論文を読んだわけでもなく, この徴候をどうやって行うかの正しい方法を示しているわけでもない(Sapira, 1981). さらに, ほとんどの批判内容は原著論文で答えを見つけられるものであり, 完全に英語にそのまま訳されていないのも変な話である.

フランス人の意味のある診察方法よりも大動脈弁閉鎖不全症の稀な徴候をもっと広めようという動きは, 普仏戦争か Geheim Rath の影響がいま

だに残っているのだろう.

▶ 使えない「徴候」

大動脈弁閉鎖不全症の2つの徴候は身体診察の教科書に以前は載っていたが,実際には役に立たない.Quinckeサインは最近では2012年にThe LancetにWebビデオで紹介されている(Hsieh and Wu, 2012).

Quincke徴候

Quincke脈は爪の辺縁で認められる.ここにおける圧が拡張期圧よりも高く,収縮期圧よりも低い時に認められる.Quinckeは以下のように述べている.

爪の白色部分は圧が平衡状態にあるためにできる部分である.爪の基部の白色の領域と,毛細血管による赤い血色のある領域の間をよく診察すると,心尖部拍動に一瞬遅れて爪の赤い領域が広がり,収縮期に起きる速い動きである.それに対して赤色領域の端がもとに戻る動きはやや遅い(Quincke et al., 1868;Major, 1945も参照).

これは誰にでも認める現象で,大動脈弁閉鎖不全症や他の病的徴候ではない(Sapira, 1981).Quincke脈が正常の人でも存在するのを初めて見つけたのはQuincke自身だった!

Mayne徴候

オンラインのMerck Manualにもいまだ載っているが,Mayne徴候は大動脈弁閉鎖不全症による徴候と誤って考えられていた使えない徴候である(Abbas and Sapira, 1987).これは腕を頭上に上げると,心臓の位置で測定した拡張期圧のベースラインより15 mmHg下がるというものである(Mayne, 1953).この徴候も正常人の65%で認められる(Abbas and Sapira, 1987).

4）原因

1. リウマチ熱による大動脈弁変化や梅毒による弁疾患(弁輪を侵さず弁尖に病変が見られる注12では,左側の(右ではない)第3または第4肋間に拡張期のデクレッシェンド(徐々に弱くなる)雑音が

放散するのが原則である(Harvey, 1963).一方,感染性心内膜炎や弁自体ではなく大動脈基部の異常による大動脈弁閉鎖不全症は一般的には胸骨右縁に雑音が放散する.したがって,心雑音が右側に放散しているなら,心内膜炎か大動脈基部を侵す疾患(大動脈瘤,大動脈基部の拡大,大動脈解離,Valsalva洞の動脈瘤,Marfan症候群,外傷性弁奇形,骨形成不全症,リウマチ性脊椎炎,Behçet病,梅毒)を考える(Harvey et al., 1963).もし,左縁で雑音が最もよく聞こえるならリウマチ性弁膜症では他の弁にも病変が及ぶことが多いので,合併する他の弁疾患がないか探すべきである.

2. 大動脈弁閉鎖不全症の心雑音は拡張期圧が130 mmHg以上の場合でも聴取できる.ヘキサメトニウムなどで神経節ブロックを行うと,起立性低血圧が起こり,心雑音は患者を立位にすると聞こえなくなる(Leonard and Allensworth, 1963).患者を臥位にすると,血圧が上昇し,心雑音がまた聞こえる.高齢者の高血圧では拡張期圧が90～100 mmHg程度しかなくても大動脈弁閉鎖不全症の雑音が聞こえることがある.おそらく器質的異常があるのだろうが,拡張期圧が80～90 mmHgまで下がると心雑音は聞こえなくなる(Leonard and Allensworth, 1963).

3. 大動脈弁窓(Friedman and Hathaway, 1958)は一般に血行学的には意味を持たないが,聴診上にて大動脈弁閉鎖不全症の雑音を起こすことがある.心エコーでも見つけるのは難しいが,剖検で注意深く探すと予想以上に頻度は高い.

4. 長い間,慢性腎不全患者で聴取される拡張早期のデクレッシェンド雑音は大動脈弁閉鎖不全症により生じていると教えられてきたが,大動脈弁閉鎖不全症の末梢徴候は認められず,治療で心雑音はすぐ消失する.心カテで大動脈弁閉鎖不全症を見つけることができないため,心外膜摩擦音が実際には聞こえていたのだと結論する人もいた.今では,容量過多による肺動脈弁閉鎖不全症の雑音であることがわかっている(Perez et al., 1985).

5）認識論メモ

本章で述べた大動脈弁閉鎖不全症の徴候は主に慢性大動脈弁閉鎖不全症の研究に由来する.急性大動脈弁閉鎖不全症の身体所見はまだ開拓されて

注12 梅毒に罹患したフラカストロの1530年の詩にでてくる主人公の名前である.Luesはラテン語で不運を意味し,ペニシリンが登場する前にベッドサイドで配慮して使う婉曲的な同義語表現である.現代でも同じような理由でこの表現を使っている.

いない領域で，多くの専門家が生理学的にも異なると述べている（論文にはなっていないが），この主張は心室は拡張する時間がないので心拍出量の増加も認めない，という「事実」に基づいている．個人的経験では，心拍出量増加は急性の大動脈弁閉鎖不全症でも時々認められるが，経験値としては不十分であるのでどのくらいの頻度なのかは言えない．Quincke 徴候が大動脈弁閉鎖不全症を意味する徴候で，正常人でも認める所見だと気がついていないような専門家が書いた急性大動脈弁閉鎖不全の症候生理学の解説も知っている．現代の臨床学がどの程度臨床経験に基づいているのか，どの程度単に以前述べられた内容をそのまま記載しているだけなのかはわからない．医学史は繰り返すし，臨床教授も同じ内容を繰り返し述べるだけだ，ということがわかる．

なる時間の差を推測する．本来ならば，2つのピークはほとんど同時に起こるが，狭窄の程度に従って時間差ができる（Chun and Dunn, 1982）．この推定時間を有効に使えるようになるには大動脈弁狭窄症の患者で多くの経験を積む必要があり，正常がどうなのかも知っている必要がある．

脈圧が小さいというのは，大動脈弁狭窄症の特徴的な所見と言われていたが，もしあれば役に立つケースもあるかもしれないが，現在の大動脈弁狭窄症の患者群においては診断的価値がもはやないと思われる（Lambard and Selzer, 1987）．

文献をレビューしてみると最も大動脈弁狭窄症の診断に役立つのは次のような内容である．頸動脈の上がりがゆっくりである時（陽性尤度比は 2.8〜130），心雑音ピークが中期から後期（陽性尤度比は 8.0〜101），S2 の減弱（陽性尤度比は 3.1〜50）．大動脈弁狭窄症の除外診断に最も役立つのは右頸動脈への放散雑音がない（陰性尤度比[注13] は 0.05〜0.10）（Etchells et al., 1997）．

8　大動脈弁狭窄症

1）臨床所見

本書を順に読んでいれば，すでに大動脈弁狭窄症についての必要な知識はすべて知っているはずだ．まず，大動脈弁狭窄症は臨床的には左室肥大のある患者で特徴的な雑音として聞こえる．2つ目に，この心雑音は右鎖骨で増強して聞こえる（Spodick et al., 1976）．3つ目に，重症なケースでは S2（2 音）の奇異性分裂が聞こえる（18 章で頸動脈スリルと小遅脈については述べている）．

覚えておいてほしいのは，大動脈弁狭窄症雑音はパットン司令官が肩からかけているたすきのどの部分でも聴取できる（ジョージ・C・スコットが主役を演じている映画に描かれている）．赤いたすきは，右鎖骨中央から大動脈弁領域を通り，心尖部，さらには前，中腋窩線までかかっているが，腋窩にはかかっていない．

ハンドグリップで心雑音が増強すれば大動脈弁狭窄症はほぼ完全に除外できる．心雑音は拡張期が長くなった後や，亜硝酸アミルの吸入をした後で増強する．

▌狭窄症の程度を評価するベッドサイドでの方法

右手で PMI（心尖拍動最強点）を触れ，左手で頸動脈の立ち上がりを触れ，それぞれがピークと

2）原因

大動脈弁狭窄症の原因はどこで診療しているかによって異なる．リウマチ熱がまだ存在するような地域では（発展途上国ではいまだ大きな問題になるが），若年者の大動脈弁狭窄症のほとんどはリウマチ熱によるものである．リウマチ熱が稀になり，変性疾患を患うような高齢化においては，50 歳以下は二尖弁に由来し，50 歳以上のケースは三尖弁の変性石灰化による（Passik et al., 1987）．

3）鑑別診断：いつ大動脈弁狭窄症を考え，いつ考えないか

大動脈弁狭窄雑音が，弁性の大動脈弁狭窄症の雑音ではない，ということを聴診で認識できるかが問題である．このような状況を 1 つでも言えるであろうか．答えを書き出してみてほしい．次の項を読んで，いくつか挙げられるようになってほしい．

注 13　陰性尤度比というのは前にも述べたように，ある所見（ここでは右頸動脈に放散する心雑音）が見られない時に述べる尤度比である．

相対的な大動脈狭窄

　大動脈弁閉鎖不全症による相対的な大動脈閉塞は絶対的な大動脈狭窄ではない（違う答えを書いていたら，それも正解かもしれない．読み続けてほしい）．大動脈弁閉鎖不全症では左房からの血流のみならず，漏れのある大動脈弁からの逆流性血流によって左室が充満する（どちらも拡張期に起こる）．したがって，次の収縮期には大動脈弁を通過する血流は増加する．ここで大動脈弁自体の弁口面積は正常である（逆流はあるが）．正常の弁口に対して血流が増加すると，正常の心拍出量が狭い弁口領域を通るのと同じように，乱流が生じる．この相対的血流雑音は，絶対的な弁由来の雑音と間違って解釈される（一般用語と同じように臨床所見を伝えるための言葉を使用すると，意味が2重になって，わかりにくくなったり間違った解釈になったりしうる．言語学意味論にてKorzybski 伯爵が指摘しているように）．

大動脈弁硬化症

　大動脈弁硬化症は弁が硬化している状態であり，初期には閉塞や収縮期圧較差を生じない状態であるが，大動脈弁狭窄症とまったく同じ心雑音を起こす．軽度の大動脈弁硬化症はLVET（左室駆出時間）の遅延を起こさないので，重症な大動脈弁狭窄症と異なり，S2の奇異性分裂は生じない．大動脈弁狭窄症があまりにも軽度であればS2の奇異性分裂が起きないので，大動脈弁硬化症と区別することが難しくなる．

　さらに悪いことに，大動脈弁硬化症（心カテーテルで証明された）は，右鎖骨に3/6の強度で放散する．重症の貧血を伴うと特に起きやすい．輸血の後，心雑音は1/6まで減弱するが，放散雑音や雑音の増強は続く．乱流と高流量の相乗効果で高度の大動脈弁狭窄症に類似した心雑音が聞こえるのは考えれば当たり前かもしれないが，実際の患者で聴取すると極めて驚くものである．

アドバイス：ここでは，（リウマチ性弁膜症に象徴されるような）重度の大動脈弁狭窄症と，大動脈弁のごく軽度の変性による硬化で生じる大動脈弁硬化症の違いを述べている．大動脈弁硬化症では雑音は生じるが狭窄は生じない．注意しておきたいのは，時間がたつにつれ，弁の硬化病変自体も閉塞病変へと変化していくため，身体所見であっても弁を直接見ても区別がつかなくなる．

大動脈弁狭窄症と間違えやすい僧帽弁閉鎖不全症

　収縮期の逆流ジェット流が左房へ戻り，拡大した左房の反対側に位置する大動脈へ振動が伝わると，心内心音図でも記録できるとおり，振動音がダイアモンド型の収縮期雑音として大動脈基部領域にて聴取できる（Antman et al., 1978）．

非弁膜性病変

　大動脈への出口の閉塞は，弁の上部（大動脈弁上狭窄症）または弁の下部（大動脈弁下狭窄症，閉塞性肥大型心筋症IHSSと呼ばれる．下記参照）で起こる．

　弁上の狭窄症の位置によって，稀な状態だが大動脈縮窄症のようになる．時に，両腕の血圧が異なる．これらの先天異常は母体の高カルシウム血症から見つかることがある．乳児や小児では，小妖精のような容貌をして声は「機械音」のように響くが，成人例では，このような典型的な所見が明らかでないことがある．

4）閉塞性肥大型心筋症[注14]

まとめ

　理想的なIHSSの形態というのは，弁の直下にある心筋輪が収縮期に収縮して，心室壁が流出路を塞ぐ（図17-11）．

　リウマチ熱による（現在は減少傾向）または二尖弁による（現在は増加傾向）弁性の大動脈弁狭窄症と比較すると認識しやすい．IHSSは頻度的にはそう多くはないが，両者と比較しながら述べたほうがその違いがわかりやすいので，この章で詳しく説明する．さらに，肥厚性心筋症は若い競争力のある運動選手の突然死の原因として最も多いので，非常に重要である（Maron et al., 1995）．

　実際，ここで述べるよりもIHSSはもっと複雑でより理解が深まっている．心筋壁の形態や，冠動脈血流，拡張期の充満異常が関連している疾患である．さらに，多くのIHSSでは，閉塞が心筋輪にて起きるのではなく，僧帽弁の前尖と流出路

注14　IHSS の Idiopathic（原発性）という表現はご容赦いただきたい．

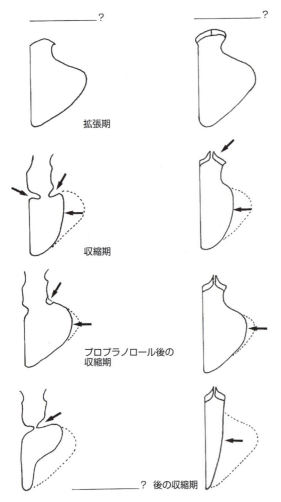

図 17-11　2つの疾患の図である．下線部を埋めよ（解答は章末の付録 17-4）．

中隔が接することにより生じる(Wigle, 1987)（収縮期中期のダイアモンド型の駆出雑音はどちらのタイプでも起きる）．しかし，この概念ができたのは，IHSS の身体所見があまりにも注目されたためで，その点からも本章で述べることにする．もっと学習したいと思う人は，S.E. Epstein が書いたどの書物でもよいので読むことをおすすめする(Maron et al., 1987)．

大動脈弁下筋性狭窄

意欲に満ちた学生へ：閉塞をもたらす心筋輪は対称性になっており，大動脈弁下筋性狭窄と呼ばれている．これは閉塞性肥大型心筋症とは区別すべきで，閉塞性肥大型心筋症では左心室壁全体が肥厚している(Goodwin, 1972)．一部共通点もある

が，これら2つの疾患は左室自由壁に肥大のない非対称性中隔肥大とは異なる．非対称性の心筋中隔肥大では流出路の部分的な狭窄が生じることがある．しかし，ケースによっては非対称性中隔肥大が大動脈弁下狭窄に進行することがある．家族性の場合には，遺伝子異常による表現系が非対称性中隔壁肥厚として，あるいは大動脈弁下狭窄として現れる(Maron and Epstein, 1979)．

指導医へ：何をするにも絶対に「自分が学生だった頃は……」といって話を始めてはいけない．したがって，40歳以下の人に次の話をするつもりはない．

私が学生だった時，Jack Myer 医師と Eddie Fisher 医師らが，初めての IHSS の症例報告の1つを出した．（血算と分画，尿検査をルーチンに行っていた）学生室で，まだ教科書にも書いていないこの新しい概念について本当に学ぶべきなのかどうかと議論したのを今でも思い出す．否定的な態度をとる人たちが主流で，彼らが言うには1例見つけるのにこんなに時間がかかるのだから，それほど重要な病気ではないはずだ，と述べた．若者にとっては重要な疾患と私には思えたが，否定的な態度をとる人たちには退屈な話だった．メリーランドの David Oldach 医師が言った．「私たちにこんな話をしないでくれ．自分たちでそのうちわかるようになるんだから」．今でもオウディウス（ローマの詩人）のように，自分が述べたことに自分で同意できないことがある．フランソワ・ド・ラ・ロシュコフー（フランスの作家）が言うように「自分の年齢を知らない人はほとんどいない」が，私たちは自分がどのように年をとっているのか認識できていないのだ．

診断をつける重要性

弁性の大動脈弁狭窄と IHSS を区別することは治療上重要であり，いろいろな手法に対する心雑音の反応から区別できる．IHSS の患者ではジギタリスを使用すると大動脈下の心筋輪がさらに収縮してさらに悪化する．大動脈弁狭窄症の患者ではジギタリスで増悪はしないが，改善もしない．逆に，大動脈弁狭窄症の患者にプロプラノロールを投与すると，心筋収縮能が低下して心不全を起こすかもしれないが，IHSS では β 阻害薬は心筋運動に伴う閉塞の程度を改善するため，治療として用いられる．

臨床症状

身体診察で弁性大動脈狭窄症と IHSS を区別する方法の 1 つは頸動脈の立ち上がり速度を見ることである（18 章参照）．もう 1 つの方法は 2 音の強度を調べる．IHSS のほうが弁性大動脈狭窄症より 2 音が強く聞こえる．

3 つ目の方法として，大動脈弁狭窄症では起立すると心室充満圧が減少するため心雑音は減少するが，IHSS では心雑音が増強する．IHSS のほうが心室の広がりが悪く，閉塞部分での圧差が大きくなる．この変化は，一部は心筋収縮力の変化で起こるのかもしれないが，覚えやすい理由としては，心室内腔が小さくなれば，狭窄を生じている部の心筋が少しの距離縮んだだけでも，狭窄の程度は強くなる（図 17-11）．

4 つ目に，起立と蹲踞は心室充満に関しては逆の影響を及ぼすことから，IHSS 雑音は患者に蹲踞位をとらせると小さくなる（Rothman and Goldberger, 1983）が，大動脈弁狭窄症では小さくならない．蹲踞位で心雑音が小さくなるまたは変化なしであれば，肥厚性心筋症の可能性は高くなる（陽性尤度比 4.5）．蹲踞で心雑音の強度が増大するのであれば，IHSS の可能性は優位に下がる（陰性尤度比 0.13）．同様に，下肢挙上にて心雑音が減少すればより IHSS らしい（陽性尤度比 8.0）が，下肢挙上にて心雑音が減少しなければ IHSS の可能性は低い（陰性尤度比 0.22）（Etchells et al., 1997）．

5 つ目に，Valsalva 法で息止めを止めた後の時相で IHSS 雑音は減弱する（図 6-7）が，大動脈弁狭窄症では雑音が大きくなる．これは，心室充満と左室拡張末期容積の増加で理解できる（上述の Valsalva 法の注意点で述べたように，Valsalva のどの時相なのかを特定すること）．

6 つ目に，大動脈弁狭窄症の患者では大動脈弁領域で心雑音が最も大きく聞こえるが，IHSS の心雑音は胸骨左縁で最も大きく聞こえる．

7 つ目に，駆出性のクリック音が聞こえたら，大動脈弁狭窄症らしい．

8 つ目に，期外収縮時に心音を聴取できたら（または，胸部をコツンと叩くことにより，期外収縮が誘発されたなら），IHSS の心雑音が大きくなるが，大動脈弁狭窄症の心雑音は小さくなる．しかし，期外収縮の直後の心拍では大動脈弁狭窄症の雑音は大きくなる．期外収縮後の心拍では IHSS の心雑音は小さくなると考えるだろうが，あてにならない所見である．心雑音の聞こえる時間が長くなるため（心音図の記録でわかるが），聴診している人が，時間が長引いた心雑音を音が大きくなったと感じるかもしれないからである．期外収縮直後では，IHSS の脈圧は一般に小さくなる．これは（Brockenbrough 現象）ベッドサイドでは脈が減弱したと感じられる（Kramer et al., 1986）．

偽陽性

実際にはそうでないのに，心エコーで誤って IHSS と診断されることがあるのは，心室中隔が S 字状中隔を呈している場合である（Fowles et al., 1980）．このような患者では心雑音も聞こえないが，はじめに心エコー所見を読んでから，心雑音を「聴取した」レジデントに所見がないことを説得するのは難しい．聞こえないはずの S4 が聞こえたのと同じような話である（Jordan et al., 1987）．

これに関連するが，心臓弁膜症を診断する人には，その信頼性にランキングがあることに私は気づいた．信頼性の低い順に述べると次のようになる：

1. 招待されて来た教授（つまり，PowerPoint® でプレゼンする見知らぬ人）
2. 「循環器内科」（専門分野を指しているのではなく，わけがわかっていない秘書が作った名刺）
3. 循環器内科のフェロー（先月フェローになったばかりで，難聴があるとはまだ診断されていない）
4. 学生の Schwein 君（彼のお姉さんが昨年セントヘレボルス出身の循環器内科フェローと付き合っていた）
5. 上級医（まだ名前は売れていないがベッドサイドに行って患者を診察する）

同じ週に上記の 1 から 5 までの役を自分が引き受けたからではなく，頭と頭をつき合わせて所見の正確性をみるのに簡単に声をかけやすいのは逆で 5 から 1 に向かっての順である．

9 僧帽弁閉鎖不全症

1）臨床所見

僧帽弁閉鎖不全症の臨床所見はその病因によっ

て異なる（以下参照）．心雑音の特徴は本章ですでに述べた．最も役に立つ特徴は腋窩へ放散する心雑音である．

高血圧と心筋梗塞の既往のある昏睡状態の患者が，収縮期雑音を呈していたら，レジデントは大動脈弁狭窄症と考えるだろう．聴診上では，3/6の粗い（白色雑音）汎収縮期雑音を心尖部で聴取した．弱い放散音を左腋窩と（2/6の強度）背部（1/6）へ認めるが，右鎖骨には認めなかった．診断は何であろうか（書き出してみよう）．

心雑音が汎収縮期雑音で右鎖骨上に聴取されなかったら，大動脈弁狭窄症には一致しない．心尖部に聞こえて，腋窩に放散するのだから，三尖弁逆流とも一致しない．背部よりも腋窩で心雑音が大きく聞こえるのだから，心室中隔穿孔とも一致しない．Friedberg らは僧帽弁閉鎖不全症が背部へ放散するというのを見出した．そのとおり，正しい診断は僧帽弁閉鎖不全症である．この場合，心雑音はダイアモンド型であり，汎収縮期雑音にならない．どうしてだか説明できるだろうか．試してみよ（章末の**付録 17-5** で確認）．

2) 病因

▶ 概要

僧帽弁閉鎖不全症の原因は，1 次性のもの（普通は汎収縮期雑音を呈する），何かの他の原因で僧帽弁尖がきちんと接合しなくなるような 2 次性のものに分かれる．

1 次性僧帽弁閉鎖不全症はリウマチ熱の症状として頻繁に認められる．米国での頻度は減少しているが，他の地域ではいまだに多い．心尖部に新たな収縮期雑音が聞こえたら，心尖部の拡張中期雑音または心基部の拡張期雑音の有無にかかわらず，リウマチ性心筋炎を疑うべきである（Gewitz et al., 2015）．現代で頻度の最も多い疾患はおそらく僧帽弁逸脱症であろう．他の原因としては，感染性心内膜炎，外傷，心房壁中隔欠損または肺動脈に病変のあるカルチノイド症候群，SLE，関節リウマチ，強直性脊椎炎，Marfan 症候群，Ehlers-Danlos 症候群，弾力線維性仮性黄色腫，そして僧帽弁に異常をきたしうるさまざまな先天性疾患が挙げられる．

2 次性僧帽弁閉鎖不全症として最も多いのは，乳頭筋の機能不全または心筋症（または別の型の心不全）がある．こういった疾患では，僧帽弁輪を含め心臓自体が拡大するが，僧帽弁はそれにあわせて拡大することができないので接合不全を生じる．乳頭筋機能不全は急性の虚血か梗塞，あるいは乳頭筋の慢性的な梗塞でも生じる．拡張型，肥大型，拘束型心筋症の他に僧帽弁の弁輪の拡大をきたすのは，僧帽弁輪石灰化と放射線療法がある．

他の原因で分類されないものとしては川崎病，骨形成不全症，ムコ多糖体沈着症，Fabry 病がある（Olson et al., 1987）．

腱索断裂が僧帽弁閉鎖不全症の原因になることがあり，関連疾患としては先に述べたような結合織疾患，感染性心内膜炎があるが，原因不明の自然の腱索断裂を起こすこともある．元来，急性の腱索断裂は，突然ブーンという音，と表現される血流の逆流ジェット音のような収縮期雑音で始まり，外科的処置を行わなければ肺うっ血にて致死的になる病気と信じられていた．今では，発症はそんなに激しいものではなく，ブーンという汎収縮期雑音がいつも聞けるわけでもないし，急に致死的になるというより徐々に進行していく疾患として理解される（Oliveira et al., 1983）．

▶ 腱索断裂の理解が進んで得た教訓

> 🔵 この疾患は医学の重要な原則を示している．新たな疾患が考えられ報告されたら，間違いなく，最も重症な症例がはじめに報告される．死亡率も予後も悪い最悪の疾患像が文献で報告されてから，さらに重症な症例がいくつか報告される．しかし，その時には初めて報告されたものがこの疾患の 1 つの表現形に過ぎないのだと，読者を説得するのは難しい．

この結果として，一般医があまり目にすることのない比較的稀な疾患は，頻度の高い疾患に比べて，はじめに述べられた悪いイメージを持ち続けることになる．よくみる疾患では，最初の報告より経過がより良好である患者が実はもっといる，と認識できる．

次に，もっと微妙だが重要なのは，ある疾患の治療について研究を行う時は，歴史的コントロール（Historic control）を用いるべきではない，という点である．もし，コントロールとなる比較対象

が現在存在しないが，新しい治療法を今の患者全員に処方して，その治療法が出る前の予後と比較してみると，簡単に間違えた結論が出る．その疾患が記載された当初と比べて，現在診察している患者の重症度はおそらく低いであろうから，治療効果がなくても「いくらか治療でよくなっている」というように思えてしまうだろう．

比較的稀な疾患については，一般医は他の人の報告論文に頼ることになるが，このように疾患の受け止め方が変化していくものだということはあまり認識されていない．したがって，非常に稀な疾患の治療法は歴史的コントロールと比較して行われるなら，同じ治療効果があっても，古い治療法より新しい治療法のほうがずっと優れているように見えてしまう．

僧帽弁逸脱症

僧帽弁逸脱症では弁自体に病変が存在しなくても逆流が生じうるかもしれない．心室壁や乳頭筋の弛緩により，収縮期のある時点でごく軽度の逆流が生じる(Griffith, 1892)．

心雑音のばらつき

ガンの鳴き声（ホンク），フクロウのホーホーという鳴き声，ハトのクークーという鳴き声のような音が僧帽弁逸脱症の音だが，心拍ごとに異なり，この音のばらつきが本当に心臓由来の音なのだろうか，と初めて聴診する人の耳を疑わせる．このばらつきは，逸脱した僧帽弁がクラリネットのリードのように動き，圧の変化率(dp/dt)がリードに対してちょうどよくなった時に音が出る．心拍ごとに収縮期における弁の血流とdp/dtにバリエーションがあるため，それから生じる音もさまざまである．ガンの鳴き声のような音（ホンク）が，dp/dtの違いにより音色に違いを生じ，ある心拍ではガチョウの鳴き声のように聞こえ，また別の心拍ではハトの鳴き声のように聞こえたりする．心拍ごとの血流量と収縮期における圧の変化率(dp/dt)のばらつきがあまりない場合，音にもあまりばらつきが出ない．心室性期外収縮時のみ，ガンの鳴き声のような音（ホンク）を聴取する患者も存在する．左心系への静脈還流が影響するので，呼吸によってこの音のばらつきは変わり，呼吸のある時相だけ音が聞こえる．そのため，以前はこの雑音が肺由来の音だと考えられたのも無理はない．

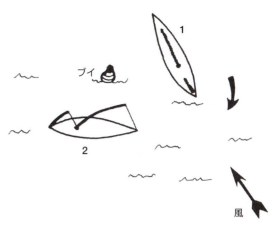

図17-12 僧帽弁逸脱症の収縮期クリックの機序．
1のボートはブイの周りをぐるりと回っている．風は帆の周りを吹いていて，ボートはすぐに2の位置になり，帆は風でいっぱいに膨らむ．もし，1のボートが風を捕らえてすぐに2の位置に変わったら，パチンとかポンという音がする．これは僧帽弁逸脱症のクリック音と同様に考えられる．明らかに，ブイの周りをボートがゆっくり動いたら，そして風がゆっくり帆を満たしたら，同じ動きでもパチンとかポンという音はしないので，これは僧帽弁逸脱症でクリック音が聞こえないのと同様である．これでわかるとおり，クリック音の有無は心雑音の有無とは関係ないのである．

さらに，僧帽弁逸脱症に三尖弁逸脱症以外に，このホンクは僧帽弁や三尖弁の感染性心内膜炎，心筋疾患や虚血性心疾患による僧帽弁輪機能不全の症例で認められる(Sheikh et al., 1984)．僧帽弁逸脱症の患者ではこのホンクが（特に）起立時（のみで）もっと大きく聞こえる場合がある．一方，別の症例ではこの起立時のホンクが聞こえなくなったり減弱したりするが，決して大きく聞こえることはない．

<u>アドバイス</u>：しかし，ほとんどの僧帽弁逸脱症では普通の心雑音が聞こえるのであって，鳥が鳴いているようには聞こえない．体位による変化をまとめると以下のようになる．起立では静脈還流が減るため，心雑音はより早期に出現し，より長く聞こえる．クリック音もあればより早期に出現する．蹲踞位では，クリックの出現は遅れ，心雑音の長さも短い．僧帽弁逸脱症の雑音は決して駆出性雑音の形をとることはなく，必ず2音に達する．

収縮期クリック音

僧帽弁逸脱症は収縮期クリック音と関連がある．そのメカニズムを図17-12に示す．

クリック音は心雑音に先行する（したがってク

リックを伴っている心雑音は，汎収縮期雑音ではありえない．なぜなら1音とクリックの間の収縮期には雑音は存在しないからである）．

僧帽弁逸脱症の聴診をする時は，心雑音が大きく長く聞こえるかもしれないので，必ず患者を起立させる（Rothman and Goldberger, 1983）．また起立時には，駆出性クリックが収縮期のより早期に出現したり，前は存在しなかったクリックが出現したりするかもしれない（Popp and Winkle, 1976）．

患者によってはクリック音のみで心雑音が聞こえない人もいる．心エコーでは僧帽弁逸脱があるけれども心雑音やクリック音の聞こえない人もいるし，患者によってはある時点では所見があるが，同じ体位をとっても別の時には所見が異なることもある（次の段落で述べる問題を考える時はこのことは忘れよ）．〔しかし，下方にプローベを傾けすぎると，心エコー図上，あたかも僧帽弁逸脱があるかのように見えることがある（Cheng, 1987）〕．

疫学

心エコーが用いられるようになってから，僧帽弁逸脱症はクリック音や心雑音がなくても診断されるようになった．実際，フラミンガム研究では僧帽弁逸脱症の9％にしかクリック音が見つからず，9％の人に心雑音が見つかっただけだった（Savage et al., 1983）．2％にのみクリック音と心雑音の両方があった．逆に，クリック音のある人の50％でしかエコーにて僧帽弁逸脱が見つからなかったが，心雑音を伴えば診断に結びつきやすいことがわかった．僧帽弁逸脱症が見つかっていない人のなかでは，1％にクリック音が，3.53％に心雑音が認められた（Savage et al., 1983）．僧帽弁逸脱症の診断をするのには臨床所見だけがあれば十分であるため，診断の正確性を定義することができない（Etchells et al., 1997）

予後

心エコーで診断された僧帽弁逸脱症の臨床所見は，死亡や脳梗塞，心内膜炎，外科的治療を要する進行性僧帽弁閉鎖不全症，といった有害事象を予測するのに役立つ．クリック音のない汎収縮期雑音は合併症の確率を高め，クリック音や心雑音がなければ合併症の確率は下がる（Etchells et al., 1997）．

歴史

どの病気でもある決まった形をとり，簡単に発見できるような概念だと考えている新人にとっては，僧帽弁逸脱症について歴史の悲しい事実を物語っている．50歳代の人なら僧帽弁逸脱症の研究技術が衰えていく過程をみただろう．時代の大混乱のうちに特別だった病気が，ショッティーシュ（ドイツの円舞）と同じくらいよくあるなじみの病気になってしまった．

僧帽弁逸脱症は現在最も多い僧帽弁疾患で，人口の4％に認められるが，私の学生時代には病理学書にも内科学書も循環器内科の教科書にも出てこなかった．長年，長身で痩せ型のすらりとした，それでも明らかに健康な人が，胸椎はまっすぐであり，胸郭の前後径（横断径）が予想以上に短く，時に漏斗胸となっていると，僧帽弁領域に収縮期雑音を聴取することが知られてきた．これらの患者は「ストレートバック症候群」と呼ばれ，心尖部の収縮期雑音は胸骨とまっすぐな背骨の間に挟まれた心臓に由来すると考えられていた．背骨が一直線であることは，患者に利き腕を挙上させた時に側面から観察したり，胸部写真の側面像を撮ることで簡単にわかる．グランドラウンドがまだ盛大な回診であったころ，この厄介な心疾患の病名から逃げようとしている患者を捕まえて，この症候群を診断しようと勉強したばかりの循環器内科医がベッドサイドで実践してみせたのを，今でも覚えている．博学な討論者は，（チアノーゼやリウマチ熱のような）心疾患の既往がないこと，収縮期雑音以外は身体診察上何もない．心電図上ではまったく所見なし（「時計回りの心臓が回転」[訳注11]）さらに，胸部X線写真のPA像で心臓の境界が変化している（胸骨と一直線になった背骨の間に心臓が挟まっているというさらなる証拠）ことから，この症候群をベッドサイドで診断したものだ．

訳注11）左軸偏位を指すものと思われる.

同様に，かつてはアーチファクトにすぎないと考えられていた疾患がある．心臓の聴診をすると，フクロウのホーホーという鳴き声やガンの鳴き声のような音が聞こえる患者がいた．これらの音は短い楽音様の鳴き声と表現されていたが，すべての心拍で聞こえるわけではないため，心臓由来の雑音とは考えられていなかった．時に収縮期クリックが，この雑音に先行することがあり，ストレートバック症候群の患者でもこの現象を認めることが知られていた．しかし，ストレートバック症候群では，クリックは心機能が良好であるこ

とを示す無害性の大動脈からの音と考えられており，心雑音と関連があるだろうとはまったく考えられていなかった．また雑音は，心臓から生じているが，病的意義はないと考えられていた）．

　読者の方もすでに予想されているとおり，「ガンの鳴き声」とか「フクロウのホーホーという鳴き声」というのは間違いなく心臓由来の音である（Behar et al., 1967）．これは心腔内心音図や，動脈造影，（非常に稀にだが）剖検で証明されており，Marfan症候群や僧帽弁閉鎖不全症の患者で認められる病変（風船状の僧帽弁）と同じである．このようなパラシュート状の僧帽弁（後に僧帽弁逸脱症に含まれるようになる）の患者は，収縮期クリックと雑音を有するが，雑音は必ずしも「ガンの鳴き声」や「フクロウのホーホーという鳴き声」のようには聴取されないこともあることがわかってきた．これらの患者は，Marfan症候群ではないが，Marfanに似た外観をしており，骨格はおそらく良性だろうとされてきたストレートバック症候群に似ている．同じ頃，別の研究者たちにより，胸郭の異常は高頻度に僧帽弁逸脱症を合併していることが明らかになった．これまでストレートバック症候群は病的ではなく無害性とされてきたが，現実にはそのような「症候群」は実存せず，疾患の基礎には結合組織の異常が存在し，その異常が僧帽弁や胸郭骨格に徴候として現れたものだと，現在では理解されている（Bon Tempo et al., 1975；Salomon et al., 1975）．

関連所見

　漏斗胸，側彎症，ストレートバック症候群の通常の所見（上記参照），に加え，僧帽弁逸脱症の女性は乳房が小さいことが多く，乳房の小さい女性では僧帽弁逸脱症の頻度が高い（Rosenberg et al., 1983）．

関連疾患

　僧帽弁逸脱症はMarfan症候群，Ehler-Danlos症候群，von Willebrand症候群，弾性線維仮性黄色腫，骨形成不全，成人の多発腎嚢胞，心筋症，2次性心房中隔欠損症を含む（Cheng, 1987）先天性心疾患のいくつかで認められる（Olson et al., 1987）．

関連ノイローゼ疾患

　僧帽弁逸脱症の一部に認められる最新の所見は，広場恐怖症である．これは，僧帽弁逸脱症の患者がなりやすい頻脈性不整脈と関連があるかも

しれない（Kantor et al., 1980）．しかし，僧帽弁逸脱症における広場恐怖症といろいろなノイローゼ疾患との関連性については疑問が持たれている（Hickey et al., 1983）．誰が正しいのだろうか．

　一般に，Claude Bernardによれば，どちらの意見も正しく，2つの結果が異なっているのは，研究方法の違いによるためだとしている．ここでは，研究の対象になった人が異なっており，これらの相違の理由になっている．

　他の研究では，食思不振や多食症などの精神疾患のある患者では，コントロール群と比べて僧帽弁逸脱症の頻度が高かった（Johnson et al., 1986）．このうち，最も興味深い論文は，食思不振症の患者において僧帽弁逸脱症の頻度は体重と反比例していた，という内容である．著者らの説明では，体重が減ると左室拡張末期径が減少するが，僧帽弁はそれにあわせて縮みはしないため，僧帽弁が余剰になってしまう．体重が増えると，心臓径も増加して僧帽弁逸脱の緩んだ部分をもとに戻す（Meyers et al., 1986）．この所見が何度も繰り返され広く認められることから，僧帽弁逸脱症を性質としてではなく状態として捉えるという新たな考え方を迫られている．これは医学において多くの哲学的な問題を提起する．もし，あるものが性質ではなくて状態であるなら，これは疾患なのだろうか，それとも傾向がある，ということなのだろうか．

▶ 僧帽弁裂開

　僧帽弁裂開による急性の重症僧帽弁閉鎖不全症では，左室拡張末期圧が上昇するために，雑音は完全な汎収縮期にわたる雑音とはならず，雑音は急激に音量を減じ2音の前に終わる[訳注12]．Phibbs医師は，前述のような所見を呈した患者を経験したことがある．その患者は僧帽弁生体弁置換術後であったが，弁尖が裂けてしまい，高度の僧帽弁逆流を生じた．

訳注12）本文では，左室拡張末期圧の上昇のために雑音は減じるとあるが，雑音が減じるのは，収縮末期に左房の圧が著明に上昇し，左室と左房の間の圧較差が減少するためであり，拡張期の圧は関係ない．

3) 僧帽弁閉鎖不全の雑音が僧帽弁閉鎖不全によるものでない場合は何か（Gallavardin 現象）

　石灰化した大動脈弁狭窄が最も Gallavardin 現象を起こしやすい．Gallavardin 現象は，聴診部位によって弁性大動脈弁狭窄症の雑音が，あたかも僧帽弁閉鎖不全症の雑音を聞いているかのように，その音調，音質が変化することである（雑音の形は変化しない）．すなわち，大動脈弁領域にて，心雑音は荒々しく，粗に聞こえるのに，1 インチ（約 2.5 cm）下の心尖部領域では，音色やトーンがもっと純で，楽音様で，高調なピッチとなり，あたかも僧帽弁閉鎖不全症のように聞こえる．粗い心雑音は大動脈基部の乱流によって起こるが，心尖部の高い音調で音楽のような心雑音は石灰化した対称な弁尖のハーモニックな反響と考えられ，これは人が峡谷の壁に向かって発声した時に音が増強するのと似ている．この現象を知っておくのは大切であり，知らなければ 2 つの（音調も音質も）異なった心雑音があるので 2 つの病変があると考え，実際にある大動脈弁狭窄症（稀に大動脈弁硬化症）に加えて僧帽弁閉鎖不全症があると誤って診断してしまいかねない．

指導医へ：1. Gallavardin 現象の病態生理は先に述べたようなほど単純ではないかもしれない．Gallavardin 現象は心尖部へは，ハーモニックで高調な音成分が硬い組織を通して選択的に伝わるが，低調な音成分は血流を介して頸部に伝わるために生じる，と Gallavardin は考えていた（Gallavardin and Ravault, 1925）．私の知る限り，この仮説は否定されたことも再検されたこともない．Gallavardin の考えは Bruns の理論（1959）に非常に似ていて，一般に適応できかつ正確である．しかし，石灰化した大動脈弁と Gallavardin の現象がいつも関係しているという理由を説明したものではない．

2. 心雑音が乳頭筋不全による僧帽弁閉鎖不全症によって生じたという症例が少なくとも 1 つはある（Giles et al., 1974）が，すべての症例の説明にはなり得ない．

3. カラー Doppler 検査は，大動脈弁狭窄症の多くの患者でしばしば共存する僧帽弁閉鎖不全症の存在を除外するのに有用である．しかし僧帽弁閉鎖不全症があった場合には，その重症度の推定に

は誤解を招く可能性がある（Shindler, 2006）．「生理的」僧帽弁・三尖弁閉鎖不全症は Doppler 検査でしばしば認めるが，身体所見その他も正常であり，病気ではない（**表 17-8**）．

10 僧帽弁狭窄症

1) 臨床所見

▶ **聴診**

　僧帽弁狭窄症は 4 つの聴診上の所見がある．パチッという大きな 1 音，大きい 2 音（肺高血圧症を反映して肺の 2 音が増強する），opening snap と古典的拡張期雑音である．

　実際，肺動脈弁閉鎖音の強さと肺動脈圧の関連性はない．むしろ，P2 音の強度は患者のやせている程度と関連がある．心尖部にて聞こえる 1 音の強度と僧帽弁狭窄症の重症度は関連性がない．実際，僧帽弁が石灰化してしまうと，1 音はソフトになるか，まったく聞こえなくなることも生じうる（Surawicz et al., 1966）．純粋な僧帽弁狭窄症で，僧帽弁が石灰化してない時には 90％で opening snap はあるが，石灰化が高度になると僧帽弁開放音は聴取されなくなる．より軽症の症例で僧帽弁開放音が聴取されることが多い（Surawicz et al., 1966）．それゆえ，Tavel は 75％の症例でしか opening snap を認めなかった（Reddy et al., 1985）．僧帽弁狭窄症の 141 症例のうち 2 例のみで拡張期雑音を聴取できなかったことから，拡張期雑音が最も優れた所見ということになる（Surawicz et al., 1966）．しかし，心房細動があると，前収縮期の成分は聞こえなくなる．

　僧帽弁狭窄症の心雑音を増強する方法は，本章で先に述べた．

　僧帽弁狭窄症の心音図は**図 17-13** に示すとおりである．聴診所見は Duroziez が述べるとおり"fout ta-ta rou"（大きな声で言ってみよう）となる．ここで，前収縮期の拡張後期クレッシェンド雑音がパチッという 1 音で終わるところは，"fout" に相当する．"Ta-ta" という音は 2 音とそれに続く opening snap を表している．最後に，"rou" は opening snap の後の拡張早期のデクレッシェンド雑音を示している．僧帽弁狭窄症の

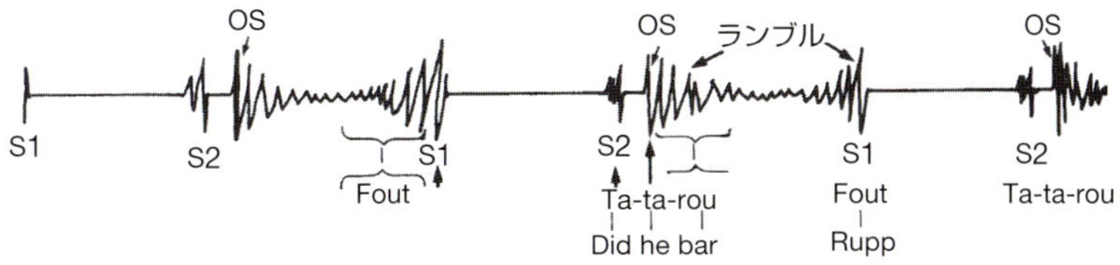

図 17-13　僧帽弁狭窄症の心音図（本文参照）

心雑音を聞いたことのある人は Duroziez のフレーズがこの心音をうまく真似ている，と感心する．しかし，英語を母国語とする米国では広まっていない．したがって，英語で表現できるものを提案する．

ハイセンスのニューヨーク市にあった，現在はもう存在しない Stork クラブの所有者はある特定の人たちを店に入れないことで悪名高かった．もしケンタッキー大学の牧歌的なバスケットボール・コーチの Adolph Rupp が来て，このクラブに入ろうとしたらどうなっただろうか．この所有者について聞くだろう"Did he bar Rupp?"．ここで，はじめの2語は2音と opening snap をあらわす"ta-ta"を表現する．"bar"は拡張期雑音の早期デクレッシェンド部分を表し，Rupp は拡張後期のクレッシェンド部分と，パチッという1音を示す．

これまでは，正常洞調律の僧帽弁狭窄症について述べた．僧帽弁狭窄症の音は理論的に考えることができた．しかし，心房細動があると聴診では非常に混乱した状態になるので，新人は心音を理論的に説明できないであろう．したがって，この時の聴診音は唯一記憶しなければならないものである．心房細動がある時の僧帽弁狭窄症の音をテープや心音図で記録し，その音を覚える．

次のようなフレーズを何回か繰り返し言ってみると，言葉で真似できるかもしれない．

"In Walla Walla, Washington, my pocket was picked as I watched the Walla Walla cricketers rub wickets."

関連所見

僧帽弁狭窄症の患者は頬部の発赤については多くの記載があるが（図9-11A 参照），非常に重症な症例でのみ認められ，このようなヒントが見つかる前に現代では発見されて外科的治療が行われる（僧帽弁狭窄症のない肺動脈弁狭窄症の患者でも頬部の発赤は認められる．）

病因

僧帽弁狭窄症の患者で外科的治療の適応になった患者の99％はリウマチ熱由来のものだろうが，他の原因も報告されている．縦隔への放射線治療（Malanca et al., 2010），高度の弁輪の石灰化，大きな閉塞性の疣贅を伴う感染性心内膜炎，SLE，関節リウマチ，痛風，アミロイドーシス，Whipple 病，メチセルジド治療，心房中隔欠損または肺動脈病変のあるカルチノイド症候群，ムコ多糖症，Fabry 病，弾性線維性仮性黄色腫，先天性僧帽弁狭窄症がある（Olson et al., 1987）．

2）鑑別診断：僧帽弁狭窄症雑音が僧帽弁狭窄症の弁に由来しないのは？

1. Flint [注15] 雑音は前収縮期雑音（すなわち，拡張後期雑音）で，大動脈弁閉鎖不全症はあるが解剖学的に僧帽弁狭窄症はない患者において，僧帽弁狭窄症の前収縮期ランブルとそっくりに聞こえる．拡張期では，機能不全の大動脈弁を介して，左室へ血流が逆流し，僧帽弁前尖の拡張期可動域が妨げられる．機械論の用語を用いると，この逆流ジェットが拡張期の間，僧帽弁前尖を相対的に閉じた（狭窄した）状態にする（Weir and Dargie, 2008）．拡張末期に心房が収縮すると，左房から左室へ押し出された血液は僧帽弁前尖により流入が妨げられ，乱流と心雑音が作られる．これは，実際のリウマチ熱による僧帽弁瘢痕化で閉鎖（狭窄）状態にある僧帽弁前尖と同様の状態である．したがって，大動脈弁閉鎖不全の逆流ジェットのために僧帽弁が相対的に狭窄して生じる僧帽弁狭窄症は，真の僧帽弁狭窄症ではない（ベッドサイドで，Flint 雑音を弁性の僧帽弁狭窄雑音と区別

注15　Austin Flint ではない．Austin 医師が存在しないのは Jod 医師が存在しないのと同じである（14章参照）．Austin とは下の名前である．この後すぐ，さらに2人の存在しない循環器科医にお目にかかることになる．

する方法を，本章の後半で述べる）．そう，右心系のFlint雑音も存在しうるのだ（Kambe et al., 1979）.

2. 1958～1971年に，ペンシルバニア州のMyers医師は4つか5つしか診断ミスをしなかったが，その1つは拡張期ランブルを聴取したことから，（僧帽弁狭窄のない）純粋な僧帽弁閉鎖不全症の患者に，僧帽弁狭窄症があると診断したことだった．彼は診断にとても自信があったので，病理医が病変を見逃したと責め立てた．診察した人すべてが古典的な僧帽弁のランブルを聞いたということがわかっていたので，非常に気をつけて僧帽弁と三尖弁を調べたが，僧帽弁閉鎖不全症の所見しか見つからなかった，と言い返した．

現在では，相対的な僧帽弁狭窄症は，器質的な僧帽弁狭窄がなくても起こりうるとわかっている（Fortuin and Craige, 1973）．大動脈弁閉鎖不全による拍出量増加が大動脈弁狭窄症の雑音を生じるのと同じように，僧帽弁閉鎖不全症による左房からの流入血流の増加は，乱流とランブルを生じうる．

数年後にMyers医師自身が血流増加による相対的僧帽弁狭窄症について教えていた．聴診所見は，「3音-ランブル複合」，または，過剰血流による拡張早期ランブルを伴うopening snapとも表現される（J.E. Atwood, 私信, 1998）．

この話から2つのことが言える．(a)非常に優れた臨床医は自分の考え方を再度組み立て直すことができる．(b)僧帽弁狭窄症のランブルは極めて特異的な所見である．熟練した医師でも，ランブル音というこの特異的な音に例外があるというのがわかるまでずいぶん時間を要したのだから..
上級者へ：相対的僧帽弁狭窄による拡張期雑音のうちでも，急性リウマチ熱時に生じるものは，発見者（発見者は1人の医師である）の名にちなんで特に**Carey Coombs雑音**と呼ばれる（そう，Carey医師というのは存在しない！）．

3. **臨床病理カンファレンスでの症例**：55歳の以前健康な（特に，喘息やアレルギー，リウマチ熱，心肺疾患のない）女性が，数ヶ月にわたる進行性疾患で来院した．はじめは咳で始まり，熱がないにもかかわらず抗菌薬にて治療を受けた．症状が悪くなってから，別の抗菌薬が投与され，さらには，またまた抗菌薬が投与された．労作性呼吸困難，浮腫，胸焼け，心窩部の張りが出現した．呼吸器科の医師は吸入ステロイドで治療したが効果

は少なく，コデイン含有の咳止めを内服した．患者は胃食道逆流症を専門とする消化器科医へ紹介され，もちろんそのように診断を受けて制酸薬のPrilosec®（オメプラゾール）を処方された．保険会社はこの治療に対して支払いを拒否し，プロトンポンプ阻害薬のランソプラゾールを生涯内服するようアドバイスを受けた．彼女の医師はラニチジンへ変更したが，呼吸器症状はまだ改善しなかった．起座呼吸や起立性めまい，握りこぶしを胸の上に置いたような胸部圧迫感が間欠的に出現した．頻回に受診するため，保険会社を変更した．最後の砦として，栄養治療を専門とする漢方クリニックを受診した．Thomas Dorman医師が診察すると，身体診察上以下の所見が認められた．血圧132/92，脈96；呼吸数36，正常洞調律で静脈圧は22 cm，臀部にも少しあるが両膝までの浮腫，両肺基底部のラ音，間欠的心尖部の拡張期雑音，3音である．

どんな診断検査がオーダーされ，どんな診断に至ったであろうか（章末の**付録17-6**を確認）．

11 肺動脈弁閉鎖不全

1）臨床所見

肺動脈弁閉鎖不全症の心雑音は左第2肋間で最もよく聴取される．拡張期の一番はじめの短いクレッシェンド音に続きデクレッシェンド音となる．しかし，Steell雑音[注16]（肺高血圧症による2次性肺動脈弁閉鎖不全）は，大動脈弁閉鎖不全の雑音と区別がつかないだろう．Graham Steell雑音は大動脈弁閉鎖不全のように高調なピッチを呈しうるし，また低いピッチも呈しうる．

大動脈弁閉鎖不全か肺動脈弁閉鎖不全かを区別する診断法は以前にも述べた．

2）病因

肺動脈弁閉鎖不全症は他の弁疾患と同様に1次性か2次性かに分けて考える．1次性肺動脈弁閉鎖不全症はリウマチ性心疾患や感染性心内膜炎で肺動脈弁が侵された稀な症例で認められる．感染

注16 Graham Steell雑音とも呼ばれる．ご想像どおり，Graham医師というのはいない．Steellの名前がGrahamである．

性心内膜炎の主なリスクは経静脈的薬物乱用が多いが，知っておくべきは薬物乱用者の心内膜炎のほとんど（99％の症例）は，肺動脈弁を侵さない（Sapira and Cherubin, 1975）．梅毒も肺動脈弁を侵さない．

2次性肺動脈弁閉鎖不全はそれに随伴する疾患をみてわかる．肺高血圧症（僧帽弁狭窄症の12％に，肺高血圧症が生じる）の Steell 心雑音か（Linhart, 1971），特発性肺動脈拡張か慢性腎不全患者における一過性の体液量過剰による肺動脈拡張が原因で起こる（Perez et al., 1985）．

12 肺動脈弁狭窄症

1）臨床所見

右室拍動が認められることがある．2音は幅広く分裂して聞こえるか，P2が減弱しているが聞こえない時は単一であるかもしれない．肺動脈弁狭窄による収縮期雑音は肺動脈領域にて最も大きく聞こえるが，それ以外は，大動脈弁狭窄症の雑音と同様に聞こえる．頸動脈への放散も（右側より左側に強く）聞こえるかもしれない．亜硝酸アミルに対する反応で，肺動脈弁狭窄症と，漏斗部肺動脈狭窄，Fallot 4 徴症を区別できる．

2）病因と先天性心疾患の可能性について

肺動脈弁狭窄症は1次性と2次性（相対的）に分けられる．1次性は（5歳以下で心雑音が聴取される）先天性とリウマチ熱由来に鑑別できる（5歳以降に心雑音が聴取され，他の弁疾患も合併している．というのも，リウマチ熱のみで肺動脈弁を単独に侵すことはほとんどないし，感染性心内膜炎でも肺動脈狭窄は起こさないからである）．

2次性または相対的肺動脈弁狭窄は，シャント血流が左から右へ向かっている限り，心房中隔欠損症と心室中隔欠損症で起こる．心室中隔欠損症では中隔欠損を通る血流によって，2つ目の収縮期雑音が聞こえるかもしれない．逆シャントを生じる前の早期に心室中隔欠損症を診断したい．診断がより簡単であるだけでなく（逆シャントを生じると，Fallot 4 徴症との鑑別が困難になる），手術がうまくいくのは肺高血圧症が進んでしまう前

だからである．Fallot 4 徴症は，チアノーゼのある患者で心室中隔欠損症があり，2音が単一であるか，著明に減弱している時に疑う．

心房中隔欠損症の特徴は，幅広い2音の固定性分裂である．心房中隔欠損症は，ゾンデで押すと開く卵円孔開存とは異なる．卵円孔開存では，解剖学的な閉鎖が起こらない．卵円孔開存では心雑音も聞こえないし，他の身体所見も認めないが，心房中隔欠損症のように奇異性塞栓と関連がある（静脈塞栓が卵円孔を通って体循環に流れ込む）．右房圧が左房圧を上回る時に（例えば，肺高血圧症で，右心不全のために後方に血液がうっ滞している時），卵円孔が開き，奇異性塞栓症を生じる．この可能性については覚えておいて損はない．卵円孔開存を有している率は30歳までに34％，90〜100歳までに20％に低下する（Hagen et al., 1984）．

卵円孔開存が残っていると，脳梗塞（Horton and Bunch, 2004），スポーツでダイビングをする人の潜函病および（または）多発脳梗塞（Knauth et al., 1997），脂肪塞栓症候群（Pell et al., 1993；Riding et al., 2004）のリスクとなる．それらの可能性を疑ったら，適切な検査を行うことにより，診断可能である．末梢静脈からマイクロバブルを注射して，経食道心エコーか，経頭蓋 Doppler 超音波を行う（Schulte-Altedorneburg et al., 2003）．適切な診断ができれば，神経症状を防ぐために，心臓の治療を行う．すなわち，抗凝固療法や経カテーテル的治療で欠損部を閉じる治療である（Adams, 2004；Schräder, 2003）．治療介入については議論の分かれるところだが（Petty, 2006；Zier et al., 2016），この診断を考えつかなければ，治療介入することもできない．

この鑑別診断から2つを除くすべての主な先天性欠損を挙げた．すでに診断した2つの疾患は，大動脈狭窄症（足の血圧を測ればわかる），と動脈管開存症〔Gibson 雑音（表 17-5）の聞こえる〕である．

13 三尖弁閉鎖不全症

1）臨床所見

心雑音

三尖弁閉鎖不全症では胸骨左縁の第4,5肋間で

収縮期雑音を聴取し，一般に腋窩への放散はない．

　アラバマの George Massing 医師は，閉鎖不全の心雑音が左腋窩へ放散する時は三尖弁由来を除外できる，という原則の例外を教えてくれた．重症な肺高血圧症では，右心室が容量心室から圧心室へと変化するため，三尖弁閉鎖不全症の雑音が僧帽弁閉鎖不全症に類似しうる．1946 年，Carvallo は三尖弁閉鎖不全症の徴候で非常に診断意義の高いものを記述した．右心系への還流が増加するため，胸骨左縁下部で吸気時に収縮期雑音が増強する（あるいは出現する）．この感度は少なくとも 61 ％（Gooch et al., 1983；Rothman and Goldberger, 1983）で，重症な症例ではさらに感度が高い（Maisel et al., 1984）．残念ながら，吸気にて心臓は胸壁から離れるように動くため，心臓内での心雑音が増強しても聞こえにくくなってしまう．しかし，（偽陽性はあるが，すなわち，三尖弁閉鎖不全症がないのにこのような徴候が陽性になる患者はいるが），このような徴候が認められたら極めて有意な所見である（Leon et al., 1965）．

　三尖弁閉鎖不全症による心雑音の吸気時増強を認めたのに，後にそれが消失した時には，右心不全を併発したか，右室流入路の障害が起こっている可能性を考慮すべきである．本章で述べる徴候の増強について，すべて同じことが当てはまる．

　先に述べたように，右心系の聴診音は助手に患者の足を挙上してもらって，静脈還流が増加することで増強されたり聞こえるようになったりする．

　もう 1 つのコツは，Vitums 徴候で，これはアラバマの Dan Cabaniss 医師に教えてもらった方法である．肝臓をギュッと押して典型的な心雑音が聞こえたり増強したら三尖弁閉鎖不全症を示唆する証拠と考えていいだろう．Carvallo 徴候と同様に，これは非常に診断的価値があるが，感度はたった 56 ％である（Gooch et al., 1983）．

末梢静脈の徴候

1．三尖弁閉鎖不全症は頸静脈波で顕著な収縮期波を生じる（CV 合流波：C 波と V 波が合わさる，19 章参照）．

2．時に，三尖弁閉鎖不全症の心雑音は，僧帽弁閉鎖不全症と異なり，末梢静脈の上で聞こえることがある．残念なことに新人では正常の頸静脈の

低い連続音（hum）を三尖弁閉鎖不全症として過剰診断してしまいがちなので，この徴候は注目されなかった．この問題を回避する方法は 3 つある．

a．下肢の表在静脈瘤の上で聴診してみよ．残念ながら，これは表在静脈瘤のある患者でしか行うことができないし，陽性の時しかこの検討は有用でないのである（Becker and Dick, 1962）．

b．心雑音のタイミングに注意せよ．もし雑音が連続性であるなら，hum 音であって三尖弁閉鎖不全症による音ではない．一方，もし末梢の雑音が前胸部で聴取される心雑音と同じタイミング，同じ形をしていれば，これは静脈性の hum 音でありえない．

c．聴診している静脈より**末梢側**を圧迫して閉塞せよ．これを行うと，静脈性 hum 音は消失するはずである．静脈還流が閉塞起点より，聴診器を越えて右心房に戻ることはできないからである．もし，心雑音が持続したら，三尖弁閉鎖不全症を特徴づけるとわかる．心雑音の強度がいくらか減弱しても同様である．これは，末梢の閉塞によって静脈系の変形を減らすため，聴診上では音をさえぎる（覚えておきたいのは，三尖弁閉鎖不全症では心雑音は逆行性に伝わり，右心室の収縮期圧が三尖弁不全を通って右心房へ逆流し，静脈系へ流れ込む）．

肝拍動

　この徴候は収縮期に右心室での圧が逆行性に伝達してできる．これは三尖弁閉鎖不全症のなかで最も信頼できる徴候である（Dressler, 1950）．収縮性心膜炎の 55 人の患者のうち 35 人でこの拍動性肝腫大が認められた（Naylor, 1994）．拍動は頸の頸静脈拍動のパターン（19 章で述べたとおりの A と V 波，X 下降と Y 下降）に一致する．そして，心外膜切除が成功すると消失する（Manga et al., 1984）．

　したがって，大動脈の拍動との混同を避けるように，肝臓の下縁に指を当ててみるとよい．もし肝臓が本当に大きく動くとしたら，それは収縮期に足のほうへ向かって，大動脈の走行する方向と同じに向きに動く．一方，ただ単に大動脈の拍動が伝わっているのを感じているだけなら，肝臓は指のほうに向かうように下方には動かず，むしろ正中から外側に向かって動く．

もっといい方法は，できるなら，両手指を広げ，また手をできるだけ反対方向に向けて，可能な限りの広い範囲で肝臓の辺縁を触れるようにする．この時，肝臓の中心が指からできるだけ等距離になるようにする．もし本当に肝臓が拍動しているなら，収縮期のたびに手は互いに離れるように動く．肝臓が拍動しておらず，大動脈の拍動が伝わっているだけなら（通常はこちらの場合が多い），肝臓は収縮期に拡大するというより，一方向に動くのみである．

三尖弁閉鎖不全症の初期で，肝臓がほとんど右季肋部で触れない場合には，肝臓右葉の収縮期の拍動は，腋窩線上の下部肋骨にて拳を当ててみると，肋骨が下から持ち上がるような特徴的な所見として感じられる（Dressler, 1950）．

三尖弁閉鎖不全症で肝拍動の感度はたったの17% である（Cha and Gooch, 1983）．まず，重症な三尖弁閉鎖不全症に加えて右心室収縮期圧が上昇しなければならない．次に，もし三尖弁閉鎖不全症が慢性であれば，心臓性肝硬変になるため，肝臓は拡大することができない．

2つの重要な偽陽性は大動脈弁閉鎖不全症のRosenbach 徴候と，前収縮期の肝静脈拍動を収縮期雑音と間違われることがある（20 章参照）．

▶ 相対的三尖弁狭窄症

繰り返しになるが，大量の血流が正常の弁を通る時には，狭まった弁口を正常量の血流が通るのと同じ音が生み出される．相対的三尖弁狭窄は肝臓を圧迫することにより，増強したり，出現したりする．

この徴候は診断的に役立つよりも混乱を招くことのほうが多いだろう．この徴候が陽性になるぐらいの大量の血液が逆流している三尖弁閉鎖不全症は，他の方法で簡単に診断がつくからである．

▶ Paul Wood の Winking Earlobe 徴候（耳たぶウインク徴候）

これはアラバマの Dan Cabaniss 医師に教えてもらった優れた徴候である．右の耳たぶが心拍と同時に瞬きするかのように動く．これは逆行性に静脈系へ心拍出がなされるためである〔これはCV 合流波（C 波と V 波の合流波）により静脈拡張を生じる．19 章参照〕．

明らかな CV 合流波がない患者（Byrd, 1984），

あるいは外頸静脈や内頸静脈がはっきりしない患者でも Winking Earlobe 徴候（耳たぶウインク徴候）は認められる．感度は 100%ではないが（中等度の慢性三尖弁閉鎖不全症ではおよそ 80%くらい），所見があれば非常に鮮烈なものである．

偽陽性

心拍出量の多い疾患では，耳たぶは大動脈の脈圧で動く．鑑別診断では他の所見があるかどうかのみならず，次の 3 つの特徴があるかどうかを見る．

1. 真の陽性所見なら，右側の耳たぶのほうが侵されやすい．これは右頸静脈が右心室へまっすぐつながっているためであろう．頸動脈の拍動では両側の耳たぶが同じように動くはずである．

2. 偽陽性の場合，頸動脈の動きに最も近い耳たぶが部分的に動くであろうが，真陽性所見であれば耳たぶ全体が動くはずである．

3. 真陽性所見では，頸動脈を圧迫しないよう注意しながら側頸部を押さえ，下方から伝わる静脈系の血流を遮断すると，この耳たぶウインク徴候が消えるが，この手法では心臓-動脈系の動きには影響を与えない．

心房ブロック

意欲のある学生へ：三尖弁閉鎖不全症の患者で，耳たぶの拍動が規則正しい間隔で消失するのが観察できれば，2 度房室ブロックの診断が可能である．

肝頸静脈逆流

肝頸静脈逆流があれば，三尖弁閉鎖不全症があると診断可能であると思われると William Pasteur（1885）によって初めて報告された．三尖弁閉鎖不全症の診断に対する感度は 66%であるが（Maisel et al., 1984），肝頸静脈逆流は（逆流 reflux であって，反射 reflex ではない），Pasteur が想定したほどには三尖弁閉鎖不全症の診断に結びつくものではないことは明らかである（元論文は 19 章参照）．

▶ 頭部の側方運動

この徴候は 9 章と 19 章で述べる．

▶ 困難な鑑別診断

指導医へ：両側の心室心筋症のある患者が入院し，その患者で，粗い，高調なピッチのダイアモンド型の心雑音を聴取した．雑音は左腋窩まで放散したが，右鎖骨には放散を認めなかった．左心

室の拡大に伴う2次性の僧帽弁閉鎖不全症と診断された．心不全の治療後，僧帽弁ではなく三尖弁閉鎖不全症を他の医師は診断した．再度聴診してみると，心雑音は三尖弁領域のみで聴取され，腋窩への放散は消失していた．頸静脈やVitums徴候，耳たぶウインク徴候などから，三尖弁閉鎖不全症という積極的な証拠はなかった．心筋症に関連した他の問題のために，患者はカテーテル検査を受け，三尖弁および僧帽弁の両方の閉鎖不全があると診断された．

このことからわかるのは，陽性適中率は高いが，感度はそれほど高くない多くの徴候がいずれも陰性だからといって，診断を除外することはできない．収縮期雑音自体はそれぞれの弁領域に対して感度が高いが，ある弁疾患と別の弁疾患を区別したりあるいは共存する場合を識別するにはほとんど役立たない．「少しずつずらしてみること」は同じ時期に2つの心雑音を区別するのには必ずしも有効でない．最後に，この症例からOccamの剃刀の欠点がわかる．

2）病因

僧帽弁閉鎖不全症のように，三尖弁閉鎖不全症は弁自体が侵される直接的な原因による弁疾患（感染性心内膜炎やリウマチ性弁疾患）か，心室の拡張による2次的な疾患に区別される．もし，心室疾患に対する治療によって徴候が軽減増悪を繰り返す時，2次的な三尖弁閉鎖不全症と診断できるかもしれない．

しかし，以前の身体診察所見を記録したカルテを見て，比較しなくてはいけない．したがって，患者の診察をして所見をきちんとカルテに残すことができるようになったら，三尖弁閉鎖不全症の所見が出現したか消失したかの記録を確認して，その原因が2次的か（直接的な原因によるか）を考える．

14 三尖弁狭窄症

1）臨床所見

臨床的に，三尖弁狭窄症は僧帽弁狭窄症に非常によく似ている．ただし僧帽弁狭窄症だけが左心房肥大，右心室肥大，そして肺高血圧を2次的に生じる．

逆に，三尖弁狭窄症には，僧帽弁狭窄症単独では認めない4つの所見がある．

(a)静脈波形で，巨大A波とY下降の遅延がある（19章参照）．(b)三尖弁狭窄症の80％の症例で，吸気時に拡張期ランブルが増強する（Rothman and Goldberger, 1983）[注17]．(c)Kussmaul徴候（19章参照）と(d)頸静脈または鎖骨上の収縮期前クリック音（19章参照）．

偽陽性

僧帽弁狭窄症により重症の肺高血圧症を生じると，2次性の三尖弁閉鎖不全症からの相対的三尖弁狭窄症が生じることがある．この場合，解剖学的には三尖弁は正常にもかかわらず，巨大A波を認め，拡張期ランブル音は吸気時に増強する．幸いなことに，これは偽陽性の原因としては非常に稀である．

15 心囊液[注18]

1）視診

視診で最も優れたヒントとなるのは，打診では著明な心拡大があり，PMIも拡大しているだろうという予想に反して，視診でPMIが観察できない状況である．

Auenbrugger徴候は大量の心囊液貯留によって心外膜が突出するもので，近年ではほとんどみない．なぜか（答えを書き出してから，章末の**付録17-7**参照）．

2）触診

同様に，打診で同定した心尖部にPMIを触れないが，代わりに，心濁音界より内側にPMIを触れるかもしれない．

注17 吸気時には心臓と聴診器の距離が離れるため心雑音は減弱するので感度は100％ではない．
注18 タンポナーデや拘束性心外膜炎に関して．**表19-1**を参照．

3) 打診

もちろん，大量の心嚢液があると打診上で心拡大を認める．Rotch 徴候というのは右心境界部が側方へ拡大することを言う（右心境界部を打診するのは不可能であるからこの徴候は存在しえないと言う人もいるが，Rotch 医師が生きていたらこの言葉に驚いたであろう）．

心嚢液は打診で心臓横隔膜角がはっきりしなくなる時にも診断される．右側（心臓肝臓角）がはっきりしなくなることを Ebstein 徴候と呼ぶ．Moschowitz は，この徴候の 3 徴がそれぞれの徴候だけでははっきりしないが，3 つを合わせると「X線撮影や剖検をして確認できるほど完璧に信頼できる所見」である，と記述している（Moschowitz, 1933）．これら 3 つとは(a)打診にて心臓が絶対濁音界を示す範囲が拡大している，(b)第 2 肋間にて心臓の濁音領域が拡大している，(c)肺の清音が心臓の絶対濁音界に突然移行すること，である．Moschcowitz は 1933 年の時点では 3 つ目の特徴のみ述べていなかった．

Dressler 徴候というのは，打診にて胸骨の下半分，または下 2/3 に濁音を認めることである．僧帽弁狭窄症がない時，この所見があれば「すぐに心嚢液貯留を疑わなければならない」（Dressler, 1950）．中程度の濁音を無視し明らかな絶対濁音界にのみ注目すれば，Dressler の症例の 58%は打診にて正しい診断ができたが，胸部 X 線写真では 13%しか診断できなかった（Dressler, 1960）．

打診所見の確認

意欲に満ちた学生へ：H.B.Weiss 医師は Roger Morris 医師と一緒にシンシナティ大学で 1920 年代に行った研究について報告している．

霊安室へ運ぶ途中の患者を一時停止させて，X線室へ運んだ．打診を注意深く行った後，鉛の紐を患者の前胸部に打診による境界線の印として置き，AP フィルムを撮影した．その後，100 mL の腹水を心嚢膜に注入した．250 mL 注入すると，主に縦隔にて心臓のシルエットが変化した．これは死体を横たわらせているためかもしれない．もっと多くの液を注入すれば心臓の体部を含めさらに拡大する（これについて文献で報告されていたが覚えていない）．

4) 打診および聴診にてわかる硬化部位（コンソリデーション）の徴候

Ewart は，大量の心嚢液が後側へ拡大すると，左下後方の肺野に硬化陰影を認めるという徴候につき記載した．

心嚢液貯留では，右後方の胸郭のコンソリデーション（Conner 徴候）も認める．打診での濁音に加えて，気管支呼吸音といった聴診でのコンソリデーションの徴候が，同じ領域で認められるかもしれない．Conner は，後部の胸郭徴候を認めないのは心嚢液貯留患者の 18%のみしかいないが，Ewart 徴候を有する患者では，左側ほど範囲は広くないが，右側では常に所見が存在することを見出した（Conner, 1926）．

Ewart 徴候や Conner 徴候は患者が前傾姿勢をとると消失するが，これを心嚢液の Bamberger 徴候という．

5) 聴診

心嚢液貯留の症例では心音が減弱することがよく強調されるが，この所見には限界がある．理由は，(a)心嚢液貯留量が非常に少ない時には当てはまらない．(b)他の手法で大量の心嚢液がある場合でもこの徴候を認めないことがある．(c)高齢者や肺気腫のある患者などで偽陽性がある，である．心嚢液貯留のある症例では，摩擦音があっても貯留している液の量については何もわからない．しかし，心嚢液の貯留した原因としては，ウイルス性，細菌性，放射線照射後，心筋梗塞後の可能性が高い（Markiewicz et al., 1980）．摩擦音が聞こえるのは，リウマチ性心嚢液の 25%，尿毒症性の心嚢液で 14〜83%だが，悪性腫瘍に関連した心嚢液で 7%にしか認めない（Markiewicz et al., 1980；Rutsky and Rostand, 1987）．摩擦音は粘液水腫やうっ血性心不全による心嚢液では一般に聞こえない．

6) 他の検査

28 章では氷水検査について述べる．奇脈（Atwood 医師によればおそらく「強調脈 Pulsus exaggeratus」と呼んだほうがいいだろう）は，タンポナーデの徴候で 6 章に述べる．頸静脈での

Y 下降の消失については 19 章で述べる.

16 うっ血性心不全が明らかにあるはずなのに，うっ血性心不全でないのは

この文脈の中でこの質問がされると，鋭い学生は心タンポナーデが答えでしょう，と述べるだろう（19 章参照）．他の 3 つについては考えつくか．章末の付録 17-8 を見る前に答えを書き出してみよ.

タンポナーデは低血圧に加え以下の所見のある患者で疑われる．体静脈圧の上昇，血圧が下がる，奇脈，頻脈と呼吸困難または肺音はきれいなのに頻呼吸，胸部または腹部にある傷，心外膜炎の最近の既往または併発する心外膜炎，説明のつかない「心拡大」または心嚢液貯留がある場合，である.

17 別の疾患が合併している時

1）大動脈弁閉鎖不全症と大動脈弁狭窄症合併の心雑音

鑑別を要するのは，重症な大動脈弁閉鎖不全症による心拍出量増加で生じる**相対的**大動脈弁狭窄と，大動脈弁狭窄症である．絶対的大動脈弁狭窄症と相対的大動脈弁狭窄の区別の方法としては，前者における S2 の奇異性分裂，頸動脈波の立ち上がりがゆっくりであること，心尖部の PMI と頸動脈のピークに時間差がある点，である（Chun and Dunn, 1982）.

もしリウマチ性弁膜症のように他の弁膜症もあったら，器質的大動脈弁狭窄症がある可能性は高い．逆に，大動脈弁閉鎖不全症が梅毒によるか，または大動脈基部の異常による場合（心雑音が胸骨右縁に放散する時），器質的大動脈弁狭窄症は Occam の剃刀の論理から考えにくい（すなわち，大動脈弁狭窄症があるなら 2 つ目の疾患がなければならないからである）.

2）大動脈弁狭窄症と僧帽弁閉鎖不全症合併の心雑音

この組み合わせは頻度が増加している．これか

ら述べるほとんどの疾患では，大動脈への流出路で機能的な狭窄が生じているが，大動脈弁自体は正常である．考えられる 5 つの原因疾患がある.

▌1．閉塞性肥大型心筋症（IHSS）

IHSS は乳頭筋の解剖学的変化，位置変化により，僧帽弁の接合が不十分になる（Kramer et al., 1986）.

▌2．僧帽弁逸脱症

もし，僧帽弁尖の締まりが悪くて脆弱であれば，弁がきちんと接合しないだけでなく，左室流出路へ翻り振動し収縮期雑音を生じる．逸脱した僧帽弁が収縮期雑音の原因であると判断する最も有効な方法は，収縮期中期のクリック音を見つけることである．このような僧帽弁逸脱は患者の体位を変えて心雑音が収縮期早期になれば診断できる，という人もいる．しかし，IHSS の心雑音は起立でより大きく聞こえるため，「より早く」心雑音が聞こえると思えてしまうかもしれない．僧帽弁逸脱が大動脈流出路の心雑音の原因であるというのが誤りであることを示すには，弁性の大動脈狭窄による心雑音を別個に証明しなければならない（すなわち，頸動脈立ち上がりの遅延，S2 の奇異性分裂，心尖拍動-頸動脈拍動の間隔延長）．僧帽弁逸脱のみではこのような所見が出るほどの狭窄は生じない.

上記の 2 つの場合，Spodick 点（右鎖骨中央の点）の聴診で大動脈弁狭窄症の心雑音の増強があるかを聴診で探すことをすすめていない．というのも，今回論じている大動脈弁狭窄を生じうるすべての疾患は鎖骨上で雑音の増強を認めるからである．しかし次の診断においては，Spodick 点は大動脈弁狭窄症の存在を否定するのに役に立つ.

▌3．僧帽弁閉鎖不全症に類似した大動脈弁狭窄症

収縮期の逆行ジェット流が左心房へ逆流し，拡大した左心房の反対側にある大動脈を振動させたら，その振動音は大動脈基部領域ではダイアモンド型の収縮期雑音に聞こえうる．このことは，心内心音図で証明された（Antman et al., 1978）.

▌4．Gallavardin 現象

本章の前述の文章を参照.

5. 大動脈弁狭窄症と僧帽弁閉鎖不全症の合併

リウマチ性心疾患では2つの弁疾患の合併がしばしば認められる.（逆に）複数の弁膜疾患を合併していることは，リウマチ性心疾患の診断の根拠となる.

3）僧帽弁疾患に拡張期デクレッシェンド心雑音を合併する時

鑑別診断は（リウマチ性）大動脈閉鎖不全症と肺動脈弁閉鎖不全症（Steell 雑音）である．役立つ特徴としては，心雑音の放散（表 17-3）と亜硝酸アミルに対する反応（大動脈弁閉鎖不全の心雑音は減弱するが，肺動脈弁閉鎖不全の心雑音は減弱しない）やハンドグリップに対する反応である．ハンドグリップで心雑音の強度が減弱すれば大動脈弁閉鎖不全は除外できる.

診断的価値は高いが，感度の低い検査としては左腋窩の聴診で Cole-Cecil 心雑音を聞くことで，これは Foster によって1874年に初めて報告され，1908年に再発見された（Cole and Cecil, 1908）．もし，拡張期デクレッシェンド心雑音が左腋窩で聞こえたら，それは大動脈弁閉鎖不全症であって，肺動脈弁閉鎖不全症ではない（腋窩で何も聞こえない時は，何とも言えない）.

この2つの雑音を区別するには大動脈弁閉鎖不全に関係した末梢の徴候を探さねばならない．陽性の場合のみ，これらの徴候は役に立つ．逆に，右心室肥大の所見がなければ（例えば右室拍動触知），Steell 雑音と診断するには慎重であるべきである.

4）大動脈弁閉鎖不全症と僧帽弁狭窄症の合併

Flint 雑音はリウマチ性僧帽弁狭窄症の心雑音のように聞こえるが，僧帽弁狭窄症は認めない．これは相対的僧帽弁狭窄症によるもので，大動脈弁の逆流ジェットが僧帽弁前尖を相対的閉鎖状態に保つため，左心室の拡張期充満が妨げられる．Flint 心雑音と真の僧帽弁狭窄症の鑑別をする徴候は表 17-7 にまとめてある.

まず，真の僧帽弁狭窄症の他の徴候を探してみる．Flint 心雑音ではそのような所見が存在しない

表 17-7 Flint 心雑音と僧帽弁狭窄症・大動脈弁閉鎖不全症の合併の鑑別診断

所見	僧帽弁狭窄症	Flint 雑音
Opening スナップ	ありえる	ありえない
大きい S1	しばしば	ありえない
P2 増強	しばしば	ありえない
拡張期スリル	ありえる	ありえない
高調音（高ピッチ）	めったにない	ありえる
心尖部前収縮期波	軽度の僧帽弁狭窄症のみ	ありえる
亜硝酸アミルによる心雑音への影響	大きくなる（60～82%）か, 変化なし	しばしば小さくなる（86%）
昇圧薬注射による心雑音への影響	大きくならない	大きくなる
リズム	心房細動	洞調律
Duroziez 心雑音	おそらく聞こえない	おそらく聞こえる
Hill 徴候	おそらく聞こえない	おそらく聞こえる

はずである．これらのうち，開放音 opening snap はあれば最も信頼性が高い．大きい1音もあれば真の僧帽弁狭窄症の可能性が高い．左心房左心室の圧較差が僧帽弁を比較的開いた状態に維持し，心室の収縮期が始まると，大きく弁が動いてパタンと閉じる．Flint 心雑音では，逆流ジェットが僧帽弁前尖を相対的に閉鎖した状態に維持するため，弁の動き幅は減少し僧帽弁の閉鎖音が正常の半分くらいの強度で聞こえる．さらに，Flint 心雑音の機序としては，2つの弁尖が閉じる時の同調性が損なわれ，音が「べちゃっとした」柔らかな音になる.

次に，僧帽弁の音調について触れてみよう．Flint 雑音は高調音で真の僧帽弁狭窄症はもっと低音域の音であるが，これらの特徴から完璧に区別することはできない．時に，僧帽弁狭窄症の心雑音は，重症になると高調音になるからである（J. E. Atwood, 私信, 1998）.

もし，昔の機械となってしまった心音図を使うことがあったら，亜硝酸アミルを使って拡張期の低調音の変化を聞きたいと思うだろう．低調音である心雑音が亜硝酸アミルを用いて減弱すれば Flint 心雑音の診断ができる．亜硝酸アミルは体血管抵抗（すなわち**後負荷**）を減らすため，拡張期に左心室へ逆流する血流量が減少し，拡張期の僧帽弁前尖のずれの度合いも減って，心雑音が減弱

する．しかし，心雑音が大きくなるなら，僧帽弁狭窄症によるランブルといえる．

逆の機序により，昇圧薬を点滴すると，僧帽弁狭窄症の心雑音は減弱するか変化しない．Flint雑音は大きくなるか変化しない．後負荷が増加し，大動脈・左心室の拡張期圧較差が大動脈弁閉鎖不全症では大きくなる．したがって，Flint雑音を起こす相対的僧帽弁狭窄症の程度も増悪する．一方，前向きの血流は減少させ，おそらく僧帽弁狭窄症時の弁を通る血流も減少する．同様に，蹲踞や等尺運動のハンドグリップは，両者を区別するための非薬物的な手法である．

心尖部における前収縮期波を触知すればFlint心雑音の診断を保証するものではないが，その可能性は高くなる（Basta and Bettinger, 1979）．

最後に述べる1つのエビデンスとしては，大動脈弁閉鎖不全症に僧帽弁狭窄症を合併した患者ではDuroziez徴候とHill徴候が消失する傾向にある．残念ながら，Hill徴候には血行動態的に十分な大動脈弁閉鎖不全が必要である．また，Duroziez心雑音がないというためには，聴診時にその雑音があれば常に聞き取れる優れた人でなければならない．したがって，これらの2つの所見は認められる時のみ有用であり，Flint心雑音があるというのが正しい診断になる．

18 前胸部以外の心雑音

重症の肺塞栓症の患者では，いくつかの収縮期と拡張期の雑音が前胸部で聴取されると記載されているが，これらの所見は特異的ではない．より特異的なのは末梢の肺性雑音で，肩甲骨下，肩甲骨間，鎖骨下，胸郭の右前方と腋窩または側方に聞こえる．この肺性雑音は連続性のこともある．これは気管支動脈から側副血行路ができているか，血栓により部分的に閉塞している肺動脈を通って血流が連続的に流れるからである．

心臓外，前胸部以外にて聴取される雑音は他疾患でいくつかあるだけだ．これらには，肺動脈分枝の狭窄，乳腺スフレ（15章参照），肺動静脈瘻，大動脈血縮狭窄，胸壁の動静脈瘻（AVF），気管支動脈の側副血行路，高流量のシャントと心房中隔欠損症による肺動脈血流音，がある（Okada and Ewy, 1983）．

表17-8　Doppler心エコーの偽陽性率

病変	関連文献	%
大動脈弁狭窄症	Krafchek et al.(1985)	18
	Nitta et al.(1988)	12
大動脈弁閉鎖不全症	Kostucki et al.(1985)	32
僧帽弁閉鎖不全症	Kostucki et al.(1985)	36
肺動脈弁閉鎖不全症	Yock et al.(1984)	40
	Takao et al.(1985)	78
	Kostucki et al.(1985)	92
三尖弁閉鎖不全症	Jacksch et al.(1985)	21
	Kostucki et al.(1985)	44
	Yock et al.(1984)	96

19 身体診察とDoppler心エコーの比較

Doppler心エコーは，きちんと使えれば，弁膜性心疾患の診断において画期的な進歩を遂げた．しかし，2つの問題が起きた．1つは，聴診上では心雑音を生じない非常に小さな病変も見つけてしまう．2つ目は，他の方法では見つけられない「病変」を見つけてしまう．エコーを行う技師はこのような偽陽性を起こさないような技法を学んでいるが，聴診している人は，目の前の患者において，このエコーの読みが真陽性なのか偽陽性なのか知る由もない．偽陽性の程度については表17-8に述べる．

医療の法的観点から：心エコーが偽陽性を生み出すというのは，何千人もの健常者に弁膜症の所見が見つかることからはっきりわかる．3万人の健常人が痩せ薬のFen-phenを内服して心エコーを行い製薬会社Wyethを訴えた時に明らかだった（Lenzner and Maiello, 2006）．健常人に心エコーでスクリーニングするのは裁判の意味合いはなく金儲けという軸なのかもしれないが，過剰診断による弊害が大きい（Pearson, 2014）．リスクの低い人におけるスクリーニング検査の陽性反応的中度については1章を参照いただきたい．

すべての新しい，高度な技術には以下の注意を要する．新しい方法は実際には非常に感度がよいために，診断や治療が行われても病的意味のあまりないものを「病気」として作り出してしまっているかもしれない．Dopplerエコーのみで発見された所見が聴診上での心雑音と同じくらい臨床的意義があるのかについては決着がついていない

(Fitzgerald, 1990).

Doppler 検査では特に問題のない健康な小児において，時に僧帽弁閉鎖不全症が見つかり，稀に大動脈弁閉鎖不全症が見つかるので，他の診断につながる随伴所見なしに Doppler 所見だけでは急性リウマチ熱の弁膜炎の診断基準にはならない．Doppler 所見は，診断基準に厳密に照らし合わせ，その他の臨床所見も合わせて解釈すべきである (Gewitz et al., 2015).

本書の初版出版以来，連続波 (とカラー) Doppler エコーが出回って，特に大動脈弁狭窄症においてはそれ以前の画像検査をすべてお払い箱にした．聴診器を燃やす前に，まだ覚えておくべきいくつかのポイントがある．

1. すべての検査が技術的に満足できるものである，というわけではない．報告によると，技術的に満足いくものでない検査は3〜7.4%ある (Krafchek et al., 1985；Oh et al., 1988；Richards et al., 1986；Yeager et al., 1986)．エコー記録画像を「普通」「まあまあ」「よい」と評価した記録のうち，エコー解読者たちがより正確に評価できたのは，驚くことはないが，「よい」と評価したエコー画像であって他の評価をした画像はあまり正確でなかった (Currie et al., 1985)．

2. 経験数の多い人は経験数の少ない人より正確に所見を読める (Currie et al., 1985；Panidis et al., 1986)．若いエコー解読者はよくゲイン設定を間違えているが，これらの誤りがあるかは論文には出てこない．

3. 中等度から重症の大動脈弁閉鎖不全症が同時に存在すれば，正確性は下がる．心房細動も同様である (Panidis et al., 1986)．

4. 圧較差は大動脈弁狭窄症の重症度を必ずしも反映しない．心拍出量が低下している場合，弁を通る血流量も減少するため，圧較差も同時に減少する．最終的な答えは，圧較差ではなく弁口面積で，連続の式で計算できるが，これも完全ではない．この方法で計算した面積と，違う方法で心カテーテル検査を行って測定した弁口面積とでは異なるかもしれない．Doppler 法のほうがより正確かもしれない (Feigenbaum, 1994)．循環器内科医がこの方法により自信がつくほど，もはや狭窄した弁にカテーテルを通すということはしなくなり，Doppler エコーで計算した面積に頼っていくことになるだろう (J.E. Atwood, 私信, 1998).

1) エコーと心機能

うっ血性心不全が米国における心疾患の主な罹患疾患および死亡率の原因になるにつれて，心エコーは心雑音の聴診よりも心機能評価により多く用いられるようになった．Doppler 法は左心室の拡張期不全を評価するのに臨床上標準的な方法であるが，有用性はそれほど重要視されてこなかった．この持ち運びできる安全な技術は他の心不全の原因すなわち弁膜症や心外膜疾患，収縮期不全，をすばやく除外できる (Naqvi, 2003).

心拍出量 (EF) が正常であっても，心不全は除外できない (HFpEF) (Dajani et al., 2016)．侵襲的方法と比較して Doppler 法では心拍出量概算値が65% (25〜225%) 誤っている (Critchley and Critchley, 1999).

19章で述べるとおり，新機能の測定法として循環時間を測定する方法もある．

2) 結論

すべての聴診所見は Doppler エコーで確認すべきと考えている人がいる．陽性所見についてはそれでよいが，すべての医師がカラー Doppler エコーと検査技師を自分のかばんに入れて歩けるようになるまでは，陰性所見についても同じようにするのは現実的でないだろう．教育プログラムによっては，学生はかなり早期からベッドサイドでエコーを使えるようになる．しかし，日常臨床で，非専門医が用いるエコー診断は身体診察と比べてどのくらい正確であるのかについては，まだはっきりとしたことはいえない (Elder et al., 2016).

他のすべての技術と同様に，エコーも非常に無駄な使われ方をされる可能性がある．次のような誤りはあまりにも頻繁に起きている．

1. 臨床情報が不十分なままコンサルトする．

2. 何を探しているのかコンサルタントに考えさせる．

3. 特に自分の診断スキルを技術に代替させている時，その技術の限界を知らないでいる．

4. エビデンスが見つからないのを (absence of evidence) ないというエビデンス (evidence of absence) と解釈する．

5. 次の例で見られるとおりコンサルテーション

する基本的なルールを忘れている．

　昔，イディッシュ語[訳注13]の演劇界にボリス・ト
マシェフスキー(Boris Tomashevsky)という名前
の役者がいた．ある夜，彼が舞台を終えた後に化
粧を落としていると，衣裳部屋の扉に美しい若い
女性が現れ，彼の演技がどんなにすばらしかった
かを伝えた．話を聞き，彼も話した．その後の話
はご想像のとおり．

訳注13) 中・東欧のユダヤ人の間で話されていたドイツ語に近
い言語．ユダヤ語とも称される．

　翌朝，衣裳部屋から彼女を送り出した．もう二
度と会うことはあるまいと考えていた．しかし次
の夜，彼女は再び現れ，今度は赤ん坊を抱えてお
金を要求した．彼は断った．「トマシェフスキーさ
ん，あなたはおわかりになっていない．」彼女は
言った．「私は若い未亡人なのです．私の夫はこの
子どもだけを残して死んでしまいましたが，この
子どもを育てるものは何も残しませんでした．子
どもにはパンが必要なんです．」

　「私はトマシェフスキーという役者だ．」彼は大
きな声で答えた．「パンを欲しいなら，トマシェフ
スキーというパン屋へ行くべきだ．」

教訓：何を得られるかは，あなたが誰に求めるか
によって決まる．

20 心肺蘇生メモ

　もしある人が心停止(呼吸停止ではない)に
なったら，一番いけないのは心臓マッサー
ジを遅らせ，除細動以外の何かを行うことであ
る．もちろん，脈を触れない患者は除細動され
ない限り死んでしまうのだからすぐに助けを呼
ぶ．しかし，除細動器を準備する間またはマス
クを探している間に胸骨圧迫を遅らせてはなら
ない．循環が数秒でも停止したら心臓と脳に危
険が及び，成功する確率は減るからである．

　心肺蘇生 CPR の標準的方法は以下のとおりで
ある．まず，口–口呼吸または口–マスク呼吸を開
始する．CPR を行う人が 1 人ならば，2 回すばや
く息を吹き込み，次いで 15 回胸骨圧迫を行う．
このサイクルを繰り返すが，胸骨圧迫を中断して
いる 15～16 秒間は，循環は停止している．この
方法は 1966 年に確立され，2000 年に米国学術研

究会議–米国科学アカデミーの医科学部門の心肺
蘇生に関する特別委員会で再承認されたが，この
方法はいくつかの理由で批判されている(Ewy,
2003)．

　本当かどうかは別にして，感染症をもらってし
まうかもしれないという懸念から，バイスタン
ダー CPR の頻度は減少した．BLS の指導者や医
師，看護師も成人の見知らぬ人に口–口蘇生をす
るのはためらうかもしれない(Berg et al., 1995；
Locke et al., 1995)．さらに，これは難しい技術な
ので，コースを受けた直後にマネキン人形に適切
に BLS を施行できるのは一般人の 33% だけで，
6 ヶ月後には 11% しかいない．

　ブタでの研究では，気道が完全に閉塞していて
も，胸骨圧迫をするだけで，6.5 分間の心停止後に
標準的な CPR を行ったのと同じくらいの良い結
果が得られた(Kern et al., 1998)．目の前で心停止
が起きてはじめの 10～15 分間は，口–口呼吸を行
うか行わないかにかかわらず，pH と酸素濃度は
BLS の間一般には危険な領域に達しない．ブタ
の研究では，絶え間ない胸骨圧迫を行う場合と，
呼吸を加えた標準的な CPR とで比べると，前者
のほうが冠動脈循環は優位に改善し，神経学的後
遺症のない 24 時間後生存率も優れていた(Kern
et al., 2002)．心臓マッサージだけを 4 分間行った
後，心臓マッサージと呼吸の比が 100:2 のグルー
プのブタのほうが，標準の 15:2 のグループより
も有意によい結果が得られた(Sanders et al., 2002)．

　アリゾナ大学の Sarver 循環器センターの Ewy
らは(Berg et al., 1993；Ewy, 2005)，呼吸停止が原
因ではない患者に 1 人 CPR を行う場合は ABC
の順に行うべきでなく，AC–B の順に行うべきと
考えている(頭と頸を適切な位置にして気道を確
保し，循環，そしてずっと後に呼吸)．米国循環
器学会は現在 CAB(胸骨圧迫，気道確保，呼吸)
の順番にて行い，以前 CPR のやり方を習った人
は皆，再教育が必要である，と提唱している
(Hazinski, 2000)．

　3,045 の病院外での心停止に関するベルギーの
研究では(Bossaert and Van Hoeyweghen, 1989；Van
Hoeyweghen et al., 1993)，ブタの研究と同様の結
果が得られている(Berg et al., 1995)．「質の高い」
標準的な CPR は通りがかりの人が CPR をしない
場合よりはずっと優れているが，「質の高い」胸骨
圧迫のみによる蘇生より優れているという証拠は

ない.

　委員会の推奨よりも，実際の現場での経験や，精密な生理学的モニタリングを用いた実験的な仕事に基づいて診療しようとする人は，この文献を読むべきである.

　これを研究した医師は一般人と意識のない患者からこのことを学んだ.「心臓マッサージをするたびに患者が眼を開け，呼吸を入れるために心臓マッサージを止めるたびにこの患者は眼をつぶって寝入ってしまうのはなぜなんだろうか」.電話指示を受けながら行っていた人が訊いたのだった(Berg et al., 1993).

　2008 年までに，この内容は米国循環器学会(AHA)の正式な推奨に加えられている(Sayre et al., 2008).この方法は心脳蘇生と呼ばれ，2000 年 AHA ガイドラインと比べると神経学的後遺症を残さずに 250〜300％生存率を改善した(Pearlman, 2016).

21 さらに高度な画像

　冠動脈疾患があるのかどうかわからない患者の危険因子の詳細な説明をする代わりに，未来の医師は直接，非侵襲的画像で冠動脈の評価を行うだろう.1 つのスクリーニング法は冠動脈の石灰化を探すことである.別の方法は，超高速シネ CT で造影剤を使用することにより，冠動脈内の血流を心臓周囲の脂肪と区別することができる.この方法で 147 人の無症状の患者のうち，32 人(22％)で有意な冠動脈狭窄が見つかった.この検査によってはじめて彼らの冠動脈疾患を同定したのである(Coin, 1993).機能的および解剖学的な画像がさらに進歩し，治療介入の効果もさらに見られるようになるだろう(Pearlman, 2016).

22 動静脈瘻による中毒

　透析患者は一般人口の同じ年齢の患者と比べて，心血管死亡率が高い.透析患者はたとえ若年で透析を導入しても 20 年以上生存することは稀である.これは動静脈瘻が原因かもしれない.長期研究を行わず血管アクセスの方法として動静脈瘻を用いるようになった.動静脈瘻を留置すると

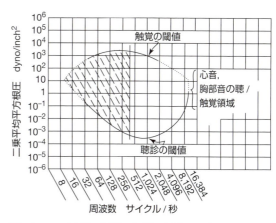

図 17-14 聴診と触診の正常な閾値の平均を示す曲線
(Rappaport MB, Sprague HB. Physiologic and physical laws that govern auscultation. *Am Heart J.* 1941 ; 21 : 258-318, より許可を得て転載)

血管抵抗はすぐに低下し，代償して心拍出量が増加し，脈が速くなり，1 回心拍出量が増え，心収縮能は上がる.これらは交感神経系活性が高まるためである.血流量が増え，心房性ナトリウム利尿ペプチド(ANP)と脳性ナトリウム利尿ペプチド(BNP)が増加し，左室拡張期末の心室径が大きくなる.肺への血流量と圧も増加し，透析患者では肺高血圧が 40〜50％の患者で認められる.動静脈瘻のある患者での心臓に対する影響とその結果起こる心筋症については 18 章で述べる.

付録 17-1　大量の心嚢液と PMI

　どうして心嚢液が大量に貯留している患者では PMI が見えないのだろうか.大量の心嚢液があると，心臓はたくさんの液が貯留している袋の中で揺れて収縮するため，胸壁を打つことなく PMI もできない.ウォーターベッドに腰掛けても，床にぶつからないのと同じ理由である.

付録 17-2　492 頁の自己学習の解答

　「心尖部の場所の特定」項を参照してみよう.陰性適中率は 91％，陽性適中率は 31％である.したがって，打診は LVEDV や LVM の増加を除外する信頼できる方法であるが，診断する方法としては優れていない.

付録 17-3　なぜ Laënnec は触診よりも聴診が優れているのか

　Laënnec は触診でわからなくても聴診でわか

るのは，低調音を除いては触診よりも聴診のほう
が閾値が低いからである（図17-14）.

付録17-4　図17-11（530頁）のヒント

図17-11では，左側がIHSSで，右側が大動
脈弁狭窄症である．一番下の図が脱水状態（また
は起立時）を表している．さて，それぞれの疾患
の心雑音の強度を描けるだろうか．

付録17-5　心雑音の鑑別診断

心雑音の位置，放散，強度によって除外する.
その根拠も同様である.

付録17-6　CPCでの診断：僧帽弁狭窄症でない が，僧帽弁狭窄症に類似した心雑音の症例

ワシントン州ケントのThomas Dorman医師
は，心エコー検査をすぐに依頼し，心房粘液腫の
評価を検査技師に依頼した．左心房の大きな粘液
腫が見つかり，切除は成功した．Dorman医師は
次のようなコメントをしている．僧帽弁狭窄症は
徐々に進行するが，粘液腫は急速に大きくなるこ
とがある．進行した僧帽弁狭窄症の患者が洞調律
であることは非常に稀である．心房細動になるの
が普通である．心雑音は典型的な僧帽弁の音に
なっていなかった．すなわち，opening snap，前
収縮期の雑音増強，大きなS1はなかった．コン
ピューター化された標準的記載法に沿ったカルテ
は患者には何の利点もなく，保険会社と手を組ん
で患者にむしろ害を与えたであろう．患者の生命
にかかわる疾患の診断ができたのは，医師が直接
患者を問診し，自分の手で患者を診察したからで
ある.

付録17-7　Auenbrugger徴候

Auenbrugger徴候は昨今めったにお目にかか
らない．(a)探そうとしない．(b)患者がAuen-
bruggerの時代よりもっと太っている．(c)心エ
コーのおかげで早期に心嚢液を診断できる．(d)
Auenbruggerの患者の時代には心嚢液穿刺を
行っていなかった.

付録17-8　うっ血性心不全がうっ血性心不全でな いのはどのような時か

収縮性心膜炎，下大静脈血栓症，三尖弁狭窄症
の時である.

文献

- Abbas F, Sapira JD. Mayne's sign is not pathognomonic of aortic insufficiency. *South Med J.* 1987;80:1051-1052.
- Abram J. The fourth heart sound—A normal finding? *Am J Cardiol.* 1975;36:534-535.
- Adams HP. Patent foramen ovale: Paradoxical embolism and paradoxical data. *Mayo Clin Proc.* 2004;79:15-20.
- Amerling R, Ronco C, Kuhlmann M, Winchester JF. Arterio-venous fistula toxicity. *Blood Purif.* 2011;31:113-120.
- Antman EM, Angoff GH, Sloss LJ. Demonstration of the mechanism by which mitral regurgitation mimics aortic steno-sis. *Am J Cardiol.* 1978;42:1044-1048.
- Badgett RG, Lucey CR, Mulrow CD. Can the clinical exam-ination diagnose left-sided heart failure in adults? *JAMA.* 1997;277:1712-1719.
- Basta LL, Bettinger JJ. The cardiac impulse: A new look at an old art. *Am Heart J.* 1979;97:96-111.
- Beck W, Schrire V, Vogelpoel L. Splitting of the second heart sound in constrictive pericarditis, with observations on the mechanism of pulsus paradoxus. *Am Heart J.* 1962;64:765-778.
- Becker DJ, Dick MM. Saphenous varix bruit in tricuspid valve incompetence. *N Engl J Med.* 1962;267:766-768.
- Behar VS, Whalen RF, McIntosh HD. The ballooning mitral valve in patients with the "precordial honk" or "whoop". *Am J Cardiol.* 1967;20:789-795.
- Beilin L, Mounsey P. The left ventricular impulse in hyperten-sive heart disease. *Br Heart J.* 1962;24:409-421.
- Benson R, Raj MV. Paravertebral systolic murmur with septal rupture. *N Engl J Med.* 1982;307:1086.
- Berg RA, Kern KB, Sanders AB, et al. Bystander cardiopul-monary resuscitation:Is ventilation necessary? *Circulation.* 1993;88:1907-1915.
- Berg RA, Wilcoxson D, Hilwig RW, et al. The need for venti-latory support during bystander CPR. *Ann Emerg Med.* 1995;26:342-350.
- Bland EF, Wheeler EO. Severe aortic regurgitation in young people. *N Engl J Med.* 1957;256:667-672.
- Bloom HJG. Venous hums in hepatic cirrhosis. *Br Heart J.* 1950;12:343-350.
- Bloomfield DA, Sinclair-Smith BC. Aortic insufficiency: A physiological and clinical appraisal. *South Med J.* 1973;66:55-65.
- Blumgart HL, Ernstene HC. Two mechanisms in the produc-tion of Duroziez's sign: The diagnostic significance and a clin-ical test for differentiating between them. *JAMA.* 1933;100:173-177.
- Bon Tempo CP, Ronan JA, de Leon A, et al. Radiographic ap-pearance of the thorax in systolic murmur syndrome. *Am J Cardiol.* 1975;36:27-31.
- Bossaert L, Van Hoeyweghen R. Bystander cardiopulmonary resuscitation (CPR) in out-of-hospital arrest. The Cerebral Re-suscitation Study Group. *Resuscitation.* 1989;56(Suppl):S55-S69.
- Bruns DL. A general theory of the causes of murmurs in the cardiovascular system. *Am J Med.* 1959;27:360-374.
- Burton-Opitz R. A simple auscultatory method of physical di-agnosis. *N Y State J Med.* 1925;25:18-19.
- Butterworth JS, Reppert EH. Auscultatory acumen in the gen-

eral medical population. *JAMA*. 1960;164:114-116.

- Byrd MD. Lateral systolic pulsation of the earlobe: A sign of tricuspid regurgitation. *Am J Cardiol*. 1984;54:244.
- Cha SD, Gooch AS. Diagnosis of tricuspid regurgitation: Current status. *Arch Intern Med*. 1983;143:1763-1764.
- Cheng TO. Mitral valve prolapse. *Dis Mon*. 1987;33:481-534.
- Cheng TO. Letters: Cardiac auscultation skills of physicians in training. *JAMA*. 1997;278:1739-1740.
- Chun PK, Dunn BE. Clinical clue of severe aortic stenosis: Simultaneous palpation of the carotid and apical impulses. *Arch Intern Med*. 1982;142:2284-2288.
- Clain D, Wartnaby K, Sherlock S. Abdominal arterial murmurs in liver disease. *Lancet*. 1966;2:516-519.
- Cochran PT. Bedside aids to auscultation of the heart. *JAMA*. 1978;239:54-55.
- Cohn LH, Mason DT, Ross J Jr, et al. Preoperative assessment of aortic regurgitation in patients with mitral valve disease. *Am J Cardiol*. 1967;19:177-182.
- Coin CG. Noninvasive visualization of coronary arteriosclerosis by computed tomography. *South Med J*. 1993;86:295-296.
- Cole R, Cecil AB. The axillary diastolic murmur in aortic insufficiency. *Johns Hopkins Hosp Bull*. 1908;19:353-361.
- Collins RK. Hamman's crunch: An adventitious sound. *J Fam Pract*. 1994;38:284-286.
- Conner LA. On the diagnosis of pericardial effusion: With special reference to physical signs on the posterior aspect of the thorax. *Am Heart J*. 1926;1:421-433.
- Critchley LA, Critchley JA. A meta-analysis of studies using bias and precision statistics to compare cardiac output measurement techniques. *J Clin Monit Comput*. 1999;15:85-91.
- Currie PJ, Seward JB, Reeder GS, et al. Continuous-wave Doppler echocardiographic assessment of severity of calcific aortic stenosis: A simultaneous Doppler-catheter correlative study in 100 adult patients. *Circulation*. 1985;71:1162-1169.
- Curtiss EI, Matthews RG, Shaver JA. Mechanism of normal splitting of the second heart sound. *Circulation*. 1975;51:157-164.
- DaCosta JC Jr. *Principles and Practice of Physical Diagnosis*. 1st Ed. Philadelphia, PA: W. B. Saunders; 1909.
- Dajani HR, Hosokawa K, Ando S-I. Improved accuracy of automated estimation of cardiac output using circulation time in patients with heart failure. *J Card Fail*. 2016;22:925-927.
- DeGowin EL. *Bedside Diagnostic Examination*. New York: Macmillan; 1965.
- Dobrow RJ, Calatayud JB, Abraham S, et al. A study of physician variation and heart sound interpretation. *Med Ann District Columbia*. 1964;33:305-308, 355-356.
- Dock W. Korotkoff's sounds. *N Engl J Med*. 1980;302:1264-1267.
- Dock W, Zoneraich S. A diastolic murmur arising in a stenosed coronary artery. *Am J Med*. 1967;42:617-619.
- Dressler W. Cardiac diagnosis without laboratory aid: Pulsation and percussion signs. *Med Clin North Am*. 1950;34:721-733.
- Dressler W. Percussion of the sternum: I. Aid to differentiation of pericardial effusion and cardiac dilation. *JAMA*. 1960;173:761-764.
- Eilen SD, Crawford MH, O'Rourke RA. Accuracy of precordial palpation for detecting increased left ventricular volume.

Ann Intern Med. 1983;99:628-630.

- Elder A, Japp A, Verghese A. How valuable is the physical examination of the cardiovascular system? *BMJ*. 2016;354: i3309.
- Etchells E, Bell C, Robb K. Does this patient have an abnormal systolic murmur? *JAMA*. 1997;277:564-571.
- Ewy GA. Bedside evaluation of precordial pulsations. *Med Times*. 1972;100(1):156-180, 276.
- Ewy GA. A new approach for out-of-hospital CPR: A bold step forward. *Resuscitation*. 2003;58:271-272.
- Ewy GA. Special report. Cardiocerebral resuscitation: The new cardiopulmonary resuscitation. *Circulation*. 2005;111: 2134-2142.
- Ewy GA, Kellum MJ, Bobrow BJ. Cardiocerebral resuscitation. EMS World, Jun 1, 2008. Available at: http://www. emsworld.com/article/10321029/cardiocerebral-resuscitation. Accessed Oct 14, 2016.
- Feigenbaum H. *Echocardiography*. 5th Ed. Philadelphia, PA: Lea & Febiger;1994. [Beautifully illustrated compendium of information on the wide spectrum of applications of this technique.]
- Fitzgerald FT. Physical diagnosis versus modern technology: A review. *West J Med*. 1990;152:377-382.
- Fortuin NJ, Craige E. Echocardiographic studies of genesis of mitral diastolic murmurs. *Br Heart J*. 1973;35:75-81.
- Fowler NO. *Cardiac Diagnosis and Treatment*. 3rd Ed. New York: Harper & Row; 1980.
- Fowler NO, Adolph RJ. Fourth sound—Gallop or split first sound? *Am J Cardiol*. 1972;30:441-444.
- Fowles RE, Martin RP, Popp RL. Apparent asymmetric septal hypertrophy due to angled interventricular septum. *Am J Cardiol*. 1980;46:386-392.
- Fraentzel OMV. Report from the clinic of Geheim Rath Traube: About two cases demonstrating phenomena of aortic valve insufficiency. *Berl Klin Wochenschr*. 1867;4:455-458.
- Frank MJ, Casanegra P, Migliori AJ, et al. The clinical evaluation of aortic regurgitation. *Arch Intern Med*. 1965;116:357-365.
- Freeman AR, Levine SA. Clinical significance of systolic murmurs: Study of 1000 consecutive "noncardiac" cases. *Ann Intern Med*. 1933;6:1371-1379.
- Friedberg CK. *Diseases of the Heart*. 2nd Ed. Philadelphia, PA: W. B. Saunders;1956.
- Friedman B, Hathaway B. Fenestration of the semilunar cusps, and "functional" aortic and pulmonic valve insufficiency. *Am J Med*. 1958;24:549-558. [Although the entity was originally described for the aortic valve by both Corrigan and Hope, this citation is more lucent.]
- Gallavardin L, Ravault P. The murmur of aortic stenosis undergoes a change in timbre becoming musical when radiating to the apex. *Lyon Med*. 1925;135:523-529.
- Gewitz MH, Baltimore RS, Tani LY, et al. Revision of the Jones criteria for the diagnosis of acute rheumatic fever in the era of Doppler echocardiography:A scientific statement from the American Heart Association. *Circulation*. 2015;131:1806-1818. doi:10.1161/CIR.0000000000000205
- Giles TD, Martinez EC, Burch GE. Gallavardin phenomenon in aortic stenosis:A possible mechanism. *Arch Intern Med*. 1974;134:747-749.

- Goldman L, Saison R, Robbins S, et al. The value of the autopsy in 3 medical eras. *N Engl J Med.* 1983;308:1000-1005.
- Gooch AS, Cha SD, Maranhao V. The use of the hepatic pressure maneuver to identify the murmur of tricuspid regurgitation. *Clin Cardiol.* 1983;6:77-280.
- Goodwin JF. Clarification of the cardiomyopathies. *Mod Concepts Cardiovasc Dis.* 1972;41:41-46.
- Grayburn PA, Smith MD, Handshoe R, et al. Detection of aortic insufficiency with standard echocardiography, pulsed Doppler echocardiography, and auscultation. *Ann Intern Med.* 1986;104:599-605.
- Griffith JPC. Mid-systolic and late-systolic mitral murmurs. *Am J Med Sci.* 1892;104:285-294.
- Guiliani ER. Mitral valve incompetence due to flail anterior leaflet: A new physical sign. *Am J Cardiol.* 1967;20:L784-L788.
- Hagen PT, Scholz DO, Edwards WD. Incidence and size of patent foramen ovale in the first ten decades of life: An autopsy study of 965 normal hearts. *Mayo Clin Proc.* 1984;59:17-20.
- Hamman L. Spontaneous mediastinal emphysema. *Bull Johns Hopkins Hosp.* 1939;64:1-21.
- Harvey WP. Auscultatory findings in diseases of the pericardium. *Am J Cardiol.* 1961;7:15-20.
- Harvey WP, Corrado MA, Perloff JK. Right-sided murmurs of aortic insufficiency. *Am J Med Sci.* 1963;245:533-542.
- Hazinski MF, ed. *Highlights of the 2010 American Heart Association Guidelines for CPR and ECC.* American Heart Association; 2010. Available at:https://www.heart.org/idc/groups/heart-public/@wcm/@ecc/documents/downloadable/ucm_317350.pdf. Accessed Oct 14, 2016.
- Heckerling PS, Wiener SL, Moses VK, et al. Accuracy of precordial percussion in detecting cardiomegaly. *Am J Med.* 1991; 91:328-334.
- Heckerling PS, Wiener SL, Wolfkiel CJ, et al. Accuracy and reproducibility of precordial percussion and palpation for detecting increased left ventricular end-diastolic volume and mass: A comparison of physical findings and ultrafast computed tomography of the heart. *JAMA.* 1993;270:1943-1948.
- Hickey AJ, Andrews G, Wilcken DE. Independence of mitral valve prolapse and neurosis. *Br Heart J.* 1983;50:333-336.
- Holmes JC, Fowler NO, Helmsworth JA. Coronary arteriovenous fistula and aortic sinus aneurysm rupture. *Arch Intern Med.* 1966;118:43-54.
- Hoover CF. Definitive percussion and inspection in estimating size and contour of the heart. *JAMA.* 1920;75:1626-1630.
- Horton SC, Bunch TJ. Patent foramen ovale and stroke. *Mayo Clin Proc.* 2004; 79:79-88.
- Hsieh M-T, Wu W-S. Pulsation of the nailbed. *Lancet.* 2012; 380:1767.
- Hurley DV, Nishimura RA, Schaff HV, et al. Aortic dissection with fistula to right atrium. *J Thorac Cardiovasc Surg.* 1986; 92:953-957.
- Hurst JW, Schlant RC. *Examination of the Heart: Part Three. Inspection and Palpation of the Anterior Chest.* New York: American Heart Association;1972.
- Jacksch R, Karsch KR, Seiple L. Accuracy in detection and quantification of tricuspid regurgitation by contrast and Doppler echocardiography. *J Coll Cardiol.* 1985;5:499.

- Jarcho S. Percussion of the heart contrasted with roentgen examination (Williams, 1899). *Am J Cardiol.* 1969;23:845-849.
- Johnson GL, Humphries LL, Shirley PB, et al. Mitral valve prolapse in patients with anorexia nervosa and bulimia. *Arch Intern Med.* 1986;146:1525-1529.
- Jordan MD, Taylor CR, Nyhuis AW, et al. Audibility of the fourth heart sound. *Arch Intern Med.* 1987;147:721-726.
- Kambe T, Hibi N, Fukui Y, et al. Clinical study on the right-sided Austin Flint murmur using intracardiac phonocardiography. *Am Heart J.* 1979;98:701-707.
- Kantor JS, Zitrin CM, Zeldis SM. Mitral valve prolapse syndrome in agoraphobic patients. *Am J Psychiatry.* 1980;137: 467-469.
- Kern KB, Hilwig RW, Berg RA, et al. Efficacy of chest compression only BLS CPR in the presence of an occluded airway. *Resuscitation.* 1998;39:179-188.
- Kern KB, Hilwig RW, Berg RA, et al. Importance of continuous chest compressions during cardiopulmonary resuscitation: Improved outcome during a simulated single lay-rescuer scenario. *Circulation.* 2002;105:645-649.
- Khan HA, Wineinger NE, Uddin PQ, et al. Can hospital rounds with pocket ultrasound by cardiologists reduce standard echocardiography? *Am J Med.* 2014;127(7):669.e1-669. e7. doi:10.1016/j.amjmed.2014.03.015
- Knauth M, Ries S, Pohimann S, et al. Cohort study of multiple brain lesions in sports divers: Role of a patent foramen ovale. *Br Med J.* 1997;314:701-705.
- Koran LM. The reliability of clinical methods: Data and judgments. *N Engl J Med.* 1975;293:642-646.
- Kostucki W, Vandenbossche JL, Friart A, et al. Pseudo regurgitant valvular flow patterns in normal individuals. *J Cardiovasc Ultrasonogr.* 1985;4:315.
- Krafchek J, Robertson JH, Radford M, et al. A reconsideration of Doppler assessed gradients in suspected aortic stenosis. *Am Heart J.* 1985;10:765-769.
- Kramer DS, French WJ, Criley JM. The postextrasystolic murmur response to gradient in hypertrophic cardiomyopathy. *Ann Intern Med.* 1986;104:772-776.
- Kurtz CM, White PD. The percussion of the heart borders and the roentgen ray shadow of the heart. *Am J Med Sci.* 1928;74: 53-59.
- Laubry C, Brosse T, van Bogaert A. Doubles tones et doubles souffles vasculaires au cours de l'insuffisance aortique [Vascular double tones and double murmurs in aortic insufficiency]. *Ann Med.* 1931;30:193-248.
- Leatham A. Splitting of the first and second heart sounds. *Lancet.* 1954;2:602-613.
- Lembo NJ, Dell'Italia U, Crawford MH, et al. Diagnosis of left-sided regurgitant murmurs by transient arterial occlusion: A new maneuver using blood pressure cuffs. *Ann Intern Med.* 1986;105:368-370.
- Lembo NJ, Dell'Italia LJ, Crawford MH, et al. Bedside diagnosis of systolic murmurs. *N Engl J Med.* 1988;318:1572-1578.
- Leon DF, Leonard JJ, Lancaster JF, et al. Effect of respiration on pansystolic regurgitant murmurs as studied by biatrial intracardiac phonocardiography. *Am J Med.* 1965;39:429-411.
- Leonard JJ, Allensworth D. Differential diagnosis of the early diastolic murmur. In: Segal BL, ed. *The Theory and Practice*

of Auscultation. Philadelphia, PA: FA Davis Co.; 1963.

- Leonard JJ, Renfro NL, de Groot WJ. The auscultatory diagnosis of the hyperkinetic state. In: Segal BL, ed. *The Theory and Practice of Auscultation*. Philadelphia, PA: FA Davis Co.; 1963.
- Lenzner R, Maiello M. The $22 billion gold rush. Forbes, Mar 24, 2006. Available at: www.forbes.com.forbes/2006/0410/086.html. Accessed Oct 15, 2016.
- Lerman J, Means JH. Cardiovascular symptomatology in exophthalmic goiter. *Am Heart J*. 1932;8:55-65.
- Levine SA. *Clinical Heart Disease*. 3rd Ed. Philadelphia, PA: W. B. Saunders;1945. [This book is still useful for teaching clinical auscultation with a phonocardiogram, which is probably the best way to teach it. Even for those using the American Heart Association classic by Leonard and Kroetz, this work is useful for showing the actual phonocardiograms, thus indicating the sometimes "fuzzy" nature of the heart sounds. The concept of a heart sound as a psychoacoustic event is not always best served by diagrams that imply an ease of appreciation not consistent with the reality of auscultation.]
- Levine SA, Harvey WP. *Clinical Auscultation of the Heart*. Philadelphia, PA:W. B. Saunders; 1949.
- Lian C. Le souffle continu cave superieur. *Bull Mem Soc Med Hop Paris*. 1937;53:1088-1099.
- Liebo MJ, Israel RL, Lillie EO. Is pocket mobile echocardiography the nextgeneration stethoscope? A cross-sectional comparison of rapidly acquired images with standard transthoracic echocardiography. *Ann Intern Med*. 2011;155:33-38. doi:10.7326/0003-4819-155-1-201107050-00005
- Linhart JW. Aortic regurgitation: Clinical, hemodynamic, surgical, and angiographic correlations. *Ann Thorac Surg*. 1971; 11:27-37.
- Locke CJ, Berg RA, Sanders AB, et al. Bystander cardiopulmonary resuscitation:Concerns about mouth-to-mouth contact. *Arch Intern Med*. 1995;155:938-943.
- Lombard JT, Selzer A. Valvular aortic stenosis: A clinical and hemodynamic profile of patients. *Ann Intern Med*. 1987;106: 292-298.
- Louagie Y, Brohet C, Robert A, et al. Factors influencing postoperative survival in aortic regurgitation: Analysis by Cox regression model. *J Thorac Cardiovasc Surg*. 1984;88:225-233.
- Luisada AA. On the pathogenesis of the signs of Traube and Duroziez in aortic insufficiency: A graphic study. *Am Heart J*. 1943;26:721-736.
- Luisada AA, Portaluppi F. The main heart sounds as vibrations of the cardiohemic system: Old controversy and new facts. *Am J Cardiol*. 1983;52:1136.
- Luisada AA, Puppala BL. The first heart sound in left bundle branch block. *Cardiovasc Med*. 1979;4:217-226.
- Macklem PT. Respiratory muscle dysfunction. *Hosp Pract*. 1986;21:83-95.
- Mainland D, Stewart CB, Halifax NS. A comparison of percussion and radiography in locating the heart and superior mediastinal vessels. *Am Heart J*. 1938;15:515-527.
- Maisel AS, Atwood JE, Goldberger AL. Hepatojugular reflux: Useful in the bedside diagnosis of tricuspid regurgitation. *Ann Intern Med*. 1984;101:781-782.
- Major RH. *Classic Descriptions of Disease with Biographical Sketches of the Authors*. 3rd Ed. Springfield, IL: Charles C

Thomas Publisher; 1945.

- Malanca M, Cimadevilla C, Brochet E, et al. Radiotherapy-induced mitral stenosis: a three-dimensional perspective. *J Am Soc Endocardiogr*. 2010;23(1):108.e1-108.e2. doi:10.1016/j.echo.2009.08.006
- Manga P, Vythilingum S, Mitha AS. Pulsatile hepatomegaly in constrictive pericarditis. *Br Heart J*. 1984;52:465-467.
- Mangione S, Nieman LZ. Cardiac auscultatory skills of internal medicine and family practice trainees. *JAMA*. 1997;278: 717-722.
- Marcus GM, Gerber IL, McKeown BH. Association between phonocardiographic third and fourth heart sounds and objective measures of left ventricular function. *JAMA*. 2005;293: 2238-2244.
- Markiewicz W, Brik A, Brook G, et al. Pericardial rub in pericardial effusion:Lack of correlation with amount of fluid. *Chest*. 1980;77:643-646.
- Maron BJ, Bonow RO, Cannon RO, et al. Hypertrophic cardiomyopathy:Interrelations of clinical manifestations, pathophysiology, and therapy. *N Engl J Med*. 1987;316:780-789.
- Maron BJ, Epstein SE. Hypertrophic cardiomyopathy: A discussion of nomenclature. *Am J Cardiol*. 1979;43:1242-1244.
- Maron BJ, Pelliccia A, Spirito P. Cardiac disease in young trained athletes:Insights into methods for distinguishing athlete's heart from structural heart disease, with particular emphasis on hypertrophic cardiomyopathy. *Circulation*. 1995;91: 1596-1601.
- Mayne B. On aortic regurgitation: A new physical sign. *Ir J Med Sci*. 1953;6:80-81.
- McCraw DB, Siegel W, Stonecipher HK, et al. Response of heart murmur intensity to isometric (handgrip) exercise. *Br Heart J*. 1972;34:605-610.
- McFadzean AJS, Gray J. Hepatic venous hum in cirrhosis of the liver. *Lancet*. 1953;2:1128-1130.
- McGee S. Percussion and physical diagnosis: Separating myth from science. *Dis Mon*. 1995;41:643-692.
- Meyers DG, Sagar KB, Ingram RF, et al. Diagnosis of aortic insufficiency:Comparison of auscultation and M-mode echocardiography to angiography. *South Med J*. 1982;75:1192-1194.
- Meyers DG, Starke H, Pearson PH, et al. Mitral valve prolapse in anorexia nervosa. *Ann Intern Med*. 1986;105:384-385.
- Moschcowitz E. A new sign of pericardial effusion. *JAMA*. 1933;100:1663-1664. [This was written 8 years after the author described Moschcowitz's disease, thrombotic thrombocytopenic purpura.]
- Naqvi TZ. Diastolic function assessment incorporating new techniques in Doppler echocardiography. *Rev Cardiovasc Med*. 2003;4:81-98.
- Naylor CD. Physical examination of the liver. *JAMA*. 1994; 271:1859-1865.
- Naylor CD, McCormack DG, Sullivan SN. The midclavicular line: A wandering landmark. *Can Med Assoc J*. 1987;136:48-50.
- Nellen M, Gotsman M, Vogelpoel L, et al. Effect of prompt squatting on the systolic murmur of idiopathic hypertrophic obstructive cardiomyopathy. *Br Med J*. 1967;3:140-143.
- Nicholson WJ, Cobbs BW Jr, Franch RH. Early diastolic sound of constrictive pericarditis. *Am J Cardiol*. 1980;45:378-

382.

- Nishimura RA, Tajik AJ. The Valsalva maneuver and response revisited. *Mayo Clin Proc*. 1986;61:211-217.
- Nitta M, Takamoto T, Taniguchi K, et al. Diagnostic accuracy of continuous wave Doppler echocardiography in severe aortic stenosis in the elderly. *Jpn Heart J*. 1988;29:169-178.
- Oh JK, Taliercio CP, Holmes DR Jr, et al. Prediction of the severity of aortic stenosis by Doppler aortic valve area determination: Prospective Doppler-catheterization correlation in 100 patients. *J Am Coll Cardiol*. 1988;11:1227-1234.
- Okada RD, Ewy GA. The acquired nonprecordial peripheral pulmonary murmur of pulmonary embolism. *Chest*. 1983;83: 762-766.
- Oliveira DBG, Dawkins KD, Kay PH, et al. Chordal rupture: I. Aetiology and natural history. *Br Heart J*. 1983;50:312-317.
- Olson LJ, Subramanian R, Ackermann DM, et al. Surgical pathology of the mitral valve: A study of 712 cases spanning 21 years. *Mayo Clin Proc*. 1987;62:22-34.
- O'Neil TW, Smith M, Barry M, et al. Diagnostic value of the apex beat. *Lancet*. 1989;1:410-411.
- O'Rourke RA, Ewy GA, Marcus FI, et al. Cardiac auscultation in pregnancy. *Med Ann Distr Columbia*. 1970;39:92-94.
- Osler W IV. Jean Astruc and the higher criticism. In: Nation EF, ed. *Men and Books*. Durham, NC: The Sacrum Press; 1987.
- Pan-Chih CT, Chen-Chun CL. Surgical treatment of the ruptured aneurysm of the aortic sinuses. *Ann Thorac Surg*. 1981; 32:162-166.
- Panidis IP, Mintz GS, Ross J. Value and limitations of Doppler ultrasound in the evaluation of aortic stenosis: A statistical analysis of 70 consecutive patients. *Am Heart J*. 1986;112: 150-158.
- Passik CS, Ackermann DW, Pluth JR, et al. Temporal changes in the causes of aortic stenosis: A surgical pathologic study of 646 cases. *Mayo Clin Proc*. 1987;62:119-123.
- Pasteur W. Note on a new physical sign of tricuspid regurgitation. *Lancet*. 1885;2:524-525.
- Pearlman JD. Imaging in coronary artery disease. In: Lin EC, ed. *TheHeart. org. Medscape*, Sep 29, 2016. Available at: http://emedicine.medscape.com/article/349040-overview. Accessed Nov 12, 2016.
- Pearson AC. Shoddy cardiovascular screenings are more likely to cause harm than good. *Skeptical Cardiologist*. 2014. Available at: https://theskepticalcardiologist. com/tag/false-positives/. Accessed Oct 13, 2016.
- Pell ACH, Hughes D, Keating J. Brief report: Fulminating fat embolism syndrome caused by paradoxical embolism through a patent foramen ovale. *N Engl J Med*. 1993;329:926-929.
- Perez JE, Smith CA, Meltzer VN. Pulmonic valve insufficiency: A common cause of transient diastolic murmurs in renal failure. *Ann Intern Med*. 1985;103:497-502.
- Perloff JK. Cardiac auscultation. *Dis Mon*. 1980;26:1-47.
- Perry GY, Pitlik S, Greenwald M, et al. Cardiac auscultation of bony chests. *Isr J Med Sci*. 1984;20:260-261.
- Pestana C, Weidman WH, Swan HJ, et al. Accuracy of preoperative diagnosis in congenital heart disease. *Am Heart J*. 1966;72:446-450.
- Petty GW, Khandheria BK, Meissner I, et al. Population-based study of the relationship between patent foramen ovale and cerebrovascular ischemic events. *Mayo Clin Proc*. 2006;81: 602-608.
- Popp RL, Winkle RA. Mitral-valve prolapse syndrome. *JAMA*. 1976;236:867. Quincke H II. Beobachtungen über capillar- und venepuls. [Observations on capillary pulsations and venous pulsations.] *Klin Wochenschr*. 1868;5:357-359.
- Ramsey HW, De la Torre A, Linhart JW, et al. Idiopathic dilation of the pulmonary artery. *Am J Cardiol*. 1967;20:324-330.
- Rappaport MB, Sprague HB. Physiologic and physical laws that govern auscultation. *Am Heart J*. 1941;21:258-318.
- Rectra EH, Khan AH, Pigott VM, et al. Audibility of the fourth heart sound:A prospective, "blind" auscultatory and polygraphic investigation. *JAMA*. 1972;221:36-41.
- Reddy PS, Salemi R, Shaver JA. Normal and abnormal heart sounds in cardiac diagnosis: Part II. Diastolic sounds. *Curr Probl Cardiol*. 1985;10:8-55.
- Reeves WC. The normally functioning prosthetic valve. *Ann Intern Med*. 1982;97:144-145.
- Richards KL, Cannon SR, Miller JF, et al. Calculation of aortic valve area by Doppler echocardiography: A direct application of the continuity equation. *Circulation*. 1986;73:964-969.
- Riding G, Daly K, Hutchinson S, et al. Paradoxical cerebral embolisation:An explanation for fat embolism syndrome. *J Bone Joint Surg (Br)*. 2004;86-B:95-98.
- Robbins CS, Bruun B, Zim HS. *A Guide to Field Identification: Birds of North America*. New York: Golden Press; 1966.
- Rosenberg CA, Derman GH, Grabb WC, et al. Hypomastia and mitral valve prolapse. *N Engl J Med*. 1983;309:1230-1232.
- Rothman A, Goldberger AL. Aids to cardiac auscultation. *Ann Intern Med*. 1983;99:346-353.
- Rusconi C, Salmi A, Faggiano P, et al. Soffio continuo precordiale da sindrome di Cruveilhier-Baumgarten inapparente: diagnosi al letto del paziente. *Minerva Cardioangiol*. 1985;33: 519-524.
- Rutsky EA, Rostand SG. Treatment of pericarditis and pericardial effusion. *Am J Kidney Dis*. 1987;10:2-8.
- Rytand DA. The midclavicular line: Where is it? *Ann Intern Med*. 1968;69:329-330.
- Sainani GS, Luisada AA, Gupta PD. Mapping the precordium: I. Heart sounds of normal subjects. *Am J Cardiol*. 1967;19: 788-792.
- Salomon J, Shah P, Heinle RA. Thoracic skeletal abnormalities in idiopathic mitral valve prolapse. *Am J Cardiol*. 1975; 36:32-36.
- Samuels DA, Curfman GD, Friedlich AL, et al. Valve replacement for aortic regurgitation: Long-term follow-up with factors influencing the results. *Circulation*. 1979;60:647-654.
- Sanders AB, Kern KB, Berg RA, et al. Survival and neurologic outcome after cardiopulmonary resuscitation with four different chest compression-ventilation ratios. *Ann Emerg Med*. 2002;40:553-562.
- Sapira JD. Quincke, deMussel, Duroziez and Hill: Some aortic regurgitations. *South Med J*. 1981;74:459-467.
- Sapira JD, Cherubin CE. *Drug Abuse*. New York: American Elsevier; 1975.
- Savage DD, Devereux RB, Garrison RJ, et al. Mitral valve prolapse in the general population, 2. Clinical features: The Framingham Study. *Am Heart J*. 1983;106:577-581.

- Sayre MR, Berg RA, Cave DM, et al. Hands-only (compression-only) cardiopulmonary resuscitation: A call to action for bystander response to adults who experience out-of-hospital sudden cardiac arrest. A science advisory for the public from the American Heart Association Emergency Cardiovascular Care Committee. *Circulation*. 2008;117:2162-2167.
- Schräder R. Indication and techniques of transcatheter closure of patent foramen ovale. *J Interv Cardiol*. 2003;16:543-551.
- Schulte-Altedorneburg G, Nam EM, Ritter M, et al. On the origin of microembolic signals—A clinical and postmortem study. *J Neurol*. 2003;250:1044-1049.
- Segal J, Harvey WP, Hufnagel C. A clinical study of one hundred cases of severe aortic insufficiency. *Am J Med*. 1956; 21:200-210.
- Sharpe CT. Auscultatory percussion as a diagnostic method. *JAMA*. 1941;117:386
- Shaver JA, Salerni R, Reddy PS. Normal and abnormal heart sounds in cardiac diagnosis: Part I. Systolic sounds. *Curr Probl Cardiol*. 1985;10:1-63.
- Sheikh MU, Lee WR, Mills RJ, et al. Musical murmurs: Clinical implications, long-term prognosis, and echo-phonocardiographic features. *Am Heart J*. 1984;108:377-386.
- Shindler D, ed. Gallavardin phenomenon and echocardiography. *Echocardiography J*, 2006 Available at: http://rwjms1. umdnj.edu/shindler/gallavardin. html. Accessed Oct 11, 2016.
- Short RV. Percussion as a way of life. *Lancet*. 1995;346:67-68.
- Silk AW, McTigue KM. Reexamining the physical examination for obese patients. *JAMA*. 2011;305:193-194.
- Smith HJ, Neutze JM, Roche HG, et al. The natural history of rheumatic aortic regurgitation and the indications for surgery. *Br Heart J*. 1976;38:147-154.
- Smith ND, Raizada V, Abrams J. Auscultation of the normally functioning prosthetic valve. *Ann Intern Med*. 1981;95:594-598.
- Solomon SD, Saldana F. Point-of-care ultrasound in medical education—stop listening and look. *N Engl J Med*. 2014;370: 1083-1085.
- Spagnuolo M, Kloth H, Taranta A, et al. Natural history of aortic regurgitation:Criteria predictive of death, congestive heart failure, and angina in young patients. *Circulation*. 1971; 44:368-380.
- Spodick DH. Pericardial rub: Prospective, multiple observer investigation of pericardial friction in 100 patients. *Am J Cardiol*. 1975;35:357-362.
- Spodick DH. Perception of binary acoustic events associated with the first heart sound. *Am Heart J*. 1977;93:137-140.
- Spodick DH. The normal and diseased pericardium: Current concepts of pericardial physiology, diagnosis, and treatment. *J Am Coll Cardiol*. 1983;1:240-251.
- Spodick DH. The hairy hearts of hoary heroes and other tales: Medical history of the pericardium from antiquity through the twentieth century. In:Fowler NO, ed. *The Pericardium in Health and Disease*. Mt Kisco, NY:Futura Publishing; 1985.
- Spodick DH, Kerigan AT, de la Paz LR, et al. Preferential clavicular transmission and amplification of aortic valve murmurs. *Chest*. 1976;70:337-340.
- Stapleton JF, Groves BM. Precordial palpation. *Am Heart J*. 1971;81:409-427.
- Stein E, Delman AJ. *Rapid Interpretation of Heart Sounds and Murmurs*. 4th Ed. Baltimore, MD: Williams & Wilkins; 1997. [One of several sets of recordings, this includes recordings from hearts as well as the heart sound simulator, and a new section on the effects of hemodynamic maneuvers to alter sounds and murmurs, along with pretests and posttests.]
- Stewart JM, Houser OW, Baker HL Jr. Magnetic resonance imaging and clinical relationship in multiple sclerosis. *Mayo Clin Proc*. 1987;62:174-184.
- Stone J. Sir Dominic John Corrigan. *Clin Cardiol*. 1986;9: 403-406.
- Stroud WD, Stroud MW III, Marshall DS. Measurement of the total transverse diameter of the heart by direct percussion. *Am Heart J*. 1948;35:780-786.
- Surawicz B, Mercer C, Chlebus H, et al. Role of the phono-cardiogram in evaluation of the severity of mitral stenosis and detection of associated valvular lesions. *Circulation*. 1966;34:795-806.
- Swistak M, Mushlin H, Spodick DH. Comparative prevalence of the fourth heart sound in hypertensive and matched normal persons. *Am J Cardiol*. 1974;33:614-616.
- Szkopiec RL, Desser KB, Benchimol A, et al. Phonocardiographic findings in patients with normally functioning Ionescu-Shiley prostheses. *Am J Cardiol*. 1983;51:970-972.
- Takao S, Miyatake K, Izumi S, et al. Physiologic pulmonary regurgitation detected by the Doppler technique and its differential diagnosis. *J Am Coll Cardiol*. 1985;5:499.
- Tavel ME. The fourth heart sound—A premature requiem? *Circulation*. 1974;49:4-6.
- Tice F. The clinical determination and significance of some of the peripheral signs of aortic insufficiency. *IMJ*. 1911;20:271-287.
- Traube L. Über den Doppleton in der Cruralis bei Insufficienze der Aortenklappen [On the femoral doubletone in valvular aortic insufficiency.] Berl *Klin Wochenschr*. 1872;9:573-574.
- Ungerleider HE, Clark CP. A study of the transverse diameter of the heart silhouette with prediction table based on the teleo-roentgenogram. *Am Heart J*. 1939;17:90-102.
- Ungerleider HE, Gubner R. Evaluation of heart size measurements. *Am Heart J*. 1942;24:494-510.
- Van Hoeyweghen RJ, Bossaert LL, Mullie A, et al.; Belgian Cerebral Resuscitation Group. Quality and efficacy of bystander CPR. *Resuscitation*. 1993; 26:47-52.
- Vogelpoel L, Nellen M, Beck W, et al. The value of squatting in the diagnosis of mild aortic regurgitation. *Am Heart J*. 1969;77:709-710.
- Wayne HH. Significance of the fourth sound. *Am Heart J*. 1974;88:126.
- Weir RAP, Dargie HJ. Austin Flint murmur. *N Engl J Med*. 2008;359(10):e11.
- Weisse AB, Schwartz ML, Heinz A Jr. Intensity of the normal second heart sound components in their traditional auscultatory areas. *Am J Med*. 1967;43:171-177.
- Wigle ED. Hypertrophic cardiomyopathy: A 1987 viewpoint. *Circulation*. 1987;75:311-322.
- Yeager M, Yock PG, Popp RL. Comparison of Doppler-derived pressure gradient to that determined at cardiac catheterization in adults with aortic valve stenosis: Implications for management. *Am J Cardiol*. 1986;54:644-648.
- Yock PG, Naasz C, Schnittger I, et al. Doppler tricuspid and

pulmonic regurgitation in normals: Is it real?. *Circulation*. 1984;70(Suppl II):40.

- Zier LS, Sievert H, Mahadevan VS. To close or not to close: Eontemporary indications for patent foramen ovale closure. *Expert Rev Cardiovasc Ther*. 2016;10:1-10. doi:10.1080/1477 9072.2016.1224178

- Zoneraich S, Spodick DH. Bedside science reduces laboratory art: Appropriate use of physical findings to reduce reliance on sophisticated and expensive methods. *Circulation*. 1995;91: 2089-2092.

18章 動脈

　動脈を結紮すると，組織の一部はただちに感覚は失われ，冷たく，蒼白になるだけでなく，ついには栄養分も断たれてしまう．どうしてこんなことが起こるのだろうか．

ウィリアム・ハーベー[訳注1]，On The Motion of The Heart and Blood in Animals, 1628

訳注1）William Harvey（1578〜1657年），英国の解剖学者，医師．

◇ 覚えておくべきポイント

- 動脈性血管病変が疑われる例で，最悪なのは四肢すべての血圧を測定しないことである．Meador のルール[注1]の一例である．

- 血管性病変の所見の1つとして頸動脈血管雑音を聴くようにせよ．症状やその他の所見によっては，そして安全なインターベンション（治療）ができるのであれば，血管雑音についてさらに精査したほうがよいかもしれない．

- 50歳以上の患者で，頸部から上に説明できない持続性疼痛をみたら，常に側頭動脈炎を考えよ．

- 足関節上腕血圧比（ABI）が0.5以下は，たとえ足背で脈が触れても，下肢の致命的状況が差し迫っている．

- 触診，聴診および血圧を測定する特別な診察方法はすべて同じ目的のためにある．すなわち血管の閉塞の有無と血流を評価するためである．したがって本章では，通常行われるように検査方法別に記載するのではなく，部位（あるいは個別の血管）に沿って記載した．

⬤ 動脈の診察時に基本的な着眼点

1.　心房細動やその他，拍動ごとに心拍出量が大きく変化する状態にある患者では，動脈圧を触診する時には，左右同時に行うのが賢明である．そうすれば同じ心拍出量における左右の脈の強さの違いを同時に比較することができる．逆にそうし

なければ，よほどはっきりと脈拍の低下がある場合を除くと，脈拍の左右差を見逃す危険がある（6章参照）（患者が心房細動でなくても診察の一般的な原則である）．

2.　どの血管でも聴診器で強く圧迫すると，常に血管雑音は生じうる（この偶発的判断ミスは，このようなことが起こることを知らない医師に最も起こりうる）．

3.　触診は血圧測定の代用とはならない．長年の経験を持つ末梢血管外科医は触診だけに頼らず，圧測定を使って自分の観察を定量化している．そのために，しばしば Doppler 検査まで使用している．たとえ自分の診断精度が検査と同等の精度であってもそうしている．新人はこのことを知っておくべきである．

4.　たとえ患者の脈が正常に触れていても，それでもなお動脈不全を有する可能性がある．そのことは，本章の特別な診察方法の項目で記載してある．

1　線維筋形成異常症

　線維筋形成異常症は動脈内皮の成長異常である．腎動脈に病変が及ぶことが最も多い（下記参照）が，中ないし大血管，例えば頸動脈，腸管動脈，冠動脈あるいは末梢動脈などあらゆる部位に閉塞あるいは拡張を起こす．これまでは漠然とした稀な疾患と考えられていたが，最近は一般市民の関心を集めている（Burton, 2009）．人口の5%までにみられると推測されるが，必ずしも有症状とはならない．通常25〜50歳にみられる．若い患者では虚血症状で発症することを覚えておきなさい．多くの部位が侵される．

2　頸動脈（および椎骨動脈）

1）視診

　内頸動脈の1つの枝は，眼底の直接視診で見る

注1　テネシーの内分泌学者 Cliff Meador 医師に由来する．彼がアラバマ大学の学部長であった時，「これを行う最良の方法は何ですか」と誰かが質問した時には，「今ここで私ができる最悪のことは何ですか」と逆に質問するのが常であった．この質問は当初奇異に見えたが，その後優れた見識であると実感されるようになった．

ことができる．Hollenhorst プラークは同側頸動脈系に潰瘍性アテローム性プラークがあることを示唆する（10 章参照）．

2）触診：脈波

頸動脈は示指と中指を甲状軟骨の少し外側に当て，気管と胸鎖乳突筋の間に動かすと容易に触知する．頸動脈洞を避けるためやさしく頸部低部を触診する．拍動を見つけにくい時は，診察するほうへ頸を傾け，胸鎖乳突筋を弛緩させるとよい．1回に一側のみ触診する！

あらゆる動脈で脈圧波形の記録をとることはできるが，心臓の評価のためには頸動脈が最も優れている．

図 18-1 をみて，各々トレーシングの意味することを考えてみよ．そして判読してみよう．トレース A は比較のための正常図である．

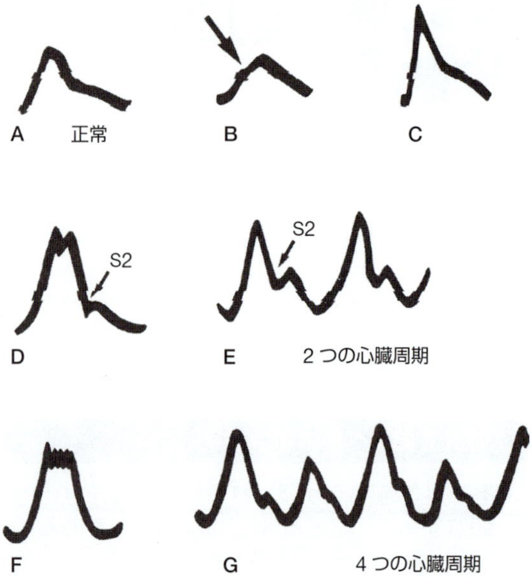

▶ 小遅脈[注2]

小遅脈 pulsus parvus et tardus は大動脈弁狭窄症の徴候であり（17 章参照），脈圧波形の矢印で示される（図 18-1 の B）上行脚隆起の切痕のため，上行脚隆起波形とも呼ばれる．私はその切痕を感じたことは一度もない．また臨床的診察で頸動脈立ち上がりは評価が難しい（Spodick et al., 1982）．しかし重症の大動脈弁狭窄症では立ち上がりは遅れるためベッドサイドで見つけることが可能である．

偽陽性

頸動脈の立ち上がりは，左室流出路閉塞（特発性左室弁下狭窄症，IHSS），著明な弁閉塞症（左室と頸動脈の間のアテローム）あるいは前方への拍出低下（うっ血性心不全，僧帽弁閉鎖不全症や大きな左右シャントを伴う心室中隔欠損）でも低下する．

偽陰性

残念なことに高齢者では動脈硬化によって血管のコンプライアンスが変化するため，頸動脈の立ち上がりは増加する．高齢者においては，大動脈弁狭窄症による頸動脈の立ち上がりの低下と，加齢による立ち上がりの増加が相殺して，一見する

図 18-1　頸動脈波形（本文参照）

と若い人のように立ち上がりが正常の範囲内にあるようにみえてしまう（Flohr et al., 1981）．これは触診技術が未熟なためにそう判断されるのではなく，外頸動脈の波形記録でもそのように見えてしまう可能性がある．

▶ Corrigan 脈

Corrigan 脈ないし Watson ウォーターハンマー脈（水槌脈）（図 18-1 の C）は de Vieussens によって記載された．100 年後，アイルランドの医師 Corrigan と Hope が大動脈弁閉鎖不全症の多くの患者が de Vieussens pulse を有することを指摘した．その後 Watson は脈がウォーターハンマー（ビクトリア朝時代の子どもの玩具）のように感じると記載している．この脈は橈骨動脈でも容易に検出できる．

ウォーターハンマー脈は，動いている体液が突然強制的に停止するか方向を変える際に生じる圧の出現あるいは波から，発生するものである．跳ねる力強い脈で，急速に増大し，突然虚脱する．

偽陽性

他の大動脈弁閉鎖不全症の古くから知られた徴候と同じく Watson ウォーターハンマー脈は，実際には脈圧が広いか，比較的抵抗の小さな血管床へ駆出される心拍出量が大きい場合にみられる徴候である．心拍出量が大きい，流量が大きい，広

注2　小さくゆっくり立ち上がる．徐脈 bradycardia を意味しない．

い脈圧に特徴づけられる状況下でこの脈が生じうる．循環亢進状態は——例えば動静脈瘻孔，動脈管開存症，甲状腺中毒症，アルコール依存症あるいは貧血でみられ，ウォーターハンマー脈を生じうる(W. Natale, 私信，2016)．

さらに僧帽弁閉鎖不全症でも稀には Corrigan 脈が生じることがある．

偽陰性

大動脈弁閉鎖不全症でも軽症例では，血流量が不十分であるためウォーターハンマー脈が起こらない．

▶ 二峰性脈

二峰性脈(2つの収縮期ピークを持つ脈)(**図18-1** の **D**)の最初の型は IHSS の診断に感度が高いと考えられてきた．しかし二峰性脈は，大動脈弁狭窄症と閉鎖不全症の合併でもみられる(Wood, 1956)．大動脈弁狭窄症では，二峰性脈は心臓の予備力があることを示唆している(McAlpin and Kattus, 1965)．

二峰性脈のもう1つの型は**重複脈**と呼ばれる(**図18-1** の **E**)もので，当初，発熱している患者，特にチフス熱患者での記述があり「動脈弛緩」によると考えられた．しかし最近では末梢抵抗が上昇して心拍出量が低下している若い患者でも記述されている．疾患としては原発性心筋疾患，高血圧性心血管病変，虚血性心疾患，原発性肺高血圧症，心タンポナーデである．発熱のない患者が安静にした状態で著明な重複脈がみられた場合は，重篤な心筋の機能障害の徴候かもしれない．初期の症例は，チフス性心筋炎の患者か，下痢からの重篤な脱水による低心拍出状態にある患者で報告されていた(Ewy et al., 1969)．

二峰性脈の聴診による診断は以下のように行う(McAlpin and Kattus, 1965)．上腕動脈を聴診しながら心臓に近いほうのエッジを使い，上腕動脈に圧痕が生じるまでベル膜に徐々に圧を加えて行く．そのうちに通常の圧痕性の収縮期血管雑音が聞こえるようになるが，二峰性脈の場合は，収縮期圧より若干低い圧で，2つに分裂した短い血管雑音を聴きとれる．

この方法を用いれば，脈波の記録装置を使ってしかとらえられないような二峰性脈を認識することができる．

表18-1　大動脈弁疾患が証明された患者における頸動脈振動

患者群	粗い振動(%)	細かい振動(%)
大動脈弁狭窄症のみ(30人)	50	17
大動脈弁閉鎖不全のみ(29人)	24	24
両者(14人)	43	14

(Alpert JS, Vieweg WVR, Hagan AD. Incidence and morphology of carotid shudders in aortic valve disease. *Am Heart J.* 1976；92：435-440, より許可を得て引用)

▶ 頸動脈振動

頸動脈振動 carotid shudder は収縮期に触知できる特異な現象として 1945 年に最初に記載された(Evans and Lewes, 1945)．当時この所見は大動脈弁狭窄症と閉鎖不全症が合併した時のみ発生し，単独ではみられないと考えられていた．頸動脈のトレース(**図18-1** の **F**)では収縮期ピークは多くの波で置き換わり，振動ないし振えといった触覚的な感覚を与えた．カリフォルニアの Eugene D. Robin 医師は収縮期の振えは細かいため，その触った感じはネコが喉を鳴らしているような感じと教えていた．粗い振動は必ず触知できるが，細かい振動は，時にしか触知できないか，ほとんど気づかれない(Alpert et al., 1976)．

この所見は有用であるが，感度は低い(つまり大部分の大動脈弁閉鎖不全症と狭窄症を合併した患者ではこの所見を認めない)．さらに頸動脈振動は当初考えられていたよりは診断的ではなさそうである(**表18-1**)．73 人の頸動脈トレーシングで，心臓カテーテル検査で確定した進行性の大動脈弁膜症では，細かくても粗くても振動があることは，それは単独あるいは連合性の大動脈弁疾患の存在を示唆するだけで，何の意味もないことが明らかになった(Alpert et al., 1976)．

頸動脈振動は大きな病変があることを必ずしも保証しない．心臓カテーテル検査で大動脈弁逆流も，大動脈弁の収縮圧較差もない患者で，私はこの徴候を確認したことがある．Doppler 流速試験で有意な狭窄症を認めなかった患者もいた．これらの患者では，すべて大動脈輪と大動脈に心エコーで石灰化を認めた．

他の偽陽性は頸動脈の閉塞とねじれであった．

3) 触診：頸動脈触診の不均衡

交互脈（時間に関して不均衡）

図 18-1 の G の拍動は完全に規則正しいことから二段脈ではない．

交互脈は原発性心筋障害や心筋への過剰な負担，例えば末梢血管抵抗が著明に増大した場合などによる心筋不全の重要な徴候である．頻脈時にも起こりうる．

場所の不均衡（脈の左右差）

片方の頸動脈の脈圧が弱いことは総頸動脈の同側の閉塞を示唆する．他の原因としては大動脈瘤，二重大動脈弓，非典型的大動脈縮窄症，頸部肋症候群(Silverstein et al., 1960b)である．しかし頸動脈と浅側頭動脈の両方の脈を同時に片側で触知しない場合は，同側総頸動脈の閉塞を起こしているであろう(Silverstein et al., 1960b)．

4) 頸部血管雑音の聴診（椎骨動脈を含む）注3

診察方法

頸部高位にて頸動脈全体を聴診し，頸動脈雑音と心臓から伝播した雑音とを鑑別するため，前胸部に向け少しずつ下方に動かす．甲状軟骨の上縁のレベルで総頸動脈分岐部において，ベル型の聴診器で聴くようにする(Gilroy and Meyer, 1962)．また胸鎖乳突筋肉の後方–鎖骨起源の上–鎖骨下窩においても聴診を行う．および後部頸部においても聴診を行う（鎖骨下動脈は椎骨動脈起源であることを覚えておく）．

頸部高位の血管雑音は放散しない基部の血管雑音より，特に後者が鎖骨下動脈の圧迫により変化する場合，より重要と考えられている(David et al., 1973；Ziegler et al., 1971)．また血管雑音がハイピッチで大きい場合，重要であるといわれている(Duncan et al., 1975)．しかし雑音の強さ，ピッチ，持続時間に関して臨床医がとる所見の一致率はわずかであり（$\kappa < 0.4$），雑音の存在に関する一致率は中等度である（$\kappa = 0.67$）(Chambers and

注3 "Bruit"はフランス語で騒音，英語では雑音と同じ意味として使われる．

Norris, 1985)．

頸動脈圧迫

反対側の動脈を圧迫すると，流量増加のため頸動脈雑音は強くなる．しかし頸動脈圧迫は特に高齢者では片麻痺(Silverstein et al., 1960a, 1960b)や，時に死亡(Webster et al., 1955)などの重篤な合併症を起こすため，ルーチンの診断学的方法としてはやるべきではない．注意事項は9章と特別な診察方法（後述参照）の部分で記述してある．

連続性頸部雑音

部分的に閉塞した動脈上の連続性雑音は収縮期および拡張期に圧勾配があることを示唆する．この状況は高度の狭窄のある時にみられる．有病率は入院患者で1％，ナーシングホーム患者で1％と報告されている(Berry, 1965；Crevasse and Logue, 1958)．多くの疾患で偽陽性を示し，髄膜腫，グロムス腫瘍，甲状腺中毒症，Paget 病および反対側の閉塞である(Allen,1965)．重症の貧血と発熱患者の8％および頸動脈海綿洞瘻孔や頭蓋内血管腫患者の13％にみられる(Allen and Mustian, 1962)．大動脈弓症候群にも記述がみられる(Myers, 1956)．連続性雑音と記述されている雑音は，実際は収縮期雑音に拡張期雑音が加わっただけの「連続した」雑音である．

指導医へ：循環器科のレジデントは血管内腔が50％狭窄に及ぶと柔らかい初期の収縮期 bruit が聞こえると教えられている．閉塞が60％に及ぶと bruit は高調となり，より強くかつ全収縮性となる．内径が70〜80％に低下すると，圧勾配は拡張期まで続き，bruit は収縮期と拡張期にも聴診できる．内径が70〜80％に低下すると，動脈の血流は危機的レベルまで劇的に変化する(W. Natale, 私信, 2016)．

頸部での心音聴診

頸部を回転させると(Gilroy and Meyer, 1962)，頸動脈上で心音が減弱したり柔らかい音になること（臨床上か心音図上にて）が頸動脈閉塞性疾患の徴候と考えられている(Kartchner and McRae, 1969)．

雑音の強さに影響を与える要因

頸動脈やその他の動脈の雑音の強さに影響を与える要因は，聴診器と閉塞間の距離（音の強さは逆2乗の法則に従い減少する），血流の速さ，血液の粘着度および狭窄口の大きさなどである．

偽陰性

雑音がないことは，あまり役に立たない．なぜなら血管の完全閉塞でも雑音が消失するからである（Matthews, 1961）．また時に重度の狭窄でも雑音を生じない．

偽陽性

他の血管と同じように頸動脈は，圧迫痕ができるほど聴診器を強く押しつけ狭窄と乱流を生じさせることで，まったく正常な血管にも収縮期血管雑音を発生しうる．事実そのような状況下で雑音が生じなければ血管が血栓化していることの根拠と考えられる．

頸部に雑音が生じるその他の状況は，静脈コマ音（19章参照）と放散した心雑音（17章参照）である．大動脈弁狭窄症の雑音は，通常頸部に放散する．頸部の上方へ放散するにつれ強さは減弱する一方，胸骨第2肋間より頸部のほうがより強い場合もある．また僧帽弁の断裂腱索による雑音と重篤な大動脈弁閉鎖不全による収縮期駆出性雑音も頸部で聞こえる（Hurst et al., 1980）．

鎖骨上部の血管雑音は小児や成人でも聞こえるが，動脈血流量や左室の駆出の速さが増加する場合にも聞こえる（Hurst et al., 1980）．

頸動脈疾患と脳卒中

症状がある患者において頸部頸動脈の雑音を聴取する主たる理由は，外科的に治療可能な病変を見つけるためである．直接的な手段を用いた多くの研究が頸動脈や鎖骨動脈雑音の診断率について多彩な結果を報告している．

有症状の患者

有症状の患者において高度頸動脈狭窄の尤度比（LR）が2つの研究で報告されており，雑音が聞こえる場合は1.6ないし3.2で，聞こえない場合は0.6ないし0.3であった（Sauvé et al., 1993）．

ここでいう症状とは，一過性脳虚血発作（TIA），すなわち数分ないし数時間で消失する脳卒中症状を意味する．総頸動脈や内頸動脈の動脈硬化性病変による古典的TIAは黒内障である．時に原因である塞栓——Hollenhorstプラークを網膜の診察で診ることができる．

特徴的には，患者は黒ないし暗い影が患側の視野に広がり数分後には消失すると訴える．重篤な頸動脈狭窄では，網膜の酸素需要が増加（例：明るい光線に曝される）ないし灌流圧の低下（姿勢の変化）などの状況下で血流低下が起きるため，視力が消失すると訴えることもある．非常に稀であるが，食後に内臓血流が増加することにより，他の臓器の血流が犠牲にされて，同様の症状がみられることもある．視野に見えた暗点を「泥を浴室の壁に投げつけたようなものが数分～数時間見える」と表現する患者もいる（Levin and Mootha, 1997）．

めまいdizziness，全身の倦怠感，眼のかすみblurry vision，失神や前失神あるいは飛蚊症floatersのような一過性の視野に見える現象を，頸動脈狭窄による症状と判断すべきではないであろう（Lanzino et al., 2009）．

ある研究によれば，局所性頸動脈雑音（甲状軟骨上縁付近で頸動脈分岐部の狭い範囲のみで聴こえる）は高度狭窄との関連が最も良好であった．局所性血管雑音の頻度は，狭窄の程度が70～89%の間でピークを有し，狭窄が90%を超えるとやや少なくなる（Sauvé et al., 1994）．局所性血管雑音は，同側の頸動脈の中等度から重篤な狭窄の予想因子としては，びまん性雑音より正確ではないとする別の報告もある（Ingall et al., 1989）．

無症状の患者

無症状の患者において聴診器の圧迫によらない頸動脈雑音があることは，雑音と同側ないし反対側の脳卒中のリスク増大の指標となりうる．その判断には懐疑的な意見（Bergan et al., 1984）があり，無症状で頸部血管雑音がある患者のおよそ半分にしか，有意な頸動脈狭窄を認めないことを覚えておくことは重要である（Donaldson et al., 1987）．Systolic Hypertension in the Elderly Programに参加した脳卒中や心筋梗塞の病歴がない4,442人のコホート研究において，平均追跡期間4.2年で，頸動脈雑音がある患者での脳卒中の頻度は7.4%，ない患者では5.0%であった．それ以外のより重要な脳卒中の危険因子が複雑に絡み合って，登録時の年齢が70歳以上では，頸動脈血管雑音とその後に発症する脳卒中との関係はもはや

みられない．研究の発表者はこの結果を「頸動脈の雑音は，臨床的に重要な頸動脈疾患を示唆するというよりは，むしろ全身の動脈硬化を示す徴候である，といった広く認められた考え方を確認したものである」(Shorr et al., 1998)と結論づけている．したがって，雑音のある患者は冠動脈疾患，動脈瘤，末梢性動脈疾患に特別の注意を払って検査すべき(Hurst et al., 1980)である．他の研究では無症候性の頸動脈雑音の患者は虚血性心疾患で死亡するリスクは3.4倍高い(Heyman et al., 1980)と報告している．しかし5年間の前向き試験では血管雑音のない患者(0.5%)に比べ，平均脳卒中発症率は3倍(1.5%)である(Wiebers et al., 1990)としている．2型糖尿病の患者における前向き試験では偶然見つかる頸動脈雑音の患者は，ない患者に比べ2年以内に脳卒中を発症する頻度は6倍以上である(Gillett et al., 2003)と報告している．

頸動脈エコー

頸動脈エコーは無症状の患者を検出する手段としては雑音の聴診よりも極めて正確な方法であり，70%以上の狭窄を検出する感度は96%，特異度は85%と報告されている(Rockman et al., 1997)．他の報告によれば，頸動脈エコーの結果は検者の技量に依存し，高度の狭窄の感度は72〜97%，特異度83〜95%である(Whitty et al., 1998)．もし臨床医が自分で検査を行えば，結果について確信を持つのに必要な数だけエコー画面で確認することができる．しかしメディケアで認められる費用が削減されているために，最近では検査の質は技師任せになってしまい，解釈する臨床医は提供されるデータに全面的に依存している．各々の施設でエコーと血管造影の所見との相関を検討することが推奨される(Chang et al., 1995)．

最近のカラーDoppler検査の導入によって高度狭窄と閉塞を鑑別する能力は改善している．

結果が陽性ならどうすべきか

疾患が見つかったら患者を外科へ紹介すべきかが重要な課題である．数多くの理由により断定的な解答は得られていない．理由の1つは研究を行うことの難しさである．同側の脳卒中の発症率(年2.5%)が低い母集団においては，外科的手術を受けた群で脳卒中の発症率が50%低下することを示すためには，3,000人以上の患者が研究のために必要である(Wittgen and Brewster, 1997)．さらに外科的転帰は術者の技量と経験ならびに患者

の術前の状態に大きく依存する．1994〜1997年オンタリオ州において頸動脈内膜切除術を受けた6,038人のカルテを検討すると，複数の危険因子を有する患者では術後30日の脳卒中ないし死亡は16%に及ぶ．危険因子は以前のTIAや脳卒中の既往，心房細動，対側の頸動脈閉塞，心不全と糖尿病である(Tu et al., 2003)．

Asymptomatic Carotid Atherosclerosis Studyの結果から，スクリーニングとして頸動脈エコーを行うことの有用性が推奨されている．この研究によれば，外科的手術(内科的治療も受ける)を受けた患者において，周手術期脳卒中や死亡も含めた同側の脳卒中の5年間の総計リスクが53%低下したとされている．外科的治療患者の発症率は5.1%で，アスピリンとリスク低下治療のみの患者は11%(Executive Committee for the Asymptomatic Carotid Atherosclerosis Study, 1995)であった．ただ外科的手術を延期した場合，5年間に脳卒中が発症しない可能性は89%(Rockman et al., 1997)であることや，外科的手術は年100人につきわずか1人の発症を予防するのみであることを考慮すると，これらの研究結果はあまりよい成績とはいえない．対照的に，2年間に1人の脳卒中(Barnett et al., 1998)を予防するためには，高度狭窄(70%以上)の症候性の患者は，わずか8人のみ頸動脈内膜切除術を受けるだけでよい．症状が出現後2〜4週以上手術を延期すると利益の大半は失われる(Lanzino et al., 2009)．

他の疾患に対するスクリーニングと同様，母集団における疾患の有病率が極めて重要である．頸動脈狭窄の有病率が一般人と同じく1%以下であれば，スクリーニングは予防するよりは，むしろより多くの脳卒中を生み出すであろう．有病率が20%以上の母集団のみが，良好な血管造影および外科的手術の結果を示すセンターと同様に，明らかな利益がみられるであろう(Whitty et al., 1998)．

65歳以上の患者では，無症候性の中等度ないし高度の頸動脈狭窄(≧50%)の有病率は5〜9%で，女性より男性にはるかに多い(Perkins et al., 2010)．

血管外科医の診察を受けている患者では，有病率はずっと高い．退役軍人のコホート研究では喫煙，心疾患，末梢性動脈疾患は，50%以上の頸動脈狭窄を持つリスクと関連がある．これらすべてのリスクを有する退役軍人の有病率は18%(Fowl

2 頸動脈(および椎骨動脈)　　563

et al., 1991)である．他の研究では跛行の約25%の患者が，エコー検査で50%以上の頸動脈狭窄を示した．この研究ではまた足関節上腕血圧比(ABI)(6章参照)が低い場合，頸動脈狭窄を高率に予測すること(Marek et al., 1996)を示した．

血管性疾患で眼科的所見を呈した患者の70%において50%以上の頸動脈狭窄(10章参照)を示した．眼科的所見の内訳は無症候性高血圧性網膜症，中心性ないし分枝性網膜動脈閉塞，網膜プラーク，静脈うっ血性網膜症や虚血性視神経症(Lawrence and Oderich, 2002)である．

より非侵襲的な治療，すなわち頸動脈形成術とステント術がリスク利益分析を変え，ハイリスク患者の治療が実践可能となってきたが，血管内膜切除術と比較し相対的な安全性と効率は決定困難である(Arhuidese et al., 2017；Lanzino et al., 2009)．血管内膜切除術とステント術の結果は初期の頃に比べ，改善してきた(Perkins et al., 2010)．ドイツにおいては質保証登録が義務化され，2003年から2014年にかけて310,000の頸動脈内膜切除術と18,000の頸動脈ステント術のデータはあるが，手技の転帰の1対1の比較は不可能である(Kallmayer et al., 2015)．米国での解析では新規の症候性の頸動脈狭窄で低リスク患者では，頸動脈内膜切除術が標準的なケアである．心筋梗塞あるいは脳神経障害は低リスクであるが，同側の脳卒中は高リスクである(AbuRahma and Mousa, 2016)．

塞栓性脳卒中

外科適応の理由により多くの関心が頸動脈病変に集中するが，ここに起因する脳卒中はわずか22%のみである．脳卒中を起こす塞栓は潰瘍性頸動脈プラーク以外の塞栓源からも起こりうる．最低15%(おそらくもっと多く)の脳卒中が心臓疾患——心房細動，心室瘤あるいは拡張型心筋症に続発する．他の可能性としては卵円孔開存を通過した奇異性塞栓症である．これらは経食道エコー(Zhu and Norris, 1990)か，末梢からのマイクロバブルの静注(17章参照)による経頭部Dopplerエコーでしか検出できないかもしれない．神経内科医も心臓の診察を行い，最新の心臓画像診断に精通すべきである．

結論

将来もっとよい治療ができるようになれば，より積極的に頸動脈のスクリーニングをすすめても

よいかもしれない．さらによいのは，全身の動脈硬化に対し，より有効な治療法が出現して，本章の大半が時代遅れになってしまうことである．全身疾患の局所所見に，わずかばかりの違いがあることを根拠に，明らかなリスクを伴い限定的な有効性しかない侵襲的手技を最大限に利用するために，これまで高額で莫大な労力が費やされてきた．

現時点で筆者が考える推奨は以下のとおりである．

1. 全身の心臓血管系の診察の一部として頸動脈の雑音を聴取せよ．

2. 症状のある患者では，雑音の有無にかかわらず，前脳循環に起因するか確認のために頸動脈エコーを行う．

3. 無症状の患者では，雑音が聴こえるか，以前にあった雑音が変化するか，頸動脈狭窄のリスクが高い場合は頸動脈エコーの適応である．

4. 脳卒中やTIAの原因として頭蓋外の頸動脈のみに気をとられるな．

5. 患者に説明する時には，頸動脈内皮切除術から起こる脳卒中や死亡のリスクは，正確な臨床適応とどのインターベンションを選択するかに大きく依存することを知らせる．

6. 血管性病変は医学的な危険因子に注意を払うべき全身の疾患であることを覚えておく．この全身疾患とは，動脈硬化を示すだけでなく，同時に側頭動脈炎やある型の血管炎も指している．

5) 特別な診察方法

血管性頭痛における頸動脈圧迫

頸動脈圧迫は片頭痛や片頭痛様頭痛(まとめて「血管性頭痛」と呼称する)の診断に補助的な役割を果たす．発作の初期に患者が受診し，特徴的な拍動性頭痛であれば，患者に0~10のスケールで頭痛の程度を尋ねよ．同側の頸動脈を圧迫して，脈波形を減弱させると疼痛スコアが低下するだろう．圧迫を解除すると疼痛スコアが数拍以内にもとのスコアに戻る．この疼痛解除はプラセボの頸部刺激(乳突起を揉む，頸動脈上の皮膚をつねるなど)では再現できない．さらにこの検査は，いったん痛みが拍動性の時期を過ぎ一定状態の疼痛へ移行するともはや無効である．**頸動脈狭窄症や閉**

18

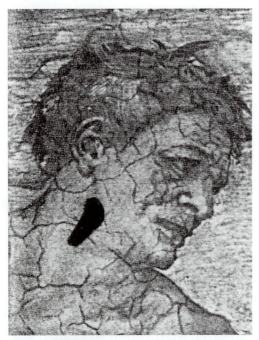

図 18-2　頸動脈洞
(ミケランジェロ作『原罪と楽園追放』から『アダム』．システィーナ礼拝堂所蔵)

塞患者には決して行ってはならないことを覚えておきなさい．

　これは血管性頭痛の歴史的に記述されてきた4つの診断基準の1つである．血管性頭痛を診断するためには他の3つが要求されてきた．(a)片側性疼痛，(b)拍動性の発症，(c)麦角アルカロイドで頭痛が改善することの3点である．麦角アルカロイドの使用は，多くの危険な副作用があり，英国では2012年に中止となった．頭痛疾病の国際分類，21版では症候性の基準に基づき，吐き気，羞明あるいは音恐怖症，拍動性頭痛および運動による増悪を含む(Hainer and Matheson, 2013)．

頸動脈洞反射

歴史メモ
　頸動脈洞反射はHeringにより反射として解明され，Hering-Breuer[注4]反射として最もよく記憶されている．

診察方法(Lown and Levine, 1961 後)
1．(臥位の)患者の頭部を後方および片側へ，片側の頸動脈洞が容易に触診できるように回転させる．頸動脈洞は通常甲状軟骨の上縁レベルで顎のすぐ下に位置する(図18-2)．
2．動脈と頸動脈洞を椎骨に対して圧迫するように，内側後方へ向け圧を加えながら，頸動脈洞のマッサージを行う．
3．1回で5秒までの強いマッサージを行う．数秒間休止を置いた後で繰り返してもよい．
4．同時に両方の頸動脈マッサージは絶対に行うな．

> 注意深く行えば，この検査の副作用は極めて稀である．副作用が起こる場合は主に脳血流の低下が原因である．したがって，この検査は病歴や診察上で脳血管障害の証拠(例えば頸動脈雑音)がある場合や75歳以上は避けるべきである(Lown and Levine, 1961)．冠動脈循環不全の患者も心停止を起こす危険性がある．50歳以上で，失神や原因不明の転倒の病歴がある患者1,000人を対象とした研究において，診断的頸動脈マッサージが一過性の神経学的症状を起こしたのは1%，永久的な合併症は0.1%の頻度であった(Richardson et al., 2000)．

> 高齢者では頸動脈プラークの遊離を引き起こすリスクを伴うため，高齢者において薬物を使わないで脈拍を低下させるより安全な方法は，眼球心臓反射を行うことである(26章参照)(L. Huntoon, 私信, 2004)．

通常の反応
　頸動脈圧受容体は第XI脳神経を介して，心臓と延髄の血管運動中枢に求心性インパルスを送っている．その効果は副交感神経(迷走)活性を刺激し，即座に洞房結節と房室結節の伝導低下をきたし，心臓に周期変動と徐脈[注5]効果を及ぼす．数秒後には独立した交感神経に対する抑制効果がみられ血管拡張により血圧低下をきたす．頸動脈反射は呼吸回数に対してはさまざまな効果をもたらす(Lown and Levine, 1961)．
　心臓血管系の疾患患者の大部分は速やかな頸動脈洞反射を示すが，健常者はほとんど反応を示さないことはよく知られている．ある種の心臓の反

注4　Breuerは，精神分析に至る技術の初期研究においてSigmund Freudの共同研究家としても記憶されている．

注5　徐脈bradydromicはギリシャ語のbrady(遅い)とdrome(走る)に由来し，房室伝導の遅延を意味する．

応は40歳以上では82%で誘発されるが、40歳未満ではわずか18%のみである。おそらく高齢者では心臓血管系の疾患が併存しているためであろう。

洞調律の心拍低下がみられるのは正常人ではわずか5%のみである。収縮期血圧の低下は60%の人でみられる。もちろんこの頻度は高齢者や心臓血管系疾患の患者では高くなる。健康な陸軍新兵では、血圧低下はあまりみられない。

頸動脈洞圧迫による不整脈の鑑別診断

1. 規則正しい徐脈：頸動脈マッサージ中に洞性徐脈はさらに遅くなる。多くの第2度房室ブロック、3：1ブロックを伴う発作性心房性頻拍症でみられるように、効果的な頸動脈洞反射は不規則ないし突発的な心拍の徐拍化を起こし、圧を解除すると不規則ないし突発的な再加速をもたらす。

頸動脈洞刺激中の心室の発作的な加速は、2：1ブロックに特有である。迷走神経により遅延した心房電流は、先にブロックされていた交代性電流（房室結節が伝導に不応であった時に到達していた）を今度は通過させうる。このため伝導は1：1となり心室レートは速くなる（図18-3）。

〔完全房室ブロックは頸動脈洞圧迫により影響を受けないが第1音が変化することに注目することで判断できる（17章参照）〕。

2. 規則正しい調律で70〜100の間：このような調律のメカニズムは正常洞結節からの結果と推定される。しかし、頸動脈洞圧迫によって突然徐拍化ないし心拍数が半分に低下し、圧解除により発作的にもとに戻れば、むしろそれは洞調律よりは心房粗動ないしブロックを伴う発作性心房性頻拍症を示唆する。

3. 速く規則正しい調律：心拍数が規則正しく速い場合（毎分120〜300拍）頸動脈洞刺激は、心電図で検査できない時でも有用である。

a. 頸動脈洞刺激によって頻脈が突然停止し、圧の解除の後もリズムが比較的遅く（毎分100以下）規則的であれば、おそらくそれは発作性心房性頻拍症である。

b. 頸動脈洞刺激が心室レートを一過性に遅くしたら、不整脈は心室頻拍ではないと断定してよい。

c. 頸動脈洞圧迫により徐拍化が円滑にかつ徐々にみられ、解除後同じく円滑にかつ徐々にもとのレートに回復したら洞性頻拍であろう。この円滑

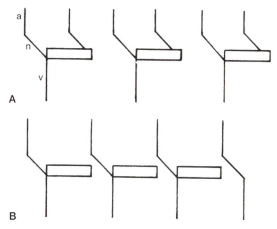

図18-3　A：2：1の房室ブロックのラダーグラム.
aのラベルがついた垂直の線は心房の脱分極を示す。vのラベルがついた垂直の線は心室の脱分極を示す。nのラベルがついた斜めの線は房室結節の伝導を示す。長方形の箱は房室結節の不応期を示す。幅は持続時間に比例する。交互に心房インパルスが不応期に房室結節へ到達するため、心室に伝導しないことに注意。心室インパルス1に対し、心房インパルスは2倍であるために2：1ブロックと呼称する。**B：頸動脈洞圧迫の効果.** 心房レートは遅くなるが、不応期（これ自体は不変）を通過した後心房インパルスが到達するために、逆説的に心室レートは増える。頸動脈洞圧迫により心室レートが増えれば、この機序を考える。

な減速と加速は、電車が駅で減速して（停止しないで）郵便物を受け取ってから、もとの速さに加速するのによく似ている。

d. 一過性の徐拍化からの回復が突発的であれば、心房粗動かブロックを伴う発作性心房性頻拍症を再度考慮すべきであろう。

4. 速く不規則な調律：もとの調律が速く不規則で、遅くなった心拍レートが規則正しければ心房細動は除外できるであろう。しかし心拍が遅くなり不規則で、運動によって心拍数を加速し規則的となれば、鑑別診断は心房粗動、期外収縮、ブロックを伴う発作性心房性頻拍症が含まれる（Lown and Levine, 1961）。

5. ジギタリス中毒：ジギタリス投与は頸動脈洞反射の感受性を高める。このため、たとえ特徴的な不整脈が突発的に現れる前であっても、ジギタリス中毒の有無を調べるための非薬物検査として、頸動脈洞刺激試験は有用である。頸動脈洞への刺激が進行性の房室ブロック、固定の連結期の期外収縮、心房細動の患者において速く規則正しい心室反応（心房は細動を持続させているが結節性心室調律へ転換したことを示す[訳注2]）を生じさ

せれば，ジギタリス中毒の可能性は高い．その同じ患者において，以前は頸動脈洞刺激がこれらの不整脈を起こさなかった場合は，特にジギタリス中毒の可能性が高くなる．

訳注2）房室結節性頻拍症のこと．

6. **意欲に満ちた学生へ：2：1房室ブロックと2：1洞進出ブロックに関して．** 2：1房室ブロックを2：1洞進出ブロックと区別する心電図所見はなく，診断のみならず前者の場合は薬物を投与するとさらに房室伝導を低下させるために鑑別は重要である．頸動脈圧迫がブロックを増やしたら（脈を遅くする），房室ブロックが妥当であろう．逆に効果がなければ，試験は断定的ではないが，洞進出ブロックを示唆する．

かつて右の頸動脈は洞結節に効果を及ぼすようにマッサージされ，左は房室結節に効果を及ぼすようにマッサージされると教えられてきたが，それを支持するデータはない．

Levine 試験

徐脈を生じるほどの頸動脈洞マッサージは，狭心症による胸痛を軽減させる．Levine 試験は最初Wassermann によって記載されたが，Wassermann の名前はすでに血清試験（梅毒）によって知られていた．この試験は，今日ではこの方法を一般的にした人の名前にちなんでLevine 試験と呼ばれている．

診察方法

1. 側にいる付添人（いなければ患者自身に）に前胸部に聴診器を当ててもらい，徐脈になるかをあなたが聴くことができるようにする．診察者の両方の手は自由に動かせるようにし，片方の手で患者の頭を支え，反対の手を使って頸動脈洞を本章の最初に記載した方法で，マッサージできるようにする．
2. 患者にまだ胸痛があるかどうか確認する．
3. 右の頸動脈を最初にマッサージする．この方法で徐脈が起きなければ左をマッサージする．
4. いったん徐脈が起きたら，患者に胸痛が悪化したかどうか尋ねる．

心拍数が遅くなったら狭心症の患者は特徴的な反応を示す．答えが返ってくる前に1呼吸おいて，しばしば不思議そうな困惑した顔つきをみせて，「いいえ先生，胸がまったく痛くなくなりました」あるいは「軽くなりました」と答える．心臓はすぐ再加速するが，脈が遅くなり始めて数秒以内

に，痛みが消失ないし軽くなる．一般に，胸痛が再び起こることはない．検査を適切に行うために重要なことは，質問の際に正しい言葉遣いをすることである．目的は，この手技によって胸痛が悪化するかのように患者に思わせて，患者を誤ったほうへ誘導することである．もし誤った方向への誘導にもかかわらず，痛みが軽減あるいは消失したと患者が答えたなら，その自覚的な変化は本物であり，医師によって導かれたのではないと確信できる（Lown and Levine, 1961）．

私は被検者を，特に過剰に協力的な態度の人では，どちらの方法へも導かないようにしている．そのため次のように試験を修正している．疼痛のレベルをベースラインで10スケールのどれくらいか尋ねる．次に圧迫中の疼痛の程度を尋ねる．痛みが消失しなければベースラインとプラセボ手技を行った場合の両方で尋ねる．プラセボ手技は例えば，乳突起を擦る，頸動脈洞上の皮膚をつねるなどである（科学的な研究ではプラセボは検査の前半と検査の後半に行うことに注意）．

この方法によって陽性，すなわちプラセボ手技では，頸動脈洞刺激を行った時と同じほどに痛みのスコアが軽減しなければ，狭心症に診断的である（しかし陰性の時は，胸痛の原因として狭心症を除外できない）．

左脚ブロックにおける頸動脈洞反射

頸動脈洞反射にて心室レートが遅くなると，時に一時的に左脚ブロックが消失して，通常左脚ブロックでは検出できない前壁心筋梗塞の心電図所見を見ることができることがある．

肺水腫における頸動脈洞反射の治療的応用

頸動脈洞刺激は高血圧性ないし虚血性疾患の患者の80％において肺水腫を改善させることがわかっている．効果は刺激の直後から，徐脈が起こるのと同時に得られた．この反応は完全に可逆的であった．頸動脈洞刺激は間隔を開けて繰り返し（1回に5分まで），最長30分まで行える．反射の効果が消えたら反対側を刺激すると良好な反応が得られるかもしれない．心房細動や大動脈弁疾患がある時は，この方法は有効ではなかった（Lown and Levine, 1961）．

▶ 頸動脈洞失神

医学生だった頃，私は次のような話を聞いた．内科医の Soma Weiss は，ある時ボストンの路

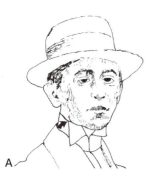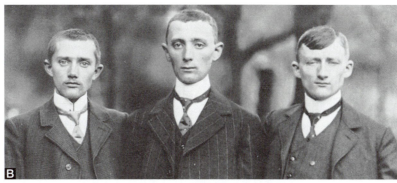

図18-4　A：糊のきいた硬いウイングカラーが頸動脈洞をどのように圧迫するかを示すために，ネクタイとウイングカラーを取り除いてある．B：セルロイドカラー．アーマンドの妻が指を入れたカラーはこのうちのいずれかに違いない（本文参照）．

面電車の車掌が毎朝ある通りの角を曲がる時にだけ，失神する症例を提示された．どうやら，この曲がり角で車掌は車両の方向を変えて，自分の頭を右に向けなければならないようだった．当時，路面電車の車掌は翼のついたカラーをつけていた（図18-4）．Weissは糊のきいた硬いカラーが患者の頸動脈洞を圧迫し反応性の徐脈や心停止を起こすのではないかと考えた．彼はこの仮説を臥位になった患者の頸動脈洞を自分の指で圧迫し症状を再現させることで検証した．

この話を聞いた後，私は失神で入院したすべての患者にカラーの硬さについて忠実に聴くようにした．しかしこの頃には翼のついたカラーは最新の柔らかい生地でできた丈の低いカラーに変わっており，私の質問は診断のうえであまり役に立たなかった．話を聴くのではなくオリジナルの論文（Weiss and Baker, 1933）をすでにもし読んでいたら，そんなことは予想できただろう．

　65歳の路面電車の白人運転手がめまいと失神発作を訴え病院へ入院した．彼の症状は18ヶ月前に始まり，路面電車を運転している時に，突然強いめまいを感じ意識を失った．転倒しそうになったが，すぐ後ろにいた男性が支えてくれて，意識をすぐに取り戻した．数ヶ月後，同じく運転中にもう1回発作があった．かなり頻繁に，仕事中に患者はめまいと複視を自覚した．症状は決まって，交通の行き来を見るために頭を左右に動かす時に起こった．さらに自宅で読書中に，気が遠くなるような発作を8～10回ほど起こしていた．彼はいつも，非常に緩いがセルロイドのカラーをつけていた．座って本を読む時は，頸動脈洞を圧迫するような形で頸がカラーの中へずれ落ちていた．この事実はわれわれが調べ始めて初めて明らかになった．それまでの18ヶ月間，彼は何人かの医師を受診したが，誰も失神の原因を明らかにできなかった．最終的に，マサチューセッツ総合病院のWalter Burrage医師の診察を受けた．Burrage医師が右の頸動脈洞を圧迫するとただちに失神が誘発された．患者はその時の症状が，特発的に起こる自分の発作とまったく同じであると証言した．精査のためわれわれに紹介となった．

　通常の診察所見は，ごくわずかの心臓拡大と全身の動脈硬化以外には異常を認めなかった．血算と尿は正常．血圧は136/72．血清梅毒反応（Kahn法）は陰性．心電図は正常．頸動脈は容易に触知．どちらかの頸動脈洞を圧迫すると脈は遅くなり，血圧低下，めまい，失神，痙攣を起こした．患者にセルロイドカラーを付けさせて，頭を左右に振ってもらい，脈と血圧を測定した．こうすることにより，頸動脈洞が圧迫された結果として脈が少し遅くなり，収縮期血圧は40mmHgも低下，時々めまいを感じたが失神は起こらなかった．この患者は，それまでの1ヶ月間使ってきた柔らかいカラーを付けるようにアドバイスされた．その間はめまいや失神はまったくみられなかった．

事実を期するためにGallicの脚注にある，次の症例（Roskam, 1930）を考えてみよう．

　昨年11月3日．私の診察室を石切り工の親方であるアーマンドCという名前の53歳の男性が受診した．彼の話によれば，1929年5月までは特別なことは何も起こらなかったのだが……．

　1929年5月患者の妻が，非常に硬いカラーを装着するのを手伝い，硬いカラーと頸の間に指を入れた．その瞬間，彼女の夫は意識を失って倒れた．

11月3日，ベルギーのリエージュに出張している時に床屋に行った．そこで，ひげ剃りの剃刀の刃が頸に当てられた時，突然意識を失ってなかなか意識が戻らなかった．

〔これは，英語圏では頸動脈洞が非常に過敏になっていて，洞の上の皮膚に剃刀がかろうじて触れただけで失神が起きたと理解されている．そのような方法で，頸動脈洞を刺激することは不可能であろう．床屋が剃刀を自分の頸へ持っていった時であるのは間違いないとアーマンドは記憶している．しかし，床屋は客の頸を剃る時，ひげ剃りを持っていないほうの親指で客の皮膚を伸ばし，下顎のほう（すなわち，頸動脈洞の上）へ頸を圧迫して行っている．床屋に行って見ていればわかるだろう．かくしてひげ剃り自体が，長年不当に容疑者扱いされていたが，真犯人は床屋の主人の親指が頸動脈洞を圧迫していたことに違いないと私は考える〕．

私は，頸動脈と頸動脈周囲の領域の多くの場所——特に左頸動脈と左頸動脈洞の領域は注意深く強く圧迫して系統的に調べてみた．しかし，目を引くような反応はまったく得られなかった．そこで私は，甲状腺軟骨のレベルで下顎角へアプローチした．触ることさえ躊躇していたが，私がかろうじて圧迫を始めた瞬間，アーマンドは息のつまるような声を上げて叫んだ．「死にそうだ」．即座に私は圧迫をやめた．アーマンドは死んだように蒼白で，口唇は色を失い，目はうつろで，意識はなく，無気力の状態で横たわって動かなくなり，脈も触れず，呼吸も止まってしまった．私が圧迫をやめてから15秒以上も失神状態が続いた時，細心の注意を払って前胸部の聴診を行った．まったく音はしなかった．ついには大痙攣発作が起きた（患者はこの発作を乗り越え正常の洞調律に復帰した）．

この報告はSoma Weissが報告する以前のものであることに注意．

われわれは以前，頸動脈反射が，もちろん多くの正常人では見逃されているが，診断ないし治療上も有用であることに注目した．今度は，過剰な頸動脈洞反射によって引き起こされた疾患について述べた．疑問はどのポイントをもって過剰反応としたらよいかである．

スクリーニングの目的では，頸動脈反射は心拍数が50％以上遅くなるか，収縮期血圧が40 mmHg以上低下すれば，暫定的に過剰反応と呼ぶ（Lown and Levine, 1961）．これらの基準を満たす人々のなかで，症候性の頸動脈洞失神を起こす

のは，わずか1/3だろう．したがって，これらの基準を満たさない患者では，頸動脈反射の過剰反応は除外される．しかし，失神の患者が過剰頸動脈反射の基準を満たさず，症状が頸動脈洞マッサージで再現できない場合は頸動脈洞失神とは診断できないだろう．

頸動脈洞失神は，咳失神の発生機序であろう（Wenger et al., 1980）．そしてこれは，慢性閉塞性肺疾患および胸郭の筋肉がよく発達した患者で起こりやすい．咳失神の発生機序として他に示唆されているものには，房室解離（Saito et al., 1982），反射性血管拡張（Chadda et al., 1986）あるいはたぶん，静脈圧上昇によって引き起こされる脳血流量低下であろう．

頸動脈洞過敏症候群の有病率は無症状の成人では4％と高く，原因不明の失神の高齢者においては25〜45％関与しているだろう．頸動脈洞過敏症候群は大腿頸部骨折で入院した患者の35％にみられ，待機的股関節手術で入院した年齢にマッチさせた対照群ではまったくみられない（Richardson et al., 2000）．

▶ 高血圧性クリーゼに至る圧受容体不全

症例：ある消化器内科医に発作的な交感神経過剰状態の所見と症状がみられ，著明な起立性高血圧，焼けつくような頭痛，顔面の紅潮，発疹およびその他の血管運動が活動的な所見を示した．内視鏡検査を施行あるいはガムを噛むあるいは会話が可能な範囲で，頸部を左に回転させると30 mmHg以上の血圧上昇が誘発可能であった．悪性の高血圧管理目的で集中管理室へ入室が必要であった．症状や褐色細胞腫に類似していたため，当座「偽性褐色細胞腫」であろうとされたが，画像検査で腫瘍は見つからず，カテコラミンも正常であった．包括的な画像検査は中枢性病変や腎動脈病変やその他の血管性病変も検出できなかった．自律神経機能異常の専門家がいる4次メディカルセンターでの数回の検査で，血圧反射不全症の結論で，稀なこれまで報告されていない職業上危険な疾患だった．ビデオでモニターすると内視鏡検査は反復性の頸の回転，伸展および固定性の姿勢が要求される（Kram et al., 2016）．ハイテク時代にシマウマを探す診断上のドラマは最終的に示しているのは医師患者の信頼関係および患者病歴に注意深く注意を払うことがいまだに絶対不可欠

ということである(Kram, 2017).

6) 鎖骨動脈およびその他のスチール症候群

神経学的ないし左上肢の症状を訴える患者において,特にそれが運動によって誘発される場合は,外科的に治療しうる鎖骨動脈スチール症候群の患者を見逃さないように,左右の上肢の血圧と脈を必ず比較しなければならない.「スチール」という言葉は,運動により椎骨動脈起源の近位部に鎖骨下動脈の閉塞があり血液が盗まれることを意味する.椎骨動脈の起源の近位部に鎖骨下動脈の閉塞がある.当初,驚くべき考え方にみえたが,このような閉塞は同側,通常左の椎骨動脈において逆向きの血流を起こす(血管造影上証明されている).言い換えれば血液は最初に脳に行き次に上肢へ流れて,鎖骨下に起こった交通渋滞[訳注3]をバイパスするわけである.かつてわれわれはこれを病歴によって診断した.典型的には,50代(±10年)の男性(60%が男性)が左手で自分の短髪にブラシをかけている時,突然の回転性めまい,失調,フラフラ感,意識混濁,頭痛,視力障害を訴える.1/3の症例では,椎骨脳底症状よりは一側の大脳半球の症状で,一過性(あるいは完全)単麻痺あるいは片麻痺,稀には一過性の失明が生じうる.およそ12%の患者は神経学的症状を示さず,むしろ上肢の跛行[注6],易倦怠感,間欠的および一過性(つまり脳卒中ではない)全身衰弱感を訴える.このような症状があると,後に50%の患者で神経学的な症状を伴ってくる.

訳注3) 閉塞のこと.

85%以上の患者において,症候群は後天性で(つまり動脈硬化性)左側にみられる.診察所見では,患者は左橈骨動脈(右に比べると)は欠損ないし低下し,左腕頭動脈収縮期血圧は右より20 mmHg 低いこともある.残りは先天性ないし外傷性,右鎖骨下スチール症候群あるいは両側性疾患で,上肢の動脈循環の比較研究を混乱させている(Larrieu et al., 1979;Lawson et al., 1979).

冠状動脈鎖骨動脈スチール,脳動脈と冠状動脈鎖骨動脈スチールの同時合併の症例も報告されて

注6 "claudication"は足が不自由であったローマ皇帝クラウディウスに由来する.厳密な観点からは上肢には跛行という言葉は使用しないが,運動誘発性の虚血による症状は上下肢ともに意味することは同じである.

いる(Takach et al., 1997).この現象は,冠動脈バイパスグラフトとして左内胸動脈(LIMA)が使用されるに従い,認識が高まっている.動脈硬化が近位鎖骨動脈に発生あるいは進行すると,LIMAグラフトは逆行性の椎骨動脈の血流に依存してくる.上腕の運動は上腕への血流が増加し,心筋虚血あるいは梗塞を起こす(W. Natale, 私信, 2016).昔のバイパス手術の既往がある患者では,左上肢の痛み,失神あるいはめまいが生じうる.非対称性の橈骨動脈の脈拍あるいは血圧測定をチェックすること(Jones-Ince and Todd, 2016).

冠動脈スチール症候群は左サイドの動静脈シャントが,血液透析のアクセスとして作られた場合もみられ,LIMA グラフトから血液がスチールされる.心筋虚血を生じさせ,血液透析中に増悪する(Amerling et al., 2011).心臓に対する影響は17章で議論する.

全身のスチール現象も,動静脈シャントの遠位部ではなく,障害を受けたいかなる血管でも生じうる.心拍出量のかなりの流量を奪われると一部は上肢の動静脈シャントに関連し,腸あるいは下肢の虚血が生じうる.全身の低還流は成長障害および死に至る(Amerling et al., 2011).

7) 内頸動脈

▶ 直接の触診

内頸動脈は頸部では触診できない.咽頭の後壁において触診する方法が記載されている(Dunning, 1953).この方法は血管外科医が術中に最もよく行うやり方である.

▶ 眼圧

眼底血圧測定器による眼底血圧測定(Remedy Health Media, 2015)や眼プレスチモグラフィーを用いた眼圧の測定は,主に歴史的関心のみである(Sapira, 1990 参照).これらは今ではめったに行われず,頸動脈エコーに取って代わられた.頸動脈エコーのほうがずっと精度が高く,おそらく圧を測定するために眼科へのコンサルトに要するのと,費用は同じだからである.

脳内起立性低血圧の診断に眼底血圧検査が使われることがある(Hollenhorst and Kublin, 1963).どうやら,座位での腕頭動脈には検出できるほどの

有意な変化がないのに，網膜動脈の起立性低血圧を（そしておそらく脳循環も）示すような人がいるようである．

静脈眼底血圧測定器は，頭蓋内圧を決定するための非侵襲的な方法である（10章参考）．

▌聴診：Fisher の対側収縮期血管雑音

対側の内頸動脈閉塞の所見である，Fisher の対側収縮期血管雑音は，頸動脈分岐部，眼球および頭外骨（1人の患者において3ヶ所すべてにある必要はない）で聴こえる．症候生理学的には一側の完全閉塞と対側の増加した血流が正常側に雑音を生じさせる．当初感度は100％と報告されたが，頸動脈分岐部のみで雑音が聴かれ眼球では聞こえない症例があると報告された．頭蓋骨上の雑音を見逃されていた患者もいる（Fisher, 1957）．しかし，後の研究では対側頸動脈雑音の感度はわずか10％のみ（Silverstein et al., 1960b）で，明確に眼球の上で聴取する対側雑音の感度はわずか5％（Edwards et al., 1960）であった．

偽陽性は当初定量化されなかった．Fisher は「稀」と記載した．後に，眼ないし頭蓋骨の雑音には偽陽性は認められないとされた（Welch and Crowley, 1970），ただし罹患病変を示唆するとした頸動脈の雑音は3％の偽陽性率で（病変の反対側ではなくむしろ同側）である（Silverstein et al., 1960b）と報告された．

頭蓋骨と眼球に関する雑音の他の原因は9章に述べてある．

動的聴診：内頸および外頸動脈血管雑音

頸動脈雑音の10％は外頸動脈に起因する（Allen and Mustian, 1962；Kurtz, 1984；Peart and Rob, 1960）．内頸対外頸動脈に起因する血管雑音に対して種々の手技が及ぼす効果は**表 18-2** に示されている．

▌血管性の耳鳴り

耳鳴りの患者（特に耳疾患の他の所見を伴わない場合）の一部は血管性耳鳴りであろう（9章，11章参照）．特にこの症状が片側で突発的な場合は可能性が高い．発作中に患者を診察することができれば，耳鳴りは位相性の要素をしばしば見つけることができる．耳鳴りに手で調子を合わせるように指示し，医師は他方の手首の脈を診る．脈と耳鳴りの変化が同時であれば血管性の要素を支持する．もし同側の頸動脈を圧迫し耳鳴りが消えれ

表 18-2　動的聴診による内頸動脈と外頸動脈の鑑別

動脈	過呼吸	息こらえ	同側表在側頭および顔面動脈の圧迫
内頸動脈	減少	増加	増加
外頸動脈	増加	減少	減少

顔面動脈は下顎骨の下を通っている．正常人では時に触知しない．
（Kurtz KJ. Dynamic vascular auscultation. *Am J Med*. 1984；76：1066-1074 より許可を得て転載）

ば診断は確定する．

3　側頭動脈

側頭動脈は耳珠のすぐ前方で最初に触れる．側頭動脈炎（巨細胞動脈炎とも呼ばれる），巨細胞大動脈炎，高安病，リウマチ性多発性筋炎などが疑われる患者で頭痛や片側性の視力障害の患者のすべてにおいて，側頭動脈を触知することが重要である．側頭動脈炎では側頭動脈が結節性，炎症性ないし，圧痛を認めるが，およそ半分の患者では正常である．稀には側頭動脈の拍動は片方でしか触れないことがあり，この所見は側頭動脈炎の診断（脈が触知しない側で）にほとんど確定的である．本来はこれらの動脈は，すべての患者において，体全体の動脈硬化の全身状態の指標として触れるべきである．加齢による動脈硬化と炎症性動脈の所見とを同一視しないように正常人でどのように触れるかを学ぶ必要がある．

> 早期診断が重要であり，失明を予防するために，側頭動脈炎は50歳以上で頸部から上に原因不明の持続的な疼痛を訴える患者では常に考慮すべきである．この疾患の頭痛の顕著な唯一の特徴は新規発症であろう．古典的な症状は60％の患者にみられ，頭痛77％，顎関節跛行（長期間噛む時にみられる疼痛）55％，全身の症状48％，リウマチ性多発性筋症34％，視力の障害29％，発熱26％，異常な側頭動脈，および血沈（Westergren 法）40 mm/時以上94％である．40％は非典型的な症状であり呼吸器系の訴え10％，舌の痛みあるいは太い動脈の障害である（下記参照）（Hellmann, 2002）．

診断基準に合致する41の研究の再検討によれ

ば，側頭動脈炎の診断には，病歴では顎跛行が最も高い陽性尤度比（4.2）を持つが，わずか34％の症例にしかみられない．次は複視で（陽性尤度比3.4）であるが，その感度はわずか9％のみである（Smetana and Shmerling, 2002）．

その他に検討すべき診察所見は，頭皮ないし舌の虚血性ないし壊死性変化および視神経の蒼白あるいは腫脹である．側頭動脈炎の可能性を大きく低下させる診察所見は，側頭動脈にいかなる異常も認めないことである（Smetana and Shmerling, 2002）．

網膜の虚血のため，眼窩の血管雑音が側頭動脈炎の患者でしばしば聞こえることは驚くべきことではない（Gilbert, 2002）．

4 鎖骨下動脈

鎖骨下動脈は胸鎖乳突筋が鎖骨に付着する後面にある鎖骨上窩の前内側部に位置する．正常では拍動は均等で血管雑音は聞こえない．

血液透析を受けている患者は，ブラッドアクセスと同じ側に鎖骨上の血管雑音が聴こえる（Wheeler, 1982）．透析を行っていない間は患者の72〜93％，透析中は38％に聞こえる．一時的に（5秒以下）腕頭動脈を閉塞させると（用手的に押さえると）雑音は消える．

1）胸郭出口症候群

上肢の多彩な症状，主に頸，肩，腕の痛み（82％）と痺れ感あるいはチクチク感（82％）は，神経と血管構造が胸郭から出る箇所で圧迫されることに起因する．頻度は低くなるが上肢の腫脹（24％）とチアノーゼ（12％）もみられる（Heughan, 1984）．他の多くの名称が症候群に与えられているが，症状の多くは神経幹の圧迫によって引き起こされる（25章参照）．

この疾患を診断するために，数多くの方法が提唱されている．どの方法も鎖骨下動脈の血管雑音の聴診を行いながら，同側の橈骨動脈を触診する．橈骨動脈の消失ないし減弱，あるいは鎖骨下動脈上に血管雑音の出現の両方あるいはいずれかがみられれば検査は陽性である．しかしながら同じような脈の変化は，正常人の30〜50％でも誘発される．事実，無症状の軍隊の兵士の82％が，肩を過剰外転させることにより，橈骨動脈は消失する（Wright, 1945）．身体所見は診断を下すうえで信頼できず，精度の高い検査が必要となる．これらの所見があり，かつ外科的インターベンションから陽性検査が得られたとしても，さらに重要な問題点——例えば頸椎神経根障害，Pancoast 腫瘍，運動障害による腕神経叢障害あるいは肩鎖関節障害および急性冠動脈疾患を必ず除外する必要がある（W. Natale, 私信, 2016）．

2）血管の奇形

右の鎖骨下動脈の異所性起源は1％にみられ，最もよくみられる大動脈弓の先天的異常である．このなかで最も多いのは，異所性動脈が左鎖骨下動脈の遠位から発生し，食道の裏を通って右腕に向かう．時に気管と食道の間を通ることがある．このため原因不明の喘鳴 stridor や嚥下困難（14章参照）を起こし奇形性嚥下困難 dysphagia lusoria として知られている（「冗談のような嚥下困難」は患者がふざけているように見えることに由来する[訳注4]）．血管輪奇形でも同様のことが起こるかもしれない．他の症状は胸痛，咳，右上肢の不快感である．多くは無症候性の所見で，手術時や胸部写真で偶然見つかるが，異所性動脈は，心外膜炎や大動脈解離と誤診されそうになるような致命的症状を起こしうる（Bisognano et al., 1997）．

訳注4） 文章で読むとわかりにくいが，NEJM の Images in Clinical Medicine でわかりやすい画像を見ることができる（Aberrant right subclavian artery and dysphagia lusoria. *NEJM* 346：1637, 2002）．

5 腋窩動脈と上腕動脈

すべての四肢の動脈の血圧を測定することの重要性は6章に述べたが，ここでそのことについて再び言及する．

腋窩動脈は側頭動脈炎に侵されうる．上腕の屈曲部表面に血管雑音があるか聴診してみることで検出できるだろう．この可能性を疑ったら，鎖骨の上下で鎖骨下動脈の雑音も聴診してみるとよい（Hellmann, 2002）．

6 手首の動脈

1) 橈骨動脈の拍動

橈骨動脈と尺骨動脈の両方をルーチンに触診すべきである．橈骨動脈の触診を進めて，さらにもう1例のMönckeberg硬化症や，おそらく現在ではわれわれが「偽性高血圧」と呼んでいるものの原因であると考えられる単純な動脈硬化を診断しようとしながら，「みんな脈をとるが，血管そのものを気にする者は誰もいない」と憤慨した口調で話すJack Myers医師の姿を，私は今でも鮮明に思い浮かべることができる（6章参照）．

動脈は決してずれて動いたりしないので，Perloffは，橈骨動脈の触診は親指で行うことを推奨している．私はまさにそれが理由で複数の指を使って触診している．もし硬くなった動脈（狭窄ではなく動脈硬化性に）が，触診する指からずれたら，それは動脈が異常である証拠で，そこから動脈穿刺が難しいだろうということが予想できる．また複数の指を使うことで，動脈がどれくらい変形しうるかや脈波形を感じるのにも役立つ．

上行脚隆起切痕，重複切痕，二峰性脈もまた橈骨動脈で検出することができるが，頸動脈で触診するほうが理にかなっている．しかし，橈骨動脈の触診では収縮期波形のピークとタイミングを測ることができるので，反対の手で同時に大腿動脈を触診すれば，両者を比較することが可能である．

正常では大腿動脈の動脈波のピークは，橈骨動脈より先に触れる．なぜなら，橈骨動脈のほうが心臓から遠いためである．この順序は大腿動脈より上部に大動脈の閉塞があれば逆になる．このような閉塞をきたす最も多い原因は，若年者では大動脈狭窄症，高齢者では重篤な動脈硬化である（動脈硬化でそのような閉塞が起こることは稀である．しかし診断されず未治療で経過した大動脈狭窄症の患者が，重篤な動脈硬化を起こす年代まで生存することは通常ない）．

2) 尺骨動脈の触診

多くの人が尺骨動脈触診は難しいと感じるが，一般には欠損しているのはわずか3%のみである

（Spittell, 1983）．触診する時には，十分尺骨側の外側を触れるように気をつけよ．手首を受動的に伸展させると動脈が表面に近くなる．場所がはっきりしなくても脈拍を感じられるように3本の指を使うようにせよ．

3) Allenテスト

深部手掌の血管弓が開存していることを確認するために，私が行っているAllenテストの修正法は次のとおりである．

1. しっかり押えられるように，少なくとも3本の指ないし親指で，患者の右の橈骨動脈を圧迫する．
2. 指先が蒼白になるまで，患者に力強く3回右手を握ったり開いたりさせる．尺骨動脈からの血液で充満されるのを観察する．手掌の再還流が4〜5秒内にみられるはずである．橈骨動脈の圧を離す．
3. 左も同じように行う．両方の手掌が同じ区域を還流しているか．両方の手掌は同じスピードで充満されるか．
4. 上記の方法を尺骨動脈でも行う．

何人かの学生が，Allenテストの変法を示してくれた．それは，彼らが動脈血ガス分析のために橈骨動脈穿刺を行おうとする患者の尺骨動脈の開存を確かめるために行うやり方である．この方法は，私の世代がやってきた，単に尺骨動脈の拍動を触診するだけよりも優れていると思える．

1. 患者に拳を固く握らせ，蒼白になるまで橈骨および尺骨動脈の両方を圧迫させる．
2. 尺骨動脈のみを離し，手がピンク色になるか見る（変わらなければ，上腕動脈の穿刺を希望するかもしれない）．

> 冠動脈バイパス用橈骨動脈グラフトあるいは動静脈シャントのためのScriberシャント術を前に，この検査を行わないと，小児および成人患者ともに手を失うこととなる（W. Natale, 私信, 2016）．

指の動脈のその他のテスト

意欲に満ちた学生へ：オリジナルの論文は指の動脈に対し他の方法の記述がある（Allen, 1929）：

1. 2分間挙上し，すべての指ではないが，何本かの指が過剰に蒼白になるか観察する．

2. 2分間下ろし，すべての指ではないが，1本以上の指が異常に赤くなるか観察する．

3. 患者の手を挙上させた状態で，ある指を5秒間握って血液を絞り出す．正常な場合は，圧を解除すれば即座に正常の赤色に回復するはずである．

4. 時には検者の人差し指と親指で，患者の指の基部の手のひらの組織をつかむと，個々の指の動脈を触診できる（他の変法は患者のすべての指を基部で，プロレスラーが最初の組み手争いの時やるように検者自身の指でつかむことである）．

7 Raynaud 現象

1）歴史メモ

医学生 Maurice Raynaud の「四肢の局所性仮死と両側性壊死」というタイトルの博士論文は1862年に発表された．そのなかで，最初の「蒼白」は，重症例ではチアノーゼ色に変わり，その後朱色に，最終的には正常のピンク色になると記述されている（Raynaud, 1862）．次の年，彼は蒼白の期を「灰緑色の蒼白」と，「チアノーゼ」期を「黒」（Raynaud, 1865）と記述した．ピッツバーグ大学のGerry Rodnan 医師が紹介してくれたこの論文に私は関心を持った．多くの専門家（例えば，Snapper and Bailey の教科書．29章参照）は白，青，赤と連続すると記述している．しかしながら青，白，赤（Delp and Manning, 1975），あるいはただ単に青のみ，あるいは赤のみ（Sutton and Sutton, 1937）もみられる．私はどれもありうるが，症候生理学を記憶しておけば実際の色はさほど重要ではないと考える．

2）症候生理学

白（蒼白）は明らかに白くなり虚血を表し，血管攣縮によって，まさにそう見えるように，指先からすべての血液が絞り出される．赤ないし朱色の最終期は，明らかな反応性の充血である．それは，虚血発作のピークが過ぎ，酸素不足の障害を修復するため指への（代償性の）血流が増加した時にみられる．そして青色は，明らかに末端チアノーゼ型のチアノーゼ血液の色を示している．こ

れは自分の指先にゴムバンドを巻き付けてみると再現できる．ここでは，血液が組織に長時間接触すると酸素が奪われ，青色になる．この変化は初期ないし晩期どちらでも起こりうるが，2つの機序は異なる．最初，まだいくらか動脈血が流れている時に，静脈毛細血管に攣縮が起こる．この場合，血液が指先に流れ込み，ちょうどゴムバンドを巻いた時のようにとめられる．あるいは，静脈毛細血管はまったく正常であるが，動脈側は少量の血液で満たされ，まだ指先の色を呈するには十分であるが，循環が非常に遅くなって，組織が酸素を十分に取り込んでしまって，指先が青色になる．

3）診断基準

氷水を入れたバケツに片方の手を浸し，反対側の手に現れる何らかの型の現象を誘発することで，診断できる．定かな反応がみられず，誘発できない場合は，白の期間を含め，何らかの三相性の色の変化という病歴に全面的に依存することになる（G. Rodnan, 私信, 1977）．

4）意義

Raynaud 病ではなく，Raynaud 現象と書いてあることに注意してほしい．この徴候が最初に現れた時には，それがどのような病態の前触れであるかを知ることはできない（表18-3）（7章の結合織疾患における爪郭の毛細血管異常の議論参照）．Raynaud 病とはまず考えず，この現象は必ず何らかの基礎疾患の所見であると考える立場を私はとっている．たとえ Raynaud 現象のみの患者を30年追跡したとしても，患者が最終的には他の所見を呈する可能性が，それでもまだあると私は断言できる（そのほうが科学的にはずっと妥当な姿勢ではないだろうか）．すなわち，仮説は反証可能ではないのである（定義は1章参照）．その患者が Raynaud 病であるとあなたが診断したいと思っても，Raynaud 病と診断できるのは Raynaud 現象の患者の20〜30％であろう（Blunt and Porter, 1981）．

表 18-3　Raynaud 現象を示す疾患

結合織疾患	進行性皮膚硬化症（17〜28%）（++++） 全身性エリテマトーデス（5〜16%）（+++） 混合型結合織疾患（3〜13%）（++++） 皮膚筋炎/多発性筋炎（1%）（++） リウマチ様関節炎（1%）
血液疾患	クリオグロブリン血症（動脈性疾患と重複 　する）（2〜24%） クリオグロブリン血症 寒冷血球凝集素 単クローン性γグロブリン血症 多血症
職業病	打楽器ないし振動性の道具を使う職業（例 　えばチェーンソー）（1〜2%） 外傷性閉塞性動脈疾患 ヴィニールクロライド従事者
動脈疾患（血 管炎, クリオ グロブリン 血症参照）	閉塞性血栓血管炎 血栓塞栓症
動脈硬化 （1〜13%）	Fabry 病 弾性偽黄色腫 結節性多発動脈炎 巨大細胞血管炎
神経血管圧 迫	胸郭出口症候群（25 章参照） 松葉杖症候群 手根骨症候群
薬物と中毒	エルゴット メチセルギド β遮断薬 化学療法 ヴィニールクロライド メタンフェタミン
その他	反射性交感神経性ジストロフィー 甲状腺機能低下症 褐色細胞腫 新生物（腫瘍） 原発性肺高血圧症 異形狭心症 Addison 病 先端巨大症

注意：%は Raynaud 現象がみられたすべての患者における有病率，＋は疾患に対する現象の感度の定性的測定を示す〔例えば進行性皮膚硬化症（PSS）における“++++”の感度は大半の患者が Raynaud 現象を示すが，Raynaud 現象の患者のわずか 17〜28%が PSS であろう〕．
〔Blunt RJ, Porter JM. Raynaud syndrome. *Semin Arthritis Rheum.* 1981；10：282–308, G. Rodnan（personal communication, 1977）, and Spencer-Green G. Raynaud's phenomenon. *Bull Rheuma Dis.* 1983；33（5）：3, より許可を得て転載〕

8　大動脈

1）大動脈解離

　時には**解離性動脈瘤**または，より正確には**解離性血腫**と呼ばれることもあるが，急性大動脈症候群すなわち大動脈解離の最も頻度の高い原因は内膜の断裂である．拍動性の動脈の血流は偽腔を形成し拡大する．よくみられる症状は，突然発症する非常に重篤な胸痛であり，鋭く時には引き裂かれるような感じであると表現されることが多く，著明な発汗を伴う．症状と徴候は隣接した組織の圧迫および血流の閉塞により生じる．

　急性大動脈症候群のその他の原因は，壁内血腫と穿通性粥状硬化性潰瘍である．慢性高血圧症に加えて，急性大動脈症候群と関連する状態は直達的鈍的外傷，喫煙，コカイン使用，妊娠（稀），そして心臓カテーテル手技である．急性大動脈症候群に罹患しやすい遺伝的素因には，Marfan 症候群，Marfan 症候群の典型的な症状のない fibrillin（FBN）遺伝子の変異をもつヒト，Ehlers-Danlos 症候群，Loeys-Dietz 症候群，その他の TGFBR1 と TGFBR2 におけるシークエンス（連鎖）の変異，そしてその他の遺伝的要因などがある（Ramanath et al., 2009）．病態生理学と危険因子は囊状動脈瘤のものと重複している（下記参照）．

　死亡率が高いため，高度の胸痛または背部痛と高血圧を示している患者においては急性大動脈症候群が速やかに考慮され診断されるべきである（Mussa et al., 2016）．

　まるでショック状態のように冷汗や不穏があるにもかかわらず，大動脈解離の患者の約 68%は高血圧を示している（McCloy et al., 1965）．しばしば洞性頻脈が存在する．「二重」脈は真の内腔と偽腔への血液の充満が連続して起こることにより生じる．四肢の血圧はそれぞれ異なるだろう（6 章参照）．冷たく拍動のない上肢または下肢は動脈起始部の血管閉塞を示唆する．温かく拍動のない上肢または下肢は解離性の血腫が自家交感神経切除を起こした徴候である（Glenn, 1983）．大動脈起始部の解離が大動脈弁に及んでいれば，大動脈弁閉鎖不全の心雑音

が聴取できるかもしれない．もしくは，雑音が頸動脈や鎖骨下動脈のような太い分枝に聞こえるかもしれない（Wheat and Palmer, 1971）．稀な場合ではあるが，リエントリー（再入）を伴う解離では，腹部大動脈周囲の血管雑音が聴取できるだろう（Rivin, 1972）．

Potain 徴候は 17 章に記載してある．胸部 X 線写真で縦隔上部の拡大の徴候も探索すべきである．

筆者が受け持っていた大動脈のらせん状解離の患者は，腹部正中切開創の瘢痕が境界となる腹壁の左側のチアノーゼを呈し，右前腕と左下肢には脈拍がなく弛緩していた．

大動脈解離は神経学所見のみを呈し，その所見が一過性のこともあり得る．虚血性腰椎仙骨部神経叢障害は腸骨動脈の分枝と同様腰椎分節動脈の閉塞の結果生じたものと考えられる（García-Díaz et al., 1988）．

片側性の大腿のピストルショット音が大動脈弁逆流（大動脈閉鎖不全）の徴候のない大動脈解離の患者に聴取されることがある（McGee and Adcox, 1995）．

最も信頼性の高い診断方法は，CT，MRI そして経食道心臓超音波検査法である（Mussa et al., 2016）．

2）囊状動脈瘤

胸部大動脈の囊状動脈瘤の身体所見は，左前腕の血圧の低下，大動脈根部の拡大による大動脈弁閉鎖不全の心雑音，胸骨柄の後方の濁音の拡大，Potain 徴候や大動脈の気管牽引などである（14 章参照）．

大部分の胸部大動脈瘤は囊胞性の中膜壊死により生じ，特に Marfan 症候群や Ehlers-Danlos 症候群のⅣ型などによくみられる．

医師は，Marfan 症候群の患者の生命を脅かすこの合併症に対して，より疑いの目を持つ必要がある（5，10，24 章参照）．Marfan 症候群の妊婦はハイリスクであり，超音波検査による胸部大動脈径のモニターを考慮すべきである．

側頭動脈炎の患者では，予想外に多くの患者（18％）に大動脈の病変があり，多くは胸部大動脈瘤であるが急性大動脈解離の報告もある（Hellmann, 2002）．

梅毒はかつて上行大動脈の動脈瘤の最もありふれた原因であった．関連する状態には Turner 症候群，高安動脈炎，そして強直性脊椎炎が含まれる（Isselbacher, 2005）．

囊状腹部大動脈瘤は拍動性腫瘤であり通常腹部のルーチンの診察で容易に触れることができる．このしばしば致命的な状態を探すことは重要なことであり，英国の大きなスクリーニングプログラムにおいて 65 歳以上の男性の 6％ に見出された（Lederle, 1990）．

▶ 2 つの診察方法

1. 動脈瘤は，単に拍動が伝わっているだけの臓器とは区別すべきである．手を拍動の両側に置き，両手が離れていくような動きをするかどうかを見る．腹部大動脈瘤では広がるような動きをするのに対して，臓器ではそうではなく外因性の力によりただトントンと叩かれるような感じである．

2. 近位端と遠位端が固定されているため，双手診では腹部動脈瘤は縦の方向には頭側にも尾側にも動かすことはできないが，横の方向には動かすことができる（Guarino, 1975）．

▶ 動脈瘤のサイズ

直接的測定（例：剖検による確認または超音波）によると，正常な成人の腎臓より下部の動脈径は 1.8 cm である．直径 3.5 cm 以上を「動脈瘤性」とすることに，大部分の人は異論はない（Fortner and Johansen, 1984）．

巨大な動脈瘤，しかも急速に大きくなっている動脈瘤は，最も破裂しやすい（Bernstein et al., 1976；Crane, 1955）．平均的な成長速度は年に 0.4 cm であるが（Bernstein et al., 1976），速度は極めて多様である（Isselbacher, 2005）．

大きさを判断するのに，触診は信頼度が低い方法である．ひとたび動脈瘤が見つかった時には，動脈瘤の直径を身体診察で経過観察するのは，明らかな拡大があると認識できれば有用かもしれない．しかしながら，拡大していないように見えても，実際には拡大していないとは断言できないのである．

サイズは重要ではあるが，破裂の危険性における唯一の因子ではない．ある連続した非特異的な剖検のシリーズにおいて，直径5 cm以上の腹部大動脈瘤の約40%が破裂していた．7〜10 cmの動脈瘤の40%は破裂していないにもかかわらず，5 cmより小さい動脈瘤の13%が破裂していた（Chaikof et al., 2009）．

大動脈壁の張力はLaplaceの法則[訳注5]に従う．

張力（T）＝内圧（P）×動脈の半径（r）

訳注5）心室壁への張力ないしストレスは，心室内圧および内径に比例し，壁の厚さに反比例する．一般に，壁の内外の圧力の差ΔP，壁の張力をT，凹面の曲率半径をRとした時，球ならば$\Delta P = 2T/R$，円柱ならば$\Delta P = T/R$となる．

破裂のリスクは直径や全身の高血圧に伴って増大する．壁にかかる圧力を分析する方法の進歩は，外科的介入の好機を知るためのより信頼できる方法を示すだろう（Isselbacher, 2005）．女性は男性よりも2〜4倍破裂が生じやすい（Chaikof et al., 2009）．血管内外科医は女性の治療介入の診断基準には4.5 cmを用いている（W.Natale, 私信, 2016）．

触診の診断率

感度

触診での感度は28〜69%であるのに対して，単純X線写真では56%である（Lederle et al., 1988；Robicsek, 1981）．腹囲が100 cm以下の患者のスクリーニングでは，触診は感度100%であるが，超音波やCTスキャンよりも劣る．超音波やCTスキャンは100%正しい（Lederle et al., 1988；Robicsek, 1981）．

偽陽性

蛇行した大動脈は動脈瘤と間違えられるかもしれないため，「確実に」拍動がみられる腫瘤または動脈瘤が大動脈瘤である陽性的中率（PV）が100%（Robicsek, 1981）から50%（Lederle et al., 1988）までの幅があることは意外なことではない．

聴診

収縮期の血管雑音は腹部動脈瘤の28%に聴取される（Estes, 1950）．そのような雑音の鑑別診断について以下に述べる．

随伴する臨床所見

腹部大動脈瘤の患者の約4%には，また他の部位の動脈瘤が存在する．さらに末梢の動脈瘤（例：大腿部や膝窩部）の60%以上もまた腹部大動脈瘤を随伴している（そのうちの40%は身体所見では見逃されている）（Dent et al., 1972）．

（末梢の動脈瘤が腹部大動脈瘤を予見できることのほうがその逆よりも多い理由を，あなたはLaplaceの公式から推論できるだろうか）（解答は，章末の付録18-1）．

破裂した動脈瘤の所見

リークしている腹部動脈瘤は診断の3徴（①背部・側腹部・腹部の疼痛，②拍動性腹部腫瘤，③低血圧）を生じる．そのような患者は，診断のための検査に時間を費やさずに手術室に直送すべきである（Fortner and Johansen, 1984）．しかしながら，この3徴はいつも存在するとは限らず，また完全に出現するわけでもない．グラスゴー剖検シリーズにおける9,894名の患者のうち41名が腹部大動脈瘤の破裂で死亡していた．診断の3徴が存在したのはわずか9名にすぎず，正しく診断されたのは24名であった（Banerjee, 1993）．

症例報告

糖尿病と高血圧を治療中の78歳の白人男性に，徐々に倦怠感と歩行困難が生じてきた．そして，突然背部痛が出現し，痛みが右股関節部に移動した．彼はすぐに医療機関を受診せず，2週間後のプライマリ・ケア医の通常の外来予約日を守ろうとした．普段は，彼は自分1人で通院していた．今回は妻が彼に付き添って来ており，歩行器を使用していた．看護師は彼の血圧が90/60 mmHgと低いことを指摘した．彼は，「血圧が高いよりもましだ」と述べた．看護師は，「そうかもしれないけれども，大丈夫かしら……」と返事をした．医師は患者の家庭での血糖値を一瞥して，臀部に「痛み止めの注射」を打った．そして2週間以内に改善しなければ，医師に知らせるように指示した．1週間後，午前4時30分にトイレに行った時，彼はトイレから立ち上がることができなかった．彼は胃部の痛みを訴え始めた．救急隊により病院へ搬送され，すぐに手術室へ直行した．

何の手術が施行されたのか．プライマリ・ケアの医院での診断は？解答は章末の付録18-2．

非典型的な症状

疼痛は，腹部動脈瘤の破裂または漏出の最も顕著な徴候であるが，時には存在しないこともあ

る．片側性の陰嚢および陰茎の紫斑である Bryant 徴候が，無痛性の破裂の1症例に記載されている．側腹部（Grey Turner sign），腎臓摘出の瘢痕の前方や鼠径部（Fox sign），臍部（Cullen sign），そして膝窩部の紫斑が記載されている．Bryant 徴候は症例の1.4%に，全身的な紫斑は5%にみられ，通常数日以内に現れる（Dargin and Lowenstein, 2011）．

肛門周囲の紫斑や血腫もまた Bryant 徴候と呼ばれる．これはS状結腸間膜への破裂を意味する．小腸への破裂は，瀉血性の消化管出血を起こしうることを意味する．100例の動脈瘤摘出術のシリーズでは，後腹膜への破裂が71%に生じており，腹腔への破裂が24%，十二指腸が2%，S状結腸間膜への破裂が3%であった（Tamvakopoulos et al., 1969）．

下大静脈への破裂は，うっ血性心不全，静脈のうっ血，下肢の浮腫，嗜眠そして中枢神経系の虚血による錯乱を引き起こす（Tamvakopoulos et al., 1969）．

胆嚢炎に似た急性疝痛性の右側腹部痛は，アインシュタイン徴候と呼ばれているが，これはアルバート・アインシュタインの致死的な腹部大動脈瘤の破裂がこのような症状を示したからである（Borrero and Queral, 1988）．

その他の非典型的症状には，片側性の疝痛や血腫，片側性の疼痛性神経障害や神経根圧迫症候群，慢性の難治性背部痛，そして以前は整復可能であった鼠径ヘルニアの急性嵌頓などがある（Banerjee, 1993）．

▶ 外傷性動脈瘤：歴史メモ

「動脈瘤」という用語はギリシャ語の「拡大」という言葉が語源である．その状況は医学史の初期の頃より認識されていた．紀元2世紀，成功を収めかつ勇敢なギリシャの外科医である Antyllus は多くの槍で突いた傷が原因である外傷性動脈瘤を治療した．その治療の詳細は，近位と遠位を結紮し，動脈瘤を空にすることであった．彼の方法は中世では忘れ去られていたが，ルネッサンス期に復活した．

外科医が血管を再建できず結紮のみしかできなかった当時は，側副血行路は四肢の生存を決定する重要な要素であった．このことを初めて認識した外科医 John Hunter は，動脈瘤の遠位側の血管を少し残して結紮する方法を提唱した．1785年に彼が膝窩動脈瘤に対して施行した有名な手術は，血管外科における記念すべき進歩であった．

1761年 William Hunter により，動静脈瘻に特徴的な血管雑音 bruit が記載された．サンクトペテルブルクのメディコ・サージカルアカデミーの外科教授であった Nikolai Ivanovich Pirogov（1810〜1881年）は，動脈瘤を早期に診断するために血管の聴診をすすめた．彼はまた，明らかな固形腫瘍を動脈瘤と間違えないように，聴診器を用いることをすすめた．彼のすすめは彼の学生であった Nikolai S. Korotkov（Korotkoff とも綴られる）に伝えられた．

Korotkov 以前の欧州の医師たちは，触診法で収縮期血圧を測定することで満足していた．このために，彼らは両耳式聴診器を必要とせずまた使用してもいなかった．Korotkov は聴診法を開発し（6章を参照），外傷後の動静脈瘻に罹患した四肢が，手術後も温存されるかどうかの徴候の探索のためのより正確な拡張期血圧の測定が可能になった．彼の主な関心は，四肢を温存するための「手術療法の適応」の選択に向けられていた（Konstantinov and Nicolai, 1998）．

同僚の外科医たちを「原始的で無知な処置屋」と呼ぶ内科医たちは，Korotkov の話に恥じ入るべきである．この若き陸軍の外科医は，いつもわれわれが頸にかけている両耳式聴診器および最も頻回に行う手技である血圧測定によって功績を認められた．

3) 危険因子

大動脈解離または大動脈瘤の破裂は，もしも医師がその診断を念頭に置いていなければ，急速に「防ぎえた死亡」に陥る可能性がある．動脈瘤または Marfan 症候群の家族歴を持つ人はリスクがより高いが，家族歴がなくともこの問題を除外することはできない．この疾患を持つ妊婦は，血液容量が50%増加しているためとりわけリスクが高い（Helliker, 2004）．急性の激痛がありその理由が明白に説明できない患者には，手術室へ直行中でない限り（前記参照）超音波検査やCTスキャンを差し控えてはならない．四肢すべての脈拍や血圧ももちろん

チェックすべきである.

4) 慢性大動脈解離

慢性大動脈解離[訳注6]は慢性咳嗽なども含む他の症状の精査中に見出される. 症状の起こり方は, 失神または四肢の虚血の随伴など非典型的であるかもしれない.

訳注6) 原書では chronic dissecting aneurysms.

> 🔵 終末の臓器が十分に灌流されていない場合には, 血液の供給路のいずれにも問題は生じうる. もちろん, 主たる幹線ルートである大動脈(!)のことも忘れてはならない.

5) 縮窄症の総括

成人の縮窄症では, 肩甲骨周囲の側副枝の拍動がみられることがあり, 肩甲骨周囲動脈, 内胸動脈, または肋間動脈の側副枝で限局した血管雑音が聴取されるかもしれない. Sir Thomas Lewis の大腿拍動の遅延については「橈骨動脈」の項目に記載してある. Sir George Pickering は身体の頂部のほうが底部よりも温かいことに初めて気づいた. このことは, 血流が2つの領域に流れていることの反映であり, 体温計を使わなくても臍の上部(ただちに赤くなる)や臍の下部(白くなる)を擦ることにより視覚的に示せるだろう. 上肢の著明な高血圧については6章ですでに論じた. 最後に, Gerbode 徴候は, (大腿動脈の拍動が触知しにくい)小児において診断に有用であるが, 成人でも同様である. その徴候とは, 患者をうつぶせにして寝かせ, 背後で(膝を曲げて)手と足の裏を合わせる. 医師はその手と足を一緒に強く握り, 血液を絞り出すようにする. 圧迫を解除すると, 手はただちにピンク色に戻るが, 足はピンク色にはならない. このテストはまた大動脈の閉塞の診断にも有用である(Gerbode, 1976).

6) Leriche 症候群

運動誘発性の虚血と血管性インポテンツを同時に持つ患者を Leriche 症候群と呼び, 大動脈-腸骨動脈病変に由来する.

通常患者は若年成人であり(自験例で最も若い人は29歳), 大部分は男性であるが, Delannoy は41歳の女性症例を報告している. 一般に, 彼らは Leriche が述べる以下の徴候の1つまたはいずれかにより受診する.

男性の場合, 安定して勃起を持続できないこと. これは海綿体を十分に血流で満たせないためであり, もし治療せずに放置されれば, 性的不能症はほどなく永続的になるだろう.

両下肢の倦怠感が非常に生じやすいこと. よく知られている「間歇性跛行」とは異なるが, 極度の疲労感が, 少し歩いただけでも起こり, 時には普通に立っているだけでも生じる.

通常**両下肢の全体的な萎縮**が生じる. しかし, 比較対象がないため正常な下肢との区別は困難である. 両側の萎縮を見逃さないように留意すべきである.

皮膚や爪の栄養的な変化はなく, 足趾も正常である. これらのことより, 循環が高度に障害されているのが信じがたいことであるが…….

立位の時でさえ下肢や足が蒼白になる. 安静時, 下肢はまるで Martin 包帯[訳注7]を外した直後のように見える. 下肢を垂直に挙上すると, 蒼白が著明になり, 象牙か大理石のように見える.

臨床報告では, さらに, 下肢にも鼠径部にも脈拍を触れることができない症例が報告されている. 腸骨動脈の拍動は触れることができない. 大動脈の拍動は非常に高い位置すなわち臍の上方に認める……注意深く大腿の拍動やオシロメトリックカーブを検査せずに, 下肢の「神経炎」や「多発神経炎」と診断すべきではない(Leriche and Morel, 1948).

訳注7) 静脈瘤や潰瘍の治療の際に, 肢を圧迫するのに用いる弾性ゴムの巻軸包帯.

9 陰茎動脈

インポテンツ(不能症)の既往がある患者は, 夜間陰茎勃起現象が欠如しており(3章参照), 病因として循環不全を挙げることができるだろう.

Doppler 装置は陰茎動脈圧の測定に用いられる. 上腕と陰茎の収縮期圧の圧較差が40 mmHgであれば血管閉塞性疾患の証拠である(Barry and Hodges, 1978). その他に陰茎-上腕収縮期圧比が用いられ, この比が0.6以下であれば血管性イン

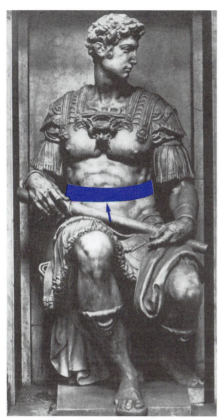

図18-5 腎動脈の高血圧による腹部前面の血管雑音は臍部直上のベルトの部分に聴取される．このように座位ではなく，患者を臥位にして前面で聴取する．
(ミケランジェロ作『ジュリアーノ・デ・メディチの肖像』)

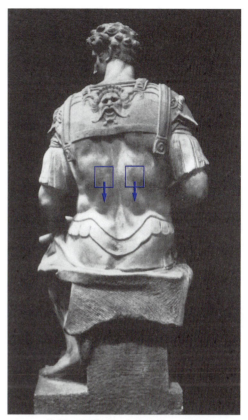

図18-6 後部の腎動脈の血管雑音は，図示した領域の両側の高い位置から下方に向かって聴取する．
(ミケランジェロ作『ジュリアーノ・デ・メディチ像』)

ポテンツと診断され，0.6～0.7の間であれば血管性インポテンツに合致するが診断には至らず，0.75以上であれば正常な骨盤の血行動態であるといえる(Goldstein et al., 1982)．

安静時での測定では不適切であるため，骨盤盗血テスト pelvic steal test（本章の後に述べられているDeWeese試験と比較して）について述べられている(Goldstein et al., 1982)．安静時の上腕と海綿体の圧を測定した後，患者は最大3分間の抵抗に抗して，あるいは跛行が生じるまで，または著明な倦怠感が生じるまで，足関節の屈曲と伸展をするように命じる．陰茎-上腕収縮期圧比が0.15またはそれ以上低下すれば，骨盤盗血テスト陽性と定義される．

10 腎動脈およびその他の原因による腹部血管雑音

すべての高血圧患者で，腎動脈の血管雑音の有無を探索すべきである．

腎は後腹膜に位置し，腎動脈は頭側から臍部に向かって大動脈から分岐している．腎動脈の血管雑音が聴取される部位は図18-5，6に示されている．

さらに，心窩部や腹部の4つの領域も聴取すべきである．これらの領域はまた腸音を診察する部位でもある(20章参照)．ちょうど心音を聴取する時に一度に1つずつ聴診するように，腹部も同様に聴診する．以下の手技の相違に注意すべきである．腸音の聴取のためには軽く圧迫し，血管雑音の聴取では中等度の圧迫を用いる．20章で述べた理由により，腹部の打診や圧迫の前に，まず腸音を聴診しておく．

表 18-4　腹部前面の血管雑音の聴取率(%)

参考文献	正常血圧	高血圧(腎血管性高血圧を除外)	腎血管性高血圧		
			動脈硬化性		線維筋性
Hocken(1966)		7			
Shapiro et al.(1969)				43[a]	
Julius and Stewart(1967)	16	28		64[a]	
Grim et al.(1979)	0	1		39[a]	
Hunt et al.(1969)			36		80
Simon et al.(1972) Epigastric Flank	6 1	38 8	55 20		
Eipper et al.(1976)			35		76

[a] タイプの記載なし.

表 18-5　腎血管性高血圧における腹部血管雑音の精度

参考文献	血管雑音の類型	感度	特異度	尤度比(血管雑音あり)	尤度比(血管雑音なし)
Grim et al.(1979)	収縮期–拡張期腹部血管雑音	25/64 = 39%	197/199 = 99%	39	0.6
Fenton et al.(1966)	すべての心窩部または側腹部の血管雑音，収縮期単独の血管雑音も含む	17/27 = 63%	82/91 = 90%	6.4	0.4
Perloff et al.(1961)	収縮期血管雑音	77.7%	63.6%	2.1	0.35

(Turnbull JM. Is listening for abdominal bruits useful in the evaluation of hypertension? *JAMA*. 1995；274：1299–1301 から許可を得て引用)

1) 診察方法

腹部前面かつ臍上の腎動脈の血管雑音を聴取する場合は，聴診器のベル型のほうを腹部に深く押しつけて診察する．前壁の皮膚は，(膜型から変えた)ベル型の上にぴったりと伸展するため，高調性の雑音の識別を容易にする．

聴診器を深く圧迫する際，診察する時に耳が痛くならないようにするには，減圧の目的で聴診器の片方のイヤーピースを耳から一時外すのがコツである．さらに腹壁を圧迫する場合には，イヤーピースをかけ直す．

膜型を用いることと中等度の圧迫を推奨する人もいる(Turnbull, 1995).

2) 腎血管性高血圧における腹部聴診の診断率

腎血管疾患の患者の約39〜75%に，異常な高調の腹部前面における収縮期血管雑音があり側腹部に向かって放散する(Hocken, 1966；Shapiro et al., 1969). しかしながら，血圧が正常な患者においても腹部前面における収縮期の血管雑音は0〜16%に聴取される時がある(表18-4). 本態性高血圧症の患者における偽陽性率は1〜28%である.

最近のレビューでは，高血圧で紹介された患者における腹部血管雑音に関する3つの報告を，十分な正確さを持って受諾できる内容であると判断した．これらの報告は十分なサンプルサイズがあり，統一された臨床的評価が適用され，診断基準には血管造影を用いている(Turnbull, 1995). 結果をまとめたのが表18-5である．当然のことながら，拡張期成分も必要とすると，収縮期のみでの血管雑音の聴取よりも，腎血管性高血圧に対する感度は低下するが，特異度はより高くなる．拡張期成分は，動脈硬化性よりも線維筋性においてより頻度が高く，良好な手術成績と相関している

（Eipper et al., 1976）．高血圧症の患者における収縮期および拡張期のコンポーネントを有する腹部血管雑音は，腎血管性疾患を強く示唆する（陽性尤度比39）（Elder et al., 2016）．

ある研究（Moser and Caldwell, 1962）では，片側性疾患の患者のわずか46％が患部の血管雑音を示すに過ぎないと述べている．別の研究では，線維筋性の患者では，該当する側の腎血管領域の70％に血管雑音が存在し，動脈硬化性では43％であることが報告されている（Eipper et al., 1976）．

偽陽性は肝や脾臓の疾患や（下記参照），先天性ないしは後天性（例：副腎腫），または医原性（例：腎生検による合併症）の腎臓内の動静脈瘻（Hunt et al., 1969）により生じるかもしれない（Clain et al., 1966）．

注意深い人であれば，静脈コマ音にはまどわされないはずである（19章参照）．

> 自己学習：（専門クリニックへ紹介された高血圧症患者ではなく）一般的な高血圧症のなかから抽出した高血圧症患者において，腎血管性高血圧の罹患率が2％と推定される場合，収縮期-拡張期の血管雑音の陽性適中率はどのくらいになるか．また，血管雑音がない場合の予測値は？（解答は章末の付録18-3）

3) 腎動脈疾患による血管雑音の特徴

典型的な腎血管雑音は腹壁前面を非対称性に「放散」する傾向がある．また，両側性の腎動脈疾患は両側の側腹部に均等に放散する中心性腹部雑音を生じうる．しかし重要なことは，腎血管雑音は側腹部に放散するのに対して，「正常な」動脈雑音は正中から手の幅以上には外側に放散しないということである．

大動脈の動脈硬化性プラークや大動脈の聴診器による圧迫で生じる勢いよく流れる雑音よりも，腎動脈狭窄の雑音は高調で鋭い音である．内径が太いトロンボーンよりもトランペットのほうが高い音を出すように，幅の太い大動脈よりも腎動脈狭窄における雑音のほうが（聴診器の音域で）高い音になる．腎血管性疾患の血管雑音は，64％（Julius and Stewart, 1967）～87％（Moser and Caldwell, 1962）の症例が高調の音である．

拡張期の腎動脈血管雑音の症候生理学

これらの拡張期雑音の症候生理学は不明である．非常に興味深い患者において，ある可能性が提示されている．すなわち，以前の動脈造影で示された右側の腎血管性高血圧があるといわれている患者が，古い記録を参照しないまま症例提示された（これは常に誤りである）．騒々しい部屋での身体診察（これもまた過ちを生じやすい）において，前壁の腹部雑音が「間違った」（左）側に放散することが指摘されていた．さらに，この雑音は腎動脈狭窄に非常に診断的な，ピッチが高い楽音調であった．

この腹部血管雑音は以前確認されていなかったため，翌朝患者は静かな部屋で再び診察された．同様の雑音が左側に聴取された．しかし加えて，ずっと柔らかい収縮期雑音が右側に放散し，拡張期成分を伴っていたのである（左側ではなく，右側に）．

以前の記録を最終的に再確認した時に，その理由がはっきりした．この患者には左側の腎動脈狭窄があるが，また右腎動脈の完全閉塞もあり，おそらく退院時に「右腎動脈狭窄」という誤まった診断名がつけられていたのであろう．さらに，動脈造影をした人は右側には側副血行路が豊富であるが左側はそうではないことに気づいていた．おそらく側副血行路の血流により収縮期-拡張期雑音が生じていたのだろう．

4) 正常人に聴取される心窩部の血管雑音

正常人（高血圧症でない）に収縮期の心窩部雑音（心雑音の放散は除外）が存在する割合は，3つの報告によれば，6.5～18％である（Edwards et al., 1970；Julius and Stewart, 1967；Rivin, 1972）．

これらの雑音は，若年者のグループにより頻繁に見出される．

心窩部雑音は発熱した成人の血流増加（McSherry, 1979）または小児の急性感染性胃腸疾患（Lee, 1967）に生じる．

特別な母集団では，次のように異なる罹患率を示す．妊婦では21％（McSherry, 1979），「やせた生殖年代の女性」では10～20％（Mohun, 1976），生殖年代のカナダ人女性では25～26％（McSherry, 1979），若年層では男女とも，より多くなるが

20％の女性とわずか3％の男性（Julius and Stewart, 1967；McSherry, 1979），消化器科外来患者では27％（Watson and Williams, 1973），そして精神科入院患者の31％（Watson and Williams, 1973）．

これらの数字のいずれにも，心臓から放散した雑音や，正常血管を聴診器で過度に押しつけたことによって発生した雑音が含まれていないことが望まれる．

5）大動脈とその分枝から生じる異常な心窩部雑音

収縮期の心窩部雑音は，動脈瘤を含む大動脈疾患において報告されている（Clain et al., 1966；Rivin, 1972）（上記参照）．それはまた，腹腔動脈や上腸間膜動脈などの大動脈の分枝の狭窄の90％の症例に聴取される（Rob, 1966）．

このことは外側腹腔動脈の圧迫による症候群の問題を生じる．すなわち，線維性腹腔ガングリオンまたは横隔膜の正中弓状靱帯のいずれかによる消化管由来の疼痛が生じ，それらは手術により改善する（ペンシルベニア州のKlaus Bronのような経験豊富な血管造影の専門医はこの症候群の存在を信じていない．理由は，同様の所見がこの症候群がない患者にもみられるからである）．

特徴的な拡張早期まで延長する血管雑音（連続性とまではいかないけれども）の存在を信じているものもいる（Watson et al., 1973）．

しかしながら，ある報告の14％の患者にはこの血管雑音が聴取されず（Ghosh et al., 1982），少数ではあるが正常人にも（0〜1％）このような無害性収縮期雑音の拡張期への延長現象がみられる（Grim et al., 1979）．血管雑音は，吸気時の消失または減弱という特徴があると信じている人もいるが（Ghosh et al., 1982），この現象は常に生じるわけではない．また，呼吸性変化は無害性雑音に特徴的であると思っている人たちもいる（Watson et al., 1973）．

患者が立位をとると，位置が下方に移動する心窩部の収縮期雑音は，可動性のある大網内の動脈瘤を示唆しており，胃大網動脈内に見出された症例もある（Hatano et al., 1980）．

心窩部の拡張期の血管雑音は，慢性腸管虚血の徴候の可能性があるため，臨床上妥当な状況であるならば精査の適応がある．この病態では，多彩な非特異的症状を呈し，もしも認識されず治療もされなければ致命的かもしれない．この病態の患者の大部分には心窩部血管雑音があると考えられている．血管音図法 phonoangiography をとれば拡張期成分がはっきりするかもしれない（Sarr et al., 1980）．

連続性心窩部血管雑音で最も大きなものは，腎静脈（Celoria et al., 1987）や腸骨静脈，または下大静脈（Magee and Mellick, 1977）などの静脈により形成される動静脈瘻で聴取される．

6）右上腹部の雑音

腎血管性疾患や三尖弁逆流によるものでなければ，肝臓の付近で聞かれる右上腹部の雑音は，肝臓やその血管に由来するものである．

とりわけ，収縮期雑音は肝臓がんの14％に聴取され（Benner and Labby, 1961），その他の原発性の悪性腫瘍や，転移性腫瘍（Sherman and Hardison, 1979），時には成人血管腫または小児の血管内皮腫などの良性肝腫瘍（Smith et al., 1978），アルコール性肝障害（Clain et al., 1966）または門脈大静脈シャント（Goldstein, 1968）などを伴う肝硬変においても聴取されることがある．動静脈奇形および80％の外傷後動脈門脈瘻もまたその部位に収縮期雑音が存在する（Strodel et al., 1987）．

肝臓の左葉の範囲だけに聴取される雑音で，立位または側臥位で減弱する場合は，正確には心窩部雑音と呼ぶ．これらは肝硬変や悪性疾患において聴取されることがあるが，実際は腫大した肝臓による大動脈の圧迫を意味すると考えられている（Sherman and Hardison, 1979）．

右上腹部の連続性雑音は右腎動脈，腎臓，または肝臓に由来する．

肝臓に由来する連続性雑音の原因は，肝硬変（McFadzean and Gray, 1953），アルコール性肝障害（Clain et al., 1966），肝細胞がんの45％（Kingston et al., 1985），肝 Hodgkin リンパ腫（Jones et al., 1978），肝臓の動静脈奇形とシャント（McFadzean and Gray, 1953；Shumacker and Waldhausen, 1961），外傷後動脈門脈瘻（Strodel et al., 1987）などである．

7）左上腹部の雑音

腎血管性疾患に由来しない場合，左上腹部雑音は脾臓とその部の血管性疾患とりわけ脾動脈疾患の徴候である．

脾臓の雑音は単に巨大な脾腫（グレード4以上）によっても生じうる（Bjorkman, 1953）．脾動脈は解離（Serebro, 1965）や蛇行（Smythe and Gibson, 1963）により雑音を生じる．また，膵体部や膵尾部のがんの39％で脾動脈に雑音を生じることがあるが，これは腫瘍が脾動脈を巻き込むからである（Bauerlein and de la Vega, 1963；Serebro, 1965）．

連続性雑音は脾臓の動静脈瘻（約1/3の症例に発生）（Bloom, 1950）またはグレード4～5の脾腫によって生じることがある（20章参照）（Cassel et al., 1957；Williams et al., 1980）．

8）後部腎動脈の雑音

▶ 診察方法

聴診器の膜部を用いて**図18-6**に示す領域を聴診する．

▶ 判定方法

後部腎動脈の雑音は，ほとんど常に収縮期である．連続性の後部の雑音は，腎血管性高血圧によることはめったにないが，前部の連続性雑音と同じ原因で生じうる（上記参照）．どのような種類の後部血管雑音であっても腎血管性疾患の診断に対する感度は，せいぜい9～12％くらいである（Kaplan, 1986；Shapiro et al., 1969）．

偽陽性率はゼロに近い．私自身は収縮期または連続性のいかなる後部血管雑音にも気づいたことはないが，それはまったく「無害」であり，常に腹部の構造的な異常が原因である．腎血管疾患に起因しない後部血管雑音がある場合は，しばしば連続性で拡張期への延長があり，前方のほうが大きい音であるか，または通常聴取されない部位にある．そのような手がかりがあれば，陽性適中率はほとんど100％に近い．

要約すると，この徴候は存在すれば確実性が高いが，みられない場合には意味がない．

この雑音は，線維筋性肥厚（更年期前の女性）やアテローム性腎血管疾患（高齢の男性）などの両側

性の腎血管疾患において，とりわけ両側の機能を比較するための非侵襲的なスクリーニングテストを用いる時に重要となる．そのようなテストは，両側性の腎血管疾患の場合にはコントロール側がないためあまり役に立たないが，両側性の後部血管雑音の存在がわかっている患者ではスクリーニングテストを省略して直接動脈造影へと進むことが容認されるだろう．

11 下肢の動脈

1）大腿動脈

▶ 触診

1. 患者を仰臥位にして，股関節部位で下肢を完全に伸展させる．指を大腿部と交わる鼠径靱帯上の真ん中に置く．そこは胴体との連結部である．仔羊の脚にニンニクのかけらを押し込むのと同じくらいの力で押し下げる．拍動は大腿動脈である．すべての動脈には解剖学的変異があることに注意すること．鼠径靱帯の下方が触れやすい人もいる．

2. 大腿動脈は真ん中よりであったり，または外側であったりする場合もあるが，それらは普通対称性である．このことを利用して，左右同時に触診してみよ．一方を見つけると，もう片方もわかるはずである．この方法は血管性疾患のため拍動の強さに左右差がある高齢者において，特に有用である．

3. 大腿動脈は大腿神経よりも内側であるが，静脈よりも外側にある．もしも大腿動脈穿刺を試みて，放散痛が生じたり静脈血が得られたら，刺入部の印の位置はその後の有用なガイドとなるだろう．

前述したように，大腿の拍動のピークは橈骨の拍動のピークよりも先に到達する．

▶ 聴診と動的聴診

血管雑音に注意して聴診せよ．もしも大動脈弁閉鎖不全症が疑われるならば，Duroziez徴候をチェックせよ（17章参照）．

大腿三角または大腿の前内側の血管雑音は運動により増強し，拡張期成分が発生することがあ

る．Carter の局所的運動のプロトコールでは，患者を仰臥位にして，毎秒 1 サイクルの割合で足関節の完全な屈曲伸展を 1～2 分間行う前後に聴診する（Kurtz, 1984）．

雑音が鼠径部の総大腿動脈付近に聴取される場合，狭窄の部位を特定するためには雑音の閉塞試験 bruit-occlusion 試験が有用である．まずはじめの安静時の聴診後，診察者は大腿三角の頂点に近い表在性大腿動脈を圧迫する．雑音の消失または強さの減弱が観察されるなら，おそらく狭窄が総大腿動脈または近位表在大腿動脈に存在する．これに対して，もしも雑音が不変または大きくなる時は，狭窄は大腿深動脈またはその他の静脈枝に存在するであろう．大腿膝窩動脈バイパスグラフトのある患者では，圧迫により雑音が減弱または消失するなら閉塞しかかっている可能性があり，雑音の強さが増強するなら大腿深動脈の病変が疑われる．

近位側の動脈の圧迫により遠位側の雑音が完全に消失する場合は，ほとんど常に圧迫された血管の狭窄を示唆している（Kurtz, 1984）．

大腿の血管雑音の存在は疾患を強く示唆するが（LR 4.7～5.7），感度はわずか 0.20～0.29 にすぎない．もしも所見が陰性ならば LR は 1.0（0.7～0.8）に近づき，雑音がないことは疾患の存在する確率をそれほど変えない（McGee and Boyko, 1998）．しかしながら，症状がある患者において腸骨動脈，大腿動脈，膝窩動脈のいずれにも雑音を認めなければ，末梢血管性疾患の可能性は低くなる（LR 0.39）（Khan et al., 2006）．

2）膝窩動脈の触診

▶ 診察方法

1. 仰臥位の患者に身を乗り出して，両手を膝の両側に置き，指を膝窩に押し込むようにする．
2. 血管を触診する際には，患者の膝を受動的に曲げつつ持ち上げるようにする．
3. 膝窩動脈の触診を中止するまで，膝は 1 回に 10° 以上は動かさないようにする．
4. もしも 90° 以上屈曲しても膝窩動脈を触れることができない場合には，中止して反対側の診察を繰り返す．

判定方法：以前診察したことがない患者において，

今回膝窩動脈が両側ともに触知できなかった場合，その所見はおそらく解釈不能であろう．

膝窩動脈の拍動が以前には対称性に触れたが，現在は非対称性に触れたり，片側が触れなければ，前回の診察よりも後に生じた閉塞を認めたことになる．

以前診察したことがない患者に，膝窩動脈の拍動が片側だけで触れた場合，発症時期が不明の閉塞を発見したことになる．

以前の診察時には触れた膝窩動脈の拍動が，今回両側とも触知できない場合，何らかの変化が生じている．その変化には，脈圧の変化のようにそれほど重要でないものや鞍状塞栓症（これが原因で反対側の下肢の拍動が弱くなることもある）のように重大なものが含まれる．

▶ 皮膚温

1. 虚血を示唆する徴候のある患者を診察する場合，症状を示す領域の皮膚を触れることを忘れないこと（私は，指の背面を用いている）．皮膚の冷たさは典型的な慢性の動脈不全の徴候だが，感度は高くない．皮膚の冷たさは，急性動脈不全のほうが頻度が高いが，急性動脈不全では，その他のもっと劇的な方法が診察者の目を引くだろう．症状がある患者では，冷たい皮膚が最も有用な身体所見である（LR 5.90）（Khan et al., 2006）．
2. 間歇性跛行のある慢性動脈不全の場合，症状のあるほうの膝の皮膚温と症状のないほうの膝の皮膚温と比較してみるべきである．片側性の膝窩疾患の場合は，症状のある膝のほうが温かいはずであり，こちらのほうが冷たいということはない．この矛盾は膝周囲の体表近くに動脈性吻合ができることで説明できる．偽陽性を避けるためには，少なくとも 10 分間以上四肢を室温に曝露した後に所見をとるべきである．

いわゆる「温かい膝と冷たい足」の徴候の存在は，主な動脈血行路が遠位側で開存していることを意味する．徴候がなければ，側副血行路が十分に発達していない可能性がある（Gaylis, 1966）．

▶ 膝窩動脈における血圧測定

膝窩動脈で下肢血圧を測定しようとすると，大腿用カフが必要である．大腿用カフを巻いた後，患者を腹臥位にして受動的に膝を 90° 屈曲する．聴診器を膝窩部で動脈が触れる，あるいは聴取さ

れるはずの部位に置く.

3) 後脛骨動脈または足背動脈

触診

2つの診察方法
1. 後脛骨動脈を触診する時には,患者の右足関節にあなたの右手を,左足関節に左手を用いること.そして第2, 3指の指先を内果の下方かつ後方に置く.「下方かつ後方」とは,四分円の後方かつ下方部分を意味しており,それは右足関節(距腿関節)の3時から6時の部分で,左足関節(距腿関節)では6時から9時の部分である.
質問:動脈を見つけるためには,くるぶしの中心からどのくらいの距離を探らなくてはならないか.
解答:大部分の患者では,動脈は骨の上の筋肉を触れ始めるところから始まっている.
　触診する指のほうへ側方から反対側の手を添えて押すようにして組織を圧迫するほうが脈拍を触りやすいことを知っている学生もいる.
2. 常に解剖学で講義されているような部位にあるわけではないため,足背動脈の触診は難しいことがある.位置異常のある足背の拍動を見つけるためには,4本の指のすべてを揃え,横方向に監視線を張るようにして,足の側方かつ背部の約半分くらいの所に置く.はじめは軽く,次第に深く圧迫する.もしも拍動を感じない時は,内側に向けて横向きにずらして進める.もしもあなたが指で作った監視線で足背動脈を見つけられない時は,1横指遠位側にずらして,それを繰り返す.そして,必要ならば,はじめの位置から1横指ずつ近位側へ足背全体の中心部を進む.少し足を背屈させると拍動が触知しやすくなる.

教える際のコツ
　意識のある患者で,足の拍動があなたにははっきりしないが,他の誰かにはわかりやすいと感じた人を探す.2人で患者を同時に診察する.そして,触り方の違いを患者に指摘してもらうべきである.例えば,「2人とも同じ部位を探していますか」「あなたはもう1人の人よりも,押さえ方が強かったり,弱かったりしていませんか」など.
　実は自分自身の指先の拍動を感じているのに,それをあたかも患者の拍動を感じているように間

違っている学生もいる.患者の脈だと思っていた拍動が自分の脈と同期していないことを確かめるために,反対の手で自分の橈骨動脈の拍動を確認すること.

先天的な脈拍の欠損
　まだ閉塞性動脈硬化性病変が生じていないと思われる1〜10歳までの小児1,000人に関する研究では,後脛骨動脈の拍動はすべての例に存在するが,足背動脈は,右側の欠損が3%,左側が3.7%,両側が5.3%であることが示されている.足背の拍動の一側または両側の消失は,白人で12.9%,黒人で3.8%にみられる(Barnhorst and Earner, 1968).
　私の(記憶している限りの)成人患者における経験によると,後脛骨動脈の拍動の欠損がゼロという数値は若干低めであり,逆に足背の拍動の消失の数値は若干高めだと思われる(このことを調べさせるのは,学生にとってよい課題になるだろう).
　前脛骨動脈や腓骨動脈を触診して,上記に挙げた法則を改善しようとする研究者たちがいた.前脛骨動脈は前方に位置し,両果の真ん中で,距腿関節の真上にある.腓骨動脈は,外果の1cm前方かつ内方にある.これらのいずれもが足背動脈の代わりになるかもしれないが,後脛骨動脈の欠損はやはり問題である.

動脈不全の診断のための特別な診察方法

DeWeese試験
　安静時に足の拍動が触知できる患者において,運動テストは血管性跛行と神経性跛行を鑑別するのに非常に有用である(DeWeese, 1960).跛行症状が出現するまで,その場でのランニング,つま先立ち,足部を抵抗に抗して繰り返し曲げるといった運動を患者にさせる.足部の拍動が消失すれば,通常,血管性の跛行を起こすほどの血管性病変があることの証拠である(W.D. Jordan, 私信,1998).もしも拍動が保たれていたら,脊柱管狭窄症による馬尾神経の問題を考えるべきである(Hall, 1983).足関節部の収縮期血圧の運動による低下は閉塞性動脈疾患がない患者にもみられ,血管の拡張により生じることに注意すべきである(Barner et al., 1968).
　脊柱管狭窄症を示唆するそれ以外の特徴は,立位での脊柱の伸展による症状の悪化,座位での屈

曲による軽減，そして血管性不全よりも，その日によって症状の強さが大きく変動することなどである（McGee and Boyko, 1998）．

足関節-上腕血圧比検査（ABI 検査）

ABI の測定は，足首（足背または後脛骨動脈）の最高収縮期血圧を測定し，上腕の収縮期血圧で割った値である（近年では，Doppler 血流測定器があれば簡単に測定できる）．大腿部，股関節部，臀部に運動によって誘発される虚血症状を起こす患者では，その区域の血圧が低下しているだろう．すなわち，動脈閉塞より遠位側の血圧は閉塞していないと思われる上腕血圧よりも有意に低い（膝窩動脈や足背動脈で測定した血圧は，正常では上腕よりも 10〜20 mmHg ぐらい高いことに留意すること．6 章参照）．

Meador のルールを忘れないこと：しばしば下肢に危機的な（ABI < 0.5）病変のある患者でさえ，足背動脈が触知されることがある．

運動誘発性虚血の患者（安静時の虚血はないが）においては，ABI は通常 0.5 以上であり，安静時の足背の血圧は通常 60 mmHg 以上である（Mannick, 1983）．安静時の虚血がある患者は，ABI が 0.4 以下であり足背の血圧は通常 60 mmHg 未満である．ABI の測定のほうが，血管雑音の聴取よりもよりずっと診断的に価値がある．無症状の患者でさえも，ABI の低値は 2 年間のうちに著明な機能低下が生じることを予測する（McDermott et al., 2004）．血管造影を対照とすると，ABI < 0.9 は末梢動脈疾患を検出する感度は 95% である（Khan et al., 2006）．

単純な DeWeese 試験についてこれまで述べたように，局所に負荷をかけること以外にこの試験を改善する方法はないと言うことは明らかである（すなわち，激しい筋肉運動をすることにより，血流増加の需要が生じ，症状のある部位に部分的な低血圧を誘発することによって，より著明な勾配が生じうる）．

ABI は，重篤な病変があっても，石灰化のために末梢動脈が圧迫されても閉塞しない患者においては，誤って高めに算出されることがありうる．これは臨床医にとっては Doppler 流量計があっても，やはり注意深い臨床的診察が重要であるという理由の 1 つである．

皮膚の色調変化をみる方法

Doppler 装置が手元にない時に血圧を推測する

ためには，血圧測定用カフを患者の足首に巻き，足を挙上する．カフを加圧し，下肢を水平の位置に戻す．10 秒に 5 mmHg ずつゆっくりとカフを減圧する．足底が最初にさっとピンク色に変化した時点が収縮期血圧を示している．ある研究では，この方法で得られた ABI の 85% は，従来の方法での ABI との差が 0.1 以内であった（Carter, 1968）．

Buerger 試験

動脈不全のその他の指標は，Buerger 試験である．臥床した患者の両下肢を水平の位置から頭部より上に垂直まで挙上する（Buerger によりここを 180° と定義する）．血管の機能不全があれば，この操作により足が蒼白になり，足底が最もわかりやすい．このことは，病変が片側性で（対側が対照となる）かつ明るい日光のもとで最もよく観察される．次に，下肢をゆっくりと下ろしていき，「循環が充足する角度」を同定する．すなわち，赤い色調が戻ってくる角度である．診察台の平面が 90° になるので，診察台の平面よりも下ろした状態は 90° 以下であり，診察台の平面から垂直に下肢を下ろした状態は 0° になる（McGee and Boyko, 1998）．

この試験の変法は患者の下肢を診察台の平面から上方に 2 分間，60° 挙上した後（Buerger の測定では 150°），下肢を診察台の端から 2 分間だらりと下ろす（0°）．下肢を挙上すると足先から蒼白になり，重力のかかる位置まで下ろした時に，足先から近位側に向かって黒ずんだ赤色にさっと色調が変化していくのが見えると陽性である（Insall et al., 1989）[訳注8]．

訳注8）非常にわかりにくいが，米国の診察台は，腰から上は上体を起こすようにでき，逆に膝から下の部分は，直角に折り曲げてちょうど椅子のような形にすることができる．このことを理解すれば上記の内容は，想像できると思う．

さまざまな所見の有用性：Buerger テストでは，血管造影にて内転筋管より末梢の疾患を見出す感度は 100%，特異度は 54% であり，これらは 55 肢の研究に基づくデータである（陽性尤度比 2.2）．血管造影で示される 25% 以上の動脈狭窄において，下肢の血管雑音の存在の感度は 80%，特異度は 75% である（陽性尤度比 3.2，陰性尤度比 0.3）．

疾患を有する患者の約 1/3 においては，時に下肢を脅かすレベルでさえ，足部の拍動は少なくとも 1 ヶ所は触知可能である（McGee and Boyko,

1998）．

静脈充満時間

患者を仰臥位にして，よく目立つ足の静脈を確認する．患者の下肢を1分間，診察台から45°挙上する．患者を座位にさせて，下肢を診察台の横からだらりと下垂させる．あらかじめ確認しておいた静脈が皮膚表面の上に浮かび上がってくるまで何秒かかるか記録する．時間が20秒以上かかる時は，ABIが0.5以下と定義された疾患が存在する感度が0.22〜0.25であり，特異度は0.94〜0.95である（Boyko et al., 1997）．

毛細血管再充満とその他の試験

毛細血管再充満試験capillary refill testおよび足の変色，皮膚の萎縮，四肢の体毛が乏しい，といった所見は末梢性血管疾患の診断確定には有用ではない（McGee and Boyko, 1998）．第1の毛細血管再充満試験は信頼性がないことが示されている．その理由は，診察者の指から押し出された血液は隣接する静脈から返ることができるからであり，実験的に完全に虚血にされた下肢の静脈でさえ同様である．

しかしながら小児においては，毛細血管再充満試験は5％以上の脱水を検出するための最も有用な特異的所見であり，陽性尤度比positive LRは4.1である．試験の標準的な施行方法は，指先の遠位端を心臓の高さに保持して，掌側から次第に圧を加えて，爪床が蒼白になった時にすばやく開放する．脱水のない小児では，1.5〜2.0秒以内で正常の色に戻る．室温が暖かいことを確認すべきである（Steiner et al., 2004）．

毛細血管再充満時間は予後予測のために有用である．敗血症性ショックで集中治療室に入室している患者において，診断後6時間の指先の毛細血管再充満時間が2.4秒以上（陽性尤度比は約3，陰性尤度比は0.25）または膝の毛細血管再充満時間が4.9秒以上（陽性尤度比は約5.2，陰性尤度比は0.21）であることは，14日死亡率の予測に有用である（Ait-Oufella et al., 2014）

12 教育学的な示唆

血管外科スタッフが末梢閉塞性疾患の診断能力について，彼ら自身とレジデントhouse staffおよび学生とを比較してみた研究がある．それぞれ

が，病歴をとり，腹部大動脈，大腿，膝窩，足背，後脛骨の拍動を触診することができ，通常の聴診器を使用できた．安静時の診察後，もしまだ患者の病変の解剖学的な部位について疑問点があれば，患者は運動負荷を受けて，再度診察を受けた．102人の患者において，血管外科指導医the surgeons[訳注9]の96％が解剖学的に正しい診断（血管造影検査で検証）を下し，部分的に正しく診断したのは4％であった．レジデントyounger colleaguesが下した完全に正しい診断は62％であり，部分的に正しい診断は35％，完全に間違っていたのは3％であった．非侵襲的検査のほうが若いレジデントたちよりもずっとよい成績であったが，血管外科指導医にはまったく及ばなかった（Baker et al., 1978）．

訳注9） house staffは，いわゆるレジデントを指しており，younger colleagues, younger physiciansも同じであると考えたため，「レジデント」とした．内容から判断すると，attending vascular surgeons, surgeons, attendingsはすべて，専門医資格を持った指導スタッフを指していると思われるため，一応「血管外科指導医」とした．

これらの結果は，診察能力は経験を積むにつれて改善することを示唆している．この結論は，運動競技者（アスリート）やミュージシャンにとっては意外ではないだろう．これらはまた若手世代が検査に走りがちであるということも示しているだろう．

13 微小血管 Microvasculature

ベッドサイドで直接みることができる微小血管は，身体ではわずかに2ヶ所しかない．1つは爪郭（7章参照）であり，他方は眼底である（10章参照）．

14 末梢循環とショック

ヒポクラテスは，「頭部，手，足が冷たいのは悪い徴候である」と記載している（Adams, 1849）．

熟練した循環器科医は心臓血管外科手術を終えて小児患者が戻ってきた時には，ベッドサイドで患者の足に手を置いて触る．冷たい四肢，それに伴う心拍のわずかな増加，尿量の減少，説明できない不安または興奮などは，代償されたショック

の初期の徴候である（Fagan, 1988）．第1趾に貼り付けられたサーミスタープローブを用いた足趾の温度測定は，ショック・リサーチ・ユニットに入院した成人患者の予後を67％の精度で予測する．これらの患者は急性の生命を脅かす呼吸性，循環性，代謝性機能異常すなわち心筋梗塞，敗血症，失血や薬物中毒（薬物過量摂取）などに罹患している（Joly and Weil, 1969）．

第1趾の温度は，交絡因子としての末梢性血管病変があることが多いため，成人ではそれほど役に立たない（R.S. Farmer, 私信, 2004）．

15 その他の血管性疾患

1）感染性動脈瘤

感染性動脈瘤 mycotic aneurysm [訳注10]の用語は，Oslerにより初めて記載され名付けられたが，"mycotic"という言葉は，感染性病原体を指しているのではなく（ほとんどが細菌性であり，真菌性はごく少数であるため），感染した動脈瘤infected aneurysmがOslerにはキノコの形のように見えたことを指している．診断のための唯一の鍵は，感染した血管から供給されている部位に点状出血斑がみられることである．

訳注10）そのまま訳すと真菌性動脈瘤となる．

ミズーリのDavid Dobmeyer医師が，以前私に診察を依頼したことがあるが，その患者は敗血症様であり，心内膜炎に罹患しているように考えられた．彼の点状出血斑は，奇妙なことにもっぱら一側の下肢のみ侵されていた．患者が以前，その下肢の上部に爆弾の破片による負傷をしたことがあることを聞いて，私は感染性動脈瘤の可能性を提起した．この提案は笑いの種にされてしまったが，6日後にいくつか連続して画像診断が行われた後で，まさに同じ診断名が示唆されたのである．根治術が行われて，実際その診断が確認された．心内膜炎の所見などどこにもなかった．

2）動静脈瘻

もしも動静脈瘻が観察できるものであれば，スリルを触診し，雑音を聴診できる．動静脈瘻のなかには直接見たり，触ったり，聴診することができないものがある．この時にはBranham徴候が実施されるだろう．

Branham医師は，1890年に大腿の偶発性銃創の患者に認められたその徴候について記載している．スリルや血管音の存在により大腿浅動脈の動脈瘤が診断されたが，修復は遅延した．創部の治癒後，受傷側（健全な側ではなく）の総大腿動脈を圧迫した時にBranhamは患者の心拍数が80から35または40に減少したことに気づいた．手術時，動静脈瘤が見出され結紮された（Hurst,1986）．この徴候はまた，NicoladoniまたはNicoladoni-Israel-Brandham徴候として知られている．症候生理学 Semeiophysiologyは圧受容器による反射の関与を示唆している．その徴候は，アトロピンの投与により消失し立位で減弱した（Wattanasiri-chaigoon and Pomposelli, 1997）．

心臓の高拍出状態，四肢の肥大，拍動性腫瘤（特に受傷後に生じた場合）のある患者には，動静脈瘻を疑うこと．

付録18-1 大動脈および末梢の動脈瘤に関する問題の解答

大動脈は末梢血管よりもより広い内径を持つが，双方とも内圧は同じである．このため，大動脈壁の緊張度のほうが高くなり，動脈瘤が最初に形成される．末梢血管の動脈瘤が出現する頃には，大動脈はすでに認識できるサイズにまで大きくなった動脈瘤を持っている可能性が高い．

付録18-2 症例の検討

アリゾナ州ツーソンのChristopher Compton医師によると，腹部大動脈瘤の患者を破裂で失う最も頻度の多い理由は，腹部に手を当ててみないことである．通常は高血圧である患者が突然正常化または低血圧を呈した場合は，必ずしも降圧薬による治療効果が出たというわけではない．なにゆえ妻がこの日患者に付き添って来ようと思ったかということや，なぜ患者が歩行器を使用していたかということを，どうやら誰も尋ねてはいなかったようである．身体診察では，動脈瘤と同様に，眼瞼結膜の蒼白，頻脈，起立性の血圧低下，下肢の拍動の減弱などを呈していたはずである．

患者は，動脈瘤の修復手術にて救命されたが，数週間後に合併症により死亡した．

大動脈瘤は，壊滅的な破裂を起こす前のある時

期にリークを生じたり，放散痛を引き起こすことがある.

付録18-3　腎血管性高血圧症に関する自己学習の解答

　全般的な高血圧症患者の1,000人のうち，腎血管性高血圧は20人であり，980人はそうではない．感度は39%であり，腎血管性高血圧の7.8の患者に収縮期–拡張期雑音（真陽性）があり12.2にはなかった（偽陰性）．特異度は99%であり，腎血管性高血圧のない90.2の患者に収縮期–拡張期雑音が欠けており（真陰性），一方9.8の患者に聴取された（偽陽性）．したがって，陽性適中率は44%であり，陰性適中率は99%である．この解答を図1-3をみて確認すると，検査前確率は0.02または2%であり，尤度比（LR）はもしもこの所見が存在するならば39であり，存在しない場合は0.6である.

文献

- AbuRahma AF, Mousa AY. Current status of carotid stenting versus endarterectomy. *Adv Surg*. 2016;50(1):235-256. doi:10.1016/j.yasu.2016.04.004
- Adams F. *The Genuine Works of Hippocrates*. London, UK: Sydenham Society;1849.
- Ait-Oufella H, Bige N, Boelle PY, et al. Capillary refill time exploration during septic shock. *Intensive Care Med*. 2014; 40:958-964.
- Allen EV. Thromboangiitis obliterans: Methods of diagnosis of chronic occlusive arterial lesions distal to the wrist with illustrative cases. *Am J Med Sci*. 1929;178:207-244.
- Allen N. The significance of vascular murmurs in the head and neck. *Geriatrics*. 1965;20:525-538.
- Allen N, Mustian V. Origin and significance of vascular murmurs of the head and neck. *Medicine*. 1962;41:227-247.
- Alpert JS, Vieweg WVR, Hagan AD. Incidence and morphology of carotid shudders in aortic valve disease. *Am Heart J*. 1976;92:435-440.
- Amerling R, Ronco C, Kuhlmann M, Winchester JF. Arteriovenous fistula toxicity. *Blood Purif*. 2011;31:113-120.
- Arhuidese I, Obeid T, Nejim B, et al. Stenting versus endarterectomy after prior ipsilateral endarterectomy. *J Vasc Surg*. 2017;65:1-11. doi:10.1016/j.jvs.2016.07.115
- Baker WH, String T, Hayes AC, et al. Diagnosis of peripheral occlusive disease:Comparison of clinical evaluation and non-invasive laboratory. *Arch Surg*. 1978;113:1308-1310.
- Barner HB, Kaiser GC, Willman VL, et al. Intermittent claudication with pedal pulses. *JAMA*. 1968;204:100-104.
- Banerjee A. Atypical manifestations of ruptured abdominal aortic aneurysms. *Postgrad Med J*. 1993;69:6-11.
- Barnett HJM, Taylor DW, Eliasziw M, et al.; North American Symptomatic Carotid Endarterectomy Trial Collaborators. Benefit of carotid endarterectomy in patients with symptomat-ic moderate or severe stenosis. *N Engl J Med*. 1998;339: 1415-1425.
- Barnhorst DA, Earner HB. Prevalence of congenially absent pedal pulses. *N Engl J Med*. 1968;278:264-265.
- Barry JM, Hodges CV. Impotence: A diagnostic approach. *J Urol*. 1978;119:575-578.
- Bauerlein TC, de la Vega F. A diagnostic sign of carcinoma of the body and tail of the pancreas. *Gastroenterology*. 1963;44: 816.
- Benner EJ, Labby DH. Hepatoma: Clinical experiences with a frequently bizarre tumor. *Ann Intern Med*. 1961;54:620-635.
- Bergan JJ, Yao JST, Flinn WR. Managing the asymptomatic carotid bruit. *Chest*. 1984;86:628-632.
- Bernstein EF, Dilley RB, Goldberg LE, et al. Growth rates of small abdominal aortic aneurysms. Surgery. 1976;80:765-773.
- Berry JN. Benign intracranial and neck bruits in an adult. *Ann Intern Med*. 1965;63:661-663.
- Bisognano JD, Young B, Brown JM, et al. Diverse presentation of aberrant origin of the right subclavian artery: Two case reports. *Chest*. 1997;112:1693-1697.
- Bjorkman SE. On the occurrence of a vascular murmur over greatly enlarged spleens. *Acta Med Scand*. 1953;145:79-83.
- Bloom HJG. Venous hums in hepatic cirrhosis. *Br Heart J*. 1950;12:343-350.
- Blunt RJ, Porter JM. Raynaud syndrome. *Semin Arthritis Rheum*. 1981;10:282-308.
- Borrero E. Queral LA. Abdominal aortic aneurysms, cholesterol gallstones, and the "Einstein sign." *Vasc Endovascular Surg*. 1988;22:344-349.
- Boyko EJ, Ahroni JH, Davignon D, et al. Diagnostic utility of the history and physical examination for peripheral vascular disease among patients with diabetes mellitus. *J Clin Epidemiol*. 1997;50:659-668.
- Burton TM. The 'rare' disease that isn't: Often undiagnosed, FMD may afflict up to 5% of Americans. *Wall St J*. 2009:A1, A14.
- Carter SA. Indirect systolic pressures and pulse waves in arterial occlusive disease of the lower extremities. *Circulation*. 1968;37:624-637.
- Cassel WG, Spittel JA, Ellis FH Jr. Arteriovenous fistula of the splenic vessels producing ascites. *Circulation*. 1957;16:1077-1083.
- Celoria GM, Friedmann P, Rhee SW, et al. Fistulas between the aorta and the left renal vein. *J Vasc Surg*. 1987;6:191-193.
- Chadda KD, Peters R, Bloomfield B, et al. Cough syncope treated with a long-term vasoconstrictor. *JAMA*. 1986;255: 1289-1291.
- Chaikof EL, Brewster DC, Dalman RL, et al. The care of patients with abdominal aortic aneurysm: The Society for Vascular Surgery guidelines. *J Vasc Surg*. 2009;50(4 Suppl.):S2-S49. doi:10.1016/j.jvs.2009.07.002. Available at: http://www.jvasc-surg.org/article/S0741-5214(09)01368-8/fulltext. Accessed Oct 29, 2016.
- Chambers BR, Norris JW. Clinical significance of asymptomatic carotid bruits. *Neurology*. 1985;35:742-745.
- Chang YJ, Golby AJ, Albers GW. Detection of carotid stenosis: From NASCET results to clinical practice. *Stroke*. 1995; 26:1325-1328.
- Clain D, Wartnaby K, Sherlock S. Abdominal arterial murmurs

in liver disease. *Lancet*. 1966;2:516-519.

- Crane C. Arteriosclerotic aneurysms of the abdominal aorta: Some pathological and clinical correlates. *N Engl J Med*. 1955;253:954-958.
- Crevasse LE, Logue RB. Carotid artery murmurs: Continuous murmur over carotid bulb—New sign of carotid artery insufficiency. *JAMA*. 1958;167:2177-2182.
- Dargin JM, Lowenstein RA. Ruptured abdominal aortic aneurysm presenting as painless testicular ecchymosis: The scrotal sign of Bryant revisited. *J Emerg Med*. 2011;40(3):e45-e48. doi:10.1016/j.jemermed.2007.11.066
- David TE, Humphries AW, Young JR, et al. A correlation of neck bruits and arteriosclerotic carotid arteries. *Arch Surg*. 1973;107:729-731.
- Delp MH, Manning RT. *Major's Physical Diagnosis*. Philadelphia, PA: W.B. Saunders; 1975.
- Dent TL, Lindenauer SM, Ernst CB, et al. Multiple arteriosclerotic aneurysms. *Arch Surg*. 1972;105:339-344.
- DeWeese JA. Pedal pulses disappearing with exercise: A test for intermittent claudication. *N Engl J Med*. 1960;262:1214-1217.
- Donaldson MC, Sabine C, Showah AT, et al. Recent experience with the asymptomatic cervical bruit. *Arch Surg*. 1987; 122:893-896.
- Duncan GW, Gruber JO, Dewey CF Jr. Evaluation of carotid stenosis by phonoangiography. *N Engl J Med*. 1975;293:1124-1125.
- Dunning HS. Detection of occlusion of the internal carotid by pharyngeal palpation. *JAMA*. 1953;152:321.
- Edwards CH, Gordon NS, Rob C. The surgical treatment of internal carotid artery occlusion. *Q J Med*. 1960;29:67-84.
- Edwards AJ, Hamilton JD, Nichol WD, et al. Experience with coeliac axis compression syndrome. *Br Med J*. 1970;1:342-345.
- Eipper DF, Gifford RW, Stewart BH, et al. Abdominal bruits in renovascular hypertension. *Am J Cardiol*. 1976;37:48-52.
- Elder A, Japp A, Verghese A. How valuable is the physical examination of the cardiovascular system? *BMJ*. 2016;354: i3309.
- Estes JE. Abdominal aortic aneurysm: A study of one hundred two cases. *Circulation*. 1950;2:258-264.
- Evans W, Lewes D. The carotid shudder. *Br Heart J*. 1945;7: 171-172.
- Ewy GA, Rios JC, Marcus FI. The dicrotic arterial pulse. *Circulation*. 1969;39:655-661.
- Executive Committee for the Asymptomatic Carotid Atherosclerosis Study. Endarterectomy for asymptomatic carotid stenosis. *JAMA*. 1995;273:1421-1428.
- Fagan MJ. Relationship between nurses' assessment of perfusion and toe temperature in pediatric patients with cardiovascular disease. *Heart Lung*. 1988;17:157-165.
- Fenton S, Lyttle JA, Pantridge JF. Diagnosis and results of surgery in renovascular hypertension. *Lancet*. 1966;2:117-121.
- Fisher CM. Cranial bruit associated with occlusion of the internal carotid artery. *Neurology*. 1957;7:298-306.
- Flohr KH, Weir EK, Chesler E. Diagnosis of aortic stenosis in older age groups using external carotid pulse recordings and phonocardiography. *Br Heart J*. 1981;45:577-582.
- Fortner G, Johansen K. Abdominal aortic aneurysms. *West J Med*. 1984;140:50-59.
- Fowl RJ, Marsch JG, Love M, et al. Prevalence of hemodynamically significant stenosis of the carotid artery in an asymptomatic veteran population. *Surg Gynecol Obstet*. 1991; 172:13-16.
- García-Díaz JD, Balseiro J, Calandre L, et al. Aortic dissection presenting with neurologic signs. *N Engl J Med*. 1988;318: 1070.
- Gaylis H. Warm knees and cold feet: A new sign in arterial occlusion. *Lancet*. 1966;1:792-793.
- Gerbode F. A simple test to identify coarctation of the aorta. *Ann Surg*. 1976;184:615-617.
- Ghosh PB, Rabbat AG, Trudel J, et al. Celiac compression syndrome. *Can J Surg*. 1982;25:377-379.
- Gilbert GJ. Diagnosing temporal arteritis. *JAMA*. 2002;288: 1352-1353.
- Gillett M, Davis WA, Jackson D, et al.; Fremantle Diabetes Study. Prospective evaluation of carotid bruit as a predictor of first stroke in type 2 diabetes:The Fremantle Diabetes Study. *Stroke*. 2003;34:2145-2151.
- Gilroy J, Meyer JS. Auscultation of the neck in occlusive cerebrovascular disease. *Circulation*. 1962;225:300-310.
- Glenn WWL, ed. *Thoracic and Cardiovascular Surgery*. 4th Ed. Norwalk, CT:Appleton-Century-Crofts; 1983.
- Goldstein LI. Enlarged tortuous arteries and hepatic bruit. *JAMA*. 1968;206:2518-2520.
- Goldstein L, Siroky MB, Nath RI, et al. Vasculogenic impotence: Role of the pelvic steal test. *J Urol*. 1982;128:300-306.
- Grim CE, Luft FC, Weinberger MH, et al. Sensitivity and specificity of screening tests for renal vascular hypertension. *Ann Intern Med*. 1979;91:617-622.
- Guarino JR. Abdominal aortic aneurysm: A new diagnostic sign. *J Kansas Med Soc*. 1975;76:108.
- Hainer BL, Matheson EM. Approach to acute headache in adults. *Am Fam Physician*. 2013;87:682-687. Available at: http://www.aafp.org/afp/2013/0515/p682.html. Accessed Oct 24, 2016.
- Hall H. Examination of the patient with low back pain. *Bull Rheum Dis*. 1983;33(4):1-8.
- Hatano R, Iwai T, Goseki N, et al. Multiple aneurysms of the visceral arteries with migrating vascular bruit on postural change: A case report. *Jpn J Surg*. 1980;10:48-54.
- Helliker K. Rare but deadly vascular condition can go undetected in pregnant women. *Wall St J*. 2004.
- Hellmann DB. Temporal arteritis: A cough, toothache, and tongue infarction. *JAMA*. 2002;287:2996-3000.
- Heughan C. Thoracic outlet compression. *Can J Surg*. 1984; 27:35-36.
- Heyman A, Wilkinson WE, Heyden S, et al. Risk of stroke in asymptomatic persons with cervical arterial bruits: A population study in Evans County, Georgia. *N Engl J Med*. 1980;302: 838-841.
- Hocken AG. Renovascular hypertension. *Arch Intern Med*. 1966;117:364-372.
- Hollenhorst RW, Kublin JG. Ophthalmodynamometry in the diagnosis of intracerebral orthostatic hypotension. *Proc Staff Meetings Mayo Clin*. 1963;38:532-546.
- Hunt JC, Strong CG, Sheps SG, et al. Diagnosis and management of renovascular hypertension. *Am J Cardiol*. 1969;23:

- 434-445.
- Hurst JW. Profiles in cardiology: Harris S. Branham. *Clin Cardiol*. 1986;9:589-590.
- Hurst JW, Hopkins LC, Smith RB. Noises in the neck. *N Engl J Med*. 1980;302:826-863.
- Ingall TJ, Homer D, Whisnant JP, et al. Predictive value of carotid bruit for carotid atherosclerosis. *Arch Neurol*. 1989;46: 418-422.
- Insall RL, Davies RJ, Prout WG. Significance of Buerger's test in the assessment of lower limb ischaemia. *J R Soc Med*. 1989; 82:729-731.
- Isselbacher EM. Thoracic and abdominal aneurysms. *Circulation*. 2005;111:816-828. doi:10.1161/01.CIR.0000154569. 08857.7A. Available at: http://circ.ahajournals.org/content/ 111/6/816. Accessed Nov 8, 2016.
- Joly H, Weil M. Temperature of the great toe as an indication of the severity of shock. *Circulation*. 1969;39:131-138.
- Jones IG, Lowenthal MN, O'Riordan EC. Hepatic bruit in Hodgkin's disease. *Med J Zambia*. 1978;12:80-81.
- Jones-Ince I, Todd G. Unexpected stealing from the heart. *Am J Case Rep*. 2016;17:182-185 doi:10.12659/AJCR.895498
- Julius S, Stewart BH. Diagnostic significance of abdominal murmurs. *N Engl J Med*. 1967;276:1175-1178.
- Kallmayer MA, Tsantilas P, Knappich C, et al. Patient characteristics and outcomes of carotid endarterectomy and carotid artery stenting: Analysis of the German Mandatory National Quality Assurance Registry—2003 to 2014. *J Cardiovasc Surg (Torino)*. 2015;56:827-836.
- Kaplan NM. *Clinical Hypertension*. 4th Ed. Baltimore, MD: Williams & Wilkins; 1986.
- Kartchner MM, McRae LP. Auscultation for carotid bruits in cerebrovascular insufficiency. *JAMA*. 1969;210:494-497.
- Khan NA, Rahim SA, Anand SS, et al. Does the clinical examination predict lower extremity peripheral arterial disease? *JAMA*. 2006;295:536-546.
- Kingston M, Ali MA, Lewall D. Hepatic tumors in Saudi Arabia: A practical approach to diagnosis. *Cancer*. 1985;55:1579-1585.
- Konstantinov IE, Nikolai S. Korotkov: A story of an unknown surgeon with an immortal name. *Surgery*. 1998;123:371-381.
- Kram M. *Zebra: It's Not All Black and White in the Physical or Spiritual Worlds*. Outskirts Press; 2017.
- Kram M, Voaklander R, Siegel JH. Recurrent hypertensive crises in an endoscopist: A possible occupational link. *J Clin Hypertens (Greenwich)*. 2016. doi:10.1111/jch.12842. Available at: http://onlinelibrary.wiley.com/doi/10.1111/jch.12842/ full. Accessed Nov 6, 2016.
- Kurtz KJ. Dynamic vascular auscultation. *Am J Med*. 1984;76: 1066-1074.
- Lanzino G, Rabinstein AA, Brown RD Jr. Treatment of carotid artery stenosis:Medical therapy, surgery, or stenting? *Mayo Clin Proc*. 2009;84:362-368.
- Larrieu AJ, Tyers FO, Williams FH, et al. Subclavian steal syndrome: An update. *South Med J*. 1979;72:1374-1376.
- Lawrence PF, Oderich GS. Ophthalmologic findings as predictors of carotid artery disease. *Vasc Endovasc Surg*. 2002;36: 415-424.
- Lawson JD, Peteracek MR, Buckspan GS, et al. Subclavian steal: Review of the clinical manifestations. *South Med J*.

- 1979;72:1369-1373.
- Lederle FA. Management of small abdominal aortic aneurysms. *Ann Intern Med*. 1990;113:731-732.
- Lederle FA, Walker JM, Reinke DB. Selective screening for abdominal aortic aneurysms with physical examination and ultrasound. *Arch Intern Med*. 1988;148:1753-1756.
- Lee RV. Abdominal bruits. *N Engl J Med*. 1967;277:313.
- Leriche R, Morel A. The syndrome of thrombotic obliteration of the aortic bifurcation. *Ann Surg*. 1948;127:193-206.
- Levin LA, Mootha VV. Postprandial transient visual loss: A symptom of critical carotid stenosis. *Ophthalmology*. 1997; 104:397-401.
- Lown B, Levine SA. The carotid sinus: Clinical value of its stimulation. *Circulation*. 1961;23:766-789 (A classic).
- Magee HR, Mellick SA. Aortocaval fistula as a complication of leaking aortic aneurysm. *Br J Surg*. 1977;64:239-241.
- Mannick JA. Evaluation of chronic lower-extremity ischemia. *N Engl J Med*. 1983;309:841-843.
- Marek J, Mills JL, Harvich J, et al. Utility of routine carotid duplex screening in patients who have claudication. *J Vasc Surg*. 1996;24:572-577.
- Matthews WB. Observations on the carotid bruit. *J Neurol Neurosurg Psychiatry*. 1961;24:161-166.
- McAlpin RN, Kattus AA. Brachial artery bruits in aortic valve disease and hypertrophic subaortic stenosis. *N Engl J Med*. 1965;273:1012-1018.
- McCloy RM, Spittell JA Jr, McGoun DE. Dissecting aortic hematoma or aneurysm. *Circulation*. 1965;31:665-669.
- McDermott MM, Liu K, Greenland P, et al. Functional decline in peripheral arterial disease: Associations with the ankle brachial index and leg symptoms. *JAMA*. 2004;292:453-461.
- McFadzean AJS, Gray J. Hepatic venous hum in cirrhosis of liver. *Lancet*. 1953;2:1128-1130.
- McGee SR, Adcox M. Unilateral femoral pistol-shot sounds: A clue to aortic dissection. *West J Med*. 1995;162:547-548.
- McGee SR, Boyko EJ. Physical examination and chronic lower-extremity ischemia. *Arch Intern Med*. 1998;158:1357-1364.
- McSherry JA. The prevalence of epigastric bruit. *J R Coll Gen Pract*. 1979;29:170-172.
- Mohun GE. Abdominal bruits. *N Engl J Med*. 1976;277:313.
- Moser RJ Jr, Caldwell JR. Abdominal murmurs, an aid in the diagnosis of renal artery disease in hypertension. *Ann Intern Med*. 1962;56:471-483.
- Mussa FF, Horton JD, Moridzadeh R, et al. Acute aortic dissection and intramural hematoma: A systematic review. *JAMA*. 2016;316:754-763.
- Myers JD, Murdaugh HV, McIntosh HD, et al. Observations on continuous murmurs over partially occluded arteries. *Arch Intern Med*. 1956;97:726-739.
- Peart WS, Rob C. Arterial auscultation. *Lancet*. 1960;2:219-220.
- Perkins WJ, Lanzino G, Brott TG. Carotid stenting vs endarterectomy: New results in perspective. *Mayo Clin Proc*. 2010; 85:1101-1108.
- Perloff D, Sokolow M, Wylie EJ, et al. Hypertension secondary to renal artery occlusive disease. *Circulation*. 1961;24: 1286-1304.
- Ramanath VS, Oh JK, Sundt TM III, Eagle KM. Acute aortic syndrome and thoracic aortic aneurysm. *Mayo Clin Proc*.

2009;84:465-481.

- Raynaud AGM. *On the Local Asphyxia and Symmetrical Gangrene of the Extremities*. Paris, France: *Rignoux*; 1862.
- Raynaud AGM. In: Horteloup P, ed. *On Scleroderma*. Paris, France: Asselin;1865.
- Remedy Health Media, Vision tests: ODM (ophthalmodynamometry). Updated Mar 17, 2015. Available at: http://www.healthcommunities.com/vision-tests/odm-ophthalmodynamometry.shtml. Accessed Oct 26, 2016.
- Richardson DA, Bexton R, Shaw FE, et al. Complications of carotid sinus massage—A prospective series of older patients. *Age Ageing*. 2000;29:413-417.
- Rivin AU. Abdominal vascular sounds. *JAMA*. 1972;221:688-690.
- Rob C. Surgical diseases of the celiac and mesenteric arteries. *Arch Surg*. 1966;93:21-32.
- Robicsek F. The diagnosis of abdominal aneurysms. *Surgery*. 1981;89:275-276.
- Rockman CB, Riles TS, Lamparello PJ, et al. Natural history and management of the asymptomatic, moderately stenotic internal carotid artery. *J Vasc Surg*. 1997;25:423-431.
- Roskam J. A new syndrome—Serious cardiac syncope and repeated syncope from a hypercarotid sinus. *Presse Med*. 1930;38:590-591.
- Saito D, Matsuno S, Matsushita K, et al. Cough syncope due to atrioventricular block. *Jpn Heart J*. 1982;23:1015-1020.
- Sapira JD. *The Art & Science of Bedside Diagnosis*, 1st Ed. Baltimore/Munich:Urban & Schwarzenberg; 1990.
- Sarr MG, Dickson ER, Newcomer AD. Diastolic bruit in chronic intestinal ischemia: Recognition by abdominal phonoangiography. *Dig Dis Sci*. 1980;25:761-762.
- Sauvé JS, Laupacis A, Østbye T, et al. Does this patient have a clinically important carotid bruit? *JAMA*. 1993;270:2843-2845.
- Sauvé JS, Thorpe KE, Sackett DL; North American Symptomatic Carotid Endarterectomy Trial. Can bruits distinguish high-grade from moderate symptomatic carotid stenosis? *Ann Intern Med*. 1994;120:633-637.
- Serebro H. A diagnostic sign of carcinoma of the body of the pancreas. *Lancet*. 1965;42:85-86.
- Shapiro AP, Perez-Stable E, Scheib ET, et al. Renal artery stenosis and hypertension. *Am J Med*. 1969;47:175-193.
- Sherman HI, Hardison JE. The importance of a coexistent hepatic rub and bruit: A clue to the diagnosis of cancer in the liver. *JAMA*. 1979;241:1495.
- Shorr RI, Johnson KC, Wan JY, et al. The prognostic significance of asymptomatic carotid bruits in the elderly. *J Gen Intern Med*. 1998;13:86-90.
- Shumacker HB, Waldhausen JA. Intrahepatic arteriovenous fistula of hepatic artery and portal vein. *Surg Gynecol Obstet*. 1961;112:497-501.
- Silverstein A, Doniger D, Bender MB. Manual compression of the carotid vessels, carotid sinus hypersensitivity, and carotid artery occlusions. *Ann Intern Med*. 1960a;52:172-181.
- Silverstein A, Lehrer GM, Mones R. Relation of certain diagnostic features of carotid occlusion to collateral circulation. *Neurology*. 1960b;10:409-417.
- Simon N, Franklin SS, Bleifer KH, et al. Clinical characteristics of renovascular hypertension. *JAMA*. 1972;220:1209-1218.
- Smetana GW, Shmerling RH. Does this patient have temporal arteritis? *JAMA*. 2002;287:92-101.
- Smith GC, Lohr JA, Malcolm BS, Kesler RW. Hepatic hemangioendotheliomas and hyperbilirubinemia. *South Med J*. 1978;71:1439-1441.
- Smythe CM, Gibson OB. Upper quadrant bruit due to tortuous splenic artery. *N Engl J Med*. 1963;269:1308-1309.
- Spencer-Green G. Raynaud's phenomenon. *Bull Rheum Dis*. 1983;33(5):3.
- Spittell JA Jr. Some uncommon types of occlusive peripheral arterial disease. *Curr Probl Cardiol*. 1983;8(2):1-28.
- Spodick DH, Sugiura T, Doi Y, et al. Rate of rise of the carotid pulse: An investigation of observer error in a common clinical measurement. *Am J Cardiol*. 1982;49:159-162.
- Steiner MJ, DeWalt DA, Byerley JS. Is this child dehydrated? *JAMA*. 2004;291:2746-2754.
- Strodel WE, Eckhauser FE, Lemmer JH Jr. Presentation and perioperative management of arterioportal fistulas. *Arch Surg*. 1987;122:563-571.
- Sutton RL, Sutton RL Jr. *An Introduction to Dermatology*. 3rd Ed. St. Louis, MO: Mosby; 1937.
- Takach TJ, Beggs ML, Nykamp VJ, et al. Concomitant cerebral and coronary subclavian steal. *Ann Thorac Surg*. 1997;63:853-854.
- Tamvakopoulos SK, Corvese WP, Vargas L. Perianal ecchymosis as a clinical sign. *Arch Surg*. 1969;99:612-614.
- Tu JV, Wang H, Bowyer B, et al. Participants in the Ontario Carotid Endarterectomy Registry. *Stroke*. 2003;34:2568-2573.
- Turnbull JM. Is listening for abdominal bruits useful in the evaluation of hypertension? *JAMA*. 1995;274:1299-1301.
- Watson WC, Williams PB. Epigastric bruits in patients without celiac axis compression. *Ann Intern Med*. 1973;79:211-215.
- Watson WC, Williams PB, Duffy G. Epigastric bruits in patients with and without celiac axis compression. *Ann Intern Med*. 1973;79:211-215.
- Wattanasirichaigoon S. Pomposelli FB Jr. Branham's sign is an exaggerated Bezold-Jarisch reflex of arteriovenous fistulae. *J Vasc Surg*. 1997;26(1):171-172.
- Webster JE, Gurdjian ES, Martin FA. Mechanism of syncope due to unilateral compression of carotid bifurcation. *Arch Neurol Psychiatry*. 1955;74:556-558.
- Weiss S, Baker JP. The carotid sinus reflex in health and disease: Its role in the causation of fainting and convulsions. Medicine. 1933;12:298-353. (Soma Weiss taught the author's teacher, Jack Myers. Because the author is now teaching you, you are Soma Weiss's medical great-grandchild. Probably, you could get back to any of the others in this bibliography, even to Hippocrates, through more circuitous genealogies, if records were available. The point is that a great tradition is now presented to you in your turn.)
- Welch LK, Crowley WJ Jr. Bruits of the head and neck. *Stroke*. 1970;1:1245-1247.
- Wenger TL, Dohrmann ML, Strauss HC, et al. Hypersensitive carotid sinus syndrome manifested as cough syncope. *Pacing Clin Electrophysiol*. 1980;3:332-339.
- Wheat MW Jr, Palmer RF. Dissecting aneurysms of the aorta. *Curr Probl Surg*. 1971;1-43.
- Wheeler SD. Long-term hemodialysis and supraclavicular

bruits: A method of examination. *JAMA*. 1982;247:1026.

- Whitty CJM, Sudlow CLM, Warlow CP. Investigating individual subjects and screening populations for asymptomatic carotid stenosis can be harmful. *J Neurol Neurosurg Psychiatry*. 1998;64:619-623.

- Wiebers DO, Whisnant JP, Sandok BA, et al. Prospective comparison of cohort with asymptomatic carotid bruit and a population-based cohort without carotid bruit. *Stroke*. 1990; 21:984-988.

- Williams DB, Payne AS, Foulk WT, et al. Splenic arteriovenous fistula. *Mayo Clin Proc*. 1980;55:383-386.

- Wittgen CM, Brewster DE. Current status of the surgical treatment of patients with carotid artery disease: The surgical management of carotid atherosclerosis. *Annu Rev Med*. 1997;48:

69-77.

- Wood P. *Diseases of the Heart an. Circulation*. 2nd Ed. Philadelphia, PA:JB Lippincott Co.; 1956.

- Wright IS. The neurovascular syndrome produced by hyperabduction of the arms: Immediate changes produced in 150 normal controls and effects on some persons of prolonged hyperabduction of arms as in sleeping and in certain occupations. *Am Heart J*. 1945;29:1-19.

- Zhu CZ, Norris JW. Role of carotid stenosis in ischemic stroke. *Stroke*. 1990;21:1131-1134.

- Ziegler DK, Zileli T, Dick A, et al. Correlation of bruits over the carotid with angiographically demonstrated lesions. *Neurology*. 1971;21:860-865.

19章 静脈

すべての血液は心臓の支配下にある．12本の血管は筋肉内に深く入り込み，見ることができない．足首外側の血管だけは覆うものがないため見ることができる．その他の体表にあるすべての血管は静脈である．雨や風による全身への悪い影響は，最初に皮膚から入り，毛細血管へ運ばれる．毛細血管が満たされると，それらの物質は静脈に入り込み，大血管に流れ込むことで順々に空になっていく．血液の今の流れはある循環のなかで繋がっており，決して止まることがない．

2000年前の中医学の古典
ウィリアム・ハーベー[訳注1]（1930年，Humeによる引用）

訳注1）William Harvey（1578〜1657年），英国の解剖学者，医師．

◆ 覚えておくべきポイント

- 目立って見えるだけの頸静脈を中心静脈圧が上昇して怒張しているものと鑑別するには，下から静脈が満たされるかどうかを確かめればよい．
- もし吸気と呼気で静脈が動揺する波形を見ることができたら静脈の頂上を見ていると確信できる．
- 静脈圧の上昇は，手背静脈や舌下静脈を見ることでも判別することができる．これは特に，何も遮るものがない状態で頸静脈を見ることができないICU患者において役立つ．
- 頸静脈から静脈圧を推定せよ，吸気（Kussmaul徴候）や腹部のテスト（腹部静脈試験，あるいは腹部頸静脈逆流とも呼ぶ）の影響を見よ，そして頸静脈波を観察せよ．
- 特にVirchowの3徴（静脈壁の損傷，うっ滞，過凝固）の徴候がある患者においては，常に深部静脈血栓症の可能性を最大限に考えること．

1 静脈圧

1）診察方法：頸静脈の観察

1. ベッドを30〜45°に挙上し患者を快適な状態にリラックスさせて始める．
2. 頸静脈には2種類ある（図19-1）．内頸静

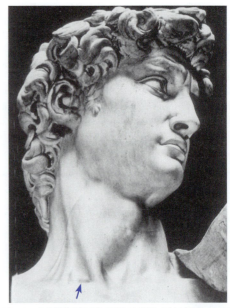

図19-1 外頸静脈は胸鎖乳突筋を乗り越えるのが見える．矢印は内頸静脈の下球であり，胸鎖乳突筋の鎖骨頭と胸骨頭の間にある．
（ミケランジェロ作『ダビデ像』）

脈[注1]は鎖骨の内側1/4の部分の後方，上方を頭側に走行して，胸鎖乳突筋の深層に潜る（鎖骨のすぐ上に，頸静脈球部が見える．それは鎖骨と胸鎖乳突筋の鎖骨頭と胸骨頭の間にある）．もう1つの静脈は外頸静脈で，胸鎖乳突筋の頂上を越えていく．どちらの静脈もそれぞれ利点がある．

Perloffは内頸静脈のほうが圧の推定や静脈波形（静脈拍動）の解析に適していると考えた．一方で内頸静脈は深部に存在するため直接見ることはできず，拍動の伝達を見ることになる．極めて静脈圧が高い場合は，内頸静脈の虚脱がはっきりと確認できる位置，すなわちそれによって静脈圧を推定できる（下記参照）位置まで，重症の患者を十分に起こすことは難しいかもしれない．外頸静脈は，内頸静脈拍動の伝達よりも見えにくいことは少なく，さらに長い距離を観察することができる．それゆえ，頸静脈圧が非常に高い臥床した患者でも使用でき，特に内頸静脈が短く末梢からの

注1　頸静脈と同義．

静脈の逆流を確かめるためのストリッピング（静脈のしごき，stripping. 下記参照）を行えない場合には有用である．もし見ることができれば内頸静脈の拍動は，より確定的な意味を持つ（下記参照）．

初心者には両方の静脈拍動も観察することを私はすすめる．患者を100人も診れば，どちらの方法がよいかがわかるだろう．

3. もし静脈拍動が見えない場合はそれが見えるまでベッドの頭側を下げる．左右の外頸静脈は同じ呼吸のタイミングで同様に膨らむのを確認すること．もし左頸静脈だけが膨らんでいれば，これらは以下に示すように診断に重要な事象である．多くの場合，右頸静脈を使用するが，それは直接右房に流入し，拡張した動脈の拍動による影響が少ないためである．

4. 患者によっては，頸静脈が実際には充満していても，はっきりと見えない場合がある．その患者で静脈が見えにくいだけなのか，本当に静脈の充満（怒張）がないのかを区別するには，患者に10秒ほど Valsalva 手技をさせることである．これは一時的に高いレベルにまで静脈圧を上昇させる．それでも静脈を見ることができなければ，それは見えにくい血管であることを示している（図19-2 の Valsalva の欄）．つまり，その患者においては頸静脈をもとにして静脈圧を評価することはできない．本章で後述するように，その代わりとなる方法を見つけなければならない．

5. もし静脈が自然に拡張して見えれば，次にそれが下からの圧を反映しているのか，ただ単に目立って見えるだけなのかを判断しなければならない．そのために，以下の方法で静脈をストリップする（しごく）．

a. 左右の人差し指を隣接させて[訳注2]拡張した外頸静脈に置く（内頸静脈や球部は通常はこれらの手技ができるほどの距離を得ることができない）．
b. 片方の指で静脈を強く圧迫しながら，もう一方の指で静脈をしごいて中の血液を抜く．両方の指で圧迫されて静脈はその間で平坦になっているはずである．
c.「下から満たされる」（心臓からの血液が静脈を満たす）かどうかを見るために，心臓に近い指だけを静脈から離す．もう一方の指はそのままにしておく．
d. もし中心静脈圧が十分高いなら，静脈は逆行

性に（下から）満たされる（図19-2 のストリッピングの欄）．
e. もちろん，もし静脈弁が完全に機能していれば，静脈は逆行性に満たされないかもしれないが，拡張した静脈ではたいてい弁の接合が不十分であることが多く，それが問題となることはまずない．

訳注2）原文では "Place your adjacent forefingers over ……" となっており，人差し指が複数形なので，「左右の」とした．しかし実際にやってみると，人差し指を含む（隣接した）2本の指つまり人差し指となか指でもよいのかもしれない．

6. 静脈圧の測定
a. 吸気と呼気で静脈波の拍動を探す．もしそれらが見えたら，静脈の頂上を探す．それは，実際の頸静脈圧測定値と近似している（下記参照）．頸部後方に影ができるようにペンライトを斜めに当てると静脈が見やすくなる（これは特に拍動の検出に有用である）．
b. 静脈の頂点を見つけるために，ベッドの頭部を何度か挙上したり倒したりして，その都度，静脈をしごく stripping 操作を行う必要があるかもしれない．
c. 静脈圧は右房と静脈の頂上（拍動 fluttering）の垂直距離で推測される．患者の角度と静脈の長さ自体は関係ない．患者を仰臥位にさせると，右房（ゼロ点，すなわち静脈圧がゼロの部位である）は胸骨からベッドまでの距離の35〜50％に位置し，第4肋間にある（これを確かめるためには，われわれが何年も前に行った25人の剖検の結果をみたことがなければ，CTでみることである）．正常上限はこのモデルによると，16 cm である（その他のゼロ点を使用した正常範囲は本章で後に示す）．

メモ：これは今や少数派のレポートであり，最近の Louis 角（胸骨角）をゼロ点として使用したものとは違う．胸骨角はすべての人で右房の8 cm（以前は5 cm）上方にあると考えられており，角度によらない（Elder et al., 2016）．私はこれを心臓専門医の定数 cardiologist's constant[注2]と呼んでいる．いかに高名な本（Braunwald et al., 2001）や最近の総説（Cook and Simel, 1996；Elder et al., 2016）において，心臓医の定数が Planck 定数と同様に確固としたものに見えても，これは明らかに真実ではない（図19-3, 4）．この2つの定数による実際の測定

注2　それは2，5，8または10 cm とも報告されている．

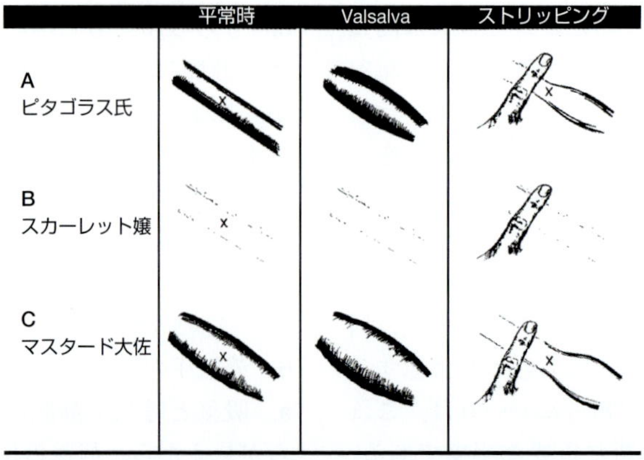

	平常時	Valsalva	ストリッピング
A	ベッドにもたれたピタゴラス氏の外頸静脈である．Xは右房から16 cm垂直方向に位置するとしよう（本文参照）．もし静脈の拍動（理論上の血柱）がこの位置より上方にあれば，たとえ静脈が「怒張」していなくても，静脈圧は上昇しているといえる．	これはピタゴラス氏のValsalva手技を行っている右外頸静脈を示している．怒張しているのがわかる．この図だけでは，ピタゴラス氏がValsalva手技をしていない時にも静脈圧の上昇があるかどうかが判断できない．このパネルはただ単に彼の外頸静脈が簡単に見えやすいということを示しているにすぎない．	もし静脈の逆流の下端のX点が右房から16 cm以上の距離にあれば，静脈圧の上昇といえる（もちろん，指で閉塞させた部位より上方は拡張しているがここでは示していない）．そして，もしその指の圧力を解除すると，静脈は頭部から心臓への流れにより上方から満たされることが確認できる．このことはすでに知られているとおり，本章の冒頭の警句を参照のこと．
B	スカーレット嬢[訳注3]は上品なお嬢様で，生まれてこのかた肉体的労働などしたことがなく，したがって静脈系は未発達である．このため，彼女の頸静脈は全体によく見えない．Xは彼女の右心房から16 cm垂直方向にある点だが，単に静脈を観察しただけでは彼女の静脈圧が上昇しているのか正常なのかどうかは判断できない．	Valsalva手技を続けると静脈圧は30 cm以上になることがあるが，このように著しく静脈圧をかけた状態でも，スカーレット嬢の未発達な静脈系には怒張がまったく見えない！　したがって，この患者においては「静脈の怒張」がないことはまったく意味を持たない．特に，心不全がないことやその他の原因による静脈圧の上昇がないことの証拠としては使用できない．	ストリッピングの手技をしても静脈が未発達のために血液の逆流は見えない．実際に，上方の指を離しても同様に見えるだろう．スカーレット嬢の静脈はどんな圧であっても単に見えにくい．
C	マスタード大佐[訳注3]は植民地で肉体労働を長年行い，頸静脈が極めて発達している．しかし彼の本当の静脈圧はどれほどであろうか．	すでに頸静脈が発達しているため，予測された静脈拡張は，もとからあるため診断的にはまったく役に立たず，静脈系に異常がないことを示しているにすぎない．	静脈をストリッピングし，下部の指を離すと，X点まで静脈が還流するのがわかり，そこでは静脈の拍動が見えるだろう（指の上方での静脈の拡張も起こっているが，ここでは示していないし，探されていない）．指からX点までの平坦な部分は正しく静脈圧を反映していることを保証している．もしX点が右心房から16 cm以内にあれば，静脈圧は正常である．マスタード大佐の場合は静脈圧が正常であっても「静脈の怒張」と呼ばれるものが見える（左側のパネル）ことに注意が必要である．このように静脈の「怒張」という「所見」そのものにはまったく意味がないのである．

訳注3） スカーレット嬢（Scarlett），マスタード（Mustard）大佐はどちらも英国発祥の"Cluedo"（北米では"Clue"）という古典的傑作ボードゲームの登場人物．さらにゲームの"Clue"をもとに「殺人ゲームへの招待（Clue）」という映画も1985年に米国で製作された．ゲームに基づいて物語やキャラクターが構成されており，上映劇場ごとに3つのエンディングが用意された．

図19-2　A：ピタゴラス氏，B：スカーレット嬢，C：マスタード大佐

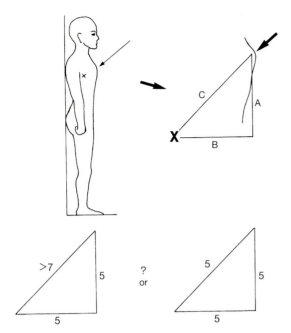

図 19-3 ピタゴラスの胸骨角は矢印で示した．そして彼の右房はXとして示した．拡大した部位は右上方である．もしLouis角が常に右房中心部の5cm上方にあるならA辺はピタゴラスの定理で5cmの部位に存在する．同様に，B辺も5cmである．そしてC辺は45°で5cmとなる（右下の図）．これは，ピタゴラスの定理（左下の図）に矛盾する．

値の違いは，測定誤差の範囲内であろう．しかし，いい加減な考え方や正確でない言葉は広まりやすい．

2）有効性

頸静脈の診察は（末梢）静脈圧を臨床的に推定する最も信頼できる手法であり，「実際に手技に不慣れな者が生理食塩水によるマノメトリー（圧検法）を用いて測定するよりもしばしば正確である」といわれている（Fowler, 1967）．この意見は興味深いが，認識するには困難な問題がからみ合っている．つまり，もしそれが本当だとして，どのようにそれを知ればよいのか（すなわち，頸静脈圧の測定手技と圧検法による静脈圧測定の2つと独立した変数は何なのか）．Fowlerの意見において鍵となるのは，「手技に不慣れ」ということが定義されていないことかもしれない．しかしながら，独立して同時に行われた中心静脈圧の測定では（Davison and Cannon, 1974）2人の観察者が，頸静脈の視診だけの推定では中心静脈圧は信頼できな

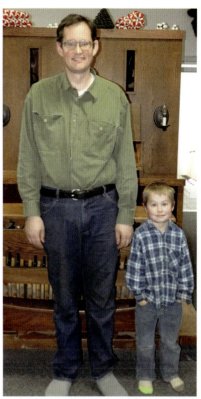

図 19-4 2人の身長（249 cmと81 cm）は一般的な人間におけるガウス分布の両極にいる．あなたは心臓専門医それぞれが同じ定義を持っていると予測できるか？
（写真はNoahとArynne Robinsonのご厚意による）

いと結論付けている（もちろん，末梢と中枢の静脈圧はまったく同じではない．そうでなければ，血液は流れない）．それでも，もし4cmまでの違いを受け入れれば90％の一致率が得られる．臨床的にはもし誰かが静脈圧を24 cmと推定したなら真の値が20 cmもしくは28 cmのどちらでも大した問題ではない．同様に，もし誰かが静脈圧を8 cmか10 cmと推定したなら，真の値は16 cmを超えていない（正常上限）と確信できる．このようにたとえ完全でなくても，その推定は診断の過程において重要な1つの情報になる．

3）その他の非検圧法

1. WienerとNathanson（1976～1977）は外頸静脈圧を仰臥位で計測した．その静脈はいったん指で虚脱させた後で，中等度の吸気の後で静脈の頂上の位置を観察した．彼らによれば，健常者では，

静脈の頂上は胸骨角の 3.5 cm 下にあった(心臓専門医の定数を使うと,「正常の」圧は 1.5 cm になる!).非常に静脈圧が高い患者では吸気時に静脈の頂上を確認することはできないだろう.つまり,この方法では静脈圧が高いとはいえるがどの程度高いかを知ることはできない.それゆえ,静脈圧が高い患者ではベッドの頭部を挙上して正しく測定すべきである.

2. 現在の ICU では,指導医が何も遮られない状態で頸静脈を観察することはしばしば困難である.なぜなら患者の頸静脈と右房の血管のつながりが医療機器で妨げられていることが多いからである.それゆえ,**Gärtner 手技**(Dennison, 1969)の変法は役に立つ.この方法では,静脈[訳注4]を指で虚脱させておいて,手を挙上したり下げたりして静脈が怒張しなくなる点を探す.そして,静脈が怒張し始める点まで手を少しずつ下げる.すなわち,この点から右房までの垂直距離がおよその静脈圧となる.

訳注 4) 静脈の末梢側.

自己学習

座位もしくは立位で片側の手を頭上でできるだけ高く上げてこぶしを握る.一方,反対側の手は開いてだらんと下げる. 15 秒後,両方の手をあなたの眼の前に持っていき,色調や静脈の怒張を観察する.頭上に上げていた手は蒼白で静脈は怒張していないが,下ろしていた側の手の色調は暗く静脈は怒張している.

左右の手を入れ替えて再度観察せよ.

あなたが眼を閉じている間にパートナーに同様にやってもらうようにせよ.彼の両手が水平に戻された後,眼を開けてどちらの手を挙上していたかがわかるかどうか,観察せよ.

歴史メモ

これは昔のカーニバルの時に行われた詐欺の手口の原理である.カモ(だます相手)に賭け金のコインをこぶしの中に握らせる間,ペテン師は目隠しをするか背中を向ける. 2:1 の賭け率でペテン師はわざと間違い続けておいて,カモが欲にからられて賭け金をつり上げたところで取り戻すのである.

1. その他の方法は **von Recklinghausen 手技**であり,臥位の患者で,片方の手をベッド上に置き,もう一方を大腿に載せる.もし静脈が両側の手で怒張したら,静脈圧の上昇と診断する.しかし,もしベッド上に置いた手の静脈だけが怒張したら静脈圧は正常であるといえる. Gärtner 手技(座位で行う静脈圧上昇を見るテスト)は連続して行うことができる.しかしながらフタコブラクダを好む人たちには(16 章参照),von Recklinghausen 手技のほうがよいだろう.

2. 座位でもし舌下静脈が怒張していたら,この部位の静脈圧は上昇していると確信できる.最もよく遭遇する状況はうっ血性心不全である.しかしながら,上大静脈症候群,収縮性心膜炎,心外膜炎,心タンポナーデでこの徴候が陽性とならない理由は不明である.この徴候の有用性を最初に私に教えてくれたのはミシシッピ州の John DeGroote 医師である.

4) 末梢静脈圧の検圧

歴史メモ

1950 年代には(そしてパークランドメモリアル病院においては 1970 年代においてもなお),心不全が疑われた患者は検圧法(マノメトリー)を使って検査された.同時に静脈穿刺により循環時間の測定が可能となり,高心拍出性,低心拍出性心不全の鑑別ができるようになった.それはずっと高価な別の方法が行われるようになった今日でも有用である.

1960 年代には中心静脈ラインが広く用いられるようになって,末梢静脈圧の計測は行われなくなった.高拍出性心不全の症例は,次第に心臓カテーテルによって診断されるようになった.

1970 年代には,カテーテルの先端にあるバルーンを膨らませて右心室からの圧を遮断すると,肺の毛細血管の静水圧を示すことができる Swan-Ganz カテーテルの登場により左室充満圧の計測が可能となった.このカテーテルは,これまで到達可能であったすべての静脈系コンパートメントを通過しなければならないという事実にもかかわらず,つまり中心および末梢静脈圧の測定が可能であったにもかかわらず,静脈圧測定は行われることなく病院のカルテから消え去った.臨床検査として都合の悪いことに,左房充満圧は必ずしも臨床的に診断される末梢静脈圧と関連しない.外頸静脈圧は確かに中心静脈圧と相関する

1　静脈圧　　**599**

が，統計学的に有意な関連があっても，臨床的にはあてにならないと感じている者もいる（Davison and Cannon, 1974）．このように，われわれのテクノロジーがいかに進歩しようとも，はるかに高価なものになろうとも，医学生やレジデントたちが，自分の身体診察がどれだけ正確なのかを確かめることはほとんど不可能になってしまった．その結果として，情けないことに「頸静脈の怒張あり（あるいは怒張なし）」といった役にも立たないお粗末な表現が一般化してしまったのだ（**図19-2**の説明文参照）．

末梢静脈圧の直接測定が終焉を迎えたのは1970年代である．それはBlue CrossやBlue Shieldといった第三者保険会社が，末梢静脈測定（循環時間の測定の有無にかかわらず）に対して10ドルや15ドルの支払いを拒否したためである．ところが，同じ保険会社が心臓シンチグラフィーを使った心駆出率の算出に対しては，それらが実際の臨床では，静脈圧測定や循環時間とまったく同じ使われ方をしているにもかかわらず，ずっと高額の支払いを保証している．

2001年までに，Swan-Ganzカテーテルは，一律使用に起因する病的状態と死亡により，そのあいまいな効果が問題視されるようになった（Angus and Black, 2001；Robin, 1985）．左房圧の測定は，より安く非侵襲的にベッドサイドで行えるMモード心エコー（Askenazi et al., 1981）がSwan-Ganzカテーテルに取って代わる方法として台頭した（この新しいテクニックはかつて臨床医がベッドサイドで僧帽弁狭窄症の重症度を決めるのに使用していたS2 opening snapの間隔と同じことを心エコーで用いている，17章参照）．論議は続いているが，北米ではおよそ200万本のSwan-Ganzカテーテルが2003年に販売された．

Swan-Ganzカテーテルの集中治療室でのルーチンの使用の終焉は2013年に報告された（Marik, 2013）．

2007年には圧力計により測定された末梢静脈圧は，中心静脈圧や超音波使用下の末梢静脈圧と良好な相関をすることが示された（Thalhammer et al., 2007）．

テクノロジーが発達し衰退する一方，官僚の思いつきはしばしば最近の医療ケアの詳細を決定づけ，廃れてしまった身体所見の技術を復活させることがある（Snapper and Kahn, 1967）．

▶ 診察方法

1. 仰臥位の患者の右腕を枕かタオルの上に載せ，肘正中静脈がゼロ基準点になるようにする．

前述のとおり，ゼロ基準点は本書では胸骨からベッドまでの距離の1/3〜1/2の部分である．その他のたくさんのゼロ点が以前から提案されてきた（Friedberg, 1956）．どの方法であっても，常に一定のやり方で，その方法のよいところに慣れて習熟していれば十分だろう．

2. 針を挿入し三方活栓と圧力計（髄液採取と髄液圧を測定する際に使用するのと同じ器具）をつける．

3. 三方活栓のうちの1つを使い圧力計に生理食塩水を満たす．生理食塩水が静脈に流れるようにして圧が同等になるまで観察する．代わりに5%のクエン酸ナトリウム液でもよい．

4. 患者が咳やくしゃみ，Valsalva手技をしていない時に，定常になった点を読む．吸気時に圧は低下することを注意すること．もしそれが奇異性に上昇したら患者は収縮性心外膜炎によるKussmaul徴候陽性である（下記参照）．

5. あなたはこの時点で腹部頸静脈逆流をしたいと思うだろう（下記参照）．この手技を今やることの利点は圧力計で直接に圧の測定が可能である点である．そのため，もし肝臓の圧迫によって静脈圧が3cm上昇したなら，患者の静脈の形態やベッドでの位置によらずその上昇を簡単にみることができる（2つの要因が頸静脈の視診を困難にさせる）．

6. 続けて循環時間の測定を行う（章末の**付録19-1**参照）．

▶ 意義

さまざまな値が異なるゼロ基準点の正常値として引用されている（Friedberg, 1956）．すべての基準点は10cmを正常範囲としている．最も低い値は3cmであり，最も高い値は15cmである．

一般的に心不全における静脈圧は16cmであり，しばしば30cmにも達する．圧は心タンポナーデや三尖弁閉鎖不全症，上大静脈症候群，収縮性心内膜炎，拘束性心疾患などで上昇する．

「頸静脈の怒張」（定義は**表19-2**）は肺のラ音よりもPCWP（PAWP）上昇の正確な予測因子であり，陽性的中率はそれぞれ67%，46%とされてい

19

表 19-1 右心の疾患と心膜疾患の所見

	右室梗塞（%） （Cintron et al., 1981）	純粋な収縮性心膜炎 [a] （Shabetai et al., 1970； Spodick, 1983）	純粋な心タンポナーデ （大量の，急速な水） （Reddy et al., 1982）
Kussmaul 徴候	30〜100（Cintron et al., 1981； Dell'Italia et al., 1983）[b]	33%（晩期，重篤）	なし
奇脈（6章を参照） （Reddy et al., 1982； Shabetai et al., 1970； Spodick, 1983）	71（Lorell et al., 1979）[b] "none" （Dell'Italia et al., 1993）	なし	＞70〜100%
Y谷（の降下）が目立つ	71[b]	33%	なし

[a] Broadbent 徴候でも認める（16章と17章参照）.
[b] それとも X 谷の降下か（Goldstein, 1989）？ Goldstein ら（1990）は初期の仕事で X 谷と Y 谷の違いを述べなかった．その文献では右室梗塞は存在していなかった．Kussmaul 徴候は 29〜100% の患者で認める，奇脈は「なし」から「大部分」の患者に起きると述べられている（Sapira, 1993）.

る（Butman et al., 1993）.

偽陽性

患者がいきんでいたり，閉塞性肺疾患において，大部分の呼吸サイクルで胸腔内圧が高く保たれている場合などでは，静脈圧は実際には上昇するかもしれない．

偽陰性

純粋な急性左心不全（腎臓による塩分貯留が起こる前）では静脈圧が正常かもしれない．

5）Kussmaul 徴候

Et spiritum tumore cohibente renarum.
「そして彼の吸気により静脈は拡張した」
（アンミアヌス・マルケリヌス[訳注5]XXV 3, 23）
（ペルシア人の槍で突かれたユリアヌスの死ぬ場面での出来事）

訳注 5） Ammianus Marcellinus（325？〜391年），ローマ帝国後期の軍人・歴史家.

自己テスト（解答は章末の付録 19-2 参照）：これは心タンポナーデで初めて Kussmaul 徴候が描かれたシーンだろうか？（注意せよ．この質問はくせ球である．）

Kussmaul 徴候は吸気時の頸静脈怒張を指す．これはすべての身体所見のなかで最も習得しやすい徴候の1つである．なぜなら，呼気時に頸静脈が怒張するという，正常時とまったく正反対であるためである．

自己学習

臥位になったパートナーの頸静脈を見て，深い吸気時には圧がどのように下がるのかを注意して見よ．その拍動は見ることができなくなる．人によっては静脈の部位すらはっきりしなくなることもある．

症候生理学

吸気によって胸腔内は陰圧になり，静脈血が心臓へ還流する．しかし収縮性心膜炎やその他の疾患において胸腔内への血流が心臓に戻れない場合には右室への還流が不十分となり，静脈圧が上昇する．そのような患者では，吸気では奇異性の静脈圧の上昇を認める．これはベッドサイドで，視診で確認することができる．吸気時の静脈の動揺や血液の充満は，吸気で出現し，呼気で消失する（静脈が平坦になる）．これはあなたのパートナーで認める正常の所見と正反対である．

意義

Kussmaul 徴候は収縮性心膜炎，心内膜心筋の拘束性疾患（例えば線維弾性症），拘束性心筋炎（アミロイドーシスなど），三尖弁狭窄症，うっ血（特に右心系），上大静脈症候群，右室梗塞などで認める．しかし以前から言われていたのとは異なり，通常の心タンポナーデでは Kussmaul 徴候は認めない（表19-1）．実際に，Kussmaul 徴候の出現は拘束性，収縮性心筋炎や心外膜炎の線維化の進行を意味する．純粋な心タンポナーデでは心外

膜の圧と右房圧は上昇するが，互いの圧は同等である．吸気時の胸腔内圧の低下は心外膜のスペースへと伝達し，吸気時の正常な静脈還流は維持されるため Kussmaul 徴候は生じない．心外膜スペースが収縮性心膜炎で閉塞された場合は吸気時の胸腔内圧の低下が心臓へ伝達されないため，静脈圧が低下せず，全身の静脈還流も増加しない（Fuster et al., 2000）．

6）腹部頸静脈試験（肝頸静脈逆流）

▶ 歴史メモ

William Pasteur が初めて肝頸静脈逆流を報告した（Pasteur, 1885）．以下，引用．

最近診察することになった三尖弁機能不全を疑う理由のある数例において，私はある所見を見つけた．その所見は，私の知る限りこれまで注目されておらず，成書やよく知られた心疾患の研究論文にもそれに関する記載を見つけることができなかった．

この徴候は頸静脈の拍動の有無によらず，肝臓の表面から脊柱へ向かって一定の圧をかけた時にみられる頸静脈の怒張であり，それは呼吸とは独立した動きである．関連する部分の解剖学的関係から少し考えてみると，この手技によって，特に明らかな肝腫大がある場合には，どちらの方向にせよ下大静脈を通しての血流が妨げられるのではないかということである．圧迫によって起こされる状態は，心臓に隣接した体静脈系の圧に注目する限り，長期に持続した重症三尖弁閉鎖不全症に伴って起こる慢性の病態と，ほぼ同じ状態のように私には思える．三尖弁閉鎖不全症が存在し，下大静脈を圧迫する原因があるということを考えると，収縮期のたびに，上大静脈やその分岐に血液が過剰に逆流しているに違いない．静脈の拍動に関する疑問は，静脈の怒張や振動と比較すると，単に病的な静脈圧の程度の違いを見ているように思われる．私がこの現象を観察した症例数は，確かに限られているが，明らかな三尖弁閉鎖不全症の証拠があれば，この現象を確認できないことは決してなかった．その一方で，他の心臓弁膜疾患や，受動的肝うっ血以外の原因による肝腫大の症例においては，その現象をほとんど見出すことができなかった．

しかし，この徴候が，通常は見られる徴候が出にくかったり，一時消失しているような三尖弁閉鎖不全症の症例の診断の重要な補助になるとは，私は考えることができなかったし，またこの徴候が，心疾患症例の予後に関する難しい一般的な問題における重要な要因であると証明される可能性も考えることができなかった．

この短報を投稿した主な目的は，私が重要と考えた点について，観察を促すという観点から，皆さんに注意を喚起するためであり，それによって，新たな真実が導き出されるかもしれないからである．

私はこの論文を引用したのにはいくつかの理由がある[訳注6]．
1. この論文は全文の引用であるが，2つの段落しか必要とせず，1頁の1/4以下を占めるだけである．
2. Pasteur はこの所見を他の弁膜疾患では見つけることができなかったため，彼は肝頸静脈逆流が三尖弁機能不全の診断に診断的であると信じた（いったい彼の他の患者に，1人も心不全の患者がいなかったということなどあるだろうか？ われわれは優秀な同僚でさえそのようなミスを犯すことを認識すべきである．ラ・ブリュイエール[訳注7]の名言にもあるように，「一般的に信じられていることの正反対がしばしば真実なのだ」）

訳注6）原書において．訳文では読みやすさを優先し，段落を増やした．同様にこの翻訳版では1頁の1/2程度を占める．

訳注7）Jean de La Bruyère（1645〜1695年）．フランスの作家．

肝頸静脈逆流に関する現在の概念の基礎は Rondot による 1898 年の3つの文献で確立された．肝頸静脈逆流を行っている時に，時にみられる聴診での第1音の減弱に気づいていた Rondot は，臨床的な洞察力があったのだろう．今日では，われわれはこの手技が右房圧を異常に上昇させ，右室と右房の間での収縮早期の圧較差が減弱し，それが dP/dt を減少させて，三尖弁の閉鎖音が通常よりも弱くなるということが言える．彼の時代には，Rondot は経験的にこの変化が三尖弁の問題により生じるとしか言えなかっただろう．

肝頸静脈逆流が三尖弁閉鎖不全症に特徴的でなく，心臓に関与するさまざまな状況で起こりうると最初に指摘したのは Rondot であった．彼の鑑別診断における多くの発言は英語の論文では見ることができないが，翻訳された内容は以下のとおりである（Rondot, 1898）．

1. 肝頸静脈逆流は通常は心臓もしくは大動脈が

原因の低心拍出性の心不全で認め，三尖弁閉鎖不全の有無によらず，心不全が非代償期になると出現する．三尖弁機能不全に特徴的な所見と考えるべきではない．なぜなら肝頸静脈逆流と三尖弁閉鎖不全症，特にその所見である剣状突起部の心雑音との関連はほとんどないからである．

　肝頸静脈逆流と心不全症状は通常同時に消失することが多いが，時に心不全の末期や大量の心嚢液貯留が合併したため，肝頸静脈逆流が消失することもある．この場合は，たいていは心弁膜症や大動脈疾患，肺動脈疾患が代償されていることを意味する．

2．心拡大では，肝頸静脈逆流を認めるのは心機能低下がある時だけである．

a．気管支や肺の急性疾患，特に気管支肺炎，肺炎，脾様性肺炎（2次性三尖弁閉鎖不全症に合併した右心不全）など

b．消化管や肝臓の急性疾患など．しかしながら必ずしも同じ頻度で生じない（腹水による下大静脈の閉塞？）

c．腎炎ではみられることは，急性期の Bright disease 訳注8) であっても稀である．腎炎においては，肝頸静脈逆流があったとすれば，それは「腎性心」（高血圧性心筋症？）の合併症として心機能が非代償性に悪化したことをより意味する．

訳注8) 腎疾患が現在のように細分化される以前の 19 世紀に腎臓病の総称としてかつて用いられた名称．英国人医師の Richard Bright（1789〜1858 年）が 1827 年に発表した論文で，水腫，尿の凝固性，腎病変の併存を 1 つの疾患単位として把握し，糸球体腎炎の臨床的特徴を示した．この業績から Bright は「腎臓学の父」と称されている．

3．心嚢液がある場合，それが右室を圧排するほど大量に存在すれば，逆流は通常認めない．しかし通常この心嚢液による圧排が解除されれば逆流はただちに出現する．そしてその後心筋が正常な機能を回復すれば逆流は消失する．

　このように，心嚢液が心不全に合併した場合は，逆流が消失する理由となりうる．

　もし明らかに心不全状態なのに，心音が広い領域で聞こえ，打診での濁音の外縁が心尖拍動より外下方を越えている場合は，心嚢液貯留の合併を示唆する．肝頸静脈逆流の消失を伴えば大量の心臓背面の液体貯留（すなわち心嚢液）を疑う．

　これらの事実から引き出される一般的な結論は，肝頸静脈逆流は右室の心筋の疲弊を意味するということである．したがって，心血管系の逆流

であれ，重症感染由来であれ，肝頸静脈逆流は右心不全に診断的な徴候であるといえる．言い換えると，心不全の他の臨床症状がほとんど目立たなかったり，症状がない状態にとどまっている時でも，逆流があれば心不全があることの証明になる．このことを利用すれば，心筋の機能を改善することに焦点を合わせた特別の医学的治療を始めることができる．

▶ **診察方法**（Ducas et al., 1983 を改変）

1．まず患者を水平から 45° 程度起こした状態で寝かせる．そして，静かに呼吸している間，頸静脈の拍動を観察する．その後，その拍動が見える一番高い角度を探す．それが静脈圧のベースラインとなる（あなたはこれから静脈圧の 3 cm の上昇を確認しようとしているわけだ．したがって，もし静脈がもとの位置からの上昇をみるには余裕がない場合，静脈が垂直方向で 3 cm 上昇できるように，ベッドの頭測を上げなければならないだろう）．

2．右上腹部の正中に右手を当てる．この際に肝臓を押す必要はない（実際に痛みがあった場合は Valsalva 手技となり息こらえとなったり，通常の呼吸状態ではなくなるのでそれ以上押してはいけない）．

3．押したら，35 mmHg の圧を維持する（半分膨らませた血圧測定器や血圧測定器のカフを腹部の上に置いて十分な圧がかかっているかを確認することができる）．

4．患者には普通に口から呼吸をさせる．呼吸によるアーチファクトや腹筋の緊張をとるために 10 秒間は測定を始めない（どちらも頸静脈に影響する）．2 回目に頸静脈圧を測定するのに最もよい時間は，圧をかけ始めてから 1 分後である．これは「指導医へ」の項で理由を述べてあるが，所見があいまいな症例に行う時の基準（gold standard）として使用すべきである．

5．静脈圧が 3 cm 以上の上昇は異常であり，肝頸静脈逆流（もしくは「腹部頸静脈逆流」と今では呼ばれることもある）は陽性であるといえる（Ducas et al., 1983）．その手技の間，痛みや Valsalva 手技による偽陽性がなかったと仮定した場合であるが．

6．腹部にかけた圧が解除された際の静脈圧の急激な低下を観察する．突然の低下を認識するほう

表 19-2　さまざまな所見と PCWP 上昇との関係[a]

所見	感度(%)	特異度(%)	陽性反応適中率(%)	陰性反応適中率(%)
肺ラ音	24	100	100	35
S3 音	68	73	86	48
頸静脈怒張[b]	57	93	95	47
腹部頸静脈テストか頸静脈怒張が陽性	81	80	91	63
X 線で肺血流の再分布	65	80	89	48

[a] PCWP（肺動脈楔入圧）の上昇は 18 mmHg 以上と定義.
[b] 頸静脈の怒張は，もし患者の頸静脈が 45°の角度で静脈拍動が見えるか，もしくは頸静脈圧が 7 cmH$_2$O 以上であること，と定義される．この評価は胸骨角からの垂直距離で表現される（Ewy, 1983）（しかし "cardiologist's constant" の議論を参照）.
（Butman SM, Ewy GA, Standen JR, et al. Bedside cardiovascular examination in patients with severe chronic heart failure： Importance of rest or inducible jugular venous distension. *J Am Coll Cardiol.* 1993；22：968-974, より許可を得て引用）

が徐々に上昇する頸静脈圧を観察するよりも一般的には簡単である（Ewy, 1988）.

指導医へ：息こらえや Valsalva 手技をしていない健常者に腹部圧迫を 1 分間行った場合，静脈圧が低下することに気づくだろう．腹部の圧は駆血帯のように働き，右心への静脈還流を妨げる．健常者の場合，しばしば静水圧の影響により最初は頸静脈の上昇を認めるが，最終的には 1 分後には正常値に戻る（Hitzig, 1945；Hultgren, 1950）.

頸静脈圧上昇の上限は 3 cm よりも 4 cm とするものもいる（Cook and Simel, 1996）．たいていの著者らは 30〜60 秒の間の持続的な腹部圧迫を推奨しているが，頸静脈圧と血行動態測定の関連を研究したある研究によれば，10 秒後には有意な圧の変化はないことが示されている（Ewy, 1988）.

▍症候生理学

少なくともうっ血性心不全において，腹部頸静脈逆流のメカニズムについて最も進んだ理論は全身の静脈高血圧である（Burch and Ray, 1954）．静脈高血圧があると，静脈系は弾力性のない，硬くて柔軟性を失った静水系を形成する．そのような静水系では，小さな血管（例えば，消化管の静脈）に働いたある圧力は，より大きな静脈（例えば，頸静脈など）へ伝達される．ちょうどそれは，あなたがペダルを足で踏んでシリンダーを介して，自動車の 4 輪のブレーキを作動させるようなものである.

Ewy らは「逆流」という言葉は正しくないと言っている，なぜならその機序は明らかでないから．このセクションのタイトルを「腹部頸静脈試験」としているのはそのためである（Ewy, 1988）.

▍意義

腹部頸静脈逆流の陽性は PCWP とよく相関する．心臓カテーテルを行ったある研究によると腹部頸静脈逆流が陰性で PCWP が 15 mmHg であったのはわずか 1 人で，腹部頸静脈逆流が陽性で PCWP が 15 mmHg 未満であったのはわずか 3 人であった．これは右心梗塞やその他の右心不全単独でも PCWP の上昇なしに腹部頸静脈逆流が陽性となるということも示している（Ewy 1988）．腹部頸静脈逆流試験の陽性または安静時の「頸静脈怒張」（**表 19-2**）は PCWP の上昇に最も感度，特異度が高い（Butman et al., 1993）.

腹部頸静脈逆流の陽性は心不全で認めるが，それは右心不全や初期の心不全も含まれる．また収縮性心内膜炎，心タンポナーデ，三尖弁閉鎖不全症，下大静脈閉塞などでも陽性となる（Ducas et al., 1983；Fowler, 1967）．これは Rondot らの報告でも同様である（前述の「歴史メモ」の項を参照）.

純粋な左心不全では腹部頸静脈逆流は陽性とならない（Hitzig, 1945；Hultgren, 1950）．ある前向きの研究では三尖弁閉鎖不全症と僧帽弁閉鎖不全の鑑別に腹部頸静脈逆流は感度 66%，特異度 100% であると報告している（Maisel et al., 1984）.

このように，Pasteur のオリジナルの考えはよかったが，限界はあるのだ.

表 19-2, PCWP の上昇を示すさまざまな徴候の有効性の比較を参照.

自己テスト：65 人の腹部頸静脈試験が陰性患者のうち，1 人の PCWP が 18 mmHg と同等もしくはそれ以上の値を示し，43 人が 18 mmHg 未

満を呈した．腹部頸静脈試験が陽性患者のうち，11 人の PCWP が 18 mmHg と同等もしくはそれ以上を示し，10 人の PCWP は 18 mmHg 未満であった．

腹部頸静脈試験が陽性患者における PCWP が 18 mmHg 以上であることの感度，特異度，陽性適中率，陰性適中率は章末の付録 19-3 に示した．

循環器内科のレジデントへ：この徴候は右心不全の肝腫大（検査陽性）とその他の疾患による肝腫大（検査陰性）との鑑別に用いられてきた．しかしながら，下大静脈症候群のように肝腫大を引き起こすものや右心不全に似た病態を呈するものでも陽性となり，心不全という誤った診断になりうるし，実際生じている問題を見逃す可能性もある．

有効性

ある著者はこのテストは役立たないと結論づけている（Ducas et al., 1983）．不思議なことに，Fowler でさえ，腹部頸静脈試験が腕の静脈圧を生理食塩水を使用した圧力計で測定することにより確認されると言っている（Fowler, 1967）にもかかわらず，その他の文脈では後者の方法は静脈の観察よりも信頼できないとしている．私は前述のように腹部頸静脈試験は正しく行えれば非常に役立つことを知っている．

うっ血性心不全に相関する徴候

静脈圧の上昇と腹部頸静脈逆流は以前は S3 gallop や浮腫の存在と関連していた．しかし，現在ではループ利尿薬や血管拡張薬があまりにすばやく頻回に投与されるため，患者が「安定する」頃には末梢の浮腫がまだ残っているだけかもしれない．

7）左外頸静脈の選択的拡張

左外頸静脈単独の拡張は左上大静脈遺残によることがあり，先天性心疾患の 3〜4% に合併する（Colman, 1967；Horwitz et al., 1973）．しかしながら，左頸静脈の拡張は左頸静脈の流れが大動脈解離や動脈硬化による蛇行（通常は後者が多い）により選択的に圧排されることでも生じる．さらに左無名静脈の圧排により左内頸静脈が特に拡張する

ことがある（Sleight, 1962）．

2 頸静脈拍動

1）正常な静脈拍動

頸静脈が虚脱せず十分に怒張していれば，静脈拍動を解析することができる．拍動は A 波，C 波，V 波と呼ばれる脈波で表現されるが（図 19-5），常にはっきりと見えるわけではない．むしろ静脈が 2 度にわたって虚脱する X 谷，Y 谷を認識するほうがずっと簡単である〔網膜静脈拍動と誤って命名された視神経円板の網膜静脈のわずかな虚脱に似ている（10 章参照）〕．

通常，静脈波は右側のほうが解析しやすい．なぜなら右腕頭静脈と右頸静脈は上大静脈に向かってほとんど直線的に伸びており，右房からの血行動態変化を伝達するのに好都合だからである．一方，左腕頭静脈は直線的ではなく，数々の正常構造物あるいは拡張した大動脈や動脈瘤のため蛇行したり圧迫を受けている（Braunwald et al., 2001）．

A 波（図 19-5）は心房収縮によって生じる．A 波が消失していることで心房細動と診断することが可能である．

2：1 の AV（房室）ブロックでは，1 心拍につき 2 つの A 波を頸静脈波形で認める．しかし 3：1 の心房粗動では，1 心拍ごとに 3 つの A 波を認識することはほとんど不可能である．

Potain によると，C 波（弁尖による）は，収縮期のはじめに三尖弁の先端が右房の中に入り込むことにより起こる．A 波と C 波の間隔は，要するに PR 間隔である．Mobitz I 型の 2 度房室ブロックでは，熟練した鋭い観察者なら，A 波と C 波の間隔が徐々に延長することに気づくだろう．実際，Wenckebach は単線検流計心電図の発明以前にこの方法で Mobitz I 型の 2 度房室ブロックを発見したのである（彼は頸静脈波の記録を出版している）．Mobitz II 型の 2 度房室ブロックでは（A 波と C 波の）間隔は長くはならない．しかし，収縮が脱落する際 A 波を認めるものの，その後に通常の C 波は続かない．

X 谷は心房の弛緩によって起こる．V 波は三尖弁が閉鎖し，心室収縮（心房の拡張）の間血液が心房に流入することにより起こる．Y 谷は三尖弁が

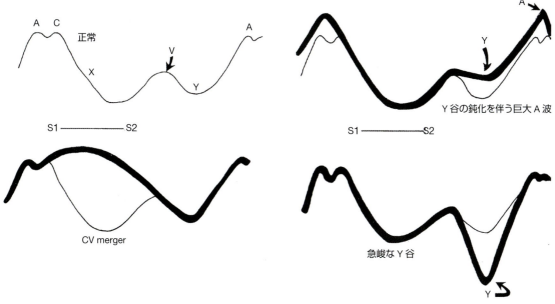

図 19-5　**頸静脈拍動**．理想的・正常な波形(**左上**)と正常拍動と重ね合わせた異常波形(本文参照)．

開いた際，血液が心室に急速に流れ込む結果起こる．

他の波形は特定の静脈床において特別な機器を用いれば見ることができるが，臨床的ではない．

2) 診察方法

1. ペンライトの光によってできた影で静脈の振幅が見やすくなるように，ベッドの角度を調整する．
2. 脈が最大に触れる場所あるいは左の頸動脈に手を置き(頸部の右側を観察しているとして)，あるいは聴診器で患者の心臓を聴診し，心周期を計測せよ．それぞれの心周期のなかに2つの揺らぎがあるはずだ．心室収縮の間に見られる短い虚脱はX谷である(S1を聞いたと同時に"down"と言う．その発声の間に起こる揺らぎがX谷である)．拡張期の間に起こるもう1つの虚脱がY谷である．
3. X谷に意識を集中すれば，X谷の存在が認識できる〔もしX谷が明らかでないなら，三尖弁閉鎖不全症のために，心室収縮の間に心室圧が右房に伝達されることを意味する(下記参照)〕．
4. その後，注意をY谷に向けよう(Y谷は三尖弁狭窄症のように心室への充満が損なわれる状態でわかりにくくなる)．

3) 教える際のコツ

図 19-5 の左上に示されている正常な頸静脈波をコピーするか書き写して収縮期に相当する区域に印をつける．トレースしたカードを財布に入れて持ち歩き，頸静脈波を観察する間，患者のすぐ横の枕の上に置く．

初心者は次の注意点を覚えておくべきである．
1. 脈拍が1分間に100回を超える患者の頸静脈波を観察しようとすべきでない．
2. 心房細動のように非常に乱れたリズムの患者の頸静脈波を観察しようとすべきでない．
3. 深い呼吸をしている人では，その多くにおいて呼吸の1つの位相の間のみで頸静脈波を適切に観察できることに留意せよ．つまり，深くて速い呼吸をしている患者では，頸静脈波の観察は非常に難しい．
4. 特に頸動脈波が重拍性の時，頸動脈波は頸静脈波によく似た動きとなるかもしれない．そのような偽の頸静脈波は，頸部のできるだけ下方で頸静脈を(指で)閉塞させても持続する．もちろん，この手技により正常な頸静脈波は消失し，閉塞を解除することによってのみ再び見えるようになる("CV merger"の項も参照)．

4) 医学部2年生へのメモ

心原性ショックに伴う交感神経の亢進は著明な静脈収縮を起こすため，頸静脈波の解析は不可能である．このため非侵襲的なこの検査を急性期に用いるのはすすめられてこなかった．さらに，大部分ではないにせよ，多くの正常人では，教科書にあるような明確なA波，V波の所見をみることができないため，多くの人は頸静脈波の見方を学ぼうとしなくなった．

特に急性心筋梗塞の患者で，中心静脈圧が肺動脈楔入圧とあまり相関しないことにがっかりするかもしれない．しかしだからといって，右室の血行動態の評価における頸静脈波（分析）の有用性が損なわれるものではない．たとえA波，V波のわずかな変化を判別できなかったとしても，収縮期に規則的な静脈の虚脱があれば，稀な例外を除き頸静脈波の有意な異常はないと結論づけることができる（Ewy, 1983）．

5) 異常な脈波

CV merger

三尖弁閉鎖不全症の患者では（17章参照），収縮期の右房への血液の逆流によりX谷が消失する（図19-5左下）．その結果生じる膨隆は，時に"CV merger（CV波の融合）"と呼ばれる．静脈の虚脱は唯一Y谷だけ，しかもそれは収縮期ではなく拡張期に認める．したがって，この脈波はすぐに認識することができる．CV mergerの感度は非常に高いわけではなく，三尖弁閉鎖不全症の患者の40%にしか認めない（Cha and Gooch, 1983）．

X谷は収縮期の間に起こるため，CV mergerには重大な偽陽性がある．三尖弁閉鎖不全症がなくても，高心拍出量状態では巨大なC波を生じX谷をかき消す．あたかもCV mergerのような脈波は，頸動脈の強い拍動が頸部の組織を伝播し収縮期に静脈が膨らむように見えるため生じる．

アーチファクトと本物を識別するために下記のことを試してみよ．(a)もし外頸静脈を観察しているのなら前述の4の手技を試みる．観察を行う外頸静脈（「CV mergerもどき」を認める場所）と心臓の間を圧迫せよ．それでも巨大C波が継続するなら，それはおそらく頸動脈波が伝播した

ものだ．(b)同側の頸動脈を圧迫することで巨大C波が消えるだろうか．もし消えるなら，それは偽陽性で本当の静脈波ではない．(c)静脈圧は亢進しているか．メリーランド州のMike Fisher医師は静脈圧の亢進なくしてCV mergerは認めないと考えている．(d)脈波は患者の体位により変化するか．静脈波は患者の体位によって出たり消えたりするが，動脈波はほとんど変化しない．(e)脈波は呼吸状態によって変化するだろうか．静脈波なら変化し，動脈波であれば変化しない．(f)腹部圧迫で脈波の高さや動きに変化があるか．変化があれば，それは静脈波である（Ewy, 1987）．

Laënnec は CV merger を最初に観察した人ではない．しかし多くの者が左室機能の亢進による（明瞭化した）頸動脈波を CV merger と混同していた時，Laënnec は両者をどのように区別するか理解していた．彼は右室の「肥大」（不全）がなければ CV merger は決して認めないと記述している．

CV merger は心房細動でも認めると報告されている（Marriott, 1989）．

Y谷の鈍化を伴う巨大A波とCannon A波のメモ

三尖弁狭窄症ではY谷が鈍化し巨大なA波が生じる（図19-5右上）．巨大A波は狭窄した三尖弁に応じた心房の収縮により頸静脈に血液が押し戻されて起こる．同様に拡張早期のY谷の鈍化は右室への血液の流入障害を反映している．同様の血流波形は右室の拡張終期圧が亢進する肺動脈弁狭窄症（漏斗部もしくは弁の），肺血管閉塞症（原発性肺高血圧症，肺塞栓症），慢性肺疾患，右房の大きな血栓や腫瘍，心筋症（うっ血性，肥大性，拘束性の）でも認めるかもしれない（Ewy, 1987）．このタイプの脈波形は収縮期の1回だけの静脈の虚脱（X谷）により形作られているようである．

テネシー州のFrank Kroetz医師が三尖弁狭窄症をY谷の鈍化のみに基づき診断したのをみて，私はY谷の重要性を認識した．この患者は僧帽弁狭窄も持ち合わせており，当時の教科書では両者を診断することは不可能とされていた．Kroetz医師は開放音opening snapが2つあったことで診断を確信したと述べている．心臓カテーテル検査で彼の診断が裏付けられた．

巨大A波はcannon A波と混同すべきではな

い．巨大 A 波はすべての拍動で起こるが（患者が洞調律であれば），房室解離の特異的な徴候である cannon A 波は不規則に一部の拍動だけに生じる．房室解離の際の cannon A 波は，（解離した）心室の収縮により三尖弁が閉じられたその時に心房が偶然収縮すると起こる．心房が拍出した血液は右室への流れ込みを遮断されて行き場がなくなり，その結果静脈系に逆流し cannon A 波が生じる．解離した心房と心室が同じタイミングで収縮することは稀であるため，cannon A 波は不規則に（でたらめに）そして限られた拍動でのみ起こる．ある意味において，cannon A 波は巨大 A 波と同様のメカニズムで起こる．すなわち，両者は心房が拍出した血液の右室への流入障害で起こり，一方は比較的固定されており他方は間欠的である．

cannon A 波が立ち上がる速度は非常に速い．したがって，cannon A 波はその性状から「すばやい flippy」と表現される一方，収縮期における逆流性の CV wave は収縮期に「湧き上がる well up」ようにみえると表現される（Ewy, 1983）．

意欲に満ちた学生へ：cannon A 波は逆行性伝導における心室性期外収縮でも認める．長い PR 間隔が心房性期外収縮で遮断されると，心房収縮の起こる前ではあるが，三尖弁は弁が閉鎖した際の位置まで押し戻され，cannon A 波が単発で起こるかもしれない．

異所性の接合部（節性）調律で cannon A 波が起こることがある．これは，すべての拍動において，または少なくとも異所性インパルスの心房への逆行性伝導が関与するすべての拍動において cannon A 波を認める，唯一の状況である．

房室結節性リエントリー性頻脈では，cannon A 波と頸動脈拍動は頸部に同時に到達する．動悸が起こった際，速く規則正しい拍動を頸部で感じたとの病歴があれば，感度 92％，特異度 100％，陽性尤度比 350，陰性尤度比 0.1 で房室結節性リエントリー性頻脈を他の頻脈と区別できる（McGee, 2001）．

右室障害による head bobbing

V 波と A 波に続く横方向へのゆっくりした頭部の動きを重症右室不全の患者で認めると報告されている．この動きは head bobbing と呼ばれ，患者がベッドに仰向けになりリラックスしている状態で，ベッドの足元のほうからよく観察できる．Head bobbing を認める 8 人の患者の観察において，その全員に明らかな A 波と V 波を認め（A 波は 20 mmHg を超える）急峻な Y 谷の下降，左傍胸骨拍動，心房および心室性ギャロップを認めた．6 人に三尖弁逆流の雑音を聴取した．同様の頭部の動きは，三尖弁狭窄症，右房粘液腫の患者でも認めてもよさそうだが報告されていない．三尖弁狭窄症がない時，巨大 A 波は右室機能低下と右室コンプライアンスの悪化を示唆すると考えられている（Rios et al., 1973）．

急峻な Y 谷

急峻な Y 谷（図 19-5 右下）は収縮性心膜炎の約 1/3 に起こる．もし患者が適切な体位をとっていなければ，頸静脈拍動は認めるかもしれないが，心周期ごとの静脈の虚脱は収縮期ではなく拡張期に起こるだろう．これでは，まるで三尖弁閉鎖不全症の CV merger のようにみえてしまう．収縮性心膜炎の正常な X 谷を診ようとするのなら，ベッドの頭を少しだけ起こすことで X 谷が出現する．もし患者が重症の三尖弁閉鎖不全症で本当に CV merger があるなら，どんなにベッドを起こしても X 谷は出現しない．頸静脈の顕著な Y 谷はかつて Friedrich 徴候として知られていた（Friedrich, 1864, 1865）．

急峻な Y 谷は収縮性心膜炎と拘束性の右心室疾患の優れた徴候である．右室梗塞でも認めるかもしれないが，賛否両論ある（表 19-1 脚注 b）．存在しないことに意味はないが，存在するなら心タンポナーデは除外される．症候生理学的には，心収縮により，拡張早期では心室への流入障害は最小限である．しかし，コンプライアンスが消失した心膜によりボリュームが解剖学的限界に達すると圧は急速に上昇する．著明な Y 谷とそれに続く，上昇しきって水平状態となった右室圧は"dip and plateau"もしくは"square root($\sqrt{}$)"と呼ばれる．その一方で心タンポナーデでは心室への流入は拡張期全体で障害されるため Y 谷は認めない（Manning, 2007）．

静脈拍動の論理的フローチャートを図 19-6 に示す．

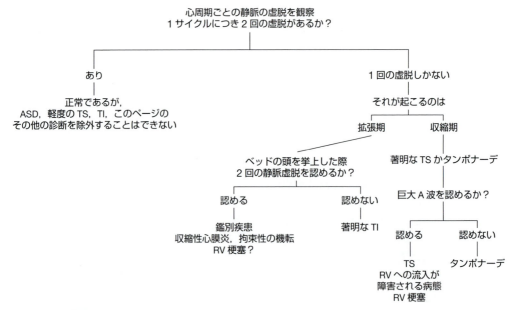

図 19-6 頸静脈拍動の論理的フローチャート
TI：三尖弁閉鎖不全，TS：三尖弁狭窄症，ASD：心房中隔欠損，RV：右心室

心房中隔欠損のパターン

心房中隔欠損の患者の 41％に特徴的な頸静脈波が報告されている（Tavel et al., 1968）．A 波を凌ぐ高いピークの V 波が特徴である．このパターンは大きな左右シャントの存在を示唆し，肺高血圧が続発すると消失する．心房中隔欠損のない人に認めることは稀である．

歴史メモ：血管迷走神経性失神

身体診察が最近はあまり行われなくなったことの例として挙げると，血管迷走神経反射が完全房室ブロックを起こした（Weiss and Ferris, 1934）という古典的な報告では，心電図を患者に装着した状態ではなく，自然に起こった発作の最中に診断されている．著者らは，（発作中に）「頸部の静脈拍動が心尖拍動よりさらに速い」ことを観察した．彼らは（迷走神経反射と完全房室ブロックとの関係について）十分に確信し，次に完全房室ブロックを引き起こすため小さなゴム製のバルーンを食道憩室の中に挿入し膨らませたのだ．

この方法により彼らは，ピーナッツバターとクラッカーのような粘り気のある食物を嚥下した際によく起こっていた患者の症状を再現した．

3 聴診

1）静脈雑音

頸部静脈雑音

頸部（頸静脈）の静脈から放散する，おおよそ連続性の雑音は頸部静脈コマ音 cervical venous hum と呼ばれる．その唯一の重要性は病的雑音と混同されるかもしれないことで，特に収縮期もしくは拡張期のどちらかで音が大きな時はなおさらである．

頸部静脈コマ音は外来患者の 2.3～27％に認め（Braun et al., 1966；Jones, 1962），31～66％の健常な小児に認める（Graf et al., 1947）との報告がある．基礎疾患にかかわらず，特に患者が静かに呼吸し座位か立位の状態の際に聴取される．雑音は下部頸部のあらゆる場所で聴取でき，(a) Valsalva 手技，(b) 臥位，(c) 静脈雑音を聴取する部位より遠位において同側の内頸静脈を圧迫すると消失する．最後の手技 (c) は，甲状軟骨のすぐ横で内頸静脈を圧迫するとよい（Jones, 1962）．静脈コマ音は聴診する側と逆向きに頭部を反らすと大きくなる傾向にある（Sauv et al., 1993）．

腎透析中の患者は頸部静脈コマ音を聴取する頻度が大変高く，透析中では56〜88%，透析間には34%に聴取する（Wheeler, 1982）．シャント access fistulae を通して血流が増えているにもかかわらずシャントに通じる動脈を圧迫しても雑音は減弱しない（18章で述べた血流雑音 flow murmur とは対照的である）．

静脈コマ音については17章と20章にも記載がある．

2）その他の所見

三尖弁閉鎖不全症では，収縮中期に頸静脈あるいはは鎖骨静脈のピストル音 pistol shot が聴取されるかもしれない．患者の下肢に静脈瘤があれば，そこで三尖弁閉鎖不全の雑音を聴取できるかもしれない（17章参照）．

三尖弁狭窄症か中心静脈圧が亢進する状態では，頸静脈あるいは鎖骨静脈の収縮前期クリックが聴取される（Fisher, 1984）．

4 静脈症候群

1）上大静脈症候群

血栓もしくは外部からの圧迫（例えば，腫瘍による）による上大静脈の閉塞は，**上大静脈症候群**と呼ばれる．これから最初に述べる3つの静脈徴候は，静脈圧の測定と Kussmaul 徴候について習得していれば，どれもベッドサイドで確認できるはずのものである．しかし，初心者はより再現性のある方法として，マノメトリー（圧検法）を用いて，これらの徴候を学んで確認すべきである．マノメトリーは到達しやすい下肢静脈であればどこでも行えるが，特にくるぶしの前方から中央にかけての大伏在静脈が最も行いやすいことに留意せよ．

最初の徴候は，下肢の静脈圧は正常であるが，腕（もしくは頸部）の静脈圧が上昇しているというもので，これは上大静脈症候群に特徴的 pathognomonic である．2つ目の徴候もまた上大静脈症候群に特徴的 pathognomonic であるが，止血帯を患者の上胸部に巻くと上肢の静脈圧がさらに上昇するというものである．もとになる静脈圧を計測する前に，患者を止血帯の上に寝かせる．そして準備が整ったら，止血帯の両方の端を胸部前方に引き寄せ，血流が胸壁の側副血行路を経て流れるのを防ぐことができるようぴったりと結ぶ（このテストは側副血行路が見えない場合でも有効である）．3つ目の徴候は Kussmaul 徴候であるが，診断的にはあまり特異的ではない．

上記の診断方法に取って代わるべき放射線診断法（CT や MRI，静脈造影）のコストは，非常に高価であることは明白で，それは第三者支払い機関が静脈圧測定に対して支払いを「出し渋る」金額を桁外れに超えるほどである．もちろん，これらの診断手技はまた，上大静脈症候群の治療の効果判定にも使用できる．

さらに，慢性上大静脈症候群でみられる徴候には，吻合静脈が見えることや，臍上部の腹部静脈 supraumbilical abdominal vein（20章）の逆流があるが，これは**図 19-2** で示したストリッピングにより測定される．

以前の時代には，赤い色のついたメガネ（蛍光透視法の技師が暗室に早く目を慣らすためにかけていた物である）を表在静脈の検査をやりやすくするために使うことができた（Fear and Muggia, 1962；Sprunt and Wolff, 1962）．しかし画像増強技術のおかげで，ブロムサルファレイン停留試験[訳注9]と同じくらいに，このようなゴーグルはもはや使われなくなってしまった．

訳注9）ブロムサルファレイン（BSP）という色素を静注して，その後一定時間後に採血して血中の色素残留量を調べて肝臓でどれくらい代謝されているかを確認する肝機能検査．同様の検査にインドシアニングリーン（ICG）検査があった．

上大静脈症候群の患者に原因不明の門脈圧亢進症を伴う場合，閉塞部位は奇静脈と合流する部分より下部であることが示唆される．インディアナ州の Bob Meyer 医師の29歳の患者は，上大静脈症候群と食道静脈瘤で入院した．この症状の原因は線維性縦隔炎であることが判明した．静脈造影では腋窩静脈のレベルで両側とも寸断されていたが，大昔の臨床医によれば，門脈圧の亢進があれば上大静脈に注ぎ込む奇静脈の入り口より下部にさらなる閉塞があるはずだとされていた．このことは後に，外科手術を行うため，解剖学的関係をはっきりさせるために行われた MRI で証明された．このような状況では，奇静脈の静脈圧が亢進して上大静脈圧を下げるための側副血行路となり，食道静脈に血流を逆流させる（これで静脈瘤

となる）．そうして冠静脈，門脈循環に流れ込む．これはずっと一般的である原発性門脈圧亢進症の際と同じ流れ（しかし逆流を伴う）である．反対に，門脈圧亢進がなければ，上大静脈症候群が長期にわたっていないか，あるいは閉塞部位が，上大静脈に注ぐ奇静脈の入口部より上部であるということだけがわかる．

2) 下大静脈症候群

下大静脈症候群では下肢において静脈圧（圧力計で計測）が上昇し，上肢では高くないはずである．止血帯を患者の腰に巻くと，静脈圧を下げようと頭側に向かう側副血行路の血流が遮断され，下肢静脈圧が上昇するだろう．オハイオ州のLaura Miketo 医師は別の徴候について述べている．上肢の静脈圧は（腰に）止血帯を巻いている間は低下し，止血帯を緩めると上昇し，この際下肢静脈圧は低下する．

3) 深部静脈血栓症

▶ 上肢の深部静脈血栓症

腋窩もしくは鎖骨下静脈の血栓症は，個々の非特異的な所見の積み重ねにより臨床的に診断が可能な疾患の最たるものである．自然に起こる血栓症は左側に起きやすく，外傷後の血栓症は右側に起きやすい．患者はたいてい，若く活動的な男性である．患側の上肢の痛みと腫脹が最初の症状である．常に上肢の周囲を計測するとはっきりわかるほど（通常は非圧痕性に）腫れる．白人では通常拡張した側副血行路を認め，黒人でもしばしばそれを認める．70％の白人で腕の変色を認める．触知できる静脈（しばしば腋窩）を認めるのは1/3の患者にとどまる．罹患した側のみ静脈圧が上昇する（Adams and DeWeese, 1971；Prescott and Tikoff, 1979）．

▶ 下肢の深部静脈血栓症

ふくらはぎの痛みや腫脹を訴える患者では，深部静脈血栓症の可能性が常に懸念され，それを臨床的に除外することは困難である．徴候はすべて揃うものではなく（表19-3），複数認めれば診断により近くなり，そして偽血栓性静脈炎のような

表 19-3　血栓性静脈炎の臨床徴候

徴候（サイン）	感度（%）	偽陽性率[a]
発赤	16	13
静脈拡張	25	11
熱	29〜50	0〜23
圧痛	41〜60	11〜61
腫脹	81〜83	6〜55
Homans 徴候[b]	8〜10[c]	11〜12

[a] 疾患がないにもかかわらず陽性となる率．
[b] Homans は自分が名祖（自分の名をつける）となることをせず（一度たりとも求めていない），背屈徴候（dorsiflexion sign）という名称を好んだ（McLachlin J, Richards T, Paterson JC. An evaluation of clinical signs in the diagnosis of venous thrombosis. *Arch Surg.* 1962；85：738-744，より引用）．
[c] DeGowin（1965）は35％だとした．
（McLachlin J, Richards T, Paterson JC. An evaluation of clinical signs in the diagnosis of venous thrombosis. *Arch Surg.* 1962；85：738-744，より引用，and Vaccaro P, Van Aman M, Miller S, et al. Shortcomings of physical examination and impedance plethysmography in the diagnosis of lower extremity deep venous thrombosis. *Angiology.* 1987；38：232-235，より引用）

類似疾患が除外されることが条件となる（24章参照）．

軽度の静脈不全の患者にも徴候は認められるが（しばしば長時間の立位で痛みが出現し，下肢を挙上すると軽減する），これは不快な症状の強さの違いを除きあらゆる観点で深部静脈血栓症と似ている．血栓による静脈の真の閉塞はないものの，深部静脈の急性の代償不全による結果であり，24〜48時間下肢を挙上すれば抗凝固薬を使用せずに改善する．両者を区別するためには非侵襲的な血管検査が必要となる（W.D. Jordan, 私信，1998）．

発症に関連する素因

1860 年に最初に述べられた，Virchow の3徴は，静脈壁の障害，うっ血，凝固性亢進である．大きな整形外科的手術を受けた患者が最もリスクが高い（48〜71％）．下肢のフィブリノーゲンシンチグラフィーによる診断によると，深部静脈血栓症は心筋梗塞の患者の24％に，また脳梗塞患者の麻痺側の四肢の42％に起こる．これらシンチグラフィーを受けた患者群では，診断は過小評価である．一方，一般の患者群から検査のため紹介された患者の60〜80％では，深部静脈血栓症とは診断されなかった（Kahn, 1998）．

長距離を飛行する旅行者の最大10％で，非症候性の深部静脈血栓症を発症する可能性がある（Scurr et al., 2001）．ほとんどはリスクファクター

を持つ人であるが，1％で血栓塞栓症を発症する可能性がある(Hughes et al., 2003)．動かないことと脱水が，2大要因である．民間航空機の客室の酸素分圧は，海水面における15％の酸素濃度と等しく，低酸素がリスクを増大させる可能性がある(James, 1998)．航空機の客室内と同じような状態の急性の低圧・低酸素状態において凝固が亢進すると結論づける研究者もいるが(Bendz et al., 2000)，やや異なる状況下で行った別の研究ではそれは証明されていない(Bendz and Sandset, 2003；Crosby et al., 2003)．

視診

膝窩，大腿部の伏在静脈，表在静脈に明らかな炎症所見がないか調べよ．

Pratt 徴候はセンチネル静脈と呼ばれる3つの拡張した静脈が脛骨上に存在するものである．静脈の拡張は下肢を45°挙上しても消えない．ちなみに，拡張した静脈が1つ，2つ，そして4つであっても重要性は同じであるが，名前 eponyms はつけられていない．あなたは(名づける)権利を主張したいかもしれない(肺腫瘍の精査目的で入院した患者に，臥位で左の脛(すね)に3本の拡張した静脈を認めた．右側の静脈は拡張しておらず，血栓性静脈炎の証拠も認めなかった．下肢を挙上すると静脈が虚脱したため，それは Pratt 徴候ではなかったのだ．患者は前立腺がんによって骨盤の静脈が圧迫されていた)．

触診

伏在静脈とその分枝に索状物がないか触診せよ．ふくらはぎもしくは大腿部の片側性の血栓性静脈炎では，皮膚温が上昇しているのがわかることがある．この徴候を探す時は膝は無視すること〔膝に熱を持つ場合，関節炎，Paget 滑膜炎，動脈疾患による側副血行路形成の可能性がある（18章参照)〕．索状物が触れれば非常に特異的(98％)であるが感度は低い(10％)(Kahn, 1998)．

圧痕性浮腫もまたチェックせよ．浮腫が視てはっきりと明らかになる前でも，皮膚をつまんだ際に「硬い」(対側と比較して)と感じるまで厚くなっている(Rose 試験)．

打診

Lisker 徴候は中央前方の脛骨表面を打診した際に痛みを感じるものである．Lisker 徴候は血栓性静脈炎の患者の65％に認めるといわれている(DeGowin, 1965)．しかし Homans 徴候と異なり

腰仙部の疾患では認めない．

特別な診察方法

1. 圧痛部位の同定：ヒラメ筋をつかみ，ヒラメ筋と腓腹筋を後上方に引き脛骨から離す．今度は筋肉を側方からやさしく圧迫する(底のほうから徐々に)．

もしこの手技で痛みが誘発されたなら(**Bancroft 徴候**もしくは **Moses 徴候**と呼ばれる)，患者には筋肉痛があるかヒラメ筋静脈の血栓症があるかどちらかである．しかし(深部の)後部脛骨静脈の血栓性静脈炎の際にはこの徴候は必要でない．

次に，腓腹筋を脛骨と逆側の前方に押す．これで痛みを認め，前の手技より痛みが強ければ後部脛骨静脈の血栓性静脈炎がある．

ふくらはぎの痛みと圧痛は感度が最も高い(それぞれ90％と84％)所見である(Kahn, 1998)．

2. 圧痛の定量化：Lowenberg 徴候は両方のふくらはぎにカフを巻き，どちらが 180 mmHg の圧に耐えられるか，双方が同等な感度を持つかどうか調べるものである．この徴候は2つの変数があり基準が曖昧であるが，私はニューヨーク市の Jim Scheuer 医師が教えてくれた変法を好む．すなわち，四肢に血圧計のカフを巻いて膨らませ，どちらかの痛みが出た圧力を書きとめる．患側の痛みが健側の痛みの 1/2 の圧で起これば陽性である．この徴候は特異度が高い(85％)(Kahn, 1998)．

さらに他の変法であるが，カフを膝の上方の脚に巻き，単に約 40 mmHg の圧をかける．万が一深部静脈炎があれば，痛みが現れ，それは通常膝窩部もしくはふくらはぎに起こり，締めつけて5分以上経ってから強くなり，圧を解除するのとほぼ同時に消失する(Ortiz-Ramirez and Serna-Ramirez, 1955)．残念なことに，これは健常者にも起こるため，この手技を試すなら健側にも同様に行い結果を比較するよう改良する必要がある．

3. Homans 徴候：脚の受動的な背屈でふくらはぎの痛みが出現したら Homans 徴候があるとされる．ハイヒールを履いている女性に偽陽性がみられる("Bailey")(Clain, 1973)．

同様に，椎間板ヘルニア，他の腰仙部の疾患でも偽陽性を認める(DeGowin, 1965)．

4. Louvel 徴候：これは咳によって静脈痛が引き起こされるものである．静脈の中枢側を指で圧迫し静脈の拡張を遮ると，この徴候は出ない．

5. 腫脹の定量化：血栓性静脈炎が片側性の時は患側の腫脹を定量化すると有用である．膝蓋骨もしくは脛骨プラトーの上下の定められた距離の場所で両下肢を測定する．例えば，脛骨プラトーの10 cm下方の両ふくらはぎ，膝蓋骨の上縁20 cm上方の大腿部という具合に（当然のことながら，弾力性のある止血帯は計測器具としては不適当であるが，米国のメディカルスクールの卒業生なら一度はそのような使い方をしたことがある）．95%の信頼区間[注3]に基づけば，正常な大腿の外周の左右差は1.5 cm未満であるが（インピーダンスプレチスモグラフィーによる計測），正常でない大腿の外周の差は1.9 cm以上ある（Hull et al., 1985）（形や身体サイズや脛骨プラトーからの距離は人により異なるが，論文のなかで留意されていないのは残念である）．

同様にふくらはぎは通常互いに1.68 cm以内の差がある．正常でないふくらはぎは（インピーダンスプレチスモグラフィーによる計測）最低でも2.5 cm外周が異なる傾向にある（Hull et al., 1985）．

<u>偽陽性</u>：あるレジデントは，自分のふくらはぎが慢性的に2 cm以上非対称であることに気づいたが，静脈疾患やその他の下肢の疾患はなかった．片方の足が他方より短いことが非対称に影響していると彼女は考えていた．屈曲してつま先に触ろうとした時，長いほうの脚のふくらはぎが予想どおり細かった（25章で述べた方法で下肢の長さを計測することができる．このケースでは，骨盤が非常にわずかに傾いており，長い脚の側の仙腸関節が他方と比較してわずかに高位であった）．偽血栓性静脈炎の所も見よ（24章参照）．

6. 血栓の範囲と腫脹の場所：動脈疾患の部位が筋肉痛の場所によって示されるのと同様に，静脈

血栓症の部位も腫脹のパターンで決めることができる．腫脹が中枢側へ広がるかどうかは，その先の静脈系の流れが保たれているか否かによって既定される．したがって，浅大腿静脈が閉塞しても深大腿静脈が保たれていれば腫脹が膝を越えて近位に及ぶことはない．外腸骨静脈が閉塞しても内腸骨静脈が保たれていれば腫脹は鼠径靱帯にとどまる（W.D. Jordan, 私信，1998）．

予測モデル

さまざまな徴候が1つ得られたとしても，またいくつかを組み合わせたとしても，診断の決め手にはかなり乏しい．ロジスティック回帰モデル分析により，9つの臨床的な特徴がそれぞれ深部静脈血栓症を予測することが見出されている．それぞれの臨床的特徴にポイントをつけその和を求めると，診断確率を求めることができる．次に挙げる項目をそれぞれ1ポイントとする．活動性のがん，麻痺もしくは最近のギプス包帯固定，最近起こった不動性もしくは大手術，深部静脈に沿う圧痛，下肢全体の腫脹，ふくらはぎの外周の左右差が3 cm以上，圧痕浮腫，表在性の側副血行静脈．別の鑑別疾患が考えられる場合は2ポイントを減じる．ポイントの和が3ポイントかそれ以上であれば深部静脈血栓症の可能性が高く，1〜2ポイントでは中等度の可能性，1ポイントに満たないものは可能性が低い（Kahn, 1998）．

Trousseau 症候群

私はもうだめだ．今夜私に起こった静脈炎をみて，自分の病気が間違いなくたちの悪いものであることを知った．
（A. Trousseau, 1983年，STOLINSKY の引用）

Trousseau 症候群は，悪性疾患との関連が臨床的に明らかな血栓性静脈炎（表在性，深部いずれも）である．しばしば遊走性で，少々稀な場所に認めることもある（例えば上肢の静脈）．当初は胃がんとの関係が報告されたが（Trousseau が自分自身で診断した），その後胃がんによるものは稀になった．膵臓がんにおける Trousseau 徴候の感度は14%に満たないが（Pinzon et al., 1986），現在ではこれが最もよく目にするものである．他に関連する疾患では，肺がん，乳がん，前立腺がん，それに頭頸部の扁平上皮がんがある．化学療法を受けている患者はリスクが高い．2つの補助

注3　統計についての注釈：分布については原著論文のものを再計算し95%の信頼区間として示してある．これは，臨床医が目の前の個々の患者について，（データに当てはめて）考えるためにである．標準偏差は動物実験では有用であるが，サンプルサイズが増加すると標準偏差も増加する．臨床医に標準偏差を提示するには次のことが前提となる．(a)その臨床医の母集団のサイズが論文のそれと同等である (b)患者の母集団のサイズが増加するということはそう何度もない．後者は非常に稀なケースを除き明らかに現実的でない．2つの集団の規模の差が想定より大きいかどうかを知りたいと考える実験主義者が平均の標準誤差を求めれば，その状況は若干改善する．臨床医が知りたいのは，どのようにして彼らの個々の患者を一般の母集団の患者と比較するかということである．これについては95%信頼区間がその答えとなる．95%信頼区間は平均±平均の標準誤差である．標準誤差は，標準偏差をサンプルサイズの平方根で除したもののおよそ2倍である（例えば，平均=100，標準偏差=24，サンプルサイズ=16，95%信頼区間=88〜112%）．

化学療法で行ったある比較試験では，すべての血栓症状が化学療法を受けていた期間に起こった（Kahn, 1998）.

4）下肢静脈瘤

下肢静脈瘤は蛇行し，拡張し，そして長く伸びている静脈である．患者を立たせて視診で診断する．

ポートワイン色の皮膚の変色を併せて認める際は，動静脈瘻があることを強く示唆する．三尖弁閉鎖不全症の際，静脈上で雑音を聴取できなくても下肢静脈瘤が拍動する可能性がある（Brickner et al., 1962）.

▶ 大伏在静脈試験

Trendelenburg-Brodie 試験

Trendelenburg-Brodie 試験について最初に述べたのは，Brodie（1846）であるが，通常 Trendelenburg だと思われている．Trendelenburg は1846 年にはわずか2 歳であり，この試験に関する論文を1890 年まで発表していない．この試験の目的は，表在静脈と深部静脈にある弁が機能しているかどうかを判定するためである．

診察方法

1. 検査する下肢を挙上し，受動性にドレナージ（血液を還流）させる．
2. 大伏在静脈を大腿部中間において，指，止血帯，血圧計のカフで圧迫する．圧は静脈圧より高く，動脈圧より低くせよ．
3. 患者を1 分間立たせる．動脈からの血流の供給が正常であれば大伏在静脈は30 秒以上かけてゆっくりと満たされる．急速に満たされた場合，機能不全の交通静脈からの逆流が示唆される．
4. 止血帯を外す．この時点でさらに逆流し静脈が満たされれば，大伏在静脈の弁不全がある（怒張した静脈のようになる）.

偽陰性は，最初に静脈を十分にドレナージしていなかったり（手順1），別のことで拡張したりした場合である（Trendelenburg, 1890）.動脈の機能不全では偽陰性となる．

Trendelenburg はさらに別の2 つの試験について述べている．

1. 最初の試験は，仰臥位の患者では大伏在静脈の血柱が腹腔とつながったある種の液圧計のよう

に働くという事実を利用するものである．下肢を心臓の高さより上にゆっくりと挙上する．すると，機能不全となっている大伏在静脈の血液の高さは咳やいきみ，腹壁を指で弾くことにより上昇する．

2. 深部静脈とつながる交通静脈の有無を調べるために（大伏在静脈を結紮する前に）Trendelenburg は次の方法を推薦している．大伏在静脈を患者が水平な状態で圧迫し，静脈瘤が満たされたら下肢を高く挙上する．もし大伏在静脈が唯一の静脈の流出経路であれば静脈瘤は満たされた状態のままであるが，他に交通路があれば静脈瘤はゆっくりとではあるが虚脱する（Trendelenburg, 1890）.

Perthes 試験[注4]

診察方法

1. 患者を立たせた状態で止血帯を大腿部の中間に巻く（もしくは，血圧計のカフを静脈圧より高く，動脈圧より低く加圧する）.
2. 駆血したまま患者に5 分間室内を歩かせ，静脈への影響を記録する．

判定方法：通常，筋肉を圧迫すると大伏在静脈の血液は正常な交通静脈を通じ正常な深部静脈に還流され，大伏在静脈は空になる．こうして，大伏在静脈は歩行の後実際に小さくなる．

大伏在静脈と交通静脈のどちらもが機能不全であれば，見えている大伏在静脈は空にもならず大きさも変化しない．

深部静脈が閉塞し交通静脈が機能不全であれば，静脈はさらに怒張し，しばしば痛みを伴う．

打診試験

診察方法

1. 片方の手の繊細な指を膝下の大伏在静脈の上に置く．
2. もう片方の手を膝上の少なくとも1 フィート（約30.5 cm）離れた場所に置く．血液の波が（静脈内を）伝わるよう，指先で大伏在静脈をしっかりと叩く（100 ミリ秒につきおよそ60 mmHg の強さで）.

判定方法：大伏在静脈の弁が機能不全であれば（静脈が非常に怒張し，触れたり離れたところから視認できたりするのであれば，機能不全は確実に存

注4 G.C. Perthes は，Legg-Calve-Perthes 病について1910 年にそれぞれ異なる言語で発表した3 人のなかの1 人として知られているに過ぎない．しかし実のところ彼は，がんの放射線療法の先駆者である（Perthes, 1903）.

在する)静脈を(叩いた)衝撃が逆行して下肢に伝わる可能性がある.

静脈血栓症があったり,強く叩きすぎて下肢の筋肉が振動したりすれば,誤って解釈され偽陽性となる可能性がある.逆に叩くのが弱すぎたり,触診する指の感覚が不十分だったりすると,偽陰性の可能性がある.

5) 慢性の静脈うっ滞

慢性浮腫や静脈の機能不全はうっ滞性皮膚炎を起こすが,それは軽度の紅斑や足首内側の落屑,下肢静脈瘤として発症する(図19-7).色素沈着は血液の滲出とヘモジデリン沈着の結果起こる.うっ滞性皮膚炎は滲出と痂皮を伴って急性炎症となることがある.硬性の浮腫や潰瘍を合併して皮膚の線維化がしばしばみられる(7章も参照).

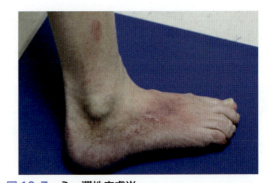

図 19-7 うっ滞性皮膚炎
(Melinda Woofter 医師のご厚意により許可を得て引用)

付録19-1 循環時間

歴史的背景と最近の進歩

1933年に述べられたように(Tarr et al., 1933),循環時間は1950年代まで最も広く用いられた循環効率の試験であり,それは診断と疾患の経過観察の双方のためのものであった.それは,例えば貧血や甲状腺中毒症,脚気,動静脈瘻による高心拍出量性心不全においては,通常正常か短時間であった(Pearce et al., 1952).それは,大変簡便で安全,そしてベッドサイドで何度でも行える試験であったが,広い範囲で正常となるため,その解釈は複雑であった.サッカリンが最良の物質ともされていたが,味覚閾値の問題があった(Pierson et al., 1966).より正確な計測方法は現在,放射性核種イメージングやX線断層撮影,磁気共鳴断層撮影のような最新の撮影法によって行われる(Francois et al., 2003).

ベッドサイドでの測定は,ことによると,肺-指尖循環時間(LFCT)にまで遡ることもありうる.これは,最大吸気で最短20秒の息こらえをした後再び呼吸を始め,その後指先の酸素測定法により得られた最も低い酸素飽和度低下までの時間のことである.睡眠検査では,閉塞性睡眠時無呼吸症候群に合併する心不全の患者においてLFCTが延長することが見出されている(26.1秒,95%信頼区間24.3〜28.0秒に対して18.5秒,95%信頼区間17.2〜19.7秒)(Kwon et al., 2014).

右心カテーテルを受ける患者において,LFCTはFick法と熱希釈法で測定される心拍出量と,また,心臓超音波で計測される駆出率と相互に関連があることが見出されている(Kwon et al., 2016, Vant Hof et al., 2015).この研究では,LFCTは臨床的に心不全と診断されている人のほうが,そうでない人よりも長くなっている(45.9±19.9秒,対 31.5±11.5秒,$p = 0.01$).

高地に住む健康な人は,肺胞-指尖循環時間が平均して16秒であることが,表19-4(Zubieta-Calleja et al., 2005)に示される補強的な他の方法によって見出されている.しかし,これらの著者は,循環時間を,息こらえを開始した時間から,連続して記録された酸素飽和度カーブの一時的な低下までの時間と定義付けている.

診察方法

1. 圧力計で静脈圧の測定を継続し(本章の先頭を参照),次に圧力計のポートが静脈から切断できるように三方活栓を切り替える.今度は注入用ポートにシリンジを接続する.シリンジには選択した薬剤を満たしておく(表19-4).
2. 検査では評価項目として自覚的な症状などを用いて評価するので,患者にその自覚的な感覚が起こらないか意識し始めるように説明する.必要に応じて,患者が自覚的な感覚を感知した時に出すことになっている合図を確認する.
3. ストップウォッチを押し,薬剤を急速に注入する.
4. 評価項目とする症状などが出たらストップウォッチを止める(表19-4).

表 19-4 循環時間を測定する際に用いる薬剤 [a]

薬剤	評価項目	正常時間(秒)	長所と短所
20% デヒドロコール酸ナトリウム	苦い味	10～16	優れた評価項目であるが，意識してはっきり述べることが求められる．Decholin は入手しにくい(希少)．アナフィラキシー
フルオレセインの 20%溶解液 3 mL もしくは 15%溶解液 3 mL もしくは 10%溶解液 4 mL (10%の溶解液は眼科で蛍光眼底血管造影に用いられる)	口唇・舌が緑色に蛍光，全身のヒスタミン膨疹	10～16	ウッド灯が必要．患者の協力がいらない．デヒドロコール酸ナトリウムの循環時間(代表的)と相関がある．優れている(Knott and Barlow, 1964)
3～5 mL の 20%グルコン酸カルシウム	咽頭の温かい感覚	10～16	評価項目を表現するのが困難な人がいる．グルコン酸カルシウムの薬効が消失しやすい
10 mL の 10%硫酸マグネシウム	グルコン酸カルシウムと同様	7～17	グルコン酸カルシウムと同じ(両者とも併せ持つ)
体重 1 kg あたり 0.8 mg のリボフラビン	蛍光(フルオレセインを参照)	10～16	注射できるリボフラビンがすぐには入手できない
2.5 g のサッカリンを 2 mL の温かく沸騰していない湯で溶解しミリポアフィルタでろ過滅菌した溶解液 2.5 mL	甘い味覚	9～16	―
0.5 mL の 1%アルファロベリン	咳とそれに続く過呼吸	11～12	―
10 滴の生理食塩水にエーテルを 5 滴滴下したもの(パラアルデヒドがより安全である)	特徴的な臭気	4～8	―
酸素(本文参照)[b]	息こらえ後の酸素飽和度の低下	16-32	

[a] 腕から舌(もしくは他の動脈性標的臓器)までの循環時間が全循環時間である．腕から肺までの循環時間(エーテルによって測定される)は本質的には右側循環時間である．全循環時間から(右側循環時間が)差し引かれれば，残りは左側循環時間となる．左側循環時間は 50%に二酸化炭素を吸入しそれが頸動脈洞に到達(通常，5～10 秒)した際，過呼吸・頻呼吸を呈することで直接的に計測できる．もし，明らかな「遅延」つまり左循環もしくは右循環の障害がある場合，障害のある側の循環時間だけが延長する．
[b] 肺-指尖循環時間

LFCT の手法

1. パルスオキシメーター(酸素濃度計)を装着し，患者が静かに呼吸している間安定化させる．
2. 患者に，通常の呼気から最大限急速で深い呼吸をさせ，次にできるだけ長く，しかし少なくとも 20 秒間息こらえをさせる．
3. 患者が呼吸を始めたらできるだけ早くタイマーを作動させ，パルスオキシメーターを観察する．酸素飽和度が最低になった際と，増加し始めた際の時間を記録する．試験を有効なものとするためには，酸素飽和度の低下が 3%以上となる必要がある．

判定方法

低拍出量性うっ血性心不全では循環時間の延長を認める．粘液水腫と赤血球増多症では偽陽性が起こる．偽陰性(すなわち，循環時間の短縮，あ

るいはうっ血性心不全の症例では予測された循環時間より短い場合)は，右左シャント，高拍出状況で続発性うっ血性心不全を合併しているか，あるいはしていない場合で起こる．後者は甲状腺機能亢進症，貧血，脚気，動静脈瘻(重症の紅斑性皮膚炎，妊娠，Paget 病を含む)，発熱を含む．循環時間の検査の中止に賛成する者もいるが，これは循環時間と心拍出量(指数)との相関が，双方の関係が連続的であるとみなした場合でも「わずか」0.64($p < 0.05$) (Selzer et al., 1968)しかないからである．この検査を，循環時間が正常もしくは異常という 2 つの分類に基づきうっ血性心不全か否かのみを診断する手段として利用したいと考えている人は，この検査に賛同しているようである．そのうえに，非侵襲的な心拍出量の計測方法は，侵襲的な計測方法と比較すると，パーセント誤差が 30%より低いという要件を満たさない．Doppler 検査においては，総合誤差は 65%で，その幅は

25〜225％であった（Dajani et al., 2016）．

指導医へ：パルスオキシメーターは，表19-4 に列挙している注入物質とは対照的に，大変廉価で，さまざまなところで入手できる．さまざまな要素が循環時間に影響を及ぼし，そして LFCT を包含する最新の臨床ガイドラインは存在しない．このため，医学生や研修医はこの簡単なベッドサイドでの試験が，特に治療を受けている患者に対する連続測定において，彼らが日常的に行う試験であってほしいと考えるかもしれない．Aetna 社[訳注10]が「循環時間，単独での試験」（タイプは明示されていない）を「時代遅れ」もしくは「信頼できない」，と考えていることに注目してほしい（Aetna, 2016）．したがって，第三者支払いは行われないし，また事前承認[訳注11]も要求されない．そのテストは，保険業者がより高価な試験の事前承認について電話で返答するのを待っている間に完了しそうである．そしてまた，研究で報告されている結果の幅に大きな差があることに注目してほしい．そしてそれはおそらくのところ，装備の応答時間に関連している．それゆえに，この試験は，現段階では同じ装備を用いた一貫した方法で個人の患者の経過観察を行う際のみ有効であろう．いくつかの方法を試して再現性をチェックしなさい．それは，学生が研究するのにはよい課題になるだろう．

訳注 10）健康保険を運営する．

訳注 11）保険会社への．

付録 19-2 **Kussmaul 徴候の自己テストの解答**

　この警句は以下に述べる理由で心タンポナーデにおける Kussmaul 徴候を最初に描写したものではない．

1. ユリアヌスは肝臓を刺されたのであり，心膜ではない．

2. 翻訳が間違っている[訳注12]．実際には，「**吸気は静脈によって妨げられる**」．

訳注 12）原書にある「ラテン語→英語」の翻訳が間違っていること．念のため．

3. 最後に，Kussmaul 徴候は心タンポナーデではみることができず，認めるのは収縮性心膜炎と右心梗塞においてである（表 19-1）．

付録 19-3 **腹部頸静脈逆流の診断の決め手**

　この研究では，11 の真陽性と 10 の偽陽性，1 つの偽陰性，43 の真陰性があった．その結果，感度92％，特異度81％，陽性適中率は52％，陰性適中率は98％．

　もちろん，肺毛細血管楔入圧（PCWP）上昇のカットオフ値を変更すればこれらの評価はすべて変わるだろう．この研究で，PCWP 15 cm かそれ以上を異常と定義すれば，18 の真陽性，3 つの偽陽性，37 の真陰性，7 つの偽陰性となる．感度は72％に低下し特異度は92％．陽性適中率は86％，陰性適中率は84％となる．

文献

- Adams JT, DeWeese JA. "Effort" thrombosis of the axillary and subclavian veins. *J Trauma*. 1971;11:923-930.
- Aetna. *Obsolete and Unreliable Tests and Procedures, #0438.* Last reviewed Jun 30, 2016. Available at: http://www.aetna.com/cpb/medical/data/400_499/0438.html. Accessed Nov 25, 2016.
- Angus D, Black N. Wider lessons of the pulmonary artery catheter trial. *Br Med J.* 2001;322:446.
- Askenazi J, Koenigsberg DI, Ziegler J, et al. Echocardiographic estimates of pulmonary artery wedge pressure. *N Engl J Med.* 1981;305: 1586-1588.
- Bendz B, Rostrup M, Sevre K, et al. Association between acute hypobaric hypoxia and activation of coagulation in human beings. *Lancet.* 2000;356:1657-1658.
- Bendz B, Sandset PM. Acute hypoxia and activation of coagulation. *Lancet.* 2003;362:997-998.
- Braun HA, Reynolds WA, Diettert GA, et al. Auscultation of the neck. Rocky *Mt Med J.* 1966;65:51-53.
- Braunwald E, Zipes ZP, Libby P, eds. *Heart Disease: A Textbook of Cardiovascular Medicine*. Philadelphia, PA: W. B. Saunders; 2001.
- Brickner PW, Scudder WT, Weinrib M. Pulsating varicose veins in functional tricuspid insufficiency. *Circulation.* 1962; 25:126-129.
- Brodie BC. *Lectures Illustrative of Various Subjects in Pathology and Surgery*. London: Longman; 1846.
- Burch GE, Ray CT. Mechanism of the hepatojugular reflux in congestive heart failure. *Am Heart J.* 1954;48:373-382.
- Butman SM, Ewy GA, Standen JR, et al. Bedside cardiovascular examination in patients with severe chronic heart failure: Importance of rest or inducible jugular venous distension. *J Am Coll Cardiol.* 1993;22:968-974.
- Cha SD, Gooch AS. Diagnosis of tricuspid regurgitation: Current status. *Arch Intern Med.* 1983;143:1763-1764.
- Cintron G, Hernandez E, Linares E, et al. Bedside recognition, incidence and clinical course of right ventricular infarction. *Am J Cardiol.* 1981;47:224-227.
- Clain A, ed. *Hamilton Bailey's Demonstrations of Physical Signs in Clinical Surgery*. 15th Ed. Baltimore, MD: Williams & Wilkins; 1973.
- Colman AL. Diagnosis of left superior vena cava by clinical inspection, a new physical sign. *Am Heart J.* 1967;73:115-120.
- Cook DJ, Simel DL. Does this patient have abnormal central venous pressure? *JAMA.* 1996;275:630-634.

- Crosby A, Talbot NP, Harrison P, et al. Relation between acute hypoxia and activation of coagulation in human beings. *Lancet*. 2003;361:2207-2208.
- Dajani HR, Hosokawa K, Ando S-I. Improved accuracy of automated estimation of cardiac output using circulation time in patients with heart failure. *J Card Fail*. 2016;22:925-927.
- Davison R, Cannon R. Estimation of central venous pressure by examination of jugular veins. *Am Heart J*. 1974;87:279-282.
- DeGowin EL. *Bedside Diagnostic Elimination*. New York: Macmillan Publishing;1965.
- Dell'Italia LJ, Starling MR, O'Rourke RA. Physical examination for exclusion of hemodynamically important right ventricular infarction. *Ann Intern Med*. 1983;99:608-611.
- Dennison D. Bedside diagnosis: Heart failure. *Emerg Med*. 1969;March:10-15.
- Ducas J, Magder S, McGregor M. Validity of hepatojugular reflux as a clinical test for congestive heart failure. *Am J Cardiol*. 1983;52:1299-1303.
- Elder A, Japp A, Verghese A. How valuable is the physical examination of the cardiovascular system? *BMJ*. 2016;354: i3309.
- Ewy GA. Bedside evaluation of the jugular venous pulse in the acute care setting. *Acute Care*. 1983;84:194-199.
- Ewy GA. Evaluation of the neck veins. *Hosp Pract*. 1987;22 (3A):72-80.
- Ewy GA. The abdominojugular test: Technique and hemodynamic correlates. *Ann Intern Med*. 1988;109:456-460.
- Fear RE, Muggia FM. Convenient visualization of venous patterns. *Arch Intern Med*. 1962;110:898-899.
- Fisher J. Jugular venous valves and physical signs. *Chest*. 1984;85:685-686.
- Fowler NO. *Examination of the Heart: Part II Inspection and Palpation of Venous and Arterial Pulses*. Dallas, TX: American Heart Association; 1967.
- François CJ, Shors SM, Bonow RO, Finn JP. Analysis of cardiopulmonary transit times at contrast material-enhanced MR imaging in patients with heart disease. *Radiology*. 2003;227: 447-452.
- Friedberg CK. *Diseases of the Heart*. 2nd Ed. Philadelphia, PA: W. B. Saunders;1956.
- Friedrich N. Zur Diagnose der Herzbeutelverwachsungen. *Virchows Arch [Pathol Anat]*. 1864;29:296-304.
- Friedrich N. Ueber den Venenpuls. *Deutsches Arch Klin Med*. 1865;1:241-291.
- Fuster V, Alexander RW, O'Rourke RA, eds. *Hurst's the Heart*. 10th Ed. New York: McGraw Hill; 2000.
- Goldstein J. *Medical Grand Rounds*. St. Louis, MO: St. Louis Veterans Administration Medical Center; 1989.
- Goldstein JA, Harada A, Yagi Y, et al. Hemodynamic importance of systolic ventricular interaction, augmented right atrial contractility and atrioventricular synchrony in acute right ventricular dysfunction. *J Am Coll Cardiol*. 1990;16:181-189.
- Graf W, Moller T, Mannheimer E. The continuous murmur, incidence and characteristics in different parts of the human body. *Acta Med Scand Suppl*. 1947;196:167-191.
- Hitzig WM. Venous pressure curves in normal and abnormal circulatory states. *J Mt Sinai Hosp*. 1945;12:309-334.
- Horwitz S, Esquivel J, Attie F, et al. Clinical diagnosis of persistent left superior vena cava by observation of jugular pulses. *Am Heart J*. 1973;86:759-763.
- Hughes RJ, Hopkins RJ, Hill S, et al. Frequency of venous thromboembolism in low to moderate risk long distance air travellers: The New Zealand Air Traveller's Thrombosis (NZATT) study. *Lancet*. 2003;362:2039-2044.
- Hull RD, Hirsh J, Carter CJ, et al. Diagnostic efficacy of impedance plethysmography for clinically suspected deep vein thrombosis: A randomized trial. *Ann Intern Med*. 1985;102:21-28.
- Hultgren HN. The effect of increased venous return on the venous pressure in patients with congestive heart failure. *Am Heart J*. 1950;39:592-603.
- Hume EH. Medicine in China, old and new. *Am Med Hist*. 1930;2:272-280.
- James PB. Risks associated with hypoxia during flights need to be investigated. *Br Med J*. 1998;317:677.
- Jones FL. Frequency, characteristics, and importance of the cervical venous hum in adults. *N Engl J Med*. 1962;267:658-660.
- Kahn S. The clinical diagnosis of deep venous thrombosis. *Arch Intern Med*. 1998;158:2315-2323.
- Knott DH, Barlow G. The comparison of fluorescein and Decholin circulation times. *Am J Med Sci*. 1964;247:304-306.
- Kwon Y, Khan T, Pritzker M, Iber C. Circulation time measurement from sleep studies in patients with obstructive sleep apnea. *J Clin Sleep Med*. 2014;10:759-765A.
- Kwon Y, Van't Hof J, Roy SS, et al. A novel method for assessing cardiac output with the use of oxygen circulation time. *J Card Fail*. 2016;22:921-924. doi:10.1016/j.cardfail.2015.10.021
- Lorell B, Leinbach R, Pohorst G, et al. Right ventricular infarction. *Am J Cardiol*. 1979;43:465-471.
- Maisel AS, Atwood JE, Goldberger AL. Hepatojugular reflux, useful in the bedside diagnosis of tricuspid regurgitation. *Ann Intern Med*. 1984;101:781-782.
- Manning WJ. Pericardial disease. In: Goldman L, ed. *Cecil Medicine*. 23rd Ed. Philadelphia, PA: W. B. Saunders; 2007.
- Marik PE. Obituary: Pulmonary artery catheter 1970 to 2013. *Ann Intensive Care*. 2013;3:38. Available at: https://annalsofintensivecare.springeropen.com/articles/10.1186/2110-5820-3-38. Accessed Nov 13, 2016.
- Marriott HJJ. Bedside diagnosis of cardiac arrhythmia. *Arrhythmia Clin*. 1989;6:11-19.
- McGee S. *Evidence-based Physical Diagnosis*. Philadelphia, PA: W. B. Saunders; 2001.
- McLachlin J, Richards T, Paterson JC. An evaluation of clinical signs in the diagnosis of venous thrombosis. *Arch Surg*. 1962;85:738-744.
- Ortiz-Ramirez T, Serna-Ramirez R. New early diagnostic sign of phlebitis of the lower extremities. *Am Heart J*. 1955;50(3): 366-372.
- Pasteur W. New physical sign of tricuspid regurgitation. *Lancet*. 1885;2:524. Pearce ML, Lewis AE, Kaplan MR. The factors influencing circulation time. *Circulation*. 1952;V:583-588.
- Perthes GC. On the effects of roentgen-rays on epithelial cells, especially from cancer. *Arch Klin Chir* 1903;71:955-1000.
- Pierson RN Jr, Grieco M, Swinton N, Dubin M. Circulation

time endpoints:A quantitative comparison of saccharin and radioiodinated albumin as indicators. *Circulation*. 1966;XXX-IV:997-1004.

- Pinzon R, Drewinko B, Trujillo JM, et al. Pancreatic carcinoma and Trousseau's syndrome: Experience at a large cancer center. *J Clin Oncol*. 1986;4:509-514.
- Prescott SM, Tikoff G. Deep venous thrombosis of the upper extremity: A reappraisal. *Circulation*. 1979;59:923-930.
- Reddy PS, Leon DF, Shaver JA, eds. *Pericardial Disease*. New York: Raven Press; 1982.
- Rios JC, Ewy GA, Massumi RA. Lateral displacement of the head: A sign of decreased right ventricular performance. *Chest*. 1973;64:313-316.
- Robin ED. The cult of the Swan-Ganz catheter: Overuse and abuse of pulmonary flow catheters. *Ann Intern Med*. 1985; 103:44549.
- Rondot E. Le reflux hepato-jugulaire [The hepatojugular reflux]. *Gaz Hebdomadaire Sci Med Bordeaux*. 1898;19:567-571, 579-582, 590-592.
- Sapira JD. Words—10 years later. *South Med J*. 1993;86:78-84.
- Sauvé J-S, Laupacis A, Østbye T, et al. Does this patient have a clinically important carotid bruit? *JAMA*. 1993;270:2843-2845.
- Scurr JH, Machin SJ, Bailey-King S, et al. Frequency and prevention of symptomless deep-vein thrombosis in long-haul flights: A randomised trial. *Lancet*. 2001;357:1485-1489.
- Selzer A, Dunlap RW, Wray JW, et al. A critical appraisal of the circulation time test. *Arch Intern Med*. 1968;122:491-495.
- Shabetai R, Fowler NV, Gunteroth W. The hemodynamics of cardiac tamponade and constrictive pericarditis. *Am J Cardiol*. 1970;26:480-490.
- Sleight P. Unilateral elevation of the internal jugular pulse. *Br Heart J*. 1962;24:726-730.
- Snapper I, Kahn AI. *Bedside Medicine*. 2nd Ed. New York: Grune & Stratton; 1967.
- Spodick DH. The normal and diseased pericardium: Current concepts of pericardial physiology, diagnosis and treatment. *J Am Coll Cardiol*. 1983;1:240-251.

- Sprunt WH, Wolff AD. The value of seeing red while needling veins. *N Engl J Med*. 1962;267:1196.
- Stolinsky DC. Trousseau's phenomenon. *Blood*. 1983;62:1304.
- Tarr L, Oppenheiner BS, Sager RV. The circulation time in various clinical conditions determined by the use of sodium dehydrocholate. *Am Heart J*. 1933;8:766-786.
- Tavel ME, Bard RA, Franklin LC, et al. The jugular venous pulse in atrial septal defect. *Arch Intern Med*. 1968;121:524-529.
- Thalhammer C, Aschwanden M, Odermatt A, et al. Noninvasive central venous pressure measurement by controlled compression sonography at the forearm. *J Am Coll Cardiol*. 2007; 50:1584-1589. doi:10.1016/j. jacc.2007.07.022. Available at: http://www.sciencedirect.com/science/article/pii/S07351097 07023881. Accessed Nov 13, 2016.
- Trendelenburg F. Ligation of the great saphenous vein in varicose veins of the leg. *Beitr Klin Chir*. 1890;7:195-210. [This paper was reprinted, with a translation, in the short-lived journal Med Classics. 1940;4:989-1023.]
- Vaccaro P, Van Aman M, Miller S, et al. Shortcomings of physical examination and impedance plethysmography in the diagnosis of lower extremity deep venous thrombosis. *Angiology*. 1987;38:232-235.
- Van't Hof J, Kwon Y, Yoonsik C, et al. Prolonged lung to finger oxygen circulation time predicts low cardiac output state. *J Am Coll Cardiol*. 2015;65(10_S):A1044. doi:10.1016/S0735-1097(15)61044-0
- Weiss S, Ferris E. Adams-Stokes syndrome with transient complete heart block of vagovagal reflex origin: Mechanism and treatment. *Arch Intern Med*. 1934;54:931-951.
- Wheeler SD. Long-term hemodialysis and supraclavicular bruits. *JAMA*. 1982;247:1026.
- Wiener SL, Nathanson M. *Med Times*. 1976-1977. [See reference in Chapter 29.]
- Zubieta-Calleja GR, Zubieta-Castillo G, Paulev P-E, Zubieta-Callejo L. Non-invasive measurement of circulation time using pulse oximetry during breath holding in chronic hypoxia. *J Physiol Pharmacol*. 2005;56 (Supp. 4):251-256.

20章 腹部

> 毎月，連続3日間かけて彼らは自らを清めた．己の健康のため，催吐剤と浣腸を用いて．人が食したものがあらゆる病の原因であるという信念のもとに．
> ヘロドトス[訳注1]，『歴史』第2巻より

訳注1）Herodotus（紀元前485頃～同420年頃），古代ギリシャの歴史家．

◇ 覚えておくべきポイント

- 腹部の視診では，非対称性や膨満，臍の偏位，呼吸性運動，毛細血管拡張，静脈走行のパターンに注意する．
- 聴く．特に腸蠕動音は触診の前に聴診する．静脈性雑音 hum や血管雑音 bruit，摩擦音 rub も確認する．
- 腹部の触診は規則正しい順序で行う．ただし，痛い部分は最後に触る．
- 妊娠可能な年齢の女性では常に妊娠の可能性を考える．
- 圧痛や腫瘤，異常な拍動，臓器や大動脈の拡大の有無を念頭に触れる．
- 腹痛は緊急で受診する患者が訴える最も多い主訴の1つである．たいていは自然治癒する良性の状態だが，致死的で急速に進行する病態の前兆であることもある．したがってこの評価は大変に難しく能力が問われる．
- 今日においても，急性腹痛患者の診断のほとんどは注意深い病歴と身体診察に基づいて行うべきで，複雑な検査やその結果に頼りすぎて治療が致命的に遅れてしまうことがある．
- 穿孔した潰瘍のような，急激に発症した非常に強い疼痛の一時的な改善は，臨床医がその可能性に気づいていない場合，致死的な経過をたどるかも知れない．

1 視診

1）概観

疼痛を訴える症例では，診察前と診察中に，不安や間欠的な不快感を表す表情に注意して観察する．しかし見た目はあてにならないことがあるので，診療の早い段階において顔の表情は病状の深刻さを示す根拠とはならないかもしれない（Silen, 2010）．皮膚の冷感や湿潤，差し迫ったショックのサインを確認する．ベッドの位置に注意を払う（5章参照）．もし患者のベッドやストレッチャーが軽くぶつかっただけでも増す痛みならば腹膜炎を示唆しているかもしれない（Planner et al., 2017）（3章参照）．多くの救急診療医が彼らの指導者である Louis Graff 医師 —— Observation Medicine の著者でもある——が腹痛を訴える患者のベッドを密かに小突いていたことを詳しく語っている（H.W. Borg, 私信, 2017）．

2）輪郭

常にまずはベッドサイドの足元に立って患者の露出した腹部をしばらく観察するべきである．小腸閉塞では目に見える蠕動の波を観察する際に有用であると伝統的に教えられてきた．メリーランド州の A.I. Mendeloff 医師は，肝腫大や脾腫による非対称性に気づくのに，より適していると指摘する．時としてこれらの臓器は触診より視診のほうがわかりやすい（本章で後ほど述べるが「腹水」も見える）．

他に代えがたい古典 The Early Diagnosis of the Acute Abdomen（急性腹症の早期診断）は現在第22版を数えるが，Zachary Cope 卿はそのなかで，腹部前壁が膨満し階段状に見えるのは下部回腸の閉塞を示唆すると述べている（Silen, 2010）．彼はまた中等度に拡張した大腸が右下腹部から右上腹部へ，そして脾彎曲部を越えて左下腹部まで，まるで逆さ"U"字のように見えると紹介している（いずれの例も紹介されている図は，そのような状況の腹部単純 X 線写真で見られる拡張した腸管パターンに酷似している）．最近の経験ではそのような症例は稀であり，あっても不完全である．Cope の症例はもっと痩せていたのではないだろうか．

> 💿 Cope は時間をかけて観察する重要性を強調している．彼は腹痛を伴う患者から病歴を聞き出している間，ベッドサイドに腰掛けて

患者に腹部を露出させていた(Silen, 2010). 観察室で患者を監視し,「さっさと画像を撮って家に帰す」枠組みの反対で, 急性腹痛の患者を診断し治療するただ1つの安全な経過であることがしばしばだった(Ross and Graff, 2001).

膵臓の仮性嚢胞によって局所的な隆起を認めることがある.

急性膵炎の症例を側面から見ると, キューピッドの弓のような独特の外観を認める(図20-1A). キューピッドの弓のくぼみがほぼ臍にあたる. アミラーゼ上昇が判明している症例でこの徴候を認めなければ, 膵炎を伴わないマクロアミラーゼ血症と正確に診断できる. 逆にこの徴候が認められれば, 大動脈瘤を疑っていたとしても急性膵炎に診断を訂正するべきだろう(キューピッドの弓は特異的な徴候ではなく, 麻痺性イレウスをきたす他の消化器疾患でも認められる).

大量の心嚢液貯留による心窩部の隆起は **Auenbrugger 徴候**として知られている. これは16章で紹介したオペラの Auenbrugger と同一人物である.

「舟状」というのは決して「特に問題がない」という意味ではない.

これは「1人乗りや2人乗りの小舟に似た形」を意味し, 仰臥位で季肋部と恥骨, 前腸骨棘がボートの側面をなし, 一方重力により凹んだ腹壁がボートの底になる. 舟状腹は上記のような所見(訳注2)をどれも認めないことに意味がある. そして, 肥満の腹部とは逆に, これらの所見は存在さえしていれば見ることができるだろう.

訳注2) 舟の側面と舟底を形成している所見.

3) 臍の異常

通常, 傷痕や満期産分娩の経験がない限り, 臍は剣状突起と恥骨結合の中間から1cm以内に存在する. 1cm以上の偏位がある場合には徹底的に詳細な触診を促す所見である.

イリノイ州の Frank Iber 医師は1〜2年に及ぶ肝腫大は上腹部を伸展するため, 剣状突起から臍までの距離は臍から恥骨結合までより2cm長くなると指摘している. このような臍の下方偏位は腹水でも認められる. これは **Tanyol 徴候**として知られている.

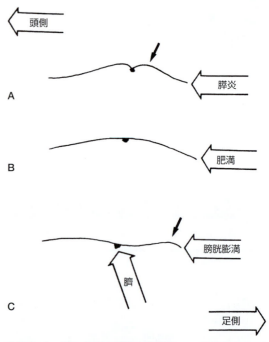

図 20-1 横から見た腹部の輪郭. **A**: 急性膵炎でみられるキューピッドの弓. **B**: 肥満. **C**: 膀胱膨満.

臍の上方偏位は骨盤内腫瘍で起こるが, 最も多くみられる原因は妊娠だ.

以前は凹んでいた臍が裏返しないしは外方に突出した場合(図20-2), 慢性の腹水を疑うが偽陽性かもしれない.

4) ヘルニア門

ヘルニア門の観察はルーチンで行うべきである. 肥満の患者ではとりわけそうなのだが, 小さなヘルニアが見過ごされやすい鼠径管は特別に注意が必要である(Silen, 2010). 見逃されたヘルニアのなかに絞扼され壊死した腸管が入っているかもしれない(Verghese et al., 2015).

腹部診察で発見できるかもしれない可能性のあるヘルニアには食道ヘルニア, 腹壁瘢痕ヘルニア, 大腿ヘルニア, 直接および間接鼠径ヘルニア(21章参照), 臍ヘルニア, 半月状線ヘルニアがある(Murphy et al., 2014). 筋膜の欠損を探せ. 食道ヘルニアは腹部正中臍から胸骨突起の間で起こ

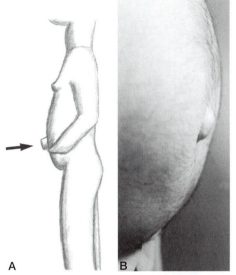

図 20-2　**A**：慢性腹水における出べそ徴候．ボルチモア美術館に展示されている守護霊をまつる遺跡に描かれたイグボ族女性像．**B**：腹壁が弛緩した肥満症例でみられた偽陽性の出べそ．あらゆる画像検査でも門脈圧亢進，低アルブミン血症，肝疾患や腹水を裏付ける所見なし．もう1つの偽陽性症例を図 20-4 に提示している．
（ミズーリ州の Tim Rice 医師のご厚意による）

る．腹壁瘢痕ヘルニアは外科的処置の痕に発生する．大腿ヘルニアは鼠径靱帯の下方で起こり，大腿静脈の内側で裂孔靱帯外側に位置する大腿輪から突出する．間接鼠径ヘルニアは内鼠径輪の欠損により起こる．直接鼠径ヘルニアは40歳以上の男性に発症することが多いのだが，鼠径管後壁が弱いために発生する．半月状線ヘルニアはそれぞれの腹直筋外側を縁取る半月状線に沿って発生する（Skandalakis et al., 2006）．

5）呼吸性運動

　交互性呼吸や奇異性呼吸（Macklem, 1986）などの現象を腹部表面全体で評価する重要性は16章で述べた．
　さらに Cope は急性腹症を疑う症例では，腹壁の呼吸性運動が部分的に制限されていないか検索することをすすめている．例を挙げれば，急性腹膜炎を伴う虫垂炎では，吸気時でも右腸骨領域が選択的に動かないことがしばしば観察される．急性膵炎の症例では，心窩部が動かないことがある．汎発性腹膜炎では，腹壁全体がほとんど動かなくなる．横隔膜下膿瘍などにみられる横隔膜の硬さは，下部胸郭や上腹部における呼吸運動の制限から推測できるかも知れない（Silen, 2010）．
　鼻孔の広がりを認めれば胸郭に注意が払われるべきであるが，そのような動きは横隔膜の動きを制限するような腹部疾患に関与しているかもしれない（Silen, 2010）．

6）皮膚所見

▶出血斑

　腹腔内あるいは後腹膜出血に由来する血液が脇腹や前腹壁を滲み出して皮下に至り，皮下出血やヘパリン皮下注の痕のような色調変化をきたすことがある．
　臍周囲の皮下出血は **Cullen 徴候** として有名だが，これはボルチモアの医師が破裂した異所性妊娠の症例で認めた皮下出血を記述したことに由来する（Cullen, 1918）（この徴候は緑色から黄疸様の臍部病変とは区別する．この場合は **Ransohoff 徴候** といい，胆管破裂でみられる）．側腹部にみられる同様の色調変化を **Turner 徴候** という（Grey-Turner 徴候ではない．ここで Grey 医師は出てこない）．これは，Cullen の報告の2年後に，急性膵炎の症例で認めたものを G. Grey Turner が記述したものだ．同じ論文のなかで彼は臍周囲に皮下出血を認める早期の膵臓炎についても記述している（Turner, 1920）．近年では，Cullen および Turner 徴候は一般的に（しかし特異的ではなく）急性膵炎に関係すると考えられている（Mookadam and Cikes, 2005）．両所見を認めるのは症例の約3％であり，37％の致死率に関係している．慣習的な知恵にもかかわらず，これらの徴候はいずれも出血性膵炎に特徴的ではなかった（Mookadam and Cikes, 2005）．
　事実として，2つの異なる名祖（なおや）を残すことでこれらが同じ徴候であることをわかりにくくしている．皮下出血の局所における位置は病因を示さない．実際に同じ膵炎の患者で「両方の」徴候を認めることがある（Dickson and Imrie, 1984；Mookadam and Cikes, 2005）．他の場所として虫垂切除術創，腹腔鏡創，臍および大腿ヘルニアがある．これら一連の皮下出血を表現するため使われる名祖は増え続けている．最近の症例報告（David, 2013）では，大腿近位部の皮下出血を Fox 徴候，陰嚢の

変色を Bryant 徴候と記載している.

異所性妊娠破裂における感度は 1% 未満であり（Smith and Wright, 1935）, 急性膵炎では 3% に過ぎず, 入院 2〜6 日と遅れて出現する（Dickson and Imrie, 1984）. そのうえ, 診断上特異的でもなく, 卵巣嚢腫出血や臍ヘルニア嵌頓, 子宮内妊娠中の両側性急性卵管炎（異所性妊娠ではない）, 腹腔内出血, 肝臓がんや腎臓肉腫の腹膜転移による血性腹水（Smith and Wright, 1935）, 肝臓がん（Mabin and Gelfand, 1974）, 出血を伴う回腸捻転, 甲状腺機能低下性ミオパチー, 門脈圧亢進症に伴う肝硬変（Kelley, 1961）などでもみられる.

それ以外では腹部大動脈瘤の無症候性漏出ないし破裂による皮下出血は 18 章で議論している. AAA（腹部大動脈瘤：abdominal aortic aneurysm）は "症候学的静けさが注目すべき" と考えられてきた. そして "秋から夏にかけて稀に目撃されるヒメウミガメの秘密に満ちた居場所のように, そして破れた AAA に由来する血液が最終的に皮膚までたどりつく経路は謎のままである"（David et al., 2013；Ratzan et al., 1987）.

シートベルトサイン, シートベルトによる腹壁を横断する線状の擦過傷と皮下出血はあらゆる身体所見のなかで, 交通事故における腹腔内損傷の最も高い陽性尤度比を示す（陽性尤度比[LR] 5.6 から 9.9）（Nishijima et al., 2012）.

▶ 皮膚線条

皮膚伸展線条（ストレッチマーク）は非常にありふれていて, かつ頻回に誤解されている皮膚瘢痕の 1 つである. 典型的には腹部に認めるが, 乳房, 上腕正中, 腰部, 低背部, 臀部, 大腿にも発生する. さまざまな見え方を呈し, 多様な状態に関与するため, その成り立ちや病理について混乱をきたすことがある（Al-Himdani et al., 2014）. 皮膚線条には 2 つの基本的なタイプがある：striae rubra と striae alba[訳注3] である（McGregor and Wesley, 2017）. これらのタイプは別の病因によるものではないが, 発生してからの段階の違いを単に示している. 皮膚線条はまず紅斑様から紫色の線状痕を呈する striae rubra として出現する. この初期像は, 脱色性で萎縮性, 多発性の浅い切創のような太い線をなす striae alba として知られる進行型へと絶え間なく変化する. 肌の色が濃い患者では皮膚線条は黒く（striae nigrae）, または青く

（striae caerulea）見えるかもしれない（McGregor and Wesley, 2017）.

訳注3）striae rubra 紅い皮膚線条, striae alba 灰色の皮膚線条.

皮膚線条は通常痛みや瘙痒, その他の症状を伴わない. しかし患者にとっては非常に大きな精神的苦痛となる. 皮膚線条は多くの内分泌または代謝異常に関連していることから, 鋭い臨床医の診断に重要な鍵を与えてくれる. 不幸にもその意義（上記参照）に関する医学界における多くの混乱が存在する. 皮膚線条は妊娠（妊娠線）や Cushing 症候群（典型的には鮮明な赤〜紫のリビド着色で 1 cm 以上の線条）で最もよくみられる. しかしながら肥満やインスリン抵抗性, 思春期, 薬剤曝露（例：ステロイド剤の外用または全身投与やエストロゲン, 蛋白同化ステロイド）や Marfan 症候群にも関係しているし, そして豊胸術などの美容外科手術の後に出現することもある（McGregor and Wesley, 2017）.

7）静脈パターン

顕著な静脈パターンは門脈圧亢進症や下大静脈症候群（図 20-3）, あるいは正常な高齢者（Snapper and Kahn, 1967）にもみられる. 臨床家は静脈の場所と血流の方向に注意しなくてはならない. 純粋な門脈圧亢進症では, 側副静脈が臍周囲から見え始める. 頭側から臍へと向かう血流は頭側へと流れ, 尾側から臍へと向かう血流は尾側へ流れる. したがって純粋な門脈圧亢進症における血流は正常では見えない血流が誇張されているわけではない. 門脈圧亢進症では腹部表在静脈の血流は臍から遠ざかる方向であるとも表現できる（Bhaskar, 2009）.

ペルセウスはメドゥーサを直に見てその恐ろしい姿に立ちすくまずに済むように盾を鏡のように使い, 彼女を屠った.

彼女の頭（**メドゥーサの頭**）は髪の毛の代わりにヘビの束で覆われていた. 門脈圧亢進症に対する外科手術が行えなかった時代以前には重症な慢性門脈圧亢進症例でヘビの束が突き出した, それこそメドゥーサの頭のような巨大な臍周囲静脈側副血行をきたすことは稀であった. しかし, 腹部のどこかに 1 本や 2 本の静脈が見えたからといってメドゥーサの頭と診断してはならない. さもなければこの稀な徴候は診断的意味を失うことになる.

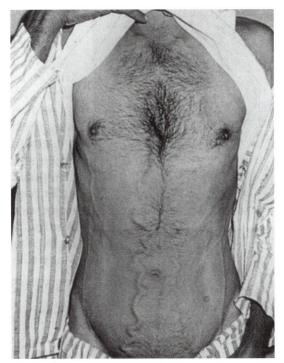

図 20-3 **膵体部がんによる下大静脈閉塞．** 個々の静脈はヘビのように見えるが，門脈圧亢進症におけるメドゥーサの頭とは異なる．メドゥーサの頭は臍から放散するように広がる．下大静脈症候群における静脈は単に臍を「南から北へ」と通り過ぎるだけである．
（ルイジアナの Syed A. Hoda 医師と *Consultant Magazine* のご厚意による）

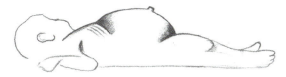

図 20-4 **Pepper らによる神経芽細胞腫の肝転移剖検症例の写真から側面像を描いたもの．** 肝腫瘍によって腹壁が持ち上げられている点に注意していただきたい．腹水だけならば仰臥位なので重力により側腹部へ垂れ下がるだろう．臍が突出している点にも注目したい．

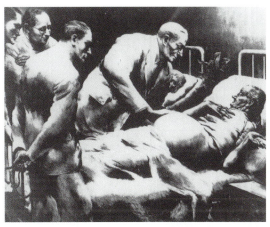

図 20-5 **ロバート・リッグス作『病棟回診』，リトグラフ．** さて，あなたの診断は？ 選択肢は 3 つ，妊娠，卵巣嚢胞，腹水のなかから，どの選択肢を選ぶだろうか（解答は章末の付録 20-1）．絵の老女が左手に持っているものは？
〔*Medicine and the Artist*（Ars Medica）より．フィラデルフィア美術館許諾〕

下大静脈症候群（19 章参照）で上腹部に側副血行路が見える稀な症例では，正常の血流が逆行し臍から上の血流は頭側へと向かう．

純粋な下大静脈症候群では，側副血行静脈は外側寄りの側腹部を走行する．臍より上下を問わず血流は頭側へ向かう．下大静脈症候群では門脈圧亢進症と比較して，静脈を虚脱させて充満する方向から血流を判断するのが難しい（Missal et al., 1965）．

（門脈圧亢進症を伴う慢性肝疾患や下大静脈を圧迫する腹水などでは併走する静脈と臍周囲の静脈が混在することがありうる．臍より上では頭側に血流が向かうが，臍より下の静脈では血流の方向が定まらないかもしれない．）

静脈の血流方向が決められない症例では，上級医は側腹部静脈の所見を診ても，下大静脈症候群を示唆する他の所見がなければ差し引いて考えたほうがよい．しかし，以前に一度診察した症例が最近になって呈した静脈パターンならば，下大静脈症候群を示唆する所見である．

▶ **自己評価**

説明文を読む前に，図 20-4，5 に描かれた症例の診断を記述せよ．

2 触診

腹部の触診は規則正しい順序で行わなければならない．右上腹部から始まり，左上腹部，左下腹部，右下腹部へと進み，そして臍周囲部を，特に大動脈に注意して触れる（18 章参照）．痛みを訴える症例では順序を入れ替えて痛い箇所は最後に触れる．

患者の腹筋を弛緩させるために，膝と股関節を屈曲し足底をベッドにつけるように促すとよい．さらに両手を胸の上に置くと（Thomas Dorman

医師のすすめ），触診の邪魔にならない．

肝臓や胆嚢，脾臓，腎臓といった臓器各々の触診については本章で後ほど触れる．

腫瘤を触れることがある．大腸がんは腫瘤を触知することで発見されることがあるが，これは腹壁を4分割した場合にいずれの箇所でも起こりうる．便塊による偽性大腸腫瘍や幻腫瘍はよく左下腹部に触れるが，左上腹部で触れる頻度は少ない．Wiener と Nathanson（1976〜1977）はこのような幻腫瘍は右結腸にも起こることがあるとしている．

左季肋部の巨大な植物胃石は巨大なレタスのように触れる（アイスバーグレタスやサラダ菜であって，ロメインレタスではない）．

1）腹痛がある場合の触診

急性腹症の早期診断のために，Cope は，**表20-1** に示したような，最も高い可能性（唯一ではないとしても）を指摘している．病歴聴取と身体診察は診断の可能性に基づいて行われる必要がある．

> 見逃すと患者の命に関わる状態には腹部大動脈瘤や腸間膜虚血，腸管穿孔（例えば消化性潰瘍，大腸，食道および虫垂），急性腸閉塞，捻転，異所性妊娠，早期胎盤剥離，心筋梗塞，脾臓破裂（例えば EB ウイルス感染に伴うものや，白血病，外傷）が含まれる（Grundamann et al., 2010；Lyon and Clark, 2006）．

急性腹症を呈した患者の検死解剖で発見される診断されていない状況として，腸間膜虚血や腹膜炎，穿孔した消化性潰瘍，急性膵炎，胆嚢膿瘍，肺塞栓，急性腎盂腎炎などがある（Cameron and McGoogan, 1981）．

間欠的腹痛の原因を **表20-2** に示す．

> 腹痛が減弱することと副腎皮質ステロイド薬による免疫抑制のために，投与されている患者ではほんのわずかな腹痛であっても深刻にとらえるべきである．抗菌薬も同様に症状や所見を弱めるかもしれない（Silen, 2010）．

> 細心の注意を払った病歴聴取の重要性が強調されすぎることはありえない．3章の関連する箇所を読み直してほしい．身体診察を進

表 20-1　腹痛の鑑別診断

腹部の所見を欠く腹部中央の痛み	急性虫垂炎 急性小腸閉塞 急性胃炎 腸疝痛 急性膵炎 脊髄癆 冠動脈塞栓 帯状疱疹 急性緑内障
重度の腹痛で腹壁全体の硬直と前屈を伴う	消化性潰瘍穿孔 他の消化管穿孔 解離性大動脈瘤
右上腹部の圧痛と腹壁硬直	十二指腸潰瘍穿孔 急性胆嚢炎 急性虫垂炎（虫垂の位置が高い場合） 胸膜炎 アメーバ性肝炎
左上腹部の圧痛と腹壁硬直	膵炎 横隔膜下膿瘍を伴う消化性潰瘍穿孔 憩室穿孔 脾破裂 脾動脈瘤破裂 急性腎周囲炎
右下腹部の圧痛と腹壁硬直	虫垂炎 十二指腸潰瘍穿孔 急性腎盂腎炎 急性膵炎 （局所的な）回腸炎 回盲部リンパ節炎 Meckel 憩室炎 胆嚢炎（胆嚢が低い位置にある場合） 骨盤内炎症疾患 胆汁性腹膜炎
左下腹部の圧痛と腹壁硬直	憩室炎 大腸がん 骨盤内腹膜炎の上方播種
下腹部正中の圧痛と腹壁硬直	穿孔した虫垂炎 穿孔したS状結腸憩室 婦人科疾患

（Silen W Ed.：*Cope's Early Diagnosis of the Acute Abdomen.* 22nd ed. New York：Oxford University Press, 2010 より許可を得て引用）

めるのと同時に，病歴に基づいて確認して構築する[訳注4]．痛みの性質とタイミング，関係する食欲不振や嘔吐，吐物の性状，そして腸管の状態などに慎重な注意を払うべきだ．最も重要な質問の1つはこれだ．「以前にこのような痛みを経験したことがありますか？」Zachary Cope 卿の著書を端から端まで何度も読み返すとよい（Silen, 2010）．

表 20-2　間欠的腹痛をきたす原因

・物理的または閉塞性	・腹部てんかん
・胆石	・腹部片頭痛
・間欠的腸閉塞	・糖尿病性または他の神経
・腸重積	根症
・内ヘルニア	・神経圧迫症候群
・腹壁ヘルニア	・その他
・代謝性または遺伝性	・子宮内膜症
・急性間欠性ポルフィリン症	・重金属(鉛など)中毒
・家族性地中海熱	・腸間膜虚血
・神経性	・急性再発性膵炎

(Pasricha PJ. Approach to the abdominal pain. Yamada T, Alpers DH, Laine L et al. Ed.: *Textbook of Gastroenterology.* 4th ed. Philadelphia, PA : Lippincott Williams & Wilkins；2003. より許可を得て引用)

訳注 4) 病歴に基づいて(診断を)確認して構築する.

> ◯ 直腸診(23 章参照)と双手的な直腸腹部診察または腟腹部診察(22 章)は腹痛患者において欠かすことができない. 人工肛門や回腸瘻を持つ患者では指を用いたストーマ診察を省略すべきではない. この診察法によって驚くべきほど広範な腹腔内の探索が可能である(Silen, 2010).

副腎皮質ステロイドの影響

副腎皮質ステロイド過剰は外因性(薬剤による)か内因性か(例えば Cushing 病において)にかかわらず, 胃炎や胃潰瘍形成, 消化管出血などの多くの腹部消化管合併症の原因となる(Steward and Newell-Price, 2016). その一方でコルチゾール欠乏は嘔気や嘔吐, 下痢, 便秘を伴う激しい腹痛の原因になることが知られている(Nieman, 2017；Steward and Newell-Price, 2016；Valenzuela et al., 1987). これらの症状の重篤さは副腎機能低下の程度と相関している. それらの機序は不明であるが, 機能的な性質によると信じられている(Nieman, 2017；Steward and Newell-Price, 2016；Valenzuela et al., 1987). 原発性副腎機能不全に伴う副腎クリーゼは稀だが, 急激なステロイド剤の休薬による重症 2 次性副腎機能低下症は極めて頻度が高い. ステロイド休薬患者は, 消化管出血や(免疫抑制による)非典型的感染症などの器質的な原因や, 副腎機能低下による機能性腸管運動障害による腹痛を感じているかもしれないので診断がさらに困難になる.

女性患者における注意点

すべての女性患者, 特に腹痛を伴う場合においては, 診察のたびにまず月経について詳細に問診をとることが前提となる. 22 章で取り上げた多くの状況を想定して診察にあたらなければならない. 特に最も危険なのは異所性妊娠である. 普段は定期的な周期である患者では, わずか 1 日や 2 日の変化や出血の性状が有意であることもある.

若い男性患者における注意点

焦点を絞った外陰部の診察は, 特に症状の適切な説明ができない若年男子において特に, 腹痛や嘔吐における身体診察の一部である. というのも精巣捻転は同様の症状で発症することがあるからだ(21 章参照)(Pogorelić et al., 2016).

外傷患者における注意点

> ⌄ 腹腔内損傷は交通事故や転落による外傷死亡における相当な割合を占める. 圧痛や反跳痛, 膨満, 筋性防御などの所見が存在すれば有用である一方で, それらの欠如は陰性尤度が 1.0 に近く, 損傷を否定できない. 意識状態の変化や大腿骨骨折, 血尿, 胸部 X 線像の異常, 肋骨縁の圧痛, 貧血, 低血圧などの腹部外所見が腹腔内損傷の可能性を高める(Nishijima et al., 2012).

局所の硬直(局所の筋性防御)

局所の筋性硬直は腹膜炎をきたしている箇所でしばしば認める所見である(常にという意味ではないが). 最も極端な例では, 腹壁のある部分だけが, 呼吸でも移動することなく, 常に硬い. そこまで極端でなくとも, 皮膚に触れただけで腹筋が硬直する場合がある. 軽症例では指で深く押した時だけ硬直を認める. 患者の強い不安や乱暴な診察, 冷たい手による触診などによる硬直を注意して否定する必要がある. Cope は偽陰性が多く, 腹壁が軟らかくても虫垂がまさに腹腔内へと破れんとする場合があることを強調している(Silen, 1979).

> ⌄ 腹壁の脂肪が厚く, 腹筋が薄く弱い場合や重度の毒血症に陥った場合, 高齢で衰弱した場合などでは重篤な腹膜炎にもかかわらず腹

壁硬直が非常に軽微なことがある．腹直筋は一般的に外側の腹筋よりも明らかに硬い(Silen, 2010)．

誘発された筋性防御

腹痛の鑑別診断においては問診の一部を身体所見と交えてとってもよいかもしれない．まず腹痛の程度を 10 点満点で評価させる（最初の基準となる）．そして圧痛のある部位を押しながら再度評価させて圧迫により腹痛が強くなるか確認する．さらに，圧迫解除後の痛みを点数化させる（2 次基準）．最後にベッド上で頭部を浮かせて顎を胸につけてもらい意図的な腹筋硬直を誘発する．そこでもう一度圧迫し 4 回目の採点をしてもらう．これを **Carnett 法**と言う．

アドバイス

圧迫の強さを一定にすることが重要である．これを確実に行うのは難しい．1 つの方法として拳を同じ高さから落とす方法がある．もちろん，痛みを生じさせてしまうが，診察の一環として行うことを最初に一言詫びておく必要がある．他にも血圧計のカフを腹部に置いてやや膨らませ，圧迫の強さを血圧計の圧を見て一定にする方法もある．

判定方法

意図的な腹筋硬直によって腹腔内が防御され，腹腔内由来の疼痛は軽減するだろう．そのような症例では 4 回目の採点は 2 回目より低くなっているはずだ．腹壁や末梢神経，または中枢神経由来の疼痛では，この手技で疼痛が軽減しないか，あるいは増悪するかもしれない(Carnett 徴候陽性)．そのような痛みの原因には腹壁ヘルニアや神経圧迫症候群，筋筋膜疼痛症候群，腹直筋鞘血腫，肋軟骨症候群(Pasricha, 2003)などが挙げられる．この手法による腹膜炎における陽性尤度は 0.1（95 % 信頼区間 0～0.7）で，陰性尤度は 1.9（95 %信頼区間 0.9～4.4）である(McGee, 2001)．

代わりの診察方法

Carnett 法の変法として，患者の両手を交差させたまま仰臥位から座位へと起き上がらせることで腹筋硬直を誘発させられる．臥位と座位の途中で，腹筋収縮と硬直が最も強くなる体位で触診を行う．

限局した腹痛を主訴に救急病棟に入院した症例

を対象にこの手法が試みられた(Thompson and Francis, 1977)〔この手技が無効で不適切な腹壁硬直を伴う症例やこの手技が不要で（危険ですらある）可能性のある腹腔内膿瘍症例は除外されている〕．この体位で腹壁の圧痛が軽減するものを陽性とし，痛みが増すものを陰性とした．

虫垂膿瘍や胆嚢炎，腸閉塞，卵巣嚢胞破裂，尿管疝痛，尿路感染症などにおける陽性尤度と感度はともに 99 % であった．診断不能に対する陰性尤度は 96 % であった（後者のほぼ半数は外科的検索の後も診断には至らなかった）．

反跳痛と放散試験

Blumberg 徴候（反跳痛）

Blumberg 徴候は初期のあらゆる部位の腹膜炎を同定するための一般的な所見である．

診察方法：圧痛を認める部位を許される限り深く押した後，急激に圧迫を解除する．伸展された腹筋が腹膜と一緒にもとの場所に戻る．もしも腹膜に炎症があればひるむか叫ぶだろう．この徴候をよく**反跳痛**と呼ぶ．Bailey は修正として，腹壁硬直が疑いもなく存在する症例では，この所見の確認は不必要であることを強調した(Clain, 1973)．

放散反跳痛試験

Cope は反跳痛試験（当初の方法による Blumberg 徴候）を残酷でありまた無意味であるとしてすすめなかった．彼は優しい打診が反跳痛よりもより人道的でより正確であると考えた(Silen, 2010)．2 つの研究において放散反跳痛は特異度が低く，したがって局所の圧痛および硬直に付加する価値は少ないことを示しこの意見を支持した(Bemelman and Kievit, 1999：Liddington and Thomson, 1991)．しかし変法は完全な協力が得られなかったり，感覚をうまく表現できない患者でも有効と思われる．

診察方法

1. 例えばもし右上腹部痛の患者で他の医師でははっきりしなかったとすれば，左上腹部などの痛みのない場所をゆっくりと深く押していく．
2. 左上腹部の反跳痛を確認するかのように，急激に圧迫を解除し「痛かったですか？」と尋ねる．

判定方法

もし患者が，左上腹部の痛みを認めずにもともと痛かった場所と同じく，右上腹部を指せば陽性と解釈する．患者が正確に報告しているか，ある

いは極端に賢明かつ博識で欺いていることを意味する．

陽性の場合だけ有意である．陰性であっても患者が右上腹部痛を正確に報告できていないわけではない．

Cope法

患側の反対側から交差するように触診するとよい．例えば左上腹部痛の診察をする場合には，右上腹部を押したままゆっくりと左側へと移動する．もし手が中心線を越える前に，右上腹部への圧迫によって左上腹部の痛みを誘発するならば，痛みは腹腔内病変によるもので，胸腔内病変に由来するものや放散痛などではないことを意味している（Silen, 1979）．

Blumberg第2法

Blumbergはまた左腸骨窩を押した際に下腹部のどこかを痛がれば（放散痛のように），急性虫垂炎を疑う根拠になりえるとしているが，この徴候もまた他の急性疾患で陽性となることがある．

Rovsing徴候

Rovsingもまた左腸骨窩を押した．その圧迫により右腸骨窩の放散痛が誘発されれば，虫垂炎の可能性が高くなる．これはまた結腸の拡張で認める徴候でもある（T. Dorman, 私信, 1998）．これは完全な所見ではなく，偽陽性も偽陰性もある．

診察者は診察台の右側に立ち，右手を用いて診察することが前提となっている点に注意する．この前提は医学界の伝統となっているが，重要ではない．もし左側から左手を用いて（右手でもよいが）診察したほうがよければ，そうして構わない．もし原文を自分の好みに合わせて変更するならば，基礎解剖学の知識を根拠として，必要に応じた方法の変更が許されるだろう．

▶ 感覚過敏と放散痛

軽く触れただけで起こる感覚過敏が，皮膚分節に沿って放散するなら，急性腹症かもしれない．急性虫垂炎では右下腹部前腹壁で感覚過敏を認めることがある．

図20-6に示した領域での知覚過敏（Boas徴候）は胆石疾患を示す．この徴候は統合失調症や認知障害の症例で特に有用である．たとえ言葉で表現できないとしても，もし陽性なら顔をしかめるであろう．稀にこの徴候を知っている患者もいるので，陽性の場合には詐病の可能性を否定しな

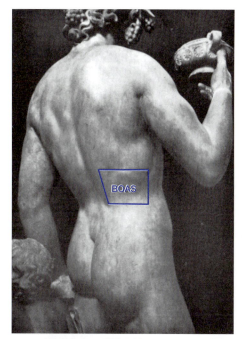

図20-6 胆石疾患で感覚過敏をきたしうる領域を四角形で囲っている．
（ミケランジェロ作『バッカス像』）

ければならない．残念ながらBoas徴候の感度は7％未満である（Gunn and Keddie, 1972）．

時として横隔膜が脾臓破裂のように近傍領域の血液に刺激されると，頸部の横隔神経に相当する部位の圧迫により圧痛が誘発されることがある（Silen, 2010）．

糖尿病症例では，胸郭腹部神経症の症状が胆嚢疾患や虫垂炎などの腹腔内病変に似ることがある．皮膚分節に沿った感覚過敏を認めることがある（Harati and Niakan, 1986）．腹痛に伴う感覚過敏を認めた時にもう1つ挙げるべき鑑別診断は帯状疱疹である．特徴的な皮疹は最初の数日は現れないこともある．

内臓損傷に伴う感覚過敏や放散痛の部位は，その求心性神経の細胞体が神経節後根に位置している解剖学的体節に基づいている（表20-3参照）．虫垂の位置に依存して虫垂炎の痛みは肩の上まで放散することがある．虫垂への主な神経支配は第10体節に由来するため，虫垂炎の痛みは片方あるいは両側の精巣に放散することがある（Silen, 2010）．

▶ McBurney圧痛点

古典的には急性虫垂炎での圧痛は，破裂して汎

表 20-3 臓器障害による感覚過敏または放散痛の部位

臓器	デルマトーム	痛みの現れる部位
横隔膜	C4, 横隔神経	同側の肩
心臓	T1-T5	左腕から手（他の部位に混じって）
食道	T5-T6	
胃	T6-T9	胸部，胸骨下領域
膵臓	T6-T10	左腰部
肝臓，胆嚢	T7-T9	肩上部（棘突起上や鎖骨下窩，または肩峰突起や鎖骨；右肩甲骨下角の下
小腸	T9-T10	心窩部または臍部
脾曲部までの大腸	T10-T12	下腹部
卵巣	T10-T11	臍周囲部
子宮	S1-S2	背部下方正中
前立腺	T10-T12	臍周囲部，鼠径部，陰嚢，陰茎先端
腎臓	T10-L1	臍部；腰部
直腸	S2-S4	仙骨部下部，上部大腿や腓腹背部の坐骨神経痛

(Silen W. Cope's Early Diagnosis of the Acute Abdomen, 22nd Ed. New York：Oxford University Press；2010. Oxford University Press より許可を得て引用)

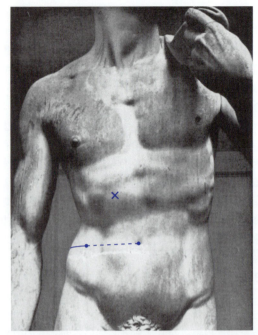

図 20-7　McBurney 圧痛点は図の点線上で，上前腸骨棘から 1.5～2 インチ（約 3.8～5.1 cm）にある．Murphy 徴候（文中参照）の領域に×を記してある．
（ミケランジェロ作『ダビデ像』）

発性腹膜炎とならない限りは，McBurney 圧痛点（図 20-7 の点線参照）に局在する．この有用な圧痛点は多くの文献で McBurney 本人の表現（McBurney, 1889）が引用されているにもかかわらず，誤解されている．

「そして 1 本の指で圧迫することで同定できる最も痛みが強い箇所というのは，すべての症例において上前腸骨棘と臍を結んだ線上で上前腸骨棘から正確に 1.5～2 インチ（約 3.8～5.1 cm）の間で存在すると信じている．もっともらしいだけかもしれないが，私の経験においては正しい所見である．」

しばしば急性虫垂炎では，特に咳嗽や Valsalva 法の後で，痛みの局在を 1 本の指で示すことができる．虫垂の位置異常（盲腸後虫垂など）では圧痛が期待された場所と異なるかもしれない．

McBurney 圧痛点における圧痛は虫垂炎の診断における最も有用な唯一の所見である．その陽性尤度は 3.4（95％信頼区間 1.6～7.2）で，陰性尤度は 0.4（95％信頼区間 0.2～0.7）である（McGee,

2001）．

> 練習問題：もし図 20-7 の患者が実際に腎周囲膿瘍であった場合，病変はどちら側だろうか（章末の付録 20-2 参照）．

すべり肋骨症候群

すべり肋骨症候群は，16 章で紹介した「引っかけ法」で診断されるが，ある特定の体位や運動で増悪し局所麻酔で治まる上腹部痛を訴えることがある．ある消化器外来では受診者のほぼ 5％で診断され，いくつかの検査で陰性だった症例で最も頻度が高かった（Wright, 1980）．この手技は「診断不能」と考えられるような症例で有用かもしれないが，Crohn 病に合併する腹腔内膿瘍を見逃す危険性がある．

2）腹壁

腹壁を深く触れる際に腹壁の触感が異なることに気づく時がある．腹壁の触感は，「（パン生地のように）軟らかい」や「ゴツゴツした」「筋張った」「腺性の」とさまざまな言い方で表現される．腺様

の触感は，乳房が月経後に張りをいくぶんなくした感じに少し似ている．パンこね台に置いたパン生地のような触感をもたらす最も良性な状態は体重減少の後に残存した脂肪の感触だが，肉芽腫性腹膜炎(特に結核が原因となる)もまた同じ触感をきたす．またこの触感は腹膜転移(特に悪性リンパ腫による)の所見であることがある．

腹膜転移はまた非連続性あるいはゴロゴロと触れることがある．斑状の脂肪や腺様の組織は，幅にして数 cm の完全に正常な触感の領域で区別される．触診において明瞭に領域を線引きできる異常な触感は(ジャクソン・ポロックのような)，抽象表現主義の絵画に似ている．彼の絵では絵の具がキャンバスに投げつけられ，滴が垂れてもお構いなしで，何も描かれないスペースまで残されている．

3 打診

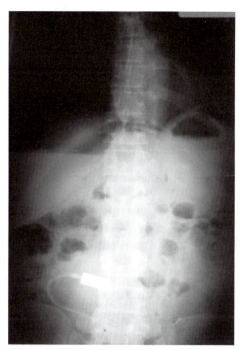

図 20-8　右腋窩中線上の打診で肝性濁音が期待される箇所で，こもった音を認めた症例の腹部立位単純 X 線写真．横隔膜下のエアに注目．

「Zachary Cope 卿は，腹部の打診は常に優しく行うべきであると教えた」．この手技によって，膨満の程度や胃の大きさを推定したり，腹部の濁音界の配置を知ったり，また時によっては膨満した膀胱を除外することも可能である．この最も優れた価値は「反跳」痛の判定にある(上記参照)．

> 右腋窩中線上では肝性濁音を常に認めるはずだが，横隔膜下にフリーエアがある場合は例外で共鳴音をきたす(Silen, 1979)．腹部立位単純 X 線写真(図 20-8)が簡単に撮られるようになり，米国でこの手技はめったに行われなくなった．

横隔膜下膿瘍は腹腔内疾患であるが，胸部の打診で診断できることがある(16 章，図 16-4 参照)．膨満し鼓音を呈する腹部は腸閉塞の徴候である．各臓器別の打診所見は本章で後に触れる．

4 聴診

1) 腸蠕動音

近年，驚くほど異論の多いテーマである．ある消化器科医は腸蠕動音を聴くことに意味はないといい，年配者は有用だという．両者ともに以下の意見には確実に同意するだろう．

1. もし腸蠕動音を聴取したいならば，触診や打診を試みる前に聴診器を腹壁に置くべきだ．さもなければ，腹腔内臓器の機嫌を損ね音がしなくなるかもしれない(しかし打診の後にもう一度聴診所見をとる習慣をつけたほうがよい)．
2. ルーチンのスクリーニングとして行う身体所見において，腸蠕動音を聴診する重要性は低い(Felder et al., 2014)．しかしながら，最近のもう 1 つの研究では聴診による腸閉塞の診断は高い陽性尤度(PPV = 72.7%)を示し，イレウスの検出にも有用であった(Gu et al., 2010)．

診察方法

1. 聴診器の接触面を手のひらですばやく擦り温める．
2. 聴診器を腹壁を 4 分割した各箇所に軽く置く．腸蠕動音を聴診する．腸蠕動音が聞こえなければ，どのくらいの間聴診したかと併せて記録する．小腸閉塞で聞こえるチリンチリンという音や

急激な速い音[注1] を聴診する場合，10〜20分ごとに無音期が訪れるため（疝痛の合間に），20分もの間聴診しなければならない！　賢明にも Major は（Delp and Manning, 1975），小腸閉塞を疑う場合には問診中から聴診を開始するべきであると指摘した．聴診器の片耳を外して問診をとるのである．
3. 腹痛で問診が中断するようならば，注意を聴診器のほうに傾けるようにする．

判定方法

特殊な腸蠕動音の有無はあらゆる疾患において診断的価値はない．例外は小腸閉塞でみられる，著明に高いピッチのチリンチリン音や急激な速い音である．

まったくの無音は進行した腸閉塞や内臓破裂，腸虚血，2次性イレウス，原発性腸疾患の所見かもしれないが，正常な腸蠕動に伴う聴診所見でも起こりうる．麻痺性または無運動性イレウス（偽性閉塞）が，低カリウム血症やライム病（Schefte and Nordentoft, 2015），自律神経疾患などの内科的疾患で起こりうることに注意すべきである（26章参照）．

腸蠕動の亢進は，幽門から直腸までのあらゆる閉塞で起こりうるが，下痢など他の病態でもみられる．

2) 血管雑音

腹部で聴取される動脈性雑音について18章で議論した．このような血管雑音が拡張期まで長く延びて連続性に聞こえることはめったにない．臓器循環の動静脈瘻で聞かれるような本当の連続性雑音は稀である．腹部で聴取される連続性の音はほとんどが静脈由来である．

静脈性雑音

高調で連続性の「肝臓」静脈性雑音は，おそらく下大静脈由来であり血管の走行に沿って放散する（Bloom, 1950）．健康な人では4％未満でしか聴取しないが（Rivin, 1972），貧血がある場合頻度が高くなる．これは通常，臍の右側で聞こえ，19章で

注1 「チリンチリン」は腸蠕動による音楽的な音色で正常より1〜2オクターブ高い．場合によっては512 Hz（high C）程度の周波数に達する（Dennis, 1954）．「急激な速い音」は最低でも通常の3倍以上に促進された腸蠕動をいう．
　この方法は，以下の注釈を参考にして自由に変更できる．

触れた頸部静脈性雑音と同じ機序による．特に，Valsalva法による努力性呼気時に音が減弱ないしは消失する（Hardison, 1977）．

同じような高調性で，さらに多彩な放散をする静脈性雑音（17章参照）は門脈圧亢進症でも聞かれ，実際に診断的価値が認められている（Hardison, 1977）．通常は剣状突起部や臍上で聞かれるが，音源が複数聞かれることがある（Bloom, 1950）．この雑音は Cruveilhier-Baumgarten 雑音と呼ばれており，臍周囲の静脈吻合に由来している〔表現とは相反するが，この症候群では臍静脈は再開通しない（LaFortune et al., 1985）〕．心臓領域への伝播は一般的に胸壁の皮下静脈瘤や拡張した乳房内静脈を介している（Bloom, 1950）．

正常でも時折聴かれることがある静脈性雑音と異なり，**Cruveilhier-Baumgarten 雑音**（または静脈性雑音）は Valsalva法で呼気時に音が大きくなる（Hardison, 1977）．しかしながら通常の呼吸では，吸気時早期に大きくなり，呼気時終末に弱くなる（Cheng et al., 1954）（吸気時に雑音が大きくなるのは脾静脈が圧迫されるためで，単に脾腫の存在を示しているだけだと信じ込んだ場合には，特に脾腫そのものが門脈圧亢進症によく合併することを考えれば，このような変化の機序を正確に理解するのは困難である）．上腹部を圧迫することで雑音が有意に減少または消失したとしても，Cruveilhier-Baumgarten 雑音で常に認める所見ではない（Hardison, 1977）．常に認めるのは経口的にグルコースを負荷した30〜60分後に雑音が増加または出現する所見である（Cheng et al., 1954；Ramakrishnan, 1978）．

後者の現象はいかにして発見されたのだろうか．かつて，門脈圧亢進症の診断に経口グルコース50 g負荷30〜60分後の臍周囲静脈と末梢静脈から採取した血糖値の比較を用いていたことがあった．臍周囲静脈での著明な血糖値上昇（20〜50 mg/dL）によって，単なる末梢静脈ではなく門脈系循環の一部であることを示唆する．このような検査の最中に静脈性雑音を聴取した者が変化に気づいたのだ（現在でもそのような報告が数多くなされている）．

Bloom は，報告された60症例をまとめ，さらに2症例の報告をしているが，傍胸骨領域から臍部にかけての静脈性雑音は肝硬変に特徴的で，診断のために肝生検は必要ないと主張している．実

際に，そのような特殊な検査が陰性だったとしても，この徴候は肝線維化を意味すると述べている(Bloom, 1950).

門脈圧亢進症と腹部静脈性雑音は先天性肝萎縮や臍静脈開存によっても起こることがある．これは Cruveilhier-Baumgarten 病と呼ばれている．これらの所見は肝硬変や Cruveilhier-Baumgarten 症候群をなす他の原因によって引き起こされる．肝硬変を伴っていなかった症例の報告は極めて少ない(Hardison, 1990).

3）摩擦音

肝臓で聴取される摩擦音を肝細胞腫や胆管がんで認めることがあり，10％で転移がんを認める(Fenster and Klatskin, 1961). 生検の後で出現することもある(Naylor, 1994). 摩擦音は，化膿性膿瘍やウイルス性肝炎，アルコール性肝炎，胆嚢炎，結核性腹膜炎，SLE に伴う肝周囲炎，淋菌性感染症などの炎症病変では稀にしか聴取されない．雑音をともに認める場合は炎症ではなく腫瘍と診断する(Sherman and Hardison, 1979).

炎症を起こした胆嚢や脾梗塞でその部位に摩擦音を聴取できたとしても驚くに値しない．

5 特別な診察方法

1）虫垂炎または他の腹膜炎症のための Heel-drop 試験（Markle 試験）

患者を爪先立ちにさせ，ゴツンと音が鳴るくらいの勢いで踵を急に落とさせる．患者ははっきりした痛みに驚くかも知れず，たいていはその正確な部位を表現することができる．あまりに具合が悪い場合や立つことが負担になる場合には，患者の足を 12 cm ほど持ち上げ前腕で踵を叩く(Markle, 1973).

190 例の虫垂切除術を受けた患者において，このテストは反跳痛より優れていることがわかった．症例の 83％が急性虫垂炎であったなかで，74％が Heel-drop 試験陽性であり 71％では局在も有用であったのに対し，反跳痛はそれぞれ 64％と 37％であった．加えてこの試験は白血球数と分画と少なくとも同程度に正確であった

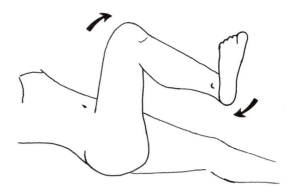

図 20-9　閉鎖筋試験．脚の脇に立ち，足首を引き寄せながら膝を遠ざけるように押す．

(Markle, 1985).

2）Valsalva 法

急性腹症において，懸命な Valsalva 法を 20 秒行った後に，しばしば圧痛領域を指し示すことができることがある．この領域を理解することで，より適切な（またより人道的な）検査が可能となり，患者の不快を最小限にする試みが可能となる．臀部に病変がある場合，混乱を招く可能性がある(25 章および図 25-25 参照).

3）閉鎖筋試験

閉鎖筋試験の目的は閉鎖筋を受動的に動かすことで，通常は痛みを伴わない．しかしながら，近傍臓器の病変により閉鎖筋に炎症があれば，痛みを催す．

▶ 診察方法

1. 患者を仰臥位で，大腿を屈曲し限界まで内旋する(図 20-9).
2. 反対側でも同様に繰り返す．

▶ 判定方法

この検査は内旋させた時に疼痛を誘発できれば陽性である．痛みは通常，下腹部（例えば膀胱に一致する下腹部中央）に放散する．

虫垂炎においてこの試験は右側で陽性だが左側では陰性となる．骨盤内腫瘍や骨盤内出血では両側で陽性となりうる．また，たとえ上方由来の膿

であっても骨盤内に膿があれば陽性となりうる.

4）逆腸腰筋試験

逆腸腰筋試験は，またの名を **Cope 腸腰筋試験**といい，虫垂炎や腸腰筋膿瘍，腸腰筋血腫による腸腰筋刺激を察知するのに有用である.

▶ 診察方法

1. 患者を左側臥位にする．右股関節を過伸展〔右の腸腰筋徴候が陽性の場合（聖セバスチャンの画，図 5-2 参照）とは逆の肢位〕にして痛みが誘発されるか確認する.
2. 逆側でも繰り返し，非虫垂性の左腸腰筋病変を確認する.

5）腹壁ヘルニアの検出

仰臥位の患者の顎を胸に付けさせる，あるいは両手を前胸部で組ませたまま座らせると，腹直筋を収縮させることになる．そのようにして腹壁ヘルニアはより明瞭に視診や触診でわかるようになる.

Valsalva 法はヘルニアを拡大し触れるよりむしろ見えやすくなる.

6）胃管挿入後の聴診

心窩部で聴診しながら胃管を通じてエアを注入して，シューッ音あるいはブクブク音を聴取して胃管の位置を確認することがすすめられてきた．聴診所見を X 線写真と比較すると感度は 98％だが，特異度は驚くべきほど低く 6.3％であった．陰性尤度は 50％である．胃内に留置されていなかった 16 症例のうち，15 例は聴診で胃内に留置されていると診断された．吸引物の pH を確認し，pH が 4.0 未満でなければ X 線での確認がすすめられている（Neumann et al., 1995）.

ミズーリの Gary Albers によれば，ある昏睡状態の患者に看護師が胃管を挿入し心窩部の近くで期待どおりのブクブク音を聴取し，栄養注入を開始した．その患者は直後に膿胸を伴う左肺炎を発症した．検査で胃管は左肺下葉を通過し胸膜下腔に達していたことが判明した.

▣ 気管内チューブが挿管された後，必ず心窩部を聴診しなくてはならない．シューッ音かブクブク音が聴取されれば食道挿管を意味しすぐにやり直さなければならない（16 章参照）.

7）振水音

16 章で記載されている同じ原理は，幽門閉塞や粘性の低い液体が低位で液面を形成するような他の腹部疾患でも応用できる．液相の上に多量の気体が存在しなくてはならないことに注意が必要だ．また患者は受動的に揺らされることに耐えうる状態でなければならず，病変が腹壁に近ければ聴診器で聴取しうる.

立位 X 線写真は液面像を確認するうえで振水音より優れている．しかしながら，振水音は感度は悪いが安価で迅速である．腹腔内には正常でも液面像を形成するために特異的ではないが，振水音が聴取されれば必ず異常である胸部においてはより特異的である（図 16-11 参照）.

8）Hannington-Kiff 徴候

閉鎖孔ヘルニア嵌頓における Hannington-Kiff 徴候は 26 章で述べる.

9）高度な画像検査

多くの画像技術が利用可能で非常に有用でありうる．議論はこの教科書の範囲を越えるが，その方法についての総論が入手可能である（Stoker et al., 2009）.

検査結果への過度な信用は，病歴や身体所見が十分な熱意で完璧にとられていない場合は特に，しばしば臨床医を誤った判断に導いてしまう．ある医学生は穿孔した骨盤内虫垂炎の完璧な病歴を与えられながら，CT で虫垂が描出できなかったために患者を帰宅させてしまった（Silen, 2010）.

6 1〜5の記述をふまえて

1) 腹水

腹水の存在は診断的価値ばかりでなく予後を判断するうえでも重要である．比較的稀な疾患の疑いが挙げられる．鑑別診断のリストを表20-4に挙げる．各所見の診断性を比較した表が表20-5, 6である．対応する徴候を並べて比較してみると十分に注目していなかった徴候（例えば，浮腫，おそらく腹水の重みのため静脈が圧迫され静脈還流が妨げられるためと思われる）が，例えば濁音界移動のような古典的徴候よりも有用であることがある（McGee, 2016）．

▶ 検査

腹水の患者は壁画（臍の所見で本章の前で出てきたもの）のように腹部が突出しているといわれている．残念ながら多くの肥満患者や腹筋が弛緩した患者も同じような外観を示す．

イリノイのIber医師は「仰臥位での側腹部膨隆は肥満のぜい肉と明確に区別でき，他の所見が紛らわしい場合には腹水の存在を示唆する．腹水は腹膜が存在する範囲までしか後方に広がらないが，脂肪はどこまでも広がる」．しかし経験の浅い診察者ではこの区別が難しいと報告されている（表20-4, 5の「側腹部膨隆」）．

▶ 触診

腹水を側腹部で触診する基本的な手技が2つある．1つ目はよく知られている波動である（図20-10）．

診察方法1
1. 患者を仰臥位とし，一方の手を患者の側腹部で，前腋窩線上の季肋部から腸骨の間に置く（解剖学的に個人差があるため，初心者には腹腔は1/4が水で満たされており，右側腹部でチャポチャポ揺らすと波立って左側腹部に波が伝わる様子を想像するとよい．両手は適切な場所に置かれていなければならない）．
2. 患者か助手に手の尺側を矢状断方向で臍の上に置いて，腹部を軽く押さえてもらう．この手順によって激しく叩きすぎて衝撃が前腹壁を対側へ伝わってしまう偽陽性を防ぐことができる．

表20-4　腹水の鑑別診断

I	静水圧上昇	A. 肝硬変 B. うっ血性心不全 C. 右心系弁膜症 D. 収縮性心外膜炎 E. 下大静脈閉塞 F. 肝静脈閉塞（Budd-Chiari症候群）
II	浸透圧減少	A. ネフローゼ症候群 B. 蛋白喪失性胃腸症 C. 低栄養 D. 肝硬変または肝不全
III	吸収能以上の産生過剰	A. 感染性 　1. 細菌性 　2. 結核性 　3. 寄生虫性 B. 悪性疾患 　1. がん性腹膜播種 　2. 良性卵巣腫瘍（Meigs症候群） C. 膵性腹水（仮性嚢胞からの漏出） D. 好酸球性胃腸炎
IV	乳び腹水（リンパ管閉塞）	A. 腫瘍 B. 外傷 C. 先天性奇形 D. 感染症（フィラリア症や結核）

（Williams JW Jr, Simel DL. Does this patient have ascites? How to divine fluid in the abdomen. *JAMA*. 1992；267：2645-2648. より許可を得て引用）

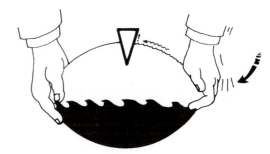

図20-10　**波動を図示した．** 楔形は患者ないしは助手の手を表し，前腹壁の振動を妨げる．

3. 一方の手で叩き，他方の手で触れる．もし十分な腹水があれば波動を触れるはずである．
4. 手技上の影響や片側の鈍感を確認するため，叩く側と触れる側を変更する．

正しく行えば，この手技は高い陽性尤度（＞70％）を示す．しかし，それでも感度は限定的であり，波動を形成するには十分な腹水量を必要とする（表20-5）．

仰臥位ではっきりしない腹水の波動が立位で明らかになることがある（Guarino, 1986）．

表 20-5　腹水の臨床所見における感度と特異度（超音波所見をゴールドスタンダードとして）

徴候	感度			特異度[a]		
	Cummings et al.(1985)	Williams and Simel(1992)	Cattau et al.(1982)	Cummings et al.(1985)	Williams and Simel(1992)	Cattau et al.(1982)
病歴における腹囲増大	—	0.87	—	—	0.77	—
病歴における足首腫脹	—	0.93	—	—	0.66	—
側腹部膨隆	0.72	0.93	0.78	0.70	0.54	0.44
側腹部鈍麻	—	0.80	0.94	—	0.69	0.29
濁音界移動	0.88	0.60	0.83	0.56	0.90	0.56
波動	0.53	0.80	0.50	0.90	0.92	0.82
水たまり徴候	—	0.43	0.55	—	0.83	0.51
末梢浮腫	—	0.87	—	—	—	0.77
X線写真	—	—	0.50	—	—	—
腹水穿刺	—	—	0.67	—	—	—

[a] 偽陽性：腹水の試験は腹腔内の液体を検出するものだが，血液や（穿孔後の）消化液，閉塞した腸管ループ内の液体といった可動性の液体によって理論的には偽陽性がありうる．しかし，出血や穿孔，閉塞などでそのような液体をきたす場合には他の陽性所見によりその状態を容易に診断しうるはずである．

表 20-6　腹水の臨床所見における尤度

徴候	陽性尤度			陰性尤度		
	Cummings et al.(1985)	Simel et al.(1988)	Cattau et al.(1982)	Cummings et al.(1985)	Simel et al.(1982)	Cattau et al.(1982)
病歴における腹囲増大	—	4.16	—	—	0.17	—
病歴における足首腫脹	—	2.80	—	—	0.10	—
側腹部膨隆	2.4	2.0	1.4	0.4	0.1	0.5
側腹部鈍麻	—	2.6	1.3	—	0.3	0.2
濁音界移動	2.0	5.8	1.9	0.2	0.5	0.4
波動	5.3	9.6	2.8	0.5	0.2	0.6
水たまり徴候	—	2.6	1.1	—	0.7	0.9
末梢浮腫	—	3.8	—	—	0.2	—

診察方法 2

　これはピッツバーグ大学の Jack Myers 医師の手技から学んだものだ．一見，波動を確認する方法と同じ診断結果をもたらしそうだが，患者が覚醒していなくても助手がいなくてもできる方法である．
1. 患者を仰臥位にする．
2. 患者を傾け，膨らんだ側腹部の背後にあたる場所で，一方の手掌を自分に向け手背をベッドに触れるように置く．
3. 脇腹を 3〜4 インチ（約 7.6〜10.2 cm）落とすように急速に仰臥位に戻す．膨らんだ側腹部で水が落ちるような感触に注意する．

▶ 打診

　打診には 2 つの手技がある．

臍周囲過共鳴

　患者は仰臥位とし，腹部を打診すると過共鳴は臍周囲に限局する．おそらく，高度な腹水を伴えばガスが充満した腸管は上部に浮かぶだろう．

濁音の体位変換現象

診察方法
1. 患者を仰臥位とする．
2. 側腹部を臍側から背部に向かって打診していき，濁音に変わるポイントを見つけたら印をつける．実際にはこのようにして側腹部濁音を確認す

る(表20-4, 5). もし濁音が液体によるものであれば, このポイントが地面に平行に(線状に)並ぶはずである. この線を記しておく(図20-11).
3. 逆側でも同じく記す. もし腹水の液面を正しく打診できていれば, このラインも逆側と一致しているはずである.
4. 患者を右側へと転がらせる.
5. (高位になっている)左側腹部を記した線から背面に向かって打診していく. もし前回濁音だった箇所が鼓音であれば, 腹水による濁音の体位変換を確認できたことになる.
6. 患者を左側に転がらせて, 同様に右側腹部を打診する. 古典的な腹水の確認手技のなかで, この方法は最も感度が高い(表20-5, 6). しかしながら肥満患者では腸間膜脂肪のため偽陽性となることがあるため, 特異度は低い. Copeは重度片側水腎症において偽陽性が起こると報告している(Silen, 1979).

聴打診

水たまり徴候
診察方法
1. 患者を5分間腹臥位にした後で, 四つん這いにさせる. この状態で体は膝と前腕で支えられていて, 腹部は垂れ下がっている(腹水は重力に従って垂れ下がった部分で水たまりを形成すると期待される).
2. 聴診器の膜面を腹部の最も垂れ下がった部分に当てる.
3. 聴診器を持っていないもう一方の指で, 側腹部の一定の箇所を一定の強さで軽く弾き聴打診を行う. 発生した音波は腹水が存在すれば聴診器に到達するといわれている(この機序は間違っていると思われる. 16章での胸郭の共鳴に関する議論を参照).
4. 打診を続けながら, 聴診器を逆の側腹部に向けてゆっくりと移動する.
5. 聴診器が液体が貯留している部分にちょうど差しかかった時に, 突然音が強くなり明瞭になり, これをもって陽性所見とする. もし所見が確認されれば臨機応変に逆側を弾いて再検する. 水たまりの縁を両側で確認した後で, 患者を座らせる. もしも液体が自由に流れるならば(要するにほとんどの腹水のように)液体は下方へと移動するため, 同じ位置に聴診器を置いて両側腹部を打

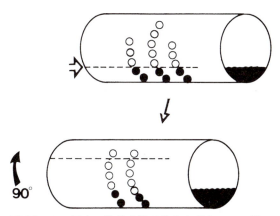

図20-11 濁音の体位変換は腹水患者をワイン樽に置き換えて考えると症候生理学的に理解しやすい.
白丸は鼓音, 黒丸が濁音を認めたポイントとする. 記してある線(矢印)は鼓音と濁音の境界にあり, 樽の中にある液面に相応している. もちろん仰臥位で液面が背面に近いような患者では, 背部の筋肉などのため, 濁音を認めるとは考えにくい(それ以上に16章で示したとおり, 体がベッドに接触しているだけでも濁音の原因となる). 液体の存在を示すためには, 濁音が移動することを確認しなければならない. 下の図では, 樽を右側に回転させ側臥位にしている. 実際には図をわかりやすくするため90°未満しか回転させていない. 仰臥位での濁音線が破線で記されているが, 回転によって高位に移動している. 仰臥位での濁音点が新たな回転後の濁音点と置き換わる. この図からも明らかなように, 少量の液体をこの手技で検出することは非常に困難である.

診しても音は変わらないはずである.

興味を持った読者は原著(Lawson and Weissbein, 1959)を紹介したい. そのなかで, 心音図所見とイヌを用いた実験が検討されており, イヌの実験では聴診しうる音成分が正確に検討されている. 原著においてわずか120 mLの腹水を検出できるとしているが(Lawson and Weissbein, 1959), 臨床現場で普遍的なものではない(Cattau et al., 1982;McLean, 1987;Simel et al., 1988;Williams and Simel, 1992).

代わりの診察方法:単純に聴診器を腹部の最も下になった部分に置き, 側腹部を指で弾く. 徐々に弾く場所を聴診器に近づける. 腹水−腸管境界を越えるまで, 音は大きくならない. そして, 聴診器と弾く場所が「水たまりの下」にある場合に音が著明に大きくなる.

この方法のもう1つの長所は(一般的な方法ではないが), ごく少量の腹水を強く弾くことで液面を「はね散らす」ことができる. このピチャピチャ音は聴診器で聴取できれば, 腹腔診振水音と

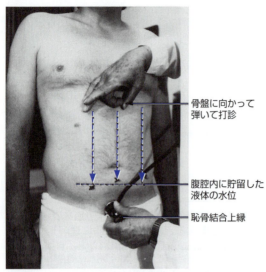

図 20-12 立位の患者での打聴診は腹臥位より感度がいいようだ．
（アイダホの J.R. Guarino 医師のご厚意による）

でも呼んでいいかもしれない．

残念ながらこの手技における体位は患者，診察者両者にとって快適なものではない．ただそれだけの理由で Guarino 変法が好まれている．

Guarino 変法
診察方法
1. まず患者に排尿させ，座位か立位のいずれかで3分間かけて液体を骨盤に落とさせる．
2. 聴診器の下縁を持ち恥骨稜上縁正中に置く（図 20-12）．
3. 季肋下から骨盤にかけて垂直に引いた3本以上の線に沿って上から下へと指で弾いて打診する．

判定方法：通常は，骨盤の底辺（聴診器の上縁，聴診器の直径は 4.5 cm）と交差する，ある垂直線を越えた途端に，腹腔内臓器の圧排によって，濁音が急に大きくなる．骨盤底辺上での音調変化は腹腔内液体貯留を強く示唆する所見である．患者が臥位になると液体が側腹部へと流れ落ちるために，このはっきりした境界線は消失するが，立位をとると3分後に再び現れる（Guarino, 1986）．腹膜透析患者の研究では，140 mL の液体が再現性よく検出されている．旧来の聴診器より携帯性超音波検査機のほうがより明確なエンドポイントが得られている（McLean, 1987）．

66症例で打聴診し，超音波所見を対照基準として，水たまり徴候を Guarino 法と直接比較した検討では，感度（66％対 45％）で優れるものの特異度（48％対 68％）で劣っていた．水たまり徴候では患者はより協力的でなければならず，肥満の患者では難しい（Chongtham et al., 1997a）．
Blaxland 法：腹水と巨大卵巣嚢腫との鑑別は 22 章で述べる．幸いにもほとんどの卵巣嚢腫は側腹部で濁音を呈するほど大きくはならない．

▶ 関連所見

病歴で明らかな事項（腹囲拡大や急な体重増加，足首の腫脹）は腹水の有無においてこれまで挙げたいくつかの手法より診断価値が高い（表 20-5, 6）．

2）肝臓の診察

▶ 視診

稀に肝硬変や肝臓のがん病変が視診でわかることがある．かつては Litten 徴候（腋窩肋間間隙で観察される横隔膜の低下．16 章参照）の視診でしばしば認められた．

▶ 触診

最初の肝機能検査の1つ（セファリン沈降試験）を発見した臨床家 Hanger は，よい診察所見1つが2つのよい検査結果に値するとよくいった．
診察方法
1. 患者を仰臥位とし，診察者は患者の右側に立つ．触診する手を腹部上に置き，患者に深呼吸してもらいながら，手を頭側ないし下方に動かす．深呼吸気時に横隔膜は平坦化し肝臓は触診する手に逆らって下方へ移動する．診察者によっては（つつき屋），指が腹直筋と平行に頭を指すように腹部に手を置き，肝臓の縁をつつく．しかし，イリノイの Iber 医師は現代を代表する肝臓専門医の立場としてつつき屋ではなく引っかけ屋である．この方法では（患者の足を指差しながら），腹部を柔らかく引っかけて，指で肝臓を触れる．このようにして，より敏感な指腹（指先よりも）が肝臓の縁に当たることになる．指全体で触れることができなくなるので，腹直筋ではなく肋骨に平行となるように手を置くのは適切ではない．
2. 医師によっては左手で脂肪などの余計な組織を避けて右手で触診する者もいる．

3. 腹筋に関して2つの技術的な問題がある. 1つは, 人によってはたとえ膝や股関節を曲げたりしても腹筋を弛緩させることが難しいことだ. 特に変わった, 威圧的な人物(医師)が圧迫しようとする時によく起こる. そのような場合には慎重に声で麻酔をかけるとよい所見がとれることがある. 例えば, 腹筋が緊張しているのを感じたら, ゆっくりと優しい声で「大丈夫ですよ……ゆったりと息をして下さい……想像して下さい. これから私の手はあなたのお腹の中を落ちていきます……あなたのお腹を通って, 背中までスーッと……私の手はあなたの体を抜けて, ベッドを抜けて床にまで届きます」(私がやってみせたところ, 私の声が物憂げで単調に聞こえ催眠術をかけようとしているようだと学生たちに指摘されたことがある).

もう1つの問題は, 患者によって腹筋が下部肋骨を覆っている場合に偽陽性をきたす可能性があることだ. 発達した腹筋を触れているのに, 誤って肝臓を触れていると思い込むことがあるのだ. そのような健康な人は筋肉を左右対称に鍛えるものなので, 左季肋下縁も触れてみることである. もしもう1つの「肝臓」が右と同じ大きさ, 形, 硬さで触れるならば, 本当の肝臓を触れていないということになる.

4. 肝臓を触れない技術的な理由が2つある. (a)腹水などによる高度な腹部膨満のため手が肝臓に届かない, (b)高度な肝腫大の患者で十分に尾側から触診していない. もし肝臓縁より頭側から触診を始めれば右季肋部まで到達しても「縁に辿り着けない」. 後者は修正できる! その方法は右下腹部から触診を始めることだ. 患者にゆっくりと優しく呼吸するように頼み, 呼気に合わせて2cmずつ位置を上にずらす(Naylor, 1994).

触診の目的は, 以下である.
1. 硬さを評価するため
2. 肝臓の結節を触れるため
3. 極度に大きく, 明らかに異常な肝臓を見つけるため
4. 収縮期拍動を触れるため

▌所見と判定方法

1. 石のように硬い肝臓は腫瘍性であり, 鋭く硬い縁をなす著明に硬い肝臓は通常肝硬変である. また中等度に硬い肝臓は急性のうっ血によるものかもしれない. うっ血によりGlisson鞘が緊満することによる. 正常に軟らかく触れる肝臓は脂肪の浸潤によるものかもしれないが, 通常は著明な腫大をきたさない.

2. 結節を触れた場合, 通常は結節性肝硬変よりむしろがんを意味する. Iber医師は肝臓結節を正確に診断できる自信があるようだ. 腫瘍は以下のように肝硬変と正確に区別できる. すなわち, 腫瘍は「高原の山々のよう」に触れるが, 肝硬変では「平野を流れる河川」のように触れる.

3. 強調すべきこととして, 肝臓の触診は正確な大きさを量るためにするのではないということがある. 大きさは打診や擦過試験, 打聴診(本章で後に触れる)によって評価すべきである.

肝臓を触れたからといって必ずしも腫大しているわけではない. 触診による肝腫大の診断は, 肝シンチグラフィーによる所見と比較すると, 偽陽性が54%である(Rosenfield et al., 1974). この事実は数年おきに繰り返し報告されているようだが(Ariel and Briceno, 1976；Meyhoff et al., 1979；Naftalis and Leevy, 1963；Peternel et al., 1966；Riemenschneider and Whalen, 1965；Zoli et al., 1995), それ以上にしばしば忘れられてもいる(Halpern et al., 1974).

触診による測定の不確実性に加えて(Meyhoff et al., 1979), 右季肋部においてどこまで触れるかわかったとしても長さを知ることはできない. つまりどこからあるのかを知る必要があるわけだ. しかも最も影響力がありまたよく知られている医学雑誌が発行した臨床病理カンファレンスによれば, 肝臓の「季肋下何横指」という測定は, たとえすべての診察者が同じ指の幅であり呼吸のタイミングに十分な注意を払っていたとしても無意味であるという.

右鎖骨中線上で肝臓の長さを測定する際に, 多くの医師は上縁を打診で, 下縁を触診で見定める組み合わせを利用している. 残念ながら下縁はしばしば触知できない. 加えてこの手技による科学的に検証された正常値が存在しない. さらには, この手技における4人の臨床家の最大誤差の平均値は8cmであった(Blendis et al., 1970).

肝臓の大きさを測定するのに打診-触診法と打診-打診法を同時に試みたことがある(下記参照). 前者による測定は後者による測定より常に大きかった. これには以下のような理由が考えられ

る．肝臓の薄い下縁は打診では鈍い音として検知しうるが実際より過小評価している可能性がある．この事実は異なる肝臓の打診手技によって正常値が異なることともつじつまが合う（下記参照）．

4. 膨張性収縮期肝拍動．これは三尖弁閉鎖不全症や大動脈弁閉鎖不全，収縮性心外膜炎（17章参照）などの徴候かもしれない．これはあまりよく理解されていないことだが，真の肝膨張性拍動は（大動脈の拍動が伝搬したものを誤解した偽陽性と異なり）大動脈の拍動ではなく，収縮前肝静脈拍動によるものである．通常，これは頸静脈の巨大A波と同じ診断的意義を持つ（19章参照）（膨張性肝拍動と大動脈の拍動が伝搬した肝跳動の鑑別法は17章参照）．

5. 病的肝腫大の3大原因はうっ血性心不全と肝硬変，転移性病変である（S.H. Danovitch, 私信, 2004）．

▶ 打診

医師によっては拳での打診により肝炎の圧痛を見極めることをすすめる者もいる．この項では肝臓の大きさの測り方についてのみ触れることにする．

診察方法

1. 患者を仰臥位としてゆっくり呼吸させる．

2. 右鎖骨中線上を共鳴音から濁音に変わるまで打診する．（強めの）打診音を聴取する（診察者が立位で聴取しても容易に聞き取れるくらいの音調）．

3. 濁音界の上限と下限を見極め，両者の間隔を測定する．

この方法では超音波（Homeida et al., 1976；Sapira and Williamson, 1979）やシンチグラフィー（Sullivan et al., 1976）で測定した肝臓の実際の大きさに比べて大幅に過小評価してしまう．これは肝臓上面のドームを位置づけするのが難しいことと（臨床家は一般的に2～5cm低く判断する），非常に薄い肝臓下縁では打診で共鳴音を呈することがあること〔50％近くの症例で2cm以上も高く見積もる（McGee, 1995）〕によるものだ．

肝濁音界の基準（Castell et al., 1969）は116人の健常者をもとに決められた．独立した共分散（例えば超音波など）は用いられていない．右鎖骨中線上での肝濁音界の平均値（cm）は男性では以下の計算で求められる．体重（kg）× 0.60 ＋ 身長

（cm）× 3.09．女性では，体重（kg）× 0.06 ＋ 身長（cm）× 0.09 － 10.75．95％信頼区間は ± 3cmであった．この計算による予測は限定的な診断価値しかない．「正常範囲」には6～13cmとばらつきがあり，医師の技術を含めた個体差が大きいことを指している．このことは「正常範囲」とは各医師独特のものであり，一般化しうるものではないことを示している（McGee, 1995）．

超音波で求めた肝臓の大きさは身長だけに関連しているが，打診による大きさは身長と体重に関連していることに注目してほしい．これは患者の皮下脂肪が胸腔の共鳴に影響し振動を鈍らせるために，大きく見積もってしまうことを示している（McGee, 1995）．

Williamson 法

1. 患者を深い吸気で息止めをさせたまま打診する（これで横隔膜を平坦化させ，過小評価の誤差を減らす）．

2. 右鎖骨中線上を打診し，肝濁音の上下限を決める．**極めて優しい打診をする**（例えば患者に耳を近づけないと聞こえないくらい）．

この方法によって超音波での測定により近い値と（Sapira and Williamson, 1979），本当の値（超音波）への変換式が得られた．

$$U = (G\text{-}4.44)/0.603$$

・Uは超音波で測定した右鎖骨中線上肝上下高（cm）

・G（gentle のG）はWilliamson法による値（cm）

あらゆる打診技術は個体間変動と個体内変動が少なくとも2cm以上ある（Castell et al., 1969；Malchow-Moller et al., 1984）．このように各医師は手技と，測定値，その時の印象（正常か大きいか不明か）を記録する必要があるだろう．

▶ 聴診

右上腹部で聴取される雑音の病的意義は18章で述べている．

▶ 特別な診察方法

打聴診とスクラッチテスト（17章参照）は肝臓の大きさだけではなく形状を推定するのに用いられてきた．医師は聴診器を剣状突起の直下に置き打診あるいは引っ掻くのだ．下腹部から季肋部へと移動し，打診音またはスクラッチ音が著明に大きくなった点を記録する（Kukowka, 1972）．いう

までもなく打診やスクラッチの強さは一定でなくてはならない.

多くの医師がスクラッチテストをうまく行えないが,これはあまりに熱心にスクラッチしすぎて皮膚が硬くなり偽陽性をきたすためである.したがって肝臓の外縁と思われる線と平行に優しくスクラッチしなくてならない.大量の腹水などで皮膚がすでに引き伸ばされている場合には偽陽性となるかもしれない.スクラッチテストと肝シンチグラムによる結果と比較した報告が1つだけあり,触診や(聴診を伴わない)打診による肝下縁の検出と同じくらい有効(無効)であった.ほとんどすべての手法において,鎖骨中線上での肝シンチグラムとの誤差が3cm以内であったのは50%であった(Sullivan et al., 1976).この検討における肝シンチグラムの精度は不明だが,彼らがいうほどに彼らの手技が不確かだったか疑問に思う〔3人の研究者が一致して,シンチグラムによる肝臓の大きさが正常か異常かの判断は50〜55%でしか得られないと述べている(Meyhoff et al., 1979)〕.ナースプラクティショナーから医学生,消化器科医に至るまでさまざまな熟練度の診療者11人の検討では,スクラッチテストは不正確で不確かでもあった.標準的指標は超音波所見であり,超音波のほうが生理学的境界ではなく解剖学的境界を検出できることからシンチグラムより好ましいとされた(Tucker et al., 1997).手技そのものの問題ではなく,診察者の診療技術による問題なのかもしれない.

スクラッチテストも打聴診も肝臓下縁が右季肋部より低い時だけ用いることができる(上に紹介した文献では超音波で確かめたところ,22症例中4例で肝臓が季肋部を越えていなかった).このようにこれらの手法は小さい肝臓(または腹水を伴った進行した肝疾患)において有用ではない.

Gilbertは異なる手法で打聴診を行った.肝臓下縁より下に聴診器を置き,腹壁中央部から肝臓に向けてクイーンズ・スクエア型ハンマー(薄い円盤状のハンマーに柔軟性のある細いハンドルがついたもの)で打診を行う.彼によれば,この方法で1例の胆嚢水腫と1例の水腎症を見つけたという.後者では季肋部に5cm大の腫瘤を触れた.聴診器を肝臓の上に置いた場合,ハンマーが右季肋縁に届くまで打診音は聞こえない.その一方で,聴診器が右脇腹の後ろに置かれた場合には腫瘤の上を叩いても聞こえることは,腫瘤が肝臓外であることを示している(Gilbert, 1994).

▶ 黄疸症例

外科的治療が必要かもしれないということが,黄疸症例の管理で重要な問題である(Danovitch, 1987).外科適応の黄疸で治療が遅れれば不必要な苦痛の原因となり,症例によっては胆管炎による死の危険にさらすことになる.その一方で急性肝炎や非代償期肝硬変における手術における致死率は10〜25%に達する.

最も重要な問題は胆管の開存性である.最も重要な分水嶺は年齢である.30歳未満では手術を要することはほとんどない.60歳以上の黄疸患者では,半分以上が肝外胆管閉塞によるものだ.

痛みとかゆみを伴う場合,外科的疾患の可能性は内科的疾患の3倍である.黄疸に先行するインフルエンザ様症状は内科的疾患のほうが3倍多い.1日80gを超えるアルコール消費や肝毒性物質への曝露は,慢性肝疾患を示す身体所見(腹水やクモ状血管腫,脾腫)と同じくらい,非外科的疾患を示唆する.脾腫は閉塞性黄疸患者の5%しか認めない(Danovitch, 1987).

もし外科的黄疸が疑われれば,緊急コンサルトが必要だ.

3) 脾臓の診察

▶ 視診

吸気時の腹部を視診し,左上腹部に腫瘤が下りてくるかを見る(もし見えればそれが脾臓かもしれない).

▶ 触診

他の左上腹部腫瘤に比べて,脾臓は吸気によって大きく移動し,容易にくぼみ(脾門)を触れるかもしれない.

その他の診察方法

1. 仰臥位の患者の右側に立ち,右手で季肋部に置く.指で深く押し,脾臓の感触を探す(吸気の最後にちょっとの間だけ指が脾臓の縁に乗り上げるように感じられる).

巨大脾腫の場合,触診する部位が高すぎて,脾臓の下縁がわからないかもしれない.そのため,

触診部位の抵抗を何となく感じた場合には左下腹部へと触診する手を移動し，ゾウのように巨大な脾臓の下縁を触れるためにゆっくりと小刻みに上へとずらして触診する．

a．上記の方法は，左手を肋骨脊柱部下に置き触診をその上で行うことで改善される．左手で引くことで脾臓を触れやすくするのだ．

b．高度な肥満患者では，脂肪組織を避けるために左手をもっと前に置く必要があるかもしれない．しかしながら非常に太った患者では脾臓は打診でもわかりにくく(下記参照)，この方法でもめったにはわからない．

c．Bailey によれば(Clain, 1973)，左手尺側を季肋部に置き皮膚と皮下組織を右手に向けて下に引っ張ることをすすめている．これによって季肋部の皮膚のしわに余裕ができる．

d．脾臓を押しやることを避けるため，示指だけで軽く左季肋部を触れることをすすめる者もいる(Lipp et al., 1944).

2．仰臥位の患者に左拳を左肋骨脊柱角の下に敷かせる．患者の左側に立ち足側を向く．左季肋部で両手の指を曲げ，患者にゆっくりと深呼吸をしてもらう．この方法は**Middleton の引っかけ法** the hooking maneuver of Middleton と呼ばれている(Grover et al., 1993).

3．患者の右腕を曲げさせ右胸部を支えるように右側臥位にし，左季肋下を空間的に自由な状態とする．患者の背後に立ち，左手を後腋窩線上に置き，右手で前方から左手に向けて触診する．指先で季肋部を引っかけて脾臓の縁へと指を沈める．

4．患者を椅子に座らせた背後から患者の左肩に身を乗り出す．左手で患者の左前腋窩線上を，そして右手で正中から左側へと触れる．これによって左鎖骨中線上から外側にかけて季肋下をカバーできる．両手で脾臓の感触を探す．

5．患者をうつ伏せで膝と肘あるいは，膝と胸で体を支えさせる．患者の左側に立ち脾臓を触れる．

4と5の方法では，私は1~3の方法で触れることができた脾臓を触れられたことがない．

どのような体位でも，左横隔膜が脾臓を触診可能なところまで押し下げるように，深く呼吸をしてもらう．多くの患者が反射的に腹筋を緊張させてしまうため，手を置いてから深呼吸をするように指示する．

脾臓の縁を触れた確信が持てなければ，患者に

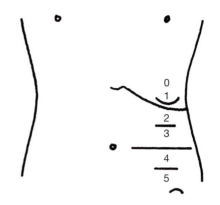

図20-13 Hackett の脾臓の大きさの半定量的測定．0：正常または触知しない脾臓(｢陰性｣脾臓)，1：深吸気時にのみ触知する脾臓，2：深呼吸なしで触れるものから脾臓の下縁が季肋部と臍高の中間までのもの，3：脾臓の下縁が季肋部と臍高の中間線から臍高を越えないもの，4：脾臓の下縁が臍高を越えるが，臍高と恥骨上縁の中線を越えないもの，5：上記以上に大きいもの．

感覚を尋ねてみる．正に手や指が脾臓に触れた際に，｢引っかかった｣感じを表現することがよくある．

6．仰臥位で膝の下に枕を当ててもらう．患者の左拳を左肋骨の下に置き，脾臓を前に押し出してもらう．頭の左側に立ち両手の指で左季肋下を探す(Clain, 1973).

7．ロシア流の方法では，右側臥位にして患者の右側から右手で触診する(Povzhitov and Mironets, 1978)．詳細は英語でも書かれている(Mitchell, 1973)．同じ体位で左手で触診するのがデンマーク流である(Videbaek et al., 1982).

8．デンマーク独特の方法として患者を左側臥位にする方法がある(Videbaek et al., 1982).

9．触診の前に患者に20~25回飛び跳ねてもらった後に，目の前で立った状態から前にかがんでもらうと脾臓を触れやすくなるといわれている(Bremen, 1973).

10．患者を立たせたままで，右手で肋骨脊柱部を支え，そして左手で左季肋部を触診する両手法もある(Lipp et al., 1944).

脾臓の大きさの測定

半定量法による脾臓の大きさの測定方法は図20-13に示した(Hackett, 1944).

偽陽性

1．**偽性脾腫**は，個人的な経験において，最も多い原因は大腸内の便塊である．一般的には非常に大きな腫瘤の場合脾臓であり，便塊ではないだろ

う（脾門部のくびれは通常確信を持って触知できないため，両者を区別するのには役に立たない）．両者を区別するゴールドスタンダードは下剤や浣腸で排便した後に再度診察することだ．

腎嚢胞や腫瘍，肝左葉，下部肋軟骨も脾臓と間違われることがある．
2．触知しうる多くの脾臓は病的でも腫大してもいない（Dell and Klinefelter, 1946）．触知しうるが病的でない脾臓は外来患者の 2.3〜3.8％に認めた（Lipp et al., 1944）．同じく大学新入生の 3％で認めたが，不完全なフォローアップではあるがその後も異常は認めなかった（McIntyre and Ebaugh, 1967）．同じく肝臓 CT を行った入院患者の 10.4％で認めた（Sullivan and Williams, 1976）．同じく出産直後で腹筋が極度に弛緩した女性の 12％で認めた（Berris, 1966）．

感度

脾腫の触診による感度は，報告によると 28％（Halpern et al., 1974）〜100％（Aito, 1974）に及ぶ．

実際には，脾臓が大きくなるにつれて，シンチグラフィーの結果と比較した感度は高くなる．中等度に腫大した脾臓（600〜700 g）では 50％，高度に腫大した脾臓（900〜1,600 g）では 80％，そして最大級の脾臓（＞2,350 g）では 100％に近づいていく（Fischer, 1971；Fischer and Wolf, 1973）．

診察者間信頼度

4 人の診察者が触診による脾腫の有無を判定した場合，32 症例のうち全員が一致したのは 88％だった（Blendis et al., 1970）．

硬さ

脾臓を触れたならば，その硬さをジェノバあるいはコーシェルのサラミのようなのか，または調理していないウインナーくらいの張りしかないのか見定めるのが重要だ．もし硬ければ（「充実性の」），Laënnec 肝硬変の 44％がそうであったように（Ratnoff and Patek, 1942），その脾腫は線維性であり，したがって慢性である．もし張りがある程度であれば，その脾腫は急性である．

▶ 打診

診察方法 1

左前腋窩線上の下部肋間を呼気中と深吸気時に打診する（Castell, 1967；Castell and Frank, 1977）．腫大しているが触れない脾臓によって深吸気時には濁音を呈するが，呼気中は横隔膜と脾臓が頭側に移動し鼓音に戻る[訳注5]．

訳注5）正常な大きさの脾臓では深吸気時も濁音は呈さない．

この手法は触知できる脾腫が改善している時に最もわかりやすい．日々の診察によって脾臓の縁がはっきり触れなくなっても，どのポイントならば打診で陽性所見がとれるかわかるだろう．このような改善する脾腫は伝染性単核球症やウイルス性肝炎，そして確実に治療されている甲状腺中毒症の 10％でよくみられる．

診察方法 2

19 世紀の手技の復活として，右側臥位の患者で脾臓の外縁を打診して脾腫を評価する（Nixon, 1954）．正常値は不定である．

Traube 腔

半月形の Traube 腔（図 16-9 参照）の打診は本来胸水や左胸部下方の病変を検索するための手法であるが，脾臓腫大の評価にも用いられている．打診音は絶対鼓音，推定鼓音，不確定，推定濁音，絶対濁音に分類される．最良 ROC 曲線[訳注6]は絶対または推定鼓音を陰性とし，その他を陽性と判別することで得られる．ゴールドスタンダードは超音波である．肥満患者や 2 時間以内に食事をとった者を除外すれば，78％の感度と 82％の特異度が得られる（Barkun et al., 1989）．

訳注6）正常と異常の識別点を決定する方法．

さまざまな診察方法の比較

正常な 48 人と脾腫を伴う 17 人において脾臓シンチグラフィーを独立した対照として，Nixon の打診法と Castell の打診法を直接比較した検討では，2 つの体位での触診法よりも Castell 法の感度が高かったが（70％ vs. 82％），偽陽性も高く 17％であった．逆に Nixon 法の感度は触診より優れなかったが（59％），偽陽性も少なかった（6％）（Sullivan and Williams, 1976）．シンチグラフィーを独立した対照とした場合，単純 X 線写真で測定した脾臓長と比較した場合よりも偽陽性率が高くなることを忘れてはならないが（Westin et al., 1972），この点はよく指摘されるがめったに知られていない（Aito, 1974）．シンチグラフィーは検査伝票に載っているために明確な事実と認められている「客観的」試験だと思われているが，実際には解釈が非常に主観的であり，特に科学的に定められて脾臓の大きさにおける正常値も存在しない（Sapira, 1981）．

脾腫患者 42 人と正常な 38 人を対象に，超音波

表 20-7 肥満がなく空腹な患者における，脾腫を同定するさまざまな手技の診断能（%）

手技	感度	特異度	PPV	NPV
仰臥位での触診	79	92	92	80
Middleton 法	86	87	88	85
Traube 腔打診	76	63	70	71
Castell 法	86	32	58	67
Nixon 法	67	82	80	69

PPV，陽性尤度；NPV，陰性尤度．超音波診断がゴールドスタンダード．
（Chongtham DS, Singh MM, Kalantri SP et al. Accuracy of palpation and percussion maneuvers in the diagnosis of splenomegaly. *Indian J Med Sci*. 1997b；51：409-416, より転載）

をゴールドスタンダードとして1人の医師による5つの手法を比較した研究がある．全員が2時間以上何も食べておらず，肥満は含まれていなかった（Chongtham et al., 1997b）．結果は**表 20-7** に示す．打診で濁音を認めない限り触診は無用であるとする以前の総説（Barkun et al., 1989）と異なり，この研究では触診のほうが打診より優れていた．情報は多いほうがよく，学ぼうとするものは省略を避けるべきだと筆者は結論付けている．

▶ 脾腫の鑑別診断

　多くの本で脾腫の鑑別診断のリストには数十の疾患が載っているが，所見を組み合わせたり調整することでリストを思い切って短くすることができる（非特異的な所見を組み合わせる効果は 27 章で説明している）．特異的なリストは"Major's Physical Diagnosis"（Delp and Manning, 1975）で示されており，これらは Dameshek や Welsch，Major，Delp，Manning，Wilson らの経験に基づいている　注意点が2つある．1つはすべての診断学は賭けであるということで，どのような症例であれ（反復）リスト法では遺漏があれば正しい診断が最初には含まれていない可能性がわずかながらあるのだ．2つ目は**表 20-8** にあるように，リストを長くすると不便になることだ．

> **自己学習**：リストの組み合わせは有用かもしれない．肝腫大と巨大脾腫を認めヘマトクリット値が正常な患者における診断の可能性に注意して，リストと組み合わせの効果を検証してほしい．章末の**付録 20-3** を参照してすぐに書き出すこと．

表 20-8 脾腫の鑑別診断

1. **強い黄疸（例えば総ビリルビン＞ 10 mg/dL）を伴う脾腫**
   - A. 門脈圧亢進症を伴う肝疾患
2. **中等度以下の黄疸を伴う脾腫**
   - A. 門脈圧亢進症を伴う肝疾患
   - B. 溶血性貧血
3. **脾腫と皮膚色蒼白**
   - A. 白血病
   - B. リンパ腫
   - C. さまざまな原因による脾機能亢進症
4. **脾腫と有意なリンパ節腫大**
   - A. リンパ球系白血病
   - B. リンパ腫
   - C. サルコイドーシス
5. **脾腫と肝腫大**
   - A. 門脈圧亢進症を伴う肝疾患
   - B. 白血病
   - C. 真性多血症
   - D. 溶血性貧血
   - E. 骨髄化生
   - F. Gaucher 病
6. **顕著な脾腫（例えば吸気時に脾臓が臍を越える，図 20-13 の「脾臓計」における 4〜5 に相当する脾腫）**
   - A. 慢性顆粒球系白血病
   - B. 骨髄化生
   - C. 真性多血症
   - D. Hodgkin リンパ腫
   - E. マラリア
   - F. カラアザール
   - G. Gaucher 病
7. **6 よりは小さい脾腫**
   - A. 感染症
   - B. 悪性貧血
   - C. 溶血性貧血
   - D. サルコイドーシス
   - E. 急性白血病
   - F. 門脈圧亢進症を伴う肝疾患
   - G. 慢性リンパ球系白血病
   - H. その他のリンパ腫
   - I. 6 で挙げられたすべての疾患（まだ極期に至っておらず増大しつつある脾腫）

▶ 聴診

　脾臓上で聞こえる血管雑音や摩擦音は本章の前半で述べた．

▶ 脾臓破裂

> 脾臓破裂では，腹部外傷とそれに続く紛らわしい比較的無症状な時間を病歴で認めることが多い．来院時に認める所見として左上腹部の圧痛や腹部硬直（約半数），そしてショックを起こしていることもある．

濁音界の移動や放散痛，肩の知覚過敏（通常は左肩だが，絶対ではない．**Kehr 徴候**と呼ぶ）などの特別な診察方法は診断に有用である．Kehr 徴候では肩の運動や圧迫によって増悪しないが，患者を足側を 50 cm ほど上げたベッドで約 10 分仰臥位とすると増悪する．腹腔内に液体の血液があればこの手技によって腹水は重力に従って横隔膜へと移動し，横隔膜刺激症状を呈する（Clain, 1973）．

4）胆嚢

▶ Murphy 徴候

診察方法

急性胆嚢炎でみられる Murphy 徴候を誘発する Moynihan の手技を改良したものを以下に紹介する．

1. 患者を仰臥位とし，左手の指先を患者の正中に向け，示指が最下位の肋骨の上に来るように前胸部の最下部に置く．胆嚢の位置は多くの教科書で指摘されている以上に多様性に富むが，患者の深吸気時に胆嚢が下りてくる位置に母指の一部がかかっているだろう（図 20-7 で"×"印が付けてある場所）．
2. 伸ばした母指を外転し，さらに回旋して患者の腹部を押し込むように固定する．
3. 患者に深く息を吸わせる．
4. 親指の位置はそのままに維持する．患者の肋骨側に傾けてはならない．この手技を正しく行えば，吸気に伴い胸郭があなたに向かって動いているように感じるはずだ．
5. もし炎症を起こしている胆嚢が，指で押されたくぼみの近くに来れば，患者は急に吸気を止めるくらいの痛みや圧痛を訴えるだろう．これは吸気終末でのみよく起こる．
6. プラセボ手技を繰り返す．手を同じ位置に置くが，母指で押さない．今までできなかったのに，これで最後まで吸気ができるなら，急性胆嚢炎の Murphy 徴候陽性である．

Murphy 徴候の感度は 27％しかないとする研究があるのだが，この研究では慢性胆嚢炎と胆石を対象としていた（Gunn and Keddie, 1972）．コペンハーゲンの Peter Hallas 医師は急性胆嚢炎の患者ではこの徴候の成績はよいと指摘している．感度と特異度はそれぞれ 62％に 96％（Eskelinen et al., 1993），97％に 48％（Singer et al., 1996），44％に 62％（Popescu et al., 1992），48％に 79％（Adedeji and McAdam, 1996）であった．陽性尤度は 2.0 で陰性尤度は有意ではなかった（McGee, 2001）．年齢はこの相違の有意な原因であったようである．高齢者では急性腹症の症状や徴候は非典型的で非特異的である．Eskelinen の研究では患者の平均年齢は 38 歳であったのに対して，Adedeji の研究では 79 歳だった．

> 🔵 雑な診察者だと深吸気時には適切な明るさのもとで見えるような拡張した胆嚢を見逃すかもしれない．急性胆嚢炎では優しく触診すればゴルフボールより少しだけ大きいくらいの非常に硬い腫瘤がわかることがよくある（Silen, 2010）．

▶ その他

急性胆嚢炎症の徴候には Boas 徴候と胆嚢摩擦音がある．

アイルランド王立外科医学院の Paddy Collins ズ教授は親指を上に向けた手を背中に置いた時に背中への放散痛を自発的に訴える場合，症候性胆石症を示すサインであると述べている．202 人の胆石症患者と，内視鏡で診断された食道炎または十二指腸潰瘍の対照群 200 人の症例対照研究では，Collins 徴候は胆石症患者の 51.5％，対照群の 7.5％に認められた（Gilani et al., 2009）．

▶ Courvoisier の法則

Courvoisier の「法則」は，（閉塞性）黄疸を伴う胆嚢腫大は胆石を伴う胆嚢炎よりむしろがんを疑うというものだ．慢性的に瘢痕化した胆嚢は拡張できないが，腫瘍による急性閉塞では拡張しうるという理論が背景にある．しかし実際には，胆石による黄疸症例の 20％で胆嚢は拡張していた．同じ研究で胆石以外の原因（がんなど）による黄疸では胆嚢が拡張していなかったのは 8％であった（Courvoisier, 1890）．

アドバイス

1. この法則は黄疸の患者でのみ適応できる．
2. この法則は 19 世紀ヨーロッパにおける病理学的経験をもとにしている．21 世紀の臨床家が太った米国人の胆嚢を生体内で触れようとする際に，この法則がどのような役割を果たすのかはよ

くわかっていない.

3. 正常な大きさの胆嚢も拡張した胆嚢であっても, 胆石やがんの有無を完璧に予測できない. そのため, Courvoisier の法則は実際に法則といえるものであるかは疑わしい.

胆嚢疾患の臨床的診断

急性胆嚢炎を, 右上腹部超音波検査などの追加検査なしに診断あるいは除外できる単独の所見は存在しない. さまざまな所見を評価した検討では検証と対象の偏りに苦労している. 非典型的所見の患者を欠く研究では感度を過大評価し特異度を過小評価してしまう. 診断は臨床的「gestalt(形態)」と心象の利用によるものだ(Trowbridge et al., 2003). 痛みの特徴は 3 章で述べた.

事実として, 救急外来を訪れた患者は, 食道裂孔ヘルニアや消化性潰瘍, その他の上腹部疾患とは対比的に, 胆嚢疾患に著明に高い特異性を示す(S.H. Danovitch, 私信, 2004).

5) 腎臓

フォルスタッフ:おい, このウドの大木め. 医者は俺の尿のことを何と言っていた?

小姓:はい, 旦那さま. 医者によりますと尿そのものはよい健康な尿だとのことです. ただ尿の主は本人が知っている以上に病気を抱えているかもしれないとも仰ってました[注2]

シェイクスピア[訳注7], 『ヘンリー 4 世』, 第Ⅱ部, 第 1 幕, 第 2 場

訳注 7) William Shakespeare(1564~1616 年), 英国の劇作家, 詩人.

視診

現代では腎臓は, 超音波や CT, MRI などの画像技術を用いて検査されている.

一般的に腎臓の大きさが 1.5 cm 以上異なることはないだろう. 成人患者の体格差にかかわらず, 長さが 10 cm 以下や 15 cm 以上の腎臓は怪しい.

腎臓に関しては尿の視診から多くを知ることができる(28 章参照).

注 2 エリザベス 1 世女王の時代には尿検査の臨床利用が確立されていた.

触診

痩せた患者ならば腎臓を触れることが可能であり, しばしば両手で両腎を触れることもできる.

診察方法

以下の方法で右腎を触れてみよ.

1. 仰臥位とした患者の右側に無理のない体勢で立ち, 診察する手(左手)を患者の右腰の下に置く. 右手を右上腹部ないしは肝下縁の下(すでにその位置を同定している場合)に置き, ゆっくりと右手で下に押し左手で持ち上げる.

2. 押して手を挟み込むようにする前に患者に優しく落ち着いた声で「お腹を押さえる感じがすると思いますが, 力が加わると私の手がお腹をすり抜けて背中を通り, ベッドから床まで落ちていくように想像してください」と患者に伝える.

3. 腎臓を触れた場合, 右手を正中下方に動かすと丸い辺縁を感じるはずだ. 腎臓は触れたがその下縁を触れない場合, 指で深く正中へと触れ馬蹄腎でないことを確認する.

4. そして上方を探り, 腎の大きさと感触の評価を試みる.

5. 状況によって応用して, 左側も同様に触れる.

その他の診察方法

4 本の指を側腹部に置いて親指で上から押す片手法を用いる者もいる. 他にも患者を側臥位として双手法で上面を触診する方法がある.

所見

19 世紀の巨匠たちから現代に伝わる他の所見と同様に, 腎臓の触診法はヨーロッパ中部の低栄養患者を対象に築かれた. わずかな痩せた人を除けば, 現代ではそのような患者には遭遇しにくい. 数 cm の脂肪組織により腎臓は触れなくなるため, 腎臓を触知しないことはほとんど意味をなさなくなった(実際に太った人で腎臓を触れた場合は異常所見を意味するかもしれない. そして, その意味合いの強さは皮下脂肪の量に比例する). 正常な人(特に大柄で痩せている場合)では腎臓を触れるであろうことを強調するために, 多発嚢胞腎患者の家族を対象とした最近の検討を紹介したい. その検討では, その後多発嚢胞腎ではないとわかった患者家族の 14% で少なくとも一方の腎臓を触知できた(Gabow et al., 1984).

両側で腫大した腎臓を触れた場合, 多発嚢胞腎か両側水腎症の可能性を考慮すべきだ.

もし一方の腎臓が触れ，腫大していた場合には，硬く圧痛を認めれば水腎症を考える．もし石のように硬ければ，他の疾患が証明できない限り，診断はがんである．

しかし，右あるいは左上腹部で触れた硬い腫瘤が腎がんであるという確信を持てることはほとんどない．右腹部の硬い腫瘤は腎がんより大腸がんを考えやすい．より尾側で硬い腫瘤を触れれば，より大腸がんらしいだろう．

左側では大腸がんより腎がんとして触れやすい．はるかに少ない3番目として触れるのは膵がんで，初心者にとって厄介な脾臓がそれに続く（脾臓の触診における区別は本章ですでに述べた）．これらの鑑別的な所見は古文書のようなものだ．現代医学のゴーレム[注3]として，腹部超音波によってこれから数十年の間に失われてしまうだろう．

馬蹄腎は正中線を越えて触れる唯一の疾患だ．

▶ 打診

診察方法

拳の尺側で右および左腎を(等しい強さで)ただ単に叩く．異常のある骨や内臓には響くが，正常な臓器では痛みを感じない程度の強さが望ましい．そのため，拳を背中から6インチ(約15.2 cm)以上離さないようにするとよい．

意義

急性腎盂腎炎や腎周囲炎，腎膿瘍などでは腎臓の叩打痛を認めるだろう．この所見は，稀な盲腸後方の虫垂(右側)やMeckel憩室炎などによる偽陽性の場合と同じく，片側であることが多い．筋骨格系疾患による偽陽性では通常，両側性である．

「腎実質性疾患」，つまり慢性化した間質線維化や細動脈性腎硬化症，Kimmelstiel-Wilson病(糖尿病性腎症)などでは叩打でも母指圧迫でも圧痛があるという異なる説に反し疼痛をきたさない(下記参照)．

注3　ゴーレムは無生物の材料から，フランケンシュタインFrankenstein伝説のようにまじないによって作られた人形である．腹部超音波はご主人様が呼んだ時だけ屋根裏部屋から降りてくるプラハのゴーレムを思い出させる．思慮なき者たちの中で暴れることが許されれば恐ろしい混乱を招くヘルムのゴーレムに似ている．思い出してほしい．Frankensteinは医師の名前である．

母指圧迫試験

圧痛が腎疾患によるものか筋骨格系疾患によるものかを区別するのに，時として母指圧迫試験が有用であることがある．特にゆっくりと圧を加え，叩打痛が誘発された肋骨脊柱部への親指での圧迫をできる限り一定になるようにする．もしこの手技で圧痛が起こらなければ，その患者は背部の筋骨格系疾患ではなく腎盂腎炎が疑われる．しかしながら，陽性ならば(圧痛があれば)役に立たない．

▶ 聴診

腎動脈の聴診については18章で述べる．

6) 膀胱

痩せている人では，もし膀胱の膨満が高度だったり放射線治療の後遺症で線維化していれば，触れることができるかもしれない．そうでなければ膀胱の膨満は以下に紹介する聴打診で診断しなくてはならない(Guarino, 1981)．

患者を仰臥位として聴診器の膜部(Guarino, 1985)を恥骨結合の頭側正中に置き，一方の手で支える(図20-14A)．他方の手指の腹で正中部を垂直に打診する．臍の上から始め，尾側へと指1本分ずつずらしていく．それを急激に打診音が大きくなるところまで続ける．そこが膀胱の上縁であり，表音器でも確認できる(図20-14B)．

恥骨結合から打診音が変化する点までの距離から，患者の膀胱が充満しているか，すなわちそこで導尿すれば少なくとも250 mL以上の尿があるかを正確に予測することができる(表20-9)．

この方法で巨大な膀胱を見つけたと思ったら，膀胱の側壁を同様に打診して探してみる．膨満した巨大な膀胱は前方からの打診では楕円形を呈するだろう．

偉大なチェコの臨床家であり，ウィーンの内科教授であるJoseph Škodaは恥骨結合の聴診でカテーテルと石の摩擦音を聴取し膀胱結石を診断できた(Sakula, 1981)．

7) 膵臓

膵臓は正常な状態では見ることも，触れることも，打診することも，聴診することもできない臓

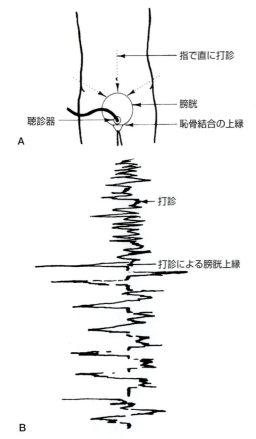

表 20-9 聴打診による膀胱充満の診断

打診音が変化した点から恥骨結合までの距離(cm)	膀胱充満の尤度(%)
0〜6.5[a]	0
6.5〜7.5	43
7.5〜9.5	91
> 9.5	100

[a] 小数点以下の数字にはあまりこだわらなくてよい．
(Guarino JR. Auscultatory percussion of the urinary bladder. *Arch Intern Med.* 1985；145：1823-1825 より許可を得て引用)

図 20-14　A：膀胱の聴打診．B：33 歳女性の膨満した膀胱における表音器記録．聴打診音の鋭い，大きな変化が膀胱の上縁を示している．

器である．この診断学的に不誠実な膵臓について，「膵臓を女性だとすればどのくらい不信心だろうか」（なぜなら日中は十二指腸の腕の中に隠れていたくせに，夜になると脾臓に尻尾を振るのだから）と私が医学生の時代には解剖学の授業の際に質問されたのを覚えている．

それにもかかわらず，病的な状態では膵臓はさまざまな身体所見をもたらす．

視診

仮性囊胞や出血性膵炎では目に見える所見が得られるかもしれない（本章ですでに述べた）．

触診

45〜65％の仮性囊胞は触知可能で（Shatney and Lillehei, 1979），腹部腫瘤が消失した場合は仮性囊胞が自壊したのかもしれない．急性あるいは慢性膵炎の患者では Mallet-Guy 徴候を認めることが

ある．これは右側臥位の患者に膝胸位をとらせ，脾腫を探す際に触れる部位（実際にはないのだが）を深く押して得られる所見である．別の方法では誘発されないのに，この方法で圧痛があれば陽性である．覆っている臓器が右側に落ちるため，膵体部と尾部が直接圧迫にさらされるためと説明されている（Clain, 1973）．

聴診

膵炎はしばしば 2 次性のイレウスを起こし，腸蠕動音が消失する．脾動脈の圧迫による血管雑音は膵がん症例の 37％ に認められる（Bauerlein and de la Vega, 1963）．

付録 20-1　図 20-5 の患者における鑑別診断

図 20-5 に紹介された患者では見た目の年齢から妊娠は考えにくい．卵巣囊腫では患者の手にあるティッシュが説明できない．彼女は転移性疾患や結核で咳をしているのではないだろうか．そして肝病変や腹膜病変をきたしているのかもしれない．したがって腹水と診断したい．

付録 20-2　腎周囲膿瘍はどちら側？

図 20-7 の患者がもし実際に腎周囲膿瘍であるならば，この患者は右側を曲げていることから病変は右側であるはずだ．逆に左側に曲げさせると痛みが悪化するだろう．

付録 20-3　鑑別診断の自己学習の解答

肝腫大，巨大脾腫，そして正常なヘマトクリット値の 3 徴に対して可能性がある診断は，骨髄過形成に慢性顆粒球性白血病，Gaucher 病である．

文献

- Adedeji OA, McAdam WA. Murphy's sign, acute cholecystitis and elderly people. *J R Coll Surg Edinb*. 1996;41:88-89.
- Aito H. The estimation of the size of the spleen by radiological methods. *Ann Clin Res*. 1974;15(Suppl 6):5-54.
- Al-Himdani S, Ud-Din S, Gilmore S, Bayat A. Striae distensae: A comprehensive review and evidence-based evaluation of prophylaxis and treatment. *Br J Dermatol*. 2014;170:527-547.
- Ariel IM, Briceno M. The disparity of the size of the liver as determined by physical examination and by hepatic gammascanning in 504 patients. *Med Pediatr Oncol*. 1976;2:69-73.
- Barkun AN, Camus M, Meagher T, et al. Splenic enlargement and Traube's space: How useful is percussion? *Am J Med*. 1989;87:562-566.
- Bauerlein TC, de la Vega F. A diagnostic sign of carcinoma of the body and tail of the pancreas. *Gastroenterology*. 1963;44:816.
- Bemelman WA, Kievit J. [Physical examination—Rebound tenderness]. *Ned Tijdschr Geneeskd*. 1999;143:300-303.
- Berris B. The incidence of palpable liver and spleen in the postpartum period. *Can Med Assoc J*. 1966;95:1318-1319.
- Bhaskar ME. Direction of blood flow in a vein. *Mayo Clin Proc*. 2009;84:306.
- Blendis LM, McNeilly WJ, Sheppard L, et al. Observer variation in the clinical and radiological assessment of hepatosplenomegaly. *Br Med J*. 1970;1(698):727-730.
- Bloom HJG. Venous hums in hepatic cirrhosis. *Br Med J*. 1950;12:343-350.
- Bremen JG. Spleen palpation aided by gravity. *Lancet*. 1973;1:1448-1449.
- Cameron HM, McGoogan E. A prospective study of 1152 hospital autopsies:II. Analysis of inaccuracies in clinical diagnosis and their significance. *J Pathol*. 1981;133:285-300.
- Castell DO. The spleen percussion sign. *Ann Intern Med*. 1967;67:1265-1267.
- Castell DO, Frank BB. Abdominal examination role of percussion and auscultation. *Postgrad Med*. 1977;62:131-134.
- Castell DO, O'Brien KD, Muench H, et al. Estimation of liver size by percussion in normal individuals. *Ann Intern Med*. 1969;70:1183-1189.
- Cattau EL, Benjamin SB, Snuff TE, et al. The accuracy of the physical examination in the diagnosis of suspected ascites. *JAMA*. 1982;247:1164-1166.
- Cheng TO, Sutton GC, Sutton DC. Cruveilhier-Baumgarten syndrome:Review of the literature and report of a case. *Am J Med*. 1954;17:143-150.
- Chongtham DS, Singh MM, Kalantri SP, et al. A simple bedside manoeuvre to detect ascites. *Natl Med J India*. 1997a;10:13-14.
- Chongtham DS, Singh MM, Kalantri SP, et al. Accuracy of palpation and percussion manoeuvres in the diagnosis of splenomegaly. *Indian J Med Sci*. 1997b;51:409-416.
- Clain A, ed. *Hamilton Bailey's Demonstrations of Physical Signs in Clinical Surgery*. 15th Ed. Baltimore, MD: Williams & Wilkins; 1973.
- Courvoisier LG. *Casuistisch–Statistische Beitrage zur Pathologie und Chirurgie der Gallenwege*. Leipzig: Verlag von FCW Vogel; 1890.
- Cullen TS. A new sign in ruptured ectopic pregnancy. *Am J Obstet Gynecol*. 1918;78:457.
- Cummings S, Papadakis M, Melnick I, et al. The predictive value of physical examinations for ascites. *West J Med*. 1985;142:633-636.
- Danovitch SH. Evaluation of the jaundiced patient. In: Chobanian SJ, Van Ness MM, eds. *Manual of Clinical Problems in Gastroenterology with Annotated Key References*. Philadelphia, PA: Lippincott Williams & Wilkins; 1987.
- David M, Pelberg J, Kuntz C. Grey Turner's sign. *QJM*. 2013;106:481-482.
- Dell JM, Klinefelter HF. Roentgen studies of the spleen. *Am J Med Sci*. 1946;211:437-442.
- Delp MH, Manning RT. *Major's Physical Diagnosis*. Philadelphia, PA: W. B. Saunders; 1975.
- Dennis C. Current procedure in management of obstruction of the small intestine. *JAMA*. 1954;154:463-470.
- Dickson AP, Imrie CW. The incidence and prognosis of body wall ecchymosis in acute pancreatitis. *Surg Gynecol Obstet*. 1984;159:343-347.
- Eskelinen M, Ikonen J, Lipponen P. Diagnostic approaches in acute cholecystitis. *Theor Surg*. 1993;8:15-20.
- Felder S, Margel D, Murrell Z, Fleshner P. Usefulness of bowel sound auscultation:A prospective evaluation. *J Surg Educ*. 2014;1:768-773.
- Fenster LF, Klatskin G. Manifestations of metastatic tumors of the liver. *Am J Med*. 1961;31:238-248.
- Fischer J. Hypersplenismus. *Internist*. 1971;12:176-186.
- Fischer J, Wolf R. Die Milzszintigraphie [the spleen scan]. *Deutsche Artzeblatt*. 1973;7:401-408.
- Gabow PA, Ikle DW, Holmes JH. Polycystic kidney disease: Prospective analysis of nonazotemic patients and family members. *Ann Intern Med*. 1984;101:238-247.
- Gilani SNS, Bass G, Leader F, Walsh TN. Collins' sign: validation of a clinical sign in cholelithiasis. *Ir J Med Sci*. 2009;178:397-400.
- Gilbert VE. Detection of the liver below the costal margin: Comparative value of palpation, light percussion, and auscultatory percussion. *South Med J*. 1994;87:182-186.
- Grover SA, Barkun AN, Sackett DL. Does this patient have splenomegaly? *JAMA*. 1993;270:2218-2221.
- Grundmann R, Petersen M, Lippert H, Meyer F. Das akute (chirurgische) Abdomen—Epidemiologie, Diagnostik und allgemeine Prinzipien des Managements. *Z Gastroenterol*. 2010;48:696-706.
- Gu Y, Lim HJ, Moser MAJ. How useful are bowel sounds in assessing the abdomen? *Dig Surg*. 2010;27:422-426.
- Guarino JR. Auscultatory percussion of the bladder to detect urinary retention. *N Engl J Med*. 1981;305:70.
- Guarino JR. Auscultatory percussion of the urinary bladder. *Arch Intern Med*. 1985;145:1823-1825.
- Guarino JR. Auscultatory percussion to detect ascites. *N Engl J Med*. 1986;315:1555-1556.
- Gunn A, Keddie N. Some clinical observations on patients with gallstones. *Lancet*. 1972;2:230-241.
- Hackett LW. Spleen measurement in malaria: I. the importance of the spleen survey. *J Natl Malaria Soc*. 1944;3:121-133. [The National Malaria Society is the only American philanthropic society of which I am aware that achieved its goal and

then voted itself out of existence.]

- Halpern S, Coel M, Ashburn W, et al. Correlation of liver and spleen size:Determination by nuclear medicine studies and physical examination. *Arch Intern Med*. 1974;134:123-124.
- Harati Y, Niakan E. Diabetic thoracoabdominal neuropathy: A cause for chest and abdominal pain. *Arch Intern Med*. 1986; 146:1493-1494.
- Hardison JE. Venous hum of the Cruveilhier-Baumgarten syndrome. *Arch Intern Med*. 1977;137:1623-1624.
- Hardison JE. Chapter 95. Auscultation of the liver. In: Walker HK, Hall WD, Hurst JW, eds. *Clinical Methods: The History, Physical, and Laboratory Examination*. 3rd ed. Boston, MA: Butterworth; 1990. Available at: https://www.ncbi.nlm.nih.gov/books/NBK422/. Accessed Nov 29, 2016.
- Homeida M, Roberts CJC, Halliwell M, et al. Ultrasonic measurement of liver size. *Br Med J*. 1976;2:1561.
- Kelley ML Jr. Discolorations of flanks and abdominal wall. *Arch Intern Med*. 1961;108:132-135.
- Kukowka A. Auskultorische Methode zur Bestimmung der Lebergrösse: ein einfaches, probates, Schnellverfahren. *Z Allg Med*. 1972;48:1645-1646.
- LaFortune M, Constantin A, Breton G, et al. The recanalized umbilical vein in portal hypertension: A myth. *AJR Am J Roentgenol*. 1985;144:549-553.
- Lawson JD, Weissbein MC. The puddle sign—An aid in the diagnosis of minimal ascites. *N Engl J Med*. 1959;260:652-654.
- Liddington MI, Thomson WH. Rebound tenderness test. *Br J Surg*. 1991; 78:795-796.
- Lipp WF, Eckstein EH, Aaron AH. The clinical significance of the palpable spleen. *Gastroenterology*. 1944;3:287-291.
- Lyon C, Clark DC. Diagnosis of acute abdominal pain in older patients. *Am Fam Physician*. 2006;74:1537-1544.
- Mabin TA, Gelfand M. Cullen's sign, a feature in liver disease. *Br Med J*. 1974;1:493-494.
- Macklem PT. Respiratory muscle dysfunction. *Hosp Pract*. 1986;21:83-96.
- Malchow-Moller A, Rasmussen SN, Jensen AM, et al. Clinical estimation of liver size. *Dan Med Bull*. 1984;31:63-67.
- Markle GB. A simple test for intraperitoneal inflammation. *Am J Surg*. 1973;125:721-722.
- Markle GB IV. Heel-drop jarring test for appendicitis. *Arch Surg*. 1985;120:242-243.
- McBurney C. Experience with early operative interference in cases of disease of the vermiform appendix. *NY Med J*. 1889; 50:676-684.
- McGee S. Percussion and physical diagnosis: Separating myth from science. *Dis Mon*. 1995;41:643-692.
- McGee S. *Evidence–based Physical Diagnosis*. Philadelphia, PA: W. B. Saunders;2001.
- McGee S. Teaching evidence-based physical diagnosis: Six bedside lessons. *South Med J*. 2016;109:738-742
- McGregor J, Wesley N. *Striae Distensae (Stretch Marks)*. UpToDate; 2017.
- McIntyre RO, Ebaugh FG. Palpable spleens in college freshmen. *Ann Intern Med*. 1967;66:301-306.
- McLean AC. Diagnosis of ascites by auscultatory percussion and hand-held ultrasound unit. *Lancet*. 1987;2(8574):1526-1527.
- Meyhoff HH, Røder O, Andersen B. Palpatory estimation of liver size. *Acta Chir Scand*. 1979;145:479-481.
- Missal ME, Robinson JA, Tatum RW. Inferior vena cava obstruction. *Ann Intern Med*. 1965;62:133-138.
- Mitchell JS. Palpation of the spleen. *Lancet*. 1973;1:886-887.
- Mookadam F, Cikes M. Cullen's and Turner's signs. *N Engl J Med*. 2005;353:1386.
- Murphy KP, O'Connor OJ, Maher MM. Adult abdominal hernias. *AJR Am J Roentgenol*. 2014;202:W506-W511.
- Naftalis J, Leevy CM. Clinical estimation of liver size. *Am J Dig Dis*. 1963;8:236-243.
- Naylor CD. Physical examination of the liver. *JAMA*. 1994; 271:1859-1865.
- Neumann MJ, Meyer CT, Dutton JL, et al. Hold that x-ray: Aspirate pH and auscultation prove enteral tube placement. *J Clin Gastroenterol*. 1995;20:293-295.
- Nieman L. *Clinical Manifestations of Adrenal Insufficiency in Adults*. UpToDate; 2017.
- Nishijima DK, Simel DL, Wisner DH, Holmes JF. Does this adult patient have a blunt intra-abdominal injury? *JAMA*. 2012;307:1517-1527.
- Nixon RK. The detection of splenomegaly by percussion. *N Engl J Med*. 1954;250:166-167.
- Pasricha PJ. Approach to the patient with abdominal pain. In: Yamada T, Alpers DH, Laine L, et al., eds. *Textbook of Gastroenterology*. 4th Ed. Philadelphia, PA: Lippincott Williams & Wilkins; 2003.
- Penner RM, Fishman MB, Majumdar SR. *Evaluation of the Adult with Abdominal Pain*. UpToDate; 2017.
- Peternel WW, Schaefer JW, Schiff L. Clinical evaluation of liver size and hepatic scintiscan. *Am J Dig Dis*. 1966;11:346-350.
- Pogorelić Z, Mustapić K, Jukić M, et al. Management of acute scrotum in children: A 25-year single center experience on 558 pediatric patients. *Can J Urol*. 2016;23:8594-8601. Available at: http://www.canjurol.com/html/free-articles/JUv23_I06_18_FREE_Commentary_DrPalmer_Dec16.pdf. Accessed Apr 20, 2017.
- Popescu I, Jovin G, Vasilescu C, et al. The value of echography for the diagnosis of acute cholecystitis (a Bayesian approach). *Theor Surg*. 1992;7:10-13.
- Povzhitov NM, Mironets VI. Methods of spleen palpation. *Vrach Delo*. 1978;5:96-97.
- Ramakrishnan T. Venous hum of the Cruveilhier-Baumgarten syndrome. *Arch Intern Med*. 1978;138:826.
- Ratnoff OD, Patek AJ. The natural history of Laënnec's cirrhosis of the liver. *Medicine*. 1942;21:207-268.
- Ratzan RM, Donaldson MC, Foster JH, Walzak MP. The blue scrotum sign of Bryant: A diagnostic clue to ruptured abdominal aortic aneurysm. *J Emerg Med*. 1987;5:322-329.
- Riemenschneider PA, Whalen JP. The relative accuracy of estimation of enlargement of the liver and spleen by radiologic and clinical methods. *Am J Roentgenol Radium Ther Nucl Med*. 1965;94:462-468.
- Rivin A. Abdominal vascular sounds. *JAMA*. 1972;221:688-690. Rosenfield AT, Laufer I, Schneider PB. The significance of a palpable liver. *Am J Roentgenol Radium Ther Nucl Med*. 1974;122:313-317.
- Ross MA, Graff LG. Principles of observation medicine.

Emerg Med Clin North Am. 2001;19, 1-17.

- Sakula A. Joseph Skoda 1805-1881: A centenary tribute to a pioneer of thoracic medicine. *Thorax.* 1981;36:404-411.
- Sapira JD. And how big is the spleen? *South Med J.* 1981;74: 53-60.
- Sapira JD, Williamson DL. How big is the normal liver? *Arch Intern Med.* 1979;139:971-973.
- Schefte DF, Nordentoft T. Intestinal pseudoobstruction caused by chronic Lyme borreliosis. A case report. *J Neurogastroenterol Motil.* 2015;21:440-442. Available at: https://www.ncbi. nlm.nih.gov/pmc/articles/PMC4496901/. Accessed Apr 8, 2017.
- Shatney CH, Lillehei RC. Surgical treatment of pancreatic pseudocysts: Analysis of 119 cases. *Ann Surg.* 1979;189:386-394.
- Sherman HI, Hardison JE. The importance of a coexistent hepatic rub and bruit: A clue to the diagnosis of cancer in the liver. *JAMA.* 1979;241:1495.
- Silen W, ed. *Cope's Early Diagnosis of the Acute Abdomen.* 15th Ed. New York:Oxford University Press; 1979.
- Silen W. *Cope's Early Diagnosis of the Acute Abdomen.* 22nd Ed. New York:Oxford University Press; 2010.
- Simel DL, Halvorsen RA Jr, Feussner JR. Quantitating bedside diagnosis:Clinical evaluation of ascites. *J Gen Intern Med.* 1988;3:423-428.
- Singer AJ, McCracken G, Henry MC, et al. Correlation among clinical, laboratory, and hepatobiliary scanning findings in patients with suspected acute cholecystitis. *Ann Emerg Med.* 1996;28(3):267-272.
- Skandalakis PN, Zoras O, Skandalakis JE, Mirilas P. Spigelian hernia: Surgical anatomy, embryology, and technique of repair. *Am Surg.* 2006;72:42-48.
- Smith I, Wright FJ. Cullen's sign in ruptured ectopic gestation. *Lancet.* 1935;1:930-932.
- Snapper I, Kahn AI. *Bedside Medicine.* 2nd Ed. New York: Grune & Stratton;1967.
- Steward P, Newell-Price J. The adrenal cortex. In: Melmed S, Polonsky K, Larson P, eds. *William's Textbook of Endocrinology.* 13th Ed. Boston, MA:Elsevier; 2016:232-299.

- Stoker J, van Randen A, Lameris W, Boermeester, MA. Imaging patients with acute abdominal pain. *Radiology.* 2009; 253:31-46.
- Sullivan S, Krasner N, Williams R. The clinical estimation of liver size:A comparison of techniques and an analysis of the source of error. *Br Med J.* 1976;2(6043):1042-1043.
- Sullivan S, Williams R. Reliability of clinical techniques for detecting splenic enlargement. *Br Med J.* 1976;2(6043):1043-1044.
- Thompson H, Francis DMA. Abdominal-wall tenderness: A useful sign in the acute abdomen. *Lancet.* 1977;2:1053-1054.
- Trowbridge RL, Rutkowski NK, Shojania KG. Does this patient have acute cholecystitis? *JAMA.* 2003;289:80-86.
- Tucker WN, Saab S, Rickman LS, et al. The scratch test is unreliable for detecting the liver edge. *J Clin Gastroenterol.* 1997;25:410-414.
- Turner GG. Local discoloration of the abdominal wall as a sign of acute pancreatitis. *Br J Surg.* 1920;7:394-395.
- Valenzuela GA, Smalley WE, Schain, DC, et al. Reversibility of gastric dysmotility in cortisol deficiency. *Am J Gastroenterol.* 1987;82:1066-1068.
- Verghese A, Charlton B, Kassirer JP, et al. Inadequacies of physical examination as a cause of medical errors and adverse events: A collection of vignettes. *Am J Med.* 2015;128:1322-1324.
- Videbaek A, Christensen BE, Jonsson V. *The Spleen in Health and Disease.* Copenhagen, Denmark: Fadl's Forlag A.S.; 1982.
- Westin J, Lanner L, Larsson A, et al. Spleen size in polycythemia: A clinical and scintigraphic study. *Acta Med Scand.* 1972; 191:263-271.
- Wiener SL, Nathanson M. *Med Times.* 1976-1977. [See reference in Chapter 29.]
- Williams JW Jr, Simel DL. Does this patient have ascites? How to divine fluid in the abdomen. *JAMA.* 1992;267:2645-2648.
- Wright JT. Slipping-rib syndrome. *Lancet.* 1980;2:632-633.
- Zoli M, Magalotti D, Grimaldi M, et al. Physical examination of the liver: Is it still worth it? *Am J Gastroenterol.* 1995;90: 1428-1432.

21章 男性器

　……夫は長らく陰部の潰瘍に苦しんでいた．その病気が治癒するのかどうか誰も率直に言ってくれないことがはっきりしているなら，その潰瘍を見せてと妻は言い張った．そこを見て妻は，希望がなく夫は命懸けだということを理解した．妻は夫に寄り添い，心中を図った．自分と夫をロープで結びつけ，湖に身を投げた．
ガイウス・プリニウス・カエキリウス・セクンドゥス[訳注1]，
『小プリニウス書簡集』第6巻

訳注1） Gaius Plinius Caecilius Secundus（61～112年），帝政ローマの文人，政治家．小プリニウス．

◆ 覚えておくべきポイント

- ペニスや陰嚢を特徴的におかす数多くの皮膚病変がある．尿道と割礼を受けていない（包茎の）包皮の下を確実に診ること．
- 梅毒は1個のトレポネーマでも伝染すること，梅毒はいまだに偉大な模倣者 great imitator[訳注2]だということを覚えておくこと．
- 陰嚢とその内容物の外科的緊急症には，壊疽，睾丸捻転，絞扼性ヘルニアがある．睾丸捻転で最初にプライマリ・ケア医を訪れた男性のおよそ1/4は診断が遅れたために，睾丸を失っている．

訳注2） 梅毒はあらゆる疾患と紛らわしい臨床像をとりうることの例え．"Great imitator"はしばしば用いられる表現である．

　生殖器領域の疾患では，診察において患者と医師の双方に恥ずかしさや不安があるため，時に有害なあるいは致死的にもなりうる診断や治療の遅れが生じうる．身体診察におけるこの側面を軽視すると，医師は患者に大きな危害を加えてしまう．女性生殖器の診察でも同様だが，医師は患者の慎み深さに敬意を払って接すべきである．

1 陰茎

1）診察方法

1. 男性器の診察には常に，手袋を着用すること．梅毒トレポネーマ *Treponema pallidum* のごとき微生物は皮膚を通じて感染しうる（Harrison et al., 1978）[注1]．加えて，手袋の着用は適切な治療上の境界を維持するのに役立ち，より患者に苦痛を与えない．

2. 陰茎を視診し，潰瘍性病変や外部増殖性病変を探すこと．あれば包皮をめくる，もしくは患者にめくってもらうことを覚えておくこと（包皮はいつもの状態に必ず戻しておくように．意識のない患者では，検者が包皮をもとに戻さずにおくと，ひどい浮腫をきたしてしまう）．痛みが強い時，あるいは狭すぎる時は包皮をめくってはいけない（包茎を参照，本章後述）．

3. 潰瘍，疣贅（イボ），分泌物を視診するために，親指と示指で亀頭を前後に押し挟んで尿道先端を開くこと．

4. 腫瘤，硬結，圧痛を調べるために陰茎を全長にわたり触知すること．これには，尿道の全長と同様に外側海綿体も含まれる．

5. もし，小陰茎（以下参照）の存在を除外する適応があるなら，陰茎の長さを測ること．包皮があれば，めくること．母指と示指で亀頭を保持する．できる限り恥骨上脂肪体を押し込む．定規，テープ，あるいはカリパスを用いて，恥骨枝から亀頭の先端まで，十分に伸ばした陰茎の長さを測定する（Hapipoglu and Kurtoglu, 2013 ; Wiygul and Palmer, 2011）．代わりに改造したシリンジを使ってもよい（以下参照）．

2）潰瘍

　表21-1（図21-1～3）に潰瘍のさまざまな原因の鑑別点を示す．加えて，固定薬疹は生殖器をおかしうる．非常に強い痛みを有する水疱性の病変の原因となり，壊死を生じることがある．あまりに痛みがひどいために，単純ヘルペスと間違えられてしまった人もいる．いつものように，完璧な薬歴を聴取するのは当然のことである（Goldman, 2000）．

　尿道粘膜はBehçet病や天疱瘡，Stevens-Johnson

注1 ウサギに *T. pallidum* を感染させるには少なくとも睾丸内に1個または皮内に4個摂種されれば十分であるといわれている（Public Health Service, 1968）

表 21-1　陰茎の潰瘍

病因	通常の個数	疼痛	リンパ節腫脹
梅毒	1個(多発の下疳は稀ではない)	なし(重複感染がなければ)	通常両側
軟性下疳	多発	圧痛あり	両側だが，通常片側が顕著
鼠径肉芽腫	1個	なし	なし
鼠径リンパ肉芽腫	1個(小さい，水疱性)	普通はないがリンパ節腫脹は痛い	普通は片側
単純ヘルペス	多発(最初は水疱性)，集簇する	あり	なし
がん	単一	はじめのうちはない	最終的に

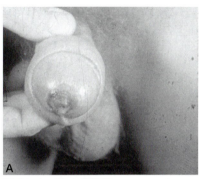 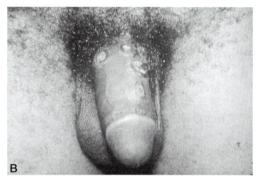

図 21-1　**第 1 期梅毒．** A：外尿道下疳　B：陰茎幹の第 1 期下疳．これらは多発しうることを示している．病変は通常，硬くて，硬結を触れる．集簇し，表面は潰瘍化し，辺縁は隆起している．大きさはさまざまで数 mm から 1～2 cm まで．
(Division of Sexually Transmitted Diseases, Center for Prevention Services, Centers for Disease Control, Atlanta, GA のご厚意による)

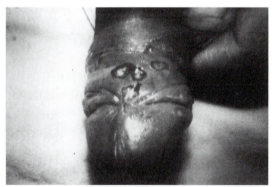 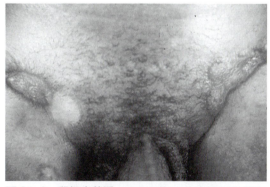

図 21-2　**軟性下疳による潰瘍．** 病変は通常多発し，軟らかく，灰色がかった潰瘍底と相当な圧痛を伴う．暗視野検査では陰性となる．*Haemophillus ducreyi* は直接スメアを引くか，培養によって証明できる．
(Division of Sexually Transmitted Diseases, Center for Prevention Services, Centers for Disease Control, Atlanta, GA のご厚意による)

図 21-3　**鼠径肉芽腫．** 活動性病変と治癒病変が同時に存在．
(Division of Sexually Transmitted Diseases, Center for Prevention Services, Centers for Disease Control, Atlanta, GA のご厚意による)

症候群のような粘膜潰瘍を引き起こす全身疾患によっておかされることがある．

3) 他の皮膚病変

　陰茎を特徴的に侵す非潰瘍性皮膚病変としては，乾癬，疥癬，扁平苔癬がある．
　乾癬は男性生殖器をおかす最も高頻度にみられる炎症性疾患である．患者に乾癬の病歴がない，

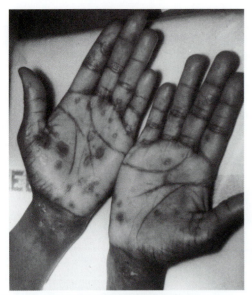

図 21-4　第 2 期梅毒の丘疹落屑性発疹
(Division of Sexually Transmitted Diseases, Center for Prevention Services, Centers for Disease Control, Atlanta, GA のご厚意による)

すなわち，他部位の病変や境界明瞭な紅斑が乾癬に特徴的な鱗屑を欠くことがある (Goldman, 2000)．

他部位に塗り，手を介して生殖器についた塗り薬のために，接触性皮膚炎が引き起こされることがある．このような薬剤の使用歴を完璧に得ること．ツタウルシや他のウルシによる皮膚炎もまたこのようにして伝播する．

第 2 期梅毒においては，丘疹落屑性皮疹が陰茎，手掌（図 21-4），足底に典型的に出現する．この皮膚病変には，スピロヘータがたくさん存在し，感染性が高い．

Reiter 症候群は高頻度に環状亀頭炎を伴う，亀頭上の無痛性の皮疹である．これらは小さな水疱として始まり，およそ 10 セント硬貨大[訳注3]の大きな環に癒合していく．

[訳注3) 約 18 mm．

扁平コンジローマ（図 22-4 参照）は生殖器または肛門周囲の扁平なできもので，第 2 期梅毒でみられる．尖圭コンジローマは同じ場所にできるが（図 22-3 参照），絨毛状の突起を有する．これはウイルスが原因で生じ，感染性がある．

単純ヘルペスは初期は，集簇する小さな水疱として観察されるが，原発疹は紅斑である．その後水疱は破れ，潰瘍として治癒する．これらは感染性が高い．

悪性黒色腫は男性生殖器に発生するが，ほとんどが亀頭か尿道にできる．それは大変稀であり，女性外陰部に比べるとずっと稀である (Ahmed, 1997)．

陰茎がんは結節性または潰瘍性である．稀ではあるが，罹患率および死亡率は比較的高い．その理由としては，受診に困惑し，気が進まず，あるいは気づかないために診断が遅れることが挙げられる．

4）包皮

患者が割礼されているかどうかを記録すること．割礼されていなければ，完全に包皮をめくり上げて，完全に露出した冠状溝と亀頭を観察すること．

肺外結核の播種を見つけるためにマイコバクテリウムの尿培養を行う時，検査室では種の区別ができない．そのため，割礼を受けていない男性の恥垢中に汚染菌として存在する *Mycobacterium smegmatis* は *Mycobacterium tuberculosis* と間違われるということを知っておくこと．

陰茎がんは割礼を受けた男性にはまず起こらない．子宮頸がんもまた，割礼を受けた男性の妻にはめったにみられない (Castellsague et al., 2002)．割礼を受けた男性はヒトパピローマウイルス (HPV) 感染をより迅速にハッキリさせる．

メタ分析は，割礼を受けた男性と割礼を受けていない男性において，ハイリスク HPV 感染の有病率のオッズ比が 0.52 であることを示した (95%CI, 0.33〜0.82)．物議を醸すが，普遍的な男性の割礼の費用対効果は子宮頸がんを減らすための HPV ワクチンの費用対効果よりも大きいかもしれない (Morris et al., 2011)．

包茎

包茎とは包皮がめくり上げられないことをいう．その原因は，先天異常，炎症による癒着，包皮の外傷による引きつれによる瘢痕で，これは小児の頃でも成人でも起こる．

嵌頓包茎

嵌頓包茎は包皮をもとに戻せないことをいうが，原因は包茎の引きつれが冠状溝の後ろで陰茎上に絞りおりることである．このために，激しい

痛みと亀頭の浮腫が起こり，リンパや静脈の還流を閉塞する原因となる．患者が割礼を施行されていないことを検者が認識していないと亀頭尿道浮腫と容易に間違えられる可能性がある．包皮はすぐにもとに戻す必要がある．この場合普通は泌尿器科にコンサルトすることが必要である．

5）Peyronie 病

Peyronie 病もまた**陰茎形成性硬化症**として知られる．それは後天的な線維性の異常で，白膜を侵し，陰茎の変形，痛みの原因となる．時には勃起不全(EDs)の原因となる．この状態は，ルイ16 世の侍医である Francois Gigot de la Peyronie にちなんで名付けられた．彼はこれを 1743 年に「ロザリオビーズ」様の瘢痕組織として記述した(Hauck and Weidner, 2001)．陰茎が勃起中にプラーク側に向かって彎曲すると患者は訴える．片側の陰茎海綿体にあるいは背側の海綿体隔壁に場合によって圧痛があるプラークを感じとること．この状態はインポテンツの治療のために陰茎に自己注射をしたことがある男性にはよくみられることである．

6）小陰茎（微小陰茎）

たいていの成人は幼少期に小児科医にこの状態を診断されているが，ケースによっては，この問題が見落とされることがある．

▶ 方法

1. ディスポーザブルシリンジ(10 mL の小児用，もっと大きな成人用イリゲーションシリンジ)の針側の端を切り落とす．
2. ピストンをシリンジの切り落とした側に挿入する(**図 21-5**)．
3. シリンジの「羽根」を開始点として，cm あるいはインチでスケールを作る．あるいは巻き尺または定規を用いる．
4. 陰茎にシリンジの開放側(「羽根」の側から)を当てる．「羽根」を恥骨脂肪体に押し当てながらゆっくりとピストンを引く．こうすると吸引でき，陰茎をシリンジ内に引き込み，伸ばすことができる．この技術によって恥骨脂肪体による測定誤差が消去できる(Hatipoglu and Kurtoglu, 2013)．

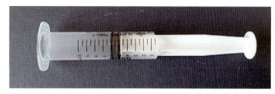

図 21-5 陰茎長測定に用いるために改造されたシリンジ(小児用)．
(Hatipoğlu N, Kurtoğlu S. Micropenis：Etiology, diagnosis and treatment approaches. *J Clin Res Pediatr Endocrinol*. 2013；5：217-223 より転載)

5. 引き伸ばされた陰茎の長さを測定する．キャリパーを用いて陰茎体の中央の幅を測定する．

注釈：小陰茎(微小陰茎)は伸張した陰茎長(SPL)が同年代の平均よりも 2.5 標準偏差以下の状態として定義される．ただし，他の陰茎の異常を除外する(Wiygul and Palmer, 2011)．小児用，成人用の陰茎サイズの標準化テーブルが使用できる(Lee et al., 2006)．しかしながら，通常，幼児では SPL は 1.9 cm 未満，成人では 9.3 cm 未満が小陰茎の診断として合致する(Hatipoglu and Kurtoglu, 2013；Wiygul and Palmer, 2011)．

この状態の原因は，低ゴナドトロピン性性腺機能低下症(下垂体／視床下部機能不全)，高ゴナドトロピン性性腺機能低下症(原発性睾丸機能不全)，特発性の大きく 3 つに分類される(Wiygul and Palmer, 2011)．疑われれば，内分泌科へのコンサルテーションが必要とされる．診断が不適切であれば，親が深刻な不安に陥り，不必要な検査や不可逆的手段を行う可能性がある(Calikoglu, 1999)．幼少期に小陰茎と誤診されると，成人期の深刻な心理的負担の原因となりうる．

7）持続勃起症

持続勃起症ははじめのうちは性的欲望を伴わない，持続的かつ通常は痛みを伴う陰茎海綿体の勃起である．亀頭は通常うっ血しない．この状態は繁殖と色情のギリシア神で，巨大に勃起した陰茎が描かれたプリアポスにちなんで名付けられた(Papadopoulos and Kelami, 1988)．

大脳から勃起神経への病変が重要である．すなわち，血栓症，出血，悪性新生物，陰茎の炎症のような局所の機械的原因，つまり，血液疾患による血栓性素因，例えば白血病あるいは鎌状赤血球貧血(ヘモグロビン S-S)あるいは，鎌状赤血球保

因者(ヘモグロビン S-A)でも原因となる〔ヘモグロビン S は血中酸素分圧(PO$_2$)低下時に鎌状化する．ヘモグロビン S-A を持つ人は通常，鎌状化を防ぐのに十分な PO$_2$ レベルを有する．ただし，航空機による旅は除く〕．別の持続勃起症の原因として，Fabry 病，アミロイドーシス，マラリア，クロゴケグモ咬傷，最近のマイコプラズマ肺炎 Mycoplasma pneumoniae 感染が挙げられる．

持続勃起症もまた，シルデナフィルや他のホスホジエステラーゼ阻害薬 type5 のような何らかの内服薬と同様に，血管作動薬の自己注射に続発してみられる(Pal et al., 2016)．持続勃起症の21%までが，アルコール依存症あるいは薬物療法に関係するものである(Thomas et al., 2003)．違法薬物使用を含め，十分に薬物使用歴を聞くこと．この状態に関わる薬物には以下のものがある．多くの向精神薬(クロルプロマジン，クロザピン，bupropion，トラゾドン，フルオキセチン，セルトラリン，リチウム，mesoridazine，ペルフェナジン，ヒドロキシジンが含まれる)，ヒドララジン，メトクロプラミド，プラゾシン，タモキシフェン，テストステロン，Ca 拮抗薬，抗凝固薬，コカイン，マリファナ，3,4-メチレンジオキシメタアンフェタミン(MDMA つまり「エクスタシー」)である．持続勃起症は，完全静脈栄養時の20%脂肪乳剤の点滴でも報告されてきた．

> たいていの男性は，恥ずかしさのため何時間も経ってからやってくるものである．受診の遅れはインポテンツのような合併症を伴っている可能性が高くなる．持続勃起症は緊急治療が必要である．

8) 先天性奇形

尿道下裂では，尿道口のすぐ内側から陰茎体端から端に向かい陰茎陰嚢接合部まで尿道の腹側表面に尿道が開いている．これは，単一の奇形として発生しうる(男児 700 人の出生につき 1 人)．症例の 15% において，病理学的なメカニズムが確立されたものもある．Klinefelter 症候群(核型 XXY)，他の染色体異常，母体からのエストロゲンあるいはプロゲステロンの曝露，あるいは，遺伝的な女性での男性化副腎過形成などである(Williams, 1974)．尿道下裂は停留睾丸を伴うこと

がある．非対称な「フード状の」包皮は尿道下裂によくみられる．

尿道上裂は，尿道が背側で開く．

9) 尿道分泌物と尿道炎

ドロッとした膿様の分泌物は淋菌感染の可能性がある．少量の白っぽい分泌物は「非特異的(非淋菌性)」尿道炎の可能性がより高くなる．例えばクラミジア，ウレアプラズマ，または，Reiter 症候群のような非感染性の状態でもおそらく起こりうる．スライドガラスに，分泌物を 1 滴乗せ，自然乾燥させ，グラム染色を行って，白血球と淋菌を見つけること(28 章参照)．

性感染症(STD)は，無症状でもありうるし，パートナーが診断されたことを理由に患者が心配して受診することもある(22 章参照)．STD クリニックを受診する男性はトリコモナスにかかっているものが 17%，クラミジアが 19.6%，淋菌が17.7% であるということがわかった．非淋菌性尿道炎の男性では，19% がトリコモナスに感染していた(Schwebke and Hook, 2003)．

10) インポテンツ(勃起障害)

男性の病的状態の原因の 1 つ，すなわち性的インポテンツ〔勃起障害(ED)〕を評価するにあたり，Peyronie 病，包茎，短小陰茎，尿道索のような外性器そのものの異常の結果でない限り，陰茎の診察は有用であることはめったにない(Nelson, 1987)．

夜間勃起現象(3 章参照)が中枢性(心因性)由来のインポテンツと，神経疾患や血管疾患に続発する 2 次性のインポテンツとの鑑別に役立つ．しかしながら，テストステロン欠乏性性腺機能低下症患者では，ほんのわずかながら夜間勃起現象に影響がある(Kwan et al., 1983)．標準化夜間陰茎勃起現象(NPT)試験が開発されてきた(Sain and Guay, 1992；Udelson, 2007)．過去には睡眠検査室で複雑な方法が行われたが，NPT 検査は Rigi-Scan のような勃起モニターを用いて，今や日常的に行われている(Elhanbly and Elkholy, 2012)．血管性インポテンツは陰茎上腕血圧勾配(18 章参照)を測定することで評価できるが，陰茎の血圧を測定するには Doppler 検査が必要である．

表 21-2　急性陰嚢の原因

・睾丸捻転	・特発性陰嚢水腫
・副睾丸炎	・Henoch-Schönlein 紫斑病
・睾丸付属物の捻転	・腫瘍
・睾丸炎	・外傷
・鼠径ヘルニア	・陰嚢外病変

(O'Brien WM, Lynch JH. The acute scrotum. *Am Fam Physician*. 1988；37：239-247 より許可を得て引用)

EDの病歴と鑑別診断に関する議論は3章を参照すること.

2　陰嚢

陰嚢を観察するのに最もよい体位は，患者を立たせて診察することである．陰嚢の多くの病変や異常が見やすくなる．そして腫瘤，紅斑，皮膚病変，睾丸瘤，コンジローマ，ひだの消失を探す．母指と示指で陰嚢を優しく触診して，腫瘤，皮膚病変，拡張した静脈（精索静脈瘤を参照），肥厚，他の不整を感じる．

陰嚢と陰嚢内容物は，決まった手順でルーチンに診察すべきである．すなわち，陰嚢そのものから始めて，睾丸，副睾丸，精索，外鼠径輪と診察する．急性陰嚢症の原因に注意をすること．外科救急の適応である．これらを表21-2に挙げ，それぞれ解剖部位別に本文で述べてある．

1）皮膚感染と寄生

第2期梅毒では，丘疹落屑性発疹（図21-6）あるいは輪状落屑性病変が陰嚢，陰茎，大腿に生じる．

鼠径リンパ肉芽腫の進行性潰瘍性あるいは瘻孔形成性病変は陰茎，尿道，陰嚢を侵しうる．真菌症は鼠径部の皮膚をおかす．すなわち，頑癬（インキンタムシ）（図7-14参照）は通常は陰嚢をおかさないが，一方 *Candida albicans* は高頻度に陰嚢をおかす．皮膚炎の主要部を越えて衛星状に散らばった病変があればカンジダの診断も示唆される（Harrison et al., 1978）．これらは主として皮膚のひだと鼠径部にみられる．

疥癬の丘疹と水疱は，しばしば湿疹様の病変を伴うが，ベルトライン，臍，臀部，腋窩，上部大腿と同様に陰嚢に好発する（図7-32参照）．

ケジラミ（crab）は通常性行為によって伝染するが，媒介物による伝染の可能性もある．ケジラミは陰毛上に見つかるが，場合によっては，睫毛を含むその他の粗毛に見つかることもある（図7-33参照）．子供での発生は性的虐待を疑う．

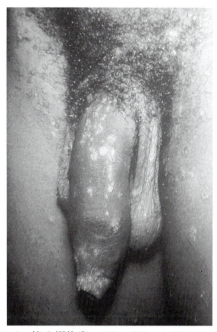

図 21-6　**第2期梅毒**．陰茎，陰嚢，大腿部の丘疹落屑性発疹．病変部は乾癬様に見えることもある．

(Division of Sexually Transmitted Diseases, Center for Prevention Services, Centers for Disease Control, Atlanta, GA のご厚意による)

2）Fordyce の角化血管腫

Fordyce によって記載された陰嚢上の角化血管腫（図21-7）は，Fordyce 斑（肉眼で見える皮脂腺）と混同されることはないが，多発性で，微細な（点状出血サイズ），黒っぽい結節からなっており，核となる血管成分上に角化がみられ，少し隆起し，1つひとつ境界を有している．それらはまったくもって舌のキャビア病変（ブラックキャビア，赤ではない）とよく似ており，それらと共存することもある．Fordyce 病変は Fabry 病（広汎性体幹角化血管腫）の病変と混乱されることがある．しかしながら，Fabry 病はラテン語で広汎性体幹角化血管腫と示されるように，陰嚢に限局することはない．より最近になって，Kaposi 肉腫

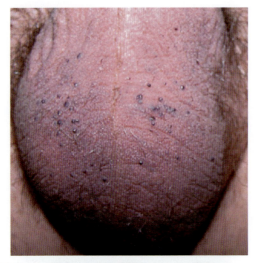

図 21-7 陰嚢の角化血管腫（Fordyce 病変）
（写真は Wikimedia Commons のご厚意による．https://en.wikipedia.org/wiki/File:Angiokeratoma_of_the_Scrotum_7.jpg）

の早期病変と混乱されるようになってきたが（図7-19 参照），Fordyce 病変はもっと小さい．

Fordyce 病変は 50 歳以上の男性の 15％にみられる．父から息子へ遺伝することがあるが，通常 40 歳以降までは出現しない（図 21-7 に示される患者は 39 歳であるが）．

病変は良性であり，生検を行う必要はない．しかしながら，出血することがあり，それゆえに不安の原因となる．というわけで，患者を安心させることと，痒みや，掻き壊しを避けるために，局所を清潔にしておくように念を押してアドバイスすべきである．

3）出血斑

陰嚢や陰茎の出血斑（Bryant 徴候）は腹部大動脈瘤破裂の際にみられることがある（18 章参照）．

4）他の皮膚病変

小血管腫は小皮脂嚢胞と同様にありふれたものである．これらは破れて口が開くと白い，ペースト状のものを分泌し治癒するが，結局のところは再発する．真の膿瘍を認めることがあり，この場合は圧痛や紅斑を伴う．ただちにドレナージすべきである．

Fabry 病の角化血管腫は（腎疝痛とよく似た激しい痛み）体幹，会陰，陰茎，陰嚢の赤くて分枝のない血管拡張の集簇である．

Behçet 病の再発性潰瘍は陰嚢と口をおかす．

Henoch-Schönlein 紫斑病は男児の急性陰嚢の原因であることがあり，通常は，紫斑性皮疹のような全身性疾患の他の徴候も持ち合わせている．

5）陰嚢の壊疽

多くの嫌気性，混合性（相乗的な）壊疽（蜂窩織炎や筋膜炎）の領域で，Fournier 壊疽（Fournier, 1883）は病原体にかかわらず，陰嚢の壊疽のことである．Meleney 壊疽は部位によらずペプトストレプトコッカスとブドウ球菌による陰嚢の壊疽のことをいい，会陰部では皮膚アメーバ症との区別ができない（Davson et al., 1988）．Fournier 壊疽はほぼ常に，術後状態を含む泌尿器や直腸結腸の問題が背景にあることと関連している．稀ではあるが，糖尿病や結節性多発動脈炎のような小血管病変と関連することがある（Downing and Black, 1985）．よくあることだが，これらの因子の 1 つ以上が存在する（Lamb and Juler, 1983；Spirnak et al., 1984）．

> 急速に進行する陰嚢の腫脹，紅斑で，黒色の斑点，皮膚壊疽を伴っているものは，抗菌薬投与と同様に急いで外科的切開を行い，ドレナージが必要である．陰嚢壊疽は致死率が高いが，高圧酸素療法によって致死率を減じる可能性がある．その壊疽は上方は胸まで，下方は下肢まで組織に沿って平面状に拡大することがある．

6）精索静脈瘤

しばしば，「ミミズ腫れ」と表記されるが，精索静脈瘤は陰嚢内部で，睾丸の直上にある精巣静脈の蔓状静脈叢の拡張である．成人男性の 15％までが，触知可能な精索静脈瘤を有している．それらは通常無症状である．しかし，時によって，重く，うずくような感覚を訴えるであろうし，それは特にランニングやウォーキング後である（Crawford and Crop, 2014）．不妊男性のおよそ 50％が精索静脈瘤を有しており（Jarow et al., 1996），精索静脈瘤は精子産生低下および精液の質の低下を起

こす最大の原因と信じられてきた．世界保健機関（WHO）の大規模研究（9,000人以上対象）において，精索静脈瘤は精液異常を有する男性に最も高頻度に存在した（WHO, 1992）．しかしながら，原因との相関は証明されていない．実際，顕著であったのは，精索静脈瘤のある多くの成人男性は正常な精液を有し，生殖可能であるということだ（Eyre, 2016）．このように現在では成人における精索静脈瘤と質の低い精液との因果関係は不明確なままである．

精索静脈瘤を発見する確率を上げるために，立位で患者を診察すること．そして，Valsalva試験を施すこと．たいていの精索静脈瘤は（80〜98％）は左側に発生する．しかしながら，不妊外来を訪れる男性について，両側の睾丸をコンタクトサーモグラフィー，Dopplerエコー，静脈造影で調べてみると，精索静脈瘤は80％が両側に存在することがわかる（Gat et al., 2004）．

不妊のワークアップにおける重要性とは別に，精索静脈瘤の所見が次のような臨床状況においてみられた場合には懸念すべき理由となる．

> 1. 孤立性の右側の精索静脈瘤あるいは急激に精索静脈瘤が出現した場合は，静脈内圧を上昇させる腹腔内の問題を懸念するべきであり，腎細胞がんや腎静脈血栓症を考える．

2. ネフローゼ症候群の患者では，精索静脈瘤がみられた時にはどんな場合にも，腎静脈血栓症の合併を調べることは正当である．
3. 拍動性の精索静脈瘤は三尖弁閉鎖不全症でみられる（Fred, 1988）．
4. 精索静脈瘤が青年期に大きくなったら，患側の睾丸の成長は健側に比してより小さいことが多い．同側の成長停止の原因は，睾丸に近接した血流増加による体温の上昇である．成人のケースとは対照的に，青年期にわかる精索静脈瘤は異常な精液，睾丸容積の低下，さらに内分泌の問題と関連があると示されてきた（Bong and Koo, 2004）．それゆえに外科的介入は正当であろう．患側の内睾丸静脈を結紮してからは，急激な睾丸の成長が起こる（S. Marks, 私信, 1998）．

7）浮腫

陰嚢壁の浮腫は大量の体液貯留が起これば，原因が何であっても生じうる（24章参照）．よくみられるのは，長期臥床中やうっ血性心不全の男性である．局所的な原因としては，骨盤の静脈の血栓症や，急性副睾丸炎，精索捻転である（DeGowin, 1965）．

リンパ浮腫は骨盤リンパ管の閉塞の結果生じる．フィラリアや鼠径リンパ肉芽腫の少数例では，重症になるといわゆる**象皮症**となる．

特発性陰嚢浮腫は思春期前の男児に起こることがある．睾丸は正常に触知されるはずである．

8）陰嚢腫脹時の光線透過性

陰嚢内の腫瘤は精索内，あるいは睾丸，睾丸や副睾丸の一部に隣接した，またはその周囲の液体貯留であることがよくある．これらの病変を定義し，他のより重篤な硬い腫瘤と区別するためには，陰嚢を光線で透かして見るのが簡単である．

診察方法

1. ブラインドを閉めるか，患者を暗くした部室へ連れていく．
2. 示指と母指で陰嚢の頸部を握り，腫れた部分を緊満させる．
3. 陰嚢の後ろから強い光を当てて見る．

所見

水腫あるいは副睾丸嚢胞は光線透過性があるはずで，睾丸の不鮮明な影が見えるであろう．血瘤や腫瘍，ヘルニアでは光は透過しない．陰嚢内や睾丸の異常に関する問題はさらに睾丸の超音波検査で評価すべきである．

9）放散痛

陰嚢の痛みは，椎間板ヘルニア，2次性の血腫を伴う腹腔内内臓破裂のような，他の部位の問題で起こることはめったにないであろう．尿管閉塞を伴う尿路結石の痛みはしばしば陰嚢に放散する．

3　睾丸，副睾丸，精索

Testisは睾丸に対するラテン語である．"testament"（証拠）と"testify"（証明する）という言葉は同じ語源を持つ．聖書の引用によって示されるように，古代ヘブライ人には睾丸に手を置くことを含む誓いの儀式があった．ローマ人が同様の儀式を催したであろうという確信に至ったのはおそらくそのためであろう．そして，それゆえに，"testimony（証言）"という用語は男性の性腺のラテン語名の派生である．しかしながら，"testis"という単語が印欧祖語の rityo-sths に由来し，「第三者」すなわち，他の 2 者間の相互作用に遭遇する人，を意味すると言語研究は示唆している．"testis"という用語はもともと，法的手続きで証言する証人を表していた．それが後になってはじめて，人の凶暴性を『証言する』臓器を説明するのに用いられた．したがって，多彩な逸話には後にその事実が存在した．

1) 視診

睾丸の位置に注意すること．患者を立たせて診察すべきである．図 21-8 に示すように，しばしば，一方が他方よりも垂れ下がっている．これは異常ではないが，患者が変化に気づいたら評価を行う．睾丸捻転では，睾丸は陰嚢内に引き上げられるであろう．時々睾丸腫瘤が見つかる．

2) 触診

診察方法

1. 睾丸は極めて敏感であるから，診察する時には細心の注意を払うべきである．やさしく触診するのはもちろんのこと，寒い時，寒い場所で診察する医師は，診察を始める前に手をこすって温めるべきである．睾丸が降りてこない最大の原因は診察する手が冷たいからであるといわれてきた．
2. 母指と指先に挟んで感じること．最も重要なのは睾丸と副睾丸を区別することである．これらははっきりと別の構造物である．睾丸は固茹での卵あるいはゴム製ボールの硬さで，陰嚢内で垂直に垂れ下がっている．副睾丸は睾丸の外後側で頂点から底部まで走る，柔らかく，ミミズ様の構造物である（この初歩的な区別を多くの医師は理解していないようである．例えば，マサチューセッツ出身の腫瘍内科医がかつて私にこう言った．「副

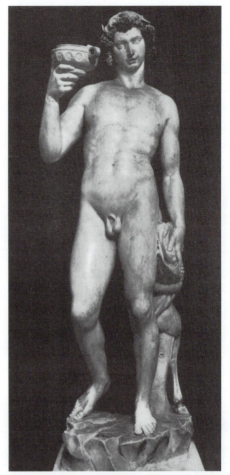

図 21-8　右の睾丸は左の睾丸より垂れ下がっている．（ミケランジェロ作『バッカス像』）

睾丸炎」と診断されて最初に抗菌薬治療を受けなかったセミノーマの患者を 1 回も診たことがない！と）．
3. 診察をしている間に，患者に自己触診の仕方を教えること．

睾丸のがんは 20～34 歳の男性に最もよくみられる固形腫瘍である（Siegel et al., 2016）．睾丸の自己診察が，ステージⅠの腫瘍を早期発見できるといういくつかのエビデンスがある（Garnick et al., 1980）．米国小児科学会は睾丸の自己診察（TSE）を 18 歳で始めることを推奨した（米国小児科学会，1988）．しかしながら，米国予防医療専門委員会（USPSTF）は TSE の偽陽性の評価には高いコストがかかることを引用して TSE 反対を繰り返し推奨してきた（米国予防医療専門委員会，2011）．予測できることだが，この意見は泌尿器科医と予防医学の専門家によって批判された（Rovito et al.,

2016).とにかく，睾丸の胚細胞がんでは原発巣を触診ではなく，超音波でのみ検出しうる時には臨床的に性腺外に転移している可能性がある（Kirschling et al., 1983）.

4. 腫脹を見つけて，その腫脹が睾丸由来なら陰嚢内の腫脹の**頂点**を感じることができるはずである（もしそうできないのなら，ヘルニアのような他の可能性を考えるべきである）.

所見

睾丸の大きさ

睾丸の大きさに関する科学的文献では，容積測定を用いる．臨床では，睾丸の大きさは Prader 睾丸容量測定器，カリパス，ポータブル超音波装置を用いて測定する（Sakamoto et al., 2007）.最も正確な水置換法は日常使用にはあまりに不便なので，調査目的に用いられる（Sakamoto et al., 2007）.

Prader 睾丸容量測定器（ユーモアたっぷりに「内分泌のロザリオ」と呼ぶ）は 12 のラベルづけされた木製あるいはプラスチック製の 1 mL から 25 mL までの容量の楕円形のビーズからなる単純な道具である（Atabek, 2011）.睾丸容量測定器の中には，思春期前は 1〜3 mL，思春期は 4〜10 mL，成人は 12〜25 mL とサイズを代表するように異なる色に色分けされているものもある．成人では 15 mL 未満の睾丸容積は異常に小さいとみなされている.

私の理解では，正常なアンドロゲン活性のある男性の平均的な睾丸は，たいていは少なくとも患者の小指の遠位 2 つの骨（末節骨から中節骨まで）と同じ長さくらいである（Marfan 体型の患者は除く）.キャリパー（測計器）を用いると睾丸の長径を正確に測ることができる．その正常値に関するデータが知られている（Tishler, 1971）.正常下限（平均-2SD）[注2]は白人で 31 mm，黒人で 34 mm である．日本人男性の睾丸は白人の睾丸と比して，通常小さい（Takihara et al., 1983）.どんな大きさであれ，左右はおよそ同じはずである.

両側性の矮小睾丸は Klinefelter 症候群，筋緊張性ジストロフィー，続発性性腺機能低下症に生じる．矮小睾丸（通常は片側性，時に両側性）はム

[注2] 私はここでは 95% 信頼区間を使用しない．なぜなら，生のデータは体格の大きさで補正されておらず，95% 信頼区間（白人で 41 mm，黒人で 44 mm）は小さくてもアンドロゲン作用の正常な男性の多くを誤診してしまうからだ.

ンプス，梅毒，外傷，フィラリア，停留睾丸，鼠径ヘルニア修復術の結果生じる可能性がある.

睾丸腫瘍

圧痛のない睾丸の腫脹，腫瘤は，新生物，結核，第 4 期梅毒（ゴム腫を伴う）で起こる.

睾丸の硬い結節状の腫瘤は通常新生物である．睾丸内のおはじき大の腫瘤として触知する腫瘍もある．場合によっては，腫瘍が正常組織と置き換わり，睾丸は正常の形状をしていても，健側と比較すると全体が大変硬い．睾丸腫瘍はしばしば圧痛がない．そうしたケースは生殖器の病変ではしばしばあることだが，しばらく前から，患者自身がその成長に気づいていた可能性がある（S. Marks, 私信, 1988）.それは偶然に患者あるいはそのパートナーによって気づかれている可能性があるが，きまりが悪いがために医師には言えないこともある（Bosl and Motzer, 1997）.しかしながら，悪性腫瘍は急性陰嚢として現れることもある（O'Brien and Lynch, 1988）.睾丸腫瘍を有する患者には，外傷エピソードがあって初めて受診する者もいる.

睾丸鞘膜内に体液あるいは血液がたまったために生じる腫脹は，滑らかで弾力があるように感じる．それは，睾丸瘤であったり（光透過性あり．上記参照）血瘤（光透過性なし）であったりする.

睾丸捻転

睾丸捻転では，精索がねじれて動脈血流と静脈還流が閉塞してしまう．これは緊急事態である．つまり，診断されないと，虚血によって組織壊死が起こり，結果として睾丸を失う可能性がある.

患者は通常急に片側の睾丸，陰部，腹の痛みが始まったと訴える．それは運動後に起こることがあり，そんな時には，外傷が原因と考えられる．しかし，睡眠中にも起こりうる．患者はやがて激しい苦痛を呈し，陰嚢に圧痛のある浮腫んだ腫瘤に気づく．しかしながら，その痛みは当初は下腹部あるいは鼠経部に限局する可能性があり（Pogorelic et al., 2016），35〜50% もの患者で副睾丸炎の発症とよく似た緩徐発症を呈する（O'Brien and Lynch, 1988）.「黄金の 6 時間」を超えると診断の遅れにつながる．捻転は青年期に最もよくみられるが，50 代になっても起こりうる．また，生後 1 年間での発生にピーク

があり，停留睾丸が悪影響を与える可能性がある(Pogorelic, 2016)．患者のおよそ 1/3 までが，突然軽快するよく似た痛みを過去に経験している．鑑別診断は，急性睾丸副睾丸炎，絞扼性陰嚢ヘルニアである．以下の所見が睾丸捻転を支持するとされる(Clain, 1973)．

1. 患側の睾丸は，健側よりも高位にある．

2. 発生学的異常があると捻転を起こしやすい．すなわちそのような睾丸は，垂直ではなく，水平に位置すると信じられている．これは鐘ツチ変性 "bell clapper deformity" としてしばしば語られる．しばしばあることだが，健側の睾丸も水平に位置している．

3. 睾丸捻転では睾丸と副睾丸を区別できないことが多い．副睾丸が通常の後外側以外の場所に触れたなら，おそらく捻転である．しかし，通常の位置にあるからといって，捻転は除外できない．というのも，睾丸は 360° もしくは 720° 回転している可能性があるからである(O'Brien and Lynch, 1988)．

4. 1 時間睾丸を挙上して保持すると，睾丸副睾丸炎では痛みが軽減するが，捻転では軽減しないといわれている．これは，正しくない．さらに言うと，時間が最も重要である．診断が遅れると睾丸を失うことになる．

病歴あるいは身体診察によって睾丸捻転を強く支持する場合には，カラー Doppler 超音波診察法(CDU)が最良の診断検査である(Pepe et al., 2006)．しかしながら，捻転が疑われ，CDU が利用できない場合，また明らかに正常な CDU であっても，即時の外科的探索は遅滞なく正当化できる(Pepe et al., 2006；Sharp et al., 2013；S. Marks, 私信, 1998)．血流が 6 時間以内に回復すれば，睾丸の 80～100% を救うことができる．24 時間以上続く痛みの後では，救出率は 20% まで下がる．

副睾丸炎として治療されてしまい診断が遅れることによって「プライマリ・ケア」医を受診した睾丸捻転の患者は，睾丸を失うリスクが 25% もあるということがいくつかの研究によって示されている(Haynes et al., 1983)．

TWIST スコア(虚血と捻転疑診のための睾丸ワークアップ)は放射線検査あるいは緊急外科紹介に基づく決定において非専門科のガイドとなりうる．症状と徴候は，睾丸腫脹(2 点)，硬い睾丸

(2 点)，挙睾筋反射陰性(1 点)，悪心／嘔吐(1 点)，高位睾丸(1 点)を含む．128 人の患者において，カットオフ値を，低リスクが 0 点，中程度リスクが 1～5 点，高リスクが 6 点としたところ，40 人が低リスク，57 人が中程度リスク，31 人が高リスク患者であり，0 点で 100% の陰性的中率，6 点以上で 93.5% の陽性的中率であった(Sheth et al., 2016)．

> 急性睾丸捻転は子供では腹痛，悪心，嘔吐を呈することがある．特に，腹痛を呈する少年で正確に症状を表現できないのであれば，焦点を当てた生殖器の診察を必ず含めるようにする(Ramachandra et al., 2015)．

睾丸炎

睾丸炎では睾丸の疼痛と腫脹が起こる．ムンプス，梅毒，淋菌，その他の感染によって引き起こされる可能性がある．急性化膿性睾丸炎では，陰嚢の皮膚は発赤し，浮腫状で，しばしば睾丸瘤が存在する．患側の睾丸の萎縮は，約半数のケースでムンプス睾丸炎に続発する(O'Brien and Lynch, 1988)．

小児では，睾丸副睾丸炎は稀といわれていたが(129 例中，18 歳以下の患者はいない)，睾丸に限局した痛みと腫れがあれば，すべての小児に試験手術が推奨されている．すなわち，「小児の睾丸炎の診断は，手術台の上で確定する」のである(Leape, 1967)．しかしながら，より最近の研究によると急性陰嚢といわれる患者の約 60% において，より炎症の発生率が高いことがわかる．さらに，多くの人が性腺付属器の捻転に侵される．性腺付属器捻転は自然寛解する病状である(Halachmi and Katz, 2013)．睾丸捻転との鑑別は難しいこと，見逃してしまえば結果は深刻で不可逆であることを覚えておくように．睾丸喪失率は 1998～2010 年までの期間にわたって改善しなかった(Sood et al., 2016)．

副睾丸病変

急性副睾丸炎は極めて強い痛みを伴う副睾丸の腫脹と炎症である．そのため患者は何もできなくなってしまうほどである．通常は片側であり，その構造の一部またはすべてが侵されうる．発症機転は緩徐であり，発熱や膿尿のような感染徴候を伴うことがよくある．男児では，細菌性副睾丸炎は，通常，泌尿生殖器先天異常がかかわってお

り，年長者では後天性の解剖学的異常と関係している．35歳以下の思春期以降の男性では構造異常が基礎にあることは稀で，感染の最大の原因は淋菌 *Neisseria gonorrhoeae* あるいは *Chlamydia trachomatis* である．

副睾丸炎の他の形としては，外傷性，閉塞性（精管切除後），あるいは化学的（いきんだ時の尿道前立腺部からの無菌尿の逆流による刺激から）である．

副睾丸炎と捻転あるいは腫瘍とを区別することは必須である．

副睾丸の最もよくみられる異常は，精管切除後に続発する膨満感である．これは通常は無症候であるが，触ると痛いこともある．副睾丸の頭部，体部，尾部といったように膨満感を自覚する部位を表記すべきである．時に，**精液瘤**と呼ばれる嚢胞ができることもある．これは強い圧痛を伴うことがある．時に，圧痛のない，軟らかいことも硬いこともある小さな腫瘍を副睾丸頭部から少し離れたところに触れることがある．副睾丸垂，あるいは睾丸垂，退化した構造物を示している．この構造物はしばしば有茎性で，それ自身が回転しうる．その結果として，この付属物そのものの軽度の捻転が起こる．その痛みは激烈であり，睾丸や副睾丸の捻転と間違われることがある．時に，検者は皮下に濃い青色の小領域"blue dot sign"を認めることもある．しかしながら，共存する陰嚢浮腫および暗色の皮膚色はこの徴候の有用性を限定する可能性がある(Sharp et al., 2013)．診断が正しければ，通常保存的治療が奏効するが，手術により迅速に痛みを取り除くことができる(S. Marks, 私信，1998)．

多発性嚢胞腎では副睾丸の嚢胞を生じることがある．

頭部で拡張や嚢胞化した副睾丸は Young 症候群でみられることが多い．Young 症候群は閉塞性無精子症（しかし，精子の運動性はよい），慢性副鼻腔肺感染症と関係しており，汗試験は正常である(Handelsman et al., 1984)．

結核および淋菌感染症は副睾丸に始まり，2次的に睾丸へ進展することがある．播種性結核症を疑う患者においては，副睾丸の診察は特に重要である．

精索

精索は輸精管，睾丸挙筋を含み，睾丸と副睾丸に血液を供給している．異常は稀であるが，重要なのは，鼠径管から睾丸まで両側を触診することである．時に，精索内の嚢胞を認めることがある．管，太いコードのような構造物を感じるよう心がけるべきで，何らかの間隙あるいは過去の輸精管切除に一致して精子肉芽腫があるかどうか注意すること．表面の不整，結節あるいは腫瘍には注意すべきである．稀であるが，傍睾丸腫瘍，原発性肉腫が精索内に見つかることがある．片側に管がないことは，同側の腎臓の欠損と関連がある．両側の管の欠損は嚢胞性線維症でみられる．

4　ヘルニア

通常，ヘルニアは視診と膨隆の触診によって診断される．場合によって大きな陰嚢の腫瘍が鼠径ヘルニアであると判明することがあるだろう．こうしたケースでは腫瘍の直上を触知することができないであろう．稀ではあるが，蠕動音を聴取することもある．

男性患者において，慢性の診断がつかない陰部痛は初期のヘルニアが原因であることが50％に及ぶ．腹圧をかけている間は悪化し続け，徐々に痛みが増悪する場合にはその可能性がある．「スポーツヘルニア」は，サッカーやホッケー選手に高頻度にみられるが，これもまた，「陰部途絶」とか「後腹部緊張」と呼ばれる．これらの患者では典型的には腫瘍を触知できない．ヘルニア造影や外科的手術を考慮して紹介すべきである(Seidenberg and Childress, 2005)．

1）診察方法

1. 患者を立たせて，腰から下まで裸にし，患者の正面に座る．
2. 注意深く膨隆を探す．外鼠径輪に注目して，患者に咳をさせる．つまり，誘発要因と膨隆を観察する．再び患者に咳をさせて，両側を比較する．
3. 腫れは見えなくとも，患者が痛みと腫れを訴えたら，そう感じる場所を指で指し示してもらう．それから，患者に咳をさせて再びよく見る．
4. 右側には右手を使って，左側には左手を使って，示指を陰嚢に押し込むこと．指腹が患者側を向くように索に沿って指を押し上げながら，指を

回転させる.

5. 指先で浅鼠径輪を触知する. 正常の浅鼠径輪の大きさは小指の先がちょうど入るくらいである（大きな浅鼠径輪は必ずしもヘルニアの存在を意味しない）.

6. 患者に咳をさせる. ヘルニアのなかには指先に相対して膨隆を感じるものもある. 一方で, 索に沿って腹壁を通じて腫瘤が飛び出しているものもある.

7. ヘルニアを感じ取ったら, どれくらい嵌納困難か, 触知できるのなら欠損の大きさ, 圧痛に注意しながら, 内側に戻すよう試みる. 患者が立位の間にヘルニアを嵌納することが難しければ, 患者を仰臥位にして再度嵌納を試みること. 無理矢理やってはいけない.

2) Zieman 法

1. 上記の 1～3 のステップに従うこと.

2. 患者の体位を調節する. 検者が何をしているか見ようと頭を下げないように, 頭を一方向に向けさせ, 立てたままとすること.

3. 患者を立位に保ち, 検者も立つ. 右側を調べるには, 後方やや右側に立つこと. 左側を調べるには後方やや左側に立つこと. 調べるべき側に対応する手を用いて, ボールをキャッチするように指を広げ, Hesselbach 三角（直接ヘルニアの側）の上に第3指を置くこと. そうすれば, 第2指は間接ヘルニア側の直上にあり, 第4指は大腿ヘルニア側の直上にあるであろう. 患者に鼻をつまんで息をするように指示すること. 空のヘルニア嚢の壁が滑るように動くこと, あるいはヘルニア嚢に内臓が飛び出すことによって生じる押された感覚を感じとること（Clain, 1973）.

5 前立腺と精嚢

直腸指診を行う時には前立腺と精嚢を触診すべきである（23章参照）. これらは男性器の診察にはなくてはならないものである.

文献

- Ahmed I. Malignant melanoma: Prognostic indicators. *Mayo Clin Proc*. 1997;72:356-361.

- American Academy of Pediatrics. *Guidelines for Health Supervision II*. Elk Grove Village, IL: American Academy of Pediatrics; 1988.
- Atabek ME. Prader orchidometer and ultrasound can be used for monitoring testicular growth: Which is a more valid method? *Horm Res Paediatr*. 2011;76:144.
- Bain CL, Guay AT. Reproducibility in monitoring nocturnal penile tumescence and rigidity. *J Urol*. 1992;148:811-814.
- Bean WB. Vascular Spiders and Related Lesions of the Skin. Springfield, IL:Charles C Thomas Publisher; 1958.
- Bong GW, Koo HP. The adolescent varicocele: To treat or not to treat. *Urol Clin North Am*. 2004;31:509-515.
- Bosl GJ, Motzer RJ. Testicular germ-cell cancer. *N Engl J Med*. 1997;337:242-253.
- Calikoglu AS. Should boys with micropenis be reared as girls? *J Pediatr*. 1999;134:537-538.
- Castellsagué X, Bosch FX, Muñoz N, et al. Male circumcision, penile human papillomavirus infection, and cervical cancer in female partners. *N Engl J Med*. 2002;346:1105-1112.
- Clain A, ed. *Hamilton Bailey's Demonstrations of Physical Signs in Clinical Surgery*. 15th Ed. Baltimore, MD: Lippincott Williams & Wilkins; 1973.
- Crawford P, Crop JA. Evaluation of scrotal masses. *Am Fam Physician*. 2014;89:723-727.
- Davson J, Jones DM, Turner L. Diagnosis of Meleney's synergistic gangrene. *Br J Surg*. 1988;75:267-271.
- DeGowin EL. *Bedside Diagnostic Examination*. New York: Macmillan; 1965.
- Downing R, Black J. Polyarteritis nodosa: An unrecognized cause of Fournier's gangrene. *Br J Urol*. 1985;57:355-356.
- Elhanbly S, Elkholy A. Nocturnal penile erections: The role of RigiScan in the diagnosis of vascular erectile dysfunction. *J Sex Med*. 2012;9:3219-3226.
- Eyre RC. *Evaluation of Nonacute Scrotal Pathology in Adult Men*. Waltham, MA: UpToDate; 2016.
- Fournier AJ. Gangrene soubroyante de la verg. *Med Pract*. 1883;4:589-597.
- Fred HL. *Elephant Medicine—And More*. Macon, GA: Mercer University Press; 1988.
- Garnick MB, Mayer RJ, Richie JP. Testicular self-examination. *N Engl J Med*. 1980;302:297.
- Gat Y, Bachar GN, Zukerman Z, et al. Varicocele: A bilateral disease. *Fertil Steril*. 2004;81:424-429.
- Goldman BD. Common dermatoses of the male genitalia. *Postgrad Med*. 2000;108(4):89-96.
- Halachmi S, Katz N. Epididymo-orchitis in pre-pubertal children. Epidemiology, etiology, management and follow-up recommendations. *Open J Urol*. 2013;3:96-101.
- Handelsman DJ, Conway AJ, Boylan LM, et al. Young's syndrome: Obstructive azoospermia and chronic sinopulmonary infections. *N Engl J Med*. 1984;310:3-9.
- Harrison JH, Gittes RF, Perlmutter AD, et al. *Campbell's Urology*. 4th Ed. Philadelphia, PA: W. B. Saunders; 1978.
- Hatipoğlu N, Kurtoğlu S. Micropenis: Etiology, diagnosis and treatment approaches. J *Clin Res Pediatr Endocrinol*. 2013;5: 217-223.
- Hauck EW, Weidner W. François de la Peyronie and the disease named after him. *Lancet*. 2001;357:2049-2051.
- Haynes BE, Besson HA, Haynes VE. The diagnosis of testicu-

lar torsion. *JAMA*. 1983;249:2522-2527.

- Jarow JP, Coburn M, Sigman M. Incidence of varicoceles in men with primary and secondary infertility. *Urology*. 1996;47: 73-76.
- Kirschling RJ, Kvols LK, Charvoneau JW, et al. High-resolution ultrasonographic and pathologic abnormalities of germ cell tumors in patients with clinically normal testes. *Mayo Clin Proc*. 1983;5:648-653.
- Kwan M, Greenleaf WJ, Mann J, et al. The nature of androgen action on male sexuality: A combined laboratory-self-report study on hypogonadal men. *J Clin Endocrinol Metab*. 1983; 57:557-562.
- Lamb RC, Juler GL. Fournier's gangrene of the scrotum. *Arch Surg*. 1983;118:38-40.
- Leape LL. Torsion of the testis: Invitation to error. *JAMA*. 1967;200:93-94.
- Lee PA, Houk CP, Ahmed, SF, Hughes IA; International Consensus Conference on Intersex organized by the Lawson Wilkins Pediatric Endocrine Society and the European Society for Paediatric Endocrinology. Consensus statement on management of intersex disorders. International Consensus Conference on Intersex. *Pediatrics*. 2006;118:e488-e500.
- Morris BJ, Gray RH, Castellsague X, et al. The strong protective effect of circumcision against cancer of the penis. *Adv Urol*. 2011;2011:812368. doi:10.1155/2011/812368. Available at: https://www.ncbi.nlm.nih.gov/pmc/articles/PMC3113366/. Accessed Feb 27, 2017. Nelson RP. Male sexual dysfunction: Evaluation and treatment. *South Med J*. 1987;80:69-74.
- O'Brien WM, Lynch JH. The acute scrotum. *Am Fam Physician*. 1988;37:239-247.
- Pal DK, Biswal DK, Ghosh B. Outcome and erectile function following treatment of priapism: An institutional experience. *Urol Ann*. 2016;8: 46-50.
- Papadopoulos I, Kelâmi A. Priapus and priapism. From mythology to medicine. *Urology*. 1988;32:385-386.
- Pepe P, Panella P, Pennisi M, Aragona F. Does color doppler sonography improve the clinical assessment of patients with acute scrotum? *Eur J Radiol*. 2006;60:120-124.
- Pogorelić Z, Mustapić K, Jukić M, et al. Management of acute scrotum in children: A 25-year single center experience on 558 pediatric patients. *Can J Urol*. 2016;23:8594-8601. Available at: http://www.canjurol.com/html/free-articles/JUv23_I06_18_FREE_Commentary_DrPalmer_Dec16.pdf. Accessed Apr 20, 2017.
- Public Health Service, U.S. Department of Health, Education, and Welfare. *Syphilis: A Synopsis*. Washington, DC: U.S. Government Printing Office;1968 (Public Health Service Publication No. 1660).
- Ramachandra P, Palazzi KL, Holmes NM, Marietti S. Factors influencing rate of testicular salvage in acute testicular torsion at a tertiary pediatric center. *West J Emerg Med*. 2015;16:190-

194.

- Rovito MJ, Manjelievskaia J, Leone JE, et al. From "D" to "I": A critique of the current United States Preventive Services Task Force recommendation for testicular cancer screening. *Prev Med Rep*. 2016;3:361-366.
- Sakamoto H, Saito K, Oohta M, et al. Testicular volume measurement: Comparison of ultrasonography, orchidometry, and water displacement. *Urology*. 2007;69:52-157.
- Schwebke JR, Hook EW III. High rates of Trichomonas vaginalis among men attending a sexually transmitted diseases clinic: Implications for screening and urethritis management. *J Infect Dis*. 2003;188:465-468.
- Seidenberg PH, Childress MA. Managing hip tendon and nerve injuries in athletes. *J Musculoskelet Med*. 2005(July): 337-344.
- Sharp VJ, Kieran K, Arlen AM. Testicular torsion: Diagnosis, evaluation, and management. *Am Fam Physician*. 2013;88: 835-840.
- Sheth KR, Keays M, Grimsby GM, et al. Diagnosing testicular torsion before urological consultation and imaging: Validation of the TWIST score. *J Urol*. 2016;195:1870-1876.
- Siegel RL, Miller KD, Jemal A. Cancer statistics, 2016. *CA Cancer J Clin*. 2016;66:7-30.
- Sood A, Li H, Suson KD, et al. Treatment patterns, testicular loss and disparities in inpatient surgical management of testicular torsion in boys: A population-based study 1998-2010. *BJU Int*. 2016;118:969-979.
- Spirnak JP, Resnick MI, Hampel N, et al. Fournier's gangrene: Report of 20 patients. *J Urol*. 1984;131:289-291.
- Takihara H, Saktoku J, Fuji M, et al. Significance of testicular size measurement in andrology: I. A new orchiometer and its clinical application. *Fertil Steril*. 1983;39:836-839.
- Thomas A, Woodard C, Rovner ES, et al. Urologic complications of nonurologic medications. *Urol Clin North Am*. 2003; 30:123-131.
- Tishler PV. Diameter of testicles. *N Engl J Med*. 1971;285: 1489.
- Udelson D. Biomechanics of male erectile function. *J R Soc Interface*. 2007;4:1031-1047.
- U.S. Preventive Services Task Force. Screening for testicular cancer: U.S. Preventive Services Task Force reaffirmation recommendation statement. *Ann Intern Med*. 2011;154:483.
- Van Basten JP, Jonker-Pool G, van Driel MF, et al. Fantasies and facts of the testes. *Br J Urol*. 1996;78:756-762.
- WHO. The influence of varicocele on parameters of fertility in a large group of men presenting to infertility clinics. *Fertil Steril*. 1992;57:1289-1293.
- Williams RH. *Textbook of Endocrinology*. 5th Ed. Philadelphia, PA: W. B. Saunders; 1974.
- Wiygul J, Palmer LS. Micropenis. *Sci World J*. 2011;11:1462-1469.

22 章 女性器

あるものは男女に共通で，あるものはどちらかの性にしかない．後者は私には関係ないもので，割愛したい．

ロバート・バートン[訳注1]『メランコリーの解剖学』，
第1部第1章，2-4

訳注1） Robert Burton（1577〜1640年），英国の科学者．

◆ 覚えておくべきポイント

- 月経歴と妊娠歴はいつでもしっかりとる．
- 女性に腹部所見や腹部症状で来院したり，不明熱があったり，尿路症状があったりすれば内診の適応である．
- 女性のつつましさに敬意を払い，本人の個人的意思を尊重する．何をしようとしているかを説明して安心させる．必要に応じて，本人の拒否ならびに特別な配慮の必要性について記載する．念のためいつも付き添いはいたほうがいい．
- 外性器，腟粘液，頸管をよく観察し，適正な検体を提出する．子宮頸がんのスクリーニングの他に，リスクのある患者ではクラミジアを頻繁にスクリーニングすることも大切である．なぜなら，クラミジアは無症候にもかかわらず不妊の原因になるからである．
- 頸管，子宮，付属器を触診し，痛みの有無や硬さ，可動性，大きさ，腫瘍の有無を確認する．直腸診や腟直腸診察も忘れないこと．

1 概要

1）一般診療における内診の重要性

従来内診は症状の評価や無症状の女性に対する定期診察の1つ（性感染症や子宮頸がん，卵巣がんのスクリーニング）として行われてきた．近年，無症状の女性に対する施行に関しては意見が割れている．米国内科学会（ACP）（Qaseem et al., 2014）や米国予防専門委員会（USPSTF, 2016），米国疾患予防管理センター（CDC）（Workowski, et al., 2015）のガイドラインでは支持していない．一方，米国産婦人科学会（ACOG）はそれに反対の立場をとっている（Gellhaus, 2016）．診断ガイドライ

ンについて考える時には，下記をいつも心に留めておくといい．

「ガイドラインには気をつけていなさい．誰もが，劣等生連合に親しみやすいものだ．劣等生連合は間違いのもとになる．しかし同時に，優等生連合は正しいことの妨げになる．自分のために考えなさい」（Loriaux, 2016）．

内診の侵襲的な部分，例えば腟鏡の挿入や，もはや廃れてしまった双合診などはしなくてよくなった．安くてポータブルであまり侵襲がない，エコー検査などが出現したから，と指摘している人もいる（Goldstein, 1990）．だがいつもそうとは限らない．ベッドサイドのエコー機器はとてもよくなったとはいえ，経腟プローブを要するし，また解釈はかなり施行者に依存する．

心ない診察をされたために内診をトラウマのように感じている女性は多い（Hilden et al., 2003；Magee, 1975）．内診が断られがちな点からみると，多くの医師も内診を嫌なものだと思っているようだ．そしてそれゆえに，内診しない（Stormo et al., 2011）．内診を怠ると，大切な診断（妊娠など）を見逃すかもしれない．実際驚くほどたくさんの女性が妊娠を知らずに，知っていれば先送りにしたはずの大手術を妊娠初期に受けていたり，妊娠初期に不適切な処方を受けていたりする．このような過失を減らすために，最終月経は診察のたびに確認するべきだし，妊娠検査に躊躇はいらない．

内診は，患者に腹部所見や腹部症状があったり，不明熱があったり，帯下や性器出血がみられたり，泌尿器症状があったりするような時には非常に重要である．骨盤膿瘍が数日間診断されずに放置されていることはよくあることだし，腟炎が「膀胱炎」と間違えられて診断されていることもよくある．女性器は隠れているが，医師の医療的意図に無関係であることはほとんどない．

▍ 症例の現病歴

非常に太っていてアルコール依存症のある患者が，夜遅くに有名な公立病院に入院した．腹痛が主訴であった．インターンは膵炎と診断し胃管を

入れて輸液をオーダーし，床についた．

翌朝看護師がけたたましく彼を呼び，患者のベッドに産まれたての赤ちゃんがいると知らせた．

ある人は，もし救急外来のプロトコルに則って妊娠検査をオーダーしていたらこんな結果は防げると思うかもしれない——もし誰かがその結果をチェックしていてくれたなら．

2）環境

患者のプライバシーを守るためにできることはすべてする．内診のために部屋を用意する時には，ベッドの足側にドアがないように気をつける．誰かがドアを開けて入ってくるかもしれないと思うと患者は安心できないからだ．部屋には着替えて脱いだ衣類を置いておくための，カーテンで仕切られた場所があるのが望ましい．そこには，患者が診察後に使えるようにティッシュと生理用ナプキン，ゴミ箱などを用意しておくとよいだろう．部屋は暖かくしておくべきなのはいうまでもないし，必要ならさらに暖房器具を用意しておくとよいだろう．

3）物品

内診にあたって，以下のものが必要になる．

1. 明るい，できれば冷光の照明．腟鏡に照明が付いているもの（図 22-1）が一番よい．一般的にはグースネックライトが手に入りやすい．
2. 足台付きの診察台と，車輪付きのスツール．どうしてもベッド上の入院患者を診察しなければならない時には，便器を逆さにして臀部の下に置くと患者の臀部を持ち上げるのに使える．腟鏡での内診をする時には，臀部が十分持ち上がっていなければ見えにくい（下記参照）．足台は冷たくて硬いものである．いろんなタイプの足台カバーがある．もしくは，患者が靴を履いたまま診察台に上がってもよい．
3. 使い捨ての手袋 3 つ．片方の手に手袋を 2 重履きにしておくと，直腸腟診の必要がある時に使える．
4. 水溶性の潤滑剤．なぜならこのタイプの潤滑剤は，Pap スメアや細菌検査に影響を与えないためである（Pawlik an Martin, 2009）．しかし普通の温かい水を推奨する人もいる．

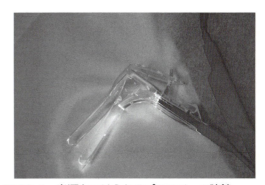

図 22-1 光源をつけられるプラスチック腟鏡．
（ワシントン DC の Devra Marcus 医師のご厚意による）

5. 検査室から指定された Pap スメア用の器具．ほとんどの場合，スライドガラスより液状化検体細胞診の器具を用いている．検査室からの説明をよく読むこと．細胞診だけでなく，HPV 検査ができるキットもある．
6. もし利用できる顕微鏡があるなら，スライドガラス，カバーガラス，10％KOH 溶液を，頸管粘液や帯下の検査用に準備する．以前は，診察室での内診の一環として"wet mount"といって医師が顕微鏡で帯下の検査をしていたものだが，臨床検査改善法（Clinical Laboratory Improvement Act；CLIA）によって「免除されない（CLIA 認証が必要な）」施設が行うべき顕微鏡検査訳注2)とされた．それゆえ米国では，この検査は CLIA の認証を受けたクリニックや，認証を受けた検査室でしか行えなくなった．もしそのような検査室がある場合には，wet mount は室温ですぐに提出する（NCPH, 2016）．

訳注2) CLIA は臨床検査に関する法律で，waved test とは，検査技師や精度管理が不要な，尿検査紙，便潜血反応，尿妊娠検査キットなど簡単な検査のこと．nonwaved test とは，これに対して CLIA で認証された検査室で行うべき検査を指す．

7. CLIA 認証された検査キット．酵素や遺伝子検査を用いた病原体検出に関しては随分進化した．さまざまな CLIA 認証（つまり，どの診察室でも実施できる）検査が，クラミジアや淋菌，単純ヘルペスウイルスのようなよくある感染症に関して利用できる．もしくは，もうすぐ利用できるようになる．これらの検査の感度と特異度をよく知っておくこと，そして多くの場合はスクリーニング方法とならないことを理解しておくのが大切である．
8. 必要があれば，より複雑な検査キット（ヘルペスの PCR 検査やウイルス培養，淋菌の培養，クラミジアの核酸増幅検査など．検査のために，検査室から調達する．検査室の指示に従うよう細

心の注意を払うこと.

9. pH試験スティック（もしくはpH試験紙）．pH 4.0〜5.5を区別できる狭い範囲のpH試験紙を使うとよい．なぜなら，広い範囲のpH試験紙 (pH 4.5〜7.0) を使うより解釈がしやすいからである．後腟円蓋には精液や月経血，頸管粘液が溜まってpHを上げることがあるので，pHスティックは腟の側壁にさっとあてるようにする．閉経前の女性で腟内のpHが4.5以上の場合にはトリコモナス腟炎や細菌性腟炎が疑われ，カンジダ外陰部腟炎は除外できる (Anderson et al., 2004). 閉経後の女性で特にエストロゲン補充療法をしていない場合には，腟内pHは5.5以上であり時に6.8を超えることもある (Nilsson et at., 1995).

10. 腟鏡を選ぶ．Graves腟鏡（アヒルの口）（図22-2）はさまざまな広さ，深さのものがある．Pederson腟鏡はより小さく平らであり，性交渉経験がない女性や，過敏症，外傷，放射線治療治療などのために腟入口部が狭い場合に使われる．ほとんどの患者をこの腟鏡で診察する医師もいる．使い捨てのプラスチックの腟鏡は透明で腟鏡越しに腟壁が観察できる．だがラチェットは金属の腟鏡のネジほど繊細なアジャストができない．図22-1に示すプラスチックの腟鏡は，ワシントンDCのDevra Marcus医師によると患者が選んだそうである．

11. 便潜血テストキット．

4) 自己学習

新人は実際に患者を診察する前に，腟鏡を手にとって操作に慣れておく必要がある．親指で押す部分（押すと上側のブレードが持ち上がる）を押してみて，またハンドルを指で押してみて（下側のブレードが下方に下がる），遠位のブレードが離れていくのを確認する (duckbill = カモノハシのように). 側方についているねじを締めると，ブレードの位置は固定する．中央部分はブレードの前後径を調節する時に使う（図22-2）．

5) 診察の準備

ちょっとした作法で，患者は気分を害することなく診察を受けられ，医師も診察がしやすくなるものだ．きちんと人道主義的な考え方を示さない

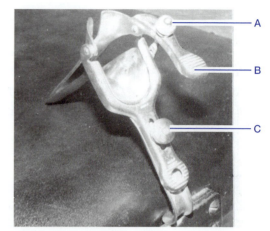

図22-2 Graves腟鏡．A：側方のねじ．B：親指で押す部分．C：中央のねじ．

と，とても緊張して不安がっている患者をしっかり内診することは難しい．

できる限り，できればコンサルテーション室などで，患者が服を着ている状態で問診する．分娩が差し迫っていたり，その他超緊急事態の時でもない限り，初診患者なのに患者が足台に足を乗せてから自己紹介する，などということはあってはいけない．内診所見をただ確かめたくて患者に質問するような時でも，患者が足を下ろしてから答えるのでもよいと伝えておく (ACOG, 2007). 十分な大きさの膝掛けを用意しておく．2重ドレーピングテクニックに関しては15章で説明しているが，背中側を開けるように膝かけを腹側からかければ，内診時に腹側をしっかりカバーできる．膝かけは腹部から膝までかかっているほうがよい．

診察者が男性でも女性でも，付き添い者がいることは重要である (ACOG, 2007). 患者がセクシャルハラスメントや性犯罪を訴える場合を想定すると，証言者がいるのが一番よい．Sara Imershein医師によると，患者のなかには付き添い者がいることで医師にプライベートなことを話しづらいと感じる人もいるようだ．こういう場合，第三者がその場にいるのは医師が自分を信頼していないからだと患者は思うようである．この観察は他の人からも確認されている (Patton et al., 1990). 医師は患者の気持ちに敏感でなければならない．だが同時に，患者の言いなりになってもいけない．医師は自分が最良と思う判断に基づいて行動するべきである．個人的な話をしっかり聞くためには，診察後患者がきちんと服を着てから，ほんの少し

の時間でもよいので，第三者のいない診察室に入ってもらうのがよい．患者が付き添い者を拒否したり，他の特別な要求をしたりした時には詳細を記載すること．

内診を始める前に，患者にはトイレに行く機会を与えておく．膀胱が充満していると診察所見があいまいになったり，病的所見がとりにくかったりする．同様に，直腸が充満していてもしっかりした診察はできない（もし診察時に腫瘍か硬便かがわかりにくかった場合には，排便してからもう1回診察したほうがよい時もある）．

診察には砕石位（足を足台にのせ，股関節はできるだけ開いて，臀部がベッドのきわにある姿勢）が望ましい．股関節を開けない患者では，Sim位（側臥位になって下方の腕を背中の後ろ側に置き，両側大腿を曲げて上側の膝が床につくようにする）も有用である．

患者を砕石位にさせたまま患者を1人残して部屋を出てはいけない，というのは常識の範疇である．

6）診察の順序

内診以外の診察，少なくとも甲状腺，乳房，腹部の診察は終えていなければならない．

内診は外性器の視診と触診から始める．次に手袋をつけた指に温めた水か潤滑ジェルをつけて，腟壁と子宮口をやさしく触診する．もちろんこの時腟内の病変を触るかもしれない（時にこの時点で婦人科の必要性が明らかになり，患者が2度も腟鏡検査を受けることのないよう，コンサルトすることもある）．腟内と子宮口は腟鏡を使って視診し，細胞診や細菌検査に必要な検体を採取する．次に内性器を腹部の上から置いた手と腟内に挿入した指とを使って双手診で触診する．ほとんどの場合，直腸診は最後に行う．時に，ヘルニアを触診で明らかにするために患者を立たせたほうがよいことがある．砕石位ではわからないからである．

7）小児診察のメモ

小児診察の詳細を述べるのは本章の範疇を超えるが，どの医師も小児の虐待を見つけたら報告する義務があるので，ここに簡単に示しておく．

小児科，家庭医，産婦人科，泌尿器科，内分泌科，（特に性的虐待が疑われる場合は）救急科において，外性器の診察は，小児の系統的身体診察の1つに含められる．これらの専門科では，外性器の診察はルーチンに行うが，内診は尿生殖器の病因を疑う時に限る．思春期前の，生殖器の形態学や病理学は，成人のものと随分異なる．しっかりした診察をするには特別なトレーニングや経験が必要である．加えて，これは責任問題でもある．したがって上記の専門科ではない者は特別な状況でない限り，外性器の診察はせず，専門家に紹介するのがよい．特別な状況の場合のために，子どもの外性器の診察について詳細を記載したものが別に出版されている（AAP Committee on Child Abuse and Neglect, 2013；Adams et al., 2016；Emans, 2012）．

2　外性器

1）非定型な外性器

医師はさまざまなタイプの非定型的な外性器に遭遇するかもしれない．ほとんどの患者は小児期に診断されるが，時に成人になってから診断される人もいる（Acherman and Hughes, 2016）．詳細の記述はこの項の範疇を超える．一般的に外性器の解剖学的所見が非典型的な場合は生殖内分泌科への紹介が望まれる．

性分化疾患

性分化疾患（Disorders of Sex Development；DSD）は染色体の性と外性器の性が先天的に乖離している状態を指す言葉で，以前は「半陰陽」「インターセックス」などと呼ばれていた（Lee et al., 2006）．およそ4,500人の赤ちゃんに1人が，いわゆる「判別不能な外性器」であり専門家に評価してもらわないと男児か女児かの判別がつかない（Acherman and Hughes, 2016）．先天性副腎皮質過形成（かつては副腎性器症候群と呼ばれていた）が最もよくある病態である．アンドロゲン完全不応症の患者は，遺伝子は男性だが，外見は完全に女性で，外性器も女性である（Mongan et al., 2015）．

非定型な外性器で外性器／性の不一致のないもの

これらには，Klinefelter 症候群や Turner 症候群，停留睾丸，アンドロゲン過多のための男性化，尿道下裂などが含まれる（Houk and Levisky, 2016）．

トランスジェンダー

「トランスジェンダー（TG）」という言葉は，自身の染色体や外性器の性と異なる性自認を持つ人に，広い意味合いで使われる（Winter et al., 2016）．TG の患者は TG の専門科チームによって，ホルモン療法や手術などのケアを受ける（Coleman et al., 2012；Hembree et al., 2009）．しかし，TG の患者はまず，TG のコンセプトを理解したいという典型的な医学ニーズのために一般医や適切な専門家に紹介されることがある（Wylie et al., 2016）．本人の性自認にかかわらず，身体診察は存在している臓器をベースに行う（Coleman et al., 2012；Hembree et al., 2009）．

2）陰毛

男性型の陰毛の生え方（7 章参照）は，男性化の所見である．しかし，陰毛は人種によってかなりばらつきがある（Mangelsdorf et al., 2006）．また同一人種でも，陰毛の生え方は連続したばらつきがある．例えば，終毛[注1]が腹部（恥骨三角よりも上方）にみられる女性は，400 人のイングランド人とウェールズ人女子大学生の 35％であった（McKnight, 1964）．したがって，毛の生え方の家族歴は助けになる．内分泌科の医師は女児の毛の生え方の評価に Ferriman-Gallwey スコアを使うかもしれないが，一般診察では有用ではない（Martin et al., 2008）．

3）外陰部

大陰唇

外陰唇を覆っている皮膚には，その他の部位を覆う皮膚と同じように，悪性黒色腫や乾癬，脂漏性湿疹が起こりうる．外陰唇のアーチは特に皮脂腺に富んでおり，よって皮脂嚢胞や毛嚢炎が起こりやすい．大陰唇は，汗腺膿瘍（化膿性汗腺または Verneuil 病）や，アポクリン汗疹（Fox-Fordyce病）になることがある．これらは「Fordyce 斑」という皮脂腺の正常バリアントと混同しないこと（Margesson, 2016）．

また，コンジローマ（下記参照）や伝染性軟属腫の有無も確認する（**図 7-25**）．

大陰唇は男性の陰嚢に相応するので，非常に稀ではあるが，陰唇鼠径ヘルニアというものもありうる．性発達疾患の患者では大陰唇の中に精巣がみられることもある．

Bartholin[注2] 腺膿瘍は，できあがってしまっていると，外陰唇背側にできた，明らかに赤い，圧痛を伴う腫瘍となる．患者は特殊な歩き方をし，強い痛みを訴える．だが，あると思って診ないと，相当大きな嚢胞（液体が貯留した嚢胞であったり，稀に腺がんであったりすることもあるが）でも見逃すことがある．外陰唇の背側部分を人差し指と親指とで触診して，腫脹がないか確認する．Bartholin 腺膿瘍のある患者では，性感染症（STI）を合併している確率が高くなる．グラム染色をして，淋菌やクラミジアの培養を行い，梅毒，HIV，B 型肝炎の検査も考慮する．

外陰唇の肥大は脂肪異栄養症でみられる．

小陰唇

小さな女児でみられる小陰唇の癒合（陰唇癒合，外陰癒合）は，処女膜閉鎖か先天性腟欠損かを鑑別しなければならない．

コンジローマやヘルペス，発赤を確認する．「小陰唇の肥大」を気にして受診する女性がいるかもしれない（ACOG, 2016）．小陰唇にはその形やサイズについてかなりのバリエーションがあるので，この診断は物議を醸している（Redy and Laufer, 2010）．肥大を決めるための小陰唇のサイズについてコンセンサスはない．小陰唇形成術を希望する患者の理由は，症状（刺激や痛みなど），身体醜

注1 終毛は粗く，黒く，長い．普通は腋窩や頭蓋，恥骨三角や恥骨の菱形，髭など，特定の部位に生える．ケジラミがあると，表皮剥離とともに，毛のベースに卵がみられる．

注2 Casper Bartholin はデンマークの有名な医師の 3 世で，舌下腺の Bartholin 管についても記載した．父親の Thomas は，リンパ節を再発見した．Thomas の父親の Casper はマルメー出身の博学者で，コペンハーゲン大学では哲学，解剖学，ギリシャ語の長を断り，医学長に就任した．彼らのうち誰も，学会に務めたという記録はない．

形障害（Body dysmorphic disorder；BDD），社会的な美容の流行である（ACOG, 2016）．症状がない患者は，大丈夫であることを説明するか，BDD 精査のために精神科に紹介する．一方，症状のある患者は婦人科に紹介する（ACOG, 2016）．

クリトリス

クリトリス肥大は内因性もしくは外因性のアンドロゲン過多に伴う男性化徴候である（Carmina, 2006）．内因性のものとしては多嚢胞性卵巣症候群（PCOS），卵巣疾患，副腎疾患，下垂体疾患（Cushing 症候群や Cushing 病），先天性副腎皮質過形成，莢膜細胞過形成などがある．同化作用のある薬剤に曝露してしまったり，間違って使われたりすると，外因性の男性化が起こる（Nieschlag and Vorona, 2015）．

小児と成人でのクリトリスの標準的なサイズは文献に示されている（Lee et al., 2006）．伝統的に成人でクリトリスの長さが 10 mm 以上のものが異常とされてきた．しかしクリトラルインデックス（CI ＝腺の矢状径×横径）のほうがアンドロゲン作用のよりよい指標であることが示されている（Tagatz et al., 1979；Verkauf et al., 1992）．CI を算出するためにクリトリスの幅と外周（腺の基底部）を測定しなければならない．親指と人差し指で，やさしく，しっかりと皮膚や皮下組織をよけるように広げる．CI が 35 mm² 以上ある場合には異常であり，内分泌内科にコンサルテーションする．

内分泌的な異常を伴わないクリトリス肥大は稀であり，神経線維症などの炎症疾患を考慮する（Sutphen et al., 1995）．

女性器の割礼

世界中で約 2 億人の女性が女性器の割礼または切除（FGM/C）を受けている．FGM はクリトリスの切除から，外陰部全体の切除と封鎖（腟入口部を縫い縮めること）まで幅がある．WHO から激しく非難されているにもかかわらず，年間 300 万人がリスクにさらされており，時に母国から中東やアフリカ，アジアやヨーロッパ，米国に移住した後もリスクにさらされることがある（WHO, 2016）．内診はできなくなるかもしれない．患者は時に尿道が狭窄し膀胱障害を生じて間欠自己導尿をしなければならなくなることがある．

Ayaan Hirsi Ali は少女時代に経験したこの手技を記述している（Ali, 2008）．

1990〜2012 年の間に，米国で FGM/C を受けた女性は 168,000〜545,000 人と，224％に増加した．増加分の多くは 2 世の女性や少女である．この文化の起源はエジプト，エチオピア，ソマリアなどで，いずれも 50％が受けている．米国では 1996 年以降，18 歳以下の少女に対する FGM/C は違法になった．このため 2013 年から「休暇の切除」と称して少女たちを国外に出してこの手技を受けさせることが広がっている（Goldberg et al., 2016）．

多くの医師がこの手技がこんなにも広く行われていることに気づいていてない．FGM が 90％もの女性に行われているエジプトを頻回に訪れていたとしても（Abdalla, 2017）．

尿道

尿道からの膿性分泌物は淋菌や尿道憩室，また他の原因による尿道炎によるものである．時に，腟前壁から尿道方向に沿ってなでた時のみ尿道分泌物がみられることがある．尿道カルンクルは主に閉経後の女性にみられる尿道口から外向性に突出した良性ポリープである．感染症や悪性腫瘍との関連は疑わしい．しかし，大きかったり炎症があったりする場合には泌尿器科へのコンサルテーションを要する（Conces et al., 2012）．尿道脱は痛みや出血を伴う腫瘤で，その脆弱性のために悪性腫瘍と間違うことがある．小児や高齢女性で，特にいきんだ後に発症しやすい．淋菌感染では尿道口の側方からやや後方に位置する Skene 腺から膿が出ることがある．Skene 腺は見つけるのが難しい．

処女膜

小児の診察では，腟の無形成や中隔，処女膜の異常を除外するために外陰部の視診を含めたほうがよい（Braveman et al., 2010）．

処女膜の解剖学的な変形には，処女膜完全閉鎖，処女膜不完全閉鎖，篩状の処女膜，処女膜の分離などがある（Heller, 2015）．処女膜閉鎖が臨床的に最も問題である．新生児期には母体からのエストロゲン刺激により分泌した腟粘液が貯留して，腟粘液瘤を生じることがある．腟入口部が盛り上がって見える．時には大きな腹部腫瘤となることさえある（Cioffi et al., 2012）．腟粘液瘤がしば

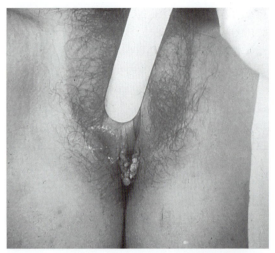

図 22-3　尖圭コンジローマと第 1 期梅毒の下疳[訳注3].
1 つ性感染症(STI)があると他の STI も伴いやすいということを心にとめておく.
(Division of Sexually Transmitted Diseases, Center for Prevention Services, Centers for Disease Control, Atlanta, GA のご厚意による)

訳注3）尖圭コンジローマは HPV によるもの．扁平コンジローマは梅毒によるもの．

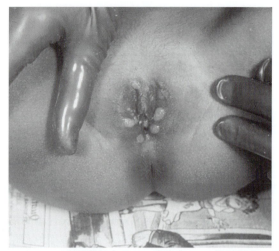

図 22-4　性的虐待を受けた小児の第 2 期梅毒による扁平コンジローマ
(Division of Sexually Transmitted Diseases, Center for Prevention Services, Centers for Disease Control, Atlanta, GA のご厚意による)

らくあると，子宮や両側卵管が閉塞することがある．しかしほとんどの場合では腟粘液瘤は吸収されて小児期から思春期までは無症状となる．初経のころになると，周期的にお腹が痛くなり，排尿困難となる．外陰部診察をすると，腟血液瘤のために処女膜が青みがかって見える．処女膜閉鎖は超音波検査の適応である．腟血液瘤に気づかないと，卵管血腫を生じ腹腔内破裂を起こすことがある．

また，性交渉ができる患者では，硬く線維化した処女膜が性交痛をきたすことがある．

性感染症

陰茎にできるもの(21 章参照)は外陰部や腟内にもできる．第 1 期梅毒の硬性下疳(図 22-3)やクラミジアによる鼠径リンパ肉芽腫，鼠径部肉芽腫，カンクロイド，ヘルペス潰瘍，扁平コンジローマ(第 2 期梅毒によるもの：図 22-4)，尖圭コンジローマ(性病いぼ，図 22-3)などである．

尖圭コンジローマの大きさは多様であり，鮮やかな色の，やや紫がかった疣贅が，通常は肛門外陰部付近に発育している．小児では時に大きな結節となっており，表面がイチゴ色をしていることもある．肛門周囲や外陰部も，肛門管や腟内，子宮口の尖圭コンジローマと関連している．

尖圭コンジローマは時に平坦であり，この場合酢酸溶液で処理した時やコルポスコピーで観察した時のみ診断できる．長引く外陰部腟炎のある患者のワークアップでは，丁寧に診察しなければならない．1 つの疾患をしっかり除外することは，他の疾患の診断につながる(R. Allen，私信，2004)．

尖圭コンジローマは HPV(ヒトパピローマウイルス)によって起こる．この HPV のいくつかの型が，最近特に若い女性に増えている子宮頸がんや外陰部がんと関連している(Raymond, 1987a, 1987b)(下記参照)．

HPV は米国で最も多い性感染症とされている．DNA 検査による疫学調査によると全米で 14〜19 歳の女性の 24.5％，20〜24 歳の 44.8％が感染している．しかし感染者の 90％で 2 年以内にウイルスがいなくなる(Dunne et al., 2007)．

血清 HIV 抗体陽性の患者では，尖圭コンジローマの率が高い(Boyd, 1990)．よって，尖圭コンジローマをみたら，小児の性的虐待を含むその他の病態を考慮しなければならない(下記参照)．

外陰部のびまん性の発赤や腫脹は，帯下(によるかぶれ)のせいかもしれない(表 22-1)．

淋菌性腟炎は，尿道や外陰腟部，Bartholin 腺，Skene 腺などが痛くなるので鑑別できるかもしれない．

表 22-1　帯下の鑑別診断

病因	におい	帯下の状態	外陰部や腟壁の状態	pH	顕微鏡所見	症状
正常	－	濃い，排卵期に多くなる	ピンク	3.8〜4.2	乳酸桿菌	－
カンジダ	－	凝乳状	発赤，腫脹，びらん	4.0〜4.7	KOH 処理にて仮性菌糸，グラム染色にて発芽酵母	瘙痒感，灼熱感，排尿痛，性交痛
腟トリコモナス	魚臭	緑，黄色，灰色で泡立っていることもある	びまん性に発赤しているか，"strawberry vagina"，または灰色の偽膜	5.0〜5.5	動く微生物とたくさんの白血球	瘙痒感，不快なにおいのする帯下，排尿障害，性交痛
Gardnerella vaginalis	魚臭	薄く「小麦粉ペースト状」．泡立っているのは 10％以下	普通は明らかな腟外陰炎はきたさない	5.0〜5.5	clue cell．乳酸桿菌は減っており，他の感染が合併していない限り白血球は少ない	痒みがあることは少ない
淋菌	－	膿状	Bartholin 腺 炎，Skene 腺 炎，PID を伴うことがある	—	グラム陰性の細胞内双球菌	排尿障害を伴うことがある，PID（骨盤内炎症性疾患）を合併すれば急性の腹痛
老人性腟炎	－	粘液状	滑らか，てかっていてひだがない，青白く，乾燥，毛細血管が拡張している	5.5〜7.0	傍基底細胞，白血球，たくさんの細菌，「ダーティ」なバックグラウンド	灼熱感，瘙痒感，性交痛

STI（sexually transmitted infection：性感染症）が 1 つあることが明らかになれば，その他の STI，特に長期間無症候のままであるクラミジアなどの感染も疑わなくてはならない．不妊などの長期にわたる合併症を防ぐため，培養や，時には見切り発車の治療適応になる．

若い時にパートナーがたくさんいると，STD の感染率はとても高くなる．CDC は全米で 1.1 億人以上の男女が STI に罹患していると推計している．うち 20％以上（2,200 万人）が 15〜24 歳の男女である（CDC, 2013）．2008 年に米国で新規に発症した 1,970 万人中，約 50％（980 万人）が 15〜24 歳の若年男女だった（Satterwhite et al., 2013）．

米国人の 6 人に 1 人が外陰部ヘルペスに罹患しており，81％が無症状，もしくは気づいていない．感染症は無症状だと広がる．いつもコンドームをつけている，という人は使ったことがないという人よりヘルペスに罹患するリスクが 30％少ない（CDC, 2010）．

STI に関しては，後述の「帯下」の項目でさらに扱う．

■ コンドームの使用

しっかりとコンドームを使うことが推奨される

ものの，STI を起こすあらゆる病原体に関して，コンドーム使用がどれほど有効な予防手段なのかということがはっきりわかっているわけではない．少なくとも 100％からはほど遠い．淋菌もしくはクラミジアに曝露した患者を調べた研究では，コンドームを毎回使用することで淋菌やクラミジアの感染率を 43％から 30％に減らせたということである（Warner et al., 2004）．女性用コンドームの STI 予防についての有効性についてはデータがあまりない．STI クリニックに受診した女性を対象とした研究で，再度 STI（梅毒初期，淋菌，クラミジア，トリコモナスなど）にかかって治療を要した回数は，女性用コンドーム使用群で 100 人/月あたり 6.8，男性用コンドーム使用群で 100 人/月あたり 8.5 であったが，統計学的有意差はなかった（French et al., 2003）．

HPV 感染予防においてのコンドーム使用の効果に関して発表されている論文のレビューでは，すべての予防法に限界があるとしている．3 つの論文で予防効果があるとされていたが，その他ほとんどの論文で効果がないとされた（CDC, 2004）．

コンドームの使用に関して問診し，毎回使っていると答えたからといって STI の検索を遅らせるようなことはしてはならない．性交渉歴のある

患者にカウンセリングを行う時にも，コンドーム使用の有効性を大げさに言ってはならない．性感染は，感染する微生物にとっては，種の保存のために非常に有効な手段である．いまだにどんなテクノロジーも，一夫一婦制，貞節，婚前交渉の禁止に勝る性感染症拡大予防を開発できないでいる．

外陰部のその他の感染症

外陰部には(特に小児で)蟯虫や疥癬などの寄生虫が感染することがある．疥癬にはよく，ブドウ球菌やレンサ球菌による膿痂疹を伴い，これらは黄色い痂皮のついたびらんがあるのが特徴である(Whiting, 1983)．

非常に多くの真菌が外陰部に常在しているが，抵抗力が弱ったり，局所を温めたり，摩擦したりした時に病因となる．その他の背景には，妊娠，糖尿病，経口避妊薬，広域抗菌薬使用などがある．最も多いのは，インキンタムシやカンジダ(monilia属)である．インキンタムシは境界明瞭で腫脹しており蝶形で，境界には鱗屑がある．上方に広がることも，大腿内側に広がることもある．酒粕状の白い帯下はカンジダ腟炎に特徴的である．赤い丘疹で，炎症部位の際や外側に「サテライト・リージョン」を伴うこともある．しかし，特徴的な帯下を伴う症例は50%以下であり，発赤と水様帯下，強い不快感を訴えることのほうが多い(R. Allen, 私信, 2004)．

赤痢アメーバによっても，外陰部や腟に潰瘍を生じることがある(普通はコントロールがつかないひどい下痢の後である)．

その他の全身疾患

膿瘍や深い潰瘍はCrohn病に伴う所見であることがある．他に外陰部潰瘍をきたす疾患としては，Behçet病，尋常性天疱瘡，多形性紅斑がある．

萎縮性外陰炎

閉経後，皮脂腺の脂が少なくなるので陰唇は萎縮して薄くなる．皮膚は薄くてかって，伸びにくくなる．普通，同様の変化が腟にも起こり(下記参照)，腟口は狭くなる．

外陰ジストロフィー

外陰部の皮膚は周囲の皮膚より刺激に敏感であるうえに，洗剤やビデ，避妊クリーム，デオドラントなどさまざまな刺激物に曝される可能性がある(McCluggage, 2009)．長い間，痒くて掻いて，を繰り返していると肥大性ジストロフィーをきたすことがあるが，これは慢性単純性苔癬(神経皮膚炎)の一種である．この結果びまん性の紅斑となったり限局した腫脹領域となったり，角化が進んで白っぽく見えたりする．びまん性の刺激が悪性化を起こすとも考えられている．

硬化性苔癬(硬化性萎縮性苔癬ともいう)は，典型的には白く光った平坦な斑を作るが，これは癒合して外陰部や大腿内側，肛門周囲に広がっていくことがある．皮膚は羊皮紙やタバコ紙のようになるかもしれない．癒合が外陰唇と外陰唇の間に及ぶと，腟口が硬く閉じてしまうこともある．患者の半分～3人に2人は閉経後女性であるが，小児にも起こりうる(この疾患のある患者で外陰部に病変が及ぶのは35%のみであるが)．腋窩など性器以外の部位が侵される．患者の34%が臨床的に診断された自己免疫疾患を有していると報告されている(Soper and Creasman, 1986)．

硬化性苔癬患者の約3%にがんが生じる(Soper and Creasman, 1986)．反対に，外陰部がんのある患者30人中16人(53%)で硬化性苔癬が病変部位に関与している(Punnonen et al., 1985)．

診察時に外陰部ジストロフィーがあった女性の2～5%に進行外陰部腫瘍があり，さらに4～8%の女性に細胞異型がみられた(Soper and Creasman, 1986)．

外陰部の上皮内がん

上皮内扁平上皮がん(時にBowen病と曖昧な用語で表現されている)は，単発，多発いずれの形もとりうるし，散在していたり癒合していたりもする．約20%の症例で，色素沈着がある．その他は白色か紅色である．子宮頸がんの上皮内がんと子宮頸がんとの関係ほどには，外陰部上皮内がんと外陰部がんの関連は強くない．以前は高齢女性の病気であると考えられていたが，若年女性の発症率が増えてきて，17歳の女性に生じたという報告もある(Al-Ghamdi et al., 2002)．1985～1988年と，1994～1997年の間に50歳以下の高異型度外陰部上皮内がんの発症率は392%に増え，外陰部進行がんの発症率は157%に増えた(Joura et al., 2000)．すべてというわけではないが，ほとんど

の腫瘍が HPV と関連している．疑わしい箇所が
あれば生検をするべきである．

Paget 病

以前は上皮内がんの同義語と考えられていた
が，外陰部 Paget 病はまったく違う疾患で(van
der Linden et al., 2016)，上皮内腺がんであり，時
に進行腺がんを伴っている．所見としては，はっ
きりとした境界を持つ，血流豊富で赤みがかった
痒みを伴う湿った部位で，時に痂皮を伴う．白い
皮膚が赤い部分に挟まれて島状に見える．病変部
位は会陰や大腿まで広がることがある．

外陰部の進行がん

外陰部がんは子宮がん，卵巣がん，子宮頸がん
に次いで4番目に多い婦人科がんである(Siegel et
al., 2014)．外陰部がんの所見は極めて多様であ
る．初期にはわずかな丘疹や小さな潰瘍に見える
ことがあり，尖圭コンジローマや乳頭腫，潰瘍性
カンクロイド，ガマ腫，結核などと間違えやすい
(よって，生検は非常に大切である)．潰瘍を伴う
外陰部がんの典型は，潰瘍性隆起性腫瘍である．

外陰部がんの原因は，時には年齢による萎縮や
自己免疫の過程によるものもあるが，ほどんどの
場合 HPV による(Koning et al., 2008) HPV 感染
が若年層に増えているという観点からみると，外
陰部がんの診断時の平均年齢もかつて65歳で
あったものが低くなってきている(Messing and
Gallup, 1995)．

注意点：外陰部の重篤な病変に対する治療は，本
当に遅れがちである．なぜならいろいろな治療を
「試しに」やってみるからである．例えば，真菌，
ガルドネラなどを適当に診断し処方したりするこ
とである．必要なのは，コルポスコピーなどを用
いてしっかりと診察することであり，また培養や
生検を行うことなのである(R. Allen, 私信, 2004；
ACOG, 2008；Bohl, 2015)．

外陰部疼痛症候群(外陰部疼痛症)

外陰部疼痛症候群(vulvar pain syndrome；VPS)
はかつて外陰部疼痛症と言われていたが，3ヶ月
以上，原因不明の外陰部の痛みが続くものである
(Moyal-barraco and Lynch, 2004)．全体的に痛い
こともあれば限局性のこともある．外陰部疼痛症
の病因や病理学的機序は不明だが，おそらく神経

痛が関連している．内診では外陰部にびまん性も
しくは限局性の痛みがあり，発赤していることは
稀である．小陰唇を広げようとした時に痛みを生
じるのが，典型的な身体所見である(Ventolini and
Barhan, 2008)．VPS は患者の生活の質を著しく下
げる．VPS は除外診断で，治療もとても難しいこ
とから専門家への紹介が望まれる．

外傷

硬いものにまたがるようにして転んだりする
と，外傷から非常に大きな血腫ができることがあ
る．外傷があるのに，よく聞いても原因を答えて
くれない場合には，強姦や性的虐待の可能性を考
慮しなければならない．

性的虐待

1970年代から医療者は小児への性的虐待に関
心を向けてきた(Kempe, 1978)．最近の研究でも，
性的虐待は重篤でよくある病態ということが示さ
れている(Kim et al., 2016)．また，汚染された証
拠によるバイアスで，信じられないほど攻撃的な
有罪判決を受けた人が，後に無罪であったことが
わかった例もある(Pillai, 2002；Wir and Whartcroft,
1995)．見逃しもまた，冤罪もまた，悲惨である．
後者の例では，いわれなき告発を受けたその子ど
ももまた害を被る．不当に親から分離されるし，
ストレスの多い面接は子どもにとって，ポルノに
さらされるのにも似た影響を与えるかもしれない
(Kuehnle, 1998；Zeitlin, 1987)．

医師はさまざまな状況で小児の性的虐待を疑う
ことがある(AAP Committee on Child abuse and
Neglect, 2013)．子どもの家族から直接性的虐待の
所見について相談されることもある．別件で受診
した児を診察中に疑うこともある．性的虐待の可
能性を上げる所見は数え切れないほどたくさんあ
る(Adams et al., 2016；Hymel and Jenny, 1996)．例
えば，原因不明の腹痛，夜尿，便失禁，排尿困
難，繰り返す尿道感染症，痙攣，自傷，神経性食
思不振，恐怖症，うつ，学校での問題，性交渉に
関する不適切な知識，他者への性犯罪，外陰部や
肛門・尿道の外傷，出血，瘙痒，疼痛，腟内や肛
門内の異物，肛門部の外傷や炎症，傷，STI，若
年妊娠，処女膜の欠損や切創(これらは正常のバ
リアントかもしれないが)などがある．

これらの初見はいずれも非特異的で，虐待の証

拠にはならない．さらに，性的虐待を疑われて診察に来る子どものほとんどは，何も身体所見がない(Adams et al., 2016)．

医師は，診療のなかでその権限として子どもの虐待に関して評価したり報告したりする規則や規定について，よく知っておかなければならない．地域に小児虐待アドボカシーセンターがあり，医師にとって貴重な情報源として役立つ．これらのセンターのリストは National Children's Alliance website http://www.nca-online.org で手に入る．

基本的には，疑い事例が出たらできるだけ早く，小児虐待アドボカシーセンターの虐待専門家のもとで，経験のある小児虐待チームによるフォーマルな性的虐待の診察を受けるのが望ましい．

特別な状況下では，緊急の診察が必要になる(AAP Committee on Child Abuse and Neglect, 2013；Adams et al., 2016)．法医学的証拠を確保するのが必要な時や，傷の手当が必要な時，また子どもの安全の確保を要する時や STI の予防抗菌薬の投与が必要な時などである．

補足

文献によると，小児科医は性的虐待が疑われる事例で適切な外陰部の診察ができるようにトレーニングされていない(Lentsch and Johnson, 2000)．質の低い医師による診察は，法的手続のなかで低い価値しか生まない．なので，子どもは診察というさらなるトラウマにさらされることになる．十分なサービスのない地域で診察しているような医師は，性的虐待被害児の診察を定期的に行い，入手可能な細かい推奨をアップデートする必要がある(AAP committee on Child Abuse and Neglect, 2013; Adams et al., 2016)．

虐待は過小評価されることも過大評価されることもある(Jenkins and Howell, 1994)．詳細に調査すると，子どもや親から虐待の申し立てのあった事例の50〜70％しか立証されないといわれている(Zeitlin, 1987)．すべての疾患で虐待が調査されるので，虐待の割合は低くなっている(より多くの人が調査されて分母が大きくなっているので)．陽性的中率も低くなっている．

しかし，性感染症の子ども，特に多数の性感染症を持っている子どものほとんどは，おそらく性的虐待により感染している(Argent et al., 1995)．STI の虐待の証拠としての強さはいつも議論にな

る．性交渉によらない感染は，淋菌(Monif, 1982；Reinhart, 1991)，クラミジア(Bays and Chadwick, 1993)，HPV(Bays and Chadwick, 1993；Pacheco et al., 1991)，伝染性軟属症（McIntyre, 1986)などで起こりうる．

身体所見で偽陰性は，特に診察が遅れた場合には，よくあることである．小児では傷はすぐに治ってしまう．最後の事件から3日以内の診察では69％に所見がみられても，6ヶ月以上たつと15％にしかみられなくなる(Adams and Knudson, 1996)．背側の陰唇小帯や会陰にひどい裂傷があっても，7〜10日で完全に治ってしまう(Adams, 1992)．

健康で，虐待を受けていない思春期前の小児でも，正常所見がバリエーションに富んでいる．性的虐待に伴う所見と思ったものが，正常のマイナーバリエーションであることもある(Gardner, 1992)．

硬化性萎縮性苔癬(上記参照)は，感染症が関与していてもしていなくても，最も性的虐待と誤診しやすい皮膚の変化である(Handfield-Jones et al., 1987)．ちょっと拭いた時にできるような小さな傷がもとで，びっくりするほどの皮下出血をきたしたり(Bays and Chadwick, 1993)，アザやびらん，潰瘍をきたしたりする(Mühlendahl, 1996)．他に性的虐待と紛らわしいものとしては，先天的尿道上裂，腟血腫，尿道カルンクル，先天的なへこみ，おむつかぶれ，何かにまたがってできた創傷(West et al., 1989)，シートベルト外傷，バブルバスやゴシゴシ洗い過ぎたことによる痒み(Adams, 1991)，稀ではあるが女子で行われる割礼による外陰部の癒着や傷などが挙げられる．

虐待の症例で，最も大切なのは病歴である．有意な病歴をとるためには，決して「誘導尋問」にならないように，やさしく繊細に病歴聴取をしなければならない．問診は客観的でなければならない．問診者にバイアスがかかって，「検証者」や「証人」のようになってしまうことがよくあるが，そうではなくて，「診察者」や「評価者」でいられるように自ら気をつけなければならない(Jenkins and Howell, 1994)．患者が秘密を打ち明けそうにないからといって，「拒否」されたと思う必要はない．

質問を繰り返したり，悪い質問の仕方をしたりすることが，患者の回答に影響するということを心にとめておくこと．

加えて，被害者への問診が「尋問」になってはいけない（2章参照）．また，後からこの問診が犯罪であると訴えられる可能性を考慮して，問診はビデオテープに撮っておいたほうがいい．ある調査によると，質問に答えた小児のうち約25％が，何らかの形で問診が有害であったと答えている（Zeitlin, 1987）．

3 腟内の診察

1）視診

さまざまなタイプのヘルニアが，腟口に腟粘膜をかぶった腫瘤の形で現れる．腟粘膜のしわがヘルニアとよく似て見える．膀胱瘤は膀胱の一部を含んでおり，直腸瘤は直腸の一部を含んでいる．小腸瘤は背側のDouglas窩から前腟円蓋に腹膜が出てきているヘルニアであり，重症例では腟口まで下がってくる．患者が力を入れたり咳をしたり圧迫した時にこれらのヘルニアがさらに顕著になるかもしれない．重症例では子宮口が腟口の外に出てくる．これらはすべて，骨盤底筋の弛緩によるもので，普通は出産によるダメージである．

稀に，閉鎖孔ヘルニアが腟内腫瘤を作ることがあるが，見えるというより触ることのほうが多い（下記参照）．

2）触診

先に述べたように，触診を腟鏡による診察より先行させることがある（なかには，腟鏡に慣れてからはこの手技を省略している医師もいる）．腹壁側には敏感な組織（尿道やクリトリス）があるので，指を入れる時にはこれらを押さないように気をつける．グローブは水で濡らして滑りやすくするか，後から行うPapスメアに影響しないならば水溶性の潤滑ジェルをつける．

診察前に，これから何をするのかを患者に説明することはとても大切である．例えば「これから腟の外側に触れて，開きます．今から，指が入ります」などと言う（Magee, 1975）．患者にただリラックスせよと命じてもあまり効果がないことが多い．腟入口部のすぐ外側を内側から押して，今押している筋肉（肛門挙筋）を緩めてくださいとい

うと，きっとわかってもらえるだろう．

腟壁すべてを触診する．特に前腟円蓋は腟がんの発生部位なのでよく触診する．明細胞がんは腟円蓋の下に，エンドウ豆くらいの腫瘤として触れることがあるが，これは妊娠中にジエチルスチルベストロール（DES）を摂取した母から産まれた女児で診られることがある．この曝露があった者のうち1：1,000の確率で発症し，発症の平均年齢は19歳である（Ryan et al., 1995）．DESは1950〜1960年代に流産予防として使用され，その後性交後の避妊（モーニングアフターピル）として使われたが，あまり避妊効果がなかった．FDAは1971年に妊婦への使用を禁止し，今では北米ではもう人体用のものとしては手に入らなくなっている．

「泌尿器症状」（下腹部の圧迫感，頻尿，排尿時痛，排尿困難があり尿所見が正常）を訴える患者では，尿道の側方，恥骨を上に押し上げるようにして触る部分に圧痛がないか確認するといい．これは女性の前立腺炎として知られる傍尿道腺の炎症を示唆していて，泌尿器症状の鑑別疾患である（Gittes and Nakamura, 1996）．

直腸腟瘻の孔が後腟壁の硬結として触れることがある．閉鎖孔（恥骨と坐骨の間にある大きな丸い孔が腟の側壁を通して触れる）の部位が痛みや腫脹を伴う場合，閉鎖孔ヘルニアを診断する重要なカギであることがある（Clain, 1973；Stamatiou et al., 2011）．この稀な病態はまず60歳以上のやせた女性にしか起こらないが，診断困難な絞扼性イレウスの原因となり，そのなかにはRichter注3型となるものも多い．鼠径部の腫脹は恥骨筋に覆われているためにわかりにくいことが多い．閉鎖神経や，そこから膝に伸びる膝関節枝に沿って関連痛があると（Howship-Romberg徴候），股関節が動かしにくくなり，このため腰を曲げたままでいがちになる（26章も参照）．

骨盤底筋力は尿失禁には重要であるが，テストするには排尿を我慢しているような感じで腟内に入れた医師の指を締め付けてみてくださいと患者に言ってみるとよい．

注3　Richterヘルニアでは，腸全周ではなく一部で絞扼がある．

3) 腟鏡診

診察方法

1. これまでの視診や指での触診から，適当なサイズの腟鏡を選ぶ．腟鏡は大きすぎず，かつきちんと視野をとれるくらいのサイズが好ましい．Pederson 腟鏡はほとんどの場合に使え，また患者からの評判もよい(S. Imershein, 私信, 1998)．Graves 腟鏡の中サイズより大きなものが必要になる場合は経産婦でもあまりない．

2. 金属製の腟鏡は使う前に温水で温めておく．そうすると，滑りもよくなるのでよい．温めすぎたかなと思った時は，患者の内ももにそっと当てて，具合を聞いてみるとよい．白熱灯で温める方法もある．プラスチック製の腟鏡はあまり冷たくない．

3. 診察台の足下に低めの椅子を置いて座る．

4. ほとんどの教科書で，まずブレードを垂直に持って腟内に入れてから回転させよと書いてあるが，はじめから水平にして入れよという人もいる(Magee, 1975)．大事なことは焦らないでゆっくり挿入することであり，尿道をブレードで引っ掻けないことである．左手の第2,3指で後腟壁を下方に押し，その上を滑らせるように腟鏡を入れる人もいる．そうでなければ，左手は大陰唇を開き，陰毛が入らないようにするのに使う．背側(後方)に向けてブレードを進め(後方のブレードを子宮口の下に入れたいので)，腟前壁には圧がかからないようにする．どんな圧も，後方にかける．

5. 腟鏡が入ったら，ゆっくりと開いて子宮口を観察する．もしプラスチック製の腟鏡を使っているなら，ロックがかかる時にカチリと音がすることをあらかじめ患者に伝えておく．もしもっと開きたかったら，Graves 腟鏡の中央のねじを緩めてブレードを引き離すとよい．開いたらもう一度きちんとねじを締める．もしブレードが急に動いて閉じてしまったら，腟粘膜や大陰唇を挟んでしまうかもしれないからである．側方についているねじは閉めてしまわず，スメアを採取する時はブレードを開けたまま指でささえておいて，周囲の観察をするのにはブレードを回転させる，という人もいる．

6. はじめの 1,000 人を診察する時より，その次

の 1,000 人を診察する時，子宮口は簡単に見つけられるようになっている．初めての診察で，正しいサイズの腟鏡を使っているのに子宮口が見えない場合，たいてい子宮口は前方のブレードか後方のブレードの後ろに隠れている．開いた腟鏡のうち，後方のブレードが子宮口をすくって前方，後方のブレードの間に子宮口を持ってくるような形になる．前方のブレードの後ろを確認するために少し腟鏡を引き下げた後，さらに深く，さらに後方(背側)に向かって腟鏡を挿入しなければならないだろう．腟壁が萎縮している場合や子宮が後屈している場合は，「圧迫器」(曲がった子宮鉗子にコットンガーゼをつけたもの)が子宮口を出すのに有用なことがある(Green, 1971)．

7. 子宮口に疾患の徴候がないかよく見る(下記参照)．

8. Pap[注4] スメアと STI 検査につき，検査室の指示に忠実に従って採取する．通常，子宮頸部細胞診の準備には 2 種類ある；従来の Pap スメアと液状化検体細胞診である．いろいろな採取キットがある．ヘラと子宮頸管ブラシを一緒に使って採取するほうが，1 本のヘラやほうき型ブラシを使って採取するより優れている(Marchand et al., 2005)．綿棒は他の用具で採取するより劣る．プラスチックや木のヘラで，外子宮口を円を描くように擦る．子宮頸管ブラシを使う場合には，外子宮口から挿入して 180° 回す．ほうき型ブラシ 1 本を使う場合は，先端を外子宮口の中に入れて，外側のブラシが外子宮口の表面を触るようにして，360°5 回，回す(Saslow et al., 2012)．従来の Pap スメアでは，すばやくヘラやブラシで採取した検体をスライドガラスに塗って，すぐに固定する．スプレーの固定剤を使う時には細胞が壊れないように 10 秒待つ．液状化検体細胞診では，採取した用

注4 "Pap" はこの考案者，George Nicholas Papanicolaou のニックネームであった．彼はアテネで医師資格を，ミュンヘンで MD をとった．バルカン戦争の後，彼は米国に渡り，デパートで布地のセールスを行っていた．そしてコーネル大学解剖学教官のポストを得たのである．剥離細胞診で女性内分泌の研究をした時，がん細胞の染まり方が異なることに気がついた．これを「Proceedings of the Third Race Betterment Conference で発表した(Battle Creek, ミシガン, 1928 年 1 月 2〜6 日)．そこで，「こういう細胞が 1 つでもみつかれば頸がんと診断できるというのも過言ではない」と述べた．が，これは無視され彼は 12年間内分泌の研究に戻ったのである．コーネルの学部長が古いペーパーに気づき，Papanicolaou にがん診断に専念するよう勧めたのである．その時彼は 57 歳であった．しかしわれわれにとって幸いであった．"Pap" スメアは医学において私の知る限り唯一ニックネームを冠している．

具ごと液体に入れて，数回回す．病理室で液体から細胞をフィルターして，スライドの上に固定する(Haghighi et al., 2016)．液状化細胞診では，1つの検体で細胞診も HPV 検査も行えるのが利点である．

9. HPV 検査のための検体を，外子宮口からヘラやブラシで採取し，HPV 検査に送る(Ronco et al., 2006)．もしくは患者が自宅でタンポンや腟洗浄を用いて自己採取する(Gok et al., 2010)．より便利な尿検体での HPV 検査が現在研究されており，もうすぐ手に入るようになる(Piyathiake et al., 2016)．

10. 臨床上の適応があり，柔軟に法的に許されているならば，wet mount とグラム染色を自分でみるために腟分泌物を 2 枚スライドに塗布する．スライドガラスの上に生理食塩水を垂らして wet mount で検査する人もいるが，1 滴垂らしてカバーガラスを乗せるのでも同様によく見える．腟分泌物の pH をチェックする(表 22-1)．もし顕微鏡検査までに数分あるなら，白熱灯の下にガラスを置いて温め，トリコモナスがいた場合に動きが鈍らないようにする．Sara Imershein 医師は試験管にスワブを置いておき，検査室でスライドを作る．一方には 0.9％生理食塩水を垂らし，もう一方には KOH を垂らすそうである．

11. 適応があれば，STI のスクリーニングのための検体を採取する．淋菌(Workowski et al., 2015)，クラミジア(CDC, 2014)，トリコモナス淋菌(Workowski et al., 2015)は核酸検査(NAAT)での検査が標準的である．滅菌綿球を外子宮口に入れて回す．綿球はレーヨン，ダクロン製で柄は白いプラスティックのものを用いる．その他は結果に影響するからである．ゆっくり 30 秒数えて取り出し，指示どおり輸送用の容器に入れる(室温にしておくことが必要かもしれない)．他の検体も，病歴や感染の広がりにより採取する．尿検体での検査，自宅での腟分泌物検体での検査も可能で，STI 検査が内診なしでできる(Fajardo-Bernal et al., 2015；Hobbs et al., 2008)．

12. 特に腟鏡を抜く時に，腟壁を注意深く観察する．先ほどと同じように，圧は前方(腹側)にかけず，後方(背側)にかけるようにする．引き抜く時にはブレードの両先端が閉じるように側方のねじのみ緩め，中央のねじは触らない(中央のねじを緩めると腟壁を挟んでしまうからである)．

13. 双手診を行う(下記参照)．

Pap スメアはどのくらいの頻度でするべきか？

子宮頸がん検診により，この腫瘍による死亡が減った(Vaccarella et al., 2014)．スクリーニングははじめ Pap スメアによる細胞診によっていたが，最近ではハイリスク HPV 検査もなされるようになった(Massad et al., 2013)．スクリーニングの利益がよく知られるようになり，どの方法で(細胞診か，HPV 検査か，両方か)，どの頻度でスクリーニングするのが最もよいのかは，まだ議論中である．現在少なくとも 5 つの異なるガイドラインがいろいろな団体から作成されている(ACOG Practice Committee, 2016；Huh et al., 2015；Moyer and U.S.Preventive Services Task Force, 2012；Saslow et al., 2012；Sawaya et al., 2015)．これらの推奨は詳細が異なるが，どの団体も子宮頸がん検診は 21 歳から開始することで合意しており，毎年のスクリーニングはもはや推奨されていない．頻度については推奨が異なる．頻度は，年齢，子宮頸部の異常の既往，細胞診異常，免疫状態，HPV 検査結果による．ほとんどの女性は，3～5 年に 1 回の検査でよい．

ガイドラインは別にして，適切なスクリーニングの間隔は，発見可能な前がん状態はどのくらいの期間存在しているのか，といったがんの進行速度や，検査の感度，患者のリスクなどによる．残念ながら Pap スメアの感度は 80～85％に過ぎない(Ryan et al., 1995)．そのうえ一部の患者では(Miller et al., 2003)，軽度異型性からがんへの進行速度は以前考えられていたよりもずっと速い可能性がある(Raymond, 1987a)．

フィンランドの研究によると，伝統的な Pap スメアの感度は HPV 検査に匹敵し，約 90％であり，以前の研究よりも優れていた．そして HPV 検査では 2 倍も過剰診断していた(浸潤病変への進展がなかった)(Malila et al., 2013)．南アフリカの研究では，Pap スメアの偽陽性は 12.3％(95％CI 10.5～14.2％)であったのに比較して腟検体自己採取による HPV 検査の偽陽性率は 17.1％(95％CI 15.1～19.3％)であった(Cain and Howett, 2000)．

医師が患者にスクリーニングをすすめる時には，個々の患者のリスクを考慮するべきである．性交渉の相手が複数いる場合や，異常所見が見つかった既往がある女性では，明らかにより頻回の検査が必要である．子宮頸がんは STI である．子宮頸がんによる死亡率は Pap スメアによって

減少したが，上皮内がんのリスクは 1940 年代以降に産まれた女性では倍増している．経口避妊薬に伴う性生活の変化が寄与していることはほぼ間違いないだろう(Herbert, 2000)．HPV ワクチンを接種してもスクリーニングは必要である(Kahn, 2009)．

子宮口

外子宮口はピンクの扁平上皮で覆われており，子宮頸管は赤い円柱上皮で覆われている．この2つの上皮の境界は多様である．小児の間や閉経後は，境界は頸管内にあって見えない．エストロゲンの刺激によって境界は移動し，円柱上皮が見えるようになる．この外反は子宮口のびらんと紛らわしい．びらんは上皮の露呈による炎症を示唆する用語である．

頸管腺は閉塞すると粘液貯留嚢胞(ナボット嚢胞)を形成することがある．これは球体の出っ張りや 2〜10 mm の小さな嚢胞として見えることがある．特に病的意義はない．出産経験のない女性では子宮口は丸い．出産後，子宮口は線状の裂け目に見えたり，頸管裂傷があった後などは歪んだ形に見えたりする．口が開いている子宮口(patulous cervix：patulous はラテン語で「伸びた」または「引き離れた」の意)は最近流産(自然流産または人工流産)があった徴候であるが，経産婦でもみられることがある．

子宮口から出ている頸管ポリープがみられることがある．

慢性頸管炎は，上皮の壊死と好中球浸潤と定義した場合 98％ の子宮口でみられる(Kistner, 1986)．臨床的に有意な頸管炎は，子宮口が腫れて脆くなり，粘稠分泌物を伴うことがある(Levin et al., 1987)(この分泌物は，白い綿棒でぬぐうと黄色く見えることがある)．病因と推定される微生物は年々増えている(Lusk and Konecny, 2008)．

子宮口に所見をもたらす感染症はいくつかあり，例えば梅毒(図 22-5)，結核，カンクロイドなどがある．単純ヘルペスも子宮口の炎症，水疱，潰瘍をもたらし，時にがんと見分けがつかないような菌状塊を作ることがある．扁平コンジローマは子宮口にできることもある．もしこれが見つからないままだと，外陰部扁平コンジローマの治療は不十分となるだろう．

異常角化そのものは前がん状態ではないが，子

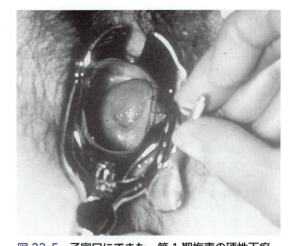

図 22-5 子宮口にできた，第 1 期梅毒の硬性下疳
(Division of Sexually Transmitted Diseases, Center for Prevention Services, Centers for Disease Control, Atlanta, GA のご厚意による)

宮口のがんに付随してみられることがある．よって，子宮口に白い部分がみられたら必ず生検しなければならない．青みを帯びた腟壁や腟口は，妊娠期の Chadwick 徴候といって，普通は妊娠2ヶ月の終わり頃にみられる所見である．この所見は Jacquemier によって初めて記載されたので，この名で呼ばれることもある．子宮口が青みがかって見えるのは Goodell 徴候というが，子宮口の軟化もこの名で呼ばれる．妊娠の身体所見を表 22-2 にまとめた．昨今の米国の法と医療の雲行きを考えると，もし患者に診断，治療，処方などをしようと思っているならば，このような所見が出るよりもずっと前に採血や尿検査で妊娠の有無を確かめておくべきである．

子宮摘出術を施行した患者では，普通子宮口はない(だが昔は，経腹的子宮摘出術で子宮頸管を残して体部のみ切除していた)．もし子宮口がなくても，がんのために子宮を切除した患者や，Pap スメアで異常があった既往のある患者，また子宮に DES (ジエチルスチルベストロール) の曝露があった患者では，腟円蓋からのスメア採取をすすめる．腟がんの確率はとても低い(生殖器がんの 1％ である)．

IUD(子宮内避妊器具：intrauterine device)が入っている患者では，子宮口から糸が出ているのが見えるかどうか確認する．IUD があると PID や異所性妊娠の確率が高くなる．もし感染や妊娠があれば，IUD は抜かなければならない．

正常な周期的変化

妊孕性のための子宮頸部の正常な変化について，多くの医師が病的なものと間違えてしまう．例えば排卵の前の日，エストロゲンの影響によって外子宮口からたくさんの粘液が出ることなどである．この時期に健康診断を予定する女性は多いので，医師はよくこんな状況に遭遇する．その時には，妊娠できる健康な徴候であることを患者と話すとよい．頸管粘液の質や量の変化は，現代において家族計画や自身の妊孕性への気づきをもたらす（J.Littell, 私信, 2016）．

▶ 帯下

腟分泌物（帯下）は婦人科受診のきっかけのうち最も多い主訴である．主な原因を**表 22-1** に示す．

正常の，排卵期のエストロゲンによる頸管粘液は，普通，透明で「ネバネバ」している．これは精子が腟から頸管を上っていくのを推進する（J.Littell, 私信, 2016）．

STI クリニックに訪れる患者の 3 人に 1 人がトリコモナスに感染しており（McCue, 1989），現在の STI のなかで最も多い[訳注4]．マラウイの STI クリニックと皮膚科クリニックを受診した患者の 17％でトリコモナスが見つかっており，うち 11％は無症状で尿検査でも白血球は 5/HPF 以下だった（Hobbs et al., 1999）．

[訳注4] 日本ではクラミジアが最も多い．

男性も女性もまったく無症状の人が多いが，女性では多量の痒みと強い悪臭を伴う帯下がみられることがある．腟壁は多数の小円状の紅斑に覆われることがある（strawberry vagina）．Wet mount ですぐに観察すると，鞭毛のついた洋ナシ形の動く原虫が多数の白血球について見えるかもしれない．トリコモナスは，特に検査が遅れたせいで丸まってかつ動かなくなっているような場合，白血球と見間違えることがある．600 人の患者で，wet mount でのトリコモナス腟炎診断の感度は 60％であり，特異度は 100％だった（Krieger et al., 1988）．検査で陽性であればすぐに治療するとよいが，wet mount はもはや検査のスタンダードではなくなった．というのも感度がとてもよい安価な培養ができるようになったからである．さらに，ほとんどの米国の医師は CLIA によってしてはいけないことになっている（上記参照）．トリコモナスは早産や低出生体重児の確率を 30％上げ

表 22-2　内診とそれ以外の妊娠所見

所見名または名称	所見
肝斑	「妊娠マスク」，顔や首にできる不定形の茶色斑
黒線	腹部正中にできる濃茶色の線
手掌紅斑	白人女性の 2/3，白人ではない女性の 1/3 に生じる
クモ状血管腫，毛細血管拡張	白人女性の 2/3，黒人女性の 10％に生じる
エプーリス（歯肉腫）	歯肉の局所的な血管拡張
Montgomery 腺	乳輪部の脂肪腺が少しブツブツしてくる
その他の乳房変化	乳房が大きくなり，結節が触れる．初乳が分泌される．皮下に細い血管が透けて見え，乳輪は色素沈着して立ってくる
Ladin 徴候	子宮前壁，頸部のすぐ上に弾力性のある部分を触れる．妊娠 5〜6 週のころ，腟内の内診指で触診できる
Hegar 徴候	子宮頸部と体部の間の峡部が軟らかくなる
Goodell 徴候	子宮頸部が青白く，軟らかくなる
Chadwick 徴候[a]	外陰部が青みがかった紫（ワインのおりのような色）になり腟分泌物が増える
McDonald 徴候	子宮体部と子宮頸部の間がよく曲がるようになる（Hegar 徴候としてみられるように，この部位が軟らかくなるから）
Piskacek 徴候（von Braun-Fernwald 徴候）[b]	着床部位と近いほうの子宮角部が軟らかく膨らみ，子宮が左右非対称になる

[a] この所見は売春をしようとしたためにフランスで投獄された Etienne Jacquemin によって初めて記述された（Gleichert, 1971）．
[b] 実際にはこの徴候は Robert Latou Dickinson が見つけた（Munsick, 1985）．
（Hellman LM, Pritchard JA. Williams Obstetrics, 14th Ed. New York, Appleton-Century-Crofts；1971 and Danforth DN, Scott JR, eds. *Obstetrics and Gynecology*, 5th Ed. Philadelphia, PA：JB Lippincott Co；1986 より許可を得て転載）

るので，症状がなくても見つけることは大切である（Hook, 1999）．

高齢女性でも，特に施設に入っている患者ではトリコモナスは見逃してはいけない．なぜなら性交渉がなくても湿った衣服で感染したり，尿入れに住み着いたりするからである（McCue, 1989）．

Candida albicans や *Candida glabrata* は 50％の無症状の女性の腟内常在菌であるが，しょっ

ちゅう帯下や腟外陰炎の原因になる．カンジダ症はSTIとは考えられていない(McCue, 1989)．症状としては腟の灼熱感や痒みがあり，帯下の量は少ないのに症状が強い．糖尿病，妊娠，ステロイド，肥満，おそらく経口避妊薬などがリスクとして挙げられ，おそらく最も多い原因に抗菌薬の全身投与が挙げられる．繰り返す重症のカンジダ症は，臨床的に後天性免疫不全症候群(AIDS)が明らかになる前駆症状かもしれない(Rhoads et al., 1987)．Wet mount で発芽している酵母や仮性菌糸が見えるし，10%KOH を垂らすともっとはっきり見える．グラム染色をすると，細菌よりずっと大きなグラム陽性微生物が簡単に同定できる．

　細菌性腟症(以前は非特異的腟炎と呼ばれていた)は *Gardnerella vaginalis*(以前は *Haemophilus vaginalis* と呼ばれていた)によるものではないかと推察されているが，これは無症状の健康女性でも 30～70% で培養されるし，他の病原体も寄与しているのではないかとされている(McCue, 1989)．この帯下はトリコモナスの帯下のように悪臭が強いので，医師は腟鏡を入れた時のにおいや綿棒で採取した分泌物のにおいで疑うことができる．帯下に KOH を垂らすことで，細菌が作り出すアミンが増える(Whiff テストという)．スライドガラスのにおいをすばやく嗅ぐ．魚の腐ったにおいはちょっと嗅ぐだけで明らかである．Wet mount では腟上皮に小斑点があり(細菌が付着しているから)上皮の縁の線がぼやけてしまっている．これらの上皮細胞を**クルーセル**と呼ぶ．グラム染色ではさまざまな形のグラム陰性桿菌がびっしり見え，正常ではいるはずの乳酸桿菌が明らかに減少している．乳酸桿菌はグラム陽性桿菌である．臨床では，Amsel スコア 4 点のうち 3 点を満たすことで診断する．(a)薄く均質な腟分泌物(b)腟内 pH が 4.5 以上(c)Whiff テスト陽性(d)wet mount やグラム染色によって 20% 以上のクルーセルが見える．感度は 69%，特異度は 93% である(Haier and Gibson, 2011)．

　淋菌に感染している患者が帯下を訴えないことはよくあるが，医師はグラム染色をしたならもちろん，細胞内に腎臓のような形をしたグラム陰性双球菌がいないかどうか探すべきである．思春期前の患者が帯下を訴えて受診した場合は，淋菌は鑑別に挙げないといけない．もちろん，カンジダであることのほうが多い．淋菌を見つけた医師

は，性的虐待の可能性に関して調べる義務がある(上記参照)．

　萎縮性もしくは過敏性の腟炎による帯下は，白，褐色もしくは黄色であり，帯下が多いということは少ない．出血の混じった帯下をきたすこともあるが，そのような場合には子宮体がんが合併していないかどうかを調べるためにコンサルトをしたほうがよい．

　治りにくくて出血を伴う，においの強い帯下をみたら，腟内異物を疑う．小さな女児では，トイレットペーパーの小さな塊であることが最も多い．幼小児ではうつぶせの膝胸位で診察するのが見えやすい(Adams, 1991)．

　腟の所見を訴える女性では，上記に挙げた診察方法でも 30% は診断がつかない．尤度比を求めようとして文献(Anderson et al., 2004)を集めたが，腟の主訴を扱った文献は数が多いものの，さまざまな所見について，感度と特異度に関する有意な情報はほとんどなかった．いろいろな新しい検査室での，また患者が自分で行う検査が手に入るようになっている(Haier and Gibson, 2011)．

▶ 腟がん

　出血の混じった帯下は腟がんの徴候かもしれない．ポリープ状の腫瘍や脆いブドウ状の腫瘍は肉腫かもしれない．小児の腟内腫瘍は恐ろしく aggressive ながん，ブドウ状肉腫である可能性があるので，遅れることなく生検する．

▶ その他の腟所見

　直腸腟瘻がないかどうかを確かめる．

　腟内潰瘍は大陰唇の潰瘍と同じような原因で起こる．腟内や子宮口の上の横向きの嶺状隆起や腟粘膜の異常，腟内癒着(腺上皮はあるので，多量の帯下を出すことができる)は DES の子宮内曝露があった女性の 36～90% で報告されている(Ryan et al., 1995)．

4　双手診

1) 診察方法

1. 診察台の足下か，外転させた患者の足の左側に立つ．

2．これから子宮と付属器を触診しようとしていることを患者に説明する．「ゆっくり，深い息をして，お腹を柔らかくするようにしてください」．

3．次のステップに望ましいほうの手を使う．実際，途中で腟内の手を替えて，双方の付属器を触診しやすくしている人もいる．

4．第2指，第3指を腟内に挿入し（ジェルでなめらかにしておくこと），もう一度言うが，前方（腹側）の組織には何も圧がかからないように注意する．手のひらを上に向けて第4，5指を曲げる．もし腟口がとても狭ければ，第2指のみでもよい．

5．子宮口の位置を確認する．もしこのことを患者に説明したければ，このように言うのもよい．「ここに子宮口があります」．もし患者が避妊のためにペッサリーを使っているなら，それが子宮口をカバーしているかどうかを確認する必要があることを患者に伝える．IUDを入れている患者では，子宮口からきちんと糸が出ているかどうかを定期的に診察しなければならないことを伝える．

6．腟内の指を子宮口の下に入れ，子宮口（と子宮体部）を腹壁に向かって押し上げる．患者の顔を見て，痛そうであればPIDの大事な所見である．もう片方の手をやさしく腹壁の上に置き，子宮底があるのを触診する．まず臍下部に手を置き，恥骨上まで下ろしてくる．両方の手で子宮を触診することによって，大きさ，形，癒着の有無，可動域などを推測することができる．このようにしてもし子宮底を触れることができなければ，子宮後屈かもしれない．子宮後屈では子宮底はDouglas窩に，子宮口より下方（背側）に触れる．もう1つ，子宮後屈を示唆する所見は，子宮口が腟壁に垂直ではなく腟壁とほぼ水平に位置していることである．

7．付属器を触診するために，指を子宮口の左に持ってくる．もう一方の手を上前腸骨窩のすぐ内側に置き，そこから卵巣を下方に持ってくるように動かす．卵巣の大きさ，形，可動性を評価する．卵巣は精巣のように痛いので，やさしくするのがとても重要である．次に右の付属器も診察する．変更すべきところは変更し同様にする（触診がうまくいかなくてもがっかりしないこと．卵巣の触診はポケットのコインを触れるように簡単ではない．スーパーの買い物袋の真ん中にオレンジやホットドッグのパンがある時，袋の外からそれを触ろうとするような類のものだ）．

8．直腸腟診で内診は終わりである．まず手袋を替えるか，2重履きにしていたのなら外側の手袋をとって直腸腟診の準備をする．産婦人科医は直腸内のものを腟内に入れないようにとても気を遣っているが，同様に，腟内の感染起炎菌（鼠径リンパ肉芽腫，性病いぼの原因であるHPV，AIDSの原因であるHIVなど）を直腸内に入れないのも大切である（Wilbanks, 1986）．

肛門に痔核や痔瘻，その他の病気がないかどうかを視診する（23章参照）．指が潤滑剤でよく滑るようになっているかを確認し，第2指を腟内に入れて第3指を肛門内に入れる．

直腸室壁を2本の指で挟み，分厚くなっていたり結節があったりしないかどうかを確認する．子宮後屈の場合は，子宮底を触る．最後に直腸内の指を360°回転させて直腸内腫瘤がないかどうかを確認する（23章参照）（これをする前に腟内の指を出してもよい）．

手袋に着いた便を見て，潜血がないかチェックする．

2）教育的メモ

1．腹壁に置いた手を押して，組織を腟内の指の方向に持ってきてその指で診察するのか，それとも腟内の指で組織を持ち上げて腹壁に置いた手で診察するのかについては産婦人科医に共通の見解がない．腹壁に置いた手は組織の腹側側に近いし，腟内に置いた指は背側に近いので，両方の手で情報を得るのがよい．「診察する手」としてまず片方を意識して，その次にもう片方を意識するのがよいだろう．

2．付属器腫瘍と子宮の腫瘍を見分けるのはとても難しい．もし子宮の腫瘍を下方に押すか，側方に押すかをしてみると，子宮口に圧や動きが伝わってくるのを指で感じることができる．もしそうでなければ腫瘍は卵巣腫瘍か，長い茎がついた漿膜下筋腫である．

3．患者が許可してくれる場合には，学生は全身麻酔がかかっている患者を内診する機会を絶対に断ってはいけない^{訳注5)}．マネキンを使って練習すると，技術向上に役立つ．

訳注5）訳者はこの見解に同意しない．

3) 子宮口

PIDや異所性妊娠では，子宮口の圧痛はとても強くなり，特に動かすと非常に痛がる．これは「シャンデリア徴候」と呼ばれているが，あまりよくない名前だと思っている人もいる．

子宮口の石のように硬い癒着はがんの徴候である．軟らかくなっているのは妊娠初期の所見であるが（**表 22-2** 参照），子宮筋腫でも軟らかくなる．

4) 子宮体部

正常の子宮体部は小さな西洋ナシのように触れる．弾性硬でなめらかで可動性がよいのが正常である．

▶ 子宮後屈

子宮後屈は，以前は積極的に外科的治療をしていたこともあるが，子宮後屈そのものに病的意義はなく，ある大きな婦人科外来に訪れた患者のうち 20%に子宮後屈があったという報告もある（Kistner, 1986）．

▶ 感染

診察してみると子宮はぶよぶよして圧痛があるだろう．膿状の滲出液が子宮口から出てくるのが見えることもある．これは子宮内膜炎の徴候であり，上行性に進行して付属器炎を伴うことが多い．子宮内膜炎は，STIや侵襲的手術手技の合併症（子宮内容除去術や流産，IUD挿入，子宮卵管造影など），または産後の合併症として生じることがある．産後では帝王切開後のほうが頻度が高い．

感染性流産に伴う子宮内膜炎は進行がとても速く，時にショック，死に至る．感染性流産の頻度は減少したものの，法的な初期人工妊娠中絶術の合併症となりえる．mifepristone（わが国では未承認）やミソプロストールの内服による人工妊娠中絶後の，*Clostridium sordellii* によるトキシック・ショックの例が報告されている[訳注6]．トキシック・ショックの初期症状（嘔吐，下痢，腹痛など）がミソプロストールの副作用と似ていることを知っておかなければならない．頻脈，低血圧，発熱しないことが *C. sordellii* 感染の特徴である

（Fischer et al., 2005）．

訳注6）内服による人工妊娠中絶は，日本では承認されていない．

▶ 腫瘍

子宮体部の腫瘍のうち最も多いのは良性子宮平滑筋腫である．一般的に「類線維腫 fibroid」と呼ばれているが，正しい用語ではない．この腫瘍は巨大化することがあり，骨盤内の他の臓器を圧迫して症状を引き起こす．鑑別診断としては(a)妊娠，(b)卵巣がん，(c)長い，もしくは便で膨らんだ回盲部，(d)長いS状結腸，(e)虫垂膿瘍，(f)憩室炎，(g)S状結腸がん，(h)子宮体がんがある．

子宮体がんでは，内診では何も異常が見つからないことがある．腟内細胞診でピックアップできることもあるが，偽陰性率がとても高い．よって，子宮体がんの早期発見には，閉経後の性器出血を（少なくとも，性器出血が予想しないタイミングで起こった時や，エストロゲン／プロゲステロン製剤を飲んでいない場合には）しっかり評価するしかない．子宮内膜を吸引するための，侵襲が最小限のキット（Pipelleなど）があるので，ほとんど痛みなく[訳注7]検体をとれる．不正子宮出血がない女性でもルーチンで内膜検査をしたほうがよいかもしれない．

訳注7）Pipelle でも痛みがないわけではなく，無症状の女性のルーチン検査は訳者はすすめない．

▶ 妊娠

妊娠の身体所見は**表 22-2**にまとめてある．検査によって，子宮が大きくなっているのが身体所見でわかるよりも前に妊娠は診断されているのが普通である．月経が遅れた，と思った時点で自宅の妊娠検査キットを使うと陽性になることもある．

Piskacek 徴候は胎盤の位置を知るのに有用だといわれているが，卵管妊娠はほぼ間違いなく除外できる（Munsick, 1985）．しかし経験のない医師が間違って診断すると，このミスは命にかかわることになる（後述の「異所性・卵管妊娠破裂」の項を参照）．卵管妊娠が疑われたら，身体診察に頼ってはいけない．hCG（ヒト絨毛性ゴナドトロピン）の経時的計測や骨盤超音波の適応である．

妊娠の進行の評価は本章の範疇を超える．

流産の合併症

💬 法的に認められているものも違法のものも，人工妊娠中絶では子宮の穿孔がありうる．感染（上記参照）や出血，ショックを伴うこともある．人工流産の場合も自然流産の場合も，稽留流産や不全流産では出血が長引いたり感染が起こったりすることがある．流産の後は異常があっても診察になかなか来てくれないものだし，特に思春期の子どもが親に知らせないで中絶しているような時には，自分から病歴を話してくれないこともある．これらの合併症が起こるリスクはとても低いと考えられているが，診断ができていないだけかもしれない．若年女性を診察する時にはこれらの可能性に敏感でなければならない．

5) 付属器

成熟卵巣はおおよそ長さ4cm幅2cm厚さ8mmである（もしくは小指の遠位半分くらいの大きさである）．正常卵巣は閉経前女性では13%で触診不可能で閉経後女性では70%で触れることができない（Granberg and Wikland, 1988）．6週間以上存在する付属器腫瘍や6cmを超えるものは精査が必要であると，伝統的に言われてきた（Carr and Wilson, 1994）．しかしながらこのカットオフ値は任意であり，腫瘍の解剖学的位置や年齢，閉経前か後かなどにより判断するようになってきている．閉経後の女性の卵巣の固形腫瘍は強くがんを疑う．生殖可能年齢の女性で卵管が腫れていて，出血や痛みを伴う場合にはすぐに妊娠検査をして異所性妊娠を除外する（H.W.Børg, 私信, 2016）．

卵巣嚢腫

6cm以下の嚢腫は卵胞や黄体嚢胞の可能性がある．卵胞なら次の月経が終わった頃には消えていることが多い．黄体嚢胞は破裂すると腹腔内出血の徴候，症状をきたし手術が必要になることさえある．卵巣嚢腫の捻転は急性腹症のようなプレゼンテーションになる．

卵巣腫大は子宮内膜症によるものかもしれない．大きな卵巣嚢腫は胞状奇胎，破壊性胞状奇胎

chorioadenoma destruens，絨毛がんなどと関連していることがある．多嚢胞性卵巣症候群（PCOS）では嚢胞により卵巣が子宮より大きくなっていることがある．多嚢胞腎は卵巣内の嚢胞のみならず，広間膜，子宮，膀胱，膵臓，甲状腺などにも嚢胞をきたすことがある．PCOSは卵巣に起因する病態ではないが，女性の，最も多い内分泌疾患である．アンドロゲン過多と関連する（H.W.Børg, 私信, 2016）．

偽陽性

卵巣腫瘍のように思える，正中にある「腫瘍」は膨らんだ膀胱や妊娠子宮のことがある．

卵巣嚢腫がとても大きくなると，下記のようにして卵巣腫瘍と腹水を鑑別する．
1. 打診によって違いがわかることがある．腹水があると小腸が中央に寄ってくるので腹部正中付近では鼓音になり両側腹部では濁音になる．卵巣腫瘍では小腸は反対側に寄るので腹部中央では濁音になり片側腹部で鼓音になる（この手技を行う前に膀胱が空なのを確かめること）．
2. 卵巣腫瘍では絶対に波動を触れることはない．
3. 巨大嚢腫では Blaxland 法が使えることがある．上前腸骨棘のレベルで腹部に定規を置き，後ろに強く押す．腹部膨満が嚢腫によるものなら，大動脈の拍動が指に伝わって定規が拍動するのが見える（Clain, 1973）．腹水ではこのようにならない．

卵巣腫瘍

ほとんどの卵巣がんは子宮の外側もしくは背側にあり，双手診と腟直腸診で見つかるはずである．残念ながら卵巣がんの72%は診断がついた時には播種している．

卵巣腫瘍の鑑別診断には以下のようなものがある．下方にある膨らんだ回盲部，折れ曲がったS状結腸，虫垂膿瘍，直腸S状結腸にたまった便，憩室炎，S状結腸がん，有茎平滑筋腫，線維腫，尿膜管嚢腫，後腹膜腫瘍，後腹膜膿瘍などである．腹直筋血腫は，抗凝固薬を飲んでいる人では外傷の既往なく形成されることがあるが，腹壁表面にあることと腹筋の緊張によって鑑別可能である．異所性骨盤内腎は特記に値するだろう．

約25%の卵巣悪性腫瘍は発見された時に腹水を伴っている．稀に良性の卵巣線維腫が悪性ではない腹水貯留と右胸水をきたすことがある

（Meigs 症候群）．これらの水は腫瘍を除去すると軽快する（Kistner, 1986）．その他，奇形腫や時には子宮平滑筋腫も，腹水と胸水をきたすことがある（偽 Meigs 症候群）．この病態では CA-125 値も上昇する（Domingo et al., 1998）．

卵管

卵管は普通は触れない．しかし，PID（骨盤内炎症性疾患）があるとゴム状のコードのような組織として触れることがあり，時にこれは背側にある Douglas 窩などと癒着している．軟らかい卵管水腫として触れることもあり，これは卵巣嚢腫との鑑別を要する．卵管膿瘍は子宮より腹側にも背側にも触れることがある．以前触れていた腫瘍が触れなくなって，かつ硬い圧痛を伴う腹部で，敗血症の徴候があれば，卵管膿瘍の破裂という致死的疾患をみているのかもしれない．

骨盤内結核は普通卵管に生じるが，肺結核のある女性の 10% でみられる（Kistner, 1986）．骨盤結核のある女性のなかには，結核感染の既往もなければ X 線も正常，という人も少なからず存在する（Ryan et al., 1995）．はじめの頃はまったく正常の内診所見だが，後になると卵管が少し分厚くなってきて卵管-卵巣腫瘍が現れる．腹膜に播種すると最後には腹水を伴う．

5　1〜4 の記述をふまえて

1）異所性・卵管妊娠破裂

> 🚩 妊娠可能女性に急性腹症を生じたなら，必ず異所性妊娠を鑑別に挙げる．異所性妊娠は産科死亡の 2〜3% を占める．身体所見は多種多様であるため，診断は難しい．過去には妊娠検査薬が陰性であることもよくあったのだが，近年の検査薬では陽性になるはずである．医師はオーダーを忘れてはいけない．

もし外出血をきたしていたら，子宮口の操作は大変な痛みを伴う．Douglas 窩は出血でパンパンになっているだろうし，Douglas 窩穿刺では凝血していない血液が引ける．もし血液が凝固していたら腫瘍があるのかもしれない．Cullen 徴候（Turner 徴候）（20 章参照）は極めて稀である

（Smith and Wright, 1935）．

病歴と身体所見で異所性妊娠を確証したり，除外したりするのは不十分である．状態が安定している患者では経腟エコーをしたり連続して hCG 定量測定をしたりするのがよい（Crochet et al., 2013）．

2）子宮内膜症

子宮内膜症はホルモン感受性の子宮内膜が正常の場所以外でみられることをいう．身体所見では卵巣腫瘍が癒着していないかどうかや直腸腟間膜に結節がないかどうか，Douglas 窩に硬結がないかどうかをみる．その他の部位には下部生殖器（子宮頸部，外陰部，腟壁など），腹膜，臍，開腹の手術痕などがある．子宮内膜症は重篤で難治性の月経困難症をきたす．

3）女性診察についてのまとめ

本章への警句は，あまりに多くの医師の見解，つまり患者のこともメランコリーの解剖学もわからない人たちの見解を示すものだ．医師は生命が永らえることそのものを扱っているので，「世代」という概念を否定することはない．今や生殖器だけが男女の差というわけでもない．最近になってやっとわれわれは気づいてきたのだが，心臓や脳など体のあらゆる部分に男女の 2 形性は存在し，診断や病気の治療に影響しているのである．

本章では，病因のある所のみの診察という狭い範囲を扱った．これらの病態は鑑別に挙げられることもないまま見逃されることが多い．だが，臨床技術や解剖の知識は医師の仕事のほんの始まりなのである．必要条件ではあるが，まったく十分条件にはならない．患者を功利的な部分や快楽追求の部分の集合体としてみたり，医師にとってのコスト，利益，保険会社のコードとしてみたりせず，患者を 1 人の人間として診るためには，これだけでは全然足りないのである．

医師は患者に最大限の敬意を払って，患者の隠された部位，個人的な感情や気持ちを対象として診ることから始めなければならない．

文献

- AAP Committee on Child Abuse and Neglect. The evaluation of children in the primary care setting when sexual abuse is suspected. *Pediatrics*. 2013;132:e558-e567. Available at: http://pediatrics.aappublications.org/content/pediatrics/132/2/e558.full.pdf. Accessed Jan 8, 2017.
- Abdalla RA. FGM: The role of socioeconomic status in the practice and awareness of female genital mutilation. *Pharos*. 2017;Winter:30-35.
- Acherman J, Hughes I. Pediatric disorders of sex development. In: Melmed S, Polonsky K, Larsen R, Kronenber H, eds. *William's Textbook of Endocrinology*. 13th Ed. Philadelphia, PA: Elsevier; 2016:893-962.
- ACOG. Committee Opinion No. 373: Sexual misconduct. *Obstet Gynecol*. 2007;110:441-444.
- ACOG. Practice Bulletin No. 93: Diagnosis and management of vulvar skin disorders. *Obstet Gynecol*. 2008;111:1243-1254.
- ACOG. Committee Opinion No. 662: Breast and labial surgery in adolescents. *Obstet Gynecol*. 2016;127:e138-e140.
- ACOG Practice Committee. Practice Bulletin No. 157: Cervical cancer screening and prevention. *Obstet Gynecol*. 2016; 127:e1-e20.
- Adams JA. Common vaginal complaints in prepubertal girls. *Med Aspects Hum Sex*. 1991;June:44-49.
- Adams JA. Significance of medical findings in suspected sexual abuse. *J Child Sex Abus*. 1992;1:91-99.
- Adams JA, Kellogg ND, Farst KJ, et al. Updated guidelines for the medical assessment and care of children who may have been sexually abused. *J Pediatr Adolesc Gynecol*. 2016;29:81-87. Available at: http://www.jpagonline.org/article/S1083-3188(15)00030-3/pdf. Accessed Jan 8, 2017.
- Adams JA, Knudson S. Genital findings in adolescent girls referred for suspected sexual abuse. *Arch Pediatr Adolesc Med*. 1996;150:850-857.
- Al-Ghamdi A, Freedman D, Miller D, et al. Vulvar squamous cell carcinoma in young women: A clinicopathologic study of 21 cases. *Gynecol Oncol*. 2002;84:94-101.
- Ali AH. *Infidel*. New York, NY: Atria Books; 2008.
- Anderson MR, Klink K, Cohrssen A. Evaluation of vaginal complaints. *JAMA*. 2004;291:1368-1379.
- Arbyn M, Herbert A, Schenck U, et al. European guidelines for quality assurance in cervical cancer screening: Recommendations for collecting samples for conventional and liquid-based cytology. *Cytopathology*. 2007;18:133-139.
- Argent AC, Lachman PI, Hanslo D, et al. Sexually transmitted diseases in children and evidence of sexual abuse. *Child Abuse Negl*. 1995;19:1303-1310.
- Bays J, Chadwick D. Medical diagnosis of the sexually abused child. *Child Abuse Negl*. 1993;17:91-110.
- Bohl T. Vulvar ulcers and erosions. Clin *Obstet Gynecol*. 2015;58:492-502.
- Boyd AS. Condylomata acuminata in the pediatric population. *Am J Dis Child*. 1990;144:817-824.
- Braverman PK, Breech L; Committee on Adolescence. American Academy of Pediatrics. Clinical report—Gynecologic examination for adolescents in the pediatric office setting. *Pediatrics*. 2010;126:583-590.
- Cain JM, Howett MK. Preventing cervical cancer. *Science*. 2000;288:1753-1754.

- Carmina E. Ovarian and adrenal hyperandrogenism. *Ann N Y Acad Sci*. 2006;1092:130-137.
- Carr BR, Wilson JD. Disorders of the ovary and female reproductive tract. In:Isselbacher KJ, Braunwald EAB, Wilson JD, et al., eds. *Harrison's Principles of Internal Medicine*. 13th Ed. New York: McGraw-Hill; 1994:2017-2036.
- CDC. Seroprevalence of Herpes simplex type 2 among persons aged 14-49 years—United States, 2005-2008. *MMWR Morb Mortal Wkly Rep*. 2010;59:456-459.
- CDC. *Incidence, Prevalence, and Cost of Sexually Transmitted Infections in the United States*. Fact Sheet; 2013.
- CDC. Recommendations for the laboratory-based detection of Chlamydia trachomatis and Neisseria gonorrhoeae—2014. *MMWR Recomm Rep*. 2014;63:1-19.
- Centers for Disease Control and Prevention, Department of Health and Human Services. *Report to Congress: Prevention of Genital Human Papilloma Virus Infections;* 2004.
- Cioffi A, Maioli A, Ippolito G, et al. Unusual pelvic mass in female newborn:Mucocolpos by imperforate hymen. *Radiol Med*. 2002;103:539-542.
- Clain A, ed. *Hamilton Bailey's Demonstrations of Physical Signs in Clinical Surgery*. 15th Ed. Baltimore, MD: Lippincott Williams & Wilkins; 1973.
- Coleman E, Bockting W, Botzer M, et al. Standards of care, for the health of transsexual, transgender, and gender nonconforming people. *Int J Transgend*. 2012;13:165-232.
- Conces MR, Williamson SR, Montironi R, et al. Urethral caruncle: Clinicopathologic features of 41 cases. *Hum Pathol*. 2012;43:1400-1404.
- Crochet JR, Bastian LA, Chireau MV. Does this woman have an ectopic pregnancy ? The rational clinical examination systematic review. *JAMA*. 2013;309:1722-1729.
- Danforth DN, Scott JR, eds. *Obstetrics and Gynecology*. 5th Ed. Philadelphia, PA: JB Lippincott Co; 1986.
- De Koning MN, Quint WG, Pirog EC. Prevalence of mucosal and cutaneous human papillomaviruses in different histologic subtypes of vulvar carcinoma. *Mod Pathol*. 2008;21:334-344.
- Domingo P, Montiel JA, Monill JM, et al. Pseudo-Meigs syndrome with elevated CA 125 levels. *Arch Intern Med*. 1998; 158:1378.
- Dunne EF, Unger ER, Sternberg M, et al. Prevalence of HPV infection among females in the United States. *JAMA*. 2007; 297:813-819.
- Emans S. Office evaluation of the child and adolescent. In: Emans S, Laufer M, eds. *Pediatric and Adolescent Gynecology*. Philadelphia, PA: Lippincott Williams & Wilkins; 2012.
- Fajardo-Bernal L, Aponte-Gonzalez J, Vigil P, et al. Home-based versus clinicbased specimen collection in the management of *Chlamydia trachomatis* and *Neisseria gonorrhoeae* infections. In: Fajardo-Bernal L, ed. *Cochrane Database of Systematic Reviews*. Chichester, UK: John Wiley & Sons; 2015:CD011317.
- Fischer M, Bhatnagar J, Guarner J, et al. Fatal toxic shock syndrome associated with *Clostridium sordellii* after medical abortion. *N Engl J Med*. 2005;353:2352-2360.
- French PP, Latka M, Gollub EL, et al. Use-effectiveness of the female versus male condom in preventing sexually transmitted diseases. *Sex Transm Dis*. 2003;30:433-439.
- Gardner JJ. Descriptive study of genital variation in healthy,

non-abused premenarchal girls. *J Pediatr*. 1992;120:251-257.

- Gellhaus T. *ACOG Statement on USPSTF Draft Recommendations on Pelvic Exams*; 2016. Available at: http://www.acog.org/About-ACOG/News-Room/Statements/2016/ACOG-Statement-on-USPSTF-Draft-Recommendations-on-Pelvic-Exams. Accessed Jan 3, 2017.
- Gittes RF, Nakamura RM. Female urethral syndrome: A female prostatitis? *West J Med*. 1996;164:435-438.
- Gleichert JE. Étienne Joseph Jacquemin, discoverer of 'Chadwick's sign'. *J Hist Med Allied Sci*. 1971;26(1):75-80.
- Gok M, Heideman DAM, van Kemenade FJ, et al. HPV testing on self collected cervicovaginal lavage specimens as screening method for women who do not attend cervical screening: Cohort study. *BMJ*. 2010;340:c1040-c1040.
- Goldberg H, Stupp P, Okoroh E, et al. Female genital mutilation/cutting in the United States: Updated estimates of women and girls at risk. *Public Health Rep*. 2016;131:340-347.
- Goldstein SR. Incorporating endovaginal ultrasonography into the overall gynecologic examination. *Am J Obstet Gynecol*. 1990;1262:625-632.
- Granberg S, Wikland M. A comparison between ultrasound and gynecologic examination for detection of enlarged ovaries in a group of women at risk for ovarian carcinoma. *J Ultrasound Med*. 1988;7:59-64.
- Green TH Jr. *Gynecology: Essentials of Clinical Practice*. 2nd Ed. Boston, MA:Little, Brown and Company; 1971.
- Haghighi F, Ghanbarzadeh N, Ataee M, et al. A comparison of liquid-based cytology with conventional Papanicolaou smears in cervical dysplasia diagnosis. *Adv Biomed Res*. 2016;5:162.
- Hainer BL, Gibson MV. Vaginitis. *Am Fam Physician*. 2011; 83:807-815. Available at: http://www.aafp.org/afp/2011/0401/p807.pdf. Accessed Jan 8, 2017.
- Handfield-Jones SE, Hinde FRJ, Kennedy CTC. Lichen sclerosus et atrophicus in children misdiagnosed as sexual abuse. *Br Med J*. 1987;294:1404-1405.
- Heller DS. A review of lesions of the posterior fourchette, posterior vestibule (fossa navicularis), and hymen. *J Low Genit Tract Dis*. 2015;19:262-262.
- Hellman LM, Pritchard JA. *Williams Obstetrics*. 14th Ed. New York: Appleton-Century-Crofts; 1971.
- Hembree WC, Cohen-Kettenis P, Delemarre-van de Waal HA, et al. Endocrine treatment of transsexual persons. *J Clin Endocrinol Metab*. 2009;94:3132-3154.
- Herbert A. Screening for the 21st century: Learning from the past. *Cytopathology*. 2000;11:191-201.
- Hilden M, Sidenius K, Langhoff-Roos J, et al. Women's experiences of the gynecologic examination: Factors associated with discomfort. *Acta Obstet Gynecol* Scand. 2003;82:1030-1036.
- Hobbs MM, Kazembe P, Reed AW, et al. Trichomonas vaginalis as a cause of urethritis in Malawian men. *Sex Transm Dis*. 1999;26:381-387.
- Hobbs MM, van der Pol B, Totten P, et al. From the NIH: Proceedings of a workshop on the importance of self-obtained vaginal specimens for detection of sexually transmitted infections. *Sex Transm Dis*. 2008;35:8-13.
- Hook EW III. Trichomonas vaginalis—No longer a minor STD. *Sex Transm Dis*. 1999;26:388-389.
- Houk C, Levitsky L. *Evaluation of the Infant with Atypical Genitalia (Disorder of Sex Development)*. UpToDate; 2016.
- Huh WK, Ault KA, Chelmow D, et al. Use of primary high-risk human papillomavirus testing for cervical cancer screening: Interim clinical guidance. *Gynecol Oncol*. 2015;136:178-182.
- Hymel KP, Jenny C. Child sexual abuse. *Pediatr Rev*. 1996; 17:236-250.
- Jenkins PH, Howell RJ. Child sexual abuse: Proposed guidelines for a standard of care. *Bull Am Acad Psychiatry Law*. 1994;22:5-17.
- Joura EA, Losch A, Haider-Angeler MG, et al. Trends in vulvar neoplasia. Increasing incidence of vulvar intraepithelial neoplasia and squamous cell carcinoma of the vulva in young women. *J Reprod Med*. 2000;45:613-615.
- Kahn JA. HPV vaccination for the prevention of cervical intraepithelial neoplasia. *N Engl J Med*. 2009;361:271-278.
- Kempe CH. Sexual abuse, another hidden pediatric problem: The 1977 C. Anderson Aldrich lecture. *Pediatrics*. 1978;62: 382-389.
- Kim H, Wildeman C, Jonson-Reid M, Drake B. Lifetime prevalence of investigating child maltreatment among us children. *Am J Public Health*. 2017;107(2):274-280.
- Kistner RW. *Gynecology: Principles and Practice*. 4th Ed. Chicago, IL: Year Book Medical Publishers; 1986.
- Krieger JN, Tam MR, Stevens CE, et al. Diagnosis of trichomoniasis: Comparison of conventional wet-mount examination with cytologic studies, cultures, and monoclonal antibody staining of direct specimens. *JAMA*. 1988;259:1223-1227.
- Kuehnle K. Child sexual abuse evaluations: The scientist-practitioner model. *Behav Sci Law*. 1998;16:5-20.
- Lee PA, Houk CP, Ahmed SF, Hughes IA; International Consensus Conference on Intersex organized by the Lawson Wilkins Pediatric Endocrine Society and the European Society for Paediatric Endocrinology. Consensus statement on management of intersex disorders. International Consensus Conference on Intersex. *Pediatrics*. 2006;118:e488-e500.
- Lentsch KA, Johnson CF. Do physicians have adequate knowledge of child sexual abuse? The results of two surveys of practicing physicians, 1986 and 1996. *Child Maltreat*. 2000;5:72-78.
- Levin S, Benson CA, Goodman LJ Jr. The office approach to the sexually transmitted diseases: Part I. *Dis Mon*. 1987;33:1-179.
- Loriaux L. Clinical endocrinology: A personal view. In: Melmed S, Polonsky K, Larsen R, Kronenber H, eds. *William's Textbook of Endocrinology*. 13th Ed. Philadelphia, PA: Elsevier; 2016:12-17.
- Lusk MJ, Konecny P. Cervicitis: A review. *Curr Opin Infect Dis*. 2008;21:49-55.
- Magee J. The pelvic examination: A view from the other end of the table. *Ann Intern Med*. 1975;83:563-564.
- Malila N, Leinonen M, Kotaniemi-Talonen L, et al. The HPV test has similar sensitivity but more overdiagnosis than the Pap test—A randomised health services study on cervical cancer screening in Finland. *Int J Cancer*. 2013;132:2141-2147.
- Mangelsdorf S, Otberg N, Maibach HI, et al. Ethnic variation in vellus hair follicle size and distribution. *Skin Pharmacol Physiol*. 2006;19:159-167.
- Marchand L, Mundt M, Klein G, Agarwal SC. Optimal collec-

tion technique and devices for a quality pap smear. *WMJ*. 2005;104:51-55.

- Margesson L. *Vulvar Lesions: Differential Diagnosis Based on Morphology*. UpToDate; 2016.
- Martin KA, Chang RJ, Ehrmann DA, et al. Evaluation and treatment of hirsutism in premenopausal women: An endocrine society clinical practice guideline. *J Clin Endocrinol Metab*. 2008;93:1105-1120.
- Massad LS, Einstein MH, Huh WK, et al. 2012 Updated consensus guidelines for the management of abnormal cervical cancer screening tests and cancer precursors. *Obstet Gynecol*. 2013;121:829-846.
- McCluggage WG. Recent developments in vulvovaginal pathology. *Histopathology*. 2009;54:156-173.
- McCue JD. Evaluation and management of vaginitis: An update for primary care practitioners. *Arch Intern Med*. 1989; 149:565-568.
- McIntyre L. Genital molluscum contagiosum in children: Evidence of sexual abuse? *CMAJ*. 1986;135:432-433.
- McKnight E. The prevalence of "hirsutism" in young women. *Lancet*. 1964;1:410-413.
- Messing MJ, Gallup DG. Carcinoma of the vulva in young women. *Obstet Gynecol*. 1995;86:51-54.
- Miller MG, Sung H-Y, Sawaya GF, et al. Screening interval and risk of invasive squamous cell cervical cancer. *Obstet Gynecol*. 2003;101:29-37.
- Mongan NP, Tadokoro-Cuccaro R, Bunch T, Hughes IA. Androgen insensitivity syndrome. *Best Pract Res Clin Endocrinol Metab*. 2015;29:569-580.
- Monif GRG. *Infectious Diseases in Obstetrics and Gynecology*. New York:Harper & Row; 1982.
- Moyal-Barracco M, Lynch PJ. 2003 ISSVD terminology and classification of vulvodynia: A historical perspective. *J Reprod Med*. 2004;49:772-777.
- Moyer VA; U.S. Preventive Services Task Force. Screening for cervical cancer:U.S. Preventive Services Task Force recommendation statement. *Ann Intern Med*. 2012;156:880-891, W312.
- Mühlendahl KEV. Suspected sexual abuse in a 10-year-old girl. *Lancet*. 1996;348:30.
- Munsick RA. Dickinson's sign: Focal uterine softening in early pregnancy and its correlation. *Am J Obstet Gynecol*. 1985; 152(7 Pt 1):799-802.
- Nieschlag E, Vorona E. Mechanisms in endocrinology: Medical consequences of doping with anabolic androgenic steroids: Effects on reproductive functions. *Eur J Endocrinol*. 2015; 173:R47-R58.
- Nilsson K, Risberg B, Heimer G. The vaginal epithelium in the postmenopause— Cytology, histology and pH as methods of assessment. *Maturitas*. 1995;21:51-56.
- Pacheco BP, Di Paola G, Ribas JMM, et al. Vulvar infection caused by human papilloma virus in children and adolescents without sexual contact. *Adolesc Pediatr Gynecol*. 1991;4:136-142.
- Patton DD, Bodtke S, Horner RD. Patient perceptions of the need for chaperones during pelvic exams. *Fam Med*. 1990;22: 215-218.
- Pawlik M, Martin FJ. Does a water-based lubricant affect Pap smear and cervical microbiology results? Can Fam Physician

2009;55:376-377.
- Pillai M. Allegations of abuse: The need for responsible practice. *Med Sci Law*. 2002;42:149-159.
- Piyathilake CJ, Badiga S, Chambers MM, et al. Accuracy of urinary human papillomavirus testing for the presence of cervical human papillomaviruses and higher grades of cervical intraepithelial neoplasia. *Cancer*. 2016;122:2836-2844.
- Punnonen R, Soidinmaki H, Kauppila O, et al. Relationship of vulvar lichen sclerosus et atrophicus to carcinoma. *Ann Chir Gynaecol Suppl*. 1985;197:23-25.
- Qaseem A, Humphrey LL, Harris R, et al. Screening pelvic examination in adult women: A clinical practice guideline from the American College of Physicians. *Ann Intern Med*. 2014;161:67-72.
- Raymond CA. Cervical dysplasia upturn worries gynecologists, health officials. *JAMA*. 1987a;257:2397-2398.
- Raymond CA. For women infected with papillomavirus, close watch counseled. *JAMA*. 1987b;257:2398-2399.
- Reddy J, Laufer MR. Hypertrophic labia minora. *J Pediatr Adolesc Gynecol*. 2010;23:3-6.
- Reinhart MA. Medical evaluation of young sexual abuse victims: A view entering the 1990s. *Med Sci Law*. 1991;31:81-86.
- Rhoads JL, Wright C, Redfield RR, et al. Chronic vaginal candidiasis in women with human immunodeficiency virus infection. *JAMA*. 1987;257:3105-3107.
- Ronco G, Segnan N, Giorgi-Rossi, P, et al. Human papillomavirus testing and liquid-based cytology: Results at recruitment from the new technologies for cervical cancer randomized controlled trial. *J Natl Cancer Inst*. 2006;98:765-774.
- Ryan KJ, Berkowitz RS, Barbieri RL. *Kistner's Gynecology: Principles and Practice*. 6th Ed. St. Louis, MO: Mosby; 1995.
- Saslow D, Solomon D, Lawson H. American Cancer Society, American Society for Colposcopy and Cervical Pathology, and American Society for Clinical Pathology screening guidelines for the prevention and early detection of cervical cancer. *CA Cancer J Clin*. 2012;62:342-362.
- Satterwhite CL, Torrone E, Meites E, et al. Sexually transmitted infections among US women and men. *Sex Transm Dis*. 2013;40:187-193.
- Sawaya GF, Kulasingam S, Denberg TD, Qaseem A, Clinical Guidelines Committee of American College of Physicians. Cervical cancer screening in average-risk women: Best Practice advice from the Clinical Guidelines Committee of the American College of Physicians. *Ann Intern Med*. 2015;162: 851-859.
- Shives T. NCPH. Testing at a glance: Vaginal wet mount. *Tech Bull*. North Carolina State Laboratory of Public Health. 2016;12. Available at: http://slph.state.nc.us/doc/TechBulletins/Vol-12-Issue1-wetmount.pdf. Accessed Oct 9, 2017.
- Siegel R, Ma J, Zou Z, Jemal A. Cancer statistics, 2014. *CA Cancer J Clin*. 2014;64:9-29.
- Smith I, Wright FJ. Cullen's sign in ruptured ectopic gestation. *Lancet*. 1935;1:930-932.
- Soper JT, Creasman WT. Vulvar dystrophies. *Clin Obstet Gynecol*. 1986;39:431-439.
- Stamatiou D, Skandalakis LJ, Zoras O, Mirilas P. Obturator hernia revisited:Surgical anatomy, embryology, diagnosis, and technique of repair. *Am Surg*. 2011;77:1147-1157.
- Stormo AR, Hawkins NA, Cooper CP, Saraiya M. The pelvic

examination as a screening tool: Practices of US physicians. *Arch Intern Med.* 2011;171:2053.

- Sutphen R, Galán-Goméz E, Kousseff BG. Clitoromegaly in neurofibromatosis. *Am J Med Genet.* 1995;55:325-330.
- Tagatz GE, Kopher RA, Nagel TC, et al. The clitoral index: A bioassay of androgenic stimulation. *Obstet Gynecol.* 1979;54:562-564.
- USPSTF. *Draft Recommendation Statement: Gynecological Conditions: Periodic Screening with the Pelvic Examination.* U.S. Preventive Services Task Force; 2016. Available at: https://www.uspreventiveservicestaskforce.org/Page/Document/draft-recommendation-statement157/gynecological-conditions-screening-with-the-pelvic-examination. Accessed Jan 4, 2016.
- Vaccarella S, Franceschi S, Engholm G, et al. 50 years of screening in the Nordic countries: Quantifying the effects on cervical cancer incidence. *Br J Cancer.* 2014;111:965-969.
- van der Linden M, Meeuwis KAP, Bulten J, et al. Paget disease of the vulva. *Crit Rev Oncol Hematol.* 2016;101:60-74.
- Ventolini G, Barhan SM. Vulvodynia. *Dermatol Online J.* 2008;14:2.
- Verkauf BS, Von Thron J, O'Brien WF. Clitoral size in normal women. *Obstet Gynecol.* 1992;80:41-44.
- Warner L, Newman DR, Austin HD Jr; Project RESPECT Study Group. Condom effectiveness for reducing transmission of gonorrhea and chlamydia:The importance of assessing partner infection status. *Am J Epidemiol.* 2004;159:242-251.
- Weir IK, Wheatcroft MS. Allegations of children's involvement in ritual sexual abuse: Clinical experience of 20 cases. *Child Abuse Negl.* 1995;19:491-505.
- West R, Davies A, Fenton F. Accidental vulvar injuries in childhood. *Br Med J.* 1989;298:102-103.
- Whiting D. Puzzling genital lesions: How to make the Dx. *Mod Med.* 1983;55:58-77.
- Wilbanks GD. Changing gloves between vaginal and rectal examination:Reinstitution of old practices for new diseases. *JAMA.* 1986;256:1893.
- Winter S, Diamond M, Green J, et al. Transgender people: Health at the margins of society. *Lancet.* 2016;388:390-400.
- Workowski KA, Bolan GA, Centers for Disease Control and Prevention. Sexually transmitted diseases treatment guidelines, 2015. *MMWR Recomm Rep.* 2015;64:1-137.
- World Health Organization. *Female Genital Mutilation.* Fact Sheet; 2016.
- Wylie K, Knudson G, Khan SI, et al. Serving transgender people: clinical care considerations and service delivery models in transgender health. *Lancet* 2016;388:401-411.
- Zeitlin H. Investigation of the sexually abused child. *Lancet.* 1987;2:842-845.

23章 直腸

人はうまく手を使うことによって，動物がそれまでたどり着けなかった発達段階にまで到達することができたといわれている．しかしながら，肛門括約筋のほうが手と比べてみても，はるかに優れているのだ．もし丸めた手の中に液体と固体と気体を入れ，底にあたる部分に出口を作り，気体だけを出そうと思ってもうまくはいかないであろう．だが，肛門括約筋にはそれができる．括約筋は明らかに固体と液体と気体を区別できるのだ．括約筋は，その持ち主が1人でいるのか，誰かといるのか，立っているのか座っているのか，パンツをはいているのか脱いでいるのかを区別することができる．人間の尊厳をそのように守ってくれて，いざという時のための準備を，いつでもしてくれている筋肉は，体のなかで他にはない．このような筋肉こそ守る価値のあるものなのである．

Walter C. Bornemeier, 1960

◆ 覚えておくべきポイント

- 直腸診を行う理由を患者に説明せよ，そしてティッシュを渡すとともに，それ以降の患者のプライバシーも確保せよ．
- 直腸診は婦人科診察や神経診察の一部分でもある．
- 肛門周囲の皮膚，括約筋の緊張，直腸内の四象限すべての方向，そして男性では前立腺を調べよ．指が到達する最も奥の部分まで，ポリープや腫瘤や粘膜の変化が調べられるように，診察の最後に患者にValsalva法を指示せよ．そして便を観察して便潜血を調べよ．
- 「そこに指を入れなければ，落とし穴にはまることになるだろう」（以前，医学部で言われていた格言である）．

1 学生の準備

できる限り患者に不快感と痛みを感じさせないように，直腸診を行う前に最低限の診察技術を身につけておくべきである．かつては，患者に自由に行う前にすべての医学生がお互い直腸診を練習し合うことを求められた．しかし現在では，そのような実習に欠かせないきめ細やかな教育指導体制は，小型3本マスト帆船に遭遇するのと同じぐらい稀なものになってしまった．

同様に，医学部で以前は直腸肛門科のローテーションを行うことが必要とされていた．他の教育的機会としては，手術前に麻酔された患者の直腸診を（患者の事前の許可を得て），手術を行う主治医の直腸肛門科医の直接の指導のもとに行う機会があった．

また，手袋をした指に潤滑剤をつけて括約筋に挿入することにより，前立腺触診の最初の経験が得られる診察用の人形がある．これは，人工的に作られたさまざまな病態の前立腺が触診できる優れたものだ．もし学校にそのような人形がなければ，教育委員会に頼んで，診察のためのボランティアを出してもらうように要求するべきであろう．

2 診察に向けた患者の準備

1）診察方法

女性の場合，直腸診は一般的に婦人科診察の一部分として行われる（22章参照）．婦人科の診察が後になる場合は，男性に行われる方法で，そのまま直腸診を行うことができる．

▶ 患者の姿勢

診察は，患者の足を2，3フィート（約60～90cm）の間隔を広げて立たせ，前屈させて胸を診察台につける姿勢でしばしば行われる．以下に述べるように，患者が横たわっていれば，通常，より患者の尊厳が保たれやすい姿勢がとれる（婦人科診察が施行されないとすれば）．

ベッドに横たわった患者は，2つのSims体位の変法のうち，どちらか1つで診察される．2つの姿勢の違いは，脚を伸ばすか曲げるかにある．1つ目の姿勢では，患者は腰椎穿刺をされる時のように左側臥位になり，腰と膝を曲げて，体を前屈させ，腰と膝を最大に曲げられるように腕で抱える．2つ目の姿勢では下になる脚（左脚）の膝を十

分に伸ばしたうえで，腰も伸ばすことがさらに重要である．こうすることで，実際には患者はさらに45°腹臥位方向に傾いた姿勢になる．どちらの姿勢が最適かは患者の筋骨格系の可動性，臀部がどれだけ肛門部を覆い隠しているかによる．

もし患者が仰臥位で動けない場合には，（必要に応じて助手に支えてもらうとよい）腰と膝を曲げることができれば，肛門をよく見えるようにすることができる．この姿勢で直腸診を行うことができ，便の検体をとることもできるが，この姿勢では必ずしも触診所見に信頼がおけるとは限らない．

▶ 患者の尊厳を守る

診察が終わってから使ってもらうために，この時に患者にティッシュを渡して，持っていてもらい，「より快適に診察が受けられるように潤滑剤を使用します．診察が終わったら言いますね」と告げる（この最後の言葉は，医師として当然の態度だろう．これにより患者は，いつ診察が終了するのか，きちんと把握できる）．

診察の最後に患者にティッシュを渡すこともできるが，便潜血の検査を行うために忙しくて，それを忘れてしまう医師もいるのだ．また，最初に患者にティッシュを渡すことで，あなたが患者の気持ちに気を遣い，配慮しているということを，示すことにもなる．ティッシュを患者に持たせておくことは，診察に対して患者をより能動的な参加者にして，受け身的な姿勢をなくすことにつながるが，これはある男性患者にとっては，心理力動的な観点からすると非常に重要な意味になりうる．

アリゾナの Douglas Lindsey 医師は学生自身が拭きとるように指導しているが（これは患者に前もってティッシュを渡さないということではないのだが），その理由としては，学生は手袋をはめており，ティッシュを慎重に捨てることができるからだ．もしこのような方法をとるのであれば，あなたが潤滑剤をきれいに拭っているということを，患者に伝えよ．次に，自分が便潜血検査をしている間に，身なりを整えてもらうようにお願いせよ．また，ティッシュの箱と，蓋のついたごみ箱が，すぐに患者の手の届く範囲にあるかどうかを確かめて，部屋を出て行くべきだ．部屋に戻ってくる前には，患者の尊厳を回復させるための時間と，患者が希望した時には手を洗えるための時間を，十分に確保せよ．

最初になぜこの検査が必要とされるのかを患者に説明するのを忘れてはいけない（例えば「がんや内部からの出血を調べようと思います」など）！ ミネソタ大学で行われた調査では，1/3の患者が内科のレジデントが直腸診を実施する理由を説明しなかったと答え，ティッシュを渡されることを望んだ41％の患者が，検査の終了後，それとは違う形での対応をされたと答えた（Wilt and Cutler, 1990）．

3 診察

1. 手袋をはめ，患者のお尻を広げて，外痔核，腫瘍，コンジローマ，潰瘍，裂孔，擦過傷，脱出した内痔核，あるいはあなたが今までに見たことがないような所見がないか確認せよ．お尻を広げずに肛門の皮膚をしっかり伸ばさなければ，おそらく裂孔は見逃されてしまうであろう．

イリノイの Frank Iber 医師は次のように付け加えている．直腸診の前にしっかり観察することにより，非常に多くの情報を得ることができる．もし皮膚を少し伸ばしただけで皮膚と粘膜の境が確認できたのであれば，そこには外痔核や皮膚の過敏症が存在することがわかるだろう．また，十分に皮膚が弛緩せずに，その境界を確認できなければ，おそらく指や直腸鏡で確認できる病変を，病理検査に提出する適応になるだろう．

診察のこの段階で，患者の肛門反射も調べておきたい（26章参照）．大きな便の塊が直腸に詰まっている場合に，肛門反射が消失していることが時々確認されるが，便の排出後も肛門反射の消失が続いているのであれば，何らかの神経障害が示唆される（Whitehead et al., 2000）．

もし，臀部を広げた時や肛門管を表面に引き出した時に（肛門管を収縮させた時），肛門括約筋が大きく開いていたら，神経学的あるいは解剖学的な障害が疑われる．

2. 手袋をした人差し指にたっぷりと潤滑剤をつけ「今から潤滑剤をつけますが，冷たいかもしれません」と言うように．

3. 肛門の開口部に潤滑剤をつけよ．患者に痛くなるのかどうかと尋ねられたら，「いいえ，少し気

持ちは悪いかもしれませんが，鋭い痛みは感じないはずです．もし診察中，私が何かした時に鋭い痛みを感じたら，必ず教えて下さい」と話すようにする．

もし患者がその話題に触れなければ，この時点であなたは「少し気持ちが悪いかもしれません」とか「押されている感じがあるかもしれません」と言うべきだ（それを「痛み」と表現してはいけない）．患者によっては「しかしながら，決して痛みを感じるようなものではないですよ」と加えてもよいかもしれない．痛みは粘膜の亀裂，前立腺の炎症，直腸膿瘍の存在の手がかりになるので，そのようなどんな鋭い痛みの感覚も報告するように患者に促しておきたい．まさに排便が始まるような，そんな感覚を感じることもあるかもしれないということを，前もって注意しておくこともよいだろう．

4. この時点で，あなたが人形や麻酔された患者で直腸診の練習をしてきたと仮定しよう．そうすると，実際の直腸の括約筋に対しては，不適切で配慮の足らないやり方になってしまうかもしれない．優しく指を挿入した後に，括約筋が弛緩するまで2,3秒待つことだ．人差し指の周囲全体に潤滑剤を塗り，先端を括約筋の真ん中に当てて優しく押しながら指を入れていくようにする．肛門括約筋の緊張に注意を払うようにするのだ．

5. 診察に使う指をできるだけ奥まで入れて，異常を調べるために前後左右すべての方向を触っていく準備をする（下記参照）．

6. 最後に，ポリープや他の腫瘤がないことを確かめながら，直腸内腔や直腸粘膜の最も奥の部分までの最終的なチェックができるように，患者にValsalva法をさせる（「排便する時のようにいきんで下さい」と声をかける）．そして「もう終わりですよ」など，そのような効果のある言葉をかける．

7. 指を抜いて付着した便を調べよ．その性状に注意し，便潜血や時には脂肪便のような他の検査をするためにスライドに塗抹せよ（28章参照）．もしあなた自身が患者の潤滑剤を拭うのであれば，使用したティッシュペーパーを手袋の中に入れ，手袋を裏返しにして捨てるべきである．

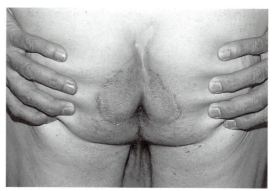

図 23-1　古典的な肛門周囲の白癬感染；KOH 検査で陽性

（Chester Danehower 医師のご厚意により許可を得て使用）

4　所見

1）視診

▶ **裂孔あるいは瘻孔**

肛門周囲の瘻孔や裂孔は炎症性腸疾患の患者であれば，慢性的な潰瘍性大腸炎よりも Crohn 病の局所的な腸炎であることを示唆する．

▶ **毛巣嚢胞**

「肛門の瘻孔」としばしば間違えられるが，「毛巣嚢胞」は実際には尾骨底近くの中心線上で肛門から少し離れたところにある．仙骨に圧力がかかることにより膿汁が押し出されることもある（Clain, 1973）．

▶ **皮膚病変**

肛門周囲の皮膚の紅斑や苔癬化を伴う肛門瘙痒症はさまざまな原因から起こりうる．例えば，食べ物，香辛料，コーヒー，薬，トイレットペーパーや下着に含まれる刺激性のある物質，痒みを治療するために使用された塗り薬などに対しての過敏症が原因となる（Friend, 1987）．寄生虫の侵入（最も多いのは蟯虫）や真菌感染（例えばカンジダや白癬；図 23-1）の可能性もある．特に同性愛の男性に見られる，生殖器よりも肛門周囲の部分に認められることがある下痢（表 21-1 参照）のような，性行為感染症の証拠に注意を払うようにせよ．生殖器の疣（尖形コンジローマ）は肛門の周囲

や肛門管の中にも起こりうる．それらは性行為感染症かもしれないが，自己感染や媒介物からの感染もありうる(Bays and Chadwick, 1993)．潜伏期が年余の単位まで長くなるので，媒介物からの感染を排除するのは極めて難しい(Paul, 1990)．

肛門付近の色素沈着が広がっているのは，慢性的な性的虐待の結果であると報告されているが，虐待されていない小児にもよく見られる．肛門領域の打撲傷があれば，性行為虐待を疑う可能性が高くなる．性的虐待と誤診された打撲傷は，Ehlers-Danlos 症候群，過敏性血管炎，電撃性紫斑病，播種性血管内凝固症候群を伴う髄膜炎で報告されている．硬化性苔癬，扁平苔癬，脂漏性皮膚炎，アトピー性皮膚炎，背触性皮膚炎，慢性単純性苔癬，乾癬を含む他の皮膚科的な状態によっては，肛門と性器領域の痛み，出血，裂孔，皮膚の変化を起こし，性的虐待の徴候と鑑別しなければならない(Bays and Jenny, 1990)．蒙古斑や植物性皮膚炎と同様，それらのいくつかの状態に関する詳しい話は 7 章を参照のこと．

肛門がん

肛門がんは，男性と性交渉歴のある HIV 感染者の男性の非 AIDS 関連がんとして表れてきている．肛門がんの割合は抗ウイルス薬による治療の時代において増えつつあるようにみえる．HIV 感染者の中での肛門がんの割合は 1 年間で 10 万人に 174 人になると見積もられており，Papanicolaou 染色での通常のスクリーニング検査が施行される以前の子宮頸がんの発症割合よりもはるかに高い(10 万人に 35 人)．HIV 非感染者ではその割合は 10 万人に 2 人である．HIV 感染者の肛門がんの累積発生率は 60 歳までにほぼ 3％となる．

子宮頸がんのように，肛門がんは移行上皮と扁平上皮の間の移行帯に発生し，ヒトパピローマウイルスが必要な補助因子である．コンジローマと上皮内腫瘍の灰色の高色素性斑が見られることがある(Wilken, 2010)．

コルポスコピーと同様に，精度の良い肛門鏡と細胞診の塗抹検査はスクリーニング検査として利用できるが，2016 年にはハイリスクの個人の約 10％しか検査を受けていなかった(Highleyman, 2016)．

性的虐待の徴候

注意深い研究によって，驚くべきことに性的虐待を示唆する多くの所見が，虐待されていない普通の小児にも胸膝位で診察されたり写真をとられたりすると，よくみられることがわかってきた．診察開始時にはあまりみられないのだが(7％のみにしかみられない)，この姿勢を 4 分間以上保っている小児の約 3/4 に，静脈の充血が現れてくるというのだ．特に便が直腸膨大部に存在している時には肛門の開大は普通にみられ，間欠的に括約筋が開いたり閉じたりしていることも稀なことではない．虐待されていない小児にはあまりみられない稀な所見を以下に示す．中心線よりも外側に肛門皮膚垂や瘢痕があること(0％か 1％)，膨大部に便がないのに 20 mm 以上肛門が開大していること(1.2％)，完全に開大した肛門の形が不整形であること(3％)，肛門縁が目立つこと(3％)．2 ヶ月〜11 歳までの 267 人を調べたが，擦過傷，血腫，裂孔，あるいは痔核の所見があった小児は誰 1 人としていなかった(McCann et al., 1989)．

> **自己学習**：1,000 人の 8 歳児がいるなかで 1％が実際に肛門性交をされていると仮定する．肛門の穴の不整形はそのような虐待の存在を示すため 100％の感度を持つ所見だとする．虐待されていない小児にもその所見が認められる上記に示した割合を考慮に入れ，この所見の陽性適中率を計算せよ．次に虐待されている小児の確率が 50％の集団を考えてみる．この集団では陽性適中率はどうなるか(解答は章末の **付録 23-1** を参照)．

多くの身体所見の信頼性は高くないことと，診察時期がかなり遅れた時は 70％以上の症例でまったく身体所見が確認できないという事実を考慮すると，肛門性交がなされたという最も重要な証拠は挿入された時の痛みの病歴であり，さらに重要なことはその直後の排便時の痛みの病歴である．小児は痛みのために排便をためらうようになり，2 次的な便秘症が起きてしばしば下着を汚すのだが，それが注意を喚起することになるのだ．排便に関する詳細な病歴が，何か変化が小児に起きていたり，慢性的な便秘や硬い便の通過により肛門周囲が赤くなっているということを，明らかにしてくれる．多くの他の部位と同じように，「十

分な病歴を取らないことが，最も大きな落とし穴になるのだ」(Paul, 1990).

肛門周囲の斑状出血

肛門周囲の円形の斑状出血(Bryant 徴候)は腹膜腔内の出血に伴い起こることがある．急速に拡大する肛門周囲の血腫は腹部動脈瘤(18 章参照)のＳ状結腸腸間膜への破裂の結果として記述されている(Tamvakopoulos et al., 1969).

2) 触診

括約筋の緊張

括約筋の緊張には以下の２つの異常があるが，そのうち１つがみられる．適切に行われた指の挿入に対して異常な痛みや抵抗があれば，局所的な異常が示唆される．括約筋の抵抗が不十分な時には，神経障害，頻回に及ぶ受動的な肛門性交の習慣，機械的な問題の後遺症(例えば出産時の裂傷)を考える(医師の指を患者が直腸括約筋で締め付けられるかどうかは，脊髄の健常性を調べる優れた代替試験となる．26 章の球海綿体筋反射も参照).

骨盤底の協調運動障害

機能的な便失禁患者の 50% 近くに，骨盤底の協調運動障害や，排便を試みた時の骨盤底筋肉の攣縮や弛緩不全があると思われる．指で直腸診(DRE)をしている時に患者に力を入れさせ，外括約筋や恥骨直腸筋の奇異性収縮，会陰部の下垂不全を調べておくようにせよ(Whitehead et al., 2000).

内部の所見

前方では，誰でも前立腺を触診できるはずである(下記参照)．さらに少し経験を積むと，疾病により２次的に腫大した精嚢と同様，膨張した膀胱も触知することができる．前立腺の下部にあるCowper 尿正球腺は，通常は炎症がある時のみ触知できる．女性では，子宮の腫大や偏位，Douglas窩内の腫脹，悪性腫瘍，骨盤内膿瘍による突出に注意せよ．

患者の右側方では，炎症を起こし腫脹した虫垂による圧痛を見つけ出すことができる．もし患者の虫垂が盲腸後方に位置した場合には，腹部診察

ではあるべき所見が表れにくく，直腸診でのこの所見は特に重要である．左側方では憩室炎や膿瘍による圧痛が見つけ出されるかもしれない．

後方では，梨状筋や，時に仙骨前方領域の腫瘍を触れることができる．仙尾骨関節に圧痛を認める場合もある．内腸骨動脈の動脈瘤が拍動性の腫瘤として感じられるかもしれない．

肛門管の奥の方向ではがんや線維化による狭窄や，稀ではあるが閉塞後の肛門管の拡張や，さらに稀ではあるが腸重積の尖端なども感じることができる．直腸粘膜に多発性小腺腫があると感じたら，慢性潰瘍性大腸炎の偽ポリープを触っている可能性を考慮すべきである．

腫瘍は上記のどの部位にでも発見されてもよい．

便による閉塞があれば(その詰まっている便塊の周りで起こっていることなのだが)下痢，腹部違和感，そして排尿困難までもが，それで説明できるかもしれない．

前立腺

大きさ

正常な若い男性や，良性の前立腺肥大症がある壮年の一般人の前立腺の大きさは，教育ラボにある人形によって最もよく学べる．そのような道具がない人にとっては，若い男性の前立腺はざっと言ってクルミの大きさであり，高齢者の肥大した前立腺はレモンの大きさである．表面に出ている限られた部分の触診のみから，球状体の大きさを類推しなければならない難しさを考えると，「正常である」とか「腫大している」とかは，十分な経験を積んだ後におそらく言うべきことだろう．

硬さ

教える際のコツ：曲げた親指の一部分を使って，触診した前立腺の硬さの記述を学生に教えることができる．「硬い」とは，どこの部分でも親指の中で突出している骨のような硬さを意味する．「硬化している」とは骨幹の上でピンと張られた親指の伸側のような硬さである．「正常」とは緊張させた母指球のような硬さである．「沼地のような」とは力を抜いた母指球(これは急性前立腺炎の硬さを模倣したもの)の硬さである．診察時に疲れていたり注意が散漫になっていたりすると，最後の２つの表現の使い方が変わってくるかもしれないので，それらの記述と自分自身の親指の硬さとを常

に比較することが大切である.

「沼地のような」とは,今では慣習的に前立腺炎を表す言葉として頻回に使用されており,おそらく診察上の用語からは排除されるべき不正確な用語である.その単語を一般的な用語として使用し続けている医学書の著者もおり,これが患者と医師との間で同じように混乱を助長している(Sharp et al., 2010).確かに泥炭地は軟らかく,急性炎症がある前立腺は泥炭地のような軟らかさに感じられる.しかし,嚢胞や膿瘍でもそのような印象の硬さは部分的には説明されるということと,炎症を起こしている前立腺は痛いので,患者が動いてそのような感触を得ることは難しいということもあるのだ.また,「沼地のような」との言葉はある書物では間違って慢性前立腺炎に対して使われているが,慢性前立腺炎の場合は「硬化した」という硬さがより近く,時々かなりの線維化が起こっている場合は,悪性腫瘍を疑わせるまでに「硬い」という表現になる.

偽陽性:Wiener と Nathanson(29 章参照)は,萎縮した前立腺の高齢男性の場合は,直腸診にて恥骨結合を触れ,「石のように硬い」前立腺だと間違って認識されることがある,と警告している.

前立腺結節

前立腺結節は悪性腫瘍の徴候で生検の適応である.不思議なことに,いくつかの研究では,前立腺結節のあった患者の約 50%のみが,実際に悪性腫瘍であったことがわかり,残りは過形成による結節であった.もし硬化した結節が結核による 2 次的なものであれば,ほとんどの症例で,両側もしくは片側の精嚢や精管もおかされている(Clain, 1973).

医師たちは以前は前立腺の触診では骨のように硬い部分を触知するようにと教えられていたが,より最近ではこれは比較的進行した所見であると教えられている(Wein and Kavoussi, 2012).骨のように硬い部分だけでなく,硬化した部分にまでも注意し,生検されるべきである(Chodak and Schoenberg, 1985).

> **自己学習**:リンパ腫の前立腺への転移でも,硬い前立腺になり得ることを考えると,がん専門診療科での診察(前立腺がんの検査としての硬い前立腺所見)の特異度にどのような影響があって,陽性適中率はどのようになるのであろうか(章末の**付録 23-2**).

前立腺がんのスクリーニング

以前,直腸診は前立腺がんを見つけるために最も感度のよい検査であったが,感度は 69%に過ぎず,特異度は 89%である(Guinan et al., 1980).前立腺特異抗原(PSA)は前立腺がんの最も感度のよい検査として直腸診に取って代わった.PSA は決して完全なものではない.前立腺過形成や良性の前立腺炎や前立腺梗塞を含む良性の病態で上昇することがありうるからだ.

全国的な集団ベースの研究では,38,340 人の男性が直聴診と PSA 検査を受けた.正常な PSA 値の男性の中で 5,064 人が直聴診で異常所見があり,2%にあたる 99 人が臨床的に重要な前立腺がんだと判明した(Cui et al., 2016).

前立腺がんは,合併症の発生や死亡率に大きく関与している(Siegel et al., 2016).したがって,この悪性腫瘍に対するよいスクリーニングプログラムは患者に対して極めて有益となるだろう.現在,前立腺がんのスクリーニングを施行すべきかさえも議論の争点となっている(Cui et al., 2016).米国予防医療専門委員会と米国家庭医学会(AAFP)は PSA 検査でのスクリーニングを推奨している(Mulhen et al., 2015;USPSTF, 2012).AAFP はこの目的に対する直聴診も強く推奨している(Mulhen et al., 2015).米国泌尿器学会はスクリーニングに対しては推奨していないが,55〜69 歳までの男性に対しては患者の価値観に沿って意思決定と手続きの共有をすすめている(Carter et al., 2013).

ガイドラインは集団に対する健康配慮に基づいている.スクリーニング検査が除かれた理由は直聴診あるいは PSA 検査のどちらかで異常が判明した時に前立腺がんの治療結果が著明に改善されるとのエビデンスがないことと生検や過剰治療による合併症にある.これらの推奨やこの理由は他の専門家団体からの批判を受けた(Tabayoyomg and Abouassaly, 2015).

ある患者群では前立腺がんは重症になりうるし,最小限の侵襲的な加療で済む早期発見は極めて有益になりうるが,そのような患者をどのように選択するべきかについては明らかではない.もし PSA 検査が施行された場合には,単独の値のみではなく,値の上昇傾向に対して注意を払うべきだ.

一般的なガイドラインを含むいかなる場合と同

様に，個々の患者のニーズに対して適切なバランスを持って応えたり懐疑的になったりするように助言されるべきである．推奨がしばしば変わるという事実や論争に注意しなさい．

前立腺炎：3グラステスト

尿路感染を特定するこの特別な検査は28章に記述されている．

5 直腸診の合併症と思われているもの

1）偽陽性

直腸診を実施しても，良性の前立腺肥大症の患者のPSAの値は変わらず，PSA上昇に関する偽陽性とは関連しない(Brawer et al., 1988)．よって直腸診の前に血液検査をする必要はない．

2）心筋梗塞

反射経路を刺激して致死的な不整脈を誘発する可能性があるので，心筋梗塞の患者に対して直腸診をしないように，学生は注意を受けてきたかもしれない．これは正確には，根拠のない愚かな迷信とは言い切れない．直腸診に関連して合併症が起きた例外的な症例がいくつか報告されている．侵襲的ではない直腸診の刺激が，確かにAdams-Stokes発作を引き起こした完全房室ブロック女性の症例があった．また，2,500人の軍人に対しての一連の診察にて，2〜8秒間，直腸診によって前立腺にある程度の圧力がかけられたが，そこで失神や明らかな意識消失発作が8回起こったという．さらに，直腸診時にValsalva法が行われ，特に過呼吸の状態が加わると，心電図上の異常所見が誘発されたり増加させたりする場合もある(Lee and Herbert, 1997)．しかしながら，それらの気になる報告は心筋梗塞の患者に直聴診を行ったものではない．対照的に，急性心筋梗塞の480人の患者に対しての前向き比較層別研究では，直聴診をされたことで持続性不整脈が起こったものは1人もいなかった．実際，それらの検査により臨床的に関連のあるさまざまな疾患の診断がついたので有用であった．著者たちは直聴診は急性心筋梗塞で安定している患者に対しては，安全で有益な手技であると結論づけた(Akhar et al., 2000)．

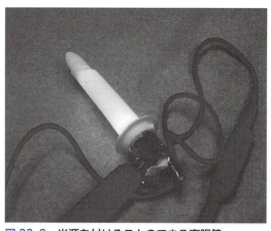

図 23-2　光源を付けることのできる直腸鏡
(ワシントンDCのDevra Marcus医師のご厚意により許可を得て使用)

また，86人の急性心筋梗塞の患者に対して，入院の24時間以内にていねいな直腸診を行った場合に，死亡，不整脈，あるいは狭心症さえまったく起こらなかったという．便潜血，前立腺肥大，多量の硬い便などの予期せぬ所見がみられた頻度のほうが多かったのだ．したがって，抗凝固療法が計画されている場合に，そのような起こりもしない憶測による危険を心配するよりは，直腸診を行い，腸管や膀胱に注意を払うことのほうが，価値あることなのだ(Earnest and Fletcher, 1969)．その結果は急性心筋梗塞の40人の患者に，胸痛発症から8時間以内に直腸診を行った別の後ろ向き研究でも裏付けられた．直腸診をしている最中とその後でも，血圧，心拍，不整脈，心電図と，すべてにおいて明らかな変化は起きなかった(Lee and Herbert, 1997)．

1968年以前の医学部で言われていた格言が，まだ生きているのだ．「そこに指を入れなければ，落とし穴にはまることになるだろう」．

6 特別な診察方法：肛門鏡

使い捨ての肛門鏡で肛門の内部を見よ(図23-2参照)．それは診療所ですぐに行える手技であり，粘膜の状態を見ることができ，もし滲出液があれば検体を顕微鏡の検査のために提供することもできる．また，時に急性出血の原因として同定されることのある，痔核も調べておきなさい

（しかし，痔核が活動性の出血を示していない場合は特に言えることだが，より中枢側にある病変を調べることを忘れてはならない）．

裂孔や炎症や機械的な閉塞が，便による下着の染みの原因になっているかどうかを判断する場合には，軟性のS状結腸鏡よりも硬性肛門鏡が好まれる（Whitehead et al., 2000）．

7 結腸直腸がんのスクリーニング

結腸直腸がんは米国におけるがん関連死亡者数で2番目の多さとなっており，特に50歳になっているか他の危険因子を持っている場合には，定期的なスクリーニングの必要性を患者に指導しておくべきである．自宅用の便潜血の検査キットが利用できる．50歳以降では定期的な大腸カメラが推奨されている．より精度のよい分子化学的な検査，画像を用いた仮想大腸内視鏡，あるいは他の検査の発展がよりよいスクリーニング方法につながっていくであろう．ここで言っておきたい重要なポイントは，大腸がんの高い罹患率と早期発見の有効性を認識したうえで，自分の診療のなかで最も行いやすいスクリーニング方法を実行する必要があるということだ．

直腸診を行う時は，患者とスクリーニングについて議論をするよい機会となりうる．また，大腸がんの家族歴や炎症性腸疾患やポリープの既往歴についてもう一度確認することを，あなたに思い出させてくれるだろう．

付録23-1 自己学習の解答（性的虐待の徴候）

もし虐待されている事前確率が1％で虐待されていない確率が99％だとすると，真陽性者数（TP）は10人となり，偽陽性者数（FP）は（0.03）×（990）＝29.7人となり，陽性適中率は25％となる．しかしながら，もし虐待されている事前確率が50％であるとするとTPは500人となりFPは（0.03）×（500）＝15人となり，陽性適中率は97％となる．

付録23-2 自己学習の解答（前立腺結節）

前立腺がんに対しての偽陽性者数はリンパ腫の割合が増えると増加してくる．特異度とは真陰性者数を真陰性者数と偽陽性者数との合計で割った

ものに等しいので，この場合の特異度は低下する．陽性適中率（真陽性者数を真陽性者数と偽陽性者数との合計で割ったもの）もまた低下するであろう．

文献

- Akhtar AJ, Moran D, Ganesan K, et al. Safety and efficacy of digital rectal examination in patients with acute myocardial infarction. *Am J Gastroenterol.* 2000;95:1463-1465.
- Bays J, Chadwick D. Medical diagnosis of the sexually abused child. *Child Abuse Negl.* 1993;17:91-110.
- Bays J, Jenny C. Genital and anal conditions confused with child sexual abuse trauma. *Am J Dis Child.* 1990;144:1319-1322.
- Brawer MK, Schifman RB, Ahmann FR, et al. The effect of digital rectal examination on serum levels of prostatic-specific antigen. *Arch Pathol Lab Med.* 1988;112:1110-1112.
- Carter HV, Albertsen PC, Barry MJ. Early detection of prostate cancer. American Urological Association Guideline; 2013. Available at: https://www.auanet.org/education/guidelines/prostate-cancer-detection.cfm. Accessed Jan 8, 2017.
- Chodak GW, Shoenberg HW. Early detection of prostate cancer by routine screening. *JAMA.* 1985;252:3261-3264.
- Clain A, ed. *Hamilton Bailey's Demonstrations of Physical Signs in Clinical Surgery.* 15th Ed. Baltimore, MD: Williams & Wilkins; 1973.
- Cui T, Kovell RC, Terlecki RP. Is it time to abandon the digital rectal exam? Lessons from the PLCO Cancer Screening Trial and peer-reviewed literature. *Curr Med Res Opin.* 2016;32(10):1663-1669.
- Earnest DL, Fletcher GF. Danger of rectal examination in patients with acute myocardial infarction-fact or fiction? *N Engl J Med.* 1969;281:238-241.
- Friend WG. Pruritus ani. *Med Times.* 1987;115(11):89-94.
- Guinan P, Bush I, Ray V, et al. The accuracy of the rectal examination in the diagnosis of prostatic carcinoma. *N Engl J Med.* 1980;303:499-583.
- Highleyman L. Few HIV+ gay men receive anal cancer screening. *MedPage Today*; Oct 28, 2016.
- Lee JR, Herbert HL. Digital rectal examination during early acute MI. *Hosp Pract.* 1997;32:15-16.
- McCann J, Voris J, Simon M, et al. Perianal findings in prepubertal children selected for nonabuse: A descriptive study. *Child Abuse Negl.* 1989;13:179-193.
- Mulhem E, Fulbright N, Duncan N. Prostate cancer screening. *Am Fam Physician.* 2015;92:683-688.
- Paul DM. The pitfalls which may be encountered during an examination for signs of sexual abuse. *Med Sci Law.* 1990;30:3-11.
- Sharp VJ, Takacs EB, Powell CR. Prostatitis: diagnosis and treatment. *Am Fam Physician.* 2010;82:397-406.
- Siegel RL, Miller KD, Jemal A. Cancer statistics, 2016. *CA. Cancer J Clin.* 2016;66:7-30.
- Tabayoyong W, Abouassaly R. Prostate cancer screening and the associated controversy. *Surg Clin North Am.* 2015;95:1023-1039.
- Tamvakopoulos SK, Corvese WP, Vargas LL. Perianal hematoma—A sign of leakage after rupture of aortic aneurysm. *N*

Engl J Med. 1969;280:548-549.

- USPSTF. *Prostate Cancer: Screening*. The U.S. Preventive Services Task Force;2012. Available at: https://www.uspreventiveservicestaskforce.org/Page/Document/UpdateSummaryFinal/prostate-cancer-screening. Accessed Jan 8, 2016.

- Wein AJ, Kavoussi LR. *Campbell–Walsh Urology*. 11th Ed. Philadelphia, PA:Elsevier; 2012.

- Whitehead WE, Wald A, Diamant NE, et al. Functional disorders of the anus and rectum. In: Drossman DA, ed. *Rome II: The Functional Gastrointestinal Disorders*. McLean, VA: Degnon Associates; 2000.

- Wilken TJ. Screening for anal cancer: Who, when, where, and how? *Med Chem Commun*. 2010. Available at: http://www.medscape.com/viewarticle/720388#vp_2. Accessed Jan 8, 2017.

- Wilt TJ, Cutler A. Patient preference and physician practice during the rectal examination. *Clin Res*. 1990;38:735A.

24章 四肢

20年以上もの間，私はこの町で，奇妙な「身体的特徴」を収集することを楽しんできました．私は家に，何百というおびただしい数のそれ……判事や保安官や，すべての陪審員の指紋を保管しています．この部屋の中にいる誰の指紋でも，私が提示できない人は，1人もいないでしょう．そして，この中にいる人が，どんなに上手く変装したとしても，その手を見れば大勢の人間のなかから，間違いなくその人を探し出すことができるのです．そしてその人や私が100歳になったとしても，私は変わらずに同じことができます．

　　マーク・トウェイン[訳注1]，『馬鹿なウィルソンの悲劇』

訳注1） Mark Twain（1835～1910年），米国の作家，小説家．

◆ 覚えておくべきポイント

- 手の診察によって，免疫学的，先天的，皮膚科的，循環器的あるいはその他の状態を示す徴候が明らかになる．
- 膠原病の診断は，病歴と身体所見，血清学的所見を総合的に評価して行う．

本章では，全身状態を反映する四肢の身体所見について概説する．神経や筋骨格系（滑膜関節を含む）に関しては，25章と26章でより詳しく解説する．本章で含まれる疾患の徴候は，7章，17～19章にも記載されている．

1 上肢

1）リウマチ類似疾患の多彩な所見

結節

リウマチ結節は，上肢の外側面に最も頻発する．関節リウマチ患者の，およそ28％にリウマチ結節がみられる．そのうち，約90％は肘の部分，14％は指，13％は膝，7％が踵，5％が後頭部にできる．リウマチ結節のみで，関節リウマチと診断できるわけではないが，関節リウマチと診断された患者のなかで，リウマチ結節がある場合は，その90％の患者でリウマトイド因子が陽性

表 24-1　リウマチ結節類似の皮下結節を伴う疾患[a]

リウマチ類似，免疫性疾患	
• **リウマチ熱**	• 代謝性疾患
• **全身性エリテマトーデス**	• **結核性黄色腫**（7章参照）
• **結節を伴う痛風**	• 腫瘍性疾患
• 円板状紅斑性エリテマトーデス	• 多中心性細網組織球症
• 非関節炎性リウマチ類似疾患	• 基底細胞がん
• 変形性関節疾患（Heberden 結節）	• 感染症
• サルコイドーシス	• **梅毒**
• Weber-Christian 病	• 滑膜結核
• 無γグロブリン血症（多関節炎を伴う）	• カンジダ症
• 皮膚科的疾患	• ベジェル
• **環状肉芽腫**	• イチゴ腫
• 持続性隆起性紅斑	• ピンタ
• 慢性萎縮性先端皮膚炎	• らい病（Hansen 病）
• 基底細胞がん	• その他
• 皮脂膿疱	• 手や手首のガングリオン
	• 異物反応
	• 化学的過敏症
	• ツベルクリンによる局所の遅延反応

[a] 太字で示した疾患が，最も臨床医を惑わせる状況を作ってきた．
（Kaye BR, Kaye RL Bobrove A. Rheumatoid nodules : Review of the spectrum of associated conditions and proposal of a new classification, with a report of four seronegative cases. *Am J Med.* 1984 ; 76 : 279-292 より許可を得て転載）

である（Kaye et al., 1984）．

リウマチ熱のおよそ9％の患者にも結節がみられる．リウマチ熱の患者で，結節があった場合は，その80％は肘部，19％が指，48％が膝，20％が踵，そして20％が後頭部にできる（Benedek, 1984）．

表 24-1 は，関節リウマチによるものと似た皮下結節を起こしうる疾患を示した．太文字は，これまでしばしば臨床医を欺いてきた記録保持者とも言える疾患群を示している．幸い，これらの疾患（リウマチ熱，結節を伴う痛風，ゴム腫を伴う梅毒）の多くは，有病率がいくらか低下してきている．また，結節以外の所見からも診断がつくようになってきた．

自己学習：あなたが実際の診療で診る患者は，100人のうち95人が関節リウマチで5人がリウマチ熱であったとする[訳注2]．その中の1人が後頭部にリウマチ結節があったとするならば，その患者が関節リウマチもしくはリウマチ熱で

ある確率どれほどの割合であろうか？　解答は章末の**付録24-1**.

訳注2）わかりにくい表現だが，実際の臨床で，RA＋RFの患者が合計100人いたとすると，頻度はRAが95人，RFが5人の頻度であるというたとえ.

膠原病とリウマチ類似疾患の手の所見

関節リウマチ

関節リウマチは，結節がなくても単に手を診ただけで診断がつく場合がある．その1つは骨間萎縮を認める場合である．手背に斜めから光を当ててみると最もよくわかるが，慣れればまっすぐ光を当てた状態でも認識できるようになる．骨間筋の脱力があると，指節間関節を力強く伸展できなくなり，バネのような運動になってしまう．2つ目は，手や指に尺側偏位が見られることである．尺側偏位を診るのに最もわかりやすい（正確な）指は，中指と示指である．というのも，他の指では正常な老人でも軽度の尺側偏位がみられることが多いからである．しかし，重度の手根管の関節リウマチでは，すべての指で明らかな尺側偏位を示す．

関節リウマチに罹患した患者の手関節では，関節の橈側はおかされにくいことは覚えておくとよい．実際，重度の手関節の関節炎で，尺骨側には病変を認めず，橈骨側の変形が強い場合には，むしろ変形性関節症（OA），変性関節疾患（DJD）を疑う．さらに，古典的な関節リウマチは，決してDIP関節をおかさないことも覚えておくとよい．

関節リウマチの他の症状は，**(a)**握力の低下，**(b)**結節性腱滑膜炎による，1つ以上の手指の屈曲制限（受動的に関節を屈曲伸展させた時に小さな結節が腱の中で動くように感じる），**(c)**血管炎病変，これは重症の全身性血管炎の前兆である可能性がある（Weiss, 1984），**(d)**Haygarth結節（正確には結節ではなく，PIP関節の紡錘状の滑膜の腫脹のこと）．

ペンシルバニア州のGerry Rodnan医師は，握手で中手骨の骨頭を握って診断する（Rodnan et al., 1973）．これは患者にとっては非常に強い痛みを伴うことがある．関節リウマチを疑ったのなら，患者と握手をすべきではなく，もし握手して強く握ったらどうなるかを単に尋ねるだけでよい．

2010年の米国リウマチ学会（American College of Rheumatology, ACR）の新しく発症した患者のための関節リウマチの分類を（ACR, 2010），**表24-2**に記した．診断基準は関節の症状と検査所見に焦点を当てているが，関節リウマチが，全身の疾患であることを忘れないこと（10章の眼の症状参照）．全身倦怠感や体重減少，消耗，抑うつ状態などの全身症状もよく見られる（Lee and Weinblatt, 2001）．2000年（頃）の診断基準は少なくとも1時間続く関節周囲の朝のこわばりを含み，それと同時に軟部組織の腫脹か液体の貯留が少なくとも3箇所に起こる．それは，両側のPIP，MCP，MTP関節であり（厳密な対称性は必要でない．），手と手首のX線PA撮影において，少なくとも1箇所の腫脹，皮下結節，潰瘍もしくは骨びらんが，関節内もしくは隣接した箇所に存在することであった．

指導医へ：ACRは「ゴールドスタンダード」がない疾患の診断基準をもはや承認していない．多くのリウマチ疾患のために作られた分類基準は，臨床研究のために均一な患者を同定することを目的としており，非常に特異的だがそれほど感度は高くない傾向がある（Aggarwal et al., 2015）．

ほとんどの患者は痛みとこわばりが，安静後のほうが動作時よりも強いと訴える．また対照的に，骨格系に異常のある患者は休息をとると痛みはやわらぐが，労作を始めた途端に痛みが始まる．この違いに注目しないことはよくある診断エラーである．多発性骨髄腫や副甲状腺機能亢進症，また骨への転移の患者は「関節炎」として誤った治療を数ヶ月も行われることがある（Snapper, 1960）．

患者自身も医師も，末梢の関節に注目してしまうが，頸椎の病変は関節リウマチの早期から現れ，発症から2年以内でも起こることがある（25章参照）．頸椎病変の発症は，理由は不明だが手根管，MCP関節の病変（K. Smith, 私信, 2009），あるいは手や足の骨に起こる骨びらん（Winfield et al., 1983）と強く関連している．前腕や手の筋肉の萎縮は，頸椎中部から上部における前脊椎動脈の圧迫が原因ではないかと考えられている（Mathews, 1998）．

乾癬性関節炎

この血清反応陰性のリウマチ類似疾患の亜型

表 24-2　新規発症患者のための関節リウマチ分類基準（2010）

クライテリア	スコア
A. 関節を含む（少なくとも 1 つの関節が臨床的に明らかな滑膜炎であり，他の疾患として説明されない。）	
大関節の 1 ヶ所（肩，肘，膝，股，足首）	0
大関節の 2〜10 ヶ所	1
小関節の 1〜3 ヶ所（MCP 関節，PIP 関節，第 2〜5 MTP 関節，親指，IP 関節，手首）大関節を含める含めないにかかわらず	2
小関節の 4〜10　大関節を含める含めないにかかわらず	3
上に示した小関節を最低 1 つ含む 11 ヶ所以上	5
B. 血清反応	
リウマトイド因子，抗 CCP 抗体の両方が陰性	0
リウマトイド因子，抗 CCP 抗体のいずれかが低値陽性	2
リウマトイド因子，抗 CCP 抗体のいずれかが高値陽性	3
C. 急性期反応（少なくとも 1 つの結果が分類に必要）	
CRP，ESR の両方が正常	0
CRP，ESR のいずれかが異常高値	1
D. 罹患期間	
6 週未満	0
6 週以上	1

カテゴリー A から D において，スコアは 10 点中 6 点以上が関節リウマチの診断に必要。

RF；リウマトイド因子，ACPA；抗シトルリン化蛋白抗体 anticitrullinated protein antibody, CRP；C 反応性蛋白，ESR；赤沈。

〔米国リウマチ協会より．http://www.rheumatology.org/Portals/o/Files/2010%20Rheumatoid%20Arthritis%20Classification_EXCERPT%202010.pdf（2019 年 9 月 18 日最終アクセス）〕

は，DIP 関節をおかす。診断は，原疾患に関連する皮膚と爪の変化によって疑える（7 章参照）。乾癬性関節炎は，著しい関節変形をきたすことがあるが，変形性関節症では起こらない。

変形性関節症

この「変性疾患」である血清反応陰性の関節炎では，特徴的な結節が DIP 関節に起こり，**Heberden 結節**と呼ばれている。これらは，DIP 関節の背側中部外側に半分に割った乾燥豆を置いたような感じである。これが PIP 関節にみられたら，これは **Bouchard 結節**といわれる。変形性関節症では MCP 関節はあまり侵されない。

強皮症

2013 年米国リウマチ学会での強皮症（全身性強皮症 SSc）の分類基準は以下のように述べられている。

指の末梢から MCP 関節にかけての皮膚の硬化は，全身性硬化症と分類されるのに十分である。もしその存在がなければ，以下 7 つの追加の情報が必要となり，それらはそれぞれの重要度をもっている。すなわち，手指皮膚硬化（sclerodactyly）指尖潰瘍，指先陥凹性瘢痕，毛細血管の拡張，爪上皮出血点，肺線維症，肺高血圧，Raynaud 現象，SSc 特異自己抗体などが挙げられる。

検証サンプルにおいての感度特異度はそれぞれ，91％，92％である（van den Hoogen et al., 2013）。

手指皮膚硬化症は DIP 関節（遠位指節間関節）のしわが消失する。これをより明確にするには，指骨間関節を最大限にまで屈曲させるとよい（多くの強皮症の患者はこれができない）。自分自身の DIP の皮膚のしわを観察してみれば，屈曲している間は残っていることがわかるだろう。このトリックはペンシルバニア州の Margaret MacLachlan 医師が教授してくれた。

手指硬化症は，進行性全身硬化症（強皮症）の患者であまりに高度にみられるため，おそらく臨床の初心者だと，この所見がない患者を強皮症と診断できないだろう。

稀なケースとして，40 歳以上で強皮症がないのに，上記の方法で手指硬化症と診断される人がいる。私は，何度か食道がんの患者に皮膚硬化症があるのを見たことがある。食道がんと手指硬化症の関係については明らかでない。

手指硬化症のみの患者は，カルシウム沈着，Raynaud 現象（18 章参照），食道の機能障害，手指硬化症，毛細血管の拡張といった CREST 症候群の特徴の一部もしくは全部を呈する。この症候群は，「限局性強皮症」と呼ぶべきと議論されてきた。

爪郭部毛細血管異常は 7 章で論じた。簡単な爪郭部毛細血管ビデオ顕微鏡（nailfold video capillaroscopy）もしくはダーモスコープにて，異常を正常と見分けることができる（van den Hoogen et al., 2013）。

全身性エリテマトーデス（SLE）

SLE は多臓器にわたる疾患であり，診断は臨

表 24-3　全身性エリテマトーデス診断基準

1. 頬部紅斑 （図 9-11 参照）	頬骨隆起部状の紅斑，扁平または隆起性の持続性紅斑
2. 円板状紅斑 （図 7-12 参照）	癒着性・角化性鱗屑および毛嚢角栓を伴う隆起性紅斑，萎縮性瘢痕を残すことがある
3. 日光過敏症	日光光線に対する異常反応による皮疹（患者の既往歴または医師の観察による）
4. 口腔内潰瘍	通常無痛性の口腔または鼻咽頭潰瘍
5. 関節炎	2 つ以上の末梢関節の非びらん性関節炎（圧痛・腫脹あるいは関節液貯留を特徴とする）
6. 漿膜炎	胸膜炎では，胸膜痛の確実な既往，または医師による摩擦音の聴取，または胸水の証明，または心膜炎では，心電図または摩擦音により確認されたもの，または心膜液の証明
7. 腎障害	持続性蛋白尿では，1 日 0.5 g 以上，定量されていない場合は 3 +以上の持続性蛋白尿，または，細胞性円柱では，赤血球，ヘモグロビン，顆粒，尿細管性，あるいは混合性でもよい
8. 神経障害	痙攣，または精神障害では，薬剤あるいは尿毒症，ケトアシドーシス，電解質異常などの代謝異常によるものを除く
9. 血液学的異常	溶血性貧血では，網状赤血球増加を伴う，または白血球減少症では，4,000/μL 未満が 2 回以上，または，リンパ球減少症では，1,500/μL 未満が 2 回以上，または血小板減少症では，100,000/μL 未満，原因薬剤のないこと
10. 免疫学的異常	抗 dsDNA 抗体の異常高値，または抗 Sm 抗体陽性，または抗リン脂質抗体陽性，または梅毒血清反応偽陽性
11. 抗核抗体	蛍光抗体法あるいはそれに相当する測定法による抗核抗体の異常値．薬剤誘発性ループスに関連する薬剤は投与されないこと

診断には，上記の所見のうち，4 つ以上が経過中あるいは同時に認める必要がある．これらは単に「基準」でしかないことを忘れないこと．SLE を疑う患者を評価する時には，常に臨床的に判断すること．
〔Gill JM, Quisel AM, Rocca PV, et al. Diagnosis of systemic lupus erythematosus. *Am Fam Physician*. 2003；68；2179-2186 and Callegari PE Williams WV. Laboratory tests for rheumatic disease；When are they useful？ *Postgrad Med*. 1995；97(4)：65-74 より許可を得て転載〕

床的，検査データを総合して行われる．1997 年の米国リウマチ学会による診断基準を表 24-3 に示す．2017 年初期の診断基準はまだ「進行中」であった．常に心にとめておくべきは，疾患を杓子定規に決められた分類棚に入れる必要はないということである．例えば，基準には含まれていないが，SLE が原因と考えられてきた非常に多くの神経症状が，中枢性，末梢性を問わず存在する．脱髄疾患，舞踏病，Guillain-Barré 症候群，重症筋無力症，自律神経障害，といったものがそうである（Ruiz-Irastorza et al., 2001）．

ほとんどすべての SLE 患者は，関節痛と筋肉痛を訴える．またその大部分の患者では，間欠的に関節炎を発症する．しばしば，その時の痛みは身体所見で予想されるよりもずっと強い．特徴的には，対称性に紡錘状の関節腫脹を，PIP 関節や MCP 関節に認め，これが最も頻度が高い．手関節や膝関節に認めることもある．びまん性の手足の腫脹 puffiness や腱滑膜炎を認めることもある．関節リウマチとは対照的に，関節の変形は稀で，

スワンネック変形や MCP の尺側偏位を起こす患者は 10％にすぎない．骨びらんは稀だが，皮下結節はみられる．

詳細な薬歴の聴取は必須である．1999 年に少なくとも 46 の薬剤性ループスを起こしうる薬剤が示された（Greenberg and Michalska, 1999）．この症候群はプロカインアミド（最も高頻度），ヒドララジン，キニジンを除いては稀である．（その他の）リストとして以下のものが挙げられる．

心疾患関連の薬剤，降圧薬，甲状腺関連の薬，抗てんかん薬，神経精神薬，そして抗菌薬（特にイソニアジド，ミノマイシン）．

典型的には長期投与後に起こる．また病理的には薬剤の代謝に対しての遺伝的素因が含まれているかもしれない（Merola, 2017）．

痛風

痛風結節は，耳介や下肢で高頻度に起こるが，手に出現した時には（図 24-1），それが痛風を強く示唆するにもかかわらず，最初はリウマチ結節としばしば間違われる．関節穿刺を行って，尿酸

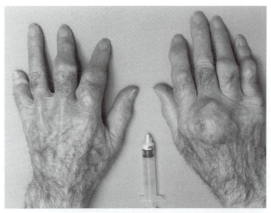

図 24-1 患者は，長年「関節炎」という診断を受け入れてきた．ここに示したような痛風結節が，単なる「関節炎」の結果として起こるはずがないことに，これまで誰も気づかなかったようである．マサチューセッツ大学のRenee Ridzon医師が関節を穿刺すると，注射器の中にみえるほどの乳白色の尿酸を認めた．関節液を間に合わせで作った偏光顕微鏡と1次補正器（28章参照）を使って検査すると，痛風の診断に特異的な尿酸結晶が確認された．
（マサチューセッツ大学のRenee Ridzon医師のご厚意による）

結晶を確認することで確定診断できる（28章参照）．尿酸結晶は発作時の関節液内にのみ検出されると思われていたが，発作のない時にも存在することが明らかになった（Pascual et al., 1999）．結晶が消失するには発作時から3～33ヶ月かかるのだ（Pascual and Sivera, 2007）．痛風結節の痛風診断に対する感度は33％，特異度は93％である．

急性痛風関節発作は典型的には下肢の関節に起こる（下記参照）．しかし上肢の肘関節手関節，指関節に及ぶこともある（Rakie and Conaghan, 2011）．特に変形性関節症のある場合に多い（Lally et al., 1989）．これらを診断することは困難かもしれない．診断的，治療的に関節液を穿刺しそのグラム染色や培養そして，偏光顕微鏡で尿酸結晶やその他の結晶をみることは痛風の診療として安価に行うことができる処置である（Courtney and Doherty, 2013）．このことは，全身もしくは局所のステロイド治療にて悪化しうる感染症を除外することができる．関節穿刺は例えば，以前偽痛風と呼ばれていたピロリン酸カルシウム結晶沈着症（CDDP）など，別の病態から痛風を鑑別することができる（Rakieh and Conaghan, 2011）．さらには穿刺を行うことで，ステロイドもしくは，鎮痛薬を投与することにより，ステロイド全身投与やコルヒチンによる副作用を避けることができる（Wechalekar et al., 2013）．下肢の大関節（sturdy）は比較的やさしいのに対して，上肢の小さく繊細な関節は難しい．しかしながら，最近では関節エコーガイド下での穿刺が可能になってきている（American College of Rheumatology Musculoskeletal Ultrasound Task Force, 2010；Bruin and Schmidt, 2009；Cannella et al., 2014；Fessell et al., 2000；Iagnocco et al., 2013）．

ヘモクロマトーシス

ヘモクロマトーシスの患者は，変形性の関節炎の形をとる傾向にあり，これは手関節や指だけでなく下肢の関節にも起こる．中指や薬指のPIP関節がおかされることもあり，それらの関節に限局した関節リウマチのHaygarth紡錘状腫脹に見えてしまうことがある．

> 自己テスト：図24-2の解説文を参照．

2）骨変形

第4中手骨の短縮

第4中手骨の短縮はX線を撮らなくても，患者に握りこぶし[訳注3]を作らせて，第4中手骨の部分が凹んでいることに注目すれば診断できる．第4中手骨短縮化は，偽性副甲状腺機能低下症，偽性偽性副甲状腺機能低下症，性腺形成不全（Turner症候群）そして10％の健康者にみられる（Levin and Kupperman, 1964；Slater, 1970）．

訳注3）原文では「list」となっているが，文脈から判断すると「fist」の間違いではないかと思われる（画像はhttp://radiopaedia.org/articles/short-4th-5th-metacarpalで見ることができる）．

偽性副甲状腺機能低下症が，血中ホルモンに対する末梢臓器の不応性end-organ resistanceによるものだという仮説は，ボストンの内分泌専門医Fuller Albrightが，はじめて提唱した．この可能性は，以前にはわかっていなかった病気のメカニズムであったが，後に正しいことが確認された．これは，血中男性ホルモンに対する末梢臓器の不応性のため2次性徴が発現しないSebright（という種類）の雄のチャボとの類似性から，彼がヒントを得たものである．当時はまだ解明されていなかったが後に正しいことが確認された．また，植字工の不注意により，Sebright bantam[訳注4]

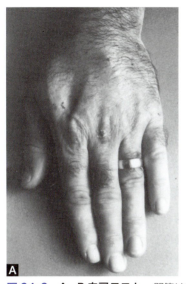
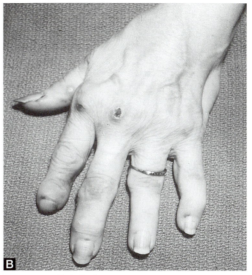

図 24-2　A, B 自己テスト．関節リウマチと晩発性皮膚ポルフィリン症の患者を，それぞれの診断と皮膚所見を示せ．皮膚所見は常に，起こっている背景を考慮すること．これらの疾患はどちらも，皮膚所見のみからは簡単に診断をつけることはできない．そこで，骨間の筋の萎縮や，わずかな尺側への偏位を探すこと．これらの所見は関節リウマチには現れるが，ポルフィリン症ではみられない（章末の付録 24-2 に解答あり）．

症候群が誤って，"Sebright Bantam"症候群と大文字で表記されてしまったため，疾患として名前が冠された架空の内分泌学者の殿堂に，Jod 医師（14 章参照[訳注5]）と並んで新たに，Sebright 医師と Bantam 医師の名前が加わることになった．

訳注 4）bantam rooster はオスのチャボのことで，Sebright は，その 1 種の名称．

訳注 5）Jod 医師も，iodide-Basedow（ヨード誘発の Basedow 病）が，名詞が大文字で始まるドイツ語で，Jod-Basedow と表記されたことで，存在しない Jod 医師が関係すると誤って解釈されたことを指す（14 章参照）．

▶ 中手骨指数

触診で，中手骨の全長と幅の比率（中手骨指数）を推定することができる．これは，Marfan 症候群における，中手骨の延長を定量化する方法の 1 つである（後述の「クモ指症」の項も参照）．この独立変数は，手を手背から手掌の方向に，フィルムに対して平行に置いた X 線撮影で得られ，第 2 指から第 5 中手骨を計測する．骨の全長を（全長の真ん中における）幅で割った比率の平均値を算出する．その正常上限は，男性では 8.8，女性では 9.4 であった（Eldridge, 1964）．この数値を使えば，Marfan 症候群の患者をそれ以外の患者と区別することができる．

3）先端巨大症

文字どおり acro-（先端）-mega（肥大）-ly と表現される先端の肥大は，手，足，頭，などに変形をきたし，この疾患の 98％でみられる[訳注6]．実際，手は一目見ただけでもわかるほど特徴的な形に発達する．これは鋤手 spade hand と呼ばれるが，その理由はどことなく庭で使う道具の鋤に似ているからである（図 24-3）．先端巨大症の診断は，手袋や指輪，靴や帽子などのサイズが大きくなったという病歴からも診断できることがある（Braunstein, 1986）．

上級者へ：肥大した「鋤手」は先端巨大症に特徴的とはいえない（Ghatnatti et al., 2012）．この所見は原発性肥大性骨関節症（primary hypertrophic osteoarthropathy）のように，とても稀な遺伝性の疾患でも見られるかもしれない．これは，常染色体優性疾患で骨膜下の骨変形と軟部組織の肥厚による多彩な所見をもつ疾患である（Castori et al., 2005）．その他の稀な疾患として，インスリンの仲介による偽先端巨大症でも「鋤手」やその他の先端巨大症の古典的な所見が見られることがある（Flier et al., 1993）．

原発性甲状腺機能低下症のなかでも，とても些細か，もしくは非典型的な例は先端巨大の手によ

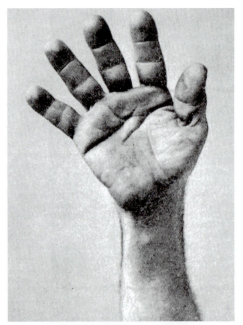

図 24-3　先端巨大症の鋤手
(Osborne OT. Acromegaly In : Buck AH, ed. *A Reference Handbook of the Medical Sciences*. Vol. I. New York : William Wood and Company ; 1900 ; 86-97 より転載)

く似た所見が現れる(Harikumar et al., 2012)実際に手の粘液浮腫を鋤手と表現されていることがある．加えて述べるなら，フェニトインやミノキシジル(minoxidil)も先端巨大の手のような副作用が起きることがある(Nguyen et al., 2003)．

訳注6) 監訳者が個人的に教えていただいた先端巨大症についての所見を紹介する．これは「力一杯握りこぶしを作った時に健常人では指の爪は見えなくなるが，先端巨大症の患者では指の爪が隠れない」というものである(この時，親指は示指の外側に置くこと)．このことを発見されたのは浜松医科大学の沖隆先生で「拳骨テスト fist sign」と呼んでおられる．私(須藤)はこのことを福島県立医科大学の橋本重厚先生から教えてもらい，実際に自験例の先端巨大症患者でも確認した．福島県立医科大学で経験した先端巨大症 23 例のうち，この所見を認めなかったのは 1 例のみで，その症例は身体所見からは診断困難例だったそうである(橋本重厚，私信，2012)．橋本先生はこの所見を浜松医科大学の沖隆先生から教わった．沖先生の十数年にわたる経験では，これまで少なくとも先端巨大症と診断した 77 例中，1 例を除き全例が陽性(すなわち爪が隠れないことが確認)であった．現時点で言えることは，感度は 99% 近くであるということである．残念ながら特異度は未検討であるが，今後そのことが判明すれば，非常に簡便だが有用な診察におけるスクリーニング検査になる可能性がある(沖隆，私信，2012)．

本書は翻訳書であり，このような原書にない項目を追加するのは，本来なら越権行為かもしれない．しかし私(須藤)が，この所見を通じて深く感じたのは，身体所見の一部(あるいはかなりの部分?)は，このようにして優れた臨床医から，まずは人づてに伝えられてきたという事実である．テクノロジー全盛の現代であっても，この出発点は変わらない．そして，これこそまさに Sapira 先生が初版の序の中に書かれていた「会費も定例の集会もないけれど，時間の次元で連綿と続いているクラブ」の会員になる資格が，われわれにも与えられていることを雄弁に物語っていると思えるのである．

4) 手掌

皮膚

手掌の皮膚の病変は，皮膚科的な問題と，全身疾患の一部としての病変の 2 つに大別される．

皮膚科的問題

皮膚科的問題として，尋常性魚鱗癬，伴性遺伝性魚鱗癬，カルシウム再沈着膿疱，手足口病，扁平苔癬，発汗障害，さまざまな乾癬，皮膚糸状菌症(白癬を含む)そして各種の接触性皮膚炎がある．

全身疾患に関連した状態

全身疾患に伴った状態としてみられるのは，全身性の発疹の一部としてみられるもので，例えば第 2 期梅毒(図 21-4 参照)，Reiter 症候群，稀な疾患としては播種性淋菌感染症，多形滲出性紅斑(原因が何であれ)，例えばヒ素中毒のような全身状態も，手掌や足底に過角症を起こす．バラ疹，そして，皮膚がん，膀胱がん，肺がんなども手掌の過角症に関係することがある(Cuzick et al., 1984)．しかしこの場合，過角症は 1〜2 個もしくは単独で発生する(その他の過角症については，7 章で述べられている)．手掌と指の溝の黄色腫についても 7 章で述べられる．

手掌の色素沈着性の紅斑や斑点は，成人の黒人の 35% にみられ，そのうちの 60% 以上は 65 歳以上にみられる(McDonald and Kelly, 1987)．

それ以外に，患者と握手した時にわかる疾患は甲状腺機能亢進症である．カリフォルニア州の Eugene Robin 医師は，ある高齢の男性と握手をしただけで，起座呼吸があり，温かく湿った手掌をしていたことから，不顕性の甲状腺中毒症と正確に診断した．

手掌の皮膚紋理

Down 症候群の患者では，両側に猿線を認めることがあり(図 24-4)，これは正常では手掌に 2 本ある横線が，手掌を完全に横断する 1 本となっているものである．しかしながら，単にこの所見

1 上肢 705

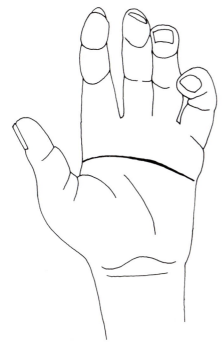

図 24-4 猿線（猿様しわ）

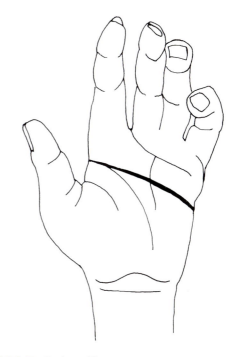

図 24-5 Sydney 線

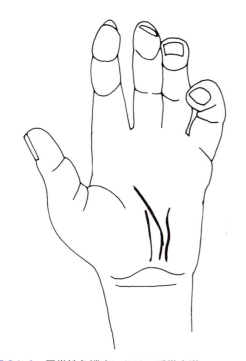

図 24-6 尋常性魚鱗癬における手掌皮溝

らかになる．

　もし横断線が2本あったとしても，手掌の末梢側の皮溝が長く手掌を横切っていれば，これはSydney 線といい（図 24-5），顆粒球系の白血病を発症する可能性が高くなる傾向にある．また，Down 症や先天性風疹症候群でも見られる（Wertelecki, 1979）．これを最初に記載したのはオーストラリアの Purvis-Smith で，このことを私に教えてくれたのは，アラバマ州の W. Wertelecki 医師である．

　尋常性魚鱗癬では，小指球と母指球の間に，過剰に垂直の手掌皮溝がみられる（図 24-6）．

▶ Dupuytren[注1] 拘縮

　拘縮は1〜2本の指に起こり，薬指で最も起こりやすい．示指と母指が侵されることはほとんどない（図 24-7）．これは腱滑膜炎による狭窄か手掌筋膜の線維化が原因とされ，指を伸展できなく

のみで Down 症と診断すべきではない（Down 症については 9，10 章でより詳細に記載）．

　先端巨大症では足も肥大し，かかとが肥厚する．かかとの肥厚は本来，放射線検査によって明

注1　Dupuytren はもともと下層階級の生まれであり，フランス革命の後の教育改革がなければ医師にはなっていなかったであろう．その改革とは，医学教育の水準ではなく敷居を下げるものであった．Dupuytren は学生から恐れられ，尊敬される教授として，名声を得た．彼の葬儀の際，葬儀用の馬車が医学校に到着すると，学生たちは葬儀馬車を止めて馬を解き放ち，残りの距離を自分たちで馬車を引いて葬式に向かったという．

表 24-4　Dupuytren 拘縮をきたす疾患と頻度

疾患	有病率(%)	文献
肝疾患		Attali et al.(1987)，Early(1962)，Pojer et al.(1972)，Su and Patek(1970)，Wolfe et al.(1956)
・アルコール性肝硬変	18〜66	
・非肝硬変性アルコール性肝疾患	19〜22	
・非アルコール性肝疾患	19〜28	
・肝疾患を伴わないアルコール依存症	6〜45	
・コントロール群	1〜12	Hueston(1960)
結核(慢性肺疾患)	13〜42	Hueston(1960)
てんかん(治療されている)	8〜56	Critchley et al.(1976)，Pojer et al.(1972)
60歳以上の男性	＞35	Hueston(1960)
可能性はあるが証明されていないもの ・SLE ・Peyronie 病以外の線維性疾患 ・冠動脈疾患		Dalinka and McGee(1970)，Lund(1947) Hueston(1960)，Kehl(1943)
証明されていないもの ・肉体労働者 ・ビール工場従業者		Hueston(1960) Hueston(1960)

なる．腱自体は診るよりも触ったほうがわかりやすいことがある．Dupuytren 拘縮は，特に白人の高齢者，喫煙者に多く，家族性にみられることもある(表 24-4, 5 を参照)．

5) Osler 結節と Janeway 病変

私は，ある疾患の原因が心内膜炎によるのか，または何らかの悪性の病態によるのかを見極めようとする時には，その時点での出血斑がどの部位にみられるかに注意を払うことが，非常に有用であることを発見した．私は，やや結節状になった小出血斑が手掌や足底に多数あるのを何度もみた．悪性の心内膜炎において手掌や足底からあまり有意な情報を収穫できないようだが，私の経験ではそうではなく，この過程が見逃される原因かもしれない．

E. Janeway, 1899, "Farrior and Silverman (1976)" より引用

主として手や足の皮膚に，一時的にしかみられない痛みを伴う結節状の紅斑の斑点……この斑点は腫脹した病変として間欠的に出現する．大きさはエンドウ豆の大きさのものもあれば，直径が 1.5 cm のものもあり，隆起して，赤みを帯び，中心部に白色の部分を伴う．それらは 2〜3 時間で消失することもあるが，しばしば 1 日あるいはそれ以上長く残ることがある．最もよくある状況は，指の先端近くに軽度の腫脹として現れる．

W. Osler, 1885 to 1909, "Farrior and Silverman (1976)" より引用

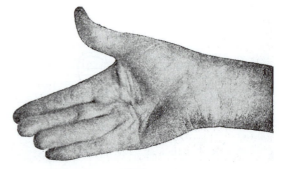

図 24-7　**Dupuytren 拘縮．** 手掌の明確な変化は軽度の薬指と中指の収縮を伴う．

(Nichols JB. Hands and fingers, diseases and deformities of. In : Buck AH, ed. *A Reference Handbook of The Medical Sciences*. Vol. Ⅳ New York : William Wood and Company ; 1900 : 490-533．より転載)

赤い斑状あるいは丘疹様の病変が，手足，手指，足趾，四肢などに，急性，亜急性または慢性細菌性の心内膜炎，あるいは動脈内膜炎でみられる．その病変は，紅斑性であったり出血性であったり，結節や中心部に白色の部分を伴うことも，伴わないこともある．

カナダの J.A. Mullin 医師が 1893 年に，はじめて Osler にこの結節を見せたといわれているが (Farrior and Silverman, 1976)，実は当時，すでに Lancereaux により記述されていた(Yee and McAllister, 1987)．Osler がこの病変について記述して

表 24-5　Dupuytren 拘縮をきたすその他の疾患と頻度

疾患	有病率（％）	文献
アルコール依存症	32〜48	
消化管潰瘍	18〜31	
胆嚢炎	10〜34	
糖尿病（特に網膜症との相関のあるもの）	6〜25	Larkin and Frier (1986)
耐糖能異常	93	Nardoni et al.(1981)
肝硬変	7〜9	
Peyronie 病	2.4	
慢性肝炎	2.4	

(Projer J, Jedicková J. Enzymatic pattern of liver injury in Dupuytren's contracture. *Acta Med Scand.* 1970；101-104 より許可を得て転載)

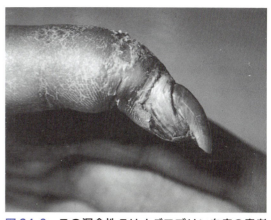

図 24-8　この混合性クリオグロブリン血症の患者は，指の壊死をきたしている．どうすれば，この患者の親指の病変と単なる外傷後の皮下出血を区別できるだろうか（章末の付録 24-3 に解答あり）．

いる間に，Janeway は「彼の」所見について記述した．両者の間で唯一残されている相違点(Farrior and Silverman, 1976)は，Janeway 病変は決して痛みも圧痛も伴わないという恣意的な表現だけである．しかし，Janeway 自身の記述がこの区別の根拠になっているわけでもなく（上記参照），Kerr が有痛性の Janeway 病変と Osler 結節との間の臨床病理的な相互関係を示したこと以上の根拠はない(Kerr, 1955；Kerr and Tan, 1979)．おそらく，圧痛があるかどうかは，病変に神経構造が含まれるかどうかによるのだろう(Kerr and Tan, 1979；von Gemmingen and Winkelman, 1967)．

　私には，これらの違いを定義する意味が見出せない．どうしても区別したい人たちには，私は単に次のように記しておきたい．「どちらも」が，時に敗血症性塞栓の結果として起こることが，（病変の周囲組織の）グラム染色や培養によって示されている(Alpert et al., 1976；Cross and Ellis, 1966；Fanning and Aronson, 1977；Kerr, 1955；Lin et al., 1980；Puklin et al., 1971)．また，「どちらも」無菌性であり，これらは免疫学的な血管炎によるものと考えられていることもある(Farrior and Silverman, 1976；von Gemmingen and Winkelman, 1967)．

　抗菌薬誕生以前の時代には，このような所見は心内膜炎の 40〜90％の症例でみられた．しかし現在では，わずか 10〜23％の症例にしか報告されない(Thapar et al., 1978；Yee and McAllister, 1987)．現在稀にしかみられないという表現は，場合によっては……現在では稀にしか認識されな

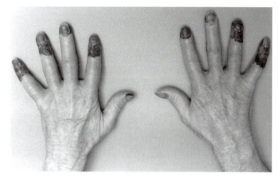

図 24-9　診断は？　あなたの診断を記し，章末の付録 24-4 を見よ．
（マサチューセッツ州の Renee Ridzon 医師のご厚意による）

い，と読み換えるべきである．

鑑別診断

　この所見は，下記の場合にもみられる．SLE (Farrior and Silverman, 1976)，動脈内ライン感染 (Michaelson and Walsh, 1970)，心内膜炎を伴わない菌血症，淋菌感染による敗血症，チフス熱，溶血性貧血(Fanning and Aronson, 1977；Yee and McAllister, 1987)，そして非細菌性血栓性（衰弱性）心内膜炎などが挙げられる(Yee and McAllister, 1987)．

6）指の徴候

指の壊疽

　指の壊疽（図 24-8, 9）は，さまざまな塞栓や免

疫複合体関連疾患により起こる．例えば亜急性心内膜炎や結節性動脈周囲炎，全身性エリテマトーデス，そしてアテローム性塞栓，凍傷，クリオフィブリノーゲン血症，クリオグロブリン血症，強皮症などである．しかし，所見の辺縁が明瞭ではなかったり，末梢血管の分布と一致していない（例えば指先）場合，あるいは，所見が単発であれば，外傷後の出血斑である可能性が高い．特に下肢の場合は引っかかりやすい[訳注7]．

訳注7） 原文では red herring と記載．これには引っかけ，目くらましなどという意味がある．

クリオグロブリン血症を除いて，この所見は手指よりも足趾に起こりやすいと考える専門医もいる．なぜなら足先のほうが冷たくなりやすいからである．

■ その他の指の所見

指先の紫色への色調変化は，Raynaud 現象（18章参照）のチアノーゼ期に似ているが，これは皮膚筋炎でみられることがある．頻度は低くなるが，SLE や強皮症のような他の膠原病で認めることもある．皮膚筋炎に最も特徴的な指の所見は，Gottron 徴候である．これは紫色をした上部が平たい丘疹で，指節間関節の伸展側の表面上に出現し，皮膚筋炎の 1/3 の症例にみられる．

糖尿病が悪化している時や，うつ状態そして月経の最初の 2,3 日に，金の指輪の下で黒色の染みがみられることがある．この染みの原因となる物質は，月経中の女性の皮膚にみられるものと同じ物質のようである．その物質のために，月経中の女性が手で花を触れると枯れやすくなる（Reid, 1974）．

■ 短指症

短指症とは，手足の指が長管骨に対して相対的に短いことである．毛髪鼻指節骨症候群 I 型（Giedion 症候群）の一部としてみられる．この疾患の短指症以外でみられる特異な特徴は，薄くて伸びるのが遅い毛髪，洋ナシ様の長い鼻，彎曲指（1 つ以上の指にみられる恒久的な外側あるいは内側への偏位），そして時に多発性外骨腫症や股関節の Perthes 病を併発する．II 型は，精神発達遅延，小頭症や皮膚や関節の弛緩症がみられることがある（Howell and Wynne-Davies, 1986）．

短指症や一側性小手症は，Poland 症候群に関連

してみられることがある（15 章参照）．

■ クモ指症

この用語（arachnodactyly）は，文字どおり「クモの指」を意味する（arachno- ＝ 蜘蛛 dactyly ＝ 手指）．1896 年に Marfan は，ある 5 歳の患者に認めた特徴を骨格的な外見のみから記述した．これが現在，**Marfan 症候群**と呼ばれているものであり，その患者の，細長くて繊細な指は，線維性の拘縮のため屈曲していて，まるでクモが足を曲げているように見えた（Eldridge, 1964）．Marfan の報告から 6 年後，Achard が**クモ指** arachnodactyly という用語を提唱した．現在ではこの用語は，線維性拘縮は伴わない細長い指を指すのに使われているが，これは Marfan 症候群においても極めて稀である．Ghent の診断基準においては（Dean, 2002），親指（第 1 指）と手関節徴候は，いずれも Marfan 症候群の体格的特徴を診断するのには必要とされており，現在では，そのどちらかが，診断基準のスコアリングとして採用されている（Marfan Foundation, 2014）．

Marfan 母指徴候を確認するには，患者に手を開かせ，できるだけ親指を掌の小指側のほうに曲げさせる（図 24-10A）．次に，他の指を親指の上にかぶせるように握らせる（図 24-10B）．もし親指の指先が，一部でも握りこぶしの尺側から突き出ていれば，試験は陽性である（自分自身の手と比較してみよ）．この徴候は，Marfan が記述したわけではないが，Marfan 症候群，およびその各種不完全型，Ehlers-Danlos 症候群，関節の過可動性をきたすその他の疾患でみることができる．もし完全に親指の爪が掌の尺側縁を越えていれば，Steinberg 徴候という．

Walker-Murdoch 手首徴候は，患者が自分で自分の手首をつかんだ時に，第 1 指と第 5 指が重なることである．

Marfan 症候群は，5，10，13，16〜18 章にも記載されている．有病率は 9,800 人に 1 人の常染色体優性遺伝を示すが，家族歴があるのは患者の約 26％だけである．おそらく，新たに起こった突然変異によるものが多いのであろう．臨床症状は非常に多彩である．早期診断は重要である．なぜなら，β遮断薬による治療は，大動脈瘤の発生率を減少させる可能性があり，直接接触を伴うスポーツやスキューバダイビング（気胸のリスクがある

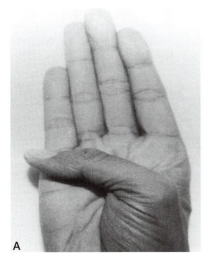
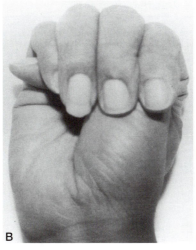

図 24-10　Marfan 母指徴候
A：Marfan 症候群の患者の親指は，まだ伸びたままである．**B**：同じ患者で指を屈曲させて握り拳を作ったところ．
（マサチューセッツ州の Renee Ridzon 医師のご厚意による）

ため）のような活動を避けるようにすすめたほうがよい場合があるからである（Dean, 2002）．

Digit Ratio

第 2 指と第 4 指の長さの比（2D：4D 比）は，子宮のアンドロゲン曝露とアンドロゲン受容体の感受性に反映されるが，成人の循環ホルモンレベルには反映されない．低い比はより高い曝露と相関する（Hönekopp et al., 2007）．男性では，第 2 指（人差し指）は一般的に第 4 指（薬指）よりも短い（2D：4D 比）．ヒトと動物での大規模な研究は，さまざまな生理的および行動的性的二形性と性器異常との相関を示している（Zheng and Cohn, 2011）．測定は，通常指が手につながっている最下のしわの中点から指先までの間で行われる．

7）その他の手の所見

指の爪（爪床とばち指を含む）に関しては 7 章で述べた．

注意深く手を診察することは，循環器系の診察の重要な一部である．数多くの所見（例えばばち指，チアノーゼ，浮腫，皮膚所見など）があるが，それについては本書のどこかに記載してある．先天性心疾患に関連した手や指の先天奇形について**表 24-6** に記載した．

幼児の鎌状赤血球症でみられる最も早期の所見は手足症候群で，対称性に手背，足背もしくはその両方にみられる痛みを伴う腫脹を呈する．この鎌状赤血球クリーゼの所見は，8 歳以下の幼児で発症した時に限り起こるといわれている（Watson et al., 1963）．

過食症の患者が，自分で繰り返し嘔吐を誘発して，手背に仮骨や表皮剥離をきたすことがある．嘔吐の際に，患者自身の歯によって引き起こされるのである（Wynn and Martin, 1984）．

2　下肢

1）足部痛風

Podagra とはギリシャ語で足の痛みのことを指す．この用語を現在用いる時には，一般的に第 1 中足指節関節の痛みのことを指している．これは痛風に古典的な病変の位置ではあるが，この関節の痛みの原因となる疾患は他にもある．偽痛風，変形性関節症，関節リウマチ，その他の関節炎を含む．もう一歩掘り下げた原因には，サルコイドーシス，Reiter 症候群，梅毒または糖尿病の Charcot 関節，Paget 病，およびヘモクロマトーシスが挙げられる（Bomalaski and Schumacher, 1984）．足治療医によって見られる最も一般的な原因は，機械的，特に機能的な外反母趾である（G. C. Trachtenberg, 私信, 2016）．外反母趾は，体重負荷をかけない時は通常の可動域にもかかわらず，体重負荷時に母趾屈曲ができない（Clough, 2009）．

種子骨炎（sesamoiditis）は足部痛風（podagra）と間違えられるかもしれないが，痛みの原因は種

表 24-6　心臓の障害に関連した手の奇形

	心疾患
Hurler 症候群(幅が広い手とずんぐりした指，斜指症，屈曲拘縮)	心内膜弾性線維症，冠動脈疾患，弁膜肥厚
Turner 症候群(指の爪の低形成，リンパ浮腫，斜指症，第5指の短縮)	大動脈縮窄症
polydactyly(多指症)	心室中隔欠損症
Ellis-van Creveld 症候群(多指症，爪ジストロフィー[訳注8])	単心房
Laurence-Moon-Biedl-Bardet 症候群(多指症)	動脈管開存，大血管転位，肺動脈弁狭窄，右胸心，大動脈形成不全など各種の先天性心疾患
Holt-Oram 症候群(親指に似た指)	2次孔心房中隔欠損
Marfan 症候群(本文参照)	大動脈弁閉鎖不全，僧帽弁閉鎖不全，三尖弁閉鎖不全症，大動脈解離，余分な腱索，Valsalva 洞動脈瘤
Rubinstein-Taybi 症候群(幅広い親指，母趾)	心室中隔欠損，動脈管開存，異常肉状弁
肥大した指もしくは明らかに非対称なサイズ	動静脈瘻
17-18 トリソミー(E)(握り拳徴候，示指が第3指に重なり第4指が第5指に重なる)	心室中隔欠損，動脈管開存，異常肉状弁
Down 症候群/21 トリソミー(猿線)	房室管開存，心室中隔欠損症，心房中隔欠損症，弁異常，動脈管開存
Noonan 症候群(猿線)	肺動脈狭窄

(Silverman ME, Hurst JW. The hand and the heart. *Am J Cardiol.* 1968；22：718-728 より許可を得て転載)

訳注8)　発育不全.

子骨の組織または短指屈筋の腱を触診することによって，それが関節外であることがわかる(G.C.Trachtenberg, 私信, 2016).

> 🔵 高尿酸血症は痛風の発症に必要であるが十分ではない(Perez-Ruiz et al., 2015). 高尿酸血症を持つ患者の大多数は痛風の症状を経験しない. 他方，急性痛風発赤の間，直感に反して，血清尿酸レベルは低いかまたは正常であることがわかった(Rakieh and Conaghan, 2011；Schlesinger et al., 2009). これは臨床検査に対する過度の信頼の危険性を強調している. 常に患者自身を診断して治療する必要がある. 臨床検査を診察するわけではない.

2) 脂肪組織萎縮症

脂肪組織萎縮症は急速な皮下の脂肪織の喪失として視診でもわかるが，同時に(通常は)触診でわかるものである. 脂肪組織萎縮症は，SLE においてもそうだが，身体のどの部分にでもみられる可能性があり，インスリンや，トリアムシノロン，デキストラン，鉄，コパキソン，ジフテリア，百

日咳，破傷風のワクチンなどを注射した部分で起こる. 発熱患者の下肢にこれがあれば，Weber-Christian 病を考える(再発性結節性脂肪織炎). これは HIV 関連脂肪組織萎縮症でも起こりうる(5 章参照).

半円脂肪組織萎縮症(若年女性に最もよくみられる偽性脂肪萎縮症の1型)は大腿中部の外側前面にみられる両側対称性の帯状の陥凹である. 無症候性の病変は，数週間にわたって発症し，持続期間はさまざまで，自然に部分的あるいは完全に回復することがあるが，同時に再燃もある. 繰り返し行われた外的機械的な外傷が原因でないかと考えられている. 外傷や家族性代謝性疾患の既往がない若年女性が，きついジーンズをはくのをやめたら病変が自然寛解した症例が報告されている(Mascaro and Ferrando, 1982)その後，彼女の妹が同じジーンズを2週間履いた後に，同様の病変を発症した(Mascaro and Ferrando, 1983).

これらの症例は，患者の問題に対して広い視野で臨むことが重要であると示している. そして，また先天性でも遺伝性でもなく，感染性でなくとも伝搬しうる家族性疾患の例があることを示している.

3）糖尿病患者にみられる下肢の病変

▶ 糖尿病性リポイド類壊死症

リポイド類壊死症は，稀な肉芽腫性疾患であり，病因不明の潰瘍性皮膚病変であり，糖尿病と強く関連している（Erfurt-Berge et al., 2015）．それは前脛骨病変，乾燥した血液の色であり，そして鋭い境界を有するプラークとして始まる．それから光沢がでて，萎縮性になり潰瘍になるかもしれない．

▶ 糖尿病性黄色腫

糖尿病患者に起こった発疹性の黄色腫（7章に記載）を**糖尿病性黄色腫** xanthoma diabeticorum と呼んでいる（Horowitz et al., 1970）．これは円形の丘疹で，斑点ではない．

▶ 糖尿病性脛骨斑

糖尿病性皮膚症とも呼ばれる糖尿病性脛骨斑は，辺縁が明瞭で，脛骨前面（向こうずね）にできる萎縮性のくぼんだ斑点である．まるで患者がコーヒーテーブルの角に向こうずねをぶつけたものが，治りが悪く瘢痕化しているように見えるが，ほとんどの患者で実際にはそんな覚えがない．有病率は，若年発症の糖尿病患者では49%，成人発症型糖尿病の46%，糖尿病以外の内分泌疾患患者の20%にみられ，糖尿病のない医学生の1.5%にみられた（Danowski et al., 1966）（図7-1と章末の付録7-1 を参照）．それらは糖尿病性小血管症（神経障害，腎臓病，および網膜症）および大血管障害（加速性のアテローム性動脈硬化症）などの合併症と強く関連している（Morgan and Schwartz, 2008）．したがって，それらの存在は代謝不全（metabolic control）の重大な警告のサインである．

脛骨斑は，穿孔性膠原線維症における丘疹とは別のものである．後者も，四肢の伸展側に好発するが，これは糖尿病に伴う別の皮膚病変である（7章参照）．

4）前脛骨粘液水腫

前脛骨粘液水腫は紫色をした皮膚の硬結であり，これを最初に記述したのは Osler である（Graner,

1985）．前脛骨前面にみられ，時に足背まで及ぶこともある（Doshi et al., 2008）．前述したとおり，粘液水腫という名前ではあるが，甲状腺機能亢進症に関連しており，甲状腺機能低下症とは無関係である〔以前は，粘液水腫は甲状腺機能低下症と同義で使われていた．よってこんなニモニック（mnemonic：記憶法）が使える：myxedema（甲状腺機能低下症）は pretibial myxedema（前脛部粘液水腫）を生じさせない〕．

粘液水腫という用語は，「粘液性のぬるぬるした浮腫」という意味である．したがって，非細胞の蛋白質様の物質によってできる液状の腫脹であれば，どれでも粘液水腫であり，甲状腺機能低下症にみられる全身性の皮下に起こるタイプ（これが疾患の別名の由来であった）かもしくは，脛骨前面の皮膚に限局する特異な Graves 病の症状である．これは，TRAb（甲状腺刺激ホルモン受容体抗体）と神経芽細胞のサイトカイン活性の2次的な変化が最も考えられ，Graves 病の眼球突出症としてみることができる（Fatourechi, 2005）．

5）結節性紅斑[注2]

結節性紅斑は，文字どおり「節ばった発赤」あるいは赤い結節を意味する．これは，どこにでも起こるが，最も特徴的な部位は脛骨前面である．リウマチ熱の発疹と皮膚科的に同等のものと考えられていた時期もあったが，現在では，非特異的だがさまざまな疾患の関与を示唆する皮膚病変だと認識されている．原疾患に共通しているのは，急性期のアレルギー的な要素が関与しているということである．したがって，結核，コクシジオイデス真菌症，リンパ腫　潰瘍性大腸炎，Hansen 病（もし急性期があると言えるなら）などの急性反応期や発症に伴う．また多岐にわたる薬剤に対する

注2　なぜわれわれは，正確に結節性紅斑 erythema nodos*um* というのか，一方，結節性多発動脈炎では，polyarteritis nodos*a* というのに[訳注9]．紅斑 erythema は，第1語形変化をとる女性名詞のようにみえるが（なぜなら，変化した形容詞は *a* で終わるから），実際にはギリシャ語の名詞（赤を意味する．例えば erythrocyte で使われているように）である．したがって，これは第3語形変化のうちのグループⅣにあたり，その主格の単数形は *a* で終わるが，文法上の性は中性名詞である[訳注10]．

訳注9） 結節性紅斑では，語尾が *um* で，結節性多発動脈炎では，*a* で終わっていることを指す．

訳注10） はっきり言って，日本人であるわれわれには到底理解できないコダワリである．正直，困ったものである，まったく．

反応でもみられる．以下の2つの事例で結節性紅斑が最も有用と考えられる．(a)関節リウマチと大部分の血清反応陰性の脊椎関節疾患を除外できる．(b)両側肺門部リンパ節腫脹と結節性紅斑の組み合わせがあれば，サルコイドーシスと診断でき，生検の必要がない(Winterbauer et al., 1973).

6) 出血斑

偽性血栓性血管炎でみられる**三日月徴候**(Good and Pozderac, 1977；Kraag et al., 1976)を**図 24-11**に示した．

下肢の圧痛を伴わない出血斑のよくある原因は，外傷，静脈うっ滞，表在血管の硬化，凝固異常などである．ほとんどの斑状出血には，見つかった時には痛みがなく，ふくらはぎの腫脹を伴わない．したがって，血栓性血管炎と混同することはない．壊血病の出血斑については7章参照．

7) 慢性静脈不全

両側下腿が腫脹して褐色の色素沈着があり，内踝の周辺に潰瘍を伴う場合には，一目見ただけで慢性静脈不全あるいは静脈うっ滞と診断することができる(19章も参照)．

静脈血栓に関しては，19章で述べる．

8) 浮腫

浮腫，もしくは間質内の液体の蓄積は，毛細血管から漏れる液体から生じる．液体の動きは，スターリング力によって決定される：静水圧および膠質浸透圧(大部分は血漿蛋白質によって決定される)は，毛細血管の内側および外側にある．

スターリングの式は，浮腫の起こりやすさを表している[注3]．

$$J_v = k[(P_i - P_0) - \sigma(\pi_i - \pi_0)]$$

重力依存性の浮腫 dependent edema は，通常前脛骨部に現れる．しかし，ごくわずかの浮腫

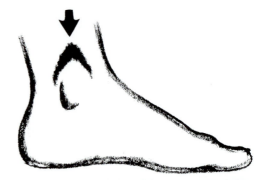

図 24-11 Baker 嚢胞の破裂(もしくは他の原因によるふくらはぎの血腫)が筋膜の間を裂きながら下がり，図に示したようにくるぶしの上かもしくはその下に三日月状に蓄積するのをみることがある．Baker 嚢胞は，しばしば破裂まで見逃されることがあり，その早期の徴候である下肢の痛みや腫脹は，しばしば血栓性静脈炎に間違われる．しかしながら遅れて発生する三日月もしくは半月の徴候は，偽血栓性静脈炎の診断を確定する．これに対して抗凝固療法は必要ない．

が，より下のほうにある下肢に最初に現れることがある．例えば，仰臥位で寝たきりの患者では，過剰の間質液が仙骨部に貯留して浮腫になる．どこの浮腫であっても，浮腫の程度は伝統的に grade 1+〜4+ と表記されてきた．これは現在では，ほとんど行われなくなったようである．というのも，ループ利尿薬を使えば，4+の浮腫はすぐに1+の浮腫になってしまうし，単に浮腫があるのかないのかという単純な疑問に関心がもたれるようになったからである．もし浮腫があるのなら，それが身体のどの高さにまで浮腫が達しているかを知りたいだろう．なぜなら，1+の圧痕浮腫が胸壁にまで達していれば，それは，3+の前脛骨浮腫よりも有意であると考えられるからである．

圧痕回復時間 pit recovery time(すなわち，圧痕が指でどれくらいの深さまで押せるかではなく，圧痕がもとに戻るまでどれくらい時間がかかるか)は，非常に診断的に重要な所見である．

▌圧痕回復時間の診察方法

圧痕回復時間は，原法では一定の圧を加えるための器具が使用されていたが，私は自分の指でできるように，この検査に改良を加えた．新人はまず，血清アルブミン値がわかっている2, 3人の患者から始めて，どれだけ圧迫すれば結果に再現性があるか(**図 24-12**)を学んでおいたほうがよい．

[注3] J_v は液体貯留の程度を表す．k は濾過係数であり，浸透性に相関している．P は静水圧，π は浸透圧であり，σ は浸透係数(反発係数)(下記参照)．下付きの文字について，0は血管(粘膜)の外側の圧を(間質)，i は血管内(毛細血管)の圧を表す：毛細管血管内静水圧 P_i；毛細血管内膠質浸透圧 P_0；間質静水圧 πi；間質膠質浸透圧 P_0：反発係数 δ

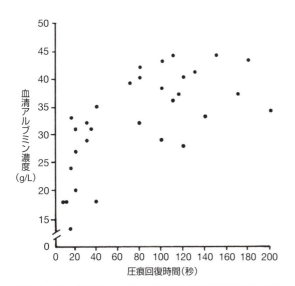

図 24-12 血清アルブミン濃度と圧痕回復時間の関係（31人の例）

(Henry JA, Altmann P. Assessment of hypoproteinemic edema : A simple physical sign. *Br Med J.* 1978 ; 1 : 890-891, より許可を得て転載)

と原論文の著者らはすすめている(Henry and Altmann, 1978).

1. しっかりと，骨まで押し込んで，ストップウォッチをスタートさせる．
2. くぼんだ部分に接線方向から光を当てる．くぼんだ部分の影が完全になくなった時点をもって，圧痕回復時間とすること．

　この試験は，かなり大ざっぱである．10年間実践を続けた検者でも，35〜40秒の間で，間違いが起きる．原論文において，データにはばらつきがあることに注目せよ(図 24-12)．

判定方法

　急性の浮腫(具体的には，持続が3ヶ月以内)では，血清のアルブミン濃度と圧痕回復時間は直接相関関係にある(Henry and Altmann, 1978)．したがって，低アルブミン血症で起こる浮腫では，圧痕回復時間はとても短い(すなわち40秒以下)(図 24-13 に短い圧痕回復時間の例を示す)．

　うっ血性心不全による浮腫や，下肢の静脈圧が上昇したその他の原因による浮腫では，圧痕回復時間は低アルブミン血症がない場合，通常は40秒以上となる(より詳細な鑑別は下記参照)．

　毛細管性の浮腫は〔リンパ浮腫とは違って(下記参照)〕，圧痕回復時間は血清(および組織)のアル

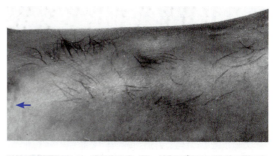

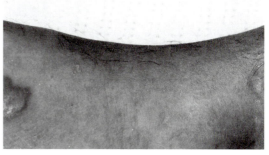

図 24-13 短い(早い)圧痕回復時間

上の写真：アルブミン濃度が正常で，圧痕浮腫を認めると聞いて，私は写真を撮りに行った．その患者では，圧痕回復時間は延長しているだろうと私は考えていた(本文参照)．上の写真は，私の親指で作った2つの圧痕が見える．1つは真ん中に，その直前に圧迫して作ったもう1つの圧痕は右に見える(**矢印**は今のところ無視すること)．

下の写真：上の写真を撮った後，私はすぐにカメラのフィルムを送り，フラッシュをリセットして，もう一度，焦点を合わせようと目を向けた．ところが，圧痕はすでに消えていたのだ！(実際は，下の写真は完全に上のものと毛髪が一致しておらず，また，フォーカスの合っている場所も一致していない)．あまりに早く消えてしまって，私が圧痕を探さなければならなかったためである．しかし，上の写真には左端の**矢印**で示された皮膚所見があるため，同じ足の同じ範囲であることがわかる)．次の質問には本章を最後まで読んでから答えるように．

(a)これは，確かに圧痕回復時間が早い例であるが，何が原因だろうか．圧痕回復時間が間質液の蛋白濃度に比例するというのが本当なら(実際そうだが)，それではなぜ，血清アルブミン濃度が正常な患者で，このように圧痕回復時間が短くなるのだろうか．

(b)4ヶ月経過すると，圧痕回復時間はどうなるのだろうか．章末の付録 24-5 の解説を読む前に自分の解答を書くこと．

ブミン濃度が正常であれば，40秒以上となる(毛細血管性浮腫は，毛細血管の透過性が亢進することで起こる．例えば，血管炎の時や女性にみられる特発性浮腫，全身性の低酸素後などがそうである)．

　私は少なくとも1人，関連のない低アルブミン

血症のある低酸素後の患者が圧痕回復時間が著明に延長していたのを診たことがある．おそらく低酸素後浮腫において，Starlingの法則の浸透圧係数は変化しており，圧や蛋白濃度があまり影響しないのであろう．

糸球体腎炎の症例のなかには，明らかに低アルブミン血症でもなくネフローゼでもないが，蛋白質の成分比率が高く，圧痕回復時間も長いものがある（Henry and Altmann, 1978）．

暑い気候の時期には，正常人ではアルドステロンの濃度が上昇するが，血中アルブミン濃度は正常に保たれる．しかし，足背の浮腫が，特に1日中立ちっぱなしで仕事をしている人に夕方みられる（弾力のある靴下の上のところが多い）．このような正常の浮腫でも圧痕回復時間は長いが，おそらくそれは蛋白質濃度が正常（高値）だからであろう．

さらに私は，特異で説明困難な2相性の圧痕回復時間 two-component pit recovery time を持つ浮腫を観察したことがある．それは，非常に早く浮腫が回復し始め，その後はゆっくりとした圧痕回復時間に変わるというもので，静脈圧の上昇と低アルブミン血症が合併して起こったものであり，最もよくある状態は，肝硬変の患者で大量の腹水貯留とそれによる下大静脈の圧迫と，肝臓での蛋白質合成の低下による低アルブミン血症が同時に存在する場合である．

私はかつて，Kimmelstiel-Wilson病によるネフローゼ症候群とうっ血性心不全の患者を経験したことがある．その患者でも，2相性の圧痕回復時間がみられた．ところが，測定した血清のアルブミン濃度は，正常であった！　後に明らかになったことだが，入院の直前に患者の糸球体濾過率が急激に低下しており，それは急激な（測定上の）尿蛋白の減少に関連していた．おそらく，これによって患者の肝臓[訳注11]が「追いつく」ことができて，私が彼を診察した時点で，低めのアルブミン濃度が正常値まで上昇していたのであろう．この症例は，早い圧痕回復時間（の成分）は，血清ではなく間質のアルブミン濃度を反映しているという元の論文の著者らの主張を裏づけている．

訳注11）肝臓の蛋白質合成．

最後に，これまで述べた症例はすべて，急性（3ヶ月以内）の浮腫であるということを再度強調しておきたい．もし浮腫が慢性的なものなら，間質内の瘢痕化や線維化がすべての浮腫で圧痕回復時間を遅延させる．なぜなら，線維やコラーゲン成分は，陥凹を制限し，純粋な低アルブミン血症があっても，圧痕回復時間を遅らせるからである（Henry and Altmann, 1978）．

▶ 圧痕浮腫の鑑別診断

圧痕浮腫は，ここ半世紀の間に，病態生理学的に解明された代表的な所見・症状である．さらに，鑑別診断においては，病態に応じて別々の数の項目がある（表24-7）．これらの項目は，各項目ごとに固有で，特徴的な浮腫以外の身体所見を持っている．最初の判断の分岐点（低アルブミン血症か，静脈圧の上昇なのか）では，検査データがなくとも，圧痕回復時間を使うことで判断することができる．

片側性の浮腫は，静脈血栓症，以前のあるいは最近の外傷や手術，感染，悪性腫瘍，放射線療法などを疑う．蜂窩織炎，骨髄炎，熱傷などは通常診断するのに難しくはない．

腓腹筋の中頭部の断裂（25章参照）は下肢の片側性浮腫を起こし，6ヶ月以上続くことがある（Powell and Armstrong, 1997）．

意欲のある学生への用語メモ：うっ血性心不全でみられるほどの静脈圧の上昇は胸管のリンパ液の流れを弱め，このリンパ液のクリアランスの低下が原因で，間質に体液が貯留することになる（Wegria et al., 1963）．したがって，うっ血性心不全でみられる下肢の浮腫は，正確には「リンパ」もしくは「リンパ浮腫」と呼べるかもしれない．しかし本書では，リンパ浮腫は，純粋にリンパ液が間質にたまったものと限定した用語にしてある（下記参照）．

9）リンパ浮腫

リンパ浮腫は，発症した年齢，あるいは病因により分類される（Stone and Hugo, 1972）．

▶ 出生時

出生時のリンパ浮腫は，成熟障害によるものである．その原因として，羊膜帯や先天性リンパ管拡張症（Goodman, 1962），Milroy型の先天性家族性リンパ浮腫などが挙げられる（Milroy, 1928；Nonne, 1890）．

表24-7 圧痕浮腫の鑑別診断

Ⅰ．低アルブミン血症	A．産生障害	1．飢餓状態もしくは蛋白質・カロリー摂取不足（クワシオルコル）におけるアミノ酸前駆物質の摂取不足 2．吸収不良症候群によるアミノ酸前駆物質の吸収低下 3．肝機能障害による産生障害
	B．喪失の増加	1．皮膚からの喪失：熱傷，天疱瘡や，薬剤の副採用を含む「浸出性」皮膚疾患 2．尿からの喪失：ネフローゼ症候群 3．便からの喪失：例えば，Ménétrier病から窒素過剰便を伴う炎症性腸疾患のすべて；吸収障害と窒素過剰便の両方を伴うある種の炎症性腸疾患
Ⅱ．静脈圧の上昇 心臓から（血流とは逆に）足に向かって整理するとわかりやすい．以下のように	A．全身性の静脈圧の上昇	1．うっ血性心不全 2．拘束性心疾患 3．三尖弁疾患 4．収縮性心外膜炎 5．心タンポナーデ
	B．局所静脈疾患	1．下大静脈症候群 2．静脈血栓症 3．下肢静脈不全 4．ストッキングをとめるための弾性ガーターベルト使用（これはパンティストッキングが作られるようになったため廃れた．しかし，以前は1年に1例くらいみることがあった．ファッションは繰り返すので，いずれまたみるようになるかもしれない．完全を期するため記載）
Ⅲ．透過性亢進による毛細管浮腫（稀，診断は明らか）	A．血管炎（稀） B．低酸素後症候群 C．女性の特発性浮腫（これは手の圧痕浮腫もきたす．また周期性である）	

小児期

出生後で，10歳未満の小児にみられるリンパ浮腫は，Meige症候群のような家族性のタイプである．Turner症候群や，Bonnevie-Ullrich症候群（Goodman, 1962），Noonan症候群（Mendez and Opitz, 1985）や先天性欠損などに伴って2次的に起こることがある（Goldrick and Ahrens, 1964）．

10歳以降

10～29歳までの間は，ほとんどの症例が原発性（Meige病）であり，悪性腫瘍はまずなく，感染は稀である（Smith et al., 1963）．

30～49歳では，特発性原発性の症例がまだ存在し，おそらくそれらは"Kinmonth"という名称で呼ばれるようになる（Schirger et al., 1962）．これらの症例では10：1で女性に多い．この年齢層になると，悪性腫瘍が原因としてみられるようになり，感染症の頻度も増えてくる．それでも両者を合わせても，症例の半数にしか過ぎない．特発性が，いまだ残りの半数を占める（Smith et al., 1963）．

50歳以降に初めて発現するケースでは，悪性腫瘍をまず第1に考える．特発性が発症する時期としては遅すぎる．また感染症が原因となる症例は減少する．

病因についての補足

レジデントへ：感染性疾患が，リンパ浮腫に続発することがある（Schirger et al., 1962）．もしくは，繰り返す感染症から，2次的にリンパ浮腫を起こすこともありうる（Young and DeWolfe, 1960）．また，感染症が引き起こした単なる一時的な，例えば猫ひっかき病のようなリンパ節の腫脹や閉塞も，浮腫の原因となる（Filler et al., 1964）．腫瘍性のリンパ浮腫は，通常男性でリンパ管に浸潤した前立腺がんが原因で起こることが多い．女性に起こる場合は，特殊な場合を除いてリンパ腫が最も考えられる．その例外は，Stewart-Treves症候群といい，上肢に起こるリンパ浮腫で進行もしくは致死的なリンパ管肉腫を原因として，以前に乳がんのために同側の乳腺拡大根治術を受けた無症状の女性に起こる（Goodman, 1962）．

一般に，感染性の原因は2：1の割合で女性に多い．悪性腫瘍の場合，男女比は逆になる．

両側性のリンパ浮腫は，先天性や感染性の多く

の例，もしくはサルコイドーシスによるものである（Silver et al., 1966）が，悪性腫瘍によるものではない（Smith et al., 1963）．

リンパ浮腫は黄色爪症候群の一部のことがある（7章参照）．

▶ 圧痕回復時間

最初は，圧痕回復時間は非常に短いはずである．というのも，浮腫を構成する体液の蛋白濃度は低く（Goodman, 1962），静水圧と，循環時間は正常のはずだから．しかし，時間経過とともに，皮膚が褐色調に線維化して，血性の浮腫になり，経過の慢性化のため圧痕回復時間は確実に延長する．したがって，Milroy が報告した症例（成人例）によれば「強い圧力を脛骨隆起の真ん中あたりで加えて陥凹を作ると，圧迫を解除した10分後でも触っても見てもわかるほどくぼみは残る」（Milroy, 1892）．

図 24-13 の説明文に提示した問題について考えよ．解答は章末の付録 24-5 参照．

付録 24-1 自己学習の解答（関節リウマチとリウマチ熱の結節）

診断的比率は，次のように計算できるだろう．95 人の関節リウマチ患者のうち28%（26.6）が結節を持っている．そのうち5%すなわち1.33 人において結節は後頭部にある．5 人のリウマチ熱患者の9%（0.45）が結節を持ち，そしてそのうち20%が後頭（0.09）にある．したがって，後頭部に結節を持つ関節リウマチ患者とリウマチ熱患者の比率は14.8：1[訳注12)]となる．

訳注 12) 14.8：1 = 1.33：0.09

この質問は，有病率の重要性を改めて考えさせてくれる．後頭部の結節を認めることは，関節リウマチで結節を持つ患者のなかでは稀で，リウマチ熱で結節を持つ患者では，後頭部にある頻度が関節リウマチの4倍[訳注13)]であったとしても，疾患の有病率の違い[訳注14)]から考えると，実際には後頭部結節がみられた場合，関節リウマチである可能性のほうが，他の条件が同じであれば実際には高い[訳注15)]．

訳注 13) 5% vs 20%

訳注 14) 95 人 vs 5 人

訳注 15) 文章ではわかりにくいが，RA と RF の患者が合計 100 人いたら，そのうち RA は 95 人で，RF が 5 人の頻度となるよ

うな臨床現場を想定した例である．
RA　95 人 × 28% = 26.6 人　その5%は1.33 人
RF　5 人 × 9% = 0.45 人　その20%は0.09 人

付録 24-2　図 24-2 の説明文の問題の解答

A：晩発性皮膚ポルフィリン症はメラニン過剰性色素沈着と，萎縮性瘢痕からなり，特に顔や手の露出部に目立つ（マサチューセッツ州の Renee Ridzon 医師のご厚意による）．

B：リウマチ性血管炎はピンヘッドサイズの斑点と，壊死性部分からなる（ルイジアナ州ニューオリンズの Consultant, Cliggott Publishing Group of CMP Healthcare Media, Darien, CT and Dr Thomas E. Weiss, Alton Ochsner Medical Foundation, のご厚意による）．

付録 24-3　図 24-8 の説明文の問題の解答

はじめに，外傷後の出血斑は，決して指腹や筋肉，皮下組織のような組織の欠損の原因になることはない．この親指は，末梢に向かうに従って，明らかに指の容積が小さくなっている．次に，所見は慢性であること．その証拠は鱗屑である．しかし，そのあたりはまだ色調が黒い．外傷後の皮下出血斑は，実際急性期には黒いが，慢性の経過とともに色調は薄くなり消失するだろう．

付録 24-4　図 24-9 の説明文の問題の解答

2 月のはじめに行われたある酒宴の後[訳注16)]，この男性は吹雪の中を歩いて帰宅した．雪だまりの中に家の鍵を落としてしまい，彼は手袋をはめずに鍵を探そうとした．探しても見つからず彼は疲れてしまって，彼はそこにとどまって一晩寝てしまった．翌朝起きた時には，典型的な凍傷となっていた．このような病歴がなければ，この症例で凍傷と指の壊疽を鑑別することはできない．

訳注 16) 原文では After celebrating the calends of February at a symposium. Calends とは，（古代ローマ歴の）月の最初の日，新月の日で神官はその月の祝日や神聖な日を公布し，家庭では儀式が行われた．symposium（古代ギリシャの）酒宴，音楽が奏でられ，哲学の議論が交わされた．
　以上から，ギリシャとか古代ローマが好きな Sapira 特有の例えで，2 月はじめに行われたパーティーか何かをこのように表現したのではないかと思われる．

付録 24-5　図 24-13 の説明文の問題の解答

もし圧痕回復時間が図 24-13 のように短いのであれば，浮腫液は低蛋白であるに違いない．もし血中アルブミンが正常であれば浮腫液は血管内

分画由来であるはずがない〔血管炎や静脈圧上昇は，どちらも高蛋白の浮腫液の原因となる(Henry and Altmann, 1978)〕．そうすると，唯一残った結論は，浮腫が実際には，リンパ浮腫であるということだけである(上記参照)．

説明文にある2つ目の質問の答えは，リンパ浮腫が消失しなかったと仮定すると，圧痕回復時間は結果として延長することになりそうである．

この特異な患者は，Kaposi肉腫から2次的に起こったリンパ浮腫であった．左にKaposi肉腫のその斑点が見える．

文献

- ACR. 2010 Rheumatoid Arthritis Classification. American College of Rheumatology. Available at: http://www.rheumatology.org/Portals/0/Files/2010%20Rheumatoid%20Arthritis%20Classification_EXCERPT%202010.pdf. Accessed Jan 11, 2017.
- Aggarwal R, Ringold S, Khanna D, et al. Distinctions between diagnostic and classification criteria? *Arthritis Care Res (Hoboken)*. 2015;67:891-897.
- Alpert JS, Krous HF, Dalen JE, et al. Pathogenesis of Osler's nodes. *Ann Intern Med*. 1976;85:471-473.
- American College of Rheumatology Musculoskeletal Ultrasound Task Force. Ultrasound in American rheumatology practice: Report of the American College of Rheumatology musculoskeletal ultrasound task force. *Arthritis Care Res (Hoboken)*. 2010;62:1206-1219.
- Attali P, Ink O, Pelletier G, et al. Dupuytren's contracture, alcohol consumption, and chronic liver disease. *Arch Intern Med*. 1987;147:1065-1067.
- Benedek TG. Subcutaneous nodules and the differentiation of rheumatoid arthritis from rheumatic fever. *Semin Arthritis Rheum*. 1984;13:305-321.
- Bomalaski JS, Schumacher HR. Podagra is more than gout. *Bull Rheum Dis*. 1984;34:1-8.
- Braunstein GD. Pituitary tumors secreting growth hormone and prolactin. *Ann Intern Med*. 1986;108:238-253.
- Bruyn GAW, Schmidt WA. How to perform ultrasound-guided injections. *Best Pract Res Clin Rheumatol*. 2009;23:269-279.
- Callegari PE, Williams WV. Laboratory tests for rheumatic diseases: When are they useful? *Postgrad Med*. 1995;97(4):65-74.
- Cannella AC, Kissin EY, Torralba KD, et al. Evolution of musculoskeletal ultrasound in the United States: Implementation and practice in rheumatology. *Arthritis Care Res*. 2014;66:7-13.
- Castori M, Sinibaldi L, Mingarelli R, et al. Pachydermoperiostosis: An update. *Clin Genet*. 2005;68:477-486.
- Clough JG. Functional hallux limitus: Diagnosis and treatment. *Lower Extremity Review*; 2009. Available at: http://ler-magazine.com/article/functional-hallux-limitus-diagnosis-and-treatment. Accessed Feb 6, 2017.
- Courtney P, Doherty M. Joint aspiration and injection and synovial fluid analysis. *Best Pract Res Clin Rheumatol*. 2013;27:137-169.
- Critchley EMR, Vakil SD, Hayward HW, et al. Dupuytren's disease in epilepsy:Result of prolonged administration of anticonvulsants. *J Neurol Neurosurg Psychiatry*. 1976;39:498-503.
- Cross DF, Ellis JG. Occurrence of the Janeway lesion in mycotic aneurysm. *Arch Intern Med*. 1966;118:588-591.
- Cuzick J, Harris R, Mortimer PS. Palmar keratoses and cancers of the bladder and lung. *Lancet*. 1984;1:530-533.
- Dalinka MK, McGee JW. The variable manifestations of sclerosing fibrosis. *J Can Assoc Radiol*. 1970;21:280-286.
- Danowski TS, Sabeh G, Sarver ME, et al. Shin spots and diabetes mellitus. *Am J Med Sci*. 1966;251:570-575.
- Dean HCS. Management of Marfan syndrome. *Heart*. 2002;88:97-103.
- Doshi DN, Blyumin ML, Kimball AB. Cutaneous manifestations of thyroid disease. *Clin Dermatol*. 2008;26:283-287.
- Early PF. Population studies in Dupuytren's contracture. *J Bone Joint Surg Br*. 1962;44B:602-613.
- Eldridge R. The metacarpal index: A useful aid in the diagnosis of the Marfan syndrome. *Arch Intern Med*. 1964;113:248-254.
- Erfurt-Berge C, Dissemond J, Schwede K, et al. Updated results of 100 patients on clinical features and therapeutic options in necrobiosis lipoidica in a retrospective multicentre study. *Eur J Dermatol*. 2015;25:595-601.
- Fanning WL, Aronson M. Osler node, Janeway lesions, and splinter hemorrhages. *Arch Dermatol*. 1977;113:648-649.
- Farrior JB, Silverman ME. A consideration of the differences between a Janeway's lesion and an Osler's node in infectious endocarditis. *Chest*. 1976;70:239-243.
- Fatourechi V. Pretibial myxedema: Pathophysiology and treatment options. *Am J Clin Dermatol*. 2005;6:295-309.
- Fessell DP, Jacobson, JA, Craig J, et al. Using sonography to reveal and aspirate joint effusions. *Am J Roentgenol*. 2000;174:1353-1362.
- Filler RM, Schwachman H, Edwards EA. Lymphedema after cat-scratch fever. *N Engl J Med*. 1964;270:244-245.
- Flier JS, Moller DE, Moses AC, et al. Insulin-mediated pseudoacromegaly:Clinical and biochemical characterization of a syndrome of selective insulin resistance. *J Clin Endocrinol Metab*. 1993;76:1533-1541.
- Ghatnatti V, Sarma D, Saikia U. Enlarged hands and feet—Not always acromegaly. *Indian J Endocrinol Metab*. 2012;16:S318-S320.
- Gill JM, Quisel AM, Rocca PV, et al. Diagnosis of systemic lupus erythematosus. *Am Fam Physician*. 2003;68:2179-2186.
- Goldrick RB, Ahrens EJ Jr. Unilateral chylous lymphedema and xanthomatosis. *Am J Med*. 1964;37:610-622.
- Good AE, Pozderac RV. Ecchymosis of the lower leg: A sign of hemarthrosis with synovial rupture. *Arthritis Rheum*. 1977;20:1009-1013.
- Goodman RM. Familial lymphedema of the Meige's type. *Am J Med*. 1962;32:651-656.
- Graner JL. "Osler's sign": Pretibial myxedema of Graves' disease. *Can Med Assoc J*. 1985;132:745-746.
- Greenberg B, Michalska M. Systemic lupus erythematosus. *Postgrad Med*. 1999;106:213-223.
- Hari Kumar KVS, Shaikh A, Anwar I, Prusty P. Primary hypothyroidism presenting as pseudoacromegaly. *Pituitary*.

2012;15:49-52.

- Henry JA, Altmann P. Assessment of hypoproteinaemic oedema: A simple physical sign. *Br Med J*. 1978;1:890-891.
- Hönekopp J, Bartholdt L, Beier L, Liebert A. Second to fourth digit length ratio (2D:4D) and adult sex hormone levels: New data and a meta-analytic review. *Psychoneuroendocrinology*. 2007;32:313-321.
- Horowitz DC, Altman J, Mopper C. Xanthoma diabeticorum: Eruptive xanthoma and diabetes mellitus. *J Am Osteopath Assoc*. 1970;69:1225-1230.
- Howell CJ, Wynne-Davies R. The tricho-rhino-phalangeal syndrome: A report of 14 cases in 7 kindreds. *J Bone Joint Surg Br*. 1986;68:311-314.
- Hueston JT. The incidence of Dupuytren's contracture. *Med J Aust*. 1960;47:999-1001.
- Iagnocco A, Naredo E, Bijlsma JWJ. Becoming a musculoskeletal ultrasonographer. *Best Pract Res Clin Rheumatol*. 2013;27:271-281.
- Kaye BR, Kaye RL, Bobrove A. Rheumatoid nodules: Review of the spectrum of associated conditions and proposal of a new classification, with a report of four seronegative cases. *Am J Med*. 1984;76:279-292.
- Kehl KC. Dupuytren's contracture as a sequel to coronary artery disease and myocardial infarction. *Ann Intern Med*. 1943; 19:212-223.
- Kerr AJ Jr. *Subacute Bacterial Endocarditis*. Springfield, IL: Charles C. Thomas Publisher; 1955.
- Kerr A Jr, Tan JS. Biopsies of the Janeway lesion of infective endocarditis. *J Cutan Pathol*. 1979;6:124-129.
- Kraag G, Thevathasan EM, Gordon DA, et al. The hemorrhagic crescent sign of acute synovial rupture. *Ann Intern Med*. 1976;85:477-478.
- Lally EV, Zimmermann B, Ho G, Kaplan SR. Urate-mediated inflammation in nodal osteoarthritis: Clinical and roentgenographic correlations. *Arthritis Rheum*. 1989;32:86-90.
- Larkin JG, Frier BM. Limited joint mobility and Dupuytren's contracture in diabetic, hypertensive, and normal populations. *Br Med J*. 1986;292:1494.
- Lee DM, Weinblatt ME. Rheumatoid arthritis. *Lancet*. 2001; 358:903-911.
- Levin J, Kupperman US. Skeletal abnormalities in gonadal dysgenesis. *Arch Intern Med*. 1964;113:730-736.
- Lin CS, Lee RL, Kuo CM, et al. Positive culture of the Janeway lesion in acute bacterial endocarditis. *Taiwan Yi Xue Hui Za Zhi*. 1980;79:99-102.
- Lund M. Dupuytren's contracture and epilepsy. *Acta Psychiatr Neurol*. 1947;16:465-492.
- Marfan Foundation. Calculation of systemic score; 2014. Available at: https://www.marfan.org/dx/score. Accessed Jan 13, 2017.
- Mascaro JM, Ferrando J. Lipoatrophia semicircularis: The perils of wearing jeans? *Int J Dermatol*. 1982;21:138-139.
- Mascaro JM, Ferrando J. The perils of wearing jeans: Lipoatrophia semicircularis. *Int J Dermatol*. 1983;22:333.
- Mathews JA. Wasting of the small hand muscles in upper and mid-cervical cord lesions. *QJM*. 1998;91:691-700.
- McDonald CJ, Kelly AP. Diseases of black skin. In: Demis A, ed. *Clinical Dermatology*. 4th Ed. New York: Harper & Row; 1987.

- Mendez HMM, Opitz JM. Noonan syndrome: A review. *Am J Med* Genet. 1985;21:493-506.
- Merola J. *Drug-induced lupus*. UpToDate.com. Last updated, Jan 2017.
- Michaelson ED, Walsh RE. Osler's node—A complication of prolonged arterial cannulation. *N Engl J Med*. 1970;27:472-743.
- Milroy WF. An undescribed variety of hereditary edema. *N Y Med J*. 1892;56:505-508.
- Milroy WF. Chronic hereditary edema: Milroy's disease. *JAMA*. 1928;182:14-22.
- Morgan AJ, Schwartz RA. Diabetic dermopathy: A subtle sign with grave implications. *J Am Acad Dermatol*. 2008;58:447-451.
- Murphy-Chutorian B, Han G, Cohen SR. Dermatologic manifestations of diabetes mellitus: A review. *Endocrinol Metab Clin North Am*. 2013;42:869-898.
- Nardoni A, Baldissera A, Iacono M, et al. Malattia di Dupuytren: Prospective etiopatogenetiche attuali. *Minerva Med*. 1981;72:859-864.
- Nichols JB. Hands and fingers, diseases and deformities of. In: Buck AH, ed. *A Reference Handbook of the Medical Sciences*. Vol. IV. New York: William Wood and Company; 1900:490-533.
- Nonne M. Elephantiasis congenita. *Dtsch Med Wochenschr*. 1890;16:1124.
- Nguyen KH, Marks JG, Stavropoulos P, et al. Pseudoacromegaly induced by the long-term use of minoxidil. *J Am Acad Dermatol*. 2003;48:962-965.
- Osborne OT. Acromegaly. In: Buck AH, ed. *A Reference Handbook of the Medical Sciences*. Vol. I. New York: William Wood and Company; 1900:86-97.
- Pascual E, Batlle-Guardia E, Martínez A, et al. Synovial fluid analysis for diagnosis of intercritical gout. *Ann Intern Med*. 1999;131:756-759.
- Pascual E, Sivera F. Time required for disappearance of urate crystals from synovial fluid after successful hypouricaemic treatment relates to the duration of gout. *Ann Rheum Dis*. 2007;66:1056-1058.
- Perez-Ruiz F, Dalbeth N, Bardin T. A review of uric acid, crystal deposition disease, and gout. *Adv Ther*. 2015;32:31-41.
- Pojer J, Jedlickova J. Enzymatic pattern of liver injury in Dupuytren's contracture. *Acta Med Scand*. 1970;187:101-104.
- Pojer J, Radivojevic M, Williams TF. Dupuytren's disease: Its association with abnormal liver functions in alcoholism and epilepsy. *Arch Intern Med*. 1972;129:561-566.
- Powell AA, Armstrong MA. Peripheral edema. *Am Fam Physician*. 1997;55:1721-1726.
- Puklin JE, Ballis GA, Bentley DW. Culture of an Osler's node: A diagnostic tool. *Arch Intern Med*. 1971;127:296-298.
- Rakieh C, Conaghan PG. Diagnosis and treatment of gout in primary care. *Practitioner*. 2011;255:17-20, 2-3.
- Reid HR. The brass-ring sign. *Lancet*. 1974;1:988.
- Rodnan GP, McEwen C, Wallace SL, eds. *Primer on the Rheumatic Diseases*. 7th Ed. New York: The Arthritis Foundation; 1973. (Reprinted as a Supplement to *JAMA*. 1973;224).
- Ruiz-Irastorza G, Khamashta MA, Castellino G, et al. Systemic lupus erythematosus. *Lancet*. 2001;357:1027-1032.
- Schirger A, Harrison EG Jr, Janes JM. Idiopathic lymphede-

ma: Review of 131 cases. *JAMA*. 1962;182:124-132.

- Schlesinger N, Norquist JM, Watson DJ. Serum urate during acute gout. *J Rheumatol*. 2009;36:1287-1289.

- Silver HM, Tsangaris NT, Eaton OM. Lymphedema and lymphography in sarcoidosis. *Arch Intern Med*. 1966;117:712-714.

- Silverman ME, Hurst JW. The hand and the heart. *Am J Cardiol*. 1968;22:718-728.

- Slater S. An evaluation of the metacarpal sign (short fourth metacarpal). *Pediatrics*. 1970;46:468-471.

- Smith RD, Spittell JA Jr, Schirger A. Secondary lymphedema of the leg: Its characteristics and diagnostic implications. *JAMA*. 1963;185:80-82.

- Snapper I. *Bedside Medicine*. New York: Grune & Stratton; 1960.

- Stone EJ, Hugo NE. *Lymphedema. Surg Gynecol Obstet*. 1972;135:625-630.

- Su C-K, Patek AJ Jr. Dupuytren's contracture: Its association with alcoholism and cirrhosis. *Arch Intern Med*. 1970;126: 278-281.

- Thapar MK, Rao S, Feldman D, et al. Infective endocarditis: A review. I. Incidence, etiology, pathology and clinical features. *Paediatrician*. 1978;7:65-84.

- van den Hoogen F, Khanna D, Fransen J, et al. 2013 Classification criteria for systemic sclerosis: An American College of Rheumatology/European League against Rheumatism Collaborative Initiative. *Arthritis Rheum*. 2013;65(11):2737-2747. doi:10.1002/art.38098

- von Gemmingen GR, Winkelman RK. Osler's node of subacute bacterial endocarditis: Focal necrotizing vasculitis of the glomus body. *Arch Dermatol*. 1967;95:91-94.

- Watson RJ, Burko H, Megas H, et al. The hand-foot syndrome in sickle-cell disease in children. *Am J Dis Child*. 1963;102:

215.

- Wechalekar MD, Vinik O, Schlesinger N, Buchbinder R. Intra-articular glucocorticoids for acute gout. *Cochrane Database Syst Rev*. 2013;4:CD009920.

- Wegria R, Zekert H, Walter KE, et al. Effect of systemic venous pressure on drainage of lymph from thoracic duct. *Am J Physiol*. 1963;204:284-288.

- Weiss TE. Painful hands: Differential diagnosis by physical examination only. *Consultant*. 1984;24:51-65.

- Wertelecki W. The simian and Sydney crease. In: Wertelecki W, Plato CC, Paul NW, eds. *Dermatoglyphs—Fifty Years Later*. New York: Alan R. Liss;1979.

- Winfield J, Young A, Williams P, Corbett M. Prospective study of the radiological changes in hands, feet, and cervical spine in adult rheumatoid disease. *Ann Rheum Dis*. 1983;42:613-618.

- Winterbauer RH, Belic N, Moores KD. A clinical interpretation of bilateral hilar adenopathy. *Ann Intern Med*. 1973;78: 65-71.

- Wolfe SJ, Summerskill WHJ, Davidson CS. Thickening and contraction of the palmar fascia (Dupuytren's contracture) associated with alcoholism and hepatic cirrhosis. *N Engl J Med*. 1956;255:559-563.

- Wynn DR, Martin MJ. A physical sign of bulimia. *Mayo Clin Proc*. 1984;59:722.

- Yee J, McAllister CK. Osler's nodes and the recognition of infective endocarditis:A lesion of diagnostic importance. *South Med J*. 1987;80:753-757.

- Young JR, DeWolfe VG. Recurrent lymphangitis of the leg associated with dermatophytosis: Report of 25 consecutive cases. *Cleve Clin Q*. 1960;27:19-24.

- Zheng Z, Cohn MJ. Developmental basis of sexually dimorphic digit ratios. *Proc Natl Acad Sci U S A*. 2011;108:16289-16294.

25章 筋骨格系

人間の四肢は左右対称であるため，異常と比較して正常という場合，あるいはその逆においても，個人差のある他人の関節と比較するのではなく本人の関節と比較し，健側と患側が異なっているかを観察することが大事である．これは正しい忠告であると同時に誤っている部分も多い．そのため学問においては理論のみを知るだけでは不十分で，実践により精通することが大切である．

ヒポクラテス[訳注1]

訳注1) Hippocrates（紀元前460頃〜同370年頃），古代ギリシャの医師．

◆ 覚えておくべきポイント

- 筋骨格系は他の器官系と同様にさまざまな疾患が関与しうるが，特に運動に関する問題を起こしやすい．
- 痛みや炎症を伴う筋骨格系の病態では胸痛や腹痛を伴い，あたかも内臓疾患のようにみえることがある．
- 原発性の筋力低下は遺伝性あるいは後天性によるものである．ホルモン・電解質の評価を行い，薬歴・予防接種歴について聴取する．高齢者では，免疫異常，変性疾患，リウマチ・膠原病を考えること．
- 骨折の診断において，画像がない場合や偽陰性の場合，大腿骨圧迫 stressing the femur や聴打診などの特別な診察方法が役立つことがある．所見に比べて痛みが極端な場合，さらに感度に優れた画像を撮って隠れた骨折を探すことも考えよ．
- 痛みの分布図（pain diagram）は，熟練した医師が診断を行う際に必要な情報の85%を担う．しかし個人差が大きいこと，また痛みのパターンは必ずしもデルマトーム（皮膚分節）や末梢神経から想定される分布に従わないことは覚えておく．
- 強い筋のわずかな筋力低下を見逃さないために，筋力テストで検者は最大限の技術を発揮し，被検者の筋肉が疲労するところまで運動させ，あるいはその他適切な手段を用いる．
- 頸部痛や背部痛を訴える患者に対しては，一般内科医はまず最初に神経学的異常を除外し，その後感染症や悪性腫瘍など内科的要因を示唆する所見を探す．
- 手の腱損傷は早期に修復することが最善の予

後につながるが，見つけようとしなければ見逃されやすい．

本章は主に骨，筋肉，関節，靱帯およびそれらに密接に関わっている神経について扱っている．人体の結合組織は炎症性，感染性，腫瘍性，血管性疾患に罹患しうるとともに，多くは外傷，繰り返して使用した場合や荷重が原因である力学的異常におかされやすい．

筋骨格系の痛みや機能障害は神経学的異常に起因する一方で，神経や神経根の圧迫など神経学的異常の原因にもなりうる．これらの要素はすべて連動するため，合わせて神経筋骨格系と呼ぶ人もいる．中枢神経については（主に伝統的な理由で）後ほど述べるが（26章参照），この2つの章は一緒に学ぶべきものである．神経学的診察は筋骨格系の診察と併せて行うとよい．

1 筋疾患

1）ミオパチー

▶ 主要な所見

原発性筋疾患あるいはミオパチーによる筋力低下は，近位筋（上下肢帯筋）優位の筋力低下で特徴付けられ，筋肉量は通常比較的保たれるか，増加することさえある．最初に現れる症状としては座位からの起立困難や，上腕を肩より上の位置で手を激しく動かし続ける（髪をとかすなど）動作の困難などである．前者は **Gowers 徴候**といい，患者は床から起き上がる際，太ももを手で押さえてはい上がるように立つ．この徴候は仮性肥大を伴う Duchenne 型筋ジストロフィーを確定するまでではないが，強く疑う所見である（J. Dwyer, 私信, 1999）．

スタチン誘発性ミオパチーの患者は，階段を上る，車の昇降をする，重い物を持つなどの日常動作について特に尋ねない限り，筋力低下を訴えないことがある（Dobkin, 2006）．この問題は加齢の

せいとされてしまうことが多い.

後に述べるような抵抗テスト resistance testing で近位筋の筋力低下が示されることもある. 患者は臀筋群の筋力低下のため骨盤を振るようにして歩幅の広い歩行をする. 各筋肉の筋力検査法に関しては後述する.

▶ 立ち上がりテスト The "Timed Stands" Test

多発筋炎の患者の評価やフォローアップをするために, 標準化された以下の検査法がある(Csuka and McCarty, 1985).

高さ 44.5 cm, 奥行き 38 cm のまっすぐな背もたれのプラスチック製の椅子を用意し, ストップウォッチを用いて座った状態から 10 回立ち上がる時間を最も近い 0.1 秒単位で測定する. 患者は一度だけ練習をすることができるが, その後できる限り速く立ち上がりを 10 回行う. 上肢は使用してはならない. また関節炎の症状のある患者や病的肥満の患者, 重症の呼吸器・循環器疾患の患者には行ってはならない. 標準的な時間は 20 歳女性で 10.9 秒, 85 歳女性で 21.8 秒, 20 歳男性で 8.8 秒, 85 歳男性で 21.5 秒とさまざまである. 予測式は以下となる.

女性の場合　所要時間(秒) = 7.6 + 0.15 × 年齢
男性の場合　所要時間(秒) = 4.9 + 0.19 × 年齢

この検査は瞬発力だけではなくむしろ持久力を評価するものだが, もちろんあらゆる原因の筋力低下の患者のフォローアップに用いることができる. その他の方法により証明された筋力低下は抵抗テストで 1〜2 回の反復ならば十分な力を示すかもしれないが, すぐに疲労する.

▶ 鑑別診断

筋疾患の鑑別診断としては筋ジストロフィーや糖原病などの遺伝性疾患, 多発性筋炎などの炎症性疾患, くる病(ビタミン D 欠乏), 甲状腺中毒症や Cushing 症候群などの内分泌障害, 副腎皮質ステロイド内服などがある. 加齢に伴う筋力低下と転倒リスクの増加はビタミン D 欠乏が原因かもしれない(Holick, 2006).

筋ジストロフィーと呼ばれる進行性の遺伝疾患は数多くあるが, それぞれ独特の表現型および遺伝的特徴がある.

しかしながら, 多発神経障害や前角細胞疾患,

その他の神経学的異常も同様に近位筋の筋力低下をきたすことも覚えておかなければならない.

遠位筋の筋力低下があれば, Charcot-Marie-Tooth 病(腓骨筋萎縮症)などの多発神経障害を考える. この疾患は末梢神経およびその神経根の慢性的な変性をきたし, 下肢から始まって上肢まで進行しうるもので, 常染色体優性遺伝の形式をとる.

薬剤誘発性ミオパチーは筋力低下, 倦怠感, 筋痛で徐々に発症するか, 横紋筋融解として急速に発症する. 最も頻度の多いのは脂質降下薬で, なかでもある種の HMG-CoA 還元酵素(3-hydroxy-3-methylglutaryl coenzyme A)阻害薬(ロバスタチン, フルバスタチン, シンバスタチン)である. アトロバスタチン使用中に発症した遠位筋障害を伴う自己免疫性血管炎も報告されている(Haroon and Devlin, 2008). その他, 筋障害を起こしうる薬剤としてはアルコール, クロロキン, コカイン, 副腎皮質ステロイド, ハイドロキシクロロキン, クロフィブラート, gemfibrozil, ペニシラミン, ジドブジンなどがある. 紅麹米は米国でどんどん人気が出てきているが, 筋障害との関連も指摘されており, おそらくロバスタチンを含んでいるためと言われている(Smith and Olive, 2003).

マクロファージ筋膜炎(MMF)という新しい炎症性筋障害が 1998 年に報告された(Gherardi et al., 1998). 症状は筋痛と関節痛である. 患者の 30% に筋肉の圧痛, 14% に筋肉の硬結を認めるが, 筋肉の体積減少は認めない. 約 1/3 の患者は筋電図にてミオパチー性の変化を示す. 組織学的所見として大型のマクロファージの浸潤が典型的である(Gherardi and Authier, 2012). この病変は過去にアルミニウムのアジュバンドを用いたワクチンを筋肉注射したことによる持続性のアルミニウム性肉芽腫であるとされた(Rigolet et al., 2014). 慢性的な疲労感と筋痛に加え, 20% の患者で橋本病や皮膚筋炎, 関節リウマチ, Sjögren 症候群, 脱髄疾患など自己免疫異常と思われる病態を合併する(Gherardi and Authier, 2003). 認知機能に関する訴えは 20〜68% に起き, その障害は時に重篤なこともある(Rigolet et al., 2014). 鑑別診断には多発筋炎やリウマチ性多発筋痛症がある. MMF はアジュバンドによって誘発された自己免疫/炎症性症候群(autoimmune/inflammatory syndrome induced by adjuvants, ASIA)の一部をなしてい

る可能性もある．これは2011年に提唱された
(Shoenfeld and Agmon-Levin, 2011)．

B型肝炎，炭疽菌，破傷風などに入っている特
定のワクチンのアルミニウム・アジュバンドの役
割については議論のあるところだ(Malakoff,
2000)．MMF患者50人のうち94％で，筋肉痛は
ワクチン接種後に発症し，その平均期間は11ヶ
月であった．病歴を見直すと，50名の患者のうち
全員がワクチン接種を受けていた．B型肝炎が
86％，A型肝炎が19％，破傷風トキソイドが
58％であり生検を受けるまでに3〜96ヶ月かかっ
た(中央値36ヶ月)(Gherardi et al., 2001)．

これらの症状の有病率を求めるための分母は不
明である．病歴をしっかり聴取することにより，
例えば三角筋など，筋生検であまり使わない部位
の場合には，適切な生検部位を決めることができ
るかもしれない．

びまん性の筋肉の圧痛

全身の筋肉の圧痛は多発性筋炎，感染症(マラ
リア，風疹，インフルエンザ，リウマチ熱，デン
グ熱，鼠咬症，旋毛虫症)，低ナトリウム血症，
低カリウム血症，行軍ミオグロビン尿症や
McArdle病のようなミオパチーがある．後者は
糖原病V(glycogen storage disease V, GSD V)と
いう名でも知られているし，筋ホスホリラーゼ欠
乏症とも呼ばれる．副甲状腺機能低下症やリウマ
チ性多発筋痛症，その他の膠原病でも慢性的な筋
肉の圧痛を認めることがある．

筋緊張症と筋水腫

筋緊張(Myotonia)という用語は自発的な，ある
いは刺激を受けての収縮の後の骨格筋の長期の筋
拘縮(すなわち筋弛緩の遅れ)が起きる現象を意味
する(Gutmann and Philips, 1991)．この症状は先天
性筋緊張症(myotonia congenita)，筋緊張性ジス
トロフィー(myotonic dystrophies, DM)，そして
先天性パラミオトニア(paramyotonia congenita)
の特徴であるが，他の疾患で起きることもある．
筋緊張の存在は患者と握手することで診断でき
る．筋緊張症の患者は握手の後，手を緩めること
ができず，相手の手を握り続ける(もちろんこれ
は自分が話す際に相手の注意を引きたい神経症の
患者の意図的な握手とは区別する必要がある)(舌
の筋緊張症の診断方法については13章を参照)．

最も興味深い筋緊張症はThomsen病あるいは
先天性ミオトニーと呼ばれるものである(Gutman
and Philips, 1991)．母指球筋をハンマーで叩打す
るとすぐに強直性に緊張し，長時間持続する．
Thomsen病は筋緊張症が生涯持続するが，その
他の異常は認めず，極めて良性の疾患である．
Julius Thomsen医師は19世紀のドイツ人の神経
精神科医であるが，彼自信がこの疾患に苦しんで
おり，自身の症状を記載している(Thomsen, 1876)．

最も知られている筋緊張症は筋緊張性ジストロ
フィー(DM)であるが，その名とは異なり，この
疾患は多系統疾患であり，骨格筋以外もおかす
(下記参照)．この疾患の病態はRNAへの毒性で
あり，突然変異によって生じたDM対立遺伝子
代謝産物の過剰な繰り返しが起こしたものである
(Thornton, 2014)．DMは大別すると2種類あり，
DM1はSteinert病とも呼ばれ，DM2は1994年に
発見されたが，DM1の軽症な亜型だ．

はじめに筋緊張症が母指球，舌，手根伸筋に起
こるが，続いて筋萎縮が起こるため気づかれにく
くなる．筋力低下は近位よりはむしろ遠位筋で認
められ，手根伸筋や指伸筋，手の内在筋，頸部屈
筋群，胸鎖乳突筋(鉛筆のように細くなる)，前脛
骨筋(下垂足を起こす)などに起こる．患者は側頭
筋・咬筋・胸鎖乳突筋の萎縮のため斧状顔貌とい
われる顔貌をしている．舌，咽頭，口蓋の病変に
より構音障害や嚥下障害を，また肋間筋や横隔膜
の筋力低下により呼吸困難をきたすこともある．
内部臓器病変としては心伝導障害や僧帽弁逸脱が
よくみられ，大腸や食道の運動性も低下すること
がある．その他の問題としては若年性の側頭部の
脱毛，精巣の萎縮，白内障，過眠，知的機能低下
などがある．

アメンホテプ4世は，別名アクエンアテンや異
端の暴君とも呼ばれるが，筋強直性ジストロ
フィーに罹患していたといわれる(9章も参照)．
彼の像や彫刻はエジプト美術では先例のない写実
主義によるもので，この疾患の特徴をよく描写し
ている(図25-1)．古代エジプト第18王朝を終
わりに至らしめたのは筋強直性ジストロフィーで
あった可能性がある(Cattaino and Vicario, 1999；Ho
et al., 2003)．

Von Eulenburg症候群(先天性パラミオトニー)
は非常に稀で，寒冷刺激を受けている間やその直
後に突然痙性筋収縮が起こる疾患である．

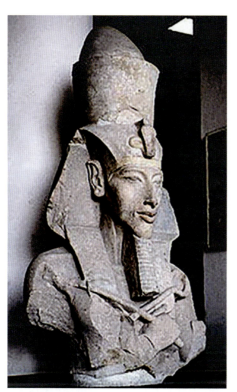

図 25-1　アメンホテプ4世の胸像．カイロ・エジプト博物館．仮面様の表情，薄くてくぼんだ頬，少し開いた口，そして眼瞼下垂に注目せよ．

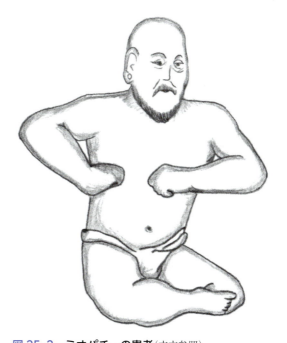

図 25-2　ミオパチーの患者（本文参照）
（後期オルメカ時代の彫刻のスケッチ．メキシコシティ人類学博物館）

　筋緊張症は高カリウム性周期性四肢麻痺や軟骨異栄養性筋緊張症（Schwartz-Jampel 症候群）などの先天性疾患にもみられる（Furman and Barchi, 1986）．ビンクリスチンやプロプラノロールは潜在性の筋強直性ジストロフィーを顕在化させる可能性があり，化学物質は実際に新規の筋緊張症を誘発する可能性がある（芳香族カルボン酸，スルフヒドリル基を阻害するパラ置換有機水銀[訳注2]，クロフィブラートのような脂質合成阻害薬など）．ある種の筋緊張性症候群におけるヨードや低塩素血症の役割はよくわかっていない．

[訳注2] sulfhydryl-inhibiting parasubstituted mercuribenzones と原書にあるが，mercuribenzones の厳密な訳語を見出せず，上記の訳とした．

　筋緊張症は，誤った命名である「筋浮腫」として知られている別の徴候とは区別すべきである．筋浮腫（myoedema）は"mounding"とも呼ばれるが，神経診察に使うハンマーで叩いた時に，筋肉表面に30〜60秒ほど見える小さな膨隆，塊を指した名前である（Mizusawa et al., 1983）．この徴候は甲状腺機能低下性ミオパチーでしばしば見られ，甲状腺機能低下症でカルシウムのゆっくりした再貯蓄が筋小胞体から起きることによると考えられている（Mizusawa et al., 1984；Vignesh et al., 2013）．この所見は健常人でも十分に強く上腕二頭筋をつまめば誘発することができるが，非健常人に対してはハンマーによる軽い叩打で簡単に誘発され，前述の甲状腺機能低下症に加え，低アルブミン血症や異化亢進状態（Conn and Smith, 1965）などでみられる．一方，筋緊張症は原発性筋疾患に起因する．筋水腫と筋緊張症の相違点としては，①筋水腫は通常筋緊張症よりもかなり強い叩打力を必要とする一方で，筋緊張症はある環境下では非常に軽い叩打で誘発される点，②筋水腫は通常母指球には起こらないが，筋緊張症は母指球にも起こる点，などが挙げられる．

学生への練習問題：図 25-2 にミオパチーの患者の彫刻をスケッチしたものを示す．患者があぐらをかいた状態から支えなしには立ち上がれない点に注目せよ．これは下肢帯の疾患を表している．重篤な際はしゃがんだ姿勢からも立ち上がることができない．
　この患者の手の位置を見ると上肢帯も侵されているように推測されるかもしれないが，直接

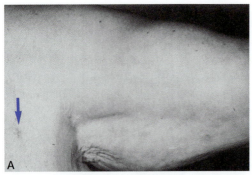 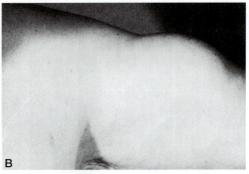

図 25-3　**A：弛緩した上腕二頭筋．**矢印はクモ状血管拡張を示している（めったにみられないものであるがこの大きさは正常である）．**B：緊張した上腕二頭筋**（本文参照）．

上肢帯を見ると明らかな萎縮は認めず，実際多少の肥大があるかもしれない．したがって私はこの上肢の位置は単に下肢帯の筋力低下がある患者が立ち上がろうとする連合運動によるものであると考える（連合運動に関する詳細は 26 章参照）．

上記をふまえ，診断は何か？　記載せよ（解答は章末の**付録 25-1** 参照）．

2) 筋肉の膨隆

上腕二頭筋およびその他の筋が断裂した場合，収縮時のみ常に筋肉の膨隆がみられる．通常の診察順とは逆だが，病歴が診断を裏付けるため，ここで病歴を再度確認するとよい．患者は通常正確な発症時間を思い出すことができ，激しい労作とポンという音に続いて筋の膨隆が出現する．随伴症状は収縮時の疼痛や筋力低下である．こうした病歴がない場合，筋肉が周囲の腱膜の欠損部から突出するような他の診断を考える（シカゴの内科医 Thomas Foley は学生や研修医にしばしばこのように忠告している．「静かに，患者が診断を教えてくれているよ」と）．

図 25-3 の **A** で上肢は肘で伸展位をとっている．ここに見られるすべての筋肉は正常の硬さであり，触診上硬いものは触れない．**B** では肘は屈曲位となり，**A** の写真のすぐ後に撮影されたものであるが，肩峰と肘の中間に膨隆がみられ，それは収縮した筋肉の硬さで触れる．診断は何か？　記載し，章末の**付録 25-2** を参照せよ．

最も知られている断裂は週末のみ運動をする中年者に見られる．「テニス脚」は腓腹筋の部分断裂で，突然のパチッという音と強い痛みで発症する（Kwak et al., 2006）．通常血腫がふくらはぎの中央内側付近にできる．足は背屈では痛むので，底屈に保たれているかもしれない．鑑別診断は血栓性静脈炎，アキレス腱断裂の初期，膝窩筋の断裂である．

> 腓腹筋断裂では恒久的な屈曲変形を予防するために固定が必要であり，アキレス腱断裂の初期も完全断裂を予防するために固定が必要である（J. Dwyer 私信，1999）．

アキレス腱断裂時の Simmonds の 3 徴

Simmonds 3 徴は Thompson 検査（ふくらはぎつかみ試験），Matles 検査（膝屈曲試験），そして視診あるいは触診で認めるアキレス腱の陥凹の存在からなる．アキレス腱断裂を疑った時は，患者を腹臥位にして足をベッドの端からだらんと出させる（図 25-4）．最も感度の高いスクリーニング検査は Thompson のふくらはぎつかみ試験だ．患者を腹臥位にし，膝を伸展あるいは屈曲した状態でふくらはぎをつかみ，足関節が底屈しなければ陽性であり，感度は 96％ とされている．視診あるいは触診上のアキレス腱の陥凹の感度は 73％，Matles 検査（患者を腹臥位にして足関節の底屈位をとり，膝関節を屈曲してもらう際に足関節の底屈位を保てなければ陽性）の感度は 88％ である（ぶら下がり角，angle of dangle）(Singh, 2015)．

> 患者が足底側に屈曲できたり歩けても，間違って安心してはならない．Simmonds の 3 徴に注意していないと，初診時に 20〜30％ の腱断裂を見逃してしまう（Maughan, 2017）．

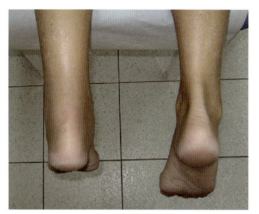

図 25-4　Simmondsの3徴．左アキレス腱断裂患者で．
(撮影はGrook Da Oger．Creative Commonsのご厚意による)

シンバスタチンとエゼチミブの治療中に上腕二頭筋腱断裂が起き，再投与で対側の上腕二頭筋腱障害も出現した例が報告されている．スタチンは生理的な腱修復に必要なマトリックスメタロプロテアーゼを阻害することで知られている(Pullatt et al., 2007)．さらに，スタチン誘発型壊死性自己免疫ミオパチー(statin-induced necrotizing autoimmune myopathy, SINAM)が遺伝的に発症しやすい人に起きたという報告がある(Loganathan et al., 2016)．

腓腹筋断裂で壊血病を発症した26歳男性軍人の症例報告では，受傷6週間後に病院内で皮膚所見が出現した際に皮膚科医が診断し，その際に初めて食事歴が聴取されたのだが，患者は皮なしの鶏肉とキャンディしか食べていなかった(Keenan et al., 2002)．

横紋筋肉腫は通常，筋の収縮中・収縮の合間ともに硬く触知されるが，稀に収縮時のみ常に現れる限局した膨隆として認められる．そのような例では筋の収縮が横紋筋肉腫を押して盛り上げるのであろう．発症は緩徐である．同様に，稀な疾患である骨化性筋炎も筋弛緩時にも硬く触れる点で筋のヘルニアや断裂と区別できる．

2　骨

1) 視診

明らかな奇形・非対称性，位置やアラインメントの異常がないか観察する．

脚長の測定法

1．患者を診察台の上で仰臥位とし，骨盤の高さで股関節や膝関節を完全に伸展させ，両股関節を左右対称に外転あるいは内転させる．
2．上前腸骨棘を同定し，その下縁に印をつける．あるいは，より同定しやすい恥骨結合に印をつける．特に肥満患者ではこちらのほうがわかりやすい．
3．2で同定した印から同側の内顆までの距離を測定する．

上述の手技は有用だが，最も正確な方法はX線か骨シンチグラフィーで骨の長さを測定することである(Sabharwal and Kumar, 2008)．後者は脚を伸長あるいは短縮するすべての手技の前で施行される(J. Dwyer, 私信, 1999)．最近の研究によると，全身長を写した前後方向撮影(AP)のコンピューター・ラジオグラフィー(teleoroentgenograms)のほうが骨スキャンよりも優れているようだ(Sabharwal and Kumar, 2008)．脚の周囲長の測定方法は19章で述べる．

変形や多発骨折の鑑別診断

多発奇形や，軽度の外傷および日常動作でさえも起こりうる頻回の骨折は，多くの先天的疾患あるいは栄養不良により起こることが多い．それらの一部は児童虐待と誤診されることもあり，例えば家族の絆の不適切な喪失など法的・社会的に悲惨な結果となってしまう．

こうしたシナリオの古典的な例は，骨形成不全症(osteogenesis imperfecta)患者の評価である．別名「脆弱骨病」と呼ばれている(Greeley et al., 2013)．これはタイプⅠコラーゲンのアルファ1とアルファ2鎖をコードしている遺伝子の突然変異，あるいはタイプⅠコラーゲンの翻訳後の調節に関与する蛋白が原因となる(Prockop and Kivirikko, 1984)．その結果，患者の骨は極端にもろくなる．

骨形成不全症では，肋骨の連続的なビーズ状変化や折れ曲がったような長管骨がみられることがある(アコーディオン様大腿骨)．骨は異常に厚くなるか異常に薄くなる．青色強膜や関節の過伸展，皮膚の脆弱性，変色したもろい歯が認められることもあるが，外見上正常に見えることもある

（Feibusch, 1993；Paterson et al., 1993）．骨折パターンはさまざまである（Dent and Paterson, 1991；Greeley et al., 2013；Paterson and McAllion, 1989）．

銅欠乏も児童虐待でみられるような骨格系異常を起こすことがある．銅欠乏は牛乳を主成分とする食事で慢性下痢をきたしている栄養失調の幼児や肝貯蔵のない超早産児，銅が適切に補充されていない長期の経静脈栄養患者で報告されている．また，銅輸送蛋白をコードしている ATP7A 遺伝子の突然変異によって腸における銅の吸収が障害される X 染色体連鎖遺伝病の Menkes 病患者にもみられる．特徴的な「ちりちりの」髪の毛と多発する骨折，骨粗鬆症が本疾患を持つ小児で見られれば，有用な診断の手がかりとなる．銅欠乏は骨格系の異常のほか神経学的，血液学的，皮膚科的異常を起こす（Stewart and Rosenberg, 1996）．

"Temporary brittle bone disease"（TBBD，生後 1 年程度，一過性に骨折を起こしやすくなる状態があるといわれている）も説明不可能な骨折を起こすという報告もある（Miller, 2003, 2005；Miller and Hangartner, 1999）．この場合，多発骨折の起こしやすさは一過性のもので，通常は他の外傷の徴候は認められない（下記参照）．TBBD は胎児が動かずにいて，骨量が減って一過性の骨減少（osteopenia）が起き，だんだん脆弱になっていく，というのが原因で起きると考えられていた（Miller, 2003, 2005）．この仮説は Frost の機械静的骨荷重モデルを周産期の骨形成に援用しているものだ（Miller, 2005）．骨疾患に続いて起きる骨折でよく見られる内出血やその他の外傷の証拠が不思議なくらいみられないのが特徴である（Paterson, 1990）．しかし，TBBD と脳内出血が合併していたという報告もある（Paterson and Monk, 2013）．

本項で上記のような疾患を強調するのは，故意の外傷と誤診されることで多くの家族が不当な破壊に追いやられてきたためである．後に骨形成不全症や類似の疾患の診断がなされたことにより少なくとも 65 人の子どもが家族のもとに戻されたが，故意の外傷と判明した例は 1 つもなかった（Paterson and McAllion, 1990）．

ビタミン D 欠乏に起因するくる病は，幼少児では大腿骨や頸骨，橈骨，尺骨などのたわみや，**くる病数珠**と呼ばれる肋軟骨接合部の突出，横隔膜が付着する下位肋骨の陥凹（Harrison 溝）などの進行性の奇形をもたらす．児童虐待に典型的な

ものに似た骨折も起きる可能性があり，頭蓋骨にさえ骨折のような所見が現れる（Paterson, 1981）．ルーザーゾーン（別名：ミルクマン偽骨折）は薄くて放射線透過性のある線が骨辺縁に見られ，くる病に特徴的な画像所見である（Chapman et al., 2010）．くる病は適切でない食事や日光曝露，吸収不良，腎疾患，カルシウム/ビタミン D 代謝異常，てんかんに対する慢性的なフェノバルビタールやフェニトインの投与などにより起こる（Stewart and Rosenberg, 1996）．

くる病（rickets）という名はときに，発達中の骨のミネラル不足が原因となる骨異常すべてを指すこともあるが，このアプローチは正しくない（St-Arnaud et al., 2015）．くる病は小児の骨端にある成長軟骨板の石灰化障害が起こす疾患だ．対照的に，骨軟化症（osteomalacia）は骨のターンオーバーが起きている場所での新たにできた類骨のミネラル化の不足のことだ．子どもの成長軟骨板は開いているので，くる病にも骨軟化症にもなることがある．しかし，成人では成長軟骨板が融合しているため，骨軟化症にしかならない．骨軟化症は低カルシウム血症，低リン血症，あるいは直接に石灰化のプロセスを阻害する，いろいろな病態生理メカニズムにより発症する．

乳児のくる病は母体のビタミン D 欠乏によって起きるが，月齢 12 ヶ月までには治る．臨床像はさまざまだ．小児虐待と誤診されることも多い．年齢分布ではピークとなるのが 2, 3 ヶ月であり，Miller と Paterson が報告した TBBD のような他の乳児期の代謝性骨疾患に似ている（上述参照）．治癒過程にあるくる病は放射線画像上は古典的な骨幹端病変を示し「バケツの取っ手のような骨折」と呼ばれている（Ayoub et al., 2014）．これは小児虐待と断定する根拠と呼ばれてきたものだ．骨幹端病変はほとんどは無症状で，揺さぶられっこ症候群（shaken baby syndrome）疑いなど他の小児虐待の調査をしている時に見つかるのだ（9，26 章参照）．

さまざまな時期の治りかけのかつ説明できない骨折がたくさんある場合，これは小児虐待で決まりだ，としばしば思いがちだ．しかし，これが治癒過程のくる病だったりするかもしれないのだ．放射線科医は生検で確定診断したくる病の 80% を見逃すので，小児虐待疑いの法医学的評価が必要なときにくる病を診断するゴールドスタンダー

ドは骨生検である(Cannel and Holick, 2016).

おそらく，栄養不足は現代の米国では稀であるという思い込みがある．Ayoubによると，一般的な医学文献からは，50年前には教科書に載っていたくる病の情報の95%が消え失せてしまっているという(Mercola, 2014)．しかし，異常ビタミンD代謝と小児の不顕性ビタミン不足への関心が最近，小児内分泌専門家や栄養学者の間で再び高まっている(Hollis and Wagner, 2006；Moon et al., 2014)．

母親の病歴でのリスク因子としては，北半球に住んでいる，春の妊娠(ビタミンD値は3月，4月，5月に低いのだ)，肥満，喫煙，双生児の妊娠，骨軟化症による筋骨格系の痛み，日光曝露がない，乳製品を摂っていない，カフェインのとりすぎ，制酸薬(特に炭酸カルシウム)の使用，胃腸症状，特に逆流の症状などである．ビタミンDは骨格筋の強さに重要で(Caglia, 2008)，平滑筋に対しても重要なのだ(Stumpf, 2008)．くる病にかかった乳児の関連症状には睡眠時の甚大な発汗(Snapper, 1960)や逆流(Mercola, 2014)がある．生化学検査で重大なビタミンD欠乏を調べ，内分泌医にコンサルトせねばならない．

骨軟化症は成人ではびまん性の骨性疼痛や圧痛，脊椎の圧迫骨折による身長の短縮，筋力低下などの症状，および画像上骨減少を呈することがある．「骨軟化症のロサリオ」は小児のくる病のロサリオと同じだ(上述)．成人でも起きることがあり，これは軟骨と骨が隣り合っていて軟骨の骨形成が続いている場所で起きる．これがくる病と骨軟化症と特定するための証拠であると引用されている(Snapper, 1960)．「ミルクマン症候群」はたくさんの両側対称性に分布した偽骨折で，骨軟化症患者に起きる(Steinbach et al., 1954)．

重篤な非特異的筋骨格系の痛みのある患者，特に西洋人でない移民の場合は，特別な所見がなくてもスクリーニングすべきだと勧めるものもいる．重篤なビタミンD欠乏症があまりに多いからだ(Plotnikoff and Quigley, 2003)．痛みがあってもなくても，患者は等しくビタミンD欠乏なのだと記すものもいる(Al-Jarallah et al., 2013)．

骨粗鬆症ではなんの徴候も症状もない．骨折が起き，痛みや変形が起き，身長が低くなったりするまでは．覚えておくべきは，骨粗鬆症患者の骨折の中には治療の副作用があるということだ．ビ

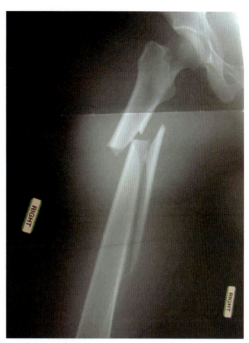

図 25-5　ビスホスホネート治療を受けていた患者の非典型的大腿骨骨折.
(画像は Jennifer Schneider 医師のご厚意による)

スホスホネート治療に伴う骨の脆弱性が2003年にヒトの症例で報告されている．患者の骨密度は増えて安心かもしれないが，骨は異常なまでに脆くなっているなど，わずかなストレスで非典型的な大腿骨骨折(非定型大腿骨骨折)が起きたりすることがある．地下鉄のプラットホームにピョンと降りた時，とか(図25-5)．81人の非定型大腿骨骨折患者のおよそ40%が平均10.2ヶ月の間隔をもって2回目の骨折を経験していた．よって，予防的にもう一方の大腿骨にロッディング[訳注3]しておくことも推奨されている．他の骨折も報告されている．足根骨骨折が前述の集団中35%で，骨盤骨折が81人中2名，3人の患者で顎の骨壊死が起きた．この合併症は「稀」だが(ビスホスホネート治療5年間で0.2%)，この可能性について知ってしまうと，多くの女性は薬の開始を嫌がる．薬をやめても何年もリスクは持続する(Schneider et al., 2012)．

訳注3) 文字どおり竿(ロッド)すなわち髄内釘を入れること．動画がイメージしやすい．
https://www.youtube.com/watch?v=OuPecrbui3M

こうした副作用は，熱い議論の的となる．治療持続の推奨が変更された．骨粗鬆症で骨折して運

動が不自由になるコストは，稀な副作用と天秤にかけねばならない．専門家が見ているのは後者よりも前者のほうがずっと多いのだろう．個々の患者の健康こそが最重要項目なのだ．

壊血病も骨折の原因になるような全身性の骨量減少症のほか，骨膜の挙上や骨性の圧痛を起こすことがある．ビタミンC欠乏は裕福な国では稀であるが，児童虐待や揺さぶられっ子症候群が疑われるような場合はこれを除外しなければならない(Innes, 2006)．

骨奇形は先天性梅毒やプロスタグランジンE投与，メソトレキセート，ビタミンA過剰症，頻回の骨折の原因になる遺伝性感覚性ニューロパチー(Stewart and Rosenberg, 1996)，ムコ多糖症，神経線維腫症などのほか，さまざまな病態でみられる．

骨格系の診察で多発骨折を認め，虐待による外傷を示唆する所見がない場合の鑑別診断としては，1歳未満の骨化に伴う正常範囲内のX線上の変化を骨幹端部の骨折と誤って解釈していることが挙げられる(Le Fanu, 2005)．

2）触診

熱感のある部位を触診する(Paget病で脛骨に熱感がみられることがある)．同様に圧痛のある部位も触診する(例えば，腓骨頸部の圧痛はらせん骨折の徴候である)．

> 親指で軽い圧をかけて，胸骨，脛骨前面，橈骨や尺骨に痛みがあると，骨軟化症の診断に役に立つ(Holick, 2002)．

3）打診

打診は指で軽く圧をかけるように行う．疼痛があれば，骨髄炎の徴候である可能性がある(長管骨に沿って圧力をかけながら鉛筆を転がし，疼痛があるか見るのも1つの方法である)．

4）特別な診察方法

大腿骨への加圧 Stressing the Femur

X線は骨の状態を見るためのゴールドスタン

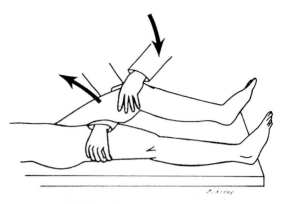

図 25-6　大腿骨への加圧
(Dorman TA, Ravin TH. *Diagnosis and Injection Techniques in Orthopedic Medicine*. Baltimore, MD: Williams & Wilkins；1991 に許可を得て掲載)

ダードであるが，骨折があっても変位していない場合や，過去の手術で人工物が挿入されているなどで境界線がはっきりしない場合に偽陰性となることがある．このため2〜9%で大腿骨頸部骨折の診断が遅れる(File et al., 1998)．患者が荷重や特定の動作により痛みがあるにもかかわらずX線で骨折を認めない場合，図 25-6 に示すような手技を試すとよい．健側の大腿骨に験者が全体重をかけても痛みは生じないが，患側の大腿骨に負荷をかけていくと患者は痛みで突然飛び上がる．

聴打診

> われわれは，人体の組織の間で，骨が最も優れた音の伝導体であると考える．
> (Cammann and Clark, 1840)

診察方法

大腿骨や恥骨の骨折を見つけるためには，恥骨結合に聴診器を置き，イヤーピースを耳に入れ，両側の膝蓋骨を順番に打診する．この際両側をまったく同じ強さで打診するように注意する(Borgerding et al., 2007；Carter, 1981；Segat et al., 2016)．

骨折した側では(図 25-7)，打診音はより柔らかくそして低く聴取される．音伝導は骨折が治るにつれ徐々に正常に戻る．

アドバイス

1. この検査を行うには膝蓋骨があり，膝関節の関節液貯留がないことが前提であり，片側のみの骨折の確認にしか使えない(Peltier, 1958)．
2. 偽陽性や偽陰性を避けるため，患者の脚を毛

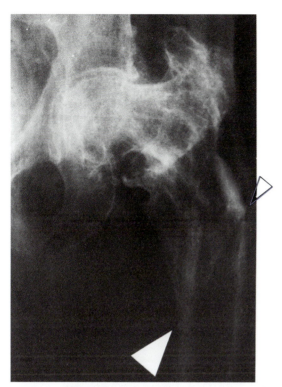

図 25-7 何年も前に大腿骨頸部骨折をきたし、聴打診陽性の患者(最近の外傷歴なし). 入院時の股関節のＸ線では少なくとも2人の読影者により癒着不良の所見がないことが確認されている. 診察した医師の主張により再度Ｘ線が撮影された. 上部の矢印から下部の矢印の中ほどまで走る新しい骨折線に注目せよ.

布や重い被覆物で妨げないようにする(Peltier, 1958). また両側の脚は同じ肢位にしなければならない(すなわち左右対称にする. 一方の股関節あるいは膝関節は屈曲位で, 他方は伸展などということのないように).

3. この検査は偽関節や(Berger, 1982), 骨折のない股関節脱臼, 片側の骨囊胞, 骨腫瘍(Sotos, 1982)で陽性となる可能性がある. しかし股関節液貯留(Peltier, 1958), 無菌性大腿骨頭壊死, 大腿骨頭嵌入骨折では陰性になるかもしれない.

偽陽性
何年も前に右大腿骨頸部骨折の既往のある患者で右側の音伝導低下がみられたが, これは皮質骨の伝導を低下させる人工物の存在によるものと思われる. 41例の股関節外傷患者の症例報告では19例でＸ線上骨折が証明されたが, 聴打診の偽陽性が疑われたのはびまん性のPaget病の1例のみであった(Adams and Yarnold, 1997).

偽陰性
John Guarino医師は, 聴診器を恥骨結合に置いた場合, 一部の骨折を見逃す可能性があると主張している. 彼は聴診器を腸骨稜に置く(J. Guarino, 私信, 1988).

右足に骨折があると言われていた統合失調症の患者が左足に音伝導低下を認めた. Ｘ線上右足の最近の骨折に加え先天的に左の股関節が脱臼しており, 偽寛骨臼を伴っていた. 骨折側の骨頭は正常な寛骨臼の中に位置しており, そのために実際脱臼した側よりも患側の音伝導がよくなったと思われる.

その他の診察方法
左右の大腿骨の内側果に音叉を当て, 恥骨結合で聴診を行う方法もある(File et al., 1998).

他部位への適用
骨盤骨や上腕骨, 鎖骨およびその他の骨の骨折を診断する際にも同じ原則が適用できる(Berger, 1982). 各々の骨折を見つけるための伝導経路は以下のとおりである.

脛骨：内踝から脛骨内側皮下
腓骨：外踝から腓骨頭
鎖骨：肩峰から鎖骨内側あるいは胸骨
上腕骨：肘頭から肩峰あるいは胸骨
尺骨：尺骨茎状突起から肘頭

(Siffert and Kaufman, 1996)

<u>上腕骨の聴打診</u>：聴診器のベル型チェストピースを上腕骨柄に置き, 両側の肘関節を90°に曲げて肘頭を打診する. 骨伝導が途絶えるような病変がある場合, 患側で聴取される音は低く弱くなるであろう(Dorman and Ravin, 1991).

「失われた技術」である聴打診は画像検査をしにくい場所では特に役に立つ. それに加え, Ｘ線で検出できる石灰化は骨の連続性や骨強度の修復の後に起こるため, この技法は早期リハビリテーションと機能的予後改善の指標となりうる. ただし金属板や髄内釘は音伝導を変化させるため, 内固定された骨折に対してはこの方法の価値は低い(Siffert and Kaufman, 1996).

診察で骨折が疑われるにもかかわらずＸ線では所見を認めない場合, CTスキャンや骨シンチグラフィー, MRIなどが適応になる. MRIはCTではわからない骨髄や軟部組織のわずかな変化を検出する可能性がある(J. Dwyer, 私信, 1999).

3 テンセグリティーモデル The Tensegrity Model

身体は線維性の結合組織(筋肉と呼ばれる収縮性の要素に加えて筋膜，人体，腱)のほかに内骨格により形作られている．**テンセグリティー(Tensegrity)** という用語は覆いと支柱が基礎となる三次元構造を指し，1929年に Buckminster Fuller という建築家が張力 tension と統合 integrity という語から創り出した語である．彼は支柱や梁，腕木などによる伝統的な建築を，ジオデシックドームという形でよく知られている統合された建築方法で置き換え，これによって広い作業スペースを軽い材料で囲むことができることを発見した．この構造のすべての要素は統合に関してそれぞれ役割を果たしており，システム全体の圧縮と張力の相互作用によりその形態が保たれ，生物の場合はその機能も保たれる(T. Dorman, 私信, 1999)．このシステム内でのストレスの分布は，ある1点における損傷が(関連痛や圧痛と同様に)どのように他に症状をもたらすか説明する．あたかもナイロンストッキングの伝線やフロントガラスのへこみのように，損傷伝播の概念が当てはまるのである．その相互作用はとても複雑で，臨床医学への適用は現時点では大いに経験主義的なものである．本書は可能性を暗示し，学生に整形外科をさらに深く学んでもらうきっかけにすぎない．

学者へ：最近の総説で，テンセグリティーが，重力に対する生物適応という観点から論じられている(Najrana and Sanchez-Esteban, 2016)．

骨を除いては，筋骨格系の大部分はX線で見えない．それを考えると，実用的な身体診察を差し置いて石灰化などそれ自身ではめったに疼痛を起こさないX線の所見に重点が置かれすぎかもしれない．

4 筋膜の経路

「単独の筋肉」アプローチは標準的な医学書での動きの分析で支配的な方法だ(本書もそうだ)．これはわれわれの解剖法のアーチファクトといえそうだ．これは筋膜の網目の効果を無視している．筋肉は筋膜に覆われているのだ．ときに，外側広

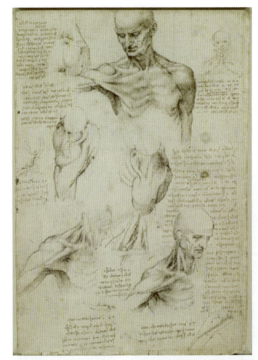

図 25-8 レオナルド・ダ・ビンチによる肩の筋肉．右には筋肉は紐として書かれ，力の線が描かれている．

筋の役割は腸脛靭帯のふりをするという点では「油圧増幅器」と言われることがある．しかし，こうしたアンプ(増幅)作用は体中でいつだって起きているのだ．「筋膜の経路(myofascial meridians)」，あるいは「解剖列車(anatomy trains)」というアプローチは，われわれの体を「統合された情報システム，非線形力学数学者の自己生成システム」とみなす(Myers, 2014)．この経路は鍼灸での経路にある程度かぶるが，まったく同じというわけではない．前者は力の伝達線を意味する．このコンセプトは理学療法のいろいろなテクニックの根拠となっている．解剖列車図は，レオナルド・ダ・ビンチの解剖図のいくつかに驚くほど酷似しているのだ(図 25-8)．

症例：35歳男性．多くのハードな肉体労働を経験してきた．右肩，上腕，首，そして背中の痛みがだんだんひどくなってきたというのが主訴だ．可動域は完璧で，筋力も落ちていない．セメントや砂利の袋を彼のダンプトラックに放り投げると痛みはひどくなる．ある医師を受診して非ステロイド性消炎鎮痛薬を処方された．別の医師は首や背中や肩の整体を施した．いずれもまったく効かなかった．ある気功師がいて，彼はかつては技術に

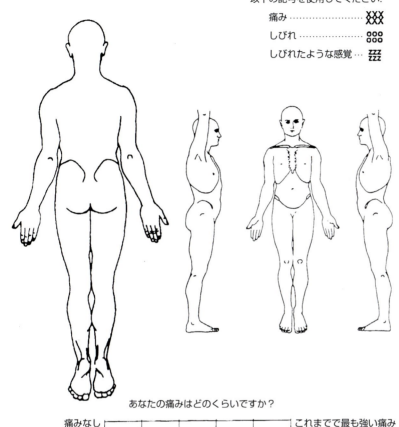

図 25-9　臨床的痛みの分布図
(Thomas Dorman 医師のご厚意による)

富んだ自動車整備士だったのだが，ドライバーがハンドルから手を離した時にトラックがどっちに向かっていくかを尋ねた．患者は左に向かっていくと答えた．予想どおりだった．この著者が伝えたアドバイスは，トラックのハンドルを調節して，Healing Movements System ビデオを見ながら運動せよというものだった(www.joepinella.com)．患者はまた自ら，木材をチェンソーで切るという方法を採用した．この方法ですぐに症状が良くなってそのまま数日過ごせると彼自身が気づいたからであった(チェンソーは左腕に持ち，それは重たく，右腕で操作されていた)．症状は何週間も続いていたのに，改善した．トラックも運転できるようになった．

教訓：患者の活動の完全なヒストリーを得よ．そして非対称性の圧力がかかっていないか考慮せよ．この力が筋膜を通じて伝播するのだ．

5　診察の基本原則

1) 病歴

　筋骨格系由来と思われる疼痛を訴える患者の診察は，症状の分布についての注意深い問診から始まる．図 25-9 に示すような痛みの分布図を用いるのもよい．医学のその他の分野と同様，診断の鍵となるのは病歴である．痛みの分布図は熟練した医師が必要とする情報の 85％ をも提供する (T. Dorman, 私信，1998)．

　デルマトームや末梢神経の分布を図 25-10 に示すが，相当な個人差があることに留意しなけれ

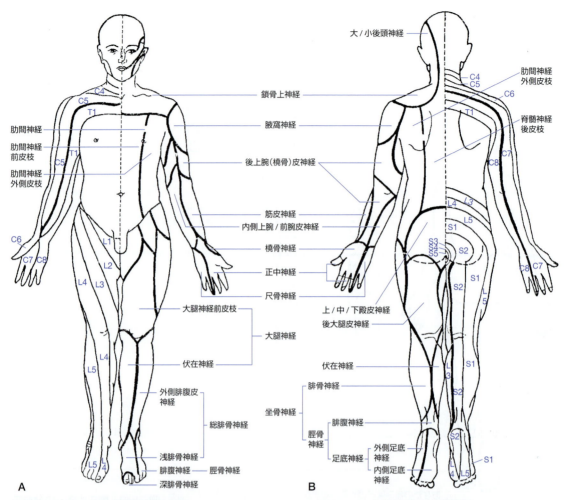

図 25-10　A：人体前面の神経支配．右側：神経根　左側：末梢神経．B：人体後面の神経支配．同上
この図は絶対的ではなく，かなりの重複部分や個人差があることに留意する．マッピングの際に異なる手法が使われた場合はさらに異なるものになると思われる（Dorman and Ravin, 1991）．この図あるいは類似の図をコピーしてメモ帳に入れておくとよい．

ばならない．そのうえ，痛みのパターンは必ずしもこの原則から推測されるような分布をとらない．医師はヒポクラテスのように**患者の訴えを聞き**，神経生理学に基づくパターンに加えて臨床経験からもパターンを認識していくことを学んでいかねばならない．

一般的には疼痛は遠位にのみ放散するが，膝や肘の疼痛の場合，近位にも遠位にも放散しうる．放散痛は関節包や腱，筋肉，靱帯，滑液包，硬膜，神経鞘から生じる．骨痛は通常放散しない．

一方「ピンや針のような」感覚は神経系からのみ生じる．病変は常に感覚異常のある部位の上端よりも近位に存在する．神経幹がその近位で圧迫された場合（坐骨神経や腕神経叢などのように），解放現象 release phenomenon による症状を感じる．しかし神経幹が遠位で圧迫されたり，神経根が圧迫されると，圧迫そのものによる症状 pressure phenomenon が生じる．デルマトームによらない感覚異常は脊髄圧迫の所見である可能性がある（Cyriax, 1982）．

患者は関連痛を「しびれたように」感じるかもしれない（この場合検査上感覚喪失は認めない）．そのため"nulliness"という用語が作られている．Nulliness は靱帯損傷からの関連痛に特徴的といわれており，特別に感覚経路の障害を明示するものではない（Dorman and Ravin, 1991）．この用語は一般的によく使用されているものではない．

表 25-1　筋力テスト

Grade			解説
%	段階	記号	
100	5	N(正常)	重力と全力の抵抗に対して可動域の全域まで動かすことができる
75	4	G(良い)[a]	重力といくらかの抵抗に対して可動域の全域まで動かすことができる
50	3	F(まずまず)[a]	重力に対抗して可動域全域を動かすことができる
25	2	P(わずか)[a]	重力の影響を除けば可動域全域を動かすことができる
10	1	T(ごくわずか)	わずかに筋収縮はみられるが関節は動かない
0	0	0(無)	筋収縮はまったくみられない
	S あるいは SS		痙攣，あるいは重度の痙攣
	C あるいは CC		拘縮，あるいは重度の拘縮

[a] 筋痙攣あるいは拘縮により関節可動域が小さく出る可能性がある．そのような状態で受けた段階づけにはクエスチョンマークを付記しておく．

2) 身体診察

各関節の自動的・受動的可動域の測定法は本章で後述する．それぞれの筋肉の収縮を調べる際は，できるだけ1つひとつの筋肉を分けて評価できるように肢位をとる．各関節の診察でも述べるが，力に抵抗して筋を収縮させることで，筋力の評価および腱の痛みの原因検索に役立つ．

筋力：抵抗テスト

まず，同級生か既知の神経筋疾患のない患者で筋力を評価してみよう．そうした(おそらく)健常な人々を診察することで，検査法に親しみ，生理的変動の範囲を知ることができる．また筋肉に過剰な力がかかった時に起こる一定の抵抗の感覚について慣れることができるであろう．

本当に弱い筋肉は通常抵抗が筋力を上回った時なめらかに屈する．これは以下の2通りで起こる故意の脱力と区別されるべきである．あるものは自発的にある時間抵抗し，突然脱力するし，あるものは真の脱力のような徐々に起こる脱力を真似しようとする．通常故意の筋弛緩は歯車のように少しずつ行われる(Hall, 1983)が，Parkinson病の歯車様硬直との区別が必要である(26章参照)．ただし，他の基準により真に筋力低下があると診断された患者もこのような間欠的な脱力をすることがあり，必ずしも逆は真ではない(T. Dorman, 私信, 1999)．

検査の際に患者の協力を得ることは重要であるが，故意の弛緩は必ずしも詐病を示唆するもので

はない．患者は医師が真のわずかな筋力低下を見落とさないように重篤な筋力低下を装うかもしれないし(Hall, 1983)，痛みのために自発的な筋弛緩が起こっているかもしれない．

基本原則

筋力の評価は検者と患者の力がほぼ対等な状態で行われなければならない．力の強い筋肉を評価する時や患者の筋力が検者より強い時には，てこの原理を利用したり患者が機械的に不利になるようにするなど，検者は自分を毎回機械的に有利になるようにすることが重要である．必要ならば検者は，自身の筋力に加えて体重をかけてもよい(Dorman and Ravin, 1991)．ある種の筋肉は労作で疲労させてから(以下の11項目参照)，あるいは抵抗テスト以外の方法で疲労させてから評価してもよい．さもなければ比較的軽度の筋力低下を見逃してしまうかもしれず，そのわずかな筋力低下が診断上非常に重要であることもある．またワシントンの Michael Schlitt 医師は左右同時に評価を行うよう推奨している．

表 25-1 に筋力評価の点数付けの方法を示す．

神経筋疾患の患者の診察をする時，左右の同一筋肉はそれぞれ点数付けがされるべきである．特に両側対称性に低下している時はこうした方法が非常に有用である．

筋力の点数付けに関する評価者間の一致率は48〜75%であり，評価者内での一致率は54〜65%である．1段階の違いを許容すると評価者間の一致率は90〜95%，評価者内での一致率は96〜98%となる(Iddings et al., 1961)．個々の筋肉

を評価するための詳細な方法がまとめられており（Gray, 1966；Leopold, 1952；Medical Research Council, 1943；Vick, 1976），これが有用な時もある．しかしながら以下の方法に沿って行えば，明らかな神経根病変を見逃すことはなさそうである．特殊な末梢神経病変に関しては本章の最後に論じる．

神経支配は原形質のようなものであり，石のように不変のものではないことに留意しておくべきである．生理的な個人差の範囲は広いので，すべての神経の枝に関して意見の一致する大家は2人としていないだろう（シカゴのJohn Dwyer医師は上記の格言をカードに印刷して「解剖学の図を絶対として威圧しようとするすべての純粋主義者とほぼすべての弁護士へ」提示したいとしている）．

1. **肩関節外転**：安静にした上腕外側に力をかけ，患者に「私の手をできるだけ速く押し上げてください」と伝える．これは主に棘上筋（C5）の評価である．患者の前あるいは後ろに立ち，自分の一方の手を患者の肘に置き，他方の手を対側の腰に置いて反対圧力をかける．

2. **肘関節屈曲**：患者に握りこぶしをつくってもらい，手掌側を体幹に向け肘を軽く屈曲してもらう．験者の手を患者の前腕に置き，さらなる屈曲に抵抗するように力をかけ「私の手を肩に向かって引っ張ってください」と伝える（この時，肘関節周囲の筋のみ評価するために患者の手ではなく前腕に力をかける）．これは主に腕橈骨筋（C6）の評価である．

3. **肘関節伸展**：重力の影響を除くために患者の上腕を床に平行にし，肘関節を約130°にして患者に「私を押してください」と指示する．これは上腕三頭筋（C7）の評価である．手関節の伸展も主にC7の評価になるが，この際は手指を伸展させておく．

4. **母指内転**：患者の母指を示指の掌側に沿って置き，自分は母指を外転させるように力をかけ「このまま頑張ってください」と伝える．あるいは母指と示指で1枚の紙を挟んでもらい力をかける．これはC8とT1の評価となる．

5. **掌側骨間筋**：患者に手指を広げるように指示する．自分の指を間に挟み「私の指をはさみで切るようにしてください」と指示する．患者が手指を曲げないように注意する．これはC8とT1を

評価している．

6. **小指外転筋**：患者に手指を伸展してもらい，験者の力に抵抗して小指を外転してもらう．主にT1の評価である．

7. **股関節屈曲，外転，内転**：患者を仰臥位にし，股関節と膝関節を約80°に屈曲させ，力に抵抗して膝を体幹に近づけるように股関節を屈曲してもらう．これは腸腰筋と主にL2, L3の評価となる．次に患者の脚を伸展させ，自分の拳を患者の膝の間に置き，患者の両脚をつけるように押してもらう．これは内転筋，閉鎖神経，L2～L4の評価となる．最後に，伸展させた患者の脚を足首のところで持ち，膝を広げるように力をかけてもらう．これは外転筋（中臀筋と小臀筋），L4～S1を評価する．ある種のミオパチーはより評価のしやすい遠位筋ではなく近位筋を優先的に侵すため，下肢帯筋（股関節屈曲など）を評価するのは重要である．その他下肢帯の筋力を評価する優れた方法としては，しゃがみ込んだ姿勢から手を使わずに立ち上がってもらう方法や，前述の「立ち上がりテスト」がある．

8. **足関節背屈**：患者を仰臥位にし，踵を診察台につけるようにして膝を曲げてもらう．足関節を強く背屈してもらい「そのままにしてください」と患者に告げる．験者は通常全体重を用いてもこれに打ち勝って足関節を底屈させることはできない．また験者が全力をかけなければごく軽度の筋力低下を検知することはできない（**図 25-11**）．この手技は前脛骨筋の検査であるが，深腓骨神経の支配を受けており，主にL4に由来する．検査しやすいL4の反射弓がないため，特に重要である（T. Dorman, 私信, 1999）．

9. **母趾背屈，伸展**：患者の母趾を背屈してもらい，験者はそれを底屈させるように力をかけ，力を比較する（**図 25-12**）．この場合，験者は患者より強い．母趾伸筋は深腓骨神経の支配を受けており，主にL5由来である．長母趾伸筋のわずかな筋力低下はより大きな筋肉のわずかな筋力低下より容易に評価することができる．

10. **膝関節屈曲，伸展**：患者を腹臥位にし，膝関節を90°屈曲させ，踵を押しながら「踵をお尻に付けてください」と指示する．これはハムストリングスの検査であり，坐骨神経の枝，および主にS1，S2の検査である（この手技では験者は患者より強い）．次に自分の手を患者の足関節の前面に

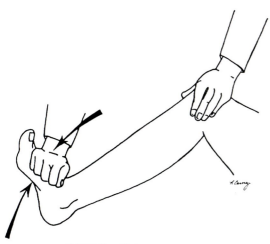

図 25-11 前脛骨筋の検査
(Dorman TA, Ravin TH. *Diagnosis and Injection Techniques in Orthopedic Medicine*. Baltimore, MD：Williams & Wilkins；1991 より許可を得て転載)

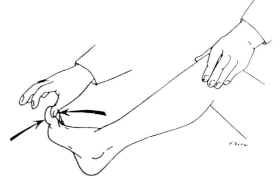

図 25-12 長母趾伸筋の筋力低下は初期の L4〜L5 病変を示唆する
(Dorman TA, Ravin TH. *Diagnosis and Injection Techniques in Orthopedic Medicine*. Baltimore, MD：Williams & Wilkins；1991 より許可を得て転載)

置き，その力に抵抗して伸展してもらい，両側を比較する．この検査では患者は験者よりも強い．この検査により大腿四頭筋，大腿神経，また主に L3 の評価ができる．

この手技は L3 の神経根を伸展させる．腹臥位で膝関節を屈曲させるのは L3 神経根を，下肢伸展挙上（後述参照）はその 4 椎体下位の神経根を伸展させることに注目する (Cyriax, 1982)．

患者が腹臥位でいるうちに，体幹のるい瘦や浮腫の有無を調べる．患者に臀筋を収縮してもらい，両側の筋の大きさを比較する．また臀裂の左右対称性もチェックする．

アキレス腱反射を評価する際も腹臥位が最も行いやすい（26 章参照）．

11. **足関節底屈**：この検査では患者に立位をとってもらうのが最もよい．まず両足で 10 回爪先立ちしてもらい，続いて片足でそれぞれ 10 回ずつ爪先立ちしてもらうとよいかもしれない．これによりふくらはぎの筋肉が疲労し，筋力のわずかな低下がわかりやすくなる (Hall, 1983)．片足での爪先立ちは L5，S2 もある程度含まれているが，主に S1 の評価である．ヒラメ筋（S1）を評価するためには，膝関節を 90°屈曲させて腓腹筋の影響を除き，そのうえで験者の手の力に抵抗して足関節の底屈を行ってもらうとよい．

わずかな S1 の異常は長母指屈筋を調べることでもわかる．患者に力に抵抗して足趾をつかむように屈曲してもらい，左右非対称がないか見る

(Dorman and Ravin, 1991)．

6 軸骨格

1) 頸椎

可動域

まず患者の協力度合と自発的に動かせる範囲を見るために，自動時の可動域を評価し，その後他動時の可動域を評価する．

頸部には 6 つの動作がある．すなわち屈曲（通常顎が胸骨柄につく），伸展（通常顔面が天井と平行になる），回旋（通常両方向ともに 90°），側屈（通常両方向ともに 45°）である．患者の顎と胸骨柄の間に何本指が入るか，各動作で正常の可動域と比べて何度少ないかチェックする．こうした観察はほとんどの法的書類や障害認定の書類作成の際に必要となる．

椎間板疾患

米国ではほとんどの頸椎の手術は椎間板ヘルニアによる神経根障害に対して行われている．高度な画像検査により脊髄造影では見つけられなかった可能性のある椎間板突出や神経根圧迫などが見つけられるようになっているが，神経学的な障害は数ヶ月の経過観察で改善することを考えると，椎間板疾患の重要性が過度に強調されているかもしれない．繰り返し細心の注意を払って神経学的

診察を行うことが最も重要である.

各レベルでの神経根障害で見られる所見を**表25-2**にまとめた．腱反射については26章に記した．

頸椎孔圧迫試験あるいはSpurling試験[注1]と呼ばれる古い検査法は100%の感度があり，少なくとも1944年に診断可能であった例に関しては頸椎椎間板の外側方向のヘルニアにほぼ疾患特徴的と言われている(Spurling and Scoville, 1944)．この検査は，頸部を伸展させ，症状のある方へ頭頸部を回旋し，頭頂部に下方への力をかける．陽性であれば，慢性の根症状である頸・肩・腕・手の痛みが再現あるいは増強される．その機序として，頸部伸展は椎間板後方の突出を誘発し，外転と回旋は同側の椎間孔を狭くする．患者に自動的に頸部を伸展してもらい，注意深く圧迫を加え，放射するような痛みやしびれが誘発されたら中止する．1990年代には，この検査の感度は低いが，陽性になれば頸椎病変の場所を特定するのに役立つといわれていた(Ellenberg et al., 1994)．靭帯損傷の際に偽陽性になることもある．Spurling試験の有用性はさらに67人の患者を用いた小規模の研究で吟味された(Anekstein et al., 2012)．この研究の著者たちは結論として，伸展と外側への屈曲を最初に，その後で軸方向に圧をかけると頸椎神経根障害診断により感度が高い，変法Spurling試験になると述べた．

椎体疾患

椎体は骨軟化症，骨粗鬆症，副甲状腺機能亢進症，原発性あるいは転移性悪性腫瘍，結核やその他の感染症，多発性骨髄腫など，椎体以外の骨と同じような疾患におかされる．このような疾患などにより椎体に異常がある場合，棘突起に圧痛や叩打痛をきたすことが多い．

線維軟骨塞栓

「人体最大の血流のない構造」と呼ばれてきた椎間板であるが，塞栓源となりうることでも知られている．血管新生から起きることもあるし，Schmorl結節[訳注4]ができることにより，あるいは

注1　この検査法はR.G. Spurlingにちなんで名づけられた．彼は思わぬ事故で頸部骨折と四肢麻痺に至ったジョージ・S・パットン大将（第1次世界大戦・第2次世界大戦に従軍した米国陸軍大将）を治療したことでも知られている(M. Faria, 私信, 1988)．

生後10年以降たってからも異常な血行が持続していることが原因となる．線維軟骨塞栓は脊髄梗塞(ほとんどが大動脈に疾患があるか，大動脈手術後)のおよそ5%の原因を占めると報告されているが，これはおそらく過小評価であろう．脊椎に軸方向に荷重をかけると増悪する．例えば，重いものを運んだり，引っ張ったり，落ちたり，首や背中に軽い怪我をした時だ(AbdelRazek et al., 2016)．外傷は重篤である必要はない．転倒や逆立ち，でんぐり返しをやってのけた時でも起こることがある(Tosi et al., 1996)．典型的な臨床像は，鈍い一過性の首や背中の痛みで，その後数時間かけて脊髄症が発症するというものだ．

訳注4）椎間板内の髄核が起こすヘルニア．

むち打ち

交通事故による頸椎損傷はよくみられるが悩ましい問題であり，シートベルト着用が法的に義務付けられてからその頻度が増加した．

急性期では硬性のカラーで頸椎を安定化させ，背板に載せて搬送することが非常に重要である．神経学的診察を行い，頸椎を動かす前には画像検査で骨折や転位を除外する(必要時はCTも考慮する)．神経学的診察で所見がないからといって，重篤な脊髄損傷を起こす明らかな骨損傷は除外できない．

> 仰臥位でさらに画像を撮っても頸椎骨折は除外できない．常に「適切な」神経診察を行うこと．強い衝撃を被った患者ならば，帰宅させる前に立位の標準X線写真を撮るべきだと強く認識していること．

症例：とても活動的な男性が自動車を運転中に衝突事故を起こした．妻はその事故で死亡した．仰臥位で首のCTとMRIを撮り，柔らかな頸部のカラーを与えられ，「むち打ち」のための理学療法をするよう言われて帰宅となった．彼は理学療法士ではなく友人——気功師だ——に治療を頼んだ．その友人は医学上の資格を持っていなかったが，自身，重篤な頸部外傷を経験していた．X線を見せてくれと言った．彼はX線はされなかった，必要なかったんだ，だってMRIは陰性だったんだから，と言った．そこで気功師は患者に腕を挙げるよう言った．左腕は数インチしか上がらなかった．カラーを外した時，気功師は頭が異常

表 25-2　神経根病変の症状と徴候

神経根	関連痛のパターン；感覚障害	筋力低下	腱反射所見	備考
C1	頭頂部	頸部回旋	—	頸椎椎間板病変で起こる硬膜からの放散痛はデルマトームと関連しない
C2	側頭部・前額部・眼の後部	肩すくめ	—	
C3	耳介下部・頬部・側頭部の異常感覚・感覚消失	肩すくめ（おそらく検知不能）	—	稀
C4	頸部中部から肩甲部；肩甲棘に沿って痛覚消失帯	おそらく検知不能	—	稀
C5	肩甲部〜上腕・前腕前面〜手掌・手背橈側；母指は含まない	棘下筋，棘上筋，三角筋，上腕二頭筋（抵抗テストで肩関節外転の筋力低下）	上腕二頭筋・腕橈骨筋の腱反射緩慢あるいは反射消失，反射逆転	肩関節の病変と判別が難しい
C6	上腕・前腕前面から手掌・手背橈側；異常感覚・感覚消失が母指・示指にあってもよい	上腕二頭筋，腕橈骨筋，回外筋，橈側手根伸筋	上腕二頭筋の腱反射緩慢あるいは消失，反射逆転	痛みを伴わない下垂手で覚醒することもある
C7	肩甲部から上腕背面・前腕外側から指尖にかけて；示指・中指・環指に痛覚消失・異常感覚	上腕三頭筋，橈側手根屈筋，時に手根伸筋	上腕三頭筋反射（C7の腱反射）〔上腕三頭筋が極端に弱い場合でさえも正常のことがある（Cyriax, 1982）〕，母指や指屈筋の反射にも変化があることがある．	最も多い根障害（70%）．頭頂部に手を置くと胸痛を起こすことがある．手を頭頂部に当てると改善する．
C8	肩甲下部，上腕背側および内側，前腕内側；小指に異常感覚があってもよい	尺側手根伸筋，尺側手根屈筋，母指外転筋，長/短母指伸筋，指伸筋，示指外転筋（第1背側骨間筋）	—	鑑別診断としてPancoast腫瘍，頸肋，狭心症など
T1	胸部，肩甲下部	小指外転筋；椎間板病変では手に筋力低下は起きない	—	極めて稀．頸肋や悪性腫瘍など
L1	大転子上部，鼠径部；鼠径靱帯の内側半分周辺の痛覚消失が起きることがある	筋力低下なし	腱反射異常なし；精巣挙筋の反射消失が起こることがある	極めて稀
L2	長時間の立位で腰上部〜大腿前面〜膝までの放散痛；鼠径部から膝蓋骨までの痛覚消失	腸腰筋，内転筋群	腱反射異常なし	最も多い原因は下位腰椎の固定術；特に両側の場合転移を考える
L3	腰中部から臀部上部，鼠径部，大腿・膝の前〜内側面から足首にかけて；下肢内側・膝内側の無感覚	腸腰筋，大腿四頭筋，内転筋群	膝蓋腱反射緩慢あるいは消失	椎間板疾患の4〜8%
L4	腰中部，臀部内側，大腿外側，下腿前面，足背から母趾にかけて；足部内側から母趾にかけての痛覚消失	前脛骨筋，母趾伸筋，内転筋群	膝蓋腱やアキレス腱反射の変化なし；母趾伸筋腱反射は消失	椎間板疾患の60%．約15%はL4, L5両者の病変を合併する（Cyriax, 1982）
L5	下肢外側から第1〜3趾にかけての痛覚消失；全足趾先端が含まれうる	母趾伸筋，後脛骨筋，腓骨筋，中臀筋，大腿二頭筋，ハムストリングス外側，大腿筋膜張筋	アキレス腱反射の緩慢あるいは消失	椎間板疾患の約43%はL5で起こるが，L5神経根はL4の椎間板突出に圧迫され，L5の椎間板突出はS1麻痺を起こしうる
S1	下肢外側，第4, 5趾；どの趾も含まれうる	足底筋，腓骨筋，長母趾伸筋，ハムストリングス外側，大腿二頭筋；臀部がやせて患者が臀筋を収縮させることができなくなる	アキレス腱反射の減弱あるいは消失	—
S2	大腿背側，ふくらはぎ，踵にしびれたような感覚	足底筋，ハムストリングス内側；所見はS1神経根障害に似るが，腓骨筋が侵されない	—	—
S3	鼠径部，大腿内側から膝にかけての疼痛；臀部痛を来すこともある	わかる麻痺は起こさない	下位仙椎病変では球海綿体反射と肛門反射が消失することがある	—
S4	臀部痛；陰部の異常感覚	尿や便失禁	—	—

に前のめりになり，後ろが出っ張っていることに気づいた．あるカイロプラクターに頼んで，緊急の立位の画像が取られた．患者は即座に病院に戻された．MRIは繰り返されて「陰性」であり，辛抱強くない救急医はまたしてもむち打ちの診断で彼を帰そうとした．患者の娘は執拗に言った．放射線科医が，カイロプラクターの撮ったX線を見るように，と（図25-13参照）．そこで放射線科医は救急車を呼んだのだ．首は即座に固定された．緊急の神経外科コンサルトがなされた．患者は緊急手術を受けた．手術後，彼の左腕の筋力は落ちていた．手術なしでは，理学療法や，いや，くしゃみだけでも彼の脊髄は切断されていたかもしれない．術後にこの気功師のケアを受けて，彼はまたバイオリンを演奏することができている．

むち打ちは突然の強制的な頸椎の屈曲・伸展であり，靱帯損傷の原因となるが，これを客観的に指摘することはとても難しい．その重症度は数多くの要素に左右されるが，事故の大きさとは相関しないようだ．反射弓の持続時間（0.08～0.1秒）と一致するため，秒速11～15mくらいの速度変化がある時最も重篤な頸髄損傷が起こる．なお不意打ちで後ろから追突されるほうがより重篤な症状になるようである（Dorman, 1997）．

むち打ちの後，めまいをはじめとする脳振盪後症候群が起こることがあるが，頸部痛の発症は遅い．これは体内のあらゆる部位の靱帯損傷に共通する特質である．疼痛は浮腫で増悪し，浮腫の原因となる液体は下方に蓄積するので，病変が頭側にあるほど疼痛の発症が遅い．むち打ちの患者はしばしば反対側の脊柱端にも同時に靱帯損傷を起こすことがある．

むち打ちにはさまざまな症状や徴候が報告されており，霧視や毛様体痙攣，散瞳，回転性めまい，嚥下困難，バランスの消失，忘れやすさなどがある．時に患者は靱帯損傷の治療に反応するが，その機序はあまりよく理解されていない（Dorman and Ravin, 1991）．しかし神経損傷はあらゆる症例で起こりうるもので，出血や組織学的に証明された病変が脳幹に認められた症例（Unterharnscheidt, 1986），実験的につくられたむち打ちのアカゲザルで血液 - 脳関門の透過性が6倍であったなどという報告がある（Domer et al., 1979）．その他の報告として，椎間板損傷による炎症物質の放出の誘発や（Pettersson and Toolanen,

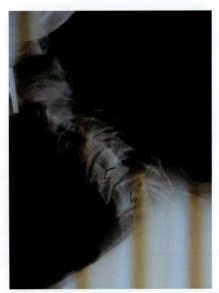

図25-13　カイロプラクターが撮った立位頸椎X線写真．骨折と，C5-C6が鋭角になっているのが見える．この患者の仰臥位のMRIは陰性と報告されていたのだ．

1998），髄核の損傷に引き続いて起こった脊髄や脳での線維軟骨の塞栓（上述）（Toro et al., 1994；Toro-Gonzalez et al., 1993；Tosi et al., 1996），むち打ち後に起こった甲状腺機能低下症が1例報告されている（Sehnert and Croft, 1996）．

多発性硬化症（MS）が外傷を契機に起こるのではないかという説が以前からある．2000年にある警察官がむち打ち事故の後，多発性硬化症を発症したとして賠償金を要求し，英国の上院（貴族院）に訴えている（*Dingley vs. Chief Constable of Strathclyde Police*）．上院の貴族議員は神経内科医の証言を聴取したうえで，外傷が多発性硬化症を起こしたのではないという判決を下した．彼らはしかしながら，血液-脳関門を通過して症候性の多発性硬化症を起こしたのが何であるかを説明する理解可能な理論があれば原告の訴えを支持するのに役立ったかもしれないと述べている（英国上院，2000）．線維軟骨性の塞栓や脂肪塞栓がその機序を担っているのではとする説もある（26章参照）．動脈性の閉塞をより起こしやすいという観点からは，前者はより明らかな梗塞に関わっている可能性があり，これは多発性硬化症の1病態である可能性がある横断性脊髄炎でも見られる．

ほとんどの自動車事故は硬膜静脈洞に入る皮質静脈を切断するのに必要な回転性の速度や加速度を生じないが，時に硬膜下血腫が起こりうる．症

状が改善しない場合はこのような稀な鑑別も考慮すべきである．ディズニーランドのボブスレーで硬膜下血腫が起こった例が1例報告されているが，患者はヘパリン使用中であった（Ommaya and Yarnell, 1969）．

というわけで，今日の学生への教訓としては，むち打ちその他の一見小さな外傷を負った患者の訴えを詐病として即座に退けないことである．

斜頸

左右非対称の頸部（斜頸）は，睡眠など長時間の緊張した体位を含む多くの原因による（Dorman and Ravin, 1991）．原因として筋緊張症（ジストニア）が非常に多いため，26章で別に説明する．

環軸関節

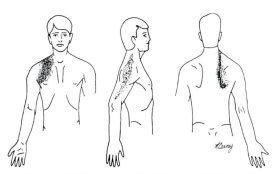

図 25-14　筋膜の骨への付着部病変の放散痛は特徴的なパターンをとる．図に示したのはそれぞれC7横突起の先端・前面・後面への筋膜付着部病変の放散痛のパターンである．
(Dorman TA, Ravin TH. *Diagnosis and Injection Techniques in Orthopedic Medicine.* Baltimore, MD：Williams & Wilkins；1991より許可を得て転載)

> 環軸関節は亜脱臼により脊髄障害が起こるため，特に注意すべき関節である．外傷の患者では歯突起の骨折の有無をみるためにX線で開口位も含めて注意深く評価する．

環椎歯突起関節あるいは環軸関節の亜脱臼による上位頸椎の不安定性は関節リウマチの患者にとても多く見られる．後頭部や頸部の「頭痛」，外側へ傾けた頸部をもとに戻せなくなるなどの症状がある．ぎこちない手の動きは単純に末梢性関節炎を示すものではなく，脊髄障害を示唆していることもある．変形した関節炎により腱反射やその他神経学的徴候の評価が困難になるかもしれない（K. Smith, 私信, 2009）．症状や徴候は不安定性や脊髄障害の重篤度とほとんど相関せず（Arlt and Steinmetz, 2004；Nguyen et al., 2004），実際に典型的な症状はないことすらある（Cakir et al., 2008）．主に第Ⅸ，Ⅹ，Ⅺ脳神経などの脳神経障害（26章参照）は，脳幹が圧迫されていることを示唆し，診断を見逃すと四肢麻痺や突然死につながる．このため関節リウマチの診断以外に明らかな臨床的適応がなくても早期および定期的な画像評価は重要である．頸椎病変は関節リウマチの患者の半数以上で起こる（Bouchaud-Chabot and Lioté, 2002）．

> 頸椎の不安定性があることに気づかれないでいた関節リウマチ患者では，挿管のための首の操作が致死的になることがある．そのため，挿管を必要とする手術の前には，屈曲，伸展時のX線評価が求められる（NEJM Knowledge, 2017）．

頸椎症

靱帯や筋膜が弱くなると椎間関節や関節突起間関節（ファセット関節），鉤状関節（Luschka関節）の変性をもたらし，その画像変化をもってひとくくりに頸椎症として扱われる．脊柱管が高度に狭くなると脊髄障害，すなわち頸椎症性脊髄症をきたしうる．鑑別診断としては頸椎椎間板疾患がある（Dorman and Ravin, 1991）．

一般的に米国のメディカルスクールでは頸椎症の診断や治療について教えていない．しかし整形外科に関心のある者にとっては，筋膜が骨に付着する部位の病変に特徴的な放散痛のパターンがあることは重要である（図 25-14）．

2) 胸椎，腰椎

視診

脊柱の彎曲は通常胸椎と仙椎で後ろに凸（後彎）で，頸椎と腰椎で前に凸（前彎）である．

後彎

思春期に正常範囲の後彎が強くなることがあるが，Scheuermann病，脊椎骨軟骨炎，側彎（後述参照），あるいは単に姿勢が悪いことにより起こる．病的な後彎はくる病で起こることもある．高

齢女性では骨粗鬆症に起因する，いわゆる「猫背」が生じる．**突背** gibbus と呼ばれるさらに角ばった変形（なめらかなカーブとは異なる）は脊椎の結核（Pott 病）や転移性腫瘍などで起こる（図 25-15）．

前彎

強い前彎は原発性のこともあるが（くる病やクレチン症，脊椎すべり症など），通常脊椎の変形や下肢の疾患〔股関節の屈曲拘縮や，先天性股関節脱臼，進行性筋ジストロフィー，ポリオによる麻痺，腹部の肥満，後彎，アキレス腱の短縮（Raney and Brashear, 1971）〕の代償で起こる．前彎の原因として最も多いのは悪い姿勢，妊娠，ハイヒールの着用である．仙腸関節炎や椎間板ヘルニアなどで腰痛がある場合，腰椎の前彎が平板化することがある．

側彎

側彎は成長するにつれて明らかになる脊椎の側方への彎曲である．無治療の場合，重篤な変形を引き起こし呼吸器系の障害を引き起こす．そのため側彎の評価は児童や思春期のスクリーニングで行うべき診察の 1 つとなっている．

彎曲の形は S 型か C 型のどちらかである．前者は構造上の問題でより起こりやすく，後者は麻痺などで起こる．

高い肩，突き出した臀部，あるいは張り出した肩甲骨に注目する．背部より観察する時は患者に前かがみになってもらい，肩を自分の目の高さにしてもらう．肩甲骨や脊柱起立筋の左右対称性を評価する．

構築性脊柱側彎症は先天性で，半椎や 2 つ以上の椎体の非対称性な癒合など成長時の障害に起因する．特発性の側彎は片側の体幹筋がわずかに弱い場合や椎体の骨端軟骨版の左右非対称な成長などに起因するかもしれない．構築性脊柱側彎症の原因としてよく知られているものには，神経線維腫症，骨形成不全症，骨軟化症や，慢性膿胸など片側性に起こる胸郭疾患などがある．麻痺性側彎症はポリオの後遺症，進行性筋ジストロフィー，Friedrich 運動失調症，脊髄空洞症などで起こることがある．代償性側彎症は筋痙攣や脊椎あるいは周囲の軟部組織の疼痛の結果起こる．

▶ 触診，打診

棘突起の触診は，はじめは優しく次にしっかり

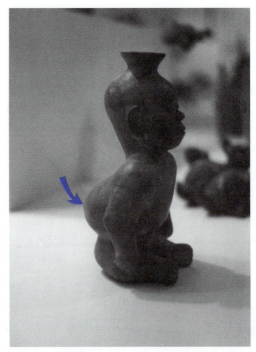

図 25-15　**突背**（矢で示している）．最も多い原因は結核であるが，ガーゴイリズム（Hurler 症候群や Morquio 症候群などのムコ多糖症で見られる）でも生じる．
（写真はメキシコのコリマ州で出土した 2～3 世紀の古代コロンビア美術の花瓶．ボルチモア美術館に展示）

と行うが，局所の圧痛があれば骨折や感染症の可能性がある．脊椎すべり症では棚のように急に落ち込むような所見がみられることがある．

線維筋痛症についてのメモ

疲労や疼痛など多様で手に負えない全身の訴えがある患者の触診をすると「トリガーポイント」と呼ばれる圧痛点を多数持っていることがある．これは症候群であり診断ではない（Chinn et al., 2016；Clauw, 2014）．トリガーポイントが特異的な筋膜や靱帯の疾患の関連痛であると考える懐疑論者はいるにはいるが，線維筋痛症に関する概念は確固たるものである（Cyriax, 1982）．米国リウマチ学会は 18 の「圧痛点」を定めている．4 kg の力で圧迫した際にこれらの圧痛ポイントに痛みがあり，その他の部位には痛みがない時に線維筋痛症と診断されていた．こうしたポイントに力を入れすぎると誰にだって痛みが起きる．2010 年，このクライテリアは「WPI（widespread pain index, 広範囲疼痛指数）」（決められた 19 部位中少なくとも 7 箇所に痛みがある）と倦怠感，起床時のすっきりしなさ，認知症状を含む SS（symptom severity, 徴候重症度)をもとにした数値スコア制に変更された(Wolfe et al., 2010).

筋肉痛と筋力低下を訴える患者で線維筋痛症が原因と考えたくなっている患者が,重度のビタミンD欠乏だったりすることは知っておいてよい.数週から数ヶ月の適切なサプリメントで症状は改善する(Holick, 2002).

適切なビタミンD摂取量や血中濃度がどのくらいかについては現在議論があることには注意すること(Manson et al., 2016).いつでも覚えておくべきは,治療しているのは患者であり,検査値ではないのである.

可動域

診察の際は服を脱いでもらったほうがよい(下着のパンツと女性のブラジャーは例外).背中が開いているガウンを着てもらってもよいし,1枚の布を片方の腋窩を通して対側の肩に,必要があれば腰にピンでとめるような外衣を着てもらってもよい.患者に足をそろえ験者に背中を向けて立ってもらう(腰の診察の際に足をそろえてもらうことで,下位腰椎や腰仙椎移行部がより動きやすく,逆に股関節は動きにくくすることができる).腸骨稜が水平で,患者が両脚に均等に体重をかけているかを確認する.

患者に可能な限りまっすぐに立ってもらい,後方に反ってもらうことで脊椎の伸展を評価する.その後左右の側屈を行ってもらい,可動域および棘突起に沿ったカーブがなめらかであることを確認する.可動域は動作終了時の肩を結んだ想像上の線と水平線からの角度で表す.患者に鏡の前に立ってもらうことで比較がしやすくなり,また験者は患者から8フィート(約2.5 m)ほど離れて評価するとよい.

解剖学的にどちらかの足が短いために側屈が非対称性になることがある.脚長差が明らかである場合,短いほうの踵を上げて骨盤を水平にし,検査を行ってもよい.

次に患者に胸の前で手を組み,足を揃えて膝を伸ばして立ってもらい,回旋をみる.患者に振り返って検者のほうを見てもらうが,まずは一方向に,次に反対方向に回旋してもらい,胸のどのくらいの割合が見えるかを評価する.

最後に患者に自分のつま先を触ってもらい,屈曲をみる.脊椎の彎曲,両側の傍脊柱筋,臀部の

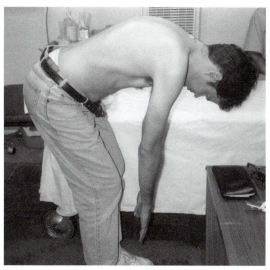

図 25-16 強直性脊椎炎の患者. 頸椎と腰椎の前彎が消失し,胸椎が後彎していることに注目せよ.

筋の上の皮膚の動きもみる.この際,しっかり観察できるように患者に下着を少し下ろしてもらうよう頼むとよい.

診察の際,「これはどうですか」などといった一般的な質問をし,こちらの期待していることが想像できるようなことは言わないようにする.

強直性脊椎炎で前屈の際にみられる典型的な所見を図 25-16 に示す.

仙腸関節に問題がある時,一方向への側屈制限と同側方向への回旋制限が同時に起こるのが普通である.対側方向への回旋制限がある場合,どちらかの股関節に問題があることを示唆する(Dorman and Ravin, 1991).その他腸腰靱帯の捻挫や腰仙椎の骨構造の異常などの可能性もある.

仙腸関節

ヒトの骨盤の独特な構造は2足歩行への適応に不可欠なものである.仙腸関節の重要な特徴として,歩行時には留め釘でとめているようにわずかな動きができるようにしている一方,不規則な表面同士に拘束力がかかることによって安定性を保っている点が挙げられる.仙腸関節はその小さな可動域の限界にあるため,強い力をかけなくても靱帯を損傷することができる.そして,過度の動きは椎間板および2つの関節突起間関節(ファセット関節)からなる3関節の複合体に,また回旋ストレスは腰椎と仙椎に伝達される(Ongley et al., 1987；Vleeming et al., 1990a, 1990b）.

　仙骨が非対称性に腸骨の間に挟まれていると, 多くの筋膜や靱帯由来の腰痛の原因となるといわれている.

　非対称性な仙腸関節の動きの機械的な特徴を理解するためには, 車の差動装置を可視化してみるとよい. 両側大腿骨の近位端は仙腸関節の中心より前方で同じ面上に位置しているが, 一方の腸骨を前下方に回旋させると同側の脚が長く見える. 診察上明らかな脚長差がある場合, 仙腸関節の差動動作である可能性がある.

誤って脚長差が出ているかどうか評価する方法

1. 患者にベッドの上で何度か腹筋運動をしてもらい, 骨盤輪に負荷をかける.
2. 内顆上あるいはやや尾側に自分の母指を置き, 両側均等にわずかな牽引をかける.
3. 患者の座位と臥位で両側の母指の動きを比較する. 座位と臥位の間で内顆の相対的位置に変化がないか観察する（Dorman and Ravin, 1991）.

仙腸関節の圧痛

　仙腸関節には腸骨が覆いかぶさっているが, 表層の靱帯の圧痛は関節の病変を現しているため, しっかり圧迫することで圧痛を誘発することができる（T. Dorman, 私信, 1999）. しかし仙腸関節の圧痛は腰椎椎間板病変からの関連痛や, 上部仙椎周辺の筋の圧痛である可能性がある（Cyriax, 1982）. 局所麻酔で仙腸関節の痛みを改善させると, あたかも坐骨神経痛のような放散痛もなくなることが多い（J.D.Dunn, 私信, 2017）.

Patrick, 別名 FABER テスト

　この検査は臀部, 腰椎, 仙腸関節痛の痛みの原因部位を区別するのに有用だ. 患者は仰臥位にしてかかとを反対側の膝の上で交差させる. そして, 患側の膝をテーブルに向けて押すのだ. 股関節は屈曲し, 外転し, 外旋する（Flexion, ABduction, External Rotation, FABER）（Domb et al., 2009）. 「4 の字テスト」とも呼ばれる. 仙腸関節からの痛みであれば, 関節を安定させる圧がかかれば痛みは軽減する（Seattle Institute of Oriental Medicine, 2010）. 感度は 69〜77％で, 特異度は 100％だ（Stuber, 2007）.

仙腸関節の診察方法：その他

　検者の手を患者の膝の間に置き, はさんでもらう. これにより仙腸関節や恥骨結合に牽引力が生じ, 前仙腸靱帯を伸展させる.

その他多くの検査が提唱されており, 評価者間信頼性は中等度である（Laslett, 1997）. これらのうち, ほとんどの検査は支持するエビデンスに乏しいが, いくつかの検査を組み合わせれば有用かもしれない（Stuber, 2007）.

▶ 伸展徴候

Lasègue 徴候あるいは下肢伸展挙上テスト（Straight-Leg Raising：SLR テスト）

　髄膜炎の診断における Lasègue 徴候や伸展徴候の歴史は 26 章で述べる.

診察方法（Bailey 法, Cyriax 法）

1. 患者を臥位にし, 検者の手を患者の腰椎の下に入れて代償性の前彎がないことを確かめ, 腰椎の彎曲の変化は検査の結果に影響するため検査中も同様に観察し続ける. また骨盤が診察台から離れないようにする. 助手の手を借りてもよい.
2. 痛みのない方の脚から検査する. 足首を持ち, 大腿前面にもう片方の手を置いて膝が伸びたままになるようにする. 患者が痛みを訴えるまで, あるいは最大限（60〜120°くらい）に伸展できるまでゆっくり脚を挙上させる.
3. 痛みが生じた場合, 痛みが突然生じたのか緩徐に生じたのか尋ねる. 緩徐に生じたならば, 有痛弧を見逃さないために痛みが軽度のうちは痛みが生じた点を越えて優しく挙上を続ける.
4. 痛みが始まった部位で脚を止め, 患者に体幹はそのままで頸だけ屈曲してもらい, 痛みが増強したかどうかに注意する. この際足関節を背屈させるとよいとする説もあるが, Cyriax は足関節の背屈は特に意味がないとしている.

判定方法：股関節病変による制限がない患者に対して下肢伸展挙上を上記のように適切に行った場合, L4 以下の硬膜の可動性や L4, L5 の神経根の可動性, S1, S2 の神経根が脊柱管内のどこまで達しているかを評価することができる. 上記の 4 も併せて行うことで坐骨神経に連続する硬膜を特異的に評価することができ, また関節突起間関節や靱帯のねじれなどと混同することを防ぐ（Cyriax, 1982）. 一方で仙結節靱帯や仙棘靱帯のねじれなども下肢伸展挙上制限に関連している可能性があるという説もある（Dorman and Ravin, 1991）.

　下肢伸展挙上テストが陽性の場合の鑑別診断としては, 椎間板突出による L4 以下の神経根圧迫や, 髄膜症, 腫瘍など L4 以下のあらゆる脊柱管

内病変，腸骨および大腿骨の悪性疾患や骨髄炎，強直性脊椎炎，仙骨の骨折，坐骨直腸窩膿瘍，大腿屈筋群内の血腫，短脚や仙腸骨の位置異常による大腿屈筋群の過度の緊張などがある（Cyriax, 1982；Dorman and Ravin, 1991）．なお下肢伸展挙上は坐骨神経痛の検査ではない．また坐骨神経痛 sciatica は背部・臀部・脚の疼痛を指す語であり診断ではない．

下肢伸展挙上を痛みなく全範囲で行えた場合も椎間板疾患は除外できない．有痛弧は椎間板が神経根に触れてずれる程度のごくわずかな突出を示唆する．

診察方法の変法：梨状筋により坐骨神経の一部が圧迫されている状態が疑われる場合，股関節を外旋させて（すなわち梨状筋を弛緩させて）下肢伸展挙上テストを行うとよい．そして脚をもとに戻した後，股関節を十分に内旋させて同様に行う．内旋させたことにより挙上範囲が縮小すれば，梨状筋症候群の可能性が高い．この場合坐骨切痕のところで梨状筋に圧痛を認め，ソーセージのように触れるかもしれない（Dorman and Ravin, 1991）．

患者協力が得にくい場合の診察方法：下肢伸展挙上の範囲が狭い場合，伸展した脚に対する体幹の屈曲範囲も同様に制限されるはずである．Babinski 徴候を見るふりをして座った患者の足を伸ばすとこの不一致が明らかになり，これは神経症や詐病の患者でよくみられる所見である．しかし逆は真ではない．下肢伸展挙上を行う際は体重による負荷が除かれ，椎間板の突出が軽減しているかもしれないので，下肢伸展挙上よりも体幹の屈曲のほうが制限されている可能性がある（Cyriax, 1982）．したがって，体幹部の屈曲は Lasègue 徴候よりも信頼性が高いかもしれないし，偽陽性の排除にも有用かもしれない．偽陽性は，大げさに注意を引こうとする不安な患者でも起きるし，詐病の場合にも起きる（J.D.Dunn, 私信, 2017）．

Magnuson テストは Bailey により提唱された，腰の症状を訴える患者で詐病を疑う場合に行う検査法である（Clain, 1973）．患者に痛みの場所を示してもらい，印をつける（筆者はチョークを使うのが好きである．サインペンは皮膚に冷感を与えるので検者のみならず患者の記憶にも残りやすくなる）．直腸診や腱反射，あるいはその他の検査を行った後，あたかも検者が混乱して再度確認したいかのように，患者に痛みの場所を再度指し示

してもらう[注2]．もう 1 つの方法としては単に痛みの分布図を異なる場面で作成し比較することである．しかし，時に疼痛が本当に変化することがあるので注意が必要である．

大腿神経伸展テスト

筋力検査の項目 10 で示した方法により L3，L4 神経根に張力がかかる．しかしこの徴候は下肢伸展挙上テストよりも結果に再現性がない．一般的には可動域制限よりも痛みがある時に陽性とするが，解釈が難しい．

▶ 神経学的徴候

神経根病変は筋力（上述参照）や腱反射（26 章参照）の検査で示唆される．重要な所見を表 25-2 にまとめた．

▶ 診断上の考察

一般内科医にとって頸部や背部の痛みを訴える患者を診る際に最初に行うべきことは神経学的異常の有無を見ることであり，次に悪性腫瘍や感染症など内科的要因の可能性を検討することである．

急性の背部痛の 5％は敏感な部位が圧迫された椎間板突出によるとする説もある一方で，それよりも多いとする説もある（T. Dorman, 私信, 1999）．椎間板突出による腰痛の場合，外科的な処置が必要になることもある．

> 整体やその他マッサージなど理学的方法でしばしば症状が軽減する．S4 が椎間板突出でおかされていることが予測できる場合はいかなる理学的方法も禁忌であり，また牽引も完全に安全ではない（Cyriax, 1982）．

強直性脊椎炎は，若年者で早期より徐々に進行する慢性的な腰痛を訴える場合，鑑別に挙げる疾患である．しばしば疼痛は臀部や大腿後面に沿って下方に放散したり，対側に移動する．画像上，病変は仙腸関節から始まるが，症状は画像より数

注2　これは 1698 年のアルジャーノン・シドニーによる「嘘つきはよい記憶力を持たねばならない」という古い格言に一致している．モンテーニュの書籍中の嘘つきに関する項に親しんでいたコルネイユの戯曲にも同様に描かれている〔『Le Menteur』（嘘つき男），Act Ⅳ，Scene5, 1642〕．後者は "mendacem memorem esse oportere（嘘つきは記憶力がよいほうがよい）" というクインティリアヌス（ローマの修辞学者）の言葉にも通じていたと思われる．ギリシャの資料を読むと彼らはみな盗用者で，シュメールの資料を読むと彼らが普遍的な真実を言っているように思える．

表 25-3　ニューヨークの強直性脊椎炎診断基準 1984 年改訂版

1. 3 ヶ月以上続く腰痛があり，運動により軽快するが，安静では軽快しない
2. 腰椎の可動域制限が矢状面と前額面の両方でみられる
3. 年齢・性別に応じた正常値と比較して，胸郭の拡大度制限がある（以前は第 4 胸椎の高さで測定して拡大度が 2.5 cm 以下としていた．正常は 5 cm より大）．
4. 両側性の軽度以上の異常を伴った仙腸関節炎（あるいは「両側性の画像上 Grade 2 以上の仙腸関節炎」）
5. 片側性の明らかな異常を伴った仙腸関節炎（あるいは「片側性の画像上 Grade 3 以上の仙腸関節炎」）

確定診断(definite)：項目 4 あるいは項目 5＋臨床項目(1〜3)より 1 項目以上
(van der Linden S. Evaluation of diagnostic criteria for ankylosing spondylitis：A proposal for modification of the New York criteria. *Arthritis Rheum.* 1984；27：361-368 より許可を得て転載)

年先行する．時に最初にみられる徴候が胸郭拡張制限であることがある．徐々に失われる脊椎の可動性は後頭部から壁への距離 occiput-to-wall distance を測定することで経過を追うことができる．患者は壁を背にして踵を壁につけて立ち，後頭部を壁につけるようにし，後頭部と壁の距離を測定する(Arnett, 1997)．HLA-B27(ヒト白血球組織適合性抗原)は疾患全体の 90％でみられるが，米国の黒人では患者の 50％にしかみられないと言われている．診断基準を**表 25-3** に示す．古典的な画像所見が現れる前の早期診断のクライテリアが開発されている(Akgul and Ozgocmen, 2011)．

その他多くの種類の靱帯損傷およびその検査法があるが，ここでは触れない．

7　体肢骨格：関節とその関連部分

1) 関節診察の総論

関節の診察ではまず，紅斑(発赤)，腫れ(腫瘍)，熱感(熱)，変形，そして関節摩擦音を確認する．関節摩擦音は，関節の滑走面の状態を示す．細かい摩擦音は関節面が軽くザラザラしていることを示唆し，粗い摩擦音は軟骨がある程度損傷していることを示唆し，骨と骨が間欠的にきしむ場合は軟骨が完全に侵蝕されていることを示唆する．

急性単関節炎の患者で，除外すべき最も重要な疾患は化膿性関節炎であり，これは数日で軟骨を破壊し，致死的となることさえある．

6,242 人の化膿性関節炎患者を対象とした研究によると，その 50％以上でみられた所見は，関節痛(感度 85％)，関節腫脹(感度 78％)，発熱(感度 57％)のみであった．患者は動かすことに抵抗し，関節包が引き伸ばされることから来る痛みをやわらげるために，やや屈曲させた状態を保っている．垂直の荷重は痛みを悪化させる．関節は熱感をもち腫脹している(J.D. Dunn, 私信, 2017)．

危険因子は，高齢，糖尿病，関節リウマチ，人工関節などの関節手術，皮膚感染症，AIDS などである．診断には関節液検査が必要である．単関節炎の鑑別には，関節リウマチ，痛風，偽痛風，鎌状赤血球症，関節血症，神経病性関節症，変形性関節症，外傷(Margaretten et al., 2007)が挙げられる．化膿性関節炎を除外したら，残りの診察に進もう．痛風発作の特徴は他には問題のない健康な人に繰り返し発症することである．これらの発作は適切な予防治療で防ぐことができる．診断と治療は一般に考えられているより複雑である(Richette et al., 2017)．

圧痛には多くの誤情報がつきまとう．どの組織に問題があるのか，その機能を検査しながら確認するのがよい．各関節にまつわる詳細については，局所診察の項にゆだねる．

関節はその最大可動域まで，自動的 active かつ他動的 passive に動かしてみる．自動運動で，指示した動作を患者が快く行えるかどうかをみれば，どの動きを詳細に検査すべきかがすぐわかる．

もし可動域の半分もいかない場合は，その可動域を測定する．**角度計**(分度器にプラスチックの棒がついたもの)と呼ばれる簡単な道具があるが，間に合わせで作ることもできる．各関節の可動域診察で特に留意すべきことについては後に述べる．常に対側と比較する．

各関節の主な可動域は必ず他動的に検査し，さまざまな方向でその可動域の程度を調べる．これにより関節包パターン(関節炎による)なのか，関節外パターンなのかを見分ける．関節包パターンは関節炎に極めて特異的であるが，関節炎の原因は何であってもよい(変性，リウマチ，痛風，外

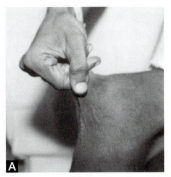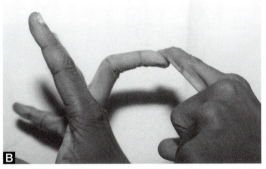

図 25-17　Ehlers-Danlos 症候群．**A**：皮膚の過伸展性．これは Marfan 症候群ではみられない．**B**：関節の過剰運動性（これ自体で診断的な所見ではない）．
（マサチューセッツ州の Renee Ridzon 医師より提供）

傷後など）．

　患者は痛みを感じたら検者に伝える．有痛弧 painful arc を越えてさらに向こうに動かすには，相当な説得がいるであろう．これは，痛みは可動域の真ん中で生じ，どちらに動かしてもその点を越えると痛みは消失する．痛みは最大可動域周辺で再度出現する場合もしない場合もある．有痛弧の痛みは，2つの骨表面で病変部が摩擦されることにより生じていることを意味する．

　「抵抗運動 resisted movements」と呼ばれる診察法は，Cyriax によって発明され，関節周囲の筋肉の情報〔筋力（上記参照）と疼痛の有無〕を与えてくれる．適切に行えば関節自体はまったく動かないので，関節炎の場合，痛みは生じない（Cyriax, 1982）．

　外傷や手術歴のある患者では，神経原性の関節痛の可能性も考えておく．神経腫や，牽引性損傷，手術痕による神経絞扼などが考えられる．その関節部分を支配する神経をブロック麻酔してみるのは診断的かもしれない（Aszmann et al., 1996 ; Horner and Dellon, 1994）．

可動域の亢進

　Ehlers-Danlos 症候群は皮膚の過伸展と，関節の過剰運動をきたす病気であり（図 25-17），これら見た目に印象的な症状に加えて，心肺機能，間葉系，血栓形成，消化管異常などの重要な内臓病変も伴う．この病気を持つ小児は，血管の脆弱性によって紫斑を生じやすいため，幼児虐待と誤診されることが多かった（Wardinsky et al., 1995）．

2）肩

　肩は肩甲上腕関節，三角筋下滑液包と肩峰下滑液包などを含む．よくみられる靱帯損傷は**回旋筋腱板**の裂傷である．回旋筋腱板は棘上筋，棘下筋，肩甲下筋，小円筋とそれらの腱付着部で構成されている．棘上筋は最も傷害を受けやすく，肩の痛みや，外転させる時に力が入らないような場合は常に棘上筋を評価する（図 25-22）．

　肩甲骨の内側にある菱形筋下の滑液包炎は，肩，腕，首や後頭部への放散痛の原因になることが多いので，このような患者ではよく触診すべきである（J.D. Dunn, 私信, 2017）．

自動運動 active movement

　患者にできるだけ「腕を上げる」よう指示する．患者は，冠状断面で腕を上げて，有痛弧症状を示すかもしれない．また痛みを避けるために，腕を前から[訳注5]上げるかもしれないので，患者に尋ねる．左右の非対称性に注意する．

訳注5）肩関節を屈曲させる方向で．

　肩での有痛弧は，上腕骨頭と肩峰の間で，肩峰下滑液包か棘上筋腱，棘下筋腱，あるいは肩甲下筋腱が挟まれることで生じる．他の原因として，上腕二頭筋腱長頭か肩鎖関節の炎症がある．

他動運動 passive movement

　肩の正常可動域は，外転 90°（肩甲骨が動く前まで），内旋 90° と外旋 90° である．関節包パターンでは，外転制限が $x°$ だとすると，外旋はさらに制限され（例えば $2x〜3x°$），内旋制限はそれよ

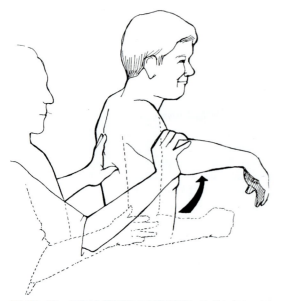

図 25-18　肩甲上腕関節の外転検査. 胸壁に押しつけた親指で肩甲骨の動きを察知する.
(Dorman TA, Ravin TH. *Diagnosis and Injection Techniques in Orthopedic Medicine*. Baltimore, MD：Williams & Wilkins；1991 より許可を得て転載)

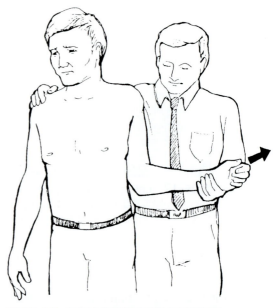

図 25-19　肩甲上腕関節の他動的外旋運動
(Dorman TA, Ravin TH. *Diagnosis and Injection Techniques in Orthopedic Medicine*. Baltimore, MD：Williams & Wilkins；1991 より許可を得て転載)

り少ない(例えば $0.5x°$)(M. Ongley, 私信, 1997).
外転の診察では, 片手を肩甲骨の上に置いて, 親指で肩甲骨が横方向および前方に滑り出すのを防ぐ. 反対の手で患者の肘を冠状断面に沿って持ち上げる. 肩甲骨が検者の親指の下を滑り出そうとするところが, 肩甲上腕関節の最大外転位である(図 25-18).

外旋は関節包が萎縮すると最初におかされる動きであり, 可動域を調べるには, 90°に屈曲させた患者の前腕を, 患者の体幹と検者の腹部で安定させる. 片手を患者の反対の肩に置いて, 患者を安定させ, 検査する腕を回外させて, 手首を持って図 25-19 のように後方に引く.

内旋の診察では, 図 25-20 のように, 患者の前腕を背中に回し, 手のひらを可動域いっぱいまで頭側に向けて, できるだけ後方に引く(優しく行うように！). 背中からの距離を, 対側と比較する.

関節包パターンは癒着性関節包炎を示唆し, これは 40～60 歳代の女性で驚くほど多い. 患側の肩を下にして横になった時の痛みで始まり, 利き手側ではないことも多い. 外傷や運動過剰の病歴があることもないこともある. 誘因としては甲状腺機能低下症や糖尿病がある. 鑑別診断には後方

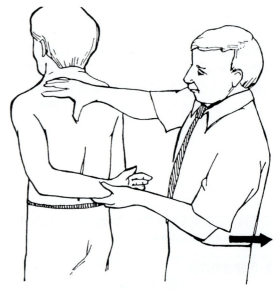

図 25-20　肩甲上腕関節の内旋運動の肩鎖. これは棘下筋腱に最大のストレスを与える姿勢でもある.
(Dorman TA, Ravin TH. *Diagnosis and Injection Techniques in Orthopedic Medicine*. Baltimore, MD：Williams & Wilkins；1991 より許可を得て転載)

脱臼やリウマチ性多発筋痛症(Johns and Counselman, 2001)が含まれる. 早期に治療しないと痛みと機能障害を伴う凍結肩 frozen shoulder に至り,

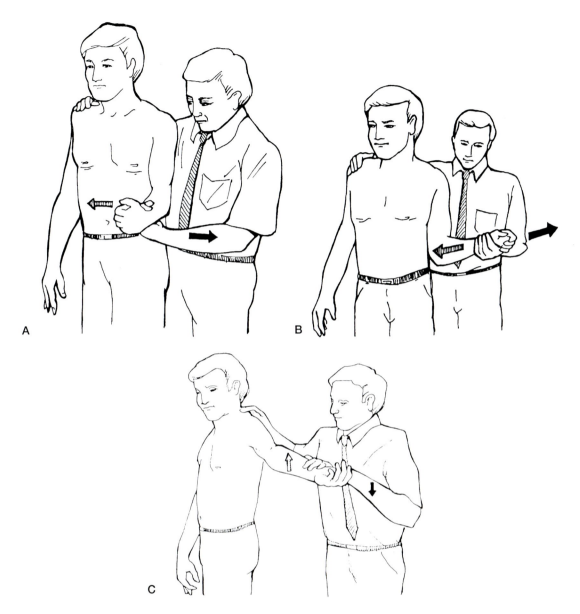

図 25-21　抵抗運動による肩甲下筋の筋力検査．A：まず中間位置から抵抗に対する内旋をみる．**B**：この検査は最大外旋位から行うと，より感度が高い．**C**：肩甲下筋の補助的能力検査．上腕を水平に伸ばし，冠状面で手掌を上に向けさせ，検者は下向きに圧力をかけ，それに抵抗させる．こうすると，肩峰下で腱が圧迫される．
(Dorman TA, Ravin TH. *Diagnosis and Injection Techniques in Orthopedic Medicine*. Baltimore, MD：Williams & Wilkins；1991 より許可を得て転載)

動きを回復するには麻酔下で癒着を引き剝がす手技が必要になる (Dorman and Ravin, 1991)．1年にわたる (痛々しい) 運動療法をすすめる者もいる．筆者の経験では，数回の関節内ステロイド注射 (トリアムシノロン) がしばしば効果を示す．

抵抗運動 resisted movement

筋力検査 (神経や中枢神経の完全性も同時にみ ていることになる) に加えて，抵抗運動 (等尺性収縮) は靱帯損傷における痛みの発生部分を正確に同定するのに役立つ．正確に損傷を診断できれば，正確な注射治療をすることができ，それはしばしば非常に効果を上げる．そのいくつかの手技を図 25-21〜23 に示した．

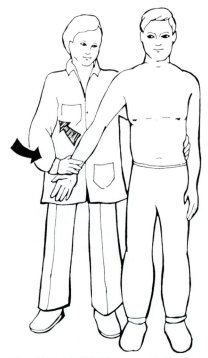

図 25-22 外転の抵抗運動による棘上筋検査. 伝統的には，腕は両脇の位置で検査する．外転の最初は三角筋の力によるが，(それ以後は)棘上筋の検査になる．
(Dorman TA, Ravin TH. *Diagnosis and Injection Techniques in Orthopedic Medicine*. Baltimore, MD：Williams & Wilkins；1991 より許可を得て転載)

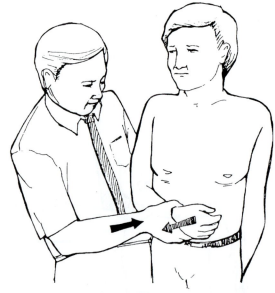

図 25-23 外旋の抵抗運動は，棘下筋の検査になり，手を上腹部に置いた位置から始める．
(Dorman TA, Ravin TH. *Diagnosis and Injection Techniques in Orthopedic Medicine*. Baltimore, MD：Williams & Wilkins；1991 より許可を得て転載)

肩鎖関節の特別な診察方法

肩鎖関節は，特発性の関節炎が起こることもあるが，通常は肩からの落下や腕の過伸展によって問題が生じる．痛みは肩先に放散する．患側を下にして横になると痛む．棘上筋腱や棘下筋腱炎などの検査(図 25-22，23 参照)は，この関節にも負荷をかけるので，(肩鎖関節による)偽陽性となることがある．この関節の緩みを調べるには，患者を臥位にして肘を 90°曲げた状態で両腕をリラックスさせ，鎖骨遠位と肩峰を検者の両手でつかみ上下に揺らす．この関節は図 25-24 に示すように，腕を交差して胸壁に強く押しつけると圧力がかかる(この手技はまた肩甲下筋腱にも圧力をかける)．腕を冠状面で水平に伸ばして肘を 90°に曲げ，強く内旋すると関節上面に，強く外旋すると関節下面に圧力がかかる(Dorman and Ravin, 1991)．

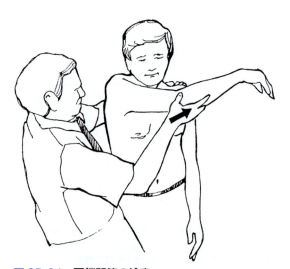

図 25-24 肩鎖関節の検査
(Dorman TA, Ravin TH. *Diagnosis and Injection Techniques in Orthopedic Medicine*. Baltimore, MD：Williams & Wilkins；1991 より許可を得て転載)

不安定性

患者は脱臼や亜脱臼のエピソードや，肩が「離れてしまう」恐怖感を訴える．アプリヘンション検査をするには，患者を臥位にして患側の肩をできるだけテーブルの端に近づける．肘を 90°に曲

げて，腕を90°外転し，肩を外旋し，前腕をテーブルと平行にして手掌を頭に向ける．患者が肩が外れるような恐怖感を持ったら，この感覚はJobeのリロケーションテストで緩和される．リロケーションテストとは，検者の手で上腕骨頭を支え，そっと逆方向へ押すことである．インターネットで検索するとビデオでのデモンストレーションを見ることができるので，患者役と一緒にこの手技を練習するとよい．

▶ 肩痛の鑑別診断

肩先はC4支配であり，肩と上腕の外側はC5支配である．この神経支配の内臓痛もしばしばこの部位に放散する．心筋梗塞や，心膜炎，肩甲下の脾臓血腫，横隔膜下の血腫（異所性妊娠などによる），胆嚢疾患，横隔膜近くの胸膜炎，縦隔炎などが考えられる．

頸部からの痛み（C6とC7領域）はよく肩に放散する（図25-14）．

▌ 複合性局所疼痛症候群（Complex Regional Pain Syndrome：CRPS）

複合性局所疼痛症候群（CRPS）はややこしい疾患群で，最近では以下のように定義されている「持続的（自然発生あるいは誘発性）な局所の痛みを特徴とし，既存の外傷や他部位の損傷の通常の経過とは経時的にも痛みの程度も合致しない一連の疼痛症候群である．痛みは局所的で（神経支配やデルマトームに一致しない），遠位に強く，知覚，運動，発汗，血管運動性，栄養状態の異常所見がみられる．この症候群は時間とともに多様な進行を示す」（Harden et al., 2007）．

過去にはCRPSは脳梗塞や心筋梗塞後の上肢に発症し，「肩手症候群」や「Sudeck 萎縮」と呼ばれていた．他の用語，例えば「反射性交感神経性ジストロフィー（Reflex sympathetic dystrophy）」，「疼痛性ジストロフィー（Algodystrophy）」，「カウザルギー（Causalgia）」は他の部位の同様な症状に対して使われていた．しかしながら，最終的には，これらの症候群は1つの用語でカバーされることになった：CRPS（Santon-Hicks et al., 1995）．CRPSの原因や発症機序はまだよくわかっていない．中枢神経レベルでの疼痛の誤認のプロセスと同じようなことが関連部位の神経の炎症で起こっているのではないかといったような，数々の仮説

が提唱されている（Bussa et al., 2015）．この症候群のマネージメントは非常に複雑であるので，疑ったら神経内科にコンサルトすべきである．

3）肘

▶ 視診と触診

指差し試験

テニス肘の患者は，通常，上腕骨の外側上顆を疼痛部として指差す．ゴルフ肘の患者では通常，内側上顆を指差す．

テニス肘は必ずしもテニスの下手なバックハンドだけが原因なのではなく，繰り返す掌握と手首の伸展運動によって発症するため，その痛みは手を握ると悪化する．ゴルフ肘は繰り返す手首の屈曲と回内によって生じる（J.D.Dunn, 私信, 2017）．

肘頭部滑液包

肘頭部滑液包の腫脹，発赤，熱感を調べる．この部位は，繰り返す摩擦や外傷（「学生肘」のような）によって，よく滑液包炎が起こる場所である．

誘因は全身性エリテマトーデス，血液透析患者，糖尿病などである．感染症も起こりやすく，その場合，切開排膿が必要である．

▶ 他動運動

肘では屈曲，伸展，回内，回外の4方向の他動運動を調べる．回内と回外を調べる時は，肘を90°に曲げて両腕を脇につける．正常可動域は屈曲で160°，伸展で180°，回内および回外で90°である．

関節包パターンはやや不規則であるが，通常は，屈曲の方が伸展より2～3倍は制限を受けやすい．関節炎の場合，回旋運動は通常痛みはなく正常である．回旋での痛みは，橈骨頭のひび割れを示唆することがあり，X線撮影がすすめられる．回内と回外は手関節と前腕の骨間膜を調べることにもなる．非関節包パターンは遊離体[訳注6]によって生じうる．

訳注6）体腔，特に関節または腹膜腔内に遊離して存在する硬い組織小片．例えば，関節ネズミ，米粒体．

▶ 抵抗運動 resisted movements

肘の屈曲の抵抗運動で痛みや弱さがある場合，上腕二頭筋腱が橈骨粗面に付着する部分に問題が

ある可能性がある．伸展の抵抗運動で痛みが生じるのは稀であるが，通常は肩峰下滑液包炎のような肩の問題に起因する．

肘の屈曲および伸展の抵抗運動をする時に覚えておくべきことは，上腕骨内外側顆を起始部として肘関節を横切る筋肉は，手首の屈曲伸展運動を司るということである．

伸筋の起始部を調べるには，患者の肘を伸ばして手関節を伸展させる．患者は，検者が手関節を屈曲させようとする力に抵抗してこの姿勢を維持する．痛みが肘の外側上顆に放散すれば，テニス肘の徴候である．

手関節の屈曲抵抗運動は，手関節を屈曲し，肘を伸展させ，前腕を回外させる．ゴルフ肘の場合，上腕骨の内側上顆に放散痛が走る．

肘の診察は手関節と手を調べないと完全ではない．橈骨神経，正中神経，尺骨神経に影響を与える病変が肘周囲にあったとしても，遠位部にしか症状がでないことがある．

▶ 放散痛

肘には頸部からの放散痛や，心筋梗塞，食道疾患や，稀には胆嚢疾患などの内臓病変の放散痛が生じることがある．

4) 手関節

▶ 視診と触診

熱感，発赤，滑膜肥厚を調べ，患者の手の使い方を観察する．

▶ 可動域

検者は握手するように患者の手を握り，前腕の遠位を反対の手で支えて，手関節の屈曲，伸展，橈側，尺側へ可動域いっぱいまで動かす．両側を比較し，各方向の最大可動域を記録する．中間位置では，関節包の生理的弛みにより，いくらか関節の遊びが可能で，例えば本来の動きとは違う方向へ滑らせたり角度をつけることができる．手関節など「隙間」が「主可動部」と合致していない関節で，正常な遊びを経験的に知ることは重要である．関節の遊びの消失は，1個以上の手根骨の転位か，1個以上の手根骨の関節包や靱帯の癒着を示唆する(Dorman and Ravin, 1991)．

手関節の関節包は管状であり，炎症性の萎縮は，それに比例した全方向性の可動域制限をきたす．比例しない（非関節包）パターンの場合，手根骨転位の可能性がある．正常可動域は過伸展で70°，屈曲で80°，橈屈20°，尺屈30°である．

▶ 抵抗運動

手関節と肘は一緒に機能するということを覚えておく．肘を伸ばして，これら2つの関節の屈筋群と伸筋群を伸ばしながら，手関節の抵抗運動検査を行う．

▶ 骨折と脱臼

牽引性の外傷（腕をいっぱいに伸ばした状態での落下など）は，舟状骨のくびれ部分の骨折をきたすことがある．X線学的変化は遅れることがある．適切な治療は，親指を装具で囲んで，指を上に向けた"cock-up" position 状態で安静にすることである．身体所見では，異常な可動域制限，尺側へ強く傾けた時の痛みに加えて，解剖学的嗅ぎタバコ入れに強い圧痛が認められる．患者の親指を伸展させて，検者の親指で嗅ぎタバコ入れを押す．また，親指を長軸方向に押しながら圧痛を確認するか，患者の手を握手のように握りながら，手関節の抵抗回内運動をさせ，嗅ぎタバコ入れの疼痛を確認する．舟状骨粗面を調べるには，検者の片方の手で患者の手関節を伸ばし，もう一方の手で手関節近位の溝部分で粗面に圧力を加える(Gutierrez, 1996)．もしこの損傷が疑われたら，10〜14日のうちに舟状骨撮影で再度X線を撮るまでは，安静にしたほうがよい(Dorman and Ravin, 1991)．

月状骨（**半月状骨**ともいわれるが）の掌側脱臼は，これもまた牽引性の外傷であるが，手首で最もよくみられる脱臼であり，注意深く観察すると手首の輪郭が異常であることがわかる．屈曲させると，有頭骨がより前方に突き出し，有頭骨のすぐ遠位にくぼみが形成される．屈曲はやや制限され，手掌側に痛みを伴う．この脱臼が手根管症候群の原因となることもある（下記参照）．骨の重なりのため，X線の解釈は難しいが，側面像では手掌側への脱臼が認められる(Dorman and Ravin, 1991)．手首の側面像で3つのCサインを探す．

表 25-4　de Quervain（腱鞘炎 tenosynovitis）と Wartenberg（絞扼 entrapment）症候群の比較

所見	de Quervain	Wartenberg
手関節背面・側面の疼痛	+	+
Finkelstein 検査陽性	+	+
手首の橈屈や親指の伸展／外転の抵抗運動での痛み	+	−
橈骨茎状突起上での伸筋第 1 コンパートメントの圧痛	+	−
BR，ECRL 接合部における橈骨神経の浅枝上の Tinel 徴候	−	+
前腕の回内や BR/ECRL 接合部の圧迫で痛みが誘発される	−	+
橈骨神経領域での感覚異常	−	+

BR：brachioradialis（腕橈骨筋）
ECRL：extensor carpi radialis longus（長橈側手根伸筋）
（Mackinnon SE, Dellon AL. *Surgery of the Peripheral Nerve*. New York：Thieme Medical Publishers；1988 より転載．
https://www.orthobullets.com/hand/6026/de-quervains-tenosynovitis．）

橈骨遠位のカーブ，手根骨のカーブ，中手骨の基部．3 つの C は通常一直線上に並ぶ（J. Dwyer, 私信，1999）．

de Quervain 腱鞘炎

　手首の橈側に痛みが生じ，物をつかんだり，握り拳をつくったり，手首をひねると痛みが悪化する．これは長母指外転筋や長母指伸筋の腱鞘炎によって生じるのであろう．これは通常 de Quervain 腱鞘炎あるいは腱傷害として知られる病態である．通常は使い過ぎによるものであるが，妊娠に伴って起こることもある．ホルモンの変化や水分貯留が炎症を惹起することなどが関係する考えられていた．しかしながら病理学的報告では，期待された炎症性変化ではなく，粘液変性が認められた（例：コラーゲンの破壊と細胞マトリックスの増加）．したがって，de Quervain 腱鞘炎の原因はまだよくわかっていない（Clarke et al., 1998）．de Quervain 腱傷害は橈骨神経の絞扼 entrapment と鑑別する必要がある（絞扼性神経障害 entrapment neuropathy の章と，表 25-4 を参照）．de Quervain 腱鞘炎の患者では，Finkelstein 検査陽性に加えて，親指の抵抗伸展運動や抵抗外転運動で痛みが誘発され，手首橈側の伸筋群の第 1 コンパートメントに圧痛がある（Brunelli, 2003）．

Finkelstein 検査

　Finkelstein によって最初に記述されたのは「（検者が）患者の親指を握り，すばやく手関節を尺屈すると，橈骨茎状突起に耐え難い痛みを感じ

る．これが最も特徴的な症状である」というものである（Finkelstein, 1930）．このテストは，1927 年に Eichhoff が報告したある実験を，Finkelstein が翻訳したことで，誤って伝えられていることが多い．（Eichhoff の）実験は，手首の尺屈により腱の伸展を繰り返すことで同じ症状を引き起こすということを示したものであり，その方法は患者に母指を示指〜小指で握らせて手関節を強く他動尺屈させるというものである訳注7）．

訳注7）これが今では Finkelstein 検査として伝えられていることが多い．

　これは（橈骨）茎状突起上の腱鞘の走行に沿って強い痛みを誘発する．これは健常者の手首でもみられることがあるため，不正確な検査は偽陽性をもたらす（Elliott, 1992）．

5）手

　手の変形については 24 章でいくらか述べている．手の絞扼性神経障害 entrapment neuropathy と末梢神経障害は本章の最後で述べられる．本章で述べられている感覚および運動神経の検査は，手指障害を診察する時の基本となる．

感染症

　手の貫通性の外傷は，重症な深部感染症の危険があることを認識すべきであり，破壊的な結末に急速に進展することがある．腫脹，発赤（特に腱鞘に沿って広がるような）や指の可動時痛などに注意する．

腱鞘の感染症の時にみられる4つの徴候をKanavel徴候といい，これがみられた時は緊急の外科的処置が必要である．それらは，指全体の腫脹，指の屈曲固定，指全体の圧痛，遠位指節 distal interphalangeal(DIP)関節の他動的伸展時の鋭い痛み，である(Cain, 1985)．

▌腱損傷

腱損傷は緊急に修復が必要であるが，注意深く観察しなければ見逃されがちである．可動域や，抵抗に対する動きをみて，健側と比較する(Cain, 1985)．

ボタン穴変形

いっぱいに伸ばした指に物が落下すると，伸筋腱の中央が裂けて，近位指節 proximal interphalangeal(PIP)関節上で(両側に)すべり落ち，伸筋筋膜の損傷も伴う．その結果，PIPの屈曲変形と伸筋腱の筋力低下および可動域喪失に至る．この変形は時間とともに悪化する．早期診断のためには，外傷直後にPIP関節背側の圧痛や打撲傷がないかよく調べる．

長母指伸筋

この筋は遠位指節骨に付着し，母指のすべての関節を伸展させる．母指は内在筋のみで指節 interphalangeal(IP)関節を0°まで伸展できるため，IPだけをみていたのでは長母指伸筋腱の裂傷を見逃す可能性がある．最もよいのは手をテーブルに平らに広げて親指のみ持ち上げられるかどうかをみることである．

槌指

指をいっぱいに伸ばした時に長軸方向にかかった圧力により，伸筋腱が遠位指節骨の付着部から剥がれて，関節を伸展できなくなった状態．関節の掌側脱臼も伴うことがある．

深指屈筋

PIPを伸展位で保持し，患者に各指のDIPを屈曲させるように指示する．抵抗に対する屈曲運動もみる(図25-33, 37)．母指もMCP関節を保持しながら同じように調べる．

浅指屈筋

他の指とMCP関節は伸展させた状態で，患者

にPIPを屈曲させるように指示する．抵抗に対する運動もみる．

6) 股関節

▌病歴

関節炎では，歩行時に痛みが悪化し，長時間同じ姿勢でいると痛みが悪化することもある．温めると緩和し，長時間の運動で再燃する痛みは変形関節症に典型的である．

突然の刺すような痛みや，不意に関節が飛んでいくような感覚は関節内に遊離体があることを疑わせる．

▌視診

指差し試験

痛む場所を指差すように言うと，股関節の異常がある場合は通常鼠径部を指差す．稀ではあるが，臀部の奥から大転子後方にかけて痛みを感じたり，下腿前方および側方から足関節にかけて痛みを感じることがある．小児では股関節の異常が膝関節痛で現れたり，その逆のこともある．この偽性局在性は成人になるまで続くことがある(Dorman and Ravin, 1991)(男性の鼠径部痛ではヘルニアを忘れてはいけない，21章参照)．

大転子部に荷重がかかると，患者は大腿側面を指し，そこに圧痛を認め，大腿側面への放散痛もみられるだろう．転子滑液包炎や大転子疼痛症候群は臀部痛の非常に多い原因であり，X線でのたいしたことのない関節変化を理由に関節疾患と誤診されることがある．関節の可動域検査が関節疾患を鑑別するのに役立つだろう(J.D.Dunn, 私信, 2017)．しかしながら大転子部滑液包炎は整形外科では「大いなる詐称者」と呼ばれてきた．大転子を有効に治療したとしても，腰仙椎の病態は残っているかもしれない(J. Dwyer, 私信, 1999)．

姿勢

立位で，軽度の屈曲と内旋の有無を観察する．時に患側の足が反対側より若干前に出ていることがある．横になる時は，健側を下にして横になり，患側を屈曲させる傾向にある．

大腿骨頸部骨折は，ストレッチャーの端から観察して足が外旋していれば診断できる．

Trendelenburg 徴候

患者を支えなしに交互に片足立ちさせる．正常であれば，骨盤は正常位置のままである．臀部の外転筋群(中臀筋や小臀筋)が弱かったり，股関節脱臼があると，健側の遊脚側(足が上がっている側)の骨盤が下がる(Laywell, 2014)．患者が何かに寄りかかっていたり，臀部の内転筋が弱い場合は偽陽性となることがある．股関節脱臼のよりよい診断方法は関節可動域検査やX線撮影である．Trendelenburg 歩行の患者では患側に体重をかけるときはよろめいたり，少し膝を曲げたりするだろう．

片足でのスクワットは Trendelenburg 徴候ではわからないような深在筋の筋力低下を検出できる．片足で立たせて，1/4か1/2程度のスクワットを繰り返すと，患者はバランスを取るために両腕を使うか，「らせん状」と呼ばれるような極端に屈曲あるいは回旋した姿勢をとる．これは弱体化した筋肉を補う臀筋や短回旋筋の働きを助けるためである(Sciascia and Kibler, 2006)．

他動運動

Log Roll Test

このテストは関節外の組織に何のストレスも与えず，寛骨臼での大腿骨頭の動きをみるものである．患者を仰向きに寝かせ，大腿部をゆっくり外側・内側に転がす(Clinically Relevant Technology, Log Roll Test, 2011)．痛みがなく，発熱も伴わない患者であれば，化膿性関節炎は否定的である(NEJM Knowledge, 2016)．このテストは股関節の病変に最も特異的な唯一の検査とされる．陰性だった場合股関節病変は否定はできないが，可能性はかなり低い．このテストはヒールストライクテストで補完される：検者の拳で患者の踵を叩いて，股関節に垂直方向の負荷をかける(Domb et al., 2009)．

可動域

患者を臥位にして，膝を90°屈曲させ，膝が胸につくまで股関節を曲げていく．反体側の膝を検者の手で押さえ，骨盤を安定させる．反対側の膝がテーブルから浮き上がり始めたら，検査側の股関節の屈曲が制限されていることを示唆する．正常であれば腿を体幹につけることができるが，この股関節運動の最後の45°は，実際は腰椎との関節面での骨盤の屈曲運動によるものである．

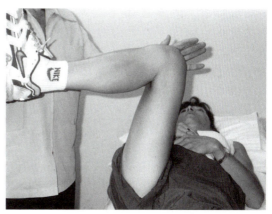

図 25-25　股関節の内旋検査． 足部を検者の方に引っ張りながら，膝を押す．検者の指先が患者の足の甲に見える．抵抗運動を調べるには，より強く押して患者に「そのままの姿勢を保持」させる．これは屈曲した下肢の内旋の検査である．

膝関節と股関節を90°に曲げた状態で，足部を中心線から外と内に動かして，股関節の外旋と内旋を調べる(図 25-25)．正常可動域は外旋60°，内旋45°である．この時に臀部回旋筋(下記参照)の抵抗運動も調べるとよい．完璧にするには，外転と内転も調べるとよいが，これは股関節と膝関節を90°に曲げて，膝を中心線の外と内に動かす．この手技は通常は確認のために行われるだけである．

Lasègue 徴候と筋力検査を終えたら背臥位の診察を終え，腹臥位をとる．

正常の股関節伸展の可動域は，腹臥位にして，約30°である．股関節炎では内旋運動が大きく制限されるが，伸展も関節炎で最初に制限される運動である．軽度の内旋制限や左右非対称性は，患者を腹臥位にしたままで，膝を90°に屈曲させ，両足を押し離すことで調べられる．

他動運動での可動域の終わりあたりの感覚は，特に股関節の診察に役に立つ．関節症では，他動的な屈曲と回旋がとても固くなる．滑液包炎や遊離体が存在する場合は，柔らかい感覚がする(Cyriax, 1982)．

関節包パターン

一般に関節炎では，関節包の運動制限は以下のようなパターンをとる．(a)軽度の内転位固定，(b)重度の内旋制限(これは最も痛い他動運動である)，(c)90°までの屈曲制限，(d)10～30°の伸展制限，(e)外旋は制限なし．

抵抗運動

下肢を伸ばしてテーブルから少し上げた状態で，抵抗に反して股関節を屈曲させると，大腿直筋と縫工筋の筋力検査になる．

抵抗に反して股関節と膝関節を90°に屈曲させる運動は基本的には腸腰筋の検査である．閉鎖孔ヘルニアは腸腰筋の骨盤内の走行を邪魔する．抵抗に反する屈曲運動で腸骨窩に痛みが生じ，Trendelenburg体位（頭を下げる）で10分ほどで改善すれば，この疾患に特異的である（Cyriax, 1982）．

抵抗に反する外旋運動で痛みが生じる場合は，梨状筋症候群の可能性がある．

抵抗に反する内転運動で痛みが生じる場合は運動選手の（いわゆる）乗馬損傷であろう．がんが恥骨浸潤した時にもみられることがある．

膝の屈曲，伸展（下記参照）の抵抗運動も，臀筋の一連の検査の中で調べておく．

7）膝

▶ 病歴

股関節の異常が膝の症状として感じられたり，またその逆といった例外を除いて，通常は患者は膝の異常を正しく特定できる．膝冠状靱帯からの痛みは通常はその場所に感じられるが，それ以外の問題のほとんどは膝全体に感じられる．伸展時の一過性のロッキングは遊離体の存在を示唆する．屈曲時のロッキングは半月板の損傷を示唆する．患者は患側の膝を内旋させ，足を底屈させた状態で抱えながら，ぴょんぴょん跳んで部屋に入ってくるだろう．スクワットの後などに起こる，突然の繰り返す痛みと「外れて行ってしまう」ような感覚は，膝蓋骨の外側脱臼の特徴であり，特に外反変形（X脚）（下記参照）のある若い女性に起こりやすい．

急性の外傷の場合は，患者に外傷時の膝と足の姿勢とどの方向から外力が加わったのかを述べてもらう．

▶ 視診

患者を座らせて，膝の対称性，大まかな関節の外形，筋肉の発達を観察する．脛骨結節の後方移動は後十字靱帯の緩みの最初の可視的徴候であ

る．腓腹筋中頭の萎縮，外側広筋や内転筋の非対称性欠損は膝の機能障害を示唆する．一方の膝蓋骨が他方より高い位置にないかどうかもみる，これは非対称性の筋収縮の徴候である．膝蓋下腱の外形が不明瞭であれば，後十字靱帯の脆弱化を示唆する．

膝を屈伸させて腫脹の有無をみる．関節液が溜まると膝蓋骨の側面のくぼみがなくなる．

患者を立たせて膝関節を完全に伸ばした状態で，膝窩部から遠位にかけての腫脹の有無をみる．この部位の腫脹はBaker囊胞が考えられ，（これは）膝関節腔が周囲の滑液包と交通することによって形成され，多くは腓腹筋-半膜様筋滑液包である（Schmidt et al., 1974）．このような潜在的交通は人口の半分以上で認められるが（Good, 1964），慢性に貯留した関節液がBaker囊胞へと発展しない限り，通常は問題とならない．膝窩に著明な脂肪組織があると，不明瞭となったり，（脂肪組織が）Baker囊胞と間違われることがある．Baker囊胞のいくつかは，下方に向けて無症状のうちに裂けると，ふくらはぎの中央や，やや内側や，さらに下にあることがあり，そうなるとわかりにくい（Schneiderman, 1990）．

Baker囊胞破裂の際にみられる月状徴候を図24-11に示した．

内反・外反変形 Varus and Valgus

ウァルスはローマの将軍であり，X脚knock-kneedで有名だった．事実，彼はその病気のラテン語の名祖となった．一方Valgusはラテン語でO脚bowleggedの意味である．無知な人々がこれらの言葉を誤用し，体の他の部分の形容詞にも用いるようになった．混乱は，膝が内反すると股関節は代償的に外反するという事実から始まった．地方では，用語はさらに誤用され，ねじ曲げられ，最終的に膝について以前とまったく逆の意味で用いられるようになった．近年では，英語の医学辞書およびラテン語-英語辞書ではこれらの言葉を反対に定義している．したがって今やどちらの用語も学術的に用いることは不可能である．無知な人が間違って使っても私は許容することにしている．X脚knock-kneedやO脚bowleggedの方が，正確で不明瞭でない表現という点で，計り知れないほど秀でている．響きがよいからと言って，ラテン語を存続させることを望む人たちは次の言葉を覚えておくべきだ，"*Qui stultis videri eruditi volunt stulti eruditis videntur*[注3] (Quintilian[訳注8], Ⅸ, 7, 22). 英語圏の整形外科医の語呂合わせにこんなものがある. Valgus(外反)には"g"があって, "gum"のように両膝がくっつく, そして Varus(内反)は variance(不一致)や divergence(相違)である(J. Dwyer, 私信, 1999). しかしながら Equinovarus(内反尖足)は内反ではあるが足部が内反している状態を指す.

訳注8) クインティリアヌス(35頃〜100年頃). ヒスパニア出身のローマ帝国の修辞学者.

▶ 触診

熱感

手の甲で熱感の有無を確かめる.

圧痛

若年者の両側脛骨粗面の圧痛は, Osgood-Schlatter 病[訳注9]に特徴的と言われている(Fairbank, 1937). この病気では, 脛骨粗面の骨端が一部分離し, 運動中に膝蓋骨腱によって突然引っ張られる.

膝を屈曲させた状態から屈曲 30° まで伸展させると, 膝関節より 3 cm 近位部の大腿骨外側上顆に直接負荷をかけることができ, これにより痛みが再現性をもって誘発されるようであれば, iliotibial band 症候群(腸脛靱帯症候群)のサインである. これはランナーや自転車走者の膝の外側痛でよくみられる原因であり, 繰り返す過剰な屈曲・伸展によるものとされる(Strauss et al., 2011).

訳注9) 脛骨粗面の骨軟化症.

膝蓋大腿疼痛症候群(Patellofemoral Pain Syndrome)

この症候群は膝痛の最も多い原因であり, 身体診察で診断できる. おそらく膝蓋骨の後面に骨軟化症が存在する. これを調べるには, 患者の足を伸展させ, 検者の片方の手で膝蓋骨を固定し, 下方へ圧迫して膝蓋骨を前や後ろに擦る. 骨軟化症があれば, 急性の疼痛が誘発され, きしみも伴う. Fairbanks アプリヘンション検査(後述参照)も役に立つ. これは可動性がよすぎるために膝蓋骨が亜脱臼を繰り返すことに起因する. あまり運動しない女性では, 膝蓋腱が弱く, 慢性の外反脚であることが多い. これは長距離走者や軍隊で長距離行軍をするような男性でもみられることがある(J.D.Dunn, 私信, 2017).

滑液包炎

膝蓋骨周囲の滑液包にはいずれも液体が貯留することがある. 疼痛, 炎症があり, (触診では)沼地に膝蓋骨が浮かんでいるような感覚があり, 著明な関節液を伴うことも伴わないこともある. 膝蓋骨下部の皮下にある膝蓋前滑液包の炎症は「**家政婦膝 housemaid's knee**」と呼ばれる. 膝蓋骨前方の腱と筋膜の間にある膝蓋前筋膜下滑液包の炎症は「司祭あるいはサーファーの膝蓋下滑液包炎」と呼ばれる. 膝の後ろや内側の滑液包炎は Baker 嚢胞(上記参照)と区別できないだろう.

膝関節液貯留

比較的大量の関節液はバロットメントテストで検出できる.

1. 患者は膝を伸ばして仰向けになる.
2. 一方の手で膝蓋骨上方を丸く囲うように掴み, 膝蓋上嚢を圧迫する.
3. もう一方の手で膝蓋骨を鋭く叩く. もし十分な関節液があれば, 膝蓋骨が大腿骨にコツンと当たるのを感じるだろう.

比較的少量の関節液はバルジ徴候(bulge sign)で検出できる.

1. 患者は仰向けになり膝を完全に伸ばしてリラックスする.
2. 膝の内側の関節液を絞り出すように手でなでる.
3. 膝の外側を指で押し, 内側に膨らみが生じるかを観察する. 最適な指圧部を見つけるために何度か押さなければならないだろうが, 通常は膝蓋骨の中線より少し上である.

▶ 他動運動

主要な可動域

患者を仰向けにし, 片方の手で患者の腿を押さえて検査台にしっかり固定し, 踵をグイッと持ち上げる. 正常では, 10〜15° の過伸展が可能である. 屈曲は, 検者の手で関節包の弛みを感じながら, 踵を最初は臀部の内側, 次に外側につける. 過剰屈曲を調べるには, 検者の前腕を患者の膝の屈曲部に置き, 強制的に屈曲させる. 正常なら膝は 135° まで屈曲する.

関節包パターンでは伸展制限は軽度だが, 屈曲制限は非常に強い.

注3 「馬鹿の間で賢くみえることを望む人々は, 賢者の間で愚かなようです」.

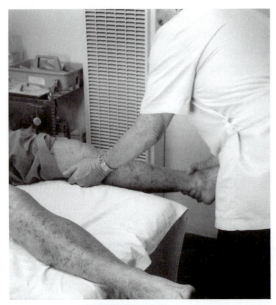

図 25-26　外側側副靱帯の検査

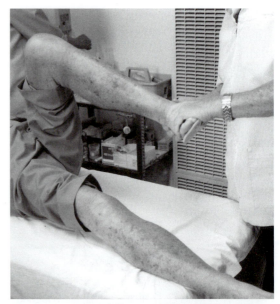

図 25-27　足部の内旋による外側側副靱帯の検査

片方の膝に他方より伸展制限がある場合，腹臥位にすると患側の踵が高くなる．

靱帯の診察

内側側副靱帯を調べるには片方の手を膝の外側に当てて，もう一方の手で足部を持つ．そして最初は膝を伸ばした状態で，次に30°に屈曲させた状態で，膝を外転させて靱帯を引き伸ばす．外側側副靱帯を調べるには手を内側に当てて内転ストレスを加える（図 25-26）．

半月体と脛骨を結ぶ**冠状靱帯**は膝を屈曲して回旋するとストレスを受ける．図 25-27 に示すように，足を内旋させて外側冠状靱帯にストレスを加える．もし靱帯損傷があれば痛みが誘発される．

十字靱帯は引き出しテストで調べることができる．膝を90°屈曲させ，足部は検者がその上に座って固定する（図 25-28）．脛骨を強くグイッと前方に引く．膝を前方と後方に揺らす．軽度の動きは正常でも起こる．

期待に反して，剖検にて前十字靱帯を切断しても前方引き出しテストは正常であることが示された．おそらく後十字靱帯と関節包によって安定性が保たれるのだろう．前十字靱帯を調べるには足部を内旋させてこのテストを行うのがよく，外旋させれば後十字靱帯を調べるのによい（Dorman and Ravin, 1991）．

多くの研究で，いくつかは非常に小さい研究だ

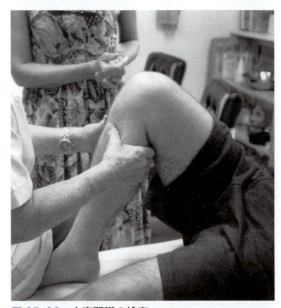

図 25-28　十字靱帯の検査

が，前方引き出し検査の感度は9〜93％であり特異度は23〜100％と報告されている．陽性尤度比（LR）は3.8（95％CI, 0.7〜22.0）であり，陰性尤度比は，0.3（95％CI, 0.05〜1.50）である（Solomon et al., 2001）．

抵抗運動

抵抗に反する膝の屈曲や伸展は患者を腹臥位にして股関節を伸展させた状態で調べるのがよいが，簡便さのために仰向けで行うこともある．膝

を90°屈曲させ，踵を押して患者に抵抗させる．腹臥位の状態で伸展を調べるには，伸展した膝を上から押さえて，足首を上に引き上げ，患者には抵抗して足を下げるようにさせる．

伸展時の痛みは大腿四頭筋の病変に起因する．疼痛と筋力低下は膝蓋骨の骨折か筋腹の損傷を示唆する．伸展の筋力低下のみで痛みがない場合はL3の神経麻痺を示唆する．

膝の抵抗屈曲で疼痛がある場合は，股関節と膝関節を90°に屈曲させた状態で，下腿の内旋と外旋を調べる．この試験により，上脛腓関節や大腿二頭筋の問題なのか，半膜様筋，半腱様筋や膝窩筋の問題なのかを区別できる（Cyriax, 1982）.

▶ その他の特別な診察方法

膝内障 internal derangement of the knee（IDK）の診断のために多くの方法があるが，そのうちのほんのいくつかをここで紹介する．Smillie によると，"IDK"とは"I don't know"をも意味する．

Lachman テスト

前十字靱帯を調べるもう1つの検査である．

診察方法

1. 患者を臥位にして踵を検査台につけ，膝を20〜30°屈曲させる．
2. 検査台の横に立ち，片手で大腿部が動かないように大腿骨をしっかりつかみ，膝屈曲筋 hamstrings をリラックスさせる．
3. もう一方の手で脛骨の近位部をつかみ，勢いをつけて下腿を手前に引く．骨端部のずれが感じられるはずである．

判定方法：陽性であれば，終末抵抗 end point の離散 discrete がなく，脛骨の過剰な前方移動がある．

Lachman テストの感度は60〜100%である．特異度は，単施設研究で普遍性には欠けるが100%との報告がある．検査陽性のLRは42.0（95%CI, 2.7〜651）であり，検査陰性のLRは0.1（95%CI, > 0.0〜0.4）である（Solomon et al., 2001）.

バリエーション：もし検者の手が小さくて患者の足が大きければ，患者を腹臥位にするとよい．

ピボットシフト Test

これは前十字靱帯と後方の関節包を調べるテストである．これは膝の安定性をみる

最も正確なテストとしてよく知られている．

診察方法

1. 患者を仰臥位にして膝を伸展させる．
2. 股関節を30°屈曲させる．
3. 一方の手で踵を保持し，もう一方の手を脛骨近位端の外側に置き，（検者）の第5指MCP関節が腓骨頭近くになるように当てる．
4. 脛骨近位部に外反・内旋力を加えながら，ゆっくりと膝を屈曲させる．

▶ 判定方法

膝を30°屈曲させたところで，脛骨近位端が大腿骨遠位部より前方に脱臼すると陽性である．膝を伸展させるとガチャンともとの位置に戻る．また（30°から）さらに10°伸展させると腸脛靱帯により整復される．陽性尤度比は40くらいであるが，テストを正確に行うには患者を十分にリラックスさせる必要があり，それがなかなか難しい（Physical Therapy Haven, 2016）

McMurray テスト

McMurray テストは外側および内側半月板の後角の情報を与えてくれる．

診察方法

1. 患者を仰臥位にして，股関節と膝関節を踵が臀部につくまで曲げる．
2. 一方の手で膝を保持し，他方の手で患者の踵を掴む．患者の足をできるところまで外旋しながら，膝を90°の角度まで戻す．
3. 外旋を解除し，踵を臀部まで戻す．足を内側に向け，膝を内旋させながら膝をゆっくりと伸ばす．

判定方法：このように外旋位で保持しながら膝を伸ばしていく時，特にクリック音を聴取したり感じた時に，患者の症状が誘発されれば，内側半月板の損傷が疑われる．患者は膝崩れを起こした時と同じ症状だというだろう（McMurray, 1942）. 2の段階で類似の結果が生じれば外側半月板の損傷を疑う．検査陽性の時は膝を完全に伸ばすことができないことがある．

関節鏡を基準とすると，McMurray テストの平均感度は53%であり特異度は59%である．検査陽性のLRは1.3（95%CI, 0.9〜1.7）であり，陰性の場合は0.8（95%CI, 0.6〜1.1）である（Solomon et al., 2001）.

内側-外側すりつぶし検査

内側-外側すりつぶし検査は半月板の状態を調べる検査である．

診察方法

1. 患者を臥位にして，一方の手でふくらはぎを支え，他方の手の人差し指と親指を膝関節面に置く．

2. 膝を屈曲伸展させながら，脛骨に内反・外反ストレスを与える(Clinically Relevant Technology, Medial-Lateral Grind Test, 2011).

判定方法：関節面に沿った，すりつぶすような感覚は陽性と考えられる．感度は69%，特異度は86%と報告されている(Solomon et al., 2001).

Fairbank アプリヘンション検査

若い女性での繰り返す膝蓋骨脱臼は半月板損傷と間違われていることがある．Fairbank アプリヘンション検査(Fairbank, 1937)は繰り返す脱臼で陽性となるが，半月板損傷では陽性とならない．患者を座らせて膝を屈曲させ，膝蓋骨をつかんでゆっくり外側へ押す．膝蓋骨脱臼の患者ではすぐに怖がる．患者はあなたの手首をつかんで，その方向に押し続けると「それ(脱臼)」が起こるのを「知っている」と言うだろう．

関節遊離体(関節ネズミ)Loose Bodies

Edward Harshman 医師はこの手技を膝や肘の関節遊離体が疑われる時に用いた．うまくいけば治療効果もある．

診察方法

1. 関節の外側か内側か痛む方を下にする．

2. 牽引力をかけながら，受動的に関節を30°屈曲させる．

3. 遠位の四肢を内側・外側に回転させながら，内反・外反ストレスを与える．

4. 関節を可動域いっぱいに動かす．もし改善が見られれば繰り返す．

もし関節遊離体があって，それが関節の主な可動スペースから追いやられれば，症状は劇的に改善し可動域も最大となる．しかし患者には遊離体は痛む部位からは外れたが，また戻る可能性があることを伝えておく必要がある．したがって整形外科へのコンサルトが望ましい(E. Harshman, 私信, 2015).

8) 足関節

▶ 病歴

外傷例では，通常骨折がある場合は外傷直後には歩けない．牽引による靱帯損傷がある場合は，最初は体重がかけられても，外傷後数時間すると症状が悪化する．この区分は完全ではないのでやはり X 線写真が必要である．

▶ 視診

足関節に関節液貯留が貯留すると，伸筋腱下に膨らみができ，外側および内側側副靱帯の前方も膨らむ．足部は軽度背屈し内反する．初期の関節液に気づく最もよい方法は，関節を後方から観察し，くるぶしの後方の膨らみを探し，正常側と比較することである(Clain, 1973).

▶ 触診

踵腓靱帯の損傷は足の無理な内反によって引き起こされ，圧痛は外果そのものよりもやや前方から下方に認められる．この所見は骨折との区別に役立つ．足関節の外傷では脛腓関節も必ず調べる．高めの台に患者を座らせて，一方の手で足を固定し，腓骨頭を検者の親指と残りの指で挟み，前後方向に圧力をかけながら，疼痛の有無と関節の滑りの範囲を調べる．

Ottawa Ankle Rules によると18歳以上の患者では，X線撮影の適応は外果部に痛みがあり外果の骨後縁や先端に圧痛があり，4歩歩くことができない場合である．酔っ払った患者や，非協力的な患者，他の部位の外傷に気を取られている患者，知覚が低下している場合や，適切な触診で腫脹がある場合などは Rules よりも臨床的判断が優先される(Ottawa Hospital Research Institute, 2013).

▶ 他動運動

足関節は蝶番関節であり，正常では背屈20〜30°，底屈30〜50°である．距骨下関節，横足根関節とは機能単位を形成する．前者は足部の内反と外反を司る．後者は距舟関節と踵骨立方関節からなり，背屈，底屈，内転，外転，外旋，内旋を司る．これらの動きを確認する時は，踵は下ろして固定し，他の関節が動くのを防がなければならない．内返し30°，外がえし20°が平均的な可動域である．

▶ 抵抗運動

上記のように，強さをみるための抵抗運動は神経根病変などの診断に極めて重要である．

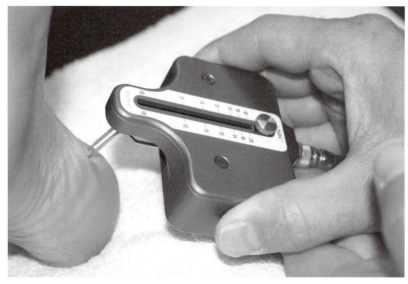

図 25-29 従圧式感覚検査器具〔pressure-specified sensory device（PSSD）〕による踵骨神経の感度検査. 患者は2点を識別できる圧力のところでボタンを押す. コンピューターの入った器具は，その圧力と2点間の距離を記録する. 何度か繰り返して平均値を取ることができる.

足の回外抵抗運動時の痛みは，腓腹筋腱炎の所見である.

9）足部

皮膚，爪，脈，関節の診察については 7, 18, 24 章で述べたので，筋骨格系の章では簡便に述べる（手の関節所見について詳細に述べたことの多くは足に関しても同様である）. 感覚検査（糖尿病患者では特に重要である）と他の神経学的検査については 26 章で述べた. 他の足の検査についてはすべてこれまでの項目に含まれている. Ottawa Ankle Rules によると，外傷における X 線撮影の適応は中足部に痛みがある場合や，舟状骨および第5中足骨の基部に圧痛がある場合である（Ottawa Hospital Research Institute, 2013）.

この項では，いくつかの整形外科的な所見について述べる.

凹足

凹足とは「アーチ足」を意味する. 事実，まるで生まれながらに踵の高さが中足骨や指より数インチ高いハイヒールを履くために準備されたような足である. 原因によって片側性のこともあれば両側性のこともあり，しばしば「槌指」変形を伴う. 凹足は靴と靴下を脱いで初めて観察できる.

凹足はしばしば「馬足 pes equinus」と呼ばれるが，それは指と中足骨が蹄に似て，踵がウマの足の高い部分に似ているからである. しかしながら，これは誤った呼び方である. なぜなら凹足の患者は踵がより後方に位置するにもかかわらず，そこに体重をかけているからである.

原因は通常は神経性や（例：Friedrich 失調症，Charcot-Marie-Tooth 腓骨萎縮，過去のポリオ脊髄炎，痙性片麻痺，両麻痺），筋性（例：筋ジストロフィー）. Sipple 症候群や神経線維腫症でもみられることがある.

扁平足

アーチの長軸が平坦になり，靱帯の牽引により前足部に痛みが生じやすくなる. 扁平足は Marfan 症候群の診断基準の1つであり，Ehlers-Danlos 症候群でもみられるがその状態に特異的というわけではない.

足底筋膜炎

足底筋膜炎は歩行時に痛みが生じ，一般によくみられる. 母趾を他動的に伸展し，足の裏の内側で腱を触診すると，痛みがある. この病態では X 線で踵骨に骨棘がみられることが多いが，これは2次性のもので原因ではない. 足底筋膜炎は特に Reiter 症候群の患者でよくみられる. 踵を高めにした適切な履物でも改善せず，症状を繰り返す場合は，足の基礎疾患や歩行に問題がないかを評価する必要がある. このような患者は誤診されていて，（実は）足根管症候群（下記参照）のような

神経原性の痛みであることがある(Dellon, 2001). 従圧式感覚検査装置 pressure-specified sensory device(PSSD)(Dellon Institutes, 図 25-29 参照)のような装置を用いて，注意深く感覚系を診察すれば不適切な手術を防ぐことができる．感覚系の検査方法については 26 章に詳しく説明されている．

8 末梢神経障害と絞扼性神経障害

1）胸郭出口症候群

胸郭出口とは実際は横隔膜であり，この名前は 1956 年の「胸郭出口症候群」と題された論文が発表された後から誤って用いられている．この論文は胸郭入口で腕神経叢が圧迫されて起こる症状に対しての理学療法について述べている．この病態は以前は「前斜角筋症候群」と呼ばれていた．これは「解剖学的目的指向型」の用語であり，「肋鎖症候群」がそうであったように，外科医が切除すべき部分を定める(用語である)．多くの患者に前斜角筋切除や斜角筋群の切除や，頸部肋骨の合併切除も行われたが(頸部肋骨が存在する場合は)，しばしば何の改善もみられなかった．正常の第 1 肋骨や鎖骨さえも切除すべきという主張まであった(Mackinnon and Dellon, 1988).

古典的な病歴は，就寝後 2～4 時間後に手のしびれで目が覚め，それによって腕神経叢の圧迫が解除される．これは開放現象の典型例である(Dorman and Ravin, 1991).

刺激試験は(18 章参照)，腕を頭の上まで上げて，腕神経叢を前斜角筋のすぐ後方で 10～60 秒圧迫するか，前腕を持って腕を体幹と 90° の角度に保つ(「手を上げろ stick'em up」姿勢または降伏姿勢 surrender posture)．後者の方法でもし 1 分以内に症状が誘発されれば，患者は Roos 徴候陽性とされる(Mackinnon and Dellon, 1988).

Tinel 徴候が陽性となることもあり，これは頭を患側と反対に向け，鎖骨上窩を指で叩くと手の尺側にしびれが走る(徴候である) (Campbell et al., 1991).

電気生理学的検査は胸郭入口での腕神経叢の圧迫を捉えることはできないが，PSSD(図 25-29, 41)のような非侵襲的で無痛性の感覚検査では臨床的に重要な異常を捉えることができる．上記のような刺激試験の後に手を安静にしてから，人差し指と小指の検査を行い，これはそれぞれ腕神経叢上部(C6)と下部(C8)を反映する(Howard et al., 2003).

手術をする前に，非外科的治療を入念に行うことをすすめる．これには姿勢や仕事内容に関することが含まれる．長時間机やコンピューターに向かって前屈みになったり，両手で重い荷物を運んだり，重い荷物を背負って運んだりすると胸郭出口症候群に一致する症状が誘発される(J.D. Dunn, 私信, 2017).

時に第 1 肋骨の異常な動きがみられることがある．検者は患者の後ろに立ち，人差し指を第 1 肋骨と鎖骨の間に置いて，呼吸時の肋骨の動きを両側で比較する(Dorman and Ravin, 1991).

鑑別診断は，脊髄内外の圧迫病変を含み，神経膠腫，頸椎椎間板ヘルニア，肺尖部(Pancoast)腫瘍，正中神経あるいは尺骨神経の圧迫性ニューロパチー，重いナップサックを背負ったり手術中の姿勢から来る腕神経叢の牽引などがある．

2）手の神経の迅速検査

Horenstein "Handy Guide" より，手の神経検査

手全体の神経系(運動)をみるには最も継続的な神経刺激のある人差し指を調べるのがよい．橈骨神経は MCP 関節で人差し指を伸展させられるかどうかで調べる．正中神経は DIP での伸展を調べる．DIP を曲げた状態で指を支持して，そこから DIP を伸展させて「指全体を伸ばす」ようにさせる(これは虫様筋の運動である)．尺骨神経は人差し指を伸ばした状態で内転や外転をさせてみるが，患者にとっては前者がやりやすいだろう(これは骨間筋の運動による).

手の外傷における Flint の迅速検査

局所麻酔をする前に運動，感覚神経の検査を必ずしておく．

感覚
手の「自律性」感覚神経領域は以下のとおりである．小指の先(尺骨神経)，人差し指の先(正中神経)，親指と人差し指の間の手背のくぼみ(橈骨神

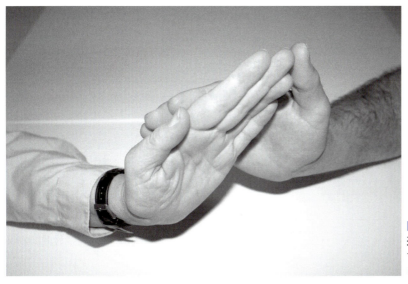

図 25-30　橈骨神経支配の外来筋の検査．患者に手首を反らせて，検者に抵抗させる．
（写真：Patti Wylie）

経)．感覚神経の検査方法については 26 章を参照．

「しわ」テスト

怖がって適切な反応を得られない小児の場合に有効な検査である．正常な指は滅菌水に 5 分つけておくとしわが寄るが，神経を損傷した指はしわが寄らない．

運動

親指と，残りの各指で鉛筆を消しゴムのところでつまむ簡単な検査で，各指の神経や腱の損傷を調べるのにとてもよい検査である(Cain, 1985)．

3) 橈骨神経

急性の橈骨神経損傷のための検査の 1 つは運動検査である．重力や検者の手に対抗して手関節を伸展させられるかどうかをみる(図 25-30)．

橈骨神経の慢性障害では，無意識的な手首の脱力をみる．

橈骨神経には 2 つ分枝がある．もし深い枝のみが侵されているとしたら，指の脱力はきたしても手首の脱力はきたさない．これは手首の脱力がなくても，橈骨神経麻痺を否定できないという点で重要である(これが，Handy Guide では人差し指を検査する理由である)．労働者の補償にかかわる医師は，このような患者を転換ヒステリー[訳注10]と診断するのに十分な注意が必要である．

訳注10) 不安を身体的徴候または症状へと精神的に転換して，不安と置き換えることを特徴とするヒステリー．

もし橈骨神経の運動障害の証拠を得たら，感覚

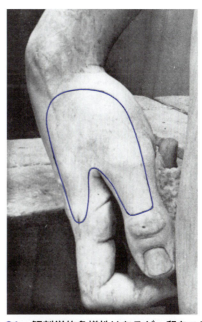

図 25-31　解剖学的多様性はあるが，印をつけた範囲はほとんどすべての人で橈骨神経の支配領域である．
（ミケランジェロ作『ダビデ像』）

障害を証明できれば診断確定である．橈骨神経の感覚枝を検査するのに最もよい場所は親指の背側と，隣接する特定の手背部分である(図 25-31)．

Wartenberg 症候群

橈骨神経感覚枝の前腕部での圧迫は 1932 年に Robert Wartenberg によって初めて記載された．(その後)腕時計による 2 次性障害の症例がいくつ

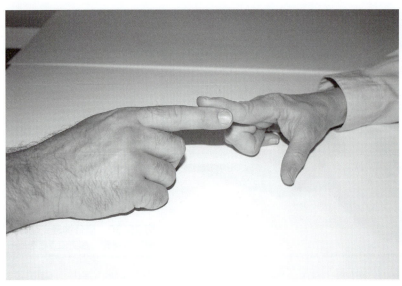

図 25-32 尺骨神経支配の内在筋機能を調べるには患者の人差し指を抵抗に反して外転させて，第 1 背側骨間筋の収縮を観察する．
(写真：Patti Wylie)

か報告され，最近では「手錠神経障害」症例が報告された．患者は外傷歴があったり，仕事で繰り返し回内・回外や尺・橈側偏移運動を繰り返していることが多い．関連素因として糖尿病や関節リウマチが含まれる．患者はたいていは痛み，しびれ，手背橈側領域の異常感覚を訴える．

注意深い感覚検査により両手の違いがわかり，Tinel 徴候はしばしば前腕の橈骨神経領域に沿って陽性となる．鑑別診断には de Quervain 腱鞘炎(上記参照)が含まれる．比較所見は表 25-4 に示した．

誘発試験

患者に体の前で腕を伸ばさせ，前腕を最大に回内させて手首を尺側に曲げる．もし 1 分以内に手背橈側部にしびれやピリピリする感覚が生じたら検査陽性である．他の方法としては，手はこの状態のままで，腕橈骨筋の腱移行部を圧迫すると症状が誘発される．

4) 尺骨神経

運動神経検査

Froment 徴候

Froment 徴候は急性の尺骨神経損傷を診断するのによい検査である．

患者に 1 枚の新聞(あるいは紙)をそれぞれの手の親指と人差し指でつまませる．そして両方の手で横方向に引っ張るようにさせる．橈骨神経損傷があれば，患側の親指から紙が滑り落ちる．
アドバイス：この検査は正中神経が正常で，人差し指を曲げられることが前提である．

尺骨神経の運動障害の確実な検査

尺骨神経の支配のみを受けている内在筋は第 1 背側骨間筋(図 25-32)であり，外来筋[訳注11]は小指の深指屈筋(図 25-33)である．

訳注11) 当該器官の外から入ってきて働きかける筋．例えば手に作用するが筋本体は前腕にあるような場合．

鷲手変形

慢性の尺骨神経麻痺のある患者では IP 関節で小指を伸ばすことができない．環指も同様の変形をきたすことがある．指は MCP 関節で過伸展し，小指球は平坦化し，手掌は陥凹する．これらが一緒になると，**かぎ爪のような**特徴を持ち，「鷲」手と言われたり，「かぎ爪」手と言われたりする．

感覚異常

尺骨神経の運動障害を発見したら，小指の感覚検査で診断を決定する．

触診

尺骨神経は生体の中(in vivo)で唯一触診できる神経であろう．肘頭と上腕骨の内顆の間の溝を通っている．この溝は内側上顆リンパ節を触診する際に触れる部分よりやや遠位後方にある．

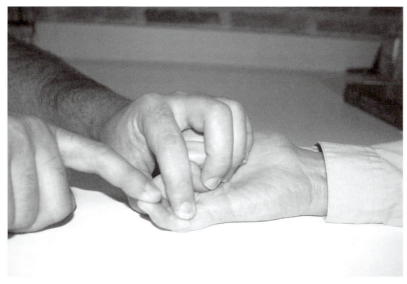

図 25-33 尺骨神経支配の外来筋機能を調べるには患者の第5指のMCPとPIPは伸ばした状態で，DIPを抵抗に反して屈曲させる．
（写真：Patti Wylie）

自分の尺骨神経を触れてみてほしい．軽く押さえると，いやな感じがするはずである．もしあまりに力強く触れると，麻痺を生じたり，「おかしい骨を叩いている」と表現される感覚を味わうだろう．たぶんこの表現はこの神経がhumorous（ユーモアのある），humerus（上腕骨）の近くを通ることからきているのだろう．もし尺骨神経の肥厚や硬化を感じれば，肥厚性間質性ニューロパチーと診断できる．

尺骨神経の肘での圧迫には多くの原因があり，骨折，関節炎，麻酔後や臥床がちな患者での外側からの圧迫，職業上の姿勢や動き，先天性奇形やアルコール中毒などが挙げられる．症状を誘発させる方法は図 25-34 に示した．

5）正中神経

運動神経の徴候

正中神経の急性損傷における運動神経検査はOchsner組み手徴候をみるのがよい．患者にお祈りをするように，しかしそれ以上に強く手を組ませる．もし正中神経の運動枝がおかされていれば，患側の人差し指を曲げることができず，組んだ手から突き出すであろう．

運動神経の慢性障害をみるにも，人差し指の屈曲ができないのが最もよい徴候であるが，中指も屈曲できないことがある．残りの2本の指が曲がると，祝福徴候またはローマ教皇徴候となる．こ

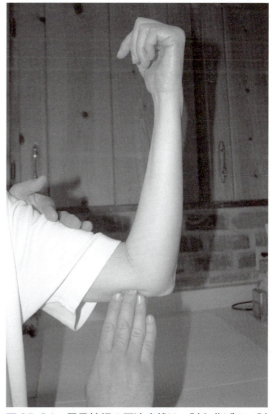

図 25-34 尺骨神経の圧迫症状は，肘を曲げて，肘部管のやや近位で尺側手根屈筋の2つの頭の間を通る部分を圧迫すると誘発される．肘部管での絞扼性神経障害を疑ってTinel徴候をみるために，この部分を打診する場合もある．
（写真：Patti Wylie）

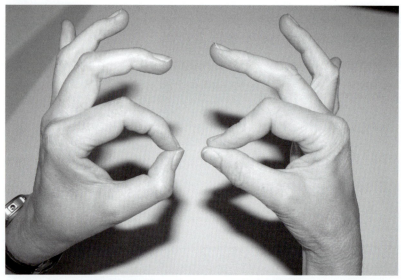

図 25-35　正中神経障害のある患者では親指と人差し指で円をつくることができない．
(写真：Patti Wylie)

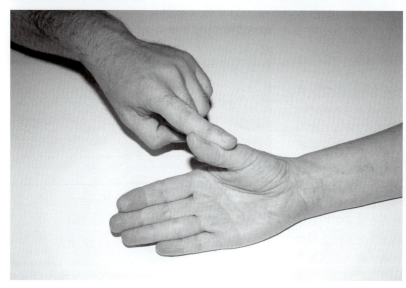

図 25-36　正中神経支配の内在筋を評価するには，手掌と同平面で親指を 90°開く動作をする長母指外転筋を調べるのが最もよい．患者の親指をここに示すような位置にして，検者が患者の親指を手掌に向けて押し，それに抵抗させる．
(写真：Patti Wylie)

れはまた産婦人科医が内診する時の指の形とも比較される．

　正中神経障害や前腕での前骨間神経障害がある患者では親指の IP 関節や人差し指の DIP 関節を曲げることができず，親指と人差し指で円をつくろうとすると図 25-35 に示すような「鳥の眼」のような形になる．

　正中神経支配の内在筋と外来筋の運動検査は図 25-36, 37 にそれぞれ示した．

感覚異常

　正中神経の異常を確定するには，感覚神経も調べなければならない．最もよい場所(正中神経の支配が一貫している場所という意味で)は人差し指の先である．図 25-38 を学べば覚えやすいであろう．

手根管症候群

　手根管症候群は臨床現場で遭遇する最も多い絞扼症候群の 1 つである(Atroshi et al., 2011)．手根管症候群は手根管での正中神経の絞扼性神経障害である．鑑別診断は胸郭出口症候群や頸部神経根障害が含まれる．この症候群の原因は月状骨の手掌側脱臼や，Colles 骨折の急性浮腫，関節リウマチ，粘液水腫，手根管内に発生学的に異常な構造物が存在する場合などがある(A.Arem, 私信，

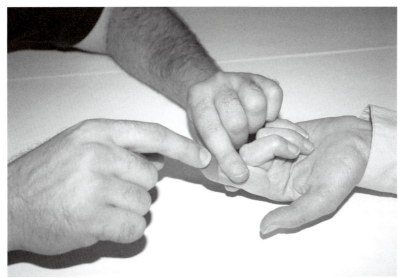

図 25-37　正中神経支配の外来筋を評価するには，患者の人差し指で，PIPとMCPを伸展した状態でDIPを抵抗に反して屈曲させる．これは深指屈筋の動作である．
（写真：Patti Wylie）

1999)．局所でのプロスタグランジンE2や血管内皮増殖因子(Vascular Endothelial Growth Factor：VEGF)の亢進によって血管増殖と線維化が進行し，正中神経の絞扼に至ると考えられている(Bland, 2005)．

　Tinel徴候は手首掌側の手根管の上を打診すると，手掌橈側にしびれが走ることである(叩くのは指で，打腱器などは用いない)．腕時計のバンドの位置から始め，手掌の「生命線」[注4]まで行ったら，またバンドの位置に戻り，もし触れるなら長掌筋腱の少し橈側まで行く．Tinel徴候の感度は65～66％である(Phalen, 1970；Spinner et al., 1989)が，特異度はそんなに高くない．

　Phalen徴候は患者の手首を他動的に1分ほど屈曲させると，正中神経領域にしびれと麻痺が生じることである．この徴候の重要性はTinel徴候と同じくらいであるが，感度は70～77％である(Phalen, 1970；Spinner et al., 1989)．

正中神経圧迫試験：手根管よりやや近位部で直接正中神経を数秒間直接圧迫すると症状が誘発或いは悪化する(図25-39)．このテストの感度は64％，特異度は83％と報告されている(MacDermid and Wessel, 2004)．

手挙上テスト：これを行うには，患者に頭よりも高く手を上げて1分間保持するように指導する(Ahn, 2001)．もしこれで手根管症候群の症状が

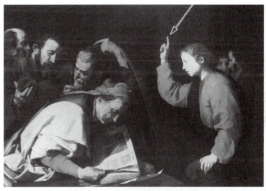

図 25-38　矢印は人差し指を示しており，これは正中神経近位が圧迫されていると，他の指のように曲げることができない(前骨間枝は長母指屈筋と人差し指の深指屈筋を支配する)．正中神経麻痺は祝福手変形もきたし(ここには図示していないが)教皇が祝福を与えるかのように，人差し指と中指がMCP関節で伸展する．1人の医師がこの検査の解剖学的根拠を教科書で調べているすぐ後ろで，もう1人が彼の人差し指を頭に当てているが，これは明らかに正中神経の感覚枝検査である．
（ホセ・デ・リベーラ作『医師の中のキリスト』，ウィーンの美術史美術館より）

再現すれば，テスト陽性である．感度と特異度はTinelテストと同等である(Ahn, 2001)．

　正中神経の知覚過敏は43～73％の診断感度であり，母指球の萎縮(図25-40)は37～40％の感度である(Phalen, 1970；Spinner et al., 1989)．感覚異常が典型的な分布を示すかほぼ同様の分布の場合，手根管症候群に対する陽性尤度比positive LRは2.4であり，「らしくない」分布の場合の陰性尤度比negative LRは0.2である(McGee, 2001)．

注4　手相で言うところの「生命線」とは手のひらで母指球と残りの部分を分ける線のことである．

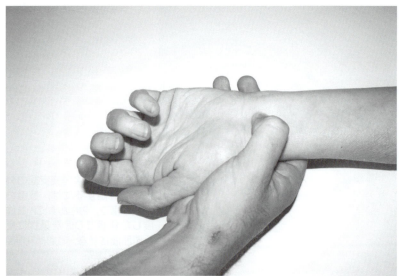

図 25-39 手根管症候群. 患者は手根間手前を数秒圧迫すると正中神経領域の感覚異常をきたすことがある.
(写真：Patti Wylie)

確に図表どおりにはならない（図 25-10）.

手首における正中神経の定量的評価にはしばしば神経伝導速度検査が用いられ，これらの技術を用いた研究データが蓄積されてきた（AAEM, 1993）. PSSD を用いた非侵襲的な検査（図 25-41）は神経伝導速度検査と同じくらいの感度・特異度を持ち，痛みがなく（Weber et al., 2000），PSSD 測定は手の機能と相関する（Dellon et al., 1997）.

6）異常感覚性大腿痛

異常感覚性大腿痛（鼠径靱帯外側部で大腿外側皮神経が出てくる部分での絞扼性神経障害）は前上腸骨棘の中央部で骨と神経に対して鼠径靱帯を圧迫することで誘発される（McBeath, 1985）（異常感覚は大腿前面と側面にも生じる）. この検査の感度と特異度は知られておらず，常に有効なわけではないのは，神経と前腸骨棘や鼠径靱帯の位置に多様性があるからである（Aszmann et al., 1997）.

骨盤圧迫テストは鼠径靱帯を緩めれば大腿外側皮神経への圧迫が解除され，一時的に症状が緩和するだろうという前提に基づいている. 患者は健側を下にして横になり，症状のある部分に手を当ててもらう. この姿勢は異常感覚を増強させるだろう. 検者は骨盤の側方向への圧力を 45 秒間かける. 症状が改善すれば陽性である. このテストの感度は 95%，特異度は 93% と報告されている（Nouraei et al., 2007）

症状はウエスト周りの硬い帯によって引き起こ

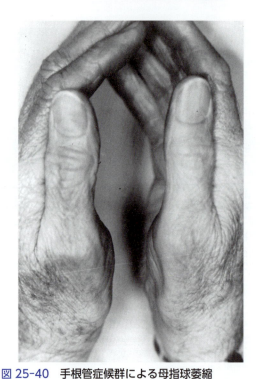

図 25-40 手根管症候群による母指球萎縮
(*Consultant Magazine* より. Cliggott Publishing Group of CMP Healthcare Media, Darien, CT, and Dr Thomas E. Weiss.)

典型的な分布としては第 1～3 指のうち少なくとも 2 指に症状があり，第 4, 5 指に症状がある場合もあるが，手掌や手背はおかされない. 手掌がおかされていても尺側に限られていれば，同様の分布として許容される. らしくない分布は第 1～3 指に症状がない場合である（D'Arcy and McGee, 2000）. 前述したように，神経分布は必ずしも正

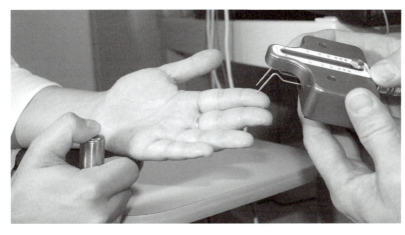

図25-41　従圧式感覚検査装置 pressure-specified sensory device (PSSD) を用いて人差し指の腹で正中神経の感覚機能を検査している．1点刺激で感じる閾値を測定している．患者は刺激を感じたらすぐに右手に持っているボタンを押す．
(写真：Patti Wylie)

され，ベルトを緩めれば改善するだろう．軍隊では，ガンベルトで症状が起こることがある(J. Dwyer, 私信, 1999)．

異常感覚性大腿痛は腰部神経根症状と似ることがある(Kallgren and Tingle, 1993)．

7) 腓骨神経

前脛骨コンパートメント症候群は過剰な運動や，外傷，血管閉塞によって起こる．下腿前部の痛みや発赤，圧痛で発症する．腫れた筋肉による腓骨神経の絞扼は足関節の外転障害や足関節と足指の背屈障害の原因となる．親指と第2指の指間部の感覚喪失も起こす．これは知っておくべき重要な症候群であり，早期に外科的に減圧できなければ，前脛骨部の広範囲な筋肉壊死と深腓骨神経の不可逆的な機能障害を起こす(Rorabeck et al., 1972)．腓骨神経絞扼は偽性神経根症候群の原因となる．

浅腓骨神経圧迫はランナーやダンサーのような若い運動選手に起こり，運動によって，下腿の前面・側面や，第2〜4趾先端を含む足背に痛みや痺れ，知覚異常を生じる．神経は，多くは外果の10〜15 cm近位で，筋膜からの出口で圧迫される．この部分でしばしばTinel徴候がみられる．

深腓骨神経はその遠位部が，短母指伸筋の下で以下のような原因で圧迫される．ガングリオン，外骨症[訳注12]，窮屈な靴のストラップ，ハイヒール靴，圧迫性外傷，第2中足骨の骨折/脱臼(Lisfranc骨折)などである(Dellon, 1990)．

訳注12) 軟骨をかぶった骨の突出で，軟骨から発生する．

足関節を内転させる筋である後脛骨筋は腓骨神経支配を受けない．内転の障害はL5の神経根障害を示唆する(Dawson et al., 1983)．

8) 後脛骨神経(足根管症候群)

「足根管症候群」という言葉は1962年に紹介され，踵骨と内果の間を屈筋支帯が屋根のように覆ってできた空間を指す(Keck, 1962)．管の中は後脛骨神経とその枝，後脛骨動脈と関連する静脈である．最も多い原因は過剰な回内運動による機械的な損傷である．2番目の最も多い原因は足根管部分の静脈瘤やガングリオンである(G.C. Trachtenberg, 私信, 2016)．

患者の多くは足底部に灼熱感や刺痛，しびれを感じ，最も頻度が高い部位は趾先や中足骨頭の下である．症状は踵まで至ることもあり，踵痛が初発症状のこともある．身体診察では後脛骨神経の走行に沿って，また正中および外側足底神経がそれぞれ足根管の遠位から出てくるところでTinel徴候がみられる．前者は親趾に，後者は小趾に放散する．健側と比較して，振動覚の低下や2点識別力の低下が認められる．進行例では，短母趾外転筋の萎縮やかぎ爪足をきたし，しばしば槌趾変形と誤診される．

内側踵骨神経はかなり多様性があることに注意する．足根管で絞扼されたり，外側足底管や，自身の踵骨管で絞扼されたりする．注意深い感覚検査によって診断され，PSSDも用いられる．もし親趾に異常感覚があれば，足根管症候群を疑う．

もし異常感覚が両側性だったり，足先の腓骨神経領域に及ぶようであれば，末梢神経障害が疑われる（Dellon et al., 2002）．

足根管症候群は足底筋膜炎や Morton 神経腫と誤診されたり，糖尿病性神経障害のみと思われていることがある．意外なことに，長年にわたって症状のある糖尿病患者が外科的減圧によく反応することがある（Mackinnon and Dellon, 1988）．

9）その他下肢で間違われやすい診断

絞扼症候群

下肢痛があり，腰部神経根障害疑いで紹介された約 4,000 人の患者のうち，36 人が末梢神経の絞扼が単独の原因であった．おかされた神経には，大腿神経，坐骨神経，閉鎖神経，伏在神経，腓骨神経，脛骨神経が含まれる．梨状筋症候群の患者では（上記参照）臀部の鈍的外傷歴があることがある（Benson and Schutzer, 1999）．患者を腰部の手術にかける前に，末梢神経での絞扼は除外しなければならない（Saal et al., 1988）．

伏在神経の絞扼障害は膝の内側側副靱帯損傷と誤診されることがある．前者は靱帯付着部よりずっと上を押しても痛みが生じ，痛みは下腿内側の下のほうまで放散する（Koppel and Thompson, 1960）．

正確な診断は手術による症状改善につながり，不適切な外科手術を避けることもできる．

付録 25-1　ミオパチー：問題の解答（学生への練習問題）

ミオパチーが全身性でないことや骨盤帯がおかされた時点で萎縮はないことから，ほとんどの筋疾患はすでに除外されている．彼の禿頭症は骨髄腫異栄養症を示唆するものではない．なぜなら通常は側頭部であり，全体ではないからである．さらに彼の咬筋は側頭筋とともによく保たれているようである．アルコール性ミオパチーは骨盤帯に限局せず，甲状腺機能低下症でも同様である．慢性の甲状腺中毒性のミオパチーはもっと上肢帯の筋萎縮がみられるはずであり多発筋炎でも同様である．甲状腺中毒性の周期性麻痺や，さらに言えば重症筋無力症などの他の周期性麻痺では，こんなに選択的に骨盤帯をおかさない．患者は Cushing

様ではないし，コルチコステロイドがオルメカ人[訳注13]に知られていたという証拠もない．サルコイドミオパチー，中心コアミオパチー[訳注14]，ネマリンミオパチー[訳注15]も，極めて稀であり，考えない．

訳注 13） 現在のメキシコを中心に住んでいた古代の先住民．

訳注 14） 乳児期の運動発達遅延，ゆっくりとした筋脱力を特徴とする先天性筋障害．

訳注 15） 先天性非進行性の筋力低下．筋細胞内にみられる特徴的なネマリン（糸状）体にちなんで命名された．

病歴から論理的手順によって導き出せばいかに簡単に分析できるかわかっただろうか．

まとめると，骨盤帯に異常がある成人男性で，びまん性萎縮はなく，おそらくいくらか肥厚すらしているだろう．私はこの患者は Duchenne 型筋ジストロフィーで，軽症の伴性遺伝変異型と診断する（軽症型であるべき理由は二頭筋や腕橈骨筋の萎縮がなくこの年齢まで至っていることである）．

もし骨化性筋炎と診断したなら，冷笑ものである．

付録 25-2　図 25-3 の説明文の問題の解答

研修医は図 25-3 で示された膨らみは二頭筋腱がその停止部で断裂した時の状態だと言った．指導医は患者が発症時を覚えていないことから，腱膜欠損部からのヘルニアだと言った．研修医はそれに対して，患者はしばしば物ごとを覚えておらず，おそらくアルコールによる直接的あるいは肝臓を介した（クモ状血管腫を覚えているか）間接的な脳の器質的障害があると反論した．もしあなたの診断がこのどちらかなら，それは誰よりもよい解答だ．診断を終結させることは目標ではあるが，その目的を達するのにコストがかかりすぎることがあり，最終結論に至らないこともある．

文献

- AAEM Quality Assurance Committee. Literature review of the usefulness of nerve conduction studies and electromyography for the evaluation of patients with carpal tunnel syndrome. *Muscle Nerve.* 1993;16:1392-1414.
- AbdelRazek MA, Mowla A, Farooq S, et al. Fibrocartilaginous embolism: A comprehensive review of an under-studied cause of spinal cord infarction and proposed diagnostic criteria. *J Spinal Cord Med.* 2016;39(2):146-154. doi:10.1080/10790268.2015.1116726. Available at: https://www.ncbi. nlm.nih.gov/pmc/articles/PMC5072491/. Accessed Mar 21, 2017.
- Adams SL, Yarnold PR. Clinical use of the patellar-pubic percussion sign in hip trauma. *Am J Emerg Med.* 1997;15:173-

175.

- Ahn DS. Hand elevation: A new test for carpal tunnel syndrome. *Ann Plast Surg*. 2001;46:120-124.
- Akgul O, Ozgocmen S. Classification criteria for spondyloarthropathies. *World J Orthop*. 2011;2(12):107-115. Available at: https://www.ncbi.nlm.nih.gov/pmc/articles/PMC3302034/pdf/WJO-2-107.pdf. Accessed Jan 22, 2017.
- Al-Jarallah K, Shehab D, Abraham M, et al. Musculoskeletal pain: Should physicians test for vitamin D level? *Int J Rheum Dis*. 2013;16:193-197.
- Anekstein Y, Blecher R, Smorgick Y, Mirovsky Y. What is the best way to apply the Spurling test for cervical radiculopathy? *Clin Orthop Relat Res*. 2012;470:2566-2572.
- Arlt AC, Steinmetz J. [Cervical myelopathy as a complication of rheumatoid arthritis]. *Z Rheumatol*. 2004;63:281-295 [German].
- Arnett FC. Ankylosing spondylitis. In: Koopman WJ, ed. Arthritis and Allied Conditions: *A Textbook of Rheumatology*. 13th Ed. Baltimore, MD: Williams & Wilkins; 1997.
- Aszmann OC, Dellon AL, Birely B, et al. Innervation of the human shoulder joint and its implications for surgery. *Clin Orthop Relat Res*. 1996;301:221-227.
- Aszmann OC, Dellon ES, Dellon AL. The anatomic course of the lateral femoral cutaneous nerve and its susceptibility to compression and injury. *Plast Reconstr Surg*. 1997;100:600-604.
- Atroshi I, Englund M, Turkiewicz A, et al. Incidence of physician-diagnosed carpal tunnel syndrome in the general population. *Arch Intern Med*. 2011;171:943-944.
- Ayoub DM, Hyman C, Cohen M, Miller M. A critical review if the classic metaphyseal lesion: Traumatic or metabolic? *AJR Am J Roentgenol*. 2014;202:185-196. doi:10.2214/AJR.13.10540
- Benson ER, Schutzer SF. Post-traumatic piriformis syndrome: Diagnosis and results of operative impairment. *J Bone Joint Surg*. 1999;81A:941-949.
- Berger EY. More on diagnosing fractures of the hip or pelvis. *N Engl J Med*. 1982;308:971.
- Bland JDP. Carpal tunnel syndrome. *Curr Opin Neurol*. 2005;18:581-585.
- Borgerding LJ, Kikillus PJ, Boissonnault WG. Use of the patellar-pubic percussion test in the diagnosis and management of a patient with a nondisplaced hip fracture. *J Man Manip Ther*. 2007;15:E78-E84.
- Bouchaud-Chabot A, Lioté F. Cervical spine involvement in rheumatoid arthritis. *A review. Joint Bone Spine*. 2002;69:141-154.
- Brunelli G. [Finkelstein's versus Brunelli's test in De Quervain tenosynovitis]. *Chir Main*. 2003;22(1):43-45 [French].
- Bussa M, Guttilla D, Lucia M, et al. Complex regional pain syndrome type I:A comprehensive review. *Acta Anaesthesiol Scand*. 2015;59:685-697.
- Cain HD. *Flint's Emergency Management and Treatment*. 7th Ed. Philadelphia, PA: W. B. Saunders; 1985.
- Cakir B, Käfer W, Reichel H, et al. [Surgery of the cervical spine in rheumatoid arthritis. Diagnostics and indication]. *Orthopade*. 2008;37:1127-1140 [German].
- Cammann P, Clark A. Cammann and clark on percussion. *N Y J Med Surg*. 1840;3:62-96.

- Campbell JN, Naff NJ, Dellon AL. Thoracic outlet syndrome: Neurosurgical perspective. *Neurosurg Clin N Am*. 1991;2:227-233.
- Cannell JJ, Holick MF. Multiple unexplained fractures in infants and child physical abuse. *J Steroid Biochem Mol Biol*. 2016. pii: S0960-0760(16)30248-5. doi:10.1016/j.jsbmb.2016.09.012.
- Carter MC. A reliable sign of fractures of the hip or pelvis. *N Engl J Med*. 1981;305:1220.
- Cattaino G, Vicario L. Myotonic dystrophy in ancient Egypt. *Eur Neurol*. 1999;41:59-63.
- Ceglia L. Vitamin D and skeletal muscle tissue and function. *Mol Aspects Med*. 2008;29:407-414.
- Chapman T, Sugar N, Done S, et al. Fractures in infants and toddlers with rickets. *Pediatr Radiol*. 2010;40:1184-1189.
- Chinn S, Caldwell W, Gritsenko K. Fibromyalgia pathogenesis and treatment options update. *Curr Pain Headache Rep*. 2016;20:25.
- Clain A, ed. *Hamilton Bailey's Demonstration of Physical Signs in Clinical Surgery*. 15th Ed. Baltimore, MD: Williams & Wilkins; 1973.
- Clarke MT, Lyall HA, Grant JW, Matthewson MH. The histopathology of de Quervain's disease. *J Hand Surg Br*. 1998;23:732-734.
- Clauw DJ. Fibromyalgia: A clinical review. *JAMA*. 2014;311:1547-1555.
- Clinically Relevant Technology. *Log Roll Test*; Aug 13, 2011. Available at:https://www.youtube.com/watch?v=cJsZwQ5XgpU. Accessed Feb 4, 2011.
- Clinically Relevant Technology. *Medial–Lateral Grind Test*; Aug 12, 2011. Available at: https://www.youtube.com/watch?v=hsXTMWwiU8k. Accessed Feb 3, 2017.
- Conn RD, Smith RH. Malnutrition, myoedema, and Muehrcke's lines. *Arch Intern Med*. 1965;116:875-878.
- Csuka M, McCarty DJ. Simple method for measurement of lower extremity muscle strength. *Am J Med*. 1985;78:77-81.
- Cyriax J. *Textbook of Orthopaedic Medicine*. 8th Ed. Vol. 1. London, UK:Baillière-Tindall; 1982.
- D'Arcy CA, McGee S. Does this patient have carpal tunnel syndrome? *JAMA*. 2000;283:3110-3117.
- Dawson DM, Hallett M, Millender LH. E*ntrapment Neuropathies*. Boston, MA: Little, Brown and Company; 1983.
- Dellon AL. Entrapment of the deep peroneal nerve on the dorsum of the foot. *Foot Ankle*. 1990;11:73-80.
- Dellon AL. Deciding when heel pain is of neural origin. *J Foot Ankle Surg*. 2001;40:341-345.
- Dellon AL, Kim J, Spaulding CM. Variations in the origin of the medial calcaneal nerve. *J Am Podiatr Med Assoc*. 2002;92:97-101.
- Dellon ES, Keller KM, Moratz V, et al. Validation of cutaneous threshold measurements for the evaluation of hand function. *Ann Plast Surg*. 1997;38:485-492.
- Dellon Institutes for Peripheral Nerve Surgery. *Neurosensory Testing with the Pressure–Specified Sensory Device™*. Towson, MD: Dellon/institutes. Available at: http://www.dellon.com/publications/ipns.brochure.9.05-2010. update.2pp.pdf. Accessed Feb 3, 2017.
- Dent JA, Paterson CR. Fractures in early childhood: Osteogenesis imperfecta or child abuse. *J Pediatr Orthop*. 1991;11:

184-186.

- Dobkin BH. Statin-related myopathy. *Arch Intern Med*. 2006; 166:1232.
- Domb BG, Brooks AG, Byrd JW. Clinical examination of the hip joint in athletes. *J Sport Rehabil*. 2009;18:3-23. Available at: http://www.henriquateixeira. com.br/up_artigo/clinical_ examination_of_the_hip_joint_te7go2.pdf. Accessed Feb 4, 2017.
- Domer FR, Liu YK, Chandran KB, et al. Effect of hyperextension-hyperflexion (whiplash) on the function of the blood-brain barrier of rhesus monkeys. *Exp Neurol*. 1979;63:304-310.
- Dorman T. Cervical whiplash injuries. *J Orthop Med*. 1997; 19:83-86.
- Dorman TA, Ravin TH. *Diagnosis and Injection Techniques in Orthopedic Medicine*. Baltimore, MD: Williams & Wilkins; 1991.
- Ellenberg MR, Honet JC, Treanor WJ. Cervical radiculopathy. *Arch Phys Med Rehabil*. 1994;75:345-352.
- Elliott BG. Finkelstein's test: A descriptive error that can produce a false positive. *J Hand Surg Br*. 1992;17B:481-482.
- Fairbank HAT. Internal derangement of the knee in children and adolescents. *Proc R Soc Med*. 1937;30:427-432.
- Feibusch K. Handle with care: Is it really child abuse? *Pharos*. 1993;56:34-36.
- File P, Wood JP, Kreplich LW. Diagnosis of hip fracture by the auscultatory percussion technique. *Am J Emerg Med*. 1998;16: 173-176.
- Finkelstein H. Stenosing tendovaginitis at the radial styloid. *J Bone Joint Surg Am*. 1930;12:509-540.
- Furman RE, Barchi RL. Pathophysiology of myotonia and periodic paralysis. In:Asbury AK, McKhann GM, McDonald WI, eds. *Diseases of the Nervous System*. Vol. 1. Philadelphia, PA: Ardmore Medical Books, W. B. Saunders; 1986.
- Gherardi RK, Authier F-J. Aluminum inclusion macrophagic myofasciitis:A recently identified condition. *Immunol Allergy Clin North Am*. 2003;23:699-712.
- Gherardi RK, Authier F-J. Macrophagic myofasciitis: Characterization and pathophysiology. *Lupus*. 2012;21:184-189. Available at: https://www.ncbi.nlm.nih.gov/pmc/articles/ PMC3623725/. Accessed Jan 16, 2017.
- Gherardi RK, Coquet M, Cherin P, et al. Macrophagic myofasciitis: Anemerging entity. *Lancet*. 1998;352:347-352.
- Gherardi RK, Coquet M, Cherin P, et al. Macrophagic myofasciitis lesions assess long-term persistence of vaccine-derived aluminum hydroxide in muscle. *Brain*. 2001;124:1821-1831.
- Good AE. Rheumatoid arthritis, Baker's cyst, and "thrombophlebitis." *Arthritis Rheum*. 1964;7:56-64.
- Gray H, Goss CM, eds. *Anatomy of the Human Body*. 28th Ed. Philadelphia, PA: Lea & Febiger; 1966.
- Greeley CS, Donaruma-Kwoh M, Vettimattam M, et al. Fractures at diagnosis in infants and children with osteogenesis imperfecta. *J Pediatr Orthop*. 2013;33:32-36.
- Gutierrez G. Office management of scaphoid fractures. *Phys Sportsmed*. 1996;24(8):60-70.
- Gutmann L, Phillips L. Myotonia congenita. *Semin Neurol*. 1991;11:244-248.
- Hall H. Examination of the patient with low back pain. *Bull Rheum Dis*. 1983;33:1-8.

- Harden RN, Bruehl S, Stanton-Hicks M, Wilson PR. Proposed new diagnostic criteria for complex regional pain syndrome. *Pain Med*. 2007;8:326-331.
- Haroon M, Devlin J. A case of ANCA-associated systemic vasculitis induced by atorvastatin. *Clin Rheumatol*. 2008;27 (Suppl. 2):S75-S77.
- Ho NC, Sandusky S, Madike V, et al. Clinico-pathogenetic findings and management of chondrodystrophic myotonia (Schwartz-Jampel syndrome): A case report. *BMC Neurol*. 2003;3:3.
- Holick MF. Sunlight and vitamin D. *J Gen Intern Med*. 2002; 17:733-735.
- Holick MF. High prevalence of vitamin D inadequacy and implications for heath. *Mayo Clin Proc*. 2006;81:353-373.
- Hollis BW, Wagner CL. Vitamin D deficiency during pregnancy: An ongoing epidemic. *Am J Clin Nutr*. 2006;84:273.
- Horner G, Dellon AL. Innervation of the human knee joint and implications for surgery. *Clin Orthop Relat Res*. 1994;301: 221-226.
- House of Lords. *Judgments—Dingley vs. Chief Constable of Strathclyde Police*;Mar 9, 2000.
- Howard M, Lee K, Dellon AL. Documentation of brachial plexus compression in the thoracic inlet utilizing provocation with neurosensory and motor testing. *J Reconstr Microsurg*. 2003;19:303-312.
- Iddings DM, Smith LK, Spencer WA. Muscle testing: Part 2. Reliability in clinical use. *Phys Ther Rev*. 1961;41:249-256.
- Innes MD. Vaccines, apparent life-threatening events, Barlow's disease, and questions about "shaken baby syndrome". *J Am Phys Surg*. 2006;11:17-19.
- Johns KJ, Counselman FL. Evaluation and treatment of shoulder injuries. *Emerg Med*. 2001;3(8):20-40.
- Kallgren MA, Tingle LJ. Meralgia paresthetica mimicking lumbar radiculopathy. *Anesth Analg*. 1993;76:1367-1368.
- Keck C. The tarsal tunnel syndrome. *J Bone Joint Surg*. 1962; 44A:180-182.
- Keenan S, Mitts KG, Kurtz CA. Scurvy presenting as a medial head tear of the gastrocnemius. *Orthopedics*. 2002;25:689-691.
- Koppel HP, Thompson WAL. Knee pain due to saphenous nerve entrapment. *N Engl J Med*. 1960;263:351-353.
- Kwak HS, Lee KB, Han Y-M. Ruptures of the medial head of the gastrocnemius ("tennis leg"): Clinical outcome and compression effect. *Clin Imaging*. 2006;30:48-53.
- Laslett M. Pain provocation sacroiliac joint tests: Reliability and prevalence. In: Vleeming A, Mooney V, Snijders CJ, et al., eds. *Movement, Stability and Low Back Pain*. New York, NY: Churchill Livingston; 1997.
- Laywell E. *Trendelenburg sign*. Florida State University. FSUMedMedia; May 5, 2014. Available at: https://www.youtube.com/watch?v=DkSTr7K-eAo. Accessed Jan 24, 2017.
- Le Fanu J. Wrongful diagnosis of child abuse—A master theory. *J R Soc Med* 2005;98:249-254.
- Leopold SS. *The Principles and Methods of Physical Diagnosis*. Philadelphia, PA: W. B. Saunders; 1952.
- Loganathan P, Oddis CV, Aggarwal R. Immune-mediated statin myopathy. *Expert Rev Clin Immunol*. 2016;12:33-38.
- MacDermid JC, Wessel J. Clinical diagnosis of carpal tunnel syndrome: A systematic review. *J Hand Ther*. 2004;17:309-

319.

- Mackinnon SE, Dellon AL. *Surgery of the Peripheral Nerve*. New York, NY:Thieme Medical Publishers; 1988.
- Malakoff D. Aluminum is put on trial as a vaccine booster. *Science*. 2000;288:1323-1324.
- Manson JE, Brannon PM, Rosen CJ, Taylor CL. Vitamin D deficiency—Is there really a pandemic? *N Engl J Med*. 2016; 375:1817-1820.
- Margaretten ME, Kohlwes J, Moore D, et al. Does this adult patient have septic arthritis? *JAMA*. 2007;297:1478-1488.
- Maughan KL. *Achilles Tendinopathy and Tendon Rupture*. UptoDate; 2017. Available at: http://www.uptodate.com/contents/achilles-tendinopathyand-tendon-rupture. Accessed Mar 13, 2017.
- McBeath AA. Some common causes of hip pain: Physical diagnosis is the key. *Postgrad Med*. 1985;77:189-195,198.
- McGee S. *Evidence-based Physical Diagnosis*. Philadelphia, PA: W. B. Saunders;2001.
- McMurray TP. The semilunar cartilages. *Br J Surg*. 1942;29: 407-414.
- Medical Research Council. *Aids to the Investigation of Peripheral Nerve Injuries:War Memorandum No. 7*. London: Her Majesty's Stationery Office; 1943.
- Mercer JF. The molecular basis of copper-transport diseases. *Trends Mol Med*. 2001;7:64-69.
- Mercola J. *Child Abuse or Rickets? A Special Interview with Dr. David Ayoub*;2014.
- Miller ME. The lesson of temporary brittle bone disease: All bones are not created equal. *Bone*. 2003;33:466-474.
- Miller ME. Hypothesis: Fetal movement influences fetal and infant bone strength. *Med Hypotheses*. 2005;65:880-886.
- Miller ME, Hangartner TN. Temporary brittle bone disease: Association with decreased fetal movement and osteopenia. *Calcif Tissue Int*. 1999;64:137-143.
- Mizusawa H, Takagi A, Nonaka I, et al. Muscular abnormalities in experimental hypothyroidism of rats with special reference to the mounding phenomenon. *Exp Neurol*. 1984;85:480-492.
- Mizusawa H, Takagi A, Sugita H, Toyokura Y. Mounding phenomenon: An experimental study in vitro. *Neurology*. 1983; 33:90-93.
- Moon RJ, Harvey NC, Davies JH, Cooper C. Vitamin D and skeletal health in infancy and childhood. *Osteoporos Int*. 2014; 25:2673-2684.
- Myers TM. *Anatomy Trains: Myofascial Meridians for Manual and Movement Therapists*. 3rd Ed. Churchill Livingstone, Elsevier; 2014.
- Najrana T, Sanchez-Esteban J. Mechanotransduction as an adaptation to gravity. *Front Pediatr*. 2016;4:140. Available at: https://www.ncbi.nlm.nih.gov/pmc/articles/PMC5183626/. Accessed Mar 10, 2017.
- NEJM Knowledge. *Question of the Week*. Massachusetts Medical Society;Oct 25, 2016. Available at: http://knowledgeplus.nejm.org/question-ofweek/4532/. Accessed Feb 4, 2017.
- NEJM Knowledge. *Question of the Week*. Massachusetts Medical Society;Mar 7, 2017. Available at: https://knowledgeplus.nejm.org/question-ofweek/707/. Accessed Mar 19, 2017.
- Nguyen HV, Ludwig SC, Silber J, et al. Rheumatoid arthritis of the cervical spine. *Spine J*. 2004;4:329-334.

- Nouraei SAR, Anand B, Spink G, et al. A novel approach to the diagnosis and management of meralgia paresthetica. *Neurosurgery*. 2007;60:696-700.
- Ommaya AK, Yarnell P. Subdural hematoma after whiplash injury. *Lancet*. 1969;2(7614):237-239.
- Ongley MJ, Dorman TA, Klein RG, et al. A new approach to the treatment of chronic low back pain. *Lancet*. 1987;2:143-146.
- Ottawa Hospital Research Institute. *Ottawa Ankle Rules for Ankle Injury Radiography*; 2013. Available at: http://www.ohri.ca/emerg/cdr/docs/cdr_ankle_poster.pdf. Accessed Jan 31, 2017.
- Paterson CR. Vitamin D deficiency rickets simulating child abuse. *J Pediatr Orthop*. 1981;1:423-425.
- Paterson CR. Osteogenesis imperfecta and other bone disorders in the differential diagnosis of unexplained fractures. *J R Soc Med*. 1990;83:72-74.
- Paterson CR, Burns J, McAllion SJ. Osteogenesis imperfecta: The distinction from child abuse and the recognition of a variant form. *Am J Med Genet*. 1993;45:187-192.
- Paterson CR, McAllion SJ. Osteogenesis imperfecta in the differential diagnosis of child abuse. *Br Med J*. 1989;299: 1451-1454.
- Paterson CR, McAllion SJ. Differentiation of child abuse from osteogenesis imperfecta. *Am J Roentgenol*. 1990;185:1346-1347.
- Paterson CR, Monk EA. Temporary brittle bone disease: association with intracranial bleeding. *J Pediatr Endocrinol Metab*. 2013;26:417-426.
- Peltier LF. The transmission of sound by the femur. *Gen Pract*. 1958;17:109.
- Pettersson K, Toolanen G. High-dose methylprednisolone prevents extensive sick leave after whiplash injury. *Spine*. 1998; 23:984-989.
- Phalen GS. Reflections on 21 years' experience with the carpal tunnel syndrome. *JAMA*. 1970;212:1365-1367.
- Physical Therapy Haven. *Pivot Shift Test*. TST Media; 2016. Available at:http://www.pthaven.com/page/show/158026-pivot-shift-test. Accessed Jan 26, 2017.
- Plotnikoff GA, Quigley JM. Prevalence of severe hypovitaminosis D in patients with persistent, nonspecific musculoskeletal pain. *Mayo Clin Proc*. 2003;78:1463-1470.
- Prockop DJ, Kivirikko KI. Heritable diseases of collagen. *N Engl J Med*. 1984;311:376-386.
- Pullatt RC, Gadarla MR, Karas RH, et al. Tendon rupture associated with simvastatin/ezetimibe therapy. *Am J Cardiol*. 2007;100:152-153.
- Raney RB, Brashear HR. *Shands' Handbook of Orthopaedic Surgery*. 8th Ed. St Louis, MO: CV Mosby; 1971.
- Richette P, Doherty M, Pascual E, et al. 2016 Updated EULAR evidencebased recommendations for the management of gout. *Ann Rheum Dis*. 2017;76:29-42.
- Rigolet M, Aouizarate J, Couette M, et al. Clinical features in patients with long-lasting macrophagic fasciitis. *Front Neurol*. 2014;5:230. Available at:https://www.ncbi.nlm.nih.gov/pmc/articles/PMC4246686/. Accessed Jan 16, 2017.
- Rorabeck CR, MacNab I, Waddell JP. Anterior tibial compartment syndrome:A clinical and experimental review. *Can J Surg*. 1972;15:249-259.

- Saal JA, Dillingham MF, Gamburd RS, et al. The pseudoradicular syndrome:Lower extremity peripheral nerve entrapment masquerading as lumbar radiculopathy. *Spine*. 1988;13: 926-920.
- Sabharwal S, Kumar A. Methods for assessing leg length discrepancy. *Clin Orthop Relat Res*. 2008;466:2910-2922.
- Schmidt MC, Workman JB, Barth WF. Dissection or rupture of a popliteal cyst: A syndrome mimicking thrombophlebitis in rheumatic diseases. *Arch Intern Med*. 1974;134:694-698.
- Schneider JP, Hinshaw WB, Su C, Solow P. Atypical femur fractures: 81 individual personal histories. *J Clin Endocrinol Metab*. 2012;97:4324-4328.
- Schneiderman H. What's your diagnosis? Ruptured Baker's popliteal cyst. *Consultant*. 1990;(Aug):44.
- Sciascia A, Kibler WB. Conducting the "nonshoulder" shoulder examination. *J Musculoskelet Med*. 2006;(Aug):582-598.
- Seattle Institute of Oriental Medicine. Faber's [*sic*] Test; Nov 1, 2010. Available at: https://www.youtube.com/watch?v=xcI-QDMQZilM. Accessed Feb 4, 2017.
- Segat M, Casonato O, Margell M, Pillon S. Is the Patellar Pubic Percussion Test useful to diagnose only femur fractures or something else? Two case reports. *Man Ther*. 2016;21:292-296.
- Sehnert KW, Croft AC. Basal metabolic temperature vs. laboratory measurement in "posttraumatic hypothyroidism". *J Manipulative Physiol Ther*. 1996;19(1):425-427.
- Shoenfeld Y, Agmon-Levin M. 'ASIA'—Autoimmune/inflammatory syndrome induced by adjuvants. *J Autoimmun*. 2011; 36(1):4-8.
- Siffert RS, Kaufman JJ. Acoustic assessment of fracture healing: Capabilities and limitations of a "lost art". *Am J Orthop*. 1996;25:614-618.
- Singh D. Simmonds triad of tests for a suspected achilles tendon rupture. *BMJ*. 2015;351:h4722. Available at: https://doi.org/10.1136/*BMJ*.h4722. Accessed Mar 13, 2017.
- Smith DJ, Olive KE. Chinese red rice-induced myopathy. *South Med J*. 2003;96:1265-1267.
- Snapper I. *Bedside Medicine*. New York: Grune & Stratton; 1960.
- Solomon DH, Simel DL, Bates DW, et al. Does this patient have a torn meniscus or ligament of the knee? Value of the physical examination. *JAMA*. 2001;286:1610-1620.
- Sotos JG. Diagnosis of fractures of the hip or pelvis. *N Engl J Med*. 1982;306:366.
- Spinner RJ, Bachman JW, Amadio PC. The many faces of carpal tunnel syndrome. *Mayo Clin Proc*. 1989;64:829-836.
- Spurling RG, Scoville WB. Lateral rupture of the cervical intervertebral discs: A common cause of shoulder and arm pain. *Surg Gynecol Obstet*. 1944;78:350-358.
- Stanton-Hicks M, Jänig W, Hassenbusch S, et al. Reflex sympathetic dystrophy:Changing concepts and taxonomy. *Pain*. 1995;63:127-133.
- St-Arnaud R, Jones G, Glorieux F. Genetic defects in vitamin D metabolism and action. In: Jameson JL, De Groot LD, eds. *Endocrinology: Adult and Pediatric*. 7th Ed. Philadelphia, PA: Saunders; 2015.
- Steinbach HL, Kolb FO, Gilfillan R. A mechanism of the production of pseudofractures in osteomalacia (Milkman's syndrome). *Radiology*. 1954;62:388-395.
- Stewart GM, Rosenberg NM. Conditions mistaken for child abuse: Part I. *Pediatr Emerg Care*. 1996;12:116-121.
- Strauss EJ, Kim S, Calcei JG, Park D. Iliotibial band syndrome: Evaluation and management. *J Am Acad Orthop Surg*. 2011;19:728-736.
- Stuber KJ. Specificity, sensitivity, and predictive values of clinical tests of the sacroiliac joint: A systematic review of the literature. *J Can Chiropr Assoc*. 2007;51(1):30-41. Available at: https://www.ncbi.nlm.nih.gov/pmc/articles/PMC1924656/. Accessed Feb 4, 2017.
- Stumpf WE. Vitamin D and the digestive system. *Eur J Drug Metab Pharmacokinet*. 2008;33:85-100.
- Thomsen J. Tonische Krämpfe in willkürlich beweglichen Muskeln in Folge von ererbter psychischer Disposition. *Arch Psychiatr Nervenkr*. 1876;6(3):702-718.
- Thornton CA. Myotonic dystrophy. *Neurol Clin*. 2014;32:705-19, viii.
- Toro G, Roman GC, Navarro-Roman L, et al. Natural history of spinal cord infarction caused by nucleus pulposus embolism. *Spine*. 1994;19:360-366.
- Toro-Gonzalez G, Navarro-Roman L, Roman GC, et al. Acute ischemic stroke from fibrocartilaginous embolism to the middle cerebral artery. *Stroke*. 1993;24:738-740.
- Tosi L, Rigoli G, Beltramello A. Fibrocartilaginous embolism of the spinal cord: A clinical and pathogenetic reconsideration. *J Neurol Neurosurg Psychiatry*. 1996;60:55-60.
- Unterharnscheidt F. Pathological and neuropathological findings in rhesus monkeys subjected to -Gx and +Gx indirect impact acceleration. In: Sances A Jr, Thomas DJ, Ewing CL, et al., eds. *Mechanisms of Head And Spine Trauma*. Deer Park, NY: Aloray; 1986:565-664.
- van der Linden S. Evaluation of diagnostic criteria for ankylosing spondylitis:A proposal for modification of the New York criteria. *Arthritis Rheum*. 1984;27:361-368.
- Vick NA. *Grinker's Neurology*. 7th Ed. Springfield, IL: Charles C Thomas Publisher; 1976.
- Vignesh G, Balachandran K, Kamalanathan S, Hamide A. Myoedema: A clinical pointer to hypothyroid myopathy. *Indian J Endocrinol Metab*. 2013;17:352. doi: 10.4103/2230-8210.109672.
- Vleeming A, Stoeckart R, Volkers AC, et al. Relation between form and function in the sacroiliac joint. Part I: Clinical anatomical aspects. *Spine*. 1990a;15:130-132.
- Vleeming A, Volkers AC, Snijders CJ, et al. Relation between form and function in the sacroiliac joint. Part II: Biomechanical aspects. *Spine*. 1990b;15:133-136.
- Wardinsky TD, Vizcarrondo FE, Cruz BK. The mistaken diagnosis of child abuse: A three-year USAF Medical Center analysis and literature review. *Mil Med*. 1995;160:15-20.
- Weber, RA, Schuchmann JA, Albers JH, et al. A prospective blinded evaluation of nerve conduction velocity versus pressure-specified sensory testing in carpal tunnel syndrome. *Ann Plast Surg*. 2000;45(3):252-257.
- Wolfe F, Clauw DJ, Fitzcharles M-A, et al. The American College of Rheumatology preliminary diagnostic criteria for fibromyalgia and measurement of symptom severity. *Arthritis Care Res*. 2010;62:600-610. Available at:http://www.rheumatology.org/Portals/0/Files/2010_Preliminary_Diagnostic_Criteria.pdf. Accessed Jan 22, 2017.

26章 神経

この症例の最も興味深い点は，頭蓋の外からの見た目からはまったくわからないが，症状から生前にすでに脳腫瘍と診断され，局所診断までついていたことである．

ロンドン王立内科外科学会「内科外科会報」
Vol.68. J. E. Adlard, London, 1885

◆ 覚えておくべきポイント

- 神経系の問題が生じるレベル（脳，脊髄，神経根，末梢神経，筋肉）を決める．そしてその後さらに詳細に局所診断をつける．
- 特に合併症のある高齢の患者においては，脳神経の診察に注意して重大な疾患を見逃さないようにする．
- 鋭い観察ができる医師は単に歩行を観察する（そして足音を聞く）ことで神経疾患の診断をつけることができる．
- 言語の障害である失語と発音の問題である構音障害を区別する．
- 運動異常症を呈している患者では，必ず薬歴（違法薬物も含む）を慎重に聴取しなければならない．
- 握力や粗大筋力だけの診察では，初期や，軽度の脱力を見逃すことがある．病歴に注意を払う．患者は脱力を感じていたり，物を落とすなどと述べても，握力は強いままのこともある．
- 深部腱反射は強さ，対称性，遅延，そしてクローヌスの有無をチェックする．
- 慎重に感覚の診察をすれば，絞扼性末梢神経障害などの治療可能な疾患を発見することがあるうえに，詐病を見つけることもできる．
- 頭部外傷は軽度であっても，特に凝固能異常などがある場合には，硬膜下血腫などの重大な合併症を引き起こすことがある．また，症状が遅れて生じることがある．
- 神経症状は一過性であることも多いので，スマートフォンで症状が撮影されたビデオが非常に役に立つことがある．
- 一般内科で妄想的観念を引き起こす最も頻度の高い原因は，特に一部感覚遮断された患者[訳注1]において急性の器質的脳疾患が起きた場合である．

訳注1）病棟入院やICU入院で外界との接触が閉ざされた状態を想定していると思われる．

1 概説

1）局所解剖学

私は他の同僚とともに論文を読んでレポートをしなければならなかった．最初の論文は細胞に対する圧力の効果に関するものだった．Herveyは物理に関連のある論文だったのでそれを私に選んでくれた．

次の論文はAdrianとBronkによるものであった．その論文で，著者らは神経伝達における信号は鋭く，単回信号による現象であると述べていた．彼らはネコで実験をして，神経における電位を測定していた．

私はその論文を読み始めた．それは，伸筋や屈筋，腓腹筋などのことを論じていた．あちこちの筋肉が名づけられたが，いったいネコのどこにそれらがあって，神経とどのように関連しているかは皆目見当がつかなかった．そのために私は生物学の棚にいる図書館司書に「ネコの地図」がないかと尋ねた．

「ネコの地図ですって？」と彼女は驚いて言った．「動物学の図譜のこと？」と彼女は続けて聞いた．その後，「ネコの地図」を探しているという馬鹿な生物学の大学院生がいるという噂が立った．

この論文に関することを発表する時がやってきた．私はネコの全体像を描くところから始めた．そして，いろいろな筋肉の名前を示していった．

これを聞いていた他の学生が私を止めて言った．「そんなことは全部知っている」．

「へえ，そうかい．知っているのか．では，私は君が4年かけて生物学で学んだことを15分で追いついてみよう[訳注2]」．彼らは全員そのようなことを覚えるために時間を無駄にしていた．15分で調べられることなのに．

（ラルフ・レイトンがリチャード・P・ファインマンの発言をまとめた『ご冗談でしょう，ファインマンさん』より，許可を得て転載）

訳注2）この挿話はかなり難解だが，医学を学習するためにどうしても最低限の解剖の知識が必要になることを後で説明するために引用したものと思われる．

教育メモ：確かに覚えることは流行らないし，よく非難される．しかし，覚えることが有用であ

り，（時に必要である）ことはいろいろな場面で認められる．もちろん，役に立たないデータを覚えることは時間の無駄である．しかし，随時取り出し可能な記憶〔コンピューターにおける RAM（random access memory）〕のなかに基本的な知識がなければ大変な障害である．基本的な知識とは，他のデータを整理するために必要なものもあれば，よく使う思考をすばやく行うための道具として必要なものもある．例えば，基本的な「算数の足し算，引き算」を知らなければ，数量的な考え方や数学的な考え方はできないし，よい科学者になるどころか，コンピューターが止まった時にレストランの会計をすることすらできない．元素周期表（超ウラン類を除いた）をどこかの時点で覚えていなければ化学反応を理解することはできないだろう．それと同様に基本的な解剖や神経解剖を知らなければ，まともな整形外科や神経診察はできない．

　リチャード・ファインマンは物理学者で解剖学を覚える必要はなかった．しかし君たちは，非常に狭い分野の病気を専門にして他の病気はすべて他の医師に紹介するというのなら話は別だが，解剖を覚えなければならない．すべての詳細とはいわないが，最低限，基本的な部分と重要な部分は知っておく必要がある．常に，神経系の全体「地図」を頭に描いておき，この患者の問題が脳なのか，脊髄なのか，神経根なのか，末梢神経なのか，筋肉なのかを自問しなければならない．その後，脳のどの部分か，脊髄のどのレベルか，どの神経か，どの筋肉かを細かく調べていく．よくある疾患の診断に役立つ診察方法をまず学び，患者を診るごとにもっと細かいことを足していくべきだ．

2) 神経診察を実施するにあたっての心構え

　神経診察は非常に時間がかかる．詳細な神経診察をすると，その他の体の部位の診察にかかる時間よりも多くの時間がかかることもある．神経内科を専門としない医師には，新規の患者であっても完全な神経診察をする時間はない．そのため，そういう非専門医は最もコモンな疾患を除外するために必要な迅速なスクリーニングの神経診察ができなければならない．このスクリーニングの神経診察と病歴を合わせればどの部位の詳細な神経診察を改めて行わねばならないのかを決断する助けになる．神経内科医がすぐ来てくれることは，多くの場合，期待できない．最近の高価で進んだテクノロジーを使った検査でも，詳細な病歴と診察の代わりをすることはできない．

テクノロジーへの警鐘：ある知性の高い患者が CT と MRI が「陰性」だということを根拠に 3 つの高度な医療施設の救急室から「脳卒中ではない」と除外診断をされて帰された．最終的に上行性の麻痺が進展してきたため救急医はしぶしぶ入院させたが，神経内科医が診察するとすぐに重症筋無力症と診断した．下手をすると呼吸筋麻痺を引き起こし死亡していたかもしれない．

医学部 2 年生へ：これまで読んできて君たちが医学部で習った診察方法とここに載せている診察方法が違うことに気づいているかもしれない．そしてもう少し読み進めたら，4 章ですでに出てきたやり方とこれ以降の解説のやり方の間にひょっとしたら違いがあることに気づくかもしれない（例えば，多くの脳神経の診察はすでに途中で解説されている）．本章のなかでも恣意的に変更しなければならない部分があった．例えば，前庭神経系と小脳系は一緒に語られなければならない．小脳系と脊髄の後索は同時に議論すべきかもしれない．しかし，これらの 3 つのシステムのなかの症候は本章では別々のセクションになっている．同様に，いくつかの注視検査は巧緻運動としてではなく，脳神経系として載せられている．これは，注視の異常は脳神経系の診察で最初に見つかることが多いからである．医学の原則はこのような場合にも常に明快である．「もし，1 つの診察のやり方を学んだらそれを続けよ．首尾一貫していることは，必要に迫られて恣意的に整えられたシステムの利点よりも大切である」．

　また，多くの神経診察は筋骨格系の診察で行われることに気づくかもしれない．患者の姿勢をあれこれ変えることはあまり能率的ではない．診察する時は，体の部分や姿勢によって診察を行い，思考のなかでシステムごとに構築し直すこと（本書ではそのようになっている）が必要かもしれない．

　ワシントン州レントンの Michael Schlitt 医師は，最も役に立つ方法は体の端からもう一方の端に向かって診察することだと述べている．これは彼の好みだが，彼は足先から診察を始めて上方に向かって診察を進める．もちろん，記載する時は

こんな順番には書かない．筆者の経験では，たいていの医師は頭から診察を始めるが，皆慣れた効率のよいルーティンの診察法を作り上げている．

ニューヨーク州レイクビューのLawrence Huntoon医師は神経診察の最初にすべての診察道具をテーブルの上に置き，使うたびに片づけていく．これはパイロットが離陸前にチェックリストを埋めていくやり方と似ている．

▌プライマリ・ケアの場でのスクリーニング神経診察

以下にHermann Bong医師がすすめていて，ミシガン大学のDouglas Gelb医師が発案した5分でできる神経系の訴えをしない患者に対するプライマリ・ケアの場におけるスクリーニング神経診察の改良版を解説する．もちろん，異常（例えば，左右差）が見つかった場合や，患者の訴えによっては詳細な神経診察をしなければならない．

意識状態：人，場所，時間に関する見当識をテストする．最低限1つは複雑な指示を行えるかどうかを調べる．その際，非言語性のヒントを示したりしないように気をつける．病歴の詳細でつじつまが合っているか，首尾一貫しているかを評価する．

脳神経系：対座法で視野を調べ，対光反射を調べ，眼球運動を全方向で調べ，表情筋の筋力を調べ，聴力を指をこすり合わせる音を聞き取れるかで調べる．

運動神経系：以下の両側の筋肉の筋力を調べる．三角筋，三頭筋，手関節伸筋群，手指骨間筋，腸腰筋，ハムストリング（大腿部膝屈筋），足背屈筋群．回内運動検査（Bareé徴候，上肢のBareé徴候などと呼ばれている検査）を行う．手指のタッピングテスト，指鼻テスト，踵脛テスト．継ぎ足（タンデム）歩行，踵歩きで歩行のテストをする．

反射：足底反射（Babinski徴候），二頭筋，三頭筋，膝蓋腱，アキレス腱反射を両側調べる．

感覚神経系：触覚を四肢遠位で調べる．その際に2点同時刺激も調べる．振動覚を母趾で調べる．

▌病因の診断

ほとんどの神経疾患は他の分野の疾患と同様の基本的な病因に起因している．さらに，他の臓器に原疾患があってそれが神経系に症状が出ていることも考えておく必要がある．鑑別診断（27章参照）を考える際に病因を系統別に考える必要がある．神経疾患の診断には以下の病因を考える．

感染性：髄膜の炎症，膿瘍などの占拠性病変，梅毒，ライム病，Hansen病など

腫瘍性：原発性，もしくは転移性腫瘍．良性か，悪性か？

血管性：虚血性，出血性

神経発達障害

神経変性疾患

自己免疫性疾患

代謝性：内分泌，栄養欠乏症（ヨウ素，チアミン，コバラミン），中毒性

外傷性（9章参照）

遺伝性

構造的な疾患：絞扼性ニューロパチー（25章参照），頭蓋内圧亢進症もしくは偽脳腫瘍（10章参照），椎間板ヘルニア

2 脳神経系

1）第Ⅰ脳神経

第Ⅰ脳神経は12章の鼻部診察にて議論する．臓器別に診察されるが，診療録では神経系として記載する．

2）第Ⅱ，Ⅲ脳神経

視力，瞳孔の徴候も含めて10章で議論する．

3）第Ⅲ，Ⅳ，Ⅵ脳神経

▌瞳孔（第Ⅲ脳神経）

Horner症候群もしくは交感神経-眼症候群は，瞳孔不同（同側の瞳孔が小さい），眼球陥凹，眼瞼下垂，立毛筋反射の低下を伴う無汗症からなる．Pancoast症候群でよく認められる（10章参照）．

瞳孔不同も10章で議論される．

▌外眼筋（第Ⅲ，Ⅳ，Ⅵ脳神経）

難しい自己テスト

外眼筋は10章で説明されるが，ここでも説明する．以下の4症例は難しいが，理解を助けてく

れる．以下の問題をよく読んで考えてほしい．よく観察して，あなたの考えを述べてほしい．

　意図せずに答えを見てしまわないように，答えは本章の最後にある．

1. グレゴリー（図 26-1）を見てほしい．彼の眼は正面位にある（正面位とは患者が検者をまっすぐに見ている時の眼の位置とする）．グレゴリーの問題は何だと思うか．
2. モーゼ（図 26-2A）は，皮膚の問題で皮膚科クリニックを受診しているとする．このことは少しの間，無視しておく．(a)正面位であるとすれば，診断は何か．(b)答えを見る前にもう少し考えてほしい．もしもモーゼがあなたの指を彼の正中から左（あなたの右）へ見たとするなら診断は何か．
3. 聖母マリア（図 26-3A）は，何が問題だろうか．完全な正面位ではないが，右下方に注視している．しかし，まっすぐにいるように指示をするとそのようにできるが，頭はそのままである（この時点で正しい答えがわかったならば，あなたはすでに 10 章を読み終えているか，または本書を読んで勉強するより書く側に回るくらいの力がある）．
4. 図 26-4 の眼を見てほしい．(a)正面位だとしたら考えられる診断を 2 つ述べよ．(b)もしも外眼筋を診察しているとして，この患者は彼の右（あなたの左）を見ているとすれば考えられる診断を 2 つ挙げよ．

解答：これらの問題に答えるためには図 26-5A に示すような主要な眼球運動を知らないといけない．これらは外旋や内旋という要素を抜いて単純化してある．より完全な眼球運動は図 26-5B に載せられている．

1. 尖頭症と言った君は 100％ 間違いである．これは単なる帽子にすぎない．少し戻ってもう一度眼を見てほしい．グレゴリーは左の第Ⅲ脳神経すなわち動眼神経麻痺を呈している．これ以外の答えは間違いである．偶発的な左の第Ⅲ脳神経支配の外眼筋麻痺もありえない．

　なぜか（これに対する答えが他の説明がすべて

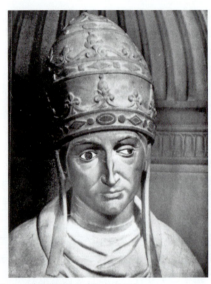

図 26-1　自己テスト（本文参照）
〔ミケランジェロ作『聖グレゴリー像』，ピッコロミニ（ローマ教皇パウルス 2 世）の祭壇にある〕

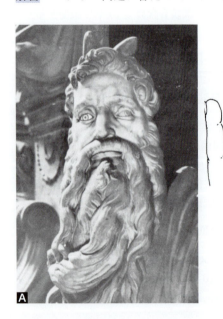
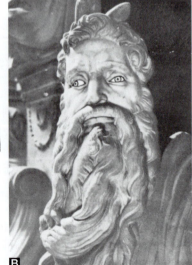

図 26-2　自己テスト（本文参照）
（ミケランジェロ作『モーゼ像』，ローマ教皇ユリウス 2 世の墓廟にある）

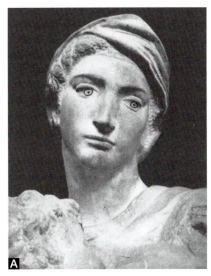
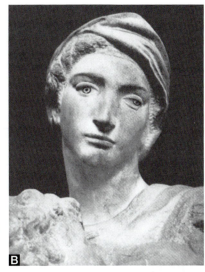

図 26-3　自己テスト（本文参照）．Bielschowsky 頭部傾斜徴候．
（ミケランジェロ作『聖母子像』）

誤りであることの解説になる）．もう一度よく見てほしい．左の眼瞼下垂に気づいただろうか．これは明らかに第Ⅲ脳神経の障害であることを示している．もしグレゴリーがどれかの外眼筋による疾患におかされているならば（William of Occam なら考えもしないだろう[注1]），眼瞼下垂は生じない．

　左眼は外転位になっているが，これは内直筋（第Ⅲ脳神経支配）に拮抗する，外直筋（第Ⅵ脳神経支配）の作用による．

　上斜筋（第Ⅳ脳神経支配）は障害されていない．この筋は下転および内転時に働くが，第Ⅲ脳神経支配である上直筋，下直筋，下斜筋が動かない状況では十分に作用しない．

2. この症例では，なぜ診察を注意深く記述しないといけないかがよくわかる．同じ症状でも，どのような指示をされてこのような症状が出ているかによって，3つの違う部位の障害が考えられる．

　そのとおり3つである．図 26-2A のような症

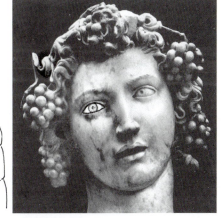

図 26-4　自己テスト（本文参照）
（ミケランジェロ作『バッカス像』）

状を左注視時（君の右側を見ている時）に生じる障害がもう1つ考えられる．しかしこれは基本的なすべての眼球運動を調べてはじめて見つけることができる．もし，モーゼが右注視時（君の左側）に図 26-2B のような症状を呈したらどうだろう？

　これで，両側の外直筋が機能していることがわかる．このような症状のある患者は，両側の内直筋も機能しているので正中視させると正常に見える．これは，共同性注視の障害となり，**両側の核間性眼筋麻痺**と呼ばれる（これは内眼筋麻痺とは異なり区別が必要である．内眼筋麻痺とは，瞳孔の麻痺を意味し，眼球運動障害を呈する外眼筋麻痺の対義語として用いられる）．片側の核間性麻痺は以上の症状が片側の注視時にのみ生じる．

　核間性眼筋麻痺は2つの理由で知っておかなけ

注1　William of Occam は哲学者で俗に「Occam の剃刀」という論理法則を提唱した．それは複数の解決方法を持つ理論上の問題の論理指針である．基本的に，最も単純な解決方法が最も正しい可能性が高いというものである．言い換えると，すべての現象を説明しえる1つの解決方法が，同じことがらをいくつにも分けて説明しなければならない方法よりも正しいともいえる．医学においては，最も単純な診断が最も正しい可能性が高いと言い換えられる．これも言い換えれば，1つの診断がすべてを説明できるのであれば，わざわざ2つの診断を下す必要はないということである．

　今や近代の医学の進歩により，患者は疾患とともに（徴候や症状とともに）長生きすることができるようになったので，以上の法則は修正せねばならない．今まである疾患によって説明できない徴候や症状は新たな1つの診断によって説明されるべきで，2つや3つの新たな診断をつけるべきではない，というべきであろう．よい医師なら直感的にわかってくれるはずだ．

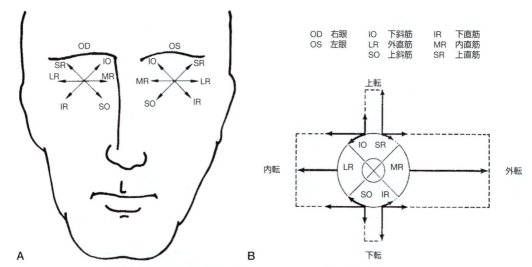

図 26-5　A：基本的な外眼筋による眼球運動の方向．語呂合わせとしてはIOUiがある〔"I owe you one"と読む．下斜筋(inferior oblique：IO)が眼球を上方(UP)で内転運動(in)向に引くという意味である〕．
(Younge BR, Sutula F. Analysis of trochlear nerve palsies: Diagnosis, etiology and treatment. *Mayo Clin Proc*, 1977；52：11-18 より許可を得て転載)

B：外眼筋による眼球運動(右眼)内直筋と外直筋だけが同じ平面で作用する．その他の筋の運動は3方向の成分がある．内転もしくは外転，下転もしくは上転，内旋もしくは外旋がその3方向成分である．これらの運動は眼球の位置によって影響を受ける．眼球が23°外転した時は，眼球を上転させる筋は上直筋になり，下転させる筋は下直筋になる．眼球が内転すればするほど，内旋(上直筋)そして外旋(下直筋)成分が多くなる．眼球が内転した時は，下斜筋そして上斜筋が各々上転，下転させる筋になる．これらの筋は正常の場合は，同調して作用し，お互いの拮抗する作用を打ち消しあってハーモニーを作りあげる．例えば，下斜筋と上斜筋は垂直方向と回旋方向の作用を打ち消しあって外直筋による外転を補助している．
(Brain and Walton, *Brain's Diseases of the Nervous System*, London：Oxford University Press, 1969 より許可を得て転載)

ればならない．(a)知らなければ，見逃してしまう．(b)これは他の共同注視の障害と同じで，末梢の筋肉や神経の問題でなく，中枢神経の問題であるからというのがもう1つである．両側の核間性麻痺(図 26-2A, B のモーゼを参照)は多発性硬化症でよくみられる．片側の核間性麻痺は内側縦束 medial longitudinal fasciculus(MLF)を含む脳血管病変で認められる．核間性麻痺を引き起こすその他の疾患としては，感染や，頸部に障害がある関節リウマチ(Menezes et al., 1985)，傍腫瘍性神経症候群，変性疾患，栄養障害性，代謝性疾患(Brazis and Lee, 1999)などがある．

<u>神経解剖の復習</u>：核間性麻痺は外転神経核と反対側の動眼神経核をつなげている MLF における病変が原因である．片側の MLF の病変では病変と反対側を注視した時に同側眼の内転障害を呈し，反対側の眼球における眼振を呈する．**MLF の障害では輻輳ができるので，内直筋の障害と区別される**．輻輳を担う皮質球路の神経束は MLF を通らないからである．

a. 図 26-2A が正面位で生じているのであれば，モーゼは左の内直筋麻痺である．すなわち，拮抗筋である内直筋が働かないことで平衡を失った外直筋が眼球を外側に引くわけである(もしこれを間違ったなら，もう一度問題を2つともやり直したほうがよい．なぜなら，きっと2問目も間違えているはずだからである)．

<u>メモ</u>：眼瞼下垂がないので，おそらくこれは動眼神経麻痺ではない．瞳孔の散大も認められていないが，糖尿病などの代謝性の動眼神経麻痺では(後交通動脈の動脈瘤などによる圧迫とは異なり)，瞳孔異常が起こらないこともある．

b. 図 26-2A があなたの指を追視して左を注視しているならば，右の眼球を内転できないわけなので，右の内直筋の障害になる．この場合は左の眼球は正常に動いていることになる．

3. この患者は右の滑車神経かその支配筋である上斜筋の麻痺がある．複視を軽減するために頭部を病側の反対側に傾けている．もしくは障害を受けた左の上斜筋が，左の眼球を動かす方向(つま

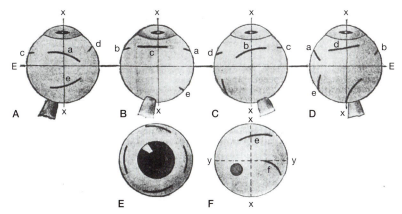

図26-6 右眼における外眼筋の強膜への付着点. A：上方から見た図 B：鼻側から見た図 C：下方から見た図 D：耳側から見た図 E：前方から見た図 F：後方から見た図
a：上直筋, b：下直筋, c：内直筋, d：外直筋, e：上斜筋, f：下斜筋, EE：均分円, xx：軸, Fにおいては, yy：水平線, xx：垂直線
(Baker F. Eye. In：Buck AH, ed. *Reference Handbook of the Medical Sciences*. Vol. IV. New York：William Wood and Company；1907：69 より許可を得て転載)

り下転と内転)に頭部を傾けるといってもよい. この非常に珍しい障害を持つ患者の50％がこのような頭部の位置を自然にとっている(Younge and Sutula, 1977) (頭部を傾けることは小児でも成人でも認められている). 頭部の位置がおかしいと思っても, 完全な答えを出すためには6方向の注視の診察をしなければならない. 彼女にお願いして, 階段を下に降りてもらえれば, それが困難であることがわかる. なぜなら, 複視は下方視で最も顕著になるからである.

図26-5 にある基本的な眼球運動をさせれば, 異常が以下のように明らかになる. 正面を注視させれば, 右の眼球は少しだが確実に上方に偏位する. これは右の上斜筋か, 右の下斜筋が障害されている. これらの筋が眼球を下転させるただ2つの筋である. 右眼球の上方偏位は左注視によって増強し, 右注視によって軽減する. この方法によって右下斜筋の障害が除外され, 右の上斜筋の障害が示唆される(図26-5B を参照のこと).

図26-3B は聖母マリアの双子の姉妹である[訳注3]. 彼女も第IV脳神経(もしくは上斜筋)麻痺があるが, 左側であるとする. 現れた時, 頭を右に傾けている. この図は, 普通の頭の位置からあなたが患者の病側の左に頭を傾けさせた時の状況である(検者の手は描かれていないとする). 徴候はわずかだが, 明らかである. 図をよく見て何が起きているかを記述してみてほしい.

訳注3) 事実ではなく, 著者のちょっとしたユーモアと思われる.

左の瞳孔と虹彩が上方に偏位している. 左側は(瞳孔の下方に)強膜が少しと瞳孔の辺縁が認められるが, 右側は認められない.

4. 第VI脳神経は, 一番長い距離を走行するので, 最も障害を受けやすい脳神経といわれている.

a. 正面位では(すなわち左眼が異常とする)左の外直筋麻痺か左の第VI脳神経障害である. 第VI脳神経は外直筋のみを支配しているので, (それに障害があると)他の拮抗を失った筋, 特に内直筋に引っ張られて左眼は内転する.

b. では, もしあなたが眼球運動の診察をしているとすれば(図の位置に指を置いて患者に注視させているとするならば), 患者は右の眼球を外転できないのだから右の外直筋麻痺(もしくは右の第VI脳神経障害)になる.

解剖の解説

達人guru へ：もしも図26-5 が簡単すぎるなら, 眼球運動を方向だけで覚えるのではなく, 外眼筋の作用として覚えてほしい. 最終的には眼球の水平面と軸に対する外眼筋の付着点を理解しなければならない. 図26-6 を勉強してほしい. いろんな角度から眼球の動きを理解するために本を動かさないといけないかもしれない. そうすれば, す

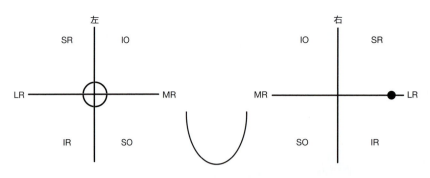

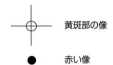 黄斑部の像
● 赤い像

図 26-7　患者から見た視野. ○は正常状態での黄斑部の像. 麻痺, 脱力した筋による虚像は図に記された円の 1/4 に生じる[訳注5]. 黒点は右の外直筋が麻痺した時に生じる虚像の位置を示している.
(Lawrence Huntoon 医師のご厚意により許可を得て転載)

訳注5) 図内に SR(上直筋), IO(下斜筋), IR(下直筋), SO(上斜筋) と書いてあるが, その視野を 1/4 に割った部分にその筋が麻痺した時の虚像が現れるということ. LR(外直筋), MR(内直筋).

べての外眼筋の始点は眼球後方の総腱輪で同じだが, 上斜筋の腱が付着部に到達する前に眼球内側の上方にある滑車を通ることで 60〜90° の角度で筋の引く方向が変わることがわかるだろう.

▶ 複視

ここまで, 患者の眼が検者にどのように見えるかを中心に解説してきた. 患者がどのように見えるかという視点から, レッドガラステスト[訳注4] (下記参照)を行ってどの外眼筋に脱力があるかを調べることができる. この場合外から検者が眼球運動異常を指摘できない程度の軽度の症状も見つけることができる. 色つきのガラスがない場合でも, もし患者が協力的で知能正常ならば, 片眼ずつカバーしてみて, (2つ見えている左右の)どちらの像が消失するかを尋ねればどこの障害であるかは診断できる (Brain and Walton, 1969).

訳注4) レッドレンズテストと呼ぶことが多い.

▶ レッドガラステスト

診察方法

1. 赤いガラス(もしくはセロファン)で患者の右眼をカバーする. どちらでもいいのだが, 通例では右眼である.
2. ペンライトを 1 m ほど眼から離して, 基本的な注視方向に置く. そのうえで赤と白の像がどちらに見えるかを尋ねる. どの注視方向で赤と白の像が最も離れているかを尋ねる. そしてどちらの像が外側にあるかを尋ねる.
3. 最も外側に外れた虚像の位置を図 26-7 を参照に定める. 虚像(外側の像のこと)の色でどちらの眼が正常かを(もしくは異常かを)確かめる.

アドバイス: ペンライトを輻輳が起きない距離を保って検査する〔レッドガラスを使うか使わないかにかかわらず, 輻輳が生じる距離で検査してしまうことが複視の最も多い原因である (S. Horenstein, 私信, 1988). というのも, どちらの眼も標的を注視することができないので生理的な複視が生じるからである. 自分で試してみるとよい. 鼻の前に指を持ってきたうえで 12 インチ(約 30.5 cm)離れたところから 2 インチ(約 5 cm)の距離まで近づけてみる. 何個の像が見えるだろうか〕.

説明

1. **2つの像は, 麻痺した筋が動かすはずの方向に注視した時に最も離れる**. 例えば, 左方視で最も解離がひどければ, 左外直筋か右内直筋の脱力が考えられる.
2. **麻痺側の眼は, 外側の像を作っている**. これを理解するには一度図を書いてみるとよい. 正常の眼では像は黄斑部に作られる. すなわち, 正中線が目標に向かっているということになる. 麻痺側の眼では黄斑部から離れた網膜に像が作られる. そのような像は通常鮮明でないのだが, 患者はよくわからないこともある. そして, 対応する反対側の視野から出てくるように見える. 例えば, 患者が左方視をしていて, 赤い像がさらに左側ならば右の内直筋が障害されている〔左眼では

像は黄斑部に結像するが，右の網膜では耳側に結像する．そうすると，像は右の鼻側の視野（すなわち患者の左側）にあるということになる〕．

他の筋では状況はさらに複雑になる．というのも他のすべての筋は動作に3方向のベクトルを持っているからである．最終的な症状では1つの筋の脱力で生じる虚像は図26-7に示されるように，その筋によって注視することが可能な方向の視野の1/4の中に生じる．脳神経病変，もしくは脳そのものの問題による垂直方向の複視は非常に複雑で，専門医に相談する必要があることがある．

Lawrence Huntoon医師は以下の3つの簡単な法則があてはまると述べている．

1．第Ⅵ脳神経麻痺では，複視は障害された側を注視した時に最もひどくなる．

2．第Ⅲ脳神経麻痺では，反対側の上方を注視した時に最もひどくなる．

3．第Ⅳ脳神経麻痺では，反対側の下方を注視した時に最もひどくなる．

症例：ある医師が，「物が見えにくい」と訴えた．具体的には右方を注視した時にだけ一過性に複視が生じている（すなわち，右を見た時にまず2つの像が見え，その後徐々に重なっていくということ）．自分でレッドガラステストを行おうとして右眼にレッドガラスをかぶせた．すると，ペンライトを右に置いた時に2つの光が見える．白い光が外側に見えている．気のせいではないと自分に言い聞かせて，自分の見える様子を図26-8のようにスケッチをして，神経内科医に相談した．

自己学習：これをどのように，解釈するか（解答は章末の**付録26-1**）．

▶ 神経疾患以外で複視や外眼筋麻痺を呈する原因

スタチン系の薬剤で，眼瞼下垂を伴う場合と伴わない場合の複視と完全な外眼筋麻痺が報告されている（10章参照）（Fraunfelder and Richards, 2008）．

▌4）共同注視の麻痺

▶ 水平共同注視麻痺

> ○ 患者がある方向に共同注視できない時，もしくは両眼がそろって異常な動きをする

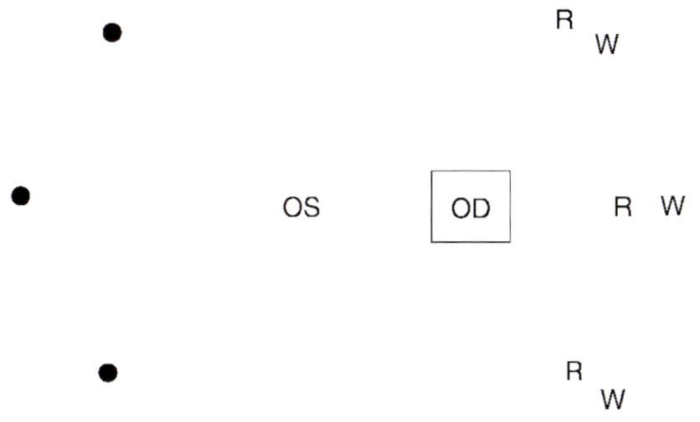

図26-8　本文中の症例におけるレッドガラステストの結果を図に表したもの． Rは赤い像，Wは白い像，●は赤と白が重なっている像を表している．□はレッドガラスを示しており，右眼を覆っている．OD（右眼），OS（左眼）．神経内科医は右方視で右眼に眼振があることを見つけた．章末の**付録26-1**参照．

> 時，原因は必ず中枢神経である．例えば，急性の皮質病変，特に前頭葉病変では病側に向かって共同偏位する．そして，指示されると，両眼ともある程度は動くが，反対側にまでは動かすことができない．一方では，頭頂葉や，橋などの大脳皮質より尾側における破壊的な病変では，病側の反対側に眼球は偏位する．共同で眼球は動くが，指示に従って病側を向くことはできない．言い換えれば，橋や頭頂葉病変では眼球を反対側に「押し」，前頭葉病変では眼球を病側に「引く」ともいえる．刺激病変[訳注6]では逆になる．

訳注6）てんかん焦点などのことを意味している．

（非持続性）**共同偏位**とは，持続性ではないが，自発的に眼球が共同である方向に偏位することである．眼球は正中を越えて動くことが可能であるが，一方向を見ることが多くなる．これはカロリックテストでみられ，脳幹病変ではない．

持続性の共同偏位は，後頭葉の視覚野の障害でよく認められる．左の同名半盲ならば，右に共同偏位する（L. Huntoon，私信，1998）．

もし，前頭葉の両側を脳梗塞で障害されたら，指示に従った追視はできなくなるが，反射による追視は可能である．すなわち，患者は「右方向を見よ」という指示には従えないが，検者の指や頭を追ったりすることは可能である．代謝性疾患も同様の症状を呈するし，その他の疾患も皮質から眼球運動を制御する中脳の注視センターへのファイバーを阻害するような疾患すべてで同様の症状

を呈する．一般内科病棟では，このような症状を認める多くの場合は，患者が単に疲れているか，意識障害があって追視や，指示に従えない状況である．このような場合でも患者は医師の眼をぼんやりと見つめながらも医師の頭部の動きを反射的に追視する．

■ Parinaud 症候群

Parinaud 症候群は後交連周辺の障害により，垂直共同注視の麻痺が生じる疾患である．症例によっては，下方視はできるが，上方視はまったくできない．これが，第2次性徴前の性的早熟な少年に見られたら松果体腫瘍を疑う．

紛らわしい名称の区別：Parinaud 症候群は Parinaud 結膜炎とは別物である．Parinaud 結膜炎は Parinaud 眼腺症と同じ疾患である．これは，耳介前リンパ節腫脹と同側の結膜炎である（8章を参照）．このことは多くの症候群は数少ない医師によって記載されてきたということを意味している．

意欲のある学生へ：神経学的な Parinaud 症候群は核上性の共同性上方視麻痺に加えて，輻輳麻痺と瞳孔の対光反射低下[訳注7]も含めるという考え方の権威もいる（Maciewicz, 1983）．後の2つの症状は最初の症状と同じ中脳正中病変を意味すると考えられたため，（後の2つを含んだ定義とそうでない定義の）区別はそれほど重要ではないと考えられる．

訳注7）輻輳時の縮瞳に比較して対光反射による縮瞳が低下していると記載されており，原著などを見ても同様に記載されている．が，輻輳障害と並べて記載すると混乱をまねくと考え一部省略した．

1年目のレジデントへ：患者に眼球を上方に向けられないような筋症や末梢神経障害があるのか，指示に従えないだけなのかどうやって区別すればよいだろうか．コツの1つは患者にあなたの指を追視させることだ．追視できるが，自発的には眼球を上転できない患者がいる．コツの2つ目は垂直方向の眼球頭反射（もしくは人形の眼現象とも呼ばれる）を用いることだが，これは後述する．もしも受動的に頭部を下方に向けた時に，頭蓋が下に向くに従って，何かに注視させている眼球が上転したならば，(a)ミステリアスな筋症や末梢神経障害が上転障害を引き起こしていることがなく，(b)中脳の眼球運動をコントロールする部分と上位（前頭葉）を連絡する投射線維が切断された

ことを意味している．

2年目以降のレジデントへ：Parinaud 症候群は松果体腫瘍の最も有名な症状として知られるが，原疾患としてはおそらく水頭症によるものが一般的だろう（Chattha and Delong, 1975）．

達人 guru へ：Parinaud 医師が実際に記載したのは輻輳の3つの要素における3大症状である．これを彼はまとめて「主要な」症状として記載した．それに加えて，2つ目の症状の形態として「主要な」症状が上転麻痺（下転麻痺がある場合もない場合もある）と合併する「複合的な」症状を報告した（Parinaud, 1886）．というわけで，Parinaud 症候群がある患者が，Parinaud による定義に従えば，共同眼球上転障害がないこともありえる．Parinaud 症候群の主要な症状は3つあり，1つひとつの特徴は，変化しやすい．

1. 輻輳麻痺．検者が他覚的に輻輳[訳注8]を認めないと述べるか，さまざまな特徴のある奇妙な自覚的な複視があると述べるかによって見つかる．
2. （輻輳）調節反射[訳注9]麻痺が片眼，両眼にあるか，どちらにもない（Maciewicz, 1983）（表10-7 参照）．
3. 対光反射は Argyll Robertson 瞳孔（Parinaud, 1886）のちょうど逆になる[訳注10]．Wernicke 脳症でも生じる（10章参照）．

訳注8）輻輳 convergence：近くの物体を見る時に寄り眼になる現象を意味する．

訳注9）調節反射 accommodation：輻輳した時に縮瞳する反射を意味する．

訳注10）Argyll Robertson 瞳孔においては対光反射が先に障害され，輻輳調節反射は保たれる．Parinaud 症候群では輻輳のほうに問題が先に生じやすい．

同じ論文のなかで Parinaud は他の注視麻痺について述べている．医史学者にとって面白いこととしては Parinaud のもともとの論文においては，患者で松果体腫瘍があったものはいなかったことである（Parinaud, 1886）．

学者へ：この段落を逆に読むと考古学者が細い壕の中に記された文明レベルを古いものから新しいものへと調べるように，Parinaud の最初に記した症候群からの変化を追いかけることができる（Parinaud, 1883）．このような変形は婉曲的に「近代科学の進歩」と呼ばれている．

臨床医へ：外傷による Parinaud 症候群は松果体腫瘍による Parinaud 症候群と区別されるべきかもしれない．対光反射における瞳孔の部分的な麻痺を前者は生じるが，後者には生じにくい（Thomp-

表 26-1　脳内出血の鑑別診断

症状	小脳出血	視床-視床下部出血	被殻出血	橋出血	動脈瘤破裂で脳実質内出血がない場合
片麻痺	なし	あり	あり	四肢麻痺もしくは両側運動障害	なし
瞳孔のサイズ	小であることが多い	小，不同であることが多い	多くは正常	通常ピンポイント（小）	さまざま
対光反射	あり	たぶんあり	あり	たぶんあり	あり
顔面麻痺	同側末梢性軽度	対側中枢性	対側中枢性	対側，おそらく	なし
感覚麻痺	なし	あり	あり	あり	なし
共同注視麻痺	多い	たぶんあり	あり	あり	なし
症状の偏在	同側	対側	対側	同側	—
第Ⅵ脳神経麻痺	あり	あり	なし	あり	たぶんあり
半盲	なし	あり，初期に消失	たぶんあり	たぶんあり	たぶんあり
初期の歩行障害	あり	なし	なし	あり	なし
嘔吐	重度で繰り返す	時々	時々	あり	あり
てんかん発作	なし	なし	あり	なし	あり
来院時での意識消失	たぶんあり	なし	なし	あり	よくある
下方への眼球片位	なし	あり	なし	なし	なし
眼球下転運動	あり	なし	なし	あり	なし
網膜前出血	なし	なし	時々	なし	あり
突然の症状悪化	よくあり，数時間以内	なし	時々	なし	あり
除脳硬直	両側，通常遅延性に生じる	片側	片側	片側	遅延性に生じる

(Brennan R, Bergland R. Acute cerebellar hemorrhage. Neurology. 1977；27：527-532；Fisher CM, Picard EII, Polak Λ, et al. Acute hypertensive cerebellar hemorrhage diagnosis and surgical treatment. *J New Ment Dis.* 1965；140：38-57；Plum F, Posner JB. *The Diagnosis of Stupor and Coma.* 3rd Ed. Philadelphia, PA：FA Davis Co；1982；and Vincent F. Cerebellar hemorrhage. *Minn Med.* 1976；59：53-458 より許可を得て転載)

son, 1978).

▶ 小脳出血

　小脳出血はここで議論することにする．というのも，共同注視麻痺（表26-1）という眼症状が歴史的に重要だからである．小脳出血は他の頭蓋内出血と異なり，多彩な症状を呈する．最も頻度の高い眼症状は外転神経麻痺であるが，これは他の部位の病変でも生じる．

　小脳出血が脳外科的緊急症になることは多い．一般の医師では診断をつけ，正しくコンサルトすることは難しい．症状の多くは急性発症で，頭痛，嘔吐そして失調の3徴を特徴とする．注視麻痺，長経路徴候[訳注11]そして呼吸障害への症状の進行もすぐに生じることがある．

　CT画像上で直径3cm以上の小脳出血は，ほとんど必ず脳幹圧迫を生じ，緊急に外科的除去を行う必要がある．大きな小脳梗塞は小脳出血と似た症状を呈することがあり，外科的な除圧術が必要になることがある（M. Faria, 私信, 1998）．

訳注11）日本語でも Long-tract sign ということが多い．錐体路症状，後索症状，脊髄視床路症状などをまとめて議論する時に便利な考え方．

　眼球下転運動は（表26-1参照）自律的な下方への急速眼球運動と緩徐に正中へ戻る運動と自発と反射両方の水平眼球運動麻痺である（Bosch et al., 1975）．これは橋への圧迫を意味しており，厳密には「小脳症状」ではない．これは，閉塞性水頭症，橋出血，そして時には代謝性脳症でも生じることがある（L. Huntoon, 私信, 1998）．

784　26章　神経

1960年代中頃では小脳出血を眼症状で緊急に診断できるし，しなければならないとされていた．しかし，眼症状は以前考えられていたほどには，（現在では）診断に必要ないと考えられるようになっている（Heiman and Satya-Murti, 1978）．

新しい眼症状は表には含まれていない〔自発的な片眼の閉鎖，これは出血による脳幹圧迫で第Ⅶ脳神経麻痺が生じた場合，複視を避けるために，まだ麻痺のない対側の眼を閉じることによる（Messert et al., 1976）．出血と同側の眼瞼は，第Ⅶ脳神経麻痺のために開いたままである〕．

意欲に満ちた学生へ：小脳出血の最大の陽性的中率は，角膜反射（下記参照）の低下では85%[注2]，顔面神経麻痺では67%，高血圧では71%である．最小の陰性的中率は表にあるすべての徴候において40%以下である．歴史的に言われている格言の「高血圧のない患者に小脳出血の診断をするべきでない」という言葉すら誤りである．高血圧の小脳出血における最小の陰性的中率は40%にすぎない（Rosenberg and Kaufman, 1976）．

用語メモ：ここで新しい統計学的用語を作った．最大陽性的中率と最小陰性的中率である．これらは，病気のないコントロール群を比較対照として行われた調査を基に計算される的中率である．これらのコントロール群は実社会ではこれほど高い比率では存在しない．患者の罹患率が（実社会よりも）多めに設定されている状況では，陽性的中率は最大になると考えられる．というのも実際の罹患率に従って病気のない群が増えれば陽性的中率は低下するからである．逆に陰性的中率は人工的なグループにおいて最小の陰性的中率といえる．

5）第Ⅴ脳神経：運動神経

初心者向けの診察方法

1. 側頭筋に手を置いて，歯ぎしりをするように指示する．正常では両側の側頭筋は同様に収縮していることがわかる（組になって試してほしい）．
2. 次は下顎の下後方にある咬筋に手を当てる．また歯ぎしりをさせるか，咬むように指示する．この場合も両側の咬筋が同様に収縮する（試して

ほしい）．

3. 最も簡単な検査は，抵抗に反して開口するように指示することである．下顎は脱力のある方向にずれる（M. Schlitt, 私信, 1999）．

診察のコツ

両側側頭筋の障害が記載される最も多い原因は，神経内科選択の医学部4年生が歯のない患者を（歯がないと）気づかずに診察してしまうことである（医学部4年生はすでに神経内科に専門化しており，口を診察する必要がなくなっているようである[訳注12]．脳神経はCTでは映らないので，口の中を見なくても見逃す心配はないのだろう[訳注13]）．

訳注12） 著者の皮肉．当然口も診察しなければならない．医学部の学生であればなおさらである．

訳注13） これも著者の皮肉的な物言い．画像偏重の風潮に一矢報いたいという意味と，一般診察を大切にしなければならないということ．

それよりも，歯のない患者には唇や，下顎を咬むようにさせるとよい（側頭筋をとばして，咬筋の診察をしてよい．なぜなら歯がない患者では，側頭筋は咬筋ほど収縮しなくなるからである）．

さらに，口部を診察する場合には以下のことを行ってほしい．
1. 舌を垂直方向に回転させられるか．
2. 歯の間から舌を保持するように指示する．
3. 保持した舌を動かすように指示する．

私はこのやり方が他の普及している方法よりよいと思う．他の方法では舌を宙に浮かせて水平方向に保持しておくだけである．このやり方であれば患者の舌を垂直方向に保持したうえで動かさねばならないのでその際には内翼状筋，外翼状筋の評価をすることになる．従来の方法では，咬筋と側頭筋しか調べていない．

咬筋の脱力のある患者で翼状筋の検査をしない．顎関節が脱臼することがある（S. Horenstein, 私信, 1988）．

意欲のある研修医へ：Landry-Guillain-Barré-Strohl症候群[注3]では咬筋は障害されにくい．逆に重症筋無力症ではよく障害される．この差は経験的なものであり，きちんとした説明がつかず科学的ではない（1章参照）．

注2　角膜反射は顔面神経麻痺では必ず低下する（遠心路が閉眼をさせる顔面神経であるため）．

注3　一般にはGuillain-Barré症候群と呼ばれる（Guillain et al., 1916）．

6）第Ⅴ脳神経：感覚神経

皮膚感覚

　スクリーニングも詳細な検査も同じだけの時間がかかるので，詳細な検査をすることをおすすめする．この方法は2点同時刺激識別感覚 double simultaneous stimulation（DSS）テストと呼ばれる．

診察方法

1.　まず患者に眼を閉じさせて，どちらの部位に触れられたか述べるように指示する．

2.　上から始めて，徐々に下に移動する．三叉神経の3つの支配領域のそれぞれをテストするように注意する．すべての領域を両側同時に触る場合と，片側だけ触る場合で調べる．

　もし患者が眼を閉じることを拒否するならば，正面に立ってあなたの鼻を注視するように指示する．両側の人差し指を常に動かすことで，視覚による補助を受けられないようにする．時には片側か，両側の指を顔に十分近づけて皮膚に触れるようにする．

　この際，皮膚を叩かないように注意する．叩くと，何個かの感覚領域を同時に刺激してしまうことになるからである．指ではなく，綿片で行うほうがやりやすいかもしれない．

判定方法：患側の支配領域が，両側を同時に触った場合は感知できないが，片側ずつ調べられた時にはわかる場合は，皮質病変であることが多い．末梢の病変の場合，患者は片側だろうが両側だろうが感知できない．

　2点同時刺激識別感覚（DSS）が，1点刺激よりも優れているならば，なぜ片側だけの触覚をチェックしなければならないだろうか？　まず1つ目の理由は末梢の病変を診るためである．また，皮質病変であっても，1点刺激をすべての領域に対しランダムに行う必要がある．それはハロー効果によって周辺の結果に影響を及ぼさないためである．言い換えると，毎回両側を同時に診察していると，皮質病変では患側は感知できないはずであるが，毎回両側を診察する指の動きが見えるので，感知できなくても「両側ともわかります」と答えてしまうことがあり，診察の意味がなくなってしまう．

　多くを説明してきたが，DSSとその後の1点識

別ですべての領域を診察しても8秒で行うことができる．

角膜反射

　第Ⅴ脳神経の感覚神経は角膜表面の感覚も司っている．

診察方法

1.　膜を傷つけない綿片とそれ以外の材料を湿らせて用意する．ティッシュの角を使っても十分である．当然，清潔なものを用い，使い回しなどもってのほかである．Creutzfeldt-Jakob病，HIV感染者，ヘルペス性角膜炎の場合はなおさらである．

2.　角膜に触れる．簡単に聞こえるが，強膜，眼瞼に触れてもいけないし，視覚驚愕反射を起こさせないようにしなければならない．患者に上方を見させておいて，横から近づけて綿片が見えるようにする．角膜のちょうど上に綿片が来て，瞳孔には当たっていない時にまっすぐに触れるようにする．すると両側の眼が瞬目することを観察する．

3.　もう片方を検査する．

　もし，右眼の角膜を触れたのに，どちらの眼も瞬目しなかったらならば，診断はどうなる？　もしも左眼だけが瞬目した場合は診断はどうなる？（章末の**付録26-2**を見る前に解答を書いておく）．角膜反射は2つの脳神経が関係している．求心性には第Ⅴ脳神経で，遠心性には第Ⅶ脳神経である．

別の診察方法

　フランス法と呼ばれているが，感染を避け，上記のステップ2にあるような問題を避けるためにストローもしくはシリンジで空気を吹きかける（S. Horenstein，私信，1988）．

> 💧 関節リウマチの患者で，顔面の感覚異常もしくは角膜反射の消失を呈する第Ⅴ脳神経障害が認められた時は，上部頸椎の歯突起垂直方向の亜脱臼による頭蓋内嵌入によって脳幹圧迫が生じたと考えられる．嚥下障害，構音障害が第Ⅹ，Ⅺ，Ⅻ脳神経の圧迫により生じることもある（Bouchard-Chabot and Liot, 2002；Gillick et al., 2015）．

786　26章　神経

> ● 第V脳神経の主感覚神経核は脳幹の上部からC5脊髄レベルにまで伸びている．顔面の感覚神経麻痺が頸部の椎間板ヘルニアで生じることもあるが，これは局在診断の助けになる（CL Henriks, 私信, 2017）．

角膜下顎反射

　もし，角膜刺激で下顎が側方（刺激側と反対側に）にずれれば，**角膜下顎反射**と呼ばれる（訳注14）．これは本当の反射というよりも，関連する運動だと考えられる．これは刺激された角膜と同側の皮質三叉神経路が核上性に妨害されたことを意味している．

訳注14）軽く口を開けさせて観察する．眼輪筋だけでなく外側翼突筋も収縮することで生じる．

　覚醒時に角膜下顎反射があれば異常だが，昏睡の患者に認められた時は脳幹が正常に機能していることを意味する．これは今日ほとんど用いられなくなった脳幹の解放現象の1つである．

▶ 口輪筋反射（訳注15）

診察方法

　指を口の角に当ててさすってみる．反射的に口が閉じるかを調べる（もしくは，鼻唇溝をさすってもよい）．

訳注15）診察では上口唇を叩くか，または口角に軽く指を当てて軽く叩き口輪筋の収縮をみる．

判定方法：このテストは第V脳神経を求心路とし，第VII脳神経を遠心路とする．新生児を除いて，正常の場合反応はない．成人では近くの顔面筋の収縮により原始的な反応で皮質の解放現象でもある．

■ 7）第VII脳神経：体性運動領域

　第VII脳神経では体性運動機能を表情筋で調べることが多い．

▶ 末梢性麻痺か中枢性麻痺か

診察方法

1. 顔面の対称性だけでなく，外側眼瞼交連をチェックする．また，鼻唇溝が平坦化していないか調べる．
2. 眉毛を上げるように指示し，前額部の対称性をチェックする．

3. 眼を強く閉じるように指示する．検者の親指で，眼瞼の脱力を調べるために，眼球を押すのではなく，上眼窩の縁に向かって皮膚を押し上げるようにして，開眼させようとする．

4. 歯か歯茎を見せるように指示し，頬を膨らませるように指示する．

判定方法：中枢性の顔面麻痺は皮質（上位運動ニューロン）病変で生じ，末梢性の顔面麻痺は，顔面神経もしくはその脳幹での神経核（下位運動ニューロン）の病変で生じる．この場合，脳幹における神経核という中枢神経に属する部位が「末梢」とされていることに注意が必要である．

　前額部と眼輪筋を含む顔面の上部1/3は両側の大脳からの神経支配を受けている神経核によってコントロールされている．顔面の下部は，片側の大脳だけからの神経支配を受けている神経核によってコントロールされている．したがって，核上性の病変においては（例えば，皮質の運動野や，神経核への下行ニューロン），前額部を除く部分の顔面麻痺が生じる．そのような患者は上記のステップ2はできるが，ステップ4はできない．一方末梢神経病変もしくは脳幹神経核の病変による顔面麻痺では，前額部と眼瞼も麻痺する（後述の「歴史メモ：スコットランドのBell」を参照）．

　カルテでは，所見を書くようにする．（顔面の上部は症状あり，もしくはなし）というように書く．末梢性もしくは中枢性麻痺というのは結論であって，所見ではない．

　局在診断が顔面の上部1/3の麻痺に基づいていて，他の診察所見と一致しない場合はこの所見を無視するしかない．というのも，人口の5%は顔面神経の上部1/3が両側支配を受けていないからである．そのような患者においては，顔面の完全麻痺は脳幹における核性の病変との区別がつかなくなる．もちろん，上部1/3が保存されている場合は核上性の病変の証拠になる．

▶ 情動性か随意性運動経路か

　時に顔面麻痺の患者が，検者の指示に従って動かすことはできないのに，不随意に笑う時には顔面を動かすことができるので誤って詐病を疑われることがある．強い情動変化による運動機能が保持されることを**随意性麻痺**と呼ぶ．対照的に**情動性**（もしくは表情性）麻痺では，指示に従って表情筋を動かすことはできるが，自発的な強い情動を

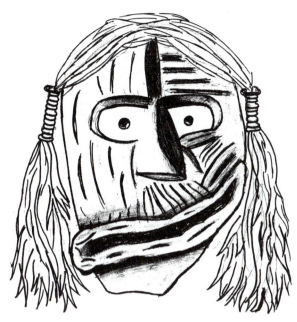

図 26-9 この図はカナダ先住民(オジブワ族)の「つぶれた鼻」と呼ばれる面で Bell 麻痺の典型的な症状を示している.前額部のしわがなくなり,口が正常側に偏位し,麻痺側がたるんで落ち,鼻唇溝が平坦化し,患側の丸い眼は兎眼を示唆している(閉眼するように指示されても,上眼瞼が下方に動かせないことによる).
(William Snavely 画,許可を得て転載)

表情で表わせない.そのため,Parkinson 病や統合失調症と誤診されることもある.患者の情動を正しく評価するためにも検者は顔の状態だけを見ていればよいわけではない.

随意性麻痺においては,皮質運動野と橋の間の皮質球路に障害があると考えられている.情動性麻痺においては,さらに前方の前頭葉橋延髄路における障害が考えられる.笑顔ができるのに,口笛を吹けない患者も詐病と判断されることがある.しかしこれは,顔面肩甲上腕型ジストロフィー(Landouzy-Dejerine 型ジストロフィーとも呼ぶ)と呼ばれる進行性ジストロフィーの典型的な初期症状である.これは,第Ⅶ脳神経は正常だが,口輪筋が非対称性に障害される(Perkoff and Tyler, 1953).

Bell 麻痺

図 26-9 と図 26-10 に示されるように Bell 麻痺とは顔面麻痺のなかの末梢性の一種であり,膝神経節よりも末梢の障害によるものである(DeJong, 1979).

Hunt 症候群[訳注16]は膝神経節に潜伏していた帯状疱疹ヘルペスウイルスが末梢性顔面麻痺を起こし,鼓膜に水疱を作るなどの症状が出る疾患である.この疾患では,鼓膜と外耳道の一部そして耳珠の一部が第Ⅶ脳神経の体性感覚枝によって支配されていることを知っていることが役に立つ.ただし,実際の支配領域は個人差がある.

訳注16)この場合 Ramsay Hunt 症候群を意味している.Tolosa Hunt 症候群という疾患もあるので注意.

診察方法

Bell 麻痺の診察法のなかでベストのものは,患者に眼を片側ずつ順番に閉じてもらうことである[注4].非常に軽症な場合は,正常側を閉眼せずに患側を閉眼できないという現象を目にすることがある.

2つのアドバイス:病歴を知らずに患者の顔,それも眼の周辺だけを観察するのは誤診のもとである.回復期には,部分的な拘縮が麻痺側に起こることがあり,患側がより収縮しているように見える.そのため,正常側が麻痺側のように見えることがある.

同様に,第Ⅲ脳神経障害では上眼瞼の眼瞼下垂を生じることがあるが(これが,上記の回復期の拘縮のように見えることがある),本来の第Ⅶ脳神経麻痺では下眼瞼下垂が生じる.

正常の瞬目では,下眼瞼は水平かつ鼻側に 2〜5 mm 移動する.これにより,涙腺を部分的に吸引することで涙の排出を促し,眼球から涙を拭き取っている.顔面麻痺では,下眼瞼はほとんど動かなくなるうえに,側方への移動もしなくなる.

注4 過去 100 年多くの才能ある人材が神経内科領域で努力した結果,各々の神経病変に関して十分すぎるほどの診察方法がある.そのため,われわれは簡単なテストを1つ選び,すべてのカタログを見たい場合は読者に DeJong の文献を参照するように頼まねばならない.

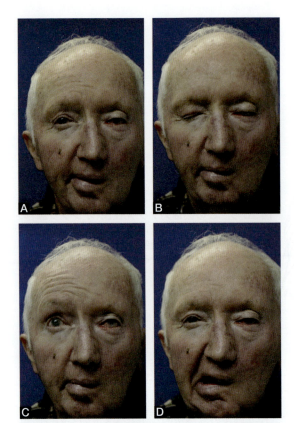

図 26-10　Bell 麻痺の患者．**A**：何もしない状態．左の上眼瞼が下垂している．左眼が左に外転し，涙が貯留して炎症を起こしていることがわかる．**B**：閉眼した状態．Bell 現象に注目．**C**：開眼した状態．左眼の下眼瞼の緊張が低下して結膜が見えていることに注目．**D**：笑顔を作るように指示された状態．
（写真は Melinda Woofter 医師のご厚意により許可を得て掲載）

てしまうので見ることがない．

診察方法

　医学生に眼を閉じるように指示する一方で，あなたは親指で開けるように対抗する．閉じさせないようにするために，片側にかなり力を入れて押さえる．一方で反対側は閉眼させるようにする．こうすれば Bell 現象を観察することができる．この方法ならば，この作業に集中することで視線を固定させない（ので Bell 現象を観察しやすい）．視線を固定して凝視すると両側で Bell 現象が観察できなくなる．

判定方法：Bell 現象は消失している時にだけ臨床的意味がある（これはシャーロック・ホームズの「吠える犬」の話を連想させる注5．

　両側の Bell 現象の消失は，**(a)** 正常人が固視をした時，**(b)** 動眼神経の脳幹（における神経核）もしくは下位運動ニューロンが障害されたが，核上性の眼球運動は障害されていない場合，**(c)** 両側の第Ⅲ脳神経障害（Occam の剃刀の法則に従えば，可能性は低い），**(d)** 15％ほどの正常人で生じる（Adams and Victor, 1985）．

　片側性の Bell 現象消失は，同側の第Ⅲ脳神経麻痺で生じる（第Ⅶ脳神経麻痺ではない）．

　Bell 麻痺では，眼輪筋が閉眼する時は，（麻痺があるために）常にいくらかの「抵抗」のなかで行わなければならなくなる．そのため，患側では Bell 現象（現象自体は正常）が隠れない状態で簡単に観察される（DeGowin, 1965；Delp and Manning, 1975）．

カメラで撮影すると明らかだが，なくても観察することはできる（Arrigg and Miller, 1985）．患側に涙がたまる．（このたまった涙は）滞留したプールのようなもので，細菌の繁殖と感染を引き起こす．

病因

　Bell 麻痺は顔面神経の炎症によるものと考えられていて，ウイルス感染によるものも多い．ライム病の症状として現れている場合もある（Ronthal, 2015）．

▶ Bell 現象

　通常，眼輪筋を収縮させて力に対抗して閉眼しようとしている時は，眼球は上転する．これは異常ではなく，正常な協調運動である．そのため，これは「Bell 現象」と呼ばれ，「Bell 徴候」とは呼ばれない．この現象は閉眼する眼瞼によって隠され

注5　ウィリー・サットンは「役者」と呼ばれた有名な銀行強盗．彼がサットンの法則（27 章参照）を言ったことがないように訳注17），「名馬シルバーブレイズ号」という話のなかでホームズはある犬を「吠える犬」とは認識していなかった．ワトソンはホームズに聞いた．
「どこに注意を引く要素があるのかね？」
「犬が夜にしたとても興味深いことがあるのさ」「犬はね，吠えなかったのだよ」「とても興味深い」とシャーロック・ホームズは答えた．その後，ホームズは説明した．「犬が静かにしていたということの重大な意味に気づいたのだよ．これが別の真実を意味していることにね．シンプソン事件では誰かが押し入って馬を盗んだにもかかわらず，犬はじっとしていただけでなく，吠えて屋根裏で寝ていた使用人を起こすこともなかった．これは，夜中に訪れたものは，その犬がよく知っている人物であったことを意味している」
　なので，これは正確には「吠える犬」ではなく「吠えない犬」の話と呼ばなければならない（サットンの法則は実際に記載したWilliam Dock の名前をとらねばならなかったのと同じである）．

訳注17）なぜ銀行を襲うのかと聞かれて「そこに金があるからさ」と答えたことから，診断をする時は最もありそうな病気を考えよという米国の医学教育でよく引用されるサットンの法則というものがある．しかし，サットン自身は後に「そこに金があるからさ」とは言ったことがないと否定したという史実に基づいたコメント．

このことにより Bell 現象が Bell 麻痺の「徴候」だという誤った認識がなされてきた. このややこしい話は, 名前が似通っていることと身体診察の教科書の同じ文章のなかで「麻痺」と「現象」が記述されてきた不幸が重なった結果である. 前述したように消失した時にこそ顕著な意味を持つ「現象」が存在する時に強調されてしまったことが不幸にも本来の意義を薄めてしまった.

正常の協調運動であるので, 器質的病変と眼球運動の転換性障害との鑑別に使うことができる(もし, 協調運動が生じれば外眼筋の神経支配は正常であり, 患者が眼球を動かせなくても器質的疾患ではないと考えられる[訳注18]). しかしながら, この現象に頼ってしまうのは問題がある. というのも核上性麻痺の場合は, (随意性には動かせなくても)Bell 現象は存在するからである.

訳注18) 原著では詐病を意味する"malingering"を用いて詐病であると述べているが, 厳密には詐病とは限らないのでこのように翻訳した.
　　Bell 現象は眼瞼を持ち上げて眼球を観察すると, 偽の昏睡では認められるが, 本物の昏睡では消失している(Shaibani and Sabbagh, 1998).

教科書のなかには, Bell 現象と Negro 徴候を混同して記載している場合がある. これは, 天井を見上げた時に眼球が上転かつ外転する運動のことである. この徴候は中枢性顔面麻痺でも末梢性顔面麻痺でも生じる. Negro 徴候は, Bell 現象と同様に患側で顕著である.

▶ 歴史メモ：スコットランドの Bell

Bell 麻痺と Bell 現象のどちらも Charles Bell 卿(1774〜1842 年)にちなんで名づけられた. しかしながら, この"Bell"氏は医学生だったコナン・ドイル Conan Doyle をその鋭い医学的洞察力で感嘆させシャーロック・ホームズ Sharlock Holmes のモデルとなった"Bell"とは別人である(Doyle, 1958). スコットランドの著名な外科医の家系の末裔である Joseph Bell がその"Bell"である.

▶ 片側の聴覚過敏

聴覚過敏はアブミ骨筋の麻痺によって生じる. アブミ骨筋は通常, 耳小骨の振動を緩衝するように働く. この症状を見つけるために, イヤホンつきのプレーヤーを使って聴覚反射(音が不快なほど大きく感じて, 驚いたり, 顔をしかめたり, 顔

を歪めたり, 瞬目をするかどうか)が出る音量を比較する. 単なるトーンの音や「サー」という白色雑音(ホワイトノイズ)[訳注19]が適しており, 音楽は適していない(Johns, 1986).

訳注19) すべての周波数で同じ強度を持つ可聴域の雑音.

8) 第Ⅶ脳神経：内臓感覚神経

味覚は嗅覚よりも複雑である. なぜなら, 舌の前 2/3 は第Ⅶ脳神経, 後ろの 1/3 は第Ⅸ脳神経, 喉頭蓋の味覚は第Ⅹ脳神経が支配しているからである. 味物質が拡散してしまうことや, 神経支配が重なり合っているため, 片側の病変や, 各々の神経(第Ⅶ, Ⅸ, Ⅹ脳神経)を障害する病変を特定するのは困難である(L. Huntoon, 私信, 1998). 簡単に正中を越えてしまうので, 砂糖水で検査するのは非常に難しい. 塩だけで検査する検者もいる(S. Horenstein, 私信, 1988).

味覚の検査は, 通常行う神経診察にはあまり役に立たないが, 関係ある症状の患者には行うべきものである.

▶ 診察方法

以下の方法は, 正式な検査室での味覚検査の代わりに使用してもよい方法である.

1. 0.25％の塩, 砂糖, キニーネ水溶液(大体 1 L あたり大さじ半分程度, ない場合はキニーネ入りのトニックウォーターを使う)と料理酢を 1 カップにつき大さじ 1 杯入れたものを用意する. これらは高齢者(味蕾の数が減っている)でも検査できる程度に強い味がついている. 味覚の検査は, 味の閾値を調べるのではなく, 消失しているかどうかを調べる検査である[注6].

2. 「甘い」「塩辛い」「すっぱい」「苦い」そして「水」と書いた紙を用意する(もし患者が何かの 1 つの言葉で言い表してくれないと, 検査は困難である. (a)もし, 答えを言う時に口を開けてよいならば, 水溶液が片側から反対へ, もしくは前から後ろに流れてしまい, 片側だけやある脳神経支配領域だけの味覚低下を見逃すことになる. (b)もし患者が「ハイ」と合図をしてもよい[訳注20]のな

注6　健康な被検者における知覚される濃度 mmol/L の閾値と中央値は以下のとおりである. 塩化ナトリウム：12/30, スクロース(砂糖)：12/30, 塩酸：3/6, 尿素：120/150(Henkin et al., 1971)

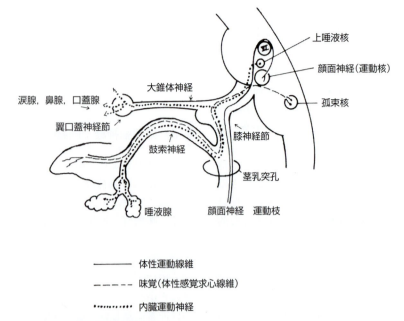

図 26-11　第Ⅶ脳神経の分枝

らば，酢は口腔や鼻腔の第Ⅴ脳神経を刺激し，この感覚が，味を感じていないのに味覚が陽性として記録されてしまう）．

訳注20）うなずくことか，「ハイ」と実際に答えるのかどちらかは不明．

3．患者に舌を突き出させて，1つの水溶液を1回ずつ，1ヶ所ずつ，一側に塗布する．第Ⅶ脳神経を検査するならば，塩と砂糖の水溶液を舌の前方に塗布する．第Ⅶ脳神経と第Ⅸ脳神経を検査するならば，酢の水溶液を側面に塗る．前方はⅦ，後方はⅨである．第Ⅸ脳神経だけを調べるならば，苦いキニーネ水溶液を後方に塗る．この際に患者に飲み込まないように指示する（舌を突き出していれば飲み込むことはできない）．キニーネ水溶液は検査の最後に使うようにする．

4．舌を出した状態で，答えるように指示する．

5．各々の答えを出した後に，水でうがいをして，吐き出させる．飲み込ませない．

▶判定方法

片側の前方2/3の味覚障害は第Ⅶ脳神経の障害を意味し，茎乳突孔よりも上部，すなわち耳道を通過している部分か（鼓索神経），膝神経節につながっている部分になる．核上性の障害では味覚の変化は生じない（図 26-11）．

表 26-2 に両側味覚低下の原因を記載した．

味覚異常もしくは味覚低下は味覚検査では正常で，嗅神経検査で異常が出ることがある．実際に，嗅覚異常は味覚異常の最も多い原因で，正常な閉経後の女性で特に多くみられる（M. Schlitt，私信，1999）．

9) 第Ⅶ脳神経：内臓運動神経

第Ⅶ脳神経の内臓運動神経の分枝は唾液腺（13章参照）と涙腺（10章のSchirmerテストを参照）を支配する．片側の眼と口腔の乾燥はこの第Ⅶ脳神経の障害で生じることがある．もしも両側ならば，Sjögren症候群のような最終臓器（唾液腺など）の障害を引き起こす疾患が原因であろう．

10) 第Ⅷ脳神経

第Ⅷ脳神経の聴覚機能の検査は耳の診察のRinne試験，Weber試験，Schwabach試験ですでに述べたので診察されているものとする（11章参照）．そして，当然耳垢の有無はすでに調べられているものとする．

最も簡単なスクリーニングテストは，指を擦るか，髪を指でより合わせる小さな音を耳の近くで

表 26-2 両側味覚消失もしくは味覚低下の原因

神経疾患	家族性自律神経障害 局所の障害 顔面低形成 Sjögren 症候群 放射線治療後 喉頭摘除術後
薬物治療	ステロイド 利尿薬 アスピリン
栄養障害	ナイアシン欠乏 亜鉛欠乏
内分泌異常	Cushing 症候群 甲状腺機能低下 糖尿病（砂糖の味覚異常のみ） 偽性副甲状腺機能低下症
感染症	デング熱 インフルエンザ様の感染症
その他の疾患	サルコイドーシス 悪性腫瘍 慢性腎障害 肝硬変 熱傷 高血圧（塩分の味覚異常のみ）

(Clee MD, Burrow I, Delaney P, et al. Taste and smell in disease. *N Engl J Med*, 1983；309'1062-1063；Schiffman SS. Taste and smell in disease. *N Engl J Med*. 1983；308'1275-1279 Wechsler IS. *Clinical Neurology*. 9th Ed. Philadelphia, PA：W.B. Saunders；1963 より転載)

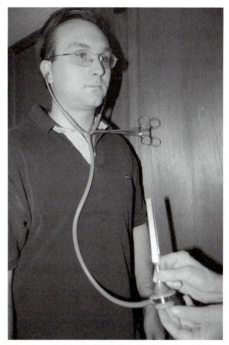

図 26-12 Arbit 聴覚検査の実施方法. 片側の耳ずつ検査する. 検者は耳を音叉に近づける.

たてて, 両側を比較するというものであるが, これは結構感度のよいテストである (M. Schlitt, 私信, 1999).

第Ⅷ脳神経の前庭機能の検査の一部は眼球運動の部分で, 眼振の有無を調べた際に行っている.

これらの2つの領域の検査は(第Ⅷ脳神経の機能としてではなく), 各々別の部分での診察結果として記録されているかもしれない.

さらに, 前庭機能のスクリーニングテストであるBárányテスト, カロリックテストは後述する. なぜなら, システム全体で診察するほうがわかりやすいからである.

▍Arbit 聴覚検査

聴診器, 512 Hz の音叉, そして吸引カップか(授乳用の)乳首(これは音叉を聴診器に当てる時に間に挟む)を準備して行う. これはベッドサイドでのよい聴覚検査であると記述されている (Arbit, 1977). 止血鉗子があれば聴診器の管を挟んで遮断できる(図 26-12).

診察方法
1. 患者に音叉の音が聞こえなくなったら合図するように指示する.
2. 聴診器を耳につけさせる.
3. 授乳用の乳首を介して聴診器の膜の部分に接続された音叉を叩く.
4. 音叉の音を近付いてよく聞いておき, 患者がどの時点で合図を出すかを観察する.

患者が 15 秒以上検者よりも長く音を聞いていれば正常である.

コメント：この検査は通常の検査よりも優れていると思われるが, Rinne 試験や Weber 試験と比較されてはいない.

片側ずつ検査する方法：聴診器の管を遮断して片側の耳ずつ検査する. 患者は(当然遮断されていない側の耳で)音が聞こえなくなったら合図をする. 音が聞こえなくなった時点, 遮断を解除し音が聞こえるかを尋ねる. もしも聞こえるならば, 両側の耳で聴覚に確実に差があることになる.

▍聴覚補充現象

上述した装置を用い, 音叉の音量を変えながら左右の耳を比べると聴覚補充現象を調べることができる(詳細は下記参照).

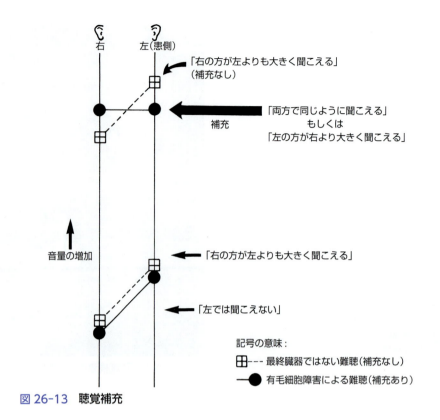

図 26-13　聴覚補充

　もしも聴力測定器をポケットに持ち歩いていて，片側の聴力障害と診断するための指標として用いているならば，面白いことに気づくだろう．片側のCorti器有毛細胞の障害による感音性難聴のある患者では，非常に奇妙な聴力図を呈する（図 26-13）．

　この聴力図の上の段で示されるとおり，最終臓器が原因でない難聴では（図の格子），補充は（黒丸で見られるもの）生じない．聴力図の下段で黒丸をみると，患側の耳では閾値が異常に高いことがわかる．そして黒丸では，正常側と患側の差はdBが小さくなるにつれ（大きな音になるにつれ）小さくなる．そのため非常に大きな振幅（大きな音）では正常側も患側と同じように聞こえるため，患側の耳で「補充」が行われ正常と同じように聞こえるようになったといわれる．

指導医へ：補充は蝸牛神経（第Ⅷ脳神経）の障害による感音性難聴ではまず間違いなく生じない（すなわち補充があれば，障害は最終臓器（Corti器有毛細胞）にあり，情報伝達を担う神経組織にはないということである）．例外は聴神経鞘腫（小脳橋角部の腫瘍）で補充が認められたという症例報告が何件か出ているということである（Alpers and Manchall, 1971）．一般診療では，補充はMénière病の徴候として最も頻繁にみられる．

片側の聴覚補充診断のためのベッドサイドテスト

診察方法

　非常に軽く音叉を叩き，両側の耳に順番にすばやく聞かせる．最初に聞かせる耳を変えつつ何回か繰り返し，音叉を徐々により軽く叩いていくようにする．閾値か閾値周辺の音が左右で異なるかどうか見つけるのが目的である．どちらの耳が先に音を聞いたのかが問題ではなく，左右の耳のどちらかで音を（逆の耳よりも）より小さく感じられた音量になる最も弱い叩き方をその閾値として決める．

　次にできるだけ音叉を強く叩いて両側の耳に順番に聞かせる．患側の耳が，正常側と同じ程度に，時にはより強く聞こえるということならば，補充は存在するといえる（Chandler, 1958）．

　このテストはChandlerによって考案されたが，そのなかで患者が，音叉で大きな音を出して，患側の耳で聞かされた時に不快な表情を見せ

ることが多いと述べている.

　もちろん，補充を呈さない感音性難聴や伝音性難聴では，患者はどれほど音が大きくなっても正常側で音が大きく聞こえるという.

　明らかに，Chandler の補充診断法は，Arbit の方法と合わせることで改良でき，管の遮断と開放を繰り返すことで同じ音叉の叩き方を，音叉を患者の頭の周囲で動かすことなく各々の耳に順番に聞かせることができる.

達人 guru へ：感音性と伝音性難聴の区別が 19 世紀に考案された方法でなされることを認めなければならない．これは音叉を用いたテストで，だからこそ現代でも便利なのである．しかしながら，耳の蝸牛機能に関する情報が増え，これらの古い方法が当てはまらない例外的な状況が報告されるようになった(Goodhill, 1979).

▶ Ménière 病の解説

病歴聴取

　Ménière 病の古典的な 4 徴候には，変動する難聴，通常 1〜5 時間程度持続する発作性の回転性めまい，耳鳴り，耳閉感がある．耳鳴りは低い周波数のうなり声と表現される．耳閉感は塩分の多い食事やカフェインで生じることがあるが，患者は関連に気づいていないこともある．そのため，低塩分食は有用である．この古典的 4 徴候は発症時にはそろっていないこともある.

　患者に以下のように尋ねよう．「回転性めまいは，本当に突然何もせずに座っている時に生じましたか．それとも頭や体を突然動かした時に生じましたか」．Ménière 病では回転性めまいは誘因なく生じ，良性発作性頭位めまいでは，ベッドで寝がえりを打ったり，上のほうの棚に皿をしまおうとしたり，後ろから車が来ないか確かめようとしたり，何かを持ち上げようとしたりする時に生じる.

　また次のように尋ねよう．「回転は速いですか，遅いですか」．Ménière 病や良性発作性頭位めまいでは回転が速く，片頭痛や不安神経症の回転は遅い.

低周波の難聴

　🔵 Ménière 病は前庭機能障害（下記参照）と低周波の難聴がない場合は診断するべきではない．低周波の難聴を調べる 1 つの方法は，

古いタイプの電話があれば，ダイヤルトーンが聞こえるかどうかである．この方法は世界中で通用するが，例外がウィーンである．そこではダイヤルトーンが 440 Hz の A 音（ドレミのラ）で，それに合わせてウィーン交響楽団が調律をする(S. Horenstein, 私信, 1988)．低周波の音叉（例えば 128 Hz）がベッドサイドで診察する時に使える.

　患者は複聴を訴えるかもしれない．それは音の調子が歪んで聞こえるか，左右で異なって聞こえる症状である．音叉を叩いて，左右の両方の耳に順番に聞かせて，音の「調子」（高低であって，音量や音色）が同じように聞こえるかどうか聞くことで調べることができる．患者のなかにはこの意味がよくわからない者もいるが，多くはちゃんと実施することができる．患側の耳では調子は一般的に「低く」聞こえる.

▶ 聴神経鞘腫の症候群（もしくは前庭神経鞘腫）[訳注21]

　腫瘍は第Ⅷ脳神経の前庭神経部分から生じるのだが，最初の主要な神経学的な異常は聴覚異常である(Patten, 1996)．難聴は 98%，耳鳴りは 70%，平衡感覚異常は 67% そして眼振は 26% の患者で生じる(Harner and Laws, 1983).

訳注21) 英語では長く acoustic neuroma と呼ばれてきたが，実際はニューロン由来の腫瘍ではなく Schwann 細胞由来なので acoustic schwannoma もしくは vestibular schwannoma と呼ばれることが多くなった．ただし日本語訳はどちらも同じになっている.

　前庭機能検査では（本章後述），80% 以上で片側に何らかの機能低下が認められる.

　第Ⅷ脳神経腫瘍が，特に両側で生じた場合は，2型神経線維腫症が考えられる(Karnes, 1998).

　第Ⅴ脳神経と第Ⅶ脳神経も障害される．26〜29% の患者で顔面の感覚異常があり，10〜12% の患者で顔面麻痺がある．鼓索神経障害による味覚異常もしくは舌の感覚異常は 6% で生じる．角膜反射の異常は 33% で生じる.

　🔵 角膜反射の消失や低下は最も信頼できる初期の症状なので，角膜反射を調べることは重要である．第Ⅴ脳神経は腫瘍に持ち上げられ，角膜反射の求心路線維が特にそのような変形に弱いようである．顔面の感覚低下はさらに遅れて生じる(Patten, 1996).

複視を訴えるのは10%にすぎず，眼球運動障害は11%である（第Ⅲ，Ⅳ，Ⅵ脳神経の障害による）．

第Ⅰ，Ⅱ，Ⅸ，Ⅹ，Ⅺもしくは第Ⅻ脳神経は，まとめてもしくは独立して障害されることがあるが，稀である（稀というのは1%以下という意味である）．これらの脳神経が障害されるような場合，特に非連続性に障害される場合（数字の順番という意味ではない），他の診断を考えなければならない．

他の後迷路性障害[訳注22]と同様に，純音による聴力検査の聴力に不釣り合いなほどの会話の認識（語の明瞭度が低下）に支障をきたす．

訳注22）蝸牛神経以降の神経経路を障害する疾患という意味．

現在の画像技術，特にガドリニウム造影MRIと側頭骨シンチのおかげで，聴神経鞘腫は早期に診断されるようになり古典的な症状をみることはなくなった．それは，脳腫瘍を乳頭浮腫で見つけることがなくなったのと同じである（S. Horenstein, 私信，1988）．

聴神経の腫瘍は小脳橋角部で生じる最も頻度の高い腫瘍である．この部分に生じる他の腫瘍は髄膜腫，頸静脈グロムス腫瘍，真珠腫，異所性橋神経膠腫（グリオーマ），第Ⅴ，ⅦもしくはⅨ脳神経腫瘍，脊索腫，第Ⅷ脳神経の星状細胞腫，動静脈奇形，錐体内頸動脈の動脈瘤，軟骨肉腫，鼻咽頭がん，転移性腫瘍もしくはリンパ腫が挙げられる．第Ⅶ脳神経を初期に障害する場合は，別の型を意味するが，聴神経鞘腫では非常に稀である（Patten, 1996）．

▶ 音叉を使う超専門医

アリゾナ州フェニックスのMichael J.A. Robb医師は神経耳鼻科医だが，128〜4,096 Hzの周波数の音叉を使うと書いている．聴覚は256〜512 Hzの音叉をWeber試験，Rinne試験，Schwabach試験に用い（11章参照），伝音の閾値を128〜4,096 Hzで5オクターブを超える音域ですばやく検査する．この際検者の聴力が正常で，これをやる気があることが条件である．Robb医師は，6個の異なる音叉を用いることで15 dB以内の難聴のパターンと程度を5オクターブにわたって診察することができると述べている．音叉は聴覚過敏，ミソフォニア[訳注23]，片頭痛に伴う聴覚過敏，複聴の診察ができる（M.J.A. Robb, 私信，2004）．正

式な聴力図は当然検査されなければならない．もし症状がある時とない時に検査できれば，特にMénière病では変動する難聴を証明できて非常に有用である．

訳注23）音の耐性が落ちた状態．音声恐怖症（Phonophobia）よりも特異的な音に対する過敏を示すらしい．

11）第Ⅸ，Ⅹ脳神経

身体診察をするうえで，第Ⅸ脳神経と第Ⅹ脳神経はあまりにも重なっているので同じように議論せざるをえない．

▶ 初心者用の診察方法

軟口蓋を観察し，口蓋垂が正中にあるかどうかを見る．無症状の患者では，おおむね正中にある．

咽喉の診察の最後に催吐反射を実施する．単に舌圧子を舌の後方1/3に進めればよい．意図して催吐反射を誘発させようとするまでに，あなたはすでに意図せずかなりの高い確率で多くの催吐反射を誘発してしまっているだろう．すなわち，誘発させようとするまでに，どういうものかがわかっているだろう．

▶ 疾患における口蓋垂

疾患における口蓋垂の位置からは多くのことがわかる．図26-14では，一番上の段は正常状態で，2段目以下は異常を示している．左側は安静時，右側は「アー」と発声するように指示された際の軟口蓋と口蓋垂の状態である．

もしも麻痺があれば，口蓋垂は正常側に逸脱する．図に示されるような先端が正常側を向く場合ばかりでなく，口蓋垂が正常側に偏移した状態でまっすぐに下垂する場合もあることを知っておいてほしい．

部分麻痺の場合には口蓋垂は安静時には正中にあるが，「アー」と発声すると正常側に偏る．実際の診療では全体が動くことを再度強調しておく．口蓋垂が図のようには正常側に向かないこともある．これは覚えやすいようにそのように書いているのである．

時に口蓋垂が正中にあるのに，発声しても動かないことがある．両側の麻痺がそのような状態を引き起こす．しかし，上位運動ニューロンか下位運動ニューロンのどちらの問題であろうか．それ

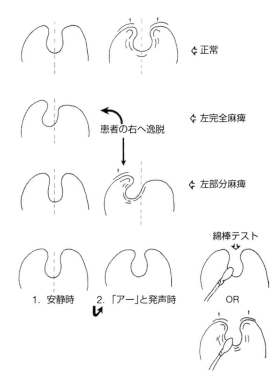

図 26-14 さまざまな疾患における口蓋垂の状態.
左の列:安静時.**中央の列**:「アー」と発声した時.**右の列**:綿棒で触った時.**1番目の行**:正常.**2番目の行**:左完全麻痺.**3番目の行**:左部分麻痺.**4番目の行**:第Ⅸ脳神経と第Ⅹ脳神経の下位運動ニューロン障害.**5番目の行**:第Ⅸ脳神経と第Ⅹ脳神経の上位運動ニューロン障害.

を区別するには,綿棒で口蓋垂を触ればよい.もしも動かなければ,両側の下位運動ニューロンの障害である.図の一番下にあるように,直接の刺激で(両側とも)反応するならば両側の上位運動ニューロンの障害である.

このように第Ⅸ脳神経か第Ⅹ脳神経かそのどちらが障害されているかをこの麻痺で区別しなかったことに気づいたかもしれない.それは2つの脳神経が重なっているからである.(この麻痺の)実際の診療での最も頻度が高い原因は第Ⅸ脳神経と第Ⅹ脳神経が脳幹で障害されることである.頸静脈孔症候群の1つの徴候として片側だけの障害が生じることがある.この症候群では,第Ⅸ脳神経と第Ⅹ脳神経障害だけでなく,同側の第Ⅺ脳神経障害が生じる(Vernet症候群,下記参照).

第Ⅸ脳神経と第Ⅹ脳神経障害の区別

第Ⅸ脳神経と第Ⅹ脳神経の障害を区別したいのであれば,片方では生じるがもう片方では生じな

い機能がなければならない.

第Ⅸ脳神経は舌の後方1/3の味覚を支配するが,第Ⅹ脳神経はさらにその奥の味蕾の支配をしている.味覚検査のあいまいさと,舌の前方2/3を触らずに行うことの難しさを考慮すれば,この方法で第Ⅸ脳神経と第Ⅹ脳神経を区別して検査することは難しいだろう.

しかしながら,第Ⅹ脳神経は検査可能な機能がある.昔の神経内科医は**眼球心臓反射**を行ったものである.これは眼球を圧迫し,心拍の低下を観察するものである.第Ⅹ脳神経の内臓運動神経枝が障害されればこのような心拍低下は生じない(しかしながら,第Ⅴ脳神経の求心路が障害されてもこの反射は消失する).心拍を薬剤なしで低下させるには,頸動脈マッサージよりもこちらの方法のほうが安全であろう(18章参照).この反射の消失は以前の脳死判定に必要であった.

第Ⅹ脳神経の内臓感覚神経枝は耳珠の前方,時に耳珠の後方も,耳介の後方の小さな領域,外耳道の一部を支配する.困ったことに人によっては第Ⅸ脳神経も同じ領域を支配することがある.麻痺している部分を探すのならば耳珠がよい.そこが感覚麻痺しているならば,ほぼ第Ⅹ脳神経の障害といえる.

第Ⅹ脳神経(迷走神経や歴史的に pneumogastric 神経などとも呼ばれる)は迷走神経背側核から副交感神経のインプットを副腎以外の頸部から下で横行結腸の第2部までのすべての臓器に供給している.迷走神経の機能に関しては6章と18章で述べるが,下の自律神経の記述も参照してもらいたい.

最後に第Ⅹ脳神経は体性運動神経の枝を声帯に伸ばしている.

声帯麻痺

指導医へ:以下の議論は,間接喉頭鏡を行うか,喉頭鏡を行える医師にコンサルトしたという条件で進めてほしい.

迷走神経そのものが完全に障害されたとしても致死性の障害ではないが,両側迷走神経障害が生じるには長い距離のある延髄の迷走神経核を両側ともに破壊しなければならないので,両側迷走神経障害は多くの場合死亡することが多い.呼吸困難や発声障害が生じるだろうが,第Ⅹ脳神経の枝である反回神経が両側麻痺しても患者は生きてい

ける．もしも内転枝を両側とも障害するような疾患があれば，発声障害が出ても呼吸困難は生じない．外転枝を両側とも障害するような疾患があれば，発声障害は生じないが呼吸困難を生じ，これはGerhardt症候群と呼ばれる．

片側喉頭神経麻痺はもう少しだけ頻度が高い．片側反回神経麻痺は擦るような声が出てすぐに枯れてしまう．鑑別診断は左右差がある程度生じる．左反回神経が障害されたのであれば，大動脈瘤，外傷(甲状腺摘除術など)，僧帽弁狭窄症などの左肺動脈の拡張を引き起こす疾患を鑑別に考えなければならない．もし，右反回神経が障害されたのであれば，右の肺尖部の疾患を考えねばならない．どちらの側の反回神経も障害するものとして，心外膜炎，甲状腺腫(Hamburger, 1986)，腫瘍，そして(稀に)脊髄癆が挙げられる．最も頻度の高い反回神経麻痺の原因は，手術後の合併症で特に頸部前方の手術，さらに20%の患者で反回神経の異常走行を呈する患者で合併しやすい(M. Schlitt, 私信, 1999)．片側の上反回神経麻痺は通常外傷が原因である．

リウマチ性関節炎の患者で声帯が動かないことの原因は，輪状披裂関節炎により関節が固定してしまうことであると考えられてきている．頸部延髄の圧迫(下記参照)も考慮しなければならない(Thompson et al., 1998)．

第X脳神経障害がその他の脳神経と併発する場合

これらの障害はすべて同側で生じる．片側で，第IX脳神経と第X脳神経と第XI脳神経が障害されているならば頸静脈孔での障害であるVernet症候群を考えなければならない．Vernet症候群に第XII脳神経障害が加わったものはCollet-Sicard症候群と呼ばれ，後外側顆頭のスペースにおける耳下腺，頸動脈小体由来の腫瘍，結核性リンパ節炎，リンパ腫，転移性腫瘍などによる病変が原因とされている．さらに自律神経障害を伴うものをVillaret症候群と呼び，片側の場合，耳下腺後方の病変と考えられる．第X脳神経と第XI脳神経のみが障害される場合は，Schmidt症候群と呼ばれ(末梢神経障害ではなく)(他に病変が見つからなければだが)，中枢神経障害と考えられる．

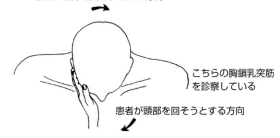

図26-15 胸鎖乳突筋のテスト(本文参照)

> 関節リウマチの患者で第IXから第XII脳神経の徴候がある場合は歯突起頭蓋内嵌入(上記参照)による脳幹圧迫を考えなければならない(Bouchaud-Chabot and Lioté, 2002；Menezes et al., 1985)．

12) 第XI脳神経

僧帽筋は患者に肩をすくめてもらうことで検査できる．胸鎖乳突筋，(患者に正対しているとして)患者に検査する筋から頭をそむける方向に，反対側の下顎の外側に置いた検者の手の力に対抗して，回転させようとすることで検査できる(図26-15)．

1. 第XI脳神経核の頸髄成分の核上性制御は，通常と異なり，胸鎖乳突筋に対しては同側支配で，僧帽筋に対しては対側支配になる．このことが重要なのは明らかである．右の半球は左の上下肢を支配し，頭部をそむけるほうではなく，同側に向ける側の胸鎖乳突筋を支配している．運動性焦点てんかん発作を生じている患者には，頭部は痙攣を起こしている上下肢に向かって転回する．これは上記の神経支配から予想されるとおりである(Patten, 1996)訳注24)．

訳注24) てんかん発作と頭頸部の転回方向に関しては，データの蓄積がある．頭頸部の転回方向は，Forced(versive)head turningと呼ばれる45°を超える強制的な(何かに押されるような)転回に関してはてんかん焦点の反対側に転回すると考えてよいと思われる．それ以外の軽い，強制的でない転回に関しては例外が多く以上の法則が当てはまらない．

2. 副神経は絞扼性障害を引き起こす頸部病変によって障害を起こす．
3. 第XI脳神経障害を引き起こす最も多い原因

は，頸部の後方三角部における外科的処置に伴う合併症である(M. Schlitt，私信，1999)．

> 4. **原因を問わずミオパチーでは，頸部前屈での筋力低下が100%認められる**．左右の転回での力を検査しない．むしろ，患者に顎を胸に引っ付けて，検者が頸部を伸展(頭部を後，上方に押す)させようとする力に対抗してそのまま保持するように指示する．胸鎖乳突筋に上記の方法で脱力がなければ，筋症という診断には疑問が生じる(S. Horenstein，私信，1988)．

13）第XII脳神経

診察方法

患者に，検者に向かって舌をまっすぐに出して，下顎を軽く押さえた状態で，舌をまず右に，そして次に左に向けるように指示する．

舌下神経における急性の下位運動ニューロンの障害(末梢性でも核性でも)では，舌は麻痺側に向かって曲がり，麻痺側で盛り上がって見える(Dinkler徴候，図26-16)．この徴候は急性の核上性舌下神経麻痺においても認められる．

Dinkler徴候は詐病や急性転換性障害の場合には認めない．

偽陽性Dinkler徴候は顔面神経麻痺で生じる．その際，簡単に診察すると舌は麻痺側に向かっているように見える．しかし注意深く診察すると舌はまっすぐに出ていて，麻痺側の口を完全に開けられないことが原因であることがわかる．

痛みを伴うDinkler徴候は第XII脳神経に悪性腫瘍が浸潤することで生じる．髄膜がん腫症によって生じることもある．女性では乳がん，男性では前立腺がんもしくは肺がんが原因になる．

合併症のない慢性の片側性第XII脳神経麻痺は最初に舌を突き出させた時には，「患側に偏位」することは通常ない．多くの場合舌はまっすぐ突き出てくる．その際には，患側の萎縮がないか観察しなければならない(舌が腫脹するDinkler徴候は萎縮が生じた時点で認められなくなる)．

慢性の舌下神経麻痺のある患者では(急性の舌下神経麻痺のある患者と同じで)突き出した舌を正常側に向けて曲げることができない．もし舌を正常側に向けて曲げるように指示されたら，患者

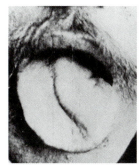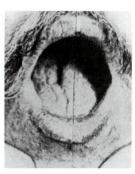

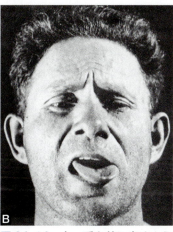

図26-16　上：舌を前に出すように指示された時にDinkler徴候を認め，麻痺側に曲がる．その上，急性麻痺が生じた左側が分厚くなり(Dinkler徴候)，正常側の右側は平らである．舌を口の中に戻した時，両方とも平らになる．その際舌が右側に少し偏る．すなわち，正常側の筋肉に引かれて正常側に移動するのである．**下：この患者は急性舌下神経麻痺を偽っている．**上の写真と比較して，舌が平らであることに注目する．
(Alexander L. The Neurologic examination. Pullen's Medical Diagnosis. Philadelphia, PA：W.B. Saunders；1950より許可を得て転載)

のなかには下顎と表情筋を動かして口の正常な角度を保って舌の正中に合わせようとする者もいる(だから下顎を軽く押さえて診察しなければならない)．

もし麻痺と同側の舌下神経孔(ここを通って第XII脳神経が頭蓋の外に出る)周辺の頭蓋底に圧痛を感じるならば，たとえ患者がすでに長い間生存し，片側の萎縮を伴う慢性の舌下神経麻痺になっていたとしても，原因は腫瘍(特に男性では前立腺がん)であることが多い．

安静時には線維束性収縮(下記参照)と筋強直(13章参照)を観察することができる．もちろんこれは第XII脳神経障害とは直接関係ない非特異的

な所見である.

舞踏病における舌の徴候に関しては，本章の後ろの部分を参照.

14）脳神経の診察と鑑別診断

脳神経の診察が重要なことは，それが素晴らしい神経診察と鑑別診断の本の1/4を占めることからもわかる（Patten, 1996）. 優秀な画像技術を偏重し，血栓溶解療法などという過激な治療法がある時代に，脳神経を注意深く診察することは，特に合併症の多い高齢者を診察する時に，危険な誤診を予防するために役立つ. 例えば，実際は重症筋無力症だった2人の高齢者が，CT画像で確認されたとして，最初は脳卒中であると診断された. 病歴と診察で眼瞼下垂，構音障害，巧緻運動障害，複視，舌の脱力，そして頸部前屈の脱力が見つかり最終的な診断が導かれた（Kleiner-Fisman and Kott, 1998）.

球症状（下部脳幹の症状）の左右差は四肢の左右差と比較することで，脳幹か（病変と同側に症状がある場合）もしくはその上部（病変と反対側に症状がある場合）かの局所診断をつけることに役に立つ.

3 習得された行動

1）失語とその他の言語に関する疾患

どうすれば科学や工業技術の進歩を止めることができるだろうか. 研究所を閉めるか制限する. 科学雑誌の発行を禁止，制限する. その他の議論の手段，すなわち学術集会や学会を禁止する. 大学やその他の学校を禁止する. 本や出版物を発行禁止にし，最後に話すことを禁止する. これらの禁止もしくは制限されうるものはすべて，社会の根幹である. そして言語はその根幹の1つであり，それなくしては科学の輝かしい進歩的な伝統も存在しえない（Popper, 1964）. 発語は人間にとって単なる数ある特徴の1つではない. 人間にとっても最も重要な特徴のなかの特徴とでも呼べるものである. 発語が人間と動物との違いの95％以上を占めていると言ってもよい（Wolfe, 2016）.

失語は，言語を失うという意味でTrousseauによって作り出されたものである. 実際には，失語の患者は何らかの言語が残っていることが通常なので，本来「言語困難」とでもいうべきものである. しかし，異常の程度は以下の2つの質問に比較すれば，それほど重要ではない.（a）この患者は実際に言語の障害があるのか（例えば言葉の選択や理解），それ以外の発語するために必要な過程なのか（例えば発音の問題）.（b）本当に失語があるならば，いったいどの型なのか.

言語機能は6つの基本的な機能に分類される. 読む，書く，復唱，理解，呼称[訳注25]. このどれかの機能が失われると失語になる（C.L. Henricks 私信, 2017）.

訳注25） 原文では5つしか機能が述べられていないが，計算を含めて6つとすることが多い.

▶ 失語なのかどうか

失語とは無言ではない. もっとも全失語の場合は無言になる場合もあるが. 無言症の場合は音を発することができない. しかし，（もともと読み書きできる患者では）読んで書く機能は保たれており，言語の機能は保たれている. これらの機能は失語の場合まず間違いなく障害される.

診察方法の1つは無言の患者に「左の親指を右の頬につけよ」と大きく書かれたメッセージを見せて指示に従うか見ることである. 失語の患者には指示に従えない患者もいるが，もともと読み書きのできる無言の患者はすべて指示に従える. 無言症の患者のなかには聞こえる患者もいるので，話す言葉での指示に従うか，「はい」「いいえ」の質問に適切に答えられたり，指を何本か出して答えられる程度の小さな数の質問に答えることができる. 通常，失語と無言の区別は神経診察をする以前につけられているものである.

失語は，構音障害とも違う. 構音障害は発音が明瞭にできない状態であり，典型的には脳幹や後頭蓋窩の病変によるものである. 構音障害の患者は正しい順番で正しい言葉を正しい文法で話すが，発音がおかしいのである. 同様に失語は，第Ⅶ，Ⅸ，ⅩもしくはⅩⅡ脳神経麻痺や鼻咽頭や舌などの最終臓器の障害で生じる発声障害ではない. もし，構音障害と発声障害と失語の区別の仕方を覚えれば，病歴聴取の時にすでに診断をつけられるようになる. もしも疑問があるような状況になれば，構音障害と発声障害では言語機能は正常なのだから，上記の無言の項で書いたように，

患者は何かに書かれた指示には従えるはずだし，言葉に出さない反応はできるし，言語としておかしくない文章を書くことができるはずであることを覚えておけばよい．

構音障害や発声障害にとって復唱させるのに適切なフレーズがある（失語の診察によいというわけではない）訳注26)．

訳注26) こればかりは英語のフレーズを日本人に言わせるわけにはいかない．日本語で使うフレーズでは「るりもはりも照らせば光る」というものがある（水野美邦編：神経内科ハンドブック第5版，p285，医学書院，2016).

失語は小脳性の言語障害を含まない．これは構音障害である．

言語の問題が，明らかに精神科疾患の問題であることがあるが，これも病歴聴取の際に診断がつく．こういう言語の分類を知らない医学部2年生あたりには，難しく感じられるかもしれない．言葉のサラダは統合失調症でみられる特徴的な言語表出である．その話し方は，単語が「サラダのように」ごちゃまぜになっている．すなわち，途切れ途切れの言葉の断片がたくさん混じっており，そのなかに特に言いたいことは存在しない．このような患者は，非常に流暢だが，会話の内容はまったく意味をなさない．「言葉のサラダ」が失語であることはありえる．しかしながら，統合失調症の場合，思考内容が問題なのであって，言語はそれを忠実に表現しているだけである．医学部2年生にとって都合のよいことに，「言葉のサラダ」を呈している統合失調症の患者は他の奇妙な行動やマンネリズムなどの異常をたくさん呈するので，診断がつくのにそれほど長い時間はかからない（診断基準に関しては，本章下記参照）．

躁の患者も言語を通じてその症状を呈する．躁における多弁，**談話心迫** pressure of speech とは，会話のスピードが異常に上昇した状態で，黙っていることが困難になる．そのため，失語と間違えられることは，まずない．**観念奔逸** flight of idea も同様である．会話の内容についていくことは非常に難しい．それは言語の問題ではなく，その独り言の内容があまりに早く変わっていくからである．**脱線思考** tangentiality, **迂遠** circumstantiality（2章の注1を参照）も未熟な医師には失語と混同されるかもしれない．しかしながら，他の躁の症状（下記参照）を考えれば，区別は難しくない．

うつの患者は，会話の量が少なく，小さな声で話すことがある．しかし，会話や構文，言葉の選択は正常である．

アドバイス

失語に関しては，他の疾患（例えば心臓弁膜症や脊髄障害）と違って，解剖学的な局所診断が完璧には一致しないことを学ぶ時に知っておかねばならない．ほとんどの患者は以下に説明するような症状が純粋な形で現れることはない．失語の病因は代謝性脳症や脳腫瘍や Alzheimer 病の病因と同じくらい多様で，たとえ解剖学的な障害部位が変わらなくても，毎日症状が変化することはありえる．しかしながら，有用な考え方や診察方法は存在する．

診察方法

失語や（広い意味での）言語を障害する疾患の診察方法は，2つの要素がある．1つ目は患者と医師の会話から観察することである．流暢さ（会話のスピード）や，会話を始めるまでにかかる時間に注目する（S. Horenstein, 私信, 1988)．2つ目は，失語を分類する作業だが，特定の指示にどのように反応するかである．

会話の要素のどこに注目するか，どのような検査用の文章を用いて指示をするかは本章で順番に説明していく．

流暢性失語と非流暢性失語

患者が確かに失語があると診断したうえで，次のステップは流暢性か非流暢性かの区別である（**表 26-3** に失語の分類と特徴が載せてあるので参照してほしい）．

1. 非流暢性失語（Broca 失語，運動性失語，前頭葉性失語，表出性失語とも呼ばれる）は，ゆっくりで，努力様で，開始に時間がかかり，モグモグとはっきりせず，定冠詞や接尾辞といった文法的な正確さに欠ける話し方である．電報で10語だけしか話せない時の文章に似ている．

2. 非流暢性失語は Broca 野の病変を意味している（**図 26-17**)．

3. 以下に述べている両側前頭葉の孤立性失語は最初は非流暢性失語を呈することがある．

4. 流暢性失語は正しい文法で正しいスピードで話すが，適切な言葉を選ぶことができない．もし，フォード，キャデラック，トヨタという言葉が含まれる言葉は何かという質問をすれば，患者

表 26-3 頻度の高い失語の分類

失語のタイプ	自発言語	理解	復唱	合併症状
Broca 失語（運動性失語）	非流暢	正常		右麻痺
伝導性失語	流暢	正常	異常	—
孤立性失語	流暢	異常	正常	—
Wernicke 失語	流暢	異常	異常	右上 4 分の 1 盲
名辞性失語	流暢	正常	正常	—

（Massachusetts Medical Society の許可を得て Geschwind N. Current concepts：Aphasia. N Engl J Med. 1971；284；654-656 より転載）

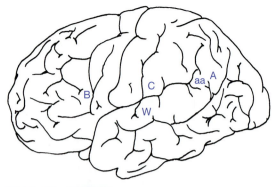

図 26-17　言語領域

B：Broca 野．ここの病変は非流暢性失語を生じる（運動野に近いことに注目．片麻痺を伴いやすいことがわかる）．
C：伝導性失語を起こす大まかな領域．流暢性失語で，指示には従える．しかし，"no ifs, ands or buts"（日本語だと「るりもはりも照らせば光る」）の復唱ができない．実際には伝導性失語は B と W の間の C の形をした病変で生じる．
W：Wernicke 野．ここの病変は流暢性失語を生じる．理解ができず，復唱もできず，他の課題を与えられてもできない．不幸にも Wernicke 野と Broca 野が障害された場合，全失語が生じる．
A：昔の失読野．ここの病変は，会話の言語は正常であるのに，言葉を読んで選んだり，書いたりができず，もしくは Gerstmann 症候群を呈したりする．
aa：昔の分類では健忘性失語とか失名辞失語[訳注29]を引き起こすと呼ばれる領域である．aa と A は重なり合うことがある．

訳注 29）物の名前を理解しているが，その表出が障害された状態．上記の名辞性失語とほぼ同義で用いる．

は不定代名詞で「わかるでしょ，あ̇れ̇」と言ったり，「乗って働きに来るやつ」と説明したり，「うま」と錯語したり，car というべきところ bar と言うパラニミー[訳注27]と呼ばれる間違いをする．錯語はパラニミーよりも予後がよいとされる．例えば，"my sister"（マイ シスター；私の姉もしくは妹）というべきところを"my niece"（マイ ニース；私の姪）と間違える場合では少なくとも目的語の分類としては合っているが，パラニミーで"my blister"（マイ ブリスター；私の水疱）という間違いでは（確かに音は似ているが）意味としてはまったく異なっている．

訳注 27）おそらく音がよく似た言葉を取り違えること．特に日本語訳は見当たらず．錯韻とでも呼ぶべき現象．

a. 伝導性失語：伝導性失語を調べるには，患者に英語では"no ifs, ands or buts"と繰り返すように指示する（日本語では，「覆水盆に返らず」「るりもはりも照らせば光る」などがある．少し，意味がわかりにくい後者のほうが，難易度は高い印象である）．伝導性失語の患者の理解は正常であるため復唱の指示は理解できる．しかし，彼らの復唱はうまくいかず，この文章に何度もつっかえる．"no ifs, ands or buts"という文章はなぜか，非常に難しいようで，もっと長い複雑な文章が復唱できる患者でもできないことがある[訳注28]．実は図 26-17 の C と印をつけた部分に大きな転移性脳腫瘍がある患者を診たことがあるが，その患者は自発言語では非常に複雑で長い議論（例えば，喫煙する権利を得ることなどの話題[訳注30]）を最後の結論まで行うことができたが，どれほど練習してもこの"no ifs, ands or buts"という文章を繰り返すことができなかった．

訳注 28）これは訳者もよく見かける現象である．調子が似てい

るが，少しずつ違うフレーズの繰り返しがどうやら難しいようである．なので，日本語の場合「るりもはりも……」の部分がそれに相当するという印象である．

訳注 30）意味がわかりにくいが，複雑な議論ということが言いたい模様．

b. 孤立性失語[訳注31]：孤立性失語の患者はオウムのように復唱することはできるが，復唱している文章の内容は理解できない．復唱ができることで検者を惑わすことがあるが，指示の入った文章を使うことで失語が判明する．例えば「左の親指を右の耳に置くようにせよ」などである．

訳注 31）Geschwind による失語の分類での分類名．通常分類における超皮質性感覚失語に相当するものだと思われる．

c. これらの Broca 野や Wernicke 野を囲む領域に病変があるが，そのものの中までは障害しない．孤立性失語は非常に珍しい．

d. Wernicke 失語（受容性失語，感覚性失語，側頭葉失語とも呼ばれる）：Wernicke 失語の患者は指示を理解できず，指示を復唱することもできな

い．よって指示に従って文章を言うことが無理である．

e. さらに，言語の指示がわかるかどうかをイエス・ノー形式で首を振って答える質問をしても，理解ができない患者は（孤立性失語の患者を含めて）肯定して首を振ることはない．彼らは検者のほうをじっと見つめるだけである．なぜ，以前**受容性失語**や語聾と呼ばれていたか（彼らは聴覚障害ではないが）が，よくわかると思う（聴覚に障害がないことは話しながら患者の周りを回って頭部の動きを見ればわかる）．

f. （理解を検査するもう１つの方法は，話し言葉で指示を言って聞かせるか，紙に指示を書いて与える．指示の例としては，「この紙を４つに裂いて，１つを私に，１つを机の上に，２つを自分の手に１つずつ分けて持つようにせよ」というようなものである．このような指示に従うには，反応するために，言葉を話す必要がない．もし患者が理解できなかったら，書いた指示に従うことができない）．

g. このような患者は典型的に Wernicke 野に病変がある（図 26-17）．

h. **名辞性失語**：このタイプの失語では理解も復唱もできるため，上記の診察をすべて合格するので見逃されやすい．しかし，他のすべての失語の患者と同じように，名辞性失語の患者は物品の名前を述べることができない．時には（見つけるために）とても長いリストの物品を見せなければならない．神経内科医のなかには，物品の珍しさが徐々に増えていくように物品を選ぶ者もいる．例えば，腕時計，ストラップ，ベルトのバックル，バックルの金具で革の孔にはまる部品〔バックルのタング（舌）というらしい〕，というようである．おそらく後者の名前を知っているものはほとんどいないだろう．このようにすると言語新作がないか調べることができる．「これを表す言葉を作るようにせよ」（失語の患者は言葉を作ることができない）．「ピン」は正常な言語新作である．「ディン」といえばパラニミーになってしまう．

このような患者は角回訳注32)，もしくは近くの側頭葉，または別の場所に病変がある（図 26-17）．時には局所病変がなく代謝性脳症で生じることもある．時々この失語は，他の失語からの回復期に生じることがある．物品呼称の障害はAlzheimer 病や Huntington 病や，あまり多くは

ないが，Parkinson 病における認知症で生じることもある（Frank et al., 1996）．

訳注32) 日本でも Angular gyrus と使う方が多い印象である．

失語の分類は神経内科医にとっての長年の課題であることがわかると思うし，それがまだ解決されていないこともわかると思う．

▶ 大脳半球優位性

脳卒中を起こし失語を生じた患者で利き手を決める作業は，何度も試みられた．というのも，右利きの99％以上の人が言語機能を左半球に持っているからである（Baker and Joynt, 1986；DeJong, 1979）．左利きの約50％が左半球に言語機能を持ち，さらに少ない割合の左利きの人たちは両側半球に言語機能を持つ．基本的に人間というのは左半球優位もしくは少なくとも両側半球優位であるといわれている（M. Schlitt, 私信, 1999）．もし患者が話せない時に，利き手を見つける意義は完全に学術的興味になるかもしれない．

アルファベットを用いない言語，例えば中国語など，では言語機能は右利きでも右半球に存在することがある．しかしこのような人種が後に英語やアルファベットを用いる言語を学んだ場合は，そのアルファベットを用いる言語機能は，右利きで左半球に定着することになる．この「ルール」には重大な制限がある．その例としては日本語がある．この言語ではアルファベットに相当する表音文字訳注33)と，漢字という表意文字がある．これらの文字は同時に学校で教えられ，印刷物に同時に用いられる．32歳の右利きの女性が左半球の後ろ下方側頭回に脳出血を生じた時に，漢字を読む能力を失ったが，表音文字の理解は失わなかった（Kawamura et al., 1987）．

訳注33) ひらがな，カタカナのことと考えられる．

2) 失認

失認とは，物品のことを認識できなくなり，その意味がわからなくなる状態である．

通常，立体感覚失認のみを検査する（立体感覚とは触覚により物品の形を判断する能力である）．患者の手に見えないように身の回りにある物品を置き，何か当てさせる．ペン，カギやコインが使われる．患者はコインの種類まで当てる必要はない訳注34)．

802　26章　神経

訳注34）必要はないが，コインは視覚障害者が識別できるように，大きさ，周りの溝，穴などがついて区別できるようになっているので，感度を上げたければ（左右差を見たい時）コインの種類を聞くことも有用である．

3）失行

　失行とは機能は保たれているのに，ある一定の行動ができなくなることである．通例では，言語以外の行動を意味する．例えば，着衣などである．

　失行には大きく分けて2種類存在する．観念失行，観念運動失行（半球の後方寄りの病変による）と運動失行（これは前頭葉病変による）である．この2つのグループを区別するには，マッチ箱を渡して，患者に火をつけるように指示する．観念失行の患者はマッチ箱をスライドさせて開けることができない（彼らは電話をダイヤルすることもできない）．彼らはマッチ箱を引き裂いて開けて中にあるマッチを取り出す．運動失行の患者は，マッチを擦ろうとするが，正しい方法で保持していないので火がつかないか，マッチが折れてしまう（S. Horenstein，私信，1988）．観念運動失行の患者は自発的にはある程度の行動をすることができるが，指示されてはできない．

　運動障害なしに，失語，失認，失行などの認知機能が Alzheimer 病では進行性に低下する（Geldmacher and Whitehouse, 1997）．

　さらに失認，失行については頭頂葉症候群の項を参照してほしい．

4　髄膜炎

　髄膜刺激症状は存在すれば極めて重要な所見だが，髄膜炎の患者のなかには髄膜刺激症状が存在しないことがある．このことは1,000人以上の患者のケースレビュー研究で明らかである（Geiseler and Nelson, 1982）．同様にエール大学における297人の患者の前向き研究において,3つの典型的な髄膜刺激症状は診断的価値がないとされた（Thomas et al., 2002）．そのため，髄膜刺激症状がなくても髄膜炎が疑われる患者においては脳脊髄液検査を行わなければならない．

> 死亡の危険性がある小児における髄膜炎菌による敗血症の症状が足の痛みと手足の冷

感だけだったということも報告されている（Willis et al., 2013）.

1）項部硬直

> 受動的な動きに抵抗する項部硬直が髄膜炎の最初の症状かもしれない．

　しかし，この徴候は関節リウマチ，頸部変形性関節炎，リウマチ性多発筋痛症そして頸部の骨，関節，靱帯，筋を障害するたくさんの頸部病変でも生じる．なので，もし頸部が柔らかければ，通常髄膜炎は否定する．**例外は高齢者で，意識障害を呈して受診し，本当に瀕死の状態になってから項部硬直が生じる**．しかし，項部が硬い場合は，髄膜炎とはまだ限らない．最近，髄膜症（Meningismus）という言葉が神経科領域で用いられるが，これは項部硬直（髄膜刺激徴候）をきたすすべての病態を含み，特に原因不明の場合に用いられる．

> 髄膜炎の有無を調べるために，頭頸部の外傷が除外されない限り意識のない患者の頭部を前屈させてはいけない．また，髄膜刺激症状は後頭蓋窩の腫瘍から生じていることもある．そのような場合前屈させると大後頭孔ヘルニアを起こすかもしれない（M. Schlitt，私信，1999）．

2）伸展徴候

Kernig-Lasègue 徴候，Brudzinski 徴候

歴史

　Lasègue は1864年に坐骨神経痛に関する古典的な論文を書いたが，そのなかで膝伸展下肢挙上試験の限界については触れなかった．Lasègue 徴候の出典としてこの論文を引用した，神経内科をリードする教科書を書いた著者たちは明らかにこの論文を読んでいない（Wartenberg, 1956）．Kernig-Lasègue 徴候は，1880年にユーゴスラビア人医師の Lazarevic によって記載された（Clain, 1973）．彼はそのことを認められなかった．彼の見つけた徴候は2つのグループに2つの別々の名前で知られていった（学生たちに何か新たなことを一番最

初に見つければずっと名前が残るといってすすめてきたが，最初に見つけた人間の名前がどれほど多く忘れ去られてきたか肝に銘じなければならない）．

次の年の 1881 年，この徴候はフランス語でForst により医学士論文として出版された．Forstはこの徴候を教えてくれた彼の先生であるLasègue を最初の発見者として認めた（Wartenberg, 1950）．

1882 年に Kernig は同じ徴候をロシア語の雑誌で発表し，1884 年にドイツ語でも発表した．この時点で，これらの著者たちがお互いの仕事を知っていたかどうか，結局同じ徴候について記述していたことについて知っていたかどうかはわからない．

1909 年にポーランド人医師の Brudzinski がフランス語で彼の「首の現象」を報告し，2 年後ドイツ語でも報告した．

神経伸展徴候を出す方法

Kernig 法はいろいろなやり方がある．まず，足は受動的に伸展したままベッドから抵抗があるところまで挙上し，それから膝を曲げる．また，別の方法では膝を曲げたまま極限まで股関節を屈曲しそれから膝を伸ばして抵抗をみる．時には，片側の足だけ操作する．Kernig は通常この方法を患者を座らせた状態で行ったと，彼本人が述べている（Verghese and Gallemore, 1987）．

髄膜炎のほとんどの場合は，患者が横になった時に硬さは認められない．一方患者が座っている時に膝を伸ばそうとすると，135°までしか膝が伸びなかった．この現象が認められた症例で，その角度が記録されていった．横になった場合にまったく硬くなる症状が認められなかったのに，座位では非常によく症状が認められたことで，この症状を少し気にかけようということになり，すべての症例での調査が開始された．

Lasègue の方法は 25 章で述べることにする．
Brudzinski 徴候は（首のえりあし）足そのものは操作しない．検者が下肢の屈曲反応を探しながら，首を前屈することで，神経を伸展させる．

▶ 三脚徴候（Ammos もしくは Hoyne 徴候）

患者にベッド上に座るように指示する．本来これは助けなしできるはずだ．髄膜刺激症状がある

場合は，両手をはるか後ろにおいて三脚のように体を支えるようにする．こうやって脊椎への体重の負担を取り除いて，屈曲しないようにするのだ．髄膜刺激症状がひどい場合はこの三脚徴候が，膝と股関節も屈曲し，背部を前彎させ，頸部を伸展させたうえで腕を背部へ骨盤の後ろについて胸部を支えるような極端なものになることもある（Suvarna and Keskar, 2009）．基本的にこれらの神経伸展徴候は同じ現象である（Wartenberg, 1950）．

▶ 症候病理生理学

頸部を思いっきり前屈させると，脊髄は腰椎のレベルで約 1 cm，延髄では 4 mm 上昇する．神経とその周辺組織に伸展力を与える手技は，すべて何らかの反応を引き起こす．痛み（神経根の支配領域に沿う領域に生じる）が，それ以上の動きを制限する．Kernig-Lasègue 徴候での「膝屈筋群の張り」に相当するものである．この伸展は股関節や膝関節の屈曲により機械的に緩和される．逆に，脊髄が伸展される時に，膝が伸展（もしくは屈曲）している状態では坐骨神経は下方に移動して張りが生じる（屈曲の場合は上方に移動して弛緩する）．

髄膜炎の時，項部硬直は前屈の動きが髄膜に伸展力を加えるために生じるので，前屈時だけに生じる．側屈，回転，伸展に対する抵抗は他の原因を探さなければならない．

しかしながら頭痛の Jolt accentuation――頭部を水平に 1 秒間に 2〜3 回の速さで回転して頭痛が増強すること――は髄膜刺激症状である（Suvarna and Keskar 2009）．

▶ 意義

Kernig 法の感度は Kernig 本人が行って 87%であった（Kernig, 1907）．Burdzinski が Kernig 法を行うと感度 57%（Verghese and Gallemore, 1987）で，彼自身の方法を編み出して 96% に感度を上げた．最近，Kernig 法も Burdzinski 法もともに感度が 5% しかないことが示された（Thomas et al., 2002）．最近発症の頭痛を訴える 54 人の発熱患者において頭部の Jolt accentuation は髄液細胞増多の最も感度が高い指標とされ，感度が 97% だった（Uchihara and Tsukagoshi, 1991）．教育医療機関の救急科髄膜炎を疑われた 48 人の患者の研究に

おいて，感度は項部硬直で 67％，Brudzinski 法で
42％，Kernig 法で 42％，Jolt accentuation で 70％
であった(Mofidi et al., 2017)．

偽陰性と偽陽性

　脳外科手技の後に局所細菌性感染を起こすこと
があるが，それと同じように限局性の髄膜の炎症
では，伸展されている髄膜の大部分が炎症を起こ
していないので伸展による徴候は，生じない．ク
リプトコッカス髄膜炎は特に偽陰性になりやす
い．

　25 章に挙げられるような筋骨格系の病変，脊
髄腫瘍，脊髄炎，破傷風感染症，馬尾腫瘍，上部
坐骨神経障害[訳注35]，神経根炎，脳脊髄梅毒，脊
髄外傷，多発性硬化症，ポリオ，二分脊椎などで
偽陽性が生じる(Wartenberg, 1950)．蝶形骨洞炎，
他の脊髄の病変や神経根の病変，例えばがん性髄
膜炎，サルコイド髄膜炎，モラレ髄膜炎などでも
偽陽性が生じる．クモ膜下出血では(血液成分に
よる)化学的な髄膜炎が生じるため，髄膜刺激症
状が生じる．最も頻度の多い偽陽性の原因は後頭
蓋窩腫瘍である(M. Schlitt, 私信, 1999)．Jolt
accentuation は頭蓋内占拠性病変のある患者の
67％，健康成人の 23％，片頭痛の患者にも認め
られることがあると報告されている(Uchihara and
Tsukagoshi, 1991)．

訳注35) 坐骨神経障害様の症状を呈する第 4, 5 腰髄の脊椎間隙
孔周辺の病変によるものを意味する模様．

　190 人の患者の身体所見に基づいた研究で，著
者たちは髄膜の炎症の身体所見では髄膜炎を確定
診断することも除外診断することもできないと結
論づけた(Waghdhare et al., 2010)．

3) 小児の頭蓋内雑音

　化膿性髄膜炎に罹患した 5 歳以下の小児の
82％で頭蓋内雑音が聞こえるといわれている．こ
れは，治療開始後 1～4 日しか持続しない．成人
の髄膜炎では聞こえることはなく，発熱のない小
児では 16％，発熱があっても髄膜炎ではない小
児の 18％でしか聞こえない(Mace et al., 1968)．
しかし，頭蓋内雑音は健康な小児でも珍しくない
(9 章参照)．

5　姿勢

1) 硬直

　中脳レベルで，それ以下の全身の制御から脳が
切り離されるような病変は，**除脳硬直**を引き起こ
し，すべての四肢が伸展することが特徴であ
る[訳注36]．

訳注36) 除脳硬直は，第Ⅷ脳神経よりも上部の病変で生じると
いわれる．

　それよりも上部のレベルでは，**除皮質硬直**が生
じるが，上肢の屈曲と下肢の伸展が特徴であ
る[訳注37]．もしも頭部が受動的にどちらかの側に
向けられたら，その同側の上肢(と下肢)が伸展す
るが，対側の上肢の下肢が屈曲する．その逆方向
に頭部を向けたら，屈曲していた側が伸展し，正
反対のことが生じる．頭部がまっすぐに戻される
ともともとの姿勢に戻る．

訳注37) 除皮質硬直は，赤核よりも上部の病変で生じるといわ
れる．

2) 固定姿勢保持困難(アステリキシス)

　固定姿勢保持困難(アステリキシス[注7])とは姿
勢を保持できない状態である．肝性脳症にみられ
るように，上肢に認められるものだと考えられて
いる．間欠的で，律動性ではない姿勢保持困難
で，すぐにその後に姿勢がもとに戻ることの繰り
返しである．

▶ 医学部 2 年生へのアドバイス

　アステリキシスは(肝性)羽ばたき振戦 liver-
flap とも呼ばれる．これはいろんな意味で悪い用
語である．なぜなら，肝障害以外にも多くの疾患
がこの状態を引き起こす．2 つ目には羽ばたきは
手だけに起きる現象を意味してしまう．手はこの
徴候を調べるために最もよく診察されるが，アス
テリキシスは指や，眼瞼，舌，つま先などどんな
筋でも姿勢保持をするのに必要な筋であれば生じ
る．最後に「羽ばたき」という言葉は律動性の運動

注7　アステレキシスは肝性羽ばたき振戦と呼ばれた現象を，
ボストン市民病院の向かいにあったギリシャ風バー(The
Taverna)において James Foley によって作られた造語である
(Agarwal and Baid, 2016, Pal et al., 2015)．洒落っ気のあること
で有名だった Foley は論文で使ったが，まさか真剣に受け止め
られるとは思ってもいなかった(S. Horenstein, 私信, 1988)．

を連想させるので不適切である.

▶ 診察方法

1. 患者に腕を挙上し, 指を伸展させ, 広げた状態で肘と手首を伸展させるように指示する. 後はその姿勢を保持するように指示する. 何か律動性の動きがあってもアステリキシスではない. それは振戦である.

2. 姿勢が瞬間的に保持できなくなる動きに注目する. それはすばやくもとに戻り, また保持できなくなる. これらは振戦と同じように速いことがあるが, 間欠的で非律動性である. もしくは, 数回だけゆっくりと律動的に見えなくもない, 羽ばたくような手の動きを呈することがある. これは子供が, 不規則な「バイバイ」をして手を振っているようにも見える.

▶ 他の診察方法

ミズーリ州の Gert Muelheims 医師は, アステリキシスを観察するために, 脳症の患者に手首を伸ばして手をまっすぐ保持するように教えることが困難なので, マイアミ州の Carlos Alberto Leite 医師によって記述された方法を用いることにした. 彼は患者に医師の手か伸ばした指をギュッと握るように指示した. 姿勢を保持できない患者は握り続けることもできない. 特徴的なすばやい, 非律動的な, 群発する動きが見えるだけでなく, (手で)感じることができる(Leite, 1966).

ニューヨーク州の Posner 医師は半分だけ膨らませた血圧計のカフを持たせ, 同じ目盛を保持するように指示する. アステリキシスのある患者ではこの目盛りは劇的に上下する.

▶ 意義

アステリキシスは 1949 年に Foley と Adams によって肝性脳症の患者で見つけられたが, その他の病変でも生じることがすぐに明らかになった. おそらく, 現代におけるアステリキシスの重要性は, それが示唆する鑑別診断の長いリストではなく, 何の疾患にしろ, それが重症になってきたことを示している. 例えば, アルコール性肝障害において, アステリキシスだけが死亡と統計学的有意な適中率を持つ身体所見であった. アステリキシスがあるものの死亡率は 56% で, ないものは 26% であった(Hardison and Lee, 1966).

表 26-4 アステリキシスの原因

- 肝疾患
  - Laënnec 肝硬変　もしくは他の重度の肝硬変
  - 薬剤性肝疾患もしくはもともとの肝疾患の悪化
- 肺疾患
  - 通常 CO_2 の蓄積によるものだが, 低酸素血症でも生じる(Kilburn, 1965).
  - 気管支閉塞を伴う気管支腫瘍
- 腎不全
- その他の代謝性脳症
  - 低カリウム血症
  - 低マグネシウム血症
  - ブロマイド中毒[訳注38]
  - フェニトイン中毒(DeJong, 1979)
  - グルテチミド中毒[訳注39]
  - 抱水クロラール中毒
  - 塩化アンモニウム静脈投与
- 消化器疾患
  - Whipple 病
  - 吸収不全症候群
  - 特発性脂肪便症
  - 潰瘍性大腸炎における中毒性巨大結腸症
- その他
  - うっ血性心不全
  - 敗血症を伴う白血病
  - 局所脳病変(Degos et al., 1979)

(Conn Hd. Asterixis in non-hepatic disorders. *Am J Med.* 1960；29：647-661 より許可を得て転載)

訳注 38) 最初の抗てんかん薬臭化カリウムのことらしい. 現在では, まずお目にかかれない.

訳注 39) 非バルビツール酸系睡眠薬らしいが認可されていない.

もちろん完全ではないが, 病因のリストは**表26-4** に示してある.

文学メモ：シェイクスピアの喜劇「十二夜」の登場人物であるアンドリュー・アグチーク卿は奇矯な振る舞いをするのだが, それは過度のアルコール摂取による慢性門脈体循環性脳症で説明がつく可能性がある(Lancet Editorial, 2016). シェイクスピアは羽ばたき振戦の描写はしていないものの, 蛋白質の大量摂取による症状の増悪を描写している. アグチーク卿は「私は肉が大好きで, それが私の知性を蝕んでいるのだ」と言っている(Twelfth Night I, iii).

▋ 3) 歩行

身体診察で「全体の見た目」よりも教えにくいものがあるとすれば, それは歩行に他ならない. 歩行を学ぶ方法で一番よいのは, 歩行の診察をよく知っている人に実際の患者でさまざまな異常を指

摘してもらうことである．そして，見たことがある異常な歩行に気づくようにすることが次のステップである．歩行は骨，関節，そしてすべての神経系に依存しているので，本章のみならず他の章と内容的に重なることは避けられない．

歩行は3つの要素で記述される．姿勢，立脚期，遊脚期である．姿勢は頸部，腰部，膝の位置を含めて記述する．特に屈曲の増強に注意する．立脚期は患者が歩き始める時の足と足の距離に注目する．遊脚期は1歩ごとに足が前方に移動する様子に注目する．特に症状が変化しやすい場合，ビデオ撮影は歩行の解析に非常に有効である（C. L. Henricks, 私信, 2017）．

4) 自発的症状

自発的症状は患者が正常に歩こうとする時に見えたり聞こえたりする異常な歩行の症状である．診察のうまい医師が，診察室が廊下の端にあるので，待合室から診察室まで患者が歩いてくるのを見ることができ，握手をする前に診断をつけることができるという逸話が多くある．これが，彼らの診断法である．

診察

1. 足の裏に痛みを伴う皮膚病変がある場合や，神経障害による知覚過敏（知覚が過剰になっている状態）や，異常感覚（不快な，痛みを伴う感覚）がある患者は，注意して足を置いてからすばやく持ち上げるという，特異な軽い歩様の歩き方をする．焼けた石炭の上を歩いているようにも見える．

2. 肢帯型筋ジストロフィー，股関節脱臼，臀部の筋肉の脱力のある患者はアヒルのように動揺性の歩き方をする．これは，伸筋が引っ張りすぎるために起こる（こういう患者は脊柱彎曲がひどくなったりするが，これは彼らがまっすぐ検者に向かって歩いてくる時に正面から見つけることは困難である）．

3. 強直性脊椎炎の患者は，前傾姿勢でParkinson病のようだが，歩幅は正常である．Parkinson歩行は1歩1歩が小さく，頭部を前傾して，手を体の前に置いている．

4. Parkinson歩行の特徴は歩幅が非常に小さいことである．これは**小刻み歩行**と呼ばれる[訳注40]．

しかし，**小刻み歩行**は脳内病変でも脊髄病変でも生じる[訳注41]．特徴的なParkinson歩行には，それに加えて動作緩慢と通常みられる動きの欠如，例えば歩行時の腕の振り，などが含まれる．さらに，Parkinson歩行には歩行開始がなかなかできない（すくみ足歩行），加速歩行（歩行が開始されてから速度が速くなっていくこと），前方突進（あたかも体の重心が少しだけ前になっているかのように前方に転倒しやすい状況）などがある．最後に患者が歩行の方向や速度を変えようとする時「ピーコック現象（クジャク現象）」とでもいうべきものが生じる[訳注42]．股関節が最大に屈曲された状況で（これは正常歩行の現象），クジャクのように足が何かに引っかかったように固まってしまうことである．これは正常の屈曲にジストニアが重なったものである．服を脱いだ状態で部屋を歩いてもらえば一番よく見えるが，性別にかかわらずそれをやりたい患者はいない（S. Horenstein, 私信, 1988）．

訳注40）原著では marche a petit pas の説明がなされているが，日本語では小刻み歩行というそのままわかりやすい訳がついているため割愛した．

訳注41）日本の神経内科の教科書ではParkinson歩行と小刻み歩行を区別しているものがあるため注意が必要．原著本文にもあるように小刻み歩行だけでは前頭葉病変や脊髄病変で生じるものを意味する場合がある．

訳注42）今のところ日本の教科書でこの名称を用いているものはなし．クジャクがそのような片足を上げて静止することも訳者は知らなかった．

5. 痙性対麻痺の患者も歩幅は小さいが，Parkinson歩行と比較して，つま先が床から離れないように見える．それに加えて，患者が歩くたびに膝がお互いの膝の前を横切る．この特徴が後にはさみ脚歩行と名づけられた．

6. 草刈り歩行 circumduction ははさみ脚歩行とよく似ていて，痙性片麻痺に認められる．病側の脚が，股関節を屈曲できないために，前方に歩く時に半円を描くように動く．廊下が十分に長ければ患者は最終的には患側の脚の側の壁に向かって回転する．

7. 鶏歩 steppage は下垂足のために，あたかも階段を上るかのように足をとても高く上げる歩き方である．一歩の途中で上げられた足のつま先が地面を指して下を向くことが特徴である．足が見えないタール（どろどろの）かチューインガムの中を通って歩くように見える．この歩行は前脛骨筋と長趾伸筋を障害するような神経筋疾患で起きる．

8. 後索や触覚，固有覚の障害では，非常に歩隔（横幅，ベース）の広い歩き方になる．このような感覚性失調の患者は，足底からの感覚情報の入力を増やすために足を地面に打ちつけるような歩き方をすることがある．小脳失調による歩幅の広い歩行と異なり，このような患者は眼を閉じると余計に歩きにくくなる．

9. 脱力は偽性感覚失調を引き起こしたり，まったく歩けなくなったりする．長期臥床していた患者や，他の理由で弱ってしまった患者で生じる．このような患者は自分たちがきっと転倒するからといって（そしてよく当たっているのだが）立ち上がる前から補助を要求したりする．こういう患者はしばしば転換性障害と誤って決めつけられたりすることがあるが，表情は本当に心配しているもので(10)，La belle indifference[訳注43]（満ち足りた無関心）ではない．

[訳注43] 実際の症状の重大さにそぐわない満足した表情をしていること．転換性障害でみられるといわれるが，必ずしもそうではないとのこと．

10. 小脳障害の患者は膝が千鳥足でふらつき，あたかもアルコールによる中毒症状を呈している者のようで，今にも膝から崩れ落ちそうである（これを一般に「膝で這い進むほどの酔っ払い」というらしい）．この歩行は心房細動とも似ており，スピード，歩幅，方向ともに不規則性に不規則である(S. Horenstein, 私信, 1988)．このような患者は，医師がきちんとした観察をしなかったり，神経所見を完全にとらなければ詐病と思われてしまう．

11. 小脳性歩行は歩隔（横幅）の広い歩行で，左右のくるぶしの間を調べるとよい．また，転倒しないのにちょうどよい程度にまで足を引っ付けて立つように指示する．左右のくるぶしの間は正常では4 cm 以下である(S. Horenstein, 私信, 1988)．

12. 詐病の患者が歩行障害のふりをする時は，膝ではなく股関節からふらつく．また，間欠的に非協力的になって失立失歩（立てない，動けない状態）を呈する．後者は偽性感覚失調でも認められる．しかし，転倒のことになると2つの状態には差がある．上記の9と10による歩行障害のある患者では，あたかも足首がとれてしまったかのように一気に倒れて横になってしまう．詐病では2段階の倒れ方をする．第1段階では前段階として上肢の運動を見せるが，股関節以下の下肢は非

常に安定している．そしてその後実際に転倒する．もしくは床の上の狭いスペースで崩れ落ちる．このような患者は，上半身と上肢が床に着くまでは，長々と「のび」たりしない．原則として患者が患者自身を傷つけることはない．上の9と10による歩行障害ではありうる．したがって，すべての患者は患者の周りに触れないが，手を回しておいてバランスを失った時に支えられる程度の力のある医師によって診察されないといけない．

13. Huntington 病では非常に奇妙な歩行を呈する（下記参照）．実は一歩ごとに違うので厳密には歩行障害ではない．それは，ダンスのようで，パターンがなく，予測がつかない．舞踏病（もしくは舞踏運動, chorea）では患者が異常運動をできる限り小さく，隠そう，「自然な動き」にみせようとして，意図的な動きを異常運動に加えるためによけいに複雑に見える．これは完全に意図運動であるのと，異常運動に加わると非常に奇妙であるので，このような患者は時折，非協力的とか詐病であるとか思われる．

14. つま先で歩く患者は単に橋から落ちただけであった．これは義務兵役のために通常ではない身体検査が必要である国の外では意味はほとんどない．

15. 軽度に認知症があり，ひどい尿失禁があり，顕著に歩幅が広い失行歩行があれば，慢性（正常圧）水頭症を考えなければならない．高齢の患者で過去数ヶ月前に髄膜炎，頭部外傷，脳外科手術を何かやっている患者がいれば非常に重要である．特に失行歩行と失禁が認知症と比較して予想以上に重症であれば，これらの症状は交通性の水頭症があることを示唆する．これは第3脳室の拡大とその周辺を通る神経線維が伸展させられることによる(M. Faria, 私信, 1998)．

▶ 聴診

ある時，患者が廊下を歩いていてまだ角を曲がるところで姿が見えない状態だったが，歩く音を聞いて診断が可能だったことがある．最近はレジデントたちとそんなに静かな場所にいることはなくなったが，シャーロック・ホームズファンの人のためにその昔の方法のタネを教えよう．

患者は足底のアーチがなくなったか，感覚性失調のために足を叩きつけて歩いていた．感覚性失

調の患者のなかには1歩ごとに2回足を叩きつける者がいる．これはまず踵に体重を乗せた後に明らかに感覚の入力を増やすために足のつま先部分を別に地面に叩きつけることで生じる．これは，足底のアーチがなくなった患者には起こらない．これを体験したければ，足の「しびれが切れた」[訳注44]状態にすればよい．まだ循環が戻っていない状態で（これは循環ではなく，神経伝達が戻っていない状態），しびれが切れた足で歩く時に最初にどういう1歩をとるかに注目してほしい．

訳注44）日本では，正座をした時のしびれを想定すればよいが，欧米ではどうやって誘発するのか不明．

　正常のステップと足と地面が擦れる音が繰り返し聞こえるのは「すべって–叩く，すべって–叩く」という音がずれるシンコペーションを形成することがある．これは痙性片麻痺もしくは片側の筋骨格系の疾患で聞かれる．

　ずれのない「すべって–すべる」音は，両側の筋骨格系の疾患，痙性対麻痺もしくはParkinson病で生じる．

　静かにドサッと落ちるような足音は鶏歩steppage gaitで聞かれる．

▌異常歩行の誘発

1. 一度眼を開けた状態で歩かせ，その後眼を閉じた状態で歩かせる．眼を閉じて顕著に悪くなったら感覚性失調を強く示唆する．眼を開けていても閉じていても不安定であれば運動野（運動失調），前庭系か，小脳系の問題である．
2. つぎ足歩行で直線を歩かせる．すなわち踵をつま先につけて歩くのである．これはすべての歩行を悪化させる．そのなかでも，前庭系の障害を悪化させる．小脳病変の分類をするために用いられることもある．小脳虫部の障害では，体幹の失調が出るため，ランダムにどちらか側に倒れる．しかし，小脳半球の障害では，病変の同側に向かって倒れる傾向がある．転倒する前にちゃんと支えられるように注意しなければならない．これはRomberg試験（下記参照）よりも小脳障害と前庭系障害——後者が急性でない限り——を区別するのに役に立つ．これは開眼状態で行うので，視覚情報が前庭系障害や固有覚障害を補う．
3. 患者にまっすぐ前方に8歩歩いた後，8歩後ろ歩きをさせる（いわゆる「コンパス試験」[訳注45]であ

る）．これは視覚情報を奪えばより効果的である．患者に寄り添って歩き，「私が責任もって何にも当たらないようにするので，眼を閉じてください」と言えばよい（S. Horenstein，私信，1988）．前庭系や小脳障害のある患者はもともとの通り道から外れてしまう（小脳障害では，後ろ歩きで回転してしまうこともある）．

訳注45）コンパス試験というのはあまり一般の臨床で使っていない名称かと思われる．円を描くためのコンパスではなく船を導く羅針盤の方の意味で使っていると思われる．

4. 患者に椅子に座った状態から歩行開始させる．肢帯型ジストロフィーとParkinson病の患者は歩行開始に至るまでがかなり難しい．運動失調の患者のなかにはこれが困難な患者もいる．
5. 踵で（つま先を浮かせて）歩くように指示する．運動失調，痙性対麻痺，下垂足（鶏足）の患者では不可能である．
6. つま先で歩くように指示する．感覚性失調，偽性感覚性失調，小脳疾患，痙性片麻痺，ヒラメ筋，腓腹筋の麻痺の患者では不可能である．

6　運動障害

1）振戦

▌振動数

　90％は見るだけで診断が可能である（Jankovic and Fahn, 1980）．

　振戦がゆっくりである場合（3〜5 Hz）[注8]小脳性振戦（企図で増悪）かParkinson振戦（安静で増悪すなわちより大きな振幅）のどちらかである（Parkinson振戦は企図によりスピードが速くなり，この速度の増加が「悪化」と誤って記述されることがあるので混乱をきたす人がいるかもしれない）．

　振戦が速い場合（6〜12 Hz），本態性振戦，化学物質による振戦であるか企図を伴ったParkinson振戦である．

▌状態

　振戦がない状態を探すように努める．安静時にのみ振戦が持続するのであればParkinson病の診

注8　1 Hz＝1秒間に1サイクル．往復の動きで1サイクル．

断が保証される．俳優，外科医，整備工，熟練工で静止時に高度な Parkinson 振戦があっても仕事に集中している時や行動を起こす時には振戦がほとんどなくなってしまうことがある(Sacks, 1990)．しかし Parkinson 振戦は寝ている時には消失する(Klawans, 1988)．

次に何が振戦をもたらすかを特定する．運動の開始や停止の際(動作時振戦もしくは企図振戦)であればおそらく小脳か運動関連振戦である．小脳振戦は動作終了時に特に顕著になる．動作終了時の企図振戦の極端なものは Wilson 病の「コウモリの翼振戦」である(Patten, 1966)．

姿勢を保持している時に起こるのであれば(例：四肢を重力に抗して保持している時)おそらく本態性振戦，老年性振戦，化学性振戦(例：コーヒー)，もしくはカテコラミン誘発性である．

良性本態性振戦で最も印象的で診断的なものはアルコールで劇的に改善することであるといわれている(Patten, 1996)．最後の例のようにすべてが単純ではないが，いくつかの手がかりはある(例：丸薬丸め振戦)．

病因

振戦のさまざまな分類を**表 26-5** に示す．

2) 舞踏病 Chorea

Chorea はダンスを意味し，この協調運動障害をよく説明している用語である．舞踏病は原則的に一肢から始まり「ソワソワしている」と解釈されるかもしれない．後に不随意に顔をしかめ，最後に全身に広がる．舞踏病はあまりにも激しいので患者は自分自身をベッドから投げ出し(狂気の筋肉 folie musculaire)，そのありさまは狂人が意志を持って行動しているかのように見えるほどである．

舞踏病は強い感情で悪化する．このことは覚えておく価値がある．なぜなら(a)患者が強い感情で悪化すること，(b)検査で診断はできないことに対して，最近の懐疑的な風潮があるからである．舞踏病は臨床診断であり検査や画像診断では診断できない．

舞踏病はアテトーゼに合併しているかもしれない．

表 26-5　病因による振戦の分類

小脳性	• 小脳変性と萎縮 • 多発性硬化症 • Wilson 病 • 薬剤，毒物：フェニトイン，バルビツール，リチウム，アルコール，水銀，5 フルオロウラシル • 遺伝性感覚性ニューロパチー(Dejerine-Sottas 病) • 中脳(赤核)振戦 • 種々の小脳部位
Parkinson 振戦	• 特発性 • その他：脳炎後，大脳基底核毒性(一酸化炭素，マンガン，二硫化炭素)，線条体毒性(レセルピン，フェノチアジン，合成麻薬など)，腫瘍，外傷，血管，慢性肝脳変性症，進行性核上性麻痺，線条体黒質変性症，Shy-Drager 病，Wilson 病，Huntington 舞踏病，正常圧水頭症
化学性，代謝性	• 甲状腺機能亢進症，低血糖，褐色細胞腫，アドレナリン，イソプロテレノール，カフェイン，テオフィリンおよびカテコラミン様物質，L ドーパ，アンフェタミン，リチウム，三環系抗うつ薬，ブチロフェノン，甲状腺ホルモン，副腎皮質ステロイド，アルコール離脱，水銀，鉛，ヒ素，ビスマス，一酸化炭素，臭化メチル，グルタミン酸ナトリウム，バルプロ酸ナトリウム
原発性	• 常染色体優性 • 老人性 • 散発性 • 末梢神経障害あり：Charcot-Marie-Tooth 病 • その他の異常運動あり：捻転ジストニア，痙性斜頸

(American College of Physicians, Inc. の許可を得て Jankovic J, Fahn S. Physiologic and pathologic tremors：Diagnosis, mechanism and management. *Ann Intern Med*. 1980；93(3)：460-465 より引用)

舞踏病のタイプ

1. Sydenham 舞踏病(聖ヴィトゥス舞踏病)は急性リウマチ熱により起こる．今日では全身性エリテマトーデスが一般的である(Greenhouse, 1966)，しかし依然として非常に稀である．状態 state(すなわち自然に治っていく病気)であって，遺伝 trait ではない(Huntington, 1872)：

この病気は通常は顔面の筋肉の軽いピクつきで始まり次第に激しく，多様に変化していく．眼瞼は瞬きを続け，眉毛をしかめて上げる，鼻が片方にねじれその後反対側にねじれる．口はいろいろな方向に引き寄せられ，患者は想像できる限り最

も滑稽な様子になる.

もし患者が舌を出そうとすると, 非常に困難で不確実なものとなる. 両手はローリングを続け, 手のひらを上に向けその後手背を上に向ける. 肩をすくめ足や脚が永久運動を続ける. つま先を内側に向けてその後反転する. 足を組んでいて突然引っ込める, 要するに考えられる態度や表現は変化し不規則であるため一連の動作全体を完全に記載することは不可能である.

2. Huntington 舞踏病は遺伝 trait であって状態 state ではない(すなわちよくならない). ゆっくりと数年かけて完全となる,「不運な受難者が以前の自己の単なる震えるぬけがらとなるまで」(Huntington, 1872). どの年代でも起こりうるが父方の遺伝によるものは早期発症しやすい(S. Horenstein, 私信, 1988). それは常染色体優性遺伝である. 3つの主な症状として, 不随意運動, 人格や振る舞いの変化, 認知障害がある. 不随意運動はすばやく定型化していない. いかなる振戦よりも粗大で大きい振幅で関節が動き, バリスムスの腕を振る動きよりは制御可能で重度ではない.

最初に Huntington 病を記載したのは Huntington ではなく Elliotson(1832)である.

舞踏病が成人に起きた場合, しばしば麻痺や知的障害と関係しており, 決して治らない. 成人に起きた場合や局所的に起きた場合にその病気を取り去るのはとても稀である. しばしば一側の腕や頭部, 顔面の筋肉に起こることもある, そのため人は絶えず顔をしかめる. このようなケースでは病気が治ったのを見たことが私にはない. 多くは体の原型となる構成物の中の何かによって生じているようである. というのは, それが遺伝的であるのを私がよく見たからである.

Huntington 病は4番染色体にある *IT15* 遺伝子があり(遺伝子産物 Huntingtin), (CAG)n リピートの延長があることがわかっている. 遺伝子異常はないが臨床的な特徴を持った明らかな常染色体優性遺伝の症例もある(Rosenblatt et al., 1998).

わずかな不随意運動の有無は Huntington 病の初期症状としての信頼性は低い. 経験のある神経内科医によるビデオ記録による評価でも偽陽性や偽陰性があった(de Boo et al., 1998).

3. 舞踏病様運動は Parkinson 患者の L-ドパ毒性

か神経遮断薬で起こる. 後者は頬や舌, 下顎の筋肉のみに出現し, 体幹や四肢は重症例でみられる.

▶ 診察方法

1. 簡単な舞踏病の診断は患者に舌を出してもらいそのままにしているように依頼することである.
2. 舞踏病の患者では舌を突き出した状態にしておくことができない(進行した Parkinson 病や Wilson 病では口の中に舌を入れた状態にしておくことができない).

▶ 舞踏病の原因部位

典型的には反対側の黒質線条体の GABA 放出ニューロン変性に関連した基底核(片側舞踏病の場合), 特に尾状核と被殻の変性による.

3) アテトーゼ

アテトーゼ[注9]は「静止できない」「同じポジションにしておくことができない」という意味である. 舞踏病と異なるのはねじれる特徴がより強いことである. アテトーゼ運動は頭, 首, 四肢遠位特に上肢に限定されている. アテトーゼ運動はゆっくりだが, しかし正常の動きより振幅(可動域)が大きい. 羽ばたき振戦との違いは2つの極端な動き(例えば屈曲と伸展もしくは内転と外転の動き)が連続していることである. その動きの中に「ある一定の姿勢」による一時停止がしばしば含まれている. アテトーゼが止まってジストニアの姿勢をとったらそのままで固まってしまう.

時々舞踏病かアテトーゼかの鑑別が難しい時がある. そのような症例では"粗細動 fib-flutter"のように舞踏アテトーゼと呼ばれる.

偽性アテトーゼは脊髄癆のような感覚入力が障

注9 アテトーゼの用語は Hammond 医師によって発案され, 『北米神経学テキストブック』に最初に記載された. 彼は米国軍医総監になった唯一の神経内科医であるが, 最後に軍法会議にかかることになった唯一の軍医総監でもある(S. Horenstein, 私信, 1988). 彼は辞任に追い込まれたが, 後に容疑は完全に晴れラザフォード・ヘイズ大統領により准将の階級に戻った. ポトマックの陸軍の医長の時に救急ユニット, 供給ユニットや野戦病院を Jonathan Letterman 医師と George B. McClellan 医師に助けられ発展させた. いままで戦場に数日間放置し医学的注意を払わなかった負傷者の治療を劇的に改善させた. しかし Hammond 医師は陸軍長官エドウィン・スタントンと対立し, 彼の計画がそのせいで中止となった(M. Faria, 1994).

害される疾患で起こる．患者は意図的にゆっくりと，幅広いゆっくりとした四肢の可動をする，これは感覚入力を増やすためである．手に起こる偽性アテトーゼは「ピアノ演奏振戦」と呼ばれる．

アテトーゼは典型的には脳背麻痺，低酸素脳症，脳梗塞（特に小児）などの大脳皮質や基底核の低酸素／虚血により生じる．Wilson病でも起こる．

4) 片側バリスムス（ヘミバリスムス）

片側バリスムスは舞踏病と最初混同されるかもしれない，舞踏病と異なる点としてはダンスの動きというよりも一側の上下肢を投げ出すようなコントロールできない一過性の動きで，時として激しい運動である．患者は半身麻痺でバレーボールをしているように見える，そのためギリシャ語のヘミ hemi（外側半分）とバリスムス ballismus（ジャンプする，投げる）用語となった．片側バリスムスが典型的には視床下核（運動と反対側のLuys核）血管病変で起こる．今までに記載した運動障害とは異なり，はじめに肩から起こる（手よりも）．生理学的に除脳姿勢から（頭より上に）腕が跳ね返る．投げ出されるのは実際には四肢である．

5) チック

チックは繰り返して起こる筋肉・筋肉群の短い収縮である．習慣性攣縮との鑑別が難しいかもしれない，習慣性攣縮は随意に抑制することができる．最も激しいものは Gilles de la Tourette 症候群であり，鼻を鳴らしたり，顔を歪めたり，げっぷをしたり突然卑猥な言葉を発したりする（醜語症）．強迫性障害が Gilles de la Tourette 症候群に伴っているか遺伝学的素因による他の表現形が伴っているかもしれない．Tourette 症候群は注意欠如や多動性障害を伴っているかもしれない（下記参照）．

チックは数多くの先天性や後天性の神経症候群，神経精神症候群や薬剤で起こることが報告されている．実際にはチックとされた運動は舞踏病やミオクローヌスのような他の疾患を表しているかもしれない（Kumar and Lang, 1997）．

6) ジストニア

ジストニアでは，ある筋肉の異常な筋緊張によるねじ曲げる動きである．通常，持続する収縮は繰り返しのねじる運動となり，ある姿勢が持続する．時にジストニアは神経病独自のマイナーな合併症である．例えば外眼筋のジストニアは脳炎後の Parkinson 病の眼球回転発作でみられる（下記参照）．しかしジストニアが主な臨床症状である疾患もある（例：Brueghel 症候群 – 孤立性眼瞼攣縮と顎口腔ジストニア）（図 9-9）．

ジストニアの特徴は感覚トリックもしくは拮抗する身振りである，患者の患部や近接する体の一部に触れることで一時的に過活動が抑制される現象である．これは診断にも治療にも有用である．ほんのちょっとした刺激でも強い機械的効果に十分に勝る．時に患者の頭を実際に触れることをしないで，腕を単に上げるだけでも効果がある．ジストニアと逆方向に随意的に運動する場合は，わざと抵抗に打ち勝つように力を加えると動かしやすいことがある．このようなしぐさをカウンタープレッシャー現象と呼ぶ（Krack et al., 1998）．このような現象のためジストニアは「精神的」だと（誤って）結論づける者もいるかもしれない．

数多くのジストニアがあり，全身性のものもあれば限局性のものもある．不随意運動外来で最もみられる限局的ジストニアは頸部ジストニアである，一般的に痙性斜頸と呼ばれるが少なくとも多くのケースでは誤った名称である，なぜなら多くの患者は，異常姿勢も一緒に呈するからである（Cardoso and Jankovic, 1997）．頭や頸の側方偏移や回旋の姿勢が持続する．患者は姿勢の異常が明らかになる前から，頸の筋肉の凝りや痙攣を訴える．胸鎖乳突筋，僧帽筋，肩甲挙筋，後頸筋などの頸の筋肉の明らかな肥大を生じることがある．

斜頸は大量のフェノチアジンやブチロフェノンで治療された患者，エクスタシーなどの薬物の急性中毒の印象的な症状である（Priori et al., 1995）．L-ドパで治療された Parkinson 病でも起こり（Poewe, 1987），Huntington 病の最初の症状であったり，ある症例では他の症状が出る 10 年前から斜頸が出現していた（Ashizawa and Jankovic, 1996）．

3次医療機関の小児整形外来では，288 人の 18％の小児の斜頸は筋肉以外の原因であった．そ

のうち30％がKlippel-Feil異常で，51％が眼疾患，腕神経叢麻痺，腫瘍，先天性脳異常などの神経学異常であった（Ballock and Song, 1996）．斜頸が若年性関節リウマチの唯一の初発症状でありうる．これは環軸関節亜脱臼を意味する（Uziel et al., 1998）．急性の斜頸が特発性縦隔気腫の徴候であった（Dekel et al., 1996）．小児では局所，主に上気道の感染で斜頸が起こる（Uziel et al., 1998）．

頭位傾斜は後頭蓋窩腫瘍の古典的な徴候として記載されてきた，にもかかわらず診断はしばしば遅れる．1つのメカニズムとして小脳扁桃のヘルニアによる第XI脳神経の圧迫が考えられている（Gupta et al., 1996）．その他の神経学的徴候や症状も熱心に探すべきである．その他の可能性として頸椎の腫瘍，脱臼，ヘルニアがある（Turgut et al., 1995；Casey et al., 1995）．10年来の左胸鎖乳突筋肥大を伴った右頭位傾斜の32歳の女性は，左内頸動脈低形成からの椎骨動脈拡張による第XI脳神経の圧排が原因であった（Kikuchi et al., 1995）．

7）パーキンソニズム（Parkinson症状，錐体外路症状）

基底核-線条体ドパミンシステムの疾患であり，多彩なタイプをとる．Parkinson病[注10]の原型では**振戦麻痺** shaking palsy と呼ばれた（これは間違った名称で，麻痺はなく不全麻痺や脱力とは対照的に運動機能の異常である）．多くの症例で原因は不明である．先天性や2次性のパーキンソニズムではいくつかの原因がある．ウイルス性脳炎後のパーキンソニズムはますます珍しくなってきている．一酸化炭素中毒によるものは以前から稀であった．現在は多くが薬物性のようである（表26-5）．その他の原因として，頭部外傷，脳血管障害，水頭症がある．

▶ 徴候

歩行と振戦

歩行と振戦の特徴についてはすでに述べた．さらなる特徴としてParkinson振戦は手指の丸薬丸め運動 pill-rolling と呼ばれる振戦であり，母指は4本の指（特に示指，中指の2本）と反対して動

く．薬剤師がもはや薬剤を丸めることはないので，腕時計の「ねじ巻き運動」に変えるべきである．そのような時計も稀になっているので，おそらく「宝石職人のドライバー」に変えるべきである．

歯車様硬直

錐体外路系（一般的に基底核，線条体，黒質，下行結合が錐体外路系と考えられている）の最もよい診断テストは**歯車様硬直**である．かつてParkinson病に特徴的だとされていた，しかしL-ドパとフェノチアジンの処方が多くなると薬剤によるParkinson症候群が一般的な原因となった．しかし後者は最近あまり見られなくなった，なぜなら副作用が知られるようになり，よりよい薬が開発されたためである．

診察方法

1. 患者をリラックスさせ，受動的に上肢を肘で約4秒間伸ばす．次に肘の屈曲を元の位置に曲げて約3秒間保つ．数回繰り返す．
2. もし患者に歯車様硬直があれば，およそ90°の屈曲か伸展で3〜4回の抵抗と弛緩を交互に感じる．
3. とてもソフトなラチェット（一方向へのみ回転する歯車）や歯車をひいているような感覚で，それぞれの抵抗が規則正しく歯止めとして置いてあるように思える．歯止めと歯止めの間は通常の動かしやすい動きとなる．一度その所見を引き出したら，忘れることはない．

他の診察方法：ミズーリ州のSimon Horenstein医師は肘を曲げずに橈尺関節の回転で行っている．

他の徴候

Parkinson病の患者は同時に2つの作業をすることが難しい，例えば「頭のてっぺんを叩くと同時に舌を出してください」（それぞれの作業を別々に遂行できることを確認した後に）で示される．しかし，これは多くの運動障害で増悪するが，特にParkinson病の運動障害を検出するためにL-ドパがない時代に使われた方法である．

その他の有用なテストは**Souques脚徴候**がある．パーキンソニズムがある場合，連合運動が認められなくなり，これをみるのがSouques脚徴候であり有用なテストである．座っている患者を急に後ろに押すと，正常では連合運動として両下肢は伸展するが，パーキンソニズムがあると認め

注10 Parkinson病は1817年に英国の有名な外科医James Parkinsonにより初めて記載された．その5年前，彼は虫垂炎とその致死的合併症である穿孔を記載している．

られなくなる.

Parkinson病が進行することにより，顔の表現が乏しくなる.

75％ものParkinson病患者で眼球運動異常があり，例えば不完全な上方注視や記憶された場所へ戻ってしまう異常眼球運動が認められる(Winterkorn, 1999). 衝動性眼球運動[訳注46]には測定過小を認め[訳注47]，追跡眼球運動[訳注48]が衝動性眼球により妨害される. そのためガタガタと動いたり歯車様追従となる(Armstrong, 2011). ある視覚運動性眼振異常の研究で約半数の患者の最も多いのは垂直性であった. 約20％はBell現象の障害，38％は輻輳不全，2/3は何らかの眼瞼機能障害，ほぼ30％は瞳孔の異常があった(Corin ER et al., 1972). Parkinson病の治療に使用された薬剤も異常の原因となる.

訳注46）周辺視野に見える対象を中心窩に捉える際の速度の速い随意性眼球運動. ある位置から別の位置へできるだけ早く移動させる動きと移動した新たな位置を維持し続ける動きの2つがある.

訳注47）指標追跡が測定過小のため一度で到達できない.

訳注48）ゆっくり動く視覚対象物の動きに合わせて視線を滑らかに動かす時の随意性眼球運動.

その他の特徴として，舌がはみ出やすい(Wilson病のように)，唾液が増え，単調な話し方となり，全体にこわばり，すべての動きが乏しくなる(動作緩慢を伴った固縮)，小字症(小さい手書). これは長い期間にわたって書かれた(しばしば法医学免除証書からの)サインを集めることにより一番よく観察される.

眉間反射は人差し指を患者の視野に入らないように注意しながら前額部を叩く. 正常では，両目が瞬きするが5〜10回で減弱する(Rao et al., 2003). Parkinson病では叩いている間瞬きは続き，瞬きも長い(Armstrong, 2011).

パーキンソニズムによる動作緩慢や無動は純粋な運動障害でない. 粘性もしくは精神緩慢に類似している.

Parkinson症状の奇異な症状として，無動に陥りやすい患者が無動状態の時に，ある刺激を加えると瞬時に無動が解けて驚くほど活発になることがある. これは脳炎後のParkinson症候群でよく認められやすい(Sacks, 1990).

Parkinson自身の説得力のある病気と進行の記述(Parkinson, 1817)を以下に記載.

……不随意の振戦，筋力の低下もある. 動いていない時や，支えられている時でさえ，体幹を前傾し，歩行から走行に変わる. 感覚と思考力は障害されない……

最初に気づく症状は，脱力感(麻痺ではない)と，体の一部分がふるえる傾向にあり，ふるえの多くは片方の手や腕(特に利き腕でない方，すなわち多くは左手)時には頭に起こる. 症状は最初の部位より次第に増えていく. 期間ははっきりしないが12ヶ月より短いことはめったにない. 病的な影響がその他の部位に感じられ……数ヶ月後に患者は立っているのが通常の状態より完全ではないことに気づく. 座っている時や立っている時よりも歩いている時のほうがより観察される. この症状が出現した後，ゆっくりと進行し，一方の足に軽いふるえが見つかる. 反対の足にふるえが出現する前に疲労を感じる. その数ヶ月後に反対の足にふるえが起こりやすくなり，同じように力がなくなったように感じる.

これまでに患者はほとんど不自由を感じることはあまりない. 耐えることが習慣となっていることが強く影響し助けとなっている. 書くことや巧みな操作に従事する際に手の不安定を感じる時を除いて，めったに患者は病気のことを考えない. しかし病気が進行すると同じことをやり遂げることがかなり困難になってくる. 手は正確な命令に答えることができなくなり，かなり注意を払いながらでないと歩くことができなくなってくる. 両脚は思った高さ，速さ，方向に上がらない. しばしば起こる転倒を防ぐために最大限のケアが必要となる……

前傾となる傾向に打ち勝つことができなくなり，患者はつま先と前足部で歩くように強いられる. 上体は前方に投げ出されるため，うつぶせに倒れることを避けることが困難になる. この状態に達すると患者はもはや通常の方法で歩くことができない. つま先や足の前方を投げ出すようになり，同時に速くて短いステップにならざるをえなくなる. したがって不本意に走るようなペースとして順応する. ある症例では歩くことの代わりに走ることへの必要性が出てくる. さもなければ患者はわずか数歩でいやおうなしに転倒してしまう.

……Gaubiusがはじめに気づき，こう言った「走れるが，歩けない者を私は見た」.

彼の言葉を今はほとんど理解できない. 自分自身で食べることだけでなく食べ物を口に運んだ時に舌や咽頭の筋肉の動きが遅れ，絶え間なく撹拌しているために噛むまでに口の中に食べ物を入れておくことが難しく，飲み込むことも難しい. 今では同じ原因で好ましくない他のことが起こっている. それは口峡の後ろの部分への唾液が流れず，そのために持

続的に唾液が口から外に排出され続け，食べ物と混ざる．もはや口の中をきれいにすることができない．

> **問題**：なぜこのような的確な描写がなされているのに，後に Duchenne によって記載された歯車様硬直を記載しなかったのか．解答を章末の付録 26-3 で調べる前に書きとめておくこと．

聴診：脳による筋肉の活動性変化は筋肉の音に反映する．健常者では手首の伸筋群の膨らみの聴診で強い伸展時に筋肉活動音は 40〜50 Hz となる．Parkinson 病患者では，この正常のリズムが失われ，10 Hz のリズミカルな爆発に置き換わる．これは高周波の音がない時に聴診器でかろうじて聞こえる．この音は遠くのヘリコプターに例えられる．正常な振動数は治療によって回復する（Brown, 1997b）．

ちなみに，筋肉の聴診法のその他の利用として，起立性振戦の診断的徴候がある．この疾患では立っている時に下肢の筋肉の細かな振戦が不安定な感覚を引き起こす．この振戦は患者が歩いている時や体重をかけていない時には起こらない．振動数は約 15 Hz ではっきり見たり触知することはできない．聴診器の膜型で聴取すると大腿部やふくらはぎの筋肉，特に大腿四頭筋やハムストリングで遠くのヘリコプターのような大きな音が聞こえる（Brown, 1995）．

注意メモ

特に注意しなければいけないことは初期の Parkinson 病と精神疾患とを間違って診断しないことである．例えば「ふるえ」と「丸薬丸め運動」は精神的苦痛で増悪し，現在や差し迫った不快な状況から離れると改善する．脳炎後パーキンソニズムの注視発作[訳注49]（基本的には上方視の発作）でさえ患者によってかなりの期間ずれる（Sacks が記述した症例では，水曜日に発作がいつも起こる女性が，生徒の訪問が 1 日遅れることが前もって知らされると発作が木曜日に遅れる）．そして最後に，病気の進行に伴い失われた運動機能がストレス下で急に改善することを紹介するが，これを Souques の矛盾運動と呼ぶ．例えば L-ドパがない時代にある 1 人の動けない患者が突然，自分の燃えている家に走り込み，とても重い重要なものを救い出し，その後患者は動けなくなるといった例がある．神経学に不慣れな者が，これらの事実のいくつか，もしくはすべてをなぜ間違って解釈

するのか容易に理解できる．

訳注 49） 眼球回転発作．外眼筋の強直性痙攣により眼球が発作的に上転して固定するもの．脳炎後パーキンソニズムにみられたが，現在は抗精神病薬（フェノチアジン系，カルバマゼピン）によるものが多い．抗コリン薬が有効．

いくつかの症状と徴候の診断度

あれば Parkinson 病の尤度を上げる症状そしてなければ尤度を下げる症状は，「ベッドでの寝返りが難しい」「足をひきずって歩く」「小字症」「椅子から立ち上がるのが難しい」「平衡感覚障害」「瓶の蓋を開けるのが難しい」などである．眉間反射は陽性尤度比 4.5，陰性尤度比 0.13 である．小さい声は陽性尤度比 3.4，陰性尤度比 0.45 である．さまざまな尤度比が示されている（Rao et al., 2003）．パーキンソニズムのすべての症状や徴候が統計学的研究による "evidenced-based" ではない．例えば歯車様硬直は Rao らの報告には入っていない．

運動障害はしばしば誤診される．ビデオ録画は徴候が間欠的である時，特に専門家にとってとても有用である（C.L. Henricks, 私信, 2017）．

8）薬剤誘発性運動障害

明らかに，線条体ドパミン受容体をブロックする薬剤はドパミン系が相対的に抑制される形式でドパミン系とコリン系の不均衡を引き起こす．したがってフェノチアジンに限らないがドパミン受容体拮抗薬では急性に Parkinson 症候と似た状況となる．治療はもちろん抗コリン薬の投与によりコリン系を抑制することである．

厳密には上記の運動障害をジスキネジアと呼ぶことができるが，これは単に異常運動を意味する単語である．にもかかわらず，ジスキネジアは遅発性ジスキネジアという病態にも使用されてきた．これは生化学的には薬剤性パーキンソニズムと正反対の病態であり，慢性的に使用しているドパミン受容体拮抗薬を中止または減薬した際に起きる（しばしば，投与量に変化がなくともドパミン系の老化やドパミン耐性の出現に伴い生じる．たいていこれらの患者は慢性的に抗コリン薬が投与されている）．ここではチックやジスキネジアのさまざまなタイプが突然現れる．こういった症例の治療は，ドパミン受容体拮抗薬の増量（「迎え酒」の要領），またはコリン系の活性化であり，前

述の薬剤性パーキンソニズムの治療と逆のアプローチになる.

これら2つの運動障害は生化学的な原因および治療が正反対であり命名はきちんとしたほうがよい. "Tardive"は遅発や長い治療後を意味し, 遅発性ジスキネジアが(たいていドパミン受容体拮抗薬の中止後に発症するが), 長い治療期間後に起こることを強調している.

同様に,「ジスキネジア」は障害されている筋群がわかるよう記載されるべきである. 古典的なハエとりジスキネジア「カエルがハエをとるようにすばやく舌が出たり入ったりする」は, そこでは頰舌のジスキネジアと呼ぶべきである. もし長い治療期間後に起こるのであれば,「遅発性」という言葉をジスキネジアに加えて記載するべきである.

「ジスキネジア」はそれ自身が病因を表すのではなく, 顔面や舌のジスキネジアだけを表すべきではない. 例えば, 遅発性ジスキネジアで胸壁, 腹壁, もしくは横隔膜の痙攣を起こす患者もいる.

運動障害の患者では慎重に薬歴を聴取すべきである. 処方薬や違法な薬剤, 相互作用についてよく考えること. コカインの使用は神経遮断薬誘発性急性ジストニアの主なリスクファクターである (van Harten et al., 1998).「クラック・ダンス」は薬物乱用者によく知られているが, 内科医にはほとんど報告されない (Diederich and Goetz, 1998).

薬剤療法を受けている患者のジスキネジアがすべて薬剤によるものではない. ある報告では神経遮断薬使用がなく不随意運動をきたした患者の割合は統合失調症の患者では28%に達していた. 統合失調症94人のうち14.9%に明らかなジスキネジアが認められたのに対して非統合失調症患者では1.7%であった. 顔面と口の動くのが最も一般的にみられるタイプで19%である (Fenton et al., 1997).

薬剤性運動障害の定期的なモニタリングはメンタルヘルスケアの重要な要素である (Chen, 2012).

7 協調運動

1) 後索徴候(潜在的に後索に関連する徴候)

後索は振動覚と位置覚を中枢へ上行させる. したがって後索をみる検査では実際は末梢の振動覚や位置覚(固有感覚)の検査から始める(下記参照).

その他の後索の検査, 特に固有感覚では, 小脳や前庭の機能も検査することになる. 原則は眼を開けていれば(視覚情報あり)患者は指示に従えるが, 眼を閉じるとできない場合には固有感覚が障害されている. 一方, 眼を開けても指示に従えない場合には前庭-小脳の障害である.

位置覚の重要性は当たり前ではあるが, 機能が失われて初めてその価値に気づく. 視覚がある時だけ働くことができる "disembodied lady"[訳注50]の物語参照. このような重度の感覚神経障害は大量のピリドキシンの中毒で起こる (Sacks, 1985).

訳注50) 邦題は「体のないクリスチーナ」. 神経内科医の Oliver Sacks による患者のエッセイ『妻を帽子と間違えた男』(早川書房, 2009)の1話. 映画『レナードの朝』(1990年)の原作者でもある.

▶ Romberg 試験[注11]

診察方法

1. 患者に両足をつけて立たせ, 肘は体の横につける.
2. 近くに立って, 患者の体に触れないようにして倒れそうになったら支えることができるようにしておく.
3. 20秒間観察する.
4. 患者に眼を閉じるように指示する. 30秒間続ける.

判定方法:上述のように開眼している時だけ姿勢を保てるのは固有感覚が障害されている証拠である. しかし, 開眼していても倒れてしまう場合はテストが陽性で小脳や前庭の疾患を示唆する(患者が一方向に何度も倒れる場合には, 同側の小脳疾患である. しかし何回も行ううちに, 多くの患者は倒れる側を学習し, 過度に代償するため反対側に倒れるようになる. それに応じてもし Romberg 試験で小脳疾患が疑われる場合には試験者はただちに, より特異度と感度の高い後述の小脳徴候検査に進むべきである).

偽陽性

仮病の患者はたいてい倒れるが, はじめに膝を曲げて重心を下げ, 痛みをやわらげるようにする. 倒れても, つかまえられ支えられることを患者が学習すると脚を伸ばしたまま体を腰から曲げ

注11 Romberg がはじめて神経学の教科書を書いた. それ以前には Morgagni のノートしかなかった.

て試験者に倒れるようになる．しかし患者は検者がつかまえてくれることがはっきりしない時には患者はどちらかの方向に倒れるのではなく単純に真っ直ぐに崩れ落ちる．

偽陰性

Romberg 試験はそれまで Morgagni 試験として知られていた．Romberg はこれを改良した，なぜなら彼は臨床で神経内科として脊髄癆にとても興味を持っていたからである．今日脊髄癆をみることはあまりないが，糖尿病神経障害で多くみられる．これは偽陰性となる重要な原因である．最近の糖尿病はつま先の位置感覚を喪失させるが，足関節の位置感覚は保たれており，Romberg 試験を完全に行うことができる．

2）小脳症状もしくは小脳優位症状，潜在的小脳症状

眼振は 10 章と本章を参照，歩行は本章を参照，急性の小脳出血の眼の徴候は表 26-1 と添付の議論を参照，そして本節の「おまけ」を参照のこと．

▶ 反復拮抗運動障害 Dysdiadokokinesia

反復拮抗運動障害は手の回外，回内運動のように急いで動きを変えるのが不器用になること，もしくは k, t, cu の発音の時に使う舌の動きが困難になることである．

診察方法

1. 患者に真似るように指示し，すばやく（150 回/分）自分の胸を両手ではたき始める，両手の橈骨側を用いる．
2. 患者が真似るのを見ながら，スピードを上げながら，両側での頻度，幅，振幅，両方向の違いをみる（片側の小脳疾患ではそれ自体でとても感度のよいテストである）．
3. 次に胸をはたいている側を変える，尺骨側を10 回行い，橈骨側を5回行い，最後に1回ごとに変える．患者を観察し，一方が遅れているか，リズムから外れるかどうかをみる．もちろん，どの手足でも，どの交代運動も使われるが（前腕の回転が一般的にベスト），テストは常に両側で行うべきである．

他の診察方法

患者に "Topeka" もしくは "Katy，K-Katy" とできるだけ速く繰り返させる．

判定方法：頻度，幅，振幅，方向の異常は小脳疾患のみで起こる，適切に行われた検査では陽性適中率はとても高い．

"Topeka" を聞くだけでなく，ハンドはたきテスト（上述の 1，2）（の音を）を聞くことによっても判定が容易である．リズムと振幅が保たれているか．もしくはだんだん音が遅くなっているかだんだん弱くなるように聞こえるか．

偽陰性

Wiener と Nathanson は多くの内科医が患者に両方の手を同時に動かすことをさせないために，片側性の小脳疾患を見落としてしまうと言及している（Wiener and Nathanson, 1976-1977）．そうしないとコントロールできる側を見落としてしまうのは明らかだ．

偽陽性

偽陽性は反復拮抗運動障害が陽性でその他の小脳テストが陰性の時に常に考える．これは利き腕でない方に起こる，利き腕よりも上手な運動ができないためである．また，失行を起こす前頭葉病変でも起きる．小脳は，その後葉で前頭葉から投射路を受けており，したがって「耳が聞こえない」（すなわち感覚遮断）を起こしてしまうからである．

▶ 踵膝脛試験 The heel-to-knee-to-shin test

診察方法

1. 仰向けになった患者に一方の踵を反対の膝に置き，踵を脛から母趾までスライドさせる．
2. 反体側も繰り返す．

判定方法：小脳疾患のある患者では踵膝脛試験ができない．小脳疾患が片側性の場合，踵と同じ側の障害である．

多くの前庭小脳試験と同じように，踵膝脛試験は閉眼した状態で行われ固有感覚-後索試験に変えることができる．小脳疾患の患者では閉眼でも開眼でも異常な結果となる．しかし固有感覚-後索疾患では開眼した状態では改善する．

繰り返して両側の踵膝脛試験を行い，正確に脛から1インチ（約2.5 cm）上に踵を上げる．小脳失調がある患者では股関節の固定でこの試験が改善する，他の原因疾患，例えば詐病の患者では改善しない．

指鼻試験 The finger-to-nose test

診察方法

1. 患者の顔の前に検者の指を保持する. その際患者が検者の指に触れる時に肘が完全に伸びる位置まで離し, 「あなたの右の人差し指で私の指に触れてください」と患者に指示する.
2. 患者が指に触れた後「今度はあなたの鼻に触れてください」と言う.
3. 指を同じ位置にして何回か繰り返す.
4. 患者が鼻に指を戻している間に検者の指を異なった位置に動かす.
5. 患者が鼻に触った後「今度は私の指に触れてください」と言う
6. 4〜5回繰り返し, ランダムにターゲットを動かす. いつでも患者の肘が完全に伸びているようにする. 少しスピードを上げ約5回行う.
7. 反対側の手でもすべての手技を同様に行う.

判定方法:**小脳失調**を探す. これは検者のターゲットとなる指をさす時に, ぎこちなく, 共同運動ができないことでわかる. **測定障害**(異常な動き/距離の測定ができない)もみる, これは動きの最後にターゲットになる指を外側にずらすことで失敗することでわかる.

測定障害は小脳疾患だけでなく上肢の固有感覚疾患でも認められる(これは多少稀ではあるが脊髄癆や未治療の悪性貧血でみられる). そして前庭疾患でも認められる.

しかし, 上肢の位置覚の異常がなく, 前庭症状が明らかでない時, この検査は小脳疾患のとてもよい検査となる. そのような症例では, もし一側だけに異常が見つかった場合, 患者は同側の小脳半球に異常がある(異常な徴候が両側にある場合, 患者は両側の小脳疾患か小脳中心部の疾患である).

片側性の疾患で交互にすばやく試験を行った場合, 「よい手」に行っている時「悪い手」は床に垂れ下がる(「悪い手」が順番を待っている時).

異なった反応:行き過ぎることは奥行き知覚の消失を意味する(例えば頭頂葉の機能不全, 本章下記参照).

患者はターゲットとなる指を見なければならないのでこのテストは視覚なしで再現することはできない. したがって小脳疾患と前庭疾患を鑑別する他の方法がある.

他の診察方法

1. 患者の腕を横方向に伸ばさせる. 患者は正面を向いて見ないようにして運動を始める.
2. 腕は肘のみ曲げて, 人指し指を鼻の頭につけるよう指示する.

このテストは指のある方向に頭を向けることを許可することにより見えた状態で行うことが可能である.

体幹性運動失調

肢の失調は片側の小脳半球疾患の徴候であるが, 体幹の失調は下部小脳虫部と古小脳の疾患による. 患者を立たせる必要はない, 重要な点は疾病のある多くの患者はベッドから出られないことである. 患者がベッドの中で上半身を起こし, 突風の中のヤシの木のように揺れるのをたとえ30秒の観察であったとしても十分価値がある.

代わりに, 患者がベッドサイドに座ることができた時には, 隣に座る. 正常ではその姿勢を保つことができるが, 体幹失調の患者ではそれができない. これは小児の正中後部の腫瘍で起こる最初の徴候もしくはわずかな徴候であるかもしれない(S. Horestein, 私信, 1988).

跳ね返り現象 Stewart-Holmes rebound phenomenon

診察方法

1. 患者の腕を肘で曲げ, 三頭筋の筋力テストのように検者の抵抗に対して伸ばすようにする.
2. 突然, 抵抗を解除する.

判定方法:もし腕が完全に伸び, 患者の腕が前や上に跳ね上がれば検査は陽性である. この検査が1回でも逆抑制が障害されていれば小脳疾患である. なぜなら正常では伸筋の収縮で完全に腕が伸展する前に拮抗する屈筋が収縮するためである.

他の著者の方法は正反対である. このテストは逆の方向に行うべきではない(例えば二頭筋の筋力テスト中), 小脳疾患の患者では顔面を打ってしまうからである. しかしこのテストは詐病の患者に行われてきた(なぜなら詐病患者は逆抑制が正常にあり自身の顔を打つことがないためである), よって小脳詐病のテストだけに使われる. 一方, 単純な上肢筋無力による屈曲の跳ね返りの欠如は詐病の証明にはならない. 単純に患者が検出可能な小脳疾患がないと判明するだけである.

おまけ

患者を診察する際，通常はあまり試みられてないが，その他の小脳徴候で慎重に配慮しなければいけないことがある．

1. **小脳発語**は不規則で，調子が急に変わり，短く単調でゆっくりで突然中断し爆発性に大きくなったり速くなったりする．まるであまり手入れしていないバイクが話すように．

2. 膝蓋反射の後，下肢は止まるまで前方に数回振れ続ける（この徴候をみるには，膝蓋反射を行う前に下肢が振れるための隙間があるかどうかを確認しておくこと）．これは**振り子膝痙攣** pendular knee jerk と呼ばれる（このテストは三頭筋でも起こる）．筋緊張低下のとてもよいテストである．筋のテスト中に経験のある検者により気づかれるかもしれない．

3. 小脳出血時の眼の徴候は**表26-1**に記載した．

小脳の徴候は2つの理由で知的興味がそそられるが，まず1つ目は診察が容易であること，2つ目は，1つ徴候を見つけると他の徴候もたいてい認められること，である．このことは患者をまずみて，そして診断へと進む臨床医に当てはまることである．まずCTスキャンを行い身体所見に戻り理由付けをしようとするならば，時に所見の原因とはまだなっていない小脳転移を見つけることができる．

3）前庭の徴候と前庭優位な徴候

頭位変換眼球（人形の眼）反射

Bielschowsky doll's-head eye reflex がオリジナルの名前である．人形の頭，人形の眼徴候（手順），頭位変換眼球反射（徴候，手順）とも呼ばれる．これらは昏睡の患者に中脳とその反射が保たれているかどうかをみる有用なテストである．

月齢が6ヶ月以上で昏睡の患者で中脳と前庭の反射が保たれていれば，頭を受動的に動かしても眼はもとの位置を保ったまま同じ方向を見つめている．これは，患者の頭を動かしても眼窩で同じ位置を保つ．つまり頭を受動的に動かすのに見合うように眼球が頭の中で逆方向に動いていることを意味する．もしあなたがこのページの右の端を見つめながら，頭を左に回すと，「見つめていた方向」は保たれる．

判定方法：ゆっくりとした頭部の回旋は，前庭器を活性化させ中脳に伝わり，外眼筋が眼球を同じ方向を見続けるように調整する．しかし，中脳の障害または機能不全があると（特に橋下部の外転神経核付近にある水平注視中枢〜中脳の動眼神経核までの間のMLF），これらの反射が失われ受動的な回旋で見つめていた方向を保てなくなる．それどころか，眼球は頭が向いている方向を見つめるようになる．まるで頭蓋の上に描いてあるかのように．

アドバイス：人形の眼テストは意識のない患者の頭蓋を受動的に回すため，この検査を行う前に頸椎が問題ないことを確認することを覚えておかなければならない．したがってこの手順は救急外来での評価としては有用でないだけでなく，望ましくないものである（M. Faria, 私信, 1998）．もし頸部の外傷のないことが確信できない時，直接カロリックテストに進まなければならない．

このテストは昏睡の患者に行われるものである．意識のある患者では人形の眼現象は認められることも，ないこともある．どちらに頭を回転させても患者が固定して見つめているか，頭を回す方向を眺めているかによる．

意欲のある学生へ：頭位変換眼球反射は垂直方向にも行われる「夕日徴候」，これは上方への随意の注視の麻痺の検査のために使われてきた（本章の前述を参照）．

所見記録の注意：人形の眼テストの「陽性」か「陰性」かの報告は誤解されているかもしれない．この人形とは，頭が動いても，同じ位置が維持されるように動く重りの眼を持った人形である．筆者は正常な頭位変換眼球反射の際に「しかし，人形の眼はそうならない」と考えたことを覚えている．筆者のすべての人形は眼が動かないか，表面に描いてある人形であった．

混同が最も少なくなる省略方法は，「頭位変換眼球反射は両側とも正常です（保たれています）」（頭を両方向に動かしても眼は元の見つめていた位置を保っていたことを意味する），またはもし保たれていれば起きたことを記載する（「眼の位置は頭をどちらに回転させても固定したままである」）．

おそらく，死んだ人の眼は動かないことを覚え

るのは簡単である．通常，頭位変換眼球反射を行うのは判定しにくい延髄や中脳，もしくは両者のつながりを調べるのではなく脳死を判定するために行う（下記参照）．

▶ 前庭指鼻試験

これは上肢における小脳と前庭器の固有感覚を調べるための試験である．上肢の固有感覚は通常正常であるので（独立して調べられる．位置覚は本章下記参照）これは小脳と前庭のためのテストとして用いられる．後者は前庭刺激試験の1つと組み合わせて行われる（カロリックテストと種々の運動テスト，下記参照）．

診察方法
1. 患者に検者の指の先を触れさせる，このテストの原型は本章で先に述べた．
2. 指を触れた後に，先のように患者の鼻を触らせる．
3. 患者に眼を閉じるように言う．
4. すぐに患者に検者の指（動かさない）に再度触らせる．

判定方法
1. 小脳病変があれば，患者におそらく企図振戦が認められる．
2. 病変が片側でなければ，患者はどちらの側（不規則に）も同じ数だけ「ポイントを通り過ぎる」，前庭疾患か小脳疾患が片側性であれば患者は一方だけポイントを通り過ぎる．

▶ 自発的眼振

誘発性の眼振を行う前に（下記参照），基準の眼振を確認する（10章のさまざまなタイプの眼振と追加コメントを参照[注12]）．意識のある患者では眼振は2つの要素がある．大脳の成分である急速相と前庭の成分である緩徐相である．

> 🔵 1つの前庭神経もしくは前庭迷路系に破壊がある場合，自発的な眼振が病側に緩徐相がみられる．この単純な観察は多くの人に多大な時間の節約となってきた．

> 🔵 急速相がいつも同じ方向であれば（眼が左右どちらを向いているかにかかわらず），

注12　4章の眼振の名称の説明も参照，本章では可能であれば慣例的な神経学的検査に従う，眼振は急速相で表す．

病変は迷路にある．急速相が注視する方向で変わる場合は，たいてい注視の方向に急速相が見られるが，問題は迷路ではなく脳幹にある（薬物中毒も含む）．

> 🔵 **垂直性眼振**であればたいてい病変が脳であ
> ることを意味している．通常は2次性の中脳病変かWernicke脳症である．これは急性脚気の徴候であり，通常はアルコール性チアミン欠乏にグルコースの投与で引き起こされる．これは緊急のチアミンの静脈内投与が必要である．このような緊急事態を避けるにはハイリスクの患者には十分なチアミンの投与が望ましい．

第1眼位での上向きの垂直眼振（上方注視で増強）は延髄内側症候群のような小脳上部虫部もしくは延髄の病変を示している．この症候群は血管の閉塞により起こり，前脊髄動脈とその枝の椎間板髄核によると思われる線維軟骨塞栓症の2例が報告されている（Kase et al., 1983）．

もし眼振がめまいの時だけか，常にめまいを伴っている場合，患者は前庭疾患である．したがってMénière病かもしれない．しかし，眼振とめまいが関連していなければ，Ménière病は除外される．おそらく病変が脳幹にあるに違いない（S. Horenstein, 私信, 1988）．Ménière症候群では，眼を開けている間に眼振はなく，眼を閉じている間は眼振がある（Alford, 1972）．

急に起こった眼振は後半規管の病変であって，脳幹が原因ではない．したがって，病歴に合った身体所見をとることが重要である．急に起きためまいvertigo（浮遊感ではない）を患者が訴えたのであれば，すばやく患者を立たせて眼振が同時に起こるかどうかを判断する（S. Horenstein, 私信, 1988）．

回旋性眼振はBPPV（下記のDix-Hallpike手技を参照）の古典的な徴候である．

下方眼振は脳幹か小脳下端の機能不全の推定根拠となる．構造的原因として扁平頭蓋底やArnold-Chiari奇形がある．代謝性の原因としてマグネシウム欠乏，リチウム中毒，アルコール中毒性小脳変性症，Wernicke脳症，無酸素，抗痙攣薬中毒（フェニトイン，カルバマゼピン）．炎症性の原因として脳炎，梅毒がある．その他の原因として先天

性，傍腫瘍性小脳変性症，脳炎，脳幹梗塞，椎骨脳底動脈循環不全，関節リウマチの頸部病による脳幹圧迫(Menezes et al., 1985)，多発性硬化症，核間性眼筋麻痺(Alpert, 1978；Chrousos et al., 1987；Cogan, 1968)．

単眼眼振は橋延髄の病変を意味する．

シーソー眼振では一方の眼が上がり内旋し他方の眼は下がり外旋する．最も顕著になるのは患者が凝視した時である．これは重度の視野欠損に関係している．たいてい病変は中脳吻側部分であり，おそらく Cajal 間質核の障害である(L. Huntoon, 私信, 2004).

▶ カロリックテスト(眼球前庭反射)

迷路器，中脳，眼球運動遠心路の統合性をテストするために，前庭内リンパの熱気流を起こすために温と冷が用いられる．特に上述した神経組織が正常であればこれらは順次眼振を引き起こす．

診察方法

1. 患者が仰臥位であれば，頭を約 30° に傾ける．これは最大の刺激を水平規管に与え，水平眼振を引き起こしやすくする．

意識のある患者：もし患者が座っていれば，頭を後ろに 60° 傾ける．患者の頭を立てたままにしておくと，垂直規管に最大限の刺激を与えることになる，これは回転性眼振を引き起こす．意識のある患者に強力な凸レンズを対でつけ固視による順応が起こらないようにする，検者は眼振を観察することができる．ミズーリ州の Broadwater 医師は単純に患者に眼を閉じさせ，軽く閉じたまぶたで角膜の膨らみにより眼振をみている．

このテストは意識のある患者では嘔吐の原因となるので，必ず近くにバケツがあることを確認しておくこと．

> 🔵 小脳眼振はカロリック眼振と異なり位置に依存しない．

2. 100 mL のとても冷たい水を外耳道に注入する．これは鼓膜に穿孔がないこと，耳垢がないことを確認してから行う．耳垢があると鼓膜に冷たい水が届かず，内リンパ流が起こらないと，結果は偽陰性となる．

3. **コメント**：氷水の目的は耳珠の凍傷を起こさないようにし，熱流を内リンパに起こすためである．冷水(20℃)を使用すれば結果的には同じ効果

が得られるが 1 クォート^{訳注51)}の水が必要になる．

訳注 51）1/4 ガロン = 0.946 L

4. 氷水では，わずか 5〜30 mL でよい反応が得られ，20〜30 秒で始まり約 1 分続く．温水でも同様で注意を払う必要がある．50℃の 1 クォートかもっと熱い少量のお湯を使用する．このテストは通常，意識のない患者に行われるので鼓膜が熱傷にならないようにすべきである．手背で温度を確かめること．

5. **意識のある患者の眼振もしくは意識のない患者の眼の偏位を観察する**．意識のある患者では冷水誘発の緩徐相は刺激した側に向かい，急速相(脳の代償)は反対側に動く"moves opposite"．温水では方向は逆になる(語呂合わせでは COWS = cold opposite, warm same)．

判定方法

1. 意識のない患者では，眼振がないこともある．なぜなら速い脳の成分(急速相)がないからである．**遅い前庭の成分(緩徐相)は冷水を入れた側に強直性に偏位する**．冷水で両側に誘発した場合は眼は下向きとなる(Plum and Posner, 1972).

2. 意識のある患者で温度誘発眼振が一側のみ出現しない時は障害部位(迷路神経か前庭神経)は同側である．誘発しても両側に出現しない時は病変は両側であることを意味し，Occam の剃刀に従うとおそらく脳幹部が病変である．

3. 意識のある患者で眼振を増強させて観察しやすくする技は，正中視よりも冷水を注入しない耳側を少し見てもらうことである．

4. 水平方向の眼球偏位と(体が)倒れる方向は同時に調べられるが，その方向は冷水刺激をした側である．

5. 増大する腫瘍，膿瘍，動脈瘤など，有害となるまでに，当初，過敏反応の状態がある．これは単純に正常な反応が増強している状態である．例えば，病側の冷水刺激で眼振が起こる(急速相が健側に向く)，これは健側への注視により強調される．眼球偏位と(体が)倒れる方向は障害された側である．この状態は長く続かないので，このことを知らないと困惑することになる．

電気眼振計が現在ではカロリックテストに置き換わってきている，これは情けないほど不愉快なことである．

Bárány 椅子[注13] 試験

このテストは定量的回転椅子(モーター回転椅子)検査に取って代わられた(Amin, 2016；Hain, 2016).前庭動眼反射で両側の前庭機能不全や小脳変性の評価に役立つ.歴史的な興味のため,もしくは高価な洗練された装置を使えない人のために昔の散髪屋にあるようなヘッドレストがついた回転式の椅子の使い方を後述する(在郷軍人病院ではこのような椅子の散髪屋があるかもしれない).肘掛のついた回転椅子も使うことができる.

診察方法

1. 眼を閉じ頭をヘッドレストに当てるように患者に指示し,後ろに60°傾ける(垂直から)もしくは前方に30°(水平から).
2. 患者の右側にできるだけ速く10回転させる,患者が向き合ったところで不意に止める.
3. 眼を開けさせる.
4. 通常,患者は緩徐相が右側の眼振を生じる(患者が回転した方向に向く).
5. 立ち上がろうとすると転倒するか,多くは座っているうちに右に傾く.
6. 患者の前に指を1本立て,人差し指で触れるように指示する.通常は患者の右側にずれる.
7. 繰り返して,左側の回転を行う.

判定方法

1. 障害部位は正常の誘発反応が起こらない(上記ステップ4～6).
2. いくつかの反応が消失していれば患者は延髄の可能性がある.
3. さまざまな解釈が提供されているが大規模試験のよいデータはない.CTやMRIでは確定的な解析がすべての患者の反応に利用できる機会が増えてきた.しかし同時に小脳や中脳のこれらのテストは減っている,今は生体を画像にできる.

Drop テスト(Dix-Hallpike 法)

この試験は Bárány または Nylen-Bárány 法とも呼ばれ BPPV の一方の前庭刺激試験である.回転性めまいのすべての患者にルーチンで行うべきである.BPPV では最も一般的であり最も簡単に治療しやすい,めまいである.

診察方法

1. この試験を行う際には検査台の両側に人を立たせる.患者のなかには激しい回転性めまいを増悪し,方向を失い検査台から落ちる.患者が嘔吐した時のために患者の近くにバケツを置いておくのが賢明である.
2. 患者を横になった時に頭が検査台から出る位置で座らせる.
3. 患者にこれから行われること,めまいは数秒しか続かないことを説明する.
4. この検査を適切に行うため最大の刺激となるように頭をコントロールする.片手を頭部に置き,もう一方の手を顎の下に置く.
5. 「1,2,3」と数えながら患者を座位から臥位にする,できるだけ速く患者の頭をこちらに向かせる,これは後半規管を刺激している.「眼を開けたままで,私を見てください」と指示する.突然のめまいで眼を閉じようとする習性があり,最後の2～3秒の回転性眼振を見落とす原因となる.
6. 眼振がないかどうか少なくとも15秒間患者の眼を観察する.眼振はわずか数秒(2～30秒)しか続かないこともあるので注意深く観察する.
7. ゆっくり患者を座位にし,頭を回転させたまま,眼振を評価する.
8. 頭を反対に回転させて,繰り返す(下側となる耳は検査している側である).傾けた側に回転性めまいが出現する場合は,嘔気を軽減するために反対側を先に評価する.

判定方法：眼振が起きた時に下になった側が頭位めまいを起こす患側である.

迷路疾患では動いてから眼振が出現するまで4～5秒の潜時がある.眼振は主としてねじれの要素があるが,時に垂直性のことがある.結果は極めて劇的である.検査が最初に行われた時だけ強く陽性になることがある,この反応はすぐに弱くなっていく.

この試験は BPPV で常に眼振を誘発するとは限らない.報告では感度50～78%である.この試験が陽性で嘔吐か回転性めまいの病歴があると,末梢性めまいの LR(尤度比)は7.6である,これは緊急性のないめまいである.めまいでこれらの1つ以上がない場合,末梢性めまいの LR は0.6である,これは緊急性のない末梢性めまいと逆の潜在的に緊急性のめまいか中枢性のめまい,もしくは両者である(Froehling et al., 1994).

注13 Robert Bárány,ウイーン生まれのオーストリア＝ハンガリー帝国人.1914年ノーベル生理学・医学賞を前庭器の生理・病理の研究で受賞した.

脳幹の疾患では，潜時がなく，眼振は単に垂直性である．

> 小脳梗塞は末梢性の前庭病変のようなふりをするかもしれない．なぜなら症状が回転性めまいと重度平衡失調だけのこともあるためである．小脳病変を疑ったら，基本的に画像診断が急がれる．鑑別がとても重要であるため患者がとても不快であったとしても，立ったり歩いたりすることに挑戦しなければならない．末梢病変では急性期でも歩行が可能であるが，中枢病変ではしばしば転倒せずに1歩も進むことができない（Baloh, 1988a, b）．

症候生理学：型どおりの反応は疾患の原因の手がかりとなる．BPPV は微粒子の破片（炭酸カルシウム結晶で**耳砂**と呼ばれる）が半規管で自由に動くことが原因である，ほとんど後半規管が原因である．微粒子は自発的や頭部外傷により卵形嚢の膜より遊離される．その重さは体の重力を感知するのを助ける．眼振が起こるまでの潜時は微粒子が重力の下で動き出すまでの時間である．眼振は微粒子が止まると中断する．この仕組みは治療法を示唆している．Epley 法である．

Epley 法（頭位耳石置換法）：Dix-Hallpike 法で陽性となった場合，すぐに Epley 法を行う内科医もいる．これは遊離した微粒子が後半規管から卵形嚢にすべり落ちるように患者の頭を回転する方法である．回転性めまいが右耳を下にすると起こる場合，医師は回転性めまいが止まるのを待ち，その後患者の頭を左に回転し右耳を上向きにする．30秒間その位置を保持した後，左側に寝返りを打つように回転するよう指示する．

それと同時に，医師は患者の頭を鼻が床に向くまで左に回転し30秒間保持する．最後に患者の頭を左に向けたまま座らせる．左耳を下にして回転性めまいが起こる場合は適切に手技を変更して同様に行う．必要であれば眼振が治まるまで数回繰り返す．

診断が正しければ，この手技により劇的に治る．再発を防ぐために注意点として数日間は水平に横にならない，下を向かない，頭を後ろに傾けない，すばやく頭を動かさない，患側を下にして寝ない，などがある．

Lawrence Huntoon 医師は患者と家族に自分たちでできるようにやり方を教えている．患者が台から落ちないように注意することが重要である．

この方法の多くの変法が報告されている．

Head Thrust テスト

この検査は前庭眼反射（VOR）を評価するもので，昏睡の患者では人形の眼反射かカロリックテストで評価するものである．

診察方法
1. 患者の前に立ち両手で頭をつかむ．
2. 検者の鼻を注視するように指示する．
3. 患者の頭を一方向に5〜10°すばやく動かし，眼の動きを観察する．
4. 対側も同様に行う．

判定方法：正常の反応は患者の眼は標的（検者の鼻）を注視したままになっている．一側に前庭眼反射（VOR）の障害があれば，**障害側に**頭を動かした後に修正の眼の動きが検者の鼻に戻ってくることが観察される．すなわち修正のサッカード（急速眼球運動）である．この動きは自発眼振があっても認められる．一定方向の眼振があり眼振の急速相と反対側に head thrust が陽性であり，その他に神経学的異常がない場合，前庭神経炎すなわち末梢病変であることが確信をもって診断できる（Kerber, 2009）．

Tullio 現象

Tullio 現象は1929年に記載され，音刺激によって前庭の活性化が生じ前庭症状と徴候が生じる現象である（Addams, Williams et al., 2014；Tullio, 1929）．患者は不安定と回転性めまい発作のいずれかもしくは両方を訴える，これは繰り返し，短く，大きい雑音特に低周波で誘発される．検者には捉えがたい眼振を音により生じるが暗闇で赤外線眼球運動記録で容易に捉えることができる（Hain, 2011）．この症状はあまり知られておらず，珍しいため患者はしばしば精神疾患と誤って診断される．

上半規管裂隙は最も多く認められる原因である（Kaski et al., 2012）．先天性の異常としては頻度がとても高く，人口の1〜2%に存在し，おそらく慢性のめまいの患者の15〜25%に認められる．患者は頭部外傷，明らかな気圧変化をきたすこと，頭蓋内圧上昇のイベントがあるまでは無症状である（G. Gianoli, 私信, 2016）．最近のレビュー論文では上半規管裂隙の病因は不明であると結論付

けている(Chilvers and McKay-Davies, 2015).

上半規管裂隙患者は回転性めまいと眼振の症状がValsalva手技やある種の雑音(Tulio現象),中耳の圧変化で生じる.これはHennebert徴候と呼ばれる[訳注52].上半規管裂隙患者は動揺視もきたす.

訳注52) 瘻孔のない瘻孔症状.

英国人の上半規管裂隙患者であるPhilippa Thomsonは著書の"A Hole in My Life–Battling Chronic Dizziness"に彼女の生活へ与えたインパクトと回復までの戦いを記載している.CTスキャンが耳内に収まっているmm未満の骨欠損を検出できるようになる1990年代まで,医学的診断から逃れていた(Gianoli, 2016).Tullio現象は梅毒,外リンパ瘻,頭部外傷,ライム病,真珠腫性中耳炎による迷路瘻,開窓術に関連している(H.W. Børg, 私信, 2017).

▶ 回転性めまいの注意点

めまいdizzinessは内科外来で3番目に多い主訴である.回転性めまいvertigoはめまいdizzinessのなかで最も頻度の高いカテゴリーである(Froehling et al., 1994).

迷路や第Ⅷ神経による末梢性めまいと中枢神経系原因のめまいを鑑別することは重要である.

中枢神経系が原因の鑑別診断として椎骨脳底虚血,小脳梗塞・出血,脳腫瘍,多発性硬化症,片頭痛がある.注意深い神経学的検査が望まれる.良性でない末梢性めまいの原因として真珠腫や聴神経腫がある.耳の診察や聴力の評価を怠らないこと(11章参照).

8 運動検査

筋力の評価については25章で詳しく述べられている.

1) 内肋間筋神経支配試験

胸髄レベルの運動機能をすばやく評価する方法で,患者の胸郭の両側に検者の手を肋間に指が入るように置き深呼吸させる.頭側や尾側に数回移動させ動きが低下している部位を見つける.対となる肋骨が離れれば運動機能はあり,そうでなけ

れば運動機能がない.胸鎖乳突筋やその他筋群では偽陽性となる可能性がある.この考え方を発展させたEdward J. Harshman医師によるとT6の完全対麻痺では機能の有無が肋間ではっきりわかると報告している.よく知られている脊髄外傷での感覚レベルによる方法より,この方法がより客観的である.また脳梗塞の患者で座位バランスを予測することもできる(E. J. Harshman, 私信, 2004).

2) 線維性収縮と線維束性収縮

筋肉の障害であってもこのような現象があれば神経疾患の徴候である[訳注53].線維性収縮fibrillationは筋肉の神経支配が消失しているために個々の筋肉線維が自発的に発火する.線維束性収縮fasciculationは運動単位ごとの障害である,運動単位は神経細胞,軸索,その支配している筋線維すべてからなる.線維性収縮は規則的である.針筋電図(EMG)では線維性収縮はカチカチ音のする時計のような音である.一方,線維束性収縮は非常に不規則で夜のドシンthumpという音に似ている(L. Huntoon, 私信, 2004).

訳注53) 線維性収縮や線維束性収縮は,封入体筋炎など筋疾患でもきたしやすいものがある.

線維性収縮は見ることができない.舌の線維束性収縮は複数の虫が入った袋に似ている.患者に舌を出させないで,口を開けるだけにさせる.これは筋萎縮性側索硬化症(ALS)などの運動ニューロン疾患でよくある,不吉な所見である(C.L. Henricks, 私信, 2017).

線維束性収縮は時々健常者の筋収縮でもみられる.これは神経根の圧迫か前核細胞の刺激で起こる.

有害な線維束性収縮は以下の4つの特徴がある.
1. 固定化したもの,これは同じ筋肉線維が侵されている.
2. 安静時に起こる.
3. 睡眠時にも起こる可能性のあるもの.
4. 完全に律動的で周期的なもの.

患者はたいてい同じ筋肉の萎縮か筋力低下が起こっている.有害な線維束性収縮は筋萎縮性側索硬化症(ALS),脊髄空洞症,球麻痺,進行性脊髄性筋萎縮症の名称がつくどの疾患でもみられる.

3）筋緊張と上位下位運動ニューロン

痙性麻痺で筋緊張亢進と深部腱反射を伴う場合病変は脳か遠心路の遮断により起こる．対照的に下位運動ニューロンと末梢神経の病変では弛緩性麻痺となる．

脊髄圧迫では圧迫された神経支配の筋肉の下位運動ニューロンの徴候と片側もしくは両側の圧迫されたレベルより下の上位運動ニューロンの徴候がみられる（Brain and Walton, 1969）．

上位運動ニューロンと下位運動ニューロンの組み合わせはALS（Lou Gehrig[訳注54]病）でもみられる．典型的な症状は線維束性収縮（舌など）と筋萎縮（手の内在筋など）に伴って反射亢進と脱力が錐体路の分布により起こり（下記参照），伸展性足底反応の低下が起こる（下記参照）．

訳注54）ルー・ゲーリック（1903〜1941年）．米国のメジャーリーガーでALSにより引退．当時史上最年少の36歳で殿堂入りした．

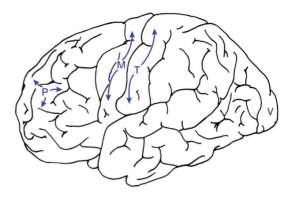

図26-18　脳の主な部位．**P**：パーソナリティが変化させる部位を示す（他の部位でも起こりうる）．**M**：運動領野，中心前回，中心溝のすぐ前に位置する．**T**：感覚野，触覚を含む．この部位の障害で立体感覚失認が生じるのは意外なことでない．**V**：後頭葉の視覚野，失明の原因となる．

筋緊張の評価

筋緊張は神経学的診断で臨床的に重要である．下肢の振り子様動揺検査が簡単で信頼のおける外来での検査である（Wartenberg, 1951）．

診察方法
1. 患者を検査台の端に座らせ下肢が自由になるようにする．検査台はクロスバーや障害物がなく下肢が振れるようにする．下肢の力を抜くように説明する．
2. 患者の両下肢を同時に同じ高さまで持ち上げて自由に振れるように離す．もしくは後ろに押し戻して，急に手をどけて，下肢が振れるようにする．
3. 患者が筋肉を緊張させたり，意識的に動かして検査がうまくいかない時には，注意を他にそらしてリラックスさせる．この検査は患者がリラックスしていないと行うことができない．
4. 非対称性の有無を観察する．例えば一方の下肢が他方の下肢より多く振れる，前後方向以外に動くかを観察する．
5. 非対称性を実証するために，数回繰り返して行う．

判定方法：健常者では下肢は6〜7回左右対称に正常な動きをする．パーキンソニズムがある場合では振れの回数が減る．進行した症例では下肢はわずか1回か2回もしくはまったく振れないこともある．このテストは片側性のパーキンソニズムの時には最も診断的価値がある．

錐体路の痙性は前方方向が後方の動きよりも増幅し勢いがある．前後方向の面に対して動きはジグザグである．例えば小脳やその接続の病変ではどの緊張低下の原因でも振れの時間は障害側で長い．

このテストは振り子反射や膝蓋腱を叩いた後の持続する振り子運動とは区別される．後者とは対照的に受動的な移動は反射の強さとは比例しない．また下肢を動かす位置を毎回同じ程度にすれば同じ強さで腱を叩くより正確である．

4）片側不全麻痺

皮質の局在部位

運動皮質の体のさまざまな部分を調節している部位は経験的に決定されている（図26-18, 33）．

疲労の徴候

回内落下
患者に眼を閉じさせ，手のひらを上に向け肘と手首を伸ばして両腕を保持させることによりわずかな脱力を見つけることができる．片側不全麻痺している腕の手のひらが回内するようになる．

Barré徴候
患者をうつぶせに寝かせ膝を90°曲げる．脱力

のある脚はさらに屈曲か伸展するようになる．小脳疾患で偽陽性となる．

膝落下テスト

このテストはその他のテストで見つけられないわずかな脱力を見つける敏感な方法である．このテストは錐体路の屈筋の伸筋との相対的な脱力を比べることを基にしている(Wartenberg, 1953)．

診察方法

1. 患者を硬い平坦な上に仰臥位で寝かせる．
2. 患者の踵が容易に滑ることができるかを確認する．場合によってはタルク粉を踵や表面につける．正方形ボール紙を両踵の下に敷く，患者に靴下を履かせるなどの方法を利用し滑りやすくする．
3. 膝を鈍角に曲げる．最初に膝が落ちなければ，少し脚を伸ばして行う．
4. 患者に何も指示をせずに脚がまっすぐになるまで障害側を観察する．意識的な努力があると患者は落ちるまでの時間を遅らせるかもしれない．多少の忍耐がいる．
5. 陽性か陰性かどうかテストを繰り返すことがすすめられる．落ちることが繰り返して起こる場合のみに陽性と考える．

▶ 脱力の分布

錐体路系では肩外転，肘伸展筋，手関節伸筋，股関節屈筋(ハムストリング)，足の背屈筋で脱力が最大となる．握力や大腿四頭筋での検査で満足している検者はほとんどの神経疾患の早期や軽い症状を見逃すことになる．この2つは最も障害されにくいからである．上記のパターンから予測されるように，片側不全麻痺の患者は胸の前で肘を曲げて，腕と指を曲げる．足は床を引きずるようになる(Patten, 1996)．

▶ 皮質中枢疾患との鑑別

バージニア州ウィリアムズバーグの Bill Domm 医師は片側不全麻痺の患者の靴を調べるのが常だった．患者が医師の前だけでなく24時間本当に片側不全麻痺があれば，観察された歩行に一致して非対称に靴が擦り切れている．

もちろん高位中枢疾患の患者，例えば転換反応では，医師の前かどうか関係なく常に片側不全麻痺のことがある．結果的に関係する筋肉のびまん性萎縮が起こる患者もいる．この萎縮は高位中枢の疾患でなく末梢神経疾患と誤って解釈される．

表 26-6 共同運動

Babinski 上昇共同運動	体幹の屈曲による麻痺側大腿部の屈曲(図 26-19)
後傾共同運動	体幹の伸展による麻痺側足の伸展(図 26-20)
Neri 徴候	立位での体幹の屈曲による麻痺側膝の屈曲(図 26-21)
トリプル屈曲	麻痺側の膝と股関節の屈曲による足の背屈
Souque テスト(骨間現象)	腕の挙上で麻痺側の腕の過伸展と指が開く
Klippel-Feil テスト	麻痺側の腕の受動的な指伸展で親指が屈曲
Raimiste 脚徴候	健側の脚を抗して動かすと麻痺側の脚が動く(内転・外転する)(図 26-22)．
Hoover テスト	麻痺側の脚を上げようと患者が試みると健側の踵が検査台を押し下げる．

非協力的，転換，暗示，自己催眠などの患者であるか見つけるテストがある．脱力のある患者(例えば脳梗塞)ではわずかで緩やかな運動労作もできない．何か軽い力で曲がるもの(テレフォン・カード，索引カード，プラスチック製物差し，壊れたピアノ弦など)を持ち上げ，患者にできるだけ軽くその先を触れるように指示する．例えば脳梗塞による脱力がある患者は物が明らかに曲がるほど強く押し下げる．それ以外の疾患の患者では軽く触れることができる．

ヒステリー麻痺は異常なその分布により特定される．拮抗筋の収縮がある(二頭筋か膝蓋腱に指を置いて検出し筋電図により確定する)，長期間の症例を除いて筋肉の萎縮と拘縮がない(Brain and Walton, 1969)，予測される共同運動がない，などである(下記参照)．

5) 不全麻痺の診断における共同運動

詐病の診断を明らかにする一般的なコツは患者に使えない他の姿勢をさせた後で，1つの姿勢で1つの筋群を使わせることである．最も雑な方法として，膝を曲げられないと訴える患者に検査台に横になって直腸診が終わった後に「パンツを上げてもいいですよ」と話す方法である．同じ評価が可能でより洗練し信頼ある方法は，ある行動で通常起こる共同運動 synkinesias がないことをみることである(表 26-6)．

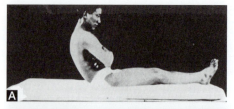
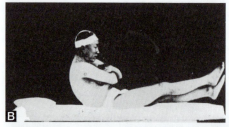
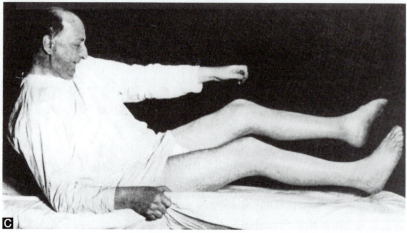

図26-19　Babinski 上昇共同運動訳注55）．**A**：正常患者，**B**：両脚痙性対麻痺の患者，頭頂部の銃創による両脚の皮質運動野の病変と推測される．**C**：右の前大脳動脈の閉塞による前頭線条脳梁の病変と推測される．

(Alexander L. The neurologic examination. *Pullen's Medical Diagnosis*. Philadelphia, PA：W. B. Saunders；1950 より許可を得て転載)

訳注55) Babinski 屈股現象とも呼ばれる．両手を胸に置いたまま起き上がろうとした時に，障害側の下肢は股関節で屈曲し障害側は上がる，健側は動かない．

　最も単純な共同運動は速く歩く時に腕を振ることである．これがないことは Parkinson 病の手がかりになる．他の共同運動はさまざまな原因の不全麻痺で鑑別に役立つ．図 26-19〜22 は Pullen の"Clinical Diagnosis"（29 章参照）で Leo Alexander 医師によるすばらしい神経学検査の章の中で R. S. Lyman 医師により図解されたものである．これらは今でも勉強されるべきである．

　Hoover 徴候は Grassert と Gaussel により記載された補完的な反対の現象である．患者が仰臥位になり一方の足を高く上げる．もう一方の足は検査台を押し下げる．圧は血圧計を用いてゴム球を踵の下に置くことにより定量化することができる．神経学的に片側不全麻痺か脱力がある患者で麻痺側の足を上げると反対の足は強い力で押し下げる．しかし健側の足を上げると麻痺もしくは不全麻痺の足は押し下げる力はほとんどないか，低下している．逆のことは詐病や転換麻痺・脱力でみられる．健側の足を上げるとヒステリー麻痺側の足は正常のように押し下げる．しかし「麻痺した」足を上げると健側の足は押し下げる力はないかわずかである．なしかわずかな釣り合った努力がなされる．

予後の指標としての Hoover 徴候

　Hoover 徴候はまた脳梗塞による麻痺側の下肢の回復予測に使うことができる，なぜなら共同運動は一側のみの（よい方の）半球皮質から生じる両側の運動であるためである．実際に Hoover は自分のテストをこのように使った．一方 Barré は自分の Barré テストを転換障害がないかどうかを調べるために使った（前述の Barré 徴候を参照）．

　患者に健側の脚を上げるように指示し，検者の手を患側の踵の下に置き，患側の踵が押し下がるかどうかをみる．それがあれば，患者は歩けるま

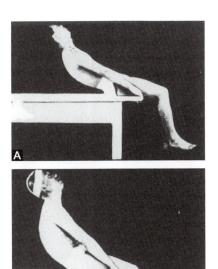

図 26-20　後傾共同運動．**A**：正常患者，**B**：痙性対麻痺の患者（図 26-19B と同じ）．

（Alexander L. The neurologic examination. *Pullen's Medical Diagnosis*. Philadelphia, PA：W. B. Saunders；1950 より許可を得て転載）

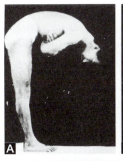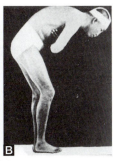
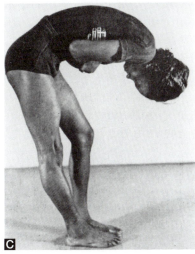

図 26-21　前屈み共同運動（訳注56）の Néri 徴候．**A**：正常患者，**B**：痙性対麻痺の患者（図 26-19B と同じ），**C**：右前頭葉病変の患者の左麻痺脚の屈曲

（Alexander L. The neurologic examination. *Pullen's Medical Diagnosis*. Philadelphia, PA：W. B. Saunders；1950 より許可を得て転載）

訳注 56）膝屈曲試験．障害側の膝が屈曲する．

で回復するよい予後があり，それがなければ予後について述べることはできない（S. Horenstein, 私信, 1988）．

6）破傷風

　持続する筋肉の緊張性痙攣が，これは最も顎に多く**開口障害**や**牙関緊急**と呼ばれる，とりわけ破傷風菌が産生する毒素により起こる．この痙攣がほとんどどんな刺激からでも引き起こされる．重度の全身性の筋肉の痙攣は特に顔面，体幹，頸，背中に起こり，顔を歪める（痙笑），弓なり緊張，呼吸障害の原因になる．喉頭痙攣を起こすこともある．

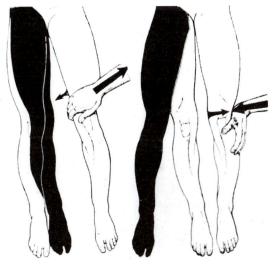

図 26-22　Raimistes 脚徴候．患側を黒で，健側を白で示す．健側脚の内転に対して検者が抵抗を加えると，患側の脚が内転する．健側脚の外転に対して検者が抵抗を加えると，患側の脚が外転する．言い換えると，錐体路による麻痺もしくは麻痺脚は正常の脚に妨げられた同じ動きをする．この方法は潜在的に対照的な共同運動が明らかになる．腕でも同様である．

（Alexander L. The neurologic examination. Pullen's Medical Diagnosis. Philadelphia, PA：W. B. Saunders；1950 より許可を得て転載）

7) テタニー

テタニーは間欠的な強直性の筋肉の収縮が起こる疾患でしばしば異常感覚を伴っている．テタニーは筋電図を用いて記録すると単刺激の後に高頻度の繰り返し放電が認められる(Lange, 1975)．遠位の筋肉が最も優位に侵され，手首や足の痙攣が起こる．たいてい低カルシウムが原因だが低マグネシウムや重度のアルカローシスが原因のこともある．

多くのテタニーの同定検査があるが，私は3つの検査だけ使う，Trousseau 徴候，腓骨徴候（下記参照），Chvostek 検査である．さらに多くのテストが DeJong(Campbell, 2012；DeJong, 1979)に記載されているが，一般的には使われていない．これらのテストは低カルシウム血症の患者では偽陰性のこともあるし，偽陽性になることもある(Cooper and Gittoes, 2008)．

Trousseau 徴候

診察方法

二頭筋の周りに血圧計のカフを巻き，収縮期血圧を十分超えるように膨らませる．手を少なくとも3分間もしくは検査が陽性になるまで観察する．DeJong はタニケットを4分間そのままにし，その他の著者は5分間放置している．Von Bonsdorff テストでは10分間そのままにしている．そしてそれを外して，検査が陰性であると思われる時に患者に過換気をしてもらう．ある Chvostek 陽性の甲状腺機能低下症患者では Trousseau が陽性になるまで20分かかった(Simpson, 1952)．近年，Goltzman は，局所圧迫による虚血に続発する，カフ下の神経幹での興奮性の増加が Trousseau 徴候の原因であると指摘している．離れた部位の運動終板の過剰興奮性が原因ではない．彼の経験では興奮性は3分後に最大になり，たとえ虚血が続いたとしてもその後正常に戻る(Goltzman, 2015)．

オリジナルの Trousseau 検査では Trousseau は単純に腕をつかんで彼の手で強く絞っている(Trousseau, 1861)．後に，Trousseau はネッカー病院で瀉血をしている女性にこの徴候が出たのを見て締め付けるベルトを使うことを学んだ．タニケット（締め付けるベルト）を彼女の腕につけると，痙攣がすぐに起きた．Trousseau が死亡してしばらくたってから血圧計カフが締め付けるベルトとして使われるようになった．

テタニーのように，手首からすべての手指に屈曲が不随意に出現した場合に陽性とする．Trousseau はこのことを main d'accoucheur[訳注57]（産科医の手）と言った．私は個人的にはこの名称を使わない，なぜなら「婦人科医の手」と混同するかもしれないからである．（婦人科医の手は）正中神経麻痺の祈祷の手（教皇の手）である(25章参照)．

訳注57) 助産師の手とも言われる．

歴史メモ：Trousseau は19世紀のフランスが生んだ博学な内科医の1人である．地方の間抜けな医師が正しく診断したが，Trousseau はその患者の診断を一度間違えたことがある．診断学はただ単に確率の頭脳プレーに過ぎないことを認めて，Trousseau はこう言ったとされている「壊れた時計でも1日に2回は正しく答える」．彼のテタニーの検査に加えて，彼は Trousseau 症候群も記述している，「移動する血栓性静脈炎は内在する悪性腫瘍の徴候」，後に彼自身も自分に見つけた(19章参照)．今日，「Trousseau は誰だったか」と誰かに尋ねると腫瘍科医，内分泌科医，神経内科医，静脈専門医としての彼の名前が状況に応じてさまざまな答えが返ってくる．それはすべて同じ Trousseau である．

判定方法：Trousseau 試験は低 Ca では感度66％，偽陽性率4％(Simpson, 1952)．ヒステリーでこの検査が陽性となった症例報告があり(Thomson et al., 1977)，Addison 病でみられる筋肉の収縮で Trousseau 徴候が陽性となることもある(Archambeaud-Mouveroux et al., 1987；Bornstein et al., 1962)．しかし実験的な低 Na 血症で Trousseau 徴候が陽性となるのは不可解である(McCance, 1936)．アルカローシスでない低 K 血症での Trousseau 徴候陽性は疑わしい(Jacob et al., 1986)．

腓骨徴候

テタニーによる腓骨徴候の2つのバリアントがある，1つ目は Lust 徴候として知られている．これは患者の膝を軽く屈曲させ弛緩した状態にし腓骨頸外側で総腓骨神経を叩くと膝が弛緩して屈曲する現象である．テタニーでは足の背屈と外転を起こす(Campbell, 2016)．2つ目はとても価値のあるテタニーのテストであり，三角形ヘッドの打腱

器の広い部分で外果の上を軽く叩くと誘発される．テタニーにあたるのは　内転，背屈，外がえしである．

意義：私の限られた経験では，最も感度がよいテタニー検査の1つである．しばしば最初に認められ，治るのは最後である．

Chvostek 検査

Chvostek 検査はそれを記載した19世紀のウィーンの臨床医にちなんで付けられた．

Chvostek 検査を行うために，第Ⅶ神経の最初の分枝の領域を叩く．叩く領域は図 26-23 に示す．図のCとSの部位を打腱器で叩き，もみ上げの領域を数本の指先で同時に軽く叩く．

Chvostek 検査陽性とは神経支配領域のいくつか，もしくはすべての筋肉（表情筋）の「反射」収縮が起こることである．

判定方法：Chvostek 検査は潜在性のテタニーで感度 27％（Simpson, 1952）である．

低カルシウム血症，低マグネシウム血症，アルカローシスのようなテタニーを起こしやすい状況に加えて，この検査は顔面の筋肉を司る錐体路系の疾患でも陽性となる．これは本質的には間代性反射である．真のテタニーの Chvostek 徴候は反射ではなく単純に運動刺激性である．Chvostek 検査はジフテリア，はしか，天然痘，猩紅熱，百日咳，腸チフス，扁桃腺疾患，結核，粘液水腫，「関節による神経痛」，「腸下垂症注14」などでも陽性になる（Hoffman, 1958）．これらは実際，偶然に同時に起こった現象かもしれない．なぜなら正常でも偽陽性率が高いからである．

Chvostek 検査の偽陽性率は 19％，20％，30％，40％，45％，75％などさまざまな報告が正常小児で報告されている（Hoffman, 1958；Simpson, 1952）．比較して成人では偽陽性率は 4％（Dodelson, 1963），5％，16％，25％（Hoffman, 1958），29％（Simpson, 1952）である．

偽陽性を減らすための多くのアドバイスがある．
1. 両側が陽性になること（しかし両側の偽陽性

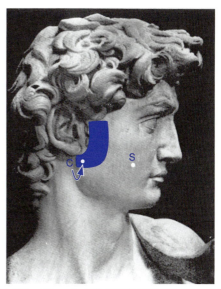

図 26-23　Chvostek「反射」を探すのに最もよい領域を示している． Chvostek 反射は正確には反射でなくテタニーと同義である．Chvostek はCの領域を叩く，外耳道の前下方のこの場所は顔面神経が接近しているところである．Schultze は頬骨弓と口角の間の部位を叩くのを好んだ（Sで示す）．黒で示したもみ上げの領域を叩くこともある（本文参照）．
（ミケランジェロ作『ダビデ像』のディテール）

が 40％，50％，80％とさまざまな報告がある．どれくらい両側で真の陽性になるかは知られていない．限られた情報を以下の多くの方法に応用すると，偽陽性をなくそうといずれか，もしくはすべての感度を下げるかもしれない）．

2. もみ上げの領域内を叩くように特に注意すること．偽陽性に関する研究では（Hoffman, 1958），Chvostek と Schultze の部位（図 26-23）検査の偽陽性は**両方**で 71％，Schultze の部位だけでは 24％，Chvostek の部位だけでは約 5％であった．もみ上げの部位では軽く叩くことにより偽陽性はほとんどない．

3. 顔面筋の収縮では眼尻が含まれること．

4. 口角の少しの動きは無視する（時には鼻翼も）．これは実際の収縮よりは叩いたこと自身による．

5. 咬筋の緊張を保つ．その他の筋肉はテタニーの刺激で反応することができる．これにより叩いた勢いで動くことを排除する．

6. 両側を2回とも陽性になること，それぞれ数秒以内で叩くこと．偽陽性の時は最初が陽性で2回目が陰性である（Hoffman, 1985）．

注14　腸下垂症（もしくは内臓下垂）は内臓が下がることを意味する．それは医学の進歩によってできた病気とは言えないものであった．医師は横になった死体や手術患者で解剖を学ぶ．したがって後に透視装置で立った患者をみた時，同じ臓器が下に下がって（重力にそって）いるように見えた．この無病は透視で見かけ肉眼解剖を過剰に教えるのをやめることによって，この病気とは言えない表現は使われなくなった．

一般的な意義

これらの検査はすべて基本的に同じ意義を持っている。しかし Chvostek 検査は上述したような特別な配慮をしなければならない。要約すれば、これらすべての検査は低カルシウム血症で陽性となる。頻度は少ないが測定した総カルシウムや総マグネシウムは正常でもイオン化分画（生理学的に活性がある）がアルカローシスにより低下して陽性となったり（pH 0.1 上がるごとにイオン化カルシウムが 0.16 mg/dL 低下）、**稀に低カルシウム血症を伴わない低マグネシウム血症で陽性になることがある**（Kingston et al., 1986）（下記症例報告参照）。

通常、マグネシウムと pH が正常のテタニーの典型的な原因の 1 つは低カルシウム血症であり、副甲状腺機能低下症、ビタミン D 欠乏、脂肪便、腎機能障害などによる。他に、複数の要因がある。例えば低マグネシウム血症が副甲状腺からのパラソルモンの分泌を抑制することで 2 次性の低カルシウム血症を起こす。

症例報告：血清 Ca 5.5 mg/dL, Alb 2.5 g/dL, Mg 0.7 mg/dL（正常 > 1.5）、動脈血 pH 7.60。繰り返し多くの人が行ったが Chvostek, Trousseau, 外踝徴候はない。K 2.3 mEq/L は麻痺を起こすには不十分な値で修飾因子と認識されていなかった。Gert Muelheims 医師がコンサルテーションされ、低カリウム血症は細胞膜に作用するため、麻痺するほどの重度の低下でなくてもよく知られたテタニーの修飾因子であることを指摘した。

神経筋接合部での興奮性をあらわす膜平衡状態は以下の比で表される。

$$[K^+][OH^-]/[Ca^{++}][Mg^{++}]$$

この比が上がるとテタニーを起こし、下がると脱力や麻痺が起こる。

これはさまざまな点で不適切である。最初に細胞内 / 細胞外の比が示されていないこと、2 つ目に細胞外濃度は的確な数学的関係がないこと、3 つ目に反応が間違って述べられていることである。例えば、アルカローシスはイオン化カルシウム分画を低下させるが静止膜には直接影響しない。

にもかかわらず、この式の有用性は次のような時に考慮されることがある。2 人の時代遅れの教授が細胞膜でのイオンの移動についてわめくことにレジデントは尊敬せず、彼らができる最良なこ

とを行った、つまり補充療法である。患者のマグネシウムは、なかなか上がらなかった。なぜならレジデントがマグネシウム中毒に慎重になり（補充を）ゆっくり低めに行ったためと、血清の欠乏量に増して細胞内欠乏量が多いためである。低マグネシウム血症が持続するとカルシウム補充に対して抵抗する。おそらく副甲状腺ホルモンの分泌を抑制するためである。カリウム補充だけはしっかりと行われた。その後、看護師から病棟医に全身性痙攣が起きたことが連絡された。もちろん劇的なテタニーの症状である。

9　反射

Thomas Willis は、彼の仲間だけの記憶に今日残っているが、彼の 1664 年の脳の教科書（Christopher Wren 卿により脳の図が描かれている）の中で「反射 reflex」という言葉を考案している（Chassis and Goldring, 1965）（Willis はスコラ哲学を取り入れて横紋筋の「随意 voluntary」という言葉も考案している。つまり、個人の意志による動作、個人がその動きに道義的責任を負っている、という通常でない定義になる）。

1）深部腱反射

▶ 打腱器の余談

はじめて使われた打腱器はワイン製造者のハンマーである。これらはすでに胸を打診するために採用されており、ワイン製造者が樽を叩く方法から直接派生した間接打診の打診板（これを叩くため）に使われていた。後に直接打診法（16 章参照）がよいこと、打診で小さなハンマーだけが（少しの間）使われていた。後に深部腱反射用に改良された。

最初に神経学的診断用に作られたハンマーはゴムの 3 角形の頭をした Taylor ハンマーである（図 26-25 に写真あり）。

クイーンズ・スクエア・ハンマー（図 26-27）は最初に放射線の看護師長が恋人の神経内科医に贈るため作ったものであり、放射状のハンドルがマラッカ杖についていた。すぐに皆が欲しがった。もはや帝国がマラッカ杖を供給しないので、今は

表 26-7　深部腱反射の評点方式

段階	反射
0	収縮がない
1＋	収縮がほとんどないが，はっきりと知覚できる
2＋	収縮が明らかに知覚でき，弛緩相がほとんど知覚できない
3＋	部屋の端からも明らかな勢いのよい収縮
4＋	過度の収縮，多くの神経内科医がクローヌスありとみなす，クローヌスを5＋とすることもある

プラスチック製になっている．

反射の一般的観察

反射の強さと対称性を記載する．評点方式は**表26-7**．

あるいははじめは**軽く**叩き，反射を生じさせる最も弱い1打まで次第に強くしていく，反射の評点を検者の叩いた強さで決めてよい．

小児の上肢の反射は正常では下肢の反射より強い．高齢者では逆である(S. Horenstein, 私信, 1988)．

検者はわずかな非対称性と神経伝導がわずかに干渉されることによる反射の遅れに気づくように訓練すべきである(Dorman and Ravin, 1991)．

反射を種々の方法，特に Jendrassik 手技などで補強する必要がある(下記参照)．

下顎反射(咬筋もしくは下顎反射)

標準的な診察方法
1. 患者の顎に指を置き，反射で口が閉じるのが十分わかるように口を開けさせる．
2. 咬筋が伸びるように十分な強さで指をハンマーで叩く．咬筋が収縮する．

判定方法：反射があれば三叉神経の感覚と運動枝が少なくとも一側は正常であることを示し，橋にある反射の中枢も正常であることを意味する．これは大後頭孔より上の神経支配を受けている唯一の深部腱反射である．

この反射は健常者では起こらないことがある．

脊髄疾患の患者でその病変レベルを見つけたい時や下位の反射が亢進もしくは低下しているかどうかを知りたい時に，脊髄疾患の患者では「正常」になる．一般的なルールとして，下顎反射は二頭筋，膝蓋腱反射と同じ強さで行う，一方，三頭筋

反射とアキレス腱反射は同じ強さで行う(S. Horenstein, 私信, 1988)．下顎反射が消失もしくは減弱している時は同側の三叉神経核(橋)の障害であり，亢進している時は核より上の麻痺か錐体路の疾患である．

肩甲上腕反射

肩峰か肩甲棘を尾側に向かって叩く．陽性反応は肩甲骨の上昇か上腕が外転することと明確に定義されている．これは関節リウマチや延髄空洞症・脊髄空洞症，Klippel-Feil 症候群などの頸髄障害による頭蓋から C3 椎体までの上位運動ニューロンの圧迫を表している(Heyde et al., 2006；Shimizu et al., 1993)．

二頭筋反射

診察方法
1. 患者の腕を肘が90〜130°になるように固定する．これは患者の肘を検者が握ることで固定できる．肘と前腕が検者の前腕に乗るようにする．この方法で患者が適切な角度を保つと完全に弛緩した状態になる．他の方法は，患者が座っていれば血圧を測る時のように患者の膝か医師の机の上で掌を上に向けることで可能である．
2. 親指を患者の肘前窩の二頭筋腱に置く．この部位で交差する唯一の腱であるため容易に見つけることができる．最初に見つけられない時は(練習相手と練習している時)，練習相手に腕を数cm外側に回転してもらう．動きがあるとすぐに二頭筋腱が検者の親指を跳ね上げる．
3. 親指を患者の腱に当て，いくぶん緩みを残しておく(すべての伸張や腱反射はいくらかの緩みがなければならない．もし腱を強く押しすぎた場合には健常者でも反射が起こらない)．
4. 検者の親指を打腱器で叩く．腕は肘で屈曲する(**図26-24**)．

> 🔵 **判定方法**：反射の求心路は筋皮神経であり，遠心路は C5 と C6 である，主に後者である．二頭筋腱を叩くことで手指屈筋の収縮する場合，上位運動ニューロンに病変があると考えるべきである．二頭筋がまったく収縮せず，腱を叩くとすばやく三頭筋収縮し肘が伸びることを逆転二頭筋反射と呼ぶ．これは三頭筋で逆の反応である軽い腱の伸展として感知される結果

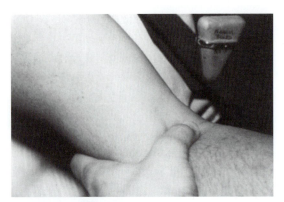
図 26-24 二頭筋反射(本文参照)

であると考えられている。この徴候は C5-C6 椎間板のヘルニアに伴った C6 神経根障害に特徴的であるとされている(M. Schlitt, 私信, 1999)。

アドバイス：もちろん，すべての反射の求心路と遠心路は同じ分節の介在ニューロンで出会い同じ末梢の神経幹を伝わっている。教育上の習慣として，われわれは神経節を遠心路とし末梢神経を求心路としている。

医学部 1 年生の解剖学の授業で観察される生物学的多様性を思い出してほしい。これらの列挙された神経解剖学的な節は原形質に書かれており，石に書かれているわけではない。それらは実際の臨床では 99％のみが正しいのであろう。

三頭筋反射

診察方法
1. 上腕骨が床と水平になるように上腕を持ち上げる。橈骨と尺骨(前腕)が支えられないようにして約 90°でぶら下げる。
2. 三頭筋腱を上腕骨に沿って肘頭突起の 2〜3 インチ(約 5.1〜7.6 cm)中枢側を叩く。尺骨を叩かないこと。
3. 陽性反応では腕が肘から伸展する。

アドバイス：協力的すぎる患者は，あなたの助けになりたいという願いから，腕の位置を決める(それによって反射が消失する)ため，「わたしにすべての仕事を任せてください」と言い，肘を約 30°伸展と屈曲を小刻みに行う必要がある。

他に患者をリラックスさせる方法は患者の手を腰に置かせることである。

判定方法：求心路は橈骨神経で遠心路は脊髄 C6 から T1 である。これは C7 神経根圧迫症候群(C7 神経根障害)のとてもよい反射検査である。

補遺：患者に歯を食いしばらせることは，三頭筋反射の Jendrassik 手技で実証されている(下記参照)(Tarkka and Hayes, 1983)。反射を増幅させるには患者の頭を検査している側に向ける，この方法は潜時を短くする。頭を反対に向けると逆の効果となる(Tarkka and Hayes, 1983)。

腕橈骨筋反射

診察方法
1. 前腕を橈側が上になるようにし，患者が座っている場合は，前腕を大腿に置くか医師の机の上に置く。他の状況(寝たきりの患者や虚弱な患者)では，医師は単純に手を持ち腕を上げるか，下から前腕をつかむ。
2. 橈骨遠位 1/3 か中間の橈側面を叩く。
3. 陽性は手首の伸展と内転(橈側の内旋)。

判定方法：求心路は橈骨神経で遠心路は脊髄 C5 から C8 であり，多くは C6 から C7 である。

> 腕橈骨筋反射が指の屈曲を起こし，それ以外の運動反射が起こらなければ「逆転反射」であり，そしてその指の屈曲が痙攣性であれば筋肉反射のない神経支配レベルでの分節性横断脊髄病変があることを示している。脊髄内の病変近くの下行線維が指の反応を引き起こし，その下行線維は分節性の病変によって上位ニューロンの抑制路からは連絡が絶たれているため，反応は痙攣性となる。この「逆転反射」は上位運動ニューロンの病変(痙攣性指の反射)と下位運動ニューロン病変(腕橈骨筋反射)とが合わさったものである。これは一般的な法則であるが二頭筋や三頭筋反射では腕橈骨筋反射ほどは認められない。

親指反射

親指反射は C7 の疾患か前骨間神経絞扼の 7 人中 5 人で変化する(Kiloh-Nevin 症候群)(Rask, 1979)。

診察方法
1. 腕橈骨筋反射が正常であることを確認した後，検者のハンマーを使わない方の手で患者の手を握り回外させる。握った手で患者の手のひらに圧をかけて手首を約 45°に伸展(背屈)させる。患

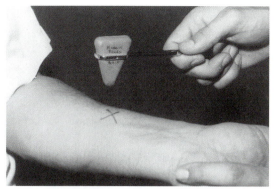

図 26-25　親指反射． この症例では長母指屈筋腱を「X」で示してある．これは本文の記載より近位にある．再度強調するが患者ごとにこの腱の場所を探すことが重要である．

者の親指には触れてはいけない（なぜなら親指が屈曲するのが予測される反応だからである）．

2．長母指屈筋腱を探す（図 26-25）．1つの方法として患者の橈骨の手掌側を押さえた状態で患者に親指の伸展と屈曲を交互にさせ小刻みな動き感じるようにする（患者の親指が麻痺している場合，同じ手技を検者自身に行い，患者に当てはめる）．探し始めるよい場所は患者の手首掌面で舟状骨粗面より親指の長さ分の近位である（今から自分自身で試してみること）．

3．腱を叩き親指の遠位指節間関節が屈曲するのをみる．

ヒント：時々反射を補強する必要がある．これは患者に頼んで，同時に歯を食いしばらせたり力を抜く，あるいは両足を踏みしめてもらうことによって行える．

▶ 手指屈筋反射

この反射は C8 についての情報が得られる．

診察方法

1．検者の指を患者の指の掌側に置き，軽く曲がるように保つ．

2．検者の指を叩く．患者の指をいくらか伸展させると伸張反射が出やすくなる．

3．正常の反応は指が屈曲する（図 26-26）．

▶ 回内筋反射

この反射の求心性の線維は正中神経で遠心性の線維は脊髄 C6 から T1 である．

診察方法

1．患者の指先を握り前腕を真っ直ぐに持ち上

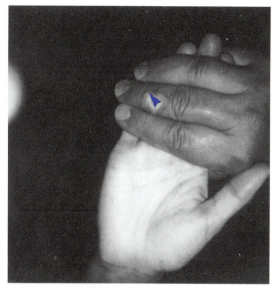

図 26-26　手指屈筋反射． 矢印はハンマーで叩く場所の一つを示してある．実際は，検者のどの指を叩いても患者の指を伸ばすので反射の刺激になる．

げ，患者の肘をベッド，検査台，固定された物の上に置く．指を強く握り過ぎないこと，なぜなら正常の反射では前腕が回内するからである．

2．尺骨表面を叩き，手の回内を観察する．

バリエーション：Dejong は患者の前腕を半屈し手首を半回内させて反応を誘発する．しかし私は上述のように Degowin の位置を好む．橈骨表面を叩いて同じ回内反応をみる方法もある（練習相手か自分にやってみること）．

▶ 胸筋反射

診察方法

1．患者の腕と前腕を上腕骨が垂直から約 30°外転するように楽にさせる．

2．二頭筋反射のように，検者は腱を直接叩くのではなく，検者の親指や人差し指で間接的に叩く．親指か人差し指を腋窩と前胸壁をつなぐ場所の前に置く．この前胸部と腋窩を分けている小さな「カーテン」は上腕骨の大結節に大胸筋が付着するところである．

3．検者の指を叩いて（ハンマーで下から叩く），筋肉の収縮を見るというより感じる．上腕骨の内旋と内転が起こる．

意義：この反射は脊髄 C5 から T1 を検査している．なぜ臨床医がこの反射を一生しないかわかるだろうか．理由は基本的に三頭筋と二頭筋反射も

しくは腕橈骨筋反射と同じ脊髄分節を評価しているためである．しかもこれはずっと三頭筋反射より誘発が難しい（すべてのC7反射は誘発しにくい—M. Schlitt, 私信, 1999）．この反射が有用なのは他の反射が検査できない時に行う（つまり肘より上で切断している患者である）．その他のよい使用（前部胸神経の病変を見つける）は，患者が自分の前腸骨棘を手で押し下げることでもっと簡単に，そして特異的に達成できる．大胸筋の付着による小さな「カーテン」側面では見失うだろう．

Hoffmann 徴候

診察方法
1. 患者の手首を曲げ回内させる．
2. 中指以外を屈曲させる．
3. 末節骨を検者の親指と人差し指でつかむ．
4. 検者の親指で患者の（中指の）爪の部位を鋭くはじき，離す．

判定方法：陽性反応は患者の親指が内転と屈曲，すべての指が拳のように屈曲することである．運動過緊張の指標となるとされている．皮質脊髄路疾患では偽陽性と偽陰性の両方がある（Brain and Walton, 1969）．

膝反射（膝蓋腱反射）

診察方法
1. 患者を座らせ検査する足が自由に振れるようにぶら下がる位置にする．これは患者をベッドの端に座らせることで可能である．床に足が着かないように十分な高さにしておく．椅子に座っていれば，足を組ませる（片方の足にもう一方の足をのせる）．そして上の足を検査する．
2. 膝蓋骨とそのすぐ下で脛骨の前上方にある下部膝蓋腱を見つける（図 26-27）．
3. 腱を鋭く叩く．

　床に足を着けたままこの反射をみる神経内科医もいる．しかし足の一部が床に着いているだけでも行うべきではない，なぜなら下肢が緊張するからである．

寝たきり患者への診察方法：1つは膝蓋骨の上部を叩くことである．これは足を伸ばしたままで可能である．膝蓋骨が上方に動く．

指導医へ：以下の方法はハンマーの打腱の対象としていつもと同じ膝蓋下腱を叩くものであるが集団への実演としては好まれるものである．検者が

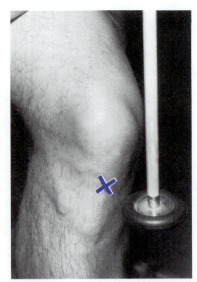

図 26-27　膝反射．「X」は叩く場所を示す．下は脛骨を叩くことになり，上過ぎると膝蓋骨を叩くことになる．

右利きであれば，横になった患者の右側に立つ．検者の左手を患者の右膝の下に滑らせて十分な反射を誘発できる屈曲位まで持ち上げる．患者に検者の手に脚のすべての重さをのせるように話す．検者の右手で腱をハンマーで叩く．

意義：膝反射は脊髄L2からL4である．

　19世紀にはいくつかの大きな研究が行われ，膝反射は健常者では0.04～4.8％に認められなかった．Jendrassik(1885)は1,000人のさまざまな年齢を対照に研究し1.6％で膝反射が見逃された．16例のうち，1例は糖尿病であり，これは膝反射を見逃す原因であることは知られていた．15例はJendrassik手技を用いることにより膝反射の見逃しを直すことができた（下記参照）．

> Jendrassik手技を用いずにどの反射も「なし」と評価するべきでない（増強法を用いても反射が誘発されない時に，反射が「なし」と評価する）．

逆転膝反射：膝蓋腱を叩いて膝が伸展するかわりに屈曲した場合，逆転膝反射とする．これは脊髄病変がL2，L3，L4である証拠である（Boyle et al., 1979），これはたいてい横断性の脊髄病変である．

Jendrassik 手技

　Jendrassikは上肢を随意収縮させると上肢から離れた部位の深部腱反射，特に膝蓋腱反射を増

強させることを最初に記載した(Jendrassik, 1883, 1885).この方法はくるぶし反射(アキレス腱反射)などを誘発しにくい場合はどの反射にでも応用できる.

Jendrassik手技は,「増強」(reinforcement)あるいは「気をそらすこと」(distraction)と呼ばれることもある.

診察方法

1.「強く両手を互いに握って,私が『引いて』と言ったら両手を互いに引っ張ってください」と患者に話し,検者自身が患者にやってみせる.

2. 反射を誘発する状態になったら,「用意,1……2……3引いて」と言う.最後の言葉で膝蓋腱を叩く.

観察:科学的に研究された2,3の経験的観察は注目するに値する.

1. 患者の頭を検査する方向に向かせると増強する(Tarkka and Hayes, 1983).

2.「引いて」の合図の声を大きくすれば増強効果も大きくなる(Scheirs and Brunia, 1982).

3. 増強される程度は手技の強さに比例する.最初に不成功であった場合,離れた筋肉の収縮[訳注58]が最大限の力を使っているか確認する(Hayes, 1972).

訳注58) 上肢の随意収縮のこと.

4. 収縮した後の増強は1~6秒しか続かない(Hayes, 1972).そして最大となるのはわずか300ミリ秒間である(Kawamura and Watanabe, 1975).そのため迅速に行う.

偽陽性:神経学的に異常がないものの,Jendrassik手技が機能しない患者が3種類いる(つまりJendrassik手技にもかかわらず反射がない,偽陽性).これらのうちの第1は,緊張した患者で「引っ張ってください」という指示に反応して,あなた(検者)が反射を引き出そうとしている領域から離れた筋肉を収縮させるだけでなく,すべての随意筋を収縮させてしまう患者である.これによって,深部反射も抑制されてしまう.第2は緊張した患者も含み,私が「予測する人」と呼ぶ人たちである.彼らはクオーターバックの歩調を予測しオフサイドを決めるフットボールの線審のように,信号が入る前に動きだす.第3のグループはクラシックバレエダンサーのうちの20%からなる集団で(特に8~10年間つま先を床につけ続けた女性のダンサー)膝反射やくるぶし反射がない

(Goode and Van Hoven, 1982).これらが本当に偽陽性かどうかは賢く思慮深い読み手に任されている.これらの患者は神経障害,脊髄症,神経根障害,その他いろいろな疾患と同様に反射が本当にない.他方でこういう人たちは反射がないことが,熟練した臨床医によって発見された神経学的に正常な人たちであり,普通は何らかの他の理由のために相談にやって来た人たちである.

改善法(偽陽性を回避するための):このJendrassik手技という反射の増強法についての神経生理学的研究(Kawamura and Watanabe, 1975)が明らかにしたことは以下のとおりである.この増強が始まるのは「引いて」という指示の後ではあるが,100ミリ秒後には筋収縮が始まる.したがって,偽陽性の項で述べた上肢の筋肉だけではなく,全身の筋肉を収縮させてしまうような人たちにおいて反射を引き出すためには,あなたの「引いて」という指示に応じて筋肉を収縮させてしまう前の100ミリ秒間に,その人たちの反射を捉えなければならない.これを行うために,腱を叩くタイミングは「引いて」と発音する前に振り始める,すると患者が筋肉を収縮させる前に追いつくことができる(多くの医学にあるように,科学的な説明がされる前に経験的に人は習得している).完璧なタイミングを習得するには少し練習が必要である.なぜなら検者は異なった叩く速度や反応速度を持っているからである.しかし通常の場合と同じで一度習得すれば個人の技能は失われない.

「引いて」と指示する前に収縮を始める予測をする人に対しては,最大の増強の時間は検者がハンマーを振り出す前に過ぎている.

再度,解決はより早いタイミングでハンマーを叩くことである.患者が「用意,1……2……3……引いて」になれた後に「用意,1……2……3」とだけ言い,「引いて」の前に叩くのを始める.「3」またはある患者では「2.75」で叩いてもよい(患者に追いつくのに数回必要になるだろう).

▶ 他にリラックスさせる診察方法

単に患者に体の位置を変えてもらうだけで,出にくい反射を引き出すのに役立つ.他の身体所見にも応用できる患者の緊張をほぐすのに役立つ.一般的な方法は患者に問題となる部分を一時的に緊張させるように依頼することである.緊張の後に弛緩が生じ,しばしばもとの状態よりもさらに弛緩する.

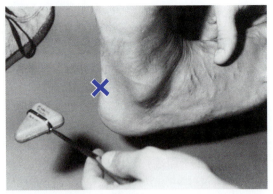

図 26-28　アキレス腱反射． 伝説によると，若いアキレスは彼が魔法の川につかったのでほとんど傷つかないようにできていた．しかし彼は踵を持たれていたので，脆弱な部分（アキレスの踵と腱）が残っていた．アキレス腱反射は椎間板ヘルニアと S1 神経根の衝突（impingement）や障害で脆弱となる．検者はゴムの打鍵器の幅の広い部分を用いて「X」の部分を叩く．

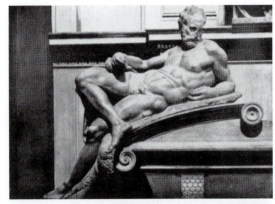

図 26-29　寝たきり患者におけるアキレス腱反射を行うための 4 の字の姿勢． 患者が膝より上に足を置くのが難しい場合は脛にもたせかけるのでもよい．もしくは本文中に書いたように間接打診をしてもよい．
（ミケランジェロ作『夕暮』，ロレンツォ・デ・メディチの墓にある）

内転筋反射

診察方法

患者の大腿内側上顆の約 5 cm 上方を横切るようにして，あなたの指を置く．この時に患者の大腿は軽く内転した状態にする．あなたの指を叩くと大腿は内転する〔他の刺激する点は DeJong (1979) により提唱されている〕．

意義：この反射は習慣的に検査されない，なぜならたいていないことが多く，L2 から L4 を検査しているので膝蓋腱反射で容易に評価できる．膝蓋腱反射では運動神経は大腿神経であるが，内転筋反射では閉鎖神経である．後者は閉鎖孔ヘルニアでは閉鎖神経が圧迫され(Young et al., 1988)，同側の内転筋反射は消失し膝蓋腱反射は保たれる．これを **Hannington-Kiff 徴候** と呼び，絞扼性閉鎖孔ヘルニアのよい所見として知られる．急性の腹部閉塞では Hannington-Kiff 徴候は絞扼性閉鎖孔ヘルニアの診断になる．患者は膝の上の皮膚に関連痛を訴えるが，ここは閉鎖神経支配であり，この場合は Howship-Romberg 徴候陽性という（22 章参照）．

くるぶし反射（アキレス腱反射）

診察方法

1. 患者を楽に椅子に座らせ足が床に着かないようにぶら下がるようにする．優しく足を背屈させた後アキレス腱を叩く（図 26-28）．

2. 患者を楽に椅子に座らせ両足が床に着く状態にする．アキレス腱を叩きふくらはぎの筋肉が収縮するのを叩いていない手で感じる．

<u>アキレス腱反射の抵抗性</u>：最初に小刻みに足を受動的に屈曲−伸展方向に動くことを確認する〔背屈（伸展）後に腱をハンマーで叩く前に〕これは患者が足を固定しているかどうか確認するためである．次に Jendrassik 手技（上述参照）を用いて施行する，これは特別な位置と手技があるので後に述べる．

それでもだめなら，患者が寝たきりでなければ椅子の上にひざまずいてもらい，上肢と胸部を椅子の背で支え，腹部と骨盤を膝で支える．そして踵を椅子の端にぶら下げる．患者の体重が分散させて足が固定していない状態となる．もし腱反射が起こるのであれば踵反射は通常誘発される．

ベストと言われる方法は，患者を検査台に横たわらせうつぶせにする，足を低く検査台の端に突き出させ，足を一方の手で軽く背屈させアキレス腱を叩くことである．この方法を用いれば増強の必要性はほとんどない(Dorman and Ravin, 1991)．

患者が寝たきりの場合，医師は踵を反対の脛に置き患者の膝を曲げ，股関節を軽く外旋させる．脚は「4」の文字に似ている．アキレス腱反射を誘発する方向は検査されない足と平行になり検査される足の下になる．検査される足の腱はベッドから離れた自由な状態になる（図 26-29）．あるいは，下肢を単に外旋させた状態で腱反射をみてもよい．

表 26-8 アキレス腱反射陰性となるいくつかの原因（未熟な手技を除く）

- 高齢（本文参照）
- 糖尿病
- S1 神経根障害，L5 から S1 の椎間板ヘルニアによる
- 脊髄癆
- Adie 症候群
- 筋緊張性ジストロフィー
- 足関節疾患
- 悪性貧血
- 全身性エリテマトーデス　その他のリウマチ性疾患（RA 含む）
- 重度粘液水腫
- アルコール性多発神経障害
- アミロイドーシス
- 脊椎すべり症による神経根圧迫
- 原因不明の神経障害
- バレエダンサー（本文参照）

表 26-9 アキレス腱反射延長の原因

• 甲状腺機能低下症	• 低体温
• 神経障害疾患	• 薬剤療法
• 神経梅毒	• β 遮断薬
• 脊髄空洞症	• レセルピン
• 悪性貧血	• ブドウ糖輸液
• 糖尿病	• カリウム輸液
• サルコイド	• キニジン
• 筋肉疾患	• 女性（妊娠，バレエダンサー，神経性食思不振）
• 先天性ミオトニー	
• その他のミオトニア疾患	• 高齢
• 局所浮腫	

(Abraham AS, Atkinson M, Roscoe B. Value of ankle-jerk liming in the assessment of thyroid function. *Br Med J.* 1966；1：830-833；Carel RS, Korezyn AD, Hochberg Y. Age and sex dependency of the Achilles tendon reflex. *Am J Med Sci.* 1979；278：57-63；Ingbar SH, Woeber KA. The thyroid gland. In：Williams RH, ed. *Textbook of Endocrinology.* 5th Ed. Philadelphia, PA：W. B. Saunders；1974；Martin FIR, Chow E, Alford FP.Age and sex dependency of the Achilles tendon reflex. *Am J Med Sci.* 1970；1：759-763；Simpson GM, Blair JH, Nartowicz OR. Prolonged Achilles reflex in neurosyphilis simulating "myxedema reflex". *N Engl J Med.* 1963；268：89-91；Zachmann M. Influence of glucose and insulin administration on the Achilles tendon reflex time. *Br Med J.* 1967；4：528-529, より許可を得て転載)

寝たきり患者に用いる別の方法として間接打診がある．仰臥位で両下肢を楽に伸ばしてもらった状態で，検者は患者の足底面に指を当てて，足関節を受動的に背屈させる．この状態で検者の指を叩打すると，足関節はさらに背屈され腱反射は誘発される．

3つ目の寝たきり患者のための方法は患者を仰臥位の状態で「椅子に座らせる」ことである．股関節を90°に曲げて，膝も90°に屈曲する．検者の手を「床」の代わりに足底に当てる．そして「床」かアキレス腱を叩く．

意義：反射の求心路は後脛骨神経で遠心路はL5からS2であり，主にS1である．**これはS1神経根障害のとてもよい検査である**.

アキレス腱反射が陰性の場合は，L5 神経根への圧迫は診断はできないが，S1 神経根への圧迫の診断には感度85%，偽陽性率10%となり有用な検査である．偽陽性となった群は脊髄造影にて椎間板ヘルニアを認めなかったものであるが，多くが別の疾患でのS1 神経根障害によりアキレス腱反射陰性となっていた(Rico and Jonkman, 1982)．

アキレス腱反射は患者の15%で認められず(Reinfrank et al., 1967)．ある報告では，78%が糖尿病患者の集団で，糖尿病患者の32%でしかアキレス腱反射消失を認めない(Abraham et al., 1966)．残りは表26-8 にあるような疾患により反射が消失していた．60歳以下では原因疾患がない場合，0.2%でしか反射は消失しない．

特に年齢以外に原因のない（もしくは未熟な検

者)60 歳以上の患者でどれくらいアキレス腱反射がないかという関心が残る．アキレス腱反射のない高齢者についての文献の図を見直してみると65歳以上では27〜50%，75歳以上では40%，80歳以上では38〜80%であった(Impallomeni et al., 1984)．しかし，これらのデータからは，診察が正しい手技で行われなかったとしか思えない．例えばある前向き試験では(Impallomeni et al., 1984)，反射は以下のように誘発されていた．：患者は入院する日まで検査されていない（彼らがより落ち着いている時である），間接打診と，Jendrassik手技が用いられている．この方法を使うと，すべての高齢者（平均82歳）でアキレス腱反射がなかったのは6%だけであった．そして，その大部分ではっきりとした原因が認められた．**検査した患者で年齢が原因と考えられるアキレス腱反射消失はわずか1.5%であった**.

収縮と弛緩のスピード：収縮の速さは甲状腺機能亢進症と同じようにいくつかの神経疾患で増加する．アキレス腱反射の弛緩相はよく研究されている．甲状腺機能亢進症では正常に比べて14〜93%の患者で短いことが認識できる(Abraham et al., 1966；Rives et al., 1965)．そして運動直後も同様である(Martin et al., 1970)．甲状腺機能低下症の患者62〜100%において診断的に有意な延長が認め

られた(Abraham et al., 1966；Reinfrank et al., 1967；Rives et al., 1965)．その他いくつかの疾患も同様である(表26-9)(もちろん，患者が下肢の神経障害のみであることがわかっていれば，二頭筋腱反射での弛緩時間で評価できない理由はない)．

記録装置を用いた甲状腺機能亢進症での速い反射(短縮したhalf-relaxation time)の陽性適中率は92%であった．甲状腺機能低下の弛緩相の延長は陽性適中率72%であり，甲状腺機能正常euthyroidの正常な反射の陽性適中率は99.3%であった(Reinfrank et al., 1967)．

患者年齢で層化した研究では，30〜59歳の甲状腺機能亢進症でのアキレス腱反射時間が(腱を叩いてから筋肉のhalf-relaxationまで)240ミリ秒未満では真の陽性率37%，偽陽性率0%であった．60〜83歳では真の陽性率48%，偽陽性率0%であった(Nordyke et al., 1988)．

その他のコツ

1. 糖尿病神経症によるアキレス腱反射の延長(Roberts徴候)はアキレス腱反射を繰り返し行った後に誘発される，1〜2秒ごとに少なくとも6回叩くと誘発される(Roberts, 1982)．しばしば反射が消失することすらある．これらの現象は重症筋無力症や甲状腺疾患ではみられない．
2. 深部腱反射の消失はEaton-Lambert症候群の徴候(Doi徴候)として強調されてきた．しかし，末梢の神経障害が別の原因であるかもしれない．

Eaton-Lambert症候群では短い時間(10秒)の最大随意収縮した後に再度反射が出現する(Doi et al., 1978)．これによりEaton-Lambert症候群と末梢神経障害を簡単に区別でき，同じように重症筋無力症と鑑別できる．

▌2) Babinski 徴候

実際，いくつかのBabinski「反射」があるが，最初の4つは共同運動である(本章のはじめ参照)．まず，広頸筋が口を最大限に開ける際に収縮する．2番目は下肢の麻痺患者のBabinski上昇反射(図26-19)である．3番目はBabinski緊張検査である．麻痺した腕は正常と同様な鋭角に曲げることができない．4番目はBabinski回内徴候である．両方の前腕を回外した状態で両方の上肢を外し突然解除した場合，正常な腕が回外したままであるのに対し不全麻痺側の腕は回内しながら

体に戻る．

しかし多くの人が「Babinski徴候」と言う時は多くの彼の名をとった検査のなかの1つについて言及している．それは下肢に加えた不快な刺激の反応で母趾の背屈でありその他の趾が扇形に広がる時もある．これは錐体路(皮質脊髄路)の疾患で起こる．

この徴候は固有反射ではなく，侵害受容の反応であり，その反応は階層的である，「0か100か」の伸張固有反射ではない．

▶ 診察方法

1. 患者の踵を片方の手で握る．
2. 使い捨てのやや尖った物で，例えば舌圧子や木の爪楊枝を飛び散らないように割ったギザギザの部位で，踵骨から**側面**と中足骨頭を経て母趾までの足底を擦る．この時足趾は触らない．

(どんな物で足底を擦ることができるか，できないかについて多く無意味に記載されている．患者を傷つけないようにすべきであるが，本質は侵害刺激[訳注59]を行うことである)

訳注59) 痛みを感じさせる刺激．

判定方法：正常反応は勢いのよい足底屈である．これはしばしば足の背屈を伴っている．これは第1仙骨分節を介した分節脊髄反応であり腹壁反射と同類である(Brain and Walton, 1969)．

しかし，めったに見ることはないがゆっくりとした強直性の足底屈曲が見られることがある，これは病的な徴候である．これは足の把握反射に似ている(下記参照)．

「伸展性足底反応[訳注60]」や「Babinski徴候」陽性の患者では母趾は背屈する．完全に伸展した反応ではその他の足趾は外転もしくは扇状になりその他の足の関節は屈曲する．Babinski反射は脊椎動物の侵害刺激に反応した屈曲反射の一部である．長母趾伸張は「解剖学者により誤った名前をつけられた」筋肉であり混乱が生じる，本当は屈筋でその作用は屈曲により肢を短くし，その他の屈筋に関連して反射性に収縮する(Brain and Walton, 1969)．

訳注60) Babinski徴候で母趾が背屈する反応を指す，母趾現象ともいう．

真のBabinski徴候陽性はクローヌスが持続するように錐体路の疾患(皮質脊髄路の上位運動ニューロン病変)の徴候であると言われている．

真の陽性は偽陽性と鑑別すべきである．偽陽性ではすばやい逃げるような股関節と膝の屈曲と足の背屈やしばしばつま先の背屈が起こるが扇状に広がらない．この偽陽性のつま先の逃げるような背屈は急であり，熱いストーブから手や足を引っ込めるようにみえる．真のBabinski反射では動きはゆっくりである．

突然のつま先を引っ込める偽陽性は不快な刺激による逆の知覚（くすぐったいようなそれほどいやでない知覚）で生じる．熟練した神経内科は母趾を不適切な手技を用いて随意に伸展・屈曲させることができると言われている（Patten, 1996）．

あいにく，Babinski自身がBabinski反射を行っている写真があり，足底のくすぐったい部分を擦っているように見える（Schoenberg and Schoenberg, 1977）！

偽陽性のなかで，特に引っ込めることによる偽陽性は手を足首に据えて母趾球に圧力を与えることでなくすことができる．その他の注意点は，検査をくすぐったがる患者では引っ込めないように強く刺激する．強くすることによって多くの患者は足をおとなしくじっとさせることができ，検者が適切な評価をするのを助ける（M. Schlitt, 私信, 1999）．

完全覚醒の患者では偽陽性は以下のような身体疲労にみられることがある．Cheyne-Stokes呼吸の無呼吸相の間，小趾屈曲が麻痺している時でみられる．アテトーゼや舞踏病の患者では誤ってBabinski徴候とされることがあるが，これは単純に過活動性により刺激後偶然に伸展が起こるためである．

その他の偽陽性はさまざまな意識のない状態でみられる．覚醒した後では，Babinski反射はもはや認められなくなる．スコポラミンとバルビツレートで起こる時はおそらく同じような機序で偽陽性となる．伸展性足底反応は人生のはじめの1年では正常である．

偽陰性は時々その他のクローヌス（下記参照）や反射亢進のような長経路徴候で起こる．この理由はよくわかっていない．しかしL4からL2の脊髄病変が併発した疾患では当然陽性となるどの反応も消えてしまう．慢性の対麻痺では，腓骨神経の圧迫による麻痺で伸展性足底反射が廃絶する（Brain and Walton, 1969）．Babinski徴候はフィゾスチグミンの注射により消失させることができる

（DeJong, 1979）．初回と2回目の反応を注意深くみることが重要である，これはすぐに減弱（fatigue）が起こるためである（M. Schlitt, 私信, 1999）．

ビタミンB$_{12}$欠乏による脊髄索状変性ではBabinski反射陽性と同時に反射が陰性となる．反射が陰性となるのは末梢神経障害のためである．

Pattenは Babinski 徴候が神経系での「ESR：赤沈」（赤血球沈降速度）と考えることが最も安全であると述べている．伸展が起これば問題があることを示唆する．しかし屈曲では必ずしもすべて問題がないことを意味しない（Patten, 1996）．

▶ 同等な診察方法

その他多くの人名のついた刺激法がある．陽性反応の仕方は同じである．

Oppenheim検査は侵害刺激を脛骨前方の骨膜に対して行うもので，膝の近くから始め尾側に移動させる．こぶしの2つの指関節で擦る．この検査は末梢の感覚が障害されている時に推奨される．

Gordon検査は単純にふくらはぎを握る（静脈血栓症を調べる時より強く行う），そしてつま先を観察する．

Stransky検査はゆっくりと強く小趾を外転させることでできる，1〜2秒間最大に外転させ，突然離す．小趾を外転させている間，または離した後すぐに母趾の背屈が起こる．

Chaddock検査は最もBabinski徴候に近い，足でゆっくり擦る侵害刺激を行う検査である．しかしこの検査では外果の後ろから側背面に回って擦る侵害刺激を行う．

歴史メモ：当時セントルイスでは最も優れた神経内科医はC.G. Chaddockであり，2番目は酔った時のC.G. Chaddockであるといわれていた．このような熱烈な称賛を受けることになる逸話の数は，次の話からも伺えるだろう．

ある日，セントルイス大学の医学生がFrank Johnバー（Frank'sとして知られていた）に1杯飲むために立ち寄ったところ，Chaddockが隣にいることに気づいた．学生はしどろもどろになってこう言った「参ったな……すみません，Chaddock教授．僕はここにいるべきではありません．本当は神経の講義に出席しなければなりません」．

「心配ないよ，君」．Chaddockは言った，「ここで講義することになっているんだ」．

足の屈曲に加えて，Babinski陽性の患者は股関

節と踵の動きを伴っている．これは通常見るより触知のほうがよくわかる．これはつま先が切断されている患者で長経路徴候の検査をする際に重要になる．つまり Babinski 反射では足底を刺激すると大腿筋膜張筋が収縮する．

足がすべて切断されている患者はどうするかと聞かれるかもしれない．Gordon 反射と Oppenheim 反射と同じように求心性神経の領域は足底を越えて障害されている可能性があるため，侵害刺激を広く行うことがすすめられる．

まとめると Babinski 反射，Oppenheim 反射，Gordon 反射は役に立つ．おそらくこの３つのいずれかの豊饒の角[訳注61]で十分だろう．

訳注61）ギリシャ神話でゼウスに授乳したヤギの角，豊富，宝庫の意味．

▶ 足底屈徴候と同等な診察方法

錐体路病変で足底屈を起こす Rossolimo の名を採って命名された検査がいくつかある．１つは母趾球で中足骨の関節の部位を叩く方法，他は小趾を検者の指ですばやく叩く方法である．その他の足底屈は Mendel-Bechterew 徴候であり，立方骨をハンマーで叩く方法である．

これらの足底屈徴候は足の緊張性反応である．足底の屈曲と足趾の屈曲，内反が起こる．したがって，足の把握反射と同等である（下記参照）．

学生が混同しやすいので，これらの足底屈徴候のいずれも行わない．Wartenberg（Alexander による "Pullen's Medical Diagnosis" の引用，29 章参照）はその他の Bechterew，Yoshimura，Rossolimo による変法と同様に，Yoshimura，Boveri，Villaret，Faure-Beaulieu，Kempner，Foerster，Weingrow，Zhukowski，Kornilow，Sicard，Cantaloube，Markow らの足底屈伸張反射を示している．Guillain-Barré 反射もある．これは1916年に他のことでよく知られている筆者らにより記載されている．

（すべての同じような背屈反射法の一覧を望むなら，間違いなく長いリストになる．さらに言えば非常に多くの感覚終末器官が下肢にあるので，積極的な臨床医が自分の反射を研究し自分の名前をつけられる理由がここにある．実際私は読者がそうすることをすすめる）．

▶ 偶然のバリエーション

1. Babinski 反射が脊柱内の錐体路の遮断による場合，求心経路は上行するすべての部分を巻き込んでいる場合がある．これは「増大した反射発生領域」と呼ばれる．実際，求心経路が上がるつま先とは反対側にある状況さえいくつか存在する．例えば右足を刺激して左足に典型的な Babinski 反射が観察されることがある．これは**交叉性 Babinski 反射**と呼ばれる．そして交叉性伸展反射（下記参照）のように，両側の（不完全ではあるが）脊髄病変や両側の脊髄内錐体路疾患や両側の皮質病変で見られる．

2. 足底屈反応は伸展の後に起こることがある．そのような反射は「2相性錐体路徴候」として知られている．脊髄レベルの障害を示唆し特に胸髄病変を示唆する．

3. **直接伸展突き押し** direct extensor thrust は医師が足の裏を押し上げることに反応して下肢全体が伸展することである．足底屈やステップ動作の後に起こることがある．おそらく脊髄の完全病変ではみられないとされている．

4. **交叉性伸展反射**が起きるのは下肢の刺激がどんな刺激であっても同側を後退させ反対側を伸展させる時である．片側の錐体路病変以外の重度の脊髄疾患でみられる．これは Phillipson 反射としても知られている．混乱の可能性があるが，名祖[訳注62]にちなんでつけられた用語が手技の記載より有益かもしれない．

訳注62）人物の名前に由来した言葉．

▌3）クローヌス

▶ 足クローヌス

診察方法

1. 患者の足を握り全角度での伸展と屈曲を3回連続して行う．最後の動きで強く完全な伸展にし，力強く母趾球を押して維持する（すべての手技を2秒以内で行う）．

2. 検者が伸展を維持するのにリズミカルな抵抗があればクローヌスがある（リズミカルとは少なくとも3回のクローヌスの拍動があること．クローヌスは持続することがあり，検者が維持している限り足は抵抗に対して「拍動」する．3〜4回のクローヌスしかない時があり，だんだんと弱くなっていくこともある．これらのいずれの反応も陽性である．偽性のクローヌスはリズミカルでな

い，あるいは腱がもはや伸展していない足底屈の間持続する）．

教える際のヒント：錐体路疾患がある患者を診るまでクローヌスを探さないこと．そのような患者から徴候を引き出す．一度，診れば忘れることはない．

意義：持続する足クローヌスは，通常 Babinski 反射と連動して起こる，これは上位運動ニューロン病変による痙性を意味し，足首の筋伸張反射抑制の消失の結果である．しかし 2〜3 回拍のクローヌスは健康な若者でも起こる（M. Schlitt, 私信, 1999）．上述したがその他錐体路疾患には病変部より下位の筋伸張反射抑制の開放による受動運動での筋緊張の増加や痙性麻痺，反射亢進が含まれる．

▶ その他の部位のクローヌス

クローヌスは膝蓋骨を握り，すばやく押し下げ下向きに伸展させ続けることにより大腿四頭筋で起こる．代わりに膝蓋骨の上縁をゴムの打腱器で下方向に叩くことも可能である（大腿四頭筋の腱を伸展させるために），しかしこの方法では腱を伸展させたままにすることは難しい．検者の指を膝蓋骨の上に置くことでいくつかの問題は解決する，指をハンマーで叩きその後指に圧をかけたままにしておく．

顎クローヌスは検者の指を患者の下顎結合に当て（下顎反射と同じように），手動かハンマーを用いて腱を伸展させ，伸展の圧力を保っておくことで得られる．

指と手首で受動的に伸展させ張力を保っておくことでもクローヌスを引き起こすことが可能である．

4) 原始反射

原始反射は，幼児では正常であり，成人では認知症のある患者，腫瘍や梗塞で前頭葉に病変のある患者，大脳半球の他の部位や高位皮質中枢の伝達遮断がある患者などでみられる．

▶ 把握反射

成人では，これは伸張反射や腱反射ではなくむしろ接触による自動運動である，2 つのタイプがあり，陽性では刺激に対し続けようとし，陰性は刺激を避けようとする．把握反射は前者のタイプである．正常の成人では決してみられない．

いろいろな方法があり，手掌刺激と指の屈曲の反応はすべてに共通である．1 つの方法は，検者の指を患者の手掌から指の方へそして遠位端（手掌側）面へ擦り上げていくことである．陽性反応は患者の指が丸まって接触を続けようとすることである．偽陽性を避けるために，腱を伸張させない，指を引っ張らない（後者は他の偽陽性となる視床の伸展反応を起こすかもしれない）．

しばしば，昏睡の患者ではこの強い反射で検者の指をつかむ（患者の手掌を遠位の方向に擦る）そして患者が協力しているかのように患者の腕をベッドから検者が上げることができる（昏睡患者がなぜ家族の手を握りしめたと家族が信じるかを説明する 1 つの解釈となる）．

> 🌙 この病的な反射は頭頂葉の（抑制の）解除に基づいており，頭頂葉の病変以外のどの疾患でも認められるはずである．把握反射は前頭葉の徴候として支持されてきたが，前頭葉がこの徴候をきたす原因部位であることが多いことは事実であるが，前頭葉が病変であることの診断とはならない．

上述したように，足底屈徴候は足の把握反射と同等である．

▶ 口尖らし反射と吸引反射

閉じた唇の上か近くを叩き，口を尖らせる動きを誘発する，これは正常の幼児か認知症の成人でみられる．同じように，唇に物で触れると吸うような動きをする．ある患者では頬を指か舌圧子で擦ると「哺乳反応」を誘発し，刺激した方向を向く．これは口尖らし反射や吸引反射に比して抑制反応がより大きく喪失していると考えられている（Paulson, 1977）．これらの反射は頬舌ジスキネジアと混同しないように注意が必要である．

▶ 手掌頤反射

手掌頤もしくは手掌-顎反射は母指球を勢いよく擦ることにより同側の頤の筋肉収縮が起こることである．重度の認知症患者で特に突出してみられる，しかし健常者でもみられる（Paulson, 1977）．

5) 接触を自動的に回避

手の尺側を遠位に向かって優しくさする．陽性

反応では，指や手全体が離れていくことや，症例によっては腕全体を上げることもある．

この所見は頭頂葉の疾患のみで起こる．実際それは唯一の純粋な頭頂葉の徴候である（S. Horenstein, 私信, 1988）（その他の頭頂葉の徴候は本章の後ろで述べる）．

6）皮膚反射

毛様体脊髄反射

この反射は上顎の皮膚を引っ掻くか首の皮膚をつまむことで誘発される．刺激する部位は第V脳神経か頸神経どちらの求心路を評価したいかによる．遠心路は交感神経による瞳孔の散大である．

陽性（正常）反応の度合いと時間は鏡に向かって自分が引っ掻いた頬と同じ側の瞳孔を見つめることで学べるかもしれない．

Beevor 徴候

これは下部胸髄損傷をみるためのよい徴候である．

患者に仰臥位となってもらいベッドから頭を上げるように指示する．正常では全部の腹筋が緊張し臍は元の位置を保ったままである．しかしT10 以下の脊髄病変では患者が頭を上げると臍は上がるのがみられ，それは下部腹筋が麻痺し上部腹筋のみが活動していることを示している（M. Schlitt, 私信, 1999）．

皮膚（表面）腹壁反射

上腹部の皮膚反射（左右）の刺激は肋骨縁に沿って上から下への2インチ（約5 cm）擦る侵害刺激である．侵害刺激は木製の舌圧子を割ったザラザラした端で刺激できる．

反応は腹部の筋肉組織の収縮であり，臍が擦った横方向と上に動く．この検査は T7 から T9 である．

中部の腹壁反射は横から臍に向かって擦るもので，正確には臍の高さである．重ねて，正常の反応は腹筋の収縮により刺激した方に臍が動くことである．この検査は T9 から T11 である．

下部の腹壁反射は鼠径靱帯の上約5 cmを平行に下から上に擦ることである．重ねて臍は刺激した方向に動く．これは T11 から L1 検査である．

腹壁反射は錐体路病変でも下位運動ニューロン病変でも消失する（M. Faria, 私信, 1998）．

アドバイス

1. 検査は以下の場合のみ異常である．**(a)** 非対称の場合（臍の右と左，上と下いずれも），**(b)** 反応が1つまたは2つの分節のみ両側でない場合．言い換えると，もしすべての反応がない場合，この検査は意味をなさない．

2. すべての反応がない場合，手技の問題である．好ましくは，患者がリラックスして，臥位になり，刺激を呼気の最後に行う．加える圧に注意を払う．圧をかけすぎると防護反応を起こし，意識的なすべての筋の収縮が起こり，したがって陽性反応となる臍の分節的な動きを見逃すことになる．理想的な刺激は男性がひげを剃るように拭く動きである．

精巣挙筋反射

例えば，擦る，軽くピンで刺す，軽くつまむなど，どの侵害刺激でも大腿内側に適応して行うことができる．正常の反応は同側の精巣挙筋の収縮であり，緩やかな精巣の上昇が起こる．この検査は L1 と L2 の分節である．

球海綿体反射

陰茎亀頭の背側または側面（または両方）を握るような侵害刺激をすると，球海綿体筋が収縮する．この反応は陰嚢の真後ろの会陰に指を置いておくことで触知できる．加えて，尿道括約筋（同じ位置の中央）と外肛門括約筋の収縮がある（肛門のウインク）．後者は手袋をはめた指を肛門に入れることで最も気づくことができる（しかし，肛門のウインクは侵害刺激を必要とするその他の反射の特異度の低い遠心路である）（下記参照）．

この反射は S3 から S4 をみるもので男性の神経因性インポテンツ（3章参照）を評価するのに特に有用である．

球海綿体反射は女性では陰唇を分けて陰核を絞ることで可能である．遠心路は会陰の球海綿体筋の感触である．

肛門反射

肛門近くのさまざまな侵害刺激（例えばピンで引っ掻く）で外肛門括約筋の収縮が起こる．私は

いつも決まっては行わないが，脊髄下端部や馬尾を調べる神経内科医，硬膜外麻酔やその他のブロックを評価する麻酔科医，正常の新生児の反射を調べる小児科医の間では一般的な検査である．S2 から S5 を評価する検査である．

▶ メモ

この反射の一覧は不完全である．より詳しい一覧は DeJong(1979)で見ることができる．

10 感覚系の検査

1）概観

神経科学の進歩や診察技法の洗練に伴い，厳格な感覚系の診察が神経診察の一部となった．1890年代にはすでに，しばしば痛覚と温度覚が同時に障害されることから両者は近接した経路を通るものと認識されていた．Brown-Sequard と Edinger は交差する求心性の神経経路である外側脊髄視床路の存在を証明した．1876 年に Bell によって「第6 感」すなわち固有感覚が発見され，脊髄癆患者に見られる固有感覚障害から感覚の経路として後索の関与が示唆されていたが，この 2 つの経路が明確に区別されたのは 1898 年のことであった．1905 年に Rydel と Seiffer が振動覚と位置覚は密接に関連しており両者は後索を通ることを発見した(Freeman and Okun, 2002)．この経路は脊髄の中を交差せずに延髄の薄束核および楔状束核まで上行し，その後 2 次ニューロンとなり内側毛帯で交差しつつ上行する．

軽い触覚 light touch は前脊髄視床路を通り，圧覚，運動感覚，触れられた部位を定位する感覚，2 点識別覚に関する信号は後索を通る．振動覚は別個の感覚というよりも触覚の時間的変動 temporal modulation で あ る(Truex and Carpenter, 1969)．

1955 年までの間に感覚系の診察は，軽い触覚，表在性の痛覚，深在性の痛覚，温度覚，位置覚，振動覚，2 点識別覚を含むようになった(Freeman and Okun, 2002)．

感覚系の診察はその性質上主観的なものである．仮に毎回まったく同じ刺激を与える何らかの最新の手法を用いたとしても，おそらく患者の反応は毎回さまざまだろう．詐病を明らかにするためのいくつかの技法がある．感覚鈍麻や感覚消失の究極の証明法は神経伝導検査である[訳注63]．

訳注63) 一般的な神経伝導検査(NCS)では太い有髄神経しか検査できず温痛覚を伝える神経は細いため，これの異常は一般的な NCS では異常を検出できないとされる．

2）振動覚

振動覚は別個の感覚ではないが臨床上は有用である．位置覚と一緒に診察することで後索の優れた評価法となる．また圧覚を測定する場合にも使用できる．

どの周波数の音叉を用いるのが最もよいかについては数多くの議論がある．256 Hz の音叉は最も振動閾値が低く，悪性貧血においては 128 Hz の音叉よりも感度が優れているため(Herbert, 1988)，振動覚の検査に推奨されてきた．しかし他方を擁護する者もいる．ミズーリ州の Simon Horenstein 医師はさらに加えて 64 Hz の音叉も携帯している．理由は Meissner 線維において最初に失われるのがこの周波数だからである．128 Hz は 256 Hz よりも閾値が高く(Plumb and Meigs, 1961)，したがってより難しい課題となるため，ある者はこの周波数の音叉を好む．加えて，振動が知覚可能な閾値以下まで減衰する時間は 15〜20 秒だが，これを定量的に使うことができる(Asbury, 1994)．聴覚と振動覚を同じ音叉で検査できて安上がりだという理由で 512 Hz の音叉を好む者までいるが，これは高齢者において偽陽性を多く生むことになる．

周波数よりも大切なのは音叉を叩く強さや叩いてから患者に当てるまでの時間である．熟練した検者は動作が一定だが，未熟な者はおそらく診察結果にムラが出るだろう．また，かつて Jack Myers が医学生に言ったことがある．「神経診察の最も重要な点は，どの所見を無視するべきか知ることである」と．

▶ 脊髄後索の診察方法

1. すでに Weber 検査(11 章)の際に行っているのでなければ，振動した音叉の根元を患者の前額か胸骨に当ててどのような感覚かを知らせておく．「どんな感じがしますか」と患者に尋ねる．患者は「ブンブンいう感じ」とか，「チクチクする感じ」とか，あるいはその他の表現で，音叉がただ

触れているだけでなく振動が感じられる旨を答えるはずである．患者が表現に困っているようであれば，振動していない音叉を同じ部位に当てて両者の違いがわかるか尋ねる．次に「これから検査するのははじめの感覚だけです．今のように触れているだけの感覚は無視します．よろしいですか」と伝え，患者が理解した旨を返答してくるのを待つ．こうすれば，ほとんどの患者が触れている感覚ではなくて振動だけを答えることができるようになる．第1趾の爪の端に振動した音叉を当てて感覚を伝える方法もある．

2．患者から指示を理解した旨の返答がなされたら，「では眼を閉じてください．これから触れていきますので，振動（あるいは振動に相当する感覚）を感じるか，あるいは感じないか答えてください．痛いことはしません．眼は閉じたままでいてください」と言い，音叉を叩いてその根元を検査する骨の隆起部にしっかりと当てる．

3．「どう感じますか」と尋ねる（「振動していますか」や「何か感じますか」と言ってはいけない）．おそらく患者は先ほどの表現を使って答えるだろう．もし患者が振動を感じているかどうかはっきりしない場合は，「あるいは触れてる感じだけですか」と尋ねる．繰り返し音叉を叩かないと振動の強さは徐々に弱まっていくため，あまりに協力的な患者は最後の質問に肯定的に答えるため振動を感じなくなるまで待ってしまうかもしれない．

4．これに加え，もし患者が本当に振動を感じることができるなら，それが急に停止したこともわかるはずである．したがって，振動がわかると答えた患者には「眼を閉じたままで振動が止まったら教えてください」と言い，空いたほうの手で急に音叉の振動を抑える．この急激な変化は簡単にわかるので，音叉が「自然に止まるのを待つ」という一般的な方法も好ましい．後者を行うと場合によっては，明らかに音叉は止まっているのに，あまりに非協力的な患者（黙ったまま「本当にまったくなくなったか」時間をかけて判断しようとする）をイライラしながら見つめるはめになる．

5．あまりに協力的な患者のなかには，検者が音叉を叩く音と引き続き起こるであろう振動感覚を結びつける術を覚える者がいる．これに対応するため，音叉を叩いた後に静かに振動を抑え，それを以前に正常と評価した部位に当てるということを一度行っておく．患者は振動ではなく触れただけである旨を答えるはずである．

6．両側のくるぶしか第1趾の爪をルーチンに検査するべきである（M. Schlitt, 私信, 1999）〔「ルーチン」とは病歴で何もなく，神経診察（位置覚の検査を含む）で異常がなくてもという意味である〕．ルーチンに手の母指を検査することに時間を費やすのはあまり有益でない．Herbert は悪性貧血では第1趾より先に第2趾の振動覚が失われる点に触れている（Herbert, 1988）．

7．冷えることで振動覚の閾値が上昇して偽陽性の結果が出るかもしれないので，寒い日に足趾の診察をする際は患者の足がしっかり温まるのを待つこと（Keighley, 1946）．

8．足趾で振動覚が障害されていたら，段階的にくるぶし，脛，膝蓋と診察を進める．

糖尿病性神経障害を疑う場合は仙骨の振動覚も調べておく．身体で最も長い神経は足趾に通っているが，実は糖尿病患者では末梢神経障害に加えてあるいは末梢神経障害なしに脊髄障害を生じていることがある．仙骨は脊髄を通る最長の経路を検査するのに最も有用な部位なので，ここを診察すると糖尿病合併症のスクリーニングとしての神経診察の感度をよくすることができる．

▶ 妥当性

患者が振動と接触を正確に判別できたら，あるいは振動の停止を判別できたら，正常であると判断する．1回も間違えずに7回正確に答えたら振動覚が正常である可能性はかなり高い．1回間違えても8ないし9回正しく判断できていたら振動覚は正常だと考えても統計学的に妥当である．しかし不正解の割合が増すほど患者があてずっぽうに答えている可能性が増してくる．

妥当性の検討についての統計学的な原理は**符合テスト**と呼ばれており（Edwards, 1954），これは2項分布に基づいている．患者の反応がランダムかどうかという点が問題である．7回中7回偶然に正解する確率は0.78%である．7回中6回以上（偶然に）正解する確率は6.25%で，これは統計学的有意性の基準として慣例上用いられているカットオフ値である5%を上回っている[訳注64]．

訳注64）すなわち7回中6回正解した場合の検査は，7回中7回正解した検査と比較すると，信頼性に欠ける検査ということになる．

疑わしい結果

患者の返事の仕方から検査の結果が疑わしいと思った場合，検者はどうしたらよいだろうか．スーザンの法則に則ると後で診察を繰り返すべきである．この法則は有名な作家ジャクリーン・スーザンの小説の名前であるが，これによると「一度では不十分」なのである．そのようにバージニア州の Bruce McClain 医師に教わった．

糖尿病性末梢神経障害(DPN)のスクリーニング

米国糖尿病学会(ADA)により，罹病期間5年以上の1型糖尿病患者とすべての2型糖尿病患者は，糖尿病性末梢神経障害のスクリーニングを毎年受けることが推奨されている(American Diabetes Association, 2017)．このスクリーニングは焦点を当てた病歴と簡単な臨床検査からなる．小径線維の障害のスクリーニングとして患者に疼痛と感覚異常(灼熱感やチクチクする感覚)について尋ねる．しびれの訴えや防御感覚喪失(LOPS)は大径線維の障害を示唆する．LOPS の存在は非常に懸念すべき事態で，糖尿病性足潰瘍のリスク因子である末梢の感覚運動性多発神経障害の前触れだからである．ピンプリックと温度覚検査で小径線維の障害を検査する．大径線維の障害には振動覚と10gモノフィラメント検査(下記参照)およびアキレス腱反射，そして LOPS には10gモノフィラメント検査を行う．128 Hz の音叉の振動，あるいは10gモノフィラメントがわからないことは大径線維の末梢神経障害の最も優れた予測因子であり，これらの徴候の組み合わせよりも優れている(Kanji et al., 2010)．

神経損傷あるいは圧迫の質的検査

256 Hz の音叉の「誤った」(振動した)方の端を神経損傷や圧迫性神経障害のスクリーニングに使用することができる(図 26-30)．手根管症候群など圧迫性神経障害では，初期には振動覚に対する感受性が亢進し，障害が進行すると振動覚は低下してくる(Mackinnon and Dellon, 1988)．ボルチモアの A.L. Dellon 医師は怪我をした小児の感覚を調べる際に音叉を用いており，すると小児は検査を怖がらずにむしろ面白がるようになる．

音叉では指の上下両方の側を刺激するように留意すること．母指であれば振動覚の障害は橈骨神経，正中神経どちらの病変でも起こるし，第1趾では腓骨神経，脛骨神経いずれの問題でもよい．したがって絞扼性神経障害を疑ったら，「振動は上面と下面どちらが強く感じますか」と尋ねなければいけない．末梢神経障害[訳注65]の所見は左右，上下とも対称のはずである．「この両者は感じ方が異なりますか」と患者に尋ねる(Dellon, 1980)．

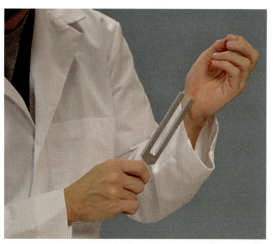

図 26-30　256 Hz の音叉は振動覚の定性的な評価に適した安価で優れた道具である．音叉の振動している方の端はより振幅が大きいが，その部位が手指の柔らかい部分に当てられている．刺激を知覚できない理由が刺激の不足ではなく神経障害であることを確認しようとしている．
(Jensen S. *Nursing Health Assessment.* Philadelphia, PA: Wolters Kluwer/Lippincott Williams & Wilkins Health；2015 より許可を得て転載)

訳注65) 単神経障害である絞扼性神経障害に対して，多発性神経障害のことを言っているのだと思われる．

3) 固有感覚(位置覚)

普通は固有感覚の診察は習慣的に下肢で行われている．スクリーニングには身体で最も長い神経路が適していると考え，足の小趾[訳注66]を診察する医師もいる．小趾は扱いにくいので親趾で診察する者もいる．(ここで挙げる)方法は足の親指を診察するためのものだが，他の足趾や手指にも同じ原理が当てはまる．もし，上肢を侵すような疾患，例えば脊髄空洞症，糖尿病による Charcot 関節，脊髄症(この場合はレベルの判断が必要)などを疑う場合には手指を診察するべきである．

訳注66) 原著の表現に従った．

診察方法

1. 最初のコツは患者に視覚によるヒントを与え

ないように検者の位置を工夫することである．あるいは患者に眼を閉じるように指示し，時折きちんと指示に従っているか一瞥する．もし患者が横になった状態であなたが白衣を着ていれば，それで患者の足を覆うこともできる（代わりにベッドのシーツや毛布を利用することもできる）．強調しておきたいのは，多くの患者，特に固有感覚の低下した患者は，いくら検者がわかりやすく愛想よく説明をしたとしても，検査の途中で眼を開けて足趾の位置を確認しようとする．これは人類のひねくれた本性を映しているのではなく，いかに患者が不安を感じているかということの実例である．眼を閉じたまま診察を受けることができない場合でも，おそらく患者は医師の診察に協力したいと考えているため，質問に対しては正確に答えることができるだろう．

2．「これから足の指をクネクネ小刻みに動かします．何も見えないように眼を閉じていてください．痛いことはしません．私があなたの足の指をどちらに動かしたか，わかる時もあればわからない時もあるでしょう．もしわかったら足の指がどちらに動いたか教えてください．わからない時はわからないと言ってください．」と患者に伝える．

3．足趾の**側面**を掴む（もし上下で掴むと，仮に検者にはわからなくても，固有感覚のない患者の多くは，かかる圧の違いや検者の指の位置から上下どちらに動いたか区別することができる）．

4．すばやく小刻みに足趾を上下交互に動かす．そして不意に伸展位で止めて「これが上です」と患者に告げる．何度か交互に動かした後で今度は屈曲位にしておき，これが「下」であることを確認する．

5．そうしておいて，足趾を上下に小刻みに動かし不意にどちらかで止めて「これはどちらでしょう」と尋ねる．もし返事に間があったら患者の動きに細心の注意を払う．手がかりを得るために，あなたの指に抵抗して患者が自分の足趾を少し動かそうとする場合がある．もし患者がそうしたなら，やらないように頼み診察を繰り返す．

6．もし患者がもう一度足趾を動かしたら「指を動かさないとわからないのでしょうか」と言う．2度の注意の後にも足趾を動かした場合には，残りの回答の正否にかかわらず足趾の位置覚は障害されているものと考えるべきである．

7．だいたい同じ回数だけ「上」と「下」に動かして質問するが，完全に交互にやってはいけない．

8．もし，上か下かを聞いているのに患者が「まっすぐ」と答えたら，「まっすぐ」が何を意味するのか確認しておく（わからないことの誤魔化しだったり「上」の意味だったりする）．はっきりしなければ，その回は無視して診察を続ける．

　何度かこの診察の経験を積むことで，あまりに協力的な患者には次のような応用編を行えるようになる．力強く小刻みに足趾を動かしながら，一瞬だけ上下いずれかに大きく動かす．その後は再び小刻みに動かしながら，足趾がどの位置にあったのかを尋ねる．患者には「上」「下」「よくわからない」の3つの選択肢から選ばせる．ほぼ続けざまに動かして位置の固定を短時間に留めることにより，患者は自分の足趾を積極的に動かそうとすることができない．3番目の返答が得られたら，面目を保ちたがる患者や医師を喜ばせようとする患者を診察している際でも，検査は正しくできているものと判断できる．

▌妥当性

　患者が7回中7回，または9回中8回正解であれば固有感覚は正常である．これより少ない場合は固有感覚か，あるいは伝達能力 reporting に障害がある．

▌位置覚はどこで生じるか

　医学生は昔から位置覚は関節包につながる神経から生じると教えられてきた．しかし，動物実験においては，通常の関節可動域の範囲では関節を支配する神経線維はいかなる神経信号も発しておらず，靱帯が断裂する直前まで関節構造が伸ばされて初めて発火が増加してくる．また，ヒトの関節の位置覚は仮に関節全置換術が行われた後でも残っている．これらの観察から，固有感覚，つまり空間の中で関節の位置を認識する能力には，関節を覆う皮膚の受容体からの入力が関連していると考えるのが最も適切だろう．例えば，局所麻酔で手の皮膚を麻酔すると指の固有感覚は失われ，またこの固有感覚は指の2点識別覚とも関連している（Moberg, 1983）．

4）圧覚の閾値と神経支配の密度

　今日では振動覚の検査よりも圧覚の閾値の検査

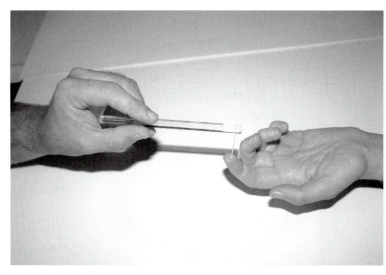

図 26-31 Semmes-Weinstein モノフィラメントによる感覚の閾値の検査．この図にあるフィラメントは太すぎるため適度な圧が与えられても曲がっていない．したがって検査結果はセット中のより細いフィラメントに比べるとやや不正確になる．

の方が臨床判断上は重要視される．

髄鞘を持つ太い感覚神経線維にはゆっくり順応するものとすばやく順応するものの 2 種類が存在する．すばやく順応する神経線維は動きを知覚するための神経信号を伝え，Meissner 小体により媒介される低頻度のものと Pachini 小体により媒介される高頻度のものとに分けられる．ゆっくり順応する神経線維は持続的な接触や圧力を知覚するための情報を伝える．これらの信号は Merkel 細胞神経終末複合体によって媒介される．

振動による（波状の）刺激とは対照的に，持続的な接触による刺激は検査をしている部位の皮膚領域に限局される．母指の柔らかい部分に与えられた刺激は正中神経だけを評価するものである．これによって，神経圧迫，神経損傷，神経再生を診断するための末梢神経の評価を正確に行うことができる．持続的な接触による刺激の閾値はナイロンモノフィラメントによって測定できる（図 26-31）．フィラメントは 5 本あるいは 20 本セットで売られており，それぞれのフィラメントによって再現性のある一定の刺激を与えることができる（Dellon, 1981）．10 g フィラメントが糖尿性末梢神経障害のスクリーニング法のひとつとして用いられることに留意すること（上記参照）．

Semmes-Weinstein モノフィラメントによる圧覚の閾値の評価法

1. 注意深く病歴を聞いた後，静かな場所で検査を行う．

2. 実際の検査の前にデモンストレーションを行った後，検査する部位を視界から遮る．
3. 接触したことがわかるごとに，例えば「触りました」というふうに口頭で伝えるように患者に指示する．
4. 検査する部位上にフィラメントを垂直に持っていき，次にフィラメントが曲がった状態になるまでゆっくりと下げていく．フィラメントの側面が皮膚に触れないようにする．約 1.5 秒間フィラメントが曲がった状態を保つようにする．
5. 曲がった状態を 1.5 秒間保ち，その後再び 1.5 秒程度かけてゆっくり離す．すばやく当てたり弾ませたりするのを避ける．
6. 閾値を判断する際はできれば「正常」の 2〜4 単位下のレベルのフィラメントから始め，閾値よりもいくつか上のレベルまで段階的に上げていく．その後，今度はフィラメントのレベルを下げる方向に順番に行い最後に反応したものを記録する．
7. 体の両側で同じ部位を検査する．

判定方法：Log force が 2.83 のフィラメントを認識できれば軽い触覚と圧覚 deep pressure は正常だとわかる．閾値が 3.22〜3.61 の場合は軽い触覚の減弱を表している．閾値が 3.84〜4.31 では手触り感覚 texture discrimination の欠如と圧覚の減弱を意味する．4.31 のフィラメントを認識できないのに 6.65 を識別できる患者は，原始的な皮膚深部の圧反応 rudimentary deep cutaneous pressure response しか持っていないことになる．足

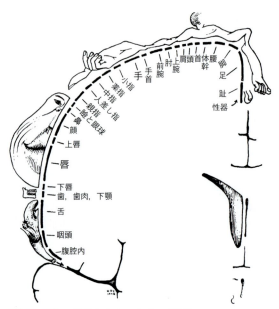

図 26-32　感覚のホムンクルス[訳注67]

(Penfield W, Rasmussen T. *The Cerebral Cortex of Man.* ©1950 Gale, a part of Cengage, Inc. より許可を得て引用. www.cengage.com/permissions)

訳注67) ホムンクルスとは，脳の表面のイラストにヒトの形を変形して重ね合わせたもので，感覚皮質領域や運動皮質領域に支配されている身体の部位を示すのに用いられる．

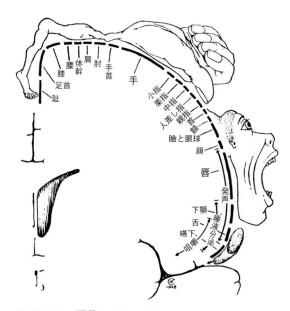

図 26-33　運動のホムンクルス

(Penfield W, Rasmussen T. *The Cerebral Cortex of Man.* ©1950 Gale, a part of Cengage, Inc. より許可を得て引用. www.cengage.com/permissions)

の裏の場合の閾値はもっと高い．

フィラメントはリハビリテーション中の小さな変化を知るためにも利用できる．神経機能の回復にはおそらく1年かそれ以上かかるので，まだ気づかれない程度の変化を測ることができれば患者にとって大きな精神的な支えになるであろうし，治療方針を決める際の助けにもなる．

神経支配の密度

神経支配の密度 innervation density とは単位面積当たりの感覚器終末の数である．「ホムンクルス」(図 26-32, 33)が示すように密度は指先や舌が最も高い．ゆっくり順応する神経線維についての神経支配の密度の程度を測定するには，静的2点識別覚を用いる．これは2点間の距離(mm)で測定される．すばやく順応する神経線維の場合には動的2点識別覚を用いるが，これも距離(mm)で測られる(Dellon, 1978)．

2点識別覚の減少は頭頂葉の脳卒中でも起こることがある点に注意する(下記参照)．

2点識別覚の評価法

コンパス，心電図用キャリパー，ペーパークリップを曲げたもの，Disk-Criminator[訳注68] (図 26-34)などを用いる．触れているのが1点か2点か患者が判断することができる最小限の2点間の距離を測定する(コンパスやキャリパーを使用する際は，鋭すぎて先端が皮膚に刺さらないように注意すること)．常に両側を比較して健常側を正常コントロールとする．これができない場合，正常とされる距離は個体間で，また部位によっても大きく異なるので注意が必要である．正常範囲は，指先では3〜8 mm，手掌で8〜12 mm，手背で25〜30 mm，胸部，前腕，脛では40 mm，背中では40〜70 mm，そして大腿と上腕では60〜70 mm である(Wechsler, 1963)．聞くところによると，足の親指における正常範囲は5〜8 mm である(Mackinnon and Dellon, 1988)．

訳注68) 診察器具の商品名．直訳すると「円盤状の告発者」となる．"Disk"＝「円盤」と"Discriminator"＝「識別する人」の語呂合わせだと思われる．

すばやく順応する神経線維を検査する場合には，検査する範囲に沿って近位から遠位に向かって，この2点をすばやく動かしていく．神経が再生する際には，動的接触 moving touch の方が静的接触 static touch よりも先に回復する(Dellon, 1997)．5〜8 mm 離れた2点で始め，段階的に

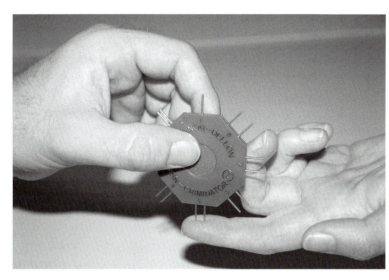

図 26-34 Disk-Criminator は動的および静的 2 点識別覚を検査するための道具．患者に 1 点あるいは 2 点のいずれで感じるかを尋ねる（本文参照）．

2 mm まで狭めていく．2 点を指の長軸に平行に，すなわち大半の指紋の隆起に対して角度がつくように動かしていく．1 点刺激と 2 点刺激をランダムに変えながら，患者の返答がゆっくりになってきたら，つまり閾値が近くなってきたら，10 回中 7 回正解した場合にだけ次の段階に進むようにする．したがって「母指の m2PD（moving two-point discrimination＝動的 2 点識別覚）は 2 mm」と言えば，患者は少なくとも 10 回中 7 回，母指に与えられた刺激が 1 点なのか 2 点なのかを正確に識別できたということである（Dellon, 1978）．

末梢神経の手術の際など特殊な状況では computer-linked Pressure-Specified Sensory Device（PSSD）（図 25-29, 41）が用いられる場合がある．これは特定の距離で固定可能な，金属製で尖端が半円状の 2 本の突起物に力変換器を取り付けた物である．神経圧迫症候群において一番はじめに異常になるのが 1 点あるいは 2 点の静的刺激を区別可能な圧力の閾値である（Dellon and Keller, 1997）．続いて 2 点識別に要する距離が増加し，その後 1 点の接触を認識するのに要する圧が減少する（A. L. Dellon, 私信, 2004）．

検査する理由：糖尿病性神経障害は時として外科的疾患であるというのは本当か．2 点識別覚の低下は比較的初期の絞扼性神経障害の徴候かもしれず，この場合は治療により最も良好な結果がもたらされる可能性がある．

糖尿病性末梢神経障害は，高血糖に続発する代謝およびホルモン障害の組み合わせ，さらに糖尿病に関連したその他の病態生理学的な機序により起きると考えられている（Edwards et al., 2008）．しかしこれらに加えて，虚血や，糖尿病患者の末梢神経の慢性的な圧迫に対する感受性の増加などといった発症機序が提唱されている（Dellon et al., 1988；Edwards et al., 2008）．純粋に理論的な考察により 1973 年に（後に「多発挫傷症候群」となる）「二重挫傷症候群」が提唱された（Cohen et al., 2016；Upton and McComas, 1973）．個々では神経圧迫症候群を引き起こすには不十分な程度の絞扼でも，軸索流の複数個所に繰り返し，複合することで症状を伴う神経障害を生じるという仮説である（Upton and McComas, 1973）．代謝性神経障害も神経内膜の浮腫により 1 ヶ所の圧迫と同様の影響を持つ．

この絞扼という機序が糖尿病性神経障害に寄与している可能性は，血糖コントロール，フットケア，疼痛管理に加えて，外科的な除圧手術が補助的な治療となる理論的根拠となり，良好な結果も報告されている（Mackinnon and Dellon, 1988）．しかしながら，適切にデザインされた臨床研究がないため，この手術療法には依然として議論があり日常的に推奨されるものではない（Therapeutics and Technology Assessment Subcommittee of the American Academy of Neurology et al., 2006）．

5）ピンプリック（表在性痛覚）

上記の方法を用いれば痛みを伴うことなく感覚

神経の診察が可能なので，A. Lee Dellon 医師は痛みを与える検査を正当化するにはそれなりの理由が必要だと考えている．下記の方法は，一般に身近な道具を使用する，あまり痛くない手軽で便利な診察法である．しかし，痛いと解釈される信号を伝達する小さな無髄神経線維や，外側脊髄視床路の状態などの特異的な診察が必要な状況もある．小線維の神経障害，syrinx[訳注69]疑い（下記参照），皮膚に感覚が消失した斑点を伴う Hansen 病，そして詐病が疑われる場合がこのような状況にあたる．

訳注69）「空洞」の意味．脊髄空洞症のことを意味していると思われる．

▶ 診察方法

1. 患者に眼を閉じるように指示し，皮膚の正常な部分を鋭いピンで触れて，「これが鋭 sharp です」と伝える．次にピンの尖っていないほうの端で患者に触れ，「これが鈍 dull です」と言う．異常な結果が得られると予測される部位の診察に進む前に，患者が説明を理解して「鋭」を認識できるかを確認しておく．
2. 鋭と鈍の部位をランダムに当てながら，区別ができるか患者に尋ねる．7 回連続して正解なら統計的に有意であり，感覚が正常である証拠となる．

どのようなピンがよいか．昔は全部の患者を同じピンで診察するのが普通だったが，これはもはや推奨されない．ウイルス，スローウイルス，ビリオン，そしてプリオンが，特に一生懸命やろうとするあまり思い切り刺してしまうような検者の手によって，患者から患者へ伝染する場合がある．表在性痛覚を調べるためには皮膚を刺す必要はないのだが，時折このようなことは起こる．したがって個々の患者には専用の安全ピン（頭の部分は "dull" として使用することができる）を用意する．注射針は鋭すぎて出血することが多いので使わないこと．ピンの代わりに，木製の綿棒や舌圧子を半分に割って尖らせたものや箸なども使用できる．小型の鉛筆削りを使えば検査用に完璧な尖端を作製でき，患者ごとに新しく清潔な尖端を準備することも可能である．つまようじの両端を使用するのもよい考えだろう．

▶ 別の診察方法

かつて神経内科医たちは Wartenberg wheel という，ローラーの軸から尖った突起が連続して放射状に伸びており，容易に広範囲を動かすことができて，比較的同一の鋭的な刺激を一定間隔で与えることができる器具を使用していた．そして感覚が少しでも変化したら伝えるように患者に指示したのである．

この方法には比較対象となる「鈍」がない．また，一定範囲内での複数の点の刺激と応答の加重 stimulus-response summation によって変な答えが返ってくるかもしれない．

適切に行えば皮膚を刺したり出血をまねいたりすることはないのだが，感染の危険性についての議論から，1980 年代以降にはめったにこの方法は行われなくなった．わずかな皮膚の損傷があったのかなかったのかという質問は形而上学の領域であり（否定命題を証明するのは不可能である），使用するたびに器具を滅菌するのは現実的ではない．

クロムメッキの Wartenberg wheel は必須ではない．そもそも用いられていたのは仕立て屋のルレット[訳注70]であり，これはどこの手芸店でも手に入るし，医療器具の業者から買うよりも格安である．

訳注70）紙や布にパターンをミシン目でしるす時に用いる柄の付いた歯車．

▶ 感覚消失の分布による病変の特定

末梢神経や神経根の病変による感覚消失は皮膚の特定の領域に限局するはずである（図 25-10 参照）．

> 脊髄の上行神経線維を障害する病変はそのレベル以下のデルマトームの感覚消失を起こす（「感覚レベル」）．これは時に外科的救急疾患となる脊髄圧迫の重要な所見である．

> 急性発症の椎間板中央部のヘルニアはサドル状感覚消失を起こす（Hall, 1983）．尿あるいは便失禁を伴う S3-4 領域の感覚欠損は，永続的な失禁を防ぐための緊急の外科治療の適応である．鑑別診断には外傷後の血腫，腫瘍，膿瘍，外傷後の重篤な脊椎すべり症などがある（Dorman and Ravin, 1991）．

末梢神経障害はしばしば四肢遠位，いわゆる「ストッキング-グローブ」型の感覚消失を起こす．神経障害は左右対称となるはずである．正中神経と橈骨神経と尺骨神経の圧迫[訳注71]はグローブ型，脛骨神経と腓骨神経の圧迫はストッキング型の分布になることを肝に銘じておくこと．外科的治療を視野に入れてこれらの原因を探す者は，そうしない者よりもこれらの病変を多く見つけるだろう．

訳注71）「これらが同時に起きた場合」だと思われる．

大脳皮質の病変の影響はホムンクルス（図26-32, 33）から予測できる．このホムンクルスは術中に意識下で患者の脳を直接刺激することで得られたデータから作成されている．CTスキャンとMRIの現代，このホムンクルスと自分自身の患者の所見を比較したくなるかもしれない．

神経解剖と一致しない所見は，より高次の皮質中枢の問題に起因するものかもしれない（下記参照）．

図を暗記しようとしてはいけない．時間は患者の診察に費やしたほうがよい．しかしながら探すべきパターンを知っていればさらによい診察ができるようになるだろう．図25-10 のような図解をポケットノートとして持ち歩いて患者を診察した後に参照せよ．きっと患者をもう一度診察し直したくなるだろう．

感覚欠損の診察をする際に，あらかじめ感覚障害についての患者自身の感じ方を聞いておくのはよい方法である．指し示された部位の中心から診察を始め，末梢側に進めていく（S. Horenstein, 私信，1988）．

6）深部痛

深部痛，つまり不快な深部の圧力は，神経線維が表在性痛覚でも調べることができる外側脊髄視床路を通るという点で他の固有感覚とは異なる．かつて深部痛の消失は脊髄癆の初期症状として検索された．今日では主に脳死の証拠として用いられている．

深部痛の喪失は把握する部位ごとに発見者の名を冠した名称が付けられている．アキレス腱は Abadie 徴候，精巣は Pitres 徴候，尺骨神経は Biernacki 徴候である．眼球と卵巣にはまだ名前が付けられていない．

7）軽い触覚

軽い触覚 light touch sensation はラクダの毛のブラシか綿の細い束で調べる．顔面で三叉神経のさまざまな分枝について調べる場合や脊髄空洞症を疑う場合に行われることが多い．

8）温度覚

温度覚は外側脊髄視床路を通って伝えられる．これはピンプリックですでに調べているので普通は温度覚をルーチンに調べることはない．しかしながら，頸部の脊髄空洞症では空洞が神経線維の交差する部位に起こるため，軽い触覚は正常なのに痛覚は減弱するという紛らわしい結果を生みだす．このような状況では温度覚の検査は「延長戦」として用いられ，通常は軽い触覚（前脊髄視床路を通る）が正常である一方で障害された部位に支配される領域の痛覚と温度覚は明らかに低下か消失している．

温度覚は詐病が疑われる場合にも用いられることがある．おそらく患者は痛覚と温度覚が同じ神経線維で伝わることを知らないので，どちら側がより温かくあるいは冷たく感じるべきなのか混乱するだろう（L. Huntoon, 私信，2004）．

▶ 診察方法

ある特定の温度の温かさ，あるいは冷たさの水を使用するのが大切だとかいった戯言が繰り返し言われてきたが，温度覚以外に痛覚をも刺激するほど熱過ぎても冷た過ぎてもいけないということだけ覚えておけばよい．

同様に2つの温度は区別できるように十分に違いがなければならない．これは分厚いガラスの試験管を用いる場合に最も重要である（金属製の容器はなかなか見つからないが，ガラスよりも熱を伝えやすいため本当はそちらのほうが望ましい）．

1. 患者を閉眼させ，一方の試験管を患者の皮膚に当て「暖かいですか，冷たいですか，どちらでもないですか」と尋ねる（「どちらでもない」を加えることが重要である．なぜなら，おそらく触覚が正常な過度に協力的な患者は温度覚がなくても推測で答えるからである．予想が当たる確率を50％から33％に下げることで，診察をより早く確信を持って終えることができる）．

2. 患者の皮膚に当てる試験管の部位は絶えず変えていく．皮膚自身がガラス製の試験管を温めてしまい偽陽性を生じる可能性があるからである．

3. 検者自身の皮膚に試験管を当てて時々温度を確認するのも同じくよい考えである．

別の診察方法

試験管と水を準備する手間を避けるため，冷たい物（例えば冷たい音叉）や何か診察室の冷蔵庫で冷やせそうな物が使えるかもしれない．

あまりに協力的な患者の推測による回答によって交絡が生じるのを防ぐため，これは熱いという感覚にしか使用できないが，放射熱（白熱灯の光源を皮膚に向けたりする）を用いることもある（熱さと冷たさを感知する受容体は異なるが，両者とも神経線維は外側脊髄視床路を上行する）．

9）高次神経機能由来の感覚異常[訳注72]（偽神経性症候群）

すべての感覚系の診察では内的整合性がなければならない．つまり，ピンプリック，温度覚，および「くすぐったさ」（痛覚の一種）は同時に失われる〔綿での刺激を左右で比べた時，患者は「感じますが，くすぐったくはないです」などと答えるかもしれない（S. Horenstein, 私信, 1988）〕．

訳注72） ここで述べられた「高次神経機能」の異常とは，失認，失行といった，いわゆる高次脳機能障害のことではないので注意．

詐病，転換反応，「賠償神経症」やヒステリーの患者では，本当の問題は実は高次の神経系にあるのに末梢神経系に起因すると考えられるような症状を訴えることがある．これらの運動系での診断上の問題点はすでに述べた．感覚系では特に4つの徴候が有用である．

1. ピンプリックで一側の感覚消失がピタリと正中で終わる

この所見は患者の問題が末梢神経では説明できないことを意味している．なぜなら正中部は両側からの末梢神経が一緒に重なり合って支配しているからである．つまり正中部への刺激は一側の感覚が完全に消失してもわかるのである（歯の治療のため神経ブロックを受けると，正中部の感覚はなくならず感覚が消失した領域の境界は明確でないことに気づくだろう）．

2. 振動覚の障害を示す領域の境界が明確

この方法はしばしば胸骨上で行われるが，他の部位でも（正中線上であれ，末梢であれ）行うことができる．

診察方法

振動している音叉を骨に当てる．毎回，特に他の感覚で明確な境界がみられた領域に近づくにつれ，音叉の底の直径を超えない範囲で当てる部位を変えていく．患者の「病変」がより高次の情報処理中枢にあれば，おそらく他の神経診察で変化がみられたのと同じ皮膚の領域で，境界のはっきりとした振動覚の低下を訴えるだろう．これは末梢神経病変の患者では起こらない．なぜなら，振動は骨で増幅され，その振動は音叉を当てた部位の周囲のある程度の範囲まで伝わるためである．神経生理学の講義を受けたことのない患者はこんなことは知らず，その部位に限局した何らかの皮膚感覚を音叉で調べているのだと信じている．

「高次の」中枢に病変のある患者の特徴として，同じ診察を繰り返した場合にカットオフの位置が移動するというような，信頼性の乏しさがあると感じている医師もいる．詐病の患者は診察の間にカットオフになるべき場所を「忘れる」かもしれないと考え，患者からよく見える場所にカットオフの印を付けた医師がいた．この方法は詐病患者がこの線に気づかないことを前提としている！　この新たな問題を解決するために，別の医師は所見と異なる場所に印を付け，もし患者が2度目の診察でこの印の部位をカットオフだと答えたら，それが移動してしまったことを指摘できると考えた．あまりに協力的な患者は詐病でなかったとしても無意識にこの提案に従ってしまうことがあるので，やはりこの方法も控えるべきである．

別の診察方法

25セント硬貨などを正中線上あるいは明らかなカットオフ上に置き，コイン全体が振動するように音叉の根元を当てる．理由は何であれ神経診察を創作している患者は，コインの半分の下だけで振動を感じる（例えば12セント半の振動）と答えるだろう．

さらに別の診察方法

明らかなカットオフの線を皮膚に描いた場合には「感覚のない」皮膚を感覚のある骨の上にずらして診察を繰り返してみる．また「感覚のある」皮膚

を感覚のない骨の上にずらして診察するのも試してみる.「神経診察を創作している患者」は振動を皮膚で感じると考えているので,前回は感覚のなかった骨が振動覚を「取り戻す」だろう(そして前回は感覚のあった骨がそれを失うだろう).

3. 局所解剖学的な混乱

Bowlus and Currier 試験(図 26-35)は実は伝統的な子供の遊びを応用したものである(Bowlus and Currier, 1963). 患者に以下のように自分の動きを真似させる. 腕を伸ばしながら, 手のひらも一緒に母指が下に向くように交差させる. 母指以外の指を組む. そして両手を下向きに, 内向きに, そして自分の胸の前に挙げる(この遊びをしたことがなければ, 先に練習が必要である). 指先は両腕と同様に自分の体の同側にやってくるが, 母指は他の指とは反対側に位置することになる. 中央の指は一緒に搾り出された沢山のソーセージに似る. 隣り合ういずれか2本の指を素早く突いて, はじめの指と次の指のどちらが異常か, あるいはどちらが感じないかを患者に尋ねる. 鋭く素早い触覚刺激が与えられた場合, 本当に神経障害がある患者はすぐに正常な感覚の指と異常な感覚の指を区別することができる. 偽の感覚障害の患者はどちら側か混乱し何度も間違える(Shaibani and Sabbagh, 1998). 通常はこのような人々は, どちらの指が感じないことになっているのか何か言いながら考えるが, すぐに返事ができないことが多い. 手を離して「降参する」場合もある. 握った指の局所解剖を判断する前に急いで返事をすることができることもある. どちらの指も感じなかったとか両方とも感じたとか言うかもしれないが, 2本の隣り合った指はいずれも体の反対側から来ているので, どちらの返答も偽りである.

自分の体の一部の解剖学的な位置関係が, 見えているにもかかわらず驚くほどわからなくなる(これが, テレビもなく今よりも子供を面白がらせるのがずっと簡単だった時代, なぜこの遊びが人気だったかの理由である). これがこの診察法の原理である.

ボランティアに左側の感覚が減少したふりをしてもらって試してみれば, この診察が詐病の患者にとっていかに難しいか理解できる. 手をテーブルの上に置いてもらい, どちら側のピンプリック

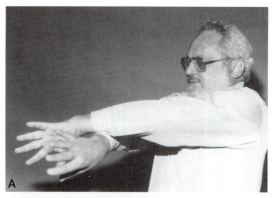
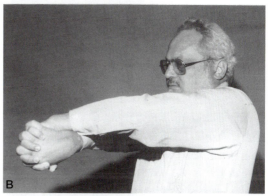
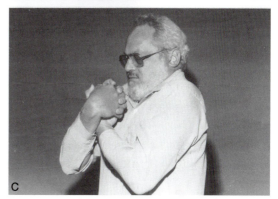

図 26-35 片側感覚障害に対し解剖学的な混乱を起こすための手の位置. 実際の患者はこのモデル[訳注73]のようにカメラのフラッシュを心配してはいないので, 診察の間は眼を開けておかなければならない(本文参照).

訳注73) Sapira 医師の貴重な写真.

がより鋭く感じるか尋ねる. 即座に返答するに違いない. 次に図に示した体勢をとってもらい検査を繰り返す.

バリエーション:この診察法は運動機能の検査にも応用できるかもしれない. 2本の隣り合った指を, 触れるのではなく,「健康なほう」から順に指差して, 指をピクピク動かしてもらう.

アドバイス:「高次の中枢」の定義:慌てて判断し

ないこと．「詐病」の存在を見抜く場合には高次中枢による動機付けを想定するわけだが，頭頂葉の病変も興味深い診察結果につながることがある（上記参照）．例えば頭頂葉に病変のある患者の一部はこのような検査を遂行することができない．

4. 他の診察方法による混乱（「はい」か「いいえ」試験）

もしも感覚のカットオフ線があれば，患者に目を閉じさせる．カットオフ線より健常側から始める．患者をピンでリズミカルに突いていく．「これがわかりますか」と尋ねる．

患者がわかると答えたら，「いいですね．それでは毎回私が突いたのが感じれば「はい」，突いても感じなければ「いいえ」と言ってください」と伝える．

線を越えた時に末梢神経障害の患者は単純に返事を止めるだけである．

きっと高次中枢の病気の患者の何人かは，一度線を越えたら突くたびに「いいえ」と言うだろう（無論，感覚がなければ触ってもわかるはずがない）．

検査が陽性になるのを初めて見た時はとても驚いてにわかには信じられないように感じるかもしれないので，「感覚のない」場所でいったんピンを止めて少しリズムを変え，自動的な「いいえ」を観察しているのではないことを確認する[訳注74]ことをおすすめする．

訳注74) 本当の感覚障害患者が，感じていない旨を「はい」と同じリズムで「いいえ」と答えることで表現しているのではないということをリズムを変えて確認する．

<u>診察法の注意点</u>：この診察を成功させるには，すばやく，プロフェッショナルで，ぶっきらぼうに，ほとんど退屈したような感じで行うとよい．これらの検査はある意味いたずらであるが，それでも患者のために行っているのだということを忘れてはならない．これらのトリックは患者を傷つけたり，馬鹿にしたりするためではなく，むしろ彼らの問題を解決するために行っているのである．検査の目的は患者を虐待したり，屈辱を与えたりすることではない．

<u>検査が詐病を示唆する場合</u>：検査が陽性の場合，私は患者に対して「これなら数日で治りますよ」と言う場合もあれば，長期間の精神療法の必要性について評価するために専門医に紹介することもあ

る．場合によっては，患者が考えているよりも神経系はきちんと機能していることを指摘して，肯定的で勇気づけるようなやり方で患者に向き合うかもしれない．「賠償神経症」の患者では裁判が終わるか棄却されるまで症状はよくならないので，裁判まで進むか少なくとも自分の宣誓証書を取るように保険会社に促したこともある．

これらの検査が陽性のすべての患者に当てはまるルールが1つだけ存在する．それは，いくらかパターナリズム的であったとしても，それでも貴方は患者のために働いているのだということである．

検査がはっきりしない場合，体性感覚誘発電位が有用かもしれない（Shaibani and Sabbagh, 1998）

11 自律神経系

1) 皮膚の診察

皮膚を引っかいた後の正常の血管拡張を見るというのが自律神経の簡単な診察法である．これを際立たせつつ形式化したものが1：1,000リン酸ヒスタミンの皮内注射に対する三相反応であろう（DeJong, 1979）．

2) 発汗試験

暑い部屋に患者を入れて拡大鏡で皮膚を観察するというのが簡単な発汗試験である．ピロカルピンイオン導入による刺激後に汗の電解質を定量的に測定することは嚢胞性線維症の診断において重要である（Mishra et al., 2005）．

代わりの刺激法

暑い部屋が使用できなければ，電気毛布か過熱灯付きの寝台が使えるかもしれない．

代わりの検出法

スプーンの先で皮膚を擦る．発汗がなければ引きずるような感じになるが，発汗があればなめらかに滑る．あるいはティッシュペーパーかペーパータオルを例えば額に当て，湿っているのが片方だけでないかを観察する．

公に症例提示をする場合に有用な，濡れると色が変化するさまざまな粉末の試薬があるが，個人

的な内々の診察には必要ない．ベッドのリネンに色がついてしまい場合によっては取れなくなるので，特に病院内ではこれらの使用を避けたほうがよい．

3）手指のしわ

手を40℃の湯に30分間浸したら，普通（皮脂腺がまったくない）掌側の皮膚にはしわが寄る，いや"prune"になる（訳注75）．糖尿病性自律神経障害，Guillain-Barré症候群，正中神経障害では正中神経の領域に，交感神経切除術後，指に麻酔をかけた時（指ブロック）などではこの徴候がなくなる（Bull and Henry, 1977）．重篤な浮腫の場合も指にしわが寄らなくなるだろう．

訳注75）ホシスモモ＝pruneに似た状態になるという意味か．

この検査の手を怪我した患者に行う場合の方法は25章を参照すること．

4）起立性低血圧

原因として体液量減少が除外できれば起立性低血圧（6章参照）は有用な徴候である（自律神経障害では体液量減少の場合と異なり脈拍数を増加させることができない）．暗算（訳注76）に対する昇圧あるいは脈拍増加反応がみられれば，病変は中枢の求心性神経に存在すると考えられる．

おそらく圧受容器反射の障害による起立性高血圧の場合については18章で説明した．

訳注76）ストレスによる交感神経系の亢進を期待して行う．

5）消化管運動障害

消化管麻痺あるいは部分的な麻痺は嚥下障害，偽性腸閉塞，胃食道逆流，胃不全麻痺などの多様な症状を起こし得る．糖尿病性神経症は原因の1つである．「消化管のBell麻痺」（Sherr, 2000）と呼ばれてきた胃腸障害はライム病や他のボレリア感染症にみられる多くの神経障害の1つである（3章参照）．

6）全身性自律神経障害

アミロイドーシスの患者では広範囲の自律神経系の障害がみられるので，原因不明の末梢神経障害の患者ではこの疾患の可能性を検討するべきである．症状としては，瞳孔症状（霧視や羞明），発汗異常（味覚性発汗と熱不耐性），血管運動障害（過度に冷たい変色した手足），起立性の障害，胃腸症状（悪心，膨満感，失禁，下痢，便秘），そして性機能障害などが挙げられる．検査にはティルト試験とValsalva法への反応（6章），眼球心臓反射（本章），そして寒冷昇圧試験（Wang et al., 2008）がある．

7）交感神経運動機能障害症候群

かつてよく目にした小児の疾患で肢端疼痛症（7章参照）というのがあるが，これは皮膚の血管変化による指先，つま先，鼻先の発赤，過剰発汗，筋緊張低下，高血圧，頻脈，羞明などを伴う全身の交感神経運動機能障害（Sympathomotor dysfunction）を特徴としている．子どもの遊び部屋のソファーやカーペットに200 mLの水銀をこぼしたのが原因であったという症例報告がある（Dinehart et al., 1988）．

12　頭蓋内病変

占拠性病変や血管病変（腫瘍，出血，動静脈奇形，塞栓症など）の証拠は眼底鏡（10章参照）や雑音の聴診（9，18章参照），そして神経学的診察などによって集められる．

最も一般的な頭蓋内病変は脳卒中，つまり脳梗塞や脳出血である．脳卒中は総合病院で最もよくみられる重篤な神経学的障害である．しかしながら，当初は脳卒中と診断された患者の約13%は，最終的に別の疾患であると判断されている．よくみられるのが，気づかれなかったてんかん発作，せん妄，失神，中毒，悪性腫瘍，硬膜下血腫などである（Goldstein and Matcher, 1994）．脳卒中様のエピソードはミトコンドリア病の1つで，ミトコンドリア脳筋症，乳酸アシドーシス，脳卒中様発作からなる遺伝の疾患（MELAS）の症状の可能性もある．この進行性の神経変性疾患はひょっとしたらスタチンによるCoQ10欠乏によって顕在化するかもしれない（Thomas et al., 2007）．

積極的な抗血小板療法を開始する前に，脳梗塞と脳出血とを区別することが極めて重要である．

脳出血を示唆する所見とは，診察時すでに昏睡状態であること，嘔吐，激しい頭痛の訴え，ワーファリン®の使用，収縮期血圧 220 mmHg 以上，非糖尿病患者で血糖値 9.4 mmol/L（170 mg/dL）以上などである．これらのうち 1 つでもあれば脳出血のオッズが 2 倍以上になり（LR + = 2.39），1 つもなければオッズは 1/3 になる（LR − = 0.35）（Goldstein and Matchar, 1994）．

<u>一過性脳虚血発作（TIA）について</u>：脳卒中に先立って 24 時間以内に改善する脳卒中様の短時間のエピソードを認めるかもしれない．このような出来事は常に深刻にとらえなければならない．しかしながら，TIA は「信用できない不正確な頭字語 treacherously inaccurance acronym」と呼ばれてきた．およそ 30%の患者では症状が別の原因だからである．鑑別診断の存在を強調するために，代わりとして "Transient neurologic attack" が提唱されている（Fred, 2002）．

1）心血管系と胸部の診察

脳卒中の患者では塞栓の発生源として心臓の診察を注意深く行うことが特に大切である（17 章参照）．特に若年の患者では卵円孔開存が塞栓症の原因となるかもしれない．外傷患者では脂肪塞栓症候群を考える．これは血管周囲出血や出血性梗塞を起こす．古典的 3 徴とされる皮膚，呼吸器，神経徴候は常に起こるわけではない．CT スキャンでは異常が見つからないこともあり MRI の方が感度は高い（Finlay and Benson, 1996）．

腫瘍病変のある患者では，転移性腫瘍の起源あるいは播種性感染症の別の病巣として肺を見逃してはならない．コロンビア長老派教会医療センター神経学研究所に，神経内科で最も大切な X 線はしばしば胸部 X 線である，という格言がある（明らかに CT スキャンと MRI 以前の時代の話だが）．

かつては肺炎合併症として大脳病変がいくつも報告されており，肺炎が治癒した後に生じることもあった．このなかには，痙攣，アテトーシス，片麻痺，失語，精神状態の変化などが含まれ，それらの重症度は肺病変の重症度とは関連がなかった．病理解剖では広範囲の点状出血，うっ血，ニューロンの腫脹や細胞溶解などがみられた（Baker and Noran, 1945）．もし現代の病理解剖で脳の観察がいまだにルーチンに行われていたら，抗生物質の時代にこれらの所見がどのぐらいの頻度で見つかるのかがわかったかもしれない．

2）脳卒中症候群の代表例

▶ 頭頂葉症候群：典型的（局所解剖学的）病像

洗練された CT と MRI の時代である現在でもなお，初期の脳梗塞の病変部位を予測するうえでいくつかの頭頂葉症候群が有用である．

1. 頭頂葉の病変は視路を障害して下同名四半盲（同側の鼻側と反対側の耳側）を起こす．
2. 注視麻痺（本章にて既述）が頭頂葉の病変によって起こることがある．
3. 純粋に右側の頭頂葉病変で最もよくみられる徴候は着衣失行と呼ばれるもので，患者はズボンに腕を通そうとしたりシャツを履こうとしたりする（M. Schlitt, 私信, 1999）．これは実際には本当の失行ではなく半側無視症候群の結果である．
4. 頭頂葉の病変はいくつかの感覚消失を起こす場合がある．それどころか，障害された側のすべての種類の感覚が失われることもある．Bender の技法である **2 点同時刺激** を用いなければ，このような病変を見つけるのは非常に難しいだろう．診察する医師が，体の両側の正確に左右対称な 2 点を同時に軽く叩くと（例えば顔面，本章で既述），頭頂葉に病変のある患者は，病変と反対側（すなわち，病変のある皮質に支配された部位）に与えられた刺激を感じない．しかしながら，同じ点を単独で触れた場合は刺激を感じるのである！この興味深い現象は **知覚の消去現象** とも呼ばれている．
5. 頭頂葉のより後方に位置する病変では，個々の感覚が失われるというよりも体の一部が認識できなくなるという特徴を持った，一風変わった症候群を呈することがある．Implicit neglect（潜在的な無視）の患者は，言葉では問題があることを認めるが，作業あるいは行動上は，今現在の行動においても未来に行う事柄の計画においても，その問題を無視する．Explicit neglect（明確な無視）では，皮質盲の最終段階で見られるように症状そのものを否定する（下記参照）．

後者の 1 例として，（脳病変に対して）**対側への半側無視** がある．障害された頭頂葉に対応した肢

や体の部分に，まったく注意を払わなくなる．その部位を洗わなかったり，時には運動機能はまったく正常にもかかわらず動かさなかったりする．しかしながら対側無視があれば頭頂葉病変が確定的というわけではなく，側頭葉，後頭葉，前頭葉の病変，あるいはそれらの接続部位の病変でも起こるかもしれない．

対側無視の別の型ではさまざまな類の失認が生じ，程度はさまざまだが，患者は体の一部の調子がよくないという事実を否定したり，時にはそれが自身の体の一部であることすら否定することもある．あるいは，たぶん感覚は保たれているのだが，アイデンティティの諸相 dimensions of identity，感覚の奥行き depth of sensation，立体認知全般（単純な位置感覚でなく）が変化してしまっているのかもしれない．

右の頭頂葉に病変のある患者は，しばしば疾病失認（何か調子が悪いということが認識できない）や身体失認（自分の体の左側の各部位を認識できない）を伴っている．このような患者に左手を見せるように頼むと，典型的には彼らは右手を見る．あるいは，それが正しくないと気づくと探すのをすっかり諦めてしまう．

視覚失認の際立った1例が臨床エッセイ集の古典（Sacks, 1985）に記述されている．この患者は生命が存在しないかのような抽象的な観点から世界を眺めている．彼は正十二面体なら認識できる（名前を挙げることもできる）のに彼の奥さんを認識できない．彼は手袋を「連続した表面がそれ自体をくるんでおり，それは5つの……そういう言葉があるのなら袋状の突出物 outpouching を持っているように見える」と表現するが，手に合いそうだという発想はない．

このような類の失認は他の風変わりな症候群の症状の一部である可能性もあるが，これを詐病の一種だと思い込んでしまう浅薄な医師がいるかもしれない．このような症候群の1つに，単細胞を罠にはめようとする，Gerstmann 症候群がある（専門家のなかには，Gerstmann 症候群は単に一連の事象の重なりであって局在診断上の意義はないと考える者もいるが，取り上げるに値する特徴を持っている）．

Gerstmann 症候群は中大脳動脈領域，特に左側の脳卒中で起こることが多い．失算，失読，手指失認，および左右弁別障害からなる．左右弁別障害は，単に身体の左右の部位を正しく言えないというだけでなく，その区別ができなくなる．この障害はミズーリ州の Andy Lonigro 医師の患者に最もよく表れている．

自分に向かって伸ばされた片方の足を診察し終えた後，Lonigro 医師は足を握っていた手を離して患者に「ではもう片方の足を出してください」と言った．

患者は動かず，ただ Lonigro 医師を戸惑ったように一瞥して「でも先生，それが私のもう片方の足です．」と言った．

このような逸話がもっと知りたければ Sacks（1985）を参照のこと．

患者の指と検者の指が交互に絡み合うような形で患者と握手をしてみると，重症の手指失認がわかることがある．絡み合った指を示した時，患者はどれが自分の指なのか当てることができない．

密度（重症度）の評価

軽症の疾患から始まり濃い（重症の）疾患に進んでいくというヒエラルキーが存在する．

触覚：最も軽い例は2点同時刺激法を用いた場合にしか見つけられない．次に1回だけ与えられた刺激の局在がわからなくなる．さらに次の段階では，2点識別覚（上記参照）の検査ができない，指の先端（ここには神経終末が豊富にあり，ほとんど存在しない手掌とは異なる）に書いた数字が識別できない，患者の手掌の上に（見えないように）置いた物を（単に名前を当てるだけでなく）識別することができないなどの症状が起こる．これが触覚失認である．その次に，障害された側の着衣ができなくなる．もし患者が眼鏡をかけるなら正常側にだけ合うようなかけ方をするかもしれない．

視覚：視覚の障害にも同様のヒエラルキーがある．初期の段階で障害を見つける唯一の手段は2点同時刺激（例えば2本のペンをそれぞれ両側の下耳側四半部の対応する部位に示し，患者が両方とも見えているのか片方だけしか見えていないのかを判定する）である．次の段階では linear bisection[訳注77]ができなくなり，さらに重症例では奥行き感覚が失われる．

訳注77) 線を2分割するといった意味の語．下記の説明を参照．

Linear bisection の診察方法：巻尺を患者の前に目盛の数字が患者から見て上下逆向きになるように水平に保持する．数字を見ないで保持した部分の

「中央」を指すように患者に指示する．健常者は中央付近（例えば 100 cm の巻尺の 50 cm あたり）を指すが，頭頂葉病変の患者は障害の程度に比例するように正常側にずれる．

奥行き感覚の検査：検者の指に触れるように指示すると患者の手は目標を通り越してしまうということが，障害された頭頂葉が支配する側の空間に指を置いた時にだけ起こる．障害の次の段階では重なった多角形を作図できなくなる．マッチを使った場合だろうと，つまようじだろうと，Bender Gestalt 検査の 8 番のカードだろうとである．

症例報告：Lawrence Huntoon 医師は左腕に漠然とした感覚の異常を持った患者を診察した．CTスキャンは正常で，基本的な感覚の検査（触知，ピン，振動，および固有覚），その他の神経診察もある点を除いて正常だった．ある点とは，眼を閉じると左手の上に置いた物を識別することができない（立体覚失認），左手の掌に描いた文字や数字を知覚することができない（agraphognosia[訳注78]）ということだった．翌日に CT スキャンを繰り返したところ右頭頂葉に小さな梗塞巣が確認された．1 年後，患者は左手に置かれた物について「冷たくて，丸くて，尖っている」と表現することはできた．一方，それを右手に置くとただちにそれが「瓶のキャップ」であると認識できた．

訳注78）書字，描写に関する失認という意味．

脳出血

高血圧の患者では，前後方および上面を脳梁に，下面を視床と視床下部の境界部に，側面を前障によって囲まれた正六面体の領域の灰白質に脳出血を起こしやすい．出血は淡蒼球，被殻，視床，外包，側頭-頭頂接合部，小脳，橋に最もよく起こる．変性した微小動脈瘤がこれらの出血に関連していることが多い．この正六面体の外側で灰白質に出血する場合は大半がその他の原因，例えば外傷や重症の肝臓病患者をたびたび死に至らしめる脳への出血などによって引き起こされる．

脳出血の部位によって可能性が高い原因が異なってくるということは法医学の領域で時に重要となる．Lawrence Huntoon 医師の報告を例に挙げる．原告の弁護人は，事故時の頭部 CT は正常であったが，患者の死因である脳出血の原因は数ヶ月前の交通事故にあると主張していた．しかし，出血部位が被殻であったため患者が長く患っ

ていた高血圧が原因として最も可能性の高いものと考えられた．

Wallenberg 症候群

Wallenberg 症候群は，障害される解剖学的な部位から延髄外側症候群としても知られている．最も一般的なこの症候群の責任血管にちなんで，後下小脳動脈症候群とも呼ばれるが，この分水嶺領域は実際には，椎骨動脈および上，中，下外側延髄動脈[訳注79]などの別の血管の障害でも虚血に陥る．

訳注79）原著では"superior, middle, and inferior lateral medullary arteries"とある．椎骨動脈の分枝と思われるが確認できなかった．

意義：プライマリ・ケアに携わる医師にとって，この症候群はいくつかの理由で重要である．まず，延髄症候群のなかで最も頻繁に起こる．次に，これは感覚障害が交叉する（痛覚と温度覚）症候群なので，心理学的な事柄には疑い深く解剖学的には甘い医師は誤解しやすい．最後に，この疾患は非常に予後がよく少なくとも部分的には機能が回復するので，臨床家には喜ばしいことであるが，よくわかっていない治験のデザイナーにとっては落し穴になりうる．

症状の出かた：これは症候群なので，個々の症例においてすべての症状が「一緒に走る」わけではない[訳注80]．症状はすべて病変と同側に生じるが，例外として肢と体幹の温痛覚は，顔面で痛覚と温度覚が消失するのとは反対側で失われる．個々の患者では多種多様な神経障害とその結果生じるさまざまな症状を伴うが，このまだらの感覚障害が診断の手がかりになる．これらの障害，症状には，脳神経Ⅵ，Ⅶ，Ⅷの麻痺，軟口蓋，喉頭，咽頭の麻痺，およびそれらによって起こる症状，つまり嚥下障害や発声障害などが含まれる．おそらく角膜反射は失われるだろうし，Horner 症候群が起こることすらありうる．時には小脳が巻き込まれて共同運動不能や筋緊張の低下が起こることもある（繰り返すがこれらの障害はすべて同側に生じる）．小脳障害はまた，めまい，悪心，嘔吐といった"midline symptoms"の原因になることがある．

訳注80）「症候群 = syndrome」はギリシャ語で「syn = 一緒に」＋「drome = 走ること」という意味らしい．

特記すべきは，病巣側に倒れてしまうような運

動失調が生じたとしても真の運動麻痺は認めず，したがってこれを認めた場合は別の疾患が示唆される．

閉じ込め（遠心路遮断）症候群

閉じ込め症候群は，網様体賦活系を破壊することが多い病変（下記参照）と同じく，脳幹部の病変でありながら，ひょっとしたら片側の網様体が傷害されないためか，意識障害を伴わない．この最悪の症候群は一種の「生き地獄」にもなぞらえられてきた．患者は瞬きで検者との意思疎通は可能である（1回なら「はい」，2回なら「いいえ」．あるいは瞬きの数など）．Trousseau[訳注81]がこのような患者を診ており，その特徴を聞いた友人のアレクサンドル・デュマ・フィス[訳注82]は，この症候群を短編“The Notary”で描写している．この中では，患者が瞬きによって選んだアルファベットの文字を1人の少女が正確に読み上げることで，言葉，そして文を1字ずつ読み取ることができる様子が描かれている．父親の方のアレクサンドル・デュマ[訳注83]も小説『モンテ・クリスト伯（巌窟王）』の中でこの症候群の患者を描いており，登場人物のNoirtier老の苦しみを，「脳卒中，それはあなたに落ちた雷．あなたを殺しはしなかったが」と表現している．

訳注81）「Trousseau 徴候」「Trousseau 症候群」などで知られるフランス人内科医のことであろう．

訳注82） Alexandre Dumas fils（1824～1895 年），フランスの劇作家・小説家，小デュマ．

訳注83） Alexandre Dumas（1802～1870 年），フランスの小説家，大デュマ．

回復した例もある（Ostrum, 1994）．2000 年にこの病気となった Nick Chisholm は，自らの回復に向けたゆっくりとした旅について語っている（Chisholm and Gillette, 2005）．これは大衆文学に書き換えられ（Broudy, 2010），Chisholm は 2017 年に Facebook のページを作成した．コミュニケーションのため，シースルー・アルファベットボードを使用する様子は Chisholm と彼の妻によってYouTube に公開されている．

神経解剖学的見地からはよくわかっていないが，感情を媒介する中枢の経路は運動神経線維とはあまり密接に関連していないことが多い．この事実と，ユーモアはしばしば患者を癒すことができるという考えに基づいて，Huntoon 医師は閉じ込め症候群の患者に Jerry Classen のジョークを話してみた．驚いたことに患者は口を大きく開けてニヤリと笑った．家族は Jerry Classen のテープを準備して，数週間後に彼が亡くなるまで時々聞かせた．

両側前頭葉の障害

両側前頭葉の障害 bilateral frontal lobe isolationは超皮質性運動性失語として表れる．この状態の患者は自発的にはしゃべらない（時折ウーウーと唸ることはあるかもしれない）．彼らをしゃべらせるためには大量の情報を入力してやる必要があるが，いざ話し始めると極めて流暢に話す．復唱は明朗かつ正確で指示を声に出して読むことすらできるが，書くことがうまくできない．普段は沈黙しており自発的に動こうとしない様子から，しばしば覚醒昏睡（下記参照）だと誤認される．ミズーリの Simon Horenstein 医師は，湿った（柔らかい）ふきんをこのような患者に向かって投げると，動き始めてそれを捕まえようとすることを指摘している（診断が間違っていても患者が怪我をしないようにふきんは柔らかくなくてはならない）．

前頭葉の内側前方部分の病変もまったく同様の現れ方をする．

13 代表的な神経症状と診断

1)（Landry-）Guillain-Barré(-Strohl)症候群

Guillain-Barré 症候群の大半は「蛋白細胞解離」（髄液の蛋白値が上昇しているのに細胞数が上昇していたとしてもわずかである状態）を伴う上行性の麻痺である．ウイルス感染，予防接種，マイコプラズマ感染，ライム病，手術に引き続いて，そしてより高頻度にリンパ腫や全身性エリテマトーデスに伴って発症することがある．これらの疾患の存在が診断に必須というわけではない（Committee, 1978）．

診断のためには1つ以上の肢で腱反射の消失を伴う進行性の脱力を認める必要がある．明らかな非対称性の脱力が持続する，発症時から膀胱直腸障害を伴う，境界明瞭な感覚障害を伴うなどの場合には診断は疑わしい．

臨床的および神経病理学的な徴候についての総説に基づき，Guillain-Barré 症候群を含んだ感染後および予防接種後にみられる症候群に対し disseminated vasculomyelinopathy という用語が提唱された（Poser et al., 1978）．病理所見として，浮腫，血管壁への浸潤，血管周囲の炎症反応，血管周囲への出血がみられる．これらの所見は麻疹でも報告されているが，さまざまなウイルス感染や予防接種による神経系の合併症に特徴的な所見だと考えられている（Poser et al., 1978）．

2）一過性全健忘

一過性全健忘は自然に寛解し良性だが患者には不安を抱かせるユニークな現象で，中年患者に起こる．約1/3の患者では，感情的に重大な出来事，強烈な痛みや寒さ，特に高所での激しい肉体的活動などによって突然引き起こされる．患者は「何かが変だ」という感覚を持っているかもしれないが，普通は病識が完全に欠如しており周囲の人によって救急外来に連れてこられる．経過中，患者は新たに記憶を形成することができず，また8時間程度の逆行性健忘を示す．彼らは時間と場所の見当識を失っているが，自分の名前はわかっており，通常（60〜90％の場合）同じ質問を繰り返す．注意力は保たれており複雑な命令に従い，複雑な身体活動を継続して行うことができ，問題を解決することができる．反復練習すれば語彙のリストを覚えることができるが気が散るとすぐに忘れてしまう．注意深い診察で巣症状を除外し，目撃者がいて複雑部分発作のその他の症状を見逃している可能性が低くなれば，臨床像のみから診断することが可能である．症状は24時間以内に自然軽快するはずで健忘が起きるのはこの発作の期間だけである．約3〜20％が5年以内に発作を繰り返し，このような患者は痙攣性疾患を発症するリスクが高い（Brown, 1997a）．患者の70％に片頭痛の病歴がある（Patten, 1996）．

高脂血症に対してスタチンを開始した後に数週経ってから一過性全健忘が生じたとの報告がいくつかあり，少なくとも1例は再投与にて再発がみられ（Graveline, 2004），ネット上でにわかに論争が起こっている．より軽度の記憶障害がスタチンの中止で改善し，再投与で再発したとの論文もある（Wagstaff et al., 2003；King et al., 2003）．シルデ

ナフィル（バイアグラ®）使用後の一過性全健忘の報告もある（Savitz and Caplan, 2002）．広く使用されている薬は時に偶然に関連のない有害事象を伴う場合もあるが，臨床医は可能性のある原因として薬剤にも注意を払う必要がある．常に注意深く，薬や他の影響のありそうな因子も含めた病歴聴取を行うこと．

3）てんかん発作

あなた方，すべての健康な人々は，幸福とは何であるかを疑うことすらしない．われわれてんかん患者が発作の直前に経験する幸福を．ムハンマドはコーランの中で自らの中に楽園を見たと言っている．すべての賢い愚か者たちは彼を単なる嘘つきのペテン師だと思い込んでいる．いや，違う！　彼は嘘などついてはいない！　私と同様に患っていたてんかん発作の間，彼は本当に楽園にいたのだ．この至福の時が数秒なのか，数時間なのか，数ヶ月なのか，私にはわからない．だが，私の言うことを信じよ．私はそれを，人生で得ることができるすべての喜びとであっても，引き換えにはしないだろう．

フョードル・ドストエフスキー[訳注84]
Klawans による引用（1990）

訳注84） Fyodor Dostoyevsky（1821〜1881年），ロシアの小説家，思想家．

てんかん発作は発作性かつ一過性の脳機能の障害で，意識状態の変化と，小発作に見られる短時間の身体活動の停止から，大発作に見られる全般性強直間代性痙攣まで，さまざまな運動症状を特徴とする．約60％の症例で既視感（デジャヴ）や幻覚，時にはドストエフスキーが記述した上記のような現象が前兆として現れる．

鑑別診断には失神が挙げられるが，失神は通常より緩徐に発症し，気の遠くなる感じが先行したり，出血，ショッキングな出来事，痛みや長時間の立位など，特定可能な出来事によって誘発されたりする．失神の場合には患者はぐったりしている．軽い硬直や攣縮，失禁などを認めればてんかん発作の可能性が高くなるが，これらの症状はすべて重症の失神においても，特に心原性の失神（Stokes-Adams 発作）や頸動脈洞性失神の場合には起こりうる（Brain and Walton, 1969）．一般にこのような発作は急に起こったり，一瞬の脱力感を伴ったりするし，回復後には錯乱状態や神経学的異常が生じる場合がある．このような患者の顔面

は灰白蒼白である.

てんかん発作が観察されたら，患者を外傷から守りつつ，眼球，顔面および四肢の動きの順序と型を注意深く観察すること．局所的に始まり全般化するてんかん発作もある．呼吸や心血管所見，および他の関連する所見，例えば発汗や顔面蒼白（失神の場合しばしば認める），失禁，そして錯乱や昏迷といった発作後の状態などについて確認する．自分自身がてんかん発作を観察したのでなければ，これらの所見について目撃者に尋ねる.

> 💙 てんかん重積状態——発作と発作の間に意識が回復することなくてんかん発作を繰り返す状態——は生命に関わる緊急事態である．治療が遅れると効果が表れにくい．死亡率は治療しなかった場合は 60％に上り，適切な治療がなされた場合でも 10％である（Patten, 1996）．意識障害の鑑別診断ではてんかん重積状態や発作後状態を忘れないようにすること.

てんかん発作は特発性にも，あるいはさまざまな器質的または代謝性疾患に伴い 2 次性にも，いずれにも起こりえるため，常に徹底した原因検索が必要である．いかなる種類でも間欠的な神経学的症状や徴候，あるいは周期的に起こる奇妙な行動を見たら，常にてんかん発作を考えるべきである．ドストエフスキーの精神医学上の問題と思われていた事象は，『白痴』のムイシュキン公爵がそうであったように[訳注85]，てんかんによって説明できるかもしれない（Klawans, 1990）.

訳注85）ドストエフスキーの長編小説『白痴』の中で，主人公であるムイシュキン公爵は幼少時から重度のてんかんを患っていたものとして描かれている.

偽発作は驚くほど一般的で，賠償請求が審理中の間は特によくみられる．偽発作は真のてんかん患者にもみられ，彼らはそれを自分にとって不愉快な状況を避けるために利用する．偽発作を示唆する所見としては，人前で起こる（特に神経内科外来の待合室），横向きに寝そべりながらの特徴的な弓なり反張型の姿勢をとる，眼を固く閉じたままでいる（白眼を剝くのではなく），四肢の動きにいくぶんか意図が込められている，などが挙げられる（Patten, 1996）.

Huntoon 医師が知るある患者は，判決の言い渡しのために裁判官の前に連れてこられると必ず「てんかん発作」を起こした．その度に救急車が呼ばれ，救急室に搬送され，CT スキャンと脳波，そして血液検査が行われ，そして毎回，判決の宣告は延期された．最終的には偽発作の最中に行われた脳波が正常だったため診断がなされた．判決の後，彼が救急室に現れることは 2 度となかった.

4) 頭痛

頭痛は最も多い訴えの 1 つであり内科コンサルテーションの 40％までを占めている．「スキャン陰性の頭痛 scan-negative headaches」は一般に注意深い病歴によって見分けることができるが，これらの治療の詳細についてはこの教科書の意図する範囲を超えるものである（Patten, 1996）．あえて言うなら，血管奇形からのクモ膜下出血（9，10 章参照），側頭動脈炎（18 章参照），髄膜炎など，いくつかの内科的あるいは外科的緊急疾患を除けば，重篤な疾患の患者では頭痛は病歴のほんの一部に過ぎないのが普通である.

> 💙 クモ膜下出血の場合，直前に繰り返される警告頭痛の存在は良性疾患であるとの誤診を導く可能性がある．右側の動脈瘤が見逃されることが最も多く，おそらくこれは右大脳半球の機能障害の結果，患者による無視や関心の欠如が生じるためかもしれない．先行する軽度の頭痛の有無にかかわらず，突然発症の極めて強い（「雷鳴」）頭痛に，悪心，嘔吐，めまい，失神，意識変容，そして項部硬直（上記参照）などの症状を伴う場合はクモ膜下出血の可能性が高くなる．緊急の動脈瘤切除で最も恩恵を受ける可能性が高い患者群は，同時に最も見逃されやすい患者群である．したがって CT スキャンの閾値を低くすることが推奨される（Kowalski et al., 2004）.

5) 片頭痛

頭痛が唯一の症状ということはなく，必須というわけでもないので，片頭痛は別個に扱う．古典的片頭痛は前兆を伴って起こるが，前兆が発作の唯一の症状という場合もある．普通片頭痛は典型的な頭痛に加え，おそらく悪心，光恐怖，音恐怖を伴うが，前兆は伴わない．典型的な頭痛は拍動

性で前頭側頭に起きる．別のパターンも起こりうる．片頭痛に同等な状態 migraine equivalent として，悪心および嘔吐，腹痛，発熱，嗜眠状態，気分変化，下痢，あるいはその他の症状を主体とする周期的で再発性の発作が挙げられる．あるいは，血管攣縮に関連しているのかもしれない一過性の神経症状が，頭痛を伴わずに生じる患者もいる．

片頭痛の前兆は非常に多様である．この疾患を扱った Sacks による名著に例として記述されているのは，単純あるいは複雑な幻覚，極端な感情状態，言語障害，時間と場所の認識のねじれ，催眠様の状態などである．特に複雑な前兆を伴う場合やてんかんの家族歴がある場合には，片頭痛とてんかんを区別するのが困難なことがある．以下の対比が役立つかもしれない (Sacks, 1973)．

1. 視覚症状は片頭痛においてはるかによくみられ，てんかんにはみられない特徴的な形態（閃輝暗点）をとることが多い．

2. 全般性の痙攣はてんかんではよく起こるが片頭痛では極めて稀である．

3. 意識消失はてんかんによくみられるが片頭痛では稀である．

4. 片頭痛における夢幻あるいは解離状態が，側頭葉てんかんでみられる程度（例えば自動症とそれに引き続く健忘症）にまで至るのは稀であり，てんかん患者が，片頭痛の前兆に伴って前兆自体よりも大きく遷延する長時間のせん妄状態を経験することは稀である．頭痛に夢幻あるいは解離状態が合併する場合は片頭痛とてんかんの鑑別のため脳波を行うべきである．

片頭痛は一過性脳虚血発作などさまざまな神経学的症候群によく似た像を呈することがある．実際に片頭痛の患者は一般よりも脳卒中のリスクが高い．片麻痺性片頭痛や眼筋麻痺性片頭痛などのいくつかの亜型では，長時間持続する神経障害が引き続き起こることがある．片頭痛は運動障害や良性発作性頭位めまいなどと紛らわしいこともある．「吐気を伴う頭痛」の家族歴があれば片頭痛の可能性が高くなるが他の疾患の除外は必要である (Parker, 1997)．

二重盲検対照研究では，片頭痛の症状改善に高圧酸素療法が，シャム治療（2 気圧下で 10% 酸素/90% 窒素の混合ガスを呼吸）の 30% に対して，70% の患者で有効であった．報告によると片頭痛

の神経学的症状も高圧酸素を吸うことで改善したとのことである．高圧酸素療法中の経頭蓋 Doppler 検査は高酸素性の血管収縮に一致する所見であった．この治療法を広く一般に用いるのは難しいかもしれないが，これらの研究は片頭痛の原因解明に役立ってくれるかもしれない (Bookspan et al., 1999)．

前兆を伴う片頭痛と心臓の右左シャントとの関連が報告されている．ある研究では，対照患者の 16% に比較して片頭痛患者の 41% に卵円孔開存が認められ，この数字は若年の脳卒中患者にみられるのと同じであった．他の理由で卵円孔開存の閉鎖を行った患者において片頭痛の消失や頻度の低下がみられたとの報告がある (Schräder, 2003；Horton and Bunch, 2004)．

6) 多発性硬化症

▶ その診断はどれだけ緊急を要するか

通常は成人早期に発症し，神経系のほぼすべての領域が標的となる可能性があり，わりとよくみられる病気，多発性硬化症に関しては，あなたは本当にこの診断をしたいですか，という疑問が湧いてくるかもしれない．はじめの症状は軽く，一過性のことがよくある．続く症状は永遠に現れないという患者もいるし，他の多くの患者も何年も無症状のままである．しかしながら，この診断がつくと瞬時にして患者の人生に多大な影響を与えることになる．患者は保険に加入できなくなるかもしれないし，確信はないがひょっとすると厳しいかもしれない予後のために，いくつもの人生の機会を奪われてしまったと感じるかもしれない．

例えば一度だけ軽度の視神経炎をみた場合に，どの程度積極的な診断努力をするかは「治療するのかしないのか」という質問に対する答えによって決まる．1877 年に Charcot は，「……この問題を真剣に考えられる時期にはまだ来ていない」と述べている．2000 年までの間に，多くの神経科医が，初期症状のうちに治療をしないのは心臓発作や脳卒中が起きるまで降圧薬を使わないのと似たようなものだと考えるようになった (Frohman et al., 2000)．

かつての多発性硬化症の定義は，1 ヶ所以上の神経領域を巻き込む時間的空間的に散在する進行

性の病変，というものだった．John Kurtzke は「私の考えでは，2 本の視神経は多発性と言えるほど別個のものではない」と言っている（Kurtzke, 1985）．この用語が示しているのは描写であって診断ではない．患者の立場からすれば，明らかに傷跡は多いより少ないほうがよいだろう．実際，MRI が使用できるようになってはっきりしたのは，通常は初診の時点で多発病変を認めるが，ほとんどの病変は臨床的に無症状だということである．

要求される診断の確実性の程度は，使用可能な治療に相関する．大変高価で，副作用があり，有効性に限界のある治療を，長期にわたって（ひょっとしたら一生涯）行うことを，いったいどの時点で医師はすすめ，そして患者は受け入れるだろうか．一方で，症状の出現を抑え，永続的な障害を防ぐことができる安全な治療法があれば，初発の神経症状は緊急治療の対象になるだろう（P.B. James, 私信，2004）．

多発性硬化症の世間での評判を鑑みるに，そこには難しいジレンマがある．治療を始めるためには診断が必要だが，どうしたら，患者にとって受け入れがたい恐ろしい妖怪を呼び起こすことなく診断ができるだろうか．

よくみられる徴候と症状

多発性硬化症の病変は，大脳半球，小脳，脳幹部，脳神経，網膜，そして脊髄，どの部位にも起こりうる．たぶん画像検査が比較的簡便なことから脳の病変により注意が払われるが，障害の大部分はおそらく脊髄病変による（James, 2014）．末梢神経も障害され，その頻度は以前に考えられていたよりも多いかもしれない（Zee et al., 1991）．最もよくみられる症状を下記に述べる．

視神経炎の症状としては，暗点や視野欠損，視力低下，彩度の低下，主観的な明度の低下，そして失明がある（10 章参照）．眼球運動により悪化する鈍痛を訴えることもある．動体認識（motion perception）はしばしば障害され，患者は亜急性期に物体を追跡することに困難さを訴えるかもしれない（Costello, 2016）．

第Ⅵ脳神経麻痺あるいは核間性外眼筋麻痺の結果，複視が生じることがある（10 章参照）．

感覚症状には，異常感覚，感覚鈍麻，肢がきつく包まれるような感覚といった，さまざまな不快な感覚が含まれる．

疲労は極めて一般的な症状で，日常生活に支障をきたすこともしばしばである．多発性硬化症は慢性疲労症候群の鑑別診断の 1 つである．

脱力は潜行性に生じることがあり，労作時の疲労，わずかな下垂足によるつまずき，歩行異常，あるいは器用さの喪失などとして表れる．腱反射亢進，クローヌス，Babinski 陽性などの徴候は自覚症状に先行するかもしれない．

小脳障害は，協調運動障害，姿勢保持困難，断続性言語として表れる．

多発性硬化症の患者では，どこかの時点で排尿に関する症状が現れることが多い．便秘はよくみられるため，これを認めない場合には診断を疑う専門家もいるほどである．

頸を屈曲した際に誘発される電撃様感覚，Lhermitte 徴候は多発性硬化症にとてもよくみられるが診断的とまでは言えない．

熱温感受性 heat sensitivity [訳注86] はとてもよくみられる．かつて「空間的散在性」を満たすために新たな症状を誘発する目的で hot bath test という診断手技が行われていたが，新たに誘発された症状が時にそのまま永久的な障害になる場合もあることを銘記しておく必要がある（L. Huntoon, 私信，2003）．

訳注 86）ここでは，体温が上昇すると一過性に視力消失などの神経障害が出現するという，Uhthoff 症状 Uhthoff symptom について述べていると思われる．

多発性硬化症を疑った場合は完全な神経学的診察を行うことが重要である．例えば，患者の症状は片方の足にしかない場合でも，徴候は両方の足に認められると昔から言われている．散瞳下での眼底鏡検査が適応となる．

病因

ステロイド，インターフェロン，モノクローナル抗体などの多発性硬化症に対する現在の治療は，この疾患が炎症性の自己免疫疾患であるとの前提に基づいている．動物モデルは実験的アレルギー性脳脊髄炎である．多発性硬化症では明らかな免疫現象を証明することができるが，同じ免疫学的指標が同程度に脳卒中の患者でも見つかっている（Wang et al., 1992）．自己免疫説には批判もある（Behan et al., 2002；James, 2014）が，2017 年の時点ではまだ一般に受け入れられている．

減圧症および脂肪塞栓症後の患者にみられる脳病変の病理所見は，多発性硬化症の脱髄斑と区別

できないと言われている（James, 1983）．MRIでも脳の脂肪塞栓の病変は多発性硬化症の病変のようにT₂強調像で高信号領域を示す．皮膚と網膜の所見（7章および10章参照）によって塞栓症が起こったことが示唆されるのだが，多発性硬化症のエピソードと一過性脳虚血発作には臨床像の類似点がある．ある研究では，医療の訓練を受けた一見健康そうな年齢中央値36歳の集団において，視覚障害が大半を占める一過性の中枢神経障害が驚くほど高頻度にみられ，これは多発性硬化症の発作かもしれないのだが，この研究では一過性脳虚血発作ということになっている（Levy, 1988）．実験的アレルギー性脳脊髄炎では，きっと抗原の注射に油乳剤か粒子状物質の懸濁液を使用しているので，このモデルは塞栓症を利用しているのだと考えることもできる（James, 1983）．

「分水嶺」領域に一致した病変の分布，軸索と神経両方の消失，そして細静脈障害と細静脈周囲の脱髄など，多発性硬化症の特徴のいくつかは亜急性の脂肪塞栓症によって説明できるかもしれない（James, 1982）．W. Ritchie Russellは「散在性硬化は一定のルールに従っているようでもなく，一見活動性のない状態が10年も20年も続くことがあるなど，ややばかげた病気だ」と述べたうえで，小領域の循環不全と矛盾しない，よく似た変化が脂肪塞栓症によって起きるかもしれないと指摘している（Russell, 1967）．Jamesは，塞栓（あるいは減圧症での気泡）が血管内皮を傷害し，血液脳関門を破って炎症細胞を引き付けると同時に酸素運搬を減少させることを提唱している（James, 2014）．

加えて，高高度を飛行するパイロットは対照の正常コントロールと比較して，MRIにおいて有意に高い容積と多くの数の白質高信号を示す．病変が一様に分布した様子は，「微小塞栓と脳組織の相互作用，引き続く血栓形成，血液凝固，炎症および，または自然免疫系の活性化によって起こった損傷のパターン」であるとの仮説に一致すると考えられる（McGuire et.al., 2013）．

しかしながら，直近の外傷に引き続いて起こった多発性硬化症は数例しかなく，偶然一緒に起こったと考えるほうが自然だろう（Klawans, 1991）．だが，これまでヒトが曝されてきた，ほぼすべての疾患，中毒，注射が脂肪塞栓と関連することが報告されている（James, 1982）．1993年には，527例の剖検のうち92例（17%）に肺の脂肪塞栓症が見つかり，その25%に脳塞栓が見つかった．非外傷性の脂肪塞栓はこれらの症例の6%にみられた（Behn et al., 1997）．機序としては，内因性あるいはイントラリピッドのように注射された外因性の脂肪の凝集反応が提唱されている．カイロミクロンとイントラリピッドのリポソームはC反応性蛋白によりカルシウム依存性の凝集反応を受けることが知られており，もしかしたら，これが非外傷性の脂肪塞栓症においてある種の役割を果たしているのかもしれない（Hulman, 1995）．大半の微小塞栓は肺の毛細血管で捕捉される．しかしながら，脂肪球の変形により毛細血管の通過を許すことがあるし，肺毛細血管径の20〜40倍の大きさのガラス球が肺の微小な動静脈瘻を通じて体循環に達することもある（Filomeno et al., 2005）．卵円孔開存や肺の動静脈シャントが経路となる可能性もある（Stoeger et al., 1998）．卵円孔開存のあるスキューバダイバーの脳ではT₂強調での高信号を複数認める率が高く，おそらく減圧の際に起こる明らかな症状のない空気塞栓によるものと考えられる（Knauth et al., 1997）．

典型的な脂肪塞栓症では脳の傷害から徴候の出現までに無症状の期間が存在する．脳の広範囲の脂肪塞栓症の後も3ヶ月間生存した稀な患者の剖検では，多発性の脱髄巣が特に血管に近接することなく観察された（von Hochstetter and Friede, 1977）．

もし実際に多発性硬化症が，ひょっとしたら脂肪塞栓症が原因の，亜急性の血管障害による血液−脳関門の破綻の結果生じているとしたら，治療の目標は神経損傷の治癒と血液−脳関門の修復に向けられるべきである．これが，英国では広く用いられているが米国では一般に受け入れられていない，高圧酸素療法（図11-9参照）の理論的根拠である．

これとは別に，脊髄障害およびMRIのT₂高信号と関連した現象に線維軟骨塞栓症（25章参照）がある．先行する出来事としては軽度の外傷や身体活動が挙げられ，特にしゃがんだ姿勢からのウェイトリフティングなどのValsalva法が含まれている．症状の経過は「進行期の脊髄卒中」のようだと表現されている．このような出来事は以前は稀で予後不良なものだと考えられてきたが，認識されているよりも多いのではないかという意見もある．ある施設では1年間に3例を経験して

おり，1例目の剖検の結果を受けて残りの2例については死亡する以前に疑いが持たれていた（Bots et al., 1981）．この疾患は当初考えられていたよりも多彩な臨床像および経過をとる可能性があり（Han et al., 2004），何人かは多発性硬化症の「発作」と診断されてしまったかもしれない．脊髄のMRIがより広く使用されるようになれば診断の助けになるだろう．

他の原因，おそらくウイルス感染後や予防接種後のような免疫学的な機序での内皮傷害による血管障害がGuillain-Barréのような他の症候群の原因として提唱されている（上記参照）．

疾患の経過

多発性硬化症の治療を長期的に監視するうえでは点数化がとても重要である．臨床試験で最も広く使用されている方法が，Kurtzke総合障害度スケールExpanded Disability Status Score（EDSS）である（Kurtzke, 1983）．初回の評価時とその後は定期的に，各系統およびEDSS全体の機能状態functional status（FS）の点数を決めればよい．

EDSSは歩行能力に大きな比重を置いたかなり大雑把な方法なので，個々の患者に適した測定法を考案したくなるかもしれない．日々の変動や長期間の傾向が評価できるように，何度も繰り返し行うことが可能な測定法を選ぶとよい．さまざまな治療を試したがる患者には客観的なデータをとっておくようにすすめるべきである．候補としては，立ち上がりテスト（25章参照），一定時間にどれだけ歩けるか，または泳げるか，腹筋運動や握力計を握るなどさまざまな運動を最大で何回できるか，排尿の頻度と1回あたりの量，感覚症状を数値化した点数，あるいは視力検査表を読む，などが考えられよう．患者と十分に相談し話し合いながら治療計画を立てなければならない．

14 意識，昏迷，昏睡

1）反応のない患者への最初の評価

意識変容の程度の定義を表26-10に示す．この状態を認識し，ABC（気道，呼吸，循環）の問題が片付いたらすぐに優先しなければならないことは，意識変容の原因を決定し，低

表26-10 意識の定義

錯乱状態	混乱し指示に従うことが困難な状態．時間に対する見当識は，少なくとも軽度に障害されている．刺激に対しては常に誤った解釈がなされ，集中力は低下している．記憶に誤りが多い．
急性器質性脳症候群[訳注87]（せん妄）	より進行した状態で，外的環境との接触ができず，検者の手の届かないところにいる．患者は見当識が障害されており，怖がったりイライラしている傾向がある．
昏迷	周囲の環境刺激に反応しない状態で，刺激をより強く繰り返し与えることによってのみ覚醒する状態．
昏睡	覚醒できず反応のない状態．外界の刺激や内的な必要に対して，いかなる精神医学的に理解可能な反応もないこと．

（Plum P, Posner JB. *The Diagnosis of Stupor Coma.* 2nd Ed. Philadelphia, PA FA Davis Co；1972 より引用）

訳注87） 器質性脳症候群とは，一過性ないし永続性の脳機能障害により生じる注意・集中・記憶の障害，意識混濁，不安，抑うつなどの行動・心理面での一群の症状．

酸素脳症や外傷性脳障害の集中的な神経蘇生を含めた適切な管理を始めることである．

各部位の身体診察についてはすでに述べた（脳神経，姿勢，前庭徴候を参照）．10章（瞳孔と眼底検査の徴候），9章（外傷），6，17，18章（低体温と心血管），また粘液水腫性昏睡と甲状腺クリーゼのように全身疾患に伴うものは各章を参照されたい．バイタルサインと神経徴候（瞳孔径とその反応，人形の眼徴候，姿勢反射など）をモニタリングすべきである．加えてグラスゴー・コーマ・スケール（GCS，表26-11）が標準的な手法として採用されている．痛み刺激への反応では皮膚をつねることから始め，反応がなければより強い刺激に変えていく（腱をつねるなど）．

意外なことに，3,306人のGCSが3の患者は約58％生存し，1980年代にみられた生存率の2倍近くになっている（Nguyen, 2016）．

意識消失をきたすいくつかの原因疾患を表26-12に挙げた．

2）頭部外傷患者のメモ

頭部外傷はとても頻度の高い問題である．小児

866　26章　神経

表 26-11　グラスゴー・コーマ・スケール(GCS)

開眼	自発的に	E4
	呼びかけのみに	E3
	痛み刺激のみに	E2
	開眼せず	E1
最良の運動反応	命令に従う	M6
	疼痛部に限局して反応	M5
	痛みに逃避反応を示す	M4
	異常屈曲(除皮質)	M3
	伸展反応(除脳)	M2
	まったくなし	M1
言語の反応	完全に見当識あり	V5
	混乱した会話	V4
	不適切な言葉の使用	V3
	理解不能の言葉	V2
	まったくなし	V1
総得点(3-15)		

(Patten J. *Neurological Differential Diagnosis.* 2nd Ed 1996. より許認可が Copyright Clearance Center, Inc. を通して譲渡され，Springer Nature の許可を得て再版)

の死因として最も頻度が高く，全外傷関連死の50〜80％を占めている．外傷の生体力学は複雑である．外傷のメカニズムを十分に理解せずに決めてかかることは危険である(Ommaya et al., 2002)．

　頭部外傷のいくつかの外的徴候は9章にまとめた．患者がたとえ意識状態がよくても，これらの徴候には気をつけなければならない．外から見て取れる徴候がないからといって，重篤な外傷を除外することはできない．軽度の外傷後に硬膜下血腫を起こした幼児は，単に不機嫌であったり，嘔吐を呈するのみであったりする(Jenny et al., 1999)．

　頭部外傷の患者に対しては，内科的・外科的な見地(脾破裂，緊張性気胸，骨折による出血などがないことを確認するなど)から安定させた後，神経科に相談し，緊急頭部 CT スキャンを撮ること．また，頭部外傷の患者はそうでないとわかるまでの間は，頸椎損傷も併存している可能性があることを覚えておくこと．頸部は外傷現場で救急隊員によって固定され，病院到着後は初期評価・治療後に頸椎 X 線を撮影されるべきである(M. Faria, 私信, 1999)．

> 致死的な脳の変位や移動が疑われる頭蓋内圧亢進症の徴候には，血圧上昇，徐脈，ゆっくりとしたあるいは周期的な呼吸があり，これらは Cushing の3徴と呼ばれる．潜在的な内出血や外科的手術を要するショックへの進

表 26-12　意識消失の原因

頭部外傷	• 脳振盪 • 脳浮腫に伴った脳挫傷	• 脳幹挫傷 • 硬膜下血腫 • 硬膜外血腫
脳血管障害	• 出血：大脳，小脳，脳幹 • くも膜下出血 • 脳浮腫を伴った血栓性あるいは塞栓性脳梗塞	• 空気，脂肪，羊水による塞栓症
低灌流	• 不整脈 • 脳血管不全(椎骨脳底動脈閉塞など) • Steal 症候群 • ショック	• 失神 • 脳浮腫 • 悪性高血圧 • 水頭症 • 脳底動脈片頭痛
薬剤，毒物	• アルコール • 麻薬 • バルビツレート，その他の鎮静薬 • インスリン • アスピリン	• アセトアミノフェン • 一酸化炭素 • メトヘモグロビン血症 • 重金属(鉛，ヒ素，水銀，タリウム)
代謝障害	• 糖尿病性ケトアシドーシス，または高浸透圧性昏睡 • 尿毒症 • 肝不全 • 低酸素 • 高炭酸ガス血症 • 重度のアシドーシス • 低血糖 • 高カルシウム血症 • 低ナトリウム血症 • 粘液水腫	• 甲状腺クリーゼ • 低体温 • 熱射病 • 悪性高熱症 • 副腎不全 • ビタミン B_{12} 欠乏症 • Wernicke 脳症(脳性脚気) • アルコール症 • 妊娠悪阻 • 重度の貧血
感染	• 全身の敗血症	• 中枢神経の感染症
痙攣，てんかん重積持続状態，てんかん発作後		
腫瘍	• 脳腫瘍 • 転移性脳腫瘍	• がん性髄膜炎

展を示す徴候には，血圧低下，速く弱い脈，頻呼吸がある(Patten et al., 1996)．

　グラスゴー・コーマ・スケール(GCS)は，当初は重度の意識障害の患者を評価するために開発されたが，現在では救急外来で頭部外傷患者を評価する際に頻用されている．

　GCS が12以下で神経学的局所症状があれば，CT スキャンで異常所見を認める可能性が高い(Ng et al., 2002)．GCS が15であったとしても，

表 26-13　Full Outline of UnResponsiveness (FOUR) スコア

眼の反応	E4 開眼あり指示により追視・まばたきあり E3 開眼あり追視なし E2 閉眼，大声で呼ぶと開眼 E1 閉眼，痛み刺激で開眼 E0 痛み刺激でも閉眼
運動反応	M4 親指を立てる，グー，ピースサインができる M3 痛みの場所に手を持っていく M2 痛みに屈曲反射 M1 痛みに伸展反射 M0 痛みに反応なし，もしくは全般性ミオクローヌス
脳幹反射	B4 瞳孔，角膜反射あり B3 片側の瞳孔散大し固定 B2 瞳孔，角膜反射いずれか消失 B1 瞳孔，角膜反射いずれも消失 B0 瞳孔，角膜，咳反射すべて消失
呼吸様式	R4 挿管なし通常の呼吸パターン R3 挿管なし Cheyne-Strokes 呼吸パターン R2 挿管なし不規則呼吸 R1 挿管，人工呼吸による補助呼吸 R0 挿管，すべて強制呼吸もしくは無呼吸

(Wijdicks EFM, Bamlet WR, Maramattom BV, et al. Validation of a new coma scale : The FOUR score. Ann Neurol. 2005 ; 58 : 585-593 より許可を得て引用)

特に意識消失の病歴があれば，重大な外傷は除外できない．頭部外傷後に放射線画像上所見の悪化を認めた患者の 26％は，受診時の GCS が 15 であった(Givner et al., 2002)．また，GCS は連続して記録しなければならず，わずかな悪化にも注意を払わなければならない．GCS は言語機能に依存するため，右側の頭蓋内腫瘤病変に対しては比較的感度が低いかもしれない(Dacey et al., 1986)．たとえ GCS が 15 でも，検者が正常ではないと感じた場合には，注意を払うべきである．

Mayo クリニックで新しいツールが開発された．FOUR (Full Outline of UnResponsiveness) スコア(表 26-13)は言語機能においては GCS より劣るが，集中治療の状況では別の利点がある(Wijdicks et al., 2005)．このスコアリングは数分で完了することができる．それぞれ 4 つのスケールを加算し，FOUR スコアが 1 上がるごとに院内死亡率が約 15％減少するというものである(Iyer et al., 2009)．

3) 脳震盪

脳震盪はびまん性の脳障害で脳のネットワークに悪影響を及ぼす．臨床症状は一進一退の状態に

なるかもしれない．脳震盪の症候的な障害は高次脳機能障害である．徴候や症状については 9 章を参照．脳震盪によって障害されやすい際立った複雑な統合機能は固視障害や追視障害である．

患者は読む機能が制限される眼精疲労で困るかもしれない．プリントされた文字や線が"飛び回る"ようであったり，疲労や頭痛などによって長い時間本を読んだりスクリーンを見たりできない(C.L. Hendricks, 私信, 2017)．

4) 硬膜下血腫

頭部外傷のいかなるケースでも，硬膜下血腫の可能性は考慮しておかねばならない．患者が退院した後でも発症する可能性がある．特に凝固障害や骨形成不全のような素因があれば，外傷の程度は重度である必要はない(Pozzati et al., 1983)．

外傷(または外傷の病歴)がなくても，もちろん硬膜下血腫は否定できない．成人では，頸部の外傷(むち打ち)だけで硬膜下血腫の原因になることはほとんどないが(25 章参照)，小児では，揺さぶられっ子症候群の原因になると言われている．

揺さぶられっ子症候群

多くの病院は現在，重篤な脳障害や死亡を防ぐために乳児を揺さぶらないよう警告している．脳の腫脹，硬膜外血腫，網膜出血の3徴がある死亡例では，刑事訴追が増加している（9章，10章参照）．

揺さぶられっ子症候群（Shaken baby syndrome）の理論は，他の原因が証明されなければ，硬膜下血腫と網膜出血が虐待によるという仮定に基づくが（Geddes and Plunkett, 2004），その理論には異議が唱えられており，有罪判決は現在控訴中のような状態である．

重篤な頭部外傷の病歴がない時に，硬膜下血腫と網膜出血の所見を基に児童虐待と定義し，網膜出血が児童虐待で高頻度に起こることを結論付けるとしたら，恣意的な予言になるかもしれない（Fung et al., 2002, 強調は筆者による）．虐待に関する供述がほとんど存在しないため（Geddes et al., 2001），因果関係を証明するための供述自体あるいは供述に関する意見への信頼性も疑問視されてきた（Leestma, 2005, 2006）．児童虐待に関する大量の文献は「逸話的なケース，症例報告，レビュー，意見，立場表明書」などで構成されている（Barnes, 2002）．EBMの分類でclass Ⅳ（どの試験も盲検試験は行われておらず，専門家の意見のみであり，対照群のない記述的な症例集であった）を超えるレポートはほとんどなかった（Barnes, 2002）．そのエビデンスは逆ピラミッド型に例えられる．逆ピラミッド型とは，「非常に少ないデータベース（そのほとんどは質の悪い研究で，後ろ向きであり，適切な対照群がない）に基づいて，さまざまな考え方に広がっている」（Donohoe, 2003）．

揺さぶられっ子症候群が硬膜下血腫を引き起こす仮説を唯一実験で証明した研究は，麻酔をかけたアカゲザルを使った，車両の衝突シミュレーションであった．この実験の実際の興味の的は衝突事故であった．回転のスピードが40,000ラジアン毎秒毎秒（rad/s^2）を超えた時に，衝撃なしに脳損傷をきたすことがわかった．19匹のサル中11匹が損傷を受け，明らかな頸部の病的損傷もあった．実験者たちは，人間の成人で同等の損傷を受けるには，計算上角加速度が6,000〜7,000ラジアン毎秒毎秒（rad/s^2）必要であると計算したが，後に4,000ラジアン毎秒毎秒（rad/s^2）と下方に改訂した．必要とする力は神経組織では生物学的に一定であり，それは組織の質量の2/3乗に反比例する．成人より小さな幼児の頭で脳損傷を起こすためには，成人よりも大きな加速が必要とされる（Uscinski, 2002）．頸をちょうつがいで接続され，人と同等の頭を持った人形を被験者が揺さぶっても，揺さぶるだけでは平均角加速度が1,138.54ラジアン毎秒毎秒（rad/s^2）しか発生せず，脳振盪を起こす力の約1/4にしか相当しない．一方，パッドが入っていたり硬い表面に対して衝撃を加えれば平均52,475.70ラジアン毎秒毎秒（rad/s^2）の角加速度が発生した（Duhaime et al., 1987）．

2人の法医学病理の専門家は，「そういうものが存在するという決定的な証拠がない」と断定しており，頭部の揺さぶりのせいにされている頭部外傷は，頭部への鈍的損傷の結果であると信じている（DiMaio and DiMaio, 2001）．

揺さぶられっ子症候群による3徴には鑑別診断がある．幼児では頭蓋内出血は驚くほどよくみられる．生後5ヶ月までの幼児で，外傷のない死亡50例の剖検では36症例（72％）で新規の硬膜内出血を認めた．初期の研究では，硬膜内出血は未熟児の「普遍的な特徴」であると記載していた．患者の多くは気管支肺炎，先天性の心疾患や肺疾患，胎盤機能不全，敗血症，出生時仮死のため重度な低酸素状態になっていた．

未熟な脳では低酸素症だけであっても，あるいは感染症と合併した場合でも，血管透過性を変化させ，硬膜内・硬膜下において血液の血管外溢出が起こるような病態生理学的カスケードを活性化することを，著者たちは提唱している．さらなる要因としては，静脈高血圧や持続的または一時的な動脈高血圧が含まれる．網膜出血も同様の要因で説明できる（Geddes et al., 2003）．

硬膜下出血は正常分娩後の幼児にも発症しうるが，真の発生率はまだ明らかになっていない．認識されていない慢性硬膜下血腫内への再出血は，わずかな外傷や外傷がなくても起こるかもしれない（Uscinski, 2002）．

5）網様体賦活系の病変部位

上部脳幹における両側性の病変を引き起こすような，脳底動脈血栓症，脳炎，Wernicke脳症，

外傷，腫瘍などの病変は，網様体と皮質脊髄路，皮質延髄路を障害し，完全麻痺や意識障害をきたす．

網様体賦活系は睡眠と覚醒状態に必須である．薬物は主に上行性網様体賦活系を選択的に抑制することによって意識消失を引き起こすかもしれない．網様体賦活系の機能障害は，昏睡状態と同様に統合失調症，Parkinson病，ナルコレプシー，注意力障害や睡眠覚醒障害をもたらす．

6）遷延する昏睡状態

▶ 覚醒昏睡[訳注88]

覚醒昏睡の患者は，一見刺激によって覚醒するようにみえる．開眼し，時には部屋の隅から隅まで眺め，動くものや人を追視することができる．彼らは大きな音に反応するように見えるため，「不動の番人」と言われている．この状態は**無動性無言**とも呼ばれており，その用語は，眼球を除いて身体の動きがなく，無言であることを強調しているが，眼球運動が特別に保持されていることについては強調されていない．2つのその他の一定しないパラドックスがある．すなわち，深部腱反射は消失しているが不快な刺激から逃避することがある．また，患者は咀嚼できないが嚥下できることがある．逃避反射や追視は，患者の家族によって意識回復の徴候と解釈されるかもしれない（話すことまでは期待できないが）．ベッドサイドで毎日数時間過ごす家族と専門家との間にはしばしば意見の違いが生じる．専門家は10分しか立ち寄らないけれども，その見解は複数の専門分野に渡るプロジェクトチームによって理論的に支持されたものである（Borthwick, 1996）．

訳注88]『Plum and Posner の昏迷と昏睡』によると，覚醒昏睡 coma vigil，植物状態 vegetative state，失外套状態 apallic state はすべて同じ意味である．少なくとも30日間，植物状態であった患者を持続的植物状態 persistent vegetative state（PVS）と表現する．

無動性無言では，内側前頭葉の障害がしばしばみられる（Zeman, 1997）．無動性無言は両側前頭葉が遮断された状態と区別されなければならないし，植物状態の患者からみられることがある「ごくわずかにしか反応しない状態」とも区別される．覚醒昏睡は，閉じ込め症候群と持続的植物状態（PVS）との間のどこかに位置する状態であろう

（Howsepian, 1996）．

7）持続的植物状態（PVS）

「植物」という言葉が意味するものは「成長や発達はできるが，感覚や思考ができない生命体」である．この状態の本質は「外的環境に対するあらゆる適応反応がなく，情報を受理したり発信したりするという精神もないが，長期間覚醒している状態」である（Zeman, 1997）．PVSは予め定義された期間（通常1ヶ月）を超えて持続している状態である．診断基準はPVSの多学会調査委員会による合同声明によって定義されてきた（1994a, b）．

この状態の患者には，はっきりとした睡眠—覚醒サイクルがある．強い刺激により目覚めさせることが可能で，呼吸を速めたり顔を歪めたり手足を動かすことによって反応することができる．通常機械換気のサポートなしで呼吸することができる．はっきりした理由や目的なしに，噛んだり，飲み込んだり，涙を流したり，叫んだり，うなったり，笑ったりという特定の自動的な動きが起こる．通常自動的な眼球彷徨 roving eye movement が見られる．瞳孔反射，眼球回頭反射，咽頭反射，角膜反射などの脳幹反射は通常保たれる．四肢の徴候は一定しない．

はっきりとした意識的な知覚や考えられた動きの徴候がみられる場合は，PVSの診断とは合わないが，その徴候は簡単に見落とされてしまう（Zeman, 1997）．PVSの多学会調査委員会による合同声明で定義された症状群は，重度の失行，失認，無傷だが有意に意識レベルが変容した機能減退性せん妄の組み合わせからなる（Howsepian, 1996）．しばらくたつと，この状態は「永遠」に続くと考えられるかもしれない．食事を与えたり，水を与えるといった医療行為は，裁判所命令や「事前指示書」を実行することにより，取りやめられるかもしれない．

永遠の植物状態からの回復は，定義からも不可能（確かに珍しい）とも思える．しかし，永遠の植物状態から顕著な回復を認めた症例の（間違って診断されていたのだと思えるが），詳細な記録が残されている．それは60歳の言語学者の男性で，開心術後ほぼ4ヶ月間昏睡であったが，ほぼ完全に回復し，3冊の本を書き，その後5年間にわたって広く講演を行った（Goshen-Gottstein, 1988）．

頭部外傷後1ヶ月の時点でPVSと診断された成人のうち，33％が3ヶ月の時点で意識が回復し，6ヶ月で46％，12ヶ月で52％が回復したとされている．非外傷性では非常に結果が悪く，6ヶ月もしくは12ヶ月後に意識が回復した者は15％しかいなかった(Zeman, 1997)．

外傷後に1年以上永遠の植物状態が続いた人のなかで，その後状態が改善したのは約14％であった(Childs and Mercer, 1996)．外傷の3ヶ月後のPVSの誤診率は48％にのぼる(Childs et al., 1993)．

PVSと考えられている患者のなかには，実際は閉じ込め症候群である患者がいるかもしれず(上記参照)，精力的かつ巧みにコミュニケーションを成立させようとする努力が現れる．多くの医学生や神経外科医の期待や神経学的に正常な人たちによる世論調査に反して，このような患者たちは生きる意志を表明しさえするかもしれない．偶発的な反応と意味を持つ反応とを区別するための手段として，質問法が構築されている(McMillan, 1996)．

PVSは行動に関する診断であり，原因や解剖学的診断ではない．実際に解剖学的病変部位は大きく異なる．Karen Ann Quinlanの脳は，法的前例を確立したケースとなったが，視床に比較的選択的な壊死を示していた．傍矢状部と後頭部以外の大脳皮質は比較的保たれていた．傍矢状部と後頭部が広範囲に障害されても，意識状態に大きな影響を与えない(Kinney et al., 1994)．

PVSと診断するには，意識がないことが前提であるが，意識は直接測定できず，推測するしかない．患者はPVSあるいは昏睡の状態から最終的に覚醒しても，その状態の経験を通常思い出すことはできない(Ostrum, 1994)．なかにはできる者もいるが，正常人でさえ夢を思い出すことはできないのである．脳機能(脳波，体性感覚反応，神経画像スキャン，脳血流量測定など)の結果はさまざまである(Howsepian, 1996)．

「植物」という言葉は軽蔑するような響きがあるため，批判されている．

PVSに関する哲学的な討論は，この教科書の範囲を超えるが，論議があることに言及する価値はある．実際にある著者は「PVSの診断をつけないほうがよいのではないでしょうか．なぜなら医学的に信頼性がなく，法律家に誤った安心感を与えてしまうから」と問うている(Colover, 1997)．

8) 脳死

脳死の最初の基準は米国のハーバード医学校で結成されたチームによって作られた(特別委員会報告, 1968)．2010年の米国神経学会の脳死のガイドラインでもほとんど変わっていない(Wijdicks et al., 2010)．人工呼吸器を外すことの法的責任に対して防御するための単に実利的な目的もしくは臓器移植プログラムの需要に応えるためであると考える者もいた(Wijdicks, 2003)．

重要臓器を摘出するために脳死の決定を下す際には，医師は昏睡の原因とその原因が不可逆的であることを知る必要がある．交絡因子(薬物中毒，低体温，代謝異常・内分泌異常など)は注意深く除外されるべきである(Burns and Login, 2002)．重度の脳障害では視床下部-下垂体軸が障害されたため尿崩症，急性甲状腺機能低下症，急性副腎不全になる可能性がある(Nguyen, 2016)．

慣習的には6時間空けて2度，脳幹反射がまったくないことが実証されなければならない(Wang et al., 2002)．その反射には瞳孔の対光反射，角膜反射，頭位変換眼球反射，カロリック試験，咳／咽頭反射が含まれる．もし耳に冷水を入れて眼球偏位が起きるようであれば脳死ではない．また，患者は無反応でなければならず，疼痛刺激に対していかなる脳の運動反射もない．

脳死の確定には，瞳孔反射がないことを必要なら拡大鏡を使ってでも証明しなければならないが，瞳孔径は病変部位によって決まる．固定され散大した瞳孔は，頚髄の交感神経線維が正常であることを示す．「正中位」(4〜6 mm)の瞳孔は，中脳の副交感神経であるEdinger-Westphal核の障害によるものである．「ピンポイント」瞳孔は，橋の障害によって下行する交感神経線維が遮断された時に起きる．したがって瞳孔径はEdinger-Westphal核のみによって決定される．ピンポイント瞳孔はこの核が機能していることを示唆するため，脳死の診断に合致しない(Morenski et al., 2003)．

無呼吸テストは，すべての脳幹反射がないことを確認した後に最後に行われる．もし患者が脳死でないなら，無呼吸テスト自体がさらなる損傷を引き起こすか，「『脳幹死』の診断に付随する常に致

命的な予後」に確実に結びつけてしまう(Evans, 2002). 世界で使用されているプロトコールのうち, 50%程度しか無呼吸テストを推奨していない(Swash and Beresford, 2002). まさにこのテストを実行することは重度の脳障害に対する脳蘇生の原則である高炭酸ガス血症や低血圧を防止することが最も重要な指標の1つであるということを破ることになる, ということに留意せよ. 高炭酸ガス血症は脳血管の拡張とICPの増加を招き浮腫の悪化をきたし, 脳ヘルニアの一因になりうる. 全身循環での血管拡張は低血圧の原因になる可能性がある(Nguyen, 2016).

無呼吸テストでは, 患者が低酸素状態でないことを確認する(例: 動脈血ガスでpO_2 55 mmHg以上など). 次に人工呼吸器を外した後, pCO_2が60 mmHg以上になる時間を測定する. もし慢性高炭酸ガス血症がなければ呼吸中枢が刺激されるはずである. 一般的にpCO_2は無呼吸としてから1分ごとに2.5 mmHgずつ上昇してくるので, pCO_2が60 mmHgを超えるために必要な時間は, $(60-pCO_2)/2.5$となる. 100%酸素での持続気道陽圧法(CPAP)で呼吸管理を行い, 必要な時間だけ人工呼吸器を外す. そして血液ガスを採取して, pO_2が55 mmHg以下に下がらず, pCO_2が60 mmHg以上になっていることが確認できれば, 脳死が証明されるかもしれない. もし何の呼吸努力も起きず, 血液ガスでこのことが確かめられれば, このテストを充足し, このプロトコールによって脳死が確かめられるかもしれない. もし患者に努力呼吸, 不整脈や低血圧(<収縮期血圧90 mmHg), パルスオキシメーターで酸素飽和度の低下がみられれば, 試験を中止して人工呼吸器に再度つなぐべきである(Wijdicks, 1995).

プロトコールは施設や法制度によって異なり, 診断基準に関しての世界的なコンセンサスは存在しない(Wijdicks, 2002). 特に脳死に関して, インドを含むかつての植民地で適用されている英国の基準は脳幹死である(Sethi and Sethi, 2003)が, 米国, 中央・南アフリカ, ドイツを含むヨーロッパ諸国では基準は全脳死である(Haupt and Höfling, 2002). 脳波, 経頭蓋Doppler, 聴性誘発反応, 体性感覚誘発電位, RIスキャン, 血管造影などの追加の検査が必要となるかもしれない(Karakatsanis and Tsanakas, 2002; Wijdicks, 1995). 神経損傷が不可逆であることは頭蓋内の循環が

まったくなくなることによってしか実証されないという者もいる(Bernat, 2004). しかしながら, 「全虚血性ペナンブラ」である時期——代謝の要求を減らすための自己防衛メカニズムとして, 脳の機能がシャットダウンされる最大48時間——の脳血流は, 神経の梗塞を防ぐのに十分である一方, 放射性核種血管造影の検出閾値以下まで減っているかもしれない(Nguyen, 2016).

小児は成人に比べて, かなり長期に無反応の時間が続いた後でも回復するかもしれないため, 特に5歳以下の患者に脳死の基準を適用するのは特別な注意が必要とされる(専門医の報告, 1981).

診断をつけることを決して急いではならない. もし不確かなら待って再度試験をすることができる. 脳死と知られている状態は数日以上続くことは稀にしかなく, そしてその後必ず循環虚脱と全身の死がやってくる(Byrne and Weaver, 2004). 「脳死」と診断された175人以上の患者が従来報告されたものより生き延びており, 突然完全に回復する者もいた(Nguyen, 2016).

ドナー臓器の需要によって, 脳死を迅速に証明する圧力がさらに高まったが, 科学的, 倫理的な問題が残っている(Karakatsanis and Tsanakas, 2002; Shewmon, 1998). もし心臓や他の臓器の摘出によって死が起こるならば, 関係者が殺人で有罪判決を受けるかどうかという法律問題が提起されている. 殺人の被害者となった脳死患者が死体安置所まで運ばれた後になっても, 法律家が告訴することが稀にある(Byrne and Weaver, 2004).

脳死の法的概念によって支持されている「死亡したドナー」の法則を超えて, 「完全には機能していない脳」を持つ患者からの臓器を使用しようとする試みは, ならず者の思うつぼとなる(Koppelman, 2003).

2008年の生命倫理に関する大統領諮問委員会による白書では「脳死」という言葉から「全脳不全」という言葉に置き換えられており(生命倫理に関する大統領諮問委員会, 2008), 哲学的に中立で生理学的に明確な言葉である(Shewmon, 2009). にもかかわらず, いまだに「脳死」が一般的に使われている. 「神経学的基準による死の規定」(DDNC)のための基準は司法権の管轄によって異なり, 法的紛争が行われている(Pope, 2014).

生き埋めになる恐ろしさを表現した米国の詩人, エドガー・アラン・ポー(1809~1849年)がこ

う記した.「生と死を分ける境界線は曖昧で漠然としている. どこが終わりでどこが始まりか誰が言えるだろうか?」(Poe, 1966). ポーはカタレプシーで苦しめられ, 発作の間に死んだと間違えられることを恐れていた.

15 認知

患者から何とも言えない不可解な感じがしたら, さらなる診察が必要である. 少なくとも, 精神状態に関する検査を適切かつ綿密に行うべきである. そのような不可解さがなぜ生じたかを明らかにするような詳細な診察をせずに,「変わった」とか「おかしな人格」と患者を表現してはならない.「患者がおかしい」と気づくことは, 診断に向けての始まりであって, 終わりではない.

詳細な精神状態検査が必要となるその他の手がかりとしては, (1)協力関係が明らかに欠如している時, (2)医師がゆっくりと話をしなければならなかったり, 指示的な質問をしなければならなかったり, 動作の手本を示さなければならなかったり(例えば「あー」というような), 患者を促したり向きを直さなければならなかったり, 眼科的な診察の際に眼鏡を外してあげなければならないというようなことがある. そのようなわずかな見落としやすい所見が, 認知機能障害の隠れた重要な徴候である(D. Royall, 私信, 1999).

> 🔵 現在もしくは前の職業についての会話は, ざっくばらんな会話では明らかにならない認知障害を明らかにするのに役に立つかもしれない(C. L. Henricks, 私信, 2017).

1) 認知症

認知症は, 5つの領域のうち, 少なくとも3つ以上が永続的に障害されることを特徴とした慢性的(3ヶ月以上の期間)で後天性の知的機能の障害である. 5つの領域とは, 記憶, 人格あるいは感情の状態, 言語, 思考(抽象, 計算, 判断), 視覚的-空間的能力である.

器質脳症候群の1つあるいはその他の見当識障害の原因が疑われるすべての患者において, 精神状態検査のなかの認知に関する部分を行い, 病歴

を完成しなければならない. この部分のほとんどはすでに2章でカバーされているが,「神経診察」の部分にも記録されている(もちろん, 患者が信頼できる報告者でなければ, そのことをカルテの最初の頁の「信頼性」の欄に記載するべきである. 4章参照). さまざまなタイプの認知症が表 26-14にリストされており, 治療可能な原因には印(a)がついている.

認知症のような診断をすることは人生を変えかねない結果をもたらす可能性があり, 特異度が低い検査で無症状の人をスクリーニングすることは, 軽々しく行うべきではない. 病気にかかっている可能性があることを同定する臨床的価値と, 烙印を押す害とを天秤にかける必要がある. またMMSE(簡易知能検査)によって見つかるような軽度の認知機能障害は, 認知症へ進展する可能性はあるけれども認知症と同じではない. 軽度の認知機能障害に対するMMSEの感度と特異度は, それぞれ75%と51%であった(Ellison, 2008). MMSEを含む25のスクリーニング手段があり, 尤度比が蓄積されている(Holsinger et al., 2007).

▶ 遂行機能のテスト

1994年, 米国精神医学会は患者の評価において, 遂行制御機能に対するテストを追加することを推奨した(Royall, 2000). 遂行制御機能(ECF)とは, 比較的単純な考えや動作や行動を目標に向けた行動に統合する能力のことであり, 現場での対応能力に重要とされている(Workman et al., 2000). このテストではMMSEで機能障害が検出できる前に欠落した機能が出てくるかもしれない.

まさに標準化された遂行制御機能のテストは, エグゼクティブインタビュー(EXIT25)であり, 15分, 25項目のテストである. 検者は, テストを行う時に保続, 模倣, 侵入, 前頭葉徴候, 自発性の欠如, 脱抑制の行動, 使用行動などが現れないかどうかも注意深くみる. 通常の方法で行われれば, 問題行動や必要とする介護度とその試験結果とは相関する(Royall et al., 1992, 1993a, b). 簡易知能検査(MMSE)と同様に(2章参照)学習効果があり, 繰り返す経過観察の手段としては, これも理想的ではない.

たやすく経過観察するための方法が考案されており, 少しばかり訓練を受けた職員によって電話で行われるものもある. このような検査は薬物治

表 26-14　よくあるタイプの認知症

皮質認知症	• Alzheimer 病（50～70％）（Geldmacher and Whitehouse, 1997） • Lewy 小体型認知症 • Parkinson 病	• Pick 病（前頭側頭型認知性もしくは FTD） 　行動異常型 FTD 　側頭変異型 FTD • 進行性非流暢性失語
皮質下認知症および混合性皮質／皮質下認知症	• 脳腫瘍（原発性・転移性） • ª 欠乏状態（ビタミン B₁₂，葉酸，鉄など） • ª 代謝性疾患（甲状腺，糖尿病など） • 遺伝性・家族性（Alexander 病，Canavan 病，脳腱黄色腫症，Down 症候群，脆弱 X 随伴振戦／失調症候群，Huntington 病，Krabbe 病，メープルシロップ尿症，神経セロイドリポフスチン症，Niemann-Pick 病，Pelizaeus-Merzbacher 病，Sanfilippo 症候群 type B，脊髄小脳変性症 type2，Wilson 病） • ª 重金属曝露〔アルミニウム，ヒ素，ビスマス，銅（Wilson 病），鉛，水銀〕 • ª 感染性認知症（AIDS，ヘルペスウイルス，クールー，Jakob-Creutzfeldt，ライム病，神経梅毒など） • 代謝性脳症（肝性，腎性，低血糖など）	• ª 正常圧水頭症 • 進行性核上性麻痺 • ª 偽認知症（高齢者の重度のうつ） • 全身性，大抵免疫関連疾患（Behçet 病，多発性硬化症，サルコイドーシス，Sjögren 症候群，全身性エリテマトーデス，セリアック病） • 毒物・薬物乱用関連認知症（アルコール，コカイン，メタンフェタミン，メタノールなど） • 外傷性脳損傷および拳闘家認知症 • 血管性認知症 　無酸素／低酸素脳症 　Binswanger 病（皮質下動脈硬化性脳症） 　多発梗塞性認知症（鎖骨下動脈盗血症候群，椎骨脳底動脈症候群など）

ª 時間内に捕まれば部分的に治療可能とされている疾患
〔W. Summers（私信，2017）より許可を得て転載〕

療のような介入を評価するために必要である（Summers et al., 1990）.

　手早く簡単で，多くのセッティングで繰り返し使いやすい CLOX という時計描写試験という方法がある．時計描画検査（CDTs）は当初，側頭頭頂葉機能障害（半側空間無視）のための検査として考案されたが，この目的に対する信頼性は低いことがわかってきた（Ishiai et al., 1993）．しかしCLOX は認知症の診断とよく相関する．なぜなら視空間能力，構成実行，集中，言語理解，数の知識，計画能力が必要とされるためである（Mendez et al., 1992）．MMSE（2 章参照）を基準とすると，認知症に対する CLOX の結果は感度77％，特異度 87％であった（Death et al., 1993）．時計描画検査は聴覚障害者にとっても行いやすく，また多くの患者にとっても精神的負担が少ない．ある縦断研究においても，MMSE が 21 点以上で，時計描画検査で異常がみられた患者は，将来的に完全な認知障害に至るリスクが 5 倍に増加したことが示されている（Ferrucci et al., 1996）.

診察方法

1. 患者に，濃い黒いインクで中心に点と 10 cmの円を描いた紙を 1 枚渡す.
2. 患者に「これを時計と考え，数字を書き込んでください」と指示する.

3. もし尋ねられたら同じ指導を繰り返すが，それ以上の指導は行わない．もし患者が突然間違いに気づいて修正を申し出た場合は間違いを直してもらう.
4. 時計の点数付けをする．奇妙な bizarre（クラス 1）．大きな空間の異常があるが，12 個のうち少なくとも 11 個は正しい数字（数字が 1 つ付加されたり重複したりしていても）（クラス 2）．すべての数字が正しいが，小さな空間の異常がある．1つ数字の間違いがあるが，空間は正しい（クラス 3）．正常の時計（クラス 4）．クラス 1 かクラス 2であれば，認知機能障害があることを示す（Death et al., 1993）.

別の診察方法

1. 雛形を使って直径 4.5 インチ（約 12 cm）の円を描く.
2. 患者に「時計の面に数字を書いてください」といい，それが終わったら，「11 時 11 分にしてください」と指示をする.
3. 「12」をページの頂点に書き，8 分割する．それぞれ 1，2，4，5，7，8，10，11 と適切に書くことができれば，それぞれ 1 点ずつ加える．短い針が11 の場所にある時や長い針が 2 の所にある時にそれぞれ 1 点をつける（もし，2 つの針がほとんど同じ長さである時は 0 点とする）.

4. 7点以下では認知機能障害を示す(Manos and Wu, 1994).

CLOX2 は 2 部制のテストの 2 パート目で，患者は同じ時間を示す時計を描く検者を観察することが許される．検者はまず 12，3，6，9 を配置する．次に患者は時計を模写するように求められる．Royall は，「45」が盤面上に現れないという理由で，時計を 1 時 45 分にセットする．CLOX2 では CLOX1 と同様に点数がつけられる．青少年における CLOX1 の平均点は 13.2 ± 1.6 点で，CLOX2 の平均点は 14.2 ± 1.2 点である．このテストの結果は EXIT の結果と強く相関する(Royall et al., 1998).

円が描かれていない紙を与え，より複雑に点数化する方法も記述されている(Mendez et al., 1992；Sunderland et al., 1989).

CLOX は 2 部で構成されており，時計を描写する遂行機能と時計描写自体を区別するのに役に立つ．前頭葉の病変(大うつ病，非皮質性認知症，後頭部の皮質領域は保たれている前頭型認知症など)では CLOX2 よりも CLOX1 に影響を与える．興味深いことに，30％近くの外来糖尿病患者で障害が認められており，そのほとんどは遂行機能障害のみであった(Royall, 1999).

■ インタビューの実例

認知症の患者に対する実際のインタビューの要約を以下に示す．その目的はすでに取り上げられたいくつかの重要点を説明するためである．その重要点とは，見当識に対する特異的検査の重要性，混乱した患者がわかりにくい状態になったらすぐに検査することが重要であること，そして精神状態検査における見当識の部分は，患者と話しながら行われるが，それは身体診察の一部分であることを認識することである．この特定の患者は，私が心療科を担当していた時に出会った．これは「機能的」疾患に関して相談を受けた際に，後に器質的疾患が発見された 5 番目の患者だった．私たちは，この患者の見当識が保たれていると誤った判断を下していた．

公平に言うなら，見当識の検査をしなければならず，見当識障害が存在しないと思い込んではならないということを，優秀な若者に納得させることは教育上難しい．それを明らかにするために，下記のことに留意せよ．このインタビューの録音

は何世代にもわたって医学生のために再生されてきた．何とか正しい診断のための情報を得ようとしているシニアレジデントの気味の悪いユーモアを楽しむように教えられてきたが，後年，医学生が同じような経験をすることになるだろう．これは医学を教える最良の方法は，「示して教える」よりも，実際の患者をベッドサイドで診ることであるということを意味する．

医師：ご機嫌いかがですか．
患者：いいですよ．
医師：何か問題ありますか．
患者：(即座に)いいえ．
医師：調子いいですか．
患者：ええ．
医師：問題はありますか．
患者：いいえ．
医師：何か困っていることはないですか．
患者：(即座に)いいえ．
医師：(20 秒おいて)……ここはどこだかわかりますか．
患者：ええっと．(つぶやき)
医師：どこにいらっしゃいますか．
患者：えーっと，バーミンガム病院です．
医師：どの病院でしょうか．
患者：在郷軍人病院ですか．(正解)
医師：在郷軍人病院ですね．そして，今日は何の日かご存知ですか．
患者：いいえ．
医師：何日だと思いますか．
患者：わかりません．
医師：何月だと思いますか．
患者：(つぶやく)……クリスマスの月ですか．
医師：それは何月でしょうか．
患者：12 月．
医師：正解です．今年は何年でしょうか．
患者：よんじゅう……さん...と思います(正解は 1971 年).
医師：43 ですか．
患者：そうだと思いますが．
医師：あなたがそう考えているのですね？　43 年ですね？
患者：はい．そう思います．1943 年です．

この患者は時間の見当識障害が強かったため，

慢性的な器質的脳障害（認知症など）があった可能性が高い．可逆的な認知症である可能性が低い場合は，診断をつける意味がないと言われるかもしれないが，3つの理由からこれに反論しよう．まず第1に，たとえ認知症が不可逆的なものであったとしても，認知症と診断することで患者の行動をよく理解でき，患者に約束を覚えてもらうこと，何種類もの薬剤を異なる時間で内服するよう指示すること，などの不適切な指示を避けることができる．第2に，多くの認知症は可逆的である．第3に，不可逆的であると先入観を持つと，認知機能低下に対する精査は行われなくなり，可逆性の認知症の場合でもまったく診断することができなくなるという悪循環に陥るからである．

血管性認知症

脳血管障害と多発微小梗塞による認知症の患者では，神経徴候を認めることが多く，1人につき中間値4.5個の徴候がある．最も多く認められるものは非対称であり49%に認められる．失語症は41%にみられ，構音障害は43%，Babinski徴候は38%，片側の運動障害は44%，その他のさまざまな徴候がこれより低い割合でみられる（Staekenborg et al., 2008）．もし血管病変の進行を遅らせたり回復させることができれば，認知症は改善する可能性がある．

外傷性脳損傷

外傷性脳損傷（TBI）の長期間の因果関係（3章，9章参照）については，認知度が上昇してきている．激しく接触するスポーツ，生存率が改善した自動車事故，現代の戦争では特に爆風損傷で有病率が増加している．毎年150万人以上の米国人が意識障害を伴わない軽度の持続性外傷性脳損傷を被っている．そして同等数の患者が長期入院は必要としないが意識消失を起こしうる脳損傷を持っている．神経学的機能障害が明るみに出るまでの期間はさまざまであることが知られている．外傷後ストレス障害は外傷性脳損傷を頻繁に伴っている（DeKosky et al., 2010）．

急性の単独の外傷性脳損傷の病歴がコントロール群では8〜10%しかなかったにもかかわらず，Alzheimer病やParkinson病と診断された患者の20〜30%に発見されたとの報告がある（DeKosky et al., 2010）．

病因と発症機序

表26-14では，病変の場所と病因が分類基準として用いられている．注意深く評価すると認知症の原因は重複することが多い．例えば，徐々に進行するAD7c陽性の認知症を有し，ハロペリドール10 mg/日を内服中のアルコール中毒の高血圧患者には，昏迷の原因となる相互に影響しあう5つの要因がある．(a)アルコール中毒，(b)肝性脳症の可能性，(c)多発脳梗塞による認知症，(d)Alzheimer病，(e)ハロペリドールの薬物中毒である．

正確な診断は90%の症例で可能であり，脳生検や剖検だけで診断できるという考え方は廃れている．認知症に対する臨床的評価の概要を表26-15に示した．患者に局所徴候がなければ，検査や先進的な画像検査に主によることになる．

奇妙なことにほとんどの神経変性疾患は脳に集積する異常蛋白がある．Alzheimer病のアミロイドβ蛋白，Parkinson病のαシヌクレイン，Huntington病のハンチンチン蛋白，ALSでの酸化的傷害を受けた蛋白（Ox）などである．しかしながらこれは悪化する病態生理の過程の2次的な影響のようである．Alzheimer病ではさまざまな傷害からサイトカインの制御傷害の最終共通経路を導くことができる（Summers, 2004）．

覚醒剤乱用についての注意：コカイン使用者においては構造的な検査が正常であっても機能的神経画像では高い確率で有意な変化が認められる．代謝性の変化と組織低灌流が関係している．遂行機能，記憶，注意，精神的処理の速度の障害が，長期の節制の後でさえ認められることが多く，注意深く探さなければならない．てんかん，脳卒中（特に中脳脳卒中），出血，うつ病などコカインの神経学的な影響のなかに，不可逆的な認知症も加えなければならない（Strickland et al., 1998）．メチルフェニデートは化学的にコカインに似ており，ドパミン受容体をブロックする（Gatley et al., 1999；Vastag, 2001）．そのため注意欠陥多動性障害（ADHD）に用いる時のような長期使用に注意しなければならない（下記参照）．

他の薬物作用：コレステロールは脳の機能において必須であり，シナプス形成や神経伝達物質の発現においても必須である．脳は体内の，非エステル化コレステロールの25%を含んでおり，それ

表 26-15　慢性器質性脳症候群の臨床的評価

簡単な認知機能テスト：MMSE と 3 つのものを 3 分の時点で思い出す • 医師による真の病歴と身体診察 • 全血球算定（CBC） • 頭蓋 MRI • 心電図 • 葉酸，ビタミン B_{12} • FTA-ABS（蛍光標識抗トレポネーマ抗体） • HbA1c • HIV 抗体 • 血液生化学検査（chemistry）：糖，BUN，クレアチニン，Na，K，HCO_3，Ca，P，Mg，アンモニア，ビリルビン，アルブミン，アルカリフォスファターゼ，乳酸脱水素酵素，アスパラギン酸アミノトランスフェラーゼ（AST. かつて SGOT ともいわれた），アラニンアミノトランスフェラーゼ（ALT. かつて SGPT ともいわれた），GGT（ガンマグルタニルトランスフェラーゼ）[a] • プロトロンビン時間 • TSH（甲状腺刺激ホルモン）とフリー T3 • FULL COURT PRESS[b] • アポリポ蛋白 E の遺伝子型 • 頸部複式超音波検査法	• セルロプラスミン • 造影 / 非造影 CT • 薬物，重金属のスクリーニング • 脳波（通常のものおよび携帯型） • Holter 心電図 • 腰椎穿刺（無分別な腰椎穿刺のために小脳の脳ヘルニアを起こす原因となるため，脳腫瘍や硬膜下血腫などの腫瘍性病変が否定されて初めて行う） 　　初圧 　　細胞数 　　糖，蛋白，γグロブリン 　　抗酸菌，真菌，細菌培養 　　血清，抗原に対する対向免疫電気泳動法（クリプトコッカス抗原がなければ墨汁染色） 　　タウ蛋白，アミロイドβ 42 蛋白 • MR アンギオグラフィー • メチルマロニック酸 / ホモシステイン尿症 • RISA（放射性ヨウ素標識血清アルブミン）を用いた脳大槽造影 • AD7c-NTPc などの Alzheimer 病に対する脳脊髄液の検査 • SPECT スキャン

[a] 真の肝機能検査（ブロムスルファレイン試験，インドシアニングリーン，ローズベンガル）はもはや行われない．門脈体静脈脳症はビリルビン，プロトロンビン時間，血中アンモニアが正常ではかなり起こりにくく，どんなケースでも診察で明らかになるはずである．
[b] ほとんど成功の期待はできないが死に物狂いで行う検査の部分を記載するために，アラバマのバスケットボールファンである Gaeton Lorino 医師が名づけた語句．
〔W. Summers（私信，2017）より転載〕

は他の臓器の 5〜10 倍以上にあたる．コレステロール低下薬，特にスタチンは，神経学的，精神的に有害な作用を起こす可能性があると考えることは，生物学的に理にかなっており，FDA MedWatch データベースには何千もの薬による認知機能障害の副作用が報告されており（Graveline, 2015），その薬剤を止めることによって，うつ，混乱状態，記憶障害，攻撃的行動が減り，再投与によって再び起こることが示されている．たとえ治療されている患者のなかで頻度が低いとしても，多くの人に投与されているので，数としてはかなり大きなものとなるだろう（Tatley and Savage, 2007）．

近年わかってきたメカニズムについての注意：認知障害は慢性疲労症候群 / 筋痛性脳脊髄炎やマクロファージ筋膜炎（25 章参照）のように他のシステムを含む永続的な徴候かもしれない．MMF の患者はアルミニウム中毒や HIV，C 型肝炎の患者でみられるように視覚記憶，作業記憶，二分聴取が障害される．自己免疫性や炎症性のメカニズムが提唱されている（Gherardi and Authier, 2012）．

教育的な示唆

局所徴候のない患者において可逆的な認知症に対する検査による精査は羅列的ではあるが（表 26-15）そんな評価の結果を検討することは価値があるかもしれない．

近代の 890 例の認知症患者のレビューでは，80%「だけが」明らかに不可逆性であることを示した（Delaney, 1982；Fox et al., 1975；Freemon, 1976；Garcia et al., 1981；Harrison and Marsden, 1977；Heilman and Wilder, 1971；Larson et al., 1984；Marsden and Harrison, 1972；Rabins, 1981；Smith et al., 1976；Smith and Kiloh, 1981）．

原因が割り当てられた 790 症例のうちで（上記にある Heilman and Wilder のシリーズは除く），7%はうつ病による「仮性認知症」であった．言葉では「仮性認知症」というが，症状はまるで認知症さながらであることに注意しなければならない．実際に Alzheimer 病と同様の血流パターンを呈し，左側の神経症状を有し，拡大した脳室が認められることは，うつ病においては珍しいことではない（Stuss and Levine, 1996）．さらに，多くの Alzheimer 病患者がうつ病の症状を示した．医師

は気分障害の治療をする際には，2年にわたって Alzheimer 病の発症に対して注意深く経過観察しなければならない（W.Summers, 私信, 2004）．

さらに遭遇する精神疾患診断には，躁病と統合失調症がある．正常圧水頭症は全体の3％であったが，そのうちのどのくらいが可逆性であるかは明らかではない．薬物中毒は2％の患者において正確に診断され，可逆性であった．2％の患者には切除可能な脳腫瘍が認められたが，そのうちのいくつかは転移性の腫瘍であった．甲状腺機能低下症はたった1％の患者にしか認められなかったのに対し，驚くべき数の甲状腺機能亢進症が認められた．硬膜下血腫は1％の症例に認められた．1％以下の疾患としては，門脈─体静脈脳症，神経梅毒，真菌性髄膜炎，悪性貧血などがあった．

可逆性であった認知症の20％に加えて，不可逆性の患者の60％が改善することができ，自然歴を変えることができた．

神経変性疾患や危険因子を早期に発見することによって，臨床症状の発症を予防したり，少なくとも遅らせることが可能かもしれない（DeKosky and Marek, 2003）．アポリポ蛋白-E エプシロン（ε）4対立遺伝子は Alzheimer 病を含む神経変性疾患の主な危険因子である．おそらく排泄機構の障害によるためと考えられており，重金属中毒に対する感受性の指標にもなっている（Godfrey et al., 2003）．したがって重金属曝露を減らす手段は有益であろう．栄養操作，特に食事制限は期待できる（Mattson, 2000；Prolla and Mattson, 2001；Mattson and Chan, 2001）．

食品の要素としてアスパルテームやグルタミン酸などの「体外毒」は特に低血糖や低マグネシウム血症では原因となっている可能性がある（Blaylock, 1997）．過度の興奮性の神経伝達物質は細胞内のカルシウム濃度を上昇させ，細胞死で終わる一連のイベントを引き起こす．メマンチンは過度のグルタミン酸の活動をブロックすることによって神経保護効果があるかもしれないが，ビタミンD 欠乏は認知症のリスク因子であることが提唱されている（Sommers et al., 2017）．

2009 年には特異的抗コリンエステラーゼ阻害薬（ドネペジル，ガランタミン，リバスチグミン），タウリン，N-メチル D アスパラギン酸 NMDA 受容体拮抗薬（メマンチン）の5種類の薬が Alzheimer 病に効果がある薬として認可された．

最初に 1960 年代に経口血糖降下薬として開発されたメマンチンは記憶をエンコードするメカニズムを促進する上で重要な Ca 依存性プロテインキナーゼを活性化することで効果が出ると考えられている．さらにはたくさんの他の薬剤や運動や認知療法などの非薬物療法が提案されている（Scott and Barrett, 2007）．リチウムの栄養剤としての量を含む（Marshall, 2015）サプリメントもかなり有用かもしれない（W.Summers, 私信, 2017）．

さらなる研究によってますます変化がもたらされる可能性があり，脳炎後の Parkinson 症候群のような回復の見込みのない慢性患者において，Oliver Sacks が「覚醒」と記載したのと同じような劇的な飛躍的進歩がもたらされるかもしれない（Sacks, 1990）．もし，認知症が "lebensunwertes leben"（生きるに値しない命）の一形式と定義され，「遺言状」に沿って治療では一律に生命維持（食事と水）を撤去するとしたら，進歩は止まってしまう．

2）幻覚と妄想

　　「あなたの現在の状況が，幻覚の可能性が大いにあるが，しかし，われわれは幻覚を実際に検査しなければならない……」と医師は判断した．
ドストェフスキー[訳注89]
『カラマーゾフの兄弟』，4部，11編，9章

訳注 89） Fyodor Dostoevsky（1821〜1881 年）．ロシアの小説家・思想家．

▶ 定義

本節の用語は**表 26-16** に定義している．

▶ 幻覚の病歴を引き出すこと

ある人から幻覚の存在を引き出すことは，大変難しい．それが特に当てはまるのは，その人が，自分が幻覚の状態にあると認識していない時あるいはそれによって当惑しているかどうかわからない時，である．

その情報を引き出す1つの方法は，「寝ていない時に，夢を見ているような経験を持ったことがありますか」と尋ねることである．あまり構造化した質問をせずに患者に答えを試みさせよ．このようにすると幻覚についてすばやく学ぶ大きな機会を得ることができるであろう．

表26-16 定義

錯覚	感覚や刺激に対して起こる，誤った知覚
幻覚	感覚的な刺激がない時に起こる，誤った知覚
妄想	個人の文化や教育レベルに一致しない，固く信じられた信念
例	もしあなたが車のバックファイヤー^{訳注90)}の音を聞き，ピストルの音と思ったら，それは錯覚である． 　もしあなたが何の音もしていない（ピストルや車のバックファイヤーの音もない）のにピストルを打つ音を聞いたら幻覚である． 　もしあなたがピストルの音を聞いた時，あなたが不適切な検査をオーダーしたために神があなたに向けてピストルを撃ったと信じるのであれば，それは妄想である． 　（もし誰かが外的な感覚的刺激なしに，自分が検査を出しすぎると気づいたら，それは啓蒙である）

訳注90) エンジンの吸気側に爆発炎が逆流すること．排気管から炎を吹き出すのはアフターファイヤー．

「他の人が見たり（聞いたり）することができないものを，見たり（聞いたり）することができますか」と聞く医師もいる．この質問は少し特異度が高いが，少し感度が低い．もちろん，触覚と嗅覚の幻覚に対しては，質問を変えなければならない．

初心者へのアドバイス：暗点，錯覚，「浮遊物」，比喩的表現はすべて視覚的幻覚と間違って表現されてきた．示唆的な質問をすると幻覚の病歴を得る成功率を上げるかもしれないが，偽陽性については注意しなければならない．

最も難しい偽陽性は聴覚の錯覚である．われわれはみな夜中に侵入者と間違えるような物音を聴いたことがある．最もよく区別できる特徴は，錯覚は当惑を伴っており，幻覚はそうでないことである（不可解なメッセージを残す死んだ親戚を見たと報告をする患者の偽当惑は，幻覚の内容についての当惑であり，幻覚の存在についての当惑ではない．しかし，夜の音についての当惑は，もしそれが侵入者であれば，どのようにして鍵がかかったドアを開けて侵入してきたのだろうかということである）．

見当識は幻覚には必要と示唆されているが，そう考えてはならない．感情障害や幻覚のある統合失調症の患者では，幻覚がある時に見当識がある場合もない場合もある．器質脳障害の患者で幻覚がある場合は，明らかに見当識障害がある．した

がって幻覚には鑑別診断があり，1次性の感情障害（うつ病と躁病），統合失調症，アルコール中毒，ヒステリーや器質脳症候群がある．どんなタイプの幻覚も疾患を診断するものではない（Goodwin et al., 1971）．

▶ 妄想

定義（**表26-16**）によって示されたように，ある人にとって妄想的な信念は，別の人にとってそうではないかもしれない．

例えば，他界した親戚が，その周りに住んでいると信じるとしたら，アニミズムの信奉者にとっては適切であるが，死者の魂は別のところにいるという文化と教育によって教えられたカトリック教徒にとっては不適切である．

妄想は固く信じられているという基準にも合致しなければならない．そしてそれは合理的ではあるが自身の考えに反する情報に直面したり，その信仰（妄想）ゆえに自分たちが本当に脅威にさらされても，固執することを意味する．

両方の基準は満たす必要があることに注意せよ．集団の絆を保っている宗教的信仰は，殉教に至るほど固く信じられた時でさえ妄想とは分類されない．なぜなら「合理的であっても自身の考えに反する情報」として使われる証拠がないからである．その団体だけが固執している信仰のために殉教が起こる場合のみ，殉教自体は，妄想的行動の証と考えられる．それにもかかわらず，宗教的な状況においても妄想的行動を診断することは可能である．例えば，3人の日雇い女性清掃作業員が，終日日曜礼拝を開くキリスト教原理主義的教会のメンバーであった．この礼拝では女性は必ず特別な礼服を着て，信仰儀式の1つとして陶酔的な精神的体験をもって音楽的行動に従事していた．このグループにとってこの体験は神が存在するところへの移動を意味していた．ある日曜日に，この女性のうちの1人が自分の礼服を礼拝の終わりに脱ぐのを拒否した．彼女は一晩中神への賛美歌を歌いに歌い続け，翌日，他の2人に救急室へ連れて行かれた．各団体や個々人が，特別な日に信仰心を表し続けることはあるかもしれないが，翌日まで続くことはまずないだろう．

同様に，教育を受けていない人すら信じない健康に関する迷信が，医師によって支持された途端，皆信じやすくなる．第2の基準として，「固く

信じられている」かどうか，が妄想的かどうかを決める．

科学的な仮説とは，頑強な固執を伴う信念である．しかし矛盾する証拠が現れるまで仮説に対して固執することは，いかに奇怪であっても妄想ではない．反証が挙げられた仮説に固執することでさえ，よく調査すれば，妄想でなくただの自己愛の表現型を見ているだけなのかもしれない．

自己テスト：以下のどれが妄想的な考えか．

1. 認知症の妻を介護している男が，家に入っている電線と電話線が彼を毒殺しようとしていると信じるようになって，それらを切った．また，水道管やガス管が彼のお金を家から吸い出すと信じ，彼はその供給を停止した．そのため，彼と彼の妻は冷たい風が吹きすさむ天候の中で亡くなってしまった．

2. ある患者が睡眠から覚めると，寝室にゾウがいると信じた．彼は声を出して恐怖であえいだ時，ゾウはびっくりしてライオンになって天井を通って消えていったと報告した．

3. 悪天候にもかかわらず，ある婦人はテレビの店の窓の前に何時間も立っていた．なぜならテレビが彼女の個人的メッセージを示しており（人生の前半における彼女の役割に関して），それは中央情報局（CIA）の長官によって彼女へ送られているというものであったからだ．

4. ある男は，その国の法制度は，その男が不公平で非効率だと信じていた経済システムに社会的安定性を提供する目的で存在していると信じていた．自分が信じることをより広く聴衆に伝えるために，その経済システムに対する公的な抗議行動に参加して，そのために投獄された．

> あなたの解答を記述せよ．そして戻って本章の最初に書いてある定義を見よ．再度あなたの解答を読んでみよう．解答を変えたいと思っただろうか．正解は章末の**付録 26-4** 参照．

これらの例は，他者の注意を自分自身に向けるような人を引き合いに出しているが，妄想を持っているけれどもそのように公表しない人も多くいる．妄想は固く信じられているけれども，とにかく社会的交流に侵入しない場合もある．妄想患者のなかには，妄想を診察者が快く受け入れてくれると確信するまで妄想を隠すようになった者もい

る．以下の一連の質問はそういった症例で妄想を引き出すのに有用であろう．

1. 「他の人が持っていない意見を持っていますか」（多くの人は意見があると信じている），「それを私に教えていただけますか」「そのうちのいくつかを教えていただけますか」「そのうち興味深いものを教えていただけますか」

2. 「あなたは特別な能力を持っていますか」（多くの人は特殊能力があると思っている），「特別な技能を持っていますか」「あなたは他の人がわからないことができますか」「他人が気づいていないような伝言に気づいていますか」「スピーカーで特別なメッセージを受け取ったことはありますか」「公的に特別な伝言をもらったことがありますか」「ラジオ（テレビ，新聞，歌，クロスワードパズルなど）で特別なメッセージをもらったことがありますか」

3. 「他人があなたの考え方に影響を与えたことがありますか」（政治家はいつもそうである），「彼らはどのようにしてそれをやりますか」「彼らは誰ですか」「彼らは何を望んでいますか」「彼らはあなたの行動に影響を与えようとしましたか」（広告主たちがそうしている），「彼らはどうやっていますか」

上記の一連の質問は自由形式のあいまいな脅威を与えない質問（多くの偽陽性を起こす質問）からより診断的なものへと順に並べられている．練習すれば患者を注意深く観察することによってこの部分の質問が迅速にできるようになる．

しかし，この診察で最も重要な部分は，妄想の意味に関して医師が抱く暗黙の考えである．なぜならその考えが医師の振る舞いや，言語的および非言語的表現に影響を与えるからである．ゆえに，医師の質問に対する患者の答えに医師の考えが影響を与える．

これは実験的心理学における「実験者の効果」として知られている．すなわち実験者はそれとは気づかずに，被験者に微かなきっかけを与えていて，事前に決定された反応を得ることになる．認識論におけるこの考え方は，芸をするウマのクレバー・ハンス（賢いハンス）で始まった．このウマは，ステージ上でひづめを踏みならすことによって，とても難しい計算や地理に関する質問に答えることができた．クレバー・ハンスは，所有者が

答えを知っている時にだけ正しく答えることができたので，共謀が疑われた．しかし，その所有者はその驚くべき現象に関するあらゆる研究に何年も協力した．そしてクレバー・ハンスが十分な数を叩いた時に所有者の頭がわずかに傾くことを曝露する写真をついに示された時，誰よりも驚いた．クレバー・ハンスはわずかな非言語的サインを読んでいたのだった(Rosenthal, 1966)．

▶ 妄想の鑑別診断

妄想的思考は統合失調症や統合失調症様障害でみられ，後者に含まれるのは，パラノイア，アンフェタミン精神病，幻覚を誘発する薬剤による精神病であるが，これらだけではない．妄想思考は躁病，重度のうつ病，重度の器質性脳症候群でもみられる．これらのうち，重度の器質性脳症候群が急性の時に頻度が最も多い．感情障害によるものも急性であることがあるが，躁病では別の根拠で容易に診断されるし，うつ病は妄想が伴うような重度のものであればおそらくすでに医師にかかっているはずなので，診断的に問題になることは稀であろう．興奮，混乱，異常行動が伴う幻覚は，急性間欠性ポルフィリン症の発作の時に起きる．そのような発作は，ジョージⅢ世の性格に影響を与え，ビンセント・バン・ゴッホの創造的天才に作用した．ほとんど必ず重度の腹痛が先行し，運動神経障害に進行し，感覚変化も生じる(Elder et al., 1997)．

▶ 妄想様観念

専門的には，妄想様観念は，論理や経験による修正を受けない被害思考と被害感情(精神医学用語で「強固に信じられた」)が特徴である．内科病棟で最も頻繁にみる妄想様観念は関係念慮である．他の人の会話，表情，行動が自身のことと関連しているという観念が繰り返し生じる(ここでいう「他の人」は実在する必要はなく，テレビで見た人かもしれないし，FBI の長官や大統領のような歴史的人物かもしれない)．

妄想様観念は他の疾患の一部分かもしれない．

1. 統合失調症：妄想のある患者では統合失調症の診断基準を満たすかもしれない(以下参照)．妄想型統合失調症という現存する最も一般的な正しくない診断(以下参照，"suspiciousness")統合失調症のサブタイプは DSM-5 から削除されている

ことに留意せよ．

2. 急性器質性脳症候群，認知症でも被害妄想的部分がある：急性器質性脳症候群は病棟での妄想的観念のおそらく最も頻度の高い原因であり，例えば耳が聞こえず，目が見えなかったり，動けず，隔離の状態に置かれている人たちで部分的な感覚障害を持った患者に多い．

3. 妄想状態：これは極めて稀である．妄想型統合失調症に進展するものもあり，誤診されたせん妄かもしれない．しかしながら，これらのほとんどは英国ではパラフレニアと呼ばれる純粋な妄想状態である．妄想や幻覚を起こすシステムは1つの区域に限定され，他に感情障害，認知障害，思考障害がないという事実から診断することができる．パラフレニアは DSM-Ⅳ，5 や ICD-10 にリストされていないが，今なお有効な診断単位と考える．

4. 最後に「妄想的」とラベルの貼られた患者のなかには，単におびえ驚いていたり，疑っているだけで，真の妄想様観念は持っていない者もいる(これらが「妄想型統合失調症」とよく誤診されているものである)．

大学の精神科において，10ヶ月間の入院患者の40%が何らかの妄想症状があり，真の偏執性妄想から関係念慮や単なる疑いに至るまで存在していた(Freedman and Schwab, 1978)．

偏執的症状のある患者のうち，42%が単なる疑いか，関係念慮であった．真の偏執性妄想の人のうち，たった50%が妄想型統合失調症であった．残りは器質性脳症候群もしくは感情障害(うつや躁)であった．後者3つは，感情障害に対して不適切な治療がされていた．妄想症状があるため統合失調症と誤診されてしまっていたからである．

▶ 統合失調症の診断

統合失調症の研究用診断基準(RDC)は**表 26-17**に掲載している．

指導医へ：このセクションでは研究用診断基準が用いられており，『精神疾患の診断・統計マニュアル』(DSM)のものではない．基準は同じだが，いくつかの違いがある．私が前者の方を好んでいるのは，それに長い間親しんでいるからである．そして，研究集団を決める時にこの基準を採用した精神薬理学研究が多い．

表 26-17　統合失調症の研究的診断基準

A から C まではすべて必要

A．疾患のコース：最低 6 ヶ月間の持続する症状で気分障害の診断の"definite"や"possible"と診断するのに十分なうつや躁の症状の期間がないこと．

B．妄想や幻覚があり当惑や見当識障害を伴わない，もしくは論理性や理解可能な構成を欠いた言語の表出がみられるが失語は呈さない，もしくはその両方がある．

C．統合失調症の「可能性あり」とされるためには下記の最低 2 つの特徴を満たすか「確定」とするには最低 3 つの特徴を満たす．
1. 未婚である．
2. 社会適応が悪いか，職歴に乏しい．
3. アルコールや薬物中毒が精神病発症の最低 1 年以上前からある．
4. 40 歳以前に発症している．

(Feighner JP, Robins E, Guze SB et al.：Diagnostic criteria for use in psychiatric research. Arch Gen Psychiatry. 1972；26：57-63 を改変)

これらの基準を用いる時に 2 つの障害がある．第 1 に，患者自身の発育歴を重要視していないことである．これがなければ，患者が医療に従わないこと，患者の入院や疾患への対応，患者の社会的状況が疾患に与える影響，および本から学ぶことができないが実際の臨床では計り知れないほど重要なさまざまな事項を医師は理解することはできない（ヒポクラテスが言ったように「患者がどの病気にかかっているかよりも，どのような患者がその病気にかかっているかを知ることの方が重要である」）．もちろん，現代の医師が 2 つのうち 1 つしか選ばなければならない理由はない．

第 2 に，厳格な研究用診断基準を用いると，最もありふれた精神科診断が分類不能の精神疾患となってしまうが，この創作者はこのことを大変誇りに思っており，このシステムにより，この疾患から過去にあった「純粋培養」的部分を撤退させたとしている．これは DSM-Ⅳ（米国精神医学会，1994）には当てはまらず，DSM-Ⅳによれば，精神科に来院するほとんどすべての人に診断名をつける（あるいは診断する）ことになる．そのうちのすべてが研究用診断基準と同様の厳格な科学的評価を受けているわけではない．DSM-Ⅳでは新興の遺伝学的情報や他の神経生物学的情報を統合しようとしている（Tandon et al., 2013）．

統合失調症の患者は認知症と同様に遂行機能（上記参照）の障害がある．遂行機能のテストと前頭葉神経画像検査の方が精神症状の改善よりも長期的な機能の転帰において変動が多いことをうまく示している（Royall, 2000）．

多くの人が有用であると考えている基準は Bleuler の統合失調症 4 つの A である．連想弛緩 looseness of association（現実世界との接触の喪失），自閉 autism（現実からの逃避と幻想を好むこと），異常感情 abnormal affect，および両価性 ambivalence である．これらに，統合失調症でよくある症状の幻聴 auditory hallucination を加えてもよい（M. Faria, 私信, 1998）．

交絡症例

「見事に他の人と異なった個人」ジャンヌ・ダルクは，幻聴と幻視を経験したように思えるが，彼女の人生を DSM-Ⅲ の基準で分析すると，確定診断には至らなかった（Henker, 1984）．そのことは，統合失調症，双極性障害，人格障害の診断基準の再検討が必要であることを示している．これは型にはまった科学的概念化の限界をも示している．その他の例として挙げることができるのは，驚くべき実りの多い人生を送った人（パウロ，イザヤ，モーゼ，アウグスティヌス）であり，彼らは時代を超えて深淵なる影響を世界に与えたが，その行動は，今日の精神医学的には学問的興味を抱かせるものであろう（Wilson, 1984）．

3）その他の厄介な考えと行動

妄想 delusions と強迫観念 obsessions とは区別しなければならない．強迫観念は思考を支配し，患者が取り払おうと思っても除外できない厄介な考え（行動ではない）である．恐怖症は，ある対象物や状況に対する病的恐怖である．患者は，その恐怖が不合理なことを普通は認識しているが，それでも，意志力でそれを克服することができない．衝動強迫は，ある行動（思考ではない）を実行したいという衝動で，その行動の実行は合理的には理解不能であることを患者はわかっているのである．

例：もしある人が公開の場所に対する恐怖があれば，**広場恐怖** agoraphobia と呼ばれる恐怖症を持っている．もしある人が「広場恐怖」についての思考を止めることができなければ，強迫観念があることになる．そして，もし朝食を食べる時に，

必ず「広場恐怖」という言葉を 100 回書かずにはいられなければ，衝動強迫があることになる．

▶ 恐怖症 phobia について聞く

恐怖症の手がかりを引き出すのに有用な自由形式の質問は，「あなたはどのような状況が嫌いですか」や「あなたはどういったことを避けたいと思いますか」である．恐怖症に関する答えがいつも返ってくるわけではないし，本当に話を聞きたがっている担当医などいないと信じている患者では，恐怖症の話をするのに少し勇気がいる．しかし，関心を持って温かく心のこもった質問をすれば（印刷されたアンケートの項目のような単調ではなく），もし恐怖症があればその糸口を得ることができるであろう．

恐怖症 phobia に関して聞いているのか非神経性の恐怖について聞いているのかどうかを判断するためにはコツがあり，そのコツは患者に話してもらい，話し続けてもらうことである．患者の恐れの感情と複雑に絡み合った詳細な内容と抑制が吐露されれば，敏感な聴き手なら本当に患者を困らせている事柄について聞いていることがわかるであろう．

恐怖症は完全に自我非親和的なものである．正常な恐怖の感情は，自我非親和的でも自我親和的でもなく（2 章参照），いつも必ず周囲の状況に対する反応（例えば，手術に対する恐れ）である．手術を恐れている患者に手術をしない治療の選択がなされれば，恐怖の反応は消える．しかし恐怖症の患者は，恐れるような状態や物体がない時でも，鋭敏に恐怖症を感知する．恐怖の対象の絵をちょっと見ただけでも，恐怖の状況を考えただけでも，不快になる．

4) 感情障害

私は勝利と平和のもとに 50 余年にわたって在位し，臣下から愛され，敵からは怖がられ，同盟国からは尊敬された．富と名声，力と喜びは私の要求を待っていた．この世のいかなる祝福も私の時代には欠くことはなかった．このすばらしき人生の間，私に与えられた幸福な日々を数え続けた．14 であった．ああ，汝よ，汝の信頼をこの世に置くなかれ．

アブド・アッラフマーン 3 世[訳注91]
彼の死後に彼の私的な祈りの部屋で見つかる

訳注 91）Abd al-Rahman Ⅲ（889 ？～961 年），後ウマイヤ朝の第 8 代アミール，初代カリフ．

▶ うつ感情

うつ感情は，悲しみ，落胆や絶望が持続的に支配的となる気分の調子である．それがうつに対する主な診断の手がかりであり，嘆きと悲しみの正常な過程に対する重要な診断の手がかりでもある．すなわち，重要な他者または自分の機能の喪失が，実際に起きたりその喪失に気づいたりその喪失が予期された時に，うつ感情が同時に起きれば，それは嘆きと悲しみの正常な過程である．妻，母，腕，腕の運動機能，生命が持続することへの期待，独立した生き方，性的機能，あるいはこれらやこれと同様な機能や自尊心の対象の組み合わせがその喪失に該当しうる．

うつ感情は同様に性格因性うつ（神経症性うつ），薬剤性うつ，特に腹腔内臓器の不顕性のがんに関連したうつ，明らかな誘因を欠く「内因性」うつでもみられる．

予想した病理的悲嘆と同様に，苦悩の反応も病的になりうる．性格学的（私的）神経症的葛藤が，重要な他者の切迫する死への悲しみの反応の期間に生じる．重要な他者とは，その人との関係によって患者に以前存在した神経症的葛藤が解決された人であり，その葛藤はその重要な他者の死とともに再び現れてきてしまう（Viederman, 1987）．

大うつ病性傷害として称される抑うつ病として診断するには本執筆の時点では，下記の両方の基準を満たす必要がある．

1. 下記の症状が特徴の不快な気分．落ち込んでおり，悲しく，憂うつで，落胆し，絶望し，「意気消沈して」，怒りやすく，おびえて，心配し，落胆している．

2. 下記の基準の少なくとも 5 つを満たすと「確定」うつ病で，4 つを満たすとうつ病の「可能性」とされる．（a）食欲がない，もしくは体重減少がある〔ダイエットをしていなければ 1 週間で 2 ポンド（約 0.9 kg）の減量もしくは 1 年で 10 ポンド（約 4.5 kg）以上の減量であれば陽性〕，（b）睡眠障害（不眠症や過眠を含む），（c）活力の減退（易疲労感，疲労感を含む），（d）動揺または精神遅滞，（e）通常の活動や性的衝動への興味の減退，（f）自責や罪悪の感情（どちらも妄想的かもしれない），（g）

思考がゆっくりであったり，頭が混乱しているというような，思考や集中することの実際の能力の減退やそれに対する不満，(h)希死念慮を含めて，繰り返す死や自殺の考え(Feighner et al., 1972)．

高揚した感情

対象や状況に対して不適切な，楽観的な精神状態と幸福感と自信が特徴の，上機嫌が持続して支配する気分の調子である．これは双極性障害で認められる相である．

躁状態を診断するためには(Woodruff et al., 1971)，下記の症状が必要とされる(カッコの中の数字は，無治療の躁状態の患者が病気の間にその症状や徴候をきたす割合を表したものである)．

1. 多幸感(90%)，被刺激性(100%)
2. 最低でも下記の3つを満たすこと，(a)過活動(100%)や性的活動の亢進(80%)，(b)発言の押し(話し続けようとする圧力)(c)観念奔逸(観念が次から次へと出現する)(70%)，(d)誇大妄想(100%)，(e)睡眠欲求の減少(100%)，(f)注意散漫(70%)
3. 最低2週間持続する精神的疾患で以前に存在する精神医学的状態がないこと(Feighner et al., 1972)．

不適切な感情

不適切な感情は，患者の言語表出がその話題に期待されるようなものと明らかに一致しない気分の調子である．例えば，悲しいことを話している時に幸せそうに見える，もしくは楽しいことを話している時に悲しそうにみえる．これは統合失調症の診断の手がかりとなる．

分離した感情

このタイプの感情は，平坦で，鈍麻した，不適切な感情といわれる．周囲の環境は正常では喜び，痛み，あるいは何らかの感情を引き起こし，見て取れる表情が引き起こされるはずなのに，患者は，感情的に鈍く，分離しており，周囲の環境の刺激に対して無感覚にみえる．これは，とりわけ，統合失調症とうつ病でみられることがある．

感情の評価

診察方法

1. 患者の話を聞くようにせよ．落ち込んでいる

ように聞こえるか，楽しそうに聞こえるか，怖がっているように聞こえるか，無関心のように聞こえるか，もしくはそのどれでもないか．
2. 患者の顔を見よ．落ち込んでいるように見えるか，楽しそうに見えるか，無関心のように見えるか，もしくはそのどれでもないか(Parkinson症候群の患者では顔面の表情がないかもしれないことを覚えておくように)．
3. あなたがどう感じたかに注意を払うように．患者と話してあなたは落ち込んだか，幸せに感じたか，もしくは怖がったか．
4. 上記のどれかが患者の話す対象や内容と不一致があったか，それはなぜか．

判定方法：概して，上記の次元のうちのいずれか2つの感情が一致していると評価されれば，感情障害の可能性がある．例えば，うつ病の患者は落ち込んで見えたり聞こえたりする傾向がある．医師にも「特別な理由なく」落ち込んだと感じさせる．多幸症がある躁病の患者は話し方が楽しげな興奮した感じになり，外観も陽気になり，医師を楽しませて幸せな気持ちにさせる傾向がある．

言語の表出とそれと同時に起こる感情の間に不一致がみられれば，不適合，不適切な感情を示唆する．後者では特別な手法が役に立つ．患者の人生で最も楽しかった思い出と最も悲しかった思い出の両方を述べるようにお願いする．これらの経験を生き生きと思い出しながら，感情が一貫して変化がないままであれば，患者はおそらく分離した感情を持っているであろう．

感情では必ずしも特異的な診断ができるとは限らない．もし患者が怖がって見えたり聞こえたりしたら，恐怖の原因を評価する診断のきっかけとなり，その恐怖は入院や病気の経験と合理的に関係しているかもしれない．同様に，患者はうつ，器質性脳症候群，あるいは単に一時的に消耗した状態に病気のせいでなったために，たまたま分離した状態に見えたのかもしれない．

> **自己評価テスト**：下記の2人の患者の感情を表現し，章末の**付録26-5**を見る前にあなたの答えを記述せよ．

1. ある女性が「夫が子どもたちを殺すのではないかと心配している」と担当の医師に話した．これを話しながら，わずかにほくそ笑みながらクスクス笑っている．

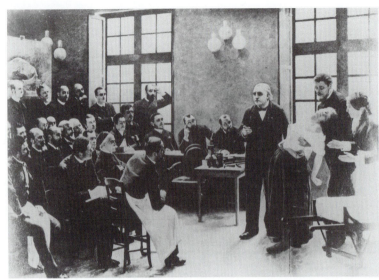

図 26-36　Charcot の症例検討会. Charcot は円弧となったヒステリーの診察を実演している．その患者から十分に見える講堂の後ろに円弧となった人間が描いてある大きな絵に留意せよ．暗示を受けやすい人々が自分に何が期待されているかを認識しやすくするためにこれが使用されていたのであろうか．
(自己テスト：どの意味で「ヒステリー」という言葉が使われているのか．章末の付録 26-6 を見る前にあなたの解答を記述せよ）（米国国立医学図書館のご厚意で許可を得て転載）

2．若い女性が女子学生クラブの会長に選ばれた．2 日後，彼女の両親は交通事故で亡くなった．これらの出来事を医師に述べている間，微笑もせず顔をしかめもせず，また何の表情もなく，どの言葉にも抑揚なく単調に話をした．

5）ヒステリー

ヒステリーという用語はもはや一般的に医療状況では用いられないが，歴史的に最低 6 つの用法でもちいられる(Ford, 1983)（図 26-36）．

1. 転換反応
2. 身体化障害(Briquet 症候群)，現在，身体症状症
3. 演技性人格障害の表現
4. 集団に伝播する過程（例えば，ビートルズが現れた時のヒステリー性失神と集団反応の流行）
5. 軽蔑的な言葉
6. 精神分析理論の範囲内での特異的用語

ここでは，ほぼ最初の 3 つの定義に限って述べようと思う．

転換反応は，患者にとって象徴的な意味がある身体症状や神経症状へ転換していく無意識の葛藤が存在していることを暗示している．おそらく，この葛藤は意識的な精神にとっては有害なので，身体言語で表現することによって適応できるようになるのであろう．より精神分析的でなく定義するとしたら，神経徴候と解剖学的に説明できない症状の出現を強調することになり，詐病と「賠償神経症」例のいくつかも入れてもよいことになるだろう．

身体化障害は表 26-18 の基準で診断される．もっと簡素な診断基準が DSM-Ⅳ に表記されている．DSM-5 では本疾患は分類困難な身体表現性障害と結合して身体症状症となった．もはや身体症状の数は必要としない．ICD-10 ではまだ身体化症候群が盛り込まれている．

演技性パーソナリティ障害は DSM-Ⅳ や DSM-5 で診断されるが，ミネソタ多面人格テスト(MMPI)により診断しているところもある．

転換反応や転換症状は身体化障害の診断基準の一部分であるかもしれない．しかし，それぞれは他方がなくても起こりうる．3 つの異なる研究では，転換反応と演技性パーソナリティ障害の同時発生は，9％，50％未満，50％より多い，であった(Ford, 1983)．

Harold Klawans 医師の診察室で，1893 年に英国の神経科医 Purvis Stuart によってヒステリーと診断された女性の写真を見ることができる．彼女は自分に痛覚がないことを示すために安全ピンを両方の胸に通し，左手は「ヒステリー性拘縮」を起こしている．左腕は右腕よりも短いことに注目し，Klawans 医師は成長期まで遡って考えることで，発達が完了する前に発症した脊髄空洞症と診

表 26-18　ヒステリー診断のための Perley-Guze 基準（身体化障害）

1. 35 歳以前に発症した複雑な，もしくは劇的な病歴がある
2. 医学的には説明ができない最低でも 25 症状を 10 グループのうち 9 グループにある症状を持つ

グループ1	• 頭痛 • 人生ほとんどにおいて病気がち		グループ7	• 月経困難症 • 月経不順	• 無月経 • 出血多量
グループ2	• 失明 • 運動麻痺 • 知覚麻痺 • 失声症 • 発作や痙攣 • 無意識	• 記憶喪失 • 幻覚 • 尿閉 • 運動失調 • 他のてんかん症状	グループ8	• 性への無関心 • 不感症 • 性交疼痛症 • その他の性的問題	• 9 ヶ月間にわたる妊娠嘔吐もしくは妊娠悪阻による入院
グループ3	• 倦怠感 • 喉に塊がある感覚 • 失神発作	• 視覚のぼやけ • 衰弱 • 排尿障害	グループ9	• 背部痛 • 関節痛 • 過剰な疼痛	• 性器，口，肛門の焼けるような違和感 • 他の体の部位の疼痛
グループ4	• 呼吸困難 • 動悸 • 不安発作	• 胸痛 • めまい	グループ10	• 神経質 • 恐怖 • 抑うつ気分 • 気分が悪いせいで仕事を止める必要性，もしくは通常の勤務を実行することができない • 容易に泣く	• 人生が絶望的であると感じる • 死ぬことについてよく考えている • 死にたいと欲している • 自殺すること • 自殺未遂
グループ5	• 食欲不振 • 体重減少 • 際立った体重の増減 • 吐き気	• 腹部膨満 • 食べ物アレルギー • 下痢 • 便秘			
グループ6	• 腹痛	• 嘔吐			

（Massachusetts Medical Society の許可を得て Perley MJ, Guze SB. Hysteria-the stability and usefulness of clinical criteria：A quantitative study based on a follow-up period of 6-8 years in 39 patients. *N Engl J Med.* 1962；266；421-426 より引用）

断した．「誰も記載したことがないからといって何らかの病気を私たちは見落としているのではないだろうか」と彼は問うている（Klawans, 1988）．

Herbert Spiegel が「ヒステリーに対するヒステリー反応」と称したものもある．奇妙な症状が，言葉や身振りによって示され，人から人へと伝播し，「小さな流行」が「ヒステリーに対するヒステリー反応」によっていつまでも続くように助長される．最も有名な米国での流行は 17 世紀後半のセイラム魔女裁判である．20 人が死刑になり，何百人もの人が投獄された．その事件の終末は，告発者たちが，イプスウィッチへの橋を渡った時に，出会ったある老婆を，その老婆が自分たちを苦しめているといって告発したことから始まった．その告発者たちは叫び声をあげ体をよじる発作を起こしたのだった．傍観者たちはその告発者である少女たちを単に無視するだけだった．別の流行で，発作的な体のねじれの流行は，偉大な神経科医 Charcot の施設で起きた（図 26-36）．その症状が起きるのは，ある脳の病気の結果ではなくて，患者たちが繰り返し受けている診察によって誘発されているのではないかと疑い始めたの

は，Charcot の最も優秀な弟子の 1 人，Joseph Babinski であった．Charcot の死後，彼はその病気の再評価を行った．同様な症状を呈する他の患者たちから患者を隔離すると改善することを確かに観察した．彼の後継者が，「詐病」と考えた患者たちに注意を払うのをやめただけで，その病棟は空になった（McHugh, 2008）．

6）薬物依存（アルコールを含む）

下記のうちの 1 つがあれば，薬物依存と診断できる（Feighner et al., 1972）．これは 2，3 章で詳しく議論されている．しかし，慢性疼痛に処方されるオピオイドへの依存と嗜癖とを混同しないように注意せよ．

1. 禁断症状の病歴
2. 薬物乱用やその合併症による入院
3. 中枢神経活性薬剤の無分別な長期使用

アルコール依存症には特異的に，2 つの質問が有用である．「飲酒で問題を起こしたことがありますか」と「最後に飲んだのはいつですか」である．

もし答えが「はい」や「24 時間以内です」なら，アルコール依存症に対するその感度は（MAST：ミシガンアルコール依存症スクリーニングテストをゴールドスタンダードとして使えば）92％である（Cyr and Wartman, 1988）．MAST の簡易版が発表されている（Pokorny et al., 1972）．人生における飲酒の影響を強調している（仕事でのトラブル，大事な誰かを亡くす，義務をないがしろにする，酔って運転して捕まる，患者の飲酒が正常かそうでないかについての本人や他の人の意見，助けを求める努力）．CAGE や AUDIT テストに関して 2 章に記載．

7）注意欠陥多動性障害（ADHD）

「注意欠陥障害」という病名は，1960 年代に「微細脳機能障害あるいは微細脳損傷」と呼ばれた行動の症候群を記述するために 1980 年に最初に用いられた．1940 年代と 1950 年代には，同様な行動が脳炎に関連した脳損傷によるとされた（Wolraich and Baumgaertel, 1997）．

「1990 年代の診断」（Buncher, 1996）である注意欠陥多動性障害を患っているのは，学童のうちで，3～5％（Barbaresi, 1996），3～10％（Shea et al., 1996），16％（Wolraich et al., 1998）という報告すらある．1994 年には，世界中で 8.5t のメチルフェニデート（リタリン）が製造中であったが，その90％が米国の小児，青年，成人に処方されている．1995 年現在で，200 万人を超える人がこの診断を受けており，男児が 4～9 倍多く，6～14 歳の米国男児の 10～12％がメチルフェニデートを使っている（Roberts, 1996）．CDC の統計によると2015 年には 4～17 歳の米国の子供の 11％が ADHDと診断されている（Singleton, 2016）．

ADHD には一連の症状がある．古典的 3 徴は，不注意，多動，衝動性である．診断基準（チェックリストにある行動の症状発現がある数を満たす時）は DSM-Ⅳで正確に叙述されている．DSM-Ⅳの主な変更は成人や若者の経験の特性をより正確にするためである（ADHD institute, 2017）．この評価方法は純粋に主観的であるが，評価者間の高い信頼度と十分な表面的妥当性がある（Goldman et al., 1998）．確定診断的な検査はなく（Barbaresi, 1996），身体所見でも特異的な所見がない．定量的検査（持続的遂行能検査 the Continuous Perfor-

mance Test と同画探索テスト the Matching Familiar Figures Tests）は，せいぜい 75％の感度と特異度を示してきた（Inoue et al., 1998）．しかし，多活動性（ソワソワしていること）の上昇は定量的に論証することができる（Teicher et al., 1996）．診断は学校の教師や学校専属の精神分析医によって提案されることがしばしばある．

ADHD はある生物学的器質を持つといわれており，機能 MRI，定量的な脳波検査，PET（ポジトロン放出断層撮影）で脳機能不全が証明され，多源性の遺伝形式をとる（Kewley, 1998）．Gilles de la Tourette 症候群の小児に ADHD が高率に発生する（Barbaresi, 1996）．

ADHD の症状は，人口に正規分布しており，程度は任意に病的とされる（Jureidini, 1996）．徴候は，最も重症に発現すれば神経伝達機能の重症疾患を特徴づけるものとなるかもしれないが，普通は軽いので，正常に発達する．この診断を持った小児の数を基にして学校および学校を基盤とした診療所へお金が流れるという事実が ADHD に関する医療的，社会的，教育的サブカルチャーの発展に寄与している．診断は，ほとんどもっぱら支払人の必要性を満たすためにのみ，なされている（Palmeri, 1996）．あるいは少なくともバイアスの要素が入る．それゆえに，患者個人とその家族と関わり合いを持つ医師が独立した知識豊かな観点を診断に対してもたらすことが極めて重要である．

ADHD の症状の鑑別診断には，感覚脱失，受容言語障害，その他の特異的な学習障害，てんかん，外傷後脳症，慢性鉛中毒，無治療のフェニルケトン尿症，感染後脳症，胎児アルコール症候群，薬物の作用，感情の問題，反抗挑戦性障害や行為障害，親子間の問題，精神発達遅滞がある（Barbaresi, 1996；Wolraich and Baumgaertel, 1997）．遺伝性モノアミンオキシダーゼ欠損が原因かもしれない症例もある（Cheung and Earl, 2001）．学校の状況（例えば，退屈，認知の不協和，無秩序な環境，非効果的な指導方法）や食物アレルギーが原因の 1 つだとする意見もある（T. Dorman, 私信, 1999）．

ADHD の診断を受けた小児がアスパルテームなどの興奮毒を摂取した後に著しく悪くなったようにみえると観察している者もいる（R. Blaylock, 私信, 1999）．マグネシウム（Starobrat-Hermelin and

Kozielec, 1997), オメガ-3-脂肪酸(Ottoboni and Ottoboni, 2003)などの栄養欠損のためと考えている者もいる.

医師は,慎重に病歴をとり,細心の注意を払って観察しなければならない.医師は「どんな人が,食物や飲み物の品物および職業に関係しており,それらがそれぞれ各人に対してどんな効果を示しているか」を知ろうと努力しなければならないというヒポクラテスの命令を思い出すようにせよ(Hippocrates, On ancient medicine, 20).睡眠の病歴もとても重要である(3章参照).

8) 自閉症スペクトラム障害

2017年は自閉症の流行が拡大しており,米国では毎年100万人近い子供が診断されている.Mayoクリニックのスタッフによる自閉症スペクトラム障害の定義は「こどもが他者に伝達したり,他者と交流する能力を障害したりする深刻な神経発達障害で,制限された繰り返す行動・興味・活動も含まれる」(Mayo Clinic Staff, 2014)自閉症スペクトラム障害の推測される2014年の米国での有病率は2011年から2013年の100人に1.25人に比べて100人に2.24人である(Zablotsky et al., 2015).

1970年代には自閉症は小児期の統合失調症のタイプであると考えられていた.乳児期の自閉症は「人生の最初の数年で深刻な引きこもり,強迫的な同一性への欲望,しばしば物への深い愛情関係,知能は保持,無言症であるかもしくは言語は個人間のコミュニケーションの目的では役に立たないようだ」というような状況で述べられていた.小児期の統合失調症の発症頻度は10,000人に約3.1人と推測されている.古典的な乳児期自閉症の集団は10,000人に0.7人で似たような特徴を呈するが,遅れて子供時代に発症する症候群の集団は10,000人に1.7人である.その時,一般的に受け入れられていた統計では精神発達遅滞は100人に約3人で,成人の統合失調症は1,000人に約3人であった.自閉症では男性:女性は3.4:1で,精神発達遅滞では男性:女性が1.6:1と男性が女性に比べて数で勝る(Treffert, 1970).

自閉症の子どもで活動性の神経炎症の過程が同定された(Rossinol and Frye, 2012).

自閉症は2017年では熱心に議論されている分野である.発症数が上昇しているのはある程度,診断基準が変わってきていることに起因する.増加している原因は不明である.罹患した子どもやその家族の影響が広がっている.医師たちは増加している自閉症スペクトラム障害の成人へのケアが必要になるであろう.感覚の処理,言語的・非言語的コミュニケーション,没入,感情移入,反復行動と同様に患者の挑戦はこの文章の範囲を超えているが,よく自覚しておくことが必要である.

16 脳炎での機能的・分子的イメージング

かなり異常な認知機能障害や異常な神経所見がある患者の多くが,CTやMRIで解剖学的形態が正常あるいは正常に近い所見を呈する.これらの静的・動的モダリティとは対照的に神経イメージングは脳の神経活動と相関する動的パラメーターを測定する.「廉価版のPET」と時々呼ばれるSPECTスキャンは血流と細胞の代謝の測定として放射線性核種の取り込みを表示する.この技術は高圧酸素療法などの介入を受けている患者を経過観察するのに有用である(図26-37).拡散テンソル画像を用いたMRIは標準的な検査では明らかに正常な患者でも白質の連絡が分断されているように見えるかもしれない.これは特に脳震盪や爆風傷で有用である(C.L.Hendricks, 私信, 2017)

分子神経イメージングでは脳の特異的生化学化合物の配列と量を測定する.磁気スペクトスコピー(MRS),SPECTの改良(例えばドパミントランスポーター同定のための123I-FP-CIT SPECT;DaT),PET(アミロイド画像化)は最も馴染み深い分子神経イメージングである(Bonilla and Carril, 2013).MRSは脳のさまざまな生化学化合物の量や配列を測定するために磁気共鳴を用いる(Ratai and Gonzalez, 2016).MRSはMRIよりも解像度は低いが,他のイメージ技術では達成できない脳代謝の動的側面を検査することを可能にする.

高価格と低い汎用性が機能的・分子的神経イメージングの広範な臨床での使用を妨げている.

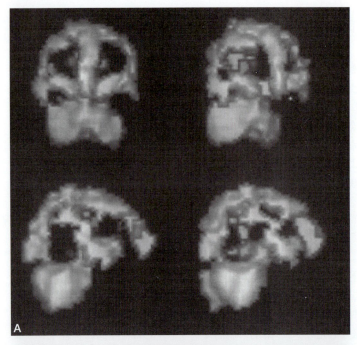

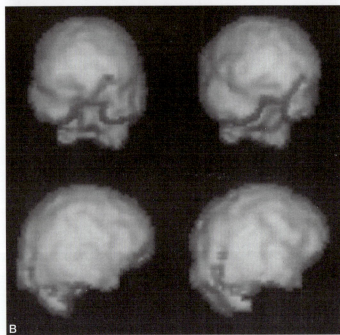

図 26-37　A：治療前の 37 歳男性の 1 年間患った HIV 脳症の単光子放出コンピュータ断層撮影（SPECT）画像である．彼は車椅子を必要とし，コントロールできない振戦があり，話すことができなかった．B：高圧酸素療法後，SPECT 画像の改善は臨床状況と一致した．患者は歩き，話すことができるようになり，振戦は止まった．（画像は Richard Neubauer 医師のご厚意により許可を得て掲載）

17　慢性神経疾患患者のまとめ

　人間性の現代的概念は脳機能と密接に関わっている．"lebensunwertes Leben"（生きるに値しない命）の判断が，もはや「神経学的に正常」でない患者に対して下される可能性が他の臓器不全の患者よりもずっと高い．慢性神経変性疾患の患者の診断を大急ぎですべきではない．なぜならそれは患者と患者の大切な他者に対して将来後々にわたって影響を及ぼすことになるからである．陰鬱な予後が自己達成的な予言にならないように注意

しなければならない.

個々の患者が必ずしも予言した経過をたどるわけではない. 診断方法が改善され最初に記載された症例よりもはるかに軽い症状で患者が同定された場合には特にそうである. 例えば, 患者がホスピスケアを受ける資格があるかどうかを決定するために, 1998 年にメディケアが発表した定量的な診断基準は「筋萎縮性側索硬化症(ALS)は時間とともに直線的に進行する傾向がある」そして「各患者の全般的な衰退速度はかなり一定で予測可能である」と述べているが, しかし, Laurence Huntoon 医師が記載したある ALS 患者はあらゆる見込みをものともせず 10 年間かなり安定した状態を保っている. グラフに記入した経過を持ちそれを基にして判断が配給される数字のセットに病気をしてしまう傾向に医師は抵抗しなければならない. 破壊的な神経疾患に人間の精神が勝利した記憶すべき 2 つの例がこれだ.

1922 年に ALS と診断されたフランツ・ローゼンツバイクがマルティン・ブーバーと協力して 1925 年に始めた仕事は, 聖書の現代語訳のうち最も重要なものの 1 つだった. ローゼンツバイクが 1929 年に死ぬ前に, 創世記からイザヤ書までの仕事が終わった. 最後には彼は眼しか動かせなくなってしまった. 英国の宇宙学者, スティーブン・ホーキングは 32 年を越えて ALS の診断にもかかわらず生きている[訳注92]. 彼はこう記した.

> 私は事実上, 成人になってからの人生のすべての期間, 運動ニューロン疾患を患っている. しかし, その病気のせいで私が大変魅力的な家族を持つことを阻まれることはなかったし, 仕事で成功することも阻まれなかった. これは, ジェーン, 私の子どもたち, そして多くの他の人たちや組織の助けのおかげである. 私は幸運だった, 私の病状の進行が多くの場合より遅かったから. しかしそのことが示しているのは, 人は希望を失う必要がないということである.
>
> スティーブン・ホーキング

訳注 92) Stephen Hawking(1942〜2018 年), 英国の理論物理学者. 原書出版時には存命だったが, 2018 年に亡くなった.

付録 26-1　レッドガラステストの自己学習問題に対する解答

レッドガラステストの結果は左の内側直筋の脱力, もしくは左の MLF(内側縦束)の病変によって起こる核間性眼筋麻痺と一致する(図 26-8). 患者は複視に悩まされていたのでコンピューターで仕事をする時に彼女は片方の眼に眼帯を当てなければならなかった. しかし, 神経内科医は両側の水平性眼振のみしか見つけず, 注視の基本方位の検査で, 右方視の際に右眼の眼振がより顕著であった. 多発性硬化症の臨床診断がなされ, MRI で脱髄斑に合致する信号濃度が認められた.

(2 つの像の間の距離は症状の主観的な重症度と半定量的に一致し, 疾患の進行や治療に対する反応を評価するのに役立つことに患者は気づいた. 次の数週間の間, ステロイド治療が行われ, 彼女は毎日, レッドガラステストを行った. 次第に 2 つの像の間の距離は減少し, ついにたった 1 つの像しか存在しなくなった).

これはレッドガラステストの通常の使用方法ではなく, 普通は不全麻痺の筋肉を同定するのを補助するために用いる.

付録 26-2　角膜反射の自己テスト

もしどちらの眼も瞬きしなければ, 患者は右の脳神経 V の眼神経の病変(または鼻毛様体神経のみの病変)がある.

もし左眼だけが瞬きすれば, 反射弓の求心性(感覚)神経は右眼で正常である. 反射の遠心(運動)神経は左で正常だが右で障害されている(なぜなら右眼輪筋は右脳神経Ⅶに神経支配を受けているから). したがって診断は右脳神経Ⅶの病変である.

付録 26-3　なぜ Parkinson は歯車様固縮を見つけ出せなかったのか

Parkinson は(持ち手が)金の杖の時代に診療を行っていた. この時代には医師が患者よりあまりに高位であったため, 杖を用いないで患者に実際に触れることはしなかった. そのため Parkinson のような鋭敏な観察者でさえ決して歯車様固縮を見つけ出すことはできなかった.

今日, 使い捨ての手袋を着用せずには患者に触らない医師もいる. これにより, 金の杖よりはもっと多くの情報を集めることができるであろう. しかしそれでも, 情報の損失でもなく治療の損失の可能性でもなくむしろ人間が直に触ることでの慰めの力が重要であると評価できる.

付録 26-4　妄想

879 頁の妄想に対する問題の解答

1. この男は妄想的である．公益設備の機能に対して信頼の文化があることは明瞭だろう．さらに，水道管の調子を実際に検査してみても，家から金を吸い出すのに水道管が使用されることに反する説得力のある否定的根拠がある．「固く信じられた」という基準に合致すると思われる．なぜなら，この信念に固執することによって必需品の極端な困窮状態をきたし，さらに死に至ったからである．

2. これはおそらく幻覚を表すのであって妄想ではない．彼が，「信じる」という表現の形容なしで単に視覚的経験を報告したのであれば，幻覚と確定診断することができる．彼が自分の視覚的経験を「信じた」と述べたことだけでは，妄想的信念と定義するには十分ではない．

3. 私たちの文化はテレビ番組のこのような使い方を教えてはいない．何時間も公共の店の窓の前に立つことによって，その信念を，「固く信じられたもの」と規定できれば，これは妄想である．

4. その行動は狂信的であって危険であるが，提示されたものに基づけば，おそらく妄想とは言えない．「不公平」と「非能率」との判断は，外的な比較を許容しない主観的な価値判断である．したがって，その信念は「固く信じられた」という基準には合致するが，彼の所属する文化から外れているということにはならない．

筆者の考えでは，この練習は誤謬と妄想という精神医学的概念との違いを示すのに役立つ．ある文化全体が誤謬の状態にある可能性もあるが，その誤謬の支持者たちを妄想的と診断しない．逆に，そのような文化の中では，真理を悟っている人が妄想的と考えられる．ポストモダンの文化の中では，客観的真理の存在を信仰している人が妄想的と考えられる．万が一こういう観点が一般に流布すれば，われわれの文化全体である科学と技術のもたらす結果は，4パターンのうち最初1.で述べた夫婦の結果を大規模にしたものと同様なことになる．

付録 26-5　感情障害の評価

自己評価の質問に対する解答

1. これは高揚した感情や躁状態ではなくて，むしろ不適切な感情である．言語の表出と観察された感情に一致するような楽観や幸福の感情は何ら述べられていない．不一致がある．

2. これは分離したあるいは平坦な感情である．

付録 26-6　ヒステリー

図 26-36 の Charcot の症例検討会の説明文の問題に対する解答

どの答えが確実に正しいかを知るのは難しい．なぜなら写真からだけでは何も証明できないからだ．学生が自分の観察と推理とから答えようとすることが重要である．そのような答えは下記のような考察を含んでいるかもしれない．

1. 患者には転換反応があるかもしれない．

2. 身体化障害がその代りとなる診断かもしれないし追加の診断となる可能性もある（転換障害と身体化障害は同時に存在しうる）．

3. この患者は演技性パーソナリティ障害を持っているかもしれないしあるいは単に暗示にかかりやすい人にすぎないのかもしれない．

4. 写真では実証できる集団作用がない．もし，会場の後ろの絵が感染する集団作用（連続した口頭発表によって）を特徴づけていると信じるなら，それも受け入れられる答えとなりうる〔このように信じることに対してはある歴史的前例がある．Showalter（1997）をみよ〕．

5. 診断は悪口であってはいけない．

6. フロイト Freud に対する Charcot のぞんざいな批評「いつも同じこと，**いつも生殖器**」で部分的に始まった理論一点張りの精神分析的答えの根拠になるものは，その絵からは何も引き出すことができない〔ヒステリーはギリシャ語の Hystera（子宮）に由来したことに留意せよ〕．

文献

- Abraham AS, Atkinson M, Roscoe B. Value of ankle-jerk timing in the assessment of thyroid function. *Br Med J.* 1966;1:830-833.
- Adams RD, Victor M. *Principles of Neurology.* 3rd Ed. New York: McGraw-Hill; 1985.
- Addams-Williams J, Wu K, Ray J. The experiments behind the Tullio phenomenon. *J Laryngol Otol.* 2014;128:223-227. doi:10.1017/S0022215114000280.
- ADHD Institute. DSM-5TM. Shire; last updated February 2017. Available at: http://www.adhd-institute.com/assessment-diagnosis/diagnosis/dsm-5tm/. Accessed Mar 27, 2017.
- Agarwal R, Baid R. Asterixis. *J Postgrad Med.* 2016;62:115.
- Alexander L. *The Neurologic Examination. Pullen's Medical Diagnosis.* Philadelphia, PA: W. B. Saunders; 1950.
- Alford BR. Ménière's disease: Criteria for diagnosis and evaluation of therapy for reporting. *Trans Am Acad Ophthalmol*

Otolaryngol. 1972;76:1462-1464.

- Alpers BJ, Manchall EL. *Clinical Neurology.* 6th Ed. Philadelphia, PA: FA Davis Co.; 1971.
- Alpert JN. Downbeat nystagmus due to anticonvulsant toxicity. *Ann Neurol.* 1978;4:471-473.
- American Diabetes Association. Standards of Medical Care in Diabetes—2017. *Diabetes Care.* 2017;40:S93-S94.
- American Psychiatric Association. *Diagnostic and Statistical Manual of Mental Disorders: DSM–IV.* 4th Ed. Washington, DC: American Psychiatric Association;1994.
- Amin MS. Rotary chair testing. Medscape. 2016. Available at: http://emedicine. medscape.com/article/1832765-overview#a1. Accessed Mar 15, 2017.
- Arbit E. A sensitive bedside hearing test. *Ann Neurol.* 1977;2: 250-251.
- Archambeaud-Mouveroux F, Treves R, Fressinaud C. Acute adrenal failure with diffuse paroxysmal contracture. *South Med J.* 1987;80:1202.
- Armstrong RA. Visual symptoms in Parkinson's disease. *Parkinsons Dis.* 2011;2011:908306. doi: 10.4061/2011/908306. Available at: https://www.hindawi.com/journals/pd/2011/908306/. Accessed Apr 8, 2017.
- Arrigg P, Miller D. A new lid sign in seventh nerve palsy. *Ann Ophthalmol.* 1985;17:43-45.
- Asbury AK. Numbness, tingling, and sensory loss. In: Isselbacher KJ, Braunwald EAB, Wilson JD, et al., eds. *Harrison's Principles of Internal Medicine.* 13th Ed. New York: McGraw-Hill; 1994.
- Ashizawa T, Jankovic J. Cervical dystonia as the initial presentation of Huntington's disease. *Mov Disord.* 1996;11:457-459.
- Baker AB, Noran HH. Change in the central nervous system associated with encephalitis complicating pneumonia. I. A clinical study. *Arch Intern Med.* 1945;76:146 153.
- Baker F. Eye. In: Buck AH, ed. *Reference Handbook of the Medical Sciences.* Vol. IV. New York: William Wood and Company; 1907:69.
- Baker AB, Joynt RJ. *Clinical Neurology.* revised ed. New York: Harper & Row;1986.
- Ballock RT, Song KM. The prevalence of nonmuscular causes of torticollis in children. *J Pediatr Orthop.* 1996;16:500-504.
- Baloh RW. Dizziness: Neurological emergencies. *Neurol Clin.* 1998a;16:305-321.
- Baloh RW. Differentiating between peripheral and central causes of vertigo. *Otolaryngol Head Neck Surg.* 1998b;119: 55-59.
- Barbaresi WJ. Primary-care approach to the diagnosis and management of attention-deficit hyperactivity disorder. *Mayo Clin Proc.* 1996;71:463-471.
- Barnes PD. Ethical issues in imaging nonaccidental injury: Child abuse. *Top Magn Reson Imaging.* 2002;13:85-94.
- Behan PO, Chaudhuri A, Roep BO. The pathogenesis of multiple sclerosis revisited. *J R Coll Physicians Edinb.* 2002;3:244-265.
- Behn C, Hopker WW, Puschel K. Fat embolism—a too infrequently determined pathoanatomic diagnosis [German]. *Versicherungsmedizin.* 1997;49:89-93.
- Bernat JL. On irreversibility as a prerequisite for brain death determination. In: Machado, C, Shewmon DA, eds *Brain Death and Disorders of Consciousness.* New York: Kluwer Academic/Plenum Press; 2004.
- Blaylock RL. Excitotoxins: *The Taste That Kills.* Santa Fe, New Mexico:Health Press; 1997.
- Bonilla J, Carril JM. Molecular neuroimaging in degenerative dementias. *Rev Esp Med Nucl Imagen Mol.* 2013;32:301-309.
- Bookspan J, Fife CE, Fife WP. Hyperbaric oxygen therapy in headache. In:Jain KK, ed. *Textbook of Hyperbaric Medicine.* 3rd Ed. Seattle, WA: Hogrefe & Huber; 1999:383-390.
- Bornstein B, Kott E, Tamir M. The syndrome of muscle contraction in Addison's disease. *Presse Med.* 1962;70:2448-2450.
- Borthwick CJ. The permanent vegetative state: Ethical crux, medical fiction? *Issue Law Med.* 1996;12:167-185. [This essay takes the position that to say that "by definition, patients in a persistent vegetative state are unaware of themselves or their environment" is "to raise evasion to the level of a diagnosis and denial to the status of a philosophy."]
- Bosch EP, Kennedy SS, Aschenbrener CA. Ocular bobbing: The myth of its localizing value. *Neurology.* 1975;25:949-953.
- Bots GTAM, Wattendorff AR, Buruma OJS, et al. Acute myelopathy caused by fibrocartilaginous emboli. *Neurology.* 1981;31:1250-1256.
- Bouchaud-Chabot A, Lioté F. Cervical spine involvement in rheumatoid arthritis. A review. *Joint Bone Spine.* 2002;69: 141-154.
- Bowlus WE, Currier RD. A test for hysterical hemianalgesia. *N Engl J Med.* 1963;269:1253-1254.
- Boyle RS, Shakir RA, Weir AI, et al. Inverted knee jerk: A neglected localising sign in spinal cord disease. *J Neurol Neurosurg Psychiatry.* 1979;42:1005-1007.
- Brain L, Walton JN. *Brain's Diseases of the Nervous System.* London, UK:Oxford University Press; 1969.
- Brazis PW, Lee AG. Acquired binocular horizontal diplopia. *Mayo Clin Proc.* 1999;74:907-916.
- Brennan R, Bergland R. Acute cerebellar hemorrhage. *Neurology.* 1977;27:527-532.
- Broudy O. The death and life of Nick Chisholm. *Men's Health*; 2010. Available at: http://www.menshealth.com/guy-wisdom/nick-chisholm. Accessed Apr 11, 2017.
- Brown J. ED evaluation of transient global amnesia. *Ann Emerg Med.* 1997a;30:522-526.
- Brown P. New clinical sign for orthostatic tremor. *Lancet.* 1995;346:306-307.
- Brown P. Muscle sounds in Parkinson's disease. *Lancet.* 1997b;349:533-535.
- Bull C, Henry JA. Finger wrinkling as a test of autonomic function. *Br Med J.* 1977;1:551-552.
- Buncher PC. Attention-deficit/hyperactivity disorder. *Nurse Pract.* 1996;21:43-65.
- Burns JM, Login IS. Confounding factors in diagnosing brain death: A case report. *BMC Neurol.* 2002;2:5.
- Byrne PA, Weaver WF. "Brain death" is not death. In: Machado C, Shewmon DA, eds. *Brain Death and Disorders of Consciousness.* New York: Kluwer Academic/Plenum Press; 2004.
- Campbell WC. *Clinical Signs in Neurology: A Compendium.* Philadelphia, PA:Wolters Kluwer; 2016.
- Campbell WC. *DeJong's The Neurologic Examination.* 7th Ed. Philadelphia, PA: Lippincott Williams & Wilkins; 2012.
- Cardoso F, Jankovic J. Dystonia and dyskinesia. *Psychiatr*

Clin North Am. 1997;20:821-838.

- Carel RS, Korezyn AD, Hochberg Y. Age and sex dependency of the Achilles tendon reflex. *Am J Med Sci*. 1979;278:57-63.
- Casey ATH, O'Brien M, Kumar V, et al. Don't twist my child's head off: Iatrogenic cervical dislocation. *Br Med J*. 1995;311:1212-1213.
- Chandler JR. A simple and reliable tuning fork test for recruitment. *Arch Otolaryngol*. 1958;67:67-68.
- Chassis H, Goldring W, eds. *Homer William Smith Sc. D. His Scientific and Literary Achievements*. New York: New York University Press; 1965.
- Chattha AS, Delong GR. Sylvian aqueduct syndrome as a sign of acute hydrocephalus in children. *J Neurol Neurosurg Psychiatry*. 1975;38:288-296.
- Chen JJ. Drug-induced movement disorders. *Mental Health Clinician*. 2012;1(7):167-173. Available at: http://mhc.cpnp.org/doi/abs/10.9740/mhc.n90206. Accessed Mar 15, 2017.
- Cheung NW, Earl J. Monoamine oxidase deficiency: A cause of flushing and attention-deficit hyperactivity disorder. *Arch Intern Med*. 2001;161:2503-2504.
- Childs NL, Mercer WN. Brief report: Late improvement in consciousness after post-traumatic vegetative state. *N Engl J Med*. 1996;334:24-25.
- Childs NL, Mercer WN, Childs HW. Accuracy of diagnosis of persistent vegetative state. *Neurology*. 1993;43:1465-1467.
- Chilvers G, McKay-Davies I. Recent advances in superior semicircular canal dehiscence syndrome. *J Laryngol Otol*. 2015;129:217-25. doi: 10.1017/S0022215115000183.
- Chisholm N, Gillett G. The patient's journey: Living with locked-in syndrome. *BMJ*. 2005;331:94-97.
- Chrousos GA, Cowdry R, Schuelein M, et al. Two cases of downbeat nystagmus and oscillopsia associated with carbamazepine. *Am J Ophthalmol*. 1987;103:221-224.
- Clain A, ed. *Hamilton Bailey's Demonstration of Physical Signs in Clinical Surgery*. 15th Ed. Baltimore, MD: Williams &Wilkins; 1973.
- Clee MD, Burrow L, Delaney P, et al. Taste and smell in disease. *N Engl J Med*. 1983;309:1062-1063.
- Cogan DG. Down-beat nystagmus. *Arch Ophthalmol*. 1968;80:757-768.
- Cohen BH, Gaspar MP, Daniels AH, et al. Multifocal neuropathy: Expanding the scope of double crush syndrome. *J Hand Surg [Am]*. 2016;41:1171-1175.
- Colover J. Persistent vegetative state. *Lancet*. 1997;350:1324.
- Committee. Criteria for diagnosis of Guillain Barré syndrome. *Ann Neurol*. 1978;3:565-566.
- Cooper MS, Gittoes NJL. Diagnosis and management of hypocalcaemia. *BMJ*. 2008;336:1298-1302.
- Conn HO. Asterixis in non-hepatic disorders. *Am J Med*. 1960;29:647-661.
- Corin MS, Elizan TS, Bender MB. Oculomotor function in patients with Parkinson's disease. *J Neurol Sci*. 1972;15:261-265.
- Costello F. Neuro-ophthalmologic manifestations of multiple sclerosis. In:Roy H Sr, ed. *Medscape*. 2016. Available at: http://emedicine.medscape.com/article/1214270-overview#a3. Accessed Apr 13, 2017.
- Cyr MG, Wartman SA. The effectiveness of routine screening questions in the detection of alcoholism. *JAMA*. 1988;259:51-54.
- Dacey RG, Alves WM, Rimel RW, et al. Neurosurgical complications after apparently minor head injury. *J Neurosurg*. 1986;65:203-219.
- Death J, Douglas A, Kenny RA. Comparison of clock drawing with Mini Mental State Examination as a screening test in elderly acute hospital admissions. *Postgrad Med J*. 1993;69:696-700.
- de Boo G, Tibben A, Hermans J, et al. Subtle involuntary movements are not reliable indicators of incipient Huntington's disease. *Mov Disord*. 1998;13:96-99.
- Degos J, Verroust J, Bouchareine A, et al. Asterixis in focal brain lesion. *Arch Neurol*. 1979;36:705-707.
- DeGowin EL. *Bedside Diagnostic Examination*. New York: Macmillan; 1965.
- DeJong RN. *The Neurologic Examination*. 4th Ed. New York: Harper & Row;1979.
- Dekel B, Paret G, Vardi A, et al. Torticollis: An unusual presentation of spontaneous pneumomediastinum. *Pediatr Emerg Care*. 1996;12:352-353.
- DeKosky ST, Ikonomovic MD, Gandy S. Traumatic brain injury—football, warfare, and long-term effects. *N Engl J Med*. 2010;363:1293-1296. doi:10.1056/NEJMp1007051
- DeKosky ST, Marek K. Looking backward to move forward: Early detection of neurodegenerative disorders. *Science*. 2003;302:830-833.
- Delaney P. Dementia: The search for treatable causes. *South Med J*. 1982;75:708-709.
- Dellon AL. The moving two-point discrimination test: Clinical evaluation of the quickly-adapting fiber receptor system. *J Hand Surg Am*. 1978;3:474-481.
- Dellon AL. Clinical use of vibratory stimuli to evaluate peripheral nerve injury and compression neuropathy. *Plast Reconstr Surg*. 1980;65:466-476.
- Dellon AL. *Evaluation of Sensibility and Re–Education of Sensation in the Hand*. Baltimore, MD: Williams &Wilkins; 1981.
- Dellon AL. *Somatosensory Testing and Rehabilitation*. Bethesda, MD: American Occupational Therapy Association; 1997.
- Dellon AL, Keller KM. Computer-assisted quantitative sensory testing in carpal and cubital tunnel syndromes. *Ann Plast Surg*. 1997;38:493-502.
- Delp MH, Manning RT. *Major's Physical Diagnosis*. Philadelphia, PA: W. B. Saunders; 1975.
- Dellon AL, Mackinnon SE, Seiler WA. Susceptibility of the diabetic nerve to chronic compression. *Ann Plast Surg*. 1988;20:117-119.
- Diederich NJ, Goetz CG. Drug-induced movement disorders. *Neurol Clin North Am*. 1998;16:125-139.
- DiMaio VJ, DiMaio D. *Forensic Pathology*. 2nd Ed. Boca Raton, FL: CRC Press; 2001:358-365.
- Dinehart SM, Dillard R, Raimer SS, et al. Cutaneous manifestations of acrodynia (pink disease). *Arch Dermatol*. 1988;124:107-109.
- Dodelson R. Checkup on Chvostek. *N Engl J Med*. 1963;268:1199.
- Doi H, Murai Y, Kuroiwa Y. Deep tendon reflex in Eaton-Lambert syndrome. *Folia Psychiatr Neurol Jpn*. 1978;32:109-113.

- Donohoe M. Evidence-based medicine and the shaken baby syndrome. Part I: Literature review 1966-1998. *Am J Forensic Med Pathol*. 2003;24:239-242.
- Dorman TA, Ravin TH. *Diagnosis and Injection Techniques in Orthopedic Medicine*. Baltimore, MD: Williams &Wilkins; 1991.
- Doyle AC. *Famous Tales of Sherlock Holmes*. New York: Dodd Mead and Co.;1958.
- Duhaime A-C, Gennarelli TA, Thibault LE, et al. The shaken baby syndrome:A clinical, pathological, and biomechanical study. *J Neurosurg*. 1987;66:409-415.
- Edwards AL. *Statistical Methods for the Behavioral Sciences*. New York: Rinehart & Co.; 1954.
- Edwards JL, Vincent AM, Cheng HT, Feldman EL. Diabetic neuropathy:Mechanisms to management. *Pharmacol Ther*. 2008;120:1-34.
- Elder GH, Hift RJ, Meissner PN. The acute porphyrias. *Lancet*. 1997;349:1613-1617.
- Elliotson J. St Vitus's dance. *Lancet*. 1832;1:162-164.
- Ellison JM. A 60-year-old woman with mild memory impairment. *JAMA*. 2008;300:1566-1574.
- Evans DW. Brain death is a recent invention. *Br Med J*. 2002; 325:598.
- Faria MA. On revolutionary physicians and civil wars. *J Med Assoc Ga*. 1994;83:67-71.
- Feighner JP, Robins E, Guze SB, et al. Diagnostic criteria for use in psychiatric research. *Arch Gen Psychiatry*. 1972;26:57-63.
- Fenton WS, Blyler CR, Wyatt RJ, McGlashan TH. Prevalence of spontaneous dyskinesia in schizophrenic and non-schizophrenic psychiatric patients. *Br J Psychiatry*. 1997;171:265-268.
- Ferrucci L, Cecchi F, Guralnik JM et al.; The FINE Study Group. Does the clock drawing test predict cognitive decline in older persons independent of the Mini-Mental State Examination? *J Am Geriatr Soc*. 1996;44:1326-1331.
- Filomeno LTB, Carelli CR, da Silva NCLF, et al. Fat embolism: A review for current orthopaedics practice. *Acta Ortop Bras*. 2005;13:196-208. Available at: http://scielo.br/pdf/aob/v13n4/en_a10v13n4.pdf. Accessed Apr 20, 2017.
- Finlay ME, Benson MD. Case report: Magnetic resonance imaging in cerebral fat embolism. *Clin Radiol*. 1996;51:445-446.
- Fisher CM, Picard EH, Polak A, et al. Acute hypertensive cerebellar hemorrhage diagnosis and surgical treatment. *J Nerv Ment Dis*. 1965;140:38-57.
- Ford CV. *The Somatizing Disorders: Illness as a Way of Life*. New York: Elsevier;1983.
- Fox JH, Topel JL, Huckman MS. Dementia in the elderly—A search for treatable illnesses. *J Gerontol*. 1975;30:557-564.
- Frank EM, McDade HL, Scott WK. Naming in dementia secondary to Parkinson's, Huntington's, and Alzheimer's. *J Commun Disord*. 1996;29:183-197.
- Fraunfelder FW, Richards AB. Diplopia, blepharoptosis, and ophthalmoplegia and 3-hydroxy-3-methyl-glutaryl-CoA reductase inhibitor use. *Ophthalmology*. 2008;115:2282-2285.
- Fred HL. TIA—treacherously inaccurate acronym. *Tex Heart Inst J*. 2002;29:314-315. Available at: https://www.ncbi.nlm.nih.gov/pmc/articles/PMC140294/. Accessed Apr 12, 2017.
- Freedman R, Schwab PJ. Paranoid symptoms in patients in a general hospital psychiatric unit: Implications for diagnosis and treatment. *Arch Gen Psychiatry*. 1978;35:387-390.
- Freeman C, Okun MS. Origins of the sensory examination in neurology. *Semin Neurol*. 2002;22:399-408.
- Freemon F. Evaluation of patients with progressive intellectual deterioration. *Arch Neurol*. 1976;33:658-659.
- Froehling DA, Silverstein MD, Mohr DN, et al. Does this dizzy patient have a serious form of vertigo? *JAMA*. 1994;271:385-388.
- Frohman EM, Racke M, van den Noort S. To treat or not to treat: The therapeutic dilemma of idiopathic monosymptomatic demyelinating syndromes. *Arch Neurol*. 2000;57:930-932.
- Fung ELW, Sung RYT, Nelson EAS, Poon WS. Unexplained subdural hematoma in young children: Is it always child abuse? *Pediatr Int*. 2002;44:37-42.
- Garcia CA, Reding MJ, Blass JP. Overdiagnosis of dementia. *J Am Geriatr Soc*. 1981;29:407-410.
- Gatley SJ, Volkow ND, Gifford AN, et al. Dopamine-transporter occupancy after intravenous doses of cocaine and methylphenidate in mice and humans. *Psychopharmacology (Berl)*. 1999;146:93-100.
- Geddes JF, Plunkett J. The evidence base for shaken baby syndrome: We need to question the diagnostic criteria. *Br Med J*. 2004;328:719-720.
- Geddes JF, Hackshaw AK, Vowles GH, et al. Neuropathology of inflicted head injury in children. I Patterns of brain damage. *Brain*. 2001;124:1290-1298.
- Geddes JF, Taskert RC, Hackshaw AK, et al. Dural haemorrhage in nontraumatic infant deaths: Does it explain the bleeding in 'shaken baby syndrome'? *Neuropathol Appl Neurobiol*. 2003;29:14-22.
- Geiseler PJ, Nelson KE. Bacterial meningitis without clinical signs of meningeal irritation. *South Med J*. 1982;75:448-450.
- Geldmachcr DS, Whitchouse PJ Jr. Differential diagnosis of Alzheimer's disease. *Neurology*. 1997;48(Suppl 6):S2-S9.
- Geschwind N. Current concepts: Aphasia. *N Engl J Med*. 1971;284:654-656.
- Gherardi RK, Authier F-J. Macrophagic myofasciitis: Characterization and pathophysiology. *Lupus*. 2012;21:184-189. Available at: https://www.ncbi.nlm.nih.gov/pmc/articles/PMC3623725/. Accessed Jan 16, 2017.
- Gianoli G. Review of a hole in my life—Battling chronic dizziness by Philippa Thomson. *J Am Phys Surg*. 2016;21:95.
- Gillick JL, Wainwright J, Das K. Rheumatoid arthritis and the cervical spine:A review on the role of surgery. *Int J Radiol*. 2015;2015: Article ID 252456. Available at: https://www.hindawi.com/journals/ijr/2015/252456/. Accessed Mar 11, 2017.
- Givner A, Gurney J, O'Connor D, et al. Reimaging in pediatric neurotrauma:Factors associated with progression of intracranial injury. *J Pediatr* Surg. 2002;37:381-385.
- Godfrey ME, Wocjik DP, Krone CA. Apolipoprotein E genotyping as a potential biomarker for mercury neurotoxicity. *J Alzheimers Dis*. 2003;5:189-195.
- Goldman LS, Bezman GM, Slanetz PJ. Diagnosis and treatment of attention-deficit hyperactivity disorder in children and adolescents. *JAMA*. 1998;279:1100-1107.
- Goldstein LB, Matchar DB. Clinical assessment of stroke. *JAMA*. 1994;271:1114-1120.

- Goltzman D. *Clinical manifestations of hypocalcemia.* In: Up-ToDate; 2015.
- Goode DJ, Van Hoven J. Loss of patellar and Achilles tendon reflexes in classical ballet dancers. *Arch Neurol.* 1982;39:323.
- Goodhill V. *Ear Diseases and Dizziness.* New York: Harper & Row; 1979.
- Goodwin DW, Alderson P, Rosenthal R. Clinical significance of hallucination in psychiatric disorders: A study of 116 hallucinatory patients. *Arch Gen Psychiatry.* 1971;24:76-80.
- Goshen-Gottstein E. *Recalled to Life: The Story of a Coma.* New Haven, CT:Yale University Press; 1988.
- Graveline D. *Lipitor: Thief of Memory.* Haverford, PA: Infinity Publishing Company; 2004.
- Graveline D. Adverse effects of Statin drugs: A physician patient's perspective. *J Am Phys Surg.* 2015;20:7-11.
- Greenhouse A. On chorea, lupus erythematosus and cerebral arteritis. *Arch Intern Med.* 1966;117:389-393.
- Guillain G, Barré JA, Strohl A. On a syndrome of radiculoneuritis with hyperalbuminosis of the cerebrospinal fluid but no cellular reaction: Remarks on the clinical characteristics and deep tendon reflex graphs. *Bull Soc Med Hop Paris.* 1916; 40:1462-1470.
- Gupta AK, Roy DR, Conlan ES, et al. Torticollis secondary to posterior fossa tumors. *J Pediatr* Orthop. 1996;16:505-507.
- Hain TC. *Rotatory chair testing. Dizziness–and–Balance.com;* 2016. Available at: http://www.dizziness-and-balance.com/testing/ENG/rchair.html. Accessed Mar 15, 2017.
- Hain TC. *Tullio's phenomenon. Dizziness–and–Balance.com;* 2011. Available at: http://www.dizziness-and-balance.com/disorders/symptoms/tullio. html. Accessed Apr 13, 2017.
- Hall H. Examination of the patient with low back pain. *Bull Rheum Dis.* 1983;33(4):1-8.
- Hamburger JL. The various presentations of thyroiditis: Diagnostic considerations. *Ann Intern Med.* 1986;104:219-224.
- Han JJ, Massagli TL, Jaffe KM. Fibrocartilaginous embolism—an uncommon cause of spinal cord infarction. *Arch Phys Med Rehabil.* 2004;85:153-157.
- Hannington-Kiff JG. Absent thigh adductor reflex in obturator hernia. *Lancet.* 1980;1:180.
- Hardison WG, Lee FI. Prognosis in acute liver disease of the alcoholic patient. *N Engl J Med.* 1966;275:61-66.
- Harner SG, Laws ER Jr. Clinical findings in patients with acoustic neurinoma. *Mayo Clin Proc.* 1983;58:721-728.
- Harrison MJG, Marsden CD. Progressive intellectual deterioration. *Arch Neurol.* 1977;34:199.
- Haupt WF, Höfling WF. Die Diagnose des Hirntodes: Medizinische und juristische Aspekte unter Berücksichtigung des Transplantationsgesetzes (TPB) der BRD. *Fortschr Neurol Psychiatr.* 2002;70:583-590.
- Hawking S. Disability: My experience with ALS. Available at: www.hawking. org.uk/disable/dindex.html. Accessed June 14, 2004.
- Hayes KC. Jendrassik maneuver facilitation and fractionated patellar reflex times. *J Appl Physiol.* 1972;32:290-295.
- Heilman KM, Wilder BJ. Evaluation and treatment of simple dementias. *Mod Treat.* 1971;8:219-230.
- Heiman TD, Satya-Murti S. Benign cerebellar hemorrhages. *Ann Neurol.* 1978;3:366-368.
- Henker FO. Joan of Arc and DSM III. *South Med J.* 1984;77:

1488-1490.
- Henkin RI, Schechter PJ, Hoye R, et al. Idiopathic hypogeusia with dysgeusia, hyposmia, and dysosmia: A new syndrome. *JAMA.* 1971;217:434-440.
- Herbert H. Don't ignore low serum cobalamin (vitamin B_{12}) levels. *Arch Intern Med.* 1988;148:1705-1707.
- Heyde CE, Weber U, Kayser R. [Instability of the upper cervical spine in rheumatoid disease] [German]. *Orthopäde.* 2006; 35:270-287.
- Hoffman E. The Chvostek sign. *Am J Surg.* 1958;96:33-37.
- Holsinger T, Deveau J, Boustani M, Williams JW Jr. Does this patient have dementia? *JAMA.* 2007;297:2391-2404.
- Horton SC, Bunch TJ. Patent foramen ovale and stroke. *Mayo Clin Proc.* 2004;79:79-88.
- Howsepian AA. The 1994 Multi-Society Task Force Consensus Statement on the persistent vegetative state: A critical analysis. *Issues Law Med.* 1996;12:3-29.
- Hulman G. The pathogenesis of fat embolism. *J Pathol.* 1995; 176:3-9.
- Huntington G. On chorea. *Med Surg Rep.* 1872;26:317-321.
- Impallomeni M, Kenny RA, Flynn MD, et al. The elderly and their ankle jerks. *Lancet.* 1984;1:670-672.
- Ingbar SH, Woeber KA. The thyroid gland. In: Williams RH, ed. *Textbook of Endocrinology.* 5th Ed. Philadelphia, PA: W. B. Saunders; 1974.
- Inoue K, Nadaoka T, Oiji A, et al. Clinical evaluation of attention-deficit hyperactivity disorder by objective quantitative methods. *Child Psychiatry Hum Dev.* 1998;28:179-188.
- Ishiai S, Sugshita M, Ichikawa T, et al. Clock-drawing test and unilateral spatial neglect. *Neurology.* 1993;43:106-109.
- Iyer VN, Mandrekar JN, Danielson RD, et al. Validity of the FOUR score coma scale in the medical intensive care unit. *Mayo Clin Proc.* 2009;84:694-701. Available at: https://www.ncbi.nlm.nih.gov/pmc/articles/PMC2719522/. Accessed Apr 9, 2017.
- Jacob J, De Buono B, Buchbinder E, et al. Case report: Tetany induced by hypokalemia in the absence of alkalosis. *Am J Med Sci.* 1986;291:284-285.
- James PB. Evidence for subacute fat embolism as the cause of multiple sclerosis. *Lancet.* 1982;1(8268):380-386.
- James PB. Oxygen for multiple sclerosis. *Lancet.* 1983;1 (8334):1161-1162.
- James PB. *Oxygen and the Brain: The Journey of Our Lifetime.* North Palm Beach, FL: Best Publishing Co.; 2014.
- Jankovic J, Fahn S. Physiologic and pathologic tremors: Diagnosis, mechanism and management. *Ann Intern Med.* 1980;93: 460-465.
- Jendrassik E. Beitrage zur Lehre von den Sehnen-reflexen. *Deutsch Arch Klin Med.* 1883;33:177-199. [This paper also has a good discussion of clonus.]
- Jendrassik E. Zur Untersuchung des Kniephänomens. *Neural Zentralbl.* 1885;4:412-415.
- Jenny C, Hymel KP, Ritzen A, et al. Analysis of missed cases of abusive head trauma. *JAMA.* 1999;281:621-626.
- Johns DR. Assessment of hyperacusis in Bell's palsy. *Ann Intern Med.* 1986;105:973.
- Jureidini J. Some reasons for concern about attention deficit hyperactivity disorder. *J Paediatr Child Health.* 1996;32:201-203.

- Kanji JN, Anglin RES, Hunt DL, Panju A. Does this patient with diabetes have large-fiber peripheral neuropathy. *JAMA*. 2010;303:1526-1532.
- Karakatsanis KG, Tsanakas JN. A critique on the concept of "brain death." *Issues Law Med*. 2002;18:127-141.
- Karnes PS. Neurofibromatosis: A common neurocutaneous disorder. *Mayo Clin Proc*. 1998;73:1071-1176.
- Kase CS, Varakis JN, Stafford JR, et al. Medial medullary infarction from fibrocartilaginous embolism to the anterior spinal artery. *Stroke*. 1983;14:413-418.
- Kaski D, Davies R, Loxon L. The Tullio phenomenon: A neurologically neglected presentation. *J Neurol*. 2012;259(1):4-21. doi: 10.1007/s00415-011-6130-x.
- Kawamura M, Hirayama K, Hasegawa K, et al. Alexia with agraphia of kanji (Japanese morphograms). *J Neurol Neurosurg Psychiatry*. 1987;50:1125-1129.
- Kawamura T, Watanabe S. Timing as a prominent factor of the Jendrassik manoeuvre on the H reflex. *J Neurol Neurosurg Psychiatry*. 1975;38:508-516.
- Keighley G. An instrument for measurement of vibration sensation in man. *Milbank Mem Fund Q*. 1946;24:36-48.
- Kerber KA. Vertigo and dizziness in the emergency department. *Emerg Med Clin North Am*. 2009;27(1):39-50,viii.
- Kernig W. Üeber die Beugekontraktur im Kniegelenk bei Meningitis. *Z Klin Med*. 1907;64:19-69.
- Kewley GD. Personal paper: Attention deficit hyperactivity disorder is underdiagnosed and undertreated in Britain. *Br Med J*. 1998;316:1594-1596.
- Kikuchi K, Kowada M, Kojima H. Hypoplasia of the internal carotid artery associated with spasmodic torticollis: The possible role of altered vertebrobasilar haemodynamics. *Neuroradiology*. 1995;37:362-364.
- Kilburn KH. Neurologic manifestations of respiratory failure. *Arch Intern Med*. 1965;116:409-415.
- King DS, Wilburn AJ, Wofford MR, et al. Cognitive impairment associated with atorvastatin and simvastatin. *Pharmacotherapy*. 2003;23:1663-1667.
- Kingston ME, Al-Sibai MB, Skooge WC. Clinical manifestations of hypomagnesemia. *Crit Care Med*. 1986;14:950-954.
- Kinney HC, Korein J, Panigraphy A, et al. Neuropathological findings in the brain of Karen Ann Quinlan—the role of the thalamus in the persistent vegetative state. *N Engl J Med*. 1994;330:1469-1475.
- Klawans HL. *Toscanini's Fumble and Other Tales of Clinical Neurology*. Chicago, IL: Contemporary Books; 1988. [Many diagnostic pearls are found in these tales of human beings and their illnesses. Of special interest to the student are the author's reflections on wanting to be a doctor.]
- Klawans HL. Newton's Madness: *Further Tales of Clinical Neurology*. New York: Harper & Row; 1990.
- Klawans HL. *Trials of an Expert Witness: Tales of Clinical Neurology and the Law*. New York: Little, Brown and Company; 1991.
- Kleiner-Fisman G, Kott HS. Myasthenia gravis mimicking stroke in elderly patients. *Mayo Clin Proc*. 1998;73:1077-1078.
- Knauth M, Ries S, Pohimann S, et al. Cohort study of multiple brain lesions in sports divers: Role of a patent foramen ovale. *Br Med J*. 1997;314:701-705.

- Koppelman ER. The dead donor rule and the concept of death: Severing the ties that bind them. *Am J Bioeth*. 2003;3(1):1-9.
- Kowalski RG, Claassen J, Kreiter KT, et al. Initial misdiagnosis and outcome after subarachnoid hemorrhage. *JAMA*. 2004; 291:866-869.
- Krack P, Schneider S, Deuschl G. Geste device in tardive dystonia with retrocollis and opisthotonic posturing. *Mov Disord*. 1998;13:155-157.
- Kumar R, Lang AE. Secondary tic disorders. *Neurol Clin North Am*. 1997;15:309-331.
- Kurtzke JF. Rating neurologic impairment in multiple sclerosis: An expanded disability status scale (EDSS). *Neurology*. 1983;33:1444-1452. Available at: http://www.neurology.org/content/33/11/1444.full.pdf+html. Accessed Mar 22, 2017.
- Kurtzke JF. Optic neuritis or multiple sclerosis. *Arch Neurol*. 1985;42:704-710.
- Lancet Editorial. Shakespeare: The bard at the bedside. *Lancet*. 2016;387:1693.
- Lange A. Electromyographic diagnosis of tetany. *Z Gesamte Inn Med*. 1975;30:768-771.
- Larson EB, Reifler BV, Featherstone JH, et al. Dementia in elderly outpatients:A prospective study. *Ann Intern Med*. 1984; 100:417-423.
- Leestma JE. Case analysis of brain-injured admittedly shaken infants. *Am J Forensic Med Pathol*. 2005;26:199-212.
- Leestma JE. "Shaken baby syndrome": Do confessions by alleged perpetrators validate the concept? *J Am Phys Surg*. 2006;11:14-16.
- Leite CA. Eliciting asterixis. *Lancet*. 1966;1(7430):927.
- Levy DE. Transient CNS deficits: A common, benign syndrome in young adults. *Neurology*. 1988;38:831-836.
- Mace JW, Peters ER, Mathies AW. Cranial bruits in purulent meningitis in childhood. *N Engl J Med*. 1968;278:1420-1422.
- Maciewicz RJ. Case records of the Massachusetts General Hospital. *N Engl J Med*. 1983;309:542-549.
- Mackinnon SE, Dellon AL. *Surgery of the Peripheral Nerve*. New York: Thieme Medical Publishers; 1988.
- Manos PJ, Wu R. The ten point clock test: A quick screen and grading method for cognitive impairment in medical and surgical patients. *Ind J Psychiatry Med*. 1994;24:229-244.
- Marsden CP, Harrison MJG. Outcome of investigation of patients with presenile dementia. *Br Med J*. 1972;2:249-252.
- Marshall TM. Lithium as a nutrient. *J Am Phys Surg*. 2015;20:104-109.
- Martin FIR, Chow E, Alford FP. Age and sex dependency of the Achilles tendon reflex. *Am J Med Sci*. 1970;1:759-763.
- Mattson MP. Existing data suggest that Alzheimer's disease is preventable. *Ann N Y Acad Sci*. 2000;924:153-159.
- Mattson MP, Chan SL. Dysregulation of cellular calcium homeostasis in Alzheimer's disease: Bad genes and bad habits. *J Mol Neurosci*. 2001;17:205-224.
- Mayo Clinic Staff. Autism spectrum disorder: Definition. Mayo Clinic; Jun 3, 2014. Available at: http://www.mayoclinic.org/diseases-conditions/autism-spectrum-disorder/basics/definition/con-20021148. Accessed Apr 13, 2017.
- McCance RA. Experimental sodium chloride deficiency in man. *Proc R Soc Med*. 1936;119:245-268.
- McGuire S, Sherman P, Profenna L, et al., White matter hyperintensities on MRI in high-altitude pilots. *Neurology*.

2013;81:729-735. doi: 10.1212/WNL.0b013e3182a1ab12.

- McHugh PR. Hysteria in four acts. *Commentary*. 2008;126 (Dec):18-24.
- McMillan TM. Neuropsychological assessment after extremely severe head injury in a case of life or death. *Brain Inj*. 1996;11:483-490.
- Mendez MF, Ala T, Underwood KL. Development of scoring criteria for the clock drawing task in Alzheimer's disease. *J Am Geriatr Soc*. 1992;40:1095-1099.
- Menezes AH, VanGilder JC, Clark CR, et al. Odontoid upward migration in rheumatoid arthritis. An analysis of 45 patients with "cranial settling." *J Neurosurg*. 1985;63:500-509.
- Messert B, Leppik IE, Sato S. Diplopia and involuntary eye closure in spontaneous cerebellar hemorrhage. *Stroke*. 1976; 7:305-307.
- Mishra A, Greaves R, Massie J. The relevance of sweat testing for the diagnosis of cystic fibrosis in the genomic era. *Clin Biochem Rev*. 2005;26(4):135-153.
- Moberg E. The role of cutaneous afferents in position sense, kinaesthesia, and motor function of the hand. *Brain*. 1983;106: 1-19.
- Mofidi M, Negaresh N, Farsi D, et al. Jolt accentuation and its value as a sign in diagnosis of meningitis in patients with fever and headache. *Turk J Emerg Med*. 2017;17(1):29-31. doi: 10.1016/j.tjem.2016.11.001. Available at:https://www.ncbi. nlm.nih.gov/pmc/articles/PMC5357091/. Accessed Apr 19, 2017.
- Morenski JD, Oro JJ, Tobias JD, et al. Determination of death by neurological criteria. *J Intensive Care Med*. 2003;18:211-221.
- The Multi-Society Task Force on PVS. Medical aspects of the persistent vegetative state. *N Engl J Med*. 1994a;330:1499-1508.
- The Multi-Society Task Force on PVS. Medical aspects of the persistent vegetative state. *N Engl J Med*. 1994b;330:1572-1579.
- Ng SM, Toh EM, Sherrington CA. Clinical predictors of abnormal computed tomography scans in paediatric head injury. *J Paediatr Child Health*. 2002;38:388-392.
- Nguyen D. Brain death and true patient care. *Linacre Q*. 2016;83:258-282. doi: 10.1080/00243639.2016.1188472.
- Nordyke RA, Gilbert FI Jr, Harada ASM. Graves' disease: Influence of age on clinical findings. *Arch Intern Med*. 1988; 148:626-631.
- Ommaya AK, Goldsmith W, Thibault L. Biomechanics and neuropathology of adult and paediatric head injury. *Br J Neurosurg*. 2002;16:220-242.
- Ostrum AE. The "locked-in" syndrome: Comments from a survivor. *Brain Inj*. 1994;8:95-98.
- Ottoboni F, Ottoboni A. Can attention deficit-hyperactivity disorder result from nutritional deficiency? *J Am Phys Surg*. 2003;8:58-60.
- Pal G, Lin M, Laureno R. Asterixis—History and terminology. *Neurology*. 2015;84(Suppl):S44.004.
- Palmeri S. Attention-deficit hyperactivity disorder: Sometimes a disorder often a clinical tautology. *J Dev Pediatr*. 1996;17: 253-254.
- Parinaud H. Paralysis des movements associes des yeux. *Arch Neurol*. 1883;5:145-172.

- Parinaud H. Paralysis of the movement of convergence of the eyes. *Brain*. 1886;9:330-341.
- Parker C. Complicated migraine syndromes and migraine variants. *Pediatr Ann*. 1997;26:417-421.
- Parkinson J. *An Essay on the Shaking Palsy*. London, UK: Whittingham and Rowland; 1817. [Reprinted in Med Classics. 1938;2:964-997.]
- Patten J. *Neurological Differential Diagnosis*. 2nd Ed. London, UK: Springer;1996. [Excellent, beautifully illustrated text, covering essential neuroanatomy, clinical examination, and findings on advanced imaging.]
- Paulson GW. The neurological examination in dementia. In: Wells CE, ed. *Dementia*. 2nd Ed. Philadelphia, PA: FA Davis Co.; 1977.
- Penfield W, Rasmussen T. *The Cerebral Cortex of Man*. New York: Macmillan;1950.
- Perkoff GT, Tyler FH. The differential diagnosis of progressive muscular dystrophy. *Med Clin North Am*. 1953:545-563.
- Perley MJ, Guze SB. Hysteria—The stability and usefulness of clinical criteria:A quantitative study based on a follow-up period of 6-8 years in 39 patients. *N Engl J Med*. 1962;266: 421-426.
- Plum F, Posner JB. *The Diagnosis of Stupor and Coma*. 2nd Ed. Philadelphia, PA: FA Davis Co.; 1972.
- Plum F, Posner JB. *The Diagnosis of Stupor and Coma*. 3rd Ed. Philadelphia, PA: FA Davis Co.; 1982.
- Plumb CS, Meigs JW. Human vibration perception. *Arch Gen Psychiatry*. 1961;4:611-614.
- Poe EA. The premature burial. In: *Complete Stories and Poems of Edgar Allan Poe*. Garden City, NY: Doubleday; 1966. Available at: http://www.onlineliterature. com/poe/41/. Accessed Mar 23, 2017.
- Poewe WH. Torticollis: Causes, clinical presentation, and management in the elderly. *Geriatr Med Today*. 1987;6(1):54-63.
- Pokorny AD, Miller BA, Kaplan HB. The brief MAST: A shortened version of the Michigan alcoholism screening test. *Am J Psychol*. 1972;129:342-345.
- Pope TM. Legal briefing: Brain death and total brain failure. *J Clin Ethics*. 2014;25:245-257.
- Popper KR. *The Poverty of Historicism. Harper Torchbook Edition*. New York:Harper & Row; 1964.
- Poser CM, Román G, Emery ES. Recurrent disseminated vasculomyelinopathy. *Arch Neurol*. 1978;35:166-170.
- Pozzati E, Poppi M, Gaist G. Acute bilateral extradural hematomas in a case of osteogenesis imperfecta congenita. *Neurosurgery*. 1983;13:66-68.
- President's Council on Bioethics. *Controversies in the Determination of Death*. Washington, DC: President's Council on Bioethics; 2008.
- Priori A, Bertolasi L, Berardelli A, et al. Acute dystonic reaction to ecstasy. *Mov Disord*. 1995;10:353.
- Prolla TA, Mattson MP. Molecular mechanisms of brain aging and neurodegenerative disorders: Lessons from dietary restriction. *Trends Neurosci*. 2001;24(11 Suppl):S21-S31.
- Rabins PV. The prevalence of reversible dementia in a psychiatric hospital. *Hosp Community Psychiatry*. 1981;32:490-492.
- Rao G, Fisch L, Srinivasan S, et al. Does this patient have Parkinson's disease? *JAMA*. 2003;289:347-353.

- Rask MR. The flexor pollicis longus deep tendon reflex (FPL-DTR). *Muscle Nerve*. 1979;2:503-504.
- Ratai E-M, González R. Clinical magnetic resonance spectroscopy of the central nervous system. *Handb Clin Neurol*. 2016; 135:93-116.
- Reinfrank RF, Kauman RP, Wetstone JH, et al. Observations of the Achilles reflex test. *JAMA*. 1967;199:670-672.
- Report of the Ad Hoc Committee of the Harvard Medical School to Examine the Definition of Brain Death. A definition of irreversible coma. *JAMA*. 1968;205:337-340.
- Report of the Medical Consultants on the Diagnosis of Death to the President's Commission for the Study of Ethical Problems in Medicine and Biomedical and Behavioral Research. Guidelines for the determination of death. *JAMA*. 1981;246: 2184-2186.
- Rico RE, Jonkman EJ. Measurement of the Achilles tendon reflex for the diagnosis of lumbosacral root compression syndromes. *J Neurol Neurosurg Psychiatry*. 1982;45:791-795.
- Rives KL, Furth ED, Becker DV. Limitations of the ankle jerk test: Intercomparison with other tests of thyroid function. *Ann Intern Med*. 1965;62:1139-1146.
- Roberts HJ. Timed repetitive ankle jerk responses in early diabetic neuropathy. *South Med J*. 1982;75:411-416.
- Roberts J. Behavioural disorders are overdiagnosed in US. *Br Med J*. 1996;312:657.
- Ronthal M. Bell's palsy: Beyond the basics. *UpToDate*; Mar 10, 2015.
- Rosenberg GA, Kaufman DM. Cerebellar hemorrhage: Reliability of clinical evaluation. *Stroke*. 1976;7:332-336.
- Rosenblatt A, Ranen NG, Rubinsztein DC, et al. Patients with features similar to Huntington's disease, without CAG expansion in huntingtin. *Neurology*. 1998;51:215-220.
- Rosenthal R. *Experimenter Effects in Behavioral Research*. New York: Appleton-Century Crofts; 1966.
- Rossignol DA, Frye RE. A review of research trends in physiological abnormalities in autism spectrum disorders: Immune dysregulation, inflammation, oxidative stress, mitochondrial dysfunction and environmental toxicant exposures. *Mol Psychiatry*. 2012;17:389-401. doi: 10.1038/mp.2011.165.
- Royall DR. Prevalence and severity of executive cognitive impairment among diabetic outpatients. *J Neuropsychiatry Clin Neuropsychiatry*. 1999;11:147.
- Royall DR. Executive cognitive impairment: A novel perspective on dementia. *Neuroepidemiology*. 2000;19:293-299.
- Royall DR, Cordes J, Polk MJ. CLOX: An executive clock-drawing task. *J Neurol Neurosurg Psychiatry*. 1998;64:588-594. Available at: http://jnnp.bmj.com/content/64/5/588. Accessed Mar 24, 2017.
- Royall DR, Mahurin RK, Gray KF. Bedside assessment of executive cognitive impairment: The executive interview. *J Am Geriatr Soc*. 1992;40:1221-1226.
- Royall DR, Mahurin RK, Cornell J, et al. Bedside assessment of dementia type using the qualitative evaluation of dementia. *Neuropsychiatry Neuropsychol Behav Neurol*. 1993a;6:235-244.
- Royall DR, Mahurin RK, True JE, et al. Executive impairment among the functionally dependent: Comparisons between schizophrenic and elderly subjects. *Am J Psychiatry*. 1993b; 150:1813-1819.
- Russell WR. "No rules for this disease": Disseminated sclerosis. *Physiotherapy*. 1967;53:53-55.
- Sacks O. *Migraine: Evolution of a Common Disorder*. Berkeley, CA: University of California Press; 1973.
- Sacks O. *The Man Who Mistook His Wife for a Hat and Other Clinical Tales*. New York: Summit Books; 1985. [A compendium of life stories (not mere case histories) of patients afflicted with extraordinary neurologic illnesses, in the tradition of the first medical historian, Hippocrates. Sacks sees a disease not simply as a loss or excess. It also includes the reaction of the organism or human being attempting to restore its identity.]
- Sacks O. *Awakenings*. New York: Harper Perennial; 1990.
- Savitz SA, Caplan LR. Transient global amnesia after sildenafil (Viagra) use. *Neurology*. 2002;59:778.
- Scheirs JGM, Brunia CHM. Effects of stimulus and task factors on Achilles tendon reflexes evoked early during a preparatory period. *Physiol Behav*. 1982;28:681-685.
- Schiffman SS. Taste and smell in disease. *N Engl J Med*. 1983;308:1275-1279.
- Schoenberg DG, Schoenberg BS. Eponym: The upgoing toe. *South Med J*. 1977;70:1237-1238.
- Schräder R. Indication and techniques of transcatheter closure of patent foramen ovale. *J Interv Cardiol*. 2003;16:543-551.
- Scott KR, Barrett AM. Dementia syndromes: Evaluation and treatment. *Expert Rev Neurother*. 2007;7:407-422. doi: 10. 1586/14737175.7.4.407.
- Sethi NK, Sethi PK. Brainstem death: Implications in India. *J Assoc Physicians India*. 2003;51:910-911.
- Shaibani A, Sabbagh MN. Pseudoneurologic syndromes: Recognition and diagnosis. *Am Fam Phys*. 1998;57:2485-2494. Available at: http://www.aafp.org/afp/1998/0515/p2485.html. Accessed Mar 17, 2017.
- Shea KM, Rahmani CH, Morris PJ. Diagnosing children with attention deficit disorders through a health department-public school partnership. *Am J Public Health*. 1996;86:1168-1169.
- Sherr VT. The physician as patient: Lyme disease, Ehrlichiosis, and babesiosis. *Pract Gastroenterol*. 2000;24(1):28-41.
- Shewmon DA. "Brain stem death," "brain death" and death: A critical re-evaluation of the purported equivalence. *Issues Law Med*. 1998;14:125-145.
- Shewmon DA. Brain death: Can it be resuscitated? *Hastings Center Rep*. 2009;39(2):18-24.
- Shimizu T, Shimada H, Shirakura K. Scapulohumeral reflex (Shimizu). Its clinical significance and testing maneuvers. *Spine*. 1993;18:2182-2190.
- Showalter E. *Hystories: Hysterical Epidemics and Modern Media*. New York:Columbia University Press; 1997.
- Simpson JA. The neurological manifestations of idiopathic hypoparathyroidism. *Brain*. 1952;75:76-90.
- Simpson GM, Blair JH, Nartowicz OR. Prolonged Achilles reflex in neurosyphilis simulating "myxedema reflex". *N Engl J Med*. 1963;268:89-91.
- Smith JS, Kiloh LG. The investigation of dementia: Results in 200 consecutive admissions. *Lancet*. 1981;1:824-827.
- Smith JS, Kiloh LG, Ratnavale GS, et al. The investigation of dementias: The results in 100 consecutive admissions. *Med J Aust*. 1976;2:403-405.
- Singleton MM. Soma-tizing America. *J Am Phys Surg*. 2016;

21:13-17.

- Sommer I, Griebler U, Kien C, et al. Vitamin D deficiency as a risk factor for dementia: A systematic review and meta-analysis. *BMC Geriatr*. 2017;17:16. doi: 10.1186/s12877-016-0405-0. Available at: https://www.ncbi.nlm.nih.gov/pmc/articles/PMC5237198/. Accessed Mar 24, 2017.
- Staekenborg SS, van der Flier W, van Straaten E, et al. Neurological signs in relation to type of cerebrovascular disease in vascular dementia. *Stroke*. 2008;39:317-322.
- Starobrat-Hermelin B, Kozielec T. The effects of magnesium physiological supplementation on hyperactivity in children with attention deficit hyperactivity disorder (ADHD). Positive response to magnesium oral loading test. *Magnes Res*. 1997; 10:149-156.
- Stoeger A, Daniaux M, Felber S, et al. MRI findings in cerebral fat embolism. *Eur Radiol*. 1998;8:1590-1593.
- Strickland TL, Miller BL, Kowell A, et al. Neurobiology of cocaine-induced organic brain impairment: Contributions from functional neuroimaging. *Neuropsychol Rev*. 1998;8:1-9.
- Stuss DT, Levine B. The dementias: Nosological and clinical factors related to diagnosis. *Brain Cogn*. 1996;31:99-113.
- Summers WK, DeBoynton V, Marsh GM, et al. Comparison of seven psychometric instruments used for evaluation of treatment effects in Alzheimer's dementia. *Neuroepidemiology*. 1990;9:193-207.
- Summers WK. Alzheimer's disease, oxidative injury, and cytokines. *J Alzheimers Dis*. 2004;6:651-657.
- Sunderland T, Hill JL, Mellow AM, et al. Clock drawing in Alzheimer's disease. *J Am Geriatr Soc*. 1989;37:725-729.
- Suvarna JC, Keskar VS. Tripod sign. J *Postgrad Med*. 2009; 95:211-213. Available at: http://www.jpgmonline.com/article. asp?issn=0022-3859;year=2009;volume=55;issue=3;spage =211;epage=213;aulast=Suvarna. Accessed Apr 12, 2017.
- Swash M, Beresford R. Brain death: Still-unresolved issues worldwide. *Neurology*. 2002;58:9-10.
- Tandon R, Gaebel W, Barch DM, et al. Definition and description of schizophrenia in the DSM-5. *Schizophr Res*. 2013;150 (1):3-10. doi: 10.1016/j.schres.2013.05.028.
- Tarkka IM, Hayes KC. Characteristics of the triceps brachii tendon reflex in man. *Am J Phys Med*. 1983;62:1-11.
- Tatley M, Savage R. Psychiatric adverse reactions with statins, fibrates and ezetimibe. *Drug Saf*. 2007;30:195-201.
- Teicher MH, Ito Y, Glod CA, et al. Objective measurement of hyperactivity and attentional problems in ADHD. *J Am Acad Child Adolesc Psychiatry*. 1996;35:334-342.
- Therapeutics and Technology Assessment Subcommittee of the American Academy of Neurology, Chaudhry V, Stevens JC, Kincaid J, So YT. Practice advisory: Utility of surgical decompression for treatment of diabetic neuropathy: Report of the Therapeutics and Technology Assessment Subcommittee of the American Academy of Neurology. *Neurology*. 2006;66: 1805-1808.
- Thomas KE, Hasbun R, Jekel J, Quagliarello VJ. The diagnostic accuracy of Kernig's sign, Brudzinski's sign, and nuchal rigidity in adults with suspected meningitis. *Clin Infect Dis*. 2002;35:46-52.
- Thomas JE, Lee N, Thompson PD. Statins provoking MELAS syndrome. *Eur Neurol*. 2007;57:232-235.
- Thompson HS. Segmental palsy of the iris sphincter in Adie's syndrome. *Arch Ophthalmol*. 1978;96:1615-1620.
- Thomson JE, Allam BF, Boyle IT. A case of misleading Trousseau's sign. *Scott Med J*. 1977;22:286.
- Thompson LD, McCaffrey TV, Krauss WE, et al. Cervicomedullary compression:An unrecognized cause of vocal cord paralysis in rheumatoid arthritis. *Ann Otol Rhinol Laryngol*. 1998;107:462-471.
- Treffert DA. Epidemiology of infantile autism. *Arch Gen Psychiatry*. 1970;22:431-438.
- Trousseau A. *Clinique Medicale de l'Hotel Dieu de Paris*. Vol. 2. Paris, France:JB Balliere; 1861.
- Truex RC, Carpenter MB. *Human Neuroanatomy*. 6th Ed. Baltimore, MD:Williams & Wilkins; 1969.
- Tullio P. *Das Ohr und die Entstehung der Sprache und Schrift*. Berlin, Germany:Urban & Schwarzenberg; 1929.
- Turgut M, Akalan N, Bertan V, et al. Acquired torticollis as the only presenting symptom in children with posterior fossa tumors. *Childs Nerv Syst*. 1995;11:86-88.
- Uchihara T, Tsukagoshi H. Jolt accentuation of headache: The most sensitive sign of CSF pleocytosis. *Headache*. 1991;31 (3):167-171.
- Upton AR, McComas AJ. The double crush in nerve entrapment syndromes. *Lancet*. 1973;2(7828):359-362.
- Uscinski R. Shaken baby syndrome: Fundamental questions. *Br J Neurosurg*. 2002;16:217-219.
- Uziel Y, Rathaus V, Pomeranz A, et al. Torticollis as the sole initial presenting sign of systemic onset juvenile rheumatoid arthritis. *J Rheumatol*. 1998;25:166-168.
- van Harten PN, van Trier JCAM, Horwitz EH, et al. Cocaine as a risk factor for neuroleptic-induced acute dystonia. *J Clin Psychiatry*. 1998;59:128-130.
- Vastag B. Pay attention: Ritalin acts much like cocaine. *JAMA*. 2001;286:905-906.
- Verghese A, Gallemore G. Kernig's and Brudzinski's signs revisited. *Rev Infect Dis*. 1987;9:1187-1192.
- Viederman M. Presented at the Annual meeting of the American Psychosomatic Society, Philadelphia, PA, March 28, 1987.
- Vincent F. Cerebellar hemorrhage. *Minn Med*. 1976;59:453-458.
- von Hochstetter AR, Friede RL. Residual lesions of cerebral fat embolism. *J Neurol*. 1977;216:227-233.
- Waghdhare S, Kalantri A, Joshi R, Kalantri S. Accuracy of physical signs for detecting meningitis: A hospital-based diagnostic accuracy study. *Clin Neurol Neurosurg*. 2010;112(9): 752-757. doi: 10.1016/j.clineuro.2010.06.003.
- Wagstaff LR, Mitton MW, Arvik BM, et al. Statin-associated memory loss:Analysis of 60 case reports and review of the literature. *Pharmacotherapy*. 2003;27:871-880.
- Wang AK, Fealey RD, Gehrking TL, et al. Patterns of neuropathy and autonomic failure in patients with amyloidosis. *Mayo Clin Proc*. 2008;83:1226-1230.
- Wang MY, Wallace P, Gruen JP. Brain death documentation: Analysis and issues. *Neurosurgery*. 2002;51:731-736.
- Wang WZ, Olsson T, Kostulas V, et al. Myelin antigen reactive T cells in cerebrovascular diseases. *Clin Exp Immunol*. 1992; 88:157-162.
- Wartenberg R. The signs of Brudzinski and Kernig. *J Pediatr*. 1950;37:679-684. [He also discusses the Lasègue sign as being identical with the Kernig sign.]

- Wartenberg R. Pendulousness of the legs as a diagnostic test. *Neurology*. 1951;1(1):18-24.
- Wartenberg R. Knee dropping test. *JAMA*. 1953;151:1194-1197.
- Wartenberg R. On neurologic terminology, eponyms, and the Lasègue sign. *Neurology*. 1956;6:853-858.
- Wechsler IS. *Clinical Neurology*. 9th Ed. Philadelphia, PA: W. B. Saunders;1963.
- Wiener SL, Nathanson M. *Med Times* 1976-1977. [See reference in Chapter 29.]
- Wijdicks EFM. Determining brain death in adults. *Neurology*. 1995;45:1003-1011.
- Wijdicks EFM. Brain death worldwide: Accepted fact but no global consensus in diagnostic criteria. *Neurology*. 2002;58:20-25.
- Wijdicks EFM. The neurologist and Harvard criteria for brain death. *Neurology*. 2003;61:970-976.
- Wijdicks EFM, Bamlat WR, Maramattom BV, et al. Validation of a new coma scale: The FOUR score. *Ann Neurol*. 2005;58:585-593.
- Wijdicks EFM, Varelas PN, Gronseth GS, et al. Evidence-based guideline update: Determining brain death in adults: Report of the Quality Standards Subcommittee of the American Academy of Neurology. *Neurology*. 2010;74:1911-1918. doi: 10.1212/WNL.0b013e3181e242a8.
- Willis BH, Beebee H, Lasserson DS. Philosophy of science and the diagnostic process. Fam Pract. 2013;30:501-505.
- Wilson WP. Joan of arc and science. *South Med J*. 1984;77:1487.
- Winterkorn JMS. *Neuro–Ophthalmologic Manifestations of Parkinson's Disease*. Minneapolis, MN: North American Neuro-ophthalmologic Society; 1999.
- Wolfe T. *The Kingdom of Speech*. New York: Little Brown; 2016.
- Wolraich ML, Baumgaertel A. The practical aspects of diagnosing and managing children with attention deficit hyperactivity disorder. *Clin Pediatr*. 1997;36:497-504.
- Wolraich ML, Hannah JN, Baumgaertel A, et al. Examination of DSM-IV criteria for attention deficit/hyperactivity disorder in a county-wide sample. *J Dev Behav Pediatr*. 1998;19:162-168.
- Woodruff RA, Guze SB, Clayton PJ. Unipolar and bipolar primary affective disorder. *Br J Psychiatry*. 1971;119:33-37.
- Workman RH, McCullough LB, Molinari V, et al. Clinical and ethical implications of impaired executive control functions for patient autonomy. *Psychiatr Serv*. 2000;51:359-363.
- Young A, Hudson DA, Krige JEJ. Strangulated obturator hernia: Can mortality be reduced? *South Med J*. 1988;81:1117-1120.
- Younge BR, Sutula F. Analysis of trochlear nerve palsies: Diagnosis, etiology and treatment. *Mayo Clin Proc*. 1977;52:11-18.
- Zablotsky B, Black LI, Maenner MJ, et al. Estimated prevalence of autism and other developmental disabilities following questionnaire changes in the 2014 National Health Interview Survey. *Natl Health Stat Rep*. 2015;87. Available at: https://www.cdc.gov/nchs/data/nhsr/nhsr087.pdf. Accessed Apr 13, 2017.
- Zachmann M. Influence of glucose and insulin administration on the Achilles tendon reflex time. *Br Med J*. 1967;4:528-529.
- Zee PC, Cohen BA, Walczak T, et al. Peripheral nervous system involvement in multiple sclerosis. *Neurology*. 1991;41:457-460.
- Zeman A. Persistent vegetative state. *Lancet*. 1997;350:795-799.

27章 臨床推論

新しい事実がわかるたびに，それらがぴったり枠組みにあてはまるようなら，われわれの仮説は次第に答えになってゆく．

シャーロック・ホームズ[訳注1]，『ウィスタリア荘』
（原題：The adventure of Wisteria Lodge）

訳注 1） Sherlock Holmes（生没年不詳），コナン・ドイルが 19〜20 世紀に執筆したシャーロック・ホームズシリーズの探偵.

◆ 覚えておくべきポイント

- 診断とは，どの疾患モデルが患者の状態にぴったり合うのかを決めることである．
- 食品庫の中にあった材料を全部一緒くたにしたからといって，それが食事になるわけではない．
- 請求コードを確認しながら，決められたチェックリストをただ「埋めていく」だけに使われる時間と，患者とその疾病に心を集中する時間とは断じて同じではない．
- エキスパートはどの所見があり，どの所見が「ない」のかを組み合わせて優れたパターン認識能力を展開する．この思考過程はデジタルの数式には分解できない．本章は，学生が専門的知識と技術を統合して身につけるべき要素を学べるようすることが目的である．
- 科学的方法論に関する読み書き計算力は必要だが，それだけでは良い診断医になるための十分な前提ではない．熟練の診断術を習得するためには，しっかりした科学的知識の基礎を暗黙の技能によって補完する必要がある．

1 臨床推論の原則

前科学の時代には，医学は超自然的な病気の性質の概念に頼っていた（Nutton, 2013）．魔法的な考え方と宗教的信念が医学的介入の基礎を構成していた．哲学の出現により，古代ギリシャ人は，病気の原因が超自然的なものではないと考えたが，逆に目に見える自然界に原因を探さなければならなかった（Baron, 2013）．この新しいパラダイムはより良い結果をもたらし，ついには，科学的モデルは医学の本質的な部分となった．残念なことに，科学的方法は今日，十分に教育されていな

い．逆説的なことに医師の科学的リテラシーや数学的知識の欠如が懸念されている（Baron, 2013）．科学哲学に関する詳細な議論はこの本の範囲を超えている．しかし，医師にとって必須であるこれらの問題に関する包括的なテキスト（Gauch, 2003, 2012；Popper, 1959）を学ぶ意義はある．

「科学」という用語は，しばしば自明のように考えられるが，その適切な定義はいまだあいまいとしたものである（Ackoff, 1962）．科学の本質は固定したものではなく，ダイナミックなものである．科学の意味を記述しようとした論文は数多くあるが，いずれもその結論は一定ではない．科学とは，反駁可能な（反証可能な）仮説とその検証につながる観察である．新しい観察によって，新たな仮説を考えなければならない．このように，科学は不確実で，暫定的，確率論的かつ普遍的なものである（Baron, 2013）．あらゆる科学的声明は永遠に暫定的なままである（Popper, 1959）．このように，「科学」はすべてに優先する確固たる教義ではなく，むしろ流動的な思考の集合であり推論の原則である（Willis et al., 2013）．

臨床医は実験室よりずっと制御されていない状況で働いているが，科学的手法は診断推論に非常に役に立つことが証明されている．ただし，科学は誤用されたり悪用されたりする可能性があるツールであることを忘れないこと．そのピットフォールを理解せずに科学的方法を誤って適用すると，重大な診断エラーにつながる可能性がある（Willis et al., 2013）．ルイセンコ主義[訳注2]は科学的原則の悪用の代表的な例である（Gordin, 2012）．

科学的な読み書き計算能力は必要だが，それだけでは優れた診断医になるための十分な前提条件ではない．臨床診断には無数のシナリオがあり悩みはつきない．したがって，不十分なデータのなかで，最良の解決策を選択するための暗黙のスキルが必要である．診断推論は実験室の研究者が用いる分析とは異なる．医学はコンサルタント工学の技術によりよく似ている．エンジニアと同様に，医師は明確な科学的原則と暗黙のスキルを適用しなければならない．これらは簡単に定量化したり文章化することはできない（Glymour and

Stalker, 1983).

訳注2) ルイセンコ論争とは，環境因子が形質の変化を引き起こし，その獲得形質が遺伝するというトロフィム・ルイセンコの学説に関する論争とそれに伴ったソビエト連邦における反遺伝学運動．ルイセンコ主義は，ルイセンコ，彼の信奉者，ソビエト当局によって実施された遺伝学ならびに科学に基づく農業に反対する政治運動．ルイセンコ主義は1920年代末に始まり，1964年に公式に終焉した（ウィキペディアより）．

1）反証可能な仮説

　反証可能性は非常に重要な概念であり，科学の初学者にとっては非常にわかりにくいものである．このことは Karl Popper（Popper, 1959）という有名な哲学者が普及させた．基本的には，反証可能性はどんな仮説であれ科学的信憑性を持つためには検証可能でなければならない，すなわち本質的に誤っていることを証明できなければならないという概念である．したがって，反証可能性という用語は検証可能であることと同等である．この文脈では，反証可能な仮説は，不正でも不適切でもなく，誤りを証明するという意味で受け入れられるものである（1章参照）．反証可能な仮説の例を挙げると，「患者の左下葉に浸潤影がある」．これは，「患者の左下葉に浸潤影がない」ことを示すことができるので，反証可能である．

　これに対して，疫病の治療法に関する次のような Gallen の仮説は反証することができない――「この治療は，それを試みられたすべての患者で有効である．ただしどうやっても死んでしまうほど重症である患者を除いては」．生存者が，もし彼の治療を受けなかったら，死んでいたかどうかは誰にも証明できない（死んでしまった患者が，もし治療を受けていなければ生き残っていたかもしれないかどうかもわからない）．

　鑑別診断（下記参照）は，3章で述べたように，反証可能な仮説のリストでなければならない．

2）否定命題

　否定命題は，医学ではしばしばみられる．いくつかの臨床的な例を挙げる．

1. 心臓の境界を打診で見分けることは不可能である．
2. 片側の腎臓を摘出した人では，残った反対側の腎臓に代償性肥大は起こらない．

　これらのように否定命題は証明することが難し

いが，反例を挙げることによって誤りを立証することはたやすい．言い換えれば，これらは反証可能である．

　一般的なルールとして，否定命題は，それが普遍的なものだと証明することができない．

　例えば，「一角獣は存在しない」と私が言ったとしよう．そのことは，あなたも私もまだ一角獣を見たことがないということを意味する．さらに，われわれの誰もが将来にわたって一角獣を見ることはないということを意味する．ついには，われわれが見過ごしている地下室に（あるいはたぶん火星に）隠れている一角獣はいないという意味になる．このような普遍的な否定命題は証明することができない．しかし，十分に制限された否定命題は，証明することができる．例えば，「今現在，この部屋の中には，見えるような一角獣はいない」．さらに，後者であれば（もしあなたが目を開けて，目の前にそれを見ることがあれば），誤りを証明したことになる．すなわち反証可能である．

　Occam の剃刀（26章参照）の前提からすると，鑑別診断のリストでは肯定命題はどれでも，リストの他の診断に関しての否定命題の意味を含んでいる．この事実は，否定命題を証明することは難しいということに加えて，「医学においては，絶対にない，とは言うな」というルールの根本的原理になっているかもしれない．

3）帰無仮説

　科学の分野でよく使われる制限された形の否定命題は**帰無仮説**である．これは2つの群間に差がないとする仮説である．

　例えば，ある疾患の患者を2つの群に無作為に割り振ったとしよう．ある群（実験群）は新薬で治療され，他方の群（コントロール群）では，新薬を投与されないことを除くと実験群とまったく同じ治療を受ける．これにより2群間でのアウトカムの違いが，新薬の効果によると正当とみなされる．そのためには，われわれは，予めコントロール群をおいて，前後即因果の誤謬 *post hoc ergo propter hoc*（下記参照）を避けている．

　われわれは，実験（新薬が効くのか，あるいは効かないのか）を行って肯定的な情報を得ようと努力しているが，実際にわれわれが行っているの

は，帰無仮説が**誤りだと証明しようとする**ことだ（すなわち，2つの群が，同じ集団あるいは世界から無作為に抽出された2群のように似ている，という命題を反証することである）．習慣的に，われわれは普通，帰無仮説は無作為的に起った違いの可能性が5%未満（$p < 0.05$）であることが示されれば否定されたと考える．しかし発表されるのは研究のうちのごく一部にしかすぎないことを覚えておくこと．発表された1つの研究は，20あった研究のうち，「統計学的に有意な」結果を示すために選ばれた，唯一のものだったかもしれないのだ．

臨床医学においては，われわれが一度に診察するのは1人の患者だけである．この状況では，健康な一般の人々の（あるいは検討中の疾患がない人たちの）集団の正常分布のなかにその患者が含まれるというのが帰無仮説になる．

斜に構えて達観したような学生はこう尋ねるだろう．これは医学研究と言えるのか．それどころか，臨床医学は基本的に確率論的なのか，と．答えはイエスである．医学研究では，帰無仮説として知られている制限された否定命題を確率論的に反証することによって結論が得られる（通常その制限は，症例記録のなかや，雑誌の論文のなかでは「対象と方法」のなかに隠されている）．

実際，現実に起こっていること（それは数学的で象徴化された論理に基づく論文の抄録の世界とは別の現象である）に関連したすべての「証明」はちょうどここのタイプの確率論的な考え方をとる．この傾向は，医学生にとってはもどかしいだろう．学生は否定的なやり方はせずに肯定診断にたどりつこうとするだろうから．基本的な判断からすると，すべての肯定的診断を述べることは，他の可能性を否定すること（例えば「正常」）に臍の緒で繋がれているように関連している．「本態性高血圧」といった状態のように，それは一般には除外診断として認識されている，その過程は，単純にずっと明らかである．

要約すると，科学は何も証明することができない．科学者は，何かが**誤っていることを証明**しようとしているのだ．

この点を示すために，ガリレオに関する逸話がある．ある冬，ガリレオと友人が川を流れてくる氷を見ていたところ，2人の間で論争になった．氷が川に浮かんでいるのは，氷盤が平坦な形をし

ていて表面張力が働いているからなのか，それとも氷の比重が水の比重よりも軽いからなのかと．太陽は輝いていた．そして彼らは推測した．もし太陽が氷を横から溶かして，その形が変わり，もし氷が見ている間に沈んだら，それは表面張力説を支持するだろう．ところが，氷は川の曲がったところまで流れていくと見えなくなってしまった．

そこで，彼らは相談して実験室に戻り，観察していた氷盤のような形に氷を小さく削った．このモデルを湯をいれた器の中に浮かべることにした．もう一度確認すると，もしそれが側面から溶けて，もしそれが沈んだら，この一連の事実は表面張力説を支持するだろう．

氷モデルを水に浮かべようとしていた時のこと，突然，ガリレオはあるアイデアを思いついて，実験を変更した．「そうではなくて」彼は言った．「氷を水の底に沈めてみよう．そうして何が起こるか見てみよう」．

ある科学史の研究者は，このガリレオの提案をアイデアに関する画期的な出来事だと考えている．ガリレオが行った実験の改良が優れているところは，氷が水面上に浮き上がるにせよ，底に沈んだままになるにせよ，その結果は2つあるうちの1つで，かつ唯一の仮説を認め，同時に他方の仮説の誤りを証明するからである．これは有能な臨床医が，徴候，症状，検査結果を扱う時に用いるのと同じタイプの論理的思考である．優れた臨床医は，可能性の1つを除外する検査を探し求める．

氷盤の実験に話を戻すと，もし一片の氷が上に浮かばなかったら，それは比重が水よりも小さくなかったことになり，表面張力説が正しかったことになる．もし氷が浮かび上がったなら，表面張力による説明が間違っていたことを証明する．なぜなら容器の底に沈めた状態では表面張力は働いていないはずなので，比重による説明が有効であることになる．もちろん，ガリレオや彼の友人が考えなかった3番目の説明があれば，実験の結果からの彼らが誤った推論を結論づけていたかもしれない．同様に，鑑別診断が不完全だと，除外診断も信頼できなくなる．

4）可能性のレベル

　症例提示を聞いたり，臨床医学について読む時には，誤りを避けるために医学が確率論的な性質を持っていることを常に忘れないことが大切である．結論の確率論的な本質は，可能な限り明快にすべきである．

　否定命題が提示された時は，その不確かさのレベルはさまざまである．先に述べた「否定命題」の項目で例1や例2に述べられた意見を誰かが述べたとすると，それは多くの異なったことを意味しているかもしれない．

　第1に，発表者が単純に自分の意見を述べただけかもしれない．第2に彼は覚えている自分の経験を語っているのかもしれない．参照文献として明示されてなければ，このレベルは自分の意見を述べたのと信頼性は同じ程度である（私は多くの臨床試験をやったことがある．そのなかで臨床研究の目的で前向きにデータを集め，臨床経験を1枚のカードに記入して，普段目につかないところにファイルしてあった．定期的に記入したカードをレビューしていると，自分がそんなカードは見たことがないと言わざるをえないことが，一度ならずあった．臨床科学者の多くは，同じ経験をしたことがあると思う）．第3に，発表者あるいは著者が，個人的経験を文書に残しているかもしれない．この場合，十分に制限されていれば，命題は証明されるかもしれない〔命題1がよい例である．もし発表者が打診で，心臓の境界（心濁音界）を決めることができなければ，制限された否定命題は真実である……彼にとっては．しかし問題が1つ生ずる．彼がもし他の人誰でもが，同じようにそのスキルがないとみなした時には，それは，限定的な否定命題を普遍的なものに外挿することになる〕．第4に，発表者は，もっと強い，より一般的な意見を表明しようとしているかもしれない．すなわち「そうではないし，そうならないと予想している」．その予想は，あることが将来起らないだろうと予想（証明ではない）する科学的な仕事に基づいているかもしれない．しかし，それが理にかなっていても，まだ証明されているわけではない．

　科学的な医師は，可能な限り確からしさが最高のレベルになるように努力し，かつ存在する確からしさを誇張しないようにするものである．

▶ さらに高度な認識論[訳注3]的なメモ

　否定命題と肯定命題の奇妙な関係は，次のような**ウィトゲンシュタインの言葉**によって示される．「自分にとっては，計算における否定は，ある普遍的である時にのみ興味がある……私は$(5 \times 5 = 30)$と書かずに，$(5 \times 5 \neq 30)$と書く．なぜなら，私は何も否定せず，5×5と30の関係を確立したい（つまり何かを肯定したい）からだ」（Rhees, 1975）．記号論理学に詳しくない人たちにとっては別の例えのほうがよいだろう．「5×5はおよそ26である」とは言わず，「5×5は間違いなく30ではない」と言う．前者のほうが「より近い」ように見えるが，後者は，技術的に，すべての間違った答えを否定させてくれることになり，結果として正しい答えにたどり着くことになる．前者の表現は正しくないということにおいては「5×5はおよそ24である」とおよそ同等（しかし違うのだが）である．一方，後者の表現は常に正しい．

訳注3）認識論とは，いかにして真正な認識が成り立つかを，認識の起源・本質・方法・限界などについて研究する哲学の一部門（三省堂『大辞林』）．

▶ 指導医へ：p 値のピットフォール

　ほとんどの場合，ある所見の価値と重要性はp値によって判断される．すなわち，低ければ低いほどよいと．このことは2つのグループ間の差が小さいという事実をわかりにくくするかもしれない．p値はサンプルサイズに大きく依存する．2つのグループ間で同様のわずかな絶対差があったとき，サンプルサイズが小さい場合には「統計的に有意ではない」が，サンプルサイズが大きい場合は「0.01レベルで非常に有意」となる可能性がある．すると，その治療を推進したいと考える者は，結果における絶対的な違いよりもむしろ治療群における相対的なリスク減少だけを引用するかもしれない．

　p値から言えることは，せいぜいある帰無仮説を支持するデータを要約するくらいのことであって，根底にある真実について何かが言えるわけではない．そのためには，その効果が及ぼす事前の確率を知る必要がある．図 27-1（Nuzzo, 2014）に示すように，ある所見（例えばテレパシー，ホメオパシー，宇宙への誘拐）がもっともらしくないほど，その刺激的な所見が間違いである可能性が

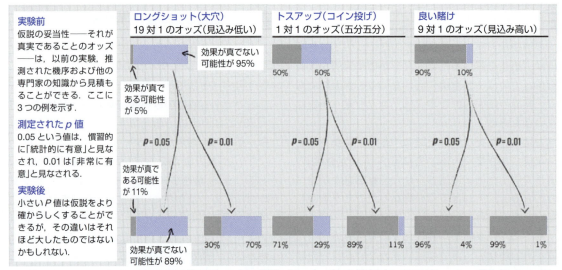

図 27-1 p 値は，観察された結果が偶然による可能性があるかどうかを測定している．しかし研究者が真に求める疑問には答えてくれない：仮説が正しいというオッズはいくらか？ これらのオッズは，結果がどれだけ強固なのか，そして最も重要なことは，そもそも仮説がどれだけありそうなのかに依存している（黒，効果が真である可能性，紫色，効果が真でない可能性）．

（Nuzzo R. Scientific method：Statistical erros. Nature. 2014；506：150-152 より引用）

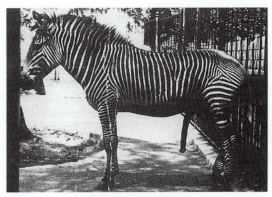

図 27-2 一般的には蹄の音の原因ではない，かの有名なシマウマ

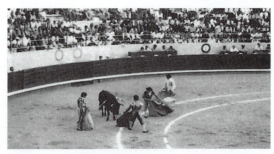

図 27-3 蹄の音の原因になりうるシマウマでもウマでもないもの

高くなる．

統計学者の William Briggs は，p 値は放棄すべきだと主張している (Briggs 2016)．**(a)** ほとんどの人に誤解され誤用されている．**(b)** それは命題の真偽を直接明らかにしない．**(c)** 帰無仮説について述べるとき，人々は違いが偶然によって引き起こされたと思う．しかし偶然はわかっていないということに関する尺度であり，偶然が何かの原因であるわけではない．彼は，次のように書いている．「最善のモデルは，収集されたデータ，エビデンス，および前提を見てそれらを熟考することである」．

5）箴言

臨床推論における動物の寓話

メリーランド大学教授の Theodore Woodward による有名な箴言にこうある．「ウマの蹄を聞いたら，おそらくそれはシマウマではなくウマである」(Sotos, 2006)．図 27-2 を参照せよ．

しかし時として，蹄の音は，シマウマでもウマでもないことがある（図 27-3）．だから可能性の高い順序で並べた鑑別診断が必要である．蹄の音に関してリストを作るとすれば，**(a)** ウマ，**(b)** 雄ウシ，**(c)** シマウマ，そしてそれ以外に可能性の低いもの（常に鑑別の最後にシマウマを入れてお

くように．「考えておかなければ，それを診断することは不可能である」）．したがって，覚えておくべきは，ある疾患を診断するときに，その疾患の統計的確率は2次的な意味しかないということである．当面の重要な疑問は，その病態が眼の前の患者に存在するかどうかである．疾患が統計的にコモンなのか稀であるかどうかは，それにかかっている患者にとってほとんど関係がない（Harvey, 1979）．「シマウマ」である患者は「エビデンスに基づくガイドライン」に縛られたシステムで，何ヶ月あるいは何年も診断されずにいるかもしれない（Kram, 2016）．

さらに，ウマはいるけれども，蹄の音が聞こえないというややこしい可能性も考えておく必要がある（図27-4）．

▶ サットンの法則

確率が高い順から鑑別診断を順位づけることは，サットンの法則に則ったやり方である．それは「金のあるところに行け」ということである．

歴史メモ

出典は定かではないが，George Dock医師がかつてエール大学に招聘教授として招かれた時のことである．事前情報なしに，口頭で興味深い症例を提示されていた．Dockにとっては簡単なパズルみたいな症例であった．明らかに行うべき検査は肝生検で，それが問題を完全に解決する検査だと彼は思っていた．しかし，提示されたのは，肝生検以外の検査結果ばかりで，そのどれもが問題の解決につながらないものばかりであった．とうとう彼はこう尋ねた．「どうして君たちはサットンの法則に従わないのかね？」

そこにいた誰もサットンの法則のことを知らなかったので，Dockは銀行強盗の「役者の」ウィリー・サットンの話をみんなに聴かせた．サットンは有名な銀行強盗で，捕まっても，巧みな口実と変装を使って（それで「役者」というあだ名がついた）脱獄した．シャバに戻るたびに，サットンは銀行強盗を繰り返し，また牢獄に戻っていた．Dockが言うには，この常習犯は捕まっていつも牢獄に連れ戻される行為をなぜやめないのだろうと思った新聞記者が，彼に「ウィリー，なぜ君はいつも銀行強盗をやるんだい」と尋ねた．

サットンは，こう答えたと伝えられている．「だって，そこに金があるから」

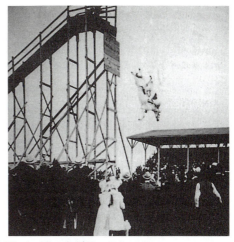

図27-4 蹄の音が聞こえないウマ

Dockはこう説明した．今，討論している症例では金は肝臓である．サットンの法則に従えば，肝生検をするべきであると．

後年，サットンは，本当にそう言ったのかを尋ねられたが，笑って否定したそうである．しかし彼は，それが気の利いた答えで，もし自分がそのように考えていたら，そう答えたであろうということを認めた．こうして医学界の教訓に彼の名前がしっかり刻まれたのである．

今日，医学においてサットンの法則は，以前とは違う状況で，しばしば明らかに過度に引き合いに出されている．「カネ」は文字どおりに解釈され，カネはもはや正しい診断や患者のケアに関連した行為の中では見つけることができない．それどころか，カネはそこで「医療損失率」と定義された医療関連支出として失われている[訳注4]（Orient and Wright, 1997）．

訳注4）マネージドケアのことなどを指していると思われる．

▶ 個人における多様性または「シグマの法則」

どんな確率の分布にも分散（σ：シグマ）がある．標準偏差はある群における平均からのばらつきの度合を示す．もしある人が，その群からいくらか違っているとすると，まずはその人が，まったく別の群の1人であると考えるのではなくて，その分布のある端っこに近いところに分布している可能性を考えよ．これは帰無仮説の適応である．つまり，この場合の帰無仮説は，その人が正常からは大きくは外れていないということである．

Occam の剃刀

Occam の剃刀または「節約の法則」によれば，すべての競合する仮説から，推測を最小にしたものが最も可能性が高い．26 章で説明したように，医師は患者の問題について可能な限り経済的に，すなわち別々の診断名(疾患名)の数が最少となる説明を心がけるべきである．例えば，ある患者が器質的な脳症で入院したとする．その場合に，次のどれかの説明が可能だとする．(a)新しい問題，(b)以前からあった問題に対して処方された薬剤の数が多すぎるかあるいは少なすぎる．この場合には，後者だと考えよ．

2 症例報告

ある患者が，退院時にフェニトインを処方されて退院した．彼の古いカルテは紛失しており，患者は Wernicke-Korsakoff 症候群だったので，彼がフェニトインを服用しているかどうかは確かではなかった．

その患者が起立性低血圧，眼振，体幹失調，大球性貧血のため再び入院した．賢明なレジデントは，フェニトイン血中濃度の結果が検査室から戻ってくるまでの間，フェニトインを中止にした．

指導医が診察する頃には，患者の体幹失調は消えていた．その指導医は，体幹失調がないのはレジデントが行った最初の身体診察が間違っていたと判断した．さらに悪いことに，上記の法則に従わず，フェニトイン中毒ではなく新しい何か別の病態であると診断した．

戻ってきた入院時のフェニトイン血中濃度は著明な高値を示していた．

コメント：この症例は簡単な例ではないが，法則に従っていれば，指導医は，体幹失調が消失したことをもう少しよく解釈できていただろう．さらに次の日には，患者の眼振までも消失した．

他の箴言

吠える犬[訳注5)]について，あるいは，サットンの法則については 26 章を参照．

訳注5) 788 頁，barking dog. シャーロック・ホームズのある物語に書かれたエピソード.

1) 推論

推論とは，事実または前提から結論を導き出すことに基づく推論プロセスである．伝統的に，それは演繹 deduction，帰納 induction，および仮説推論 abduction に分けられてきた(Solomon, 2000；Willis et al., 2013)．演繹は，前提から論理的かつ特定の結論を導き出すことであり，これは既知または真実であると推定される．帰納は，特定の前提から普遍的な結論を推論することである．演繹とは対照的に，前提の論理的な結果として結論を出す必要はない．それは単に前提によって支持されていればよい．仮説推論の過程(最良の説明への推論)は，目撃された観察に対する最も可能性の高い説明を見つけ出すことである．これは臨床医学における非常に一般的な推論形式である．

あなたは以下に示した逸話から仮説推論として知られる推論のタイプを認識できるだろう：

医学生：今朝，Smith さんがバスに乗るところを見かけました．彼は酒を飲んで博打をやっていたんでしょう．

科学者：彼が飲んでいるところを見たんですか．

医学生：いいえ．

科学者：彼が博打をやっているところを見たんですか．

医学生：いいえ．

科学者：それでは，あなたはなぜ，彼が酒を飲んで博打をやっていた，ということが科学的にそうだと言えたのですか．

医学生：バスに乗った時に，彼は運転手にブルーチップ[訳注6)]を渡して，釣りはとっておけと言いました．

訳注6) トランプのポーカーゲームで使われる最も高額な青色のチップ.

それでも，この推論にはたくさんの間違いの可能性がある(下記参照)．

2) しばしば破られる臨床データを論理的に扱うためのルール

臨床データを論理的に扱うことについてはこれまで詳細に検討されてきたが(Bernard, 1957；Feinstein, 1967)，ここでは上記で述べたことに加

えて，2，3の原則について述べる．以下は私にとって自明のことである．またレジデント，教員，学生たちに意見を求めて尋ねてみると，一般には受け入れられていることばかりだ(Sapira, 1980)．にもかかわらず，これらは実際にはしばしば破られている．

ルール1：新しい診断を支持するある所見が，アーチファクト[訳注7]であるか，もともとあった，あるいは同時に存在する診断に関連するからという理由で却下されてもよいが，これらの所見が否定されることが，新しい診断を否定しないし，それ以外の所見が真実であることも否定しない．

訳注7）人為構造，人為結果．本来生体内に存在しないもの．

ルール2：ある所見が，一部の観察者にしか見えないということが，その所見がアーチファクトであるとして否定される理由にはならない．

コメント：もしある所見が認められたとしたら，それは所見である．臨床医が幻覚を見ているとか，意図的にわかりにくくしようとしているのでなければ．所見が，一時的にしかなかったのかもしれないし，おそらく一部の観察者しかその所見を認識するスキルがないか，未熟な観察者による解釈の誤りや解釈しすぎによるのかもしれない．

Claude Bernard 医師はしばしば，結果が正反対になった2つの同じ実験のどちらが正しいか，どうやって決めるのかと尋ねられた．Bernard 医師の答えは，まったく同一の実験が違った結果になるはずがないので，どちらも正しいはずであると．彼は付け加えて，2つの実験の間には認識できない条件の違いがあるに違いない，これらが違った結果を生む原因となっているのだと指摘した．私は Bernard の法則が，この2番目のルールに優先すると信じている．

ルール3：もし正当性が証明されていない所見があり，しかもそれがコンサルタントが否定している診断を支持する時，コンサルタントはその所見についても説明できる代わりの診断を提示すべきである．

ルール4：陽性所見は，陰性所見よりもずっと重要である．例外は，陰性所見が「除外できる根拠となる所見」として知られている場合である(例えば，血清ブロム濃度が上昇していなければ，ブロム中毒を「除外する根拠」になる)．

コメント：この原則の先例は，Jack Mayers 医師がまとめて，Eugene Stead 医師が一般に広めたようである．

Jack Mayers によれば，臨床から学ぶべきことの大部分は，およそ次のようにまとめることができるという．陽性所見はどんなものでも，あらゆる陰性所見より重みを持つ．もし部屋の中に大理石の彫刻があったなら，これは陽性所見だが，一般にそれは，部屋の中に大理石の彫刻が間違いなくそこにあることを意味する．もし医師が，部屋を探して彫刻を見つけることができなかったとしたら，それは部屋に彫刻がないことを意味するかもしれないが，多くの場合それは，医師が彫刻を見つけることが得意でないことを意味する(Stead, 1978)．

ルール5：もし患者に n 個の所見が認められたら，患者の診断(複数の診断)は，n 個すべての所見を説明すべきである．

コメント：この原則は，医学部2年生によって，最もしばしば破られる．彼らは頑張って「正解診断を一発当てよう」としているので(その診断は医学生の試験のために患者が選択されているだろうと見込んでいる)，自分たちが最初に考えた診断を支持する陽性所見を強調して，代わりの診断を示唆する他の所見について考慮できなくなるのである．

3）論理上の誤謬および認知バイアス

誤謬は，妥当性があるように見えながら議論を無効にする客観的に欠陥のある推論である(Salmon, 2013)．ときに，誤謬は欺くために故意に実行されることがある．しかし診断推論では，誤謬は油断したために意図せず起きるのが一般的である．認知バイアスという用語は，合理的な判断から逸脱した主観的な体系的パターンを意味する．それによって，分析された事象について論理的な結論を引き出すことが妨げられる(Pronin, 2007)．

医師にとって，最も馴染みの深い誤謬やバイアスのタイプに精通しておくことは，診断エラーを防ぐために不可欠である(Croskerry, 2002)．

前後即因果の誤謬

この項目のタイトルのラテン語の表現の意味は，「この後に，ゆえに，このために」という意味である[訳注8]．これは，A が B の後に起こったなら，A は B によって引き起こされたことと考えて

しまう，という毎日の臨床現場で最もよくみられる論理的な誤りの1つである．この誤謬は広く蔓延しており，たちの悪い耐性を持っている——ある人たちにとっては，たとえそれを指摘されても，自分がその誤りにとりつかれているという事実を受け入れがたい．見識のある臨床医は，彼ら自身がそのような理屈に合わない思い込みをしてしまうことを信じたくないだろう．しかし実際には，物事が連続して起こることが因果関係の証拠であるという推論は，とても理にかなっているように見えるために，最高とされる病院や，本，雑誌，クリニックにおいても，この誤りをしでかしてしまう［実際には，連続性が理にかなっていることもある——しかし，これまでのところ，誰も聖セバスチャン〔図5-2(149頁)参照〕があの矢を分泌していると言った人はいない！〕．

訳注8) このラテン語の意味は「この後に，ゆえに，このために」と訳され「ある事象が起こったのは時間的にすぐ前の事柄が原因である，と関係づける」（前後即因果の誤謬＝時間的な前後関係を因果関係と結びつけることにより生じた誤謬）という古典論理学に関連するもの．この論理はたいていの場合で間違っている．前後即因果の誤謬とは，ある事象が別の事象の後に起きたことをとらえて，前の事象が原因となって後の事象が起きたと判断する誤謬（因果の誤謬）である．英語では，"post hoc"，"false cause"，"conditional correlation"，"correlation not causation"などともいう．3章訳注3)も参照．

Post hoc ergo propter hoc（この後に，ゆえに，このために）は，連想の誤謬の特別なケースである．例えば，身長と体重には統計学的には強い相関があるのは事実だが，食べ過ぎによって背が高くなると考えるのは間違っているだろう．さもなければ，太った男の「俺は太ってなんかいない．ただちょっと背が低すぎるだけだ」という言い訳が真実になってしまう．

カルテのラックから，1冊のカルテを手にとってみよ．表紙に「コデインにアレルギーあり」と赤い太文字で書かれているのを見るかもしれない．その1行にどれだけ科学的な根拠があるのだろうか．

患者にアレルギーがあると確かめるためには，できれば盲検的に再投与試験を行って反応が再現されなければならないし，その反応が単にコデインの薬理作用（例えば，ヒスタミン放出）ではなく，アレルギー反応であると認識されるべきである．しかし患者によく話を聴いてみると，患者がコデインだと信じていたものを投与された後に，何か具合の悪いことが起こって，それらが因果関係にあると見なされていたことがわかる．時に

は，薬のせいにされている効果や，反応が起こった時間の間隔が，あまりにそれらしくないため，因果関係の可能性が低い場合もある．しかし他方で効果・症状（例：嘔気）と時間の間隔が，因果関係を推定するのにあまりにぴったりな場合もある（たとえアレルギー性であるとは限らなくても）．

もちろん，自分が何をしているのかわかっていれば，推測することは悪いことではない．誘発試験でリスクをおかすよりも，推測を受け入れるほうが安全なこともしばしばある．しかしながら，*post hoc ergo propter hoc*の考え方によると，そんな推測が，あたかも証明されてしまったかのように受け入れられてしまう．

因果関係の確からしさをはっきりさせることがいかに重要なのかは，患者が重症の感染症にかかり，選択すべき抗菌薬に（*post hoc ergo propter hoc*の考え方によって）その患者がアレルギーを持つと考えられている時に明らかである．広い意味では，「予防的原則」（その多くは*post hoc ergo propter hoc*の考え方による）に基づいた制限の多くは代償が高くつく面倒なものばかりで，結果としてリスクを増加させることになる．それは，柔軟性を失って，それ自身が持つ認識されない有害な効果が持つ強制力によって引き起こされる(Orient, 1996b)．

手近にあるカルテを開いてみよ．日々の記録に次のような1節を見かけるだろう．「発熱は抗菌薬によく反応した．培養はまだ陰性」．

まずはじめに，抗菌薬に解熱作用はない．感染は抗菌薬に反応するかもしれないが，発熱は反応しない．この点において，抗菌薬の選択がその病原菌に適切なのか，さらに言えば患者が本当に感染症なのか，われわれは確信できない．実際には患者は膠原病かもしれない．

カルテには，こう書くほうがずっとよい．「患者は解熱．培養はまだ陰性」．こちらのほうが同じ情報を含んでも少ない言葉で，論理的には誤りがない．

議論はささいなことに見えるかもしれないが，「カバーしている」抗菌薬の1つに医師が気づかない薬剤熱反応を持っている患者のことを考えてみよ．この論理上の誤謬は，毒を制する毒という不注意な前提に基づいた治療に導かれてしまうかもしれない．それは，すなわち発熱の原因となった別の細菌を「カバーするために」さらに別の抗菌薬

が加えられるといった誤りである（おそらく自分の尻尾を追いかける犬を想像するとよりぴったりかもしれない）.

このように, *post hoc ergo propter hoc*（前後即因果の誤謬）は, 患者に害を及ぼす大きな危険をはらんでいる. 特にそれは, 最も合理的に見える状況において起こる.

相関-因果関係の誤謬（Cum Hoc, Ergo Propter Hoc）

この誤謬は, 同時に起こる（すなわち相関する）2つの事象が因果関係にあるはずだとみなしてしまうことである. 統計学者は, 2つの変数間の相関関係が一方の変数が他方に依存していることを自動的に意味しないことを強調するために,「相関関係は因果関係を意味しない」という句を使用する. この誤謬は, 臨床診療の現場よりも臨床研究のほうが頻繁にみられる. しかし, それでも診断推論において有意な問題になる. 例えば, 糖尿病性ケトアシドーシス（DKA）の小児では, 膵酵素の上昇がよくみられることが知られている. したがって, 多くの小児内分泌医は DKA が膵炎の原因だと考えた. しかしながら, 臨床研究で明らかになったのは, DKA の小児例で臨床的な膵炎は稀であり, アミラーゼやリパーゼの上昇だけで膵炎と診断することは正当化できないということであった（DeNicola, 2008）.

疫学的統計を因果関係を証明するために用いる傾向は,「私たちの臨床病理学的伝統における新しい側面であるように思われる」. これは相関-因果関係の誤謬のせいで危険である. さらに「それは臨床医や神経病理学者の経験を無視して, 実験研究者の仕事を侮辱することであり, 疾患の臨床徴候の変わりやすさが人類の遺伝的属性の多様性を反映しているという認識の代わりに, 確率の計算で済ませてしまうことである」（Poser, 1983）.

ギャンブラーの誤謬

ギャンブラーの誤謬は, ある期間中に何かが通常より頻繁に起こると, その後はその事象が起こりにくくなる, またはその逆であるという誤った思い込みである. ギャンブラーの間でよくあるこの誤った考えは, 自然界に「自己均衡化メカニズム」が存在するという素朴な考えが原因のようである. 明らかに, 真にランダムなイベントに対し

ては, そんなメカニズムは存在しない. 臨床現場においてギャンブラーの誤謬は, 感染症アウトブレイクを扱っているのでない限り, 複数の症例は無関係でランダムに発生するということを, 診断者が認識できなかった場合に起こる（Phua and Tan, 2013）. 例えば, ある医師が, 便秘を訴えた患者の直腸診で直腸腫瘍を発見したとしよう. 続いてその後, また便秘を訴えた別の患者を診たとする. 医師は, 任意のある日には直腸腫瘍の症例は1例以下のはずと考えてしまうかもしれない. そうして2番目の患者における直腸診を省略してしまう. しかし, もちろん2番目の患者にも直腸腫瘍があるかもしれないのだ（Phua and Tan, 2013）.

確証バイアス

確証バイアスとは, 既存の仮説を支持する情報に重きを置き, それに反する事実を無視してしまう傾向である. 確証バイアスの影響を受けた研究者は, 客観的な真実を追求するのではなく,「不都合な」データを見ないようにして彼らの偏見を裏付ける証拠をただ収集する. この強力なバイアスは臨床現場では非常に一般的である（Croskerry, 2002）. これに抗するには, 臨床医はすべての競合する仮説が十分に考慮されるように確認すべきである. 彼らは作業仮説と矛盾するであろう証拠を積極的に探すべきである. 1つの仮説に反する証拠は通常, 多数の仮説を支持する証拠よりも重要度が高い（Croskerry, 2002）.

確認バイアス

患者が特定の行動を示したり, 特定のグループに属するという事実に基づいてステレオタイプに考えてしまい, 診断医が早計に間違った診断を下してしまうと, 確認バイアスが起こる（Croskerry, 2002）. 確認バイアスは医学ではまだ非常に一般的である. 例えば, 患者が「薬物探索者」の固定観念に適合する場合, 医師は患者の痛みの苦情を却下することができる. 患者が患者の症状に不適合である場合, 臨床医は患者の新しい症状の唯一の原因が自分の不適合であると自動的に見なしうる. 過去, 行動パターン, 民族性, および同様の特徴は重要な診断の手がかりだが, 診断のための唯一の基礎として使用されるべきではない. 患者は常に疑いの恩恵を受けるべきであり, そして診断は客観的な精密検査に基づいて定式化されるべ

きである.

複数の要素の1つだけの除外によって，ある原因を否定してしまうこと

Z症候群という疾患の原因として，病因1と病因2の可能性がある状況を考えてみよ．病因2は通常，状態Aの結果であるが，時に状態Bの結果であることもある（図に描いたほうがわかりやすいかもしれない）．Z症候群の患者が，Aを持っていないと証明されたとする．その時に患者の病気が，病因1によるに違いないと結論づけるのは，誤りであろう．

具体的なケースは，高K尿症のある低K血症かもしれない．この場合，原因は1型あるいは2型尿細管性アシドーシスが原因になりうる．また鉱質コルチコイド過剰が原因でもよい．議論のために，それ以外のすべての「腎外性」の高K尿症性低K血症（利尿薬，その他の薬剤など）の可能性はすべて排除されているとする．患者の尿pHが5.2であれば，1型尿細管性アシドーシスでありえないということは容認される．しかし，患者が，鉱質コルチコイド過剰であるに違いないと結論づけるのは誤りであろう．なぜか？　自分の分析を，章末の付録27-1にある解答を見る前に記述せよ．

3 鑑別診断

1) 鑑別診断を医学書ガイドとして使う

個人的な視点

私がまだうつ気味で不安いっぱいの医学部1年生だった時，1人の医学部2年生に近づいた．彼の名はHowie Reidbordといい，カレッジ時代の知り合いであった．クラスの最上位と最下位の学生たちで，いったい何が違うのかと，私は彼に尋ねた．質問には思いつきの興味以上の意味があった．なぜならクラスの下位20％は卒業できなかったから．「読むことだね．トップにいる学生たちは，最下位にいる学生たちよりもたくさん読んでいるね」と未来のReidbord先生は言った．

そこに居合わせなかった人たちに，その時，その場所がどんな状況であったかを伝えるのは不可

能だろうが，一例を挙げよう．

レジデント時代のある日の夕方，私は病院の図書館で本を読んでいた．論文を1つ読み終えて，書棚から次の論文を探そうと顔を上げた時，1人の病棟勤務員orderlyが斜め前に座って心臓病の教科書を読んでいるのをみかけた．他の論文を書棚に取りに行くたびに，彼はまだそこにいて，一心に何かを読んでいた．とうとう私は彼に何をしているのかと尋ねた．「自分の患者のことについて読んでいます」．彼は答えた．まるで，図書館で誰かが医学書を読むのに，他の理由があるのかと，言わんばかりに．

私は，彼の白衣（の意味）を勘違いしていたかもしれないと思った．彼は確かに看護助手orderly[訳注9]だったが，当時ベトナム戦争の発生期で，道徳的な立場から異議をとなえ2年間の公共奉仕についていたのであった．彼もまた自分の義務時間の後に，自分の患者について読むために居残っていたのであった．誰もが常に，自分の患者すべてについて本を読むのだと言っているように誘導しているようにみえるかもしれない．しかしこの話は，当時の知的な時代環境を示すよい例である[注1]．

訳注9）orderlyとは，病院職員，男性の看護助手（例えば患者の搬送をしたり，診療補助をする）のような職種のことを指す．日本で言う看護助手は，米国では女性だとnurse aidと呼ばれるが，患者の搬送をしたりする男性の看護助手のような職種がorderlyである．普通は医学的な研修は受けない．白衣を着て医学書を読んでいたので筆者は，彼が医師か学生かと勘違いしていたが，確認するとorderlyであった．医学的な勉強を普通はしない補助職員であっても，担当患者をきっかけに医学を学んでいた，そういう時代背景を示したかったということであろう．

熱心に本を読むことは医学部のクラスのトップにい続けるために必須である．しかし，もしトップクラスの医師になろうとするなら，この習慣は

注1　著者は，米国で過去20年にわたって，（「教育に賛成」と言っている専門家たちの庇護のもとに）医学教育のレベルが低下したと指摘してきた．これに関して異議がある読者は，次のことを考えるがよい．100以上ある米国の医学校のいったいどれだけが，昇進のために鑑別診断の能力を証明することを要求しているのか（私には1つも見つけることはできなかった）．それにもかかわらず，薬草湯で治療している人たちでさえも身に付けるのが妥当とされ，この診断過程において要となる能力は，A Barefoot Doctor's Manual[訳注10]の一部分に取り上げられているのだ！

訳注10）中国では1950年代以降，半年程度の研修で初期医療に従事させる「赤脚医生（はだしの医者，barefoot doctor）」を大量に育成し農村部における医療活動を担わせた．簡単な応急手当から本格的な治療まで，中国無村で必要とされる技術を促成的に教育するための教本があった．それが英文に翻訳されたものが"A Barefoot Doctor's Manual"である．日本でも「はだしの医者教材」という名称で翻訳出版されていた．

優秀な臨床指導者(メンター)を持つことで補完されるべきである．本だけでは暗黙の診断スキルを学ぶことはできないので，意欲的な診断医は積極的にその暗黙知を求めなければならない．それは経験豊かな達人からしか得ることはできない．医学はここ数十年の間に信じられないほど形態が変化した．患者を診察する時間は短くなり，医学的知識は指数関数的に増大し，そして電子カルテの導入は医師にさらなる負担をかけている(Børg, 2017; Sinsky et al., 2016)．一方，携帯用電子機器(Lehnbom et al., 2014)およびインターネットベースの医療知識リソース(Andrews et al., 2017; Phua et al., 2012)は，ベッドサイドで臨床的に関連のある情報への即時アクセスを提供する．わずか20年前，印刷された電子テキストと電子医療テキストを含む「エビデンスカート」は，「その大きさのために病棟回診に持っていくことができなかった」(Sackett and Straus, 1998)．当時，このように言われていた，「大部分の検索は……30秒以内に……できるけれども，われわれの施設 medical service よりもずっと忙しいところが，こうしてエビデンスを探して討論するのに必要な時間を提供できるかどうかはわからない」(Sacket and Straus, 1998)．検索に要する時間の短縮は，他の時間要求の拡大を補うのに十分だろうか？

▌どれだけ読めば十分なのか

鑑別診断をいったん考えたら，リストに挙げた個々の疾患について十分に学ばねばならないのは明らかである．そうして，その疾患とそれぞれの患者における実際の所見が，どれだけ近くマッチするかについて調べなければならない．したがって，ある患者について10の鑑別診断を考えたとしたら，あなたは10の疾患について読まなければならない．もし1人の患者について2つの鑑別診断を考えて，それぞれの鑑別診断に10の違った構成要素を含むとしたら，もしある疾患が両方のリストに出てくるのでなければ，あなたは20の病気について読むべきだ．最後のケースでは，Occam の剃刀によれば，患者は，両方のリストに出てくる疾患の1つを持っているはずだ(下記参照)．

こうして時間をかけることによって疾患に関する具体的な事実を学べるだけでなく，素晴らしい見返りが得られる．それは，どのように自己学習をするかという，計りしれないほど価値があるスキルを学べることである．最も効果的な自己学習は夜寝る前に，患者について読むことだ．

▌2) どのように鑑別診断を始めるべきか

もし1人の患者が，例えば頭痛のように1つだけの症状，あるいは収縮期雑音のように1つだけの徴候で来た場合なら，それぞれの症状，徴候について鑑別診断を考えればよいのは明らかである．しかし，患者はしばしばたくさんの症状や徴候を示す．勉強を始めたばかりの学生には，どの症状や徴候に注目するかを決める戦略が必要である．

1つのよいルールは，可能性のある説明・解釈が最も少ない症状や徴候を選ぶことである．例えば，もし患者が頭痛を訴えていたら，頭痛の鑑別診断を考えればよい．しかし，もし患者が，発熱，胸痛，嘔気，嘔吐，全身倦怠感と白血球増多まで持っていた場合は，頭痛の鑑別診断から始めるのは，うまいやり方とは言えない．なぜなら頭痛はあまりに多くの疾患の症状の1つとなるからだ．ここは胸痛に焦点を当てたほうがいいだろう．

代表例として，2人の医学部2年生が数日続く少数の関節の痛みを訴えてきた患者を診たとしよう．患者は静脈注射を使う麻薬常習者だった．診察すると5/6の収縮期雑音を聴取し，雑音は腋窩に放散した．関節炎に注目して始めたほうの学生は，通常のリウマチ学の教科書を読み，感染性心内膜炎の診断にたどり着くのは，大変な困難を伴うだろう．実際，間違って全身性エリテマトーデスを診断してしまうかもしれない．他方，心雑音の記述から始めた学生は，僧帽弁疾患以外のすべての可能性をすばやく排除できるだろう．発熱のある麻薬常習者に起った急性僧帽弁閉鎖不全の鑑別診断から，たちまち感染性心内膜炎を考えることになるだろう．よい教科書であればどれでも，この疾患について読めば，すぐに関節炎の説明にもたどりつくだろう．

指導医へ：この教育方法は，高度に構造化されている．私はこれを，「反復」(下記参照)と呼んでいる．なぜなら，この方法では，リストを作ることを要求し，順序を踏んで進めるからである．もちろん，診断能力に優れた医師は，実際にこのよう

に診断するわけではない．むしろ「モデル構築」を使う．このやり方は，大量の情報を処理する必要があり，そのほとんどは無意識に行われる（実際，上に挙げた実例では，鑑別診断をそこから始める所見の組み合わせを選ぶのに「モデル構築」が使われる）．私は，「モデル構築」を明確に教えることができないが，よい学生は，これを身につけることができる．過去において，この方法で考えることができなかった学生は，医学校を卒業できなかった．

今日，情報処理はコンピュータでできるようになって，このような臨床プロセスが時代遅れのように感じる傾向がある．しかし，コンピュータにはどうしても乗り越えられない最初の問題がある——いったいどこから始めればよいのか．

臨床意思決定支援（CDS）ツール，電子カルテに組み込まれたコンピューターアルゴリズムは，患者データを知識データベースと結びつけ，そして医師のために診断を提案する（Beeler et al., 2014）．このアイデアは理論的には賞賛に値するように見えるが，実際には多くの否定的な結果をもたらした．人間の専門家の思考プロセスをCDSは模倣できないため，実際には医師の効率やケアの質を低下させることが研究により明らかになった（Ash et al., 2007；Beeler et al., 2014）．

3）症例記録から鑑別診断を準備する

方法

以下に述べる方法は，ほかの誰かが準備した症例記録を解析しようとする初心者のために示されたものである．

前提
1. 「まだ判明していない」大きな正しい診断が1つある．
2. 症例記録者によって，症例記録のなかには，正しい診断にたどり着くためのすべての情報が含まれている．
3. 所見はすべて正確に描写されている——例えば，もし患者に収縮期雑音があるのなら，拡張期雑音があるとは言われない．
4. 症例を解析する人は，医学図書館へのアクセス方法がある．

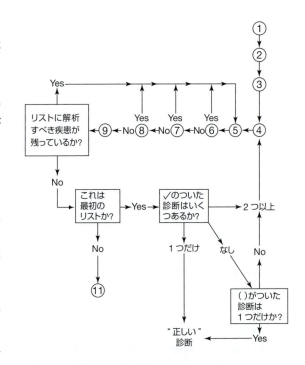

図 27-5　鑑別診断を準備するステップ

解析の手順

下に述べるステップは図27-5に示されている．
1. 病歴を一度読む．
2. 病歴をもう一度読み，すべての症状，徴候，異常検査所見に下線を引く（まとめて，「所見」と呼ぶ）．
3. 主要な所見を1つ選ぶ（最初の試みでは，以前読んだことがあってよく知っている所見を選んでもよい）．
4. その主要な症状ないし徴候の鑑別診断を列記する．自分で鑑別診断を構成できるようになるまでは，熟練者からの鑑別診断を写すようにせよ．内科学教科書に加えて，MacBryde Sign and Symptoms（Blacklow, 1983）や Algorithmic Diagnosis of Symptoms and Signs（Collins and Collins, 2102），それと同じようなソースを使ってもよい．
5. 鑑別診断のトップにある疾患で，その疾患で「常に」とか「頻繁にみられる」所見をリストアップする．それぞれの疾患についてもっと読む必要があるかもしれない．
6. 症例の病歴をレビューする．考えている疾患に「常に」みられる所見で，症例記録には明確にないといえる所見はないだろうか．もしそれが

"Yes"であれば，その疾患は横線を引いてリストから消して，鑑別診断の次の疾患でステップ5を繰り返す．もし，"No"であれば，ステップ7に進む．

7. 症例記録のなかの特に目立った症状で，今考えている疾患では説明がつかない症状はないだろうか．もし"Yes"なら，その疾患は横線で消してステップ5に戻る（しかし，実世界では患者が複数の疾患を持ちうることを忘れないこと）．もし，"No"であれば，ステップ8に進む．

8. ステップ5で準備した「頻繁に」みられる所見のリストを調べよ．症例記録にある所見とは全然合致しないということはないだろうか．もしそうなら，その疾患は横線で消して，鑑別診断の次の疾患でステップ5を繰り返す．もしそうでなければ，ステップ9に進む．

9. 症例記録の症状をみて，想定している診断で説明できない所見がいくつかないだろうか．もし"Yes"なら，診断をカッコで囲むようにせよ．そしてステップ5に戻る．もし"No"なら，診断の横にチェックを入れて，ステップ5に戻る．

10. リストに挙げたすべての疾患についてステップ5から9までをやり終えた時には，あなたは診断にたどり着いているかもしれない．もしチェックのついた疾患が1つだけなら，それは最も可能性が高い診断である．もしチェックがついた疾患が1つ以上あったり，チェックがついた疾患がなく，（排他的に）カッコの中に書かれた疾患が2つ以上ある場合には，正しい診断を含むセットが同定されたことになる．その時には，ステップ11に進む必要がある．

11. 2番目の所見について同じ作業を繰り返す．両方のリストでどの診断が最も可能性が高いのかをみる．1つだけの診断が最も可能性が高いと思われるまで，さらに追加の所見について検討する必要があるかもしれない．

▶ 例

上に述べたようなリストは，**反復** iterative と呼ばれる．「再度とりかかる」という意味のラテン語の *iter* に由来している．反復を使った例を挙げよう．

急激にヘマトクリット値が低下した患者という状況を考えてみよう．この患者では，便潜血検査が陰性で，血管内溶血の証拠はない．このような症例は，一連の鑑別診断のリストを調べるか，おそらく「便潜血陰性でしかも溶血もみられない潜在的な出血？」と呼ばれる1つの鑑別診断のリストにアクセスするかによって，分析されうる．

1. 肺への出血
2. 心膜内への出血
3. 腹腔内への出血
4. 後腹膜を含む筋肉内への出血
    a. 筋肉内への出血
    b. 筋肉内血腫がない後腹膜への出血
    c. 筋肉内と後腹膜両方への出血
5. 中枢神経系への出血（おそらくこれは神経学的症状や徴候の原因になる）
6. 腎臓内への出血
7. 肝臓内への出血
8. 消化管への出血（おそらく期限切れの試験紙が便潜血試験に使われた）
9. 関節内への出血

この鑑別診断は，すべての患者で必ずしも可能性の高い順番にリストされる必要はない（例：神経学的徴候の有無によって，述べたように，5の可能性が高くなったり低くなったりする）．

4）鑑別診断リストの作成

現在では症状を解析するのに「アルゴリズム的なアプローチ」(Collins and Collins, 2012)が強調されることが多い．しかし，稀だが主要な症状・徴候から説き起こしてある本がまだ多数ある．これらは病態生理学的に詳細に述べてあるものから，単にリストを列記してあるだけのものまでさまざまである．かつては，学生は自分自身で鑑別診断を組み立てて，まとめていた．今日では，CDSのようなコンピュータのアプリに頼っているだろう（上記参照）．「math fact訳注11)」を覚えさせなかったり，暗算や紙を使っての単純計算をさせないで，早くから電卓を使わせることが数学的能力に影響を及ぼしたように，医学教育の初期の段階で，情報検索の支援をするのではなく，電子思考ツールに頼りすぎることが，臨床的洞察力の育成に同様の影響があるのかどうかは，現時点ではまだわからない．

訳注11) math fact：暗算や公式ではなく，例えば「10 + 3 = 13, 3 + 10 = 13, 13-10 = 3, 13-3 = 10」同様に「9 + 4 = 13, 8 + 5 = 13」という感じで「13」に関連する数として「3」と「10」あるいは「9, 4, 13」のように関係性を"Fact"として覚えてしまう．こ

うすると計算せずにさっと答えが出せるというワザのようなもの、日本でいえば，かけ算の九九が近いかもしれない．

鑑別診断のためにリストを作成するには，明らかに医学にある程度精通していることが要求される．しかし，医学部2年の病理コースを修了した学生であってもできるはずだ．体の臓器（または生理学的系統）を水平軸にして，病態生理のプロセスを縦軸にして格子状のシステムとして構成することができるかもしれない．このようなプロセスは，伝統的には次のようになる．

1. 炎症 inflammation
2. 腫瘍 neoplasia
3. 循環障害 disturbance of flow
4. 代謝性要素 metabolic factors
5. 先天的要素 congenital factors
6. 血管性要素，時には別の何か，例えば「医原性」や機械的

時に空欄になる行もあるだろう．例えば，胸腺は固形臓器であり，循環障害を起すことはないだろう．別の時には，全体のシステムが縮まって，1行しかないこともある．例えば，脾腫は，分析すべき臓器は1つだけ，つまり脾臓だけが解析の対象となる．同様に，ある疾患やシステムを侵す疾患のカテゴリーは，原発性（例：直接脾臓を侵す疾患）と2次性（例：原発性肝疾患に由来する門脈圧亢進症による2次性脾腫）にさらに細分化されるかもしれない．

病態生理の構成要素を分ける必要があることもある．例えば，炎症は，原発性（原因不明の）炎症（例：サルコイドーシス）と感染性に分けられる．後者は今度はいろいろな感染性病原体（原虫性，細菌性，ウイルス性，真菌性などに）によってさらに分けられる．これらのうちのどれもが，さらに細分化される．例えば「細菌性」は，染色性，形態学，その他により分類される．

時間の次元（急性 vs 慢性）で所見の集まりを分けたり，意味を持つようにそれらを選択してグループにまとめたりする作業もまた有用である．特に，慢性にまだ診断されていない状態の数が増えている場合には．例えば，「突然に起って悪化している呼吸困難が，もともと慢性呼吸不全のある患者に起こったら，それは肺炎，肺塞栓や心不全を合併したことを示唆する」．ここでは，まだ診断されていない状態・病態は，「慢性呼吸不全」と，「突然発症」あるいは，呼吸困難の「悪化」は，急性

という修飾語句である．

鑑別診断の例は，20章（脾腫），16章（胸部の聴診所見）および25章（圧痕浮腫）で挙げてある．

患者の真の診断が仮説のリストになければ，診断されることはない（Willis et al., 2013）．

5) 診断ストラテジー

高度で複雑なシステムは何となく皆が理解しているが，より明確にすることができる．そして，システムの基本的な特徴を反映したうえで思い切って単純化したモデルを使って，包括的に検証することが可能である．以下に，そんな診断医学のモデルを示す．

前提

考えられる疾患の数を制限して非常に単純化したモデルを，それぞれの疾患名をアルファベット1文字で示して表27-1に示す．個々の疾患は，いろんな症状を示すが，それぞれ数字で示されている．図に示したように，症状1は疾患A～Fまでに認める．症状2も非特異的で疾患B～Gにおいて認める．一方，症状3は，疾患E～Jにみられる．このように症状はどれ1つとして疾患特異的なものはない．

同じように，この疾患の広がりにおいて徴候も数字（1, 2, 3）で示してある．ここでもまた，臨床徴候は，どの疾患に対しても非特異性である．さらに，自覚症状はあるが，身体所見を示さない疾患がいくつかある（疾患A，H，I，J）．その点において，これらは実際の臨床でみられる急性高カルシウム血症，低ナトリウム血症や，それ以外にもある種の代謝性疾患のようである．症状と徴候の感度，特異度のいずれもが不完全でよくわかっていない．患者が医師を受診するためには，少なくとも1つの自覚症状がなければならないと仮定する．

それぞれの疾患について，それぞれ1つの検査が対応する疾患にだけ常に陽性になる（すなわち感度，特異度ともに100%）と仮定する．これらの検査は，それぞれ対応する疾患と同じ文字で表される．さらに次のように仮定する．それぞれの検査は，常に疾患の経過の早期に，つまりその疾患の一番最初の自覚症状が現れる時，あるいはそれに先行して陽性になるものと仮定する．もちろ

表 27-1　仮想上の疾患群および，それらの症状，徴候と検査所見

疾患	症状 1	症状 2	症状 3	徴候 1	徴候 2	徴候 3	A	B	C	D	E	F	G	H	I	J
A	×						×									
B	×	×		×				×								
C	×	×		×	×				×							
D	×	×		×	×					×						
E	×	×	×		×						×					
F	×	×	×									×				
G		×											×			
H						×								×		
I						×									×	
J						×										×

(Sapira JD. Diagnostic strategies. South Med J. 1981；74：582–584 より許可を得て引用)

ん，このような前提は，あったとしても実際の世界では稀にしか起きない．それにもかかわらず，このような状況は，還元主義的医学の絶対的な目標であり，それが理論的には実現可能な前提であることを受け入れられるだろう訳注12)．したがって，これらの検査は，これからの議論のうえでは（日常行われている検査に期待されている価値のように）診断の「ゴールド・スタンダード」となる．診断に到達するために必要な検査の数は，フォローする計算に依存する変数であろう．

訳注12) 還元主義とは，直接観察できない理論的対象は観察可能なものに還元されない限り持ち込むべきではないという考え方(三省堂『大辞林』)．

このようなモデルで示して，診断方法を開発するように頼まれると，臨床医は，毎日の臨床で使っているものに非常に近いいろいろな診断のための戦略を提示してくれる．

■「ショットガン」方式

単に可能な検査は何でもオーダーできる．実世界では，「ショットガン」方式として知られている方法である．このモデルにおいては，これは実世界においてよりも，より合理的な戦略である．なぜなら，ここでは検査の合併症やコストを気にする必要がないからである．また，これらの仮想上の検査は完璧な感度を持っているからである．これは正確な診断のためには平均で10個の検査を必要とすることを意味する．

医学研究においては，ショットガン法は広く浸透している．集団「サンプル」の100％から膨大な量の臨床データが集められ，「何が有効なのか」を見つけるためにネットワーク上のコンピュータに入力する必要があると，しばしば強く主張される．まったく意味のない（欠陥には言及されない）数多くのデータが集められる．それによって誤解を招くような結果——例えばたまたま「異常となった数値」——があると，個々の症例で誤った診断と延々と続く無駄な研究を招く．あてずっぽうに何かを探そうとする風潮訳注13)は，途方もない数の誤ちを引き起こしうる(Orient, 1993, 1996a, 1997)．

訳注13) 感染症コンサルタントの青木眞先生がしばしば例えられる「地引き網診療」と同じことを指しているであろう．

■ 除外診断

さらにすべての患者が10の疾患のうちどれか1つを持っていると仮定すると，それぞれの症例で診断を確定するためには，9つの検査をするだけでよいだろう．1つの検査は省くことができる：それがどの検査であっても構わない．もし9つの検査すべてが陰性であれば，患者は（省かれた）10番目の検査で異常となる疾患であることが明らかだ．「除外による診断」は，もし鑑別診断が不完全だと，うまくいかないかもしれない．しかしもし完全であれば，「ショットガン方式」よりも診断のために必要な検査が，9つだけであるという利点

916　27章　臨床推論

がある.

「除外による診断」の1例

　皿が2つの天秤を用意して,外見がまったく同じのビリヤードのボールが13個ある.そのうちの12個の重さはまったく同じである.13個目だけが軽い.その1つだけ軽いボールを見つけ出すのに,天秤は何回使う必要があるだろうか?

　驚くことに,たったの3回だ(章末の**付録27-2**の解答を読む前に,考えてみよ).

▶ 連続的な検索

　検査には,血液生化学やそれ以外に,例えば患者の体から採取した検体で行う検査がある.また患者自身がそこにいる必要がある検査,例えば心電図,X線検査,心エコー,RIスキャンやその他もある.したがって,すべての検査を同時に行うことは不可能だろう.

　このような現実がわかっている臨床医は,「除外診断」法を「連続的検索」法に変更する傾向にある.このやり方では陽性所見が得られればただちに,それ以上の検索を中止する.疾患Aを診断するのに必要な検査は1つだけ,Bでは2つ必要,Cでは3つ必要に,以下IからJにいたるまでそれぞれ9つの検査が必要になるだろう.もし,疾患の有病率が同じなら,この方法で患者を診断するために必要な検査数の平均は次のようになるだろう.

$$(1+2+3+4+5+6+7+8+9+9)/10 = 5.4$$

　これはこれまでの2つの方法に比べると格段の改善だ.

　「連続的検索」法の当然考えられることは,もしあなたの診断,予後,治療を何かしら変えることになるのでなければ,検査を行うのは意味がないことである.

　具体的な例を挙げると肝腫大のある患者のことを考えてみよう.レジデントは,診断として急性アルコール性肝炎を疑っていたが,患者に問診して,実際にはウイルス性肝炎かもしれないと考えた.患者の病歴,診察所見を考えるとどちらの診断でもよさそうである.

　急性アルコール性肝炎を鑑別診断から除外するために何ができるだろうかと問われて,レジデントは,肝機能検査を挙げた.しかし,彼はその検査の結果が,仮説をどのように反証できるかを説明できないだろう(言い換えれば,肝酵素のどのレベルになれば,どちらかの診断を除外できるのかを示すことができないだろう).したがって彼は検査をオーダーすべきではないとアドバイスされた.

▶ 病歴と身体診察からのデータの活用

　ここまでは,すべての診断方法は,「完璧な」データ(例えば,検体検査)を取り扱ってきた.身体診察 clinical examination によって得られた「不完全な」データを取り扱う診断方法は,役に立つであろうか?

　この問いに答えるためには,まず,**表27-2**に示したマトリックスの形で表した情報を伝える必要がある.それぞれのセルは,行に示した自覚症状と,(もしあれば)列に示した臨床徴候を同時に持つような疾患が記入されている.つまり,それぞれのセルが示しているのは,自覚症状と臨床徴候の組み合わせから考えられる鑑別診断である.すべての例において,疾患の有病率は同等であると仮定する(いくつかのセルだけが埋めてある.残りを自分で埋めてもよい).

　症状3だけがあり,身体所見がない患者での鑑別診断は,疾患E,F,G,H,IそしてJだ.(それ以外の症状や臨床徴候は,まだ出現していないという仮定である)診断にたどりつくために必要な検査の数の平均は次のようになる.

$$(1+2+3+4+5+5)/6 = 3.3$$

　症状1と2の両方があるが,臨床徴候がない患

表27-2　表27-1の1部を臨床医の視点でまとめ直したもの

症状	徴候					
	1つもなし	1	2	3	1&2	2&3
1	A, B, C, D, E, F					E
2	B, C, D, E, F, G					E
3	E, F, G, H, I, J	—	E	E, F, G	—	E
1 and 2	B, C, D, E, F					E
1 and 3	E, F					E
2 and 3	E, F, G					E
1, 2, and 3	E, F					E

(Sapira JD. Diagnostic strategies. South Med J. 1981；74：582-584 より許可を得て引用)

者が持っている可能性がある疾患は，B，C，D，E，またはF（早期の形にもかかわらず）である．

ここで，この臨床病態を示す患者を診断するために必要な検査の数の平均は次のようになる．

$$(1 + 2 + 3 + 4 + 4)/5 = 2.8$$

症状1と3が同時にあるが，臨床徴候がない患者では，可能性がある疾患はEとFだけである．このセルにおいては，診断に必要な検査は1つだけである．

症状3と徴候1の組み合わせは，表27-2ではダッシュ（—）を示してある．このような組合せを呈する疾患はない．

症状3と徴候2が同時に起こる場合，可能性は1つだけ，疾患Eである．したがってこのような特別の状態の原因となるたった1つの疾患を診断するのに，検査は不要である．

同じようにして，もしそれぞれのセルにおける平均の検査の数を計算すると，表27-3のマトリックスに示すようになる．そこで，もし各種の臨床状況がすべて同じ有病率であったと仮定すると，起こりうる34の臨床状況のセルに対して，これだけの可能性を持った世界において患者を診断するために必要な検査の数すべての平均を計算することができる．やってみると何と驚くことに1.13という少ない検査数である．言い換えると，病歴と身体診察という不完全な感度・特異度を持つ所見の組み合わせを使った診断方法は，「完璧な」検査を取り扱うだけによるどんなやり方よりも強力な診断方法なのである．

▶ 予想される異論

このデモンストレーションへの反駁は，通常2通りのうちのいずれかである．まず1つは，このモデルが示しているのは，すべての優れた臨床医にとって長く明らかであったことを定量化したにすぎないというものだ（私もそのとおりだと思う）．2つ目は，最後の診断方法の結果を計算することによって（「相加的」に）前提を求めることに対する疑義である．

信じない人：あなたはセルの中の疾患がすべて同じ有病率を持っていると仮定している．こんなことは，ありえない．それに実際の疾患の有病率を見積もるという「臨床経験」を無視している．

解答：そのとおり．しかし，臨床経験は，「完璧

表27-3　表27-2から作成した診断マトリックス

症状	徴候					
	1つもなし	1	2	3	1 & 2	2 & 3
1	3.3	1.7	1.7	1.0	1.0	0
2	3.3	1.7	1.7	1.7	1.0	0
3	3.3	—	0	1.7	—	0
1 and 2	2.8	1.7	1.7	1.0	1.0	0
1 and 3	1.0	—	0	1.0	—	0
2 and 3	1.7	—	0	1.7	—	0
1, 2, and 3	1.0	—	0	1.0	—	0

（Sapira JD. Diagnostic strategies. South Med J. 1981：74：582-584 より許可を得て引用）

な」データを使った診断方法の助けにはならないだろう．その方法では，臨床上の情報を使わない．そして，臨床経験は，最後の診断方法でのみ，妨げにはならず助けになりうる．例えば，症状3と徴候3を含むセルで考えてみよう．臨床医が，疾患の有病率が，疾患EよりもF，FよりもGのほうが高いことを知っていたとする．もし彼が，検査する順序をE，F，GからG，F，Eに切り替えると，そのセルの中で診断にたどりつくための検査数の平均を彼はさらに少なくできるだろう．

信じない人：しかしあなたは，すべての疾患のプレゼンテーションがすべて同じ有病率であるとも仮定している．しかし，それぞれの疾患の自然歴を知らないで，そのことを知ることはできないだろう．さらに，この前提は，疾患はすべて同じ有病率であるとした前のものと矛盾する．なぜなら，疾患Aは1つのセルにだけに見られる一方で，疾患Eは多くのセルに見られる．もし実際の有病率で補正すると，これらの結果や結論が変わらないだろうか．

解答：結果としての数値は変わるだろうが，結論は変わらない．表27-3におけるそれぞれ個々のセルの平均値の範囲は，セルごとに，0〜3.3である．したがって，個々のセルが有病率で重みを加えられても，全体としての平均値は，やはりまだ0〜3.3の間にある．つまり，とりうる最も大きな数は，「完璧な」検査結果だけを使った診断方法によって求めた結果で最もよい数である4.5よりも，さらに小さい．つまり結論は変わらないのだ．

918 27章 臨床推論

もっと洗練されたモデルを開発する

このモデルは，実際の感度，特異度，疾患の有病率を使って，できれば性能がよく処理の速いコンピュータに計算させて，改良することができるかもしれない．しかし，臨床検査の多くは，非常に限定された患者群と高い専門知識を持った専門家による特別な設定で開発されたことを覚えておくべきである．その検査特性は一般的な臨床現場にうまく当てはめられないかもしれない（Willis et al., 2013）．

問題解決の手段としての複雑性レベルを上げること

例えば，医師がある患者を診察して，時間に対して失見当識があることを発見した．「時間に対する失見当識」の鑑別診断を考え，残りの意識状態を調べることにより，さらに具体的な診断，例えば「器質的脳症候群」といった診断をつけることができるだろう．

次に，患者の過去の医療記録をレビューして，患者が失見当識になったのが，急性なのかしばらく前からなのか判断することができるだろう．もし患者が急性に失見当識になったのなら，「急性器質的脳症候群」の鑑別診断を考えればいいし，ある程度の期間，失見当識になっていたとすれば，「慢性器質的脳症候群」の鑑別診断をすればよい．

次に，神経学的診察を行い，局在徴候があるかどうかを決める．例えば，もしなかったとする．

複雑性のレベルは，今や「急性器質的脳症候群，局在徴候なし」あるいは「慢性器質的脳症候群，局在徴候なし」に変わる．

この時，「急性脳症候群」の鑑別診断は，表27-4 に列記されたようになるだろう．

慢性器質的脳症候群の鑑別診断を概説した同じような表は，昏迷，昏睡，失神（表26-12 も参照）についての表と同じく，意味がないだろう．もちろん，強調してあることは変わる，例えば，失神であれば，part 1c"脳血流低下"を含むようなメカニズムの重要性が増す一方で，他の原因は頻度が低くなる．

あなたの患者が「慢性器質性脳症候群-局在徴候なし」であるという議論の仮定のもとに，そして表27-4 にある表を使うことにして，すべての可能性を探すために図書館に行った．この鑑別診断

表27-4 器質的脳疾患やそれ以外の中枢神経系の循環障害の原因のアウトライン

Ⅰ．代謝供給の異常
  A．低酸素血症（例：動脈酸素濃度の低下，一酸化中毒，シアン中毒，メトヘモグロビン血症，スルホヘモグロビン血症）
  B．血糖低下（低血糖）
  C．脳への物質供給の低下（血管閉塞，ショックなどによる心拍出量低下による脳血流低下）

Ⅱ．代謝環境の異常
  A．全身的な代謝変化が脳に影響するもの（甲状腺機能低下症，ビタミン B_{12}，サイアミン，ナイアシンなどの栄養素欠乏症など）
  B．pH の変化（アシドーシスまたはアルカローシス，呼吸性または代謝性）
  C．電解質組成の異常（例：尿毒症，特に急性，薬物中毒）

Ⅲ．身体環境の異常
  A．中枢神経系の機械的損傷（異常）
    1．外傷
    2．腫瘍あるいはその他の頭蓋内占拠性病変
  B．炎症（細菌，真菌など）
  C．組織の損傷あるいは変性
  D．浸透圧の変化（高浸透圧あるいは低浸透圧症候群）
  E．脳脊髄圧の異常
  F．その他

のための最終的なリストは，圧倒的な量にみえる．慢性器質的脳症候群のわずか10〜20％のみが可逆的な原因を持っていることを知ってあなたはがっかりさせられる（しかし少し楽観的になれる根拠について記載がある 26 章を参照）．あなたはどうすべきか．

まずはじめにリストを順に見ていって，すべての不可逆的な原因を除くかもしれない．それから，さらに一段進んだ複雑性（これはすべて同じ患者の同じ問題に関してである）に，つまり「慢性器質的脳症候群-局在徴候なし-可逆的原因」の鑑別診断に進む．

鑑別診断は，検査可能な仮説のリストでしかないので，それから，リストにあるそれぞれの項目と，問題となっている疾患を診断できそうな具体的な検査を，もしあれば照合する．このようにして，あなたの鑑別診断は，患者をワークアップするために書くべきオーダーを示すだろう．

そのオーダーは，表26-16 にある項目のように見えるだろう（急性および慢性器質的脳症候群の両方のための病歴・身体診察は，すでにあなたに多くの診断名を示していることに注意せよ）．

例えば甲状腺機能検査が戻ってきたとしよう．

その内容は，サイロキシン値低下，T_3レジン取り込み低値，（以下はただはっきりさせるために）遊離サイロキシン指数低値，トリヨードサイロニン低値，フリートリヨードサイロニン低値，リバーストリヨードサイロニン低値，血清蛋白正常であった〔あなたはさらに次のことも想像できるかもしれない．基礎酸素消費低下，6～24時間での甲状腺 ^{131}I 取り込み低下，ブタノール抽出性ヨード低値など．最も必要なのはこれら検査可能な項目の一部だけである〕．この患者に甲状腺機能低下症があるのは明らかである．さらにそれ以外のすべての検査には異常がなく，治療によって器質的脳症候群は消失した．

これで症例の分析は終わり，それでいいだろうか．いいや違う．今度は甲状腺機能低下症の鑑別診断を考えるべきだ．すなわち，原則として原発性と2次性甲状腺機能低下症を区別することである．例えば，甲状腺刺激ホルモンが低値だったとしよう．ここで，2次性甲状腺機能低下症と診断できたわけだ．

これで終了？　いいえ．今度は2次性甲状腺機能亢進症の鑑別診断をすべきだ（下垂体性か，視床下部性か）．これは，下垂体性であると判明したとする．これで終了？

まだである．その原因が，下垂体卒中なのか，下垂体炎なのか，下垂体へのサルコイド浸潤なのか，あるいは，それ以外の何であるか鑑別診断したいだろう．

結果として，それ以上進むことが実際的でない点までたどり着くだろう．そこであなたは立ち止まってよい．重要な点は，自分自身を常に次のレベルの複雑性に進めようと強いることで，あなたは絶え間なく自分の診断的洞察力を伸ばすことができるということである．

追加の例として，浮腫の解析を挙げてある（25章参照）．

▶ 非診断という非戦略

「診断 diagnosis」という言葉は，ギリシャ語の「知る」または「理解する」という意味の *gnosis* とギリシャ語の「を通じて through」または「thorough 徹底的な」という意味の *dia*，直径 diameter のように，に由来している．したがって，あなたが診断を確定した時は，それはそのことについて十分に知ったという意味になる．「The diagnosis

（唯一無二の）診断」は不完全で，正確でない表現である．「私の診断」がよいかもしれない．

時にレジデントは，自分は患者を「マネジ manage」できるので診断なんか必要としない，と言うことがある．そんな診断がついていない患者への彼らの「マネジメント」を観察してみると，しばしば，私の患者が，かつてその用語をどのように使ったかを思い出す．彼女は売春婦だったが，自分のことをダンサーと呼び，客を斡旋してくれる人のことを，自分のマネジャーであると説明していた．

▶ 自然歴の観察による診断

「自然歴を経過観察して行う診断」という用語は，「診断をつけない」ということとは区別すべきである．前者は，大部分の患者が最終的に剖検で診断され，有効な治療がある疾患がわずかしかなかった前世紀（昔）にしばしば使われていた方法である．その時代にさかのぼると，疾患が「はっきりするまで」患者をフォローすることは，それ自体何ら問題にはならなかった．

今日，このやり方を適用する主な場面は，はっきり識別できるような所見がなく，ただちにそれ以上の診断的行動が必要ではなさそうな外来患者を評価する時である．例えば，痛みだけを訴える患者は，その患者が関節リウマチ，強直性脊椎炎，回帰性リウマチやその他はっきり認識可能な疾患とはっきりわかるまで，「特定できないリウマチ性疾患」としてフォローしてもよいかもしれない．これらの疾患の最初の臨床症状は，実際のところ診断的ではない．同様に，Raynaud 現象（他の疾患による2次性）が Raynaud 病（他の疾患との関連なし）と区別されるべきと信じている医師にとっては，その患者を，全身性エリテマトーデスや進行性全身性硬化症のような他の疾患の症状が出てこないかどうか数年にわたってフォローアップしなければならないのは，明らかである．

「自然経過を観察することによる診断」を1つの診断方法と呼ぶためには（「診断が空から落ちてくるのを待つ」のではなく），経過観察を始める時点で，患者がその後持っていることがはっきりするかもしれないほとんどすべてがリストアップすることができなければならない．はっきりするかもしれない疾患がどのように明らかになってくるのか，あるいは持っていないことがどのようにはっ

きりしてくるのかが，わかっていることも同様である.

個人的回想

1959〜1970年の間，素晴らしいお手本であり，輝かしい将来のあるピッツバーグ大学医学部で，どのように考えるかを学んでいた時，いかに教員たちがすばやく，そしてたいていは正しく「診断」をつけるかをみせられて，いつも私はうならされた．毎週行われる臨床病理カンファレンス(CPC)でのパフォーマンスは，教授として在職中も，その後にも先にも，見たことも読んだこともないほど驚異的であった．このため教授退官後も10年以上にわたってピッツバーグCPCのプロトコールのセットを持ち続けており，診断について彼らが解説した内容を自分で書きとめたノートを見返しては，彼らの思考を要約しようと試みている．私は自分自身に言い聞かせていた，自分もまた，いつの日にか立派な教育者になるのだと．しかし，まずは自分のレジデントたちのためにペースは落として，物ごとがどのように行えるかだけでなく，実際にどのように行われるのかを説明しようとした.

本章は，正直なところ試みとしては説得力に欠けており目標を到達できなかった．その理由は，著者自身の限界にあるだけでなく，本章の内容すべてが持つ本質的に教えることができない何かがあることによる．もし最初にきちんとした教育を受け，本を読み，患者をしっかりと診続けていくならば，時とともに経験[注2]を積み重ねるにつれて，その人の思考を再プログラムし診断能力を向上させる，自動的に起こるある種の自己学習システムがあるということに，ある時に私は気づいた.

本章は，せいぜい，このような問題について少なくともわかりやすく説明し，それによって学ぶ人それぞれが，一人前になるまでの期間を短縮できるかもしれない，そんなアイデアとテクニックを概括する試みである.

[注2] キーワードは経験である．「私はそんなものを見たことがない」といった外科医に対して発せられた内科医の反論を覚えておきなさい．「失礼ですが，先生，あなたはそれを見たことがあるはずです．ただ認識したことがないだけです．」ミズーリの，Andy Lonigio医師にも同様の話があるが，彼の決め台詞はこうである．「いいえ先生，あなたには，20年の経験があるわけではありません．1年の経験を20回繰り返しただけです．」要点は同じである.

所見と疾患を対応させる際の注意

自分たちの患者の所見と，比較対照しようとする特定の診断の患者が持つ所見を照合する時には，興味深い一致しない項目があることを心にとめておくように．南カリフォルニアのHilton Terrell医師が指摘するように，われわれが星座や，気圧，左側優位などについて照合しないという事実は，われわれはそれらの因子が重要ではないと考えているからである．たとえ自分たちが信じていることが，99.9999%の場合において正しかったとしても，無数の潜在的な要素が存在するという事実から，いくつかの合致しない項目が，われわれの関係を完璧にさせないように働いている可能性が高い．さらに，疾患の定義もまたやっかいである．多くの診断カテゴリーは，中華料理のメニューみたいなものだ．すなわち，2つの項目は，リストAから，1つがリストBから，リストCからは何もない．DSMは，多くの改訂版(本書執筆の時点では5つ)が証明しているように，最も悪い例である．まさしくその定義には問題がある：角が1つのアジアサイは，一角獣なのか？ 顔に骨の奇形がある馬は一角獣なのか？

中心性視野と末梢性視野：合理性の限界

Gary Klein(下記参照)が指摘したように，末梢の視野を失った網膜色素変性症のほうが，中心性視野を失った黄斑変性症よりも，方向感覚を失わせる．彼はこのことを，極端な論理性の危険性を示すメタファー(暗喩)として使う．われわれは細かい区別と計算をするために論理的解析を使うべきであるが，われわれは末梢性視野を必要としている．経験に基づいた力の源(動力源)，それによってどこに解析を適応するのかをつかむために．極端な論理性は，どのように課題を要素に分解するかの選択においての問題に陥らせる．そして，それは，すぐに「組み合わせの爆発的増加」に陥る．表27-1で，あなたは，どうやって症状や徴候や疾患をピックアップするのか．そしてどこで立ち止まるのか．実世界では，われわれは経験(直感？)を状況を組み立てるために使って，そして扱いやすい表現にたどり着く(Klein, 1998)．これを行うのに「正しい」方法などない．コンピュータの力は無限だが，問題はまだ準備されなければならない．「情報テクノロジー」は万能薬ではない.

それは役に立つかもしれないが(Lehnbom et al., 2014)，状況によっては助けにはならずひどい障害になるかもしれない(Ash et al., 2007；Sinsky et al., 2016)．

臨床経験とプロトコールの弊害

ニューヨークの Lawrence Huntoon 医師からの個人的な回想．

私は救急外来にある患者を診察するためにコールされた．ER の医師によれば，彼女は虚血性脳血管障害であった．彼女の意識は鈍麻しており構語障害があった．CT スキャンは完全に正常で，出血や虚血性梗塞の所見はなかった．患者は，血栓溶解療法の基準のチェックリストすべてを満たした．救急外来の医師や看護師は私が血栓溶解療法を行わないことに対して強く非難し，そして病院の管理部門に報告すると警告した．それでも私は腰椎穿刺を行った．なぜなら，10％の確率でクモ膜下出血は CT スキャンで認められないことを知っていたからだ．髄液は肉眼的に血性だった．患者は破裂脳動脈瘤のための手術を受け，神経学的に正常となった．もし ER のスタッフが私に迫ったとおりに患者に血栓溶解療法を施していたら，患者はほぼ確実に死んでいただろう．

この症例では，私は何かちょっと合点がいかなかった．患者はすべての四肢を動かすことができた．構語障害は，四肢麻痺を起こさないくらい小さな内包のラクナ梗塞が原因かもしれないが，そのような患者では意識清明でなければならない．意識鈍麻の原因となるような虚血性梗塞は常に大きく，ほとんどの場合，常に明らかな麻痺を伴う．

臨床像が，まさにぴったり合わなければ，臨床医は，例えば t-PA プロトコールのような，料理本のようなクリニカルパスを捨てて，自分の頭を働かせるべきである．どんなに過小評価されていようが，考えることは命を救うのだ．

このケースは，確認バイアスの典型的な例と見なすことができる．

エキスパートの考え方，高度なパターン認識そしてそこにないものを見ること

エキスパートは，厳しい時間的制約のもとで重大な決断をしている時に，これまで概説してきたような非常に手間のかかるプロセスも，枝分かれしたアルゴリズムも，Bayes の定理も使っていない．彼らは見て，そして知って，行動を起こす．

彼らは，他の人に見えない何かを見ている．彼らは，重要な意味を持つ所見がないことを認識している．ある臨床像で何がおかしいのかを見るために——ちょうど Huntoon 医師が先に挙げた例で行ったように．

普通の火事に見えたある家の消火活動をしていた自分の部下に向かって，消防副隊長が大至急退却するように命じた——それはまさに床が崩落する寸前だった——その時のことを彼は「第6感が働いた」と言った．しかし，注意深い分析で明らかになったのは，彼は気づいていたのだ．炎が熱すぎること，静かすぎること，そして放水している水に思ったほど反応していないことに．それは，彼の内なるパターンマッチングの思考回路にどこか合わなかったのである．ゲイリー・クレインは，エキスパートがどのように意思決定をするかという本の中で解説している．新生児 ICU の看護師は，小さな未熟児の敗血症を認識する能力を，「直感」とか「経験」のせいだという——しかし実際には，ほんのわずかな手がかりに反応しているのだ．そのような経験知を身につけるのにどれだけかかるだろうか．Klein は多くの分野において，約10年を要すると書いている(Klein, 1998)．

忍耐強くコツコツと勉強や解析を続けることによって，あなたは必要な基礎を築くことができるだろう．そうしてその上に，熟練した臨床医として使うことになる高度な経験則を積み上げるのだ．しかし，修業の時期に経験を通してしか学べないこともある．ベッドサイドで熟練したメンターから学ぶどんな機会も逃してはならない．そしてデジタルのコンピューターを頼りとするな．不確かさに対する防御として，「医学部においてはじまる服従と正統性の文化」に注意せよ(Groopman, 2007)．あなたの真実への渇きや，それぞれ個々の患者の役に立つことへの欲求を我慢しないようにせよ．

Osler が述べたように「医学は確率のアート，あるいはせいぜい不確実性の科学である」ということを忘れないこと．1人として同じ患者はいない．確かに，元 BMJ 編集者リチャード・スミスが述べたように「医師は科学者ではない……．ほとんどの医者は……彼らの働き方……はジャズミュージシャンのようなものである」(Miller and Miller, 2014)．

EBM の時代からの最新情報

2012 年に Feinberg 医学校の Robert Hirschtick 医師は，臨床推論の教育に関するセミナーで次のような報告をした．ある患者を提示されて，彼は腎結石症という診断にただちにつながったであろう重要な 3 つの所見，すなわち側腹部の疝痛，顕微鏡的血尿，および CT 上の尿管結石を選んだ．グループの他の人たちは，嘔気，嘔吐，発汗，食欲不振，便秘，悪寒など，ほとんど鑑別診断に有用でない所見を選んだ．Hirschtick 医師は，アーサー・コナン・ドイル卿の次の言葉を引用した．「多くの事実のなかから，どれが重要でないのか，どれが極めて重要なのか，それを見分けることができる能力が推理のアートで最も大切なことである」(Hirschtick, 2012)．

僧帽弁置換術後に状態が悪かった患者において，ルーチンの心エコー図が軽度の大動脈弁逆流しか示していなくても，鋭い臨床医は大動脈造影を行って，僧帽弁置換術の合併症である重度の大動脈弁閉鎖不全症を示した．臨床推論によって，深刻な問題，解明されるべき最も顕著な所見(肺静水圧上昇)が判明し，同時に当初の検査の限界が明らかにされた(Sniderman et al., 2013)．この症例は，筆者の故障した洗濯機を直してしてれた Dan Marts が教えてくれた原則も示してる．すなわち，何かうまくいかないことが新しく起こったら，常に最後に触った人が何をしたかを確認すること．

付録 27-1　論理の誤謬セクションでの問題の解析

X ＝高 K 尿症性低 K 血症，病因 1 ＝腎外性の原因；病因 2 ＝ RTA(2A ＝ RTA type 1；2B ＝ RTA type 2)としよう．

ディスカッションの対象となった患者が鉱質コルチコイド過剰を持っていると結論づけるのは誤りである．なぜなら，そのかわりに RTA type 2 を持っているから．

付録 27-2　除外診断のセクションでの問題解決の方法

まず最初に，どのボールでもよいので 6 個とり，残りの 6 個と重さを比較する．もし天秤がつり合ったら，軽いボールは明らかに残っている 1 つである．もし天秤がつり合わなかったら，軽い

ボールは天秤が上がったほうの 6 個のなかの 1 つである．これら 6 個をとり 3 個ずつに分けて 2 回目の計測を行う．明らかに，軽いボールは上がったほうの皿にある．3 回目かつ最後の計測のため，疑わしい 3 個のボールから任意の 2 つをとって比べる．もし片方の皿が上がったら，それが軽いボールだ．もし天秤がつり合ったら，軽いボールは，最終計測で除かれていた最後の 1 個である．

文献

- Ackoff R. *Scientific Method: Optimizing Applied Research Decisions*. New York:Wiley; 1962.
- Andrews R, Mehta N, Maypole J, Martin SA. Staying afloat in a sea of information:Point-of-care resources. *Cleve Clin J Med*. 2017;84:225-235.
- Ash JS, Sittig DF, Campbell EM, et al. Some unintended consequences of clinical decision support systems. *AMIA Annu Symp Proc*. 2007;26-30.
- Baron J. If I were dean: A challenge to new medical students. *Mt Sinai J Med*. 2013;71:79-80.
- Beeler P, Bates D, Hug B. Clinical decision support systems. *Swiss Med Wkly*. 2014;144:w14073. doi:10.4414/smw.2014. 14073
- Bernard C. *An Introduction to the Study of Experimental Medicine*. New York:Dover Publications; 1957 (Green HC, translator).
- Blacklow RS. *MacBryde's Signs and Symptoms*. 6th Ed. Philadelphia, PA: JB Lippincott Co.; 1983.
- Børg HW. Electronic health records: Agenda-based medicine. *J Am Phys Surg*. 2017;22(2):48-54.
- Briggs W. Uncertainty: *The Soul of Modeling, Probability & Statistics*. New York: Springer; 2016.
- Collins DR, Collins RD. *Algorithmic Diagnosis of Symptoms and Signs: A Cost–Effective Approach*. Philadelphia, PA: Wolters Kluwer/Lippincott Williams & Wilkins Health; 2012.
- Croskerry P. Achieving quality in clinical decision making: Cognitive strategies and detection of bias. *Acad Emerg Med*. 2002;9:1184-1204.
- DeNicola LK. Cum hoc ergo propter hoc ("With this, therefore because of this"). *Pediatr Crit Care Med*. 2008;9:447-449.
- Feinstein AR. *Clinical Judgment*. Baltimore, MD: Williams & Wilkins; 1967.
- Gauch HG. *Scientific Method in Practice*. Cambridge, UK: Cambridge University Press; 2003.
- Gauch HG. *Scientific Method in Brief. Cambridge*, UK: Cambridge University Press; 2012.
- Glymour C, Stalker D. Engineers, cranks, physicians, magicians. *N Engl J Med*. 1983;308:960-964.
- Gordin MD. How Lysenkoism became Pseudoscience: Dobzhansky to Velikovsky. *J Hist Biol*. 2012;45:443-468.
- Groopman J. *How Doctors Think*. Boston, MA: Houghton Mifflin; 2007.
- Harvey AM. *Differential Diagnosis*. Philadelphia, PA: Saunders; 1979.
- Hirschtick RE. Subjective case. *JAMA*. 2012;307:1495-1496.

- Klein G. *Sources of Power: How People Make Decisions*. Cambridge, MA: MIT Press; 1998.
- Kram M. *Zebra: It's Not All Black and White in the Physical or Spiritual Worlds*. Parker, CO: Outskirts Press; 2016.
- Lehnbom EC, Adams K, Day RO, et al. iPad use during ward rounds: An observational study. *Stud Health Technol Inform*. 2014;204:67-73.
- Miller CG, Miller DW Jr. Medicine is not science. *Eur J Pers Cent Healthc*. 2014;2(2):144-153.
- Nutton V. *Ancient Medicine*. New York: Routledge; 2013.
- Nuzzo R. Statistical errors. *Nature*. 2014;506:150-152.
- Orient JM. Medical pollbearers and statistical malpractice. *J Med Assoc Ga*. 1993;82:409-412.
- Orient JM. Practice guidelines and outcomes research. Part II: Scientific pitfalls. *Med Sentinel*. 1996a;1:10-13.
- Orient JM. Molecules, microorganisms, and the environmental risk inverter:Assumptions and outcomes. *Med Sentinel*. 1996b; 1:31-33.
- Orient JM. Practice guidelines and outcomes research. Part III: Scientific results. *Med Sentinel*. 1997;2:10-23.
- Orient JM, Wright LJ. *Sutton's Law*. Macon, GA: Hacienda; 1997.
- Phua J, See KC, Khalizah HJ, et al. Utility of the electronic information resource UpToDate for clinical decision-making at bedside rounds. *Singapore Med J*. 2012;53:116-120.
- Phua DH, Tan NC. Cognitive aspect of diagnostic errors. *Ann Acad Med Singapore*. 2013;42:33-41. Available at: http://www.annals.edu.sg/pdf/42VolNo1Jan2013/V42N1p33.pdf. Accessed Apr 4, 2017.
- Popper K. *The Logic of Scientific Discovery*. New York: Routledge; 1959.
- Poser CM. Postvaccinal encephalitis. *Ann Neurol*. 1983;13: 341-342.
- Pronin E. Perception and misperception of bias in human judgment. *Trends Cogn Sci*. 2007;11:37-43.
- Rhees R, ed. *Ludwig Wittgenstein: Philosophical Remarks*. Chicago, IL: University of Chicago Press; 1975. [Hargreaves R, White R, translators.]
- Sackett DL, Straus SE. For Firm A of the Nuffield Department of Medicine. Finding and applying evidence during clinical rounds: The "evidence cart." *JAMA*. 1998;280:1336-1338.
- Salmon M. *Introduction to Logic and Critical Thinking*. Boston, MA: Wadsworth Cengage Learning; 2013.
- Sapira JD. Logical handling of clinical data. *South Med J*. 1980;73:1437-1438.
- Sapira JD. Diagnostic strategies. *South Med J*. 1981;74:582-584.
- Sinsky C, Colligan L, Li L, et al. Allocation of physician time in ambulatory practice: A time and motion study in 4 specialties. *Ann Intern Med*. 2016;35:1-8.
- Sniderman AD, LaChapelle KJ, Rachon NA, Furberg CD. The necessity for clinical reasoning in the era of evidence-based medicine. *Mayo Clin Proc*. 2013;88:1108-1114.
- Solomon M. Peirce's three types of reasoning in a contemporary perspective. *Semiotica*. 2000;128:377-386.
- Sotos JG. *Zebra Cards: An Aid to Obscure Diagnosis*. Mt. Vernon, VA: Mt. Vernon Book Systems; 2006.
- Wagner GS, Cebe B, Rozear MP. *E.A. Stead, Jr.: What This Patient Needs Is a Doctor*. Durham, NC: Carolina Academic Press; 1978.
- Willis BH, Beebee H, Lasserson DS. Philosophy of science and the diagnostic process. *Fam Pract*. 2013;30:501-505.

28章 臨床検査のコツ

> ポノクラート博士は，ガルガンチュアの危険な学習習慣がよくわかったので，通常とは違う教育方針を計画し始めた．しかし最初は従来どおりの方法をとった．なぜならポノクラート博士は，巨大な暴力なしに本質を突然変えることはできないと知っていたからだ．
>
> フランソワ・ラブレー[訳注1]
> "The Old Education and the New"，
> ガルガンチュア物語，第一之書

訳注1) François Rabelais(1483？～1553年)，フランスの人文主義者，作家，医師．

◆ 覚えておくべきポイント

- 検査の性能と限界に関して，病理学者か検査技師から学ぶ機会があれば，常に利用すること．さらに，可能な限り自分自身で患者のスライドを見ること．
- 古典的な方法で染色された血液塗抹標本では，自動血球計数器ではわからないような，細胞に関する多くの情報を得ることができる．
- 臨床検査は簡単で安価であるが，難解な診断を解き，多くの疾患の病態生理学を解明する手助けとなる．
- もし病名などわからず，それが何であるかわからなくとも，何かが「異常である」ことを確かめるのにあまりに多くの検査は必要ではない．単純な知的誠実さのほうが，難解な百科全書的知識よりも多くの命に役立つ．

検体検査は，現在では患者からは見えない検査室で行われ，通常医師が施行するものではないため伝統的に診察の一部とは考えられていないが，単に身体診察の延長にすぎない．以前は，臨床検査は問診や身体診察と同じような利点があり，多くはかかりつけ医によって行われていた．いくつかの手技はとても簡単で教育的であるが，最近の教科書から姿を消してしまったため，若いガルガンチュアのような学習者の喜びと啓発のためにこの項が提供されている．この項は臨床現場での教育で生じた問題に基づいている．

本書の初版が発行された直後に，皮肉にも連邦政府によって管理された臨床検査室で起こってしまった，Papスメア（子宮頸部細胞診）が偽陰性となったいくつかの悲惨な結果に対して，米国議会はいわゆる臨床検査室改善法（CLIA）を可決した．そのため，条例がすべての臨床検査において全国的に適用され，対象となる医師は遠方の郊外でさえ面倒な要求を求められ，例えば診療所で真菌培養を行うためには定期的に橙と赤との違いを見分ける能力を示さなくてはならなかった．より面倒な事務手続きや検定試験は「免除」されているにもかかわらず，（患者自らができそうな）尿テステープなどの最も単純な検査でさえ，手数料を支払い連邦政府の許可を得なければならない．この条例により，診療所の臨床検査室の多くは廃止されることとなった．

本書は，学生が連邦の法律に違反するのを支持しているわけではない．しかし，筆者の知る限り，教育や興味のための研究活動はまだ許可されている．学生はこれらの有用な技能を学ぶためにどんな機会も利用するべきだ．いつか救命や生活改善のために，CLIAの法的障害が適用されない状況下で，自分の患者の利益のためにその技能を使う機会があるかもしれない．

ただ残念ながら，実習する検査室や材料を見つけたり，より経験豊富な人に師事したりすることが不可能かもしれず，臨床検査診断の進歩は期待できない．

1 血液

1）全血球

■ 赤血球沈降速度（ESR）

抗凝固全血検体の赤沈速度は間接的にフィブリノーゲンとグロブリンを測定している．そのため，ESRは安価なインターロイキン-1検査とも言える．ESRは，感染，炎症，組織壊死，腫瘍形成などさまざまな状況で上昇する反面，疾患に対して特異的でないことから好まれなくなった．なぜなら現在では，例えば狭心症を心筋梗塞と鑑別したり，関節リウマチを他の原因による関節炎と鑑

別したりすることが可能になったためである．しかしこの試験はまだ，多数の患者でのスクリーニングや関節リウマチなど炎症性疾患のフォローにおいては利用価値がある．筆者は心気症患者の毎年のフォローにおいても使用している．

検査方法

1. エチレンジアミン四酢酸（EDTA）またはシュウ酸塩で抗凝固された血液を Wintrobe 管（血沈管の1種）の中に入れる．Wintrobe 管は試験管立ての中に置くか，患者のベッドの後ろの壁にテープで止めておく．試験管は完全に垂直になるよう注意する．
2. 1時間後に，どれだけ沈降したかを mm で書きとめる（血漿の上端から赤血球層の上端までを測定する）．
3. ヘマトクリットから沈降速度を補正する（図28-1）．もしヘマトクリットがわかっていなければ，Wintrobe 管内の検体で測定できる．

判定方法

赤沈における偽陽性は，高齢者や妊婦で増える[注1]．偽陰性（すなわち沈降速度正常）は，腸チフスやブルセラ，空洞形成型結核の2%で起きる．ウイルス感染では赤沈が亢進しない場合もあるが，軽症のウイルス感染で亢進することもある（Ham et al., 1957；Wintrobe, 1967）．

Lee-White 法（全血凝固時間）

現在の利用法

現在では多くの検査室では APTT（部分トロンボプラスチン時間）に置き換わっているが，この試験は，凝固因子欠乏の診断やヘパリン使用下でのモニタリングにおいて，APTT が利用できない状況ではいまだ有用である．また50/50混合試験（下記参照）でも利用でき，APTT が利用できる環境下でも，単に簡便だというだけで利用される．

検査方法

1. 静脈から採血し，2 mL を 8×15×100 mm の Pyrex 管（ガラス管）に入れる（広い管では凝固時間が延長し，容積が小さいと凝固時間が短縮する）．シリンジに採血し始めた瞬間をゼロと定義

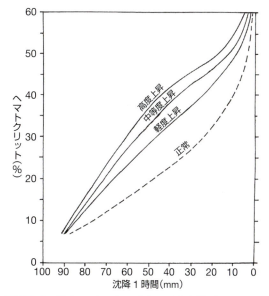

図28-1　Wintrobe-Landsberg 法を使用した，ESR 1時間値のヘマトクリット値での修正図

(Hynes M. Whitby EH. Correction of the sedimentation rate for anemia. *Lancet*. 1938；2：249-251 より許可を得て引用改変)
沈降率は，得られたヘマトクリット値から45%の場合に対応する値へ修正する必要がある．修正された沈降率の正常範囲は0〜10 mm である．ヘマトクリットと沈降率の実測値をプロットする．これはおよその比率変化を示す表中のグラフのいずれかに該当するだろう（対応する最も近い曲線を追い，ヘマトクリット45%での修正された沈降率を読む．例えば，沈殿率実測値が50 mm であり，ヘマトクリット実測値が25%であれば，ESR は約11 mm/時である．沈殿率実測値が8 mm であり，ヘマトクリット実測値が56%であれば，ESR は約30 mm/時である）．
(Wintrobe MM. Sedimentation rate vs. hematocrit. *Lancet*. 1938；4：30 より許可を得て引用)

し，書き記す．
2. 注意事項．血液を入れる際，試験管の中に「噴射」したり，管の泡ができるような入れ方をせず，側面に沿って流れ落とすように入れる（Waldron and Duncan, 1954）．
3. 5分経過した後から，1分ごとに試験管を45°に傾ける．
4. 凝固時間は，凝血塊がずれずに試験管を逆さまにできるまでの時間である．通常5〜8分である（Todd and Sanford, 1948）．

バリエーション：この試験は2本，3本，さらに4本の試験管を使う方法へと変更されてきた．試験管に検体を満たした後，ストップウォッチをただちにスタートさせ，最初の管を傾け始める．1本目が凝固したら，順番に次の試験管に移ってい

注1　Westergren 法の ESR においては，20歳〜65歳での年齢補正式がある（Miller et al., 1983）．正常上限は，男性では「年齢÷2」で求められ，女性では「（年齢＋10）÷2」で求める．

く．傾ける間隔は30秒より短くなるが，手数が増えたぶん，凝固時間は短めに測定される．

他のバリエーションとしては，試験管を37℃温水器の中で温めながら行う方法や，凍結生理食塩水の中で事前に試験管を冷却しておく方法もある．温めると，凝固時間はわずかに短縮する．

判定方法：2本の試験管を使用する場合，5分以上の差が出なければ凝固時間は平均値をとる．5分以上差が開いた場合は2本目の値をとる．通常は4〜12分である（Frommeyer and Epstein, 1957）．

試験管を3本または4本使用する場合は，凝固時間は最後の試験管の値を使用する．通常3本目は5〜15分で，4本目は17分以下である（Wintrobe, 1967）．

結果を解釈する上で最も重要なことは，検査が毎回同じ条件下で行われるべきだということである．

歴史メモ：組織トロンボプラスチン（第Ⅲ因子）に触れないように静脈から採血することの重要性を，1905年にHowellがすでに明らかにした．この試験は，1903年にPrattの作製した凝固測定機を使って行われており，MorawitzとBierchは1907年にガラス管を用いて行った．Addisは，エンドポイントを確定するために逆さにする手順を，少なくとも1910年までには加えていた．以降は，LeeとWhiteによって「記載した方法は完全に新しいものとはいえない……」（Lee and White, 1913）と記されたものと，本質的には同様の検査を行ってきた．

循環抗凝血素を調べるために行われる50/50混合試験（クロスミキシング試験）

凝固時間が延長した患者は，単純に凝固因子が欠乏しているのではなく，循環抗凝血素[訳注2]を持つ可能性がある．これを区別するために，患者自身の血液と健常者の血液を等量混合した検体を使った凝固時間測定（またはAPTTのような他の凝固検査）を行う．もし患者が凝固因子欠乏なら正常化するが，循環抗凝血素を持っている場合は正常にはならない．なお，事前に37℃に保温しておくと陽性になりやすい（Clyne and White, 1988）．

訳注2） 循環抗凝血素（Circulating Anticoagulants）は流血中に存在する凝固抑制物質のことであり，凝固因子インヒビター（Ⅷ因子またはⅨ因子）や抗リン脂質抗体（ループスアンチコアグラント）などが含まれ，いずれもAPTTの延長がみられる．

この検査の理論的解釈は以下のようになる．酵素カスケードの中で作用する凝固因子の問題であれば，0付近から正常の50％へと改善することで，酵素反応を起こすのには十分量となるであろう．しかし，通常量の酵素を失活させられるだけの抗凝血素が存在するのであれば，もし抗凝血素が半分にまで薄められても，凝固試験はまだ異常となるであろう，ということである．

血液凝固試験

患者のベッド横の壁に試験管をテープで完全に垂直に固定し，観察する．

1. もし凝血塊が形成されていなければ，血中フィブリノーゲンは非常に少なく，60 mg/dL以下と考えられる．

2. もし凝血塊が20〜30分以内に溶解したら，患者は低フィブリノーゲン症または線溶亢進状態である．

3. 血餅退縮は約1時間後に始まり，1日以内に最高に達する．正常の血餅退縮では，凝血塊は徐々に小さくなり始め，最終的には完全に透明な血漿になる．機能不十分な場合，血餅退縮は正常より遅くなる．また，赤血球は効果的にトラップされず，そのため凝血塊から漏れ出て血漿の中を落ち，試験管の底に溜まる．

血餅退縮は血小板の数と機能が正常であることに依存している．血小板数が減少すると，血餅退縮は遅延する．血小板数が正常であるのに血餅退縮が不十分な場合は，「血小板機能不全（弱血小板）」または「数量的には十分だが機能不全のある」遺伝性の血小板症候群であると診断される．実際，これは「血小板機能不全」と血管障害（壊血病やアミロイドーシスのような）とを区別するための唯一の臨床検査である．

偽陰性：血小板機能不全があるにもかかわらず，誤って正常な血餅退縮反応を示すことがある．低フィブリノーゲン症や線溶亢進，重度貧血では，異常な小凝血塊が退縮した正常な凝血塊に見える．

偽陽性：多血症では退縮は正常でも「とても大きな」凝血塊を呈する（血小板について，詳しくは7章「Rumpel-Leeds試験」，本章の「血小板」の項を参照）．

4. 試験管を1日以上静置し，正常な線溶が起きるかを確認する．

ヘパリン誘発性血小板減少「White Clot 症候群」の検査

時々，ヘパリンによって免疫応答性の血小板凝集が生じ，血小板減少や逆説的な血小板塞栓を起こす．塞栓はかすかに白く，凝集した血小板とフィブリンからなる．

検査方法

患者の血小板減少した血漿を，健常者の血小板正常な血漿と混合する．もし患者が White Clot 症候群なら，血漿は健常者検体の血小板に反応するだろう．1 mL あたり1単位のヘパリンとアデノシン二リン酸（ADP）を加えると，血小板凝集が形成される．これは見た目に明らかであり，血小板凝集計で測定できる（Stanton et al., 1988）．

2）血液の生成成分

まず，臨床顕微鏡検査は国家試験に出ないため，カリキュラムから排除された．さらに手作業での検鏡は自動化され，それによりさまざまな異常の発見の機会が失われ，患者にとっては不利益となった．これは経済的利益を生むというより，むしろ（取り返しのきく）損失である．検査室において自分自身で発見したり，自分自身で病歴を取り，診察をして正確に類推することが，有用であるとともに楽しいということを，新入生や指導者に教えたい．

血液塗抹標本の作り方

1. 厚いスライドガラスを，ラベル表面がすりガラス様の面を上にして置く．患者氏名と日付をラベル部分に鉛筆で書く．
2. スライドガラスの端に近いところに血液を1滴垂らす．反対の端を，利き手と反対の手の指で把持する．
3. 血液を広げるため，利き手で2枚目のスライドガラスを持つ．1枚目のスライドガラスに対して 45° になるように持ち，2枚目のスライドガラスの端を，血液に近く，利き手と反対の手および血液との間に置く（この時血液は2枚のスライドガラスによって 45°を形成している）（図 28-2 上段参照）．
4. 2枚目のスライドガラスを血液へ近づける．血液に触れると，表面張力が急に働き，触れたスラ

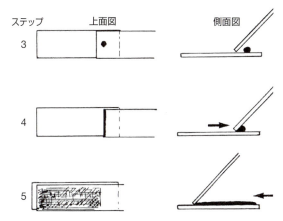

図 28-2　血液塗抹標本を準備する（本文参照）．2枚目のスライドが，1枚目のスライド上の血液に触れた時，表面張力によって血液は触れたスライドの全長に突如広がるだろう．

イドガラスの全長に広がる（図 28-2 中段参照）．

5. すぐに2枚目のスライドガラスを利き手と反対の手へ向かって動かす．これによって血液は後方に引っ張られて血球が抑えられることなくガラス面に広がる（図 28-2 下段参照）．
6. 完璧な血液標本は，端が羽のような形となる．通常，このような形を作るには指導のもとで2, 3回の練習が必要である．しかし，ひとたび技術を身につければ失うことはない．
7. スライドガラスを乾かす（固定）．施設ごとのルールまたは後述する方法に従って染色する．

末梢血塗抹標本の染色

1. 塗抹標本を，板に釘付けしたコルクの上や，シンクにかけた2本の棒などの上に置く．
2. 完全に自然乾燥（固定）したら，ライト染色液を，スライドガラス全体を覆うようにかけ，3〜5分待つ．
3. 準備した緩衝液を加える．染色の表面が玉虫色になる程度を目指し，塗抹標本を透かしてすぐ下が見えるほど多くは使わない．木製の棒やへらなどは使わず，スライドガラスに息を吹きかけて混ぜるという伝統的な方法で，塗抹標本を壊さないように丁寧に混ぜる．
4. 数分後，洗浄ボトルか蛇口ですすぎ，振って乾燥させる．この時，泡が残っていても，吹き飛ばせる．
5. 吸収紙で横から汚れを吸い取る（塗抹標本自体には触れないようにする）．

6. (a)赤血球, (b)白血球, (c)血小板, の順に観察する.

赤血球

赤血球数は爪床や眼瞼結膜から, およそ推定できる. 塗抹標本上で, 白血球数や血小板数からの, 貧血や多血症の相対的な判断も覚えておくとよい(下記参照).

正常の赤血球の直径は, 小さいリンパ球の核とおよそ同じである.

赤血球の大きさは, 楕円赤血球症や連銭形成(下記参照), 寒冷凝集素がない状況であれば, 電解質溶液中で自動血球計数器が測定する MCV からも推察できるだろう(Rappaport et al., 1988)(実際, 自動血球計数器の MCV 測定はヘマトクリットより正確である. ヘマトクリットはむしろ測定されず MCV と赤血球数から計算され, 誤差は遠心されたヘマトクリットと比べて 3〜5% である).

かなり変化に富む赤血球の形態異常, すなわち変形赤血球の発見は重要で, 自動血球計数器では発見できない. 異常な細胞には, 鎌状赤血球(**バナナ細胞**とか**鎌細胞**などとも呼ばれる), 球状赤血球, 小球状赤血球, 有口赤血球, 楕円赤血球, 破砕赤血球, 有棘赤血球, ヘルメット状赤血球, bite cell[訳注3], 涙滴赤血球, 好塩基性細胞, 分裂赤血球などの種類がある. なお, Cabot 環, Howell-Jolly 小体, マラリア原虫, 有核赤血球などは, 塗抹標本を検鏡しないとわからない代表例である.

訳注3) bite cell は, 破砕赤血球の1種であるが, 赤血球の端を噛みちぎられたような形をしている. Cabot 環は, 網赤血球に見られるリング状・8の字形の物質で, 赤紫色に染まる. Howell-Jolly 小体は, 赤血球あるいは赤芽球内に認められる塩基性小体であり, 核の遺残物である.

連銭形成は, 赤血球がロール状ないしは「硬貨の束」のようになった状態をいう. 塗抹標本が厚いと通常でも認められるため, 塗抹標本の薄い部分でのみ連銭形成と呼ばれ, 判断には多くの経験が必要となる. これはグロブリンの増加により, 覆われた赤血球表面の電荷が変化することによって起きる. Eugene Robin 医師はかつて, 多発性骨髄腫の1例を連銭形成から診断したことがあるが, これは誰もができることである.

寒冷凝集素もまた, 通常の方法で作製したスライドでは連銭形成を起こす. しかし, 塗抹標本を広げて固定する際に, 2枚目のスライドを白熱灯で温め続けておくと, そこでは連銭形成が認められないことから, それを知っていれば自信を持って診断できる.

赤血球の大小不同症は, 赤血球のサイズ分布の異常である.

測定器で正確にサイズ分布(赤血球分布幅, RDW)を計測する以外に赤血球の二形性分布を調べる方法は, 塗抹標本の観察しかない. もし測定器が MCV, RDW 両方とも測れるなら, 勉強のため以外では塗抹標本でサイズ測定する意味はない(言わずもがなではあるが, この項の他の試験に関しても同じことが言える).

塗抹標本のサンプルとしてオンラインの病理レクチャーがある(John Minarcik 医師のサイト www.medicalschoolpathology.com/ の, "Red Blood Cells and Bleeding Disorders" と "Diseases of White Cells and Lymphoid Tissue" のロビンスの PowerPoint®スライドの項を参照). また更なる組織病理学の資料として, www.medicalschool pathology.com/RockLab.htm にビデオや質疑, 解説がある.

白血球

練習としてではあるが, 末梢血塗抹標本でヘマトクリットを推量する際に, 白血球数(WBC)も推量できる.

過分葉した多核白血球を探す Arneth の**分葉計測**は, 単に重なっているものを数えるのではなく, クロマチン構造をつなぐ核糸で分葉のみを数えている. 100〜200 細胞中, 5 分葉の多核白血球が 5% あれば異常である. もし 6 分葉の多核白血球を見つけたらすぐに計測を中止してもよいくらいである.

過分葉した多核白血球の原因はよく知られており, 2つの重要な例外を含めて成書に記載されている.

1. 入院患者の過分葉多核白血球の最も一般的な原因は尿毒症である. これは, 治療前の血清葉酸値が正常または境界値であったとしても, 葉酸を投与することでただちに戻る(Siddiqui et al., 1970).
2. 重度の鉄欠乏の患者は過分葉した好中球を持ち, 鉄補充によって改善する. 鉄欠乏はホルムイミノトランスフェラーゼを阻害しやすく, このため, 赤血球中と血清中の葉酸値が双方正常範囲で

あっても機能的な葉酸欠乏を起こすといわれている（Beard and Weintraub, 1969）.

Barr 小体は核からの小さな突起物であり，女性の細胞内で不活化された「余分な」X 染色体であると考えられている．男性では顆粒球の 5％以下に Barr 小体を認める．女性由来（遺伝子型 XX）の白血球では 10％以上に Barr 小体がみられる．Barr 小体はドラムスティック型（厚い部分が核の末端にある）と例えられるが，多くの XY 核はドラムスティック型である．真の Barr 小体とは，ぺろぺろキャンディや，棒の上に風船がついたような形をしている.

血液塗抹標本を調べる利点は，表現型上では男性である患者の 600 人に 1 人の割合で，Klinefelter 症候群での XXY 染色体を見つけることができる点であり，これによって性腺機能低下の理由がすぐに説明できるからである.

Döhle 小体はライト染色された多核白血球でみられる淡青色の封入体である．病理学的には，リボ核蛋白質あるいはリボ核酸からなる．Döhle 小体は猩紅熱の診断に役立つと考えられていたが，入院患者の 7％に認められ，特に**表 28-1** で示す病態でみられる．健康な看護学生や（Abernathy, 1964, 1966），蕁麻疹・血清病の患者では認めない（Granger and Pole, 1913）といわれている.

内部に赤色顆粒のある Döhle 小体は **Amato 小体**と呼ばれ，Döhle 小体と同じ意義を持つと言われており，これもまた猩紅熱の診断に役立つと考えられていた（Toomey and Gammel, 1927）.

なお，光学顕微鏡で Döhle 小体と同様の構造物が，May-Hegglin 異常や Chediak-Higashi 症候群，偽性 Pelger-Huet 症候群，Fechtner 症候群などの多くの先天性疾患でも認められる（Peterson et al., 1985）.

Auer 小体は，ライソソームで産生される Azure 顆粒が融合したもので，細胞質内に（ライト染色で）ピンク色の棒または塊として認められる．Auer 小体は未熟な細胞でよく認められる．Auer 小体はその名のとおり Auer によって発見されたが，リンパ球性白血病でみられたと報告しており（Auer, 1906），現在でもそれは変わらない（Juneja et al., 1987）．1913 年に結核でも Auer 小体がみられたと報告され（Freeman, 1960），同様の報告が再現されている（Leavell and Twomey, 1964）．急

表 28-1　Döhle 小体を認める疾患

	疾患	文献
感染症	猩紅熱（最初の 2 日で 100％）	(Granger and Pole, 1913)
	結核（11％〜ほぼすべて）	(Bachman and Lucke, 1918)
	大葉性肺炎（67〜100％）	(Bachman and Lucke, 1918)
	膿胸	
	気管支炎	
	ウイルス性上気道炎	
	百日咳（稀）	(Bachman and Lucke, 1918)
	アメーバ症	
	化膿性感染症	
	丹毒（64％）	(Granger and Pole, 1913)
	風疹（稀）	(Bachman and Lucke, 1918)
	水痘（稀）	(Bachman and Lucke, 1918)
	麻疹（最初の 5 日で 45％）	(Granger and Pole, 1913)
	ジフテリア（最初の 5 日で 68％）	(Granger and Pole, 1913)
	扁桃炎（58％）	(Granger and Pole, 1913)
	チフス	
腫瘍	がん	
	骨髄性白血病	
	脂肪腫	
	筋腫	
神経疾患	脳振盪	
	不安神経症	
その他	糖尿病	
	尿毒症	
	貧血	
	重度熱傷	
	妊娠	(Abernathy, 1966)
薬剤性	ジフテリア毒素注射	
	輸血	
	シクロフォスファミド	

(Abernathy MR. Incidence of Dohle bodies in physiologic and pathologic conditions. *Lab Digest*. 1964；28：3-5 and Abernathy MR. Dohle bodies associated with uncomplicated pregnancy. *Blood*. 1966, 27：380-385 より転載)

性骨髄性白血病患者では 21％に認められ，ペルオキシダーゼ染色を行うと 66〜75％で認める（Jain et al., 1987）.

好酸球数は，白血球数に好酸球分画（％）をかけて算出できるが，白血球数が著増していても，好酸球が少なくとも 5〜6％の時だけは正確である．また通常は，白血球 100 個中の分画を数えるが，代わりに 200 個中の分画を数えることで，正確性を上げることが可能である.

好酸球増多症とは好酸球数 310/mm³ 以上のことをいう．好酸球増多症の鑑別は，寄生虫，アレルギー疾患，結核などの感染症，悪性腫瘍や，その他の多くの原因が含まれる（Weiler and Klion,

2015). 電離放射線曝露も好酸球増多症の原因となりうる(Ghossein et al., 1975；Kurohara et al., 1964).

なお，好酸球増多症があれば程度によらずCushing 症候群を除外でき，新規発症の好酸球増多症は副腎不全のマーカーとして使いうる(Angelis et al., 1996).

▶ 血小板

血小板数は毎回塗抹標本から推定されるべきであり，検査者の技術は，自動測定器の結果と照らし合わせることで向上する．強拡大で 2.5 万/mm³の血小板を数えることから始める．

自動測定器は 3 つの原因で偽性血小板低下症を生じる(Kjeldsberg and Hershgold, 1974). (a)血小板衛星現象であるが，これは EDTA 管内の血液で認められ，血小板が多核白血球に付着し，その大きさによって数量計測から除外されるために起こる．(b)血小板凝集素があると，血小板同士が付着し合い，その凝集塊はやはり大きさによって数量計測から除外される．(c)巨大血小板も同じ理由で，数量計測から除外される．

また，自動測定器は 3 つの原因で偽性血小板増加症を生じるが(Rappaport et al., 1988)，それは塗抹標本をみれば原因が推定できる．(a)白血病や敗血症で認められる破砕白血球(smudge cell). (b)血栓性血小板減少性紫斑病，播種性血管内凝固症候群，微小血管症性溶血性貧血，心肺バイパス法で認められる破砕赤血球．(c)小球状赤血球症で認められる著明な小赤血球症，である(7 章「Rumpel-Leede 試験」の項と，前述「血液凝固試験」も参照).

▶ 耳たぶの組織球(エビデンスレベルは低い)

亜急性感染性心内膜炎の患者の耳たぶを穿刺して得られた血液の**最初の** 1 滴の中に(Smith, 1964)，いつもではないがしばしば大型の組織球が認められることがあり，単球の少なくとも 1.5 倍の大きさである(Daland et al., 1956；Van Nuys, 1907)(なぜこのような事実があるかはわからず，経験上の知識であり，科学的根拠はない).

感度

さまざまな大規模試験で，亜急性感染性心内膜炎での感度は 21～33％と報告されている(Hill and Bayrd, 1960；Smith, 1964).

偽陽性

耳たぶの組織球は感染性心内膜炎に特異的ではない．もし厳密な基準を使い，組織球を少なくとも白血球分画中 10％以上認める場合には，鑑別診断としてマラリアやトリパノソーマも含まれる．

組織球数が少ない場合の鑑別診断

敗血症，心炎を併発したリウマチ熱，結核，Hodgkin リンパ腫，慢性副鼻腔炎，肝炎回復期，縦隔腫瘍，顆粒球減少症，局所の細菌感染症(Smith, 1964)，SLE では，大型の組織球(いわゆるマクロファージ)が白血球分画の 2％を占めるだろう．

組織球 1％で陽性と区切ると，そこに腎周囲膿瘍，伝染性単核球症，乳様突起炎，潰瘍性大腸炎，急性虫垂炎回復期，旋毛虫病，急性および慢性骨髄性白血病，腸チフス，発作性夜間血色素尿症，コレラ，重度の溶血，輸血反応，慢性髄膜炎菌血症，鎌状赤血球症(Greenberg, 1964)，新生児貧血(胎児赤芽球症) (Hill and Bayrd, 1960；Smith, 1964)も含まれる．

なお，大型の組織球は健常者でも認めるが，決して 1％以上となることはない(Hill and Bayrd, 1960；Smith, 1964).

▶ 細菌を貪食した白血球

敗血症患者では，耳たぶを穿刺して得られた血液の「最初」の 1 滴を，グラム染色(またはジェンナー - ギムザ染色，リーシュマン染色，メイ - グリュンバルド - ギムザ染色)で染色したスライドの薄い部分を弱拡大で観察すると，細胞内生物が見える可能性がある．臥位ではない患者の耳の方が，よりよい．塗抹標本の端の羽のような形になっている部分が，感染した白血球を観察するのに最もよい部分である．

▶ バフィコートのグラム染色

バフィコートとは，全血を遠心分離した抗凝固処理血液検体で，赤血球層の上で血漿との間にできる白血球の層のことである．バフィコートのグラム染色は，細菌検査室での培養結果が陽性となる 24～48 時間までの間，あるいは稀に培養陰性の場合でも，細菌を同定することができる非常に簡単なテクニックである(本章後述「グラム染色」の項を参照) (Humphrey, 1944). 種々の研究での

表 28-2　血液塗抹標本とバフィコート中の細菌に関する研究結果

文献	検査方法	感度
Brooks et al.(1973)	血液培養提出した 135 例のバフィコート	5/14(36%)
Powers and Mandell(1974)	心内膜炎が疑われた 16 例(うち 6 例は後に否定)と，6 例の対照例のバフィコート	6/10(60%)
Smith(1966)	敗血症患者の耳たぶから採取した血液	17/57(30%)
Thomas(1943)	髄膜炎菌血症で急速な致死的経過をたどった例の末梢血塗抹標本	6/12(50%)
Hoefs and Runyon(1985)	特発性細菌性腹膜炎の腹水バフィコート	(55%)
Bush and Bailey(1944)	髄膜炎菌血症で急速な致死的経過をたどった例の末梢血塗抹標本[a]	3/6(50%)
McLean and Caffey(1931)	髄膜炎菌血症の出血性紫斑病変から採取した血液塗抹標本	15/18(83%)

[a] 末梢血塗抹標本では細菌を認めた患者であるが，血液培養はすべて陰性であった．グラム陰性双球菌を細胞内に認め，一見，好塩基球のように見えた.

（末梢血塗抹標本や，皮膚病変から吸引した血液検体などの）バフィコートの診断的価値については表 28-2 に記載した．同一患者での，バフィコートの染色と耳たぶの組織球との比較をした研究は，まだ行われていない.

なお輸血反応では，遠心分離後の**血清**のグラム染色も 2～3 分で手短に行うべきだ（腹水については本章で後述する）.

3）血漿と血清

ヘモグロビン尿とミオグロビン尿の区別

ほとんどの尿中ヘモグロビン検査は，ミオグロビンでも陽性となる．そのため，尿テステープの結果が陽性であった時，どうすればヘモグロビン血症とミオグロビン血症を区別できるだろうか？

血中のヘモグロビンはハプトグロビンに結合している．このヘモグロビン-ハプトグロビン複合体の分子量は糸球体を通過して尿中に濾過されるには大きすぎるため，ハプトグロビンの結合能力を超えた時のみヘモグロビンは尿中に濾過される．また，血漿ヘモグロビンが尿中に濾過される時はいつも血清（血漿）は赤褐色であり，ベンジジンや他のテステープでヘモグロビン陽性を示すだろう（ヘモグロビンはハプトグロビンに結合していてもテステープに反応できる）.

ミオグロビンはハプトグロビンにはめったに結合しないため，ミオグロビン尿では血清（または

血漿）は赤褐色にはならず，血清（または血漿）はテステープで陰性となることから，ヘモグロビン血症によるヘモグロビン尿と区別される.

Schumm 試験

Schumm 試験は，メトヘムアルブミン[訳注4]のために行われる．メトヘムアルブミンは，ヘモグロビン血症で血清中に速やかに出現する．この試験では，優れた検査室と手動の分光器，また，晴れた日であること（分光器のための光源）が必要である.

訳注4) メトヘムアルブミンは，ヘモグロビンと血清アルブミンの結合物である.

検査方法

9 倍量の血清に対し，1 倍量のエーテル層で覆う．エーテルと同量の濃縮硫化アンモニウムを血清層（エーテル層の**真下**）にピペットで加える．すべての成分を同時にかき混ぜ，558 nm の境界明瞭な帯がないかを調べる.

サリチル酸塩中毒

血清サリチル酸濃度の迅速概算は，Phenistix（本章後述）を使えばわかるだろう．テステープでは，濃度が 40 mg/dL まで茶色になり，90 mg/dL を超えると紫になる（Clarkson, 1978）.

粘度

過粘稠度症候群が疑われる時に使う粘度計は，赤血球もしくは白血球の希釈ピペット，またはツ

ベルクリン注射器の容器のみ（押子なし）を使ってできる.

検査する血清を容器に満たし, すべて流れ出るまでの時間を測定する. その時間を対照群と比較すると, 過粘稠度症候群では通常, 正常の2倍になる.

クリオグロブリン

クリオグロブリンは寒冷凝集を呈するグロブリンである. クリオグロブリンは, (a)多発性骨髄腫, (b)「膠原」病の1種や循環抗原‐抗体複合体による病態など, (c)肝硬変などによる多クローン性高γグロブリン血症, で認められる. 血清検体を後で分析するために臨床検査室で冷蔵保存した時に, 時々, 偶然に「凝固」しているのを発見することがある.

クリオフィブリノーゲンは, 同様に寒冷凝集するフィブリノーゲンである. クリオフィブリノーゲンは多くの炎症性疾患や腫瘍に伴い2次性にみられ, 特発性に認められることはめったにない. 血清中には存在せず, 臨床検査室で冷蔵保存された検体の多くは血漿ではないため, 偶然に発見されることは稀である.

検査はとても簡単なため, 下記に記す（多くの検査室では, 寒冷凝集素や寒冷溶血素のための検査で, クリオプロテインを求める依頼に応じるだろう）.
1. 検体の血漿と血清を, 冷蔵庫に置く.
2. 翌朝, 2個の試験管をチェックし, 傾けてみる. 下部に固ったゲルがあるか. 両方の試験管の中にゲルがあれば, それはクリオグロブリンがあることを示している. ゲルが血漿が入った試験管の下部にのみあれば, それはクリオフィブリノーゲンがあることを示している.

Sia 水試験

Sia 水試験はグロブリンの質的または型の異常を診断するための検査であり, 現在は蒸留水の入った30 cmシリンダーに血清を1滴垂らして行う. 通常では, 血清が水に当たった時, 蒸留水の外観には変化がまったくない. しかし検査が陽性の時は, 血清が水を通り抜けて落ちるため, 涙型または逆パラシュート型の混濁がみられる.

この試験は, リーシュマニア症（kala azar, 黒熱病）の高グロブリン血症を診断するために中国で考えられた. もともとは, 血清20 mLと蒸留水0.6 mLとを混ぜ合わせ, 混濁度を5分, 15分, 30分, 60分で評価するというものだった（Sia, 1924）.

その他にも, 1滴の蒸留水を血清に垂らして試験を行ったり, 蒸留水で満たした短い試験管に1滴の血清を垂らして行うこともある.

どんな混濁度でも陽性とする緩い基準では, この検査は骨髄腫蛋白に対して12～20％の感度であり（Laurell and Waldenstrom, 1961；Pruzanski and Watt, 1972）, マクログロブリン血症に対して57％の感度であった（Laurell and Waldenstrom, 1961）. なおαとβの範囲で転位しているだけの蛋白ではほとんど常に陰性である. 偽陽性は健常者で時々認められる.

また厳しめの基準として, 血清が水中に落ちてすぐに凝集が起これば「3＋」とするものがある. この場合, M分画が2.4 g/dL以上あることを表し, また健常者による偽陽性は起こらない. しかし通常, マクログロブリン血症の約25％でしか陽性とならない（Laurell and Waldenstrom, 1961）.

脂質

高リポ蛋白血症があった場合, そのタイプを迅速に見分けるには, 血清を一晩冷蔵庫に保管しておくとよい.

Ⅰ型高リポ蛋白血症は稀であるが, その際には透明な下澄みの上にクリーム状の上澄みが存在する（この時の血液は, 絵に描かれたトマトスープのクリームのように見えるだろう）. Ⅱ型高リポ蛋白血症では唯一, 血清が完全に正常に見えるが, ⅡB型血清では時々, 不透明な下澄みを形成する. Ⅲ型は稀であり, クリーム状の上澄みと曇って混濁した下澄みを形成する. 時々, 翌朝までに十分に分離せず, ただ単に濁って見えることがある. Ⅳ型が最もコモンであり, 透明な上澄みと不透明な下澄みを生じるか, もしくは分離が不十分だと全体的に濁って見える. Ⅴ型はⅠ型とⅣ型の組み合わせであり, 混濁した下澄みの上にクリーム状の上澄みがあると思われる.

さらなる解析は電気泳動またはコレステロール/トリグリセリド比で可能だが, 本書の範疇を超えるので割愛する.

この方法は完全に信頼できるほどのものではないが, 特に7章で述べられた黄色腫との結果を関

連させた時には，最小の労力で非常にすばやく診断できるという素晴らしい可能性を秘めている．

ケトアシドーシスとヒドロキシアシドーシス

自動分析器の普及により，アニオンギャップ上昇型アシドーシスにおいて，ケトアシドーシス（アセト酢酸による）とヒドロキシアシドーシス（ヒドロキシ酪酸ないし乳酸による）を区別することが可能になった．

同時に，血清アセトンを測定する意義が薄くなった〔アセテスト試験錠剤で陽性反応を得られる最大希釈度（1：$2n$）を用いて表される〕．この検査はアセト酢酸も測定するが，ヒドロキシ酸は測定しない．

血清アセトンの希釈度が1：1，すなわち陰性であった時には，4 mEq/L の酸（ヒドロキシ酪酸3 mEq/L とアセト酢酸1 mEq/L）があることを意味するため，一見してアニオンギャップをすべて理解できたように見える．しかし残念なことに，酸化還元対（アセト酢酸とヒドロキシ酪酸）はアシドーシスがひどくなるとヒドロキシ酸（測定不能）へシフトする．そのため，例えば糖尿病性ケトアシドーシスの患者では，患者の回復に伴ってすべての生化学的パラメータも改善するが，血清アセトンは例外で，酸化還元対の総量の減少にもかかわらず血清アセトンが増加し，強希釈でさえも陽性になる．

βヒドロキシ酪酸の簡易検査はこの点で非常に役立っているだろう．なぜならば，いつでもどんな検体でも正確な比率を測定でき，アニオンギャップの原因が何であるかを明確に解釈できるか，また乳酸を測定する必要があるか，さらに同時にアニオンギャップを減少させる要因がないかを，識別できるからである[注2]．

「アセトン」測定のため現在使われている試験錠剤やテステープでは，血清に過酸化水素を加えると着色を妨げてしまうため（すなわち「脱色」してしまう），残念ながら検査ができなくなってしまう．

浸透圧ギャップ

浸透圧ギャップ[注3]は浸透圧実測値と以下の推算値の差である．

$$2(Na^+ + Cl^-) + BUN/2.8 + Glu/18$$

10 mOsm/kg 以上の浸透圧ギャップは，以下の物質が血清中に存在する際に認められる．

メタノール，エタノール〔エタノール（mg/dL）＝浸透圧ギャップ /4.24〕，イソプロピルアルコール，アセトン，エーテル，トリクロロエタン，グリセリン，イソニアジド，ジアトリゾ酸，マンニトール，ソルビトール，およびショック治療で投与した溶液，などである（Smithline and Gardner, 1976）．

2 尿

1）色調

尿の変色は，内因性および外因性物質の代謝によるものの可能性がある（表 28-3）．詳細な病歴が最も重要であるが，尿 pH の測定，立位での色調変化の観察，特定の他の検査を行うことが有用な場合がある（Raymond and Yarger, 1988）．最近のレビューでは，最近の臨床医は，例えばアミノサリチル酸があるかどうか次亜塩素酸を加えて漂白するかを確認したりなどの簡易検査をあまり行わないだろうと注記されている（Aycock and Kass, 2012）．ヘモグロビン尿とポルフィリン，塩化鉄に関する検査については本章で後述する．

2）比重

尿浸透圧は比重から推算できる．標準的な食事をとっているのであれば，比重が0.003増えるごとに100 mOsm/kg 増える．また尿糖が陽性なら，1%糖（270 mg/dL または 2+ 〜3+）につき比重を0.004引いて修正する．尿蛋白 3+（約 1 g/dL）なら 0.003 を引いて修正する．残りの比重が溶質そのものを表している．これは尿だけで使用

注2　アニオンギャップ減少は，(a)測定できない陽イオン（カリウム，カルシウム，リチウム，マグネシウム）の増加，(b)低アルブミン血症，(c)異常グロブリンの増加がある．βヒドロキシ酪酸を含む血清へ1滴の過酸化水素を垂らすことで，アセト酢酸に変えることができるとされる．そのため，過酸化水素の有無によるアセト酢酸滴定の違いから，ヒドロキシ酪酸濃度が得られるだろう（これは尿のβヒドロキシ酪酸測定で何十年間も行われている Hart 試験に基づくように思われ，熱と氷酢酸で処理された希釈検体をも変化させてしまう）．

注3　ペンシルバニアの Al Shapiro 医師は助手志願者に osmolality と osmolarity の違いについて尋ねた．日常的には水の密度は 1 g/mL であり，通常の体液での実際の相違点はない．

表28-3 尿の色調

尿の色	原因物質	尿の色	原因物質
ピンク	ヘモグロビン，ミオグロビン	青〜緑（おそらく尿の黄色との混合により）	メチレンブルー，クロロフィルブレスミント，サリチル酸マグネシウム，ヨードクロルヒドロキシキン，緑膿菌のピオシアニン
ピンク〜赤	ビート，オキシヘモグロビン，ドキソルビシン，イブプロフェン，フェニトイン，フェンスクシミド		
ピンク〜赤（高濃度）	ポルフィリン	青	インジゴチン（「青いおむつ病」）(Sapira et al., 1971)
ピンク〜赤（アルカリ尿）	フェノールフタレイン，フェノールスルホンフタレイン，ブロムスルファレイン，サントニン	青ないし青〜緑	ミトキサントロン（Med Lett Drugs Ther, 1988）
ピンク〜赤（酸性尿）	ウロロセイン	紫	クロルゾキサゾン
		紫（アルカリ尿）	フェノールフタレイン
ピンク〜赤（次亜塩素酸塩漂白剤との接触）	アミノサリチル酸	緑がかった色合い	チモール
		オリーブグリーン〜黒（空気との接触）	フェノール
深赤（多尿後）	アンチピリン		
赤（大量）	コンゴレッド	深黄（酸性尿）	サントニン
赤	ピリジウム，吸収不良によるインディルビン（Sapira et al., 1971）	黄から茶に	ビリルビン，スルファメトキサゾール，ニトロフラントイン，プリマキン
赤〜橙	リファンピシン	黄〜橙	ニンジン，ビタミンA，アミノピリン，ワルファリン
赤〜茶	ポルフォビリン，クロロキン，イブプロフェン，フェノチアジン，フェンスクシミド，フェニトイン		
		黄〜橙（アルカリ尿）	スルファサラジン
		黄から琥珀	ウロビリン
赤〜茶（アルカリ尿）	レボドパ，メチルドパ	明るい茶から深茶	メトヘモグロビン
赤〜紫（酸性尿），黄〜茶（強酸性尿）	アントラセンが原料のクリソファン酸（アロエ，カスカラ，ダイオウ，センナ）	茶，黒（ないしピンク）	ミオグロビン
		黒（立位）	ホモゲンチジン酸
		茶から黒（立位）	メラニン顔料または前駆体

(Ham TH, Shwachman H, Hills AG. Proteins of plasma and serum — sedimentation rate of red cells. In：Ham TH, ed. *A Syllabus of Laboratory Examinations in Clinical Diagnosis*. Cambridge, MA：Harvard University Press；1957 and Raymond JR, Yarger WE. Abnormal urine color：Differential diagnosis. *South Med J*. 1988；81：837-841 より許可を得て引用)

できる考え方である.

カリフォルニアの Holly Sata 医師の研究では，比重計と比べて，テステープでの尿比重は平均 0.005 のずれがあり，実用的でないとされている（上述した変換式を使った場合，比重計の方がテステープよりもよい浸透圧推定ができた）.

テステープの比重は一価の塩類には正しく反応するが，ブドウ糖や尿素には反応せず，蛋白質には過大反応してしまう．さらに尿 pH を 5 から 7 へ変化させると，比重は 0.10 低値を示した（Kirschbaum, 1983）.

浸透圧を測定するほうがよいのは明らかではあるが，もし測定できない状況であるならば，比重は比重計または屈折計で測定されるべきである.

3）尿生化学

■ ヘモグロビンとミオグロビン

本章の前半で述べたように，ヘモグロビン血症によるヘモグロビン尿症は，血中および尿中ともに，通常赤褐色で，ベンジジン陽性となる特徴がある．ヘモグロビン尿症が，血管内溶血（ヘモグロビン血症）が原因ではなく尿路での出血が原因の時には，血清はきれいで，尿沈渣では溶血していない赤血球を認める．ミオグロビン血症からのミオグロビン尿症も，血清はきれいであるが，尿沈渣でほとんど赤血球を認めず，尿のベンジジンが陽性となるのが特徴である.

ポルフィリン

臨床でのポルフィリン代謝

　ポルフィリン過剰症は，ポルフィリン尿症と真性ポルフィリン症の2つに分類できる．ポルフィリン尿症は，例えば鉛中毒，肝硬変，悪性腫瘍，溶血性貧血や，さまざまな病態で起こる．しかし，これらの疾患での尿中ポルフィリン量は（鉛中毒を除き）不確定的であり，診断のスクリーニングとして有用ではなく，またこれらの疾患では他の簡便なスクリーニング方法があるため，通常尿中ポルフィリンの測定は行わない．ただ，後述する検査で偽陽性となる可能性があるので，ここで触れた．

　他方，真性ポルフィリン症の診断は容易でなく，晩発性皮膚ポルフィリン症では尿中ポルフィリンの存在が診断に有用であり，非常に珍しいいくつかの遺伝性ポルフィリン症では赤血球ポルフィリンと糞便中ポルフィリンの存在が同様に有用である〔原因不明の再発する腹痛で最も一般的な原因のうちの1つである急性間欠性ポルフィリン症は，ポルフォビリノーゲン（下記参照）によって診断するのが最もよい〕．

尿中ポルフィリンのスクリーニング

　以下のプロトコールは，Snapper and Kahn（1967）による．

1. ガラスシリンダーに，10％NaOH 25 mL とヘモグロビンのない尿 75 mL を入れて，一晩置く．

2. 翌朝，白色沈殿を認めれば陰性である．しかし茶色の沈殿を認めた場合は，ポルフィリンが存在するか，ないしは患者がカスカラ^{訳注5）}を摂取したと思われる．しかしどちらの沈殿物も，Wood灯を当てると蛍光赤色を呈する．

> 訳注5）カスカラとは，主に米国カリフォルニア州に産するクロウメモドキ科植物の一種であり，樹皮が下剤として使用される．アントラキノン系であるピコスルファートNaと同様の作用を呈する．

3. 10％塩酸（HCl）で沈殿物を溶かして融解して，Wood灯で調べる．蛍光赤色を呈していれば，ある種のポルフィリンを検体中に認めることになり，追加の検査が必要となる（カスカラであれば10％HClで消失する）．

ポルフィリンに対する他の蛍光検査

1. ポルフィリンを尿や便から抽出する試薬は，4倍量の酢酸エチル（またはアミルアルコール）と，1倍量の氷酢酸から作られる．この試薬と検体を1：2で振り混ぜる．そして試験管にWood灯を当て，蛍光赤色を調べる．

2. （この試薬は，血液検査に使うのであれば多少のエーテルを加えたほうがよい可能性がある．しかし，血液中のポルフィリンを検査するのは，現状ではとても難しい．加えて，骨髄性ポルフィリン症を鑑別したいのであれば，このスクリーニング方法ではできない）．

3. 便中ポルフィリンの検索は，濾紙の上に直腸診で付着した便を塗り，酢酸で覆い，Wood灯で蛍光赤色を探す．

4. 蛍光赤血球の確認をするには，病理部にある蛍光顕微鏡で，励起フィルタと吸収フィルタが正しくセットされることを確認し，無染色の塗抹標本を（対照と同様に）検査する．正しくセットしないと眼を痛めてしまうため，Wood灯を照射して蛍光顕微鏡を観察する時には**必ず，行き当たりばったりでやろうとしないこと**．

尿中ポルフォビリノーゲン検査

　尿中ポルフォビリノーゲン検査は，急性間欠性ポルフィリン症を疑った際に行う．他のポルフィリン症や，ポルフィリン尿症では有用ではない．

　Watson-Schwartz試験（Watson-Schwartz反応）は以下のように行う．

1. 検体尿 5 mL を，Ehrlich試薬（ウロビリノーゲン試薬）5 mL と混ぜて振る（Ehrlich試薬は多くの臨床検査室にはあり，すでに混合液として市販されているが，もし作らないとないのであれば，濃塩酸 150 mL に *p*-ジメチルアミノベンズアルデヒドを 600～700 mg 加えて，蒸留水で計 250 mL となるように薄めて作る）．

2. 見てわかるほどの赤色またはピンク色に変化したのであれば，何かを検出したことになるがそれはおそらくウロビリノーゲンだけである．等量の飽和酢酸ナトリウム液を加える．

3. クロロホルムを少量加えて混和する．すると2つの層ができる（この時，激しく振ると，できるまでにかなり時間がかかる．しかし，赤色が2層に分離するために十分なくらいには振らなくてはならない．急ぐ時は，遠心分離機に少しかけるとよい）．

4. クロロホルム層（下層）に主に色がついていれば，ウロビリノーゲンが陽性で，ポルフォビリノーゲンは陰性である．水の層（上層）がピンク色になっている時は，検査に影響を与えている物質

の混入の可能性があり，それを抽出しなくてはならない．そのため，別の試験管に上層部分を移し，トルエンまたはブタノールを抽出し，除去する．その後，まだ水の層に色が残っていれば，急性間欠性ポルフィリン症の暫定診断となりえる．

意義：同じ親族内の無症候者で，Watson-Schwartz試験が1回偽陰性となることがあった(Mahood and Killough, 1966)．また，ブタノールの抽出を行うと偽陽性率は連続した1,000人中0.0％であったのに対し，抽出を行わないと偽陽性率は5.9％であった(Townsend, 1964)．なお，(インドールにより)紫色になる偽陽性は，カルチノイド症候群や，750 mg/日以上のメチルドパを内服している患者で認められる可能性がある．

Watson博士の研究所で行われた報告では，Watson-Schwartz試験はHoesch試験(下記参照)より優れているとされたが(Pierach et al., 1977)，公平に見ればHoesch試験のほうが優れている．

Hoesch試験は，ウロビリノーゲンやピリジウム療法，また(望むべくは)他の影響を与える物質の混入によって起こる偽陽性を回避できる方法である．抽出の必要はなくなるが，臨床検査室のウロビリノーゲン試薬を使うことはできず，p-ジメチルアミノベンズアルデヒド2 gを6 N HCl 100 mLに溶かしてオリジナルのEhrlich試薬を作らないとならない．試験管に数 mLの尿検体を取り，試薬を約2滴加える．赤色を呈したら，ポルフォビリノーゲン陽性である(Lamon et al., 1974)．

▶ Bence Jones 蛋白

検査方法

1. 測定器か試験紙で尿pHをチェックする．pHが5を超えているなら，酢酸か緩衝酢酸液を加えてpHを5にする．
2. 40℃の恒温槽に尿を静置し，恒温槽の温度を上げる．Bence Jones蛋白があれば，尿の温度が40℃から60℃の間で沈殿や凝集，濁りが認められる(しかしすぐには沈殿しないだろう)．
3. 加えて，ここで等量の4％スルホサリチル酸を加え，pHを3にすると，Bence Jones蛋白のみならず，アルブミンも沈殿する(アルブミンがあるかどうかは，すでに行っている尿テステープでの尿蛋白定性で判明しており，また尿テステープではBence Jones蛋白の有無はわからない)．

4. 尿を沸騰させると，Bence Jones蛋白は溶けるが，アルブミンは溶けない．はっきりしない時は沸騰した尿を濾紙で濾過すると，濾紙には変性したアルブミンは残るが，Bence Jones蛋白は溶けているために何も残らないこととなる．濾過した尿を，今度は氷浴に入れ，尿が約50℃まで冷えると，再びBence Jones蛋白の沈殿を認めることができる．

歴史メモ

いくつかの有名病院でも，検査科のスタッフや，学生ですらいないところがある．また，検査科があっても恒温槽や，温度計さえない可能性がある．そのような時のために，以下の，迅速ではあるがあまり好ましくはない方法が発明された．この方法であれば試薬も設備も必要としないが，今後，利用可能なレベルになるまでには改良の余地がある．

代わりの検査方法

1. 患者の新鮮な(したがって酸性の)尿を試験管に入れる(尿を置いておくと，細菌が繁殖して尿がアルカリ性になる可能性がある)．尿がアルブミンを含む可能性があれば，上記と同様にして最初に沈殿と濾過を利用して取り除く．
2. ビーカーの上から尿が見えるよう，試験管の約半分の高さのビーカーに，試験管を置く．
3. 試験管内の尿が，試験管およびビーカーのガラスを通して見えるように，電話帳か新聞の切れ端をビーカー内に設置する．
4. 全体を電子レンジに入れて温め，電子レンジのドアを通して観察しながら尿が沸騰するのを待つ．Bence Jones蛋白がある場合は，尿が沸騰する前に試験管中が濁ることがある．尿が沸騰すると混濁は透明化するが，いつも完全に透明になるわけではない(混濁の程度は尿を通して新聞が読めるかで判断する)．

▶ 尿中カタラーゼ

検査方法

以下の簡便な方法が推奨される(Gagnon et al., 1959)．

1. Schleicher and Schellの507-GH試験紙のディスク(現在はWhatman社製)に，尿を1～2滴浸す．そして3％過酸化水素水を5 mL入れた16 mm長の試験管内に入れる(ディスクの直径より明らかに太い試験管を使用)．

2. ディスクが上まで浮いてくるかどうかで判定する. 45分経っても浮かなければ検査は陰性である.

判定方法：通常，ディスクは浮かばない．しかし尿にカタラーゼが含まれていると，過酸化水素水から水と酸素への分解を促進し，酸素の泡がディスクに付いてディスクが浮かぶ．浮き上がる速度は尿のカタラーゼ濃度に明らかに比例している.

腎実質細胞が破壊された時や，尿赤血球や尿白血球が陽性の時，または腎盂腎炎を引き起こす細菌のうち90%を占めるカタラーゼ産生菌が増殖している時，尿カタラーゼは陽性となる（腸球菌などを含む残り10%のカタラーゼ非産生菌も，尿白血球によりカタラーゼ陽性となる可能性がある）．プロトプラスト形成[訳注6]によって通常の尿培養が陰性である時（Braude and Berkowitz, 1961；Sapira and Shapiro, 1967），また赤血球や白血球が溶解したため尿沈渣では確認できない時でも，カタラーゼ試験は陽性となりえる.

訳注6）プロトプラスト形成 protoplast formation は，細胞壁溶解酵素などで細胞壁が分解された状態のことをいう.

▶ 塩化第二鉄反応と Phenistix

10%塩化第二鉄液を尿検体に等量混和すると，広範な種類のフェノールやその関連物質とゆっくりと反応する．この反応の最大の色調変化には約2分かかる（Cassidei et al., 1978）．サリチル塩は，25〜50 mg/dLで茶色を呈し，150 mg/dL以上では紫色を呈する．カルチノイド症候群の際の5-ヒドロキシインドール酢酸（Yamaguchi and Hayashi, 1978）やデスフェリオキサミン（Finlay, 1978）が存在すると，濃い赤褐色を呈する．アセト酪酸は紫色を呈し，フェニルケトン尿症などではフェニルピルビン酸はグレーがかった青色を呈する（Broder, 1987）.

Phenistix は，塩化第二鉄を浸透させた試薬紙で，フェニルケトン尿症のスクリーニングに使用されていたが，偽陰性があるため廃止された（Medical Research Council Steering Committee, 1981）．しかし上記の目的で，塩化第二鉄液の代わりに使うのであれば，試験紙も利用価値はまだある.

非常に高用量のフェノチアジンは，サリチル酸塩による反応と似た反応を呈しうるが，1滴の濃硫酸を試薬紙に加えることにより区別できる．強酸のため，サリチル酸塩であれば脱色作用がある

が，フェノチアジンであれば逆に反応は強くなる（Clarkson, 1978）.

▶ 向精神薬過量服薬に対しての Forrest 試薬

1960年代前半，向精神薬の服薬コンプライアンスは，精神科薬剤師が直面する重要な問題だった．Clinical Chemistry, The American Journal of Psychiatry や，その他の論文で，Forrest は，さまざまな向精神薬を含む尿に対し，等量の溶液を入れ混和した際の色調変化に関する定石を示した．色調変化の強さは物質の濃度に比例する．この方法は1970年代にはすでに時代遅れとなったが，薬物過量服薬をERで診断するための素晴らしいポテンシャルをまだ秘めている．特に役立つと思われるのは，以下の2つである.

1. 多量フェノチアジンの検出のための普遍的な試薬として以下のものがある.

    5parts　5%塩化第二鉄
    40parts　20%過塩素酸
    50parts　50%硝酸

尿と振り混ぜてすぐに紫色となるかチェックする.

2. イミプラミン塩酸塩試薬として以下のものがある.

    0.2%重クロム酸カリウム
    30%硫酸
    20%過塩素酸
    50%硝酸

尿と等量を入れ，振り混ぜて，緑色を呈するか確認する.

偽陰性はアスコルビン酸摂取で認める（James et al., 1980）.

なお，製薬工業協会はこの「混和」化学を凌駕したようであるが，現在使われているどの向精神薬と，その試薬とが反応するかは知られていない．より上の良い研究計画を考え出せるのだろうか.

4）顕微鏡検査

▶ 尿やその他の体液などの湿式マウントの保存

時々，主治医が，朝に採取した関節液や尿検査，その他の湿式マウント[訳注7]などをもう一度見たいと思うことがあるだろう.

訳注7）湿式マウントとは，スライドガラスに生食1〜2滴を垂らしたところに分泌物などの検体を混ぜ，観察しやすくしたも

ののことである．

検査方法

組織学教室が開いておらず，ガラス封入剤が得られない時には，単に検体の上にカバーガラスを置いて，爪の光沢剤(マニキュア)で端を封入する．

顕微鏡は座標がないため，特異的な所見を認めてもその位置を記録することができないが，その興味深い視野をすばやく再現するためには，単にワックスクレヨンを使い，光線の当たる部分でスライドの底にマークをつけるとよい．特にそれがグラム染色または抗酸染色ならば，決してスライドの表はマークしないようにする．

また，界線入りスライドガラスもあるが，これは標準の顕微鏡用スライドガラスと同じものに，格子が刻印されているものである．検査するスライドの上にこれを置いて使うことができる．格子の各正方形には，視野を邪魔しないところに，顕微鏡下で観察できる識別番号がある(標本のスライドにスリガラス様のラベル面がないなら，向きの確認のために必ず端に印をつける)．

3杯分尿法

男性では，3個のカップまたは容器に尿を分けて採取することで，膿の尿顕微鏡検査の診断精度を上げることができる．尿は最初から最後まで流れを止めずに，最初の容器から順に2番目，3番目と容器に採取する．

尿道炎では膿の大部分は最初の容器にだけあるが，前立腺炎では膿は1番目と3番目の容器に認められ，膀胱炎と腎炎では，膿は3杯すべてに存在する．

結晶

二水和シュウ酸カルシウム結晶(図28-3)は正常な尿でみられる．この結晶は小さなダイヤモンドのようで，実際の三次元構造は八面体である(底面同士が接している二重ピラミッド様)．また，エチレングリコール中毒の患者の尿でも**認めることがある**．

一水和シュウ酸カルシウムの形で排出されると，図28-3の左に示すような，尿酸塩に似た針状ないし他の薄い結晶様の形を呈するだろう．これらは以前「馬尿酸結晶」と呼ばれていた．エチレングリコール中毒では，一水和物単独で，ないし

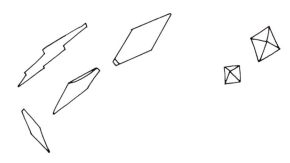

図28-3 尿中シュウ酸カルシウム結晶(本文参照)．図の左は，エチレングリコール中毒で認められる一水和シュウ酸カルシウム結晶．図の右は，二水和シュウ酸カルシウム結晶．

は八面体の二水和シュウ酸カルシウムと一緒に大量に認められるだろう(Terlinsky et al., 1981)．

酸性尿中の尿酸結晶，アルカリ尿中のリン酸塩結晶は，あっても何の参考にもならない．

赤血球円柱

無染色尿では，赤血球円柱はオレンジ色の半透明の円柱として認められる．赤血球円柱と大きさも形も類似した円柱で，より頻繁に見られる円柱があるが，赤血球円柱では赤血球のように赤くはなく，明確にオレンジ色であり，一度見れば他と間違えることはない．

赤血球円柱の存在は，そうでないとわかるまでは糸球体炎(糸球体腎炎，感染性心内膜炎での抗原抗体複合体疾患など)の有意な所見と考えられる．また，赤血球円柱は多発性嚢胞腎のネフロン内腔への出血でも認められるが，決して正常ではみられない．

脂肪塞栓

脂肪塞栓はしばしば尿中に脂肪滴を伴う．それは，SudanⅢ染色(本章で後述)などのような他の超生体脂肪染色でも検出できる可能性がある．

卵円形脂肪体

卵円形脂肪体は，尿に脱落した尿細管上皮細胞である．メカニズムは解明されていないが，ネフローゼ症候群患者では，高リポ蛋白血症によって尿細管上皮細胞が脂肪変性を受けることがある．脱落した尿細管上皮細胞内で脂肪が結晶化すると，卵円形脂肪体が形成される．これらはSudanⅢ染色(本章で便脂肪染色について後述)

などの脂肪染色や，またもっと簡単な方法だと，1組の偏光レンズ（財布に入るくらいのもの）でも，その存在を確認できる．

検査方法（偏光）

1. 2個の偏光レンズを手に入れる．すなわち，単なる2つの正方形の偏光紙か，2つの偏光ガラス，または2個のガラス偏光レンズを入手する．それも手に入らない時には，ポラロイドサングラス1つから2個の偏光レンズを使うことができる．

2. 偏光レンズを通して**正面から**光源を見ることにより，実際に偏光することを確認する．90°までの範囲で片側の偏光レンズだけを回すと，光を完全に透過する状態から，まったく通さない真っ暗な状態まで変化する．

3. 顕微鏡の，コンデンサと光源の間に，偏光レンズを1つ置く．このレンズは「偏光子 polarizer」と呼ばれる．

4. もう1つの偏光レンズは「検光子 analyzer」と呼ばれ，検体スライドを置いたステージと，眼との間であればどこに置いてもよい．顕微鏡のなかには，接眼レンズを開けて，その筒内に検光子を入れることができるものもある（これには，両手が自由になるという点と，単対物双眼顕微鏡の両方の接眼レンズで偏光できるという，2つの利点がある）．しかしそれができないとなると，片方の接眼レンズと眼との間でずっと検光子を持っていて，光強度が従来どおりに変化するように検光子を回さなければならなかったりする可能性がある（反対の接眼レンズには検光子が入っていないため，変化はうまく見えないだろう）．

5. 視野がすごく暗かったり，細胞の外観がほとんど見えない時には，検光子を回す．そしてすぐにスライドを観察する．卵円形脂肪体があれば，尿中に見られる他の多くの屈折性物質のように，明るく輝いて見えるだろう．

6. 卵円形脂肪体があると思われた時には，検光子を回してみる．視野が明るくなるに従って，卵円形脂肪体（や他の屈折性物質）は反対に明るさを失っていくだろう．しかし視野が暗くなると，それにつれて卵円形脂肪体は明るく輝いて見えるようになる．

7. 卵円形脂肪体が疑われたところで焦点を合わせる．それが本当に卵円形脂肪体なら，4つの明るいバンドが4つの暗いバンドと交互になって中心から放射状に広がるのがわかるだろう．明るい

バンドは中心から互いに直角に交わって，医学でいういわゆる**マルタの十字**を形成して見える〔紋章学的には，これは本当は formée cross の形であり（Webster, 1976），本当のマルタの十字には端に切れ込みがあって，卵円形脂肪体には切れ込みはない〕．

8. 他のどんな小さな丸い結晶でも，偽陽性となりえる．デンプン粒も偽陽性の原因となり，偏光顕微鏡の指導にも使用できるほどである．スライドガラスを上に単純に置いて，上記のステップに従う．1つ違うのは，4つのアームを使って焦点をあわせる時に，卵円形脂肪体であればそれらを同時に焦点を合わせて見ることができるが，ほとんどのデンプン粒では同時に焦点をあわせることができない．

9. この方法は，結晶でも使用できる（下記「関節液結晶」参照）．

▶ 望遠鏡的尿（telescoped urine）

望遠鏡的尿という用語は，望遠鏡光学や「遠く離れて見た」尿の所見とは何の関係もなく，むしろ古い折りたたみの望遠鏡や船乗りなどが使う見張り用の小型望遠鏡の仕組みと関係がある．それは急性，または（もしあれば）亜急性，そして慢性の腎臓病で尿中に認められる所見が，同じ尿検体ですべて同時に認められることを指す．例えば，急性糸球体腎炎で認められる赤血球と赤血球円柱は，慢性腎疾患で認められる幅広円柱を伴うことがある．すなわち「望遠鏡的尿」とは，患者が急性腎不全と慢性腎不全に同時に罹患していることを意味する．

▶ 尿中好酸球

尿中好酸球は，はじめはアレルギー性間質性腎炎の検査として進歩してきたが，2つの欠点があった．それは，ハンセル染色に比べライト染色では完全な診断とはならず，相対的な有効性もないという点である（Nolan et al., 1986）．

ハンセル染色で1%以上の好酸球を陽性と判断した場合，鑑別診断にはアレルギー性間質性腎炎，他の急性間質性腎炎，慢性間質性腎炎，移植による拒絶反応，急速進行性糸球体腎炎，好酸球性膀胱炎，また（稀であるが）前立腺炎などが挙がる．この検査が陰性であれば，急性細菌性腎盂腎炎や急性尿細管壊死は否定的である．

3 その他の体液と分泌物

1）関節液結晶

検査方法

1. 関節液をスライドガラスの上に垂らし，カバーガラスで覆う（保存するのであれば，後述するように封入をすること）．

2. 次に，前述のように偏光顕微鏡を使って，結晶の有無を鏡検する．

3. 結晶が認められた場合，次に正の複屈折性か負の複屈折性かを確認するために，鋭敏色検板を使用する．やり方は簡単で，新しいスライドガラスの上に，順番に2層の良質の透明テープで作った検板を設置するだけですぐにできる．下からスライドガラス，1枚目の検板，2枚目の検板，となるように配置する．

　しかし，装置は単純であるものの，いくつかの注意すべきポイントがある．まず，曇ったり不透明である検板は使用できない．そして，新しいスライドガラスを使って，よく手を洗って油を落として扱うようにしないと，しわや泡がついて結晶を作ってしまう．また，油やほこりがついたり，質の悪い検体，他の光学異常があると観察できない．なお，光が結晶の端に見えると観察しづらくなるため，必ず幅広い検板を使うようにする．

4. 偏光子の上に鋭敏色検板を置くが，この時，検体中に認める結晶の長軸と鋭敏色検板のZ軸が一致するように置く（例えば，結晶の長軸が東西方向ならば，それに合わせて同じ軸で，結晶の端から端までが入りきるように鋭敏色検板を置く）．そして干渉色の変化を見るが，マゼンタ（明るい赤紫色），ピンク，赤，赤褐色あたりの色になるように調節する．もし背景が青や緑なら，鋭敏色検板を持ち上げて，下にある偏光子を90°回転させ，その後に再度，干渉色の変化を見て同様の調節を行う（この時，検光子もいくらか回転させる必要がある場合もある）．最も強い赤（ないしはピンクかマゼンタ）となるまで，回転を繰り返し，調整する．

5. 結晶が黄色（負の複屈折性）ならば，それは尿酸一ナトリウム一水和物結晶であり，診断は痛風となる．しかし結晶が青色（正の複屈折性）であれば，それはピロリン酸カルシウム二水和物結晶であり，診断は偽痛風である．

偽陽性

　Becton-Dickinson のリチウムヘパリンチューブに保存される関節液には，リチウムヘパリン結晶が混ざることがあり，正の複屈折性（step 5 の青色）を呈する場合がある．また，治療のための過去の注射や，トリアムシノロンアセテートが付着している針または注射器での関節液採取が原因で，関節液中にトリアムシノロンアセテート結晶が混入し，やはり青く見えることがある．また，関節リウマチ患者の関節（「金のペンキ」様の関節液）から検出されるコレステロール結晶も青色に見える可能性があるが，ほとんどは鋭い針状ではなく広い菱形の板状結晶で，角に切れ込みがある．稀に，急性関節炎または変形性膝関節症の増悪した患者で，滑液中の単球にヒドロキシアパタイト結晶が認められることがある（通常ヒドロキシアパタイトは塊で存在する）．ヒドロキシアパタイト結晶は，正の複屈折性も負の複屈折性も呈しうることから，尿酸塩でもピロリン酸カルシウム塩でも間違える可能性がある（Schumacher et al., 1977）．

6. 最後に再確認して背景色が青緑色であった場合には，鋭敏色検板ないし偏光子を（例えば90°）回転させる．この際，痛風結晶であれば黄色から青色に変化し，青色であった結晶は黄色に変化する（Gatter, 1977）．

2）無染色痰

肉眼的所見

　上から脂質，水，細胞残渣，と分かれる3層構造の痰は，クリアランスが損なわれる病態（例えば肺膿瘍や，稀ではあるが嚢胞状気管支拡張症などの病気）により，肺分泌物と化膿性滲出液が持続的に排泄していることを示唆する．

　放線菌症（アクチノマイセス）では硫黄顆粒を産生し，「カイエンペッパーの種」のように見える．

　喀血のすべての原因のうち，（稀であるが）肺梗塞だけは「干しブドウゼリー currant jelly」様になる．

顕微鏡的所見

1. **弱拡大**では，マクロファージ（およそ 30 μm）や Curschmann らせん体が見える．マクロファージは，痰が肺胞のものであることを示す．Curschmann らせん体は，細気管支の粘液円柱で，気管支喘息に特徴的である．

2. より**乾燥した状態**で，マクロファージは観察しやすく，その内部は通常，取り込まれた残渣で満たされている．この残渣は喫煙者ではしばしば良質な葉巻（Maduro wrapper）の色を呈する．また，Charcot-Leyden 結晶は気管支喘息で見られることがあり，染色しなくても見えることがある．

3. そして，多分葉核を持った多核好中球を認めることがあり，それは感染を示唆する．多分葉核ではなく 2 分葉核で，粗大な顆粒を持つのは好酸球で，気管支喘息のようなアレルギー疾患を示唆する．

4. その他では，リポイド肺炎で脂質を貪食したマクロファージを認めたり，喘息またはウイルス性上気道炎で重度の咳を呈する場合に気管支線毛上皮を認めることがある（Epstein, 1972）．

膨化反応

1. 無染色痰の塗抹標本でも，多価の抗肺炎球菌抗血清を投与することによって，肺炎球菌を膨化反応で診断できる可能性がある．スライドはおよそ乾燥した状態で運ばれるだろう（M. Mufson, 私信, 1976）．

2. 血清を 1 滴，スライドに垂らすと，肺炎球菌だけは常に特徴的な膨化を呈する．

3）グラム染色

組織切片で細菌を観察しやすくするために Hans Christian Gram によって考えられた方法で，グラム染色はさまざまな体液，滲出液や，またバフィコートでの細菌学的な観察にも有用であった．Gram は，実際はクリスタルバイオレットの代わりにアニリンゲンチアナバイオレットを使用し，また対比染色は行っていなかった．すなわち，Gram は現在私たちが行っているグラム染色を発明したわけではなかったのだ．

検査方法

Kolmer（1944）と Todd and Sanford（1948）による作業は以下のよう．

1. ラベルのついた新しいスライドガラスに十分量の検体を塗布する．

2. 検体を自然乾燥させ，その後，数回，裏面から炎に通して火炎固定する．この際，検体に直接炎を当てて焦がさないようにする．

3. 95％エタノールと 1％の含水シュウ酸アンモニウムを 1：4 で配合した 1.4％クリスタルバイオレット溶液で，1 分間着色する．メタノール配合の 2％クリスタルバイオレット溶液を使うなら，染色は 30 秒で十分である（より染色の強い溶液であり，わずか 10 秒でも十分かもしれない）．

4. 水道水で**優しく**洗う．弱い溶液を使っているかのごとく十分に染まらない時には，うまく染色だけ落として，水道水での水洗を省きたいと思うかもしれない．染色しても淡い青色ないし赤色の肺炎球菌が認められた場合には，必ず 1 分間の染色を行うようにすべきである．

5. 少なくとも 30 秒間，あるいは検体が黒く染まるまでは，グラムヨード液で染色する（ヨウ素 1 g とヨウ化カリウム 2 g を蒸留水 300 mL に溶かして作製）．

6. 青色の染色がスライドから浮くくらいまで脱色剤を塗布し，グラム陰性菌を脱色する（アセトン，エタノールまたは 1：1 の混合液で）．これは 15 秒〜2 分くらいかける．脱色のしすぎ[注4]になってしまうのは通常，脱色時間が長かったためではなく，step 5 で使用するヨード液が，光によって劣化していたためである．そしてそれは，少量の重曹で活性化できる可能性がある．

7. 蛋白質滲出の多い検体でヘモフィルス属の球桿菌を観察したいのであれば，水洗した後に，1％サフラニン液（水 90 mL とサフラニンのアルコール飽和溶液 10 mL）で，少なくとも 30 秒，できれば 1 分，対比染色をする（実は，対比染色にはほぼ何でも使うことができ，抗酸菌染色キットの石炭酸フクシンであっても代用できる）．

8. 水洗し，乾燥させ，検体を観察する．白血球の核は赤くなければならず，ライト染色のような青色ではない．青色だとすれば，クリスタルバイ

注4 すべて赤色の病原体を認めるようになる――たとえ肺炎球菌であっても！

オレットでの染色が長すぎるか，あるいは脱色不十分が原因である．染色の度合いは，同じスライド内でも箇所によって異なることがあり，同じ球菌でも一部ではグラム陰性，一部ではグラム陽性となることもある．そのため，対照として白血球の核の色を参考にする．

4) 胸水：トピックスのみ

1. いくつかの抗原性のある結核菌は，アレルギー性の胸水貯留を引き起こし，この際には通常胸水中から菌が検出されないため，結核性胸水ではしばしば見逃されることがある．しかし，検体をしばらく静置すると，液面に薄膜が形成され，この中に結核菌を認めることがあるため，この方法で見逃しを減らすことができる．

2. 結核性胸水では中皮細胞が決して認められないといわれていたが，そうでない場合もあることがわかった(Light et al., 1973)．

3. 著しく再貯留する胸水などの際に，リンパ管の解剖学的奇形が原因かどうかを調べるには，患者に次の胸腔穿刺の前までにコーンつきのアイスクリームを食べさせ，胸水が乳化するかどうかを見ればよい．乳糜胸水による乳白色は，残渣とは違い，エーテル混入によって透明化できる(エーテルは可燃性で爆発しうるため取り扱いには注意する)．これは腹水でも同様である．

5) 腹水

腹水のバフィコートのグラム染色は，診断が難しいことで有名な，特発性細菌性腹膜炎の診断において非常に重要であり，感度は55％といわれる(Hoefs and Runyon, 1985)．それに対し，入院した特発性細菌性腹膜炎患者のうち，培養陽性となったのは24％だけであった．

腹水のグラム染色の利点は，診断につながるということだけではなく，形態学的な情報が即座にわかるため，その場で治療に役立てることができるという点である．

6) 脳脊髄液

クモ膜下出血と Traumatic Tap

クモ膜下出血では髄液が血性となるのが特徴だが，traumatic tap(外傷性穿刺)でも血性となる．3本目か4本目の試験管への採取の際に血性でなければ traumatic tap と考えられるが，もしキサントクロミーを認めるようであれば，出血が少なくとも12時間以内にあったか，現在大量に残存しているか，である．

traumatic tap の際には，血液が網内系細胞によってビリルビン(キサントクロミーの源)に代謝される時間はないため，髄液ビリルビン値が鑑別に役立つこともある．

アドバイス

1. 黄疸のある患者は髄液中ビリルビンの上昇を認めるため，キサントクロミーでの髄液中ビリルビンの測定は役立たない．

2. 各々の検査室で，髄液中ビリルビンの基準値や正常上限を決めておかなくてはならない．基準値はおよそ 0.40 mg/dL くらいであるが，検査機器や測定法などによっても基準値が変わるし，各々の検査室によっても基準値が変わってくる．

週末でもできる髄液細胞収集法

休日に腰椎穿刺をする際，サイトスピン(集細胞遠心装置)が利用できないのであれば，以下の方法が役に立つ．

1. スライドガラスに色鉛筆で裏から直径1 cm(下記 step 3 で使われるゴムワッシャーの内径)の円を描く．

2. 吸水性に優れた紙に，同じ大きさの孔を開ける．孔がスライドガラスの円と同じ位置になるように合わせて，スライドガラスの上に置く(図28-4)．

3. 紙の孔の上に，ゴムワッシャーを置く．

4. 押子(プランジャー)が取り外された3 mL シリンジに検体を入れる．

5. ゴムワッシャーの上にシリンジを設置する(リングスタンドで固定してもよい)．そして，検体をゴムワッシャーの内腔に自然滴下させる．すると液体成分は吸水性に優れた紙に浸透して広がり，ちょうど色鉛筆でマークした円の中に細胞が残る．この際，髄液中の蛋白質が，細胞をスライ

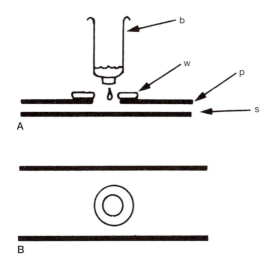

図 28-4　髄液中の細胞収集のための装置である．A：側面から；b：シリンジ，w：ワッシャー，この中を通す，p：吸収紙，s：スライドガラス，スライドガラスと吸収紙の間が空いているように見えるが，実際はくっついている．B：真上から（シリンジ以外）：ドーナツ型のものはワッシャーで，その内腔はスライドガラスが見えている．ワッシャーの外はすべて，スライドガラスに乗っている吸収紙．

ドガラスに固定してくれる．この時，その場ですぐに検体を染色できない時は，それをそのまま冷凍保存し，週明けに検査技師に染色を依頼する．

形質細胞が髄液中に認められるのは，骨髄腫，脳膿瘍，脳転移，無菌性髄膜炎（治癒後も含む），である（Bosch and Oehmichen, 1976；Glasser et al., 1977；Manconi et al., 1978；Sato et al., 1986）．

髄液中の好酸球は珍しく，寄生虫感染症を意味する可能性がある．また，他の可能性としては，真菌性髄膜炎（*Coccidioides immitis*），抗酸菌・梅毒トレポネーマ・リケッチアによる髄膜炎，リンパ腫などの悪性腫瘍，異物に対するアレルギー反応，好酸球増加症候群，などがある．また近年，神経サルコイドーシスでも認められるとの報告もあった（Scott, 1988）．

脂肪染色

髄液の脂肪染色は，脂肪塞栓を診断するのによい方法である（尿もまたよい方法であるが，痰の脂肪染色は偽陽性が多い）（Cross, 1965）．

髄液鼻漏の診断の際の，テステープを使ったグルコース検出の方法は，12章で述べた．

7）便を使った膵機能および小腸吸収不良の検査

検査方法

1. スライドガラスに極少量の便を塗る（例えば直腸診で得られた検体など）．
2. 1滴の氷酢酸を垂らす．
3. 脂肪染色をする〔Sudan Ⅲ 染色（筆者はこれを使用する），Sudan Ⅳ 染色や，スカーレッドレッド染色を使う〕．
4. 脂肪酸がよく溶けるように，カバーガラスを乗せ，火炎（または電子レンジ）で熱する．炎を使うのであれば，スライドをいぶさず煮沸させるか，染色過程で使用するアルコールを燃やすようにする．
5. スライドを約10分間冷やす．すると，どんな（染まらない）脂肪酸でも通常は細い針状の束に結晶化する（スライドを熱さなかった場合には，中性脂肪は Sudan Ⅲ 染色で丸い橙色の脂肪滴として認められる）．

判定方法

1. 脂肪酸結晶だけ認めるのであれば，下痢の原因は腸の吸収不良と考えられる．というのも，膵酵素は中性脂肪を消化して脂肪酸へと変換しているが，それが吸収されなかったということだからである．
2. 橙色の脂肪滴が多く認められる（乾燥状態で 12/HPF 以上）ならば，膵機能不全を表している（この時，腸内細菌は中性脂肪を脂肪酸にいくらか代謝し，脂肪酸が腸で吸収されずに便中に残っている可能性がある．しかし，基本的には橙色の脂肪滴が大半を占めることとなる）．

膵機能不全では，2点チェックするとよい．まず，膵機能不全ではリパーゼ分泌不全に加え，カルボキシペプチダーゼ分泌不全も同時に認める．その場合，食事中の肉線維（筋線維）を便中に認める可能性がある．

筋線維は十分に咀嚼しない患者の便でも認められる可能性があるが，これらの線維の端は丸く，これは膵カルボキシペプチダーゼが，咀嚼による不十分な浸漬を補修しようと試みているためである．これに対し，膵機能不全では線維は鋭く切断されており，これは咀嚼には問題なかったが，腸

管内で酵素による形態変化があまりないことを示唆している.

筋線維が骨格筋(非分岐型)だけならば,患者はよい肉を食べていたとわかる.しかし筋線維が分岐型(平滑筋とか心筋)ならば,患者が,例えばアンドゥイエット(臓物ソーセージ)以外の,ブタの腸,ソーセージ,サラミなどのような安い肉を食べていたとわかる.驚くことに,多くの人が,患者が入院前日にどんな肉を食べたかを当てることはできないと思っている.

膵機能不全でチェックするもう1つの点は,便中に微細な八面体のデンプンの結晶を認めることである(おそらくイワシの鱗のように見える).はっきりしない時は,1滴の Lugol 液かグラムヨード液を垂らすと,デンプンの結晶だけ,灰～黒色となる(Todd and Sanford, 1948).

▮ 偽陰性

この方法で異常を検出できない程度の微細な疾患を持つ患者もいるが,多くは特定の食品が症状を引き起こすと学校での経験で教えられ,しばしば無意識に,原因となる食材を避けた食事をするようになっている.

検査の対象となる成分を何も摂食しなければ,便中の異常があるかないかは判断できない.そのため,ハンバーガー(肉線維),フライ(デンプン),シェイク(中性脂肪)などのファーストフードをとってもらうよう指示しないといけない.

同様に,このスクリーニングテストは,注腸検査の前に行わなくてはならない.バリウムは,便を生理学的に変化させたりはしないが,便に混入したり,便を置換してしまうため,顕微鏡で観察した時に,何の変哲もないバリウム塩類の青白い部分を認めるようになってしまう.

また,別のタイプの偽陰性が,蛋白漏出性胃腸症で起こるが,この時,肉線維を含む食事をとっていても検査は完全に陰性となる.Ménétrier 病などのこれらの病気では,腸管からは蛋白質分子だけが喪失しており,顕微鏡的に観察することはできない.膵加水分解能や吸収能自体には問題はないが,吸収能を上回る液体の流出量のため,下痢が起こる.

▮ 偽陽性

坐薬,鉱油,食用サラダドレッシングの使用は,

含まれる中性脂肪のためすべて偽陽性となるかもしれない.

▮ アドバイス

いくらかの経験を積むまでは,便脂肪定量の結果との比較が必要かもしれない.便脂肪定量との相関関係は良好である(Drummey et al., 1961).あるいは,その検査を経験した者が近くにいれば学ぶことができたが,この技術の再発見を報告した研究がすでに古くて,そのような教育はめったに受けられない.

8) 腟分泌物

感染のための腟分泌物検査は,22章(表 22-1 参照)で述べる.

9) 心膜疾患における氷水検査

750 mL の氷水を摂取後,健常者と心疾患患者(心拡大に関係なく)は,どちらも3～5分でII,III,aVF の T 波減高,aVL,aVR,V1,V2 と V4 の T 波増高を示す.しかしこの寒冷刺激による T 波ベクトルの反応は,心嚢液貯留,心膜肥厚,炎症により心筋が絶縁状態となっていると,減弱したり消失したりする(Friedman and McClure, 1962).

4 診断的検査の今後

画像診断が著しい進歩をとげ,特定の状況下での高価な検査も行われるようになった 2017 年現在でも,筆者が 1970 年代に医学部にいた時と同様の基本的な生化学検査が行われている.臨床医は各々の検査結果を,それが Gauss 分布(正規分布)関数ではなく二峰性または三峰性であったとしても,基準値(± 2SD)と比較して,「正常」か「異常」か詳細に判断する.多くの検査結果のパターンに関する情報はないため,それを研究所または臨床医が不必要な検査をしたと訴えられ,犯罪として重い罰金や禁錮に罰せられないようにするために,多重波高分析器で得られる結果は,実際は公表されていない.たとえこの追加情報にかかる費用が実質的にゼロであるとしても,これは

コストを抑える処置であると言われ，そして結果は報告されずとも分析される．

ゲノムの配列を解析する能力は大きな躍進とうたわれており，本当に見事な業績である．しかしそれはまだ日常診療において実用的ではない．主に法医学領域や，遺伝子異常の早期発見，またはおそらく「デザイナーベビー」（親が望む性質を持つよう遺伝子操作された赤ん坊）を作る際に有用であるが，当然とても高額である．診断のために遺伝子学を使うことは，家の青写真を描き，その屋根の漏れ穴を見つけるようなものである．

1990年代のテクノロジーの波に乗って約10億ドル稼いだ財政専門家のAndy Kesslerは，モノクローナル抗体にコンピュータチップが埋め込まれているような高度なツールの可能性に関する本を書いた．彼は「ゴムハンマーで膝を叩く医師」が時代遅れとなる日を楽しみにしている（Kessler, 2006）．彼の関心はゲノムよりむしろプロテオームにあり，メタボロームに関心のある生化学者Arthur Robinsonと対照的である（Orient, 2007）．

1970年代から利用できたテクノロジーは，現在はもっと発達し，血液や尿などの体液や息から見つかる代謝の最終生産物を完全な分析を，質量分析法を用いて非常に安価にすることができる．高度なパターン分析には，現在罹患している疾患の状態だけでなく，新たな疾患の存在を診断できる可能性や，高い精度で個人の健康状態をフォローできる可能性がある．Robinsonは患者の家やショッピングセンターにあるようなレーザープリンターサイズの分析装置を思い描いている．そうすることによって非常に頻繁に尿解析を行うことができ，コンサルタントが世界中どこにいてもインターネットを通じて情報を送ることができ，結果として各々の患者への治療的介入がすぐにできるようになる（Robinson, 2007 and Robinson et al., 2017）．

筆者の考えでは，このような革新は医療の革命を可能にする．個別の患者中心の診断法は，患者を営業部や人事部の人事のように人口統計学に由来したプロトコールを使って治療する，最近の傾向に取って代わるだろう．医師は，患者回転率を上げたり，保険会社とのやりとりやコード化をしたり，要望への対応，文書の作成，あるいは門番などをするのではなく，むしろその伝統的な役割，すなわち，指導したり，助言したり，必要な手続きをすることに専念できるのではなかろうか．

おそらく，本書の読者は，その革命を達成するだろう．

文献

- Abernathy MR. Incidence of Döhle bodies in physiologic and pathologic conditions. *Lab Digest*. 1964;28:3-5.
- Abernathy MR. Döhle bodies associated with uncomplicated pregnancy. *Blood*. 1966;27:380-385.
- Angelis M, Yu M, Takanishi D, et al. Eosinophilia as a marker of adrenal insufficiency in the surgical intensive care unit. *J Am Coll Surg*. 1996;183:589-596.
- Auer J. Some hitherto undescribed structures found in large lymphocytes of an acute leukemia. *Am J Med Sci*. 1906;131:1002-1015.
- Aycock RD, Kass DA. Abnormal urine color. *South Med J*. 2012;105(1):43-47. Available at: http://www.medscape.com/viewarticle/756373_1. Accessed Apr 18, 2017.
- Bachman RW, Lucke BH. The differential blood count, the Arneth formula, and Döhle's inclusion bodies in pulmonary tuberculosis. *NY Med J*. 1918;107:492-495.
- Beard MEJ, Weintraub LW. Hypersegmented neutrophil granulocytes in iron deficiency anemia. *Br J Haematol*. 1969;16:161-163.
- Bosch I, Oehmichen M. Diagnostic significance of plasma cells in the cerebrospinal fluid, special reference to their demonstration in brain abscess. *Nervenarzt*. 1976;47:618-622.
- Braude AI, Berkowitz H. Detection of urinary catalase by disk flotation. *J Lab Clin Med*. 1961;57:490-494.
- Broder JN. The ferric chloride screening test. *Ann Emerg Med*. 1987;16:1188.
- Brooks GF, Fribble AH, Beaty HN. Early diagnosis of bacteremia by buffy coat examinations. *Arch Intern Med*. 1973;132:673-675.
- Bush FW, Bailey FR. The treatment of meningococcus infections with especial reference to the Waterhouse-Friderichsen [sic] syndrome. *Ann Intern Med*. 1944;20:619-631.
- Cassidei L, Deli' Atti A, Sciacovelli O. Improvement of the FeCl3 test for phenylpyruvic acid. *Clin Chim Acta*. 1978;90:121-127.
- Clarkson AR. Phenistix in screening. *Aust Fam Physician*. 1978;7:1324-1328.
- Clyne LP, White PF. Time dependency of lupuslike anticoagulants. *Arch Intern Med*. 1988;148:1060-1063.
- Cross HE. Examination of CSF in fat embolism. *Arch Intern Med*. 1965;115:470-474.
- Daland GA, Gottlieb L, Wallerstein RO, et al. Hematologic observations in bacterial endocarditis. *J Lab Clin Med*. 1956;48:827-845.
- Drummey GD, Benson JA, Jones CM. Microscopic examination of the stool for steatorrhea. *N Engl J Med*. 1961;204:85-87.
- Epstein RL. Constituents of sputum: A simple method. *Ann Intern Med*. 1972;77:259-265.
- Finlay HVL. Phenistix urine test strip and desferrioxamine. *Br Med J*. 1978;2:356.
- Freeman JA. The ultrastructure and genesis of Auer bodies.

Blood. 1960;15:449-465.

- Friedman B, McClure HH. A simple bloodless and painless presumptive test for pericardial fluid and thickening. *Am J Med Sci*. 1962;244:321-333.
- Frommeyer WB, Epstein RD. Hemorrhagic diseases. In: Ham TH, ed. *A Syllabus of Laboratory Examinations in Clinical Diagnosis*. Cambridge, MA:Harvard University Press; 1957.
- Gagnon M, Hunting WM, Esselen WB. New method for catalase determination. *Anal Chem*. 1959;31:144.
- Gatter RA. Use of the compensated polarizing microscope. *Clin Rheum Dis*. 1977;3:91-103. [This is the best single source on all facets of this subject.]
- Ghossein NA, Bosworth JL, Stacey P, et al. Radiation-related eosinophilia. *Radiology*. 1975;117:413-417.
- Glasser, L, Payne, C, Corrigan, JJ Jr. The in vivo development of plasma cells: A morphologic study of human cerebrospinal fluid. *Neurology*. 1977;27:448-459.
- Gove PB, ed. *Webster's Third New International Dictionary*. Springfield, MA:G & C Merriam; 1976.
- Granger J, Pole CK. The inclusion bodies in scarlet fever. *Br J Child Dis*. 1913;10:9-16.
- Greenberg MS. Earlobe histiocytosis as a clue to the diagnosis of subacute bacterial endocarditis. *Ann Intern Med*. 1964;61: 124-127.
- Ham TH, Shwachman H, Hills AG. Proteins of plasma and serum—Sedimentation rate of red cells. In: Ham TH, ed. *A Syllabus of Laboratory Examinations in Clinical Diagnosis*. Cambridge, MA: Harvard University Press; 1957.
- Hill RW, Bayrd ED. Phagocytic reticuloendothelial cells in subacute bacterial endocarditis with negative cultures. *Ann Intern Med*. 1960;52:310-319.
- Hoefs JC, Runyon BA. Spontaneous bacterial peritonitis. *Dis Mon*. 1985;31:1-48.
- Humphrey AA. Use of the buffy layer in the rapid diagnosis of septicemia. *Am J Clin Pathol*. 1944;14:358-362.
- Hynes M, Whitby EH. Correction of the sedimentation rate for anemia. *Lancet*. 1938;2:249-251.
- Jain NC, Cox C, Bennett JM. Auer rods in the acute myeloid leukemias frequency and methods of demonstration. *Hematol Oncol*. 1987;5:197-202.
- James GP, DJang MH, Hamilton HH. False-negative results for urinary phenothiazines and imipramine in Forrest's qualitative assays. *Clin Chem*. 1980;26:345-347.
- Juneja HS, Rajaraman S, Alperin JB, et al. Auer rod-like inclusions in prolymphocytic leukemia. *Acta Haematol*. 1987; 77:115-119.
- Kessler A. The End of Medicine: How Silicon Valley and Naked Mice Will Reboot Your Doctor. New York: Collins; 2006.
- Kirkpatrick WG, Sirmon MD. Pseudocrystalluria and pseudolipiduria. *Am J Med*. 1989;87:242.
- Kirschbaum BB. Evaluation of a colorimetric reagent strip assay for urine specific gravity. *Am J Clin Pathol*. 1983;79:722-725.
- Kjeldsberg CR, Hershgold EJ. Spurious thrombocytopenia. *JAMA*. 1974;27:628-630.
- Kolmer JA. *Clinical Diagnosis by Laboratory Examinations*. 1st Ed. Revised. New York: Appleton-Century; 1944.
- Kurohara SS, Hempelmann LH, Englander CLS, et al. Eosinophilia after exposure to ionizing radiation. *Radiat Res*. 1964;

23:357-368.

- Lamon J, With TK, Redeker AG. The Hoesch test: Bedside screening for urinary porphobilinogen in patients with suspected porphyria. *Clin Chem*. 1974;20:1438-1440.
- Laurell C-B, Waldenstrom J. Sera with exceptional appearance and the euglobulin reaction as screen test. *Acta Med Scand [Suppl]*. 1961;367:97-100.
- Leavell BS, Twomey J. Possible leukemoid reaction in disseminated tuberculosis:Report of a case with Auer rods. *Trans Am Clin Climatol Assoc*. 1964;75:166-174.
- Lee RI, White PD. A clinical study of the coagulation time of the blood. *Am J Med Sci*. 1913;165:495-503.
- Light RW, Erozan YS, Ball WC Jr. Cells in pleural fluid: Their value in differential diagnosis. *Arch Intern Med*. 1973;132: 854-860.
- Mahood WH, Killough JH. Acute intermittent porphyria: A clinical and laboratory study of a large family. *Ann Intern Med*. 1966;64:259-267.
- Manconi PE, Marrosu MG, Spissu A, et al. Plasma cell reaction in cerebrospinal fluid: An additional case report. *Neurology*. 1978;28:856-857.
- McLean S, Caffey J. Endemic purpuric meningococcus bacteremia in early life. *Am J Dis Child*. 1931;42:1053-1074.
- Medical Research Council Steering Committee for the MRC/DHSS Phenylketonuria Register. Routine neonatal screening for phenylketonuria in the United Kingdom 1964-1978. *Br Med J*. 1981;282:1680-1684.
- Miller A, Green G, Robinson D. Simple rule for calculating normal erythrocyte sedimentation rate. *Br Med J*. 1983;286: 266.
- Mitoxantrone. *Med Lett Drugs Ther*. 1988;30:67-68.
- Nolan CR, Anger MS, Kelleher SP. Eosinophiluria: A new method of detection and definition of the clinical spectrum. *N Engl J Med*. 1986;315:1516-1519.
- Orient JM. Health information technology: The end of medicine as we know it? *J Am Physician Surg*. 2007;12:22-24.
- Peterson LC, Rao KV, Crosson JT, et al. Fechtner syndrome—A variant of Alport's syndrome with leukocyte inclusions and acanthocytosis. *Blood*. 1985;65:397-406.
- Pierach CA, Cardinal R, Bossenmaier I, et al. Comparison of the Hoesch and the Watson-Schwartz tests for urinary porphobilinogen. *Clin Chem*. 1977;23:1666-1668.
- Powers DL, Mandell GL. Intraleukocytic bacteria in endocarditis patients. *JAMA*. 1974;227:312-313.
- Pruzanski W, Watt JG. Serum viscosity and hyperviscosity syndrome in IgG multiple myeloma. *Ann Intern Med*. 1972; 77:553-560.
- Rappaport ES, Helbert B, Beissner RS, et al. Automated hematology: Where we stand. *South Med J*. 1988;81:365-370.
- Raymond JR, Yarger WE. Abnormal urine color: Differential diagnosis. *South Med J*. 1988;81:837-841.
- Robinson AB. Revolutionizing 21st century medicine with consumer-based diagnostics and the Internet. *J Am Physician Surg*. 2007;12:14-21.
- Robinson N. Robinson M, Robinson A. Metabolic Profiling with Magnetic Resonance Mass Spectrometry and a Human Urine Bank: Profiles for Aging, Sex, Heart Disease, Breast Cancer and Prostate Cancer. *J Am Phys Surg*. 2017;22:75-84. Available at: http://www.jpands.org/vol22no3/robinson. pdf.

Accessed Oct 18, 2017.

- Sapira JD, Shapiro AP. Beta-glucuronidase excretion in hypertensive patients. *Am J Med Sci.* 1967;253:174-179.
- Sapira JD, Somani S, Shapiro AP, et al. Some observations concerning mammalian indoxyl metabolism and its relationship to the formation of urinary indigo pigments. *Metabolism.* 1971;20:474-486.
- Sato Y, Mizoguchi K, Ohta Y. Abnormal cerebrospinal fluid plasma cells in a case of myeloma. *No To Shinkei.* 1986;38: 399-403.
- Schumacher PR, Smolyo AP, Tse RL, et al. Arthritis associated with apatite crystals. *Ann Intern Med.* 1977;87:411-416.
- Scott TF. A new cause of cerebrospinal fluid eosinophilia: Neurosarcoidosis. *Am J Med.* 1988;84:973-974.
- Sia RHP. A simple method for estimating qualitative differences in the globulin precipitation test in kala-azar. *China Med J.* 1924;38:34-43.
- Siddiqui J, Freeburger R, Freeman RM. Folic acid, hypersegmented polymorphonuclear leukocytes and the uremic syndrome. *Am J Clin Nutr.* 1970;23:11-16.
- Smith H. The prevalence and diagnostic significance of "histiocytes" and phagocytic mononuclear cells in peripheral blood films. *Med J Aust.* 1964;2:205-210.
- Smith H. Leucocytes containing bacteria in plain blood films from patients with septicemia. *Australas Ann Med.* 1966;15: 210-221.
- Smithline N, Gardner KD Jr. Gaps—Anionic and osmolal. *JAMA.* 1976;236:1594-1597.
- Snapper I, Kahn AI. *Bedside Medicine.* 2nd Ed. New York:

Grune & Stratton;1967.

- Stanton PE Jr, Evans JR, Lefemine AA, et al. White clot syndrome. *South Med J.* 1988;81:616-620.
- Terlinsky AS, Grochowski J, Geoly KL, et al. Identification of atypical calcium oxalate crystalluria following ethylene glycol ingestion. *Am J Clin Pathol.* 1981;76:223-226.
- Thomas HM. Meningococcic meningitis and septicemia. *JAMA.* 1943;123:265-272.
- Todd JC, Sanford AH. *Clinical Diagnosis by Laboratory Methods.* 11th Ed. Philadelphia, PA: W. B. Saunders; 1948.
- Toomey JA, Gammel JA. Scarlet fever: V. Amato bodies in scarlet fever. *Am J Dis Child.* 1927;34:841-844.
- Townsend JD. An evaluation of a recent modification of the Watson-Schwartz test for porphobilinogen. *Ann Intern Med.* 1964;60:306-307.
- Van Nuys F. An extraordinary blood: The presence of a typical phagocytic cells. *Boston Med Surg J.* 1907;156:390.
- Waldron JM, Duncan GG. Variability of the rate of coagulation of whole blood. *Am J Med.* 1954;17:365-373.
- Weiler PF, Klion AD. Approach to the patient with unexplained eosinophilia. In: Mahoney DH Jr, Bochner BS, eds. *UptoDate.* Jun 30, 2015.
- Wintrobe MM. Sedimentation rate vs. hematocrit. *Lancet.* 1938;4:30.
- Wintrobe MM. *Clinical Hematology.* 6th Ed. Philadelphia, PA: Lea & Febiger; 1967.
- Yamaguchi Y, Hayashi C. Simple determination of high urinary excretion of 5-hydroxyindole-3-acetic acid with ferric chloride. *Clin Chem.* 1978;24:149-150.

第29章 文献

　時間をセーブするという実際的な理由で，ある事項について古典をひも解く．たくさんの観察，方法，そしてテクニックの集まりを手に入れる．それらは後の経験により確定されたものである．このような「おふる」を手に入れれば，自分でもう1回やり直す必要はない．もしかしたら，あちこちをもっと改善することは可能かもしれない．それもよいだろう．しかし，もしある事項について古典をひも解かねば，誰かが（はるか昔の中世に）やったことに自分が無駄に取り組んでいたことを後に知るだろう．

　……数年前，ちょうど私がエムスにいた時，膿性疾患にエムスの塩が少し効くことをそこの研究者が明らかにした．でもそんなことは何百年も前からわかっていたのだ．17世紀の泉に関する報告に言及されていたのである．そのことは忘れられ，つい先日見つけられたのだ．

アルバート・ジェイ・ノック[訳注1]『パンタグリュエル主義』（Johns Hopkins大学医学部でのスピーチより）．1932年10月28日．パンタグリュエル[訳注2]出版400年記念において．

訳注1）Albert Jay Nock（1870〜1945年），米国の自由主義者，教育理論家，社会批評家．

訳注2）パンタグリュエルはルネサンス期の作家Rabelaisの代表作『ガルガンチュアとパンタグリュエル物語』の登場人物．

　M. Laënnecの業績はとてもプラクティカルな1冊の書物にまとめられているが，実用にはちと長すぎるのが欠点かもしれない．

L. Rouzetによる書評．1820年1月．Thorax 1981：31：487-492にて引用．

　本書のあちこちに以下の教科書が引用されている．読者自らが，記されていない行間，削除したこと，そして時の経過のもたらす影響を理解している限り，これらをすすめるのもよいだろう．Sapira医師のコメントがカギ括弧の中にある．その後，最新版についての情報があることもある．古い書物を残している図書館にアクセスできる幸運な学生は，ここに挙げられている版のほうが教育的だと気づくかもしれない．

- Adams FD. Physical Diagnosis. 14th Ed. Baltimore, MD：Williams & Wilkins；1958, 増刷1961, 962頁.

「後述するCabotによってももともと書かれたテキストの最新版であったが，1974年にBurnsideによって復刻版が出た．Cabotの現代版は25年前

に比べるとはるかに読み終えるのが早いだろう．なにしろ1958年の版では926頁もあったのに最新版はたったの223頁なのだから．頁数の変遷から米国の医学教育が，身体診察に関して言うならば地に堕ちてしまったことがわかるのである」

- Alexander I. The neurologic examination. Pullen's Medical Diagnosis, 最新版 1950.

「本書を見つけるのは容易ではない．本書の図のいくつかはここからいただいた」

- "Bailey," Clain A, ed. Hamilton Bailey's Demonstrations of Physical Signs in Clinical Surgery. 15th Ed. Baltimore, MD：Williams & Wilkins；1973, 572頁.

「著者よりも長生きする傑作の1例である．現在はClainが監修者だが，いまだに"Bailey"と呼ばれている．本書はベンチマークとなるべき書物で，図のクオリティ，改訂版の数，売上においてもそうである．本書は真の名句集である．系統だったアプローチで教えてくれるわけではないし，診察に用いる道具の写真には聴診器すらない（第16版では聴診器について言及はあるが）．眼底鏡は言うに及ばずだ」

　現在は，John S.P. Lumleyにより第18版（1997）が監修されており，「写真によるアトラス」だと称されている．第19版はJohn S.P.Lumley, Anil K. D'Cruz, Jamil H.Hoballahと Carol E.H. Scott-Connorが編集し，2016年に出版された．

- Baker AB, Joynt RJ. Clinical Neurology. revised Ed. New York：Harper & Row；1986.

「"Baker"は今もって明快にて信頼にたる神経疾患の解説をしている」

- Bauer J. Differential Diagnosis of Internal Diseases. New York：Grune & Stratton；1967.

「1人が広範な内容を十分に書くには『知識量が多すぎる』という考えに単著者が反駁している好例の1つ」

- Cabot RC. Physical Diagnosis. 11th Ed. Baltimore, MD：William Wood and Company；1934, 540頁.

「本書の第1版は1900年に出版された．Cabot自らが書いた最後の版は第11版である．私は本

書を1980年代にいたるまで使っていたが，本から脚が生えて私のオフィスから消えてなくなってしまった．1938年，Cabot は F.D. Adams というパートナーを得て，彼自身が第13版を書いた（上記参照）．Cabot はハーバード大学の医学生であった．法学部の学生がルームメイトだった．彼は模擬裁判の準備をしていた．Cabot は模擬裁判を医学の領域に取り込み，CPC（Clinicopathological Conference, 臨床病理カンファレンス）を生み出したのである．これは史上最強の教育ツールの1つであるが，ナルシズムへの反発と参加者への知性の要求度が高いために今や CPC は斜陽である」

- Cassell EJ. Talking with Patients：Volume 2, Clinical Technique. Cambridge, MA：MIT Press；1985.

「『大事なテクニック（病歴聴取）が教えられた時代であってもほとんどの教員は学生が全部の病歴をとるところを聴いていない．悲しむべきことだ．教育においてこのような抜け落ちがある理由はもちろん，時間がかかりすぎるということだ．外科研修医が時間がかかりすぎるという理由で，ずっとスーパーバイズされないなんて言う外科医を想像できるかい？』 本書を代表する文章である」

この版はまだ売られている．

- "Cope," Silen W, ed. Cope's Early Diagnosis of the Acute Abdomen. 15th Ed. New York：Oxford University Press；1979, 280頁.

「第1版は Sir Zachary Cope により1921年に世に出た．"Bailey"のように，喜ばしいことに本書も著者よりも長生きで，Cope 医師は1974年に他界し，彼の死後米国人の外科医，William Silen により改訂されている．いまだに"Cope"と呼ばれている．米国の医学生が本書を用いるよう強制されていれば，医師の行動に変容を起こし，不要な術前検査が毎年減るために何百万ドルというお金が節約されるであろう．医学書を読める者には『古典』と称される．そこで私は道化による古典の定義を思い出す．誰もが読むべきなのだが，誰も読まないものであると」

本書は現在第22版が出ている（New York：Oxford University Press：2010）．まだまだ活用されている[訳注3]．本書でしばしば引用しているが，筆者は本書を「必読」と思う．

訳注3）2010年に第22版が出た．まだまだまだまだ活用されている．

- DeGowin EL. Bedside Diagnostic Examination. New York：Macmillan；1965, 687頁.

「DeGowin は Adams のスピリチュアルな後継者であるが，私が大いなる失望を持って評価している米国の医学教育改革（1968）のほんの数年前に現れた不幸な人である．教育の時代のあおりを受けて，"DeGowin"はその価値に値するだけの売上を得ていない．1990年の版は Richard DeGowin によるもので，少し異なるフォーマットになっている．彼の父，Elmer は逝去された．DeGowin はもう20年も身体診察診断教科書のベンチマークであった」

今は第10版が出ている（McGraw-Hill Education；2014, ペーパーバックのみ）．Richard LeBlond, Donald Brown, Manish Suneja と Joseph S.Szot. 完全なる改訂版である．

- DeJong RN. The Neurologic Examination. 4th Ed. New York：Harper & Row；1979.

「800頁にも満たないが明快なテキストで，ここに知るべきすべてがある」

第5版（1992）は A. F. Haerer によって改訂された．DeJong の弟子なのである．第6版は William W. Campbell（Lippincott Williams & Wilkins；2005, 641）により「かなり」改訂されている．第7版は2012年に出版された．

- Dorland's Illustrated Medical Dictionary. 23rd Ed. Philadelphia, PA：W.B. Saunders；1957.

- Dyck PJ, Thomas PK, Lambert EH, et al. Peripheral Neuropathy. 2nd Ed. Philadelphia, PA：W.B. Saunders；1984.

「末梢性ニューロパチーに関するバイブルである．2,323頁あり，2巻に分かれている」

- Forgacs P. The functional basis of pulmonary sounds. Chest. 1978；73：399-405頁.

「Forgacs は彼自身によるクラシックな研究を引用している」

- "French's," Hart FD, ed. French's Index of Differential Diagnosis. 12th ed. Bristol：John Wright and Sons；1985, 1,032, French's Index of Differential Diagnosis. 13th Ed. Arnold Publishers；1996, 812頁.

「『French の』と親しみを込めて呼ばれる本書であるが，よくある所見や症状の診断可能性を記したほぼ完璧なリストである．第1版は1912年に出版されたが，今も出版されているところをみ

ると，医学はプロトコルにまで還元できると称するバカどもに対する反駁として役に立っているのだろう」

第14版（Hodder Arnold；2005, 864）は Mark Kinirons と Harold Ellis による監修で，16版（2016）同様，今や French の鑑別診断 A-Z[訳注4]と呼ばれている．

訳注4）A-Z は「これを読めば全部わかるよ」的な本によく付けられるタイトルだ．

- Friedberg CK. Disease of the Heart. 2nd Ed. Philadelphia, PA：W.B. Saunders；1956, 1,161頁．

「何年経っても本書は臨床心臓学においては最良の書で，著者がたくさんいる教科書よりはずっとましである．後者はずっと出ているものの，発見的価値に乏しいのである」

- Hillman RS, Goodell BW, Grundy SM, et al. Clinical Skills：Interviewing, History Taking, and Physical Diagnosis. New York：McGraw-Hill；1981, 399頁．

「本書はところどころでは病歴聴取と身体診察に力を置いているが，ちょっと書き方は傲慢である」

- Judge RD, Zuidema GD, eds. Physical Diagnosis：A Physiologic Approach to the Clinical Examination. 2nd Ed. Boston, MA：Little, Brown；1963, 495頁．

「最近の版では Faith Fitzgerald 医師が参加しており，ずっとよくなった」

どうも絶版になったようだ．

- Leopold SS. The Principles and Methods of Physical Diagnosis. Philadelphia, PA：W.B. Saunders；1952, 430頁．

「Norris と Landis（下記参照）が大著でない本書に大いに貢献している」

- "Major," Delp MH, Manning RT, eds. Major's Physical Diagnosis. Philadelphia, PA：W.B. Saunders；1975, 759頁．

「Major の名前が入っているものは何だってよく書けている．本書の人気が落ちてきたのは，監修者が新しくなったというよりは読者が変化したせいだろう」

どうも絶版になったようだが，古い版は入手可能である．

- Morgan WL Jr, Engel GL. The Clinical Approach to the Patient. Philadelphia, PA：W.B. Saunders；1969.

「本書は診察診断の本としてたくさんの記述はないし，この本はそもそもそういう本を目指してもいないが，若い医師に必要な臨床とコミュニケーションのスキルの解説と強調において，本書に並ぶものはない」

- Norris G, Landis HRM. Diseases of the Chest. 6th Ed. Philadelphia, PA：W.B. Saunders；1938, 1,019頁．

「本書は実際には肺と心臓に限定した診察診断の本である．著者らは1,000以上の文献を引用し，よく書けており，よくまとまっている．2つの臓器について身体診察について実践的な記述をしている．その記載は当時としてはとても科学的で，現在の診察診断の教科書と比べると，むしろもっと学術的とすらいえる．本書が出版されたのは心音図発明の前であり，本書に記された心音図は著者自身が聴いて教えたものなのである」

- Perloff JK. Physical Examination of the Heart and Circulation. Philadelphia, PA：W.B. Saunders；1982, 278頁．

「本書は本当によくできている．医学書を書く者は本書に嫉妬するであろう．本書の強みは他者が書いたことを単に繰り返すのではなく，本書に書かれていることを実際著者はやってみていることであろう．さらに，著者には身体診察の衒学の馬鹿げたところと効果的，かつ優雅に付き合うだけの卓見を持っており，それを端的に描写する筆力を持っていた．他者の研究についての引用も素晴らしいが，退屈になるほど多すぎもしない」

- Pinel P. The Clinical Training of Doctors：An Essay of 1793, edited and translated with an introductory essay by DB Weiner, Baltimore, MD：Johns Hopkins University Press；1980, 102頁．

「1793年のエッセイは何十年も失われたままだった．歴史的なアクシデントが続発したせいである．現代に通じるところ，大したものである．本書の Pinel は Bichetre 避難所で患者の鎖を解いたと間違って記載された Pinel と同じ Pinel である」

- Prior JA, Silberstein JS. Physical Diagnosis. St. Louis, MO：CV Mosby；1959, 388頁．

「眼底鏡に関する Havener の章のおかげで最

近，本書はずっとよくなった」

- Roberts HJ. Difficult Diagnosis：A Guide to the Interpretation of Obscure Illness. Philadelphia, PA：W.B. Saunders；1958, 913 頁.

「単著者による力作であるが，私の世代の医学生が優れた思考能力を持っていたという証左である．著者は第 2 版を出すことはついになかった．同じ名前の多著者による教科書はあまり有用ではないが，次のことを教えてくれる．かつて 1 人の人間がマスターするのに『多すぎる知識』というのはなかったのだが，現在はあまりに多くの『エキスパート』がいて，医学領域の研究がむちゃくちゃに広くなるのを許していると」

- Sapira JD, Cherubin CE. Drug Abuse. New York：American Elsevier；1975.

「薬物乱用者の疾患についての有用なガイド」

- Snapper I, Kahn AI. Bedside Medicine. 2nd Ed. New York：Grune & Stratton；1967.

「"Snapper" と呼ばれる本書は，第 1 版が有名な彼による単著であったからそう呼ばれるのである．Kahn は第 2 版が出た時の物静かな若い著者として認識された．本書は臨床の探偵仕事を記す傑作である．疾患の自然歴，患者の病歴，診察所見に重きを置きつつ疾患概念を用いている」

- Stern TN. Clinical Examination. Chicago, IL：Year book Medical Publishers；1964.

「National Board of Medical Examiners と American Board of Internal Medicine の両者の証書を持っている者も今日では多いだろう．彼らは診察スキルの外部評価を受けていない．本書のような単著者による面白い本は昔はたくさんあったものだが，なくなってしまった．読みたい人がほとんどいないからである．私が学生の時の教授が言ったのは本当だった．彼らは疾患が患者に代わって大学医学の焦点になると予測したのである．Altschule MD の Essay on the Rise and Decline of Bedside Medicine. Philadelphia, PA：Lea & Febiger for Totts Gap Medical Research Laboratories, Inc.；1989 も参照のこと」

- Stevenson I. The Diagnostic Interview. 2nd

Ed. New York：Harper & Row；1971, 273 頁.

「1 冊本で，質問や病歴聴取の仕方について効果的に教えている．『ヘルスケア・プロバイダー』ではなく，医師になりたい人向け」

- Wiener SL, Nathanson M.

「1976〜1977 年にかけての冬から春の Medical Times に載った多くの論文をここでは指している．病歴聴取と身体診察におけるよく見られるエラーを完全に記録したものである．JAMA にこのとても短いバージョンが載ったが，私の知る限り，完全版はついに出版されなかった」

- Wood P. Disease of the Heart and Circulation. 2nd Ed. Philadelphia, PA：JB Lippincott；1956, or 3rd Ed, 1968, 1,161 頁.

「第 3 版は彼の元学生や同僚の魂がこもった結晶として出版された．ただ，第 2 版は Wood だけによって書かれた」

さあ，読者の皆様．お別れの時が参りました．われわれの旅は辛いもので，困難もつきまといましたが，ついに終わりました．私にとってあなたは愛らしい相棒でしたし，離脱した，いや，まだ離脱していない兄弟の魂でした．あなたにとっては私はただの声に過ぎませんでしたが，われわれの関係は神聖なものといってよかったでしょう．疑いもなく！神聖なものはよく空虚な言葉になるのですが，人の声は人と話をします．あなたにも生きる泉があり，そこからすべての神聖なものが飛び出してくるのです．人はその性格上，「肉体化された言葉」であると定義されましょう．私が間違ってしゃべれば病がそこにあり，真実に聞くものはあなたのものなのです．さようなら．

トーマス・カーライル[訳注5]，『フランス革命』，結語

訳注 5）Thomas Carlyle（1795〜1881 年），英国の歴史家．評論家．

おやすみ，ジェントルメン．ありがとう，そして私の欠点についてはあまり考えなさんな．あなた自身で考える習慣がまだないのだから．

フランソワ・ラブレー[訳注6]，パンタグリュエルに関する最初の本

訳注 6）François Rabelais（1483？〜1553 年），フランスの人文主義者，作家，医師．

索引

953

配列は五十音順とした.

和文

あ

アーガイル・ロバートソン瞳孔　299, 782
アーチ足　759
アーチファクトに関する名句集　173
アーネスト・ヘミングウェイ(1899～1961年)　156
アービット聴覚検査　791
あいまいな患者，医療面接　61
アインシュタイン徴候　577
アウエル小体　929
アウエンブルッガー徴候　550, 620
青い爪半月　231
赤い眼　288
アカデミック医学(Academic medicine)，本書の定義　10
空箱試験，薬物中毒の患者　39
アキレス腱断裂　724
アキレス腱反射　836
アクエンアテン(紀元前1362？～同1333年？)　722
悪性黒色腫　209
アクロコルドン　214
アジソン病　353, 414
足の毛，毛の身体診察　225
亜硝酸アミル，心雑音　520
アステリキシス　804
アセトン臭　391
圧覚の閾値　846
圧痕回復時間　716
　── の診察方法　712
圧受容体不全，高血圧性クリーゼに至る　568
圧痛
　──，側脛骨粗面の　755
　──，リンパ節　243
圧痛点　740
アディー瞳孔　299
アテトーゼ　810
アテローム性動脈硬化　318
アドヒアランス，患者の服薬　74
アバディー徴候　851
アヒルの口　666
アフタ性潰瘍　387
アフタ性口内炎　380, 387
アブミ骨筋の麻痺　789
アマルガム，歯の　381
アムブラス症候群　225

アメリカトリパノソーマ病　275
アメンホテプ4世(紀元前1362？～同1333年？)　722
アルコール
　──，筋障害　721
　──，呼気の　392
アルコール依存症　885
　── による耳下腺異常　407
　── のスクリーニング　63
アルバート・ジェイ・ノック(1870～1945年)　948
アルブミン濃度と圧痕回復時間　713
アレルギー，システムレビュー　128
アレンテスト　572
アン女王の眉毛　225
アンドレア・デル・カスターニョ作『聖セバスチャン』　149
アンドレア・デル・サルト作『Arrival of the Magi』　258
アンドロゲン(男性ホルモン)　411
鞍鼻　368
アンミアヌス・マルケリヌス　600
アンモニア臭　392

い

イートン-ランバート症候群　838
言うことを聞かない患者，医療面接　74
医学専門用語，医療面接　43
胃管挿入後の聴診　632
医師-患者関係の境界線　35
医師(内科医)(Physician)，本書の定義　12
医師が話す時間の割合，医療面接　46
意識　865
意識消失の原因　866
萎縮性外陰炎　672
異常運動，身体所見，記録　130
異常感覚性大腿痛　766
異常眼球運動　813
異常月経，病歴聴取　103
異常子宮出血，病歴聴取　103
異常姿勢　811
異常な奇脈の原因　172
異常な脈波　606
異常歩行の誘発　808
移植片対宿主病　222
異所性ACTH症候群　195
異所性甲状腺　398
異所性妊娠　625, 684
異所性妊娠破裂　622

異所性脈　177
異性愛者，医療面接　68
痛み
　──，病歴聴取　98
　── の分布図　731
　── を訴える患者，全身状態　153
位置覚　845
一時中断，医療面接　46
一番気にかかること，医療面接　43
一過性全健忘　860
一過性脳虚血発作　856
一過性の動脈閉塞，心雑音　521
逸脱症クリック　516
移動する痛み，病歴聴取　98
移動性舌炎　379
易疲労　882
違法活動に関わっている患者，医療面接　65
違法薬物，病歴聴取　115
意味を含んだ沈黙，医療面接　47
医療記録　131
医療保険の相互運用性と責任に関する法律　124
医療面接　35
　── か職業尋問か　42
　── の過程　37
　── の原則　35
　── の締めくくりの質問　49
　── の進め方　39
　── のスタイル　36
　── の練習方法　48
　── を始める前に　38
色
　──，毛　227
　──，症状の次元　90
　──，皮膚　195
陰茎，身体診察　650
陰茎形成性硬化症　653
陰茎動脈　578
咽喉，身体所見，記録　129
咽後膿瘍　389
インスリン抵抗性，スキンタグ　215
陰性尤度比　18
インターセックス　667
咽頭
　──，システムレビュー　128
　──，身体診察　388, 389
陰囊
　──，身体診察　655
　── の壊疽　656
陰囊腫脹時の光線透過性　657

インポテンツ 654
——, 血管性 578
陰毛, 女性器 668

う

ウィーン式鼻鏡 368
ウィッカム線条 388
ウィトゲンシュタイン(1889～1951
　年) 83, 903
ウィリアム・シェイクスピア(1564～
　1616 年) 174, 184
ウィリアム・ハーベー(1578～1657 年)
　557, 594
ウィリアムソン法 638
ウィルソン病 287
ウィルヒョーの3徴 610
ウートホフ症状 863
ウェーバー試験 359
ウェルニック脳症 281
ウェルニッケ野 800
迂遠 799
ウェンケバッハ型, 2度房室ブロック
　177
ウォーカー–マードック手首徴候 708
ウォーターハンマー脈 558
——, 大動脈閉鎖不全症 525
右室挙上 488
右室タップ 488
右室肥大 486
右心濁音界 493
うつ感情 882
うっ血性網膜症 337
うっ滞性皮膚炎 614
馬の首 153
運動
　——, 全身状態 151
　—— のホムンクルス 848
運動関連振戦 809
運動系, 身体所見, 記録 130
運動検査 823
運動失行 802
運動障害 808
　——, 薬剤誘発性 814
運動神経, 第Ⅴ脳神経 784
運動性失語 799
運動誘発性の虚血 578

え

栄養歴, 病歴聴取 116
エウスタキオ管障害の診察 358
エーラス–ダンロス症候群 745, 759
腋窩
　——, 毛の身体診察 225
　—— の汗の消失 386
腋窩動脈 571
腋窩リンパ節 244

エキスパートの考え方, 臨床推論
　921
エコーと心機能 547
壊死性口内炎(ノーマ) 388
壊疽, 指の 707
壊疽性膿皮症 220
エディンガー–ウェストファル核 870
エナメル質形成不全症 383
エビデンス(Evidence), 本書の定義
　11
エブスタイン徴候 543
エプリー法 822
エワルト徴候 443, 543
塩化第二鉄反応 937
遠近両用レンズ 302
円形脱毛症 226
嚥下困難 389
　——, 奇形性 571
　——, 病歴聴取 95
嚥下痛 389
遠心路遮断症候群 859
延髄症候群 858
鉛線 383
猿線 704
エンヌベール徴候 823

お

オイレンブルク症候群 722
横隔膜下膿瘍 446
横隔膜挙上, 麻痺による 478
横隔膜の打診 445
桜実紅斑 336
黄色腫 215, 711
黄色爪症候群 233
凹足 759
黄疸, 強膜の 282
黄疸症例 639
嘔吐
　——, 病歴聴取 99
　—— を伴う痛み, 病歴聴取 98
横白帯, 爪 230
黄斑 336
黄斑変性症 336
往復雑音 514
横紋筋融解 721
オオカミ様皮疹 259
大きさ, リンパ節 243
オーストハウス尿症 393
オートグノーシス, 医療面接 49
悪寒, 病歴聴取 93
オクスナー組み手徴候 763
オスラー結節 706
オッカムの剃刀 777
オッペンハイム検査 839
オトガイ下リンパ節 246
オピオイド依存, 医療面接 64

親指反射 832
オリバー–カルダレリ徴候 404
オリバー症候群 404
オルガン・リサイタル 71
音圧 365
音叉 4, 843
音色, 心雑音 512
温度覚 851
温度刺激検査 820
温熱性紅斑 199

か

ガートナー手技 598
ガードナー症候群 330
カールネット法 626
外陰ジストロフィー 672
外陰部
　——, 女性器 668
　—— の上皮内がん 672
　—— の進行がん 673
外陰部疼痛症候群 673
ガイウス・プリニウス・セクンドゥス
　(22 ? ～79 年) 397
外観, 毛 227
外眼運動 278
外眼筋
　——, 脳神経系 775
　—— による眼球運動 778
外寄生虫, 皮膚 224
外頸静脈 594
壊血病 224
　——, 現代の 202
　——, 出血斑 202
　——, 網膜出血 335
開口障害, 破傷風 827
介護者によるネグレクト 154
カイザー–フライシャー輪 287
開散斜視 280
外耳下垂 353
外耳道 355
外耳の奇形 350
外斜視 280
外傷患者
　—— における呼吸音 449
　—— における注意点, 腹痛 625
外傷性動脈瘤 577
外傷性脳損傷 875
　——, 病歴聴取 110
回診で使える裏技 50
外性器, 女性器 667
回旋筋腱板の裂傷 745
回旋性眼振 819
疥癬トンネル 224
咳嗽, Rales 456
外側脊髄視床路 851
外直筋麻痺, 右の 779

回転性めまい 363, 793
　―― の注意点 823
回内筋反射 833
回内落下，疲労の徴候 824
外反変形，膝 754
外皮，身体所見，記録 129
開放型質問，医療面接 40
開放創 220
解剖列車（anatomy trains） 730
潰瘍
　――，陰茎 650
　――，皮膚 220
潰瘍性咽頭病変 389
解離性血腫 574
解離性動脈瘤 574
火焔状出血，眼 333
顔
　――，毛の身体診察 224
　―― の表情，医療面接 48
科学（Science），本書の定義 13
下顎眼瞼連合運動反射 276
化学性振戦 809
科学的理論（Scientific theory），本書
　の定義 13
下顎反射 831
踵膝脛試験 816
鏡試験 270
牙関緊急，破傷風 827
嗅ぎタバコ 388
かぎ爪 767
「かぎ爪」手 762
角化血管腫，Fordyce の 655
角化症 213
角化性丘疹 205
顎下腺，身体診察 406
顎下リンパ節 246
核間性眼筋麻痺，両側の 777
確証バイアス 909
覚醒昏睡 869
拡張期血圧の決定 163
拡張期雑音 510
　―― への影響，亜硝酸アミル 520
拡張後期ペースメーカー音 517
拡張早期 517
拡張早期音のタイミングの取り方
　　　　　　　　　　　　　　　　517
拡張早期開放音 517
拡張早期クリック 517
拡張早期心膜ノック音 517
確認バイアス 909
楽譜
　――，Mobitz Ⅰ型のⅠ音 499
　――，不整脈のリズム 176
　――，ベートーベン交響曲第 9 番第 4
　　楽章『歓喜の歌』 359

角膜 285
　―― の混濁 306, 307
角膜下顎反射 786
角膜後面沈着物 306
角膜実質炎 285, 306
角膜反射 785
　――，脳死 870
角膜反射試験 280
下向性眼振 281
過去の診断の使用 107
下肢
　――，血圧の測定場所 167
　――，身体診察 709
　―― の深部静脈血栓症 610
　―― の振り子様動揺検査 824
下肢静脈瘤 613
下肢伸展挙上テスト 742
下斜筋麻痺，みかけの 279
下斜視 280
過剰乳頭 218
家政婦膝 755
加速歩行，パーキンソン病 806
家族歴，記録 128
下大静脈症候群 610, 623
肩関節外転 734
硬さ，症状の次元 90
滑液包炎，膝 755
脚気，急性 819
喀血，病歴聴取 94
括約筋の緊張 693
割礼 652
　――，女性器の 669
可動性，リンパ節 244
カナベル徴候 752
化膿性関節炎 432, 744
可能性のレベル，臨床推論 903
過敏性腸症候群，病歴聴取 97
カフェオレ斑 214
下方眼振 819
カポジ肉腫 212, 284
ガマ腫 377
鎌状赤血球，臨床検査 928
鎌状赤血球網膜症 341
過眠，うつ 882
痒み，病歴聴取 94
体の位置，医療面接 48
ガラバルダン現象 536
カリフラワー耳 351
ガリレオ 902
軽い触覚 851
カルダレリ徴候 404
カルテ 123
カルバッコ徴候 540
カレン徴候 621
カロリックテスト 820
　――，脳死 870

ガワーズ徴候 720
がん
　――，睾丸の 658
　―― に類似した病変 213
眼圧 569
　―― の推定 292
　―― の測定 293
眼圧計，Schiötz 293
簡易知能検査，MMSE 872
陥凹径/乳頭径比 313
感音性難聴 359
寛解因子，症状の次元 87
感覚
　――，身体所見，記録 130
　―― のホムンクルス 848
感覚異常
　――，高次神経機能由来の 852
　――，正中神経 764
感覚過敏と放散痛 627
感覚系の検査 843
感覚消失の分布 850
感覚神経，第Ⅴ脳神経 785
感覚性失調 808
　―― の患者 807
眼窩周囲組織 274
眼窩周囲の浮腫 275
眼球運動
　――，外眼筋による 778
　―― の型 281
眼球運動異常 813
眼球回転発作 814
眼球下転運動 783
眼球前庭反射 820
眼球突出 277
眼球のツルゴール 386
眼筋麻痺性片頭痛 862
ガングリオン 767
肝頸静脈逆流 601
　――，三尖弁閉鎖不全症 541
関係念慮 880
間欠性跛行のある慢性動脈不全 584
眼瞼 274
眼瞼黄色腫 216
眼瞼開眼困難 274
眼瞼下垂 777
眼瞼裂 275
環軸関節 739
カンジダ症，発赤性の 380
間質性角膜炎 306
患者
　―― の協力をうまく得る方法，眼底
　　検査 305
　―― の信頼を勝ち取る 36
感情障害 882
冠状靱帯 756
感情の評価 883

索引（か～き）

眼振　281
── の記載　139
眼振様運動　281
眼性仮病　270
肝性口臭　392
肝性羽ばたき振戦　804
眼性ヒステリー　270
関節液結晶，臨床検査　940
関節鼠径ヘルニア　621
間接的血圧測定　159
── の歴史　157
関節ネズミ　758
関節の診察
──，総論　744
──，記録　141
関節包パターン，股関節　753
関節摩擦音　744
関節遊離体　758
関節リウマチ　698, 699
感染症
──，角膜　288
──，手　751
乾癬性関節炎　700
感染性心内膜炎　538
感染性動脈瘤　588
感染性流産に伴う子宮内膜炎　682
完全爪甲白斑症　229
肝臓の診察　636
眼底鏡　4
眼底血圧測定器　569
感度　14
冠動脈スチール症候群　569
嵌頓包茎　652
観念運動失行　802
観念失行　802
観念奔逸　799
肝拍動，三尖弁閉鎖不全症　540
鑑別診断
──，記録　130, 142
── を準備するステップ　912
鑑別診断リストの作成　913
丸薬丸め運動　812, 814
丸薬丸め振戦　809
関連症状，症状の次元　89

き

気圧外傷，肺の　479
奇異性呼吸　427
奇異性分裂　501
奇異性壁運動　489
ギーディオン症候群　708
既往歴　108, 136
──，記録　127
記憶障害の検査，医療面接　58
気管　430
──，身体診察　404

── の触診　432
── の聴診　405
── の引き込み　404
気管狭窄　405
気管呼吸音　449
気管支過敏性の評価，wheeze　452
気管支声　459
気管内挿管チューブの確認　448
気管閉塞　405
利き手，身体所見，記録　130
気胸　441
──，聴打診　466
奇形，外耳の　350
奇形性嚥下困難　571
危険因子（Risk factor），本書の定義　12
聞こえない患者，医療面接　69
起座呼吸　149
器質性精神障害，医療面接　51
器質性脳症候群
──，医療面接　51
── の検査　54
── の徴候　52
器質的な（Organic），本書の定義　12
希死念慮，うつ　883
技術の評価・向上，医療面接　45
偽性奇異性分裂　502
偽性高血圧　174
偽性低血圧　173
偽性乳頭浮腫　312
偽性脳腫瘍　310
偽性脾腫　640
偽性副甲状腺機能低下症　283, 702
偽装患者，医療面接　66
基礎科学（Basic science），本書の定義　10
規則性のある不整脈　176
規則的な頻脈　175
偽痛風　702
喫煙者顔　256
基底細胞がん　210, 368
機能的な（Functional），本書の定義　11
気密耳鏡　356
気密耳鏡検査　357
奇脈
──，異常な　172
──，記録　138
──，血圧　171
帰無仮説，臨床推論　901
偽網膜色素線条　316
逆奇脈　172
逆説的 Rinne 試験　362
虐待歴，病歴聴取　113
逆腸腰筋試験　632
逆転二頭筋反射　831

客観的な（Objective），本書の定義　12
キャリー・クームス雑音　538
ギャンブラーの誤謬　909
キャンベル徴候　404
吸引反射　841
球海綿体反射　842
嗅覚消失　374
嗅覚の検査　373
吸気，心雑音　520
吸気性の喘鳴　453
吸気相
── と呼気相の比率　450
── の wheeze　451
球結膜　284
急峻な Y 谷　607
丘疹，くぼみのある　218
丘疹結節型　216
丘疹落屑性発疹　655
急性陰嚢症　655
急性脚気　819
急性眼窩腫脹　277
急性器質性脳症候群　865, 880
──，医療面接　53
急性睾丸捻転　660
急性喉頭蓋炎　389
急性静脈高血圧　284
急性腎盂腎炎　645
急性胆嚢炎　643, 644
急性虫垂炎　628
急性腹症　624
急性閉塞隅角緑内障　290, 293
急速眼球運動，異常な　282
キューピッドの弓，急性膵炎　620
教育（Education），本書の定義　11
胸音　459
境界線，医師-患者関係の　35
胸郭　424
──，身体所見，記録　129
── の拡張　426
胸郭症候群　432
胸郭出口症候群　571, 760
胸筋反射　833
狭隅角緑内障　290
胸腔内疾患の静脈の徴候　431
狭心痛，病歴聴取　92
胸水　473
──，聴打診　466
──，臨床検査　942
偽陽性　21
──，Rales　456
強制呼気時間　469
協調運動　815
──，身体所見，記録　130
協調運動障害　809
強直性脊椎炎　289, 741, 743

索引(き〜け)

き

胸椎 739
強度, 心雑音 513
共同運動, 不全麻痺の診断における
　　　825
共同注視の麻痺 781
共同偏位 781
頬粘膜, 身体診察 385
強迫観念 881
強皮症 255, 700
強皮症様症状 222
胸部Ⅹ線の役割 478
頬部紅潮 259
頬部紅斑 259
恐怖症 882
胸部の診察, 心血管系と 856
胸部不快感, 病歴聴取 92
胸壁の触診 431
強膜 282
　——の黄疸 282
　——の斑点 283
強膜炎 283
胸膜心膜摩擦音 516
胸膜摩擦音 457
局所の硬直, 腹痛 625
虚血性網膜症 338
巨舌症 378
巨大 A 波 606
ギラルダイオ, D 作『老人と少年』
　　　369
ギラン-バレー症候群 784, 859
起立性低血圧 167, 855
キロー-ネビン症候群 832
記録 123
　—— すること, 医療面接 45
筋強直性ジストロフィー 300, 722
筋緊張 824
　—— の評価 824
筋緊張症 722
筋緊張性ジストロフィー 722
筋骨格系 720
　——, システムレビュー 128
　——, 身体所見, 記録 129
筋ジストロフィー 721
筋疾患 720
筋水腫 722
筋性防御, 腹痛 625
銀線化, 細動脈 323
緊張性瞳孔 299
筋肉
　—— の圧痛, びまん性の 722
　—— の膨隆 724
筋浮腫 723
筋膜の経路 730
キンメルスティール-ウィルソン病
　　　340
筋力低下, ミオパチーによる 720

筋力の評価 733

く

クイーンズ・スクエア・ハンマー
　　　6, 830
クインケ徴候, 大動脈弁閉鎖不全症には使えない 527
クインティリアヌス(35？〜100年？)
　　　755
空気塞栓, 心雑音 518
空想と付き合う 76
空洞呼吸音 456
クールボアジエの法則 643
草刈り歩行, パーキンソン病 806
駆出性クリック 516
駆出性雑音 509
クスマウル呼吸 184
クスマウル徴候 600
口, 身体所見, 記録 129
口尖らし反射 841
クッシング症候群 255
クッシングの3徴 866
グッデル徴候 678
クボステク検査 829
くぼみ
　——, 爪 232
　—— のある丘疹 218
くぼんだ爪 233
クモ膜下出血 861
　——, 臨床検査 942
クモ指症 708
グラスゴー・コーマ・スケール 865
グラデニーゴ症候群 260
グラム染色 930
　——, 臨床検査 941
クララ・バートン(1821〜1912年)
　　　253
クリオグロブリン 932
クリオグロブリン血症 707
クリッペル-フェイル異常 812
クリッペル-フェイル症候群 397
クリトリス 669
グリフィス徴候 276
クルベイエ-バウムガルテン雑音
　　　630
くる病 726
くるぶし反射 836
グレーフェ眼瞼遅滞 276
グレーブス腟鏡 666, 676
グレーブス病 255, 276, 402
クレチン病 403
グレンブラッド-ストランドベリー症候群 217
黒い舌 379
クロウ-深瀬症候群 221
クローヌス 840

クロケーリンパ節 248
グロッコ三角 441, 465
クロフィブラート, 筋障害 721
クロロキン, 筋障害 721

け

毛 224
　——, 身体所見, 記録 129
頸管腺 678
経験的(Empiric), 本書の定義 11
蛍光, 皮膚 200
経口避妊薬の使用と乳がんリスク
　　　411
計算力の検査, 医療面接 56
頸静脈の観察 594
頸静脈拍動 604
痙性斜頸 811
頸椎 735
頸椎孔圧迫試験 736
頸椎症 739
頸椎損傷 252
頸動脈 557
頸動脈圧迫 560
　——, 血管性頭痛における 563
頸動脈エコー 562, 569
頸動脈雑音 560
頸動脈疾患と脳卒中 561
頸動脈触診の不均衡 560
頸動脈振動 559
頸動脈スリル, 大動脈閉鎖不全症
　　　525
頸動脈洞圧迫による不整脈 565
頸動脈洞失神 566
頸動脈洞反射 564
　——, 左脚ブロックにおける 566
頸部 397
　——, 身体所見, 記録 129
頸部血管雑音の聴診 560
頸部ジストニア 811
頸部静脈コマ音 608
頸部静脈雑音 514, 608
頸部リンパ節 245
鶏歩, パーキンソン病 806
稽留流産 683
ゲーテ(1749〜1832年) 123, 147
ケーラー徴候 643
下血, 病歴聴取 100
下水臭 392
血圧
　——, 記録 138
　——, バイタルサイン 157
　—— のばらつき 161
血圧計 4, 157
　—— のカフ 157
　—— のカフを使用するその他の検査
　　　174

―― の調整 158
血圧測定
　―，膝窩動脈における 584
　―― に関する他の変動因子 174
血液，臨床検査 924
血液凝固試験 926
血液塗抹標本の作り方 927
血管
　―― の奇形 571
　―― の診察，記録 141
　―― の鼻側偏位，緑内障 314
血管奇形，頭部 261
血管雑音
　―，Fisher の対側収縮期 570
　―，甲状腺の 401
　―，心窩部の 581
　―，腎動脈の 579
　―，腹部 630
　―― の特徴，腎動脈疾患による
　　　　　　　　　　　　 581
血管性インポテンツ 578
血管性頭痛における頸動脈圧迫 563
血管性認知症 875
血管性の耳鳴り 358, 570
血管迷走神経性失神 608
月経過多，病歴聴取 103
月経間出血，病歴聴取 103
月経困難症，病歴聴取 103
血漿，臨床検査 931
結晶，臨床検査 938
月状骨の掌側脱臼 750
血小板，臨床検査 930
血清，臨床検査 931
血性の分泌物，乳頭からの 417
結節型黄色 216
結節性硬化症 214
結節性甲状腺中毒症 401
結節性紅斑 711
結節性皮膚限局性アミロイドーシス
　　　　　　　　　　　　 213
結腸直腸がんのスクリーニング 696
結膜 283
結膜炎の鑑別，虹彩炎と 289
結膜浮腫 284
血流雑音 509
ケトアシドーシス，臨床検査 933
仮病（Malingering），本書の定義 11
ケブネル現象 222
煙のないタバコの病変 387
ゲルストマン症候群 857
ケルニッヒ−ラゼーグ徴候 802
ケルニッヒ法 803
ゲルハルト症候群 796
ゲルハルト徴候，大動脈閉鎖不全症
　　　　　　　　　　　　 526
ケロイド体質 219

幻覚 877
腱型黄色腫 217
検眼鏡所見 306
限局性の色素沈着 196
瞼結膜 284
肩甲上腕関節 746
肩甲上腕反射 831
言語的，医療面接 37
言語の選択，医療面接 43
言語領域 800
検査（Test），本書の定義 13
肩鎖関節 748
腱索断裂，僧帽弁閉鎖不全症の原因
　　　　　　　　　　　　 532
検査データ，記録 143
原始反射 841
腱鞘の感染症 752
腱損傷，手 752
現代の壊血病 202
見当識 878
　―― の検査，場所の 56
　―― の調べ方，時間における 54
見当識障害 878
原発性甲状腺機能低下症 221, 255
原発性全身性アミロイドーシス 378
原発性副腎不全 414
腱反射用ハンマー 6
顕微鏡検査，臨床検査 937
現病歴（HPI）84, 134
　―，記録 127
健忘症の患者，医療面接 51

こ

コインテスト，聴打診 467
構音障害 798
口蓋，身体診察 385
口蓋垂
　―，疾患における 794
　―，身体診察 388
口蓋裂症候群 377
口角炎 378
後下小脳動脈症候群 858
硬化性萎縮性苔癬 674
硬化性苔癬 672
睾丸 657
　―― の大きさ 659
　―― のがん 658
睾丸炎 660
睾丸腫瘍 659
睾丸捻転 659
咬筋 831
口腔 376
　―― のびらん性扁平苔癬 387
口腔乾燥症 386
後傾共同運動 827
後脛骨神経 767

後脛骨動脈 585
後頸リンパ節の診察方法 245
高血圧患者
　―，腎不全を伴った 322
　―，脳出血 858
　―― に対する個別のアプローチ
　　　　　　　　　　　　 165
高血圧性緊急症に関連する疾患 170
高血圧性クリーゼに至る圧受容体不全
　　　　　　　　　　　　 568
高血圧性細動脈硬化 321
高血圧性網膜症 338, 340
　―― の診断の決め手 339
高血圧とは何か 162
交互脈 177, 560
虹彩 293
虹彩炎と結膜炎の鑑別 289
後索徴候 815
交叉現象，乳頭 319
交叉性 Babinski 反射 840
交叉性伸展反射 840
好酸球 929
高次神経機能由来の感覚異常 852
高次大脳機能，身体所見，記録 130
甲状腺
　―，身体診察 398
　―― と乳腺組織との相互作用 410
　―― の血管雑音 401
　―― の業火 401
　―― のコルク栓 402
甲状腺機能亢進症 704, 877
甲状腺機能正常症候群 225
甲状腺機能低下症 221, 227
甲状腺結節 400
　―― と間違いやすい所見 400
甲状腺腫大 398
甲状軟骨 399
口唇 377
向精神薬過量服薬，臨床検査 937
硬性白斑 327
光線過敏型薬疹 208
光線性皮膚炎 208
光線透過性，陰嚢腫脹時の 657
交代性呼吸 428
高炭酸ガス血症，重度の脳障害 871
構築性脊柱側彎症 740
硬直 804
　―，腹痛 625
後天性免疫不全症候群 680
喉頭，身体診察 391
喉頭蓋，身体診察 389
後頭リンパ節腫脹 246
高度なパターン認識，臨床推論 921
高尿酸血症 710
後嚢の混濁 307
紅斑，皮膚 197

項部硬直　802
後部硝子体剝離　336
後部腎動脈の雑音　583
項部菱形皮膚　213
硬膜下血腫　867
肛門がん　692
肛門鏡　695
肛門周囲の斑状出血　693
肛門性交　692
肛門反射　842
絞扼　849
絞扼症候群　768
絞扼性神経障害　760
高揚した感情　883
合理性の限界，臨床推論　920
高リポ蛋白血症，臨床検査　932
口輪筋反射　786
高齢患者
　── に対するアプローチ，医療面接　60
　── の瞳孔　300
後彎，脊柱　739
後彎症，胸郭の変形　425
声のトーン，医療面接　48
コーガン症候群　285
ゴーシェ病　283
ゴードン検査　839
コープ法　627
氷水検査，心膜疾患における　944
コカイン
　──，筋障害　721
　── の手　219
股関節　752
股関節屈曲　734
小刻み歩行，パーキンソン病　806
呼気性の喘鳴　453
呼気相
　── の wheeze　451
　── の比率，吸気相と　450
呼吸
　──，記録　138
　──，バイタルサイン　181
呼吸音
　──，外傷患者における　449
　── の強弱　447
　── のタイプ　449
呼吸器系，システムレビュー　128
呼吸困難を訴える患者，全身状態　149
呼吸数，バイタルサイン　182
呼吸性運動，腹部　621
呼吸パターン，バイタルサイン　182
黒色細胞腫，良性の　331
黒色腫，眼　331
黒色表皮腫　217
黒内障　561

黒斑　329
固視眼振　281
鼓室内出血　356
骨奇形　728
骨形成不全症　725
骨折，手関節　750
骨相学　253
ゴットロン徴候　708
骨軟化症　726
骨盤圧迫試験　766
骨盤底の協調運動障害　693
コッヘル試験　405
骨変形　702
固定姿勢保持困難　804
固定性分裂，心音　502
言葉のサラダ，統合失調症　799
コナー徴候　443
コナン・ドイル（1859～1930年）　922
誤謬，臨床推論　907
コプリック斑　386
ごまかそうとする患者，医療面接　72
鼓膜　355
　── の可動性　356
ゴム腫，晩期梅毒の　368
固有感覚　845
コリガン脈　558
　──，大動脈閉鎖不全症　525
孤立性失語　800
ゴルフ肘　749
コレ-シカール症候群　796
コレステロール，脳の機能　875
コレステロール塞栓　324
コロイド小体　312
　──，乳頭の　312
コロボーマ　317
根拠に基づく医療（Evidence-based medicine），本書の定義　11
コンジローマ　668
昏睡　865
昏睡状態
　──，遷延する　869
　── の瞳孔　298
コンソリデーション，肺の　472
コンドームの使用　671
コンパス試験　808
コンプライアンス（Compliance），本書の定義　10
昏迷　865

さ

サーモンパッチ　306
ザールス徴候　323
細菌性腟症　680
細菌を貪食した白血球　930
臍周囲過共鳴，腹水　634
臍周囲リンパ節　248

細動脈
　── の限局性狭細化　323
　── の蛇行，網膜　323
　── の白鞘化　321
　── の光に対する反射の変化　323
細動脈狭細化，びまん性の　324
細動脈硬化　317, 323
再発性多発軟骨炎　353
左脚ブロックにおける頸動脈洞反射　566
錯韻　800
錯眠，病歴聴取　106
錯乱状態　865
　── の患者，医療面接　51
左頸静脈の拡張　604
鎖骨下動脈　571
鎖骨上窩　261
鎖骨静脈のピストル音　609
鎖骨上リンパ節　246
鎖骨中線　486
鎖骨動脈スチール症候群　569
サシガメ，シャーガス病　275
匙状爪　233
左室拡大　492
左室拡張末期容積　492
左室心筋重量　492
左室肥大　486
左心濁音界，上部　493
嗄声　389
雑音
　──，頸動脈　560
　──，連続性頸部　560
サッケード　281
詐熱　186
詐病
　──，医療面接　67
　── の患者，歩行障害のふり　807
サプリメント，病歴聴取　115
サリチル酸塩中毒　931
サルコイドーシス　289
　──，眼　328
三脚徴候　803
三尖弁狭窄症　542, 606
　──，心雑音　508
三尖弁閉鎖不全症　606
　──，心雑音　508, 539
三尖弁領域　496
暫定的診断（Provisional diagnosis），本書の定義　12
散瞳　304
三頭筋反射　832

し

シーソー眼振　820
シートベルトサイン　622
視運動眼振　281

索引(し)

シェイクスピア(1564〜1616 年) 644, 805
シェーグレン症候群 273, 289, 407
ジェーンウェー病変 706
シェッツ眼圧計 292, 293
ジェフリー徴候 276
ジェンドラシック法 832
耳介後リンパ節 246
耳介前リンパ節 246
耳介前リンパ節腫脹 782
耳介側頭症候群 407
耳下腺, 身体診察 406
耳下腺異常, アルコール依存症による 407
耳下腺腫瘍 406
時間
——, 症状の次元 85
—— における見当識の調べ方 54
色覚テスト 272
識字能力が低い患者, 医療面接 70
色素沈着
——, 頬粘膜 385
——, 限局性の 196
——, 歯肉 383
色素変化, 爪 230
ジギタリス中毒 565
色調, 尿の 934
子宮口 682
——, 身体診察 678
子宮後屈 682
子宮体部 682
子宮内膜炎, 感染性流産に伴う 682
子宮内膜症 684
耳鏡による内部の視診 354
軸骨格 735
シグマの法則, 臨床推論 905
自己紹介, 医療面接 38
自己赤血球感作性紫斑 204
しこり, 良性と悪性の見分け方 415
四肢 698
視神経萎縮 315
視神経乳頭の陥凹 313
視診の 2 つの原則, 胸部 469
耳垂のしわ 351
ジスキネジア 814
システムレビュー, 記録 128, 137
ジストニア 811
姿勢
——, 神経 804
——, 全身状態 149
自責の感情, うつ 882
脂腺腫 214
自然歴の観察による診断, 臨床推論 919
持続性静脈高血圧 284
持続性の共同偏位 781

持続的植物状態 869
持続勃起症 653
舌
——, 身体診察 378
—— の亀裂 379
肢端チアノーゼ, 爪 228
質, 症状の次元 87
膝蓋腱反射 834
膝蓋大腿疼痛症候群 755
膝窩動脈
—— における血圧測定 584
—— の触診 584
膝窩リンパ節 248
質感, 毛 227
疾患, 哲学ノート 107
膝関節液貯留 755
失見当識の検査 54
失語 798
失行 802, 856
失語患者, 医療面接 72
実際的な(実践的な)(Practical), 本書の定義 12
失神 860
——, 頸動脈洞 566
—— を伴う腹痛, 病歴聴取 98
失認 801
シップル症候群 379
疾病(Disease), 本書の定義 11
疾病失認 857
膝落下テスト 825
シデナム舞踏病 809
自動運動, 肩 745
自動血圧計 159
シドニー線 705
ジドブジン, 筋障害 721
歯肉, 身体診察 383
歯肉出血, 有歯の 383
自発の眼振 819
自発的症状, 歩行 806
自発的網膜静脈拍動 308
紫斑 203
篩板骨折 372
耳閉感 793
自閉症スペクトラム障害 887
ジベルばら色粃糠疹 205
脂肪染色, 臨床検査 943
脂肪塞栓, 臨床検査 938
脂肪塞栓症候群 856
脂肪組織萎縮症 710
シマウマ, 臨床推論 904
締めくくりの質問, 医療面接の 49
シモンズ 3 徴 724
視野 271
シャーガス病 275
シャーロック・ホームズ(生没年不詳) 147, 900

社会歴
——, 記録 128, 137
——, 病歴聴取 109
斜頸 279, 739
斜視 280
尺骨神経 762
尺骨動脈の触診 572
遮蔽試験, 潜在性斜視 280
シャルコー–マリー–トゥース病 721
従圧式感覚検査装置 760
習慣性攣縮 811
周期長, 心雑音 520
宗教と文化, 病歴聴取 111
自由行動下 24 時間血圧測定 166
重合奔馬調律 505
シュウ酸カルシウム結晶 938
十字靱帯 756
収縮期クリック音 516
——, 僧帽弁逸脱症 533
収縮期雑音 509
—— への影響, 亜硝酸アミル 520
収縮期拍動 489
収縮性心膜炎 485
重症度の評価 857
重症の肺塞栓症の患者 546
縦走線, 爪 231
シュード–マロニー徴候 398
シュードモナス, におい 393
周辺部ぶどう膜炎 286
週末でもできる髄液細胞収集法 942
手関節 750
主観的な(Subjective), 本書の定義 13
手挙上試験 765
縮窄症, 動脈 578
手根管症候群 764
酒皶性痤瘡 368
手指屈筋反射 833
種子骨炎 709
手指皮膚硬化症 700
手掌, 身体診察 704
手掌–頸反射 841
手掌–頤反射 841
手掌型黄色腫 217
主訴 84
——, 記録 127, 132
腫脹の定量化 612
出血異常による病変, 皮膚 200
出血後網膜症 338
出血斑
——, 陰嚢 656
——, 下肢 712
——, 腹部 621
出産歴, 病歴聴取 112
出生時のリンパ浮腫 714
シュテルワーク徴候 276

シュミット症候群　796
腫瘤，乳房　415
シュワーバッハ試験　362
循環時間　614
瞬目　274
上位下位運動ニューロン　824
小陰茎　653
小陰唇　668
漿液性の分泌物，乳頭からの　417
消化管運動障害　855
消化器系，システムレビュー　128
上顎洞，透視法　265
松果体腫瘍　782
鞘形成　325
上行脚隆起波形　558
症候群，哲学ノート　107
上行性網様体賦活系　869
症候生理学(Semeiophysiology)，本
　書の定義　13
上肢　698
　──，血圧の測定場所　166
小指外転筋　734
硝子体　307，312
硝子体下出血　335
硝子体出血　336
上肢の深部静脈血栓症　610
上斜筋の障害，右の　779
上斜筋麻痺　279
上斜視　280
症状の次元　85
小水疱性の皮疹　206
上手に文章が読めない患者，医療面接
　　　　　70
掌側骨間筋　734
上大静脈症候群　284，609
小遅脈　558
小腸吸収不良，臨床検査　943
衝動強迫　881
小頭症　253
情動性か随意性運動経路か　786
衝動性眼球運動　813
小児
　── の性的虐待　673
　── の頭蓋内雑音　804
小児期，リンパ浮腫　715
小脳橋角部　794
小脳失調　817
小脳出血　783
小脳障害の患者　807
小脳症状　816
小脳性振戦　808
小脳性歩行　807
小脳発語　818
小脳優位症状　816
上半規管裂隙　822
踵腓靱帯の損傷　758

上皮内扁平上皮がん　672
上腹部痛，病歴聴取　97
上部左心濁音界　493
小プリニウス(61〜112年)　650
情報源と信頼性，記録　127
静脈　594
　── の鞘形成，多発性硬化症におけ
　　る　326
　── の徴候，胸腔内疾患の　431
静脈圧　594
静脈うっ滞，慢性の　614
静脈雑音　514，608
静脈充満時間　587
静脈症候群　609
静脈性雑音，腹部　630
静脈パターン，腹部　622
静脈分枝閉塞　292
静脈壁の硬さによる影響　173
症例記録　123
上腕-膝窩動脈，血圧の測定場所　167
上腕-足背動脈，血圧の測定場所　167
上腕骨滑車上リンパ節　244
上腕骨の聴打診　729
上腕二頭筋　724
ジョージ・ハーバート(1593〜1633年)
　　　　　376
除外診断，臨床推論　915
食事，病歴聴取　116
触診上の所見　221
触診の2つの原則，胸部　470
処女膜　669
女性
　── の性機能不全，病歴聴取　102
　── のセクシャル・ヒストリー，病
　　歴聴取　112
女性化乳房　418
女性患者における注意点，腹痛　625
女性器　664
　── の割礼　669
女性診察についてのまとめ　684
触覚振盪音　433
ショック，末梢循環と　587
「ショットガン」方式，臨床推論　915
除脳硬直　804
除皮質硬直　804
処方薬，病歴聴取　114
ジョルト・サイン　803
シラミ　224
シリアックス法，伸展徴候　742
自律神経系　854
　──，身体所見，記録　130
視力　269
ジル・ドゥ・ラ・トレット症候群　811
シルマーテスト　273
シルマーテスト変法　386
脂漏性角化症　211

脂漏性皮膚炎　352
「しわ」検査　761
心因性の(Psychogenic)，本書の定義
　　　　　12
心音　497
　──，記録　140
心拡大のない心不全　493
心窩部の血管雑音　581
神経　773
神経圧迫　847
神経学的診察，記録　141
神経学的な(Neurologic)，本書の定義
　　　　　12
神経系，身体所見，記録　129
神経再生　847
神経支配
　──，人体後面の　732
　──，人体前面の　732
　── の密度　846，848
神経遮断薬誘発性急性ジストニア
　　　　　815
神経伸展徴候を出す方法　803
神経精神系，システムレビュー　128
神経線維腫　214
神経損傷　847
心血管系
　──，システムレビュー　128
　──，身体所見，記録　129
　── と胸部の診察　856
腎血管性高血圧　580
心原性起座呼吸　149
人工妊娠中絶　683
　── と乳がんとの関連　411
人工弁音　518
心サイクルのタイミング　496
深在性エリテマトーデス　220
心雑音　507
　──，記録　140
　── のばらつき，僧帽弁逸脱症
　　　　　533
診察方法，全身状態　148
深指屈筋，手　752
心室性期外収縮　178
心室性奔馬音　506
心室頻拍における血圧　170
心室瘤　489
人種，記録　143
腎周囲炎　645
真珠腫　356
滲出性咽頭炎　389
滲出斑のように見えるもの　327
尋常性魚鱗癬　705
尋常性狼瘡　257
心身医学に関するコメント　13
心身的な(Psychosomatic)，本書の
　定義　12

振水音，腹部　632
振戦　808
心尖部　492
振戦麻痺　812
心臓　485
　―― の聴診，記録　140
腎臓，身体診察　644
心臓境界　492
身体失認　857
身体所見，記録　129
身体診察
　――，記録　137
　―― と Doppler 心エコーの比較
　　　　　　　　　　　　　　546
　―― の心理力学的な終了　50
靱帯の診察　756
身体のプロポーション，全身状態
　　　　　　　　　　　　　　151
心濁音界　489
診断(Diagnosis)，本書の定義　10
診断ストラテジー，臨床推論　914
診断不能の患者，医療面接　77
心タンポナーデ　544
心的外傷後ストレス障害，病歴聴取
　　　　　　　　　　　　　　109
伸展性足底反応　838
伸展徴候　742, 802
浸透圧ギャップ　933
振動閾値，手の　433
振盪音　468
振動覚　843
振動数，振戦　808
腎動脈疾患による血管雑音の特徴
　　　　　　　　　　　　　　580
腎動脈の血管雑音　579
心嚢液　542
心嚢液穿刺　492
腎膿瘍　645
心肺蘇生　548
心肺停止の蘇生救急，網膜出血　335
心拍数，バイタルサイン　174
心拍動最強点　485
シンバスタチン，ミオパチー　721
深腓骨神経　767
深部感染症，頸部　398
深部腱反射　830
　―― の評点方式　831
深部静脈血栓症　610
心不全，心拡大のない　493
腎不全を伴った高血圧患者　322
深部痛　851
心房細動　180
心房性期外収縮　179
心房性奔馬音　506
心房中隔欠損の患者，頸動脈波　608
心房粘液腫　517

心膜摩擦音　515
蕁麻疹　205
深夜の救急室受診患者，医療面接　79
診療所セッティング，医療面接　50
診療録　124
心理力学的な終了，身体診察の　50

す

随意性運動経路か，情動性か　786
水泳者の耳　355
髄液細胞収集法，週末でもできる
　　　　　　　　　　　　　　942
髄液鼻漏　372
膵機能，臨床検査　943
遂行制御機能，ECF　872
水晶体後線維増殖症　342
水晶体の混濁　307
膵臓，身体診察　645
錐体外路症状　812
垂直眼振　281
垂直共同注視の麻痺　782
垂直性眼振　819
水槌脈　558
水痘(みずぼうそう)　207
水頭症　253, 260
水平共同注視麻痺　781
水疱性の皮疹　206
髄膜炎　802
髄膜刺激，身体所見，記録　130
髄膜刺激症状　802
睡眠時無呼吸症候群　389
睡眠時無呼吸における wheeze　453
睡眠障害
　――，うつ　882
　――，病歴聴取　105
推論　906
スーク脚徴候　812
スークの矛盾運動　814
頭蓋，身体所見，記録　129
頭蓋聴診　260
頭蓋底骨折　284
頭蓋内圧　365
　―― の定量的測定　310
頭蓋内圧亢進症，良性　310
頭蓋内圧上昇による乳頭浮腫　309
頭蓋内雑音　261
　――，小児の　804
頭蓋内病変　855
鋤手　703
スキンタグ　214
すくみ足歩行，パーキンソン病　806
スクラッチテスト　638
　――，心臓の前面の輪郭　521
スコダ共鳴　442
スタインバーグ徴候　708
スタチン　725

　――，一過性全健忘　860
　――，認知機能　876
スタチン系の薬剤　781
スタチン誘発型壊死性自己免疫ミオパチー　725
スタチン誘発性ミオパチー　720
スチュアート–トレーブス症候群　715
スチュアート–ホームズ現象　817
頭痛　861
　―― の Jolt accentuation　803
スティーブンス–ジョンソン症候群
　　　　　　　　　　　　　　378
ステレオ写真　315
ストランスキー検査　839
ストリッピング　595
ストレス(Stress)，本書の定義　13
スネレン視力表　269
スパイロメトリー　469
スプーン爪　233
すべり肋骨症候群　628
スラング，医療面接　43
スリル　489
スワイヤー–ジェームス症候群　475
スワン–ガンツ・カテーテル　599

せ

聖ヴィトゥス舞踏病　809
精液瘤　661
正確度(Accuracy)　21
性感染症　654, 670
　――，病歴聴取　111
性機能不全
　―― (女性)，病歴聴取　102
　―― (男性)，病歴聴取　101
清潔さ，全身状態　153
精索　657, 661
精索静脈瘤　656
脆弱骨病　725
正常　21
正常圧水頭病　807
星状硝子体症　307
正常体温　186
正常乳房組織　415
生殖器，身体所見，記録　129
青色強膜　283
精神科的疾患(Psychiatric disease)，
　本書の定義　12
精神状態，身体所見，記録　129
精神分析　49
贅生　213
精巣挙筋反射　842
精巣捻転　625
生態学的誤謬(Ecological fallacy)，本
　書の定義　11
声帯機能の消失　390
声帯麻痺　795

索引（せ～た） **963**

正中頸嚢胞　402
正中神経　763
正中神経圧迫試験　765
性的虐待　692
　——，女性器　673
精度（Precision）　22
性発達疾患　667
星芒状黄斑　327
性毛　224
生理的眼振　281
赤色斑　332
脊髄後索の診察方法　843
脊柱の彎曲　739
セクシャル・ヒストリー，病歴聴取
　　　111
舌炎　378
石化耳　351
赤血球，臨床検査　928
赤血球円柱，臨床検査　938
赤血球沈降速度　924
舌甲状腺　379
接触性口内炎　387
絶対的濁音　491
セッティング，症状の次元　87
舌部甲状腺　398
節約の法則，臨床推論　906
セメス-ワインスタインモノフィラメ
　ント　847
線維筋形成異常症　557
線維筋痛症　740
線維性収縮　823
線維束性収縮　823
線維軟骨塞栓　736
遷延する昏睡状態　869
前眼部　306
前眼房深度の確認　290
前脛骨コンパートメント症候群　767
前脛骨粘液水腫　711
尖圭コンジローマ　670
漸減雑音　510
穿孔の原因，鼻中隔　371
前後即因果の誤謬　907
潜在性斜視　280
潜在的小脳症状　816
浅指屈筋，手　752
全身状態　147
全身性エリテマトーデス　225, 700
全身性自律神経障害　855
全身の観察，身体所見，記録　129
前水晶体嚢白内障　307
喘息とCOPDを区別　473
先端巨大症　221, 255, 424, 703
　—— の鉤手　704
前腟円蓋　675
仙腸関節　741
　—— の圧痛　742

　—— の診察方法　742
疝痛，病歴聴取　96
前庭神経鞘腫　793
前庭の徴候　818
前庭優位な徴候　818
前庭指鼻試験　819
先天性奇形，陰茎　654
先天性心疾患，肺動脈弁狭窄症　539
先天性梅毒　256, 285, 368, 382
先天性パラミオトニー　722
先天性ミオトニー　722
前頭洞，透視法　264
前頭葉性失語　799
全脳死　871
全般性強直間代性痙攣　860
浅腓骨神経圧迫　767
前房　290
前房深度　307
前方突進，パーキンソン病　806
喘鳴　389
　——, wheeze　453
せん妄，医療面接　53
専門（Specialty），本書の定義　13
戦慄，病歴聴取　93
前立腺　693
前立腺がんのスクリーニング　694
前立腺結節　694
前立腺特異抗原　694
前彎，脊柱　740

そ

増悪因子，症状の次元　87
爪郭の毛細血管　235
相関-因果関係の誤謬　909
臓器の独演会　71
双極性障害　883
造血性ポルフィリン症，赤い歯　380
爪甲真菌症　233
爪甲白斑症　228, 229
爪甲剥離症　232
桑実状白歯，先天性梅毒　382
双手診，女性器　680
爪床の色　228
増殖性化膿性口内炎　387
相対的三尖弁狭窄症　541
躁の患者　799
蒼白
　——, 頬粘膜　386
　——, 視神経乳頭　314
爪半月　231
僧帽弁逸脱症　533, 544
僧帽弁逆流症　496
僧帽弁狭窄症　536
　——, 心雑音　508, 519
　—— の合併，大動脈弁閉鎖不全症と
　　　545

僧帽弁疾患に拡張期デクレッシェンド
　心雑音を合併する時　545
僧帽弁閉鎖不全症
　——, 雑音　531
　——, 心雑音　508
　——, 大動脈弁狭窄症と間違えやすい
　　　529
　—— に類似した大動脈弁狭窄症
　　　544
　—— の合併，大動脈弁狭窄症と
　　　545
僧帽弁閉鎖不全症合併の心雑音，大動
　脈弁狭窄症と　544
ソーセージ形成　325
阻害薬，ミオパチー　721
足関節　758
足関節-上腕血圧比　167
足関節-上腕血圧比検査　586
足関節底屈　735
足関節背屈　734
足クローヌス　840
側脛骨粗面の圧痛　755
足根管症候群　767
塞栓性脳卒中　563
足底筋膜炎　759
足底屈徴候　840
測定障害　817
側頭動脈炎　570
足背動脈　585
足部　759
足部痛風　709
側方注視眼振　281
側彎，脊椎　740
側彎症，胸郭の変形　425
鼠径肉芽腫　651
鼠径リンパ節　247
そこにないものを見る，臨床推論
　　　921
組織球数が少ない場合の鑑別診断
　　　930
蹲踞，心雑音　519

た

ターナー症候群　397
ターナー徴候　621
ダール徴候　196
第1期梅毒　379, 651, 670, 678
第2期梅毒　380, 652, 655, 670
　——, 脱毛　226
第4期梅毒　659
第4中手骨の短縮　702
第Ⅰ脳神経　775
第Ⅱ脳神経　775
第Ⅲ脳神経　775
第Ⅳ脳神経　775

第Ⅴ脳神経
　　──, 運動神経　784
　　──, 感覚神経　785
第Ⅵ脳神経　775
第Ⅶ脳神経
　　──, 体性運動領域　786
　　──, 内臓運動神経　790
　　──, 内臓感覚神経　789
第Ⅷ脳神経　790
第Ⅸ脳神経　794
第Ⅸ脳神経と第Ⅹ脳神経障害の区別
　　　　　　　　　　　　　795
第Ⅹ脳神経　794
第Ⅹ脳神経障害の区別, 第Ⅸ脳神経
　　　　　　　　　　　　　795
第Ⅺ脳神経　796
第Ⅻ脳神経　797
ダイアモンド型雑音　509
体位
　　──, 身体所見, 記録　130
　　──, 全身状態　149
大陰唇　668
体温
　　──, バイタルサイン　184
　　──, 皮膚の身体診察　222
体温計の正確性　185
体温測定　185
体幹性運動失調　817
帯下　679
体型, 全身状態　151
対光反射　782
体肢骨格　744
代謝異常によるにおい　393
体重, 全身状態　152
体重減少
　　──, うつ　882
　　──, 病歴聴取　99
帯状角膜変性　286
帯状疱疹　206
体性運動領域, 第Ⅶ脳神経　786
対側への半側無視　856
大腿骨への加圧　728
大腿神経伸展試験　743
大腿動脈　583
大腿ヘルニア　621
大腿リンパ節　247
大動脈　574
大動脈解離　574
大動脈弓の先天的異常　571
大動脈狭窄症, 心雑音　508
大動脈閉鎖不全症
　　──, 心雑音　508
　　──の診断に役立つ末梢徴候　525
大動脈弁下筋性狭窄　530
大動脈弁狭窄症
　　──, 心雑音　528

──, 僧帽弁閉鎖不全症に類似した
　　　　　　　　　　　　　544
── と僧帽弁閉鎖不全症合併の心雑
　　音　544
── と僧帽弁閉鎖不全症の合併
　　　　　　　　　　　　　545
── と間違えやすい僧帽弁閉鎖不全
　　症　529
大動脈弁狭窄症合併の心雑音, 大動脈
　　弁閉鎖不全症と　544
大動脈弁硬化症　529
大動脈弁閉鎖不全症　172
　　──, 心雑音　522
　　── と僧帽弁狭窄症の合併　545
　　── と大動脈弁狭窄症合併の心雑音
　　　　　　　　　　　　　544
　　── の心雑音　527
大動脈弁閉鎖不全の雑音　519
大脳半球優位性　801
大伏在静脈試験　613
大プリニウス　457
大量心嚢液貯留　492
ダウン症候群　255, 704
唾液腺, 身体診察　406
唾液の消失　386
多汗症　223
濁音
　　── の意義, 打診の　440
　　── の体位変換現象, 腹水　634
打腱器　6, 830
多源性心房性頻拍　180
多重音性, wheeze　452
打診
　　──, 胸部　435
　　── の2つの原則, 胸部　470
　　── の濁音の意義　440
立ち上がりテスト　721, 865
打聴診法　263
脱臼, 手関節　750
脱色素斑, 皮膚　199
脱水, 全身状態　153
脱線思考　799
　　──, 医療面接　55
脱毛症, 毛の身体診察　225
脱力の分布　825
他動運動
　　──, 肩　745
　　──, 足関節　758
　　──, 膝　755
　　──, 肘　749
ダニ　224
多嚢胞性卵巣症候群　669, 683
タバコ　387
多発奇形　725
多発骨折　725
多発性硬化症　738, 862

── における静脈の鞘形成　326
多弁, 躁における　799
樽状胸　424
単一Ⅱ音　501
単音性, wheeze　452
単眼眼振　820
短指症　708
弾性, リンパ節　243
男性器　650
男性の性機能不全, 病歴聴取　101
炭疽　207
断続性運動　281
丹毒　197
胆嚢　643
胆嚢炎　626
胆嚢摩擦音　643
タンポナーデ　544
弾力線維性仮性黄色腫　217
談話心迫　799

ち

チアノーゼ, 皮膚　198
チェーン-ストークス呼吸　182
恥骨, 毛の身体診察　225
恥骨結合と床の距離の測定　151
腟がん　680
腟鏡　666
腟鏡診　676
チック　811
腟内潰瘍　680
腟内の診察　675
腟粘液瘤　670
腟分泌物　679
腟壁　675
千鳥足, 小脳障害　807
遅発性ジスキネジア　814, 815
着衣失行　856
チャドウィック徴候　678
チャドック検査　839
注意欠陥多動性障害　886
中咽頭　376
中隔彎曲　371
中耳炎の合併症　357
注視の基本的な方向　278
注視麻痺性眼振　281
中手骨指数　703
抽象的な能力の検査, 医療面接　58
中心暗点　273
虫垂膿瘍　626
中枢性麻痺か, 末梢性麻痺か　786
中断, 医療面接　46
肘頭部滑液包　749
聴覚過敏, 片側の　789
聴覚障害　359
聴覚の診察法　359
聴覚補充現象　791

索引(ち〜と) **965**

聴覚補充診断，片側の 792
蝶形紅斑，SLE の 259
聴診間隙 173
聴診器 5
　──，ベル型と膜型 504
　── の使い方 446
聴神経鞘腫 793
聴神経の腫瘍 794
聴診の 2 つの原則，胸部 470
聴性打診，心臓境界 492
調節，瞳孔 297
調節反射 782
腸蠕動音，聴診 629
聴打診 464
　──，腹水 635
重複 S1 497
重複脈 559
腸閉塞 626
長母指伸筋，手 752
腸腰筋徴候 149
直接伸展突き押し 840
直接鼠径ヘルニア 621
直像鏡 300
　── の構造 301
　── の練習 302
直像鏡検査の手順 306
直腸 689
　──，身体所見，記録 129
直腸診 689
直腸腔診 681
治療必要数(NNT) 27
沈黙，医療面接 47

つ

ツィーマン法 662
椎間板疾患 735
椎間板ヘルニア 735
椎骨動脈 261, 557
椎体疾患 736
痛風
　──，上肢 701
　──，足部 709
つぎ足歩行 808
槌指，手 752
爪 228
　──，身体所見，記録 129
　── の異常 229
　── の発育不全 232
ツルゴール，皮膚の身体診察 222

て

手 751
── の外傷における Flint の迅速
　検査 760
── の神経の迅速検査 760
── の振動閾値 433

低アルブミン血症 230
ティーツェ症候群 431
ディウィーズ試験 585
低栄養状態，全身状態 153
低血圧，重度の脳障害 871
抵抗運動
　──，肩 747
　──，股関節 754
　──，手関節 750
　──，診察法 745
　──，足関節 758
　──，膝 756
　──，肘 749
抵抗テスト 721, 733
低体温，バイタルサイン 189
ディックス-ホールパイク法 821
ティネル徴候 760, 762, 765, 767
ティルト台，起立性低血圧 168
デーレ小体，白血球 929
敵対的な患者，医療面接 70
手触り，毛 227
テタニー 828
テトラサイクリン投与，茶色の歯
　　　　　　　　　　　　　　380
テニス脚 724
テニス肘 749
出べそ徴候，慢性腹水における 621
デュシェンヌ型筋ジストロフィー
　　　　　　　　　　　　　　720
手指のしわ 855
デュピュイトラン拘縮 705
デュロジェニ徴候 523, 546
デリバリー・システム(Delivery
　system)，本書の定義 10
テルソン症候群 336
デルフォイリンパ節 246
デルマトーム 731
デルモグラフィー 222
転移性腫瘍 213
伝音性難聴 359
転換(Conversion)，本書の定義 10
てんかん重積状態 861
てんかん発作 860
電子カルテ 37
電子タバコ 388
点状出血，皮膚 200
テンセグリティー 730
伝染性軟属腫 218
伝導性失語 800
天然痘 207
瘢風 205
天疱瘡 387

と

ドゥ・ケルバン腱鞘炎 751, 762
ドゥ・ミュッセ徴候 254

──，大動脈閉鎖不全症 525
ドゥ・モルガン斑 217
頭位耳石置換法 822
頭位変換眼球反射 818
　──，脳死 870
頭蓋→「ずがい」を見よ
盗汗，病歴聴取 93
動眼神経麻痺 776
銅欠乏，骨格系異常 726
瞳孔 294
　──，異常な 300
　──，高齢患者の 300
　──，昏睡状態の 298
　──，第Ⅲ脳神経 775
　── の形 296
　── の対光反射 296
　── の対光反射，脳死 870
瞳孔サイズの測定 294
統合失調症 880
　── の診断 880
瞳孔反射 298
　──，脳死 870
瞳孔反応 296
瞳孔不同 295
橈骨神経 761
橈骨動脈の拍動 572
透視法，頭部 264
動静脈交叉現象 319, 321
動静脈瘻 588
　── による中毒 549
同性愛者，医療面接 68
洞性頻脈 175
洞性不整脈 177
銅線化，細動脈 323
痤瘡 207
頭頂葉症候群 856
疼痛，病歴聴取 91
疼痛症候群，複合性局所 749
動的聴診 583
糖尿病性黄色腫 216, 711
糖尿病性脛骨斑 711
糖尿病性ケトアシドーシス，アセトン
　臭 391
糖尿病性神経障害 849
糖尿病性乳頭症 309
糖尿病性皮膚症 711
糖尿病性末梢神経障害 845, 849
糖尿病性リポイド類壊死症 711
糖尿病網膜症 292, 340
登攀性起立 720
頭部 250
　──，システムレビュー 128
　── の Jolt accetuation 803
　── の聴打診法 263
頭部外傷 250
頭部外傷患者 865

動物の寓話，臨床推論における　904
動脈　557
動脈瘤のサイズ　575
トーマス・カーライル（1795〜1881年）
　　951
トキシックショック症候群　197
特異度　15
特発性縦隔気腫　518
特発性頭蓋内圧亢進症　310, 358
時計描写試験，CLOX　873
吐血，病歴聴取　94
閉じ込め症候群　859, 870
ドストエフスキー（1821〜1881年）
　　157, 860, 861, 877
突背　740
突発性難聴　362
ドパミン受容体拮抗薬　814
トムセン病　722
ドライアイ　274
トラウベ音，大動脈閉鎖不全症　526
トラウベ腔　443, 641
トランスジェンダー　668
トリガーポイント，圧痛点　740
トリコモナス　679
努力性呼吸，バイタルサイン　182
ドルーゼン　329
トルソー症候群　612
トルソー徴候　828
トレーニング（研修）（Training），本
　書の定義　13
ドレスラー徴候　543
トレンデレンブルグ-ブロディ試験
　　613
トレンデレンブルグ徴候　753
豚脂様角膜後面沈着物　306

な

内科（Internal Medicine），本書の
　定義　11
内頸静脈　594
内頸動脈　557, 569
内斜視　280
内診，女性器　664
内臓運動神経，第Ⅶ脳神経　790
内臓感覚神経，第Ⅶ脳神経　789
内臓逆位症　493
内側-外側すりつぶしテスト　757
内側側副靱帯　756
内直筋の障害，右の　778
内直筋麻痺，左の　778
内反変形，膝　754
内分泌系，システムレビュー　128
内分泌のロザリオ　659
内肋間筋神経支配試験　823
ナイロンモノフィラメント　847
泣き始める患者，医療面接　77

鉛中毒患者　383
ナルコレプシー，病歴聴取　106

に

におい，口腔の身体診察　391
苦いアーモンド臭　392
ニコルスキー現象　222
二重疑問文，医療面接　47
日記，治療的意味合い　75
日光角化症　213
日光過敏　207
二頭筋反射　831
二峰性脈　559
入院歴，既往歴　136
乳がん　409
乳がん感受性遺伝子　410
乳酸アシドーシス　855
乳汁分泌　417
乳汁漏出　418
乳腺組織と甲状腺との相互作用　410
乳頭　308
　——，身体診察　413
　——　のコロイド小体　312
乳頭陥凹の垂直方向への楕円化　314
乳頭充血　315
乳頭浮腫　252, 310
　——，頭蓋内圧上昇による　309
乳房　409
　——，システムレビュー　128
　——，身体所見，記録　129
乳房 Paget 病　413
乳様突起炎　356
乳様分泌　418
尿
　——，臨床検査　933
　——　の色調　934
尿管疝痛　626
尿酸結晶　702
尿失禁，病歴聴取　104
尿浸透圧　933
尿生化学　934
尿中カタラーゼ　936
尿中好酸球，臨床検査　939
尿中ポルフォビリノーゲン検査　935
尿道，女性器　669
尿道炎　654
尿道カルンクル　669
尿道分泌物　654
尿路感染症　626
ニレン-バラニー法　821
人形の眼反射　818
妊娠　682
認知　872
認知症　872
　——，医療面接　53
妊孕性のある女性，病歴聴取　112

ぬ・ね

ヌーナン症候群　350, 397
ネグレクト，介護者による　154
猫背　740
熱性疱疹　377
ネリー徴候　827
粘液水腫　255, 711
捻髪音，皮下気腫　432
粘膜神経腫　379

の

脳幹死　871
脳幹反射，脳死　870
脳梗塞　855
脳死　870
脳出血　855, 858
嚢状動脈瘤　575
脳神経
　——，身体所見，記録　130
　——　の診察と鑑別診断　798
脳神経系　775
脳震盪　250, 867
脳脊髄液，臨床検査　942
脳卒中　855
　——，頸動脈疾患と　561
　——　のリスク　340
脳卒中症候群の代表例　856
脳内出血の鑑別診断　783
膿疱性の皮疹　206
膿漏性角皮症　215
ノミ　224

は

歯，身体診察　380
バーガー試験　586
パーキンソニズム　812
パーキンソン症状　812
パーキンソン振戦　808, 812
パーキンソン病，呼吸　184
パーキンソン歩行　806
把握反射　841
バー小体，白血球　929
肺
　——，身体所見，記録　129
　——　の聴診，記録　139
肺気腫の身体所見　473
肺-指尖循環時間　614
肺性起座呼吸　149
肺性後彎症　424
肺尖部，聴打診　466
肺塞栓症　476
　——　の患者，重症の　546
バイタルサイン　156
　——，記録　138
　——，身体所見，記録　129

索引(は〜ひ)　967

肺動脈狭窄症，心雑音　508
肺動脈閉鎖不全症，心雑音　508
肺動脈弁狭窄症，心雑音　539
肺動脈弁閉鎖不全，心雑音　538
梅毒
　——，第1期　379, 651
　——，第2期　380, 652
　——，脱毛　226
　——による下痢　377
　——による弁疾患　527
梅毒性の亀裂，口腔　378
梅毒トレポネーマ　650
ハイドロキシクロロキン，筋障害
　　　　721
肺胞呼吸音　449
ハエとりジスキネジア　815
爆傷　250
白癬感染症　209
拍動性片側性眼球突出　277
白斑　199, 379
白板症　377, 388
歯車様硬直　812
曝露歴，病歴聴取　118
はさみ脚歩行，パーキンソン病　806
パジェット病　673
場所，症状の次元　87
破傷風　827
場所の見当識の検査　56
バセドウ病　255, 276, 400
馬足　759
肌触り，皮膚の身体診察　221
ばち状指　234
発汗異常　223
発汗試験　854
白血球
　——，細菌を貪食した　930
　——，臨床検査　928
発生率 incidence　14
発熱
　——，バイタルサイン　187
　——の生理学的役割　188
鳩胸，胸郭の変形　425
ハドリアヌス帝の胸像　351
パトリックテスト　742
バトル徴候　251
鼻　368
　——，システムレビュー　128
　——，身体所見，記録　129
話がコロコロ変わる患者，医療面接
　　　　61
ハニントン-キフ徴候　836
跳ね返り現象　817
羽ばたき振戦　804
バビンスキー徴候　838
バフィコートのグラム染色　930
バラニー椅子試験　821

バラニー法　821
パラニミー　800
張り，皮膚の身体診察　222
バリスムス　811
ハリソン溝　726
パリノー症候群　782
バルサルバ手技　595
バルサルバ法　180, 628
　——，心雑音　521
　——，腹部　631
バルジ徴候　755
バルトネラ感染症　244
バルトリン腺膿瘍　668
バレー徴候　824
破裂した動脈瘤の所見　576
半陰陽　667
半円脂肪組織萎縮症　710
汎下垂体機能低下症　221
半球網膜静脈閉塞　343
バンクロフト徴候　611
半月状骨の掌側脱臼　750
半月状線ヘルニア　621
パンコースト症候群　296
瘢痕　218
反射　830
　——，身体所見，記録　130
反社会的勢力の患者，医療面接　65
汎収縮期雑音　509
反証可能な仮説（Falsifiable
　hypothesis）
　——，本書の定義　11
　——，臨床推論　901
斑状出血　332
　——，肛門周囲の　693
　——，皮膚　201
半側無視，対側への　856
半側無視症候群　856
判断力の検査，医療面接　58
反跳痛，腹痛　626
ハンチントン病　807
ハンドグリップ，心雑音　521
ハント症候群　787
反応のない患者　865
半々爪　230
反復，臨床推論　913
反復拮抗運動障害　816
ハンマンの縦隔雑音　518

ひ

ピアノ演奏振戦　811
ピートル徴候　851
ビーバー徴候　842
ビールショウスキー頭部傾斜徴候
　　　　279
非英語圏の患者，医療面接　69
ビエルナッキー徴候　851

鼻炎の鑑別診断　372
ビオー呼吸　183
被害妄想　880
光，爪　229
引き出しテスト　756
非協力的な患者，医療面接　74
非言語的，医療面接　37
非言語的コミュニケーション，医療
　面接　48
腓骨筋萎縮症　721
腓骨神経　767
腓骨徴候　828
膝　754
膝反射　834
肘　749
肘関節屈曲　734
肘関節伸展　734
非耳性耳痛　357
非持続性共同偏位　781
皮質中枢疾患との鑑別　825
脾腫の鑑別診断　642
微小陰茎　653
微小血管　587
非診断という非戦略，臨床推論　919
皮疹を表すための専門用語　195
ピスカセック徴候　682
ヒステリー　884
ヒストプラズマ症　379
ピストル音，鎖骨静脈の　609
ピストルを打つ音，大動脈閉鎖不全症
　　　　526
ビスホスホネート　727
鼻尖壊死　370
脾臓
　——の雑音　583
　——の診察　639
脾臓破裂　642
左上腹部の雑音　583
鼻中隔　371
鼻中隔穿孔　371
引っ掻き試験，心臓の前面の輪郭
　　　　521
ピックウィック症候群　425
ピッチ
　——，wheeze　452
　——，呼吸音　450
　——，心雑音　511
否定命題，臨床推論　901
脾動脈疾患の徴候　583
ビトー斑　283
ヒトパピローマウイルス　670
ヒドロキシアシドーシス，臨床検査
　　　　933
鼻粘膜　371
非汎収縮期雑音　510
皮膚　194

―――，記録 138
―――，システムレビュー 128
―――，身体所見，記録 129
――― の色調変化をみる方法 586
――― の冷たさ，慢性的な動脈不全の
　　徴候 584
――― のツルゴール 386
皮膚温，虚血徴候のある患者の診察
　　　　　　　　　　　　　　584
皮膚がん 209
――― と紫外線曝露 210
皮膚感覚 785
皮膚線条，腹部 622
皮膚反射 842
皮膚描記症 222
皮膚病変
　―――，陰茎 651
　―――，陰嚢 656
　―――，肛門 691
　―――，耳 352
皮膚腹壁反射 842
非弁膜性病変 529
ヒポクラテス（紀元前 460 頃〜同 370
　　年頃）　100, 250, 409, 424, 522, 720
――― の誓い 9
ヒポクラテス顔貌 257
ピボットシフトテスト 757
肥満，胸郭の変形 425
びまん性
　――― の筋肉の圧痛 722
　――― の細動脈狭細化 324
びまん性色素沈着，皮膚 195
びまん性脱毛 226
びまん性肺疾患 473
肥満肺胞低換気症候群 425
病気（Illness），本書の定義 11
表在性痛覚 849
表出性失語 799
鼻用スペキュラ 369
表皮剝離 220
豹紋状眼底 316
病歴（History）　37, 83
　―――，本書の定義 11
　――― の重要性 83
　――― を語る人（Historian），本書の
　　定義 11
ビラレ症候群 796
ビリベルジン（胆緑素），緑色の歯
　　　　　　　　　　　　　　380
鼻瘤 368
非流暢性失語 799
ヒルシュベルグ試験 280
ヒル徴候 524, 546
広場恐怖 881
ピンプリック 849, 852
頻脈，規則的な 175

頻脈患者での奔馬調律 505

ふ

ファーバーテスト 742
ファーレン徴候 765
ファブリ病 655
ファロー 4 徴症 539
フィッシャーの対側収縮期血管雑音
　　　　　　　　　　　　　　570
フィンケルシュタイン検査 751
ブーヌビーユ-プリングル母斑病
　　　　　　　　　　　　　　214
フーバー溝 428
フーバー徴候 428, 826
フェニルケトン尿症 393
フォアダイスの角化血管腫 655
フォアダイス斑 655
フォン・レックリングハウゼン手技
　　　　　　　　　　　　　　598
不完全な爪甲白斑症 229
不規則性が予測できない不整脈 178
腹腔内損傷 625
副睾丸 657
副睾丸病変 660
副甲状腺，身体診察 404
複合性局所疼痛症候群 749
副雑音，呼吸音 451
複雑性のレベル，臨床推論 918
副雑肺音，不連続の 453
複視 780
副腎皮質ステロイド
　―――，筋障害 721
　――― の影響，腹痛 625
腹水 633
　―――，臨床検査 942
複数ある痛み，病歴聴取 98
輻輳 778, 782
　――― の衰弱 280
輻輳斜視 280
腹痛
　―――，病歴聴取 96
　――― がある場合の触診 624
　――― の鑑別診断 624
　――― を訴える患者，全身状態 149
副乳頭，身体診察 413
副鼻腔，透過法 264
腹部 619
　―――，身体所見，記録 129
腹部頸静脈試験 601
腹部血管雑音 580
腹壁，身体診察 628
腹壁瘢痕ヘルニア 621
腹壁ヘルニアの検出 632
腹膜炎 625
符合テスト 844
ブシャール結節 700

浮腫
　―――，陰嚢 657
　―――，下肢 712
　―――，眼窩周囲の 275
婦人科的症状，病歴聴取 103
不随意急速眼球運動 282
不正出血，病歴聴取 103
不整脈，頸動脈洞圧迫による 565
不全麻痺の診断における共同運動
　　　　　　　　　　　　　　825
付属器，女性器 683
フッ素中毒，茶色と黒の斑状歯 380
不定な次元，症状の次元 90
不適切な感情 883
太い腕，血圧 164
舞踏アテトーゼ 810
舞踏病 809
不妊，病歴聴取 103
不眠症，うつ 882
フョードル・ドストエフスキー（1821〜
　　1881 年）　368
ブライアント徴候 577, 693
ブラウン症候群 279
ブラストミセス症 213
ブラッシュフィールド斑 294
ブラット徴候 611
フランク徴候 351
フランソワ・ラブレー（1483？〜1553
　　年）　350, 924, 951
ブランハム徴候 588
プランマー病 400
フリードリヒ大王（1712〜1786 年）29
フリートリヒ徴候 607
ブリーフケース試験 271
ブリケ症候群 884
振り子眼振 281
振り子膝痙攣 818
振り子様動揺検査，下肢の 824
ブリューゲル作『あくびをする人』
　　　　　　　　　　　　　　257
ブリューゲル症候群 256, 811
フリント雑音 537, 545
フリントの迅速検査，手の外傷 760
ブルイ 560
ふるえ 814
ブルジンスキー徴候 802
プルチェル網膜症 337
フルニエ壊疽 656
フルバスタチン，ミオパチー 721
ブルンベルグ第 2 法 627
ブルンベルグ徴候 626
フレイ症候群 407
不連続の副雑肺音 453
プロイセン王国 29
ブローカ失語 799
ブローカ野 800

ブロードベント徴候 485
プロトコールの弊害, 臨床推論 921
プロバイダー(Provider), 本書の定義 12
フロマン徴候 762
文章が読めない患者, 医療面接 70
分葉計測, 白血球 928
分離した感情 883

へ

ベイカー嚢胞 712
閉鎖筋試験, 腹部 631
ベイズの定理 20
閉塞隅角緑内障 290
閉塞性睡眠時無呼吸 390
閉塞性肥大型心筋症 529, 544
ベイリー法, 伸展徴候 742
ベイロニー病 653
ベーチェット病 379
ベートーベン交響曲第9番第4楽章
『歓喜の歌』, 楽譜 359
ヘーリング-ブロイウェル反射 564
臍の異常 620
ベッカー徴候 310
——, 大動脈閉鎖不全症 526
ベッドサイドの症例提示 143
ペニシラミン, 筋障害 721
ヘノーホ-シェーンライン紫斑病 656
ヘバーデン結節 700
ヘミバリスムス 811
ヘモグロビン 934
ヘモグロビン尿, 臨床検査 931
ヘモクロマトーシス 702
ペラグラ 197
ベリー徴候 401
ベルグマイスター乳頭 312
ペルテス試験 613
ヘルテル眼球突出計 277
ヘルニア, 男性器 661
ヘルニア門, 身体診察 620
ベルネ症候群 796
ベル麻痺 787
ヘロインネックレス 219
ヘロドトス(紀元前485頃～同420年
頃) 270, 619
偏位水晶体 307
変形性関節症 700
偏執性妄想 880
ペンシル便, 病歴聴取 100
ベンス・ジョーンズ蛋白 936
片頭痛 861
——における頸動脈圧迫 563
片側
—— の聴覚過敏 789
—— の聴覚補充診断 792
片側横隔膜の打診 444

片側臥呼吸 151
片側喉頭神経麻痺 796
片側性過透過性肺症候群 475
片側性眼瞼下垂, 頭痛を伴う突然の 276
片側性第Ⅻ脳神経麻痺 797
片側性の腫脹, 唾液腺 406
片側バリスムス 811
片側不全麻痺 824
扁桃, 身体診察 389
便の特徴, 病歴聴取 100
ペンバートン手技 430
ペンバートン徴候 402
扁平呼吸 150
扁平コンジローマ 652
扁平上皮がん, 耳 352
扁平足 759
扁平苔癬 380, 388
片麻痺性片頭痛 862
ヘンリー・ミラー(1891～1980年) 35

ほ

ボアス徴候 627, 643
ポイツ-ジェガース症候群 331, 378
望遠鏡的尿, 臨床検査 939
蜂窩織炎 197
防御感覚喪失 845
包茎 652
膀胱, 身体診察 645
放散, 心雑音 511
放散試験, 腹痛 626
放散痛, 肘 750
放散反跳痛試験 626
房室結節性リエントリー性頻脈 607
膨張性収縮期肝拍動 638
包皮, 陰茎 652
ボーエン病 672
ボー線 230
ポータブル胸部X線フィルム 479
ホーマンス徴候 611
ポーランド症候群 413
歩行
——, 神経 805
——, 身体所見, 記録 130
歩行障害のふり, 詐病の患者 807
母指圧迫試験 645
ホジキンリンパ腫 407
母指内転 734
母趾背屈 734
ボストン徴候 276
ポタン徴候 493
ボッカッチョ(1313～1375年) 243
勃起障害 654
——, 病歴聴取 101
発作性心房性頻拍症 565
発疹 204

——, 頭部 257
発疹型黄色腫 216
発赤性のカンジダ症 380
骨 725
歩幅の広い歩き方 807
ホフマン徴候 834
ホムンクルス 848
ホメーロス(紀元前8世紀末) 194
ポリツェル法 363
ボルテール(1694～1778年) 1
ホルネル症候群 296, 298
ポルフィリン 935
ポルフィリン症 197
ホレンホルスト斑 324
本態性高血圧症 164
本態性振戦 808
奔馬音 504
奔馬調律, 頻脈患者での 505

ま

マーカスガン瞳孔 297
マーク・トウェイン(1835～1910年) 698
マーフィー徴候 628, 643
前屈み共同運動 827
マキューエンの外耳上三角 258
マグナソンテスト 743
マクマレーテスト 757
マクロファージ筋膜炎 721
摩擦音, 腹部 631
マックバニー圧痛点 627
末梢気道疾患の徴候 426
末梢血塗抹標本の染色 927
末梢循環とショック 587
末梢静脈圧 598
末梢神経障害 760
末梢神経の評価 847
末梢性麻痺か中枢性麻痺か 786
末梢徴候
——, 大動脈閉鎖不全症の診断に役立
つ 525
——, 大動脈弁閉鎖不全 523
マネジメント(Management), 本書の
定義 11
まばたき, 異常な 274
眉毛, 毛の身体診察 225
マリン・アマト現象 276
マルセル・プルースト(1871～1922年) 157
マルタの十字, 臨床検査 939
マルファン症候群 307, 385, 703, 708, 759
マルファン母指徴候 708
マレ-ギュイ徴候 646
マロニー徴候 398
慢性移植片対宿主病 380

慢性外傷性脳症　250
慢性咳嗽，病歴聴取　95
慢性器質性脳症候群，医療面接　53
慢性頸管炎　678
慢性高血圧による心肥大　321
慢性静脈不全，下肢　712
慢性水頭症　807
慢性大動脈解離　578
慢性多型日光疹　208
慢性動脈不全，間歇性跛行のある
　　　　　　　　　　　　　　584
慢性の静脈うっ滞　614
慢性疲労症候群，病歴聴取　106
慢性腹水における出べそ徴候　621
慢性閉塞性肺疾患(COPD)　475
慢性遊走性紅斑　205
マンモグラフィー　416

み

ミーズ線，爪　230
ミーンズ-ラーマン擦過音　517
ミーンズ徴候　276
ミオグロビン　934
ミオグロビン尿，臨床検査　931
ミオトニー，口腔　377
ミオパチー　720
味覚異常　790
味覚性発汗　407
味覚性発汗症候群　407
味覚低下　790
味覚の検査　789
三日月徴候　712
ミクリッツ症候群　273, 407
ミケランジェロ作
　──『曙』438
　──『かがんでいる少年』443
　──『原罪と楽園追放』から『アダム』
　　　　　　　　　　　　　　564
　──『ジュリアーノ・デ・メディチ
　　像』245, 442, 579
　──『聖グレゴリー像』776
　──『聖母子像』777
　──『タッディの聖母子』399
　──『ダビデ像』259, 594, 628, 829
　──『バッカス像』627, 658, 777
　──『バッカス像』の隣にいる「サ
　　テュロス」399
　──『瀕死の奴隷』247
　──『モーゼ像』776
　──『夕暮』836
ミシガンアルコール依存症スクリーニ
　ングテスト　886
未熟児網膜症　342
水かき状の頸　397
水たまり徴候，腹水　635
みずぼうそう(水痘)　207

身繕い，全身状態　153
密度の評価　857
ミトコンドリア脳筋症　855
ミトコンドリア病　855
見張りリンパ節　246
耳　350
　──，記録　139
　──，システムレビュー　128
　──，身体所見，記録　129
耳たぶウインク徴候　541
耳たぶの組織球，臨床検査　930
耳鳴り　358, 793
　──，医師が聴くことができない
　　　　　　　　　　　　　　358
　──，血管性　570
　──，病歴聴取　104
　──の定量的評価　363
　──の煩わしさ　364
身元確認，記録　127
脈圧
　──，大動脈閉鎖不全症　525
　──の異常　172
脈の左右差　560
脈波
　──，異常な　606
　──，触診　558
脈拍，バイタルサイン　174
脈絡膜結節　328
脈絡膜母斑，良性の　331
脈絡網膜炎　327
　──，治癒した　329
ミュッセ徴候　254
ミュラー徴候　388
　──，大動脈閉鎖不全症　526
ミュンヒハウゼン症候群，医療面接
　　　　　　　　　　　　　　67
ミルクマン偽骨折　726
民族性，記録　143

む

無害性雑音　513
無汗症　223
無嗅覚症　374
無月経，病歴聴取　103
無呼吸テスト，脳死　870
無言　798
むずむず脚症候群，病歴聴取　105
無赤色光　301, 321
無染色痰，臨床検査　940
むち打ち　736
無治療の高血圧罹患期間　321
無動性無言　869
無乳頭，身体診察　413
胸のしこり　415
ムンプス　406
ムンプス睾丸炎　660

め

眼　268
　──，記録　139
　──，システムレビュー　128
　──，身体所見，記録　129
　──の検査　269
明細胞がん　675
名辞性失語　801
明瞭度，症状の次元　90
メイン徴候，大動脈弁閉鎖不全症には
　　使えない　527
メージュ症候群　256, 715
メグス症候群　684
メチオニンの代謝異常　393
メニエール病　793
めまい　823
メレナ，病歴聴取　100
免疫，システムレビュー　128
綿花様白斑　326
メンケス病　726
綿状出血，眼　333
メンデル-ベヒテレフ徴候　840

も

蒙古斑　202
毛細血管拡張症　200
毛細血管再充満試験　587
毛細血管瘤　332
網状皮斑　199
妄想　877, 878, 881
　──の鑑別診断　880
妄想状態　880
毛巣嚢胞，肛門　691
妄想様観念　880
毛髪状白斑，舌　379
毛髪鼻指節骨症候群I型　708
網膜血管新生　313
網膜色素上皮組織の先天性肥大　331
網膜色素上皮肥大　330
網膜色素線条　316
網膜色素変性症　330
網膜出血の鑑別診断　335
網膜症　337
網膜上の白斑　326
網膜静脈拍動　308
網膜静脈分枝閉塞症　343
網膜静脈閉塞　342
網膜前出血　335
網膜線条　316
網膜中心静脈閉塞　342
網膜動脈の動脈硬化　317
網膜動脈閉塞　342
網膜剝離　316
盲目眼振　281
毛様体脊髄反射　842

索引(も〜ろ)

網様体賦活系の病変部位　868
モーゼス徴候　611
もっと話を，医療面接　44
モビッツⅠ型，2度房室ブロック　177
モビッツⅡ型，2度房室ブロック　177
問診(Interview)，本書の定義　11
問題指向型の医療記録　133

や

夜間発作性呼吸困難　150
ヤギ音　459
野牛様脂肪沈着　153
薬剤性パーキンソニズム　814
薬剤誘発性運動障害　814
薬剤誘発性ミオパチー　721
薬草，病歴聴取　115
薬品臭　393
薬物依存　885
　――を治療する際に注意すること
　　　　　　　　　　　　　　64
薬物乱用の徴候，瘢痕　218
薬歴
　――，既往歴　137
　――，病歴聴取　114

ゆ

有蓋貨車形成　325
有棘細胞がん　210
有歯の歯肉出血　383
有髄神経線維　312, 329
誘導尋問を避ける，医療面接　43
尤度比　18
誘発された筋性防御　626
誘発試験，橈骨神経　762
有病率 prevalence　14
揺さぶられっ子症候群　251, 334, 868
揺さぶり衝撃症候群　251
指
　――，身体診察　707
　――の壊疽　707
指差し試験　749
　――，股関節　752
指鼻試験　817

よ

要求する患者，医療面接　79
幼児の頭蓋，透視法　264
陽性尤度比　18
腰椎　739
ヨード欠乏症　410
ヨギ・ベラ(1925〜2015年)　147
予期される(Expectant)，本書の定義
　　　　　　　　　　　　　　11
よく聞こえない患者，医療面接　69
翼状頸　397
翼状片　284

横幅の広い歩き方　807
予防接種
　――，既往歴　136
　――，病歴聴取　108

ら

ライター症候群　215, 289, 652, 759
ライム病のBull's eye病変　205
ライル線　230
ラ音　453
ラクーン眼　252
落屑性皮疹　259
ラセーグ徴候　742, 802
ラックマンテスト　757
ラプラスの法則　576
ラムゼイ・ハント症候群　352, 787
卵円形脂肪体，臨床検査　938
卵円孔開存　539, 856, 862, 864
卵管，身体診察　684
卵管妊娠　684
卵巣　683
卵巣腫瘍　683
卵巣嚢腫　683
卵巣嚢胞破裂　626
ランソホフ徴候　621
ランデュ-オスラー-ウェーバー症候群
　　　　　　　　　　　　　　380
ランドリー-ギラン-バレー-ストロール症候群　859

り

リウマチ結節　698
リウマチ熱　698
　――による大動脈弁変化　527
リウマチ類似疾患　698
リスケル徴候　611
リズム，脈拍　175
立位，心雑音　519
リッテン徴候　430
リビドーの減退，病歴聴取　101
リポイド類壊死症　711
略語，記録　132
流産の合併症　683
流暢性失語　799
量，症状の次元　86
良性頭蓋内圧亢進症　310
良性発作性頭位めまい　793
両側性眼窩病変　277
両側性腫脹，唾液腺　406
両側前頭葉の障害　859
両側の核間性眼筋麻痺　777
両側味覚低下　790
両側迷走神経障害　795
緑内障　290, 313
　――のスクリーニング　292
臨床検査室改善法　924

臨床検査のコツ　924
臨床推論　900
　――，認知バイアス　907
　――，論理上の誤謬　907
　――の原則　900
鱗屑　205
リンネ試験　360
リンパ節　243
　――，記録　139
　――，システムレビュー　128
　――，身体所見，記録　129
リンパ浮腫　714
輪部徴候　286

る

類宦官症　152
涙器　273
ルーザーゾーン　726
ルートビヒ・ウィトゲンシュタイン
　(1889〜1951年)　83
ルーベル徴候　611
ルスト徴候　828
ルリッシェ症候群　578
ルンペル-レーデ試験　201

れ

レイノー現象　573, 708
レイミステ脚徴候　827
レーウェンバーグ徴候　611
レーザー-トレラー徴候　213
レオナルド・ダ・ビンチ(1452〜1519年)　730
レックリングハウゼン病　214
裂孔，肛門　691
レッドガラステスト　780
レッドネック症候群　197
レッドマン症候群　197
レッドレンズテスト　780
レバイン試験　566
レム睡眠行動障害，病歴聴取　106
レルミット徴候　863
練習方法，医療面接の　48
連続7引き計算，医療面接　56
連続性頸部雑音　560
連続性雑音　514
　――，動脈上の　560
連続的な検索，臨床推論　916

ろ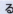

瘻孔，肛門　691
瘻孔検査　363
老人環　286
老人性血管腫　217
老人性疣贅　211
漏斗胸，胸郭の変形　425
老年性振戦　809

ロープシング徴候　627
ローゼンバッハ振戦　276
ローゼンバッハ徴候，大動脈閉鎖不全症　526
録音
——，医療面接　45
—— を聞き直す，医療面接　46
ロス徴候　760
ロス斑　333
肋間腔　427
肋骨下角　428
肋骨肋軟骨炎　432
ロバーツ徴候　838
ロバート・バートン（1577〜1640年）　664
ロバート・リッグス作『病棟回診』　623
ロバスタチン，ミオパチー　721
ロマニャ徴候　275
ロンベルグ検査　808, 815

わ

ワイン樽，腹水の身体診察　635
若い男性患者における注意点，腹痛　625
鷲手変形　762
ワトソン・ウォーターハンマー脈　558
——，大動脈閉鎖不全症　525
ワトソン-シュワルツ試験　935
ワレンベルグ症候群　761, 858
腕橈骨筋反射　832

数字・欧文

数字

1次性僧帽弁閉鎖不全症　532
2D：4D比　709
2次性僧帽弁閉鎖不全症　532
2つの拡張期の法則　141
2点識別覚の評価法　848
2点同時刺激識別感覚テスト　785
2度ブロック，不整脈　176
2度房室ブロック　498
3度房室ブロック　498
—— でのI音，楽譜　499
3杯分尿法，臨床検査　938
4つの特徴，リンパ節　243
24時間血圧測定，自由行動下　166
50/50混合試験（クロスミキシング試験）　926
I音，心音　497
II音，心音　499
II音分裂　503
III音，心音　504, 506

IV音，心音　504, 506

A

Abadie徴候　851
ABI（足関節-上腕血圧比）　167
ABI検査　586
acute scrotum　655
Addison病　353, 414
ADHD，注意欠陥多動性障害　886
Adie瞳孔　299
AIDS　233, 680
——，白斑（舌）　379
—— に関連したKaposi肉腫　212
AIDS網膜症　341
Allenテスト　572
Amato小体，白血球　929
Ambras症候群　225
Ammos徴候　803
APTT（部分トロンボプラスチン時間）　925
Arbit聴覚検査　791
Argyll Robertson瞳孔　299, 782
Au-Henkind試験　289
AUB，病歴聴取　103
Auenbrugger医師，打診　437
Auenbrugger徴候　550, 620
Auer小体，白血球　929

B

Babinski上昇共同運動　826
Babinski徴候　838
Bailey，文献　948
Bailey法　742
Bainbridge反射　176
Baker嚢胞　712
Bancroft徴候　611
Bárány椅子試験　821
Barr小体，白血球　929
Barré徴候　824
Bartholin腺膿瘍　668
Basedow病　276, 400
Battle徴候　251
Beau線　230
Becker徴候　310
——，大動脈閉鎖不全症　526
Beevor徴候　842
Behçet病　379
Bell現象　788
Bell麻痺　787
Bence Jones蛋白　936
Bergmeister乳頭　312
Berry徴候　401
Bielschowsky頭部傾斜徴候　279
Biernacki徴候　851
Biot呼吸　183
Bitot斑　283

B（右列）

Blaxland法　636
Blumberg第2法　627
Blumberg徴候　626
BMI，全身状態　152
Boas徴候　627, 643
Body Mass Index　152
Boston徴候　276
Bouchard結節　700
Bourneville病　214
Bowen病　672
Branham徴候　588
BRCA　410
BRCA1　410
Briquet症候群　884
——，システムレビュー　137
Broadbent徴候　485
Broca失語　799
Broca野　800
Brown症候群　279
Brudzinski徴候　802
Brueghel症候群　256, 811
bruit　560
bruit-occlusion試験　584
Brushfield斑　294
BRVO，網膜静脈分枝閉塞症　343
Bryant徴候　577, 693
BSIスコア，聴診　448
Buerger試験　586
bulge徴候　755
Bull's eye病変，ライム病の　205

C

CAGEテスト，アルコール依存症　63
Campbell徴候　404
cannon A波　606
Cardarelli徴候　404
Carey Coombs雑音　538
Carnett法　626
Carvallo徴候　540
Chaddock検査　839
Chadwick徴候　678
Chagas病　275
Charcot-Marie-Tooth病　721
cherry-red spot　336
chest wall症候群　432
Cheyne-Stokes呼吸　182
Chvostek検査　829
CLIA　924
CLOX，時計描写試験　873
CNS血管周囲細胞浸潤　326
Cogan症候群　285
Cole-Cecil心雑音　545
colicky pain　96
Collet-Sicard症候群　796
Conner徴候　443, 543
Cope　619

——, 文献 949
Cope 腸腰筋試験 632
Cope 法 627
Corrigan 脈 558
——, 大動脈閉鎖不全症 525
Courvoisier の法則 643
crackles 453
Crow-Fukase 症候群 221
Cruveilhier-Baumgarten 雑音 630
CRVO, 網膜中心静脈閉塞 343
Cullen 徴候 621
Cushing 症候群 255
Cushing の 3 徴 866
CV merger 606
Cyriax 法 742

D

d'Espine 徴候 462
Dahl 徴候 196
De Morgan 斑 217
De Musset 徴候 254
——, 大動脈閉鎖不全症 525
de Quervain 腱鞘炎 751, 762
DeWeese 試験 585
Dinkler 徴候 797
Dix-Hallpike 法 821
DM, 筋緊張性ジストロフィー 722
Döhle 小体, 白血球 929
Doi 徴候 838
Doppler 心エコーの比較, 身体診察と 546
Down 症候群 255, 704
DPN, 糖尿病性末梢神経障害 845
Dressler 徴候 543
Drop テスト 821
Duchenne 型筋ジストロフィー 720
Dupuytren 拘縮 705
Duroziez 徴候 523, 546

E

Earlobe Creases 351
Eaton-Lambert 症候群 838
EBM 22
Ebstein 徴候 543
ECF, 遂行制御機能 872
ED 654
——, 病歴聴取 101
Edinger-Westphal 核, 脳死 870
EDSS, Kurtzke 総合障害度スケール 865
Ehlers-Danlos 症候群 745, 759
Einstein 徴候 577
Epley 法 822
ESR 924
Eustachio 管障害の診察 358
Evidence based Medicine 22

Ewart 徴候 443, 543
EXIT 59

F

FABER テスト 742
Fabry 病 655
Fairbank アプリヘンションテスト 758
Fallot 4 徴症 539
Finkelstein 検査 751
Fisher の対側収縮期血管雑音 570
Flint 雑音 537, 545
Flint の迅速検査, 手の外傷における 760
Fordyce の角化血管腫 655
Fordyce 斑 655
Fournier 壊疽 656
FOUR スコア, 頭部外傷 867
Frank 徴候 351
Frank creases 351
French's, 文献 949
Frey 症候群 407
Friedberg, 文献 950
Friedrich 徴候 607
Froment 徴候 762
FSD, 病歴聴取 102

G

Gallavardin 現象 536
Gardner 症候群 330
Gärtner 手技 598
Gaucher 病 283
GCS, グラスゴー・コーマ・スケール 865
Gerhardt 症候群 796
Gerhardt 徴候, 大動脈閉鎖不全症 526
Gerstmann 症候群 857
Gibert ばら色粃糠疹 205
Giedion 症候群 708
Gilles de la Tourette 症候群 811
Goodell 徴候 678
Gordon 検査 839
Gottron 徴候 708
Gowers 徴候 720
Gradenigo 症候群 260
Graefe 眼瞼遅滞 276
Graves 腟鏡 666, 676
Graves 病 255, 276, 402
Griffith 徴候 276
Grocco 三角 441, 465
Gronblad-Strandberg 症候群 217
Guarino, 聴打診 465
Guarino 変法, 腹水 636
Guillain-Barré 症候群 784, 859
GVHD 222

H

Hamman の縦隔雑音 518
Hannington-Kiff 徴候 836
——, 腹部 632
Harrison 溝 726
Head Thrust テスト 822
Heberden 結節 700
Heel-drop テスト 631
Hennebert 徴候 823
Henoch-Schönlein 紫斑病 656
Hering-Breuer 反射 564
Hertel 眼球突出計 277
Hill 徴候 524, 546
HIPAA 124
Hirschberg 試験 280
Hirsutism 225
HIV 関連リポジストロフィー 152
HMG-CoA 還元酵素 721
Hodgkin リンパ腫 407
Hoffmann 徴候 834
Hollenhorst 斑 324
Hollenhorst プラーク 558
Homans 徴候 611
Hoover 溝 428
Hoover 徴候 428, 826
Horner 症候群 296, 298
Howship-Romberg 徴候 836
Hoyne 徴候 803
HPV 670
HRVO, 半球網膜静脈閉塞 343
Hunt 症候群 787
Huntington 病 807
Hutchinson 歯, 先天性梅毒 382
Hypertrichosis 225

I・J

IHSS 544
——, 閉塞性肥大型心筋症 529
Janeway 病変 706
Jeffrey 徴候 276
Jendrassik 手技 832, 835
Jolt accentuation
——, 頭痛の 803
——, 頭部の 803

K

Kanavel 徴候 752
Kaposi 肉腫 212, 284
Kayser-Fleischer 輪 287
Kehr 徴候 643
Kernig 法 803
Kernig-Lasègue 徴候 802
Kiloh-Nevin 症候群 832
Kimmelstiel-Wilson 病 340
Klippel-Feil 異常 812

Klippel-Feil 症候群　397
Kocher 試験　405
Koebner 現象　222
Koplik 斑　386
Korotkoff　157
Krönig 峡部　439
Kurtzke 総合障害度スケール　865
Kussmaul 呼吸　184
Kussmaul 徴候　600

L

Lachman テスト　757
Landry-Guillain-Barré-Strohl 症候群　859
Laplace の法則　576
Lasègue 徴候　742, 802
Lee-White 法（全血凝固時間）　925
Leriche 症候群　578
Leser-Trelat 徴候　213
Levine 試験　566
LFCT　614
Lhermitte 徴候　863
Lisker 徴候　611
Litten 徴候　430
Litten 斑　334
Log Roll 試験　753
LOPS　845
Louvel 徴候　611
Lowenberg 徴候　611
Luedde 眼球突出計　277
Lust 徴候　828
LVEDV，左室拡張末期容積　492
LVM，左室心筋重量　492

M

Macewen の外耳上三角　258
Magnuson テスト　743
Mallet-Guy 徴候　646
Marcus Gunn 瞳孔　297
Marfan 症候群
　　152, 307, 575, 703, 708, 759
Marfan 症候群様　385
Marfan 母指徴候　708
Marin Amat 現象　276
Maroni 徴候　398
MAST，ミシガンアルコール依存症
　スクリーニングテスト　886
Mayne 徴候，大動脈弁閉鎖不全症に
　は使えない　527
McBurney 圧痛点　627
McMurray テスト　757
Means-Lerman 擦過音　517
Means 徴候　276
Mees 線，爪　230
Meige 病　715
Meigs 症候群　684

Meleney 壊疽　656
Mendel-Bechterew 徴候　840
Ménière 病　793
Menkes 病　726
Middleton の引っかけ法　640
Mikulicz 症候群　273, 407
MLF，内側縦束　778
MMF，マクロファージ筋膜炎　721
MMSE　58
　──，簡易知能検査　872
Mobitz I 型，2度房室ブロック
　　　　　　　　　　　177, 604
Mobitz I 型房室ブロック　498
Mobitz II 型
　──，2度房室ブロック　177
　── の I 音，楽譜　499
Moses 徴候　611
MS，多発性硬化症　738
Müller 徴候　388
　──，大動脈閉鎖不全症　526
Munchausen 症候群，医療面接　67
Murphy 徴候　628, 643
Mutatis mutandis，本書の定義　11

N

Negel 眼球突出計　277
Néri 徴候　827
Nikolsky 現象　222
Noonan 症候群　350, 397
Nylen-Bárány 法　821

O

Occam の剃刀　777
　──，臨床推論　906
Ochsner 組み手徴候　763
Oliver-Cardarelli 徴候　404
Oliver 徴候　404
Oppenheim 検査　839
Osler 結節　706
OTC 薬，病歴聴取　114
Ottawa Ankle Rules　758, 759

P

Paget 病　673
Pancoast 症候群　296
Pap スメア　676, 677
Parinaud 眼腺症　782
Parinaud 結膜炎　782
Parinaud 症候群　782
Parkinson 症状　812
Parkinson 振戦　808, 812
Parkinson 病，呼吸　184
Parkinson 歩行　806
Patrick テスト　742
PCOS　683
Pemberton 手技　430

Pemberton 徴候　402
Perloff，文献　950
Perthes 試験　613
Peutz-Jeghers 症候群　331, 378
Peyronie 病　653
Phalen 徴候　765
Phillipson 反射　840
Pickwick 症候群　425
Piskacek 徴候　682
Pitres 徴候　851
Pivot Shift テスト　757
Plummer 病　400
PMI，心拍動最強点　485, 487
Poland 症候群　413
Politzer 法　363
Potain 徴候　493
Pratt 徴候　611
PSA　694
pseudo-Maroni 徴候　398
PSSD，従圧式感覚検査装置　760
PTSD，病歴聴取　109
Purtscher 網膜症　337
PVS，持続的植物状態　869
p 値のピットフォール　903

Q・R

Quincke 徴候，大動脈弁閉鎖不全症に
　は使えない　527
Raimiste 脚徴候　827
Rales（ラ音）　453
Ramsay Hunt 症候群　353
Ransohoff 徴候　621
Raynaud 現象　573, 708
RCT　25
red man syndrome　197
red neck syndrome　197
Reil 線　230
Reiter 症候群　215, 289, 652, 709, 759
REM 睡眠行動障害，病歴聴取　106
Rendu-Osler-Weber 症候群　380
rib-tip 症候群　432
Rinne 試験　360
Roberts 徴候　838
Romberg 検査　808, 815
Roos 徴候　760
Rosenbach 振戦　276
Rosenbach 徴候，大動脈閉鎖不全症
　　　　　　　　　　　526
Rotch 徴候　543
Roth 斑　333
Rovsing 徴候　627
Rumpel-Leede 試験　201

S

S1，心音　497
S2，心音　499

Salus 徴候　323
Schiötz 眼圧計　292, 293
Schirmer テスト　273
Schirmer テスト変法　386
Schmidt 症候群　796
Schumm 試験　931
Schwabach 試験　362
Semmes-Weinstein モノフィラメント
　　　　847
Shepard 徴候　453
Sia 水試験　932
Simmonds 3 徴　724
Sipple 症候群　379
Sjögren 症候群　273, 289, 407
SJS　378
Škoda 共鳴　442
SLE　700
　── の蝶形紅斑　259
slipping-rib 症候群　432
SLR テスト　742
Snellen 視力表　269
Snider テスト　474
Souques 脚徴候　812
Souques の矛盾運動　814
Spurling 試験　736
STD　654
　──, 病歴聴取　111
STI　671
Steinberg 徴候　708
Stellwag 徴候　276
Sternbach の痛みの体温計　91
Stevens-Johnson 症候群　378
Stewart-Treves 症候群　715
Stransky 検査　839

Sutton の法則，臨床推論　905
Swan-Ganz カテーテル　599
Swyer-James 症候群　475
Sydenham 舞踏病　809
Sydney 線　705

T

Tanyol 徴候　620
Taylor ハンマー　830
TBI，病歴聴取　110
Tensegrity　730
Terson 症候群　336
Thomsen 病　722
TIA　856
Tietze 症候群　431
Tinel 徴候　760, 762, 765, 767
Traube 音，大動脈閉鎖不全症　526
Traube 腔　443, 641
Traumatic Tap，臨床検査　942
Trendelenburg-Brodie 試験　613
Trendelenburg 徴候　753
Trousseau 症候群　612
Trousseau 徴候　828
TRPSI　708
Tubular 呼吸音　449
Tullio 現象　822
Turner 症候群　397
Turner 徴候　621

U・V

Uhthoff 症状　863
Valsalva 手技　595
Valsalva 法　180, 628, 631
　──, 心雑音　521

Vernet 症候群　796
Villaret 症候群　796
Virchow の 3 徴　610
Vitums 徴候　540
von Eulenburg 症候群　722
von Recklinghausen 手技　598
von Recklinghausen 病　214
VPS　673

W

Walker-Murdoch 手首徴候　708
Wallenberg 症候群　858
Wartenberg 症候群　761
Watson-Schwartz 試験　935
Watson ウォーターハンマー脈　558
　──, 大動脈閉鎖不全症　525
Weber 試験，聴覚　359
Wenckebach 型，2 度房室ブロック
　　　　177
Wernicke 失語　800
Wernicke 脳症　281
Wernicke 野　800
wheeze　451
　──, 睡眠時無呼吸における　453
White Clot 症候群　927
Wickham 線条　388
Williamson 法　638
Wilson 病　287
Winking Earlobe 徴候　541

X・Y・Z

X 谷が消失　606
Y 谷が鈍化　606
Zieman 法　662